# Hagers Handbuch

der Pharmazeutischen Praxis
5., vollständig neubearbeitete Auflage

Herausgeber
F. von Bruchhausen, G. Dannhardt, S. Ebel, A. W. Frahm,
E. Hackenthal, R. Hänsel, U. Holzgrabe, K. Keller, E. Nürnberg,
H. Rimpler, G. Schneider, P. Surmann, H. U. Wolf, G. Wurm

Wissenschaftlicher Beirat
R. Braun, S. Ebel, G. Franz, P. Fuchs, H. Gebler, G. Hanke,
G. Harnischfeger, H. Sucker

Die Einzelbände des Gesamtwerks haben die Titel:

Band 1
G. Wurm (Hrsg.)
**Waren und Dienste**
ISBN 3-540-52142-9

Band 2
E. Nürnberg, P. Surmann (Hrsg.)
**Methoden**
ISBN 3-540-52459-2

Band 3
H. U. Wolf (Hrsg.)
**Gifte**
ISBN 3-540-52633-1

Band 4–6 (3 Teilbände)
R. Hänsel, K. Keller, H. Rimpler, G. Schneider (Hrsg.)
**Drogen A–D**
ISBN 3-540-52631-5
**Drogen E–O**
ISBN 3-540-52638-2
**Drogen P–Z**
ISBN 3-540-52639-0

Band 7–9 (3 Teilbände)
F. v. Bruchhausen, G. Dannhardt, S. Ebel, A.W. Frahm,
E. Hackenthal, U. Holzgrabe (Hrsg.)
**Stoffe A–D**
ISBN 3-540-52632-3
**Stoffe E–O**
ISBN 3-540-52640-4
**Stoffe P–Z**
ISBN 3-540-52641-2

Band 10
**Register**
ISBN 3-540-52912-8

B. Blümer-Schwinum  W. Reuß  D. Schenk

# Register

Unter Mitarbeit von
U. Hoffmann-Schollmayer, N. Khudeir und A. Kuhn

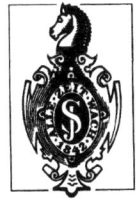

Springer-Verlag Berlin Heidelberg GmbH

BEATE BLÜMER-SCHWINUM
Klever-Tor-Platz 8
46483 Wesel

Dr. WALTER REUß
Springer-Verlag GmbH & Co. KG
Tiergartenstraße 17
69121 Heidelberg

Dr. DETLEF SCHENK
Lehrstuhl für Pharmazeutische
Technologie
Universität Erlangen
Cauerstraße 4
91058 Erlangen

ISBN 978-3-642-63342-3

CIP-Titelaufnahme der Deutschen Bibliothek
*Hagers Handbuch der pharmazeutischen Praxis* / Hrsg. F. von Bruchhausen ... – 5., vollst. neubearb. Aufl. – Berlin ; Heidelberg ; New York ; London ; Paris ; Tokyo ; Hong Kong ; Barcelona ; Budapest : Springer.
ISBN 978-3-642-63342-3       ISBN 978-3-642-57741-3 (eBook)
DOI 10.1007/978-3-642-57741-3
NE: Bruchhausen, Franz von [Hrsg.]; Hager, Hermann [Begr.]; Handbuch der pharmazeutischen Praxis
5., vollst. neubearb. Aufl.
*Bd. 10. Register*/B. Blümer-Schwinum ... Unter Mitarb. von U. Hoffmann-Schollmayer ... – 1995
ISBN 978-3-642-63342-3
NE: Blümer-Schwinum, B.

Dieses Werk ist urheberrechtlich geschützt. Die dadurch begründeten Rechte, insbesondere die der Übersetzung, des Nachdrucks, des Vortrags, der Entnahme von Abbildungen und Tabellen, der Funksendung, der Mikroverfilmung oder der Vervielfältigung auf anderen Wegen und der Speicherung in Datenverarbeitungsanlagen, bleiben, auch bei nur auszugsweiser Verwertung, vorbehalten. Eine Vervielfältigung dieses Werkes oder von Teilen dieses Werkes ist auch im Einzelfall nur in den Grenzen der gesetzlichen Bestimmungen des Urheberrechtsgesetzes der Bundesrepublik Deutschland vom 9. September 1965 in der jeweils geltenden Fassung zulässig. Sie ist grundsätzlich vergütungspflichtig. Zuwiderhandlungen unterliegen den Strafbestimmungen des Urheberrechtsgesetzes.

© Springer-Verlag Berlin Heidelberg 1995
Ursprünglich erschienen bei Springer-Verlag Berlin Heidelberg New York 1995
Softcover reprint of the hardcover 5th edition 1995

Die Wiedergabe von Gebrauchsnamen, Warenbezeichnungen usw. in diesem Werk berechtigt auch ohne besondere Kennzeichnung nicht zu der Annahme, daß solche Namen im Sinn der Warenzeichen- und Markenschutzgesetzgebung als frei zu betrachten wären und daher von jedermann benutzt werden dürften.

Produkthaftung: Für Angaben über Therapieanweisungen und -schemata, Dosierungsanweisungen und Applikationsformen kann vom Verlag und vom Herausgeber keine Gewähr übernommen werden. Derartige Angaben müssen vom jeweiligen Anwender im Einzelfall anhand anderer Literaturstellen auf ihre Richtigkeit überprüft werden.

Herstellung: Bernd Reichenthaler, Heidelberg

SPIN: 10025963       14/3133-5 4 3 2 1 0 – Gedruckt auf säurefreiem Papier

# Geleitwort

Seit über 100 Jahren ist „Hagers Handbuch der Pharmazeutischen Praxis" ein anerkanntes und umfassendes Nachschlagewerk für alle, die sich in Apotheken, in der pharmazeutischen Industrie, in pharmazeutischen Hochschulinstituten und Untersuchungslaboratorien mit Arzneimitteln und ihren Ausgangsstoffen beschäftigen.

Hans Hermann Julius Hager wurde am 03. Januar 1816 als Sohn des Regimentsarztes Dr. Johannes Hager in Berlin geboren. Wie sein Vater wollte er Arzt werden, doch dieser veranlaßte ihn, den Apothekerberuf zu ergreifen, wahrscheinlich weil es im Haus Hager finanziell nicht zum besten bestellt war. Mit 16 Jahren begann er seine Lehrzeit in der Löwen-Apotheke in Salzwedel. 1838 erhielt er eine Anstellung in einer Apotheke in Perleberg, in der sich sein wissenschaftliches Talent entfalten konnte, so daß er 1841, ohne vorher ein Studium absolviert zu haben, mit Glanz das Staatsexamen bestand. Im darauffolgenden Jahr erwarb er die Stadt-Apotheke in Frauenstadt in Niederschlesien. Schon während seiner Lehrzeit veröffentlichte er einen „Leitfaden für stöchiometrische Berechnungen", während der Zeit als Apothekenleiter in Frauenstadt erschien das „Handbuch der pharmaceutischen Recepturkunst" als Vorläufer seiner späteren „Technik der pharmaceutischen Receptur". Es folgten 1855 und 1857 Kommentare zu der preußischen, sächsischen, hannöverschen, hamburgischen und schleswig-holsteinischen Pharmakopöe unter dem Titel „Die neuesten Pharmakopöen Norddeutschlands" in zwei Bänden. Da seine Bücher ein unerwartetes Echo fanden, verkaufte er seine Apotheke, um sich als freischaffender Autor ganz der pharmazeutischen Schriftstellerei zu widmen.

Seit 1859 wohnte er in Berlin, richtete sich dort ein Privatlaboratorium ein und gab bereits im ersten Jahr seines Berlinaufenthaltes die „Pharmaceutische Centralhalle" heraus, eine unabhängige Fachzeitung, die vorwiegend der wissenschaftlichen Pharmazie gewidmet war und 109 Jahrgänge erlebte.

Andere Beispiele seines literarischen Schaffens sind das „Manuale pharmaceuticum", das bis 1891 sechs Auflagen und von 1902 bis 1931 drei weitere Auflagen erlebte, die „Adjumenta varia chemica et pharmaceutica" von 1860, ein „Lateinisch-deutsches Wörterbuch der Pharmakopöen" von 1863 und 1869 eine vergleichende Untersuchung der englischen, französischen, deutschen, schweizerischen und russischen Arzneibücher. Ab 1860 gab er den „Pharmazeutischen Kalender" heraus, 1863 folgten die „Industrieblätter", die vor allem das Geheimmittelunwesen bekämpfen sollten. 1866 folgte Hagers Buch über das „Microscop und seine Anwendung", das bis 1920 zwölfmal aufgelegt worden ist.

Um abseits der Großstadt ungestörter arbeiten zu können, kaufte er sich 1871 ein kleines Landhaus, die Pulvermühle bei Fürstenberg a. d.

Oder. Hier kommentierte er in den Jahren 1873 und 1874 die Pharmacopoea Germanica und setzte seine 1860 begonnene fruchtbare Zusammenarbeit mit dem Verleger Julius Springer in der Herausgabe von „Hagers Handbuch für die Pharmazeutische Praxis" fort.

Obwohl seine Bücher eine außergewöhnlich große Verbreitung fanden, konnten sie den Autor nicht vor einer allmählichen Verarmung retten. 1881 mußte er die Pulvermühle verkaufen und nach Frankfurt/Oder übersiedeln. Dort richtete er sich wiederum ein Laboratorium ein. Aus finanziellen Gründen war er dann 1896 gezwungen, auch dieses wieder aufzugeben. Er zog zu seinem Sohn nach Neuruppin. Dort ist er dann 1897 völlig verarmt gestorben.

1876 erschien die erste Auflage des Hager, Handbuch für die Pharmazeutische Praxis mit zwei Teilbänden, die wegen der großen Nachfrage nachgedruckt werden mußten. Schon 1880 folgte der erste Ergänzungsband, weitere Ausgaben des Werkes erschienen in den Jahren 1880, 1882, 1883, 1886, 1887, 1888, 1891 und 1893. Der „Hager" wurde in allen Auflagen von der Fachöffentlichkeit mit großem Lob aufgenommen und fand reißenden Absatz. Es war das Verdienst von Hermann Hager, jede Substanz, Droge oder Zubereitung, die er beschrieb, in mehreren Mustern in seinem Laboratorium selbst untersucht zu haben.

Seit dem Erscheinen der 4. Auflage sind über 20 Jahre vergangen, eine Zeit, in der die pharmazeutischen Wissenschaften eine rasante Entwicklung durchgemacht haben. Mit der Internationalisierung des Arzneimittelwesens ist der Bedarf an Informationen über die eigenen Grenzen hinaus zunehmend gestiegen. Neue Untersuchungs- und Bestimmungsmethoden sind in die pharmazeutische Analytik, neue Darreichungsformen, neue Arzneistoffe und Diagnostika in die Therapie eingeführt worden.

Der Springer-Verlag hat sich daher entschlossen, dieser Entwicklung mit der neu konzipierten 5. Auflage gerecht zu werden. Die Fülle wissenschaftlicher Erkenntnisse und Daten mußten im „Hager" auf ca. 10 000 Druckseiten komprimiert werden, die in fünf Sachgebiete mit insgesamt neun Bänden geteilt wurden. Als 10. Band wird ein Gesamtregister aller Bände erscheinen.

Als Herausgeber konnten für die einzelnen Bände gewonnen werden:


Band 1
Gisela Wurm, Essen
Waren und Dienste


Band 2
Eberhard Nürnberg, Uttenreuth; Peter Surmann, Berlin
Methoden


Band 3
Hans-Uwe Wolf, Ulm
Gifte

Band 4–6
Rudolf Hänsel, München; Konstantin Keller, Berlin;
Horst Rimpler, Freiburg; Georg Schneider, Eschborn
Drogen


Band 7–9
Franz von Bruchhausen, Berlin; Gerd Dannhardt, Mainz;
Siegfried Ebel, Würzburg; August Wilhelm Frahm, Freiburg;
Eberhard Hackenthal, Heidelberg; Ulrike Holzgrabe, Bonn
Stoffe


Band 10
Register


Die Bände erscheinen in der Reihenfolge ihrer Fertigstellung, beginnend mit Band 1. Zu jedem Band gehört ein Sachverzeichnis, das um den Inhalt des jeweils neu erschienenen Bandes ergänzt wird.

Zu Beginn eines jeden Bandes sind ein Inhaltsverzeichnis, ein Gesamtabkürzungsverzeichnis sowie das Verzeichnis der Standardliteratur abgedruckt. Spezialliteratur ist am Ende der Monographie angegeben, in der sie zitiert wird. Die Auswahl der in den einzelnen Monographien aufgeführten Handelsprodukte und Fertigarzneimittel stellt kein Werturteil dar, sie sind lediglich als Beispiele aufzufassen und sollen den Arzneistoff für den Leser näher charakterisieren. Kombinationsarzneimittel werden nur in Ausnahmefällen genannt.

Pharmazie und Medizin sind als Wissenschaft ständig in Fluß. Soweit in diesem Werk eine Dosierung oder eine Applikation erwähnt wird, darf der Benutzer zwar darauf vertrauen, daß Autoren, Herausgeber und Verlag größte Mühe aufgewandt haben, daß diese Angaben dem Wissensstand bei Fertigstellung des jeweiligen Bandes entsprechen. Dennoch ist jeder Leser aufgefordert, insbesondere bei der Anwendung von Fertigarzneimitteln, die Gebrauchsinformationen zu prüfen, um in eigener Verantwortung festzustellen, ob die hier gegebenen Empfehlungen für Dosierung und Beachtung der Kontraindikationen gegenüber den Angaben im „Hager" noch dem Stand der Erkenntnisse entsprechen.

Der Band 1 „Waren und Dienste" enthält den derzeitigen Stand des Wissens auf den Gebieten „Verbandmittel, Mittel und Gegenstände zur Kranken- und Säuglingspflege, ärztliche Instrumente, Säuglingsernährung, Schädlingsbekämpfung und Pflanzenschutz, Impfschemata, Diagnostika, ältere Prüfmittel und Reagenzien, Rezepturvorschriften, Tierarzneimittel und Heil- und Mineralwässer".

Der Band 2 „Methoden (der pharmazeutischen Technologie und der pharmazeutischen Analytik)" beschreibt allgemeine Meßtechniken, die Parameter der Stoffbeschreibungen, die Qualitätskontrolle, die Grundoperationen zur Herstellung und die Bewertung von Arzneimitteln und deren Darreichungsformen.

Der Band 3 „Gifte" informiert über Chemikalien, Suchtstoffe, Inhaltsstoffe von Giftpflanzen und Gifttieren, Biozide sowie deren Reaktionen im Stoffwechsel, Vergiftungssymptome, Krankheitserscheinungen und ihre Therapie mit Antidoten.

Die Bände 4 bis 6 behandeln das große Gebiet der Arzneipflanzen, Drogen und andere Rohstoffe biologischen Ursprungs, gegliedert nach Gattungen. Hierbei handelt es sich um biologische Ausgangsstoffe, die in der Therapie mit Arzneimitteln angewandt werden, aber auch solche, die in der Reformwaren-, Gewürz- und Parfümindustrie und in den besonderen medizinischen Therapierichtungen eine Rolle spielen. Neben den üblichen Arzneibuchdrogen der europäischen Staaten und der USA sind auch wichtige Drogen des Handels aufgenommen.

In den Bänden 7 bis 9 werden die wichtigsten Daten chemisch definierter Stoffe oder Stoffgemische dargestellt. Dazu gehören Synonyma, Zugehörigkeit zu bestimmten Arzneibüchern, Kriterien der Verschreibungspflicht, Strukturformeln, Angaben zur Synthese und Löslichkeit, Eigenschaften, Identitäts-, Reinheits- und Gehaltsbestimmungen, zur Stabilität, Lagerung, Anwendung sowie eine ausführliche Darstellung der Pharmakologie und der medizinischen Anwendung.

Der Herausgeberbeirat dankt den Herausgebern der einzelnen Bände und den vielen Autoren für ihr unermüdliches Engagement und die ungeheure Arbeit, die solch ein umfangreiches Werk, wie der 10-bändige Hager, macht. Der Herausgeberbeirat dankt dem Springer-Verlag für seine Bereitschaft, das Wagnis eingegangen zu sein, die 5. Auflage des Hager herauszugeben.

Dezember 1991

Wissenschaftlicher Beirat
R. Braun, S. Ebel, G. Franz
P. Fuchs, H. Gebler
G. Hanke, G. Harnischfeger
H. Sucker

# Vorwort

Nachdem im Dezember 1994 mit Band 9, Stoffe P–Z, der letzte Textband der 5. Auflage von Hagers Handbuch der Pharmazeutischen Praxis erschien, konnte umgehend mit der Bearbeitung des Gesamtregisters begonnen werden. Zwar wurden die bisherigen Einträge, soweit zeitlich sinnvoll, in die Wegwerfregister aufgenommen, doch mußten auch diese Daten in weiteren Durchgängen stets optimiert werden, um einen schnellen Zugriff auf das gewünschte Stichwort und seine Fundstelle zu erhalten.

Die ersten Seiten sind den Herausgebern und den fast 500 Autoren des Hager gewidmet, ohne deren Engagement und Fleiß ein solch umfassendes Referenzwerk der naturwissenschaftlichen Literatur nicht möglich gewesen wäre. Deshalb sind hier nochmals sämtliche Autoren mit ihrer dem Verlag zuletzt bekannten Adresse und ihrem Kürzel angegeben. Darüber hinaus gedenken wir der Autoren, die im Verlauf des Erscheinens des Gesamtwerkes verstorben sind.

Das anschließende Gesamtregister teilt sich in fünf Einzelregister auf:

– Das **Sachverzeichnis** enthält mittlerweile über 70.000 Einträge mit insgesamt mehr als 85.000 Seitenhinweisen aus den Monographietiteln, Synonyma und sonstigen Bezeichnungen. Zusätzlich wurden die Bezeichnungen pharmakologisch oder toxikologisch relevanter Substanzen aus den Synthesen berücksichtigt. Analog wurden von den Drogenbänden die Gattungs-, Art- und Drogenbezeichnungen sowie ihre Synonyme und wichtige Inhaltsstoffe derselben in das Sachverzeichnis aufgenommen.

– Das **Indikations- und Stoffgruppenregister** lehnt sich an die ATC Classification – Anatomical Therapeutical Chemical – an, die von der WHO für Studien an Arzneimitteln empfohlen wird; zudem dient diese Einteilung als Grundlage für den ABDA-Warengruppenschlüssel. Es wurde anstelle der bisherigen Einträge unter der Rubrik „Anwendungsgebiete von Stoffen und Zubereitungen" als eigenes Register erarbeitet, um bei der Vielzahl v. a. volksmedizinischer Indikationen und ihren unscharfen Bezeichnungen bei Drogenzubereitungen eine Überfrachtung des Sachverzeichnisses zu verhindern. Es dient im Zusammenhang mit der Vielzahl an Einträgen (ca. 4500) dem Anwender dazu, einen Überblick über die im Hager monographierten Drogen und Stoffe hinsichtlich ihrer Wirkung zu gewinnen, um beispielsweise für die Beratung des Patienten oder Arztes schnell Alternativen zur Hand zu haben.

– Das **Formelabbildungsregister** berücksichtigt die in den Monographien der Bände 3 bis 9 erschienenen Strukturformeln. Es ist besonders hilfreich bei der Suche spezieller chemischer Strukturen in den Drogenbänden.

- Das **Summenformelregister** berücksichtigt die Monographien der Bände 3, 7, 8 und 9. Vor allem aus toxikologischer Sicht wichtig ist hier die Zuordnung der Substanzen zu ihrer Summenformel und der entsprechenden Monographie im HAGER.
- Das **Chemical Abstracts Service Registry Number Register**, kurz CAS-Nummern-Register ermöglicht die Zuordnung von Substanzen zu CAS-Nummern und ihrer Fundstelle im Hager.

Die Angabe der Fundstelle eines Eintrags ist in der Art der bisherigen Wegwerfregister beibehalten worden. Dabei ist die Zahl des Bandes in halbfetten arabischen Ziffern mit folgendem Punkt angegeben, während die zugehörige Seitenzahl normal gesetzt ist.

Die den Teilregistern zugrundegelegten Überlegungen sind ebenso wie unterstützende Hinweise für ihre Benutzung jeweils zu deren Beginn angegeben.

Den Schluß dieses Bandes bildet eine Aufstellung verschiedener Druckfehler, die in den Textbänden gefunden werden konnten.

An dieser Stelle sei sowohl den Bearbeitern des Registers als auch der Herstellungsabteilung des Verlages für die unkomplizierte und effektive Zusammenarbeit gedankt.

Besonderer Dank gilt Herrn Dr. H.-J. BIGALKE für grundlegende Arbeiten bei der Konzeption und Anlage des Sachverzeichnisses und des CAS-Nummern-Registers als Datenbank.

Herausgeber und Verlag hoffen, mit diesem Gesamtregister dem Anwender ein taugliches Werkzeug in die Hand gegeben zu haben, um die Fülle der Information auf den über 10.000 Seiten der Textbände nutzbringend zu erschließen.

Im Februar 1995
B. BLÜMER-SCHWINUM
W. REUß
D. SCHENK

# Inhaltsverzeichnis

Sachverzeichnis .............................................. 1
Indikations- und Stoffgruppenregister ........................ 707
Formelabbildungsregister .................................... 757
Summenformelregister ........................................ 845
Chemical Abstracts Service Registry Number Register ......... 927
Errata ...................................................... 999

# Autorenverzeichnis

ga  Priv.-Doz. Dr. Gudrun Abel
    c/o Plantamed Arzneimittel GmbH
    Kerschensteinerstraße 11–15
    92318 Neumarkt/Opf.

AU  Ulrike Achatz-Carmesin
    Universität Ulm
    Abt. Pharmakologie
    und Toxikologie
    Albert-Einstein-Allee 11, N 26–429
    89081 Ulm

AJ  Dr. Jan Ahlers
    Umweltbundesamt Berlin
    Bismarck-Platz 1
    14193 Berlin

al  Priv.-Doz. Dr. Margitta Albinus
    Eberhard-Karls-Universität
    Pharmakologisches Institut
    Wilhelmstraße 56
    72074 Tübingen

Ah  Dr. Hassan-Fahmy Ali
    c/o Ciba Geigy Basel
    PHQSS, Fachkoordination
    R-1226.1.12
    4002 Basel
    Schweiz

As  Dr. Syed Laik Ali
    Zentrallaboratorium
    Deutscher Apotheker
    Ginnheimer Straße 20
    65760 Eschborn

AG  Apothekerin Gudrun Amschler
    Universität Freiburg
    Pharmazeutisches Institut
    Hermann-Herder-Straße 9
    79104 Freiburg

Au  Dr. Uwe Amschler
    Arzneimittelüberwachungsstelle SH
    Holzkoppelweg 5
    24118 Kiel

AE  Prof. Dr. Erwin von Angerer
    Universität Regensburg
    Institut für Pharmazie
    Universitätsstraße 31
    93040 Regensburg

Ay  Dr. Rolf-Dieter Aye
    Kran-Apotheke
    Lünertorstraße 5
    21335 Lüneburg

GB  Dr. Gerd Bader
    Humboldt-Universität zu Berlin
    Institut für Pharmazie
    Goethestraße 54
    13086 Berlin

pb  Apotheker Peter Barth
    Mühlenstraße 11
    55595 Wallhausen

Bl  Priv.-Doz. Dr. Wolfgang Barthel
    Klinikum Erfurt GmbH
    Abteilung für Klinische Pharmakologie
    Nordhäuser Straße 74
    99089 Erfurt

BA  Apothekerin Andrea Bauer
    Johannes Gutenberg-Universität Mainz
    Institut für Pharmazie
    Fachbereich Chemie und Pharmazie
    Staudinger Weg 5
    55099 Mainz

IB  Dr. Ingeborg Bauer
    Dr. Willmar Schwabe Arzneimittel
    Willmar-Schwabe-Straße 4
    76227 Karlsruhe

BK  Prof. Dr. Kurt Bauer
    Universität Freiburg
    Pharmazeutisches Institut
    Lehrstuhl Pharmazeutische Technologie
    Hermann-Herder-Straße 9
    79104 Freiburg

| | | | |
|---|---|---|---|
| rb | Prof. Dr. Rudolf Bauer<br>Universität Düsseldorf<br>Institut für Pharm. Biologie<br>Universitätsstraße 1<br>40225 Düsseldorf | bn | Dr. Günther Bellmann<br>c/o Dr. Mann Pharma GmbH<br>Brunsbütteler Damm 165–173<br>13581 Berlin |
| TB | Priv.-Doz. Dr. Thomas W. Baumann<br>Universität Zürich<br>Institut für Pflanzenbiologie<br>Zollikerstraße 107<br>8008 Zürich<br>Schweiz | BI | Dr. Ivan Benes<br>Stadtspital Trimeli<br>Klinik für Nuklearmedizin und<br>Radiotherapie<br>Birmensdorfer Straße 497<br>8063 Zürich<br>Schweiz |
| Bw | Prof. Dr. Wolfram Baumann<br>Universität Mainz<br>Institut für Physikalische Chemie<br>Jakob-Welder- Weg 11<br>55099 Mainz | Sb | Dr. Siegfried Bernotat<br>Institut für Mechanische Verfahrenstechnik<br>der TU Braunschweig<br>Volkmaroderstraße 4–5<br>38104 Braunschweig |
| BD | Prof. Dr. Dieter Baumgarten<br>Landesamt für das Meß- und Eichwesen<br>Abbestraße 5–7<br>10587 Berlin | BP | Dr. Pierre Martin Bersier<br>Ciba-Geigy Basel<br>F. 1055, 3.54<br>4000 Basel<br>Schweiz |
| MB | Dr. Michael Beck<br>c/o Klinge Pharma<br>Medizinische Abteilung<br>Berg am Laim Straße 129<br>81673 München | BB | Dr. Barbara Bertram<br>Deutsches Krebsforschungszentrum<br>Abteilung 0330<br>Im Neuenheimer Feld 280<br>69120 Heidelberg |
| BH | Prof. Dr. Hans Becker<br>Universität des Saarlandes<br>Pharmakognosie u. Analyt.Phytochemie<br>Fachbereich 12.3<br>Am Stadtwald, Gebäude 32<br>66041 Saarbrücken | BE | Priv.-Doz. Dr. Jürgen Bertram<br>Tapiauer Allee 24<br>14055 Berlin |
| BJ | Dr. Jürgen Beckmann<br>Bundesinstitut für Arzneimittel<br>und Medizinprodukte<br>Abteilung Arzneimittelverkehr<br>Seestraße 10<br>13353 Berlin | By | Dr. Christian Beyer<br>Pharmazeutisches Institut<br>Auf der Morgenstelle 8<br>72076 Tübingen |
| | | BG | Dr. Gabriele Beyer<br>Humboldt-Universität zu Berlin<br>Institut für Pharmazie<br>Goethestraße 54<br>13086 Berlin-Weißensee |
| Wb | Priv.-Doz. Dr. Winfried Beil<br>Medizinische Hochschule Hannover<br>Allgemeine Pharmakologie-<br>Abteilung I<br>30601 Hannover | BT | Prof. Dr. Thorsten Beyrich<br>Ernst-Moritz-Arndt-Universität<br>Fachbereich Pharmazie<br>Friedrich-Ludwig-Jahn-Straße 17<br>17489 Greifswald |
| Bj | Priv.-Doz. Dr. Jürgen Beitz<br>Martin-Luther-Universität Halle<br>Medizinische Fakultät<br>Institut für Pharmakologie und Toxikologie<br>Magdeburger Straße 4<br>13581 Halle | Bi | Katja Binder<br>Kilianstraße 4<br>97762 Hammelburg |

WB  Prof. Dr. Wolfgang Blaschek
    Universität Kiel
    Institut für Pharmazie
    Abt. Pharmazeutische Biologie
    Grasweg 9
    24118 Kiel

Bh  Prof. Dr. Henning Blume
    Zentrallaboratorium Deutscher Apotheker
    Ginnheimer Straße 20
    65760 Eschborn/Ts.

ub  Ulrike Bodesheim
    Institut für Pharmazeutische Biologie
    Deutschhausstraße 17 $^1/_2$
    35037 Marburg

Bö  Dr. Roswitha Böhme
    Paracelsusstraße 40
    53757 Sankt Augustin

BO  Prof. Dr. Hans-Hubertus Borchert
    Humboldt-Universität zu Berlin
    Institut für Pharmazie
    Goethestraße 54
    13086 Berlin

mb  Doz. Dr. Manfred Bornschein
    Humboldt-Universität zu Berlin
    Wissenschaftsbereich Pharmazie
    Goethestraße 54
    13086 Berlin

fb  Franz Bossle
    Roßmarkt 14
    97421 Schweinfurt

Bf  Prof. Dr. Franz Bracher
    Technische Universität Braunschweig
    Institut für Pharmazeutische Chemie
    Beethovenstraße 55
    38106 Braunschweig

Br  Dr. Norbert Brand
    c/o Galenika Dr. Hetterich GmbH
    Gebhardtstraße 5
    90762 Fürth

BR  Prof. Dr. Rainer Braun
    ABDA-Bundesvereinigung
    Deutscher Apothekerverbände
    Ginnheimer Straße 26
    65760 Eschborn

BS  Dr. Ursula Braun-Sprakties
    Wendelinusstraße 45
    52134 Herzogenrath

bh  Prof. Dr. Helmut Bräunlich
    Universität Jena
    Institut für Pharmakologie
    und Toxikologie
    Löbderstraße 1
    07743 Jena

bm  Priv.-Doz. Dr. Matthias Bräutigam
    Schering AG
    Institut für Pharmakologie
    Müllerstraße 178
    13353 Berlin

Bm  Dr. Matthias Bräutigam
    c/o Sandoz AG
    Deutschherrnstraße 15
    90429 Nürnberg

Be  Prof. Dr. Rudolf Brenneisen
    Universität Bern
    Pharmazeutisches Institut
    Baltzerstraße 5
    3012 Bern
    Schweiz

kb  Kerstin Brinkmann
    In der Ebene 11
    97218 Gerbrunn

Ab  Apotheker Adalbert Brinz
    Herzogin-Anna-Straße 9
    89416 Höchstädt/Do.

Bs  Dr. Reinhold Broese
    Almstraße 4
    77704 Oberkirch

vB  Prof. Dr. Franz von Bruchhausen
    Freie Universität Berlin
    Institut für Pharmakologie
    Thielallee 69–73
    14195 Berlin

Bk  Prof. Dr. Dr. h.c. Kay Brune
    Universität Erlangen
    Institut für experimentelle und klinische
    Pharmakologie und Toxikologie
    Universitätsstraße 22
    91054 Erlangen

| | | | |
|---|---|---|---|
| Ba | Prof. Dr. Axel Büge<br>Martin-Luther-Universität<br>Institut für Pharmazeutische Chemie<br>Weinbergweg 15<br>06120 Halle | DW | Prof. Dr. Wolf Dammertz<br>Fachhochschule Isny der Naturwissen-<br>schaftlich-Technischen Akademie<br>Prof. Dr. Grübler Gemeinn. GmbH<br>Seidenstraße 12–35<br>88316 Isny im Allgäu |
| Bu | Prof. Dr. Artur Burger<br>Universität Innsbruck<br>Institut für Pharmakognosie<br>Innrain 52<br>6020 Innsbruck<br>Österreich | DK | Dr. Klaus Daneck<br>c/o Dr. Karl Thomae GmbH<br>Abteilung Analytik<br>88397 Biberach |
| bu | Prof. Dr. Ulrich Bürger<br>Kreiskrankenhaus<br>Pädiatrische Abteilung<br>Cuno-Niggl-Straße 3<br>83278 Traunstein | DR | Dr. Rolf Daniels<br>Universität Regensburg<br>Institut für Pharmazie<br>Universitätsstraße 31<br>93053 Regensburg |
| Bt | Dr. Joseph Burghart<br>Landesuntersuchungsamt<br>für das Gesundheitswesen Südbayern<br>Veterinärstraße 2<br>85762 Oberschleißheim | Dk | Prof. Dr. Kurt Danner<br>Hoechst Veterinär GmbH<br>PGE Biologika<br>Rheingaustraße 190<br>65203 Wiesbaden |
| BN | Dr. Norbert Buschmann<br>Lehrstuhl für Analytische Chemie<br>Anorganisch-Chemisches Institut<br>Wilhelm-Klemm-Straße 8<br>48149 Münster | DG | Prof. Dr. Gerd Dannhardt<br>Johannes Gutenberg-Universität<br>Institut für Pharmazie<br>Fachbereich Chemie und Pharmazie<br>Staudinger Weg 5<br>55099 Mainz |
| RC | Priv.-Doz. Dr. Reinhold Carle<br>Bundesinstitut für Arzneimittel<br>und Medizinprodukte<br>Seestraße 10<br>13353 Berlin | De | Dr. Wolfgang Deger<br>c/o ASTA MEDICA AG<br>Abteilung CFA<br>Weismüllerstraße 45<br>60314 Frankfurt |
| NC | Dr. Neera Chaurasia<br>Am Sonnenhof 12<br>97076 Würzburg | Di | Prof. Dr. Beate Diettrich<br>Martin-Luther-Universität<br>Halle-Wittenberg<br>Fachbereich Pharmazie<br>Institut für Pharmazeutische Biologie<br>Weinbergweg 15<br>06120 Halle |
| Ch | Dr. Walter Cholcha<br>Am Birkenwäldchen 21<br>25469 Halstenbek | | |
| CW | Prof. Dr. Wolfram Christ<br>Bundesinstitut für Arzneimittel<br>und Medizinprodukte<br>Seestraße 10<br>13353 Berlin | DM | Prof. Dr. Michael Dittgen<br>Ernst-Moritz-Arndt-Universität<br>Sektion Pharmazie<br>Friedrich-Ludwig-Jahn-Straße 17<br>17489 Greifswald |
| Ci | Monika Cimbollek<br>Lange Rötterstraße 26<br>68167 Mannheim | DH | Dr. Helga Doering<br>c/o Sanofi Winthrop GmbH<br>Augustenstraße 10<br>80333 München |

| | | | |
|---|---|---|---|
| Dh | Priv.-Doz. Dr. Hans-Jürgen Duchstein<br>Pharmazeutisches Institut<br>Königin-Luise-Straße 2 + 4<br>14195 Berlin | FB | Dr. Bernhard Feil<br>c/o Luitpold Pharma GmbH<br>Luitpoldstraße 1<br>85276 Pfaffenhofen |
| Eb | Prof. Dr. Siegfried Ebel<br>Universität Würzburg<br>Institut für Pharmazie und<br>Lebensmittelchemie<br>Am Hubland<br>97074 Würzburg | Fz | Dr. Maria S. Fernandez-Alfonso<br>Pharmakologisches Institut<br>der Universität Heidelberg<br>Im Neuenheimer Feld 366<br>69120 Heidelberg |
| | | Fl | Apotheker Wolfgang Ferstl<br>Lerchenfeldstraße 35<br>80538 München |
| EK | Prof. Dr. Kurt Eger<br>Universität Leipzig<br>Institut für Pharmazie<br>Brüderstraße 34<br>04103 Leipzig | MF | Dr. Monika Fett<br>Emmastraße 10<br>22527 Hamburg |
| he | Prof. Dr. Herbert Egermann<br>Universität Innsbruck<br>Institut für Pharmazeutische Technologie<br>Josef-Möller-Haus<br>Innrain 52<br>6020 Innsbruck<br>Österreich | EF | Dr. Edda Fiegert<br>Warthestraße 27<br>81927 München |
| | | FH | Dr. Hans-Joachim Förster<br>Boehringer Ingelheim KG<br>Abteilung Analytik<br>55216 Ingelheim |
| PB | Dr. Petra Eichhorn<br>Heidelberger Straße 29<br>64342 Seeheim | FA | Prof. Dr. August Wilhelm Frahm<br>Universität Freiburg<br>Pharmazeutisches Institut<br>Lehrstuhl für Pharmazeutische Chemie<br>Hermann-Herder-Straße 9<br>79104 Freiburg |
| Ei | Dr. Udo Eilert<br>Technische Universität Carolo Wilhelmina<br>Institut für Pharmazeutische Biologie<br>Mendelssohnstraße 1<br>38106 Braunschweig | | |
| | | FM | Dr. habil. Margarete Frahm † |
| EU | Dr. Ulrich Elben<br>Hoechst AG<br>Geb. H 823<br>65926 Frankfurt am Main | GF | Dr. Gisela Franck<br>c/o Deutsche Homöopathie Union<br>Ottostraße 24<br>76227 Karlsruhe |
| Eg | Dr. Peter Emig<br>c/o ASTA Medica AG<br>Abteilung Chemische Forschung<br>60001 Frankfurt/M. | BF | Dr. Bruno Frank<br>Am Grundbach 5<br>97271 Kleinrinderfeld |
| En | Dr. Diether Ennet<br>Wisbyer Straße 3<br>10439 Berlin | FU | Ulrich Franken<br>c/o Balneopharm Cordes & Co.<br>30826 Garbsen |
| Et | Dr. Thomas Erker<br>Pharmaziezentrum<br>der Universität Wien<br>Althanstraße 14<br>1090 Wien<br>Österreich | FG | Prof. Dr. Gerhard Franz<br>Fakultät Chemie/Pharmazie<br>Universität Regensburg<br>Universitätsstraße 31<br>93040 Regensburg |

| | | | |
|---|---|---|---|
| Fk | Prof. Dr. Klaus Jürgen Freundt<br>Institut für Pharmakologie und Toxikologie<br>der Fakultät für Klinische Medizin<br>Mannheim<br>der Universität Heidelberg<br>Maybachstraße 14–16<br>68169 Mannheim | GU | Apotheker Uli Geis<br>Winterleitenweg 61 a<br>97082 Würzburg |
| FJ | Dr. Jutta Friese<br>Uferstraße 19<br>88400 Biberach/Riß | Gk | Dr. Klaus Geldsetzer<br>Allergan Europe<br>Coronation Road<br>High Wycombe<br>Bucks HP12 3SH<br>England |
| FP | Dr. Peter Fuchs<br>Onkel-Tom-Straße 62<br>14169 Berlin | UG | Dr. Ulrich Gessner<br>Mussinanstraße 24 a<br>92318 Neumarkt/Opf. |
| Ge | Dr. Frauke Gaedcke<br>c/o H. Finzelberg's Nachf. GmbH & Co. KG<br>Koblenzer Straße 48–54<br>56626 Andernach | GE | Prof. Dr. Erika Glusa<br>Klinikum der Friedrich-Schiller-Universität<br>Jena<br>Zentrum für Vaskuläre Biologie und<br>Medizin<br>Nordhäuser Straße 78<br>99089 Erfurt |
| GW | Dr. Wolfram Gaida<br>c/o Boehringer Ingelheim KG<br>Abteilung Pharmakologie<br>Bingerstraße 173<br>55216 Ingelheim am Rhein | Gb | Prof. Dr. Berthold Göber<br>Humboldt-Universität zu Berlin<br>Institut für Pharmazie<br>Goethestraße 54<br>13086 Berlin |
| GG | Prof. Dr. Günter Gauglitz<br>Universität Tübingen<br>Institut für Physikalische<br>und Theoretische Chemie<br>Auf der Morgenstelle 8<br>72076 Tübingen | gö | Dr. Jochen Gödicke<br>Christian-Albrechts-Universität<br>Institut für Pharmakologie<br>im Klinikum der Universität Kiel<br>Hospitalstraße 4<br>24105 Kiel |
| GI | Dr. Istvan Gebefügi<br>GSF-Forschungszentrum für Umwelt und<br>Gesundheit München-Neuherberg<br>Institut für Ökologische Chemie<br>Ingolstädter Landstraße 1<br>85758 Oberschleißheim | GJ | Dr. Joachim Goede<br>ASTA Medica Aktiengesellschaft<br>Weismüllerstraße 45<br>60314 Frankfurt |
| Gh | Dr. Herbert Gebler<br>Heisterholzwinkel 6<br>30559 Hannover | gz | Dr. Christiane Goez<br>Departement Pharmazie<br>ETH Zürich<br>Winterthurer Straße 190<br>8057 Zürich<br>Schweiz |
| Gd | Prof. Dr. Detlef Geffken<br>Institut für Pharmazie<br>Abteilung für Pharmazeutische Chemie<br>Bundesstraße 45<br>20146 Hamburg | Go | Dr. Karem Gomaa<br>Berchtesgadener Straße 5<br>81547 München |
| Gn | Dr. Beatrice Gehrmann<br>Thalia-Apotheke<br>Gerhart-Hauptmann-Platz 46<br>20095 Hamburg | GM | Prof. Dr. Margarete Goppelt-Strübe<br>Med. Klinik IV mit Poliklinik<br>Friedrich-Alexander-Universität<br>Nephrologisches Forschungslabor<br>Loschgestraße 8 $^{1}/_{2}$<br>91054 Erlangen |

| | | | |
|---|---|---|---|
| PG | Prof. Dr. Piotr Gorecki<br>Institut für Heilpflanzenforschung<br>Libelta 27<br>61707 Poznan<br>Polska | GR | Prof. Dr. Rolf Grüttner<br>Universitäts-Kinderpoliklinik<br>Martinistraße 52<br>20251 Hamburg |
| Gg | Dr. Wilhelm Gössling<br>Tannenstraße 42<br>46485 Wesel | Gj | Dr. Jan Gustafsson<br>c/o Ferring Arzneimittel GmbH<br>Wittland 11<br>24109 Kiel |
| EG | Dr. Eberhard Gottwald<br>Plessestraße 8<br>37120 Bovenden | Gu | Hartmut Gustmann<br>Seekamp 10<br>24536 Neumünster |
| LG | Dr. Lajos Gracza<br>c/o Carl Müller GmbH & Co. KG<br>Bahnhofstraße 33–35 + 40<br>73033 Göppingen | mg | Dr. Michael Gütschow<br>Universität Leipzig<br>Institut für Pharmazie<br>Brüderstraße 34<br>04103 Leipzig |
| bg | Beate Grates<br>c/o Madaus AG<br>Qualitätskontrolle<br>Ostmerheimer Straße 198<br>51109 Köln | JH | Dr. Jürgen Haas<br>Grünaustraße 13<br>63457 Hanau-Großauheim |
| gl | Dr. Annette Graul<br>Bundesinstitut für Arzneimittel<br>und Medizinprodukte<br>Seestraße 10<br>13353 Berlin | HA | Prof. Dr. Axel Haberkorn<br>Bayer AG<br>Institut für Parasitologie<br>Geschäftsbereich Veterinär<br>51368 Leverkusen |
| GS | Dr. Sibylle Greiner<br>Baltenstraße 18<br>73431 Aalen | EH | Prof. Dr. Eberhard Hackenthal<br>Universität Heidelberg<br>Pharmakologisches Institut<br>Im Neuenheimer Feld 366<br>69120 Heidelberg |
| GA | Prof. Dr. Adolf Grisk<br>Ernst-Moritz-Arndt-Universität<br>Institut für Pharmakologie<br>und Toxikologie<br>Friedrich-Löffler-Straße 23 d<br>17489 Greifswald | Hä | Apothekerin Annette Häfner<br>Albert-Ludwigs-Universität<br>Pharmazeutisches Institut<br>Hermann-Herder-Straße 9<br>79104 Freiburg |
| Gm | Apotheker Michael Grosam † | hi | Boris Haluszczynski<br>Nikolausstraße 2<br>97082 Würzburg |
| MG | Dr. Meinhard W. Grubert<br>Johannes Gutenberg-Universität<br>Institut für Pharmazie<br>Saarstraße 21<br>55099 Mainz | Ha | Dr. Günther Hanke<br>Einhorn Apotheke<br>Sülmer Straße 17<br>74072 Heilbronn |
| Ga | Apotheker Markus von Gruchalla<br>Johannes Gutenberg-Universität<br>Institut für Pharmazie<br>Fachbereich Chemie und Pharmazie<br>Staudinger Weg 5<br>55099 Mainz | RH | Prof. Dr. Rudolf Hänsel<br>Westpreußenstraße 71<br>81927 München |

| | | | |
|---|---|---|---|
| HH | Prof. Dr. H.-J. Hapke<br>Tierärztliche Hochschule<br>Institut für Pharmakologie, Toxikologie<br>und Pharmazie<br>Bünteweg 17<br>30559 Hannover | hm | Marcus Heidenreich<br>Otto-Hahn-Straße 42<br>97218 Gerbrunn |
| ha | Dr. Dr. Achim Harder<br>Bayer AG<br>Institut für Parasitologie<br>Geschäftsbereich Veterinär<br>51368 Leverkusen | Hg | Prof. Dr. Gerhard Heinemeyer<br>Bundesinstitut für gesundheitlichen<br>Verbraucherschutz und Veterinärmedizin<br>Thielallee 88–92<br>14195 Berlin |
| GH | Prof. Dr. Götz Harnischfeger<br>Breiter Weg 15<br>38640 Goslar | hH | Hans-Jörg Helmlin<br>Universität Bern<br>Pharmazeutisches Institut<br>Pharmazeutische Phytochemie &<br>Pharmakognosie<br>Baltzerstraße 5<br>3012 Bern<br>Schweiz |
| sh | Sabine Hartmann<br>Weinbergstraße 1 b<br>64342 Seeheim-Jugenheim | hb | Dr. Bernd Hempel<br>c/o Robugen GmbH<br>Alleenstraße 22<br>73730 Esslingen |
| Hn | Apothekerin Susanne Hartmann<br>Universität Freiburg<br>Pharmazeutisches Institut<br>Hermann-Herder-Straße 9<br>79104 Freiburg | HJ | Dr. Josef Heni<br>Klinikum der<br>Albert-Ludwigs-Universität<br>Klinikumsapotheke<br>Hugstetterstraße 55<br>79106 Freiburg |
| fh | Felix Hasler<br>Universität Bern<br>Pharmazeutisches Institut<br>Baltzerstraße 5<br>3012 Bern<br>Schweiz | HG | Dr. Günter Henkler<br>Bundesinstitut für Arzneimittel<br>und Medizinprodukte<br>Seestraße 10<br>13353 Berlin |
| HÄ | Dr. Heribert Häusler<br>Am Weltersborn 12<br>55270 Klein-Winternheim | Hw | Prof. Dr. Wolfgang Henninger<br>Spessartstraße 15<br>14197 Berlin |
| HD | Prof. Dr. Dieter Heber<br>Universität Kiel<br>Pharmazeutisches Institut<br>Gutenbergstraße 76–78<br>24118 Kiel | Hl | Dr. Andreas Hensel<br>Friedrich-Alexander-Universität<br>Pharmazeutische Biologie<br>Staudtstraße 5<br>91058 Erlangen |
| Hr | Prof. Dr. Erich Hecker<br>Deutsches Krebsforschungszentrum<br>Im Neuenheimer Feld 280<br>69120 Heidelberg | Lm | Dr. Monika Herboth<br>Heinrich-Lübke-Straße 82<br>51375 Leverkusen |
| HW | Wolfgang Heers<br>Hüls AG, Werk Witten<br>FEA 28/Anwendungstechnik Fette<br>Pharma Vorprodukte<br>Arthur-Imhausen-Straße 92<br>58458 Witten | Hk | Klaus Herbrand<br>Dr. Herbrand KG<br>Brahmbachstraße 31<br>77723 Gengenbach |

| | | | |
|---|---|---|---|
| HC | Dr. Claus-Dieter Herzfeldt<br>Johann-Wolfgang-Goethe-Universität<br>Institut für Pharmazeutische Technologie<br>Marie-Curie-Straße 9, Biozentrum<br>60439 Frankfurt am Main | hn | Bernhard Hofmann<br>Stiergraben 1<br>97657 Sandberg |
| Hu | Priv.-Doz. Dr. Günther Heubl<br>Kirchstraße 32 a<br>82054 Sauerlach | Ho | Dr. Bertold Hohmann<br>Institut für Angewandte Botanik<br>Marseiller Straße 7<br>20355 Hamburg |
| AH | Prof. Dr. Alois Hiermann<br>Institut für Pharmakognosie<br>Universitätsplatz 4<br>8010 Graz<br>Österreich | Hh | Dr. Ulrich Hölscher<br>Dr. Willmar Schwabe Arzneimittel<br>Willmar-Schwabe-Straße 4<br>76227 Karlsruhe |
| | | WH | Dr. Wolfgang Holz<br>Iserstraße 78<br>14513 Teltow |
| Hi | Prof. Dr. Karl Hiller<br>Humboldt-Universität<br>Institut für Pharmazie<br>Goethestraße 54<br>13086 Berlin | HO | Prof. Dr. Ulrike Holzgrabe<br>Universität Bonn<br>Pharmazeutisches Institut<br>Kreuzbergweg 26<br>53115 Bonn |
| Hj | Dr. Jürgen Hocke<br>Philipps-Universität Marburg<br>Institut für Pharmazeutische Chemie<br>Marbacher Weg 6<br>35037 Marburg | Hö | Prof. Dr. Josef Hölzl<br>Philipps-Universität Marburg/Lahn<br>Institut für Pharmazeutische Biologie<br>Deutschhausstraße 17 $^1/_2$<br>35037 Marburg/Lahn |
| Hs | Dr. Sibylle Hoedt-Schmidt<br>Universität Bonn<br>Institut für Pharmakologie<br>und Toxikologie<br>Reuterstraße 2<br>53113 Bonn | MH | Dr. Martin Hommes<br>Biologische Bundesanstalt für<br>Land- und Forstwirtschaft<br>Institut für Pflanzenschutz im Gartenbau<br>Messeweg 11/12<br>38104 Braunschweig |
| Hf | Dr. Wolfgang Hoefke<br>Rosselstraße 27<br>65193 Wiesbaden | HP | Prof. Dr. H. H. Hoppe<br>Institut für Pflanzenpathologie und<br>Pflanzenschutz<br>Grisebachstraße 6<br>37077 Göttingen |
| hh | Prof. Dr. Hermann Hoffmann<br>Institut für Pharmazeutische Chemie<br>Marie-Curie-Straße 9<br>60439 Frankfurt/Main | ah | Anette Hornberger<br>Ursapharm GmbH<br>66057 Bübingen |
| HB | Dr. Kerstin Hoffmann-Bohm<br>Emmeringer Straße 37<br>82275 Emmering | KH | Dr. Karl-Heinrich Horz<br>Aartal-Apotheke<br>Friedhofstraße 4<br>35745 Herborn-Seelbach |
| HU | Dr. Ute Hoffmann-Schollmayer<br>Universität Würzburg<br>Institut für Pharmazie<br>und Lebensmittelchemie<br>Am Hubland<br>97074 Würzburg | wh | Dr. Wolf-Dietrich Hübner<br>Arzt für Urologie<br>Hildegardstraße 25<br>10715 Berlin |

| | | | |
|---|---|---|---|
| HÜ | Dr. Ute Hübner-Steiner<br>Schering AG<br>Forschung Diagnostika<br>Müllerstraße 170–178<br>13353 Berlin | Jh | Univ.-Prof. Dr. Johann Jurenitsch<br>Universität Wien<br>Institut für Pharmakognosie<br>Pharmaziezentrum<br>Althanstraße 14<br>1090 Wien<br>Österreich |
| mh | Apotheker Martin Hug<br>Moosmattenstraße 25<br>79117 Freiburg | WJ | Dr. Wiltrud Juretzek<br>Dr. Willmar Schwabe Arzneimittel<br>Willmar-Schwabe-Straße 4<br>76227 Karlsruhe |
| IW | Apotheker Wolfgang Ibrom<br>Albert-Ludwigs-Universität<br>Pharmazeutisches Institut<br>Hermann-Herder-Straße 9<br>79104 Freiburg | jj | Dr. Jens Jürgens<br>Pharmazeutisches Institut<br>Kreuzbergweg 26<br>53115 Bonn |
| EI | Dipl.-Chem. Elisabeth Inkmann<br>Pharmazeutisches Institut<br>Kreuzbergweg 26<br>53115 Bonn | IJ | Prof. Dr. Ilmar Jurna<br>Universität des Saarlandes<br>Institut für Pharmakologie<br>und Toxikologie<br>66421 Homburg/Saar |
| Ic | Dr. Otto Isaac<br>Liesingstraße 8<br>63457 Hanau (Großauheim) | | Priv.-Doz. Dr. Brigitte Kaiser<br>Klinikum der Friedrich-Schiller-Universität Jena<br>Zentrum für vaskuläre Biologie und Medizin<br>Erfurt<br>Nordhäuser Straße 74<br>99089 Erfurt |
| JW | Dr. Walter Janßen<br>Bristol-Myers Squibb GmbH<br>93055 Regensburg | | |
| LM | Dr. Martina Jaworek<br>Bayer AG<br>Geschäftsbereich Consumer Care<br>Regulatory Affairs<br>Gebäude C151<br>51368 Leverkusen – Bayerwerk | Ki | Dr. Günther Kaiser<br>c/o Ciba-Geigy AG<br>Pharma Forschung<br>4002 Basel<br>Schweiz |
| Ja | Dr. Christiane Jerga<br>Schwanenstraße 80<br>42697 Solingen | KA | Prof. Dr. Dieter-Abbo Kalbhen<br>Universität Bonn<br>Institut für Pharmakologie<br>und Toxikologie<br>Reuterstraße 2<br>53113 Bonn |
| Jö | Angela Jördens<br>Schubertstraße 8<br>31141 Hildesheim | | |
| Ju | Prof. Dr. Peter Junior<br>Neue Uhlen-Apotheke<br>Bahnhofstraße 1<br>32839 Steinheim | KÄ | Dr. Thomas Kämpchen<br>Philipps-Universität Marburg<br>Institut für Pharmazeutische Chemie<br>Marbacher Weg 6<br>35032 Marburg |
| JJ | Apothekerin Jacqueline Jüptner<br>Panoramastraße 23<br>89081 Ulm | MK | Dr. Marga Kämpfer<br>c/o Evangelisches Krankenhaus Hamm<br>Werlerstraße 110<br>59063 Hamm |

| | | | |
|---|---|---|---|
| Ka | Prof. Dr. Theodor Kartnig<br>Institut für Pharmakognosie<br>Universitätsplatz 4/1<br>8010 Graz<br>Österreich | Kf | Prof. Dr. Fred Klingauf<br>Präsident der Biologischen Bundesanstalt<br>für Land- und Forstwirtschaft<br>Messeweg 11/12<br>38104 Braunschweig |
| KK | Dr. Konstantin Keller<br>Bundesinstitut für Arzneimittel<br>und Medizinprodukte<br>Seestraße 10<br>13353 Berlin | KM | Dr. Martin Klingmüller<br>Am Landwehrgraben 77<br>26203 Wardenburg-Westerburg |
| FK | Dr. Faeis Khaliefi<br>Pharmazeutische Naturprodukte<br>Im Höfle 4<br>73105 Dürnau | kg | Univ.Prof. Dr. Dr. Hans-Peter Klöcking<br>Klinikum der Friedrich-Schiller-Universität<br>Jena<br>Bereich Vaskuläre Biologie und<br>Medizin<br>Nordhäuser Straße 78<br>99089 Erfurt |
| nk | Dr. Nasser Khudeir<br>Universität Würzburg<br>Institut für Pharmazie und<br>Lebensmittelchemie<br>Am Hubland<br>97074 Würzburg | KB | Dr. Karin Klokkers-Bethke<br>Görlitzer Straße 16<br>63322 Rödermark |
| wk | Dr. Werner Kiefer<br>Johannes Gutenberg-Universität Mainz<br>Institut für Pharmazie<br>Fachbereich Chemie und Pharmazie<br>Staudinger Weg 5<br>55099 Mainz | KL | Prof. Dr. R. Kluthe<br>Medizinische Universitätsklinik Freiburg<br>Sektion Ernährungsmedizin<br>und Diätetik<br>Hartmannstraße 1<br>79106 Freiburg |
| kp | Petra Kisser<br>Uhlandweg 2<br>69181 Leimen-St.Ilgen | KN | Dr. Klaus Knop<br>Institut für Pharmazeutische Technologie<br>Heinrich-Heine-Universität Düsseldorf<br>Universitätsstraße 1<br>40225 Düsseldorf |
| KD | Dr. Doris Kleinsorge<br>Euro-Bio-Pharm GmbH<br>Clinical Services<br>Königsteiner Straße 10<br>65812 Bad Soden a. Ts. | KG | Prof. Dr. Gerd Kobal<br>Universität Erlangen-Nürnberg<br>Institut für Experimentelle und<br>Klinische Pharmakologie und Toxikologie<br>Krankenhausstraße 9<br>91054 Erlangen |
| KC | Dr. habil. Christoph Klett<br>- Adj. Ass. Professor of Pharmacology -<br>Department of Pharmacology 0636<br>University of California, San Diego<br>9500 Gilman Drive, BSB<br>La Jolla California, 92093<br>USA | Ko | Dr. Martin Kober<br>Gladiolenstraße 35<br>60437 Frankfurt am Main |
| SK | Stephanie Klett<br>Allerseeweg 14<br>97204 Höchberg | Kh | UnivProf. Dr. Heinrich P. Koch<br>Pharmaziezentrum Althanstraße<br>Institut für Pharmazeutische Chemie<br>der Universität Wien<br>Althanstraße 14<br>1090 Wien<br>Österreich |
| CK | Dr. Christa Kletter<br>Universität Wien<br>Institut für Pharmakognosie<br>Pharmaziezentrum<br>Althanstraße 14<br>1090 Wien<br>Österreich | Kr | Dr. Hildegard Koehler<br>Universität Regensburg<br>Pharmazeutische Biologie<br>Universitätsstraße 31<br>93053 Regensburg |

kr  Dr. Johannes Koehler
    B&K GmbH
    Heilmaierstraße 20
    81477 München

gk  Prof. Dr. Gabriele König
    Institut für Pharmazeutische Biologie
    Technische Universität Braunschweig
    Mendelssohnstraße 1
    38106 Braunschweig

Kp  Univ.Prof. Dr. Brigitte Kopp
    Universität Wien
    Institut für Pharmakognosie
    Pharmaziezentrum
    Althanstraße 14
    1090 Wien 9
    Österreich

kk  Prof. Dr. Karl-Artur Kovar
    Pharmazeutisches Institut
    Auf der Morgenstelle 8
    72076 Tübingen

    Karl-Heinz Kraft
    Geschäftsführer des Apothekervereins e.V.
    Schleswig-Holstein
    Düsternbrookerweg 75
    24105 Kiel

ak  Prof. Dr. Axel Kramer
    Ernst-Moritz-Arndt-Universität
    Medizinische Fakultät/Institut für Hygiene
    und Umweltmedizin
    Hainstraße 26
    17493 Greifswald

bk  Birgit Krammer
    Winterseitenweg 17
    97342 Obernbreit

Ks  Priv.-Doz. Dr. Josef Kraus
    Karlstraße 13
    88250 Weingarten

LK  Prof. Dr. Ljubomir Kraus †

kh  Dr. Bernhard Kreher
    Adler-Apotheke
    Münchener Straße 9a
    83022 Rosenheim

Km  Apothekerin Mareta Kreher
    Johannes Gutenberg-Universität Mainz
    Institut für Pharmazie
    Fachbereich Chemie und Pharmazie
    Staudinger Weg 5
    55099 Mainz

WK  Prof. Dr. Wolfgang Kreis
    Friedrich-Alexander-Universität
    Erlangen-Nürnberg
    Lehrstuhl für Pharmazeutische Biologie
    Staudtstraße 5
    91058 Erlangen

Kn  Dr. Liselotte Krenn
    Institut für Pharmakognosie
    Universität Wien
    Pharmaziezentrum
    Althanstraße 14
    1090 Wien
    Österreich

HK  Lm.-Chem. Kretschmer
    Trajanstraße 36
    68526 Ladenburg

Kg  Prof. Dr. Gottfried Kreutz
    Bundesinstitut für Arzneimittel
    und Medizinprodukte
    Seestraße 10
    13353 Berlin

rk  Prof. Dr. Reinhard Kroker
    Bundesinstitut für gesundheitlichen
    Verbraucherschutz und
    Veterinärmedizin, FB
    Tierarzneimittelzulassungen, -rückstands-
    kontrolle
    Futterzusatzstoffe
    Diedersdorfer Weg 1
    12277 Berlin

hk  Dr. Hermann Kruse
    Institut für Toxikologie
    Christian-Albrechts-Universität
    Brunswiker Straße 10
    24105 Kiel

Ku  Prof. Dr. Karl-Heinz Kubeczka
    Universität Hamburg
    Institut für Pharmazie
    Abteilung Pharmazeutische Biologie
    Bundesstraße 43
    20146 Hamburg

ke  Sabine Kudicke
    Bundesinstitut für Arzneimittel
    und Medizinprodukte
    Seestraße 10
    13353 Berlin

KU  Apotheker Markus Kuhn
    Ulmer Tor Straße 23/3
    88400 Biberach

| | | | |
|---|---|---|---|
| KÜ | Dr. Norbert Kühn<br>Sommerichweg 4<br>53783 Eitorf | RL | Dr. Reinhard Liersch<br>c/o Madaus AG<br>Ostmerheimer Straße 198<br>51109 Köln |
| Lh | Dr. Herbert Lahl<br>Institut für Pharmazeutische Chemie<br>Hittorfstraße 58–62<br>48149 Münster | UL | Prof. Dr. Ulrike Lindequist<br>Ernst-Moritz-Arndt-Universität<br>Institut für Pharmazeutische Biologie<br>Fachbereich Pharmazie<br>Jahnstraße 17<br>17487 Greifswald |
| LE | Dr. Erich Lamparter<br>Boehringer Ingelheim KG<br>Abteilung Pharmazeutische Forschung<br>55218 Ingelheim | Lj | Dr. Josef Lingnau<br>Willi-Baumeister-Straße 19<br>51375 Leverkusen |
| LD | Dr. Dorothea Landsiedel-Maier<br>Albert-Ludwigs-Universität<br>Pharmazeutisches Institut<br>Hermann-Herder-Straße 9<br>79104 Freiburg | LC | Prof. Dr. Bernhard C. Lippold<br>Institut für Pharmazeutische Technologie<br>Heinrich-Heine-Universität Düsseldorf<br>Universitätsstraße 1<br>40225 Düsseldorf |
| LH | Prof. Dr. Liselotte Langhammer † | DL | Prof. Dr. Dieter Loew<br>Katernberger Straße 255<br>42113 Wuppertal |
| HL | Dr. Helga Langlouis-Gau<br>c/o Dr. Karl Thomae GmbH<br>Abt. Biotechnische Produktion<br>Birkendorfer Straße 65<br>88400 Biberach | Lc | Dr. Claus-Michael Lommer<br>Auf dem Laut 13<br>56072 Koblenz |
| LA | Priv.-Doz. Dr. Andreas Langner<br>Humboldt-Universität zu Berlin<br>Institut für Pharmazie<br>Goethestraße 54<br>13086 Berlin | Lö | Prof. Dr. Hans Löwe<br>Forschungsinstitut für Molekulare<br>Pharmakologie im<br>Forschungsverbund Berlin e.V.<br>Alfred-Kowalke-Straße 4<br>10315 Berlin |
| lx | Dr. P. Laux<br>W. Spitzner Arzneimittelfabrik GmbH<br>Bunsenstraße 6–10<br>76275 Ettlingen | ML | Prof. Dr. Martin Luckner<br>Martin-Luther-Universität<br>Halle-Wittenberg<br>Fachbereich Pharmazie<br>Weinbergweg 15<br>06120 Halle |
| LJ | Prof. Dr. Jochen Lehmann<br>Universität Bonn<br>Pharmazeutisches Institut<br>An der Immenburg 4<br>53121 Bonn | Le | Prof. Dr. Dr. Niels Peter Lüpke<br>Universität Osnabrück<br>Fachgebiet Pharmakologie<br>und Toxikologie<br>Albrechtstraße 28<br>49069 Osnabrück |
| Ls | Dr. Stefan Leiner<br>Boehringer Ingelheim KG<br>Abt. Pharmazeutische Entwicklung<br>Binger Straße 173<br>55216 Ingelheim/Rhein | MJ | Prof. Dr. Johannes Mann<br>Städtisches Krankenhaus<br>München-Schwabing<br>VI. Medizinische Abteilung<br>Kölner Platz 1<br>80804 München |
| LP | Dr. Elke Leng-Peschlow<br>Kieskauler Weg 67<br>51109 Köln | | |

| | | | |
|---|---|---|---|
| Ms | Dr. Detlef Manns<br>Universität Bonn<br>Pharmazeutisches Institut<br>Kreuzbergweg 26<br>53115 Bonn | WM | Priv.-Doz. Dr. Wolfgang Meindl<br>Universität Regensburg<br>Institut für Pharmazie<br>Universitätsstraße 31<br>93053 Regensburg |
| Ma | Dr. Karoline Mathys<br>Interkantonale Kontrollstelle für Heilmittel<br>Erlachstraße 8<br>3000 Bern 9<br>Schweiz | ME | Prof. Dr. Werner Meise<br>Universität Bonn<br>Pharmazeutisches Institut<br>Kreuzbergweg 26<br>53115 Bonn |
| Mw | Priv.-Doz. Dr. Wolfgang Matthiessen<br>Fachkrankenhaus Coswig<br>Zentrum für Pneumologie und<br>Toraxchirurgie<br>Neucoswiger Straße 21<br>01640 Coswig/Dresden | Me | Dr. Klaus Menges<br>Bundesinstitut für Arzneimittel<br>und Medizinprodukte<br>Seestraße 10<br>13353 Berlin |
| MR | Dr. Rainer Maue<br>Rudolf-Heilgersstraße 72<br>67549 Worms | Mn | Dr. Hans-Georg Menßen<br>Akazienweg 3<br>50126 Bergheim/Erft |
| Ml | Dr. Peter Maul<br>Pharmacia GmbH<br>Munzinger Straße 9<br>79111 Freiburg | IM | Dr. Irmgard Merfort<br>Institut für Pharmazeutische Biologie<br>Gebäude 26.23<br>Universitätsstraße 1<br>40225 Düsseldorf |
| MA | Apotheker Andreas Maurer<br>Albert-Ludwigs-Universität<br>Pharmazeutisches Institut<br>Hermann-Herder-Straße 9<br>79104 Freiburg | MP | Prof. Dr. Paul Messinger<br>Universität Hamburg<br>Institut für Pharmazie<br>Abt. Pharmazeutische Chemie<br>Bundesstraße 45<br>20146 Hamburg |
| My | Dr. Ralf Mayer<br>Universität Bonn<br>Pharmazeutisches Institut<br>Kreuzbergweg 26<br>53115 Bonn | Mt | Prof. Dr. Hans-Jürgen Mest<br>Beiersdorf-Lilly GmbH<br>Leiter der Pharmakologischen<br>Abteilung<br>Wiesingerweg 25<br>20253 Hamburg |
| Mr | Dr. Ernst Mechler<br>Beim Herbstenhof 29<br>72076 Tübingen | Hm | Apothekerin Silke Meszaros<br>Schellingstraße 90<br>80798 München |
| BM | Prof. Dr. Beat Meier<br>Zeller AG<br>Pflanzliche Heilmittel<br>Seeblickstraße 4<br>8590 Romanshorn<br>Schweiz | Mm | Prof. Dr. Manfred Metzler<br>Universität Kaiserslautern<br>Lebensmittelchemie und<br>Umwelttoxikologie<br>Erwin-Schrödinger-Straße, Geb. 52<br>67663 Kaiserslautern |
| MM | Apothekerin Marianne Meier-Liebi<br>Pharma-Beratung<br>Harossenstraße 2a<br>8311 Brütten<br>Schweiz | fm | Prof. Dr. Frank Peter Meyer<br>Otto-von-Guericke-Universität<br>Medizinische Fakultät<br>Institut für Klinische Pharmakologie<br>Leipziger Straße 44<br>39120 Magdeburg |

| | | | |
|---|---|---|---|
| HM | Dr. Holger Miething<br>Klosterfrau Berlin GmbH<br>Motzenerstraße 41<br>12277 Berlin | Wm | Prof. Dr. Walter E. Müller<br>Zentralinstitut für<br>Seelische Gesundheit<br>Abteilung Psychopharmakologie<br>J 5<br>68159 Mannheim |
| SM | Leb.-chemikerin Sabine Moeck<br>Fronhoferstraße 9<br>12165 Berlin | Mc | Prof. Dr. Christel Müller-Goymann<br>Philipps-Universität<br>Institut für Pharmazeutische Technologie<br>Ketzerbach 63<br>35037 Marburg |
| JM | Dr. J. Mollière † | | |
| RM | Prof. Dr. Rudolf Morgenstern<br>Universitätsklinikum Charité<br>Medizinische Fakultät der Humboldt-<br>Universität zu Berlin<br>Institut für Pharmakologie und Toxikologie<br>Clara-Zetkin-Straße 94<br>10117 Berlin | Mp | Dr. Roger Müller-Pfaff<br>Tegelbergstraße 3<br>87629 Füssen |
| | | MÜ | Dr. Alexander Mülsch<br>Zentrum der Physiologie<br>Klinikum der Universität Frankfurt<br>Theodor-Stern-Kai 7<br>60590 Frankfurt/M. |
| Mo | Dr. Wolfgang Morick<br>Arzneimittelwerk Dresden<br>Meißnerstraße 191<br>01445 Radebeul | | |
| MÖ | Prof. Dr. Joachim Mössner<br>Direktor der Medizinischen Klinik und<br>Poliklinik II<br>Zentrum für Innere Medizin der Universität<br>Leipzig<br>Philipp-Rosenthal-Straße 27<br>04103 Leipzig | Mu | Dr. Sabine Mundt<br>Ernst-Moritz-Arndt-Universität<br>Institut für Pharmazeutische Biologie<br>Jahnstraße 15 a<br>17489 Greifswald |
| | | mv | Dr. Keyvandokht Münzing-Vasirian<br>Pater-Rupert-Mayerstraße 1<br>82049 Pullach im Isartal |
| AM | Dr. Andreas Mühlenfeld<br>Parke-Davis Pharmaceutical Research<br>Analytische Chemie<br>Mooswaldallee 1<br>79090 Freiburg | NA | Dr. Corinna Nachtsheim<br>Blücherstraße 6<br>53115 Bonn |
| Am | Dr. Alfred Müller<br>c/o Boehringer Ingelheim<br>Abteilung Analytik<br>55218 Ingelheim | NM | Dr. Michael Neisch<br>Eichen-Apotheke<br>Bahnhofstraße 15b<br>19069 Lübstorf |
| MC | Prof. Dr. Christa E. Müller<br>Universität Würzburg<br>Institut für Pharmazie und<br>Lebensmittelchemie<br>Am Hubland<br>97074 Wurzburg | NT | Dr. Tilo Netzer<br>Peter-Bied-Straße 16<br>65929 Frankfurt/M. |
| | | NE | Dr. Michael Neugebauer<br>Universität Bonn<br>Pharmazeutisches Institut<br>Kreuzbergweg 26<br>53115 Bonn |
| MD | Daniel Müller<br>Eschleweg 3<br>88437 Ellmannsweiler | | |
| Mk | Dr. Klaus Müller<br>Universität Regensburg<br>Institut für Pharmazie<br>Universitätsstraße 31<br>93053 Regensburg | Ne | Ottmar Neugebauer<br>Lücke GmbH<br>Industriestraße 6<br>52457 Aldenhoven |

| | | | |
|---|---|---|---|
| Ni | Prof. Dr. Peter Nickel<br>Universität Bonn<br>Pharmazeutisches Institut<br>An der Immenburg 4<br>53121 Bonn | Oß | Prof. Dr. Hartmut Oßwald<br>Eberhard-Karls-Universität<br>Pharmakologisches Institut<br>Wilhelmstraße 56<br>72074 Tübingen |
| nr | Dr. Ulf Niemeyer<br>c/o ASTA Medica AG<br>Abteilung Chemische Forschung<br>60001 Frankfurt/M. | OR | Univ.-Prof. Dr. Robert Ott<br>Universität Graz<br>Institut für Pharmazeutische Chemie<br>Universitätsplatz 1<br>8010 Graz<br>Österreich |
| No | Dr. Siegfried Noster<br>c/o Ed. Messmer GmbH & Co. KG<br>Meßmerstraße 29<br>97508 Grettstadt | OT | Prof. Dr. Tilmann Ott<br>Universitätsklinikum Charité<br>Medizinische Fakultät der<br>Humboldt-Universität zu Berlin<br>Institut für Pharmakologie und Toxikologie<br>Clara-Zetkin-Straße 94<br>10117 Berlin |
| NP | Prof. Dr. habil. Peter Nuhn<br>Martin-Luther-Universität<br>Institut für Pharmazeutische Chemie<br>Fachbereich Pharmazie<br>Weinbergweg 15<br>06120 Halle/S. | Ot | Dr. Thomas Otzen<br>Stadtweg 27<br>24837 Schleswig |
| NB | Dr. Dr. Bernd Nürnberg<br>Freie Universität Berlin<br>Institut für Pharmakologie<br>Thielallee 69–73<br>14195 Berlin | PA | Prof. Dr. Peter Pachaly<br>Pharmazeutisches Institut Poppelsdorf<br>Kreuzbergweg 26<br>53115 Bonn |
| NÜ | Prof. Dr. Eberhard Nürnberg<br>Ruhsteinweg 18<br>91080 Uttenreuth/Weiher | Pa | Dr. Dietrich Paper<br>Pharmazeutische Biologie<br>Universität Regensburg<br>Universitätsstraße 31<br>93053 Regensburg |
| OJ | Prof. Dr. Joachim Oertel<br>Klinikum Rudolf Virchow<br>Hämatologische Abteilung der<br>Freien Universität Berlin<br>Spandauer Damm 130<br>14050 Berlin | PM | Dr. Michael Passlack<br>BASF AG<br>ZHV/S B 9<br>06700 Ludwigshafen |
| OM | Prof. Dr. Michael Oettel<br>c/o Jenapharm GmbH<br>Leiter Forschung und Entwicklung<br>Otto-Schott-Straße 15<br>07740 Jena | PH | Prof. Dr. Helmut Pelzer<br>Universität Ulm<br>Institut für Naturheilkunde<br>Helmholtzstraße 20<br>89081 Ulm |
| On | Dr. Norbert Ohem<br>Klinikum Frankfurt (Oder)<br>Krankenhausapotheke<br>Müllroser Chaussee 7<br>15236 Frankfurt (Oder) | PW | Priv.-Doz. Dr. Horst W. Peter<br>Umweltbundesamt Berlin<br>Bismarck-Platz 1<br>14193 Berlin |
| VM | Prof. Dr. M. van Ooteghem<br>Universitätsplein 1<br>2610 Wilrijk<br>Belgien | PK | Prof. Dr. Karl-Uwe Petersen<br>Medizinische Fakultät der RWTH Aachen<br>Institut für Pharmakologie und Toxikologie<br>Wendlingweg 2<br>52057 Aachen |

| | | | |
|---|---|---|---|
| sp | Prof. Dr. Siegfried Pfeifer<br>Humboldt-Universität zu Berlin<br>Fachbereich Pharmazie<br>Goethestraße 54<br>13086 Berlin | QO | Dr. Olaf Queckenberg<br>Albert-Ludwigs-Universität<br>Pharmazeutisches Institut<br>Hermann-Herder-Straße 9<br>79104 Freiburg |
| Pt | Apothekerin Martina Pickert<br>Universität Freiburg<br>Pharmazeutisches Institut<br>Hermann-Herder-Straße 9<br>79104 Freiburg | | Dr. Herbert Quirin<br>Chefarzt der Kurklinik<br>Bad Rippoldsau<br>77776 Bad Rippoldsau |
| AP | Apotheker Andreas Pies<br>Johannes Gutenberg-Universität Mainz<br>Institut für Pharmazie<br>Fachbereich Chemie und Pharmazie<br>Staudinger Weg 5<br>55099 Mainz | RP | Dr. Kurt-Peter Raezke<br>Gamma Analysen Technik<br>Friedhofstraße 26<br>27576 Bremerhaven-Lehe |
| | | Rb | Dr. Bernd Raffelsberger<br>Gödecke AG<br>Quality Design<br>Mooswaldallee 1<br>79090 Freiburg |
| KP | Prof. Dr. Klaus Pietrzik<br>Institut für Ernährungswissenschaften<br>der Universität Bonn/Abt. Pathophysiologie<br>der Ernährung des Menschen<br>Endenicher Allee 11–13<br>53115 Bonn | Ra | Otto Ratka<br>Neckarstraße 6<br>91052 Erlangen |
| Pi | Priv.-Doz. Dr. Horst Pilgrim<br>Ernst-Moritz-Arndt-Universität<br>Institut für Pharmazeutische Biologie<br>Jahnstraße 15 a<br>17489 Greifwald | Rd | Prof. Dr. Hans W. Rauwald<br>Universität Leipzig<br>Institut für Pharmazie<br>- Pharmazeutische Biologie -<br>Brüderstraße 34<br>04103 Leipzig |
| JP | Dipl.-Ing. Jürgen Ploschke<br>Bayer Forschungszentrum<br>Aprather Weg, Geb. 460<br>42113 Wuppertal | RT | Dr. Tammo Redeker<br>IBExU-Institut für Sicherheits-<br>technik GmbH<br>Fuchsmühlenweg 7<br>09599 Freiberg/Sachsen |
| PD | Dr. Detlef Preiss<br>Filchnerstraße 42<br>14482 Potsdam | Rr | Priv.-Doz. Dr. Gesa Reher<br>Lehrstuhl für Pharmazeutische Biologie<br>der Universität Hamburg<br>Bundesstraße 43<br>20146 Hamburg |
| Pr | Dr. Helmut Priewer<br>Goethestraße 4<br>56584 Anhausen | | |
| PP | Prof. Dr. Peter Proksch<br>Universität Würzburg<br>Institut für Botanik und Pharmazeutische<br>Biologie<br>Lehrstuhl für Pharmazeutische Biologie<br>Mittlerer Dallenbergweg 64<br>97082 Würzburg | ar | Apothekerin Anne Rehwald<br>Emil Flachsmann AG<br>Rütiwisstraße<br>8820 Wädenswil<br>Schweiz |
| QU | Dr. Ute Quast<br>Am Vogelherd 14<br>35043 Marburg | Rg | Prof. Dr. Jürgen Reichling<br>Institut für Pharmazeutische Biologie<br>der Universität Heidelberg<br>Im Neuenheimer Feld 364<br>69120 Heidelberg |

| | | | |
|---|---|---|---|
| RE | Prof. Dr. Eberhard Reimann<br>Institut für Pharmazie und Lebensmittel-<br>chemie der Universität<br>Sophienstraße 10<br>80333 München | HR | Prof. Dr. Horst Rimpler<br>Albert-Ludwigs-Universität<br>Institut für Pharmazeutische Biologie<br>Schänzlestraße 1<br>79104 Freiburg |
| RJ | Prof. Dr. Jörg Remien<br>Scheibmeirstraße 30 B<br>81827 München | Rs | Dr. S. Risi<br>Universität Mainz<br>Institut für Biochemie<br>Becher Weg 30<br>55099 Mainz |
| RR | Prof. Dr. Rainer Rettig<br>Physiologisches Institut<br>Ernst-Moritz-Arndt-Universität<br>Robenowstraße 3<br>17487 Greifswald | sr | Suzanne Ritter<br>Sperberstraße 16<br>86343 Königsbrunn |
| Pk | Apothekerin Katrin Reuß<br>Am Altenberg 6a<br>97078 Würzburg | Rk | Dr. Klaus Rittinghaus<br>c/o Dr. Franz Köhler Chemie GmbH<br>64665 Alsbach-Hähnlein |
| Rm | Apotheker Markus Reuß<br>Am Altenberg 6a<br>97078 Würzburg | rr | Prof. Dr. Erhard Röder<br>Universität Bonn<br>Pharmazeutisches Institut<br>An der Immenburg 4<br>53121 Bonn |
| RY | Dr. Bernd Reyer<br>Universität Würzburg<br>Institut für Pharmazie und<br>Lebensmittelchemie<br>Am Hubland<br>97074 Würzburg | hr | Prof. Dr. Hans Rommelspacher<br>Freie Universität Berlin<br>Institut für Neuropsychopharmakologie<br>Ulmenallee 30<br>14050 Berlin |
| Ry | Dr. Andreas Reymann<br>Abt. Allgemeine Pharmakologie<br>Universitäts-Krankenhaus Eppendorf<br>Universität Hamburg<br>Martinistraße 52<br>20246 Hamburg | Rw | Wolfgang Roschach<br>Universität Ulm<br>Abt. Pharmakologie und Toxikologie<br>Albert-Einstein-Allee 11, N 26–429<br>89081 Ulm |
| Rh | Hubert Richter<br>Zu den Klünen 26<br>49401 Damme | RU | Dr. Ulrich Rose<br>Council of Europe<br>European Pharmacopoeia Commission<br>224, route de Colmar<br>67000 Strasbourg<br>France |
| Rj | Prof. Dr. Joachim Richter<br>Nordendstraße 74<br>13156 Berlin | RÖ | Dr. Richard Rößler<br>Schönweißstraße 14<br>90461 Nürnberg |
| PR | Prof. Dr. Peter H. Richter<br>Ernst-Moritz-Arndt-Universität<br>Lehrstuhl für Pharmazeutische Chemie II<br>Fachrichtung Pharmazie<br>Friedrich-Ludwig-Jahn-Straße 17<br>17489 Greifswald | cr | Dr. Carola Rothe<br>Fachärztin für Mikrobiologie und<br>Infektionsepidemiologie<br>Bundesinstitut für Arzneimittel<br>und Medizinprodukte<br>Seestraße 10<br>13353 Berlin |

| | | | |
|---|---|---|---|
| RD | Dr. Dietrich Rothley<br>Universität Frankfurt<br>Institut für Pharmazeutische Chemie<br>Georg-Voigt-Straße 14<br>60325 Frankfurt | sd | Dr. Detlef Schenk<br>Universität Erlangen<br>Lehrstuhl für Pharmazeutische Technologie<br>Cauerstraße 4<br>91058 Erlangen |
| RÜ | Prof. Dr. Gerhard Rücker<br>Universität Bonn<br>Pharmazeutisches Institut<br>Kreuzbergweg 26<br>53115 Bonn | CS | Dr. Carola Schennen<br>Zum Ziegeleiteich 6<br>38271 Oelber am weißen Wege |
| | | SG | Dr. Gottfried Schepky<br>c/o Karl Thomae GmbH<br>88400 Biberach |
| Rü | Prof. Dr. Harold Rüdiger<br>Universität Würzburg<br>Institut für Pharmazie und Lebensmittelchemie<br>Am Hubland<br>97074 Würzburg | Js | Dr. Jutta Scherer<br>Hoffmann-La Roche AG<br>Emil-Barell-Straße 1<br>79630 Grenzach-Wyhlen |
| RB | Prof. Dr. Halina Rzadkowska-Bodalska<br>Medizinische Akademie<br>Lehrstuhl für Pharmakognosie<br>Pl.Bp. Nankiera 1<br>50 140 Wroclaw<br>Polen | Sz | Dr. Winfried Schilz<br>c/o H & S Tee-Gesellschaft<br>Industriegebiet Heidach<br>88079 Kressbronn |
| | | sR | Helmut Schlager<br>Randersackerer Straße 13<br>97072 Würzburg |
| SC | Dr. Gerhard Schaefer<br>Azupharma GmbH<br>Dieselstraße 5<br>70839 Gerlingen | WS | Dr. Werner Schleicher<br>Boehringer Ingelheim<br>Vetmedica GmbH<br>- International -<br>Binger Straße 173<br>55218 Ingelheim/Rhein |
| Sk | Prof. Dr. Klaus Schaefer<br>St. Joseph-Krankenhaus<br>Medizinische Abteilung II<br>Bäumerplan 24<br>12101 Berlin | SH | Apothekerin Hildegard Schleinitz<br>Rhône-Poulenc Rorer GmbH<br>Nattermannallee 1<br>50829 Köln |
| SJ | Prof. Dr. Joachim G. Schantl<br>Universität Innsbruck<br>Institut für Organische Chemie<br>Innrain 52 a<br>6020 Innsbruck<br>Österreich | Ws | Dr. Wolfgang Schlichter<br>Albert-Ludwigs-Universität<br>Pharmazeutisches Institut<br>Hermann-Herder-Straße 9<br>79104 Freiburg |
| SR | Dr. Roland Scharpt<br>Universität Ulm<br>Abteilung Physiologische Chemie<br>Albert-Einstein-Allee 11, N 26<br>89081 Ulm/Donau | | Hans Schmid<br>Amtstraße 37 a<br>44575 Castrop-Rauxel |
| SW | Dr. Max-Werner Scheiwe<br>Mepha AG<br>Dornacherstraße<br>4147 Aesch-BL<br>Schweiz | Sh | Univ.-Doz. Dr. Helmut Schmidhammer<br>Institut für Pharmazeutische Chemie<br>Innrain 52 a<br>6020 Innsbruck<br>Österreich |

| | | | |
|---|---|---|---|
| Gs | Prof. Dr. Gerhard Schmidt<br>Universität Göttingen<br>Zentrum Pharmakologie und<br>Toxikologie<br>Robert-Koch-Straße 40<br>37075 Göttingen | SÄ | Oberstabsapotheker Johannes Schräder<br>Zentrales Institut des<br>Sanitätsdienstes der<br>Bundeswehr<br>Kopperpahler Allee 120<br>24119 Kronshagen |
| St | Dr. Stephan Schmidt<br>Rheingaustraße 42 B<br>65719 Hofheim a. Ts. | ST | Dr. Thomas Schulz<br>Department of Clinical Pharmacology<br>Royal Postgraduate Medical School<br>Du Cane Road<br>London W12 0NN<br>Großbritannien |
| Ts | Timo Schmidt<br>Unterer Dorfgraben 16<br>97506 Grafenrheinfeld | | |
| sw | Prof. Dr. Wolfgang Schmutzler<br>Medizinische Fakultät der RWTH Aachen<br>Institut für Pharmakologie<br>und Toxikologie<br>Wendlingweg 2<br>52057 Aachen | SV | Prof. Dr. Volker Schulz<br>c/o Lichtwer Pharma<br>Wallenroderstraße 8–10<br>13435 Berlin |
| | | sg | Priv.-Doz. Dr. Gert Schulze<br>Institut für<br>Neuropsychopharmakologie<br>Ulmenallee 30<br>14050 Berlin |
| Sr | Dr. Ernst Schneider<br>c/o Salus-Haus<br>Bahnhofstraße 24<br>83052 Bruckmühl (Obb.) | hs | Heide Schütt<br>Philipps-Universität Marburg/Lahn<br>Fachbereich Pharmazie und Lebensmittel-<br>chemie<br>Institut für Pharmazeutische Biologie<br>Deutschhausstraße 17 1/2<br>35037 Marburg |
| Sn | Prof. Dr. Georg Schneider<br>Taunusstraße 29<br>65760 Eschborn | | |
| SD | Dr. Kurt Schneider<br>Fachbibliothek Pharmazie<br>Althanstraße 14<br>1090 Wien<br>Österreich | Sü | Prof. Dr. Harald Schütz<br>Institut für Rechtsmedizin<br>der Universität Gießen<br>Frankfurter Straße 58<br>35392 Gießen |
| SA | Prof. Dr. Waldemar Schneider<br>Berliner Allee 88<br>58119 Hagen | ps | Apotheker Peter Schwanz<br>Universität Freiburg<br>Pharmazeutisches Institut<br>Hermann-Herder-Straße 9<br>79104 Freiburg |
| ts | Dr. Thomas Schöllhorn<br>W. Spitzner Arzneimittelfabrik GmbH<br>Abt. Leitung Pharmazeutische Technologie<br>Bunsenstraße 6–10<br>76275 Ettlingen | Sl | Dr. Beatrice Schwarz-Schulz<br>Rothenburgstraße 11 a<br>12165 Berlin |
| ES | Dr. Eberhard Scholz<br>Albert-Ludwigs-Universität<br>Institut für Pharmazeutische Biologie<br>Schänzlestraße 1<br>79104 Freiburg | Sa | Dipl.-Leb.chem. Hildegund Schwarze<br>Bundesinstitut für Arzneimittel<br>und Medizinprodukte<br>Seestraße 10<br>13353 Berlin |
| TS | Dr. Thomas Schöpke<br>Humboldt-Universität zu Berlin<br>Institut für Pharmazie der Mathematisch-<br>Naturwissenschaftlichen Fakultät I<br>Goethestraße 54<br>13086 Berlin | SP | Dr. Peter Schwarze<br>c/o Fa. E. Merck<br>Leitung Pharma Qualitätskontrolle<br>Frankfurter Straße 250<br>64293 Darmstadt |

| | | | |
|---|---|---|---|
| jS | Dr. Johannes Schweiger<br>Dom Apotheke<br>Untere Hauptstraße 48<br>85354 Freising | So | Dr. Ulrich Sonnenborn<br>c/o Ardeypharm GmbH<br>Abt. Biologische Forschung<br>Loerfeldstraße 20<br>58313 Herdecke |
| Sc | Dipl.-Biol. Sabine Schweins<br>Dr. Poehlmann & Co. GmbH<br>Pharmazeutische Fabrik<br>Abteilung für Biologische Forschung<br>Loerfeldstraße 20<br>58313 Herdecke | SO | Dipl.-Ing. Oswald Sonntag<br>Medizinische Hochschule Hannover<br>Institut für Klinische Chemie<br>Konstanty-Gutschow-Straße 8<br>30625 Hannover |
| Sw | Dipl.-Biol. Bettina Schwell<br>Rendelerstraße 20<br>60385 Frankfurt am Main | US | Prof. Dr. Ulrich Speck<br>Schering AG<br>Forschung Diagnostika<br>13342 Berlin |
| si | Prof. Dr. Helmut Schwilden<br>Rheinische Friedrich-Wilhelms-Universität<br>Institut für Anaesthesiologie<br>Sigmund-Freud-Straße 25<br>53127 Bonn | Sß | Edda Spieß<br>Dr. Willmar Schwabe Arzneimittel<br>Willmar-Schwabe-Straße 4<br>76227 Karlsruhe |
| RS | Dr. Renate Seitz<br>Emmeringer Straße 11<br>82275 Emmering | Es | Dr. Ewald Spingler<br>Rebgartenstraße 18<br>4124 Schönenbuch<br>Schweiz |
| SE | Dr. Monika Serke<br>Pneumologie II<br>Krankenanstalten Zehlendorf<br>Bereich Heckeshorn<br>Zum Heckeshorn 33<br>14109 Berlin | ms | Dr. Marcus Spohn<br>Albert-Ludwigs-Universität<br>Pharmazeutisches Institut<br>Hermann-Herder-Straße 9<br>79104 Freiburg |
| sj | Dr. Jürgen Setter<br>Körtlandweg 15<br>26419 Schortens | VS | Priv.-Doz. Dr. Volker Ssymank<br>Cheruskerstraße 15<br>38112 Braunschweig |
| Si | Prof. Dr. Claus-Peter Siegers<br>Medizinische Hochschule<br>Institut für Toxikologie<br>Ratzeburger Allee 160<br>23562 Lübeck | Se | Dr. Karin Staesche<br>Littenweilerstraße 40<br>79117 Freiburg |
| AB | Dr. Anette Sigler<br>Bühlstraße 15<br>37073 Göttingen | SB | Prof. Dr. Elisabeth Stahl-Biskup<br>Lehrstuhl für Pharmazeutische Biologie<br>der Universität Hamburg<br>Bundesstraße 43<br>20146 Hamburg |
| Su | Dr. Peter Simon<br>Deisenhofener Straße 40<br>81539 München | st | Priv.-Doz. Dr. Ralf Stahlmann<br>Institut für Toxikologie und<br>Embryonalpharmakologie<br>Garystraße 5<br>14195 Berlin |
| gs | Dr. Gisela Skopp<br>Universität Heidelberg<br>Institut für Rechtsmedizin<br>Voßstraße 2<br>69115 Heidelberg | aS | Anna-Barbara Stalder<br>Universität Bern<br>Pharmazeutisches Institut<br>Baltzerstraße 5<br>3012 Bern<br>Schweiz |

| | | | |
|---|---|---|---|
| js | Dr. Johannes-Peter Stasch<br>Bayer AG<br>Institut für Herz-Kreislauf- und<br>Arteriosklerose-Forschung<br>Aprather Weg 18a<br>42113 Wuppertal | Sp | Dr. Hermann Stuppner<br>Universität Innsbruck<br>Institut für Pharmakognosie<br>Innrain 52<br>6020 Innsbruck<br>Österreich |
| sl | E. Staubli<br>c/o Ciba-Geigy<br>4002 Basel<br>Schweiz | SU | Prof. Dr. Heinz Sucker<br>Universität Bern<br>Pharmazeutisches Institut<br>Pharmazeutische Technologie<br>Baltzerstraße 5<br>3012 Bern<br>Schweiz |
| cs | Dr. Christian Steffen<br>Carmerstraße 5<br>10632 Berlin | sb | Dr. Karl-Heinz Surborg<br>Universität Bonn<br>Pharmazeutisches Institut<br>An der Immenburg 4<br>53121 Bonn-Endenich |
| Ps | Paula Stehrer-Schmid<br>Universität Ulm<br>Abteilung Pharmakologie<br>und Toxikologie<br>Albert-Einstein-Allee 11, N 26<br>89081 Ulm | us | Dr. Ulf Sürig<br>Trierer Straße 57<br>53115 Bonn |
| Sm | Dr. Jürgen Steinmeyer<br>Universität Bonn<br>Institut für Pharmakologie<br>und Toxikologie<br>Reuterstraße 2B<br>53113 Bonn | PS | Prof. Dr. Peter Surmann<br>Humboldt Universität<br>Institut für Pharmazie<br>Goethestraße 54<br>13086 Berlin |
| Sg | Dr. Wolfgang Steuding<br>c/o Salus-Haus<br>83052 Bruckmühl (Obb.) | SZ | Prof. Dr. Istvan Szelenyi<br>Pharmakologische Abteilung<br>Asta Medica Aktiengesellschaft<br>Weismüllerstraße 45<br>60314 Frankfurt/M. |
| Sf | Dr. Karlheinz Stiefvater<br>Apotheke des Klinikums<br>der Stadt Mannheim<br>Theodor-Kutzer-Ufer<br>68167 Mannheim | TJ | Prof. Dr.-Ing. Jürgen Teifke<br>Drosselweg 21<br>25524 Itzehoe |
| MS | Dr. Michael Streek<br>c/o Schülke & Mayr GmbH<br>22840 Norderstedt | ET | Prof. Dr. Eberhard Teuscher<br>Ernst-Moritz-Arndt-Universität<br>Greifswald<br>Institut für Pharmazeutische Biologie<br>Jahnstraße 15 a<br>17489 Greifswald |
| hS | Prof. Dr. Herbert Stricker<br>Institut für<br>Pharmazeutische Technologie<br>Im Neuenheimer Feld 366<br>69120 Heidelberg | TG | Dipl.-Biol. Gabriele Tewocht<br>Bundesinstitut für Arzneimittel<br>und Medizinprodukte<br>Seestraße 10<br>13353 Berlin |
| sT | Dr. Günther Strippel<br>Am Hermannshof 27<br>51467 Bergisch Gladbach | TM | Dr. Hermine Thober-Miething<br>Mainzer Straße 3<br>10247 Berlin |

TA  Dr. Alfred Thomas
W. Spitzner Arzneimittelfabrik GmbH
Abt. Leitung Qualitätskontrolle
Bunsenstraße 6–10
76275 Ettlingen

Th  Dr. Herbert Trampisch
c/o Zyma GmbH
81319 München

TW  Dr.-Ing. Wolfgang Triebsch
Geislinger Weg 6
89522 Heidenheim

TR  Prof. Dr. Reinhard Troschütz
Institut für Pharmazie
und Lebensmittelchemie
Schuhstraße 19
91052 Erlangen

BU  Dr. Dr. Bernhard Uehleke
Sebastian-Kneipp-Forschung
Oberhäußerstraße 1
86825 Bad Wörishofen

Uh  Dr. Frank Ullrich
Dupont Pharma GmbH
Dupontstraße 1
61352 Bad Homburg

UH  Dr. Hans Ungeheuer
Höhenweg 39
35041 Marburg

Ub  Prof. Dr. Bernard Unterhalt
Universität Münster
Institut für Pharmazeutische Chemie
Hittorfstraße 58–62
48149 Münster

MV  Dr. Markus Veit
Universität Würzburg
Julius-von-Sachs-Institut für
Biowissenschaften
Lehrstuhl für Pharmazeutische Biologie
Mittlerer Dallenbergweg 64
97082 Würzburg

Vm  Dr. Michael Verborg
Arzneimittelüberwachungsstelle SH
Holzkoppelweg 5
24118 Kiel

VE  Prof. Dr. Eugen J. Verspohl
Westfälische Wilhelms-Universität
Institut für Pharmazeutische Chemie
(Pharmakologie)
Hittorfstraße 58–62
48149 Münster

Vo  Dr. Sabine Vogel
Weglehner Straße 5
91732 Merkendorf

VF  Apotheker Franz-Josef Volk
Albert-Ludwigs-Universität
Pharmazeutisches Institut
Hermann-Herder-Straße 9
79104 Freiburg

Sv  Sven Völkl
In der Ebene 11
97218 Gerbrunn

VC  Dr. Christine Votteler
c/o Dr. Karl Thomae GmbH
Qualitätskontrolle
Meß/-DV-Dienste
Birkendorfer Straße 65
88397 Biberach

WW  Dr. Wolfgang Waldhauer
Heinrich-von-Kleist-Straße 5
51373 Leverkusen

Wh  Prof. em. Dr. Heinz Walther
Otto-von-Guericke-Universität
Medizinische Fakultät
Institut für Klinische Pharmakologie
Leipziger Straße 44
39120 Magdeburg

Wa  Dr. Diethilde Warncke
Lindauer Straße 146
89079 Ulm

WÄ  Dr. Hermann Wätzig
Universität Würzburg
Institut für Pharmazie
Am Hubland
97074 Würzburg

WE  Prof. Dr. Horst Weber
Universität Düsseldorf
Institut für Pharmazeutische Chemie
Gebäude 26.23
Universitätsstraße 1
40225 Düsseldorf

We  Dipl.-Chem. Judith Wede
Pharmazeutisches Institut
Hermann-Herder-Straße 9
79104 Freiburg

wm  Michaela Weigand
Gertrud-von-Lefertstraße 21 a
97074 Würzburg

| | | | |
|---|---|---|---|
| Wz | Prof. Dr. Martin Wenzel<br>WEH: Institut für Pharmazie<br>Königin-Luise-Straße 2 + 4<br>14195 Berlin | Wi | Prof. Dr. Reinhold Wintersteiger<br>Karl-Franzens-Universität<br>Institut für Pharmazeutische Chemie<br>Schubertsstraße 1<br>8010 Graz<br>Österreich |
| WR | Prof. Dr. Rolf G. Werner<br>c/o Dr. Karl Thomae GmbH<br>Abt. Biotechnische Produktion<br>Birkendorfer Straße 65<br>88397 Biberach an der Riss | WG | Dr. Ulrike Wissinger-Gräfenhahn<br>Institut für Arzneimittel<br>und Medizinprodukte<br>Seestraße 10<br>13353 Berlin |
| Wr | Dr. Reiner Westermeier<br>ETC Elektrophorese-Technik<br>Bahnhofstraße 26<br>72138 Kirchentellinsfurt | WP | Dr. Peter Witte<br>Humboldt-Universität zu Berlin<br>Institut für Pharmazie<br>Goethestraße 54<br>13086 Berlin |
| ws | Dr. Marion Weyandt-Spangenberg<br>Am Rittweg 10<br>77654 Offenburg | RW | Dr. Rainer Wohlfart<br>Leistenstraße 27a<br>97082 Würzburg |
| wi | Sandra Wich<br>Am Ludwigsland 4<br>96364 Marktrodach | Wo | Prof. Dr. H.-U. Wolf<br>Universität Ulm<br>Abteilung Pharmakologie<br>und Toxikologie<br>Albert-Einstein-Allee 11<br>89069 Ulm |
| Wc | Dr. Burkhard Wichert<br>ASTA Medica AG<br>Kantstraße 2<br>33790 Halle-Künsebeck | | |
| aw | Dr. Axel Wiebrecht<br>Offenbacher Straße 5<br>14197 Berlin | hw | Dipl.-Biol. Heike Wolf-Ruschhaupt<br>Jaminstraße 12<br>91052 Erlangen |
| Wg | Prof. Dr. Günther Heinrich Willital<br>Universitätsklinik für Kinderchirurgie<br>Münster<br>Albert-Schweitzer-Straße 33<br>48149 Münster | Wf | Prof. Dr. Armin Wolff<br>Fachhochschule Albstadt-Sigmaringen<br>Anton-Günther-Straße 51<br>72488 Sigmaringen |
| WT | Dr. Thomas Wimmer<br>c/o Fa. Merz & Co. Frankfurt<br>Eckenheimer Landstraße 100–104<br>60318 Frankfurt/Main | WO | Dr. Monika Wolff<br>Ahrenhooperstraße 49<br>13051 Berlin |
| | | WF | Dr. Frauke Woltmann<br>Rappoltsweiler Winkel 5<br>68229 Mannheim |
| MW | Prof. Dr. Michael Wink<br>Ruprecht-Karls-Universität<br>Institut für Pharmazeutische Biologie<br>Im Neuenheimer Feld 364<br>69120 Heidelberg | Wu | Pharmaziedirektorin Gisela Wurm<br>Franzius Straße 2<br>45136 Essen |
| WI | Prof. Dr. Hilke Winterhoff<br>Institut für Pharmakologie und Toxikologie<br>Domagkstraße 12<br>48149 Münster | Wt | Dipl.-Chem. Beate Wüst<br>Pharmazeutisches Institut<br>Kreuzbergweg 26<br>53115 Bonn |

| | | | |
|---|---|---|---|
| Yf | Apotheker Diaa Youssef<br>Karl-Kistner-Straße 56 b<br>79115 Freiburg | ZJ | Prof. Dr. Jochen Ziegenmeyer<br>Bundesinstitut für Arzneimittel<br>und Medizinprodukte<br>Seestraße 10<br>13353 Berlin |
| ZU | Dr. Ursula Zellentin<br>Staatliches Medizinaluntersuchungsamt<br>Abteilung Schädlingsbekämpfung<br>Heckenweg 4<br>21680 Stade | za | Prof. Dr. A. Ziegler<br>Klinikum der Christian-Albrechts-<br>Universität<br>Institut für Pharmakologie<br>Hospitalstraße 4<br>24105 Kiel |
| Ze | Dr. Bernhard Zepernick<br>Tollensestraße 46 B<br>14167 Berlin | | |

# Sachverzeichnis

Bearbeitet von
B. BLÜMER-SCHWINUM, W. REUß
und D. SCHENK

**Auswahl der Stichwörter:** Das nachfolgende Sachverzeichnis berücksichtigt die Textbände 1–9 von HAGERS HANDBUCH DER PHARMAZEUTISCHEN PRAXIS, 5. Auflage. Es beinhaltet Monographietitel sowie Synonyme und sonstige Bezeichnungen der beschriebenen Gifte, Gattungen und Stoffe. Von den in den Drogenbänden monographierten Arten und Drogen wurden die gleichen Angaben in das Sachverzeichnis übernommen. Ebenso finden sich Bezeichnungen wichtiger Inhaltsstoffe, Verwechslungen und Verfälschungen, Rezepturen und die in Monographiesammlungen geläufigen Bezeichnungen der Drogen. Von den in den Stoffbänden enthaltenenen Informationen wurden weiterhin Decknamen, wichtige Edukte und Zwischenprodukte der Arzneistoffsynthese als Stichwort übernommen. Weitere wesentliche Begriffe wurden – wie die Gesamtheit der Stichwörter aus den Bänden 1 und 2 – nach Auswahl registriert.

Das Sachverzeichnis ist im Zusammenhang mit dem anschließenden Indikations- und Stoffgruppenregister zu sehen. Es besteht eine Verknüpfung über den dort für die Einteilung verwendeten ATC-Code, der sich beim Eintrag des Monographietitels im Sachverzeichnis wiederholt; gleichfalls wurden die Kategorien der ATC-Einteilung in das Sachverzeichnis aufgenommen. Unter den Einträgen zu »Anwendungsgebiete von Stoffen und Zubereitungen« finden sich zu den wichtigsten Indikationen die zugehörigen Gruppen des Indikations- und Stoffgruppenregisters, welches eine übersichtlichere Darstellung gleichartig verwendeter Pharmaka gibt.

**Anordnung und Behandlung der Stichwörter:** Für die alphabetische Sortierung der Registerbegriffe wurden enthaltene Leerzeichen berücksichtigt, Bindestriche hingegen je nach Übersichtlichkeit und Kontext, um sinvolle Wortgruppen zu erhalten. Umlaute werden wie ihre zugrundeliegenden Vokale behandelt und eingeordnet, 'ß' wie 'ss'. Präfixe und Bezifferung in den Stichwörtern wurden für die alphabetische Einordnung des Eintrags vernachlässigt und zweitrangig für die Sortierung gleichlautender Bezeichnungen herangezogen. Genitivartikel – vor allem bei Drogenbezeichnungen in romanischen Sprachen – wurden bei der Sortierung vernachlässigt.

**Zeichen von besonderer Bedeutung:** Zur Verbesserung der Übersicht, vor allem bei chemischen Bezeichnungen mit ihren Derivaten und Salzen, wurden oftmals Unterstichwörter gebildet, die durch einen Unterführungsstrich gekennzeichnet sind, der das übergeordnete Stichwort unverändert repräsentiert. Die Tilde '~' steht ebenso für das übergeordnete Stichwort, das dem Unterstichwort nachgestellt als zusammengeschriebenes Wort in den Textbänden wiedergefunden werden kann; gleiches gilt für den nachgestellten Bindestrich der jedoch auch an der Fundstelle in den Textbänden so steht.

**Doppel- und Mehrfacheinträge:** Wenn das Präfix eines Begriffs suchrelevant erschien, wurde dieser als zusätzlicher Eintrag unter Berücksichtigung der Vorsilbe eingeordnet. Pflanzenorgane und galenische Zubereitungen wurden mit ihren lateinischen und deutschen Bezeichnungen auch durch Bildung von Unterstichwörtern mehrfach eingetragen und geordnet.

**Stichwort und Information:** Das Stichwort gibt neben der Fundstelle in den Textbänden, die die Bandzahl in halbfetter arabischer Ziffer mit nachfolgendem Punkt und die normal gesetzte Seitenzahl angibt, noch weitere Informationen: Abkürzungen werden mit Hilfe von [Erläuterungen] erklärt. Der ATC-Code, wenn vorhanden, gibt Auskunft über pharmakologische Wirkung und Anwendung des jeweiligen Stoffes oder der Droge. Bei Drogen kennzeichnet der Zusatz 'hom.' das Stichwort als Bezeichnung einer homöopathischen Drogenmonographie. Einträge von Monographietiteln sind mit dem Unterstichwort 'Monographie' gekennzeichnet. Ebenso ist der Themenkreis, in dessen Rahmen das Stichwort in den Textbänden auftaucht, oftmals in einem Unterstichwort genannt.

# A

**Sachverzeichnis A**

A *[Amfetamin]* **7.**167, 171
A bu **4.**34
Aabi Rattentod Streupulver, Monographie **3.**1
Aachener Bad **1.**570
Aachener Bäderseife **1.**570
AAcombin, Monographie **3.**1
AAdimethoat, Monographie **3.**1
AAdimitrol, Monographie **3.**1
AAdimitrol flüssig, Monographie **3.**2
AAdipon, Monographie **3.**2
AAgrano GF 2.000, Monographie **3.**2
AAgrano GT 2.000, Monographie **3.**2
AAgrano Spezial Feuchtbeize
– Monographie **3.**2
– Pflanzenschutz **1.**354
AAgrano Spezial Schlämmbeize, Monographie **3.**2
AAgrano 2.000 UF
– Monographie **3.**2
– Pflanzenschutz **1.**354
AAgrano Universal Feuchtbeize, Monographie **3.**2
AAgrano Universal Schlämmbeize, Monographie **3.**3
AAgrano 2.000 UT
– Monographie **3.**3
– Pflanzenschutz **1.**356f
AAherba CIPC, Monographie **3.**3
AAherba Combi, Monographie **3.**3
AAherba Combi Fluid, Monographie **3.**3
AAherba DP, Monographie **3.**3
AAherba KV Kombi Fluid, Monographie **3.**3
AAherba M
– Monographie **3.**3
– Pflanzenschutz **1.**363
AAherba M Fluid, Monographie **3.**3
AAherba Super Fluid, Monographie **3.**4
Aak **4.**624
Aakilake-kalam **4.**251
Aalhornbeeren **6.**582
Aalhornblätter **6.**582
Aalhornblüten **6.**580
Aalhornrinde **6.**579
AAlindan flüssig
– Monographie **3.**4
– Pflanzenschutz **1.**343
AAlindan Inkrusta S, Monographie **3.**4
AAmonam
– Monographie **3.**4
– Pflanzenschutz **1.**370
AAO *[Ascorbinsäureoxidase]* **7.**299
AApirol, Monographie **3.**4
AApirol Staub, Monographie **3.**4

AAprotect
- Monographie 3.4
- Pflanzenschutz 1.371
Aardappelzetmeel 6.748
AAS
- Funktionsprinzip 2.334
- Gehaltsbestimmung 2.465
- Grenzprüfung 2.336f
- Interferenzen
- - chemische 2.335
- - Ionisations~ 2.336
- - physikalische 2.335
- Reinheitsprüfung 2.336f
AAterra, Monographie 3.4
AAtiram
- Monographie 3.5
- Pflanzenschutz 1.352
AAvolex, Monographie 3.5
Abaca-Fasern 4.636
Abacateiro 6.70, 72
Abafado 4.1111
Abamectin 3.121
Abata Kola 4.941
Abavit Universal Feuchtbeize
- Monographie 3.5
- Pflanzenschutz 1.356
Abavit UT mit Beizhaftmittel, Monographie 3.5
Abbaugranulierung 2.723ff
Abbe-Refraktometer 2.151, 1107
ABC-Pflaster 4.430
ABC Schnecken Korn, Monographie 3.5
Abedul 4.501
Abelmosc 4.3
Abelmoschi aetheroleum 4.3
Abelmoschi esculenti fructus 4.5
Abelmoschi oleum 4.3
Abelmoschi radix 4.2
Abelmoschi semen 4.3
Abelmoschus 4.3
- Monographie 4.1
Abelmoschus hom. 4.4
Abelmoschus esculentus 4.1, 4f
Abelmoschus manihot 4.1f
Abelmoschus moschatus 4.1, 3f
Abelmoschusöl, ätherisches 4.3
Abelmoschussamen 4.3
Abelmoschuswurzel 4.2
Abelmosco 4.3
Abelmuschuskörner 4.3
Abendländischer Lebensbaum 3.1172ff; 6.956
Abeopicrasan 4.149
Abessinischer Tee 4.730, 732
Abete 6.121
Abete bianco 4.7
Abete excelso di Moscovia 6.121
Abete di Germania 6.121
Abete maschio 6.121
Abete rosso 6.121
Abezzo 4.7
Abfälle, Labor 1.466
Abflußreiniger 3.860
Abführende Salzmischung 1.643

Abführender Tee 1.661
Abführendes Brausepulver 1.638
Abführgras 5.670
Abführkraut 5.670
Abführlimonade 1.636
Abführmittel A06, A06A
Abführpillen 1.635
Abführtee 1.661
Abhaya 6.921
Abienol 4.6, 14, 17, 21; 6.179
Abies, Monographie 4.5
Abies alba 4.7ff, 13, 18; 6.122, 124f
Abies-alba-Nadelöl 4.10
Abies-alba-Sprossen M02AX, R05CA 4.8
Abies-alba-Zapfenöl 4.9
Abies americana 6.125
Abies apollinis 4.18
Abies arctica 6.125
Abies argentea 4.7
Abies aromatica 4.15
Abies balsamea 4.15ff
Abies-balsamea-Nadelöl 4.16
Abies balsamifera 4.15
Abies borisii-regis 4.18
Abies canadensis 4.17
Abies candicans 4.7
Abies cephalonica 4.18f
Abies-cephalonica-Nadelöl 4.18
Abies denticulata 6.125
Abies excelsa 4.7; 6.121, 125
Abies fraseri 4.17, 19
Abies heterophylla 4.20
Abies hudsonia 4.15
Abies humilis 4.19
Abies intermedia 4.15
Abies luscombeana 4.18
Abies mariana 6.125f
Abies marylandica 6.125
Abies minor 4.15
Abies nigra 6.125f
Abies nigra hom. 6.126
Abies nobilis 4.7
Abies nordmanniana 4.19f
- Verwechslung mit Abies alba 4.7
Abies-nordmanniana-Nadelöl 4.20
Abies panachaica 4.18
Abies pectinata 4.7; 6.124
Abies peloponnesiaca 4.18
Abies picea 4.7; 6.121
Abies pichta 4.20
Abies reginae amaliae 4.18
Abies rubra 6.121
Abies sachalinensis 6.122
Abies semenovii 4.20
Abies sibirica 4.20f; 6.122
Abies taxifolia 4.7
Abies vulgare 4.7
Abiesolidsäure 4.21
24-*cis*-Abiesondimethylester 4.21
Abiesonsäure 4.21
Abiesonsäuredimethylester 4.21
Abietadien 4.20; 6.166

Abieta-7,13-dien-3-on  5.587
Abietin  4.8
Abietinal  4.6;  6.180
Abietinol  4.6, 14;  6.180
Abietinsäure  4.14f, 17, 128;  6.120, 122, 168f, 175, 179f
Abietis albae aetheroleum  4.10
Abietis balsameae aetheroleum  4.16
Abietis cephalonicae aetheroleum  4.18
Abietis fructuum aetheroleum  4.9
Abietis nordmannianae aetheroleum  4.20
Abietis pectinatae oleum  4.10
Abietis sibiricae aetheroleum  4.21
Abietospiran  4.8
Abklatschmethode, mikrobiologische  2.1089
Abkochungen  1.576f;  2.1022
Ablehngrenze, Qualitätskontrolle  2.1074
Ablenkung, magnetische  2.227
Ablenkungsrefraktometer  2.151
Abmagerungsmittel  A08, A08A
Abóbora  4.1070
Abolaria  5.296
Abrahamstrauch  6.1184
Abrasiva  1.192
Abrasivseifen  1.158
Abreicherung
– von Nucleinsäuren  2.716
– viraler Kontaminanten  2.716
Abreinigungsfilter  2.616
Abrettolid  4.3
Abrieb, Granulate  2.741
Abriebfestigkeit, Tabletten  2.953
Abrin, Monographie  3.5
Abroma  4.25
– Monographie  4.23
Abroma alata  4.24
Abroma angulata  4.24
Abroma angusta  4.24
Abroma augusta  4.24f;  7.464
Abroma-augusta-Wurzel  4.24
Abroma-augusta-Wurzelrinde  4.25
Abroma communis  4.24
Abroma elongata  4.24
Abroma fastuosa  4.24
Abroma mollis  4.24
Abroma obliqua  4.24
Abroma root  4.24
Abroma root bark  4.25
Abroma Wheleri  4.24
Abromae succus  4.25
Abromasterin  4.24
Abrome  4.24
Abrotani herba  4.358
Abrotanum  4.359
Abrotanum hom.  4.359
Abrus precatorius  3.5;  6.482
– Verfälschung von Liquiritiae radix  5.316
Abscheider
– elektrischer  2.616
– filternder  2.616
– Trennen  2.616
Abschwemme  2.1021

Abscisinsäure  4.505, 1076;  5.173, 340, 458
Absidia coerula  9.308
Absinkdauer, Verbandstoffe  1.4, 19
Absinth  4.360
– Thujongehalt  3.1173f
Absinthii cacumina florentia  4.360
Absinthii herba  A05A, A09A, A15  4.360
Absinthii semen dulce  6.143
Absinthii summitates  4.360
Absinthii tinctura  1.670
Absinthii tinctura composita  1.669
Absinthin  4.361
Absinthium  4.363f
Absinthium hom.  4.364
Absinthium majus  4.360
Absinthium officinale  4.360
Absinthium vulgare  4.360
Absintholid  4.361
Absinthon  9.900
Absolu de Chassis  1.199
Absolue  4.33
Absorbable dusting powder  7.256
Absorbance  2.472
Absorbent cotton  5.345
Absorberkalk  7.595
Absorption  2.160
Absorptionsbasen
– O/W  2.888
– W/O  2.887
Absorptionsfilter  2.332
Absorptionsförderer  2.1013
Absorptionsfrequenz, charakteristische  2.185
Absorptionskoeffizient  2.480
– dekadischer spektraler  2.471
Absorptionsmaß, dekadisches spektrales  2.472
Abstillen  1.235
Abstreifkräfte, Tablettierung  2.948
Absynthon  3.1173
Abtötungszeitkurve  2.782
Abuta  4.853
Abuta platyphylla  4.853
Abútua  4.853
Abutua grande  4.853
Abutua legitima  4.853
Abutua miuda  4.853
Abutua preta  4.853
Abutua da terre  4.853
Abweichung, mittlere, Statistik  2.1048
Abyssinian tea  4.730
ACAC [Acetylaceton]  7.29
Acacetin  5.642;  6.936
Acacia  4.37
– Monographie  4.26
Acacia abyssinica  4.27
Acacia adansonii  4.28
Acacia adstringens  4.28
Acacia albida  4.27f
Acacia-albida-Rinde  4.28
Acacia angico  4.27
Acacia arabica  4.26ff;  5.537
Acacia-arabica-Früchte  4.28
Acacia-arabica-Gummi  4.29

Acacia-arabica-Rinde 4.29
Acacia armata 4.26
Acacia bark 4.29
Acacia brevispica 4.27, 30
Acacia-brevispica-Wurzel 4.30
Acacia caffra 4.26
Acacia catechu 4.26f, 30ff
Acacia catechuoides 4.30
Acacia caven 4.26
– Verfälschung von Acacia-farnesiana-Blütenöl 4.33
Acacia dealbata 4.26f
– Verfälschung von Acacia-farnesiana-Blütenöl 4.33
Acacia decurrens 4.26f
Acacia farnese 4.32
Acacia farnesiana 4.26f, 32f
Acacia-farnesiana-Blüten 4.33
Acacia-farnesiana-Blütenöl 4.33
Acacia-farnesiana-Rinde 4.33
Acacia ferruginea 4.27
Acacia giraffae 4.26f, 33
Acacia-giraffae-Samen 4.33
Acacia gummi 1.627; 4.37
Acacia homalophylla 4.27
Acacia horrida 4.26f
Acacia kirkii 4.26f, 34
Acacia-kirkii-Stammrinde 4.34
Acacia-kirkii-Wurzel 4.34
Acacia-kirkii-Wurzelrinde 4.34
Acacia leucophloea 4.26f, 34f
Acacia-leucophloea-Rinde 4.35
Acacia longifolia 4.26
Acacia melanoxylon 4.26
Acacia mellifera 4.27, 35
Acacia-mellifera-Stammrinde 4.35
Acacia-mellifera-Wurzel 4.35
Acacia modesta 4.26f
Acacia nilotica 4.28
Acacia pennata 4.28, 35f
Acacia-pennata-Blätter 4.36
Acacia pentagona 4.28, 36
Acacia-pentagona-Wurzel 4.36
Acacia polyacantha 4.30
Acacia pycnantha 4.26f
Acacia robusta 4.28, 36
Acacia-robusta-Blätter 4.36
Acacia-robusta-Wurzel 4.36
Acacia rupestris 4.36
Acacia scorpioides 4.28
Acacia del Senegal 4.36
Acacia senegal 4.26f, 36f
Acacia seyal 4.26f
Acacia stuhlmannii 4.28, 42
Acacia-stuhlmannii-Wurzel 4.42
Acacia tortilis 4.26, 28, 42
Acacia-tortilis-Wurzel 4.42
Acacia vera 4.28
Acacia verek 4.36
Acacia Wallachiana 4.30
Acacia xanthophloea 4.28, 42f
Acacia-xanthophloea-Stammrinde 4.43

Acacia-xanthophloea-Wurzel 4.43
Acaciae arabicae cortex 4.29
Acaciae gummi 1.627; 4.37
Acaciae gummi dispersione desiccatum 1.627; 4.41
Acacie gomme arabique 4.36
Acafrao da India 4.1089
Acafrao da terra 4.1089
Acahual 5.440
Acahuatl 5.440
Acajou 4.254
Acajoubaum 4.254
Acajounüsse 4.256
Acajouöl 4.257
Acajuba occidentalis 4.254
Acajubaum 4.254
Acamylophenin 7.651
Acanthea virilis 5.707; 6.307
Acanthopanax senticosus 6.15
Acanthosicyos, Monographie 4.44
Acanthosicyos horridus 4.44f
Acanthosicyos-horridus-Samen 4.45
Acanthosicyos naudianus, Verfälschung von Harpagophyti radix 5.385
Acarbäthogenin 6.796
Acarbäthogeninglykoside 6.796
Acarbäthosid 6.796, 814
Acarbose, Monographie A10BF 7.1
Acari 1.304
Accela-Cota 2.962
Acceptable quality level 2.1074
Acciughero 5.960
Accogel-Verfahren 2.807
ACD-Lösung [Acetat citrat Dextrose] 1.614; 2.671
Acebutolol
– Monographie C07AB 7.3
– hydrochlorid, Monographie C07AB 7.5
(R)-Acebutololhydrochlorid, Monographie 7.6
(S)-Acebutololhydrochlorid, Monographie 7.7
Acecarbromal, Monographie N05CM 7.7
Aceclidin
– Monographie N07A, S01EB 7.8
– hydrochlorid, Monographie N07A, S01EB 7.10
– salicylat, Monographie N07A 7.10
Acediasulfon 7.11
Acediasulfonsäure, Monographie J01X 7.11
ACE-Hemmer, Antihypertensiva C02EA
Aceite de aguacate 6.71
Aceite de ajonjoli 6.690
Aceite de algodon 5.340
Aceite de cilantro 4.997
Aceite de Colza 4.559
Aceite esencial de anis 6.138
Aceite de eucalipto 5.117
Aceite de Helianto 5.413
Aceite de linaza 5.673
Aceite de manzanilla 4.827
Aceite de oliva 5.940
Aceite de palma Christi 6.476
Aceite de ricino 6.476
Aceite de sésamo 6.690

Acemetacin, Monographie M01AB 7.11
Acende Candeia 6.1098
Acenocoumarol, Monographie B01AA 7.14
Acephat 1.347
- Monographie 3.7
Acephat 50
- Monographie 3.9
- Pflanzenschutz 1.347
Acepromazin
- Monographie N05AA 7.17
- maleat, Monographie N05AA 7.19
Aceprometazin
- Monographie 7.19
- maleat, Monographie 7.20
Acer saccharinum 6.1160
Acervuli 1.293
Acesulfam
- Monographie X01 7.20
- Kaliumsalz, Monographie X01 7.21
Aceta 1.563
Acetaldehyd
- Monographie 3.9
- Nachweis 2.124
Acetaldehydsemicarbazon 9.712
Acetaldehydsyndrom 3.242, 364, 592, 763, 820, 1170, 1260
Acetamid 9.1112
Acetamidderivate
- Antiphlogistika M01AB
- Antirheumatika M01AB
5-Acetamido-*O*-acetylsalicylsäure 9.37
α-Acetamidoacrylsäure 9.1112
3-Acetamido-5-aminobenzoesäure 7.174
3-Acetamido-5-amino-2,4,6-triiodbenzoesäure 7.174
*p*-Acetamidobenzaldehydthiosemicarbazon 9.875
4-Acetamidobenzoesäure 7.1181
4-Acetamidobenzol-sulfonamid 7.703
2-Acetamidobuttersäureethylester 9.894
4-Acetamido-5-chlor-2-methoxybenzoesäuremethylester 8.984
5-Acetamido-*N*-(2-hydroxyethyl)-2,4,6-triiodisophthalamidsäure 8.589
α-Acetamido-4-hydroxy-3-methoxy-zimtsäure 8.715
3-Acetamido-4-hydroxyphenylarsonsäure 7.22
4-Acetamido-2-methoxybenzoesäure-methylester 8.982
4-Acetamidophenol 9.18
4-Acetamidophenyl-2-acetoxybenzoat 7.402
4-Acetamidophenyl-*O*-acetylsalicylat 7.402
3-Acetamido-2,4,6-triiod-5-(*N*-methylacetamido)-benzoesäure 8.993
5-Acetamido-2,4,6-triiod-*N*-[(methylcarbamoyl)-methyl]isophthalamsäure 8.576
5-Acetamido-2,4,6-triiod-*N*-methyl-isophthalamsäure 8.584
α-Acetamino-3-iod-4-(4-methoxyphenoxy)-5-nitrozimtsäuremethylester 7.1247
3-Acetamino-4-methylbenzolsulfonamid 8.900
Acetaminophen 9.18
- in Hustensirup, Bestimmung durch NIR 2.487
- in Tabletten, Bestimmung durch NIR 2.486
4-Acetaminophenol 9.300
α-Acetaminozimtsäure 9.158
Acetanhydrid 3.540
Acetanilid
- Monographie N02BE 7.21
- Referenzsubstanz f. Thermoanalyse 2.63
Acetanilide
- fungizide 1.354
- herbizide 1.364
Acetanilidum, Monographie 7.21
Acetarsol, Monographie A07AX, G01AB, P01CD 7.22
Acetarson 7.22
Acetat
- Nachweis 2.124
- Pufferlösung 1.527
Acetazolam 7.23
Acetazolamid 1.736
- Monographie S01EC 7.23
- Bestimmung durch IR 2.485
- Natriumsalz, Monographie S01EC 7.25
Acetessigester 9.106, 415
Acetessigsäure-2-*N*-benzyl-*N*-methylaminoethylester 8.1140
Acetessigsäurediethylamid 7.435
Acetessigsäureester 7.364
Acetessigsäureethylester 7.1396f; 9.77, 710, 895, 1083
2-Acetessigsäureethylester 7.765
Acetessigsäuremethylester 8.1154
Acetiamin
- Monographie A11 7.26
- hydrochlorid, Monographie A11 7.26
Acetic acid 3.539
Acetic acid glacial 3.539
Acetic Acid Nitrile 3.13
Acetic anhydride 3.540
Acetic oxide 3.540
(+)-(5*R*,6*S*)-3-[(*S*)-1-Acetimidoylpyrrolidin-3-ylthio]-6-[(*R*)-1-hydroxyethyl]-7-oxo-1-azabicyclo[3.2.0]-hept-2-en-2-carbonsäure 9.8
Acetoaceton 7.29
Acetogen 1.699
Acetohexamid
- Monographie A10BB 7.27
- Bioverfügbarkeit 2.846
Acetoin 9.706
Acetomenaphton 8.857
Acetomorphin 7.1249
- hydrochlorid 7.1251
Aceton 4.131
- Monographie 3.11
- Bestimmung d. Wassergehaltes durch NIR 2.485
- Extraktherstellung 1.585
- Grenzprüfung 2.304
- Nachweis 1.544, 550
- Tinkturenherstellung 1.672
Aceton-bis(3,5-di-*tert*.-butyl-4-hydroxyphenyl)-mercaptol 9.346
Acetonchloroform 7.877
Acetondicarbonsäure 2.129; 8.450

**Acet**

Acetondicarbonsäurediethylester **9.**1246
Acetonitril
- Monographie **3.**13
- Dielektrizitätskonstante **2.**511
- Zersetzungspotential, elektrochemisches **2.**511
Acetonkörper
- Nachweis **1.**534
- Reagens n. Dannenberg **1.**534
3-(Acetonylbenzyl)-4-hydroxycumarin **9.**1189
3-($\alpha$-Acetonyl-$p$-nitrobenzyl)-4-hydroxycumarin **7.**14
Acetophenazin
- Monographie N05AB **7.**28
- dimaleat, Monographie N05AB **7.**28
$p$-Acetophenetidid **9.**100
Acetophenon **3.**1107; **6.**1084; **9.**119, 138, 335, 391, 464, 989f, 1047f
Acetosulfam **7.**20
Acetosulfon **9.**694
Acetovanillinon **5.**704
Acetovanillon **5.**251
Acetoveratron **9.**676
$N$-(5-Acetoxy-3-acetylthiopent-2-en-2-yl)-$N$-(4-amino-2-methylpyrimidin-5-yl-methyl)formamid Hydrochlorid Monohydrat **7.**26
7-Acetoxy-6-allyl-4,8-dimethylcoumarin **9.**1083
Acetoxyanagyrin **4.**465
3$\beta$-Acetoxy-5-androsten-17$\beta$-carbonsäure **7.**1216
8$\alpha$-Acetoxy-10-$epi$-artabsin **4.**49
8$\alpha$-Acetoxy-10-epi-artabsin **4.**49
2-Acetoxybenzoesäure **7.**40
(−)-31-Acetoxy-$N^3$-benzoylbuxidienin **4.**589
(+)-16$\alpha$-Acetoxybuxabenzamidienin **4.**589
3-Acetoxychinuclidin **7.**8
- hydrochlorid **7.**10
- salicylat **7.**10
17-$\alpha$-Acetoxy-6-chlor-6,7-dehydroprogesteron **7.**869
3-$\beta$-Acetoxydammaran-20,24-dien **5.**532
7-Acetoxy-6-(2′,3′-dibrompropyl)-4,8-dimethylcoumarin **9.**1083
2$\beta$-Acetoxy-$N$,$N$-diethyl-1,3,4,6,7,11b$\beta$-hexahydro-9,10-dimethoxy-2$H$-benzo[a]chinolizin-3$\beta$-carboxamid **7.**434
- hydrochlorid **7.**435
21-Acetoxy-11$\beta$,17$\alpha$-dihydroxy-3,20-dioxo-5$\alpha$-pregnan **9.**324
16$\beta$-Acetoxy-3$\alpha$,11$\alpha$-dihydroxy-29-nor-5$\alpha$,8$\alpha$,9$\beta$,13$\alpha$,14$\beta$-dammara-17(20),24-dien-21-säure **8.**317
6-Acetoxy-2,4-dimethyl-3-dioxan **7.**1353
21-Acetoxy-3,20-dioxo-9$\beta$,11$\beta$-epoxi-17$\alpha$-hydroxy-4-pregnen **8.**228f
21-Acetoxy-3,20-dioxo-6$\alpha$-fluor-11$\beta$-hydroxy-16$\alpha$-methyl-4-pregnen **7.**1292
21-Acetoxy-3,20-dioxo-11$\beta$-hydroxy-16$\alpha$-methyl-1,4-pregnadien **7.**1212
17$\alpha$-Acetoxy-3,20-dioxo-1,4,6-pregnatrien **7.**1154
3$\beta$-Acetoxydrimenin **4.**1194
6-Acetoxy-4,5-epoxy-3-methoxy-$N$-methylmorphin-6-en **9.**845

[6$R$-[6$\alpha$,7$\beta$($Z$)]]-1-(Acetoxy)ethyl-3-[[(aminocarbonyl)-oxy]methyl]-7-[[2-furanyl(methoxyimino)acetyl]amino]-8-oxo-5-thia-1-azabicyclo-[4.2.0]oct-2-en-2-carboxylat **7.**800
1-(Acetoxy)ethyl-(6$R$,7$R$)-3-carbamoyl-oxymethyl-7-[2-(2-furyl)-2$Z$-(methoxyimino)acetamido]-8-oxo-5-thia-1-azabicyclo[4.2.0]oct-2-en-2-carboxylat **7.**800
1-(2-Acetoxyethyl)-4-[3-(2-chloro-10-phenothiazinyl)propyl]piperazin **9.**885
14-Acetoxy-7$\beta$-(3′-ethylcrotonoyloxy)-notonipetranon **6.**1017
10-[3-[4-(2-Acetoxyethyl)-1-piperazinyl]propyl]-2-chlorphenothiazin **9.**885
Acetoxyethyltrimethylammoniumchlorid **1.**716; **7.**30
4-Acetoxygermacra-1,8(11)-dien-9-on **5.**134
3$\beta$-Acetoxy-19-hydroxycholesterin **8.**90
21-Acetoxy-3$\beta$-hydroxy-16$\alpha$-methyl-20-oxo-5-pregnen **8.**252
16$\beta$-Acetoxy-14-hydroxy-3$\beta$-(tetraacetyltridigitoxosyloxy)-5$\beta$-14$\beta$-card-20(22)-enolid **9.**50
21-Acetoxy-17$\alpha$-hydroxy-3,11,20-trioxopregnan **7.**1098
19-Acetoxylabd-13($E$)-en-8,15-diol **5.**587
Acetoxylsäure **3.**539
7-Acetoxymarrubiin **4.**455
2-Acetoxy-$p$-methan-3-on **4.**468
5-Acetoxy-2-methoxy-4,5-dihydrofuranodien-6-on **4.**964
(6$R$,7$R$)-3-(Acetoxymethyl)-7-[($R$)-2-amino-2-phenylacetamido]-8-oxo-5-thia-1-azabicyclo-[4.2.0]oct-2-en-2-carbonsäure **7.**737
(6$R$,7$R$)-3-(Acetoxymethyl)-7-[($Z$)-2-(2-amino-4-thiazolyl)-2-methoxyiminoglyoxylamido]-8-oxo-5-thia-1-azabicyclo[4.2.0]oct-2-en-2-carbonsäure **7.**765
- Natriumsalz **7.**768
(6$R$,7$R$)-3-Acetoxymethyl-7-(2-cyanacetamido)-8-oxo-5-thia-1-azabicyclo[4.2.0]oct-2-en-2-carbonsäure **7.**728
- Natriumsalz **7.**728
7-Acetoxy-2-methylisoflavon **5.**317
3$\beta$-Acetoxy-16-methyl-20-oxo-5,16-pregnadien **8.**272; **9.**330
(6$R$,7$R$)-3-(Acetoxymethyl)-8-oxo-7-[2-(4-pyridylthio)acetamido]-5-thia-1-azabicyclo[4.2.0]oct-2-en-2-carbonsäure **7.**748
(6$R$,7$R$)-3-(Acetoxymethyl)-8-oxo-7-[2-(2-thienyl)acetamido]-5-thia-1-azabicyclo[4.2.0]oct-2-en-2-carbonsäure **7.**741
17$\alpha$-Acetoxy-6-methylpregna-4,6-dien-3,20-dion **8.**849
17$\alpha$-Acetoxy-6$\alpha$-methyl-pregn-4-en-3,20-dion **8.**837
3$\beta$-Acetoxyoleanolsäure **6.**839
17$\beta$-Acetoxy-3-oxo-1-androsten **8.**907
3$\beta$-Acetoxy-17-oxo-5-androsten **9.**818
($RS$)-3-Acetoxy-2-phenyl-propionylbromid **9.**1211
Acetoxyphenylquecksilber **9.**172
2-Acetoxy-$N$-{3-[3-(1-piperidinylmethyl)phenoxy]propyl}acetamid-hydrochlorid **9.**536

17α-Acetoxypregn-4-en-3,20-dion  8.502
17-Acetoxyprogesteron  8.235
p-Acetoxypropiophenon  8.491
2-Acetoxypulegon  4.468
2-Acetoxy-tetrahydrofuran  9.786
(7R)-12 anti-Acetoxy-1,1,4,8-tetramethyl-(3a_c-4a_t)-dodecahydro-7r,9a_c-methano-cyclopenta[b]heptalen-2t,4c,8c,11t,11a_t-pentanol  3.72
17-Acetoxy-6α-trifluormethyl-4-pregnen-3,20-dion  8.235
8-Acetoxy-3,11,18-trihydroxy-16-ethyl-1,6,19-trimethoxy-4-methoxy-methylaconitan-10-yl-benzoat  3.15
L-3-Acetoxy-4-trimethylammoniobutyrat  7.29
Acetoxyvalerensäure  6.1084
Acetphenarsin  7.22
Acetum aromaticum  1.563
Acetum benzoardicum  1.563
Acetum britannicum  1.563
Acetum camphoratum  1.563
Acetum Colchici  1.563
Acetum prophylacticum  1.563
Acetum Sabadillae  1.563
Acetum Scillae  1.564;  6.1040
Acetum scilliticum  1.564
Acetyl, Nachweis  2.124
Acetyl anhydride  3.540
Acetyl ether  3.540
Acetyl oxide  3.540
Acetylaceton, Monographie  7.29
N-Acetyl-3-(4-acetoxy-3-methoxy-phenyl)-L-alanin  8.715
Acetyladriamycin  7.1178
– hydrochlorid  7.1180
Acetylakuammidin  4.402
21-O-Acetylaldosteron  7.99
11-Acetylamarolid  4.149f
11-Acetylamarolidglucosid  4.147
α-Acetylamido-β-hydroxy-4-nitropropiophenon  7.847
ω-Acetylamido-4-nitroacetophenon  7.847
α-Acetylamino-α-carbethoxy-β-3-indol-propionsäure-ethylester  9.1112
N-[(Acetylamino)carbonyl]2-brom-2-ethyl-butanamid  7.7
2-Acetylamino-4-chlorphenol  3.303
4-Acetylamino-2-chlorphenol  3.303
2-Acetyl-4α-amino-4αβ,12a-dihydro-3,10,11,12αβ-tetrahydroxy-6,9-dimethyl-1,12(4H,5H)-naphthacenedione  7.817
2-Acetyl-4α-amino-1,4,4αβ,5,12,12a-hexahydro-3,10,11,12αβ-tetrahydroxy-6,9-dimethyl-1,12-naphthacendion  7.817
4-N-Acetylamino-5-hexensäuremethylester  9.1172
4-N-Acetylamino-5-hexinsäuremethylester  9.1172
Acetylaminomalonsäureethylester  9.1112
N-Acetyl-2-amino-3-mercapto-3-methylbutansäure  7.39
(R)-Acetylamino-3-mercaptopropionsäure  7.33
N-Acetyl-p-aminophenol  9.18
Acetylaminophenole  3.212

2-[4-(Acetylamino)phenoxy]-N-[1-methyl-2-[3-(trifluormethyl)phenyl]ethyl]-acetamid  8.220
8-Acetyl-10-[(3-amino-2,3,6-trideoxy-α-L-lyxo-hexapyranosyl)oxy]-7,8,9,10-tetrahydro-6,8,11-trihydroxy-1-methoxy-5,12-naphthacenedion  7.1178
– hydrochlorid  7.1180
3-[Acetyl-(3-Amino-2,4,6-triiodphenyl)amino]-2-methylpropionsäure  8.569
3-[Acetyl-(3-amino-2,4,6-triiodphenyl)2-methyl]-β-alanin  8.569
13-Acetylanagyrin  5.624
Acetylandromedenol  6.447
Acetylandromedienol  6.447
Acetylandromedol  3.72;  5.608;  6.440, 442, 444, 447
Acetylanhydrid  3.540
N-Acetylanilin  7.21
– Hämoglobinkonjugate  3.76
N-Acetyl-anthranilsäure  8.830
N-Acetylasimilobin  5.703
N-(N-Acetyl-L-β-aspartyl)-L-glutaminsäure  9.640
Acetylastragalosid I  4.410
6-O-Acetylaustroinulin  6.789
2-Acetylbenzofuran  7.415
2-Acetyl-1-benzofuran  7.419
4-Acetylbenzolsulfonamid  7.27
4-Acetylbenzolsulfonylchlorid  7.27
1-(4-Acetylbenzolsulfonyl)-3-cyclohexylharnstoff  7.27
Acetylbenzoylaconin  3.15;  7.63
(–)-O-Acetyl-N-benzoylbuxidienin  4.590
1-Acetyl-3-(2-brom-2-ethylbutyrylharnstoff)  7.7
25-O-Acetylbryoamarid  4.573
(RS)-3-[3-Acetyl-4-(t-butylamino-2-hydroxypropoxy)phenyl]-1,1-diethylharnstoff  7.802
– hydrochlorid  7.804
(+)-31-Acetylbuxanoldin  4.589
15-Acetylcardiopetamin  4.73
L-Acetylcarnitin
– Monographie N06BX  7.29
– hydrochlorid, Monographie  7.30
Acetylchlorid  8.518
17β-Acetyl-6-chlor-1β,1α,2β,8β,9α,10,11,12,13,14α,15,16β,16a,17-tetradecahydro-10β,13β-dimethyl-3H-dicyclopropa[1,2:16,17]cyclopenta[a]phenantren-3-on  8.341
Acetylcholin  1.716f;  4.914, 1082
– chlorid, Monographie N07A  7.30
Acetylcholinesterasehemmstoffe, Antidot  7.317
21-O-Acetylcorticosteron  7.99
21-O-Acetylcortison  7.1098
Acetylcorynolin  4.1017
Acetyl-o-cumarsäure  7.1113
N-Acetylcyanamid  3.242
4-Acetyl-N-[(cyclohexylamino)carbonyl]-benzolsulfonamid  7.27
N-Acetylcycloprotobuxin-C  4.590
$N^3$-Acetylcycloprotobuxin-D  4.590
Acetylcystein  1.484f
– Monographie R05CB, V03AB  7.33

Acetylcytisin  5.624f
15-Acetyl-13-dehydro-cardiopetamin  4.73
Acetyldehydrorishitinol  6.748
Acetyldelcosin  3.346
$N$(1)-Acetyl-$N$(1)-deoxymayfolin  5.792
Acetyldesoxycorticosteron  7.1216
Acetyldiabolin  6.839
(±)-1-Acetyl-4-[4-[[cis-2-(2,4-dichlorphenyl)-2-(1-imidazolylmethyl)-1,3-dioxolan-4-yl]methoxy]-phenyl]piperazin  8.668
(3β,5β,12β)-3-[($O$-4-$O$-Acetyl-2,6-dideoxy-β-D-ribo-hexo-pyranosyl-(1→4)-$O$-2,6-dideoxy-β-D-ribo-hexo-pyranosyl-(1→4)-2,6-dideoxy-β-D-ribo-hexo-pyranosyl)-oxy]-12,14-dihydroxy-card-20(22)-enolid  7.38
(3β,5β,12β)-3-[($O$-3-$O$-Acetyl-2,6-dideoxy-$b$-D-ribohexopyranosyl-(1→4)-$O$-2,6-dideoxy-β-D-ribo-hexo-pyranosyl-(1→4)-2,6-dideoxy-β-D-ribo-hexo-pyranosyl)oxy]-12,14-dihydroxy-card-20(22)-enolid  7.37
3-Acetyl-5-[3,6-didesoxy-4-$O$-(2,6-didesoxy-4-$O$-isovaleryl-3-$C$-methyl-α-L-ribohexopyranosyl)-3-dimethylamino-β-D-glucopyranosyloxy]-6-(formylmethyl)-9-hydroxy-4-methoxy-8,15-dimethyl-10,12-pentadecadien-15-olid  8.639
– 9-propionsäureester  8.640
$N$-Acetyl-$N'$-diethylbromacetylharnstoff  7.7
Acetyldiginatin  4.1174
Acetyldigitoxin  3.469;  4.1171, 1174, 1179
β-D-3-$O$-Acetyldigitoxose  4.1169
Acetyldigoxin  4.1174
– Monographie C01A  7.36
α-Acetyldigoxin, Monographie C01A  7.37
β-Acetyldigoxin, Monographie C01A  7.38
Acetyldihydrocodeinon  9.845
2-Acetyl-10-(3-dimethylaminopropyl)phenothiazin  7.17
– maleat  1.722
$N'$-{3-Acetyl-4-[3-[(1,1-dimethylethyl)amino]-2-hydroxypropoxy]phenyl}-$N$,$N$-diethylharnstoff  7.802
– hydrochlorid  7.804
Acetylendicarbonsäure  9.681
Acetylentetrachlorid  3.1146
$N$-Acetyl-ephedrin  9.439
Acetylepipicropodophyllotoxin  5.587
Acetylepipodophyllotoxin  5.587
($S$)-2-Acetyl-7-(2,3-epoxy-propoxy)benzofuran  7.386
2-Acetyl-7-(2,3-epoxypropoxyl)benzofuran  7.385
Acetylerucifolin  6.669f
Acetylether  3.540
$N$-Acetyl-4-ethoxyanilin  9.100
4-$N$-Acetyl-$N$-ethylamino-2-hydroxyacetophenon  8.1123
Acetyleugenol  6.858f, 870
Acetylfilicinsäure  4.1204
Acetylflexuosin A  5.408
2-Acetylfuran  7.797
6″-Acetyl-5-$O$-β-D-galactopyranosyl-3′,4′dihydroxy-7-methoxy-4-phenylcumarin  5.445

$N$-Acetyl-D-galactosamin  3.1042;  7.934
– 4-sulfat  7.933
– 6-sulfat  7.934
Acetylgitaloxin  4.1174, 1179
Acetylgitoxin  4.1171, 1174, 1181
β-D-Acetylglucomethylose  4.1169
3β-{$O_4$-[$O_4$-($O_3$-Acetyl-$O_4$-glucopyranosyl-β-D-digitoxopyranosyl)-β-D-digitoxopyranosyl]-β-D-digitoxopyranosyl}-12β,14-dihydroxy-5β,14β-card-20(22)-enolid  3.728
$N$-Acetylglucosamin  3.1042
2-Acetylglutarsäuredimethylester  8.1058
19-Acetylgnaphalin  6.934f
Acetylharpagid  6.939
8-$O$-Acetylharpagid  4.154;  6.934, 936
(1$S$,3$S$)-3-Acetyl-1,2,3,4,6,11-hexahydro-3,5,12-trihydroxy-10-methoxy-6,11-dioxo-1-naphthacenyl-3-amino-2,3,6-tridesoxy-α-L-lyxo-hexapyranosid  7.1178
(1$S$,3$S$)-3-Acetyl-1,2,3,4,6,11-hexahydro-3,5,12-trihydroxy-10-methoxy-6,11-dioxo-1-naphthacenyl-3-amino-2.3.6-tridesoxy-α-L-lyxo-hexapyranosid-hydrochlorid  7.1180
β-$N$-Acetylhexosamidase  6.476
$N$-Acetylhomocystein  7.974
$N$-Acetyl-DL-homocystein-thiolacton  7.974
Acetylhydroperoxid  3.936
$N'$-[5-[[4-[5-(Acetylhydroxyamino)pentyl]amino]-1,4-dioxobutyl]hydroxyamino]pentyl]-$N$-(5-aminopentyl)-$N$-hydroxybutandiamid  7.1185
– monomethansulfonat  7.1185
3-Acetyl-4-hydroxyanilin  7.802
$N$-Acetyl-4-hydroxy-$m$-arsanilicsäure  7.22
$N$-Acetyl-2-hydroxybenzamid  9.546
2-Acetyl-7-hydroxybenzofuran  7.385f
$N$-Acetyl-$S$-(β-hydroxyethyl)cystein  3.422
– $S$-oxid  3.422
($RS$)-2-Acetyl-7-[2-hydroxy-3-(isopropylamino)-propoxy]-benzofuran-hydrochlorid  7.385
($S$)-2-Acetyl-7-[2-hydroxy-3-(isopropylamino)-propoxy]-benzofuran-hydrochlorid  7.386
($RS$)-[3′-Acetyl-4′-(2-hydroxy-3-isopropylamino)-propoxy]-butyranilid  7.3
– hydrochlorid  7.5
(+)-[3′-Acetyl-4′-(2-hydroxy-3-isopropylamino)-propoxy]-butyranilid-hydrochlorid  7.6
(–)-[3′-Acetyl-4′-(2-hydroxy-3-isopropylamino)-propoxy]-butyranilid-hydrochlorid  7.7
2-Acetyl-7-hydroxylbenzofuran  7.385
(±)-$N$-[3-Acetyl-4-[2-hydroxy-3-[(1-methylethyl)-amino]propoxy]phenyl]butanamid  7.3, 5
– hydrochlorid  7.6f
1-Acetyl-4-(4-hydroxyphenyl)piperazin  8.634
7-Acetylintermedin  4.531
$N$-Acetylisatin  7.956
Acetylisocorynolin  4.1017
7-Acetyllycopsamin  4.531
Acetylmaitenol  5.793
3-Acetylmaslinsäure  6.927f
Acetylmaymyrsin  5.792
$N$-Acetyl-3-mercaptovalin  7.39
DL-Acetylmethionin  7.974

1-Acetyl-4-methoxy-β-carbolin  4.150
3-Acetyl-6-methyl-2H-pyran-2,4(3H)-dion  7.1187
– Natriumsalz Monohydrat  7.1188
N-Acetylmorpholin  8.580
N-Acetylmuramid-glycanohydrolase  8.784
14-Acetylneolin  4.66, 72
Acetylnerbowdin  4.527
Acetylneriifolin  4.789
Acetylnorharmin  4.458
N-Acetylnornantin  5.703
N-Acetylnornuciferin  5.703
Acetyloleanolsäure  6.871
δ-Acetyl-D-ornithin  4.89
7-(Acetyloxy)-6-chlorpregna-4,6-dien-3,20-dion  7.869
[9R-[9α(R*),10α]]-10-(Acetyloxy)-9,10-dihydro-8,8-dimethyl-2-oxo-2H,8H-benzo[1,2-b:3,4-b']dipyran-9-yl-2-methylbuttersäureester  9.1187
21-Acetyloxy-4β,17-dihydroxy-6,16α-dimethyl-2'-phenyl-2'H-pregna-2,4,6-trieno[3,2-c]pyrazol-20-on-21-acetat  7.1100
21-(Acetyloxy)-11β,17-dihydroxy-6α-methylpregna-1,4-dien-3,20-dion  8.957
(3α,4α,8α,9β,13α,14β,16β,17z)-16-(Acetyloxy)-3,11,-dihydroxy-29-nor-dammara-17(20),24-dien-21-säure  8.317
21-(Acetyloxy)-11β,17-dihydroxypregn-4-en-3,20-dion  8.477
(+)-cis-3-(Acetyloxy)-5-[2-(dimethylamino)-ethyl]-2,3-dihydro-2-(4-methoxyphenyl)-1,5-benzothiazepin-4-(5H)-on, monohydrochlorid  7.1343
(2S)-cis-3-(Acetyloxy)-5-[2-(dimethylamino)ethyl]-2,3-dihydro-2-(4-methoxyphenyl)-1,5-benzothiazepin-4-(5H)-on  7.1342
(S)-{1-[2-(Acetyloxy)-ethyl]-2-[((4-amino-2-methyl-5-pyrimidinyl)methyl)formylamino]1-1-propenyl}-ester  7.26
[6R-[6α,7β(R*)]]-3-[(Acetyloxy)methyl]-7-[(aminophenylacetyl)amino]-8-oxo-5-thia-1-azabicyclo-[4.2.0]oct-2-en-2-carbonsäure  7.737
[6R-[6α,7β(Z)]]-3-[(Acetyloxy)methyl]-7-[[(2-amino-4-thiazolyl)-(methoxyimino)acetyl]amino]-8-oxo-5-thia-1-azabicyclo[4.2.0]oct-2-en-2-carbonsäure  7.765
– Natriumsalz  7.768
(6R-trans)-3-[(Acetyloxy)methyl]-7-[(cyanoacetyl)-amino]-8-oxo-5-thia-1-azabicyclo-[4.2.0]oct-2-en-2-carbonsäure  7.728
(6-trans)-3-[(Acetyloxy)methyl]-8-oxo-7-[[(4-pyridinylthio)acetyl]amino]-5-thia-1-azabicyclo[4.2.0]-oct-2-en-2-carbonsäure  7.748
(6R-trans)-3-[(Acetyloxy)methyl]-8-oxo-7-[2-(2-thienylacetyl)amino]-5-thia-1-azabicyclo[4.2.0]oct-2-en-2-carbonsäure  7.741
2-(Acetyloxy)-N-(5-nitro-2-thiazolyl)benzamid  8.1175
17-(Acetyloxy)-6-(trifluormethyl)-6α-pregn-4-en-3,20-dion  8.235
25-(Acetyloxy)-2β,16α,20-trihydroxy-9β-methyl-19-nor-10α-lanosta-1,5,23E-trien-3,11,22-trion  3.357
2-(Acetyloxy)-N,N,N-trimethyl-ethanaminiumchlorid  7.30

N-Acetylpelletierin  6.325
N-Acetylpenicillamin, Monographie V03AB  7.39
N-Acetyl-S-pentachlorbutadienyl-L-cystein-Konjugat  3.667
N-Acetyl-p-phenetidin  9.100
2-Acetylphenothiazin  7.17, 19;  9.224f
4-Acetylphenothiazin  9.225
4-[[p-Acetylphenoxy]acetyl]morpholin-p-oxim  8.1027
N-Acetyl-L-phenylalanin  9.160
Acetylphosphinsäure  8.133
Acetylpodorhizol  5.587
Acetyl-2-propanon  7.29
Acetylpyrazin  6.691
2-Acetylpyridin  7.1440
2'-Acetylrhamnose  4.94
3'-Acetylrhamnose  4.94
4-(4'-O-Acetyl-α-L-rhamnosyloxy)benzylisothiocyanat  5.857f
7-α-Acetylroyleanon  6.568
N-Acetylsalicylamid  9.546
O-Acetylsalicylamid  9.546
Acetylsalicylicparacetamolester  7.402
Acetylsalicylosalicylsäure  7.40
Acetylsalicyloyl-1-phenylpropylmalonester  9.150
Acetylsalicylsäure  7.1113
– Monographie B01AC, N02BA  7.40
– Benetzungswinkel  2.103
– Bioverfügbarkeit  2.844
– Calciumsalz Dihydrat, Monographie N02BA  7.43
– Identität mit DC  2.275
– Magnesiumsalz, Monographie N02BA  7.44
– in Tabletten
– – Bestimmung durch IR  2.486
– – Bestimmung durch NIR  2.487
– UV-Spektrum  2.476, 479
Acetylsalicylsäureanhydrid  7.40
Acetylsalicylsäurechlorid  9.150
Acetylsalicylsäuremethylester  7.14
Acetylsäure  3.539
Acetylsäurechlorid  7.402
N-(4-Acetylsulfamoylphenyl)phthalamsäure  9.192
Acetylsulfamoylphenylphthalamsäure  9.192
Acetylsulfanilylchlorid  9.724
14-Acetyltalatisamin  4.66, 69
19-Acetylteulepicin  6.935
19-Acetylteupolin  6.935
6-(Acetylthio)-8-[[2-[[(4-amino-2-methyl-5-pyrimidinyl)methyl]formylamino]-1-(2-hydroxyethyl)-1-propenyl]dithio]octansäuremethylester  8.1228
(Z)-3-Acetylthio-4-[N-(4-amino-2-methyl-5-pyrimidinylmethyl)-formylamino]-3-pentenyl-acetat  7.26
S-(3-Acetylthio-7-carbomethoxyheptylthio)thiamin  8.1228
1-(3-Acetylthio-2-methyl-propanoyl)-L-prolin  7.660
3-Acetylthio-2-methylpropionsäure  7.660
– chlorid  7.660
7α-Acetylthio-3-oxo-17α-pregn-4-en-21,17β-carbolacton  1.738
2-Acetylthiophen  9.926
Acetyltributylcitrat, Weichmacher  2.961

Acetyltriethylcitrat, Weichmacher 2.961
Acetyltropoylchlorid 9.581
o-Acetyltropylchlorid 7.320
N-Acetyltryptophan, als Stabilisator f. Virusinaktivierung 2.683
N-Acetyl-DL-tryptophan 9.1115
3β-Acetylursolsäure 6.192
O-Acetylvincamajin 6.1126
O-Acetylvincamajorin 6.1126
Acetylwasserstoff 3.9
Acevaltrat 6.1069f, 1073f, 1085
Achajhada 5.852
Ache 4.292
Ache des chiens 4.123
Ache des marais 4.292, 298
Achelblätter 4.330
Achelkraut 4.330
Acheta domestica 1.259
Achillea 4.48
– Monographie 4.45
Achillea alba 4.52
Achillea asiatica 4.45
– Verfälschung von Millefolii herba 4.49
Achillea asplenifolia 4.46
Achillea atrata 4.45
– Verwechslung mit Achillea moschata 4.52
Achillea clavenae 4.45
Achillea clusiana, Verwechslung mit Achillea moschata 4.52
Achillea collina 4.46
Achillea crithmifolia 4.45
– Verwechslung mit Achillea millefolium 4.46
Achillea dentifera 4.46
Achillea distans 4.46
Achillea erba-rotta 4.45, 52
Achillea fragrantissima 4.45
Achillea genipi 4.52
Achillea haenkeana 4.46
Achillea lanulose 4.45
Achillea livia 4.52
Achillea macrophylla 4.45
Achillea millefolium A03, A05A, A15, G02C 1.327f; 4.45ff, 50ff; 7.826
Achillea millefolium hom. 4.50
Achillea millefolium ferm. 33d hom. 4.51
Achillea-millefolium-Kraut 4.48
Achillea moschata 4.45f, 52; 7.646
Achillea-moschata-Kraut 4.52
Achillea myriophylli 4.52
Achillea nana 4.45
– Verwechslung mit Achillea moschata 4.52
– Verwechslung mit Achillea millefolium 4.46
Achillea nobilis 4.45
– Verwechslung mit Achillea millefolium 4.46
Achillea odorata, Verwechslung mit Achillea millefolium 4.46
Achillea oxyloba 4.45
Achillea pannonica 4.46
Achillea ptarmica 4.45
– Verwechslung mit Anthemis cotula 4.286
Achillea roseo-alba 4.46
Achillea salicifolia 4.45

Achillea santolina 4.45
Achillea santolinoides 4.45
Achillea setacea 4.46, 52
Achillea stricta 4.46
Achillea sudetica 4.46
Achillea tanacetifolia 4.46
Achillea tomentosa 4.45
Achillea virescens 4.45f
– Verwechslung mit Achillea millefolium 4.46
Achilleae moschatae herba 4.52
Achille musquée 4.52
Achillein 4.49
Achillicin 4.49
Achillin 4.49
Achselkrücken 1.84f
Achtblättrige Silberwurz 4.1197
Achuporoto 4.719
Achyranthes, Monographie 4.54
Achyranthes argentea 4.54
Achyranthes aspera 4.54ff
Achyranthes-aspera-Wurzel 4.55
Achyranthes bidentata 4.54, 56, 58
Achyranthes-bidentata-Wurzel 4.56
Achyranthes calea 5.551
Achyranthes calea hom. 5.551
Achyranthes canescens 4.54
Achyranthes fauriei 4.54, 56, 58
Achyranthes-fauriei-Wurzel 4.58
Achyranthes grandifolia 4.54
Achyranthes javanica 4.56, 101
Achyranthes lanata 4.103
Achyranthes longifolia 4.56
Achyranthes root 4.56, 58
Achyranthes sanguinolenta 4.106
Achyranthes scandens 4.106
Achyranthes verschaffeltii 5.552
Achyranthes villosa 4.103
Achyranthes-Saponin 4.55
Achyranthis bidentatae radix 4.56
Achyranthis radix 4.56, 58
Achyranthis-Wurzel 4.56
Achyrocline, Monographie 4.59
Achyrocline alata 4.59
Achyrocline-alata-Kraut 4.59
Achyrocline bogotensis 4.60
Achyrocline-bogotensis-Kraut 4.60
Achyrocline candidans 4.61
Achyrocline citrans 4.61
Achyrocline flaccida 4.60
Achyrocline-flaccida-Kraut 4.60
Achyrocline flavescens 4.59
Achyrocline mathiolaefolia 4.61
Achyrocline mollis 4.61
Achyrocline polycephala 4.63
Achyrocline pterocaula 4.59
Achyrocline rupestris 4.63
Achyrocline satureioides 4.61f
Achyrocline-satureioides-Blüten 4.61
Achyrocline-satureioides-Kraut 4.62
Achyrocline tomentosa 4.63f
Achyrocline-tomentosa-Kraut 4.64
Achyrocline vargasiana 4.61

Achyrocline vautheriana 4.59
Achyroclinepyron 4.59
Achyropsis 4.54
Aci-Alkaloide 3.533
Aciano 4.752
Aciclovir
– Monographie D06BB, J05A, S01AD 7.44
– Natriumsalz, Monographie D06BB, J05A, S01AD 7.46
Acid *[LSD]* 3.750; 8.778
Acid blue I 9.721
Acid Yellow 36 3.497
Acid-dye-Methode 4.403
Acide Niflumique 8.1159
Acidi borici solutio 1.654
Acidi borici unguentum 1.687
Acidoamphenicol 7.342
Acidum aceticum aromaticum 1.700
Acidum acetylosalicylicum 7.40
Acidum adipinicum 7.78
Acidum agaricinum 7.86f
Acidum arsenicosum 7.295
– Monographie 7.47
Acidum azelaicum 7.340
Acidum benzoicum e resina, Monographie 7.47
Acidum benzoicum e resina hom. 6.851
Acidum boricum 7.510
– Monographie 7.48
Acidum camphoricum 7.650
Acidum carminicum 4.1136
Acidum chloratum 9.565
Acidum cholalicum 7.931
Acidum cholicum 7.931
Acidum chromicum, Monographie 7.48
Acidum citricum 7.975
– Monographie 7.48
Acidum clodronicum 7.1007
Acidum cromoglycinum 7.1108
Acidum dehydrocholicum 7.1188
Acidum etacrynicum 8.91
Acidum folicum 8.283
Acidum formicicum 7.162
– Monographie 7.49
Acidum formicicum dilutum 7.162
Acidum fumaricum 8.310
Acidum Gadopenteticum 8.320
Acidum gallicum, Monographie 7.50
Acidum gallotannicum 9.772
Acidum glycyrrheticum 8.34
Acidum hexachloroplatinum, Monographie 7.50
Acidum hexacyclonicum 8.430
Acidum hydrobromicum, Monographie 7.50
Acidum hydrochloricum 3.311
– Monographie 7.51
Acidum hydrochloricum concentratum 9.565
Acidum hydrochloricum dilutum 3.311
Acidum hydrocyanicum, Monographie 7.51
Acidum hydrofluoricum, Monographie 7.52
Acidum iobenzamicum 8.567
Acidum iobutoicum 8.569
Acidum iocetamicum 8.569
Acidum ioglicicum 8.576

Acidum ioglycamicum 8.577
Acidum iomeglamicum 8.579
Acidum iosefamicum 8.583
Acidum iosericum 8.583
Acidum iotalamicum 8.584
Acidum lacticum 7.55; 8.1013
– Monographie 7.52
Acidum maleicum 8.806
Acidum malicum 7.85f
Acidum meclofenaminicum 8.827
Acidum metrizoicum 8.993
Acidum muriaticum 3.311; 9.565
Acidum niflumicum 8.1159
Acidum nitricum, Monographie 7.53
Acidum nitricum concentratum 9.563
Acidum nitrochloricum, Monographie 7.53
Acidum oroticum 8.1240
Acidum oxalicum, Monographie 7.53
Acidum penteticum 9.66
Acidum *p*-phenolsulfonicum 9.137
Acidum phosphoricum, Monographie 7.54
Acidum picrinicum, Monographie 7.54
Acidum propionicum 9.399
Acidum protizinicum 9.431
Acidum salamidaceticum 7.674
Acidum salicylicum 9.555
– Monographie 7.55
Acidum sarcolacticum, Monographie 7.55
Acidum scytodepsicum 9.772
Acidum silicicum, Monographie 7.56
Acidum silicium 9.618
Acidum stearinicum 9.657
Acidum succinicum 7.456
– Monographie 7.56
Acidum sulfuricum 9.579
– Monographie 7.57
Acidum sulfuricum alcoholisatum 1.626
Acidum sulfuricum concentratum 9.579
Acidum sulfurosum, Monographie 7.57
Acidum sulfurosum anhydricum 9.577
Acidum tannicum 9.772
Acidum tartaricum, Monographie 7.58
Acidum tiaprofenicum 9.914
Acidum tiazicum 9.940
Acidum trichloraceticum liquefactum 1.654
Acidum trioxocholanicum 7.1188
Acidum undecylenicum 9.1129
Acidum uricum, Monographie 7.58
Aciglut 8.360
Acipimox, Monographie B04AE 7.58
Ackerbohne 3.1239
Ackerbohnenanbau, Herbizid 3.365, 741, 782, 838, 1186
Ackerdurchwachs 4.586
Ackergänsedistel 1.327
Ackergauchheil 4.262
Ackergauchheilkraut 4.263
Ackergoldschirm 4.586
Ackergras 4.138
Ackergraswurzel 4.139
Ackergrindkraut 5.612f
Ackerholderbeeren 6.577

Ackerhundskamille 4.285
Ackerkamille 4.285
Ackerklee 6.992
Ackerkleeblüten 6.992
Ackerknautie 5.612
Ackerknautienkraut 5.613
Ackerkratzdistel 1.327f
Ackerlattich 6.1017
Ackermelisse 4.596
Ackerminze 5.823
– chinesische 5.826
Ackerraute 5.207
Ackerrautenkraut 5.207
Ackerringelblume 4.598
Ackerscabiose 5.612
Ackerscabiosenkraut 5.613
Ackerschachtelhalm 5.65, 68
Ackerschelle 6.321
Ackerschnecken 1.303
Ackerschonstreifen 1.326f
Ackersenf 6.713
Ackerstiefmütterchen 1.326
Ackerveilchen 6.1148
Ackervergißmeinnicht 1.326
Ackerwitwenblume 5.612
Ackerwitwenblumenkraut 5.613
Ackerzichorie 6.897
Aclacinomycin A 7.60
– hydrochlorid 7.62
Aclarubicin
– Monographie L01D 7.60
– hydrochlorid, Monographie L01D 7.62
Acne comedonica 1.216
Acne conglobata 1.217
Acne papulopustolosa 1.216
ACNU [Nimustin] 8.1171
Acocanthera ouabaio 3.1105; 9.672
Acocantherin 3.1104; 8.1243
Acolan D 8.402 Lasur 8.401, Monographie 3.14
Acolan Universal 8.405, Monographie 3.14
Acolongiflorosid 6.795, 800
Aconcaguin 4.481
Aconin 3.15; 4.66
Aconit napel 4.72f
Aconit tue-loup 4.79
Aconit tue-loup jaune 3.17
Aconitan 4.69
Aconite 4.73, 79
Aconite bean 4.1103
Aconite root 4.73, 79
Aconite tuber 4.73
Aconiti radix 4.73
Aconiti radix lateralis praeparata 4.69
Aconiti tinctura 1.670
Aconiti tinctura ex herba recente 1.670
Aconiti tuber 4.73
Aconitin 3.17; 4.66, 69, 72, 74
– Monographie 3.15; 7.63
Aconitinum, Monographie 7.63
Aconitknollen 4.73
Aconito 4.72f
Aconito salutifera 4.68

Aconitsäure 5.421f
Aconitum 3.15; 4.73, 77f
– Monographie 4.65
Aconitum acutum 4.72
Aconitum adriaticum 4.72
Aconitum amoenum 4.72
Aconitum angustifolium 4.65
Aconitum anthora 4.65, 68
– Verfälschung von Aconiti tuber 4.74
Aconitum anthora hom. 4.68
Aconitum balfourii, Verwechslung mit Aconitum napellus 4.74
Aconitum bicolor 4.72
Aconitum bodinieri 4.69
Aconitum cammarum 4.68, 72
Aconitum cammarum hom. 4.68
Aconitum carmichaelii 4.69
Aconitum cernuum 4.72
Aconitum clussii 4.72
Aconitum commutatum 4.72
Aconitum corsicum 4.72
Aconitum deinorrhizum, Verwechslung mit Aconitum napellus 4.74
Aconitum e radice hom. 4.79
Aconitum ferox 4.70f
– Verwechslung mit Aconitum napellus 4.74
Aconitum ferox hom. 4.71
Aconitum firmum 4.72
Aconitum fischeri 4.69
Aconitum-heterophyllum-Knollen, Verfälschung mit Chaerophyllum-villosum-Wurzel 4.800
Aconitum japonicum, Verwechslung mit Aconitum napellus 4.74
Aconitum jaquinianum 4.72
Aconitum koelleanum 4.72
Aconitum kusnezoffii 4.69
Aconitum lycoctonum 3.17; 4.79
Aconitum lycoctonum hom. 4.80
Aconitum napellus 3.15; 4.65, 68, 72f, 77ff; 7.63
– Verfälschung von Hellebori nigri rhizoma 5.422
Aconitum napellus hom. 4.77ff
Aconitum napellus e radice hom. 4.78
Aconitum nasutum 4.65
Aconitum neomontanum 4.72
Aconitum neubergense 4.72
Aconitum palmatifidum 4.72
Aconitum paniculatum 4.65; 7.63
Aconitum pentheri 4.65
Aconitum pubescens 4.72
Aconitum pyramidale 4.72
Aconitum ranunculoides 4.68
Aconitum Rh 4.78
Aconitum romanicum 4.72
Aconitum superbum 4.72
Aconitum tatrae 4.72
Aconitum tauricum 4.72
Aconitum toxicum 4.65
Aconitum variegatum 4.65, 68; 7.63
Aconitum vulgare 4.72
Aconitum vulparia 3.15, 747; 4.65, 79f
– Monographie 3.17

- Verfälschung von Aconiti tuber **4.**74
Aconitum willemetianum **4.**72
Aconitum wilsonii **4.**69
Aconosin **4.**66, 72
Acoradien **5.**590
Acorns **6.**349
Acorus calamus **3.**100f
Acquistos Reagens **1.**527
4′-(9-Acridinylamino)methansulfon-3-anisidid **7.**250
4′-(9-Acridinylamino)methansulfon-3-methoxy-anilid **7.**250
*N*-[4-(9-Acridinylamino)-3-methoxyphenyl]-methan-sulfonamid **7.**250
Acriflaviniumchlorid **1.**690
- Monographie **A01AB, D08AA 7.**64
Acriflaviniumdichlorid, Monographie **A01AB, D08AA 7.**66
Acrinoli lactas **8.**100
Acritet **3.**19
Acrodicilidium puchurymajor **5.**881
Acrolein **3.**994; **7.**841, 917; **9.**1113
- Nachweis **2.**124
Acrolepiopsis assectella **1.**317
Acronychia, Monographie **4.**81
Acronychia apiculata **4.**82
Acronychia arborea **4.**82
Acronychia barberi **4.**82
Acronychia baueri **4.**81
Acronychia elliptica **4.**82
Acronychia lanceolata **4.**82
Acronychia laurifolia **4.**82
Acronychia pedunculata **4.**82
Acronychia-pedunculata-Blätter **4.**82
Acronychia-pedunculata-Holz **4.**83
Acronychia-pedunculata-Rinde **4.**83
Acronychia-pedunculata-Wurzelrinde **4.**83
Acronychia resinosa **4.**82
Acronycidin **4.**81
Acronycin **4.**81
Acronylin **4.**81, 83
Acroosteolyse, Vinylchlorid **3.**1244
Acroptilin **4.**750
Acrosoxacin **9.**533
Acroveston **4.**81, 83
Acrylaldehyd **3.**994
Acrylamid, Monographie **3.**18
Acrylatpflaster **1.**35f
Acrylnitril **7.**637; **8.**193; **9.**723
- Monographie **3.**19
- Antidot **7.**35
Acrylon **3.**19
Acrylonitril **3.**19
8-Acryloyloxy-7-brom-5-chlor-chinolin **3.**647
1-Acryloyloxy-2-ethylhexan **3.**563
3-Acryloyloxymethylheptan **3.**563
Acrylsäure **7.**637, 697; **8.**976
Acrylsäureamid **3.**18
Acrylsäure-*n*-butylester **3.**234
Acrylsäurechlorid **7.**312
Acrylsäureethylester **3.**557; **9.**600
Acrylsäure-2-ethylhexylester **3.**563

Acrylsäuremethylester **3.**805; **8.**440; **9.**118
Acrylsäurenitril **3.**19; **8.**360
7-ACS *[7-Aminocephalosporansäure]* **7.**728, 741, 745, 748f, 752, 755, 765, 772, 784, 794
Actaea spicata
- Verfälschung von Hellebori nigri rhizoma **5.**422
- Verwechslung mit Hellebori viridis rhizoma **5.**425
Actellic 50
- Monographie **3.**21
- Pflanzenschutz **1.**346
Acteosid **5.**386; **6.**385, 387, 1107, 1110
ACTH *[adrenocorticotropes Hormon]* **7.**1097
Actinia equina **3.**523, 527
Actinidin **6.**1085
Actinobacterium bifidum **4.**514
Actinomyces antibioticus **7.**1170
Actinomyces bifidus **4.**514
Actinomycin C1 **7.**1169
Actinomycin D **7.**1169
Actinoplanes sp. SE 50 **7.**1
Actinoplanes teichomyceticus **9.**787
Actinoquinol
- Monographie **D02B 7.**67
- Natriumsalz, Monographie **D02B 7.**67
Actinospectacin **9.**647
Activated charcoal **9.**930
Actosin P, Monographie **3.**21
Actril DP, Monographie **3.**21
Acum pastoris herba **5.**255
Acutissimin **4.**726; **6.**345
Acyclie **1.**780
Acylalanine, fungizide **1.**354
3-Acylaminopropyl-dimethyl-ammonioacetat **7.**1064
Acylanid **7.**37
Acylhalogenide, Nachweis **2.**125
Acyllipide **5.**200
Ada çayi **6.**547
Adadodi **5.**595
Adaima **4.**167
Adalia bipunctata **1.**315
Adam **3.**811
1-Adamantamin **7.**150
Adamantan, Monographie **7.**67
1-Adamantanamin **7.**150
1-Adamantylamin **7.**150
*N*-1-Adamantyl-2-(2-dimethylaminoethoxy)-acetamid **9.**1097
Adamsblätter **5.**399
Adamsit, Monographie **3.**21
Adaptierte Milch, Präparate **1.**236, 238
Adatoda **5.**595
Adavijajikaya **5.**887
Adelaarsvaren **6.**295
Adelges lacris **1.**312
Adelgidae **1.**312
Ademetionintosilat-bis(sulfat), Monographie **M01D 7.**68
Adenandra serratifolia **4.**473
Adenes canadensis **5.**416

Adenin 4.111, 114
- Monographie 7.69
Adenin-β-D-arabinofuranosid 9.1169
Adeninribosid 7.70
Adenium bohemianum 7.1297
Adenium honghel 7.1297
Adenophora verticillata, Verfälschung von Ginseng radix 6.15
Adenosin 4.111, 114, 197
- Monographie C01B, C02K 7.70
Adenosin-5′-dihydrogenphosphat 7.72
Adenosindiphosphat 1.478, 484
- Monographie C01B, C02K, C04 7.72
Adenosin-5′-diphosphat 7.72
Adenosinmonophosphat 1.484
- Monographie C01D 7.72
- Dinatriumsalz, Monographie C01D 7.74
Adenosin(5′)pentaphosphat(5′)adenosin 1.484
Adenosin-5′-phosphat-Dinatriumsalz 7.74
Adenosin-5′-tetrahydrogentriphosphat 7.75
Adenosin-5′-(tetrahydrogentriphosphat)-Dinatriumsalz 7.75
Adenosin-5′-trihydrogendiphosphat 7.72
Adenosintriphosphat 1.474, 481
- Monographie C01D 7.75
- Dinatriumsalz, Monographie C01D 7.75
Adenostyles alliariae, Verfälschung von Petasitidis folium 6.86
(S)-Adenosyl-L-methionin 7.68
Adenylatcyclase 6.475
5′-Adenylsäure-Dinatriumsalz 7.74
Adeps balsamicus Dieterich 1.564
Adeps benzoatus 1.564
Adeps Lanae 2.887
Adeps lanae cum aqua 1.564; 2.888
Adeps Nucistae 5.878
Adeps solidus 8.413
Adeps suillus 1.564; 2.886
Adeps suillus conservatus 1.564
Adeps viridis 1.564
Adermin 9.454
Adernschwärze, an Brassica-Arten 1.286
ADH *[Vasopressin]* 9.1159
Adhäsion
- bei Lösungen 2.815
- bei Mischen von Feststoffen 2.569ff
Adhäsionsbenetzung 2.104
Adhäsionsverbände 2.983, 985
Adhäsit, Monographie 3.22
Adhäsivarzneiformen 2.839
Adhäsivmittel, Haarentfernung 1.212
Adhatoda 5.596
- Monographie 4.84
Adhatoda betonica 5.600
Adhatoda engleriana 5.601
Adhatoda vasica 5.595, 600
Adhatoda vasica hom. 5.600
Adhatoda-vasica-Blätter 5.596
Adhatoda zeylanica 5.595
Adhatodin 5.596f
Adhatonin 5.596, 600
Adhumulon 5.450

Adhyperforin 5.476, 482
Adiamba 4.167
Adianti magni herba 4.85
Adianti nigri herba 4.85
Adianti rubri herba 4.85
Adianti veri herba 4.85
Adianti vulgaris herba 4.85
Adianton 4.86
Adiantoxid 4.86
Adiantum 4.87
- Monographie 4.84
Adiantum aureum hom. 4.85
Adiantum capillus Veneris hom. 4.88
Adiantum capillus-veneris 4.85
Adiantum caudatum 4.85
Adiantum macrophyllum 4.85
Adiantum pedatum 4.85
Adiantum phillipense 4.85
Adiantum raddiatum 4.85
Adiantum reniforme 4.85
Adiantum tenerum 4.85
Adiantum trapeziforme 4.85
Adipes 1.564
Adiphenin
- Monographie A03A 7.76
- hydrochlorid, Monographie A03A 7.77
Adipheninium chloratum 7.77
Adipinsäure
- Monographie 7.78
- FST-Mittel 2.946
- Nylonherstellung 1.13ff
- Piperazinsalz 9.231
- Referenzsubstanz f. Thermoanalyse 2.63
Adipinsäurediisopropylester 7.1336
Adipiodon
- Monographie V08A 7.79
- Megluminsalz, Monographie V08A 7.80
Adiposan 3.463
*N,N′*-Adipoyl-bis(3-amino-2,4,6-triiodbenzoesäure) 7.79
3,3′-(Adipoyldiimino)bis(2,4,6-triiodobenzoesäure) 7.79
Adiuretin 9.1159
Adlerblume 4.313
Adlerfarn, gemeiner 6.295
Adlerfarnwurzel 6.305
Adlerholz 4.307
Adlumia, Monographie 4.89
Adlumia cirrhosa 4.89
Adlumia fungosa 4.89
Adlumia fungosa hom. 4.89
Adlumiasterol 4.90
Adlumidicein 4.1021
(+)-Adlumidicein 4.1018
Adlumidiceinenollacton 4.1021
(+)-Adlumidin 4.89f, 1024
Adlumie 4.89
(+)-Adlumin 4.89f
Adlupulon 5.450
Adomet 7.68
Adonanthe vernalis 4.93
Adoniastrum vernale 4.93

Adonide  4.93
Adonide de Printemps  4.93
Adonidis herba  4.93
Adonidis pulvis normatus  2.1020;  4.95
Adonidis tinctura  1.670
Adonidis vernalis herba  4.93
Adonilid  4.93
Adonis, Monographie  4.92
Adonis aestivalis  3.22;  4.92
Adonis allepica  4.92
Adonis amurensis  4.92
Adonis annua  4.92
Adonis apennina  4.93, 98
Adonis autumnalis  4.92
Adonis cyllenea  4.93
Adonis davurica  4.93
Adonis distorta  4.93
Adonis flammea  4.92
Adonis helleborus  4.93
Adonis ex herba ferm 33d  4.97
Adonis ircutiana  4.93
Adonis microcarpa  4.92
Adonis parviflora  4.93
Adonis pyrenaica  4.93
Adonis sibirica  4.92
Adonis vernalis C01A  3.22, 1103;  4.92ff
– Verfälschung von Hellebori nigri rhizoma  5.422
– Verwechslung mit Hellebori viridis rhizoma  5.426
Adonis vernalis hom.  4.97f
Adonis villosa  4.92
Adonis wolgensis  4.92
Adoniskraut  1.670;  4.93
Adonispulver, eingestelltes  2.1020;  4.95
Adonisröschen
– Frühlings-  3.22
– Sommer-  3.22
Adonisröschenkraut  4.93
Adonistinktur  1.670
Adonit  4.93
Adonitoxigenin  4.94f
Adonitoxin  4.94
– Monographie  3.22
Adonitoxol  4.95
Adonitoxoligenin  4.94f
Adonivernith  4.95
Ado-5'-P-P *[Adenosindiphosphat]*  7.72
Ado-5'-P-P-P *[Adenosintriphosphat]*  7.75
Adouetin  4.744f, 747f
ADP *[Adenosindiphosphat]*  7.72
Adrenalin  1.717;  7.1391;  8.45
– bitartrat  8.48
– dipivalat  7.1390
Adrenalini(i) tartras  8.48
Adrenalon
– Monographie A01AD, B02B, C01CA  7.80
– hydrochlorid  7.1390
– – Monographie  A01AD, B02B, C01CA  7.81
Adrenochrom  2.142;  7.679, 1391
– monosemicarbazon  7.678
β-Adrenorezeptorenblocker C07, C07A
Adriamycin  7.1431
– hydrochlorid  7.1434
– Nachweisgrenze, voltammetrische  2.510
Adriblastin  7.1431
– hydrochlorid  7.1434
Adsorbentien, intestinale, Antidiarrhoika A07B
Adsorbierende Kohle  9.930
Adsorption
– Chromatographie  2.256, 447
– Plasmafraktionierung  2.676
Adsorptions-DC, Aktivität d. Schichten  2.260
Adsorptionsindikatoren  2.355
Adsorptionsisotherme  2.930
Adsorptionskraft  2.857
Adsorptions-Voltammetrie  2.510
adsorptive stripping voltammetry  2.510
Adstringens Tormentillae  1.608
Adstringentia X06
Adstringentien, Kosmetika  1.181, 211
Adulsa  5.595
Adulten  1.304
Advokatenbirne  6.70
Aebern  6.746
AE-Cellulose *[Aminoethyl-]*  2.677
Aecidiosporen  1.294
Aedelfyr  4.7
Aedes aegyptii  3.131
Aedes-Arten  1.269
Aegelinol  5.77f
Aegopodii podagrariae herba  4.99
Aegopodium, Monographie  4.99
Aegopodium angelicaefolium  4.99
Aegopodium bulbocastanum  4.577
Aegopodium carum  4.694
Aegopodium latifolium  4.99
Aegopodium podagraria  4.99f
– Verwechslung mit Carum carvi  4.694
Aegopodium Podagraria hom.  4.100
Aegopodium ternatum  4.99
Aerosil  9.620
Aerosil R 972  9.620
Aerosol OT  2.693
Aerosola medicamentosa  1.612f
Aerosole
– Abfüllung
– – Druck~  2.629
– – Kalt~  2.629
– Dichlormethan  3.436
– Herstellung  2.623
– Packung  2.625
– Prüfung  2.630f
– radioaktive  2.861
– Warnhinweise  2.632
Aerosolschaum, Frisierhilfsmittel  1.179, 185
Aerothene MM  3.436
Aerva, Monographie  4.101
Aerva ambigua  4.105
Aerva brachiata  4.103
Aerva burchellii  4.105
Aerva floribunda  4.103
Aerva incana  4.103
Aerva javanica  4.101ff
Aerva-javanica-Blütenstände  4.102

Aerva-javanica-Kraut 4.102
Aerva-javanica-Wurzel 4.103
Aerva lanata 4.101, 103ff
Aerva-lanata-Blätter 4.104
Aerva-lanata-Kraut 4.104
Aerva-lanata-Wurzel 4.105
Aerva leucura 4.101, 105f
Aerva-leucura-Kraut 4.106
Aerva microphylla 4.101
Aerva persica 4.101
Aerva-persica-Blütenstände 4.102
Aerva-persica-Kraut 4.102
Aerva-persica-Wurzel 4.103
Aerva sanguinolenta 4.106
Aerva-sanguinolenta-Wurzel 4.106
Aerva sansibarica 4.103
Aerva scandens 4.101, 106
Aerva sericea 4.101
Aerva timorensis 4.106
Aerva tomentosa 4.101
Aerva-tomentosa-Blütenstände 4.102
Aerva-tomentosa-Kraut 4.102
Aerva-tomentosa-Wurzel 4.103
Aerva triangularifolia 4.106f
Aerva-triangularifolia-Kraut 4.107
Aervae lanatae herba 4.104
Aervanon 4.101ff
Aeschenwurz 4.1159
Aescigenin 4.108
Aescin 4.113f
– Monographie C05B 7.82
– amorphes, Sättigungslöslichkeit 2.843
Aesculetin 4.111, 298, 606, 661; 5.190, 194, 196, 199, 460, 785, 816, 837, 936f; 6.260, 675
Aesculetin-Glukosid 7.83
Aesculetinmethylether 5.705
Aesculin 4.111, 120, 661; 5.190, 194, 196, 199, 937; 6.853; 7.84
– Monographie C05B 7.83
Aesculinum, Monographie 7.84
Aesculosid 4.108
Aesculus, Monographie 4.108
Aesculus arnoldiana 4.108
Aesculus balgiana 4.108
Aesculus california 4.108
Aesculus × carnea 4.108f, 120
Aesculus castanea 4.110
Aesculus chinensis 4.108
Aesculus cortex, äthanol. Decoctum 4.118
Aesculus echinata 4.109
Aesculus flava 4.119
Aesculus glabra 4.108ff
Aesculus glabra hom. 4.109f
Aesculus hippocastanum 4.108, 110, 112, 118f
Aesculus hippocastanum hom. 4.118f
Aesculus hippocastanum e cortice, äthanol. Decoctum hom. 4.118
Aesculus hippocastanum e floribus hom. 4.109, 119ff
Aesculus indica 4.108
Aesculus intermedia 4.108
Aesculus lutea 4.119

Aesculus marylandica 4.108
Aesculus octandra 4.108f, 119ff
Aesculus pallida 4.109
Aesculus parviflora 4.108
Aesculus pavia 4.108, 120
Aesculus plantierensis 4.108
Aesculus procera 4.110
Aesculus rubicunda 4.120f
Aesculus sylvatica 4.108
Aesculus turbinata 4.108
Aesculus watsoniana 4.109
Aethanolum Camphora denaturatum 1.665
Aether gelatinosus 1.574
Aether salicylicus 8.131
Aether sulfuricus, Monographie 7.85
Aetheroleum Abelmoschi 4.3
Aetheroleum Abietis albae 4.10
Aetheroleum Abietis balsameae 4.16
Aetheroleum Abietis cephalonicae 4.18
Aetheroleum Abietis fructuum 4.9
Aetheroleum Abietis nordmannianae 4.20
Aetheroleum Abietis sibiricae 4.21
Aetheroleum Aloysiae citriodorae 5.690
Aetheroleum Anisi 5.515
Aetheroleum Anisi stellati 5.515
Aetheroleum Apii graveolentis 4.296
Aetheroleum Arnicae 4.345
Aetheroleum Bergamottae 4.631
Aetheroleum Cajeputi 1.611f
Aetheroleum Cardamomi 5.39
Aetheroleum Carvi 4.694
Aetheroleum Caryophylli 6.858
Aetheroleum Chamomillae 4.827
Aetheroleum Chamomillae citratum 4.828
Aetheroleum Chamomillae romanae 4.809
Aetheroleum Cinnamomi 4.901
Aetheroleum Cinnamomi camphorae 4.896
Aetheroleum Cinnamomi cassiae 4.888
Aetheroleum Cinnamomi ceylanici e folio 4.906
Aetheroleum Citronellae 4.1114
Aetheroleum Coriandri 4.997
Aetheroleum Cumini 4.1080
Aetheroleum Cymbopogonis citrati 4.1112
Aetheroleum Cymbopogonis winteriani 4.1114
Aetheroleum Eucalypti 5.117, 129
Aetheroleum Foeniculi 5.161
Aetheroleum Geranii macrorrhizi 5.252
Aetheroleum Guaiaci 5.350
Aetheroleum Juniperi 5.567
Aetheroleum Lavandulae 5.631
Aetheroleum Lavandulae hybridae 5.638
Aetheroleum Limonis 3.736f
Aetheroleum Lippiae triphyllae 5.690
Aetheroleum Macidis 5.868
Aetheroleum Majoranae 5.953
Aetheroleum Melissae 5.811
Aetheroleum Menthae arvensis 5.824
Aetheroleum Menthae citratae 5.827
Aetheroleum Menthae crispae 5.842
Aetheroleum Menthae piperitae 5.830
Aetheroleum Myristicae 5.868
Aetheroleum Myrto 5.905

Aetheroleum Origani  5.960
Aetheroleum Petroselini e fructibus  6.107
Aetheroleum Piceae  4.10, 13, 16, 18, 20f; 6.122, 125
Aetheroleum Piceae abietis  6.122
Aetheroleum Piceae marianae  6.125
Aetheroleum Piceae nigrae  6.125
Aetheroleum Pini  6.162ff, 167, 170, 177, 179, 183
Aetheroleum Pini halepensis  6.162
Aetheroleum Pini ponderosae  6.177
Aetheroleum Pini pumilionis  6.164
Aetheroleum Pini sibiricae  4.21
Aetheroleum Pulegii  5.839
Aetheroleum Rosmarini  6.491
Aetheroleum Rutae  6.510
Aetheroleum Sabinae  5.584
Aetheroleum Salviae  6.559
Aetheroleum Salviae lavandulifoliae  6.541
Aetheroleum Salviae officinalis  6.559
Aetheroleum Salviae sclareae  6.567
Aetheroleum Santali  6.601
Aetheroleum Sassafras  6.611
Aetheroleum Saussureae  3.351, 395;  6.620
Aetheroleum Schini mollis  6.633
Aetheroleum Serpylli  6.971
Aetheroleum Spicae  5.639
Aetheroleum Terebinthinae rectificatum  6.161f, 167, 171, 176, 178, 185
Aetheroleum Thymi  6.976
Aetheroleum Valerianae  6.1073
Aetheroleum Verbenae triphyllae  5.690
Aetheroleum Violae odoratae  6.1144
Aethiopis sclarea  6.565
Aethusa  4.125
– Monographie  4.122
Aethusa cicuta  4.122
Aethusa cynapium  4.122f, 125
– Monographie  3.23f
– Verfälschung von Conii herba  4.972
– Verfälschung von Petroselini fructus  6.111
– Verfälschung von Petroselini herba  6.113
– Verwechslung mit Conium maculatum  4.970
Aethusa cynapium hom.  4.125f
Aethusa-cynapium-Frischpflanze  4.123
Aethusa-cynapium-Kraut  4.125
Aethusa cynica  4.122
Aethusa micrantha  4.122
Aethusa petroselini folio  4.122
Aethusa tenuifolia  4.122
Aethusa toxicaria  4.122
Aethusae herba  4.125
Aethusanal  4.123
Aethusanol  3.23;  4.123
Aethusanol-B-epoxid  4.123
Aethusin  3.23f;  4.123
Aethusin-epoxid  4.123
Aethylium oleinicum  8.130
Afalon
– Monographie  3.25
– Pflanzenschutz  1.361
Afar  6.507
Affennieren-Zellkulturen  2.710

Affinitätschromatographie  2.715
– Plasmafraktionierung  2.678
Affinitätselektrophorese  2.250
Affolter  6.1160
Afghane, schwarzer  4.645
Aflatoxicol  3.25
Aflatoxikose  3.26
Aflatoxin $B_1$  6.60
– Monographie  3.25f
– 8,9-epoxid  3.25
Aflatoxin $B_2$, Monographie  3.27
Aflatoxin $G_1$, Monographie  3.27
Aflatoxin $G_2$, Monographie  3.28
Aflatoxin $M_1$  3.25
– Monographie  3.28
Aflatoxin $M_2$, Monographie  3.29
Aflatoxine  4.320
Aflatoxin-Verordnung  3.26
Aframomum angustifolium  5.43
Aframomum daniellii  5.43
Aframomum korarima  5.43
African cayenne  4.664
African chillies  4.661, 664
African pepper  4.661
African Rauwolfia  6.378
African serpent-wood  6.378
African Tragacanth  6.780
Africanon  5.687
Afrikanische Mutterblätter  4.722
Afrikanische Nelken  6.864
Afrikanische Rauwolfia  3.32
Afrikanische Teufelskralle  5.384
Afrikanische Teufelskrallenwurzel  5.385
Afrikanischer Wurmfarn  4.1200
Afrikanisches Gummi  4.28, 33f
Afrikanisches Wurmfarnrhizom  4.1201
Afrormosin  4.462;  5.895
Aftershave-Präparate  1.214f
Aftersimse  5.717
Aftersun  1.205
Afugan
– Monographie  3.29
– Pflanzenschutz  1.351
Afugan Spritzpulver, Monographie  3.29
(+)-Afzelechin  5.567, 572
Afzelin  4.327;  5.368;  6.754, 756, 958
Agaladara  5.595
Agalaktie  1.739
Agalla  6.338
Agallochum malaccense  4.307
Agalugi  4.307
Agalwood  4.307
Agar  4.307
– in Dermatika  2.901
– echter  4.307
– schwarzer  4.307
Agarabatti  6.604
Agar-Agar  1.702ff
Agardiffusionstest  2.529
Agaric mouchet  3.47
Agaricinsäure
– Monographie D11AA  7.86

- Sesquihydrat, Monographie D11AA 7.87
Agaricus semilanceatus 6.291
Agarin 3.852
Agarofuran 4.308, 380
Agarol 4.308f
Agarosegel 2.677
- für Elektrophorese 2.243
Agarosegel-Elektrophorese 2.245
Agarospirol 4.308
Agarotetrol 4.308
Agarwood 4.307
Agasyllin 5.77f
Agathalsäure 4.130
Agathis, Monographie 4.126
Agathis alba 4.128
Agathis australis 4.127f
Agathis dammara 4.128f, 131
Agathis loranthifolia 4.128
Agathis regia 4.128
(±)-Agathisflavon 6.457
Agathisharz 4.127
Agathissäure 4.128
Agatholsäure 4.130
Agathosma 4.469
- Monographie 4.131
Agathosma apiculata 4.131f
Agathosma-apiculata-Blätter 4.132
Agathosma aristata 4.132
Agathosma barosmoides 4.134
Agathosma bartlingiana 4.133
Agathosma betulina 4.133, 467
Agathosma capensis 4.131, 133
Agathosma-capensis-Blätter 4.133
Agathosma cerefolium 4.131, 133f
Agathosma-cerefolium-Blätter 4.134
Agathosma chortophila 4.133
Agathosma ciliata 4.131, 134
Agathosma-ciliata-Blätter 4.134
Agathosma crenulata 4.134
Agathosma cyminoides 4.133
Agathosma decumbens 4.133
Agathosma delicatula 4.133
Agathosma erecta 4.133
Agathosma fastigiata 4.133
Agathosma geminifolia 4.133
Agathosma Gillivrayi 4.133
Agathosma glabrata 4.133
Agathosma gnidioides 4.134
Agathosma gustrowensis 4.133
Agathosma hirtella 4.133
Agathosma juniperina 4.133
Agathosma melaleucoides 4.133
Agathosma microphylla 4.133
Agathosma muizenbergensis 4.133
Agathosma neglecta 4.133
Agathosma nigra 4.133
Agathosma obtusa 4.133
Agathosma obtusifolia 4.133
Agathosma Owanii 4.133
Agathosma patens 4.133
Agathosma patula 4.133
Agathosma platypetala 4.133

Agathosma puberula 4.131, 134f
Agathosma-puberula-Blätter 4.135
Agathosma stadensis 4.133
Agathosma suavelens 4.133
Agathosma thunbergiana 4.133
Agathosma thunbertiana 4.133
Agathosma variabilis 4.133
- Verfälschung von Barosmae folium 4.470
Agathosma-variabilis-Blätter 4.133
Agelastica alni 1.324
Agent buzz 3.269
Agent Orange 3.1144
Agent de surface 1.153
Ageratum, Monographie 4.135
Ageratum ciliare 4.136
Ageratum conyzoides 4.136f
Ageratum-conyzoides-Kraut 4.136
Ageratum-conyzoides-Wurzel 4.137
Ageratum cordifolium 4.136
Ager-Bregne 4.1201
Agermin
- Monographie 3.29
- Pflanzenschutz 1.360
Aggar 4.307
Aggar-Atta 4.309
Agglomerierneigung 2.857
Agglutinationstest 2.524
Agglutinin 5.308
Aggófö 6.675
Aggregate, Instantpulver 2.856
Aggregation 2.927
Aggur 4.307
Agha-loo-chee 4.307
Agkistrodon rhodostoma 7.256
Agkistrodon rhodostoma venom Proteinase 7.256
Agkistrodon Serin Proteinase 7.256
Aglaonema 3.29
Aglaonema commutatum, Monographie 3.29
Aglaonème 3.29
Aglio 4.190
Aglio orsino 4.202
Aglioti 4.190
Agmatin 4.914
Agni casti fructus G02C 6.1185
Agni casti semen 6.1185
Agnus castus 6.1192
Agnus castus hom. 6.1193f
Agnus castus vulgaris 6.1184
Agnusid 6.1183ff, 1192
Ago 4.1088
$D_2$-Agonist 7.279
Agonolobus 5.83
Agracejo 4.488
Agracillo 4.488
Agren 3.614, Monographie 3.30
Agren Spezial, Monographie 3.30
Agriao 5.917
Agrimaume 5.647
Agrimoniin 4.163f; 6.262, 264
Agriosinapis 6.704
Agriotes obscurus 1.315
Agriotes sputator 1.315

Agripalma  5.647, 652
Agripaume  5.647, 652
Agrito  4.488
Agrobacterium radiobacter  1.335
Agrobacterium tumefaciens  1.287, 335
Agroclavin  4.913
Agromyzidae  1.319
Agronex
– Monographie  3.30
– Pflanzenschutz  1.343
Agronex Gamma, Monographie  3.30
Agronex Spezial, Monographie  3.30
Agropyri radix  4.139
Agropyri repentis rhizoma  C03, G04BX  4.139
Agropyron, Monographie  4.138
Agropyron caesium  4.138
Agropyron intermedium, Verwechslung mit Agropyron repens  4.138
Agropyron repens  4.138f, 141;  5.45
Agropyrum repens hom.  4.141
Agrostemma, Monographie  4.142
Agrostemma githago  3.635;  4.142
Agrostemma githago hom.  4.144f
Agrostemma gracile  4.142
Agrostemma linicola  4.142
Agrostemma nicaeense  4.142
Agrostemmae semen  4.142
Agrostemmasäure  4.143
Agrothrin  7.1150
Agrotis segetum  1.317
Aguabola  5.802
Agua-cara-yba  6.627
Aguacate  6.70
Aguaribay  6.627
Ague grass  4.173
Ague root  4.173
Ague tree  6.610
Ague weed  6.1107
Agulugin  4.307
Aguru  4.307
Ägyptische Cassia  4.721
Ägyptische Sennesblätter  4.721
Ägyptischer Bablah  4.29
Ägyptischer Kümmel  4.1079, 1081
Ägyptischer Sennesstrauch  4.721
Ägyptisches Bilsenkraut  5.461f
Ahame  4.167
Ahlbeerblätter  6.467
Ahlbeere  6.467, 470
Ahornblättriger Amberbaum  5.699
Ährenminze  5.842
Ahrens-Prisma  2.155
Ah-Rezeptor-Hypothese, Dioxin  3.1141
Ahuacate  6.70
Ahuacatl  6.70
Ahuacuahuitl  6.70
Aiglantine  4.314
Ail  4.190
Ail blanc  4.190
Ail des bois  4.202
Ail civette  4.201
Ail échalotte  4.183

Ail stérile  4.183
Ail à tuniques  4.189
Ailanthi cortex  4.148
Ailanthinon  4.146
Ailanthol  4.146
Ailantholid  4.147
Ailanthon  4.146ff
Ailanthus, Monographie  4.145
Ailanthus altissima  3.1024;  4.145ff, 150f
– Verfälschung von Belladonnae folium  4.425
Ailanthus altissima hom.  4.150
Ailanthus excelsa  4.145ff
Ailanthus glandulosa  4.147, 150f
– Verwechslung mit Fraxini folium  5.193
Ailanthus glandulosus hom.  4.151
Ailanthus malabarica  4.145ff
Ailanthus procera  4.147
Ailanthus triphysa  4.145f
Aipi  5.768
Airelle fangueuse  6.1061
Airelle des marais  6.1061
Airelle myrtille  6.1052
Airelle ponctuée  6.1062
Airelle rouge  6.1062, 1065
Airelle ulgineuse  6.1061
Airlift-Fermenter  2.712
Ajacin  3.346
Ajacinin  3.346
Ajera  4.180
Aji  4.661, 664
(+)-(17$R$,21$\alpha$)-Ajmalan-17,21-diol  7.87
Ajmalan-17,21-diol  3.32
Ajmalicin  6.361, 363, 366, 376, 378;  9.495
– Monographie  3.30
Ajmalin  3.259;  6.362f, 366f, 376, 378, 380;  9.301
– Monographie  C01B  3.32;  7.87
Ajo  4.190f
Ajoen  4.196, 203
Ajonc  3.1226
Ajonjoli  6.688
Ajuga, Monographie  4.152
Ajuga bracteosa  4.153f
Ajuga-bracteosa-Kraut  4.154
Ajuga decumbens  4.154
Ajuga-decumbens-Kraut  4.154
Ajuga devestita  4.154
Ajuga macrosperma  4.153
Ajuga remota  4.153
Ajuga repens  4.154
Ajuga reptans  4.154f
Ajuga reptans hom.  4.155
Ajuga-reptans-Kraut  4.155
Ajugalacton  4.153, 155
Ajugasteron  4.153
Ajugol  4.155;  5.652;  6.386, 388
Ajugosid  5.652;  6.385, 388
Akagerin  6.817, 819, 841
Akanthit  9.615
Akapulko  4.703
Akar damak-damak  5.607
Akar Kapala Patong  5.607

Akar tjalak 5.607
Akarizide 1.338, 765, 775ff
- Pflanzenschutzmittel, Übersicht 1.343ff
Akashamansi 5.912
Akaya-Jio 6.385
Akazie, falsche 3.722, 944, 1042
Akaziengummi 4.37
Akazienrinde 4.29
Akebi 4.157
Akebia, Monographie 4.156
Akebia chingshuiensis 4.156
Akebia longeracemosa 4.156
Akebia micrantha 4.157
Akebia quinata 4.156f
Akebia stem 4.157
Akebia trifoliata 4.156
Akebiae Caulis 4.157
Akebonoic acid 4.157
3-*epi*-Akebonoic acid 4.157
Akeboside 4.157f
Akelei, gemeine 4.313
Akeleikraut 4.314
Akeleisamen 4.314
Akihalin 5.408
Aki-sango 4.1008
Akkergoudsbloem 4.598
Akkumulatorensäure 9.581
Akne
- Definition 1.216
- Gesichtswasser 1.218
Aknegenität, Prüfung 1.142
Aknetherapeutika D10
- topische D10A
- zur systemischen Anw. D10B
Aktinolith 3.102
Aktivität
- optische, magnetisch induzierte 2.157
- radioaktive, spezifische 2.398
Aktivitätsbestimmung
- biologische 2.719
- Enzyme 1.461
Aktivitätskoeffizient, GC 2.291
Aktivitätskonzentration, radioaktive 2.398
Aktivkohle
- Monographie A07BA, C01B, V03AB 7.89
- Filterhilfsmittel 2.606
Aktuan
- Monographie 3.33
- Pflanzenschutz 1.355
Akuammicin 6.1125f
Akuammidin 4.402f
ω-Akuammigin 6.1126
Akuammilin 6.1128f
Akuammin 6.1125f
Akum 5.863
Al shathap 6.507
Ala 5.526; 7.91
Alabaster 7.640
Alachlor 1.364
- Monographie 3.34
Aladiene 7.652

Alafia malouetioides, Verfälschung von Strophanthi semen 6.800
Alafia multiflora, Verfälschung von Strophanthi semen 6.800
Álamo negrillo 6.1026
Alanex 3.34
Alanin 4.506, 702, 1105; 7.637, 691
β-Alanin 9.14
DL-Alanin, Monographie C01B 7.90
L-Alanin 4.203
- Monographie B05XB, C01B 7.91
$N$-α-$t$-Boc-L-Alanin 8.22
Alanin-Aminotransferase 1.488
Alaninsulfinsäure 1.487
Alaninum 7.91
Alant 3.35, 698; 5.526, 530
- deutscher 5.525
- echter 5.526
- klebriger 5.531
Alant camphor 3.35
Alantblüten 5.524, 531
Alantcampher 5.528
Alantodien 5.531
Alantolacton 5.528, 531; 6.621
- Monographie 3.35
Alantopikrin 5.527
Alantwurzel 5.527
Alantwurzelextrakt 1.605; 5.528
Alantwurzelstock 1.605
L-Alanylglycyl-L-cysteinyl-L-lysyl-L-asparaginyl-L-phenylalanyl-L-phenylalanyl-L-tryptophyl-L-lysyl-L-threonyl-L-phenylalanyl-L-threonyl-L-seryl-L-cystein(3→14)disulfid 9.629
L-Alanyl-L-prolin 8.22
Alar 85
- Monographie 3.36
- Pflanzenschutz 1.362
Alaska-Buttermuschel, Saxitoxin 3.1061
α-Alasken 5.590
Alaternin 6.394f
Alatosid 6.688
Alaun 3.43; 7.137
Alaun-Bad 1.570
Alaun-Carmin-Lösung 1.527
Alaun-Carmin-Lösung n. Grenacher 1.527
Alaun-Carmin Reagens n. Friedländer 1.527
Alaun-Haematoxylin-Lösung 1.527
Alaunlösung 3.44
Alaunwurzel 5.253
Albaspidin 4.1201
Albendazol 1.765
- Monographie C01B, P02CA 7.92
Albero della morte 6.905
Albertinia arborea 6.1096
Albertinia candolleana 6.1098
Albertinia canescens 6.1098
Albertinia clausseni 6.1098
Albertinia erythropappa 6.1098
Albertinia incanescens 6.1098
Alberto del pepe di Peru 6.627
Albert-Synthese 7.190
Albiflorin 6.1f, 4

Albisal flüssig, Monographie 3.36
Albocera 4.326
Albumen gallotannicum 9.774
Albumin
– Gewinnung 2.678
– Reinheitskontrolle mit Elektrophorese 2.254
Albumini tannas 9.774
Albumosesilber 9.610
Albutannin 9.774
Albuterol 9.548
Alcachofar 4.1117
Alcachofra 4.1118
Alcagoitaas 4.319
Alcanetta 4.176
Alcanfor 4.896
Alcannae tinctura acida 1.669
Alcannae tinctura alkalina 1.669
Alcaravea 4.694
Alcea, Monographie 4.159
Alcea rosea 4.159
– Verfälschung von Malvae flos 5.757
– Verfälschung von Althaeae radix 4.237
Alceae egyptiaceae 4.3
Alceae flos 4.159
Alceae moschatae semen 4.3
Alchemilla 4.162, 166
– Monographie 4.161
Alchemilla alpina 4.161f
Alchemilla conjuncta 4.161f
Alchemilla grossidens 4.162
Alchemilla pallens 4.162
Alchemilla plicatula 4.162
Alchemilla pratensis 4.162
Alchemilla vulgaris 4.161ff
Alchemilla vulgaris hom. 4.166
Alchemilla vulgaris ex herba siccata hom. 4.165
Alchemilla xanthochlora 4.161ff
Alchemillae alpestris herba 4.162
Alchemillae alpinae herba 4.162
Alchemillae herba A07XA 4.163
Alchemillae vulgaris herba 4.163
Alchemistenkraut 4.163
Älchen 1.302
Alchimillae alpestris herba 4.162
Alchimille 4.162
Alchimille des Alpes 4.161
Alchornea, Monographie 4.166
Alchornea castaneifolia 4.166
Alchornea cordata 4.167
Alchornea cordifolia 4.166ff
Alchornea-cordifolia-Wurzel 4.167
Alchornea-cordifolia-Zweige 4.168
Alchornea floribunda 4.166, 170f
Alchornea-floribunda-Wurzel 4.170
Alchornea-floribunda-Zweige mit Blättern und Stammrinde 4.171
Alchornea hirtella 4.166
Alchornea iricurana 4.166
Alchornea javanensis 4.166
Alchornea latifolia, Verfälschung von Bowdichiae cortex 4.534
Alchornea laxiflora 4.166

Alchornea occidentalis 4.166
Alchornea yambuyaensis 4.166
Alchornein 4.170ff
Alchorneinon 4.172
Alchornsäure 4.167
Alcinonid 8.401
Alclofenac, Monographie C01B, M01AB 7.94
Alclometason
– Monographie C01B, D07A, S01BA 7.94
– 17,21-dipropionat, Monographie C01B, D07A, S01BA 7.95
Alcloxa, Monographie C01B, D03 7.96
Alcohol cetylicus 7.820
Alcohol cetylicus et stearylicus emulsificans 7.825
Alcohol Ligni 8.914
Alcohol trichlorisobutylicus 7.877
Alcoholus methylicus 8.914
Alcornin 4.534
Alcornoco 4.534
Alcornoco bark 4.534
Alcornoco cortex 4.534
Alcornoco cortex hispanicus 4.534
Alcornocorinde 4.534
Alcuroniumchlorid, Monographie C01B, M03A 7.96
Aldehyde
– Grenzprüfung 2.304
– Nachweis 1.541; 2.124
– – chromatographischer 2.147
Alden, Monographie 3.36
Alder buckthorn 6.397
Alder buckthorn bark 6.398
Alder dogwood 4.1010
Alder-leaved dogwood 4.1010
Aldicarb 1.348, 371
– Monographie 3.36
Aldioxa, Monographie C01B, D03 7.98
Aldobiuronsäure 4.705, 964
Aldocorten 7.98
Aldosen, Nachweis 1.534
Aldosteron, Monographie C01B, H02AA 7.98
Aldosteron-Antagonisten, Diuretika C03DA
Alearrhofa 4.1117
Alecrim da parede 4.61
Aleochara bilineata 1.316
Aleochara bipustulata 1.316
Aleppi-Pfeffer 6.215
Aleppo galls 6.338
Aleppo pine 6.161
Aleppo rue 6.507
Aleppoföhre 6.161
Aleppogallen 6.338
Aleppokiefer 6.161
Aleppokiefernnadelöl 6.162
Aletris 4.173
– Monographie 4.173
– mehlige 4.173
Aletris alba 4.173
Alétris farineux 4.173
Aletris farinosa 4.173ff
Aletris farinosa hom. 4.174f
Aletris-farinosa-Rhizom 4.173

Aletwurzel 5.527
Aleuritia farinosa 6.274
Aleuronkörner, Anfärbung 1.547
Alexandrian senna 4.721
Alexandrian senna fruits 4.722
Alexandrian senna plant 4.721
Alexandrian senna pods 4.722
Alexandriner Senna 4.721
Alexandriner Sennesblätter 4.721
Alexandriner Sennesfrüchte 4.721f
Alexitoxicum vincetoxicum 6.1136
Aleyrodes proletella 1.311
Aleyrodina 1.310f
Alfacalcidol, Monographie A11, C01B 7.100
Alfacema 5.639
Alfadex 7.1133
Alfagoxinum 7.37
Alfaxalon, Monographie C01B, N01AX 7.102
Alfentanil
– Monographie C01B, N01AH, N02AB 7.103
– hydrochlorid, Monographie C01B, N01AH, N02AB 7.105
– hydrochlorid Monohydrat, Monographie C01B, N01AH, N02AB 7.106
Alfentanilo 7.105
Alfesira 4.573
Alfol-Verfahren 3.669
Alga Carrageen (Carragaheen) 4.860
Alga marina 5.201
Alga perlada 4.860
Algazo 5.201
Alge, irländische 4.860; 5.269
Algeldrat, Monographie A02A, C01B 7.106
Algin 8.1093
Alginate 1.181ff
Alginsäure 4.393; 5.200, 202, 740, 742
– Monographie A02EA, C01B 7.109
– in Dermatika 2.901
– propylenglykolester, Monographie C01B 7.111
Algodaco 5.345
Algodon 5.345
Algodon absorbente 5.345
Algodon hydrophylum 5.345
Algodon purificado 5.345
Algodonero americano 5.340
Algodonero herbaceo 5.338
Algofren 11 3.1199
Algofren 22 3.832
Alhennae radix 4.177
Alhucema 5.630, 634
Aliette, Monographie 3.38
Alimemazin
– Monographie C01B, R06A 7.111
– tartrat, Monographie C01B, R06A 7.112
Alimo 4.420
Aliphaten, herbizide 1.362
Alipo 5.296
Alippische Senna 4.718
Alisfakia 6.568
Alismae flos 4.346
Alizaprid
– Monographie A03FA, A04A, C01B 7.113

– hydrochlorid, Monographie A03FA, A04A, C01B 7.114
Alizarin 5.219
Alizarin S 1.527
Alizarin-Reagens 2.146
Alizarinsulfosaures Natrium 1.527
Alkalicellulose 1.7
Alkalimetalle, Grenzprüfung 2.304
Alkalische Salzmischung 1.642
Alkalisches Bad 1.570
Alkalisches Pulver 1.638
Alkalisulfide 1.214
Alkaloide
– Farbreagens 1.541, 548, 551, 558ff
– Gruppenreagens 1.536, 538, 541, 551
– Nachweis 2.124
– – in Drogen 1.558
– – mikroskopischer 1.554
– – Vorproben 1.531, 536, 538, 541
– pflanzliche, Zytostatika L01C
C-Alkaloide 6.818, 821ff, 842
Alkanna 4.176
– Monographie 4.175
– echte 4.177
– falsche 4.176f
– syrische 4.176
Alkanna bracteolata 4.176
Alkanna matthioli 4.176
Alkanna root 4.176
Alkanna tinctoria 4.176f
Alkanna tuberculata 4.176
Alkannae radix 4.176
Alkannaextrakt 1.701; 4.177
Alkannan 4.177
Alkannarot 4.177, 179
– als Reagens 4.179
Alkannasäure 4.177
Alkannatinktur 1.701
Alkannawurzel 1.669; 4.176
– japanische 4.177
Alkannin 1.701; 4.175, 177
Alkannin-β-acetoxyisovalerat 4.177
Alkanninangelat 4.177
Alkannin-β,β-dimethylacrylat 4.177
Alkanninisovalerat 4.177
Alkanolamide 1.175
Alkene, Nachweis 2.124
Alkermeskörner 4.1135
Alkermeswurzel 4.176
Alkine, Nachweis 2.124
Alkohol 3.541
– Verfälschung von Sandelöl 6.601
Alkohol propylicus 9.391
Alkohol-Aceton-Gemisch n. Zak-Bruns 1.528
Alkohole
– höhere, in Ethanol, Nachweis 1.530
– Nachweis 2.125
– – in ätherischen Ölen 1.536
Alkoholembryopathie 3.545
Alkoholische Ameisensäurelösung 1.664
Alkoholische Jodlösung 1.656
Alkoholische Kaliseifenlösung 1.645

Alkoholische Kampferlösung 1.664
Alkoholische Seifenlösung 1.645
Alkoholmißbrauch, Klin. Chemie–Diagnostik 1.485
Alkohol-sauer 1.528
Alkoholsyndrom, fetales 3.545
Alkylantien, Zytostatika L01A
Alkylbenzyldimethylammoniumchlorid 3.160
3-Alkylbrenzcatechine 3.1182
S-Alkyl-L-cysteinsulfoxide 4.183, 196
Alkylethercarboxylate 1.159
Alkylethersulfate 1.159
Alkylhalogenide, Nachweis 2.125
Alkylierende Substanzen, Nachweis, chromatographischer 2.148
Alkyllaurylsulfonate 1.197
Alkylmethacrylat 7.697
Alkylphenolpolyglycolether 8.1194
Alkylphosphat, Antidot 8.1223
Alkylphthalide 4.997
Alkylsulfate 1.159
Alkyltrimethylammoniumbromidsalze 1.149
Allantoin 1.161; 4.111, 120, 528f, 602; 6.242, 312, 597
– Monographie C01B, D03 7.115
Allefronol 7.116
Alleghanyrebe 4.89
Allenc 4.180
Allens Reagens 1.528
Alleosid A 4.834
Allergie
– Beryllium 3.174
– Chrom 3.316
– Farben 3.316
– Holzschutzmittel 3.316
– Kamille 3.79
– Leder 3.316
– Parfüm~ 3.351
– Pflanzenallergene 3.35, 38, 79, 249, 317, 351, 395, 417, 650, 698, 723, 1019
– Zement 3.316
Allergikerfamilien 1.234
Allergische Kontaktdermatitis, Chromate 3.316
Allergische Reaktionen, Kosmetika 1.144, 189
Allergisierung, Neonatus 1.227
Allethrin 1, Monographie C01B, P03BA 7.115
Allethrin 2, Monographie C01B, P03BA 7.116
Allgemeinpraxis, Krankenpflegeartikel 1.45ff
All-heal 6.1160
Allheal 6.1079
Allheilkraut 6.13
Alliaire 4.180
Alliaria 4.180
– Monographie 4.180
Alliaria alliacea 4.180
Alliaria alliaria 4.180
Alliaria brachycarpa 4.180
Alliaria officinalis 4.180
Alliaria petiolata 4.180
Alliaria-petiolata-Frischpflanze 4.181
Alliariae herba 4.181
Alliariae officinalis herba 4.181
Alliarosid 4.181

Allicin 4.196, 203
– Monographie 3.38; 7.116
Allied whiting 7.615
Alligator pear 6.70
Alligator tree 5.699
Alligatorbirne 6.70
Allii ascalonici bulbus 4.184
Allii bulbus 4.191
Allii cepae bulbus A15, B04AX 4.184
Allii chinensis bulbus 4.189
Allii sativi aetheroleum 4.190
Allii sativi bulbus B04AX 4.191, 195
Allii sativi bulbus siccatus 4.195
Allii sativi tinctura 1.670
Allii ursini bulbus 4.203
Allii ursini herba 4.203
Alliin 4.183, 185, 189f, 196, 203
Alliinase 4.183, 185, 196
Alliosid A 5.84
Alliotoxigenin 5.83
Allisid 4.834; 5.84
Allithiamin 4.183, 197
Allium 4.191, 195
– Monographie 4.182
Allium ampeloprasum 4.189
Allium angulosum 4.202
Allium argyi 4.202
Allium ascalonicum 4.183f
Allium bakeri 4.188
Allium cepa 4.182ff
Allium cepa hom. 4.187f
Allium chinense 4.188f, 202
Allium clarkei 4.202
Allium esculentum 4.184
Allium exsertum 4.188
Allium fistulosum 4.182, 184
Allium laetum 4.189
Allium latifolium 4.202
Allium nemorale 4.202
Allium odorum 4.202
Allium porrum 4.189
Allium-porrum-Ganzpflanze 4.189
Allium proliferum 4.184
Allium rakk'joo 4.188
Allium roxburghii 4.202
Allium sativum 3.38, 417; 4.182, 190f, 196, 199f; 7.116
Allium sativum hom. 4.199ff
Allium schoenoprasum 4.182, 201
Allium-schoenoprasum-Blätter 4.201
Allium scorodoprasum 4.190
Allium senescens 4.202
Allium sinicum 4.202
Allium splendens 4.188
Allium tenuifolium 4.201
Allium triquetrum 4.182, 188
Allium tuberosum 4.202
Allium-tuberosum-Blätter 4.202
Allium uliginosum 4.202
Allium ursinum 4.182, 202ff
Allium ursinum hom. 4.204
Allium victorialis 4.182

Allium yesoense 4.202
Alloalantolacton 5.531
Alloaromadendren 5.125
Allobarbital, Monographie N05CA 7.117
Allobarbiton 7.117
Allobetulin 4.16; 6.463
Allocryptopin 4.1013, 1019, 1023; 5.111f
α-Allocryptopin 4.90, 1024, 1158
β-Allocryptopin 4.845, 1023
Allomethylose 4.93, 977, 980, 1169; 5.83f
L-Alloprotolichesterinsäure 4.792
Allopurinol 1.471
- Monographie M04AA 7.118
Allorphin 8.1074
(–)-Allosedamin 6.652
Allosites arvense 5.65
Allotropie 2.76
Alloxan 2.139
Alloxydim 1.369
- Monographie 3.39
- Natrium 3.39
- Sodium 3.39
7-Alloxy-4,8-dimethylcoumarin 9.1083
2-Alloxyphenol 8.1268
(RS)-1-(2-Alloxyphenoxy)-3-isopropylamino-2-propanol 8.1268
Allylaldehyd 3.994
Allylalkohol 7.566f
1-Allyl-2-aminomethyl-pyrrolidin 7.113
Allylbarbital 7.569
Allylbarbiton 7.569
Allylbrenzcatechin 6.193
5-Allyl-5-(2-bromallyl)-barbitursäure 7.512
5-Allyl-5-sec-butylbarbitursäure 9.766
Allylchlorid 9.1145
5-Allyl-5-(2-cyclohexen-1-yl)-2-thiobarbitursäure 9.861
Allylcyclopentenylbarbitursäure, Monographie N05CA 7.121
5-Allyl-5-(2-cyclopentenyl)barbitursäure 7.121
Allylcysteinsulfoxid 4.183, 185, 196, 203
11-Allylcytisin 5.624
N-Allyl-7,8-dehydro-4,5-epoxy-3,6-dihydroxy-morphinanhydrobromid 8.1075
17-Allyl-7,8-didehydro-4,5α-epoxy-morphinan-3,6α-diol-hydrochlorid 8.1076
17-Allyl-7,8-didehydro-4,5α-epoxymorphinan-3,6a-hydrobromid 8.1075
(–)-N-Allyl-7,8-dihydro-14-hydroxy-normorphinon-hydrochlorid 8.1077
5-Allyl-4,7-dimethoxa-1,3-benzodioxol 7.276
1-Allyl-2,5-dimethoxa-3,4-methyldioxybenzol 7.276
threo-2-(4-Allyl-2,6-dimethoxyphenoxy)-1-(4-hydroxy-3-methoxyphenyl)propan-1-ol-methylether 5.873f
2-(4-Allyl-2,6-dimethoxyphenoxy)-1-(3,4,5-trimethoxyphenyl)propan 5.873f
1-Allyl-1-(3,7-dimethyloctyl)piperidiniumbromid 1.370; 3.976
Allylen 3.804

N-Allyl-4,5α-epoxy-3-hydroxy-7-morphinen-6α-ol 8.1074
2-Allyl-(epoxy)-propoxybenzol 7.131
Allylestrenol, Monographie G03D 7.122
17α-Allyl-4-estren-17-ol 7.122
Allylglucosinolat 4.539, 542, 544f, 551, 924; 5.657
Allylguajacol 8.161
N(b)-Allyl-hemi-nortoxiferin-iodid 7.96
Allylhydroperoxide 4.809, 813
6-Allyl-7-hydroxy-4,8-dimethylcoumarin 9.1083
17α-Allyl-17-hydroxy-4,9,11-estratrien-3-on 7.136
3-Allyl-2-hydroxypropiophenon 8.207
(RS)-5-Allyl-5-(2-hydroxypropyl)-barbitursäure 9.434
Allyliodid 7.97
Allylisobutylbarbital 7.569
5-Allyl-5-isobutylbarbitursäure 7.569
5-Allyl-5-isopropylbarbitursäure 7.285
- Natriumsalz 7.287
Allylisothiocyanat 4.540, 546, 553
Allylmagnesiumbromid 7.909
1-Allyl-3-methoxy-4,5-methylendioxy-benzol 3.853
4-Allyl-2-methoxyphenol 8.161
5-Allyl-5-(1-methylbutyl)barbitursäure 9.586
- Natriumsalz 9.588
Allyl-methylbutylbarbitursaures Natrium 9.588
5-Allyl-5-(1-methylbutyl)malonylharnstoff 9.586
5-Allyl-5-(1-methylbutyl)-2-thiobarbitursäure 1.731; 9.871
Allylmethyldisulfid 4.191
α-(±)-5-Allyl-1-methyl-5-(1-methyl-2-pentinyl)-barbitursäure 8.926
3-Allyl-2-methyl-4-oxo-2-cyclopenten-1-yl-2,2-dimethyl-3-(2-methyl-1-propenyl)-cyclopropancarboxylat 7.115
3-Allyl-2-methyl-4-oxo-2-cyclopenten-1-yl-3-(2-methoxy-carbonyl-1-propenyl)-2,2-dimethylcyclopropancarboxylat 7.116
5-Allyl-5-(1-methyl-2-pentinyl)-malonsäurediethylester 8.926
5-Allyl-5-(1-methylpropyl)barbitursäure 9.766
Allylmethylthiosulfinat 4.203
Allylmethyltrisulfid 4.190, 196
(–)-N-Allyl-3-morphinanol 8.707
N-Allyl-3-morphinanol 1.726
Allylnitril 9.1145
N-Allylnormorphin 8.1074
- hydrobromid 8.1075
3-(1-Allyloximino)-3-butyl-4-hydroxy-6,6-dimethyl-2-oxocyclohex-3-en-1-carbonsäuremethylester Natriumsalz 1.368; 3.39
4-Allyloxy-3-chlorphenylessigsäure 7.94
1-(β-Allyloxy-2,4-dichlorphenethyl)imidazol 1.778; 8.30
3-(2-Allyloxyphenoxy)-1,2-epoxypropan 8.1268
(RS)-1-(o-Allyloxyphenoxy)-3-isopropylamino-2-propanol 8.1268
5-Allyl-5-(2′-pentyl)barbitursäure 9.586

(*RS*)-1-(2-Allylphenoxy)-3-isopropylamino-2-
 propanol **7.**131
– hydrochlorid **7.**132
Allylpyrocatechol **6.**193
*N*-[(1-Allyl-2-pyrrolidinyl)-methyl]-6-methoxy-1*H*-
 benzotriazol-5-carboxamid **7.**113
– hydrochlorid **7.**114
Allyl-Saccharose **7.**695
Allylsenföl **4.**340, 546, 554
Allyltetramethoxybenzol **6.**106
1-Allyl-2,3,4,5-tetramethoxybenzol **6.**106f
Allyltrenbolon **7.**136
Alman papatyasi **4.**808
Almeirão **4.**867
Alméns Reagens **1.**553
Alménsche-Lösung **1.**528
Almidon de patata **6.**748
Almindelig angelov **4.**1201
Almitrin
– Monographie R07AB **7.**123
– dimesilat, Monographie R07AB **7.**125
– dimethansulfonat **7.**125
Almkamille **4.**52
Almocarpin **3.**972
Alno nero **6.**397
Alnortoxiferin **7.**96
Alnus, Monographie **4.**206
Alnus glutinosa **4.**207
– Verfälschung von Frangulae cortex **6.**399
Alnus-glutinosa-Rinde **4.**207
Alnus incana **4.**208
– Verfälschung von Frangulae cortex **6.**399
Alnus-incana-Rinde **4.**208
Alnus japonica **4.**208
Alnus-japonica-Rinde **4.**208
Alnustin **4.**62
Alobarbital **7.**117
Alochlor **3.**34
Aloe **1.**572ff; **2.**1015f; **4.**214, 223, 225ff
– Monographie **4.**209
– echte **4.**213f
– gefährliche **4.**222
– westindische **4.**214
Aloe hom. **4.**226, 229
Aloe africana **4.**222f
Aloë delle Antille **4.**214
Aloe arborea **4.**210
Aloe arborescens **4.**210, 222
Aloe-arborescens-Blätter **4.**210
Aloe barbadensis A06AB **4.**213f, 220
Aloë delle Barbados **4.**214
Aloe broomii **4.**222
Aloe candelabrum **4.**223
Aloe capensis A06AB **4.**223
Aloë del Capo **4.**223
Aloe chinensis **4.**213
Aloë di Curaçao **4.**214
Aloe curassavica **4.**214
Aloe disticha **4.**228
Aloe drevovidnoe **4.**210
Aloe elongata **4.**213
Aloe ferox **4.**222f, 226, 229; **7.**126

Aloe fructicosa **4.**210
Aloe hepatica **4.**214
Aloe horrida **4.**222
Aloe indica **4.**213
Aloe Juice **4.**220
Aloe latifolia **4.**228
Aloe leptophylla **4.**228
Aloe lucida **4.**214, 223
Aloe microstigma **4.**222
Aloe officinalis **4.**213
Aloe perfoliata **4.**210, 213, 222, 228
Aloe perryi **4.**227f
Aloe pluridens **4.**222
Aloe pseudoferox **4.**222
Aloe purpurascens **4.**229
Aloe rabaiensis **4.**227
Aloe rubescens **4.**213
Aloe saponaria **4.**222, 228
Aloe-saponaria-Blätter **4.**228
Aloe soccotrina **4.**229
Aloe socotorina **4.**222
Aloe Socotrina hom. **4.**228
Aloe socotrino **4.**227
Aloe Sokotrina **4.**227
Aloe Sokotrina hom. **4.**227
Aloe speciosa **4.**222
Aloe spectabilis **4.**214
Aloe spicata **4.**223
Aloe striata **4.**222
Aloe succotrina **4.**227, 229
Aloe supralaevis **4.**222
Aloe umbellata **4.**228
Aloe vera **4.**213f, 220, 229
Aloe-vera-Gel **4.**220
Aloe vulgaris **4.**213
Aloe carbonosid **4.**210
Aloeemodin **4.**210, 214, 224, 227, 701, 703,
 718ff; **6.**392f, 405, 412, 419, 423
Aloeemodinanthron **4.**210; **6.**423
Aloeemodin-9-anthron **7.**126
Aloeemodinbioside **6.**398
Aloeemodindianthron **6.**413, 423
Aloeemodin-8-glucosid **4.**704
Aloeextrakt **1.**602ff; **4.**215, 219f
– eingestellter **1.**597; **4.**215
Aloegel **4.**220
Aloeholz **4.**308
Aloenin **4.**210, 212, 227f
Aloeresin **4.**210ff, 214, 224, 227ff
Aloes **4.**214, 223, 228
Aloès des Antilles **4.**214
Aloès des Barbades **4.**214
Aloès du Cap **4.**223
Aloès de Curaçao **4.**214
Aloes extractum siccum normatum **1.**597; **4.**215
Aloès Socotrin **4.**227
Aloes tinctura **1.**670; **4.**224
Aloes tinctura composita **1.**681
Aloes tinctura crocata **1.**579
Aloes tinctura cum Myrrha **1.**579
Aloesaponarin **4.**228
Aloesaponole **4.**228

Aloesin **4**.210
Aloeson **4**.214, 224, 227
Aloetinktur **1**.579ff; **4**.224
− zusammengesetzte **1**.681
Aloetrockenextrakt **1**.593
− eingestellter **1**.597
Aloeulcin **4**.224
Aloewood **4**.307
Aloin **4**.210f, 214, 223, 227
− Monographie A06AB **7**.125
Aloin A **6**.405f
− Monographie A06AB **7**.127
Aloin B **6**.405f
− Monographie A06AB **7**.128
Aloinoside **4**.224
Alopas, Monographie **3**.40
Alopecia androgenetica **1**.179
Alopezie, Borsäureintoxikation **3**.200
Aloxiprin, Monographie N02BA **7**.128
Aloysia, Monographie **4**.232
Aloysia citriodora **5**.690
Aloysia citrodora **5**.690
Aloysia lycioides **5**.689
Aloysia sleumeri **5**.690
Aloysia triphylla **4**.232; **5**.690; **6**.1107
Aloysiae citriodorae aetheroleum **5**.690
Aloysie **5**.690, 692
Alpenaurikel **6**.272
Alpenfetthenne **6**.654
Alpenflieder **3**.388, 829
Alpenfrauenmantel **4**.161
Alpenfrauenmantelkraut **4**.162
Alpengeißklee **3**.721
Alpengoldregen **3**.382, 721; **5**.624
Alpenmauerpfeffer **6**.654
Alpenrose
− goldgelbe **6**.441
− pontische **6**.446
− rostblättrige **6**.444
Alpenrosenblätter **6**.445
− rostfarbene **6**.445
Alpensede **6**.654
Alpensinau **4**.161
Alpensinaukraut **4**.162
Alpenstiefmütterchen **6**.1142
α-Aminoalkohole, Nachweis **2**.143
α-Aminosäuren, Nachweis **2**.130
α-Interferon, Reinigungsschema **2**.716
α-Partikel **2**.382
α-Tocopherol, in Dermatika **2**.903
α-Tocopherolacetat, in Dermatika **2**.903
α-Zerfall **2**.397
Alphacypermethrin, Monographie **3**.40
Alphaglucosidasehemmer, Orale Antidiabetika A10BF
Alphaxalon **7**.102
Alphazurin 2G **9**.721
Alpheprol **7**.131
Alpinetin **4**.245; **6**.192
Alpinia cardamomum **5**.38
Alpinia globosa **5**.43
Alpinia languas romburghiana **9**.215

Alpinia romburghiana **9**.215
Alpinia schumanniana **9**.215
Alpinia speciosa **9**.215
Alpiniumisoflavon **5**.624
Alpranke **6**.737
Alprazolam, Monographie N05BA **7**.130
Alprenolol
− Monographie C07AA **7**.131
− hydrochlorid, Monographie C07AA **7**.132
(−)-Alprenolol, Monographie **7**.132
(+)-Alprenolol, Monographie **7**.132
Alprostadil, Monographie C04 **7**.133
Alquitrán de cada **5**.580
Alraun **5**.763, 767
Alraune **3**.763; **5**.763, 765
− falsche **4**.572
Alsidium helminthocorton **8**.641
Alstonin **6**.378, 380f, 817
ALT *[Alanin-Aminotransferase]* **1**.488
Altabaca **5**.531
Altarin Bio Borat, Monographie **3**.41
Altarin Piperonol I, Monographie **3**.41
Altarzneimittel **1**.716
Alte Weiber **4**.281
Altea **4**.233
Alteplase **9**.999
Alter-Thee-Wurzel **4**.236
Alterco **5**.464
Alteris farinosa hom. **4**.175
Alternanthera **4**.54
Alternaria brassicae **1**.295
Alternativhypothese, Statistik **2**.1053
Alterung
− Sarin **3**.1059
− Soman **3**.1095
− Tabun **3**.1120
Althaea, Monographie **4**.233
Althaea cannabina **4**.233
Althaea hirsuta **4**.233
Althaea narbonensis **4**.233
Althaea officinalis **4**.159, 233f, 236
Althaea pallida **4**.233
Althaea rosea **4**.159, 233
− Verfälschung von Malvae flos **5**.757
Althaea taurinensis **4**.233
Althaeae decoctum **1**.622
Althaeae flos **4**.234
Althaeae folium A01AD, R05DB **4**.234
Althaeae radix A01AD, A02BX, R05DB **4**.236
Althaeae radix ad usum veterinarium **4**.236
Althaeae sirupus **1**.646; **4**.237
Altheeblätter **4**.234
Altheeblüten **4**.234
Altheesalbe **1**.693
Altheewurzel **4**.236
Altosid **6**.1031, 1033
Altrenogest, Monographie G03D **7**.136
Altretamin, Monographie L01X **7**.136
Altrinol **5**.740
Altweibergras **4**.281
Altwurzel **5**.527
Alufibrat **7**.142

Alum root 5.253
Alumen 7.145
- Monographie 7.137
Alumimium-bis-(acetylsalicylat)hydroxid, Monographie N02BA 7.137
Alumina 7.139
Aluminii acetatis tartratis solutio 1.619; 7.140
Aluminii oxidum hydricum 7.106
Aluminii sulfas 7.148
Aluminium
- Monographie 3.42
- Antidot 7.1185
- elementar, Monographie 7.139
- Grenzprüfung 2.305
- Komplexbildungskonstante mit EDTA 2.354
- Nachweis 2.125
- Nachweisgrenze, spektroskopische 2.469
- Packmittel 2.994
Aluminium aceticotartaricum solutum 1.619
Aluminium chloratum 7.142
Aluminium chloratum basicum 7.1252
Aluminium chloricum 7.141
Aluminium hydroxydatum 7.106
Aluminium oxydatum, Monographie 7.139
Aluminium phosphoricum 7.146
Aluminium subaceticum 7.140
Aluminium sulfuricum 7.148
Aluminiumacetat 1.619
- basisches, Monographie X06 7.140
Aluminiumacetat-Lösung 1.608ff; 7.141
Aluminiumacetat-tartrat-Lösung 1.619
- Monographie S02AA, X06 7.140
Aluminiumacetotartratsalbe 1.688
Aluminiumalkyle 3.43f
Aluminiumammoniumsulfat 1.527
Aluminium-bis[2-(4-chlorphenoxy)-2-methyl-propionat]-hydroxid 7.142
Aluminiumbismutcarbonat, basisches, Monographie A02A 7.141
Aluminiumchlorat, Monographie 7.141
Aluminiumchlorid 1.538; 3.43ff; 5.67
- Monographie D10AX, D11AA 7.141
- basisches, Monographie 7.142
- Hexahydrat, Monographie D11AA 7.142
- hydroxid 7.1252
Aluminiumchlorohydroxyallantoinat 7.96
Aluminiumchromsulfat 1.539
Aluminiumclofibrat, Monographie B04AC 7.142
Aluminiumdextran 3.44
Aluminiumdiacetathydroxid 7.140
Aluminiumdihydroxidstearat 7.146
Aluminiumdihydroxyallantoinat 7.98
Aluminiumfolienverpackung 2.994
Aluminiumformiat, Monographie D11AA, X06 7.143
Aluminiumformschienen 1.87
Aluminiumglycinatdihydroxid
- wasserfrei, Monographie 7.143
- wasserhaltig, Monographie 7.143
Aluminiumhydroxid
- bissalicylat 7.148
- chlorid 1.211

- kolloidales 7.106
- Magnesiumcarbonat-Gel, Monographie A02A 7.144
- trocken 1.552
Aluminiumkaliumsulfat 1.527ff, 570ff; 7.137
- Dodecahydrat, Monographie 7.145
Aluminium-(RS)-lactat, Monographie 7.147
Aluminium-Magnesium-(Eisen-)-silikat 7.322
Aluminiummagnesiumhydroxidecarbonathydrat 8.484
Aluminium-Magnesium-Silikathydrat, Monographie A02A 7.146
Aluminiummagnesiumtrisilicat 9.628
Aluminiummonostearat
- Monographie 7.146
- in Dermatika 2.901
Aluminiumorthophosphat 7.146
Aluminiumoxid 7.139
- Chromatographie 2.259
- wasserhaltiges 7.106
Aluminiumphenolat 9.402
Aluminiumphosphat, Monographie A02A 7.146
Aluminiumphosphid 1.371; 3.44
- Monographie 3.46
Aluminium-Polysilicate 3.42
Aluminiumpulver 3.42, 44
- phlegmatisiert 3.42, 44
Aluminiumsalicylat, basisches Monohydrat, Monographie 7.148
Aluminiumseife 7.146
Aluminiumsilicat 9.628, 992, 1227
- Monographie 7.148
Aluminiumstearat
- FST-Mittel 2.946
- in Pudern 2.860
Aluminiumsulfat 1.608ff
- Monographie 7.148
Aluminiumtrichlorid 7.141
- Hexahydrat 7.142
Aluminiumtriformiat 7.143
Aluminiumtriisopropylat 3.44
Aluminiumtrilactat 7.147
Aluminiumtristearat, Monographie 7.149
Alunogenit 7.148
Alverin, Monographie A03A 7.150
Alypi folium 5.297
Alypin 5.297
Alyposid 5.298
Alypum 5.296
Alypum salicifolium 5.296
Alzet 2.976, 981
Alzodef
- Monographie 3.47
- Pflanzenschutz 1.369
Ama Ngwe-amhlophe 6.926
Amabilin 4.529, 531
Amalgame 3.1021
Amaltas 4.716
Amamelide foglie 5.376
Amanita cothurnata 3.686
Amanita gemmata 3.686, 849
Amanita mappa 3.222

Amanita muscaria  3.222, 686, 849, 851f;  7.316
- Monographie  3.47
Amanita pantherina  3.222, 686, 852
Amanita phalloides  3.49, 51, 941
- Monographie  3.48
Amanita regalis  3.686, 852
Amanita virosa  3.49, 941f
Amanite phalloide  3.48
α-Amanitin, Monographie  3.48
β-Amanitin, Monographie  3.51
γ-Amanitin, Monographie  3.52
Amanitine, Bestimmung, massenspektrometrische  2.227
Amanns Reagens  1.528
Amanseidua  4.719
Amantadin
- Monographie J05A, N04BB  7.150
- hydrochlorid, Monographie J05A, N04BB  7.152
- sulfat, Monographie J05A, N04BB  7.152
Amantilla  6.1079
Amapolla  5.111
Amaraci herba  5.954
Amaracus dictamnus  5.951
Amaracus majorana  5.952
Amaracus syriacus  5.959
Amaracus tomentosus  5.951
Amaracus vulgaris  5.952
Amaranthin  4.101, 106, 239, 421
Amaranthus, Monographie  4.239
Amaranthus aervoides  4.103
Amaranthus albus  4.239
Amaranthus caudatus  4.239
Amaranthus cruentes  4.239
Amaranthus dubius  4.239f
Amaranthus-dubius-Blätter  4.240
Amaranthus hybridus  4.239
Amaranthus hypochondriacus  4.239
Amaranthus polygamus  4.239
Amaranthus retroflexus  4.239
Amaranthus spinosus  4.239ff
Amaranthus-spinosus-Kraut  4.241
Amaranthus-spinosus-Wurzel  4.241
Amaranthus viridis  4.239
Amarantin  5.552
Amarella  4.373
Amari  6.926
Amaro  6.565
Amarogentin  5.228, 231ff, 243f
Amarolid  4.146, 149f
Amarolidglucosid  4.147
Amaropanin  5.228, 232f, 243f
Amaroswerin  5.233, 243f
Amaryllidaceenalkaloide  3.748
Amaryllin  3.748
Amaryllis belladonna  3.748
Amaryllis disticha  4.527
Amatoxine  3.48, 51f, 941f
Ambarina  4.3
Ambathizon  9.875
Ambazon, Monographie D08AC, R02AA  7.153
Ambenoniumchlorid, Monographie N07A  7.154

Amberbaum
- ahornblättriger  5.699
- orientalischer  5.698
Amberbaumfrüchte  5.697
Amberbaumharz  5.697
Amberkraut  6.932
Ambestigminumchlorid  7.154
Ambinin  4.1017
Amblyseius-Raubmilben  1.331
Amboina pitch tree  4.128
Amboïnanelken  6.864
Ambra  1.198, 632ff
Ambrae tinctura  1.682
Ambrae tinctura kalina Hoffmann  1.682
Ambrae tinctura moschata  1.682
Ambrae tinctura cum Moscho  1.682
Ambraholz  6.603
Ambratinktur  1.682
Ambreselle  6.1052
Ambreta  4.752
Ambretta  4.3;  5.612
Ambrette  4.3
Ambrettekörner  4.3
Ambretteöl  4.3
Ambroma alata  4.24
Ambronns Reagens  1.528
Ambrosa-2,11(13)-dien-12-oinsäure-6-α,8-β-dihydroxy-4-oxo-12,8-lacton  3.650
Ambroxol
- Monographie R05CB  7.155
- hydrochlorid, Monographie R05CB  7.157
Ambucetamid, Monographie A03A, G04BD  7.158
Ambühls Reagens  1.528
Ambush, Monographie  3.53
Ambutoniumbromid, Monographie A03A  7.159
AMCHA [Aminomethylcyclohexansäure]  7.190
Amcinonid, Monographie D07A  7.161
Ameisen  1.271ff, 280, 314
- Mittel gegen  3.213, 304, 677, 996
Ameisen Ex, Monographie  3.54
Ameisen Ex Neu
- Monographie  3.54
- Pflanzenschutz  1.345
Ameisen Frei, Monographie  3.54
Ameisen frei S, Monographie  3.54
Ameisen Stop, Monographie  3.54
Ameisen Streu- und Gießmittel, Monographie  3.54
Ameisen Streu- und Gießmittel Riedel, Monographie  3.54
Ameisen Streu- und Gießmittel Schacht, Monographie  3.54
Ameisen Streu- und Gießmittel Spiess Urania
- Pflanzenschutz  1.347
- Monographie  3.54
Ameisen Streunex L, Monographie  3.54
Ameisenaldehyd  3.611
Ameisenlaufen, Mutterkornintoxikation  3.534
Ameisenmittel, Monographie  3.55
Ameisenmittel Bayer
- Monographie  3.55
- Pflanzenschutz  1.347
Ameisenmittel Hortex, Monographie  3.55

Ameisenmittel Hortex Neu, Monographie 3.55
Ameisenmittel Neu, Monographie 3.55
Ameisenmittel 'Schering', Monographie 3.55
Ameisenmittel Streumittel, Monographie 3.55
Ameisenmittel Tugon, Monographie 3.55
Ameisensäure 4.131
- Monographie 3.56
- verdünnte, Monographie 7.162
- wasserfrei, Monographie 7.162
Ameisensäurealdehyd 3.611
Ameisensäureethylester 8.1278; 9.655
Ameisensäuremethylester 3.812; 8.264, 968
Ameisensäurenitril 3.186
Ameisenspiritus 1.664; 7.163
Ameisenspray Spiess-Urania, Monographie 3.57
Ameisenstaub, Monographie 3.57
Ameisentod, Monographie 3.57
Ameisentod Binau, Monographie 3.57
Ameisenvernichter, Monographie 3.57
Ameisenweg
- Monographie 3.58
- Pflanzenschutz 1.347
Amekrin 7.250
Amelizol 4.855
Amendoim 4.319
Amentoflavon 5.273, 476, 564, 567, 580, 590, 768; 6.636, 958
American alcornoque 4.534
American arbor vitae 3.1172
American arborvitae 6.956
American Arum 4.1167
American aspidium 4.1208
American boxwood 4.1004
American ceanothus 4.746
American cedar leaves 6.957
American cedarwood oil 5.590
American cornelian tree 4.1004
American cotton plant 5.339
American cranesbill herb 5.252
American cranesbill root 5.253
American elder 6.575
American hemp root 4.303
American ipecac 4.301
American laurel 5.608
American male fern 4.1208
American male fern root 4.1208
American mastic 6.628
American pennyroyal 5.840
American pulsatilla 6.318
American red cedar 5.589
American red cornel 4.1003
American red-rod cornel 4.1003
American serpent-wood 6.375
American silver fir 4.15
American Society for Testing and Materials 2.73
American spikenard 4.323
American storax 5.698f
American tobacco 3.869
American Type Culture Colllection (ATCC) 2.530
American valerian 4.1123
American vervain 6.1107
American wintergreen 4.849

American worm grass 6.772
Americin 4.747
Americium, Antidot 2.342
Amerikanische Baumwollpflanze 5.339
Amerikanische Esche 5.188
Amerikanische Faulbaumrinde 6.405
Amerikanische Frauenschuhwurzel 4.1123
Amerikanische Ginsengwurzel 6.13, 31
Amerikanische Hanfwurzel 4.303
Amerikanische Katoenplant 5.340
Amerikanische Kreuzdornrinde 6.405
Amerikanische Narde 4.323f
Amerikanische Nelken 6.864
Amerikanische Wurmfarnwurzel 4.1208
Amerikanischer Faulbaum 6.404
Amerikanischer Frauenschuh 4.1122
Amerikanischer Ginseng 6.31
Amerikanischer Hanf 3.1103; 4.303
Amerikanischer Hornstrauch 4.1004
Amerikanischer Kreuzdorn 6.404
Amerikanischer Lebensbaum 6.956
Amerikanischer Lorbeer 5.608
Amerikanischer Mastix 6.628
Amerikanischer Pfefferbaum 6.627
Amerikanischer Seckelstrauch 4.746
Amerikanischer Styrax 5.699
Amerikanischer Sumach 6.463
Amerikanischer Wurmfarn 4.1208
Amerikanisches Wurmfarnrhizom 4.1208
Amerizol 4.855
Amethocain 9.828
Amethocainhydrochlorid 9.830
Amethopterin 8.928
- Nachweisgrenze, voltammetrische 2.510
Ametox 8.1121
Ameziniummetilsulfat, Monographie C01CA 7.163
Amfebutamon 7.561
Amfepramon 3.463
- Monographie 7.165
- hydrochlorid, Monographie A08AA 7.166
Amfetamin 7.170; 8.1038
- Monographie A08AA, N06BA 7.167
- sulfat, Monographie A08AA, N06BA 7.171
Amfetaminil, Monographie A08AA, N06BA 7.170
Amfetylin 8.179
Amfomycin, Monographie D06AX, S01AA 7.172
AMG [Arzneimittelgesetz] 1.3, 133, 716
Amianthus 3.102
L-Amicetose 7.60
Amicyclin, Monographie J01AA 7.173
Amidazin 8.115
Amidazophen 7.190
Amide
- fungizide 1.353f
- herbizide 1.364
1-(Amidino-amidino)piperazinylhydrochlorid 8.390
N-[(4-Amidinoamidino)-1-piperazinylmethyl]-4-dimethylamino-1,4,4a,5,5a,6,11,12a-octahydro-3,6,10,12,12a-pentahydroxy-6-methyl-1,11-dioxo-2-naphthalencarboxamid 8.389
Amidinocillin 8.825

# Amid

N-Amidino-3,5-diamino-6-chlor-2-pyrazincarbox-amidhydrochlorid **7.**181
N-Amidino-2-(2,6-dichlorphenyl)acetamid **8.**396
6-Amidinohydrazonocyclohexa-1,4-dien-3-on-thiosemicarbazon **7.**153
N-Amidinosulfanilamid **1.**760
Amido de Mandioca **5.**769
Amido di Maranta **5.**772
Amido di patata **6.**748
Amidobenzol **3.**75
7-Amidocephemsäure **7.**762
Amidon **8.**911
– hydrochlorid **8.**912
Amidon de pomme de terre **6.**748
Amidoprocain **9.**353
Amidopyrin **7.**190
Amidosulfonsäure **7.**1121
Amidothiophosphate, insektizide **1.**347
Amidotrizoesäure
– Monographie V08A **7.**173
– Lysinsalz, Monographie V08A **7.**175
– Megluminsalz, Monographie V08A **7.**175
– Natriumsalz, Monographie V08A **7.**176
– Natriumsalz Tetrahydrat, Monographie V08A **7.**176
Amidthin, Monographie **3.**58
Amieiro preto **6.**398
Amies **7.**167, 171
Amifenazol **7.**202
Amikacin **1.**469f, 473f, 479
– Monographie J01GB **7.**177
– bis(hydrogensulfat), Monographie J01GB **7.**181
– sulfat **7.**181
Amilomer, Monographie **7.**181
Amiloridhydrochlorid, Dihydrat, Monographie C03DB **7.**181
Amimycin **8.**1233
Amin **9.**405
Aminarson **7.**676
Aminderivate, fungizide **1.**355
Amine
– aromatische, Nachweis, chromatographischer **2.**147
– Nachweis **2.**125f
– primäre
– – Grenzprüfung **2.**305
– – Nachweis, chromatographischer **2.**148
– primäre aromatische
– – Grenzprüfung **2.**305
– – Nachweis **2.**126
Aminoacetaldehyd-diethylacetal **9.**862
Aminoacetonitril **8.**1240
– hydrochlorid **9.**936
4-Aminoacetophenon **7.**27
1-Aminoadamantan **7.**150
Aminoadipinsäure **5.**751
Aminoalkohole, Nachweis **2.**130, 143
4-O-[3α-Amino-6α-(4-amino-4-desoxygluco-pyranosyl)oxy]-octahydro-hydroxy-(methylamino)-pyrano(3,2)-pyran-desoxystreptamin **1.**744; **7.**280

4-O-[3α-Amino-6α-[(4-amino-4-desoxy-α-D-gluco-pyranosyl)oxy]-2,3,4,4aβ,6,7,8,8aα-octahydro-8β-hydroxy-7β-(methylamino)pyrano[3,2-D]pyran-2α-yl]-2-desoxy-D-streptaminsulfat **7.**282
4-Amino-5-aminomethyl-2-methylpyrimidin **9.**865f
2-Amino-4-(aminooxy)buttersäure **4.**290
3-Amino-5-aminosulfonyl-4-phenoxybenzoesäure **7.**547
4-Aminoanisol, Hämoglobinkonjugate **3.**76
4-Aminoantipyrin **7.**191
4-Amino-1-arabinofuranosyl-2-oxo-1,2-dihydropyrimidin **7.**1159
6-Amino-9-(β-D-arabinofuranosyl)purin **9.**1169
4-Amino-1-(β-D-arabinofuranosyl)-1H-pyrimidin-2-on **7.**1159
2-Amino-4-arsenosophenol **8.**1267
2,4-Aminoazobenzol **7.**937
p-Aminobenzaldehyd **4.**663; **9.**533
4-Aminobenzensulfonsäure, Cersalz **7.**812
(±)-2-Amino-1-benzo(1,3)dioxol-5-yl-propan **3.**809
Aminobenzoesäure **1.**203
4-Aminobenzoesäure **7.**1352; **9.**355, 828
– Monographie **7.**184
– Identität mit DC **2.**275
p-Aminobenzoesäure **7.**1176; **9.**1
4-Aminobenzoesäurebutylester **7.**571
4-Aminobenzoesäure-2-diethylaminoethylester **9.**348
4-Aminobenzoesäuredimethylaminoethylester **9.**828
4-Aminobenzoesäureethylester **9.**828
p-Aminobenzoesäureethylester **7.**426
Aminobenzoesäure-1-glycerylester **1.**203
4-Aminobenzoesäure-Reagens **2.**146
Aminobenzol **3.**75
4-Aminobenzolsulfonamid **1.**762; **9.**722
p-Aminobenzolsulfonamid **9.**722
3-(4-Aminobenzolsulfonamido)-2-phenyl-5-methylpyrazol **1.**763
$N^1$-(4-Aminobenzolsulfonyl)-$N^3$-cyanguanidin **9.**706
4-Amino-benzolsulfonyl-methylcarbamat **1.**360; **3.**104
N-(4-Aminobenzoyl)-L-glutaminsäure **8.**284
N-(4-Aminobenzoyl)glycin **7.**188
p-Aminobenzylcellulose **2.**677
N-(2-Aminobenzyl)-N-cyclohexyl-N-methylamin **7.**521
3-Amino-4-benzyloxyacetophenon **7.**705
2-(4-Aminobenzyloxy)-ethyldiethylammonium-3,3-dimethyl-7-oxo-6-(phenylacetamido)-4-thia-1-azabicycloheptan-2-carboxylat-1-Hydrat **1.**750
D-(–)-α-Aminobenzylpenicillin **7.**240
– Natriumsalz **7.**245
– Trihydrat **7.**246
α-Aminobenzyl-penicillin, Natrium-Salz **8.**427
D-(–)-(α-Aminobenzyl)penicillinhydromethylester-pivalat **9.**262
p-Aminobiphenyl **3.**60
5-Amino-[3,4'-bipyridin]-6(1H)-on **7.**247
5-Amino-1,3-bis(2-ethylhexyl)hexahydro-5-methyl-pyrimidin **8.**433

2-Amino-*N*,*N*′-bis(hexadecahydro-6,13-diisopropyl-2,5,9-trimethyl-1,4,7,11,14-pentaoxo-*1H*-pyrrolo[2,1-i][1,4,7,10,13]oxatetraazacyclohexadecin-10-yl)-4,6-dimethyl-2-oxo-*3H*-phenoxazine-1,9-dicarboxamide **7.**1169
3-*endo*-Amino-D-borneol **8.**350
2-Amino-5-brom-2′-chlorbenzophenon **8.**898
4-Amino-5-brom-*N*-[2-(diethylamino)ethyl]-2-anisamid **7.**529
4-Amino-5-brom-*N*-[2-(diethylamino)ethyl]-2-methoxybenzamid **7.**529
4-Amino-5-brom-methyl-2-methyl-pyrimidinhydrobromid **9.**865
(2-Amino-5-bromphenyl)(pyridin-2-yl)methanon **7.**518
1-Aminobutan, Monographie **3.**58
2-Aminobutan, Monographie **3.**59
(±)-2-Aminobutanol **8.**102
(+)-2-Aminobutanol **8.**948
α-Aminobuttersäure **4.**657
γ-Aminobuttersäure **3.**88, 686, 852; **4.**58, 297, 409, 657, 726f, 1076
4-Amino-α-[(*tert.*-butylamino)methyl]-3,5-dichlorbenzylalkohol **1.**719; **7.**989
4-Amino-6-*tert.*-butyl-4,5-dihydro-3-methylthio-1,2,4-triazin-5-on **1.**367; **3.**824
4-Amino-6-*tert.*-butyl-3-methylthio-1,2,4-triazin-5-(*4H*)-on **3.**824
5-Amino-*N*-butyl-2-(2-propinyloxy)benzamid **9.**36
5-Amino-*N*-butyl-2-(2-propynyloxy)benzamid **9.**36
Aminocaprolactam **3.**245
Aminocapronsäure, Monographie B01AX **7.**184
ε-Aminocapronsäure **3.**245; **7.**184
6-Aminocapronsäure **7.**184
Aminocapronsäurelactam **3.**245
4-Aminocarbonyl-4-anilino-1-benzylpiperidin **8.**278
DL-*N*-(Aminocarbonyl)-2-brom-3-methyl-butanamid **7.**523
*N*-(Aminocarbonyl)-2-bromo-2-ethyl-butanamid **7.**701
[6*R*[6α,7β(*R**)]]-4-(Aminocarbonyl)-1-[[2-carboxy-8-oxo-7-[(phenylsulfoacetyl)amino]-5-thia-1-azabicyclo[4.2.0]oct-2-en-3-yl]methyl]-pyridiniumhydroxid, Inneres Salz **7.**784
[6*R*[6α,7β(*R**)]]-4-(Aminocarbonyl)-1-[[2-carboxy-8-oxo-7-[(phenylsulfoacetyl)amino]-5-thia-1-azabicyclo[4.2.0]oct-2-en-3-yl]methyl]-pyridiniumhydroxid, inneres Salz, Inneres Salz, Natriumsalz **7.**786
3-(Aminocarbonyl)-*O*$^4$-deacetyl-3-de(methoxycarbonyl)vincaleukoblastin **9.**1181
*N*-[7-[[3-*O*-(Amino-carbonyl)-6-deoxy-5-*C*-methyl-4-*O*-methyl-β-4-lyxo-hexopyranosyl]oxy]-4-hydroxy-8-methyl-2-oxo-2*H*-1-benzopyran-3-yl]-4-hydroxy-3-(3-methyl-2-butenyl)benzamid **8.**1217
γ-(Aminocarbonyl)-*N*-ethyl-*N*,*N*-dimethyl-γ-phenylbenzenpropanaminiumbromid **7.**159
(*RS*)-*N*-(Aminocarbonyl)-α-ethyl-phenylacetamid **9.**117
γ-(Aminocarbonyl)-*N*-methyl-*N*,*N*-bis-(1-methylethyl)-γ-phenyl-benzenpropanium-iodid **8.**617
*N*$^5$-Aminocarbonyl-L-ornithin **7.**976

[6*R*-[6α,7β(*Z*)]]-3-[[(Aminocarbonyl)oxo]methyl]-7-[[2-furanyl(methoxyimino)acetyl]amino]-8-oxo-5-thia-1-azabicyclo[4.2.0]oct-2-en-2-carbonsäure **7.**797
– Natriumsalz **7.**799
(6*R*-*cis*)-3-[[(Aminocarbonyl)oxy]methyl]-7-methoxy-8-oxo-7-[(2-thienylacetyl)amino]-5-thia-1-azabicyclo[4.2.0]oct-2-en-2-carbonsäure **7.**775
– Natriumsalz **7.**777
2-[(Aminocarbonyl)oxy]-*N*,*N*,*N*-trimethylethanaminiumchlorid **7.**667
2-[(Aminocarbonyl)oxy]-*N*,*N*,*N*-trimethyl-1-propanaminiumchlorid **7.**475
*N*-(Aminocarbonyl)phenylacetamid **9.**100
2,2′-[[[4-(Aminocarbonyl)phenyl]arsiniden]bis(thio)]-bis-essigsäure **9.**860
3-Amino-2′-carboxy-4-chlorbenzophenon **7.**912
[(*R*)-[*R**S**-(*Z*)]]-7-[(2-Amino-2-carboxyethyl)thio]-2-[[(2,2-dimethylcyclopropyl)carbonyl]amino]-2-heptensäure **7.**949
(*Z*)-7-[(*R*)-2-Amino-2-carboxyethylthiol]-2-[(*S*)-2,2-dimethylcyclopropancarboxamido]-2-heptensäure **7.**949
(*S*)-5′-[(3-Amino-3-carboxylato-propyl)methylsulfonio]-5′-desoxyadenosin-bis(sulfat)-*p*-toluolsulfonat **7.**68
[6*R*-(6α,7β)]-7-[[[4-(2-Amino-1-carboxy-2-oxoethyliden)-1,3-dithiethan-2-yl]carbonyl]amino]-7-methoxy-3-[[(1-methyl-1*H*-tetrazol-5-yl)thio]methyl]-8-oxo-5-thia-1-azabicyclo[4.2.0]oct-2-en-2-carbonsäure **7.**769
– Dinatriumsalz **7.**771
3-Amino-3-carboxypyrrolidin **4.**1076
7-Aminocephalosporansäure **7.**728, 741, 745, 748f, 752, 755, 765, 772, 784, 794
7-Amino-3-cephem-4-carbonsäure-(4-nitrobenzyl)-ester **7.**791
7-Aminocephemsäure **7.**762, 797
4-Aminochinaldin **7.**1200
– hydrochlorid **7.**1201
4-Amino-*N*-2-chinoxalinyl-phenylsulfonamid **9.**724
Aminochinuriddihydrochlorid **7.**195
2-Amino-4-(*p*-chloranilino)-*s*-triazin **7.**852
4-Amino-6-chlorbenzen-1,3-disulfonamid **7.**185
2-Amino-5-chlor-benzoesäure **9.**839f
4-Amino-2-chlorbenzoesäure **7.**882
2-Amino-4-chlorbenzoesäureethylester **7.**353
1-Amino-2-chlorbenzol **3.**273
1-Amino-3-chlorbenzol **3.**274
1-Amino-4-chlorbenzol **3.**276
4-Amino-6-chlor-1,3-benzoldisulfonamid **8.**464f
2-Amino-5-chlorbenzophenon **7.**859, 1039, 1252; **8.**1250; **9.**310, 792
2-Amino-5-chlorbenzoxazol **9.**1251
4-Amino-5-chlor-*N*-[2-(diethylamino)ethyl]-*o*-anisamid **8.**982
4-Amino-5-chlor-*N*-(2-diethylaminoethyl)-2-methoxybenzamid **8.**982
2-Amino-5-chlor-2′-fluorbenzophenon **8.**243, 273
(±)-*cis*-4-Amino-5-chlor-*N*-[1-[3-(*p*-fluorphenoxy)propyl]-3-methoxy-4-piperidyl]-*o*-anisamid **7.**968

**Amin**

(±)-cis-4-Amino-5-chlor-N-[1-[3-(4-fluorphenoxy)-propyl]-3-methoxy-4-piperidyl]-2-methoxy-benzamid **7**.968
4-Amino-2-chlor-5-fluorpyrimidin **8**.226
2-Amino-2'-chlor-5-nitrobenzophenon **7**.1027
4-Amino-5-chloro-2,1,3-benzothiazol **9**.956
2-Amino-4-chlorphenol **3**.275; **9**.1251
4-Aminochlorphenol **3**.297
4-Amino-2-chlorphenol **3**.275
(RS)-4-Amino-3-(4-chlorphenyl)-buttersäure **7**.364
2-Amino-1-[4-chlorphenyl]-2-methyl-propan **3**.302
2-(4-Amino-3-chlorphenyl)-2-methyl-propionsäure-ethylester **9**.260
4-Amino-5-chlor-1-phenyl-6(1H)-pyridazinon **7**.163
5-Amino-4-chlor-1-phenyl-6(1H)-pyridazinon **7**.163
5-Amino-4-chlor-2-phenyl-3-(2H)-pyridazinon **1**.366; **3**.289
(+)-threo-3-(2-Amino-1-chlorpropyl)phenolhydrochloridhydrat **8**.341
2-Amino-5-chlor-pyridin **9**.1248
β-Aminocrotonsäure **8**.1174
Aminocrotonsäuremethylester **8**.1140, 1178
4-Amino-5-cyano-2-methylpyrimidin **9**.865f
6-[D-2-Amino-2-(1,4-cyclohexadien-1-yl)acetamido]-3,3-dimethyl-7-oxo-4-thia-1-azabicyclo[3.2.0]-heptan-2-carbonsäure **8**.42
(2S,5R,6R)-[(R)-2-Amino(1,4-cyclohexadien-1-yl)acetamido]-3,3-dimethyl-7-oxo-4-thia-1-azabicyclo[3.2.0]heptan-2-carbonsäure **8**.42
(6R,7R)-7-[(R)-2-Amino-2-(1,4-cyclohexadienyl)-acetamido]-3-methoxy-8-oxo-5-thia-1-azabicyclo[4.2.0]oct-2-en-2-carbonsäure **7**.783
(6R,7R)-7-[(R)-2-Amino-2-(1,4-cyclohexadienyl)-acetamido]-3-methyl-8-oxo-5-thia-1-azabicyclo[4.2.0]oct-2-en-2-carbonsäure **7**.780
7-[D-2-Amino-2-(1,4-cyclohexadien-1-yl)acetamido]-3-methyl-8-oxo-5-thia-1-azabicyclo[4.2.0]oct-2-ene-2-carboxylic acid **7**.780
6-[D-2-Amino-2-(1,4-cyclohexadienyl)acetamido]-penicillansäure **8**.42
[2S-[2α,5α,6β(S*)]]-6-[(Amino-1,4-cyclohexadien-1-ylacetyl)amino]-3,3-dimethyl-7-oxo-4-thia-1-azabicyclo[3.2.0]heptan-2-carbonsäure **8**.42
[6R-[6α,7β(R*)]]-7-[(Amino-1,4-cyclohexadien-1-ylacetyl)amino]-3-methoxy-8-oxo-5-thia-1-azabicyclo[4.2.0]oct-2-en-2-carbonsäure **7**.783
[6R-[6α,7β(R*)]]-7-[(Amino-1,4-cyclohexadien-1-ylacetyl)amino]-3-methyl-8-oxo-5-thia-1-azabicyclo[4.2.0.]oct-2-ene-2-carboxylic acid **7**.780
(D-Amino-1,4-cyclohexadien-1ylmethyl)penicillin **8**.42
Aminocyclohexan **3**.374
1-Aminocyclohexan-carbonsäure-N-carbonsäure-anhydrid **7**.942
trans-4-Amino-cyclohexanol **7**.156
(2S,5R,6R)-6-(-1-Aminocyclohexylcarboxamido)-3,3-dimethyl-7-oxo-4-thia-1-azabicyclo[3.2.0]heptan-2-carbonsäure **7**.942
[2S(2α,5α,6β)]6-[[1-Aminocyclohexyl)carboxyl]-amino]-3,3-dimethyl-7-oxo-4-thia-1-azabicyclo-[3.2.0]heptan-2-carbonsäure **7**.942
(1-Aminocyclohexyl)penicillin **7**.942

1-Aminocyclopropan-1-carbonsäure **5**.752
5-Amino-1-cyclopropyl-7-(cis-3,5-dimethylpiperazin-1-yl)-6,8-difluoro-1,4-dihydro-4-oxoquinolin-3-carbonsäure **9**.641
7-Amino-3-deacetoxy-cephalosporansäure **7**.732
9-Amino-6-demethyl-6-deoxytetracyclin **7**.173
4-O-(6-Amino-6-deoxy-α-D-glucopyranosyl)-6-O-(3-amino-3-desoxy-α-D-glucopyranosyloxy)-2-deoxy-streptamin **8**.661
O-4-Amino-4-deoxy-α-D-glucopyranosyl-(1→8)-O-(8R)-2-amino-2,3,7-trideoxy-7-(methylamino)-D-glycero-α-D-allooctodialdo-1,5:8,4-dipyranosyl-(1→4)-2-deoxy-D-streptamin **7**.280
– sulfat **7**.282
O-3-Amino-3-deoxy-α-D-glucopyranosyl-(1→6)-O-[2,6-diamino-2,3,4,6-tetradeoxy-α-D-erythro-hexopyranosyl-(1→4)]-2-deoxy-D-streptamin **7**.1258
5'-Amino-5'-deoxythymidin-3'-phosphat **9**.1229
O-3-Amino-3-desoxy-α-D-glucopyranosyl-(1→4)-O-[6-amino-6-desoxy-α-D-glucopyranosyl-(1→6)]-N3-(4-amino-L-2-hydroxybutyryl)-2-desoxy-L-streptamin **7**.177
(S)-O-3-Amino-3-desoxy-α-D-glucopyranosyl-(1→6)-O-[6-amino-6-desoxy-α-D-glucopyranosyl-(1→4)]-N1-(4-amino-4-hydroxy-1-oxobutyl)-2-desoxy-D-streptamin **7**.177
O-[3-Amino-3-desoxy-α-D-glucopyranosyl-(1→4)]-O-[2,6-diamino-2,3,4,6-tetra-desoxy-α-D-erythro-hexopyranosyl-(1→6)]-2-desoxy-L-streptamin **7**.1258
O-3-Amino-3-desoxy-α-D-glucopyranosyl-(1→4)-O-[2,6-diamino-2,3,6-tridesoxy-α-D-ribo-hexopyranosyl-(1→6)]-2-deoxystreptamin **9**.959
[1-Amino-3-[[[2-[(diaminomethylen)amino]-4-thiazolyl]-methyl]-thio}propyliden]sulfamid **8**.163
trans-4-[(2-Amino-3,5-dibrombenzyl)amino]cyclohexanol **7**.155
– hydrochlorid **7**.157
2-Amino-3,5-dibrom-N-cyclohexyl-N-methyl-benzylaminhydrochlorid **7**.523
trans-4-{[(2-Amino-3,5-dibromophenyl)methyl]amino}-cyclohexanol **7**.155
2-Amino-2',5-dichlorbenzophenon **8**.765f; **9**.1034
(RS)-4-Amino-3,5-dichlor-α-[[(1,1-dimethylethyl)-amino]methyl]-benzenmethanol **7**.989
4-Amino-3,5-dichlor-6-fluor-2-pyridyloxyessigsäure-1-methylheptylester **3**.606
(RS)-3-Amino-1-(3,4-dichlor-α-methylbenzyl)-4,5-dihydro-5-pyrazolon **8**.1054
3-Amino-1-(3,4-dichlor-α-methylbenzyl)-2-pyrazolin-5-on **8**.1054
4-Amino-3,5-dichloro-6-fluor-2-pyridyloxyessigsäure **1**.366
1-(4-Amino-3,5-dichlorphenyl)-2-t-butylaminoethanol **7**.989
– hydrochlorid **7**.991
5-Amino-2-[1-(3,4-dichlorphenyl)-ethyl]-2,4-dihydro-3H-pyrazol-3-on **8**.1054
33-[(3-Amino-3,6-dideoxy-β-L-manno-pyranosyl)-oxy]-1,3,4,7,9,11,17,37-octa-hydroxy-15,16,18-trimethyl-13-oxo-14,39-dioxa-bicyclo[33.3.1]nonatri-

aconta-19,21,25,27,29,31-hexaen-36-carbonsäure  8.1219
O-[4-Amino-4,6-dideoxy-N-[(1S,4R,5S,6S)-4,5,6-trihydroxy-3-hydroxymethyl-cyclohex-2-enyl]]-α-D-glucopyranosyl-(1→4)-O-α-D-glucopyranosyl-(1→4)-D-glucopyranose  7.1
4-O-(2-Amino-2,3-didesoxy-α-D-ribohexopyranosyl-(1→4))-2-desoxy-5-O-[3-O-(4-O-D-mannopyranosyl-2,6-diamino-2,6-didesoxy-β-L-idopyranosyl)-β-D-ribo-furanosyl]-D-strepamin  8.750
O-2-Amino-2,3-didesoxy-α-D-ribohexopyranosyl-(1→4)-O-[O-α-D-mannopyranosyl-(1→4)-O-2,6-diamino-2,6-didesoxy-β-L-idopyranosyl-(1→3)-β-D-ribofuranosyl-(1→5)]-2-deoxy-D-streptamin  8.750
4-Amino-N-[2-(diethylamino)ethyl]benzamid  9.353
– hydrochlorid  9.355
p-Amino-N-[2-(diethylamino)ethyl]benzamid  9.353
α-Amino-3,6-dihydrobenzylpenicillin  8.42
4-Amino-1,2-dihydro-1,5-dimethyl-2-phenyl-3H-pyrazol-3-on  8.902;  9.486, 554
2-Amino-1,9-dihydro-9-[[2-hydroxy-1-(hydroxymethyl)ethoxy]methyl]-6H-purin-on  8.325
N-{4-{[(2-Amino-1,4-dihydro-4-oxo-6-pteridinyl)methyl]amino}benzoyl}-4-glutaminsäure  8.283
(S)-N-{4-[(2-Amino-3,4-dihydro-4-oxo-6-pteridinylmethyl)amino]benzoyl}-glutaminsäure  8.283
2-Amino-1,7-dihydro-6H-purin-6-thion  9.945
2-Amino-1,9-dihydro-9-β-D-ribofuranosyl-6H-purin-6-on  8.398
2-Amino-1-(3,4-dihydroxyphenyl)butanol  8.129
– hydrochlorid  8.129
2-Amino-1-(3,4-dihydroxyphenyl)-ethanol  1.720
(R)-2-Amino-1-(3,4-dihydroxyphenyl)ethanol  8.1197
(S)-2-Amino-3-(3,4-dihydroxyphenyl)-2-methyl-propionsäure  8.943
(S)-2-Amino-3-(3,4-dihydroxyphenyl)propionsäure  8.714
DL-α-Amino-β-[3,5-diiod-4-(3′,5′-diiod-4′-hydroxyphenoxy)-phenyl]-propionsäure  9.907
L-2-Amino-3-(3,5-diiod-4-hydroxyphenyl)-propionsäure  7.1334
2-Amino-4,5-dimethoxy-benzoesäure  9.315
1-(4-Amino-6,7-dimethoxy-2-chinazolinyl)-4-(2-furanylcarbonyl)-piperazin  9.314
1-(4-Amino-6,7-dimethoxy-2-chinazolinyl)-4-(2-furoyl)-piperazin  9.314
1-(4-Amino-6,7-dimethoxy-2-chinazolinyl)-4-(tetrahydro-2-furoyl)piperazin  9.801
(RS)-2-Amino-N-(2,5-dimethoxy-β-hydroxyphenethyl)acetamid  8.1010
2-Amino-1-(3,4-dimethoxyphenyl)-1-butanol  8.1051
(±)-2-Amino-1-[2,5-dimethoxyphenyl]-ethanol-(1)  8.1011
(RS)-2-Amino-N-[2-(2,5-dimethoxyphenyl)-2-hydroxyethyl]-acetamid  8.1010
(±)-2-Amino-1-(2,5-dimethoxyphenyl)propanol  8.931

2-Amino-1-(2,5-dimethoxyphenyl)propan-1-ol  8.931
4-Amino-6,7-dimethoxy-2-(1-piperazinyl)-chinazolin  9.315
4-Amino-N-(2,6-dimethoxy-4-pyrimidinyl)benzolsulfonamid  9.698
4-Amino-N-(5,6-dimethoxy-4-pyrimidinyl)benzolsulfonamid  9.701
3-Amino-7-dimethylamino-2-methylphenazathioniumchlorid  9.987
3-Amino-7-dimethylamino-2-methylphenothiazinyliumchlorid  9.987
9-Amino-4β-dimethylamino-1,4,4a,5,5a,6,11,12a-octahydro-3,10,12,12a-tetrahydroxy-1,11-dioxo-2-naphthacencarboxamid  7.173
4-Amino-N-(3,4-dimethyl-5-isoxazolyl)benzolsulfonamid  9.704
4-Amino-N-[(4,5-dimethyl-2-oxazolyl)amidino]-benzolsulfonamid  9.705
4-Amino-N-(4,5-dimethyl-2-oxazolyl)benzolsulfonamid  9.719
(RS)-2-Amino-N-(2,6-dimethylphenyl)propionamid  9.961
4-Amino-N-(4,6-dimethyl-2-pyrimidinyl)benzolsulfonamid  9.699
4-Amino-1,3-dimethyluracil  9.853f
4-Aminodiphenyl
– Monographie  3.60
– Hämoglobinkonjugate  3.76
p-Aminodiphenyl  3.60
Aminodisulfamid, Monographie  7.185
2-Aminoethansulfonsäure  9.776
2-Aminoethanthiol  8.884
β-Amino-β-ethoxyacrylsäureethylester  8.1054
(R)-(−)-[(2-Aminoethoxy)methyl]-4-(2-chlorphenyl)-1,4-dihydro-6-methyl-3,5-pyridindicarbonsäure-3-ethyl-5-methylester  7.208
(S)-(+)-2-[(2-Aminoethoxy)methyl]-4-(2-chlorphenyl)-1,4-dihydro-6-methyl-3,5-pyridindicarbonsäure-3-ethyl-5-methylester  7.209
2-[(2-Aminoethoxy)methyl]-4-(2-chlorphenyl)-1,4-dihydro-6-methyl-3,5-pyridindicarbonsäure-3-ethyl-5-methylester
– benzensulfonsäure  7.210
– maleat  7.211
(R)-(−)-2-[(2-Aminoethoxy)methyl]-4-(2-chlorphenyl)-3-ethoxycarbonyl-5-methoxycarbonyl-6-methyl-1,4-dihydropyridin  7.208
(S)-(+)-2-[(2-Aminoethoxy)methyl]-4-(2-chlorphenyl)-3-ethoxycarbonyl-5-methoxycarbonyl-6-methyl-1,4-dihydropyridin  7.209
(RS)-2-[(2-Aminoethoxy)methyl]-4-(2-chlorphenyl)-3-ethoxycarbonyl-5-methoxycarbonyl-6-methyl-1,4-dihydropyridin-besylat  7.210
4-Amino-5-ethoxymethyl-2-methylpyrimidin  9.865
2-Amino-6-ethylamidoadipinsäure  4.635
N-(2-Aminoethyl)-N′-[2-[(2-aminoethyl)amino]-ethyl]-1,2-ethandiamin  7.1085
4-(2-Aminoethyl)-1,2-benzendiol  7.1421
– hydrochlorid  7.1423
[R-(R*,R*)]-α-(1-Aminoethyl)benzenmethanol  3.886

**Amin**

[S-(R*,R*)]-α-(1-Aminoethyl)benzenmethanol 7.725
– hydrochlorid 7.726
[S-(R*,S*)]-α-(1-Aminoethyl)benzenmethanol 3.957
(R*R*)-α-(1-Aminoethyl)benzenmethanol 8.1213
(R*S*)-(±)-α-(1-Aminoethyl)benzenmethanol 8.1195
4-Aminoethylbenzoesäure 9.1007
(+)-α-(1-Aminoethyl)-benzylalcohol 7.725
(±)-erythro-α-(1-Aminoethyl)benzylalkohol 8.1195
(±)-threo-α-(1-Aminoethyl)benzylalkohol 8.1213
4-(2-Aminoethyl)brenzcatechin 7.1421
– hydrochlorid 7.1423
4-[N-(2-Aminoethyl)carbamoyl]-morpholin 9.1207
Aminoethylcellulose 2.677
Aminoethylchlorid 9.118
erythro-(–)-α-(1-Aminoethyl)-3,4-dihydroxybenzyl-akohol, hydrochlorid 7.1096
erythro-(–)-α-(1-Aminoethyl)-3,4-dihydroxybenzyl-alkohol 7.1095
α-(1-Aminoethyl)-2,5-dimethoxy-benzenmethanol 8.931
α-(1-Aminoethyl)-2,5-dimethoxybenzylalkohol 8.931
α-Aminoethyl-p-hydroxy-benzylalkohol 8.1227
4-(2-Aminoethyl)imidazol 8.447
3-(2-Aminoethyl)-5-indolol 9.603
2-Aminoethylmercaptan 8.884
N-(2-Aminoethyl)-morpholin 8.1018
4-(2-Aminoethyl)phenol 9.1126
(–)-α-(Aminoethyl)protocatechuyl-alkohol 8.1197
4-(2-Aminoethyl)pyrocatechol 7.1421
4-[3-(2-Aminoethyl)-2-thioureido]-5-chlor-2,1,3-benzothiadiazol 9.956
2-Amino-2′-fluorbenzophenon 8.243
4-Amino-5-fluor-2-methylthiopyrimidin 8.226
4-Amino-5-fluor-2(1H)-pyrimidinon 8.226
Aminoformadin 8.398
N-[4-[[(2-Amino-5-formyl-1,4,5,6,7,8-hexahydro-4-oxo-6-pteridinyl)methyl]amino]benzoyl]-L-gluta-minsäure 8.283
4-Amino-2-[4-(2-furoyl)-1-piperazinyl]-6,7-dimethoxychinazolin 9.315
(S)-2-Aminoglutarsäure 8.360
L-(+)-α-Aminoglutarsäure 8.360
L-2-Aminoglutarsäure 8.360
(RS)-Aminoglutethimid, Monographie L02B 7.186
(R)-Aminoglutethimid, Monographie L02B 7.187
(S)-Aminoglutethimid, Monographie L02B 7.188
Aminoglycosid-Antibiotika 1.233, 743ff
Aminoglycoside, Antibiotika J01G
Aminoguanidin 7.153
1-Amino-19-guanidino-11-hydroxy-1,9,12-triaza-nonadecane-10,13-dione 7.1218
2-Amino-4-(guanidinooxy)buttersäure 4.290
7-Aminoheptansäure 7.1219
6-Aminohexansäure 7.184
(RS)-4-Amino-5-hexensäure 9.1172
6-Amino-β(R)-hexyl-α(S)-methyl-9H-purin-9-ethanol 8.500

Aminohippursäure, Natriumsalz, Monographie V04CH 7.189
4-Aminohippursäure, Monographie V04CH 7.188
1-Aminohydantoin 8.1183
1-Amino-hydantoin-hydrochlorid 7.1172
4-Amino-2-hydroxybenzoesäure 7.196; 9.38
5-Amino-2-hydroxybenzoesäure 8.888
4-Amino-2-hydroxybenzoesäure-2-(diethylamino)-ethylester 8.501
D-(–)-α-Amino-p-hydroxybenzylpenicillin 7.232
(2S,3R)-threo-2-Amino-3-hydroxybutansäure 9.894
DL-2-Amino-3-hydroxy-butansäure 9.893
(2S,3R)-2-Amino-3-hydroxybuttersäure 9.894
4-(2-Amino-1-hydroxybutyl)-1,2-benzendiol 8.129
– hydrochlorid 8.129
1-N-(4-Amino-2-hydroxybutyryl)-kanamycin A 7.177
(S)-2-Amino-[4-(4-hydroxy-3,5-diiodphenoxy)-3,5-diiodphenyl]propionsäure, Natriumsalz, Penta-hydrat 8.733
(R)-4-(2-Amino-1-hydroxyethyl)-1,2-benzendiol 8.1197
2-Amino-6-hydroxy-9-[(2-hydroxyethoxy)methyl]-9H-purin 7.44
2-Amino-9-[2-hydroxy-1-(hydroxymethyl)ethoxy-methyl]-9H-purin-6(1H)-on 8.325
(RS)-2-Amino-2-(4-hydroxy-3-hydroxymethyl-phe-nyl)ethanol 9.561
α-Amino-3-hydroxy-5-isoxazolessigsäure 3.686
(5R,11S,12S)-2-Amino-12-hydroxymethyl-(4ac)-3,4,4a,5,9,10-hexahydro-5r,9c,7t,10at-dimethano-[1,3]dioxocino[6,5-d]pyrimidin-4c,7c,10t,11,12-pentanol 3.1164
2-Amino-6-hydroxy-6-methylheptan 8.423
2-Amino-2-(hydroxymethyl)-1,3-propandiol 9.1097
[S-(R*,S*)]-N-(3-Amino-2-hydroxy-1-oxo-4-phenyl-butyl)-L-leucine 7.457
(2S,5R,6R)-6-[(R)-2-Amino-2-(4-hydroxyphenyl)-acetamido]-3,3-dimethyl-7-oxo-4-thia-1-azabi-cyclo[3.2.0]heptan-2-carbonsäure 7.232
6-[2-Amino-2-(4-hydroxyphenyl)-acetamido]-3,3-di-methyl-7-oxo-4-thia-1-azabicycloheptan-2-carbon-säure 1.743
(6R,7R)-7-[(R)-2-Amino-2-(4-hydroxyphenyl)-acetamido]-3-methyl-8-oxo-5-thia-1-azabicyclo-[4.2.0]oct-2-en-2-carbonsäure 7.732
[6R-[6α,7β(R*)]]-7-[(R)-2-Amino-2-(4-hydroxy-phenyl)acetyl]amino-3-methyl-8-oxo-5-thia-1-aza-bicyclo[4.2.0]oct-2-en-2-carbonsäure 7.732
3-Amino-4-hydroxyphenylarsonsäure 7.22
(RS)-2-Amino-1-(4-hydroxyphenyl)-ethanol 8.1227
(3-Amino-4-hydroxyphenyl)-α-methylacetonitril 7.404
(S)-2-Amino-3-(hydroxyphenyl)-propionsäure 9.1126
L-2-Amino-3-(4-hydroxyphenyl)-propionsäure 9.1126
(RS)-2-Amino-3-hydroxypropionsäure 9.600
(S)-2-Amino-3-hydroxypropionsäure 9.601
DL-2-Amino-3-hydroxypropionsäure 9.600
L-(–)-2-Amino-3-hydroxypropionsäure 9.601
3-Amino-1-hydroxypropylidendiphosphorsäure 9.3

*N*-[4'-[[2-Amino-4-hydroxy-6-pteridylmethyl]amino]-
   benzoyl]-L-(+)-glutaminsäure  **8.**283
2-Amino-6-hydroxypurin  **9.**945
5-Aminoimidazol-4-carboxamid  **7.**1167f
Aminoimidazolin  **1.**214
*N*-(Aminoiminoethyl)-4-morpholincarboximidamid
   **8.**1039
7-[(Aminoiminomethyl)amino]-*N*-[2-[[4-[(3-amino-
   propyl)amino]butyl]amino]-1-hydroxy-2-oxoet-
   hyl]heptanamide  **7.**1218
*N*1-[4-[(Aminoiminomethyl)amino]butyl]-
   bleomycinamid, hydrochlorid  **7.**504
*N*-[4-[[[(Aminoiminomethyl)amino]iminomethyl]-1-
   piperazinylmethyl]-4-dimethylamino-
   1,4,4a,5,5a,6,11,12a-octahydro-3,6,10,12,12a-
   pentahydroxy-6-methyl-1,11-dioxo-2-
   naphthalencarboxamid  **8.**389
2-[4-[(Aminoiminomethyl)hydrazono]-2,5-cyclohexa-
   dien-1-yliden]hydrazincarbothioamid  **7.**153
4-[2-[4-(Aminoiminomethyl)phenyl]ethenyl]-3-
   hydroxybenzencarboximidamid  **8.**506
2-Aminoindamine  **1.**187
2-Aminoindoaniline  **1.**187
DL-2-Amino-3-(indol-3-yl)propansäure  **9.**1112
(*S*)-2-Amino-3-(3-indolyl)propionsäure  **9.**1115
DL-2-Amino-3-(3-indolyl)propionsäure  **9.**1112
L-α-Amino-β-indolyl-(3)-propionsäure  **9.**1115
2-Amino-inosin  **8.**398
L-α-Amino-isocapronsäure  **8.**701
5-Aminoisophthalsäure  **8.**581
DL-α-Aminoisovaleriansäure  **9.**1147
L-α-Aminoisovaleriansäure  **9.**1149
(*R*)-4-Amino-3-isoxazolidinon  **7.**1147
(*S*)-2-Amino-3-mercapto-3-methylbuttersäure  **9.**52
(*R*)-α-Amino-β-mercaptopropionsäure  **7.**1156
(*R*)-(+)-2-Amino-3-mercaptopropionsäure  **7.**1156
α-Amino-β-mercapto-propionsäure-methylester
   **8.**833
L-2-Amino-3-mercapto-propionsäuremethylester
   **8.**833
2-Amino-5-mercapto-1,3,4-thiadiazol  **7.**23
Aminomethan  **3.**839
Aminomethanamidin  **8.**398
4-Amino-2-methoxy-benzoesäuremethylester
   **7.**113;  **8.**984
(*RS*)-2-[(2-Aminomethoxy)-methyl]-4-(2-chlor-
   phenyl)-3-ethoxycarbonyl-5-methoxycarbonyl-6-
   methyl-1,4-dihydropyridin-maleat  **7.**211
*N*-(4-Amino-3-methoxyphenyl)methansulfonamid
   **7.**251
(±)-2-Amino-1-[4-methoxy-phenyl]propan  **3.**798
4-Amino-6-methoxy-1-phenyl-pyridazinium-methyl-
   sulfat  **7.**163
4-Amino-*N*-(3-methoxy-2-pyrazinyl)benzolsulfon-
   amid  **9.**706
4-Amino-*N*-(6-methoxy-3-pyridazinyl)benzolsulfon-
   amid  **9.**716
4-Amino-*N*-(5-methoxy-2-pyrimidinyl)benzolsulfon-
   amid  **9.**717
4-Amino-*N*-(4-methoxy-1,2,5-thiadiazol-3-yl)benzol-
   sulfonamid  **9.**718

Aminomethylbenzoesäure, Monographie B02A
   **7.**189
DL-2-Amino-3-methyl-butansäure  **9.**1147
L-2-Amino-3-methylbutansäure  **9.**1149
(*S*)-(+)-2-Amino-3-methyl-buttersäure  **9.**1149
DL-2-Amino-3-methyl-buttersäure  **9.**1147
8-(4-Amino-1-methylbutylamino)-6-methoxy-
   chinolin  **9.**339
(*RS*)-β-(Aminomethyl)-4-chlor-benzenpropansäure
   **7.**364
(*RS*)-β-(Aminomethyl)-*p*-chlorhydrozimtsäure
   **7.**364
2-Aminomethyl-5-chlor-1-methyl-3-phenylindol
   **7.**1253
*trans*-4-Aminomethylcyclohexancarbonsäure
   **9.**1007
Aminomethylcyclohexansäure  **7.**190
4-Amino-10-methylfolsäure  **8.**928
6-Amino-2-methyl-2-heptanol  **8.**423
2-Amino-4-methyl-hexansäure  **4.**108
2-Amino-4-methyl-4-hexensäure  **4.**108
(*RS*)-α-(Aminomethyl)-3-hydroxy-benzenmethanol
   **8.**1206
(*RS*)-α-(Aminomethyl)-4-hydroxy-benzenmethanol
   **8.**1227
α-Aminomethyl-*m*-hydroxybenzylalkohol  **8.**1206
Aminomethylidintrimethanol  **9.**1097
5-(Aminomethyl)-3(2*H*)isoxazolon  **3.**852
4-Amino-*N*-(5-methyl-3-isoxazolyl)benzolsulfon-
   amid  **9.**713
(*S*)-2-Amino-4-methyl-pentancarbonsäure  **8.**701
2-Amino-2-methyl-1-phenylpropanol  **8.**686;
   **9.**154
3-(3-Amino-4-methylphenylsulfonyl)-1-cyclohexyl-
   harnstoff  **8.**900
4-Amino-3-methyl-6-phenyl-4*H*-1,2,4-triazin-5-on
   **1.**367
4-Amino-$N^{10}$-methyl-pteroylglutaminsäure  **8.**928
2-Amino-6-methyl-pyridin  **8.**1072
3-Aminomethylpyridin  **8.**1152
3-[(4-Amino-2-methyl-5-pyrimidin)methyl]-5-(2-
   hydroxyethyl)-4-methylthiazoliumchlorid  **9.**864
4-Amino-*N*-(4-methyl-2-pyrimidinyl)benzolsulfon-
   amid  **9.**710
6-(4-Amino-2-methyl-5-pyrimidinyl)-3-benzoylthio-
   5-formyl-4-methyl-5-aza-3-hexenyl
– benzoat  **7.**409
– dihydrogenphosphat  **7.**399
1-[(4-Amino-2-methyl-5-pyrimidinyl)methyl]-3-(2-
   chlorethyl)-3-nitrosoharnstoff  **8.**1171
*N*-[(4-Amino-2-methyl-5-pyrimidinyl)methyl]-*N*-(2-
   chlorethyl)-1-nitrosoharnstoff  **8.**1171
8-[[2-[*N*-[(4-Amino-2-methyl-5-pyrimidinyl)methyl]-
   formamido]-1-(2-hydroxyethyl)propenyl]dithio]-6-
   mercaptooctansäuremethylester-6-acetat  **8.**1228
*S*-{2-[((4-Amino-2-methyl-5-pyrimidinyl)methyl)-
   formylamino]-1-[2-(benzoyloxy)ethyl]1-propenyl}-
   benzolthiocarbonsäure-ester  **7.**409f
*S*-{2-[((4-Amino-2-methyl-5-pyrimidinyl)methyl)-
   formylamino]-1-[2-(phosphonooxy)ethyl]-1-prope-
   nyl}benzolthiocarbonsäure-ester  **7.**399

## Amin

3-[(4-Amino-2-methyl-5-pyrimidinyl)-methyl]-5-(2-hydroxyethyl)-4-methylthiazoliumchlorid **9.864**

N-[(4-Amino-2-methyl-5-pyrimidinyl)methyl]-N-(4-hydroxy-2-mercapto-1-methyl-1-butenyl)-formamid-O,S-diacetat **7.26**

N-[(4-Amino-2-methyl-5-pyrimidinyl)methyl]-N-(4-hydroxy-2-mercapto-1-methyl-1-butenyl)-formamid-O,S-dibenzoat, O,S-dibenzoat **7.409**

N-[(4-Amino-2-methyl-5-pyrimidinyl)methyl]-N-[4-hydroxy-2-mercapto-1-methyl-1-butenyl]-formamid-S-benzoat-O-phosphat **7.399**

N-[(4-Amino-2-methyl-5-pyrimidinyl)methyl]-N-[4-hydroxy-1-methyl-2-[[(tetrahydro-2-furanyl)-methyl]dithio]-1-butenyl]-formamid **8.315**

N-[(4-Amino-2-methyl-5-pyrimidinyl)methyl]-N-[4-hydroxy-1-methyl-2-[(tetrahydrofurfuryl)dithio]-1-butenyl]-formamid **8.315**

3-[(4-Amino-2-methyl-5-pyrimidinyl)methyl]-4-methyl-5-(4,6,6-trihydroxy-3,5-dioxa-4,6-diphosphahex-1-yl)-thiazoliumchlorid, P,P'-Dioxid **7.1064**

4-Amino-N-(5-methyl-1,3,4-thiadiazol-2-yl)benzolsulfonamid **9.711**

3-Amino-4-methylthiophen-2-carbonsäuremethylester **7.298**

6-Amino-2-methyl-thiopyrimidin **9.222**

α-Amino-β-methyl-valeriansäure **8.605**

(2S,3S)-(+)-2-Amino-3-methyl-valeriansäure **8.605**

(S)-2-Amino-4-methyl-valeriansäure **8.701**

L-2-Amino-3-methyl-valeriansäure **8.605**

2-Aminonaphthalin **3.857**

ω-Amino-4-nitroacetophenon-hydrochlorid **7.847**

2-Amino-5-nitro-benzophenon **8.1176**

3-Amino-6-[2-(5-nitro-2-furyl)vinyl]pyridazin **8.1163**

1-Amino-5-nitropentan **7.1186**

2-Amino-4-nitrophenol **1.186**; **3.488**

D-(-)-threo-2-Amino-1-(4-nitro-phenyl)-propan-1,3-diol **7.342**

2-Amino-5-nitrothiazol **8.1172**

5-Aminoorotsäure **7.1396f**

3-Amino-2-ox-azolidon **8.311**

α-Amino-[(3H)-oxazolonyl-(5)]-essigsäure **3.851**

Aminooxiran **7.557**

1-(4-Amino-4-oxo-3,3-diphenylbutyl)hexahydro-1-methyl-1H-azepiniumiodid **7.590**

[4-[(2-Amino-2-oxoethyl)amino]phenyl]-arsonsäure, Natriumsalz **9.1108**

6-Aminopenicillansäure **6.61**; **7.240, 344, 361, 681, 942**; **8.825, 974, 1062**; **9.114, 921**
- Kaliumsalz **9.397**

6-Aminopenicillansäurebenzylester **9.795f**

6-Aminopenicillansäure-4,4-dioxid **9.687**

7-Aminopenicillinsäure **8.1245**

Aminopentamid **7.1363**
- sulfat **7.1363**

(S)-(+)-2-Aminopentan-1,5-disäure **8.360**

N-[5-[3-[(5-Aminopentyl)hydrocarbamoyl]-propionamido]pentyl]-3-[[5-(N-hydroxyacetamido)pentyl]carbamoyl]propionohydroxamsäure **7.1185**

N-[5-[3-[(5-Aminopentyl)hydroxycarbamoyl]-propionamido]pentyl]-3-[[5-(N-hydroxyacetamido)pentyl]carbamoyl]propionohydroxamsäure-monomethansulfonat **7.1185**

Aminophenazon **1.475, 488f**
- Monographie N02BB **7.190**

Aminophenazon-Probe **1.469**

2-Aminophenol **1.190**

3-Aminophenol **8.507**
- Identität mit DC **2.276**

4-Aminophenol **9.18**
- Haarkosmetik **1.190**
- Identität mit DC **2.276**

o-Aminophenol **7.841**

Aminophenurobutan **7.703**

(6R,7R)-7-[(R)-2-Amino-2-phenylacetamido]-3-chlor-8-oxo-5-thia-1-azabicyclo[4.2.0]oct-2-en-carbonsäuremonohydrat **7.729**

(2S,5R,6R)-6-[(R)-2-Amino-2-phenylacetamido]-3,3-dimethyl-7-oxo-4-thia-1-azabicyclo[3.2.0]heptan-2-carbonsäure **7.240**
- Natriumsalz **7.245**
- Trihydrat **7.246**

6-[2-Amino-2-phenylacetamido]-3,3-dimethyl-7-oxo-4-thia-1-azabicyclo-heptan-2-carbonsäure **1.743**

D-(-)-6-(2-Amino-2-phenylacetamido)-3,3-dimethyl-7-oxo-4-thia-1-azabicyclo[3.2.0]heptan-2-carbonsäure-hydroxymethylesterpivalat **9.262**

7-(2-Amino-2-phenylacetamido)-3-(hydroxymethyl)-8-oxo-5-thia-1-azabicyclo[4.2.0]oct-2-en-carbonsäureacetatester, inneres Salz **7.737**

(6R,7R)-7-[(R)-2-Amino-2-phenylacetamido]-3-methyl-8-oxo-5-thia-1-azabicyclo[4.2.0]oct-2-en-2-carbonsäure **7.734**
- monohydrochlorid Monohydrat **7.736**

D-7-(2-Amino-2-phenylacetamido)-3-methyl-8-oxo-5-thia-1-azabicyclo[4.2.0]oct-2-en-2-carbonsäure **7.734**
- monohydrochlorid Monohydrat **7.736**

(6R)-6-[(R)-2-Amino-2-phenylacetamido]-penicillansäure **7.240**
- Natriumsalz **7.245**
- Trihydrat **7.246**

[6R-[6α,7β(R*)]]-7-[(Aminophenylacetyl)amino]-3-chlor-8-oxo-5-thia-1-azabicyclo[4.2.0]oct-2-en-2-carbonsäure Monohydrat **7.729**

[2S-[2α,5α,6β(S*)]]-6-[(Aminophenylacetyl)amino]-3,3-dimethyl-7-oxo-4-thia-1-azabicyclo[3.2.0]-heptan-2-carbonsäure **7.240**
- 1-[(ethoxycarbonyl)oxy]ethylester **7.359**
- Natriumsalz **7.245**
- Trihydrat **7.246**

[2S[2α,5α,6β-(S*)]]-6-[(Aminophenylacetyl)amino]-3,3-dimethyl-7-oxo-4-thia-1-azabicyclo[3.2.0]-heptan-2-carbonsäure(2,2-dimethyl-1-oxopropoxy)-methylester **9.262**

[6R-[6α,7β(R*)]]-7-(Aminophenylacetylamino)-3-methyl-8-oxo-5-thia-1-azabicyclo[4.2.0]oct-2-en-2-carbonsäure **7.734**
- monohydrochlorid Monohydrat **7.736**

2-Amino-3-phenyl-bicyclo[2.2.1]heptan **8.174**

4-(4-Aminophenyl)buttersäuremethylester **7.846**

2-(4-Aminophenyl)ethylbromid **7.**263
2-(*p*-Aminophenyl)-2-ethyl-glutarimid **7.**186
1-[2-(4-Aminophenyl)ethyl]-4-phenyl-ethylester **7.**262
(*RS*)-3-(4-Aminophenyl)-3-ethyl-2,6-piperidindion **7.**186
(*R*)-(+)-3-(4-Aminophenyl)-3-ethyl-2,6-piperidindion **7.**187
(*S*)-(−)-3-(4-Aminophenyl)-3-ethyl-2,6-piperidindion **7.**188
4[(4-Aminophenyl)-(4-imino-2,5-cyclohexadien-1-yliden)methyl]-2-methyl-phenylaminmonohydrochlorid **9.**532
(4-Aminophenyl)-α-methylacetonitril **7.**404
5-Amino-3-phenyl-1,2,4-oxadiazol **8.**533
2-Amino-5-phenyl-2-oxazolin-4-on **9.**45
2-Amino-5-phenyl-4(5*H*)-oxazolon **9.**45
2-Amino-1-phenylpropan **3.**65; **7.**167, 170
(1*RS*,2*RS*)-2-Amino-1-phenylpropanol **8.**1213
(1*S*,2*S*)-2-Amino-1-phenylpropanol **3.**886; **7.**725
– hydrochlorid **7.**726
(*S*)-2-Amino-3-phenylpropanol-1 **7.**1227
(±)-*erythro*-2-Amino-1-phenylpropanol **8.**1195
(*S*)-(2)-Amino-1-phenyl-propan-1-on **3.**259
DL-α-Amino-β-phenylpropansäure **9.**157
L-2-Amino-3-phenyl-propansäure **9.**160
2-Amino-1-phenylpropan-sulfat **7.**171, 1228
(*S*)-2-Amino-3-phenyl-propionsäure **9.**160
DL-2-Amino-3-phenyl-propionsäure **9.**157
3-Amino-2-phenylpyrazol **9.**723
4-Amino-1-phenyl-6(1*H*)-pyridazinon **7.**163
*N*-[(4-Aminophenyl)sulfonyl]-octadecanamid **9.**658
*N*-(4-Aminophenylsulfonylphenyl)succinamsäure **9.**683
5-[(4-Aminophenyl)sulfonyl]-2-thiazolamin **9.**873
Aminophyllin
– Monographie C01CX, C01D, R03DA **7.**192
– Dihydrat, Monographie C01CX, C01D, R03DA **7.**194
4-Aminopiperidin-1-carbonsäureethylester **7.**1420
1-Amino-2,3-propandiol **8.**578
(+)-(*S*)-1-Aminopropan-1,3-disäure **8.**360
3-Aminopropanol **7.**1419
3-Amino-1-propanol **9.**1094
2-Aminopropionitril **7.**637
2-Aminopropiono-2,6′-xylidid **9.**961
DL-2-Aminopropionsäure **7.**90
(*RS*)-2-Aminopropionsäure **7.**90
(*S*)-α-Aminopropionsäure **7.**91
(*S*)-2-Aminopropionsäure **7.**91
(*S*)-(−)-α-Aminopropiophenon **3.**259; **4.**731
4-Amino-2-propoxybenzoesäure-(2-diethylamino)-ethylester-hydrochlorid **9.**404
β-Aminopropylbenzene **7.**167
α-(1-Aminopropyl)-3,4-hydroxybenzylalkohol **8.**129
– hydrochlorid **8.**129
(±)-4-(2-Aminopropyl)-phenol **8.**487
(±)-*p*-(2-Aminopropyl)-phenol **8.**487
(*S*)-(+)-*m*-(2-Aminopropyl)-phenol **8.**340
(*S*)-3-(2-Aminopropyl)-phenol **8.**340
(±)-4-(2-Aminopropyl)phenol-hydrobromid **8.**488

(±)-*p*-(2-Aminopropyl)-phenol-hydrobromid **8.**488
α-(1-Aminopropyl)-protocatechuylalkohol **8.**129
– hydrochlorid **8.**129
1-[(4-Amino-2-propyl-5-pyrimidinyl)methyl]-2-methylpyridiniumchlorid **1.**752; **7.**246
6-Aminopurin **7.**69
6-Amino-1*H*-purin **7.**69
2-Aminopurin-6-thiol **9.**945
1-(6-Amino-9*H*-purin-9-yl)-1-deoxy-β-D-ribofuranose **7.**70
[1*R*-(1α,2β,3β,5β)]-3-(6-Amino-9*H*-purin-9-yl)-5-(hydroxymethyl)-1,2-cyclopentandiol **7.**1123
3-Aminopyrazin-2-carbonsäure **7.**182
– methylester **7.**182
3-Aminopyrazol **7.**119
– 4-carboxamid **7.**119; **9.**954
2-Aminopyridin **3.**1021; **8.**200, 880; **9.**402, 1245
3-Aminopyrrolidin-3-carboxylsäure **4.**1069
2-Aminoquinoxalin **9.**724
Aminoquinurid
– Monographie D08AH **7.**194
– dihydrochlorid, Monographie D08AH **7.**195
– dihydrochlorid Heptahemihydrat, Monographie D08AH **7.**196
6-Amino-9β-D-ribofuranosyl-9*H*-purin **7.**70
4-Amino-1β-D-ribofuranosyl-2(1*H*)-pyrimidinon **7.**1162
Aminosalicylate, Antituberkulotika J04AA
Aminosalicylsäure **1.**468
– Natriumsalz Dihydrat, Monographie J04AA **7.**198
3-Aminosalicylsäure **8.**888
4-Aminosalicylsäure **7.**529; **8.**501, 982; **9.**38
– Monographie J04AA **7.**196
– methylester **8.**982
5-Aminosalicylsäure **8.**888
– Identität mit DC **2.**276
*p*-Aminosalicylsäure **7.**113
– Natriumsalz **7.**198
Aminosäuren **4.**702
– Analyse mit CFA **2.**380
– Infusionslösungen B05XB
– Nachweis **2.**130
– Papierchromatographie **1.**540, 553
Aminosidin **9.**35
2-Amino-5-sulfanilthiazol **9.**873
*N*′-(Aminosulfonyl)-3-[[[2-[(aminoiminomethyl)-amino]-4-thiazolyl]-methyl]thio]-propan-imidamid **8.**163
5-Aminosulfonyl-4-chlor-anthranilsäureamid **9.**481
3-Aminosulfonyl-4-chlorbenzoesäure **7.**1032
6-Aminosulfonyl-7-chlor-4-3*H*-chinazolon **9.**481
3-(Aminosulfonyl)-4-chlor-*N*-(2,3-dihydro-2-methyl-1*H*-indol-1-yl)benzamid **8.**534
5-(Aminosulfonyl)-4-chlor-*N*-(2,6-dimethyl-phenyl)-2-hydroxy-benzamid **9.**1212
3-Aminosulfonyl-4-chlor-*N*-(2,6-dimethylpiperidino)-3-sulfamoylbenzamid **7.**1032
4-Aminosulfonyl-5-chlor-2-methylaminosulfonyl-anilin **9.**293
5-Aminosulfonyl-4-chlor-3-nitrobenzoesäure **7.**547

5-Aminosulfonyl-4-chlorsalicylsäure **9**.1213
$N'$-(Aminosulfonyl)-3-[[[2-[(diaminomethylen)-amino]-4-thiazolyl]-methyl]thio]-propan-imidamid **8**.163
5-Aminosulfonyl-4,6-dichlorbenzoesäure **8**.312
($RS$)-5-(Aminosulfonyl)-$N$-[(1-ethyl-2-pyrrolidinyl)-methyl]-2-methoxy-benzamid **9**.743
5-Aminosulfonyl-2-methoxybenzoesäure **9**.743
$N$-[5-(Aminosulfonyl)-3-methyl-1,3,4-thiadiazol-2-(3$H$)-yliden]-acetamid **8**.919
5-Aminosulfonyl-3-nitro-4-phenoxybenzoesäure **7**.547
3-(Aminosulfonyl)-4-phenoxy-5-(1-pyrrolidinyl)-benzoesäure **9**.248
$N$-(4-Aminosulfonylphenyl)succinamidsäure **9**.730
5-Aminosulfonylsalicylsäure **9**.743
$N$-[5-(Aminosulfonyl)-1,3,4-thiadiazol-2-yl]-acetamid **7**.23
8-Amino-1,2,3,4-tetrahydro-2-methyl-4-phenyl-isochinolin **8**.1192
(8$S$,10$S$)-10-[[(2$S$,4$R$,6$S$)-4-Aminotetrahydro-6-methyl-2$H$-pyran-2-yl-]oxy]-8-glycoloyl-7,8,9,10-tetrahydro-6,8,11-trihydroxy-1-methoxy-5,12-naphthacendion **8**.76
(6$R$,7$S$)-7-[2-(2-Amino-4-thiazolyl)-acetamido]-3-[[1-[2-dimethylaminoethyl)-1$H$-tetrazol-5-yl]thiomethyl]-8-oxo-5-thia-1-azabicyclo[4.2.0]oct-2-en-2-carbonsäure **7**.772
(6$R$-$trans$)-7-[[(2-Amino-4-thiazolyl)acetyl]amino]-3-[[[1-[2-(dimethylamino)ethyl]1$H$-tetrazol-5-yl]-thio]methyl]-8-oxo-5-thia-1-azabicyclo[4.2.0]oct-2-en-2-carbonsäure **7**.772
4-Amino-$N$-(2-thiazolyl)benzolsulfonamid-Formaldehyd-Kondensationsprodukt **8**.567
($Z$)-5-(2-Amino-4-thiazolyl)-6-[(2$S$,3$S$)-2-(carbamoyloxymethyl)-4-oxo-1-sulfo-3-azetidinylamino]-6-oxo-3-oxa-4-aza-4-hexensäure **7**.721
[6$R$-[6α,7β,$Z$]]-7-[[(2-Amino-4-thiazolyl)[(carboxymethoxy)imino]acetyl]amino]-3-ethenyl-8-oxo-5-thia-1-azabicyclo[4.2.0]oct-2-en-2-carbonsäure **7**.755
(6$R$,7$R$)-7-[($Z$)-2-(2-Amino-4-thiazolyl)-2-(carboxymethoxyimino)glyoxylamido]-8-oxo-3-vinyl-5-thia-1-azabicyclo[4.2.0]oct-2-en-2-carbonsäure **7**.755
[6$R$[6α,7β($Z$)]]-1-[[7[[(2-Amino-4-thiazolyl)[(1-carboxy-1-methylethoxy)imino]acetyl]amino]-2-carboxy-8-oxo-5-thia-1-azabicyclo[4.2.0]oct-2-en-3-yl]methyl]-pyridiniumhydroxid, inneres Salz **7**.787
– Pentahydrat **7**.790
(6$R$,7$R$)-7-[($Z$)-2-(2-Amino-4-thiazolyl)-2-(2-carboxy-2-propoxy)imino-acetamido]-3-(1-pyridiniomethyl)-8-oxo-5-thia-1-azabicyclo[4.2.0]oct-2-en-carboxylat **7**.787
– Pentahydrat **7**.790
2-(2-Amino-4-thiazolyl)essigsäureethylester **7**.772
(6$R$,7$R$)-7-[2-(2-Amino-4-thiazolyl)glyoxylamido]-3-[[5-(carboxymethyl)-4-methyl-2-thiazolyl]thio]-methyl-8-oxo-5-thia-1-azabicyclo[4.2.0]oct-2-en-2-carbonsäure, $7^2$-($Z$)-($O$-methyl)oxim **7**.760

1-[[(6$R$,7$R$)-7-[2-(2-Amino-4-thiazolyl)-glyoxylamido]-2-carboxy-8-oxo-5-thia-1-azabicyclo[4.2.0]oct-2-en-3-yl]methyl]-pyridiniumhydroxid, inneres Salz, $7^2$-($Z$)-[$O$-(1-carboxy-1-methylethyl)oxim] **7**.787
– Pentahydrat **7**.790
(6$R$,7$R$)-7-[2-(2-Amino-4-thiazolyl)glyoxylamido]-3-[[(2,5-dihydro-6-hydroxy-2-methyl-5-oxo-as-triazin-3-yl)thio]methyl]-8-oxo-5-thia-1-azabicyclo-[4.2.0]oct-2-en-2-carbonsäure, $7^2$-($Z$)-($O$-methyl)oxim **7**.794
– Dinatriumsalz Semiheptahydrat **7**.797
(6$R$,7$R$)-7-[2-(2-Amino-4-thiazolyl)glyoxylamido]-3-(hydroxymethyl)-8-oxo-5-thia-1-azabicyclo[4.2.0]-oct-2-en-2-carbonsäure-($O$-methyloxim), acetat (ester) **7**.765
– Natriumsalz **7**.768
[[(2$S$,3$S$)-3-[(2-Amino-4-thiazolyl)glyoxylamido]-2-methyl-4-oxo-1-azetidinyl]oxy]essigsäure-$3^2$($Z$)-($O$)-methyloxim **8**.1263
(6$R$,7$R$)-7-[2-(2-Amino-4-thiazolyl)glyoxylamido]-3-[[(1-methyl-1$H$-tetrazol-5-yl)thio]methyl]-8-oxo-5-thia-1-azabicyclo[4.2.0]oct-2-en-carbonsäure, $7^2$-($Z$)-($O$-methyoxim) **7**.757
(6$R$,7$R$)-7-[2-(2-Amino-4-thiazolyl)glyoxylamido]-8-oxo-5-thia-1-azabicyclo[4.2.0]oct-2-en-2-carbonsäure, $7^2$-($Z$)-($O$-methyloxim) **7**.791
(6$R$,7$R$)-7-[2-(2-Amino-4-thiazolyl)glyoxylamido]-8-oxo-3-vinyl-5-thia-1-azabicyclo[4.2.0]oct-2-en-carbonsäure, $7^2$-($Z$)-$O$-(carboxymethyl)oxim **7**.755
[[[($Z$)-(2-Amino-4-thiazolyl)[[(3$S$)-1-hydroxy-2,2-dimethyl-4-oxo-3-azetidinyl]carbamoyl]-methylen]-aminooxy]essigsäurehydrogensulfat(ester) **9**.931
($Z$)-2-(2-Aminothiazol-4-yl)-2-hydroxyiminoessigsäureethylester **7**.787
($Z$)-[[[(2-Amino-4-thiazolyl)[[(2$S$,3$S$)-2-(hydroxymethyl)-4-oxo-1-sulfo-3-azetidinyl]-carbamoyl]-methylen]-amino-oxy]-essigsäure, carbamat (Ester) **7**.721
[6$R$-[6α,7β($Z$)]]-7-[[(2-Amino-4-thiazolyl)(methoxyimino)acetyl]amino]-3-[[[5-(carboxymethyl)-4-methyl-5-thiazolyl]thio]methyl]-8-oxo-5-thia-1-azabicyclo[4.2.0]oct-2-en-2-carbonsäure **7**.760
[6$R$-[6α,7β($Z$)]]-7-[[(2-Amino-4-thiazolyl)(methoxyimino)acetyl]amino]-3-(methoxymethyl)-8-oxo-5-thia-1-azabicyclo[4.2.0]oct-2-ene-2-carboxylic acid 1-[[(1-methylethoxy)carbonyl]oxy]ethylester **7**.778
[2$S$-[2α,3β($Z$)]-[[3-[(2-Amino-4-thiazolyl)(methoxyimino)acetyl]amino]-2-methyl-4-oxo-1-azetidinyl]oxy]essigsäure **8**.1263
[6$R$-(6α,7β($Z$))]-7[[(2-Amino-4-thiazolyl)(methoxyimino)acetyl]amino]-3[[1-methyl-1$H$-tetrazol-5-yl)thio]methyl-8-oxo-5-thia-1-azabicyclo[4.2.0]oct-2-en-2-carbonsäure **7**.757
[6$R$-[6α,7β($Z$)]]-7-[[(2-Amino-4-thiazolyl)(methoxyimino)acetyl]amino]-8-oxo-3-[[(1,2,5,6-tetrahydro-2-methyl-5,6-dioxo-1,2,4-triazin-3-yl)thio]-methyl]-5-thia-1-azabicyclo[4.2.0]oct-2-en-2-carbonsäure **7**.794
– Dinatriumsalz Semiheptahydrat **7**.797

[6*R*-[6α,7β(*Z*)]]-7-[[(2-Amino-4-thiazolyl)(methoxy-imino)acetyl]amino]-8-oxo-5-thia-1-azabicyclo-[4.2.0]oct-2-en-2-carbonsäure  **7**.791
– Natriumsalz  **7**.793
(6*R*,7*R*)-7-[(*Z*)-2-(2-Amino-4-thiazolyl)-2-methoxy-iminoglyoxylamido]-3-[(5-carboxymethyl-4-methyl-2-thiazolylthio)methyl]-8-oxo-5-thia-1-azabicyclo[4.2.0]oct-2-en-2-carbonsäure  **7**.760
(6*R*,7*R*)-7-[(*Z*)-2-(2-Amino-4-thiazolyl)-2-methoxy-iminoglyoxylamido]-3-[[(2,5-dihydro-6-hydroxy-2-methyl-5-oxo-1,2,4-triazin-3-yl)thio]methyl]-8-oxo-5-thia-1-azabicyclo[4.2.0]oct-2-en-2-carbonsäure  **7**.794
– Dinatriumsalz, 3,5-Hydrat  **7**.796
(6*R*,7*R*)-7-[(*Z*)-2-(2-Amino-4-thiazolyl)-2-methoxy-iminoglyoxylamido]-3-[(1-methyl-1*H*-5-tetrazolylthio)methyl]-8-oxo-5-thia-1-azabicyclo[4.2.0]-oct-2-en-2-carbonsäure  **7**.757
(6*R*,7*R*)-7-[(*Z*)-2-(2-Amino-4-thiazolyl)-2-methoxy-iminoglyoxylamido]-8-oxo-5-thia-1-azabicyclo-[4.2.0]oct-2-en-2-carbonsäure  **7**.791
– Natriumsalz  **7**.793
*S*-[2-Aminothiazol-2-yl-methyl]isothioharnstoff  **8**.164
(*Z*)-2-[({(2-Amino-4-thiazolyl)-[(2*S*,3*S*)-2-methyl-4-oxo-1-sulfo-3-azetidinyl]carbamoyl}methyl-enamino)oxy]-2-methylpropionsäure  **7**.354
[(2*S*,3*S*)-3-[(*Z*)-2-(2-Amino-4-thiazolyl)-2-(methyloxyimino)acetamido]-2-methyl-1-azetidinyloxy]-essigsäure  **8**.1263
2-Aminothiophenol  **7**.1344
*o*-Aminothiophenol  **8**.624
1-(3-Amino-*p*-tolylsulfonyl)-3-cyclohexylharnstoff  **8**.900
Amino-1,2,4-triazol  **1**.366
3-Amino-1,2,4-triazol  **3**.62
Aminotriazol Bayer
– Monographie  **3**.61
– Pflanzenschutz  **1**.366
Aminotriazol Spritzpulver Bayer, Monographie  **3**.61
Amino-3,5,6-trichlorpicolinsäure  **1**.366
4-Amino-3,5,6-trichlorpicolinsäure  **3**.971
(8*S*,10*S*)-10-[(3-Amino-2,3,6-trideoxy-α-L-arabino-hexopyranosyl)oxy]-8-glycoloyl-7,8,9,10-tetra-hydro-6,8,11-trihydroxy-1-methoxy-5,12-naph-thacendion  **8**.49
– hydrochlorid  **8**.51
(2*S*,4*S*)-*N*'-{1-[4-[(3-Amino-2,3,6-trideoxy-α-L-*lyxo*-hexa-pyranosyl)oxy]-1,2,3,4,6,11-hexahydro-2,5,12-trihydroxy-7-methoxy-6,11-dioxo-2-naph-thacenyl]ethyliden}benzoesäurehydrazid  **9**.1250
(8*S*,10*S*)-10-[(3-Amino-2,3,6-trideoxy-α-L-*lyxo*-hexa-pyranosyl)oxy]-7,8,9,10-tetrahydro-6,8,11-tri-hydroxy-8-(hydroxyacetyl)-1-methoxy-5,12-naph-thacendion  **7**.1431
– hydrochlorid  **7**.1434
(8*S*,10*S*)-10-{[3-Amino-2,3,6-trideoxy-4-*O*-(2*R*-tetra-hydro-2*H*-pyran-2-yl)-α-L-*lyxo*-hexapyranosyl]-oxy}-8-glykoloyl-7,8,9,10-tetrahydro-6,8,11-tri-hydroxy-1-methoxy-5,12-naphthacendion  **9**.242

(2*R*,3*S*,4*S*,5*R*,6*R*,8*R*,10*R*,11*R*,12*S*,13*R*)-5-(3-Amino-3,4,6-tridesoxy-*N*,*N*-dimethyl-β-D-xylo-hexo-pyranosyloxy)-3-(2,6-didesoxy-3-*C*,3*O*-dimethyl-α-L-ribo-hexo-pyranosyloxy)-13-ethyl-6,11,  **8**.70
7-Amino-4,5,6-triethoxy-3-(5,6,7,8-tetrahydro-4-me-thoxy-6-methyl-1,3-dioxolo-[4,5-g]isochinolin-5-yl)-1(3*H*)-isobenzofuranon  **9**.1093
7-Amino-4,5,6-triethoxy-3-(5,6,7,8-tetrahydro-4-me-thoxy-6-methyl-1,3-dioxolo-[4,5-g]isochinolin-5-yl)phthalid  **9**.1093
2-Amino-1-(3-trifluormethylphenyl)propan  **8**.180
30-Amino-3,14,25-trihydroxy-3,9,14,20,25-pentaaza-triacontan-2,10,13,21,24-pentaon  **7**.1185
– methansulfonat  **7**.1185
3-Amino-2,4,6-triiodbenzoesäure  **8**.568, 577
3-(3-Amino-2,4,6-triiod-*N*-phenyl)-β-alanin  **8**.567
3-(3-Amino-2,4,6-triiod-*N*-phenyl-benzamido)-propionsäure  **8**.567
5-[(3-Amino-2,4,6-triiodphenyl)methylamino]-5-oxopentansäure  **8**.579
2-Amino-3,4,5-trimethoxybenzoesäure  **9**.1063
1-Amino-2-(3',4',5'-trimethoxyphenyl)-ethan  **3**.775
(±)-2-Amino-1-(3,4,5-trimethoxy-phenyl)propan  **3**.1217
Aminotrimethylolmethan  **9**.1097
Aminotris(hydroxymethyl)methane  **9**.1097
4-Aminouracil  **7**.1073
5-Aminouracil  **9**.1131
(*S*)-(+)-α-Amino-δ-ureido-valeriansäure  **7**.976
L-(+)-2-Amino-5-ureido-valeriansäure  **7**.976
– monohydrochlorid  **7**.978
DL-α-Amino-α-vanillylpropionitril  **8**.944
Amiodaron, Monographie C01B  **7**.199
Amiodaronhydrochlorid
– Monographie C01B  **7**.201
– in Tabletten, Bestimmung durch NIR  **2**.486
Amiphenazol
– Monographie R07AB  **7**.202
– hydrochlorid, Monographie R07AB  **7**.203
Amipramidin  **7**.181
Amipramizid  **7**.181
Amitraz  **1**.349
– Monographie P03AX, P03BX  **3**.61;  **7**.203
Amitriptylin
– Monographie N06AA, P03AX, P03BX  **7**.203
– hydrochlorid, Monographie N06AA, P03AX, P03BX  **7**.206
Amitrol  **1**.366
– Monographie  **3**.62
Amitryptilinoxid, Monographie N06AA, P03AX, P03BX  **7**.207
Amlodipin
– benzensulfonat, Monographie C08C, P03AX, P03BX  **7**.210
– maleat, Monographie C08C, P03AX, P03BX  **7**.211
(*R*)-Amlodipin, Monographie C08C, P03AX, P03BX  **7**.208
(*S*)-Amlodipin, Monographie C08C, P03AX, P03BX  **7**.209
Ammi majus  **9**.1187

Ammi visnaga **8.**677; **9.**1187
*tris*-[Amminzink-ethylen-*bis*-(dithiocarbamat)]tetra-
hydro-1,2,4,7-dithiadiazocin-3,8-dithionpolymer
**1.**353
Ammo **7.**1150
Ammodendrin **4.**800f, 803ff, 1124, 1126;
**5.**623ff; **6.**769f
Ammoidin **8.**933
Ammonia **3.**64; **7.**212
Ammoniak
- Monographie **3.**64
- gasförmig, Monographie P03AX, P03BX **7.**211
- Haarverformung **1.**182ff
- Nachweis **1.**553
- überkritischer Zustand, Kennzahlen **2.**1030
Ammoniakemulsion **1.**616; **2.**697
Ammoniakflüssigkeit
- anisölhaltige **1.**619
- weingeistige **1.**584ff, 620
Ammoniakgeist, anisierter **1.**619
Ammoniak-Kampferemulsion **1.**616; **2.**697; **7.**648
Ammoniak-Kampferliniment **1.**616
Ammoniakliniment **1.**616
Ammoniaklösung **1.**540ff
- anisölhaltige **1.**577ff, 619
- ethanolische **1.**571ff
Ammoniaklösung 10 %, Monographie P03AX, P03BX **7.**212
Ammoniaklösung 25 %, Monographie P03AX, P03BX **7.**213
Ammonii hydroxidi solutio **7.**212
Ammonii hydroxidi solutio anisata **1.**619
Ammonium
- Grenzprüfung **2.**305
- - Ionenchromatographie **2.**454
- ionensensitive Membran **2.**493
Ammonium bituminosulfonicum, Monographie P03AX, P03BX **7.**214
Ammonium bromatum **7.**218
- Monographie P03AX, P03BX **7.**214
Ammonium carbonicum **7.**219
- Monographie P03AX, P03BX **7.**215
Ammonium causticum, Monographie P03AX, P03BX **7.**215
Ammonium chloratum **7.**219
- Monographie P03AX, P03BX **7.**215
Ammonium iodatum **7.**223
Ammonium jodatum, Monographie P03AX, P03BX **7.**216
Ammonium muriaticum **7.**215
Ammonium phosphoricum, Monographie P03AX, P03BX **7.**216
Ammoniumacetat **1.**527
Ammoniumacetatlösung **1.**619, 656ff
Ammonium-8-Anilinonaphthalin-1-sulfonat, für DC **2.**147, 426
Ammoniumbenzoatlösung **1.**654
Ammoniumbiphosphate **7.**221
Ammoniumbituminosulfonat **1.**668ff; **7.**214
- Monographie D03, D10AB, P03AX, P03BX **7.**216

- hell, Monographie D03, D10AB, P03AX, P03BX **7.**218
Ammoniumbromid **1.**653ff; **7.**214
- Monographie N05CM, P03AX, P03BX **7.**218
Ammoniumcarbonat **7.**215
- Monographie P03AX, P03BX **7.**219
Ammoniumchlorid **1.**543ff, 612ff; **7.**215
- Monographie P03AX, P03BX, R05CA **7.**219
Ammoniumdihydrogencitrat, Monographie P03AX, P03BX **7.**221
Ammoniumdihydrogenphosphat, Monographie P03AX, P03BX **7.**221
Ammoniumdodecylsulfat, Monographie P03AX, P03BX **7.**222
Ammoniumfluorid, Monographie M05B, P03AX, P03BX **7.**222
Ammonium-DL-homoanilin-4-yl(methyl)phosphinat **3.**639
Ammoniumhydrogenphosphat **1.**699
Ammoniumhydroxid **3.**64
Ammoniumichthosulphonat **7.**216
Ammoniumiodid **7.**216
- Monographie H03CA, P03AX, P03BX **7.**223
Ammonium-Ionen, Nachweis **1.**553
Ammoniumlaurylsulfat **7.**222
Ammoniummolybdat **1.**541
Ammoniummonohydrogenphosphat **7.**216
Ammoniumoxalat **1.**557
Ammoniumphosphat, primäres **7.**221
Ammoniumpyrrolidindithiocarbamat, für AAS **2.**466
Ammoniumrhodanid **9.**950
Ammoniumsalze, Nachweis **2.**126
Ammoniumsulfat **1.**534ff, 571ff
- Monographie P03AX, P03BX **7.**223
Ammoniumsulfobitol **1.**654ff
Ammoniumthiocyanat-Eisen(III)chlorid, als Reagens **2.**146
Ammoniumvanadat **1.**551, 558
Amobarbital
- Monographie N05CA, P03AX, P03BX **7.**224
- Natriumsalz, Monographie N05CA, P03AX, P03BX **7.**226
Amodiaquin
- Monographie P01BA, P03AX, P03BX **7.**227
- dihydrochlorid Dihydrat, Monographie P01BA, P03AX, P03BX **7.**229
- hydrochlorid, Monographie P01BA, P03AX, P03BX **7.**230
Amokia **6.**290
A-mo-kid **6.**290
A-mokya **6.**290
Amome en grappe **4.**246
Amomi cardamomi fructus **4.**245
Amomi fructus rotundus **4.**247
Amomi rotundus fructus **4.**247
Amomi semen **4.**244, 252
Amomi tsaoko fructus **4.**243
Amomi villosi fructus **4.**248, 250
Amomum **4.**244
- Monographie **4.**241
Amomum aromaticum **4.**242ff, 249

Amomum-aromaticum-Früchte 4.243
Amomum-aromaticum-Samen 4.244
Amomum cardamomum 4.245; 5.38
Amomum compactum 4.242f, 245; 5.43
Amomum curcuma 4.1088
Amomum dealbatum 4.242, 249
Amomum dellachyi 4.243
Amomum echinosphaera 4.251
– Verfälschung von Amomi rotundus fructus 4.247
Amomum elephantorum, Verfälschung von Amomi rotundus fructus 4.247
Amomum globosum 5.43
Amomum kepulaga 4.245; 5.43
Amomum koenigii 4.249
Amomum korarima 5.43
Amomum kravanh 4.246
Amomum krervanh 4.242, 246f
Amomum latifolium 4.1098
Amomum longiligulare 4.248, 251
Amomum maximum 4.242, 249f; 5.43
Amomum medium 4.243
Amomum muricarpium 4.249
Amomum racemosum 4.246; 5.38
Amomum repens 5.38
Amomum seed 4.252
Amomum semen 4.252
Amomum spurium 4.246
Amomum subulatum 4.242, 244, 251; 5.43
– Verwechslung von Amomi tsaoko fructus 4.244
Amomum-subulatum-Samen 4.244
Amomum tsao-ko 4.243, 249
Amomum-tsaoko-Früchte 4.243
Amomum verum 4.245f
Amomum villosum 4.242, 248, 251f; 5.43
– Verwechslung von Amomi semen 4.253
Amomum-villosum-Früchte 4.248
Amomum xanthioides 4.242, 249, 252; 5.43
Amomum zedoaria 4.1098
Amomum zerumbeth 4.1098
Amomumsamen 4.252
Amor nascoto 4.314
Amor-perfeito 6.1148
Amor perfetto 4.314
Amorolfin, Monographie D01AE, P03AX, P03BX 7.230
Amorpher Zustand 2.62, 536
– Einfluß auf Bioverfügbarkeit 2.843
Amorrubedarr 4.262
Amosit 3.102
Amotivations-Syndroms, Tetrahydrocannabinol 3.1157
Amoxapin, Monographie N06AA, P03AX, P03BX 7.231
Amoxicillin 1.474, 743
– Monographie J01CA, P03AX, P03BX 7.232
– Natriumsalz, Monographie J01CA, P03AX, P03BX 7.234
– Trihydrat, Monographie J01CA, P03AX, P03BX 7.235
D-Amoxycillin 7.232
AMP *[Adenosinmonophosphat]* 7.73

5'-AMP-Dinatriumsalz 7.74
Ampelomyces quisqualis 1.335
Amperometrie, Titration 2.364
Amperometrischer Detektor, HPLC 2.435
Ampfer, krauser, Oxalatgehalt 3.899
Amphenicole, Antibiotika J01B, J01BA
Amphepramon 7.165
Amphetamin 7.167, 1227, 1236; 8.193
– Monographie 3.65
(+)-Amphetamin
– hydrochlorid 3.66
– sulfat 7.171, 1228
(*RS*)-Amphetamin 9.485
DL-Amphetaminil 7.170
Amphetaminoethyltheophyllin 8.179
Amphibious bistort 6.75
Amphibolasbeste 3.102
Amphihuasca 4.854
Amphiraphis leiocarpa 6.758
Amphiraphis pubescens 6.758
Ampholyt 2.351
Amphomycin 7.172
Amphotenside 1.154ff
Amphotericin B, Monographie A01AB, A07AA, G01AA, J02AA, P03AX, P03BX 7.237
Ampicillin 1.743; 8.906; 9.748
– Monographie J01CA, P03AX, P03BX, S01AA 7.240
– in Kapseln, Tropfen, Bestimmung durch IR 2.487
– Natriumsalz, Monographie J01CA, P03AX, P03BX, S01AA 7.245
– pivaloyl-oxymethylester 9.262
– Trihydrat, Monographie J01CA, P03AX, P03BX, S01AA 7.246
Amprocidi chloridum 7.247
Amprolium 1.752
Amproliumchlorid
– Monographie P01AX, P03AX, P03BX 7.246
– hydrochlorid, Monographie P01AX, P03AX, P03BX 7.247
Ampullen 2.769ff
– Dichtigkeitsprüfung 2.793
Amradgummi 4.29
Amrinon, Monographie C01CE, P03AX, P03BX 7.247
Amsacrin, Monographie L01X, P03AX, P03BX 7.250
Amselbaum 6.397
Amselbeeren 6.394
Amseleblüeme 5.213
Amsidin 7.250
AMT *[Amfetamin]* 7.167, 171
Amur-Berberitze 4.481
AMWarnV *[Arzneimittel-Warnhinweisverordnung]*- 2.818
Amy(l)(o)barbiton 7.224
Amygdalin 4.1061; 5.751; 6.766f
– Monographie 3.68; 7.251
Amygdalosid 3.68
*sec*-Amyl Alcohol 3.932
*i*-Amylalkohol (sekundär) 3.809

*i*-Amylalkohol (tertiär)  3.807
*iso*-Amylalkohol  3.808
*n*-Amylalkohol  3.931
*n*-Amylalkohol (sekundär)  3.932
*sec-n*-Amylalkohol  3.932
*tert.*-Amylalkohol  3.807
Amylalkohole, Monographie  3.70
Amylase
– Aktivität  1.482
– Bestimmung
– – 2-Chlor-4-Nitrophenyl-β-D-maltoheptaosid  1.483
– – *p*-Nitrophenylmaltoheptaosid  1.483
– – *p*-Nitrophenylmaltopentaosid/-hexaosid  1.483
– – trägergebundene Reagenzien  1.483
α-Amylase, Monographie A09AA  7.252
β-Amylase, Monographie A09AA  7.253
Amylase-Lipase-Protein-Gemisch  9.10
α-Amylase-PNP-Test  7.252
*n*-Amyl-*n*-capronat  4.273
Amyleinhydrochlorid  7.254
Amylenhydrat  3.807
Amylis nitris  8.597, 612
Amylium nitrosum  8.597, 612
– Monographie  7.254
Amylnitrit  8.597, 612
Amylobarbital  7.224
Amylocainhydrochlorid, Monographie N01BC  7.254
Amyloid  4.261;  5.728
Amylone, Monographie  3.72
Amylone Kombi Fluid, Monographie  3.72
Amylopektin  6.748
– Monographie  7.255
Amylose  6.748;  7.255
Amylum Manihot  5.769
Amylum Marantae  5.772
Amylum maydis  8.805
Amylum Musae  5.862
Amylum non mucilaginosum, Monographie  7.255
Amylum solani  6.748
Amylum solubile  9.654
Amylurea  9.81
Amyrenon  6.496
α-Amyrenon  4.964;  6.635
β-Amyrenon  4.682
δ-Amyrenon  4.207
Amyrin  6.577
– palmitat  6.575, 582
α-Amyrin  4.16, 102, 104f, 114, 605, 761, 1070; 5.89, 189, 507, 642, 836, 945;  6.440, 552, 580, 635, 1017, 1061, 1137
– palmitat  6.600
3-*epi*-α-Amyrin  4.964
β-Amyrin  4.16, 83, 102, 114, 146, 261, 264, 605, 682, 761, 813, 849, 989, 1070;  5.35, 89, 189, 298, 313, 337, 507, 690, 793f, 804, 945, 950; 6.348, 441, 463, 552, 1017, 1052, 1054, 1162
– acetat  6.336, 1162
– palmitat  5.89, 524
Amyris balsamifera  6.601
Amyris gileadensis  4.968

Amyris gileadensis hom.  4.968
Amyris kafal  4.962
Amyron  6.580
Anabo  4.24
Anabole Wirkungen  1.782
Anabolika
– zur systemischen Anw. A14
– – Steroide  A14A
Anabsinthin  4.361
Anacampseros vulgaris  6.655
Anacardiae occidentalis cortex  4.255
Anacardiae occidentalis fructus  4.256
Anacardio  4.254
Anacardium, Monographie  4.254
Anacardium excelsum  4.254
Anacardium giganteum  4.254
Anacardium occidentale  4.254f, 258f
Anacardium occidentale hom.  4.259
Anacardium-occidentale-Blätter  4.257
Anacardium-occidentale-Schalenöl  4.258
Anacardium officinarum  4.254
Anacardium orientale  4.254
Anacardium rhinocarpus  4.254
Anacardium subcordatum  4.254
Anacardsäure  4.254f, 257f
Anacardsäure-8′,11′-dien  4.258
Anacardsäure-8′-monoen  4.258
Anacardsäure-8′,11′,14′-trien  4.258
Anace  6.143
Anacio  4.799;  6.137
Anadhasira  4.262
Anaesthesia dolorosa  3.16, 1238
Anafamon  3.463
Anafranil  7.1026
Anagall  4.262
Anagallide  4.262
Anagallidis arvensis herba  4.263
Anagallidis herba  4.263
Anagalligenin  4.263f
Anagalligenin A-22-acetat  4.263f
Anagalligenon  4.263
Anagallis, Monographie  4.261
Anagallis alternifolia  4.261
Anagallis arvensis  4.261f
Anagallis arvensis hom.  4.266
Anagallis arvensis herba  4.263
Anagallis crassifolia  4.261
Anagallis foemina  4.261f
Anagallis herba  4.263
Anagallis parviflora  4.262
Anagallis phoenicea  4.262
Anagallis platyphylla  4.262
Anagallis pumila  4.261
Anagallis rubricaulis  4.261
Anagallis tenella  4.261
Anagallo  4.262
Anagallosid  4.263f
Anagenstadium  1.136
Anaghalis  4.262
Anagyrin  3.722, 1226;  4.461, 463f, 741f, 801ff, 1124, 1131;  5.624f;  6.769f
Anale Dehnung  1.109

Anale Inkontinenz
- Behandlung
- - chirurgische Maßnahmen  1.106
- - medikamentöse  1.108
- - plegerische Maßnahmen  1.110
- Ursachen
- - bei Erwachsenen  1.104
- - bei Kindern u. Jugendlichen  1.102f
Analgetika  N02
- Migränetherapeutika  N02C
- Opioide  N02A
- schwache  N02B
- - Anilide  N02BE
- - Pyrazolone  N02BB
- - Salicylate  N02BA
Analtampons  1.113f
Analysator, optischer  2.462
Analyse
- dynamisch-thermomechanische  2.74
- klinisch-chemische  1.466ff
Analysenverfahren
- chemisches  2.122
- dynamisch-thermomechanisches  2.74
- instrumentelles  2.122
- Methodenentwicklung, optimierte  2.1072
- Präzision  2.1067
- Reproduzierbarkeit  2.1067
- Richtigkeit  2.1067
- Routinekalibrierung, validierte  2.1973
- thermisches  2.62ff
- thermomechanisches  2.74
- Validierung  2.1043
Analyt  1.427
Anämie
- hypochrome, Aluminiumintoxikation  3.44
- Klin. Chemie–Diagnostik  1.491, 493, 500f
- perniziöse, Cobaltintoxikation  3.331
Anamirta, Monographie  4.267
Anamirta baueriana  4.268
Anamirta cocculus  4.268ff;  9.201
Anamirta cocculus hom.  4.270
Anamirta-cocculus-Früchte  4.269
Anamirta jucunda  4.268
Anamirta paniculata  4.268, 271
Anamirta paniculatus  9.201
Anamirta populifolia  4.268
Anamirta toxifera  4.268
Anamirte  4.268
Ananain  4.274
Ananas  4.273
- Monographie  4.272
Ananas bracteatus  4.272
Ananas comosus  4.272f;  7.521
Ananas guaraniticus  4.272
Ananas macrodontes  4.272
Ananas muricatus  4.272
Ananas sativus  4.272
Ananas silvestris  4.272
Ananase  4.273;  7.521
Ananassa sativa  4.272
Ananasso  4.273
Anarcon  8.1074

Anason  5.157
Anästhetika  N01
- Antipruriginosa  D04AB
- Lokalanästhetika  N01B
- Narkotika  N01A
Anchusae luteae radix  4.176
Anchusae radix  4.176
Anchusae rubrae radix  4.176
Anchusae tinctoriae radix  4.176
Anchusasäure  4.177
Anchusin  4.177
Anchusosid-6  6.337
Ancolie commune  4.314
Ancolie des jardins  4.314
Ancolie vulgaire  4.314
Ancrod, Monographie  B01AD  7.256
Ancylostoma brasiliense  7.1282
Ancylostoma caninum  7.1282
Ancylostoma duodenale  7.456
Andagallo  4.262
Andakaja  5.605
Andecken, Dragierung  2.964
Andeckschicht, Dragierung  2.958
Andecksirup, Dragierung  2.958
Anderbrume  4.454
Andersen-Kapillarmethode  2.95
Andesin  4.481
Andira araroba  7.937
Andor sidari  5.607
Andorn
- gemeiner  5.778
- schwarzer  4.454
- weißer  5.778
Andornkraut  1.659;  5.778
- weißes  5.778
Andreasen-Pipette  2.48, 929
Andricus gallae-tinctoriae  6.338, 340
Androgene, Sexualhormone  G03B
Andromeda polifolia, Verfälschung von Rosmarini folium  6.495
Andromedan  6.447
Andromedenol  6.447
Andromedol  6.440, 447
Andromedotoxin  5.608;  6.440
- Monographie  3.72
Andropogon ceriferus  4.1110
Andropogon citratus  4.1110
Andropogon citriodorum  4.1110
Andropogon roxburghii  4.1110
Andropogon schoenanthus  4.1110
Andropogonis citrati oleum  4.1112
Androsace farinosa  6.274
Androstanazol  9.655
Androstanolon, Monographie  A14A  7.257
Androstendiol-17β-propionat  9.824
Androstenolon  8.90, 118;  9.306, 824f
Androstenolon-acetat  9.306
5-α-Androst-16-en-3-on  4.297
Androsteron, Monographie  7.259
Aneis  6.137
Anemaran  4.278
Anemarena asfodeleobraznaja  4.277

Anemarrhena, Monographie 4.276
Anemarrhena asphodeloides 4.276f
Anemarrhena Rhizom 4.277
Anemarrhenae rhizoma 4.277
Anemiopsis californica, Verfälschung von Sarsaparillae radix 6.725
Anemometer 2.22
Anemonae radix 6.315
Anemone, Monographie 4.280
Anemone acutipetala 6.321
Anemone alba 4.281
Anemone ambigua 6.314
Anemone bianca 4.281
Anemone bogenhardiana 6.321
Anémone des bois 4.281
Anemone dei boschi 4.281
Anemone cernua 6.314
Anemone chinensis 4.280; 6.315
Anemone-chinensis-Wurzel 6.315
Anemone, chinesische 6.315
Anemone collina 6.321
Anemone cylindrica 4.280f
Anemone-cylindrica-Wurzel 4.281
Anemone dahurica 6.316
Anemone hepatica 4.280; 5.428, 431
Anemone intermedia 6.319
Anemone janczewskii 6.321
Anemone ludoviciana 6.317
Anemone lutea 4.283
Anemone narcissiflora 4.280
Anemone nemorosa 4.280ff
Anemone nemorosa hom. 4.282
Anemone-nemorosa-Frischpflanze 4.282
Anemone-nemorosa-Kraut 4.282
Anemone nigricans 6.317
Anemone nuttalliana 6.317
Anemone patens 4.280; 6.317ff
Anemone pedata 4.281
Anemone praecox 6.321
Anemone pratensis 4.280; 6.317, 319
Anemone pseudopatens 6.317
Anemone pulsatilla 4.280; 6.321
Anemone punica 6.321
Anemone quinquefolia 4.281
Anemone ranunculoides 4.280, 283
Anemone-ranunculoides-Kraut 4.283
Anemone sylvestris 4.280f, 283f
Anemone-sylvestris-Kraut 4.284
Anemone trifolia 4.280f, 283
Anemone virginiana, Verwechslung von Anemone cylindrica 4.281
Anemone wolfgangiana 6.318
Anemonin 4.280, 626; 5.430; 6.314, 316f, 319, 321
Anemonis nemorosae herba 4.282
Anemonis ranunculoidis herba 4.283
Anemonis sylvestris herba 4.284
Anemonol 5.430
Anemosapogenin 6.315
Änes 6.137
Aneth doux 5.169
Anethi oleum 3.736f

Anethol 4.134, 640, 1160; 5.159, 172, 442, 515f; 6.137ff, 144, 193, 614, 1070
– Monographie R05CA 7.259
– Identität mit DC 2.276
Anethum dulce 5.157
Anethum faeniculum 5.157
Anethum foeniculum 5.157
Anethum foeniculum azoricum 5.157
Anethum panmorium 5.157
Anethum piperitum 5.157
Anethum rupestre 5.157
Aneurinchlorid 9.864
Aneurindisulfid 9.868
Aneurinmononitrat 9.869
Aneurinnaphthalin-1,5-disulfonat 9.869
Aneurinnitrat 9.869
Anfeuchtungsflüssigkeit, Extrakte 1.585
Anfeuchtungszeit, Extrakte 1.585
Angel dust 3.945
Angel-tears datura 3.391
Angel's trumpet 3.391
Angelica archangelica 3.802
Angelica levisticum 5.664
Angelica paludapifolia 5.664
Angelica polyclada, Verfälschung von Ginseng radix 6.15
Angelica silvestre 4.99
Angelicae oleum 1.663
Angelicae spiritus compositus 1.663
Angelicae tinctura 1.670
Angelicasäure 4.175, 288, 635, 810; 5.76, 80f
Angelicasäurehexylester 4.288
Angelicin 5.432ff, 436f; 6.51, 149
Angelikaöl 1.663
Angelikatinktur 1.670
Angelikawurzel 1.563ff
Angelito 6.290
8α-Angeloxy-10-epi-artabsin 4.49
Angeloylajadin 3.98
– Monographie 3.74
21-Angeloyl-R1-barrigenol 4.109
22-Angeloyl-R1-barrigenol 4.109
21-Angeloylbarringtogenol C 4.109, 120
3-$O$-Angeloylcarolenalon 5.408
Angeloylcumambrin B 3.74, 98
Angeloyljaponicin 6.83
Angeloylneopetasol 6.87
9-Angeloylplatinecin 6.93
6-$O$-Angeloylplenolin 5.408
21-Angeloylprotoaescigenin 4.120
7-Angeloylretronecin 4.177; 6.674
9-Angeloylretronecin 6.93
21-$O$-Angeloyl-22-$O$-tigloyl-R1-barrigenol 4.114
Anghinare 4.1117
Angiotensin I, Bestimmung, massenspektrometrische 2.227
Angiotensin II, Bestimmung, massenspektrometrische 2.227
Angiotensinamid, Monographie C02EX 7.261
Anglesit 3.188
Angosturabitter 1.703
Angosturae essentia composita 1.583

Angosturae tinctura 1.670
Angostura-Essenz Buchheister 1.583
Angosturarinde 1.583ff
Angosturatinktur 1.670
Anguine 4.616
Anguri 4.1066
Angustidin 6.817f, 839, 843
Angustifolin 4.1125ff
Angustin 6.817f, 839, 843
Angustolin 6.817f, 843
Angustura spuria hom. 6.838
Angusturae spuriae cortex 6.838
Anhalamin 5.708f
Anhalidin 5.708f
Anhalinin 5.708
Anhalonidin 5.708f
Anhalonin 5.708f
Anhalonium lewinii 5.707, 710
Anhalonium lewinii hom. 5.710
Anhalonium williamsii 5.707
Anhydrit 7.640
Anhydroandromedol 6.440
$N,N$-Anhydrobis(2-hydroxyethyl)biguanid 8.1039
Anhydrocannabisativin 4.644
3,6-Anhydro-4-$O$-β-D-galactopyranosyl-α-D-galacto-
  pyranose-2,4'-bis[(Kalium/Natriumsulfat)](1→3')-
  polysaccharid 9.280
Anhydrogitalin 3.636
Anhydrohirundigenin 6.1138
1',6' Anhydromaltotriose 7.1
Anhydrooplopanon 6.675
Anhydrooxyprogesteron 8.118
Anhydropodorhizol 5.587
Anhydrous Lanolin 2.887
Anhydrovinblastin 9.1183
A-ni 6.290
Anice 6.137
Anice essenza 5.515; 6.138
Anice stellato 5.515
Anice verde 6.137, 143
Anice dei Vosgi 4.694
Anijsolie 6.138
Anijszaad 6.143
$o$-Anilamid 7.1256
Anilazin 1.356
– Monographie 3.74
Anileridin, Monographie N01AH, N02AB 7.262
Anilide, Analgetika N02BE
Anilin 3.276; 7.21, 284, 370; 8.888; 9.367,
  532, 637, 639
– Monographie 3.75
– UV-Spektrum 2.176
Anilinobenzene 3.60
Anilinobenzol 3.60
4-Anilino-2-benzyl-4-cyanpiperidin 8.278
Anilinöl 3.75
Anilinomethan 3.806
Anilinpips 3.76
Animal galactose factor 8.1240
Anime 4.129
Anionenaktive hydrophile Salbe 1.692
Anionenaustauscher, Lipidsenker B04AD

Anionenlücke 1.477
Anipamil, Monographie C08D 7.263
Anipandoerein 4.248
Anis 6.137, 143
– Identität mit DC 2.276
– mazedonischer 5.169
– in Zubereitungen 1.635ff
Anis estallado 5.515
Anis estrellado 5.519
Anis étoilé 5.515
Anis verde 6.137, 143
Anis vert 6.137, 143
Anis des Vosges 4.694
Anisaldehyd 4.33; 5.163f, 515f; 6.138, 140,
  144, 885f; 7.259
– Identität mit DC 2.276
Anisaldehyd-Schwefelsäure, als Reagens 2.147
Anisatin 5.513
Anis-Bucco 4.133
Anis-Buccoblätter 4.133, 470
Anis-Buchu 4.133
Anise 6.137, 143
Anise fruit 6.143
Anise oil 6.138
Anise seed 6.143
Aniseed 6.143
Aniseed Buchu 4.133, 470
Aniseed oil 6.138
Anisen 3.1177
Anisi aetheroleum 5.515; 6.138
Anisi fructus A03, R05CA 6.143
Anisi oleum 5.515
Anisi semen 6.143
Anisi spiritus compositus 1.619; 6.142
Anisi stellati aetheroleum 5.515
Anisi stellati fructus A03, R05CA 5.519
Anisierter Ammoniakgeist 1.619
Anisketon 5.163f
Anislacton 5.513f
Anisohydrocinnamol, Monographie 7.264
Anisoin 7.1284, 1286
Anisol 7.259; 8.183
Anisöl 5.515; 6.138
– ätherisches 5.515
– Identität mit DC 2.276
– in Zubereitungen 1.619ff
Anisölhaltige Ammoniak-Lösung 1.577ff, 612, 619
Anisometrie 2.857
Anisosperma passiflora, Verfälschung von Ignatii
  semen 6.826
Anisotin 5.596f
Anisoxid 5.515
Anissaft 1.647ff
Anissäure 6.885f; 7.260
– Referenzsubstanz f. Thermoanalyse 2.63
Anisspiritus 1.612
– zusammengesetzter 1.619; 6.142
Anis-Seed Buchu 4.133, 470
Anisum 6.143
Anisum hom. 6.146f
Anisum badium 5.519
Anisum officinarum 6.137

Anisum stellatum  5.519
Anisum vulgare  6.137
Aniswasser  6.142
Aniten, Monographie  3.77
Aniten Kombi, Monographie  3.77
Aniten P
– Monographie  3.77
– Pflanzenschutz  1.363
Anitop, Monographie  3.78
Aniz comun  6.143
Anjan  6.913
Ankilostin  3.1148
Annahmegrenze, Qualitätskontrolle  2.1074
Annam cassia  4.899
Annual marjoram  5.952
Annual worm grass  6.772
Annuithrin  5.412
Anodic stripping voltammetry  2.509
Anofex
– Monographie  3.78
– Pflanzenschutz  1.361
Anofex 500 flüssig, Monographie  3.78
Anomala horticola  1.316
Anon  3.371
Anonain  5.702
Anopheles maculipennis  1.270
Anopheles-Arten  1.270
Anorganische Verbindungen
– fungizide  1.351
– herbizide  1.358
Anosmie  1.198
Anöstrie  1.780
Anox, Monographie  3.78
Anox DP Streumittel, Monographie  3.78
Anox M Granulat, Pflanzenschutz  1.361
Anox L, Monographie  3.78
Anox M, Monographie  3.78
Anox M Granulat, Monographie  3.78
Anox WF, Monographie  3.79
ANS [Ammonium-8-Anilinonaphthalin-1-sulfonat], für DC  2.147, 426
Ansa-Macrolide  5.792
Ansamicin  9.515
Ansamycin  9.515
Anserinae herba A01AD, A07XA, G02C  6.256
An-shih-liu  6.325
Antabus-Effekt  3.592, 762, 764, 820, 1002, 1171, 1261
Antacida A02A
Antacusma  5.615
D$_1$-Antagonist  7.279
Antazolin
– Monographie R06A  7.265
– hydrochlorid, Monographie R06A  7.266
– mesilat  7.266
– methansulfonat, Monographie R06A  7.266
– Nachweis  2.141, 144
– phosphat, Monographie R06A  7.267
Anthadenia sesamoides  6.688
Anthecotulid  4.286f, 822, 828
– Monographie  3.79

Anthelmintika P02
– Cestodenmittel P02D
– Nematodenmittel P02C
– Trematodenmittel P02B
Anthemidis flores  4.811
Anthemidis flos  4.811
Anthemin  4.285
Anthemis, Monographie  4.284
Anthemis abyssinica  4.286
Anthemis agrestis  4.285
Anthemis arvensis  4.284f
– Verwechslung mit Anthemis cotula  4.286
– Verwechslung mit Chamomilla recutita  4.818
Anthemis-arvensis-Kraut  4.285
Anthemis aurea  4.819
Anthemis austriaca  4.284
– Verwechslung mit Anthemis cotula  4.286
– Verwechslung mit Chamomilla recutita  4.818
Anthemis carpatica  4.284
Anthemis chamomilla-romana  4.808
Anthemis cotula  3.79;  4.284, 286f
– Verwechslung mit Chamomilla recutita  4.818
Anthemis-cotula-Blüten  4.286
Anthemis-cotula-Kraut  4.287
Anthemis foetida  4.286
Anthemis fuscata  4.807
Anthemis heterophylla  4.286
Anthemis montana  4.284
Anthemis nobilis  4.808, 811, 815, 819
Anthemis nobilis hom.  4.815
Anthemis odorata  4.808
Anthemis praecox  4.807
Anthemis psorosperma  4.286
Anthemis ramosa  4.286
Anthemis ruthenica  4.284
Anthemis tinctoria  4.284, 287
– Verfälschung von Arnicae flos  4.347
– Verwechslung mit Chamomilla recutita  4.818
Anthemis-tinctoria-Blüten  4.287
Anthemis triumfetti  4.284
Anthemissäure  4.285
Anthemosid  4.813
Anthenobilinsäure  4.809
Antheraxanthin  4.605, 1070
Anthocoridae  1.309
Anthocoris nemorum  1.309
Anthodium Anthemidis  4.811
Anthodium Chamomillae  4.819
Anthomyiidae  1.319
Anthonomus pomorum  1.315
Anthophylli  6.869
Anthorin  4.68
Anthostyrax tonkinensis  6.849
Anthracen, Monographie  3.79
1,8,9-Anthracentriyltriacetat  7.1410
Anthrachinon  1.167ff, 371;  4.701
– Monographie  3.81
– Referenzsubstanz f. Thermoanalyse  2.63
Anthrachinon-1,8-disulfonsäure  7.1408
Anthrachinondrogen, Nachweis  2.144
Anthracin  3.79
Anthrakokali, Monographie  7.267

Anthralin 7.1408
Anthranilsäure 4.168, 833
– allylester 7.273
– chlorid 9.252
– methylester 4.833; 7.437
– (2-piperidyl)ethylester 9.252
Anthranoyllycoctonin 4.66
Anthrarobin 1.654
Anthriscus cerefolium, Verwechslung mit Aethusa cynapium 4.123
Anthriscus silvestris
– Verfälschung von Conii herba 4.972
– Verwechslung mit Carum carvi 4.694
Anthron 4.701
Anthron-10-C-glycosyle 4.210
Anthrophore 1.568
Anthropodeoxycholsäure 7.827
Anthroposophische Medizin n. Steiner 2.752
Anthyllidis vulnerariae flos 4.290
Anthyllis, Monographie 4.288
Anthyllis montana 4.288
Anthyllis tetraphylla 4.288
Anthyllis vulneraria 4.288ff
Anthyllis-vulneraria-Blüten 4.290
Anthyllis-vulneraria-Kraut 4.290
Antiadiposita A08, A08A
– zentral wirksame A08AA
Antiadrenergika
– Ganglienblocker, Antihypertensiva C02B
– peripher wirksame, Antihypertensiva C02C
– zentral wirksame, Antihypertensiva C02A
Antiallergika
– Ophthalmologika S01G
– Rhinologika R01AC
– zur Inhalation, Antiasthmatika R03BC
Antianämika B03
– Eisenpräparate B03A
Antiandrogene G03H, G03HA
Antiaris toxicaria 7.1094
Antiarrhythmika, Herztherapeutika C01B
Antiasthmatika R03
– Anticholinergika R03BB
– zur Inhalation
– – Antiallergika R03BC
– – Glucocorticoide R03BA
– – Sympathomimetika R03A
– – Sympathomimetika [α- und β-Agonisten] R03AA
– – Sympathomimetika [β-Agonisten, nicht-selektive] R03AB
– – Sympathomimetika [β₂-Agonisten, selektive] R03AC
– zur systemischen Anw.
– – Sympathomimetika R03C
– – Sympathomimetika [α- und β-Agonisten] R03CA
– – Sympathomimetika [β-Agonisten, nicht-selektive] R03CB
– – Sympathomimetika [β₂-Agonisten, selektive] R03CC
– – Xanthine R03DA

Antibiotika
– Aminoglycoside J01G
– Amphenicole J01B, J01BA
– Antiinfektiva, Antidiarrhoika A07AA
– Antituberkulotika J04AB
– Betalactam-Antibiotika J01C
– Cephalosporine J01DA
– Dermatika D06
– Lincosamide J01F, J01FF
– Makrolide J01F, J01FA
– Monobactame J01DF
– Peneme J01DH
– – mit Enzyminhibitoren J01DH
– Penicilline J01C
– – Beta-Lactamase-empfindliche J01CE
– – Beta-Lactamase-Inhibitoren J01CG
– – in Komb. mit Beta-Lactamase-Inhibitoren J01CR
– – Beta-Lactamase-resistente J01CF
– – Breitspektrum~ J01CA
– Rachentherapeutika R02AB
– Streptomycine J01GA
– Tetracycline J01A, J01AA
– topische, Dermatika D06A
– zytotoxische, Zytostatika L01D
Antichlor 8.1121
Anticholinergika, Antiasthmatika R03BB
Anticholinesterase, Antidot 7.317
Anticodon 2.705
Antidandruffs 1.142, 176
Antidecubitus-Segmente 1.50
Antidepressiva N06A
Antidiabetika A10
– Insuline A10A, A10AA
– orale A10B
– – Alphaglucosidasehemmer A10BF
– – Biguanide A10BA
– – α-Glucosidasehemmer A10BF
– – Sulfonamide, heterocyclische A10BC
– – Sulfonylharnstoffe A10BB
Antidiarrhoika A07
– Adsorbentien, intestinale A07B
– Antiinfektiva, intestinale A07A
– Entzündungshemmer, intestinale A07E
– motilitätshemmende A07D, A07DA
Antidiuretin 9.1159
Antidiuretisches Hormon 9.1159
Antidot, Radionuclide 2.342
Antidote V03AB
Antidotum Thalii 2.342
Antiemetika A03F, A03FA, A04, A04A
Antiepileptika N03, N03A
Antifebrinum 7.21
Antifibrinolytika B02A
Antiflatulentia A02D, A02DA
Antiformin 1.528f
Antiformin-Lösung 1.529
Antigen 1.375; 2.524, 915
Antigen-Antikörper-Reaktion 2.524
Antigrauehaarefaktor 7.637
Antihämophiler Faktor VIII 2.684
Antihämophiles Globulin B 2.684

Antihämorrhagika B02
Antihämorrhagisches Vitamin 9.198
Antihistaminika, Antipruriginosa D04AA
H$_1$-Antihistaminika, zur systemischen Anw. R06, R06A
H$_2$-Antihistaminika, Ulkustherapeutika A02BA
Antihydrotika D11AA
Antihypertensiva C02
– Antiadrenergika
– – Ganglienblocker C02B
– – peripher wirksame C02C
– – zentral wirksame C02A
– Antisympathotonika
– – Ganglienblocker C02B
– – peripher wirksame C02C
– – zentral wirksame C02A
– Renin-Angiotensin-System C02E
– – ACE-Hemmer C02EA
– – Conversions-Enzym-Hemmer C02EA
– Vasodilatatoren, glattmuskulär wirksame C02D
Antihypertonika C02
Antiinfektiva
– Gynäkologika G01, G01A
– intestinale, Antidiarrhoika A07A
– Mund- und Rachentherapeutika A01AB
– Ophthalmologika S01A
– Otologika S02A, S02AA
– Stomatologika A01AB
– Urologika G04A
– zur systemischen Anw. J, J01
– – Chinolone J01M
– – Chinolone, Fluorchinolone J01MA
– – Sulfonamide J01E
– – Trimethoprim J01E
Antiinflammatorika, nichtsteroidale 2.846
Antikallikrein 8.319
Antiklopfmittel, Kraftstoff 3.517, 1153, 1160
Antikoagulantien
– Heparine, Heparine B01AB
– Herstellung von Blutplasma
– – Citrat 1.432; 2.669
– – EDTA 1.431
– – Fluorid 1.432
– – Heparin 1.431; 2.669
– – Oxalat 1.432
– – Übersicht u. Konzentrationen 1.432
– – Vitamin K-Antagonisten B01AA
– zur Schädlingsbekämpfung 1.275
Antikoinzidenzstufe 2.389
Antikonvulsiva N03, N03A
Antikörper
– Immunisierung 1.375
– monoklonale 2.524, 711, 715, 983; 3.5
– polyklonale 2.524
Antillennelken 6.864
Antillenratanhia 5.616
Antilysin 7.287
Antimetabolite, Zytostatika L01B
Antimikrobielle Stoffe, in Kosmetika 1.171ff
Antimikrobika 1.145
Antimite 3.855

Antimon
– Monographie 3.82; 7.267
– Antidot 7.1349
– Nachweis 1.531; 2.126
– Nachweisgrenze, spektroskopische 2.469
Antimon regulus 3.82
Antimonarsenat 7.269
Antimon-bisbrenzcatechin-disulfonsaures Natrium 9.660
Antimon(III)chlorid 1.532
– Monographie 7.268
Antimonglanz 3.82; 7.267f
Antimonit 7.267f
– Monographie 7.268
Antimonium arsenicosum, Monographie 7.269
Antimonium crudum 7.271
Antimonkaliumtartrat, Monographie 7.270
Antimon(III)oxid 1.531
Antimonpentachlorid 3.83
Antimonpentasulfid 3.82
Antimon(III)sulfid 7.609
– Monographie P01CB 7.271
Antimon(V)sulfid, Monographie 7.271
Antimonsulfid-[$^{99}$Tc]-Technetium-Injektionslösung, Monographie 7.272
Antimontrichlorid 3.83
Antimontrifluorid 3.83
Antimontrioxid 3.82
Antimontrisulfid 3.83
– kolloidales 7.271
Antimonwasserstoff 3.82
– Monographie 3.84
Antimony potassium tartrate injection 7.271
Antimoos U Kombi, Monographie 3.85
Antimuscarinika 2.636
Antimycin 3.324; 6.61
Antimykotika
– Dermatika D01
– topische, Dermatika D01A
– zur systemischen Anw. J02, J02A
– – Dermatika D01B, D01BA
Antineuritisches Vitamin 9.864
Antioxidantien X04 7.585, 716, 1418; 8.126, 311, 464; 9.411, 964, 967
– Augentropfen 2.643
– Gummi 3.229
– Kaugummi 3.502
– Kosmetika 1.145
– – Augenpflegemittel 1.169
– – Desodorantien 1.210
– – Haarreinigungsmittel 1.175
– – Hautpflegemittel 1.161
– – Lippenpflegemittel 1.171f
– – Seifen 1.157
– Parenteralia 2.768
– Salben 1.686
– Säuglingsnahrung 1.238
– Übersicht 1.150f; 2.699, 894ff
Antiparathyroidhormone H05B
Antiparkinsonmittel N04
Antipellagra-Vitamin 8.1148
Antiperspirantien 1.211

Antiphlogistika M01
- nichtsteroidale M01A
- - Acetamidderivate M01AB
- - Butylpyrazolidine M01AA
- - Essigsäurederivate M01AB
- - Fenamate M01AG
- - Oxicame M01AC
- - Propionsäurederivate M01AE
- topische M02, M02A
- - nichtsteroidale M02AA
- - nichtsteroidale, Capsicum-Zubereitungen M02AB
- - nichtsteroidale, Salicylsäurederivate M02AC
Antipode, optischer 2.156
Antiprotozoika P01, P01A, P01C
- Malariamittel P01B
Antipruriginosa D04, D04A
- Anästethika D04AB
- Antihistaminika D04AA
Antipsoriatika D05
- topische D05A
- zur systemischen Anw. D05B
Antipyretika N02B
Antipyrin 9.105
N-Antipyrinylnicotinamid 8.1158
N-Antipyrinylsalicylamid 9.554
Antirheumatika M01
- nichtsteroidale M01A
- - Acetamidderivate M01AB
- - Butylpyrazolidine M01AA
- - Essigsäurederivate M01AB
- - Fenamate M01AG
- - Oxicame M01AC
- - Propionsäurederivate M01AE
- spezifisch wirksame M01C
- topische M02, M02A
- - nichtsteroidale M02AA
- - nichtsteroidale, Capsicum-Zubereitungen M02AB
- - nichtsteroidale, Salicylsäurederivate M02AC
Antirheumatische Mixtur 1.624
Antirhin 6.817
Antischaummittel 7.1358
Antischneck Schneckenkorn, Monographie 3.85
Antischneck Streumittel, Monographie 3.85
Antischuppenmittel 9.460
Antischuppen-Shampoos 1.177f
Antiscorbut-Vitamin 7.299
Antiseptika X05
- Dermatika D08, D08A
- Gynäkologika G01, G01A
- Rachentherapeutika R02AA
Antistatika 1.185
Antisympathotonika
- Ganglienblocker, Antihypertensiva C02B
- peripher wirksame, Antihypertensiva C02C
- zentral wirksame, Antihypertensiva C02A
Antithrombin III 2.681, 684
Antithrombotika B01, B01A
Antitranspirantien 1.211; 7.107
Anti-Trombose-Strümpfe 1.40
Antituberkulotika J04A
- Aminosalicylate J04AA
- Antibiotika J04AB
- Hydrazide J04AC
- Thioharnstoff-Derivate J04AD
Antitussiva R05D
- Opioide R05DA
Antivarikosa C05B
Antivelano 5.526
Antivertiginosa N07C, N07CA
Antofin 6.1137
Antofles 6.869
Antonine 5.57
Antoniusfeuer 4.920
Antonskraut 5.57
Antophyllit 3.102
Antora 4.68
Antorphin 8.1074
Antosid 6.260
Antracol
- Monographie 3.85
- Pflanzenschutz 1.353
Antracol MN
- Monographie 3.85
- Pflanzenschutz 1.353
Antrafenin, Monographie N02BG 7.272
Antriscus silvestris, Verwechslung mit Conium maculatum 4.970
Anurie 1.737f
Anus-Präter-Hygiene 2.986
Anwendungsgebiete von Stoffen und Zubereitungen
- Abstillen G02CB
- Akne D10
- Alkoholismus V03AA
- Amöbiasis P01A
- Anämie B03
- Angina pectoris C01D, C07, C07A, C08
- Angst- und Spannungszustände N05B
- Arteriosklerose B04
- Arthritis M01
- Arthrosen M01
- Asthma R03
- Augeninfektionen S01A
- Augenkrankheiten S01
- Bakterielle Infektionen J01
- Bandwürmer P02D
- Bluthochdruck C02, C03, C07, C07A, C08
- Depressionen N06A
- Diabetes mellitus A10
- Diagnosen V04CC
- Diarrhoe A07
- Durchblutungsstörungen, periphere C04
- Durchfall A07
- Eisenmangel B03A
- Eisenvergiftungen V03AC
- Ektoparasiten P03A
- Embolien B01, B01A
- Empfängnisverhütung G03
- Entzündungen M01
- Epilepsie N03, N03A
- Erbrechen A03F, A03FA, A04, A04A
- Erkältungskrankheiten R05
- Fadenwürmer P02C

- Fettstoffwechselstörungen B04
- Fettsucht A08, A08A
- Fieber N02B
- Flatulenz A02D, A02DA
- Folsäuremangel B03B
- Gallenleiden A05A
- Gallensteine A05A
- Gastritis A02B
- Gelenkschmerzen M02, M02A
- Geschwüre D03
- Gicht M04, M04A, M04AA, M04AB
- Gingivitis A01AB
- Glaukom S01E
- Grippe R05
- Halsschmerzen A01AB, R02, R02A
- Hämorrhagische Diathese B02
- Hämorrhoiden C05A
- Harnwegserkrankungen G04
- Harnwegsinfektionen G04A
- Hautkrankheiten D
- Hautmykosen D01
- Herzinsuffizienz C01A, C01C
- Herzrhythmusstörungen C01B
- Hühneraugen D11AF
- Husten R05C, R05CA, R05CB, R05DA
- Hyperacidität A02A
- Hyperlipidämien B04
- Hypercholesterolämie B04A
- Hyperthyreose H03B, H03C
- Hypertonie C02, C03, C07, C07A, C08
- Hypothyreose H03AA, H03C
- Immunisierung J06, J07
- Impfungen J07
- Infektionskrankheiten J
- Insekten P03B
- Juckreiz D04, D04A
- Karies A01AA
- Koliken des Magen-/Darmtraktes A03
- Kopfschmerzen N02C
- Krampfadern C05B
- Krämpfe N03, N03A
- Krätze P03A
- Krebs L01
- Kretinismus H03AA, H03C
- Kropf H03AA, H03C
- Leberleiden A05B, A05BA
- Leishmaniasis P01C
- Lepra J04B, J04BA
- Magengeschwüre A02B
- Malaria P01B
- Mandelentzündung A01AB, R02, R02A
- Meteorismus A02D, A02DA
- Migräne N02C
- Mundschleimhautentzündung A01AB
- Muskelschmerzen M02, M02A, M03
- Mykobakterien J04
- Mykosen J02, J02A
- Myödem H03C
- Myxödem H03AA
- Nervosität N05C
- Neurosen N05A
- Nierenentzündungen G04A
- Nierenerkrankungen G04
- Nierensteine G04BC
- Obstipation A06, A06A
- Ödeme C03
- Ohrenschmerzen S02
- Parasiten P
- Parkinson N04
- Perniziöse Anämie B03B
- Pharyngitis A01AB, R02, R02A
- Pilzinfektionen J02, J02A
- Pilzinfektionen der Haut D01
- Pilzinfektionen, lokale D01
- Prostataleiden G04BX
- Protozoen P01
- Psoriasis D05
- Psychosen N05A, N06A
- Rachenentzündung A01AB, R02, R02A
- Rauchentwöhnung V03AJ
- Reisekrankheit A04, A04A
- Reizhusten R05D
- Rheuma M01
- Rhinitis R01
- Saugwürmer P02B
- Schlaflosigkeit N05C
- Schmerzen N02, N02A, N02B
- Schnupfen R01
- Schuppenflechte D05
- Schweißbildung, übermäßige D11AA
- Schwindel N07C, N07CA
- Sodbrennen A02A, A02EA
- Sonnenbrand D02B
- Stomatitis A01AB
- Struma H03AA, H03C
- Thrombophlebitis C05B
- Thrombosen B01, B01A
- Tonsillitis A01AB, R02, R02A
- Trypanosomiasis P01C
- Tuberkulose J04A
- Tumore L01
- Übergewicht A08, A08A
- Unruhe N05C
- Vaginalinfektionen G01, G01A
- Varizen C05B
- Venenleiden C05B
- Verdauungsstörungen A09, A09A
- Vergiftungen V03AB
- Verstopfung A06, A06A
- Viren J05, J05A
- Warzen D11AF
- Wehen G02A, G02CA
- Wunden D03
- Wurmerkrankungen P02
- Zahnfleischentzündungen A01AB
- Zuckerkrankheit A10
- Zytostatikanebenwirkungen V03AF

Anwulignan **5.**607; **6.**647
Anxiolytika N05B
Aobamidin **4.**1021
A-OD *[Ascorbinsäureoxidase]* **7.**299
Apalcillin
- Monographie J01CA **7.**272
- Natriumsalz, Monographie J01CA **7.**275

Apamin, Monographie  3.85
Aparinis herba  5.221
Apatit, Monographie  7.275
APDC *[Ammoniumpyrrolindinthiocarbamat]*  2.466
Aperna  6.746
Apertur, relative, bei Monochromatoren  2.165
Apfel  3.69;  5.752
– kaukasischer  5.751
Äpfel, Diphenylamin zur Schalenbehandlung  3.497
Apfelbaum  5.751
Apfelbaumgespinstmotte  1.318
Apfelbaummistel  6.1160
Apfelblattsauger  1.310
Apfelblütenstecher  1.315
Apfelsägewespe  1.314
Apfelsäure  4.58, 748, 840, 1044, 1061
Äpfelsäure  4.7, 298, 796f, 1044, 1060;  5.752;  6.252, 415, 433, 450
DL-Äpfelsäure, Monographie  7.85
Apfelsaure Eisentinktur  1.683
L-Äpfelsäure  4.273
– Monographie  7.86
Apfelschalen  5.753
Apfelschorf  1.291f
Apfelwickler  1.318, 324, 333
Apfelwickler-Granulosevirus  1.334
Aphanizomenon flos-aquae  3.1060
Aphanizomenon holsaticum  3.1060
Aphanomyces  1.288
Aphelinus mali  1.329
Aphididae  1.311f
Aphidina  1.311
Aphidoletes aphidimyza  1.319, 333
Aphidoletes-Gallmücken  1.331
Aphis chinensis  6.458
Aphis fabae  1.312, 324
Aphonie, Dieffenbachia-Intoxikation  3.456
Aphronin  9.1221
Apibiose  5.645
Apicyclin, Monographie J01AA  7.276
Apidae  1.314
Apiezon, GC-Trennflüssigkeit  2.282
Apigenin  4.48, 52, 59, 147, 357, 449f, 452, 461, 798, 979, 1040, 1081, 1192;  5.35, 65, 219, 637, 644, 672, 693, 775, 836, 936, 945, 963;  6.157, 278, 541, 551, 569, 936, 982, 986, 1117
Apigeninapiosylglucosid  4.1082
Apigenin-7-apiosylglucosid  4.293, 813;  6.111, 116f
Apigenin-7-*O*-apiosylglucosid  4.663
Apigenin-6,8-di-*C*-glucosid  5.317, 949, 955
Apigenin-6,8-di-*C*-β-D-glucosid  4.442
Apigenin-7,4'-di-*O*-β-D-glucuronid  5.775
Apigenin-4',7-dimethylether  6.936
Apigenin-5-*O*-glucopyranosid  4.1082
Apigenin-4'-*O*-β-D-glucosid  5.69
Apigenin-4-*O*-glucosid  5.653
Apigenin-5-*O*-glucosid  5.653
Apigenin-5-*O*-β-D-glucosid  5.67
Apigenin-7-glucosid  4.297, 813, 823;  5.447, 945, 2943;  6.9
Apigenin-7-*O*-glucosid  4.147;  5.653, 816

Apigeninglucuronid  5.774
Apigenin-7-*O*-β-D-glucuronid  5.775
Apigenin-7-(glucuronsäure-3,6-lacton)-tetraacetat  4.683
Apigenin-7-(glucuronsäure-methylester)-penta-acetat  4.683
Apigenin-7-lactat  5.780
Apigenin-4'-*O*-(6-*O*-malonyl-β-D-glucosyl)-7-*O*-β-D-glucuronid  4.753, 755
Apigenin-7-*O*-monoglucosid  6.226
Apigenin-7-*O*-pyranoglucosid  4.1082
Apigenin-7-rhamnoglucosid  6.9
Apigenin-7-rutinosid  5.836, 945
Apii fructus  4.293
Apii graveolentis aetheroleum  4.296
Apii graveolentis herba  4.296
Apii graveolentis semen  4.293
Apii herba  4.296
Apii radix  4.298
Apiin  4.293f, 297f, 661, 663, 667, 813, 1082;  6.106, 111, 113, 116
Apimentada  5.835
Apio  4.292, 296, 298
Apio dola  4.298
Apio grande  4.292
Apio de montaña  5.664
Apio ortense  6.105
Apio palustre  4.292
Apio palustre sedano  4.298
4'-*O*-β-D-Apio-D-furanosyl(1→2)-β-D-gluco-pyranosylliquiritigenin  5.317
3-*O*-[β-D-Apiofuranosyl(1→2)-β-D-glucuron-opyranosyl]-glycyrrhetinsäure  5.317
Apiogalacturonane  5.645
Apioglycyrrhizin  5.317
Apiol  4.372, 799;  6.106f, 111, 113, 116, 195, 614
– Monographie C03  7.276
Apiopaeonosid  6.2, 10
6'-Apiosyl-3,5-dimethoxyarbutin  4.892
6'-*O*-Apiosylebulosid  6.577
Apis mellifica  3.85
Apium, Monographie  4.291
Apium anisum  6.137
Apium biternatum  4.99
Apium bulbocastanum  4.577
Apium carvi  4.694
Apium celleri  4.292
Apium decumbens  4.292
Apium graveolens  4.291ff, 296, 298ff
Apium graveolens hom.  4.300
Apium-graveolens-Knolle  4.299
Apium-graveolens-Kraut  4.299
Apium-graveolens-Wurzel  4.299
Apium hortense  6.105
Apium inundatum  4.291
Apium laetum  6.105
Apium lobatum  4.292
Apium maritium  4.292
Apium nodiflorum  4.291
Apium peregrinum  6.151
Apium petroselinum  6.105

Apium pimpinella 6.147
Apium podagraria 4.99
Apium romanum 6.105
Apium tenuifolium 4.291
Apium tragoselinum 6.147
Apium vulgare 4.292; 6.105
Apiumetin 4.294
Apiumosid 4.294
Aplotaxen 4.752
Aplotaxis lappa 6.620
Apoatropin 3.111, 683f; 4.424f, 432, 1142, 1144; 5.462, 465, 467, 766
Apocannosid 4.304
15-Apo-β-caroten-15-oic-acid 9.1017
15-Apo-β-caroten-15-ol 9.506
Apocavidin 4.1018
Apocrita 1.314
Apocynamarin 3.1103
Apocyni androsaemifolii radix 4.302
Apocyni cannabini radix 4.303
– Verfälschung von Apocyni androsaemifolii radix 4.302
Apocynum 4.305
– Monographie 4.301
Apocynum ambiguum 4.301
Apocynum androsaemifolium 4.301
– Verwechslung mit Apocyni cannabini radix 4.304
– Verwechslung mit Apocynum cannabinum 4.303
Apocynum androsaemifolium hom. 4.302f
Apocynum cannabinum 3.1103; 4.301, 303
Apocynum cannabinum hom. 4.305
Apocynum hypericifolium 4.301, 303
Apocynum jonesii 4.301
Apocynum juventas 6.15
Apocynum macranthum 4.301
Apocynum medium 4.301
Apocynum occidentale 4.301
Apocynum paniculatum 4.301
Apocynum platyphyllum 4.303
Apocynum pubescens 4.303
Apocynum pumilum 4.301
Apocynum scopulorum 4.301
Apocynum sibiricum 4.301
Apocynum suksdorfii 4.301, 303
Apocynum sybericum 4.303
Apocynum venetum 4.301
Apohyoscin 4.1139; 5.465
Apollo
– Monographie 3.86
– Pflanzenschutz 1.350
Apolloniakraut 4.72
Apollopulver 1.702
Apomethylatropiniumbromid 8.939
Apomorphin 1.721
– Monographie V03AB 7.277
– hydrochlorid
– – Monographie V03AB 7.277
– – Nachweis 2.144
– – Photometrie 2.474
Apomorphinium hydrochloricum, Monographie 7.279

Aporphin-Alkaloide 4.1016, 1018f, 1023f
6aβ-Aporphin-10,11-diol 7.277
– hydrochlorid 7.277, 279
Aposcopolamin 3.1074; 4.425, 432; 5.461
Apothecien 1.292
Apothekerklee 4.289
Apothekerrinde 4.874, 877
Appai 4.716
Appétit 4.201
Appetitzügler A08, A08A
Appiastro 5.811
Apple 5.752
Apple of Peru 4.1142, 1152
Apple pine 6.179
Apple of Sodom 6.743
Appletree 5.751
Applikation, nasale 2.849, 852
Applikationsart, Einfluß auf Verfügbarkeit 2.850
Appressorien 1.287ff
Apralan 1.743
Apramycin 1.744
– Monographie J01GB 7.280
– sulfat, Monographie J01GB 7.282
Apri radix 4.692
Apricot vine 6.35
Aprikose 3.69, 186
Aprikosenkernöl, in Dermatika 2.901
Aprikosensamen 3.70
Aprilblume 4.281
April-fools 6.318
Aprindin
– Monographie C01B 7.282
– hydrochlorid, Monographie C01B 7.284
Aprobarbital
– Monographie N05CA 7.285
– Natriumsalz, Monographie N05CA 7.287
Aprobarbiton 7.285
Apron
– Monographie 3.86
– Pflanzenschutz 1.354
Aprotinin, Monographie B02A 7.287
6-APS [6-Aminopenicillansäure] 7.240, 344, 361, 681, 942; 8.825, 974, 1062
Apsidinol filicinum oleo solutum 4.1204
Apterin 4.99; 5.433f, 436
Apterygota 1.306
Apugapugan 4.103
AQL [acceptable quality level] 2.1074
Aqua 9.1195
Aqua ad iniectabilia 2.762; 9.1198
Aqua ad injectionem 9.1198
Aqua Amygdalae amarae diluta 1.566
Aqua Amygdalarum amararum 1.566
Aqua Amygdalarum amararum diluta 1.566
Aqua Aromatica 1.566
Aqua Aurantii Floris 1.566
Aqua Calcariae 1.565
Aqua Calcis 1.565
Aqua Carbolisata 1.568
Aqua Carminativa 1.566
Aqua Carminativa regia 1.566
Aqua Chamomillae 1.566

Aqua chlorata  7.920
Aqua Cinnamomi  1.566;  4.902
Aqua Citronellae  1.566
Aqua conservans  1.565;  9.1197
Aqua conservata  1.565;  9.1197
Aqua contra Perniones  1.707
Aqua cosmetica Kummerfeld  1.622
Aqua Foeniculi  1.566f;  5.168
Aqua Gingivalis Burowi  1.608
Aqua Goulardi  1.568
Aqua haemostatica Monsel  1.622
Aqua Hamamelidis  5.370
Aqua Hamamelidis corticis  1.567;  5.370
Aqua Laurocerasi  1.567
Aqua Melissae  1.566
Aqua Menthae  1.567
Aqua Menthae crispae  1.567;  5.844
Aqua Menthae piperitae  1.567
Aqua ophthalmica Romershausen  1.576
Aqua penolata  1.568
Aqua Petrosilini  1.567
Aqua Plumbi  1.568
Aqua Plumbi Goulardi  1.568
Aqua purificata  9.1195
Aqua Rosae  1.567
Aqua Salviae  1.567
Aqua Sambuci  1.567
Aqua Saturni  1.568
Aqua silicata  7.290
Aqua Tiliae  1.567
Aqua Vitae  1.624
Aqua vulneraria spirituosa  1.568
Aquacoat  2.961
Aquae  1.565ff
Aquae aromaticae  1.565, 654
Aquae destillatae  1.565
Aquafortis  3.1052
Aquatensen  8.937
Aquateric, pH-Löslichkeit  2.955
Aqueous Calamine Ointment  2.892
Aqueous Cream  2.889
Aquilaria, Monographie  4.306
Aquilaria agallocha  4.307
Aquilaria baillonii, Verfälschung von Aquilaria-malaccensis-Holz  4.308
Aquilaria crassna, Verfälschung von Aquilaria-malaccensis-Holz  4.308
Aquilaria grandiflora  4.309
Aquilaria malaccensis  4.306f
Aquilaria-malaccensis Holz  4.307
Aquilaria malaicense  4.307
Aquilaria moszkowskii, Verfälschung von Aquilaria-malaccensis-Holz  4.308
Aquilaria ovata  4.307
Aquilaria secundaria  4.307
Aquilaria sinensis  4.306, 309f
Aquilariella malaccensis  4.307
Aquilegia, Monographie  4.312
Aquilegia hom.  4.315
Aquilegia alpina  4.312
Aquilegia atrata  4.312f
Aquilegia brevistyla  4.312

Aquilegia canadensis  4.312
Aquilegia cornuta  4.313
Aquilegia ecalcarata  4.312
Aquilegia einseleana  4.312
Aquilegia elegans  4.313
Aquilegia elegantula  4.312
Aquilegia flabellata  4.312
Aquilegia formosa  4.312
Aquilegia nigricans  4.312
Aquilegia sibirica  4.312
Aquilegia thalictrifolia  4.312
Aquilegia versicolor  4.313
Aquilegia vulgaris  4.312ff
– Verfälschung von Psyllii semen  6.223
Aquilegia-vulgaris-Kraut  4.314
Aquilegiae herba  4.314
Aquilegiae semen  4.314
Aquilegiasäure  4.314
Aquilegiolid  4.312f
Aquilina  4.314
Aquilinan  6.305
Aquillochin  4.308f
Aquinol 80
– Monographie  3.87
– Pflanzenschutz  1.367
Äquivalentdosis  2.398
Äquivalentdurchmesser  2.42
Äquivalentstoffmengenkonzentration  2.347
Äquivalenz, therapeutische  2.1124
Äquivalenzpunkt  2.347
Äquivalenz-Sterilisationsverfahren  2.782
Araadenosin  9.1169
Arabian coffee  4.927
Arabian Lavender  5.642
Arabian tea  4.730, 732
Arabic gum  4.37
Arabica(s)  4.927
Arabica-Kaffee  4.927
Arabidopsis thaliana  6.944
Arabin  4.39
3-$O$-α-L-Arabinofuranosid  4.1199
9-β-D-Arabinofuranosyladenin  9.1169
9-β-D-Arabinofuranosyladenin-5′-dihydrogenphosphat  9.1171
1-β-D-Arabinofuranosylcytosin  7.1159
9-β-D-Arabinofuranosyl-9$H$-purin-6-amin  9.1169
Arabinogalactan  4.26, 412, 602;  5.308
3-$O$-Arabinopomolsäure  6.590
3-$O$-[α-L-Arabinopyranosyl(1→2)-β-D-glucuronopyranosyl]-glycyrrhetinsäure  5.317
3-$O$-[α-L-Arabinopyranosyl]-30-norolean-12,20(29)-dien-28-carbonsäure  5.351
3-$O$-α-L-Arabinopyranosylpomolsäure  6.589
– 28-$O$-β-D-glucopyranosid  6.589
Arabinose  4.963;  5.604
3-$O$-β-L-Arabinosid  4.1199
9-β-Arabinosyladenin  9.1169
6-$C$-α-L-Arabinosyl-8-$C$-β-D-glucosylluteolin  4.418
L-Arabino-D-xylan  4.903
Arabinoxylane  4.440
Arabis petiolata  4.180
Arabische gom  4.37

Arabische Myrrha 4.963
Arabischer Balsam 4.968
Arabisches Gummi 4.37
- in Dermatika 2.901
- enzymfreies 1.582ff
- Inkompatibilitäten 4.41
- Nachweis 2.145
- als Reagens 1.536ff
- sprühgetrocknetes 1.536, 627; 4.41
- in Zubereitungen 1.569ff, 611, 625ff; 2.696f, 1015f
Arabisk gummi 4.37
Araboglycyrrhizin 5.317
Arachide 4.316, 319
Arachidis oleum 4.317
Arachidis oleum hydrogenatum 4.319
Arachidis semen 4.319
Arachidonsäure 4.4, 683, 1076; 5.85f
Arachidosid 4.320
Arachin 4.320
Arachinsäure 4.317, 559; 5.340, 853
Arachis, Monographie 4.316
Arachis glabrata 4.316
Arachis hypogaea 4.316f, 320
Arachis-hypogaea-Samen 4.319
Arachis-hypogaea-Samenöl 4.317
Arachis monticula 4.316
Arachis oil 4.317
Arachis villosa 4.316
Arachissamen 4.319
Arachnida 1.304f
Arachnida hypogaea 4.316
Aragonit 7.613
Aragvadha 4.716
Aralia, Monographie 4.321
Aralia arizonica 4.323
Aralia bicrenata 4.323
Aralia canadiensis 6.31
Aralia chinensis 4.322
Aralia edulis 6.15
Aralia ginseng 6.13
Aralia hispida, Verfälschung von Sarsaparillae radix 6.725
Aralia mandshurica 4.322
Aralia-mandshurica-Wurzel 4.322
Aralia nudicaulis, Verfälschung von Sarsaparillae radix 6.725
Aralia quinquefolia 6.31f
Aralia quinquefolia hom. 6.32
Aralia racemosa 4.322f
Aralia racemosa hom. 4.324f
Aralia-racemosa-Wurzel 4.323
Araliawurzel 4.323
Aralie, mandschurische 4.322
Aralie hroznatá 4.323
Aralosid 4.322
Arandano commun 6.1052
Aranyaharidra 4.1086
Aranyesö 5.624
Aräometer 2.7
Arap saçi 5.157
Ararcytidin 7.1159
Araroba depurata 7.937
Araruta 5.772
Arbaprostil, Monographie A02BB 7.291
Arbe à la gale 6.458
Arbeitsdichte, bei Feststoffmischungen 2.1095
Arbol de los escudos 5.270
Arbol de los Incas 6.627
Árbol del Perú 6.627
Árbol de pimienta 6.627
Arbol sagrado 5.270
Arbol de la vida 6.627
Arbore australian 5.116
Arborinin 6.507, 510, 512
Arboris vitae herba 6.957
Arboris vitae ramuli 6.957
Arbosan spezial Feuchtbeize, Monographie 3.87
Arbosan spezial Trockenbeize, Monographie 3.87
Arbosan spezial Wasserbeize
- Monographie 3.87
- Pflanzenschutz 1.354, 358
Arbosan spezial Wasserbeize mit Krähenschutz, Monographie 3.87
Arbosan Universal Feuchtbeize, Monographie 3.87
Arbosan Universal Trockenbeize, Monographie 3.87
Arbosan Universal Trockenbeize mit Krähenschutz, Monographie 3.87
Arbosan Universal Wasserbeize
- Monographie 3.88
- Pflanzenschutz 1.354
L'Arbousier 4.326
Arboussier commun 4.326
Arbre à l'aile 4.719
Arbre à la fièvre 5.116
Arbre de Judas 6.579
Arbre à poison 6.458
Arbre aux quarante écus 5.270
Arbre aux serpents 6.363
Arbre à soie 4.621, 624
Arbre à vessies 4.959
Arbusculin A 6.1097, 1099, 1101
Arbusier 4.330
Arbutase 4.332
Arbute 4.326
Arbuti folium 4.327
Arbutin 4.327ff, 497f, 617, 849; 5.955; 6.442, 650, 653, 655, 1064
- Monographie G04BX 7.291
- DC-Nachweis 4.327
- methylether 4.327
- Nachweis 2.142
Arbutus, Monographie 4.326
Arbutus crispa 4.326
Arbutus salicifolia 4.326
Arbutus serratifolia 4.326
Arbutus unedo 4.326f
Arbutus-unedo-Blätter 4.327
Arbutus uva-ursi 4.329
Arca noe 7.713
Arcade, Monographie 3.88
Arcadia 5.583
Arcangelis Reagens 1.529

Arcangelisia flava, Verwechslung mit Anamirta cocculus  4.268
Arcangelisia lemniscata, Verwechslung mit Anamirta cocculus  4.268
Arcanum duplicatum  8.659
Arceuthos drupacea  5.561
Archaeopsylla erinacei  1.266
Archangel  4.956
Archangel fir  6.180
Archenmuschel  7.713
Arcton 11  3.1199
Arcton 22  3.832
Arctostaphylos, Monographie  4.328
Arctostaphylos alpina  4.328
Arctostaphylos alpinus  4.329
– Verfälschung von Uvae ursi folium  4.331
– Verwechslung mit Arctostaphylos uva-ursi  4.330
Arctostaphylos-alpinus-Blätter  4.329
– Verfälschung von Arctostaphylos uva-ursi  4.329
Arctostaphylos glauca  4.329
Arctostaphylos manzanita  4.328f
Arctostaphylos-manzanita-Blätter  4.329
Arctostaphylos media  4.329
Arctostaphylos officinalis  4.329
Arctostaphylos procumbens  4.329
Arctostaphylos uva-ursi  4.328ff, 336f
Arctostaphylos uva-ursi hom.  4.336
Arctous alpina  4.329
Ardusi  5.595
AREA-meter  2.54
Areapillin  4.368
Areca catechu  7.292
– Monographie  3.88ff
Arecae nux  3.88
Arecaidin  3.88ff
Arecaidinmethylester  7.292
Arecanuß  3.88
Arecapalme  3.88
Arecolin  1.717;  3.88ff
– Monographie  A06AX, N07A, P02DX  7.292
Areira  6.634
Arelon flüssig
– Monographie  3.91
– Pflanzenschutz  1.361
Arelon Kombi, Monographie  3.91
Arelon P flüssig, Monographie  3.91
Arenariae radix  4.686
Arenobufagin  6.1038
Arenoxide  3.168
Aresin
– Monographie  3.92
– Pflanzenschutz  1.362
Aretia auriculata  6.272
Argas reflexus  1.267f
Argas-Zeckenarten  1.279
Argemone mexicana  3.265, 1055
Argenti acetas  9.609
Argenti nitras  9.613
Argenti nitrici unguentum compositum  1.688
Argentina  6.255
Argentina anserina  6.255
Argentina erba  6.256
Argentina vulgaris  6.255
Argentine  6.255
Argentit  9.607, 615
– Monographie  7.292
Argentometrie  2.355
Argentum  9.607
Argentum aceticum  9.609
Argentum acetyltannino-albuminatum  9.611
Argentum albuminoacetylotannicum  9.611
Argentum albuminoacetylotannicum cum Borace  9.612
Argentum chloratum  9.610
Argentum citricum  9.610
Argentum colloidale  9.608
Argentum diacetylotannicum proteinicum  9.611
Argentum foliatum  9.607
Argentum metallicum  9.607
– Monographie  7.293
Argentum nitricum  9.613
– Monographie  7.293
Argentum proteinicum  9.610
Argentum sulfuratum  9.615
Argentum sulfuricum  9.615
Argicillin  8.926
Arginin  4.183, 397, 702, 726;  6.921
– 5-oxo-2-pyrrolidincarboxylat  7.294
– pidolat  7.294
L-Arginin  4.203
– hydrochlorid, Monographie  B05XB  7.294
– pyroglutamat, Monographie  7.294
– DL-pyroglutamat  7.294
L-Arginin$^8$ Vasopressin  9.1159
Arginini hydrochloricum  7.294
8-Argininvasopressin  7.295;  9.1159
N-[N-[N-($N^2$-L-Arginyl-L-lysyl)-L-$\alpha$-aspartyl]-L-valyl]-L-tyrosin  9.904
Argipressin  9.1159
– Monographie  H01BA  7.295
Argondetektor  2.289
Argyrit  7.292
Aricin  4.872;  6.378
Arikal 67, Monographie  3.92
Arillus Myristicae  5.872
Arillus Myristicae 'Papua'  5.864
Ariocarpus fissuratus, Verwechslung mit Lophophora williamsii  5.708
Ariocarpus kotschoubeyanus, Verwechslung mit Lophophora williamsii  5.708
Ariocarpus retusus, Verwechslung mit Lophophora williamsii  5.708
Ariocarpus williamsii  5.707
Arion-Arten  1.304
Aristolanketon  5.912
Aristolen  6.939
1(10)-Aristolenon-(2)  5.913
Aristolochia indica  7.649
Aristolochia manshuriensis, Verfälschung von Akebiae Caulis  4.158
Aristolochia moupinensis, Verfälschung von Akebiae Caulis  4.158
Aristolochiae cavae radix  4.1018
Aristolochiae cavae rhizoma  4.1018

Aristolochiae cavae tubera **4**.1018
Aristolochiae rotundae radix **4**.1018
Aristolochiasäure **4**.378
Aristolochin **4**.853, 855
Arjan **6**.913
Arjun **6**.913
Arjuna **6**.913
Arjuna bark **6**.914
Arjunbaum **6**.913
Arjunetin **6**.914, 922, 928
Arjungenin **6**.917
Arjunin **6**.922
Arjunolon **6**.913f
Arjunolsäure **4**.157; **5**.61, 712; **6**.912, 927f
Arjunon **6**.913
Arjunsäure **6**.913f, 928
Arjuntree **6**.913
Arklone 11 **3**.1199
Armadillium nasutum **1**.305
Armadillium vulgare **1**.305
Armed **2**.976
Armed-Infusor **2**.980
Armeniaca, Monographie **4**.338
Armepavin **5**.924
Armexifolin **4**.808
Armillariella mellea **1**.296
Armoise **4**.373
Armoise amère **4**.360
Armoise aurone **4**.358
Armoise commune **4**.373
Armoracia, Monographie **4**.338
Armoracia hom. **4**.341
Armoracia lapathifolia **4**.338ff
Armoracia macrocarpa **4**.338
Armoracia rusticana **4**.339
Armoracia sativa **4**.339
Armoracia sisymbrioides **4**.338, 341
Armoracia-sisymbrioides-Wurzel **4**.342
Armoraciae radix G04AG, M02AX, R05X **4**.340
Armoraciae radix recens **4**.340
Armoraciae rusticanae radix **4**.340
Armoraciae sisymbrioides radix **4**.342
Armtraggurte **1**.45
Armtragtücher **1**.45
Army root **4**.303
Arnica **4**.346, 353, 355; **5**.440
– Monographie **4**.342
Arnica accaulis **4**.342
Arnica alpina **4**.342
Arnica amplexicaulis **4**.342
Arnica chamissonis **4**.342ff, 346
Arnica-chamissonis-Blüten **4**.343f
Arnica cordifolia **4**.342
Arnica, Flos H 10 % **4**.354
Arnica flowers **4**.346
Arnica foliosa **3**.249
Arnica fulgens **4**.342
Arnica Lessingii **4**.342
Arnica longifolia **3**.249; **4**.342
Arnica mollis **4**.342
Arnica montana **3**.650, 1024; **4**.342, 345f, 352
– Verfälschung von Asari rhizoma **4**.382

Arnica montana hom. **4**.353, 355
Arnica-montana-Blüten **4**.346
Arnica montana e floribus H 10 % hom. **4**.354
Arnica montana e planta tota hom. **4**.354
Arnica montana e planta tota Rh hom. **4**.354
Arnica montana e radice hom. **4**.355
Arnica nevadensis **4**.342
Arnica oil **4**.345
Arnica del Pais **5**.440
Arnica, Planta tota **4**.354
Arnica, Planta tota Rh **4**.354
Arnica root **4**.352
Arnica sachalinensis **4**.342
Arnica sororia **4**.342
Arnica venosa **4**.342
Arnica viscosa **4**.342
Arnicabloem **4**.346
Arnicae aetheroleum **4**.345
Arnicae flos A01AD, C05B, D04AX, M02AX **4**.343f, 346
Arnicae folium **4**.352
Arnicae herba **4**.352
Arnicae radix **4**.352
Arnicae rhizoma **4**.352
Arnicae tinctura **1**.671; **4**.348
Arnicae tinctura destillata **1**.671
Arnidiol **4**.604; **6**.898, 1017
– (3β,16β-dihydroxytaraxen)-ester **4**.605
Arnifoline **4**.343, 347, 352
Arnika **3**.650, 1024; **4**.345
– falsche **5**.440
– mexikanische **4**.346; **5**.440
– portugiesische **4**.347
Arnikabad Dieterich **1**.570
Arnikablätter **4**.352
Arnikablomst **4**.346
Arnikablüten **1**.670f; **4**.344, 346
– Identität mit DC **2**.275
– mexikanische **5**.441
Arnikablüten-Fluidextrakt **4**.348
Arnikablütenöl **2**.1017; **4**.345
– ätherisches **4**.345
Arnikakraut **4**.352
Arnikaöl **4**.345, 348
Arnikatinktur **1**.570ff; **4**.348
– destillierte **1**.671
Arnikawurzel **1**.671; **4**.352
Arnikovy koren **4**.352
Arnikovy kveti **4**.346
Arning solutio **1**.654
Arningsche Lösung **1**.654
Arningsche Pinselung **1**.654
Arnique **4**.345
Arnivés blanc **5**.718
Arnoglossi herba **6**.228
Arnoglossum incanum **6**.231
Arnoglossum lanceolatum **6**.224
Arnstein-Reagens **1**.529
Aro gigaro **3**.99
Aroeira **6**.634, 638
Aroeira resin **6**.628, 635
Aroeiraharz **6**.628, 635

Aroin  3.99
Aromadendren  5.115f, 125, 568, 950
*allo*-Aromadendren  6.939
Aromadendrin  5.950;  6.175, 963
– 3-*O*-galactosid  5.138
Aromaöle, Mundpflegemittel  1.194
Aromastoff  8.124
Aromaten
– Nachweis  2.126
– – chromatographischer  2.147
Aromatisch-bittere Tinktur  1.682
Aromatische Eisenlösung  1.653
Aromatische Eisentinktur  1.653
Aromatische Essigsäureessenz  1.700
Aromatische Salbe  1.697;  2.886
Aromatische Spiritusse  1.663
Aromatische Substanzen, Nachweis, chromatographischer  2.148
Aromatische Tinktur  1.646ff, 682
Aromatische Wässer  1.565
Aromatischer Spiritus  1.566
Aromatischer Tee  1.571
Aromatisches Eisenelixir  1.653
Aromatisches Elixir  1.578
Aromatisches Wasser  1.566
Aromatisierte Zuckerplätzchen  1.641
Aromatisiertes Rizinusöl  6.477
Aromia moschata, Verwechslung von Cantharides  5.732
Aromolin  4.483
Aronstab
– gefleckter  3.99, 871
– – Oxalatgehalt  3.899
Aroy Hungur-bu-ut  5.607
Arquebusade, weiße  1.568
Arrakessenz  1.703
Arrat, Monographie  3.92
Arrayán  5.131, 133
Arrayánblätter  5.132
Arresten  8.975
Arrex E Köder, Monographie  3.92
Arrex M Köder klein, Monographie  3.92
Arrex Patrone, Monographie  3.92
Arrhenius-Gleichung  2.1114
Arroche  4.421
Arroche halime  4.420
Arrostia paniculata  5.359
Arrow poison  6.805
Arrow starch  5.772
Arrowhead  6.537
Arrowroot  5.772
– westindisches  5.772
Arrowroot des Antilles  5.772
Arrowroot starch  5.772
Arruda  6.509, 511
Arruda-brave  6.131
Arruda da Camara  4.993
Arruda-do-mato  6.131
Arsan  3.97
Arsen
– Monographie  3.92
– Antidot  7.1348f

– elementar  7.297
– gelbes  3.93
– graues  3.93
– Grenzprüfung  2.305
– metallisches  7.296
– Nachweis  2.126
– Nachweisgrenze, spektroskopische  2.469
– schwarzes  3.93
Arsen anhydrid  7.295
Arsen sesquioxid  7.295
Arsenamid  9.860
Arsenat, Nachweis  1.551
Arsenblende, rote  7.297
Arsenblüte  3.92
Arsenchlorid  3.93
Arsendisulfid  7.297
Arsenencephalopathie  3.95
Arsenhydrid  3.97
Arsenicum album  7.47, 295
Arsenige Säure  3.94, 96;  7.295
Arsenik
– vegetabilisches  3.337
– weißer  7.295
Arsenikpillen  1.635
Arsen(III)iodid  7.296
Arsenkies  3.92
*p*-Arsenobenzamid  9.861
Arsenobetain  3.93
Arsenolith  7.295
Arsenoxid  3.92
Arsen(III)oxid  1.621;  3.92ff;  7.47, 295
Arsenpentoxid  3.95f
Arsenpolyneuritis  3.95
Arsensäure  3.93, 96
Arsentribromid  7.296
Arsentrichlorid  3.93
Arsentrihydrid  3.97
Arsentrioxid  1.621;  3.92ff
– Monographie  7.295
Arsenum bromatum, Monographie  7.296
Arsenum jodatum, Monographie  7.296
Arsenum metallicum, Monographie  7.296
Arsenum sulfuratum rubrum, Monographie  7.297
Arsenwasserstoff  3.92
– Monographie  3.97
Arsin  3.93, 97
Artabsin  4.361
Artanolid  4.361
Artanthe adunca, Verfälschung von Piper-longum-Früchte  6.199
Artanthe elongata  6.197
Arteannuin  4.365
Arteannuinsäure  4.365
Arteglasin  3.74
Arteglasin A, Monographie  3.98
Artemetin  4.49, 365
Artemidin  4.372
Artemidinal  4.372
Artemidinol  4.372
Artemisia, Monographie  4.357
Artemisia abrotanifolium  4.358
Artemisia abrotanum  4.358ff

Artemisia abrotanum hom.  **4.**359f
Artemisia-abrotanum-Kraut  **4.**358
Artemisia absinthium  **3.**1175;  **4.**360, 363f
Artemisia absinthium hom.  **4.**363f
Artemisia afra  **3.**1173f
Artemisia alba  **7.**646
Artemisia angustifolia  **4.**358
Artemisia annua  **4.**364
Artemisia-annua-Kraut  **4.**364
Artemisia balchanorum  **3.**351
Artemisia capillaris  **4.**367
Artemisia-capillaris-Kraut  **4.**367
Artemisia chamomilla  **4.**364
Artemisia cina  **3.**1056;  **4.**368ff;  **9.**568
– Monographie  **3.**98
Artemisia cina hom.  **4.**370
Artemisia dracunculus  **4.**371
– Verfälschung von Rutae herba  **6.**512
Artemisia-dracunculus-Kraut  **4.**371
Artemisia fragrans  **3.**1173f
Artemisia glacialis, Verfälschung von Ivae moschatae herba  **4.**53
Artemisia gmelinii  **3.**1173f
Artemisia inodora  **4.**371
Artemisia lactiflora  **4.**373
Artemisia maritima  **3.**1056;  **9.**568
Artemisia mogoltavica  **4.**368
Artemisia paniculata  **4.**358
Artemisia piperita  **4.**372
Artemisia procera  **4.**358
Artemisia redowskyi  **4.**371
Artemisia sachalinensis  **4.**367
Artemisia samamisica  **4.**373
Artemisia scoparia  **4.**367, 372
Artemisia-scoparia-Kraut  **4.**372
Artemisia szowitziana  **3.**1175
Artemisia vulgaris  **1.**327;  **3.**1173f;  **4.**373
Artemisia vulgaris hom.  **4.**374f
Artemisiaalkohol  **4.**358
Artemisiae annuae herba  **4.**364
Artemisiae herba  **4.**373
Artemisiae scopariae herba  **4.**367, 372
Artemisiaketon  **4.**358, 365
Artemisin  **3.**98;  **4.**369
Artemisinin  **4.**365
Artemitin  **6.**1110, 1183
(–)-Arterenol  **8.**1197
Arterienabbinder  **1.**45
Arterioskleroserisiko  **1.**481
Arthritis, Impfung, Tier **J07BX**  **1.**415
Arthrobacter simplex  **7.**1211
Arthrobacterium ureafaciens  **7.**339
Arthrobotris irregularis  **1.**331
Arthropoda  **1.**304ff
Articainhydrochlorid, Monographie **N01BB**  **7.**297
Artichaut  **4.**1118
Artichaut commun  **4.**1117
Artichaut de Jerusalem  **5.**416
Artichoke  **4.**1117
Artichoke globe  **4.**1117
Artichoke leaves  **4.**1118
Articulin  **4.**450

Articulinacetat  **4.**450
Artischocke  **4.**1117
– französische  **4.**1117
– grüne  **4.**1117
Artischockenblätter  **4.**1118
Artischockenwurzel  **4.**692
Artisjok  **4.**1117
Artiskok  **4.**1117
Arto  **5.**803
Aru-aru  **5.**772
Arum drancunculus  **3.**510
Arum maculatum  **3.**871, 899
– Monographie  **3.**99
Arum seguine  **4.**1165
Arum seguinum  **4.**1165, 1167
Arvácska  **6.**1148
Arve  **4.**262
Arvenin  **4.**263
Arvensan  **6.**990f
Arvensoside  **4.**599f
Arvicola terrestris  **1.**276, 320
Arvosid  **4.**599
Arylamine
– Nachweis, chromatographischer  **2.**146
– primäre, Nachweis  **2.**133
Arylhydrazin, Nachweis  **2.**131
Arzneibaldrian  **6.**1079
Arzneiehrenpreis  **6.**1118
Arzneigehalt, HAB  **2.**745
Arzneiliche Elixire  **1.**578
Arzneiliche Öle  **1.**628f
Arzneiliche Papiere  **1.**574
Arzneiliche Seifen  **1.**643ff
Arzneiliche Spirituosen  **1.**663ff
Arzneilösungen  **1.**653
Arzneilungenkraut  **6.**311
Arzneimittel
– anthroposophische  **2.**743, 752
– biogene  **2.**915
– homöopathische  **2.**744ff
– für parenterale Verwendung  **1.**613ff
– spagyrische  **2.**743, 751
– Veterinärmedizin  **1.**711ff
– – darmwirksame  **1.**741ff
– – herzwirksame  **1.**734f
– – lungenwirksame  **1.**739ff
– – Nervensystem, autonomes  **1.**716ff
– – Nervensystem, zentrales  **1.**721ff
– – nierenwirksame  **1.**736ff
– – uteruswirksame  **1.**738f
Arzneimittelgesetz
– Kosmetika  **1.**133
– Tierarzneimittel  **1.**716
– Verbandstoffe  **1.**3
Arzneimittelinterferenz  **1.**451
Arzneimittelwarnhinweis-Verordnung  **2.**818
Arzneiöle  **1.**628f
Arzneiprimel  **6.**277
Arzneispiritusse  **1.**663ff
Arzneistäbchen  **1.**568;  **2.**940
Arzneistoffauflösung bzw. -freigabe, Endkontrolle  **2.**1108ff

Arzneistoffe, radioaktive **2.**860
Arzneistofffreisetzung, Tabletten **2.**953
Arzneistoffreservoir **2.**975
Arzneithymian **6.**970
Arzneitränke **1.**636
Arzneiweine **1.**698
5-ASA *[5-Aminosalicylsäure]* **8.**888
Asa dulcis **6.**849
Asa dulcis gummi **6.**849
Asa foetida tinctura **1.**671
Asa odorata **6.**849
Asam **6.**926
ASAN *[Acetylsalicylsäureanhydrid]* **7.**40
Asant **1.**670ff
– süßer **6.**849
– wohlriechender **6.**849
Asanttinktur **1.**671
Asarabacca **4.**379, 386, 389
Asaret **4.**379, 386
Asari canadensis radix **4.**378
Asari canadensis rhizoma **4.**378
Asari herba **4.**389f
Asari herba cum radicibus **4.**386
Asari heterotropoides herba **4.**390
Asari radix **4.**381
Asari rhizoma **4.**381
Asari rhizoma cum herba **4.**386
Asari seoulensis herba **4.**390
Asari sieboldii herba **4.**390
Asari tinctura **4.**386
Asaricin **4.**390
Asarinin **6.**690
(–)-Asarinin **4.**390
Asaro **4.**379, 386
Asarol **4.**379
Asaron **4.**379; **6.**195, 198, 614
α-Asaron **4.**379, 381
– Monographie **3.**100
β-Asaron, Monographie **3.**101
Asaronsäure **4.**382
Asarum, Monographie **4.**377
Asarum canadense **4.**378
Asarum canadense hom. **4.**379
Asarum-canadense-Rhizom **4.**378
Asarum caudatum **4.**378
Asarum dimidiatum, Verwechslung mit Asarum heterotropoides **4.**389
Asarum europaeum **3.**100; **4.**378f, 381, 386
Asarum europaeum hom. **4.**388f
Asarum-europaeum Wurzel **4.**381
Asarum heterotropoides **4.**378, 389ff
Asarum himalaicum **4.**378
Asarum officinale **4.**379
Asarum root **4.**381
Asarum sieboldii **4.**378, 390f
– Verwechslung mit Asarum heterotropoides **4.**389
Asarylaldehyd **4.**382
ASB Ameisenvernichter, Monographie **3.**102
ASB Schneckenkorn, Monographie **3.**102
Asbest, Monographie **3.**102
Asbestfibrose **3.**102

Asbestos **3.**102
Asbestose **3.**102
Ascaridol, Monographie P02CX **7.**298
Ascaris **1.**765ff
Ascaris lumbricoides **7.**456
Ascaris suum **7.**644
Ascelpias procera **4.**624
Asch **5.**191
Aschantin **6.**192
Asche
– Definition **2.**325
– Grenzprüfung **2.**305
– salzsäureunlösliche **2.**326
– – Grenzprüfung **2.**312
Aschenkraut **6.**666
Aschersonia aleyrodis **1.**331
Aschlauch **4.**183
Aschwurz **4.**1159, 1161
– weiße **4.**1159
Asci **1.**290, 292
Ascites **1.**737f
Asclepias alba **6.**1136
Asclepias bicolor, Verfälschung von Condurango cortex **5.**784
Asclepias curassavica, Verfälschung von Ipecacuanhae radix **4.**779
Asclepias gigantea **4.**621
Asclepias procera **4.**621
Asclepias syriaca **3.**871
Asclepias umbellata, Verfälschung von Condurango cortex **5.**784
Asclepias vincetoxicum **6.**1136
Asclepias vincetoxicum hom. **6.**1140
Asclepias volubilis **4.**1191
Asclepide **6.**1136
Asclepiobiose **4.**1190
Ascomyceten **1.**287
Ascomycotina **1.**290
Ascophyllum, Monographie **4.**393
Ascophyllum nodosum **4.**393; **5.**201
– Verwechslung mit Fucus vesiculosus **5.**201
Ascorbalaminsäure **4.**554
Ascorbat-Dehydrogenase **7.**299
Ascorbatoxidase, Monographie **7.**299
Ascorbinsäure **4.**92, 99, 101, 122, 261f, 272, 340, 397, 480, 502, 617, 661, 672, 728, 797, 924; **5.**58, 61, 116, 401, 855; **6.**312, 767, 990, 992f, 1008, 1054; **7.**299
– Monographie A11 **7.**299
– Antioxidans **1.**151; **2.**699
– in Dermatika **2.**901
– Nachweis **1.**558
L-Ascorbinsäure **7.**299
Ascorbinsäureoxidase (AAO) **7.**299
Ascorbinsäurepalmitat, als Stabilisator **2.**768
Ascorbinsäurestearat, als Stabilisator **2.**769
Ascosporen **1.**290, 292; **3.**327; **4.**911
Äsculetin **6.**747
Äsculetin-7-*O*-β-D-glucosid **4.**867
Äsculin **4.**867
Ascus **4.**911
Asebotin **5.**609; **6.**440

Asebotoxin 3.72; 5.608; 6.440
Asef Rasendünger mit Moosvernichter, Monographie 3.103
Asef Rasendünger mit Unkrautvernichter, Monographie 3.103
Asef Super Greenkeeper, Monographie 3.104
Asepta Maneb 80 % Spritzpulver, Monographie 3.104
Aseptische Herstellung 2.787
– Verfahrensvalidierung 2.1037
Ash bark 5.193
Ash-Weed 4.99
Asiasari radix 4.389, 391
Asiasarum heterotropoides 4.389, 391
Asiasarum root 4.391
Asiasarum sieboldii 4.390f
Asiatic cornelian cherry fruit 4.1008
Asiaticosid, Monographie D03 7.303
Asiaticoside 4.765f
Asiatischer Baldrian 6.1074
Asiatischer Copal 4.129
Asiatischer Wassernabel 4.764
Asiatsäure 4.765f; 6.327; 7.303
Asimilobin 5.703
Askalonische Zwiebel 4.183
Aspalathi linearis herba 4.395
Aspalathin 4.395
Aspalathus, Monographie 4.394
Aspalathus cedarbergensis 4.394
Aspalathus cognata 4.394
Aspalathus contaminata 4.394
Aspalathus corymbosa 4.394
Aspalathus linearis 4.394f
Aspalathus pinifolia 4.394
Aspalathus tenuifolia 4.394
Asparagi radix C03, G04BX 4.397
Asparagin 4.233, 397, 702, 1165f; 6.921
L-Asparagin 4.203, 298
L-Asparagin-Amidohydrolase 7.304
Asparaginase, Monographie L01X 7.304
L-Asparaginase 7.304
Asparaginsäure 4.289, 702, 1105; 5.507
L-Asparaginsäure 4.203; 7.306
L-Asparaginsäureanhydrid 7.306
[1-L-Asparagin-5-L-valin]-angiotensin II 7.261
L-Asparaginyl-L-arginyl-L-valyl-L-tyrosyl-L-valyl-L-histidyl-L-prolyl-L-phenylalanin 7.261
$N$-[1-[$N$-[$N$-[$N$-($N^2$-L-Asparaginyl-L-arginyl)-L-valyl]-L-tyrosyl]-L-valyl]-L-histidyl]-L-prolyl]-3-phenylalanin 7.261
1-Asparaginyl-5-valyl-angiotensin II 7.261
Asparago 4.397
Asparagose 4.397f
Asparagoside 4.398
Asparagosin 4.397f
Asparagus 4.397, 399
– Monographie 4.396
Asparagus altilis 4.397
Asparagus ascendens 4.396
Asparagus-ascendens-Wurzel 4.396
Asparagus falcatus 4.397
Asparagus-falcatus-Wurzel 4.397

Asparagus hortensis 4.397
Asparagus officinalis 4.397ff
Asparagus officinalis hom. 4.398f
Asparagus racemosus 4.399
Asparagus-racemosus-Wurzel 4.399
Asparagus root 4.397
Aspartam, Monographie X01 7.306
Aspartat-Aminotransferase 1.486
L-Aspartinsäure 9.640f
$N^\beta$-Aspartylglutaminsäure 9.640
L-Aspartyl-L-phenylalaninmethylester 7.306
L-Aspartyl-L-sulfotyrosyl-L-methionylglycyl-L-tryptophyl-L-methionyl-L-aspartyl-L-phenylalaninamid 9.625
Aspase 7.304
Asperagenin 6.728
Asperella odorata 5.222
Asperella stellina 5.222
Asperge 4.397
Aspergillus 1.778
Aspergillus candidus 3.324
Aspergillus flavipes 3.324
Aspergillus flavus 3.25
Aspergillus fumigatus 8.310
Aspergillus nidulans Y176-2 9.75
Aspergillus niger, Prüfkeim 2.910, 1104
Aspergillus niveus 3.324
Aspergillus ochraceus 3.324
Aspergillus oryzae 7.464
Aspergillus parasiticus 3.25
Aspergillus tamarii 9.816
Aspergillus terreus 3.324; 8.771
Aspergillustoxine 3.924
Asperin 6.728
Asperosid 6.728
Aspertannsäure 5.220
Asperula matrisylva 5.222
Asperula odora 5.222
Asperula odorata 5.222f
Asperula odorata spag. Zimpel 5.225
Asperulae herba 5.222
Asperulae odoratae herba 5.222
Asperule odorante 5.222
Asperulin 5.219
Asperulosid 4.328; 5.219f, 223, 226; 6.226, 1052, 1054
Asperulosidsäure 5.220, 226
Aspic 5.639
Aspidii athamantici rhizoma 4.1201
Aspidinol 4.1200
Aspidinolfilizinöl 4.1204
Aspidium 4.1202, 1208
– Monographie 4.400
Aspidium athamanticum 4.1200
Aspidium filix-mas 4.1201, 1207f
Aspidium marginale 4.1208
Aspidosperma 4.402
– Monographie 4.400
Aspidosperma chakensis 4.401
Aspidosperma crotalorum 4.401
Aspidosperma horco-kebracho, Verwechslung mit Aspidosperma quebracho-blanco 4.401

Aspidosperma quebracho  **4.**401
Aspidosperma quebracho-alba  **4.**401
Aspidosperma quebracho-blanco  **4.**401f, 404, 485
Aspidosperma-quebracho-blanco-Rinde  **4.**402
Aspidospermatin  **4.**401
Aspidospermin  **4.**402f
Aspiral  **8.**597
Aspirin  **7.**40
- Bestimmung d. Wassergehaltes durch NIR  **2.**485
- lösliches  **7.**43
Aspirinacetaminophenester  **7.**402
Asplenium aquilinum  **6.**295
Asplenium trichomanes  **4.**85
Asprella  **5.**70
ASS *[Acetylsalicylsäure]*  **7.**40
Assaret du Canada  **4.**378
Asseln  **1.**259f, 277, 305
ASSA *[Acetylsalicylosalicylsäure]*  **7.**40
AST *[Aspartat-Aminotransferase]*  **1.**486
Astabaca  **5.**526
Astemizol, Monographie  **R06A**  **7.**307
Aster britannicus  **5.**523
Aster helenium  **5.**526
Aster officinalis  **5.**526
Asterias lutea  **5.**230
Asthma pills, Ephedrin  **3.**521
Asthmakraut  **4.**1142
Astilbin  **5.**394;  **6.**723
Astimasul
- Monographie  **3.**104
- Pflanzenschutz  **1.**353
Astix CMPP, Monographie  **3.**104
Astix DP, Monographie  **3.**104
Astix MPD, Monographie  **3.**104
ASTM *[American Society for Testing and Materials]*  **2.**73
Astmabayda  **4.**103
Astmabayota  **4.**103
Astragalane  **4.**409
Astragali radix  **4.**409, 416
Astragalin  **4.**84f, 419, 697, 726, 1069;  **5.**78, 256, 272, 312f, 338, 368f, 430, 442, 451, 697;  **6.**337, 348, 454, 597, 754, 756, 760, 1054
- monoacetat  **5.**313
Astragaloside  **4.**409f
Astragalus, Monographie  **4.**405
Astragalus adpressus  **4.**408
Astragalus andalanicus  **4.**407
Astragalus brachycentrus  **4.**405, 407
Astragalus compactus  **4.**411
Astragalus denudatus  **4.**411
Astragalus echidnaeformis  **4.**405, 407
Astragalus elymaiticus  **4.**405, 407
Astragalus erianthus  **4.**408
Astragalus eriocaulus  **4.**411
Astragalus filagineus  **4.**408
Astragalus fissilis  **4.**411
Astragalus fissus  **4.**411
Astragalus globiflorus  **4.**407
Astragalus gossypinoides  **4.**408
Astragalus gossypinus  **4.**405, 408
Astragalus gummifer  **4.**405, 408, 411

Astragalus kurdicus  **4.**405, 408
Astragalus membranaceus  **4.**405, 409, 415
Astragalus microcephalus  **4.**405, 411
Astragalus mongholicus  **4.**405, 409, 415
Astragalus neglectus  **4.**411
Astragalus noemiae  **4.**408
Astragalus pirimukurunicus  **4.**411
Astragalus prussianus  **4.**408
Astragalus pycnocladus  **4.**411
Astragalus pycnophyllus  **4.**411
Astragalus root  **4.**409
Astragalus senganensis  **4.**411
Astragaluswurzel  **4.**409
Astrantia, Monographie  **4.**417
Astrantia bavarica  **4.**417
Astrantia carniolica  **4.**417
Astrantia colchica  **4.**417
Astrantia diapensia  **6.**595
Astrantia major  **4.**417f
- Verfälschung von Hellebori nigri rhizoma  **5.**422
- Verwechslung mit Sanicula europaea  **6.**595
Astrantia maxima  **4.**417
Astrantia minor  **4.**417
Astrantia pauciflora  **4.**417
Astrantia pontica  **4.**417
Astrantia tenorei  **4.**417
Astrantia tripida  **4.**417
Astrantiae herba  **4.**418
Astranzia  **4.**417
Astrenze  **4.**417
Astrophyllum asterias, Verwechslung mit Lophophora williamsii  **5.**708
Astrophyllum capricorne, Verwechslung mit Lophophora williamsii  **5.**708
Astrophytum myriostigma, Verwechslung mit Lophophora williamsii  **5.**708
Asulam  **1.**360
- Monographie  **3.**104
Asulox
- Monographie  **3.**105
- Pflanzenschutz  **1.**360
ASV *[anodic stripping voltammetry]*  **2.**509
AdSV *[adsorptive stripping voltammetry]*  **2.**510
Atano  **8.**409
Ataraktika  **1.**724, 729
ATCC *[american type culture collection]*  **2.**530
ATCC 4228  **2.**530
ATCC 6633  **2.**530;  **7.**179
ATCC 6946  **8.**239
ATCC 7005  **9.**321
ATCC 7469  **2.**530
ATCC 7830  **2.**530
ATCC 7953  **2.**782
ATCC 8014  **2.**530
ATCC 9341  **7.**243, 781
ATCC 9372  **2.**1038
ATCC 9598  **2.**530
ATCC 9763  **7.**238
ATCC 11011  **9.**816
ATCC 11775  **5.**101
ATCC 12017  **8.**239
ATCC 13685  **9.**518

ATCC 14884    2.1038;    7.781
ATCC 15413    8.1031
ATCC 15697    4.519
ATCC 15707    4.522
ATCC 21084    8.1058
ATCC 21975    9.515
ATCC 23716    5.103
ATCC 29521    4.515
ATCC 29737    7.178
ATCC 31133    7.60
Atelopus chiriquensis    3.1165
Atelopus senex    3.1165
Atelopus varius    3.1165
Atelopus varius ambulatorius    3.1165
Atelopus zeteki    3.1165
Atemkalk    7.595
Atenolol, Monographie C07AB    7.309
Athalia rosae    1.314
Athamanta meum    5.848
Äthanal    3.9
Äthanolhaltige Zinkoxidlotion    1.622
Äthanolische Jodlösung    1.657
Ätheralkohol    1.663
Ätherische Baldriantinktur    1.681
Ätherische Chloreisentinktur    1.565
Ätherische Öle
- Grenzprüfung auf Schwermetalle    2.312
- Nachweis, mikroskopischer    1.557
- Wässer    1.565ff
Ätherisches Abelmoschusöl    4.3
Ätherisches Anisöl    5.515
Ätherisches Arnikablütenöl    4.345
Ätherisches Baldrianöl    6.1073
Ätherisches Bergamottöl    4.631
Ätherisches Cassiaöl    4.888
Ätherisches Citronellöl    4.1114
Ätherisches Costus-Wurzel-Öl    6.620
Ätherisches Eucalyptusöl    5.117, 129
Ätherisches Fenchelholzöl    6.611
Ätherisches Fenchelöl    5.161
Ätherisches Guajakholzöl    5.350
Ätherisches Kamillenöl    4.827
- römisches    4.809
Ätherisches Kampferbaumöl    4.896
Ätherisches Kardamomenöl    5.39
Ätherisches Knoblauchöl    4.190
Ätherisches Korianderöl    4.997
Ätherisches Krauseminzöl    5.842
Ätherisches Kreuzkümmelöl    4.1080
Ätherisches Kümmelöl    4.694
Ätherisches Latschenkiefernöl    6.164
Ätherisches Lavandinöl    5.638
Ätherisches Lavendelöl    5.631
Ätherisches Lemongrasöl    4.1112
Ätherisches Majoranöl    5.953
Ätherisches Melissenöl    5.811
Ätherisches Minzöl    5.824
Ätherisches Muskateller-Salbei-Öl    6.567
Ätherisches Muskatnußöl    5.868
Ätherisches Myrtenöl    5.905
Ätherisches Nelkenöl    6.858
Ätherisches Öl der Edeltannensamen    4.13

Ätherisches Origanumöl    5.960
- spanisches    6.967
Ätherisches Petersilienfruchtöl    6.107
Ätherisches Pfefferminzöl    5.830
Ätherisches Poleiminzöl    5.839
Ätherisches Quendelöl    6.970f
Ätherisches Rautenöl    6.510
Ätherisches Rosmarinöl    6.491
Ätherisches Sadebaumöl    5.584
Ätherisches Salbeiöl    6.559
- dalmatinisches    6.559
- spanisches    6.541
Ätherisches Sandelöl    6.601
Ätherisches Sassafrasöl    6.611
Ätherisches Schinus-molle-Öl    6.633
Ätherisches Selleriefruchtöl    4.296
Ätherisches Spiköl    5.639
Ätherisches Thymianöl    6.976
- spanisches    6.986
Ätherisches Thymus-mastichina-Öl    6.969
Ätherisches Verbenaöl    5.690
Ätherisches Wacholderöl    5.567
Ätherisches Zdravetzöl    5.252
Ätherisches Zimtblätteröl    4.906
Ätherisches Zimtöl    4.901
Ätherisches Zitronenöl    3.736f
Ätherisch-Öl-Zucker    1.577
Atheroitin    7.933
Atherosperma moschatum    5.881
- Verfälschung von Sassafras lignum    6.615
Ätherspiritus    1.663
Ätherweingeist    1.663
Athesiandra    6.307
Athinyltestosteron    8.118
Athrobotrys superba    8.230
Äthylmethylcarbinol    3.225
Atisan-Diterpene    5.411
Atisin    4.65, 68
Atlanton    4.1090
α-Atlanton    4.1085
β-Atlanton    4.1097
γ-Atlanton    4.1085
Atock    8.297
Atomabsorptionsspektrometrie, s. a. AAS    2.334ff, 465
Atomemissionsspektrometrie    2.466
ATP *[Adenosintriphosphat]*    7.75
ATP-Dinatriumsalz    7.75
Atractyligenin    4.931f, 938
Atractylis gummifera, Verfälschung von Carlinae radix    4.692
Atracuriumbesilat, Monographie M03A    7.312
Atracuriumdibesylat    7.312
Atratogenin    6.1136
Atratosid    6.1136
Atraumatische Verbandstoffe    1.32, 34
Atrazin    1.367
- Monographie    3.105
Atrazin Biochemicals FL, Monographie    3.107
Atrazin 50 F, Monographie    3.107
Atrazin Feinchemie FL, Monographie    3.108
Atrazin 50 FL, Monographie    3.108

Atrazin 500 FL Orefa, Monographie 3.108
Atrazin FL Stefes, Monographie 3.108
Atrazin flüssig, Monographie 3.108
Atrazin 500 flüssig, Monographie 3.108
Atrazin flüssig (B) FBC, Monographie 3.108
Atrazin flüssig Du Pont, Monographie 3.108
Atrazin 500 F flüssig, Monographie 3.109
Atrazin flüssig ICI, Monographie 3.109
Atrazin 500 flüssig MED, Monographie 3.109
Atrazin 500 R flüssig, Monographie 3.109
Atrazin flüssig Rustica, Monographie 3.109
Atrazin flüssig Shell, Monographie 3.109
Atrazin flüssig Spiess Urania, Monographie 3.109
Atrazin 500 flüssig Spiess Urania, Monographie 3.109
Atrazin 50 Rustica, Monographie 3.109
Atrazin Rustica flüssig, Monographie 3.110
Atrazin 50 S, Monographie 3.110
Atrazin 500 S flüssig, Monographie 3.110
Atrazin 50 Schering, Monographie 3.110
Atrazin 500 Schering, Monographie 3.110
Atrazin Spiess Urania, Monographie 3.110
Atrazin 50 Spiess Urania, Monographie 3.110
Atrazin Spritzpulver, Monographie 3.110
Atrazin 50 WP, Monographie 3.111
Atred 50 WP, Monographie 3.111
Atriplex, Monographie 4.420
Atriplex acuminata 4.421
Atriplex benghalesis 4.421
Atriplex halimus 4.420
Atriplex-halimus-Blätter 4.420
Atriplex heterantha 4.421
Atriplex hortensis 4.420f
Atriplex-hortensis-Kraut 4.421
Atriplex leucoclada 4.420, 422
Atriplex-leucoclada-Kraut 4.422
Atriplex microtheca 4.421
Atriplex nummularia 4.420, 422
Atriplex-nummularia-Kraut 4.422
Atriplex ruberrima hort. 4.421
Atriplex rubra 4.421
Atriplex spectabilis 4.421
Atriplex virgata 4.421
Atropa, Monographie 4.423
Atropa acuminata 4.423
– Minderqualität von Belladonnae folium 4.425
– Verwechslung mit Belladonnae radix 4.433
Atropa baetica 4.423
Atropa belladonna 3.112, 682, 1073; 4.423f, 431, 434ff
– Monographie 3.111
– Verfälschung von Mandragorae radix 5.766
Atropa belladonna hom. 4.434ff
Atropa caucasica 4.423
Atropa cordata 4.423
Atropa digitaloides 4.423
Atropa komarovii 4.423
Atropa lethalis 4.423
Atropa lutescens 4.423
Atropa pallida 4.423
Atropa pallidiflora 4.423
– Minderqualität von Belladonnae folium 4.425

Atropamin 3.111
Atropin 3.390, 683, 763; 4.424f, 432, 1140f; 5.462f, 465, 467, 471, 766; 9.752, 1211
– Monographie A03B 3.112; 7.315
– Antidot 8.1131
3-(8-Atropinio)propylsulfonat 9.752
Atropinmethobromat 8.939
Atropinmethobromid, Monographie A03B 7.318
Atropinmethonitrat, Monographie A03B 7.318
Atropinmethylbromid 8.939
Atropinsulfat 1.718
– Monographie A03B 7.320
– Identität mit DC 2.274
– in Zubereitungen 1.613f
Atropinum 3.112
Atropinum methylobromatum 8.939
Atropinum sulfuricum, Monographie A03B 7.321
Atroscin 5.471
ATR-Spektroskopie *[attenuated total reflectance]* 2.161
Attacamani 5.220
Attacaveste 5.220
Attapulgit, Monographie A03B, A07BC 7.322
Attar 4.309
Attenuated total reflectance 2.161
Attenuierung 2.917
Attich 6.575
Attichbeeren 6.577
Attichblätter 6.576
Attichwurzel 1.661; 4.692; 6.577
Attrappe mouche 4.301ff
Ätzkali 3.860; 8.650
Ätzkalk 3.860; 7.636
Ätzmittel 'Marktredwitz', Monographie 3.25
Ätzmittel 'Marktredwitz' flüssig, Monographie 3.25
Ätznatron 3.860
Ätzsoda 3.860
Ätzstifte 1.568
Aubépine 4.1045f
Aubour 5.624
Aubrietin 5.655
Aubrys Reagens 1.529
Aubur 3.722
AUC *[area under the curve]* 2.840, 1119
AUC-Fluktuation, prozentuale 2.1130
Auchenorrhyncha 1.309
Aucklandia costus 6.620
Aucklandia lappa 6.620
Aucubin 5.297; 6.221f, 224ff, 228, 232, 385f, 1116f, 1119, 1183ff, 1192
Aucuparia silvestris 6.766
Aucuparin 6.766
Aufbaugranulierung 2.723, 830
Aufbrennampulle 2.769, 787
Aufgeblasene Lobelie 3.743f
Aufgüsse 1.612; 2.1022
Aufheller, Haarpflege 1.186
Aufhellung mikroskopischer Präparate 1.532
Aufladung, elektrostatische 2.857
Auflösegeschwindigkeit 2.551
Auflösung, GC 2.291

Auflösungsvermögen, von optischen Gittern  2.165
Aufrahmung  2.700
Aufrechte Erfurter Melisse  5.811
Aufrechtes Fingerkraut  6.259
Aufrecht-Reagens  1.539
Aufsaugvermögen
– von Pulvern  2.60
– weißer Ton  1.573
Aufstrahlverfahren  1.453
Auftragschicht, Dragierung  2.958
Auge, Anatomie  2.634f
Augenbäder  1.576
Augenbinden  1.89
Augenblume  4.281
Augenbrauenstift  1.171
Augenduschen  1.88
Augenklappen  1.89
Augenlider  2.637
Augenlösungen  1.576
Augenpflegemittel  1.140, 169ff
Augenpipetten  1.89
Augenpräparate  1.576;  2.633ff
– Mikrobiologie  2.638f
– pH-Wert  2.640
– Reizfreiheit  2.640
– Teilchengröße  2.641
– Tonizität  2.638, 640
– Viskosität  2.640
Augenreizung  2.638
Augensalben  1.627;  2.634, 651, 871
– Grundlagen, Tabelle  2.653
– Hilfsstoffe  2.653
– Konservierungsmittel  2.653
– Packmittel  2.654
Augensprays  2.634, 655
Augenstäbe  1.89
Augentabletten  2.940
Augentropfen  1.628;  2.634ff
– Aufbrauchfrist  2.650
– Hilfsstoffe  2.643
– ölige  2.649
– Pharmakopöevorschriften  2.641ff
– mit Silbernitrat  1.628
Augenvaselin  1.627
Augenwässer  1.576;  2.634ff
– Arzneibuchanforderungen  2.651
Augenwurzel  6.1082
Aujeszkysche Krankheit, Schwein, Impfung J07BX  1.412
Aunée  5.526
AzUR *[Azauridin]*  7.339
Auranofin, Monographie A03B, M01CB  7.323
Aurantiamidacetat  4.716
Aurantii amari extractum liquidum normatum  1.585
Aurantii amari tinctura  1.671
Aurantii dulcis tinctura  1.671
Aurantii elixir compositum  1.578
Aurantii flavedinis sirupus  1.647
Aurantii fructus immaturi tinctura  1.671
Aurantii pericarpium  1.579ff;  3.736f
Aurantii tinctura  1.671

Aurapten  4.1160
Aurein  3.1079
Aureliana canadiensis  6.31
Aureocina  7.915
Aureolsäure  9.271
Aureomykoin  7.915
Aureusidin-6-*O*-glucuronid  5.775
[$^{198}$Au]Auri colloidalis solutio injectabilis  8.379
Auri solutio colloidalis  7.330
Auricula  6.272
Auricula lutea  6.272
Auricula tree  4.624
Auricule  6.272
Aurikel  6.272, 277
Aurikelkraut  6.272
Aurikelwurzel  6.272
Aurin, roter  4.760
Auripigment  3.92
Auron  5.775
Aurone des jardins  4.358
Auropolin  6.935
Aurothiobernsteinsäure, Dinatriumsalz  8.1094
Aurothioglucose, Monographie A03B, M01CB  7.326
Aurothiopolypeptid, Monographie A03B, M01CB  7.327
Auroxanthin  4.605;  6.754
Aurum arsenicosum, Monographie A03B  7.328
Aurum bromatum, Monographie A03B  7.329
Aurum chloratum, Monographie A03B  7.329
Aurum colloidale, Monographie A03B  7.330
Aurum jodatum, Monographie A03B  7.330
Aurum metallicum, Monographie A03B  7.331
Aurum sulfuratum, Monographie A03B  7.331
Auslaufbecher, DIN  2.87
Ausläufer-Baldrian  6.1080
Auspressen, Trennen  2.594
Aussalzeffekt, Plasmafraktionierung  2.680
Aussalzen, von Proteinen  2.714
Ausscheidung, biliäre  2.1121
Ausscheidungsgeschwindigkeit, Bioverfügbarkeit  2.1121
Ausschlußgrenze, Chromatographie  2.323
Ausschußrate, Bestimmung d. maximalen  2.1082
Ausschütteln  2.403
Ausstoßkräfte, Tablettierung  2.948
Auster, gemeine  3.1061
Austernschale  7.604f
Austernschildläuse  1.313
Australen  9.216
Australian blue-gum-tree  5.116
Australian blue-ringed octopus  3.1164
Australian fever-tree  5.116
Australian pepper tree  6.627
Austreibsspritzmittel Nexion Öl
– Monographie  3.115
– Pflanzenschutz  1.345
Austrian digitalis  4.1173
Austrian foxglove  4.1173
Austriebs- und Sitkafichtenlaus- Spritzmittel, Monographie  3.115
Austrobailignan-7  5.874

*erythro*-Austrobailignan-6  5.865
Austroinulin  6.789
Autoclix  1.463f
Autoclix-Lancet  1.464
Autographa gamma  1.317
Autoklav
- Dampf-Luft-Gemisch-Verfahren  2.785f
- Heißwasser-Überschüttung  2.785
- Qualifizierung  2.780f
- Schwerkraftverfahren  2.783
- Vakuumverfahren  2.785
- Verfahrensvalidierung  2.1033, 1037
Automatische Spritzen  1.75
Autonosoden  2.750
Autoradiographie  2.456
Autovaccinen  1.378;  2.915
Autoxidation  1.145
Autumn crocus  4.946
Autumn sneezewort  5.407
Autumnolid  5.408
Auxuran
- Monographie  3.115
- Pflanzenschutz  1.363, 368
Avadex BW
- Monographie  3.115
- Pflanzenschutz  1.361
Avartaki  4.714
Avellana americana  4.319
Avellanae coryli cortex  4.1028
Avellanae coryli folium  4.1028
Avellanae mexicanae  6.948
Avellano  4.1027
Avena  4.439ff
- Monographie  4.437
Avena atheranthera  4.437
Avena barbata  4.437
Avena brevis  4.437
Avena byzantina  4.437
Avena chinensis  4.445
Avena cinerea  4.438
Avena dispermis  4.438
Avena fatua  4.437f
Avena flava  4.438
Avena germinata  4.445
Avena hispanica  4.437
Avena hybrida  4.437
Avena lusitanica  4.437
Avena nuda  4.437, 445
Avena orientalis  4.438, 445
Avena e planta tota ferm 33c  4.444
Avena sativa  4.437ff, 443ff
Avena sativa hom.  4.444f
Avena-sativa-Frucht  4.439
Avena sativa germinata hom.  4.445
Avena sterilis  4.437
Avena strigosa  4.437
Avenacin  4.438f
Avenacosid  4.440, 442f
Avenae fructus  4.439
Avenae fructus excorticatus  4.440
Avenae herba  4.441
Avenae sativae herba  4.441

Avenae stramentum D04AX  4.443
Avenalin  4.440
Avenalinum  4.442
Avenalumin  4.443
Avenarin  4.443
Avenarin Lasur LM plus 8.217, Monographie  3.115
Avenarius Imprägniergrundierung 8.212, Monographie  3.115
Avenarol BK 8.210, farblos und braun, Monographie  3.116
Avenarol Color 8.218, Monographie  3.116
Avenarol farblos 8.203, Monographie  3.116
Avenarol 65 8.209 farblos und braun, Monographie  3.117
Avenarol 85 8.237 farblos und braun, Monographie  3.117
Avenarol Fertigbau 8.236 farblos oder braun, Monographie  3.117
Avenarol Fertigbau MP 8.241 pigmentiert, Monographie  3.118
Avenarol IBP 8.246 farblos und braun, Monographie  3.118
Avenarol Imprägniergrund FH 8.924, Monographie  3.119
Avenarol Imprägniergrundierung LX 8.247, Monographie  3.119
Avenarol Neocolor 8.242 farblos und pigmentiert, Monographie  3.119
Avenarol SR 8.201 farblos und braun, Monographie  3.120
Avenarol VA 8.223 farblos und braun, Monographie  3.120
Avenarol VA 8.226 teak, Monographie  3.120
Avenasäure  4.438, 442
5-Avenasterin  5.674
7-Avenasterin  5.674
Avenasterol  4.1070, 1076
$\Delta^5$-Avenasterol  4.440;  5.941;  6.690f
$\Delta^7$-Avenasterol  4.440
Avenein  4.440
Avenge, Monographie  3.121
Avenin  4.440
Avenothionin  4.440
Avens  5.263
Avermectin $B_1$, Monographie  3.121
Aves  1.320
Avez  4.7
Avezzo  6.121
Avicel  7.808
Avicularin  4.327, 849, 1198;  5.493;  6.75, 442, 454, 588, 1054, 1064
Aviez  4.7
Avivage  1.179
Avocado  6.70
Avocado oleum  6.71
Avocado pear oil  6.71
Avocadobirne  6.70
Avocadoöl  6.71
- Identität mit DC  2.275
Avocatier  6.70
Avocatine  6.69f

Avocatobirne **6.**70
Avoine **4.**438
Avornello **5.**196
Avorniello **3.**722; **5.**624
AVP *[Vasopressin]* **9.**1159
a$_W$-Wert **2.**1016
Axerophthol **9.**506
Axillarin **4.**1160
Ayahuasca **4.**458, 460
Ayahuasca amarilla **4.**458
Ayahuasca negra **4.**458
Ayahuasca-Getränk **4.**457, 459f
Ayraba **4.**167
5-Aza-10-arsenaanthracenchlorid **3.**21
3-Azabicyclo[3.3.0]-octan **8.**351
1-Azabicyclo[2.2.2]octan-3-ol-acetat **7.**8
5-(1-Azabicyclo[2.2.2.]oct-3-yl)-10,11-dihydro-5*H*-dibenz[b,f]azepin **9.**484
(*RS*)-10-(1-Azabicyclo[2.2.2]oct-3-ylmethyl)-10*H*-phenothiazin **8.**881
1-(3-Azabicyclo[3.3.0]oct-3-yl)-3-(4-tolylsulfonyl)-harnstoff **8.**351
Azacycloheptandiphosphonat **1.**193
Azacyclonol **9.**238
2-(1′-Azacyclooctyl)ethylguanidin **8.**393
β-(1-Azacyclooctyl)-ethylguanidin **8.**393
Azacyclopropan **3.**561
4-Aza-10,11-dihydro-5*H*-dibenzo[a,d]cyclohepten-on **7.**334
Azadirachta indica **1.**337
2-Azahypoxanthin **7.**1167
Azaleatin **6.**440, 447
Azaleen **3.**72
Azalein **6.**440
Azamethiphos, Monographie **3.**122
4-Aza-5-(1-methyl-4-piperidinyl)-10,11-dihydro-5*H*-dibenzo[a,d]cyclohepten-5-ol **7.**334
4-Aza-5-(*N*-methyl-4-piperidinyliden)-10,11-dihydro-5*H*-dibenzo[a,d]cyclohepten **7.**334
– dimaleat **7.**335
1-Azanaphthalene-8-ol **7.**841
3-Azapentamethylendiamin-*N*,*N*,*N*′,*N*′,3-pentaessigsäure **9.**66
– Calcium-trinatriumsalz **7.**642; **9.**66
– Trinatriumzinksalz **9.**67
Azaperon **1.**722
1-Azaphenothiazin **9.**220, 426
1-Azaphenothiazin-10-carbonsäurechlorid **9.**220
Azapropazon, Monographie A03B, M01AA **7.**331
Azaribin, Monographie A03B, D05B, L01B **7.**334
Azarolus crataegoides **4.**1043
Azasteroide **6.**735
Azatadin
– Monographie A03B, R06A **7.**334
– dimaleat, Monographie A03B, R06A **7.**335
Azathioprin, Monographie A03B, L01A, L04A **7.**336
Azathromycin **7.**346f
6-Azauracil-ribosid **7.**339
6-Azaurazil-ribosid, triacetat **7.**334
Azauridin, Monographie A03B, D05B, L01B **7.**339

6-Azauridin **7.**339
– triacetat **7.**334
Azelainsäure, Monographie A03B, D10AX **7.**340
Azelastinhydrochlorid, Monographie A03B, R01AC, R06A **7.**340
Azeotrope **2.**399
Azeotrope Flüssigkeiten **2.**329
Azeotropes Gemisch **2.**591
(2*S*,5*R*,6*R*)-6-(1-Azepanylmethylenamino)-3,3-dimethyl-7-oxo-4-thia-1-azabicyclo[3.2.0]heptan-2-carbonsäure **8.**825
3-(1-Azepanyl)-1-(4-methylphenylsulfonyl)-harnstoff **9.**976
3-(1-Azepanyl)-1-tosylharnstoff **9.**976
*N*-{4-[*N*′-(1-Azepanyl)ureidosulfonyl]phenethyl}-5-methyl-3-isoxazolcarboxamid **8.**354
Azepromazin **1.**722
Azetidin-2-carbonsäure **4.**976, 978, 980; **6.**242, 244
Aziatische Katoenplant **5.**338
Azidamfenicol, Monographie A03B, J01BA **7.**342
D-(–)-α-Azidobenzylpenicillin **7.**343
– Natriumsalz **7.**344
Azidocillin **7.**361
– Monographie A03B, J01CE **7.**343
– Kaliumsalz **9.**264
– Natriumsalz, Monographie A03B, J01CE **7.**344
3′-Azido-3′-deoxythymidin **9.**1229
1-(3-Azido-2,3-didesoxy-β-D-ribofuranosyl)-5-methyl-2,4-(1*H*,3*H*)-pyrimidindion **9.**1229
Azidoessigsäuremethylester **7.**342
2-Azidoethanol **7.**208
D-(–)-*threo*-2-Azido-*N*-[β-hydroxy-α-(hydroxymethyl)-*p*-nitrophenethyl]acetamid **7.**342
[*R*-(*R*\*,*R*\*)]-2-Azido-*N*-[2-hydroxy-1-(hydroxymethyl)-2-(4-nitrophenyl)ethyl]acetamid **7.**342
(2*S*,5*R*,6*R*)-6-[(*R*)-2-Azido-2-phenylacetamido]-3,3-dimethyl-7-oxo-4-thia-1-azabicyclo[3.2.1]heptan-2-carbonsäure **7.**343
– Natriumsalz **7.**344
6-(α-Azidophenylacetamido)penicillansäure **7.**343
– 1-ethoxycarbonyloxyethylester **7.**361
[2*S*-[2α,5α,6β(*S*\*)]]-6-[(Azidophenylacetyl)amino]-3,3-dimethyl-7-oxo-4-thia-1-azabicyclo[3.2.0]-heptan-2-carbonsäure **7.**343
D-(–)-α-Azidophenylessigsäure **7.**344
Azidothymidin **9.**1229
Aziminobenzol **7.**431
Azine **3.**21
Azinphos-ethyl **1.**346
– Monographie **3.**124
Azinphos-methyl **1.**346
– Monographie **3.**126
Azintamid, Monographie A03B, A05A **7.**345
Azinthiamid **7.**345
Aziridin **3.**561; **9.**891
Azithromycin, Monographie A03B, J01FA **7.**346
Azlocillin **1.**474
– Monographie A03B, J01CA **7.**349
– Natriumsalz, Monographie A03B, J01CA **7.**352
Azobenzol, Referenzsubstanz f. Thermoanalyse **2.**63

Azocan **8.**393
2-(1-Azocanyl)ethylguanidin **8.**393
Azocyclotin **1.**350
– Monographie **3.**129
Azodicarbonsäurediethylester **7.**386
Azofarbstoffe, als Nachweis **2.**126, 143
Azoniaspiro(3α-benziloyloxy-nor-tropan-8,1′-pyrrolidinium)chlorid **9.**1105
Azoniaspironortropanolchlorid **9.**1105
Azophos **3.**920
Azosemid, Monographie A03B, C03C **7.**353
Azoxodon **9.**45
AZT *[Azidothymidin]* **9.**1229
Aztekium ritterii, Verwechslung mit Lophophora williamsii **5.**708
Aztreonam, Monographie A03B, J01DF **7.**354
Azul **4.**752
Azulejo **4.**752
Azulen **1.**193; **4.**49
– Monographie A03B **7.**357
[3a*R*-(3aα,4β,9aα,9*b*β)]-Azuleno-[4,5-b]furano-2,7-dion-3,3*a*,4,5,9*a*,9*b*-hexahydro-4-hydroxy-9-(hydroxymethyl)-6-methyl-3-methylen **3.**723
Azur II **1.**542
Azur-II-Eosin **1.**542
Azurin CMU, Monographie **3.**130
Azzarolo **4.**1043

# B

B-Test color **1.**516f
Babenkern **4.**1075
Babesia bigemina **7.**887, 1364
Babesia bovis **7.**1364
Babesia caballi **7.**1364
Babesia canis **7.**1364
Babesia divergens **7.**1364
Babesia equi **7.**1364
Babesia felis **7.**1364
Babesia gibsoni **7.**1364
Babesia hepailuri **7.**1364
Babesia microti **7.**887, 1364
Babesia motasi **7.**1364
Babesia ovis **7.**1364
Babka piakowa **6.**224
Bablah **4.**28
– ägyptischer **4.**29
– ostindischer **4.**28
Bablah-Rinde **4.**29
Babri **5.**35
Babul **4.**28
Babul bark **4.**29
Babulgummi **4.**29
Babunah **4.**808
Babunaj **4.**808
Babunike-phul **4.**808
Babunj **4.**808
Baby's breath **5.**359
Babyseifen **1.**158
Babywindeln **1.**41
Bac ngu vi tu **6.**641
Bacampicillin
– Monographie A03B, J01CA **7.**359
– hydrochlorid, Monographie A03B, J01CA **7.**360
Bacca di mirtillo **6.**1056
Bacca Ribiae nigrae **6.**470
Baccae Agni-casti **6.**1185
Baccae Berberidis vulgaris **4.**489
Baccae Juniperi **5.**571
Baccae Myrtilli **6.**1056
Baccae Myrtillorum **6.**1056
Baccae Ribium **6.**473
Baccae Sambuci **6.**582
Baccae Sorbi **6.**767
Baccae Spinae cervinae **6.**394
Baccae Vitis idaeae **6.**1065
Baccaro **4.**379
Baccatin **6.**904ff
Baccharin **4.**448
Baccharinoide **4.**448
Baccharis **4.**449f
– Monographie **4.**447

Baccharis articulata **4.**448f
Baccharis-articulata-Kraut **4.**449
Baccharis articulatae herba **4.**449
Baccharis coridifolia **4.**448
Baccharis crispa **4.**449f
Baccharis-crispa-Kraut **4.**450
Baccharis crispae herba **4.**450
Baccharis cylindrica **4.**450
Baccharis gaudichaudiana **4.**448
Baccharis genistelloides **4.**450ff
Baccharis genistelloides herba **4.**452
Baccharis megapotamica **4.**448
Baccharis microcephala **4.**450
Baccharis notosergilla **4.**450
Baccharis trimera **4.**449, 451f
Baccharis-trimera-Kraut **4.**452
Baccharis triptera **4.**451
Baccherina **5.**525
Bacchotricuneatin **4.**450, 988
Baccole **6.**1052
Bachblume **4.**625
Bachbunge **6.**1117f
Bachbungenehrenpreis **6.**1117
Bachbungenkraut **6.**1117
Bachkresse **5.**916
Bachminze **5.**821, 823
Bachnelkenwurz **5.**262
Bachweidenröschen **5.**63
Bachweidenröschen-Kraut **5.**63
Bacilli **1.**568f
Bacilli Argenti nitrici nasales **1.**568
Bacilli Jodoformii **1.**569
Bacilli Jodoformii duri **1.**569
Bacilli Jodoformii elastici **1.**569
Bacilli Olei Cacao **1.**569
Bacillol **7.**1104
Bacillus bifidus **4.**514
Bacillus brevis **8.**382; **9.**1128
Bacillus laterosporus **7.**1219
Bacillus lentus **8.**252
Bacillus licheniformis **7.**363f
Bacillus macerans amylase **7.**1133
Bacillus megatherium **7.**1117; **8.**361
Bacillus polymyxa **1.**749; **7.**1091f; **9.**286f
Bacillus polymyxa var. colistinus **1.**746
Bacillus pumilus **8.**361
Bacillus pumilus ATCC 14884 **2.**1038; **7.**781
Bacillus sphaericus **9.**330
Bacillus stearothermophilus ATCC 7953 **2.**782
Bacillus subtilis **1.**337; **7.**363f; **9.**160, 758
Bacillus subtilis ATCC 6633 **2.**530; **7.**179
Bacillus-subtilis-Enzyme, proteolytische **9.**758
Bacillus-subtilis-Extrakt **1.**744
Bacillus-subtilis-Proteinase **9.**758
Bacillus subtilis var. niger ATCC 9372 **2.**1038
Bacillus thuringiensis **1.**331, 334, 351
Bacillus thuringiensis israelensis **1.**269f, 334
Bacillus thuringiensis var. Kurstaki, Serotype IIIa, IIIb, Monographie **3.**131
Bacitracin **1.**744
– Monographie A03B, D06AX **7.**363
– Zink, Monographie A03B, D06AX **7.**364

Backebergin **4.**805
Backenbrecher **2.**536
Backhefe **6.**527f
Backofenreiniger **3.**860
Backpulver **1.**700; **7.**79, 219, 221, 630
Baclofen, Monographie A03B, M03B **7.**364
Bacrispin **4.**451
Bacterium bifidum **4.**514
Bacterium coli commune **5.**101
Bacteroides bifidus **4.**514
Bacteroides fragilis **7.**769
Bactyrilobium fistula **4.**716
Baculoviren **1.**330, 334
Bad Rippoldsau, Brunnen **1.**248
Bad trip **3.**479, 1010
Badamier **6.**918
Badamierrinde **6.**920
Badan **4.**498
Badan grubolistny **4.**498
Badan tolstolistnyj **4.**498
Badanier de Chine **5.**515
Badekraut **5.**664
Badepräparate **1.**159
Bäder, medizinische **1.**569
Badesalz
– brausendes **1.**160
– Pulver **1.**160
Badeschutzfolien **1.**47
Badespiritus **1.**571
Badestrumpf **1.**47
Badewannen **1.**45
Badezusatz **4.**696
Badger **6.**318
Badian **5.**515
Badiana **5.**519
Badiane **5.**515
Badiane de chine **5.**519
Badoh negro **5.**547
Badönikli **4.**289
Badremone **5.**848
Baeocystin **6.**288, 290, 292
Baernpudel **5.**848
Baeumerta nasturtium **5.**916
Baga da praia **4.**853
Baga da preia **4.**853
Bagaruwa namiji **4.**28
Bagole **6.**1052
Baguenaude **4.**959
Baguenaudier **4.**959
Bahira **6.**916
Bai dou kou **4.**245
Bai guo **5.**270
Baicalein **6.**229, 914
Baicalin **6.**229
Baichou **5.**536
Baidoukou **4.**247
Baie de genévre **5.**571
Baies d'airelles **6.**1065
Baies de hieble **6.**577
Baies de myrtille **6.**1056
Baies de raisin de bois **6.**1056
Baies roses de Bourbon **6.**635

Baies de sureau  6.582
Baifupian  4.69
Baiguo  5.287
Baimuxinal  4.310
Baimuxinol  4.310
Baimuxinsäure  4.310
Baishao  6.3
Baitouweng  6.315
Baiwei  6.1135
Bai-xian-pi  4.1161
Baiziren  6.965
Bakash  5.595
Baker's yeast  6.527
Bakkenolide  6.82f
Bakterien
– Pflanzenschädlinge  1.285f
– Urinsediment  1.514
Bakteriosen  1.287
Bakteriurie, Klin. Chemie–Diagnostik  1.503
Bakterizide  1.197
Bakuchi  4.1103
Bal  4.101f
BAL *[British Anti Lewisite]*  7.1347
– als Antidot  2.342
Balacharea  5.912
Balandier  4.959
Balantidium coli  7.677
Balchir  5.912
Balderbackenwurzel  6.1082
Balderbracken  6.1079
Balderjan  6.1079
Baldgreiskraut  6.675
Bald-money  5.848f
Bald-money-root  5.849
Baldrian
– asiatischer  6.1074
– echter  6.1079
– gebräuchlicher  6.1079
– gemeiner  6.1079
– holunderblättriger  6.1080
– indischer  6.1074
– japanischer  6.1073
– mexikanischer  6.1069
– pakistanischer  6.1074
Baldrianextrakt  1.606;  6.1086
Baldrianfluidextrakt  1.589;  6.1086
Baldrianöl  1.663
– ätherisches  6.1073
Baldriansaft  6.1086
Baldriantinktur  1.596ff, 680
– ätherische  1.681
– etherische  1.681
– zusammengesetzte  1.685
Baldriantrockenextrakt  1.596
Baldrianwein  1.699
Baldrianwurzel  1.589ff;  6.1082
– indische  6.1074
– mexikanische  6.1070
Baldrianwurzelfluidextrakt  6.1086
Baldrianwurzeltrockenextrakt  6.1085
Baldrinal  6.1068, 1070
Baljet-Reaktion  3.471, 1012

Ballaststoffe, Säuglingsnahrung  1.228
Ballerina  6.744
Ballerina solatro  6.744
Ballon flower  6.239
Ballonblume  6.239
Ballonigrin  4.455
Ballonpflanze  4.681
Ballonrebe  4.681
Balloon-vine  4.681
Ballota  4.455
– Monographie  4.453
Ballota alba  4.454
Ballota aristata  4.454
Ballota ballota  4.454
Ballota borealis  4.454
Ballota foetida  4.454f
Ballota foetida hom.  4.456
Ballota hiersuta, Verfälschung von Marrubii herba  5.779
Ballota lanata  5.646
Ballota nigra  4.453ff
– Verfälschung von Melissae folium  5.814
– Verwechslung mit Marrubium vulgare  5.778
Ballota ruderalis  4.454
Ballota sepium  4.454
Ballota silvestris  4.454
Ballota vulgaris  4.454
Ballotae herba  4.455
Ballotae nigrae herba  4.455
Ballote  4.454f
Ballote fétide  4.454f
Ballote noire  4.455
Ballotenol  4.455
Ballotinon  4.455
Balm  5.811
Balm gentle  5.814
Balm of gilead  4.15
Balm leaves  5.814
Balm oil  5.811
Balmmint  5.814
Balmmint oil  5.811
Balnea medicata  1.569f
Balneum Arnicae  1.570
Balneum Sodae  1.570
Balneum Sulfuratum  1.570
Balneum Vichiense  1.570
Balota  4.454
Balsam  4.15
– litauischer  4.505
– peruanischer  5.895
– russischer  4.505
Balsam fir  4.15, 19
Balsam of fir  4.17
Balsam fir needle oil  4.16
Balsam of gilead  4.17
Balsam of Peru  5.895
Balsam of Storax  5.698
Balsam tree  4.968
Balsama della Mecca  4.968
Balsame  1.571f
Balsami Tolutani Sirupus  5.899
Balsami Tolutani tinctura aetherea  1.682

Balsamier de la Mecque 4.968
Balsamo del Canada 4.17
Balsamo de Misiones 6.635
Balsamo del Peru 5.895
Balsamo del Tolu 5.898
Balsamodendron 4.961
Balsamodendron abyssinica 4.962
Balsamodendron ehrenbergianum 4.968
Balsamodendron gileadense 4.968
Balsamodendron kafal 4.962
Balsamodendron meccanensis 4.968
Balsamodendron mukul 4.966
Balsamodendron myrrha 4.963
Balsamodendron opobalsamum 4.968
Balsamodendron roxburghii 4.966
Balsamodendrum africanum 4.962
Balsamstrauch 4.968
Balsamtanne 4.15
Balsamtannennadelöl 4.16
Balsamum canadense 4.17
Balsamum caryophyllorum 1.572
Balsamum indicum nigrum 5.895
Balsamum judaicum 4.968
Balsamum judaicum gileadense verum 4.968
Balsamum Lobkowitz 1.572
Balsamum de Mecca 4.968
Balsamum Mentholi compositum 1.689
Balsamum Nucistae 5.878
Balsamum peruvianum C05AX, D03 5.895
Balsamum peruvianum hom. 5.901
Balsamum styracinum 5.698
Balsamum Styrax liquidum 5.698
Balsamum tolutanum R05CA 5.898
Balsamum vitae Fritz 1.572
Balsamum vitae Hoffmanni 1.625
Baltic redwood 6.180
Baluchar 5.912
Bambari 4.167
Bamethan
– Monographie A03B, C04 7.367
– sulfat, Monographie A03B, C04 7.368
Bamethanum 7.367
Bamia 4.4
Bamia abelmoschus 4.3
Bamifyllin, Monographie A03B, R03DA 7.369
Bamipin
– Monographie A03B, R06A 7.370
– Nachweis 2.141
Bam-H1-Linker 2.709
Banana pulp 5.860
Banana tree 5.859
Banane 5.859
Bananenstärke 5.861
Bananier 5.859
Banda-Macis 5.872
Banda-Muskatnuß 5.880
Banda nutmeg 5.867
Banden, IR-Spektroskopie 2.184
Bandrowski-Base 1.189
Bandwisch 5.65
Bandwurmkraut 4.1201
Banewort 4.423

Bang hoi 6.916
Bang lang khe 6.926
Bang moc 6.916
Bang-Biuretprobe 1.530
Bangenkraut 4.970f
Banhaldi 4.1086
Banhalud 4.1086
Banharidra 4.1086
Banisteria caapi 4.458
Banisteria quitensis 4.458
Banisteriae cortex 4.459
Banisterin 4.458
Banisteriopsis, Monographie 4.457
Banisteriopsis caapi 4.457ff
Banisteriopsis inebrians 4.457f
Banisteriopsis longialata 4.457, 460
Banisteriopsis quitensis 4.457ff
Banisteriopsis rusbyana 4.457, 460
Bank cress 6.718
Bank mustard 6.718
Banksia speciosa 4.1034
Bantang 4.307
Bantoe-tulip 5.496
Banvel CMPP, Monographie 3.132
Banvel M
– Monographie 3.132
– Pflanzenschutz 1.369
Banvel MCPA, Monographie 3.132
Banvel P, Monographie 3.132
Banvel 4 S, Monographie 3.132
BaP [Benzo(a)pyren] 3.168
Baptifolin 4.742; 5.624ff
– acetat 5.624
Baptigenin 4.465
Baptigenindirhamnosid 4.465
Baptisia 4.464, 466
– Monographie 4.461
Baptisia alba 4.461
– Verfälschung von Baptisiae tinctoriae radix 4.464
Baptisia arachnifera 4.461
Baptisia australis 4.461
– Verfälschung von Baptisiae tinctoriae radix 4.464
Baptisia calycosa 4.461
Baptisia gibbesii 4.463
Baptisia lactea 4.461ff
Baptisia-lactea-Wurzel 4.463
Baptisia lecontei 4.461
Baptisia leucantha 4.462f
Baptisia perfoliata 4.461
Baptisia root 4.464
Baptisia serenae 4.461
Baptisia simplicifolia 4.461
Baptisia tinctoria 4.461, 463f
Baptisia tinctoria hom. 4.466f
Baptisiae leucanthae radix 4.463
Baptisiae tinctoriae radix 4.464
Baptisiawurzel 4.464
– weiße 4.463
Baptisie 4.463
Baptisin 4.465

Baptitoxin 3.382
BAQD *[Dequaliniumchlorid]* 7.1200
Bar 3.1155f
Bara elachi 4.244, 251
Bara-chandrika 6.375
Baram 4.32
Baranscyk 6.675
Barba forte 4.339
Barbacua-Verfahren 5.509
Barbados-Aloe 4.214
Barbae caprae herba 5.152
Barbaloin 4.210; 7.125
Barbaloinglucosid 4.716
Barbarawurzel 6.420
Barbaris amurskij 4.481
Barbaris raznonozkovyj 4.485
Barbary wolfbeery 5.718
Barbary wolfbeery fruit 5.719
(–)-β-Barbaten 5.775
Barbe de chèvre 5.77
Barbeau 4.752
Barberry 4.488
Barberry bark 4.488f
Barberry root bark 4.490
Barbexaclon, Monographie A03B, N03AA 7.371
Barbital 1.557
– Monographie A03B, N05CA 7.372
– Natriumsalz, Monographie A03B, N05CA 7.375
Barbitale, Nachweis 1.559
Barbital-Natrium 1.557
Barbiton 7.372
Barbiturate, Nachweis 2.126
Barbitursäure 8.1021
Barbotine 3.98; 4.368
Barekümmel 5.848
Bärendill 5.848
Bärenfenchel 5.848
Bärenfenchelwurzel 5.849
Bärenfuß 5.424
Bärenklau
– gemeiner 5.435
– Mantegazzis 5.434
– Riesen~ 3.802; 5.434
– Wiesen~ 3.802; 5.435
– wolliger 5.433
– zipfelblättriger 5.432
– zottiger 5.432
Bärenklaufrüchte 5.437
Bärenklaukraut 5.436
Bärenklauwurzel 5.435
Bärenklee 4.289
Bärenkraut 4.330
Bärenlauch 4.202
Bärenschweif 5.647
Bärentraube 4.330
Bärentraubenblätter 1.577ff; 3.369; 4.330
Bärentraubenfluidextrakt 1.589
Bärenwurzel 5.849
Bargum Rattenkiller, Monographie 3.132
Bargum Rattenkiller Streupulver, Monographie 3.132

Barii sulfas 7.377
Barium
– Monographie 3.132
– Grenzprüfung 2.306
– Komplexbildungskonstante mit EDTA 2.354
– Nachweis 2.127
– Nachweisgrenze, spektroskopische 2.469
Barium aceticum, Monographie A03B 7.376
Barium carbonicum, Monographie A03B 7.376
Barium chloratum, Monographie A03B 7.376
Barium hydroxide lime 7.596
Barium jodatum, Monographie A03B 7.377
Barium sulfuricum 7.377
Bariumacetat 7.376
Bariumborat 3.132
Bariumcarbonat 1.702; 3.133; 7.376
Bariumchlorat 3.132
Bariumchlorid 1.540; 3.133
– Dihydrat 7.376
Bariumchromat 3.316
Bariumhydroxid 1.559; 3.860
Bariumiodid 7.377
Bariumkalk 7.596
Bariumnitrat 3.133
Bariumoxid 3.133
Bariumperchlorat 3.134
Bariumperoxid 1.534; 3.134
Bariumpolysulfid 3.134
Bariumsulfat 3.132
– Monographie A03B, V08B 7.377
Bariumsulfid 1.700
Barkhausia repens 6.15
Bärkümmel 5.848
Bärlauch 4.202
Bärlauchkraut 4.203
Bärlauchzwiebel 4.203
Bärmutter 5.664
Bärmutterkrut 5.848
Barnon, Monographie 3.134
Bärnzotten 5.848
Barosma 4.471ff
– Monographie 4.467
Barosma apiculata 4.132
Barosma bathii, Verfälschung von Barosmae folium 4.469
Barosma betulina 4.133, 467ff, 471
Barosma-betulina-Blätteröl 4.468
Barosma crenata hom. 4.472
Barosma crenatum 4.471
Barosma crenulata 4.134, 471f
Barosma-crenulata-Blätter 4.472
Barosma crenulatum 4.471
– Verfälschung von Barosmae folium 4.469
Barosma eckloniana 4.472
Barosma gnidioides 4.134
Barosma mucronata 4.134
Barosma odoratum 4.472
Barosma puberula 4.134
Barosma pulchella, Verfälschung von Barosmae folium 4.470
Barosma serratifolia 4.473
Barosma serratifolia hom. 4.473

Barosma-serratifolia-Blätter 4.473
Barosma serratifolium 4.473
- Verfälschung von Barosmae folium 4.469
Barosmacampher 4.468
Barosmae folium 4.469
Barosmin 4.470; 7.1376
Barra 6.916
Barricade Fliegenspray, Monographie 3.134
Barrigenol 5.76, 78, 80f
$A_1$-Barrigenol 6.596
$R_1$-Barrigenol 6.596
$A_1$-Barringenol 4.635
$R_1$-Barringenol 4.635
Barringtogenol 4.113f, 120, 635; 6.596, 846, 912, 927
Barringtogenol C 5.76, 78, 80
$R_1$-Barringtogenol 4.114
Barticulidiol 4.450
Barticulidiol-Diester 4.450
Bartklee 4.289
Barverin
- Monographie A03B 7.379
- citrat, Monographie A03B 7.379
Barverinum citricum 7.379
Barvinok malyj 6.1127
Bärwurz(el) 5.848
Baryosma odorata 4.472
Baryt 3.132; 7.377
Baryta jodata 7.377
Baryta muriatica 7.376
Basacel
- Monographie 3.135
- Pflanzenschutz 1.365
Basagran
- Monographie 3.135
- Pflanzenschutz 1.366
Basagran DP, Monographie 3.135
Basagran Pulver, Monographie 3.135
Basagran Top, Monographie 3.135
Basagran Ultra
- Monographie 3.135
- Pflanzenschutz 1.366
Basamid Granulat
- Monographie 3.135
- Pflanzenschutz 1.370
Basen
- Definition n. Brönstedt 2.350
- Definition n. Lewis 2.350
BASF Grünkupfer, Monographie 3.135
BASF Kupferkalk, Monographie 3.136
BASF Maneb Spritzpulver
- Monographie 3.136
- Pflanzenschutz 1.353
BASF Mehltaumittel Meltatox, Monographie 3.136
BASF Rosenspritzmittel, Monographie 3.136
Basfapon
- Monographie 3.136
- Pflanzenschutz 1.362
Basforin, Monographie 3.136
Basic Blue 99 1.186
Basic Fuchsin 9.532
Basic Red 76 1.186

Basic Violet 1 8.967
Basic Violet 14 9.532
Basidiomyceten 1.287
Basidiomycotina 1.293
Basidiosporen 1.293f
Basileum Bläueschutz, Monographie 3.136
Basileum Fertigbau 100 B, Monographie 3.137
Basileum Grund, Monographie 3.137
Basileum Grundierung Weiß, Monographie 3.138
Basileum Holzbau 150 NP, Monographie 3.138
Basileum Holzschutzgrund, Monographie 3.138
Basileum Holzwurm BV, Monographie 3.139
Basileum Holzwurm- und Pilz-BV, Monographie 3.139
Basileum LX Härtend, Monographie 3.140
Basileum Naturbraun, Monographie 3.140
Basilit B flüssig, Monographie 3.141
Basilit Bauholz KD, Monographie 3.141
Basilit Bor-Holzschutz, Monographie 3.142
Basilit CCB, Monographie 3.142
Basilit CFBX, Monographie 3.143
Basilit KDX, Monographie 3.144
Basilit M, Monographie 3.144
Basilit SF, Monographie 3.145
Basilit ZKF, Monographie 3.146
Basiment Dickschichtlasur, Monographie 3.146
Basiment 450 Extra N, Monographie 3.147
Basiment Holzschutzlasur, Monographie 3.147
Basinex P
- Monographie 3.147
- Pflanzenschutz 1.362
Basinex P Granulat, Monographie 3.147
Basische Bleiacetatlösung 1.621
Basische Quecksilbersulfat-Lösung 1.543
Basisches Bismutgallat 1.624ff
Basisches Bismutnitrat 1.536ff, 639ff
Basisches Magnesiumcarbonat 8.797
Basisimpfungen, Humanmedizin 1.380ff
Basodin 3.419
Bassorin 4.412
Basta, Monographie 3.148
Bastard cinnamon 4.890
Bastard dittany 4.1159
Bastard jasmine 5.718
Bastard-Kardamomen 4.252
Bastard Siamese cardamom 4.252
Bastardpoon 6.777
Bästling 4.640
Bastono d'oro 4.832
Basudin 25 Emulaion, Monographie 3.148
Basudin 10 Granulat, Monographie 3.148
Basudin Maissaatgutpuder, Monographie 3.148
Basudin 40 Spritzpulver
- Monographie 3.148
- Pflanzenschutz 1.346
Batängeli 4.289
Batata brava 4.853
Batatas edulis 6.15
Batavia cassia 4.894f
Batch-Fermentation 2.711
Bathengel 6.930
Bathochrome Verschiebung 2.176

Batjancopal  4.129
Batjang  5.889
Batjang-Muskat  5.890
Batjang-Muskatnuß  5.881
Bâton d'or  4.832
Batrachotoxin, Monographie  3.148
Batrachotoxinin A  3.148
Batroxobin, Monographie  A03B, B01AD  7.380
Battisegola  4.752
Battisocere  4.752
Bauchdeckenmassage  1.109
Bauchspeicheldrüsenerkrankungen, Diagnostik  8.11
Bauchwehkraut  4.46
Bauchwehwurz  6.259
Baudremoine  5.848
Bauerella australiana  4.82
Bauerenol  4.81, 83;  5.852
Bauerenon  6.635
Bauernrosenblüten  6.6
Bauernrosensamen  6.8
Bauernrosenwurzel  6.6
Bauernsenf  4.656;  5.502
Bauerntabak  3.871
Baumartige Aloe  4.210
Baume du Canada  4.17
Baume de champs  5.823
Baume de cheval  4.956
Baume du Pérou  5.895
Baume de San Salvador  5.895
Baume de Tolu  5.898
Baummalve  4.159
Baummalvenblüten  4.159
Baumtod  5.398
Baumwacholder  5.579
Baumwachs  1.700
Baumwolle
 – Eigenschaften  1.10
 – gereinigte  1.575;  5.345
 – Reinigung  1.12
 – Vorkommen, Gewinnung  1.10
Baumwolleanbau, Herbizid  3.365
Baumwollfasern, Nachweis  1.538
Baumwollpflanze, amerikanische  5.339
Baumwollrinde  5.342
Baumwollsaatöl  5.340
Baumwollsamen  5.343
Baumwollsamenöl  5.340
 – in Dermatika  2.901
 – gehärtetes, FST-Mittel  2.946
 – Grenzprüfung  2.306
Baumwollschildlaus  1.311
Baumwollstaude  5.339
Baumwollstrauch  5.338
Baumwollwatte  5.345
Baumwollwurzelrinde  1.587;  5.342
Baumwollwurzelrindenextrakt  1.605
Baumwollwurzelrindenfluidextrakt  1.587
Baurenol  5.507
Baur's Giftweizen, Monographie  3.149
Bauxit  3.42;  7.139
Bavachi  4.1103
Bavistin, Monographie  3.149

Bayas de arraclán  6.394
Bayas de mirtilo  6.1056
Baycor flüssig
 – Monographie  3.150
 – Pflanzenschutz  1.356
Baycor Spritzpulver, Monographie  3.150
Bayer 94337  3.824
Bayerwurzel  4.139
Bayfidan
 – Monographie  3.150
 – Pflanzenschutz  1.357
Bayfidan spezial
 – Monographie  3.150
 – Pflanzenschutz  1.357
Bayfidan spezial WG, Monographie  3.150
Baygon Ameisenköderdose, Monographie  3.151
Baygon Fliegenköder, Monographie  3.150
Baygon Insektenspray, Monographie  3.150
Baygon Insektenspray mit Pumpverstäuber, Monographie  3.150
Baygon Insektenstrip, Monographie  3.150
Baygon Ungezieferdose, Monographie  3.150
Baygon Ungezieferspray, Monographie  3.151
Bayleton 100, Monographie  3.151
Bayleton flüssig, Monographie  3.151
Bayleton Rindenwundschutz
 – Monographie  3.151
 – Pflanzenschutz  1.357
Bayleton spezial
 – Monographie  3.151
 – Pflanzenschutz  1.357
Bayleton Spritzpulver, Monographie  3.151
Baymat flüssig, Monographie  3.151
Baymat Rosenspray, Monographie  3.152
Baymat Rosenspritzmittel
 – Monographie  3.152
 – Pflanzenschutz  1.356
Baymat Spray
 – Monographie  3.152
 – Pflanzenschutz  1.356
Baymat Zierpflanzenspray, Monographie  3.152
Bayogenin  4.477;  6.756
Bayos neros  6.680
Bayrische Rübe  4.542
Baytan Spezial, Monographie  3.152
Baytan Spezial Flüssigbeize, Monographie  3.152
Baytan Universal, Monographie  3.152
Baytan Universal Flüssigbeize
 – Monographie  3.152
 – Pflanzenschutz  1.357
Baytan Universal Slurry, Monographie  3.153
Baythion, Monographie  3.153
Baythion 500 EC
 – Monographie  3.153
 – Pflanzenschutz  1.347
Baythroid
 – Monographie  3.153
 – Pflanzenschutz  1.349
Baythroid 50
 – Monographie  3.153
 – Pflanzenschutz  1.349

Bazabaza  5.872
Bazar-catona  6.222
BBC *[α-Bromobenzeneacetonitrile]*  3.243
BCG-Impfung *[Bacille Calmette Guérin]*  J07AN  1.380f
BCME *[Bis(chlormethyl)ether]*  3.181
Bdellium, indisches  4.966
Bdellium d'Afrique  4.962
Bdellium indicum  4.966
Bdelliumharz  4.963, 966
BDPP *[Bis-(2,4-diamino-phenoxy)-propan]*  1.190
Beam-Reaktion  4.645
Bean-trefoil  5.624
Bearberry  4.337;  6.404
Bearberry bark  6.405
Bearberry leaves  4.331
Bear's ear  6.272
Bear's foot  3.652;  5.419, 424
Bear's garlic  4.202
Bearsgrape  4.330
Beatlevine leaves  6.193
Beatmungsmasken  1.64
Beauty  7.1227f
Beauveria bassiana  1.334
Beauveria brongniartii  1.331, 334
Bebeerin  4.853, 855
Bebuxin  4.590
Bec de grue  5.254, 257
Bec d'oie  4.1018
Becaptan  8.884
Beccabunga  6.1117
Beccabungae herba  6.1117
Becherblume  6.589
– strauchige  6.607
Becherprimel  6.275f
Becherschlüsselblume  6.275
Becherstrauch, dorniger  6.607
Becke-Linie  2.67
Beckmann-Thermometer  2.93, 1106
Beckmann-Umlagerung  7.346
Beclamid, Monographie A03B, N03AX  7.381
Beclometason
– Monographie A03B, D07A, R01AD, R03BA  7.382
– 17,21-dipropionat, Monographie A03B, R01AD, R03BA  7.382
Becquerel  2.398
Becquerelmeter  2.384
Becuibafett  5.878
Bedda nut  6.916
Bedda nut tree  6.916
Bedollo  4.501
Bee balm  5.811
Bee larkspur  3.398
Beechwood creosote  8.681
Beerenanbau, Herbizid  3.741
Beerendruif  4.331
Beereneibe  3.522
Beerenobstanbau, Herbizid  3.62, 426
Befunolol
– Monographie A03B, C07AA, S01ED  7.385

– hydrochlorid, Monographie A03B, C07AA, S01ED  7.385
(S)-Befunololhydrochlorid, Monographie A03B, C07AA  7.386
Begonia, Monographie  4.474
Begonia hom.  4.475
Begonia boliviensis  4.475
Begonia davisii  4.475
Begonia erythrophylla  4.475
Begonia froebelii  4.475
Begonia glabra  4.475
Begonia laciniata  4.475
Begonia muricata  4.475
Begonia octopetala  4.475
Begonia pearcei  4.475
Begonia rubra  4.475
Begonia saxatilis  4.475
Begonia tuberhybrida  4.475
Begonia tuberose  4.475
Begonia veitchii  4.475
Begriffsbestimmungen, kosmetische Mittel  1.132
Behaarte Birke  4.501
Behaarte Segge  4.688
Behaarte Strophanthussamen  6.805, 808
Behaarter Knorpelbaum  4.854
Behaarter Zwergginster  4.803
Behältnisse f. Parenteralia  2.769
Behen nut  5.855
Behennuß  5.855
Behennußbaum  5.852
– echter  5.857
Behenöl  5.853
Behensäure  4.5, 317, 502, 505, 559;  5.853;  6.583
Behenwurzel  5.854
Behn oil  5.853
Beidellit  9.628
Beifuß  1.327
– bitterer  4.360
– einjähriger  4.364
– gemeiner  4.373
– Strand-  3.1056
Beifußkraut  4.373
Beinlfutter  4.529
Beinwell  3.730
– gemeiner  3.1118
Beisbeere  4.661
Beishanzha  4.1060
Beißbeere  3.387
– gemeine  4.661
Beißringe  1.80
Bei-wuweizi  6.641
Beizmittel  7.219, 271
Beizung  1.342
Bejuco de oro  4.460
Bekkeblomst  4.625
Belamarin  3.748
Beldroega  6.250
Belebar  5.607
Belene  3.683
Beleño  5.464
Beleño negro  5.466

Beleric myrobalan **6**.916
Belgran, Monographie **3**.153
Belladone **3**.111
Belladonna **4**.423f, 436
Belladonna baccifera **4**.423
Belladonna herba **4**.424
Belladonna leaves **4**.424
Belladonna root **4**.431
Belladonna trichotoma **4**.423
Belladonnablätter **1**.671ff; **4**.424
– Identität mit DC **2**.274f
Belladonnae extractum **1**.597
Belladonnae extractum siccum normatum **1**.597
Belladonnae folium A03B **4**.424
Belladonnae herba **4**.424
Belladonnae pulvis normatus **2**.1020
Belladonnae radix **4**.431
Belladonnae tinctura ex herba recente **1**.672
Belladonnae tinctura normata **1**.672
Belladonnaextrakt **1**.597, 634ff
Belladonnalilie **3**.748
Belladonnapulver, eingestelltes **2**.1020
Belladonnatrockenextrakt **1**.597, 672ff
– eingestellter **1**.597, 672
Belladonnawurzel **4**.431
Belladonne **4**.423
Belladonnin **4**.424f, 1142, 1144; **5**.462, 465, 467, 766
Bellaradin **3**.763
Bellericosid **6**.917
Bellerinsäure **6**.917
Bellevalia romana **5**.458
Bellevalia trifoliata **5**.458
Bellia temulenta **4**.799
Bellichina **4**.262f
Bellide **4**.477
Bellidis flos **4**.478
Bellidis majoris herba **5**.661
Bellidis pratensis majoris herba **5**.661
Belliric myrobalan **6**.916
Bellis, Monographie **4**.476
Bellis annua **4**.476
Bellis azorica **4**.476
Bellis bernardii **4**.476
Bellis coerulescens **4**.476
Bellis hyrcanica **4**.476
Bellis longifolia **4**.476
Bellis perennis **4**.476ff
Bellis perennis hom. **4**.478f
Bellis sylvestris **4**.476
Belyj myl'nyj koren **5**.365
Bemegrid, Monographie A03B, R07AB **7**.386
Bemetizid, Monographie A03B, C03AA **7**.387
Bemisia tabaci **1**.311
Ben ailé **5**.852
Ben nut **5**.855
Ben nut tree **5**.852
Ben oil **5**.853
Ben oliéfère **5**.852
Benactyzin
– Monographie A03A, A03B, R03BB **7**.388

– hydrochlorid, Monographie A03A, A03B, R03BB **7**.389
Benalaxyl **1**.354
– Monographie **3**.153
Benazepril
– Monographie A03B, C02EA **7**.390
– hydrochlorid, Monographie A03B, C02EA **7**.391
Benazolin **1**.366
Benazolinester, Monographie **3**.154
Benazolin-ethyl, Monographie **3**.154
Benazolinsäure **3**.154
Bencyclan
– Monographie A03B, C04 **7**.392
– hydrogenfumarat, Monographie A03B, C04 **7**.395
Bencyclanum **7**.392
Bendamustin
– Monographie A03B, L01A **7**.395
– hydrochlorid, Monographie A03B, L01A **7**.396
Bendazol
– Monographie A03B, C04 **7**.396
– hydrochlorid, Monographie A03B, C04 **7**.397
Bendiocarb **1**.348
– Monographie **3**.155
Bendroflumethiazid **1**.736
– Monographie A03B, C03AA **7**.397
Bendsch **3**.1155f
Benedetta aquata **5**.262
Benedictin **5**.264
Benedictinolid **5**.264
Benedictsche Lösung **1**.529
Benediktenkraut **1**.604ff; **5**.263
– wahres **5**.263
Benediktenwurzel **5**.265
Benediktiner, Thujongehalt **3**.1173
Benedikts Reagens **1**.529
Benefischi **4**.233
Benetzbarkeit, Suspension **2**.930
Benetzung **2**.96, 102
Benetzungsdruck **2**.104
Benetzungsenergie **2**.103
Benetzungsfaktor **2**.103
Benetzungsgeschwindigkeit **2**.104
Benetzungspunkt **2**.103
Benetzungsspannung **2**.104
Benetzungswinkel **2**.102
– Bestimmung
– – Methode geneigte Platte **2**.103
– – Methode liegender Tropfen **2**.102
Benfotiamin, Monographie A03B, A11 **7**.399
Benfurodilhemisuccinat, Monographie A03B, C03D, C04 **7**.400
Bengal cardamom **4**.244
Bengalisches Catechu **4**.31
Bengalkardamomen **4**.244
Bengalpfeffer **6**.199
Bengalrosa, Natriumsalz, Monographie A03B **7**.401
Bengue **4**.167
Beniseed **6**.688
Benjamin tree **6**.847

Benjoim de Siam **6.**849
Benjoim de Sumatra **6.**847
Benjoin du Laos **6.**849
Benjoin de Siam **6.**849
Benjoin de Sumatra **6.**847
Benjui de Sumatra **6.**847
Benne oil **6.**690
Bennet **5.**263
Bennies **3.**65, 786
Benocap, Monographie **3.**157
Benoîte **5.**263
Benoîte d'eau **5.**262
Benoîte des ruisseaux **5.**262
Benomyl **1.**357
– Monographie **3.**157
Benorilat, Monographie A03B, N02BA **7.**402
Benoxaprofen, Monographie A03B, M01AE **7.**403
Benoxinathydrochlorid **8.**1271
Benperidol, Monographie A03B, N05AD **7.**405
Benproperin
– Monographie A03B, R05DB **7.**406
– dihydrogenphosphat, Monographie A03B, R05DB **7.**407
– embonat, Monographie A03B, R05DB **7.**407
Benserazid
– Monographie A03B, N04BX **7.**408
– hydrochlorid, Monographie A03B, N04BX **7.**409
Bensuldazinsäure **1.**778
Bensylyt **9.**140
Bentazon **1.**366
– Monographie **3.**159
Benthamidia florida **4.**1004
Bentiamin, Monographie A03B, A11 **7.**409
Bentiromid, Monographie A03B, V04CK **7.**410
Bentonit
– Monographie A03B **7.**411
– in Dermatika **2.**901
– Gelherstellung **2.**905
– gereinigter, Monographie A03B **7.**412
Bentonitgel **7.**412
Benural 70 **8.**412
Benzaceton **9.**1189
Benzaldehyd **1.**581ff; **4.**33, 906; **5.**458; **7.**951; **8.**868, 947; **9.**154
Benzaldehydcyanhydrin, Grenzprüfung **2.**307
Benzaldehydcyanhydrinlösung **1.**654
Benzaldehydoxim **7.**568
Benzalin **3.**873
Benzalkoniumchlorid, Monographie D08AJ **3.**160; **7.**412
Benzalkoniumsalze
– Konservierung
– – Augentropfen **2.**644f
– – Dermatika **1.**150; **2.**901, 909
– – Impfstoffe **2.**921
3-Benzalphthalid **7.**1152
Benzamidin-Sepharose **2.**716
DL-α-Benzamido-p-[2-(diethylamino)ethoxy]-N,N-dipropylhydrocinnamamid **9.**952
(RS)-2-Benzamido-3-[4-(2-diethylaminoethoxy)-phenyl]-N,N-dipropylpropionamid **9.**952

(RS)-2-[4-(8-Benzamido-9-dipropylamino-5,9-dioxo-4-oxanoyl)-1-piperazinyl]-ethyl-1-(4-chlorbenzoyl)-5-methoxy-2-methyl-3-indolacetat **9.**371
DL-4-Benzamido-N,N-dipropyl-glutaramsäure **9.**373
DL-4-Benzamido-N,N-dipropyl-glutarsäureamid **9.**373
3-[2(4-Benzamidopiperidino)ethyl]indol **8.**542
Benzamidoxim **8.**1265
Benzamphetamin **7.**422f
– hydrochlorid **7.**424
Benzanilid, Referenzsubstanz f. Thermoanalyse **2.**63
1,2-Benzanthren **5.**941
Benzaron, Monographie C05B, D08AJ **7.**415
Benzathin-Benzylpenicillin **7.**449
Benzathin-Penicillin G **1.**744; **7.**449
Benzatropin
– Monographie D08AJ, N04AC **7.**417
– mesilat, Monographie D08AJ, N04AC **7.**418
Benzazimid **3.**124, 127
Benzazolin **9.**977
Benzbromaron, Monographie D08AJ, M04AB **7.**419
Benzedrine **7.**167
– Sulfate **7.**171
Benzenamine, insektizide **1.**350
1,2-Benzendiamin **3.**955
1,2-Benzendicarboxylat **7.**1356
1,3-Benzendiol **9.**505
Benzene **3.**165
Benzene-ethenyl **3.**1107
Benzene-methanol **7.**438
Benzene-tetrahydride **3.**373
Benzenol **3.**952; **9.**130
Benzensulfonamid **7.**703
2-Benzensulfonamido-5-(2-methoxyethoxy)-pyrimidin **8.**376
Benzestrol, Monographie D08AJ **7.**421
Benzethamophyllin **7.**369
Benzethoniumchlorid
– Monographie D08AJ, R01AA **7.**421
– Bestimmung mit MS **2.**459
– in Dermatika **2.**901
– in Kosmetika **1.**149
Benzfetamin, Monographie D08AJ **7.**422
(R)-Benzfetamin
– Monographie D08AJ **7.**423
– hydrochlorid, Monographie D08AJ **7.**424
(S)-Benzfetamin
– Monographie D08AJ **7.**423
– hydrochlorid, Monographie D08AJ **7.**424
Benzhexol **9.**1060
Benzhydramin **7.**1382
– hydrochlorid **7.**1384
Benzhydrylbromid **7.**417, 1382, 1388
Benzhydrylchlorid **7.**960
1-Benzhydryl-4-E-cinnamylpiperazin **7.**960
O-Benzhydryldimethylaminoethanol **7.**1382
3-Benzhydryliden-1,1-diethyl-2-methylpyrrolidinium-bromid **9.**336
1-Benzhydryl-4-methylpiperazin **7.**1124
Benzhydryl-(1-methyl-4-piperidyl)ether **7.**1387

2-Benzhydryloxy-*N,N*-dimethylethylamin 7.1382
- 8-chlortheophyllinat 7.1346
- hydrochlorid 7.1384
(1*R*,3*R*,5*S*)-3-(Benzhydryloxy)-8-methyl-12*H*,5α*H*-8-azabicyclo[3.2.1]octan-Mesilat 7.418
4-(Benzhydryloxy)-1-methylpiperidin 7.1387
- 8-chlortheophyllinat 9.239
- hydrochlorid 7.1388
(1*R*,3*R*,5*S*)-3-(Benzhydryloxy)-tropan 7.417
3α-Benzhydryloxy-1α*H*,5α*H*-tropan 7.417
Benzhydrylpiperazin 8.1249
1-[3-(4-Benzhydryl-1-piperazinyl)propyl]-2,3-dihydro-2-benzimidazolon 8.1249
*O*-Benzhydryltropin 7.417
Benzidam 3.75
Benzidin, Monographie 3.160
Benzidin-Blutnachweis 1.529
Benzidin-Salze 3.161
Benzidroflumethiazide 7.397
Benzil 9.183
- Referenzsubstanz f. Thermoanalyse 2.63
Benziloniumbromid, Monographie A03A, D08AJ 7.425
3-Benziloyloxy-1,1-diethylpyrrolidiniumbromid 7.425
3-Benziloyloxy-1-ethyl-1-methylpiperidiniumbromid 9.223
3-Benziloyloxy-1-methyl-chinuclidinium-bromid 7.991
2-Benziloyloxymethyl-1,1-dimethylpiperidinium-methylsulfat 7.476
(*RS*)-2-Benziloyloxymethyl-1,1-dimethylpyrrolidinium-methylsulfat 9.278
3-Benziloyloxy-1-methylpiperidin 9.224
3α-(Benziloyloxy)nortropanium-8-spiro-1'-pyrrolidinium-chlorid 9.1105
3α-Benziloyloxyspiro[nortropan-8,1'-pyrrolidinium]-chlorid 9.1105
Benziloyl-tropein 9.1103
Benzilsäure 7.388; 9.224
- chlorid 7.992
- (2-diethylamino)ethylester 7.388
- - hydrochlorid 7.389
- ester 7.476
- ethylester 7.388; 9.442, 1103
- Kaliumsalz 7.1289
- methylester 7.425
- nortropinester 9.1105
- tropinester 9.1103
Benzimidazole, fungizide 1.357f
Benzin, Monographie 3.161
Benzinblau 1.550
Benzinoform 3.1150
1,2-Benzisoxazol-3-brommethan 9.1247
1,2-Benzisoxazol-3-methansulfonamid 9.1247
Benzmethoxazone 7.917
Benznidazol, Monographie P01CA 7.425
Benzoat, Nachweis 2.127
Benzocain 1.575ff
- Monographie C05AD, D04AB, N01BA 7.426
- Identität mit DC 2.275
1,4-Benzochinon, Monographie 3.163

*p*-Benzochinon 3.163
1,4-Benzochinonamidinohydrazonthiosemicarbazon 7.153
*p*-Benzochinondiimin 1.187
Benzochinone 3.165
Benzo(def)chrysen 3.168
Benzodiazepine
- Antidot 8.234
- Bestimmungsmethode, elektrochemische 2.521
- Nachweisgrenze, voltammetrische 2.510
- UV-Spektren 2.477, 479
2*H*-1,4-Benzodiazepin-2-on, 7-chlor-1,3-dihydro-5-phenyl-4-oxid 7.1197
1-(1,4-Benzodioxan-2-ylmethyl)piperidin 9.235
4-[4-(1,3-Benzodioxol-5-yl)-2,3-dimethylbutyl]-2-methoxyphenol 5.866
(*RS*)-1-(1,3-Benzodioxol-5-yl)-4,4-dimethyl-1-penten-3-ol 9.663
(±)-2-Benzo(1,3)dioxol-5-yl-1-methyl-ethylamin 3.809
4-[2-[[2-(1,3-Benzodioxol-5-yl)-1-methyl]ethyl]-amino-1-hydroxyethyl]-1,2-benzenediol 9.432
2-Benzo-(1,3-dioxol-5-yl-1-methylethyl)methylamin 3.811
2-[4-(1,3-Benzodioxol-5-ylmethyl)-1-piperazinyl]-pyrimidin 9.250
Benzododeciniumchlorid, Monographie D08AJ 7.429
Benzoe 1.564, 672; 6.852
Benzoe siamensis 6.849
Benzoe Sumatra 6.847
Benzoe tonkinensis 6.849
Benzoeöl 1.628
Benzoepin 3.520
Benzoes resina 6.852
Benzoes resina hom. 6.847
Benzoes tinctura composita 1.682
Benzoesäure 4.502; 5.186, 458, 899; 6.4, 10, 848f, 1052, 1065
- Monographie D08AX 7.429
- anhydrid 9.1100
- benzylester 7.439
- 3-chlorpropylester 9.234
- in Dermatika 2.901
- Identität mit DC 2.275
- Konservans
- - in Dermatika 2.909
- - in Kosmetika 1.146ff
- - in Sirupen 1.646; 2.1017
- Referenzsubstanz f. Thermoanalyse 2.63
- UV-Spektrum 2.476, 479
- in Zubereitungen 1.565ff
Benzoesäurehaltige Kampfertinktur 1.683
Benzoesäurehaltige Opiumtinktur 1.684
Benzoesäurepastillen 1.632
Benzoesäureverbindungen, herbizide 1.368
Benzoeschmalz 1.564ff
Benzoes tinctura 1.672
Benzoes tinctura aetherea 1.672
Benzoe-Storaxbaum 6.847
Benzoetalg 1.565

Benzoetinktur  1.574ff, 672;  6.849
- etherische  1.628, 672
- zusammengesetzte  1.682
Benzofos  3.958
Benzofuran-Dimer  4.136
Benzofuranverbindungen, herbizide  1.369
Benzoin  6.847;  9.417
Benzoin officinale  6.847
Benzoinum  6.847ff
Benzoinum hom.  6.848
Benzol  7.430
- Monographie  3.165
Benzolamin  3.497
Benzolcarbonsäure  7.429
1,2-Benzoldiamin  3.955
Benzoldiazoniumchlorid  9.110
1,2-Benzoldicarboxylsäure-diethylester  7.1283
1,2-Benzoldiol  7.513
1,3-Benzoldiol  9.505
$m$-Benzoldiol  9.505
1,3-Benzoldisulfonsäure  9.505
γ-1,2,3,4,5,6-Benzolhexachlorid  3.738
Benzolsulfonsäurepropylester  9.404
Benzolum, Monographie  7.430
Benzonitril  3.212
Benzoperoxidum  7.432
Benzophene-6  7.1332
Benzophenol  3.952
Benzophenon  8.137;  9.183, 1221
- Monographie  7.431
Benzopyrancarbonsäure  3.324
2$H$-[1]Benzopyran-2-on  7.1112
2$H$-1-Benzopyran-3,5,7-triol  7.942
Benzo(a)pyren  3.1025
- Monographie  3.168
Benzoquinol  8.463
2$H$-Benzo-[a]quinolizin-emetan-Derivat  8.20
1,4-Benzoquinone  3.163
Benzoisisymbrin  6.717
2$H$-1,2,4-Benzothiadiazin-7-sulfonamid  7.436
- 6-chlor-3-(cyclopentylmethyl)-3,4-dihydro-1,1-dioxid  7.1138
2$H$-1,2,4-Benzothiazin-7-sulfonamid-6-chlor-3,4-dihydro-3-(5-norbornen-2-yl)-1,1-dioxid  7.1148
1-Benzothiazol-2-yl-1,3-dimethylharnstoff  1.362; 3.782
1,2,3-Benzotriazol  7.431
1$H$-Benzotriazol, Monographie  7.431
2(3$H$)-Benzoxazolinon  6.649
Benzoxazolon  3.958
Benzoxoniumchlorid, Monographie  A01AB  7.431
2,1,3-Benzoxadiazol  8.632
$N^3$-Benzoyl-$O$-acetylbuxodienin-E  4.590
$N^3$-Benzoyl-$O$-acetylcycloxobuxolin-F  4.590
Benzoylaconin  3.15f;  4.66, 69
($RS$)-α-(Benzoylamino)-4-[2-(diethylamino)ethoxy]-$N,N$-dipropyl]phenylpropanamid  9.952
4-(Benzoylamino)-5-(dipropylamino)-5-oxopentansäure  9.373
$N^3$-Benzoylbaleabuxidienin-F  4.590
Benzoylbenzen  7.431

(5-Benzoylbenzimidazol-2-yl)-carbamidsäuremethylester  8.817
2-Benzoylbenzoesäure  8.1125
$N^3$-Benzoylbuxodienin-E  4.590
$N^3$-Benzoylbuxodienin-F  4.590
2-Benzoylcatalpol  6.1119
$N$-Benzoyl-$N$-(3-chlor-4-fluor-phenyl-D-alaninisopropylester)  3.596
$N$-Benzoyl-$N$-(3-chlor-4-fluor-phenyl)-2-aminopropionsäuremethylester  3.596
Benzoylchlorid  7.367, 410, 431, 481;  8.287;  9.373
Benzoylcholin  6.773
$N^3$-Benzoylcyclomicrophyllin-F  4.589
$N^3$-Benzoylcycloprotobuxolin-C  4.590
$N^3$-Benzoylcycloprotobuxolin-D  4.590
$N^3$-Benzoylcyclovirobuxenin-E  4.590
$N^3$-Benzoylcycloxobuxidin-F  4.590
$N^3$-Benzoylcycloxobuxin-F  4.590
$N^3$-Benzoylcycloxobuxolin-F  4.590
$N^3$-Benzoyldihydrocyclomicrophyllin-F  4.590
Benzoylecgonin  3.333;  5.91
- methylester  3.333;  7.1060
- methylester-hydrochlorid  3.335
$N$-Benzoyl-DL-glutaminsäure  9.373
$N$-Benzoyl-DL-glutaminsäureanhydrid  9.373
Benzoylharnstoffe, insektizide  1.350
3-Benzoylhydratropasäure  8.671
Benzoylhydrazin  9.1250
6-Benzoyl-3-hydrazino-5,6,7,8-tetrahydro[4,3-c]-pyridazin  8.26
2-Benzoyl-$N$-(β-hydroxyethyl)-$N$-methyl-benzamid  8.1125
Benzoylhypaconin  4.66, 69
Benzoylimidazolin-2-on  7.1029
Benzoylmesaconin  4.66, 69
2-Benzoyl-5-methoxyphenol  8.1270
3-Benzoyl-α-methyl-phenylessigsäure  8.671
5-Benzoyl-α-methyl-2-thiophenessigsäure  9.914
Benzoylmetronidazol  8.996
4-Benzoyl-3-nitroacetophenon  8.297f
3-Benzoyloxyacetophenon  8.138, 1207
4-Benzoyloxyacetophenon  7.367
2-Benzoyloxy-2-chlormethoxyethan  7.44
9-(2-Benzoyloxyethoxymethyl)guanin  7.44
1-(2-Benzoyloxyethyl)-2-methyl-5-nitroimidazol  8.996
[1$R$-($exo,exo$)]-3-(Benzoyloxy)-8-methyl-8-azabicyclo[3,2,1]octan-2-carbonsäuremethylester  7.1060
[1$R$-(2-$endo$,3-$exo$)]-3-(Benzoyloxy)-8-methyl-8-azabicyclo[3.2.1]octan-2-carbonsäuremethylester  9.438
3-Benzoyloxy-8-methyl-8-azabicyclo-(3,2,1)-octan-2-carbonsäuremethylester  3.333
- hydrochlorid  3.335
3α-Benzoyloxynortropan  5.89
(1$R$)-3-$exo$-Benzoyloxy-tropan-2-$exo$-carbonsäuremethylester  3.333
- hydrochlorid  3.335
3α-Benzoyloxytropan-6β-ol  5.89

3β-Benzoyloxy-2β-tropansäuremethylester 3.333
- hydrochlorid 3.335
Benzoylpaeoniflorin 6.2, 4, 10
Benzoylperoxid 1.217
- Monographie D10AE 7.432
N-Benzoyl-L-phenylalanyl-L-phenylalaninol-O-acetat 5.722
N-Benzoyl-3-phenylisoserin 6.904
(RS)-2-(3-Benzoylphenyl)propionsäure 8.671
Benzoylpropethyl 1.364
Benzoyl-pseudoecgoninmethylester 9.438
Benzoylpseudotropin 9.1100
6-Benzoyl-5,6,7,8-tetrahydro-pyrido[4,3-c]pyridazin-3(2H)-on-3-hydrazon 8.26
S-Benzoylthiamin-O-monophosphat 7.399
(RS)-2-(5-Benzoyl-2-thienyl)propionsäure 9.914
N-Benzoyl-L-tyrosin 7.410
4-(N-Benzoyl-L-tyrosyl)aminobenzoesäure 7.410
Benzoylum peroxidatum aquosum 7.432
Benzperidol 7.405
Benz(a)phenanthren 3.317
1,2-Benzphenanthren 3.317
Benzphetamin
- Monographie 3.169
- hydrochlorid 3.169
(RS)-Benzphetamin 7.422
(R)-Benzphetamin 7.423
- hydrochlorid 7.424
(S)-(+)-Benzphetamin 7.423
- hydrochlorid 7.424
Benzpyren 6.181
- Tabakrauch 3.870
Benz[α]pyren 5.581
1,2-Benzpyren 3.168
3,4-Benzpyren 3.168
Benzquinamid
- Monographie 7.434
- hydrochlorid, Monographie 7.435
Benzsisaustricin 6.717
Benzthiazid, Monographie C03AA 7.436
Benztropin 7.417
- mesilat 7.418
Benzydamin
- Monographie M01AX, M02AA 7.436
- hydrochlorid, Monographie M01AX, M02AA 7.438
Benzyl Benzoat Lotion 2.697
Benzyl mustard oil 6.1008
Benzylacetat 6.992
p-Cl-Benzylaldehyd 7.873
Benzylalkohol 4.33, 630, 833; 5.186, 442, 458, 699; 6.878, 992, 1065, 1144f; 7.443
- Monographie D08AX 7.438
- in Dermatika 2.901
- Konservans, in Dermatika 1.148ff; 2.909
Benzylamin 5.852; 7.381, 472; 8.449
N-Benzylaminoethanol 8.173
7-(2-Benzylaminoethyl)-theophyllin 8.179
7-(2-Benzylaminoethyl)theophyllin 9.852
2-Benzylamino-1-(4-methoxyphenyl)propan 8.187
2-Benzylaminopyridin 9.1086
1-(2-N-Benzylanilinoethyl)pyrrolidin 8.449

2-(N-Benzylanilinomethyl)-4,5-dihydroimidazol 7.265
- hydrochlorid 7.266
2-(N-Benzylanilinomethyl)-2-imidazolin 7.265
- hydrochlorid 7.266
4-(N-Benzyl)anilino-1-methylpiperidin 7.370
Benzylarbutin 8.1032
N-Benzylbaleabuxidin-F 4.590
2-Benzylbenzimidazol 7.396
- hydrochlorid 7.397
Benzylbenzoat 1.529; 4.888; 5.458, 896, 899; 6.759
- Monographie P03AX 7.439
- Verfälschung von Sandelöl 6.601
Benzylbenzoat-Karbol-Xylol 1.529
Benzyl-bis(2-hydroxyethyl)-dodecyl-ammoniumchlorid 7.431
N-Benzyl-N-tert.-butylamin 9.804
Benzylcarbinol 9.171
3-Benzyl-6-chlor-3,4-dihydro-2H-1,2,4-benzothiadiazin-7-sulfonamid-1,1-dioxid 7.441
(RS)-N-Benzyl-N-(2-chlorethyl)-1-methyl-2-phenoxyethylamin 9.140
8-Benzyl-7-(2-chlorethyl)theophyllin 7.369
Benzylchlorid 7.423, 432, 438, 443, 473, 551, 1042; 9.122, 158
- Monographie 3.170
2-Benzyl-4-chlorphenol 7.1042
N-Benzyl-3-chlorpropionamid 7.381
Benzylcinnamat 5.700, 896, 899
- Monographie 7.441
Benzylcyanid 5.656f; 7.1273, 1399; 8.168, 364, 1257; 9.97, 978, 1146
1-Benzyl-4-cyan-4-piperidino-piperidin 9.219
1-Benzylcycloheptanol 7.392
3-[(1-Benzylcycloheptyl)oxy]-N,N-dimethylpropylamin 7.392
- hydrogenfumarat 7.395
5'-Benzyl-9,10-dihydro-12'-hydroxy-2'-isopropyl-3',6',18-ergotamantrion-methansulfonat 7.1314
2-Benzyl-4,5-dihydroimidazol 9.977
5-Benzyldihydro-6-thioxo-2H-1,3,5-thiadiazin-3(4H)-essigsäure 1.778
4-Benzyl-2-(2-dimethylaminoethyl)-1(2H)-phthalazinon 9.765
[R-(R*S*)]-1-Benzyl-3-dimethylamino-2-methyl-1-phenylpropyl-propionat 8.725
(−)-1-Benzyl-3-dimethylamino-2-methyl-1-phenylpropyl-propionat 8.725
(1S,2R)-1-Benzyl-3-dimethylamino-2-methyl-1-phenylpropylpropionat-hydrochlorid 7.1244
1-Benzyl-3-(3-dimethylaminopropoxy)-1H-indazol 7.436
N-Benzyl-N-dimethyl-N-dodecyl-ammoniumchlorid 7.429
1-Benzyl-2,3-dimethylguanidin 7.472
- sulfat 7.472
(±)-N-Benzyl-N,α-dimethyl-phenethylamin 7.422
(−)-N-Benzyl-N,α-dimethyl-phenethylamin 7.423
- hydrochlorid 7.424
(+)-N-Benzyl-N,α-dimethyl-phenethylamin 7.423
- hydrochlorid 7.424

N-Benzyl-N,α-dimethyl-phenethylamin **3.**169
Benzyldimethyl(2-phenoxyethyl)ammonium-3-hydroxy-2-naphthoat **7.**455
N-Benzyl-N',N'-dimethyl-N-2-pyridyl-ethylendiamin **9.**1085
Benzyl-dimethyl-[2-[2-[4-(1,1,3,3-tetramethylbutyl)-phenoxy]ethyl]ammoniumchlorid **7.**421
N-Benzyl-N,N-dimethyl-N-(2-{2-[4-(1,1,3,3-tetramethylbutyl)tolyloxy]ethoxy}ethyl)-ammoniumchlorid, Monohydrat **8.**941
S-Benzyldipropylthiocarbamat **3.**1007
8-Benzyl-7-(N-ethylaminoethyl)theophyllin **7.**370
1-Benzyl-3-ethyl-6,7-dimethoxyisochinolin **8.**1049
8-Benzyl-7-[2-[N-ethyl(2-hydroxyethyl)amino]ethyl]-theophyllin **7.**369
Benzylformiat **6.**992
Benzylglucosinolat **4.**554, 923; **5.**657f; **6.**1007
(RS)-Benzyl-2-glykolat **7.**443
Benzylhemiformal **1.**150
Benzylhexadecyldimethylammoniumchlorid **7.**814
Benzylhexanoat **6.**1084
3-N'-Benzylhydrazinocarbonyl-5-methylisoxazol **8.**599
Benzylhydrochlorothiazid, Monographie **7.**441
Benzylhydroflumethiazid **7.**397
3-Benzyl-3,4-hydro-6-(trifluor-methyl)-2H-1,2,4-benzothiadiazin-7-sulfonamid-1,1-dioxid **1.**736
Benzylhydroxybenzoat
– Monographie **7.**441
– in Dermatika **2.**901
N-(5'-Benzyl-10b'-hydroxy-2'-isopropyl-3'-6'-dioxo-oxazolidino[2,3-c]pyrrolidino[1,2-a]piperazin-2'-yl)-(5R,8R)-(+)-9,10-dihydrolysergamid-methansulfonat **7.**1314
5'-α-Benzyl-12'-hydroxy-2'-methyl-3',6',18-ergotamantrion **8.**64
Benzyl-(RS)-2-hydroxy-2-phenylacetat **7.**443
Benzyl-p-hydroxyphenylether **8.**1032
Benzylidenbornan-2-on **1.**204
2-Benzyl-2-imidazolin **9.**977
Benzylis nicotinas **7.**445
N-Benzyl-β-(isonicotinylhydrazino)-propionamid **8.**1136
Benzylisopentanoat **7.**443
N-Benzyl-N-isopropylpivalamid **1.**364; **3.**1126
Benzylisothiocyanat **5.**657f, 854; **6.**1005, 1007f
– Monographie J01X **7.**442
Benzylisovalerat, Monographie **7.**443
Benzylmagnesiumchlorid **7.**392
Benzylmalonsäure **9.**158
α-Benzylmalonsäure **7.**1359
Benzylmandelat, Monographie A03A, G04BD **7.**443
(RS)-N-Benzylmethamphetamin **7.**422
(R)-(–)-N-Benzylmethamphetamin **7.**423
– hydrochlorid **7.**424
(S)-(+)-N-Benzylmethamphetamin **7.**423
– hydrochlorid **7.**424
(RS)-2-(Benzylmethylamino)ethyl-methyl-1,4-dihydro-2,6-dimethyl-4-(3-nitrophenyl)-3,5-pyridindicarboxylat **8.**1140
Benzyl-3-methylbutanoat **7.**443

1-Benzyl-2-(5-methyl-3-isoxalyl-carbonyl)-hydrazin **8.**599
2'-Benzyl-5-methylisoxazol-3-carbohydrazid **8.**599
Benzyl-methyl-[(S)-1-methyl-2-phenyl-ethyl]-amin **3.**169
Benzyl-(1-methyl-piperidin-4-yl)-phenylamin **7.**370
Benzylmethylpropargylamid **9.**34
N-Benzyl-N-methyl-2-propinylamin **9.**34
N'-Benzyl-N'''-methylthioharnstoff **7.**472
Benzylnicotinat, Monographie M02AX **7.**445
N-Benzyl-2-nitro-1-imidazoylacetamid **7.**425
8-Benzyl-4-oxo-1-phenyl-1,3,8-triaza-spiro[4,5]-decan **8.**278
1-Benzyloxycarbonylamino-5-hydroxylamino-pentan **7.**1186
2-(5-Benzyloxycarbonylaminopentyl)-3,6-dioxotetrahydro-1,2-oxazin **7.**1186
4'-Benzyloxycarbonyl-4'-demethyl-epipodophyllotoxin **8.**152; **9.**797
6'-N-Benzyloxycarbonyl-Kanamycin **7.**177
N-Benzyloxycarbonyl-L-prolin **7.**660
– tert.-butylester **7.**660
4-Benzyloxyhydrazobenzol **8.**1282
4-Benzyloxyphenol **8.**1032
p-(Benzyloxy)phenol **8.**1032
1-(4-Benzyloxyphenoxy)-2,3-epoxypropan **9.**1207
4-Benzyloxyphenylessigsäureethylester **7.**473
2-(4-Benzyloxyphenyl)ethylamin **9.**527
2-(4-Benzyloxyphenylethyl)-(cyclopropylmethyl)-ether **7.**473
4-Benzyloxypropiophenon **7.**551; **9.**527
p-Benzyloxypropiophenon **8.**630
4-Benzyloxy-3-ureido-acetophenon **7.**705
Benzylparaben **7.**441
Benzylpenicillin **6.**61; **7.**241
Benzylpenicillin [Penicillin-G] **1.**744
– Monographie J01CE, S01AA **7.**446
– Benethaminsalz, Monographie J01CE **7.**449
– Benzathin, Monographie J01CE **7.**449
– N-benzyl-2-phenylethylaminsalz **7.**449
– N,N'-Dibenzylethylendiaminsalz **7.**449
– 2,5-diphenylpiperazinsalz **9.**182
– hydroxymethylester **1.**749
– Kaliumsalz, Monographie J01CE **7.**451
– Natriumsalz, Monographie J01CE **7.**453
Benzylpenicillinum-Kalium, Monographie **7.**454
2-Benzylphenol **7.**406; **9.**182
1-(2-Benzylphenoxy)-2-chlorpropan **7.**406
2-(2-Benzylphenoxy)-N,N-dimethylethylamin **9.**181
(RS)-1-[2-(2-Benzylphenoxy)-1-methylethyl]-piperidin **7.**406
– dihydrogenphosphat **7.**407
– embonat **7.**407
1-(2-Benzylphenoxy)-2-propanol **7.**406
(RS)-1-[1-(2-Benzylphenoxy)-2-propyl]piperidin **7.**406
– dihydrogenphosphat **7.**407
– embonat **7.**407
1-(2-Benzylphenoxy)-2-p-tosyloxypropan **7.**406
Benzyl-γ-phenylacrylat **7.**441
N-Benzyl-N-(4-phenyl-2-butyl)amin **8.**685

*N*-Benzyl-2-phenylethylamin-Salz des Benzylpenicillins **7**.449
*N*-Benzyl-*N*-phenylhydrazin **8**.823
Benzyl[(*E*)-3-phenylpropenoat] **7**.441
4-Benzylphthalazinon **9**.765
*N*-Benzylphthalimid **4**.855
*N*-Benzylpiperidin-4-on **7**.969
1-Benzyl-4-piperidino-piperidin-4-carboxamid **9**.219
1-Benzyl-4-piperidon **7**.105; **8**.278; **9**.219, 1052
1-(1-Benzyl-4-piperidyl)-2-benzimidazolon **7**.405
(+)-2-(1-Benzyl-4-piperidyl)-2-phenylglutarimid **7**.1231
(+)-(*S*)-3-(1-Benzyl-4-piperidyl)-3-phenyl-2,6-piperidindion **7**.1231
2-Benzylpyridin **9**.122
*N*-Benzyl-*N*-2-pyridyl-*N'*,*N'*-dimethylethylendiamin **9**.1085
– hydrochlorid **9**.1086
*N*-Benzyl-*N*-[2-(1-pyrrolidinyl)ethyl]anilin **8**.449
Benzylsalicylat, Monographie N02BA **7**.454
Benzylsenföl **5**.657f; **6**.1005, 1007f; **7**.442
Benzylsenfölglucosid **4**.924
5-Benzyl-2,3,4,5-tetrahydro-2-methyl-1*H*-pyrido[4,3-b]indol **8**.822
8-Benzyltheophyllin **7**.369
Benzylthiocyanat **5**.656f
3-Benzyl-6-trifluoromethyl-3,4-dihydro-2*H*-1,2,4-benzothiadiazin-7-sulfonamid-1,1-dioxid **7**.397
8-Benzyl-7-vinyl-theophyllin **7**.370
Benzylyt **9**.140
Beobachtungswert, Klin. Chemie **1**.437
Beola **4**.501
Beosit 35 flüssig
– Monographie **3**.171
– Pflanzenschutz **1**.343
Beosit 35 Spritzpulver, Monographie **3**.171
Beosit Staub, Monographie **3**.171
Bepheniumhydroxynaphthoat, Monographie P02X **7**.455
Berbamin **4**.482ff, 486f, 490; **5**.745, 747, 749
Berbamunin **4**.482
Berbena **6**.1108f
Berberi **4**.488
Berberidis aquifolii radix **5**.747
Berberidis aristatae caules **4**.482
Berberidis aristatae radix **4**.483
Berberidis cortex **4**.488
Berberidis cortex cum radicis cortice **4**.489
Berberidis folium **4**.489
Berberidis fructus **4**.489, 494
Berberidis radicis cortex **4**.490
Berberidis radix **4**.492
Berberin **4**.268, 312, 481, 483ff, 488, 490f, 836ff, 845, 1014, 1019, 1022f; **5**.112, 745ff, 749
– Bestimmungsmethode, elektrochemische **2**.511
Berberis **4**.482f, 488
– Monographie **4**.480
Berberis hom. **4**.493
Berberis actinacantha **4**.480f
Berberis-actinacantha-Sproß **4**.481

Berberis amurensis **4**.480ff
Berberis-amurensis-Blatt **4**.481
Berberis-amurensis-Wurzel **4**.482
Berberis aquifolium **4**.480; **5**.746
Berberis aquifolium hom. **5**.750
Berberis aristata **4**.480, 482f
– Verfälschung von Berberidis radix **4**.492
Berberis asiatica **4**.480, 484
Berberis-asiatica-Wurzel **4**.484
Berberis buxifolia **4**.480
Berberis darwinii **4**.480, 484
Berberis-darwinii-Blatt **4**.484
Berberis dielsiana **4**.480
Berberis empetrifolia **4**.480, 484f
Berberis-empetrifolia-Sproß **4**.485
Berberis flexuosa **4**.480, 485
Berberis-flexuosa-Wurzel **4**.485
Berberis, Fructus **4**.494
Berberis glauca **4**.486
Berberis guimpelii **4**.480
Berberis hakodate **4**.480
Berberis hauniensis **4**.480
Berberis heteropoda **4**.480, 485f
Berberis-heteropoda-Wurzel **4**.486
Berberis jamesonii **4**.480, 486
Berberis-jamesonii-Rinde **4**.486
Berberis lycium **4**.480, 486
Berberis-lycium-Wurzel **4**.486
Berberis orientalis **4**.480, 487
Berberis-orientalis-Wurzel **4**.487
Berberis ruscifolia **4**.480, 487
Berberis-ruscifolia-Wurzel **4**.487
Berberis sargentiana **4**.480, 487
Berberis-sargentiana-Pflanze **4**.487
Berberis serrata **4**.480
Berberis sibirica **4**.480, 487
Berberis-sibirica-Wurzel **4**.487
Berberis thunbergii **4**.480, 487f
Berberis-thunbergii-Blatt **4**.488
Berberis-thunbergii-Wurzel **4**.488
Berberis virescens **4**.480
Berberis vulgaris **4**.480f, 488ff, 492ff
Berberis vulgaris hom. **4**.493, 495
Berberis vulgaris e fructibus hom. **4**.494
Berberis-vulgaris-Rinde **4**.490
Berberis wallichiana **4**.480, 495f
Berberis-wallichiana-Sproß **4**.496
Berberitze **4**.488, 493
– gemeine **4**.488
Berberitzenbeeren **4**.489
Berberitzenblätter **4**.489
Berberitzenfrüchte **4**.489
Berberitzenrinde **4**.488, 490
Berberitzenwurzel **4**.492
Berberitzenwurzelrinde **4**.490
Bérbero **4**.488
Berberrubin **4**.481, 490f
Berbithin **4**.481
Berce **5**.435
Bereichsgrenze
– Definition **2**.303
– Validierung **2**.303

Bergaalwyn  4.222, 229
Berg-Aloe  4.223
Bergamot mint  5.827
α-Bergamotal  6.601
α-Bergamotol  6.601
Bergamottae aetheroleum  4.631
Bergamotten  4.964, 990
α-Bergamotten  6.152, 601, 1097, 1101
β-*trans*-Bergamotten  6.753
Bergamotte-Öl  1.584ff;  3.802
Bergamottminze  5.827
Bergamottöl, ätherisches  4.631
Bergapten  3.802;  4.83, 293, 296, 298, 697, 970, 1159;  5.173, 432ff, 436f, 665f;  6.50, 111, 113, 117, 507, 513f
Bergbärwurz  5.848
Bergdotterblume  4.345
Bergenia  4.498
– Monographie  4.497
Bergenia bifolia  4.497
Bergenia cordifolia  4.497
Bergenia crassifolia  4.497f
Bergenia grubolistna  4.498
Bergenia leave  4.498
Bergenia rott  4.498
Bergeniablatt  4.498
Bergeniae folium  4.498
Bergeniae rhizoma  4.498
Bergeniawurzelstock  4.498
Bergenie, dickblättrige  4.498
Bergénie à feuilles charnues  4.498
Bergenin  4.497ff;  6.873
Bergflette  5.398
Bergföhre  6.163
Berggamander  6.934
Berghoff 2,4 D, Monographie  3.172
Berghoff 2,4 D Combi, Monographie  3.172
Berghoff DP, Monographie  3.172
Berghoff MCPA, Monographie  3.172
Berghoff MCPP, Monographie  3.172
Berghoff MP Combi, Monographie  3.172
Bergkiefer  6.163
Berglein  5.670
Bergliebstöckel  5.664
Berglorbeer, breitblättriger  5.608
Bergmelisse  4.596
Bergminze  4.596
Bergpfeffer  3.387
Bergpoley  6.934
Bergpudel  5.848
Bergrosmarin  6.934
Bergsalbei  6.938
Bergs-Bucherer-Synthese  8.780
Bergschafgarbe  4.52
Bergseidelbast  3.389
Bergulme  6.1026
Bergwohlverleih  4.345
Bergwohlverleihwurzel  4.352
Bergwurzblumen  4.346
Beriberi cardiale  3.324
Beri-Beri-Schutzstoff  9.864
Berkam Gummi  4.38

Berkelium, Antidot  2.342
Berlambin  4.482f, 485f, 488, 491
Berliner Blau  8.15
– als Antidot  2.342
– lösliches  8.15
Berloque-Dermatitis  1.200
Bermuda arrowroot  5.772
Bernice  3.333
Bernstein  9.682
Bernsteinöl  1.572
Bernsteinsäure  4.14, 17, 58, 210, 298, 397, 748, 840;  7.56
– Monographie  7.456
– anhydrid  7.683;  8.89;  9.326
– dichlorid  9.762
– 2,2-dimethylhydrazid  1.362;  3.385
Berro  5.916
Berro alenois  5.656
Berros  5.917
Berry-bearing aralia  4.323
Berthelot-Reaktion  1.477
Bertram Cumarin 2000, Monographie  3.172
Bertram Cumarin Fertigköder, Monographie  3.172
Bertram Festköderblock, Monographie  3.173
Bertram Schneckenfrei, Monographie  3.173
Bertramwurzel  1.678
Bertramwurzeltinktur  1.678
Bertrandit  3.173
Béruée  4.617
Béruère  4.617
Berufskraut  4.990f
– kanadisches  4.990f
Beruhigender Tee  1.662
Beruhigungspulver  1.641
Beruhigungstee  1.660
Bervulcin  4.491
Beryll  3.173
Beryllium
– Monographie  3.173
– Nachweisgrenze, spektroskopische  2.469
Berylliumallergie  3.174
Berylliumoxid  3.174
Berylliumsulfat  3.173
Beryllose  3.174
Beschleunigung, Sensor  2.22
Beschleunigungsgas, GC  2.285
Besenbeifuß  4.367, 372
Besenbeifußkraut  4.372
Besenbirke  4.501
Besenginster  3.1096;  4.1126
Besenginsterblüten  4.1127
Besenginsterkraut  4.1128
Besenginsterwurzel  4.1131
Besenheide  4.617
Besenheideblüten  4.618
Besenheidekraut  4.619
Besenpfriem  4.1126
Besenstrauch  4.1126, 1128
Best cardamoms  4.247
Bestatin, Monographie L03A  7.457
Bestimmtheitsmaß  2.1071
Bestimmungsgrenze  2.303, 1065ff

Bestsche Carmin-Lösung **1.**543
Bestsche Differenzierungsflüssigkeit **1.**535
β-Adrenorezeptorenblocker **C07, C07A**
β-HCG *[Humanes Choriongonadotropin]* **2.**673
β-Propiolacton, f. Virusinaktivierung **2.**683
β-Teilchen **2.**382
β-Umwandlung, radioaktive **2.**397
Beta vulgaris, Verfälschung von Coffeae semen **4.**931
Betablocker **C07, C07A**
- Glaukommittel **S01ED**
- kardioselektiv **C07AB**
- nichtselektiv **C07AA**
Betacaroten, Monographie **A11 7.**459
Betacyan **6.**249
Betacyanin **4.**102
Betagoxin **7.**38
Betahistin
- Monographie **N07CA 7.**462
- dihydrochlorid, Monographie **N07CA 7.**463
- dimesilat, Monographie **N07CA 7.**463
Betain **1.**159, 217; **4.**24, 55, 58, 233, 239, 640; **5.**344, 718, 722f
- Monographie **7.**464
- hydrochlorid **5.**6
- - Monographie **7.**465
- hydrogenaspartat, Monographie **7.**465
- hydrogencitrat, Monographie **7.**465
Betalain **6.**249
Betamat
- Monographie **3.**176
- Pflanzenschutz **1.**360, 369
Betamethason
- Monographie **A07EA, C05AA, D07A, H02AB, R01AD, R03BA, S01BA 7.**466
- 21-acetat, Monographie **H02AB 7.**468
- 17-benzoat, Monographie **D07A, H02AB 7.**469
- 17-butyrat **7.**1003
- 21-dihydrogenphosphat, Dinatriumsalz, Monographie **A07EA, D07A, H02AB, S01BA 7.**469
- 17,21-dipropionat, Monographie **A07EA, D07A, H02AB, S01BA 7.**470
- Identität m. DC **2.**274f
- 17-propionat **7.**1001
- 17-valerat, Monographie **D07A, H02AB 7.**471
Betanal
- Monographie **3.**176
- Pflanzenschutz **1.**360
Betanal Compact, Monographie **3.**176
Betanal Tandem
- Monographie **3.**177
- Pflanzenschutz **1.**360, 369
Betanaphthol **8.**1086
Betanidin **6.**250f
- Monographie **C02C 7.**472
- sulfat, Monographie **C02C 7.**472
Betanin **6.**250f
β-Sitosterin *[s. a. Sitosterin]*
β-Sitosterol *[s. a. Sitosterol]*
Beta-Tri **3.**1195
Betäubender Kälberkropf **4.**799
Betaxanthin **4.**421; **6.**249

Betaxolol
- Monographie **C07AB, S01ED 7.**473
- hydrochlorid, Monographie **C07AB, S01ED 7.**475
Bétel **6.**192
Betel leaves **6.**193
Betel pepper **6.**192
Betelblätter **6.**193
Betelgenuß **3.**88
Betelkauen **3.**88
Betelnuß **3.**88, 90
Betelnußkauen **3.**89f
Betelnußpalme **3.**88
Betelpfeffer **3.**88; **6.**192
Betelphenol **6.**193
BET-Gleichung *[Brunauer, Emmet, Teller]* **2.**53
Bethanecholchlorid, Monographie **N07A 7.**475
Betnelanphosphat **7.**1226
Betonicae albae herba **6.**1119
Betonicin **4.**48; **5.**653, 778, 780
Betoran P, Monographie **3.**177
Betosip
- Monographie **3.**177
- Pflanzenschutz **1.**360
Betriebsverordnung f. pharmazeutische Unternehmer (PharmaBetrV) **1.**3
Bettbrunzer **4.**281
Betteinlagen **1.**45
Bettie-grass **4.**173
Bettplatten **1.**45
Bettseicher **4.**281
Bettwanze **1.**266f
Betula, Monographie **4.**500
Betula hom. **4.**508
Betula alba **4.**500f, 508
Betula alnoides **4.**500
Betula alnus **4.**207f
Betula, Cortex, äthanol. Decoctum **4.**506
Betula costata **4.**500
Betula ermani **4.**500
Betula exilis **4.**500
Betula e foliis ferm 34e **4.**507
Betula Folium **4.**507
Betula fruticosa **4.**500
Betula japonica **4.**208
Betula lenta **4.**500; **9.**555
Betula lobulata **4.**501
Betula maximowiczii **4.**500
Betula midendorfii **4.**500
Betula nana **4.**500
Betula odorata **4.**501
Betula oil **8.**959
Betula pendula **4.**500ff, 505ff
Betula pendula e cortice, äthanol. Decoctum hom. **4.**506
Betula pendula ferm 34e hom. **4.**507
Betula pendula e foliis hom. **4.**507
Betula pubescens **4.**501ff, 508
Betula rhombifolia **4.**501
Betula tomentosa **4.**501
Betula tortuosa **4.**500
Betula tundrarum **4.**500

Betula ulmifolia **4.500**
Betula verrucosa **4.501**
Betulae carbo **4.508**
Betulae cortex **4.502**
Betulae folium C03, G04BX, M01AX **4.502**
Betulae gemmae **4.505**
Betulae oleum empyreumaticum **1.584**; **4.505**
Betulae oleum pyroligneum **4.505**
Betulae pix **4.505**
Betulae pyroleum **4.505**
Betulae succus **4.506**
Betulafolientetrol **4.503**
Betulafolientriol **4.503**
Betulalbosid **4.504**
Betulalbusid **4.796**
Betula-Triterpensaponin **4.504f**
($E$)-Betulenal **5.590**
β-Betulenol **4.505**
Betuligenol **4.500**
Betulin **4.**16, 158, 502, 727, 748, 1028; **5.**189, 193, 804, 950; **6.**240, 352, 496, 552, 580, 766, 781
Betulinaldehyd **4.502**
Betulinsäure **4.**146, 326, 502, 746, 748, 765, 1005; **5.**76, 193, 313, 362, 395, 637, 811, 945, 950; **6.**327, 329, 352, 589, 871, 873, 1162
Betulla **4.501**
Betulla bianca **4.501**
Betulonsäure **5.697**
Betulosid **4.500**; **6.907**
Beuchen **1.12**
Beugungswinkel **2.79**
Beurre de cacao **6.946**
Beurre de muscade **5.878**
Beurre vegetal **6.70**
Beutelschneiderkraut **4.656**
Bevoniummetilsulfat, Monographie A03A **7.476**
Bewegungsmazeration **2.1027**
Bewurzelungsfluid 58e, Monographie **3.177**
Bezafibrat, Monographie B04AC **7.477**
Bezugselektrode **2.494**
BHA *[3-t-Butyl-4-hydroxyanisol]* **1.151**; **2.901**
Bhang **3.1155f**; **4.644**
Bhangra **5.35**
Bharangraj **5.35**
γ-BHC **3.738**
BHK-Zellkultur **2.710**
Bhopal-Unglück **3.813**
Bhringaraj **5.35**
BHT *[3,5-Di-tert.-butyl-4-hydroxyol]* **1.151**; **2.**699, 901; **3.502**
Bhuikhakhasa **4.704**
Bhui-tarwar **4.718**
Bhumiari **4.704**
Bhupadma **4.704**
Bhuta **4.307**
Bhutajat **5.912**
Bhutakesi **4.1020**
Bhutijatt **5.912**
Bhutjutu **5.913**
Bhutkesi **5.913**
Bhutkis **4.1020**

Bi Hedonal, Monographie **3.177**
Bial-Kraftsches Orcin-Reagens **1.530**
Bials Reagens **1.530**
Bialsche Lösung **1.530**
Biamperometrie **2.364**
Bianco spino **4.1045**
I3,II8-Biapigenin **5.476**
Biarylheptanoid **4.207f**
Biauricula amara **5.502**
Bibergeil **1.673**
Bibergeiltinktur **1.673**
Bibernell **6.**147, 153, 587, 589
– weiße **6.147**
Bibernelle **6.151**
– fremde **6.151**
– große **6.147**
Bibernellextrakt **1.606**
Bibernelltinktur **1.678**
Bibernellwurzel **1.606ff**; **6.148**
– falsche **6.590**
– italienische **6.590**
– rote **6.590**
Bibillo **4.501**
Bibinella **6.587**
Bibrocathol, Monographie S01AX **7.479**
Bibromhydrate de Conessine **7.1093**
Bicarbonat, Nachweis **2.127**
Bickbeerblätter **6.1052**
Bickbeere **6.**1052, 1056
Bicucculin **4.1020**
Bicucin **4.**90, 1156f
Biculla canadensis **4.1155**
Biculla cucullaria **4.1156**
Biculla formosa **4.1157**
Biculla fungosa **4.89**
Biculla orientalis **4.1156**
Bicullata canadensis **4.1156**
Bicucullin **4.**90, 1017, 1021, 1023f, 1157
Bicuhybafett **5.878**
Bicuiba **5.878**; **6.1156**
Bicyclo[5.3.0]decapentaen **7.357**
Bicyclogermacren **5.134**
Bicyclo[2.2.1]heptan-2-carbonsäure-(2′-phenyl-3′-diethylamino)propylester **7.507**
– hydrochlorid **7.508**
3-Bicyclo(2,2,1)hept-5-en-2-yl-6-chlor-3,4-dihydro-2$H$-1,2,4-benzothiadiazin-7-sulfonamid-1,1-dioxid **7.1148**
1-(Bicyclo[2.2.1]hept-5-en-2α-yl)-1-phenyl-3-piperidinopropanol **7.484**
[1,1′-Bicyclohexyl]-1-carbonsäure-2-(diethylamino)-ethylester **7.1273**
– hydrochlorid **7.1275**
[1,1′-Bicyclohexyl]-1-carbonsäure-2-(1-piperidinyl)-ethylester **7.1305**
Bicyclohexyl-1-carbonsäure-piperidoethylester-hydrochlorid **7.1305**
Bicyclohumulendion **5.687**
Biddy's eyes **6.1148**
Bidende pileurt **6.77**
Bidende stenurt **6.651**
Bidet **1.45f**

Bidseed **6.**675
Bienen **1.**314, 775; **3.**85
Bienengift **3.**85
Bienenwachs **1.**171ff
Bierhefe **1.**599, 603; **6.**527f
Bifenal
- Monographie **3.**177
- Pflanzenschutz **1.**369
Bifenox **1.**369
- Monographie **3.**177
Bifid bacterium **4.**514
Bifid shunt **4.**512
Bifidobacterium, Monographie **4.**509
Bifidobacterium adolescentis **4.**509f
Bifidobacterium angulatum **4.**510
Bifidobacterium animalis **4.**510
Bifidobacterium asteroides **4.**509f
Bifidobacterium bifidum **4.**509f, 514f
Bifidobacterium boum **4.**510
Bifidobacterium breve **4.**509f
Bifidobacterium catenulatum **4.**510
Bifidobacterium choerinum **4.**510
Bifidobacterium coryneforme **4.**509f
Bifidobacterium cuniculi **4.**510
Bifidobacterium dentium **4.**510, 519
Bifidobacterium eriksonii **4.**519
Bifidobacterium globosum **4.**509f
Bifidobacterium indicum **4.**509f
Bifidobacterium infantis **4.**509f, 514, 519f
Bifidobacterium longum **4.**509f, 514, 521f
Bifidobacterium magnum **4.**510
Bifidobacterium minimum **4.**510
Bifidobacterium pseudocatenulatum **4.**510
Bifidobacterium pseudolongum **4.**509f
Bifidobacterium pullorum **4.**510
Bifidobacterium subtile **4.**510
Bifidobacterium suis **4.**510
Bifidobacterium thermophilum **4.**509f
Bifidum-Bakterium **4.**514
Bifidus-Bakterium **4.**514
Biflorin **5.**112
Bifonazol, Monographie D01AC **7.**481
Bifurcose **4.**442f
Big chief pawnel **3.**775
Big D *[LSD]* **3.**750; **8.**778
Big ivy **5.**608
Big pine **6.**162, 176
Bigitalin **3.**636
Big-leaved ivy **5.**608
Bignonia caroba **5.**555
Bignonia heptaphylla **6.**883
Bignonia nodosa **5.**555
Bignonia procera **5.**555
Bignonia purgans **5.**555
Bignonia quinquefolia **5.**555
Biguanide, Orale Antidiabetika A10BA
2,4-Biguanidino-3,5,6-trihydroxycyclohexyl-5-de-
  soxy-2-*O*-(2-desoxy-2-methylamino-α-L-gluco-
  pyranosyl)-3-formyl-β-2-pentanofuranosid **1.**751
Bijwortels **4.**1201
B-I-K *[Harnstoff]* **8.**412
Bikhaconitin **4.**70f

Biklin **7.**181
Bikukulla formosa **4.**1157
Bilayermembranen **1.**163
Bilberry **6.**1052
Bildanalyse **2.**562
Bilharziose, Mittel bei **3.**82
Bilihindisoppu **4.**103
Bilirubin
- Bestimmung
- - DPD-Methode **1.**468
- - enzymatische Methode **1.**468
- - Jendrassik-Grof-Methode **1.**467
- - Spektrometrie **1.**468
- - trägergebundene Reagentien **1.**468
- Nachweis **1.**531ff
- - im Urin **1.**540
Bilitrast **9.**121
Bilobalid **5.**270, 274
Bilobanon **5.**270
Bilobetin **5.**273, 567; **6.**958
Bilobol **5.**288
Bilobran, Monographie **3.**178
Bilsenkraut **5.**464, 466
- ägyptisches **5.**461f
- gemeines **5.**464
- schwarzes **3.**683; **5.**464
Bilsenkrautblätter **1.**629; **5.**466
Bilsenkrautextrakt **1.**595
- dicker **1.**605
Bilsenkrautöl **1.**629
- zusammengesetztes **1.**629, 689ff
Bilsenkrautsamen **5.**471
Bilsenkrauttinktur **1.**676
Binan-Kadsura **5.**605
Binankadsurin-A **5.**606
Binaula ka te **5.**340
Bindemittel **7.**700, 1094, 1235; **8.**493
- für Granulate **2.**727f
Binden, dehnbare **1.**38f
Bindwood **5.**398
Bingham-Körper **2.**85
Binsenginster **6.**768
Binsenlauch **4.**201
Bio DOM Universal Schutzspray, Monographie
  **3.**178
Bio Insekten Tod, Monographie **3.**178
Bio Insektenfrei, Monographie **3.**178
Bio Myctan Pflanzenspray, Monographie **3.**179
Bio Myctan Zimmerpflanzenspray
- Monographie **3.**179
- Pflanzenschutz **1.**350
Bio Pflanzenspray Höfter, Monographie **3.**179
Bioabbaubares Insert **2.**656
Bioaffinitätschromatographie **2.**716
Bioäquivalenz **2.**461, 1129ff
Bioäquivalenztest **2.**1125
Bioburden **2.**781
Biochanin **4.**464
Biochanin A **6.**990ff
Biocholin **7.**925
Bio-Cor **2.**656
Biocytin **7.**482

Biofusal  8.316
Biogard, Monographie  3.179
Biogarde  4.516
Bio-Gel A  2.677
Bio-Gel P  2.677
Biogene Arzneimittel  2.915
Biogravipan  2.980
Bioindikatoren  2.780, 1038
Biologischer Pflanzenschutz  1.321ff
Biomassevermehrung  2.711
Biomitsin  7.915
Biomphalaria alexandrina  4.422
Biomycin  7.915
Biondella  4.759
Biopharmazie
– Augenpräparate  2.637f
– Kenngrößen  2.1119
– Suspension  2.936
– Tabletten, überzogene  2.955
Biopropazepan-bis(3,4,5-trimethoxybenzoat)  7.1337
Bioquin  7.841
Bioreaktor  2.712
Bios I  8.545
Biosensorik  2.498
Biota chinensis  6.963
Biota orientalis  6.963ff
Biotae cacumen  6.963
Biotae orientalis herba  6.963
Biotae semen  6.965
Biotae summitates  6.963
Biotechnik  2.708
Biot-Gesetz  2.156
Biotin  6.747
– Monographie A11  7.482
– Gehaltsbestimmung, mikrobiologische  2.530
β-Biotin  7.482
D-(+)-Biotin  7.482
Biotransformation, Bioverfügbarkeit  2.1121
Biotrol S  2.985
Bioverfügbarkeit  2.832f, 1118ff
– absolute  2.1119
– Altersabhängigkeit  2.854
– Bestimmung  2.1119
– dermale  2.910
– Einflußfaktoren  2.1120f
– Geschlecht  2.854
– In-vivo-  2.841
– Krankheit  2.854
– Nahrungsbestandteil-Interferenzen  2.1122
– Neugeborene  2.854
– pH-Einfluß  2.844
– Penetration  2.911
– Permeation  2.911
– Prüfung, vergleichende  2.1125
– relative  2.1119
– Schwangerschaft  2.854
– Sport  2.854
– Verbesserung  7.1214
Biperiden
– Monographie N04AA  7.484
– hydrochlorid, Monographie N04AA  7.486
– lactat, Monographie N04AA  7.487

Biphenyl  7.481
– Monographie  3.179
[1,1'-Biphenyl]amin  3.60
p-Biphenylamin  3.60
[1,1'-Biphenyl]-4,4'-diamin  3.160
Biphenyle
– chlorierte  3.291
– polychlorierte  3.291, 1138
2-Biphenylol, Monographie D08AE  7.487
4-Biphenylol  7.487
1-(α-4-Biphenylylbenzyl)imidazol  7.481
N-(4-Biphenylylmethyl)atropiniumbromid  9.1211
endo-(±)-8-([1,1'-Biphenyl]4-ylmethyl)-3-(3-hydroxy-1-oxo-2-phenylpropoxy)-8-methyl-8-azoniabicyclo[3.2.1]octanbromid  9.1211
8-(p-Biphenylylmethyl)-3-(DL-tropoyloxy)-tropaniumbromid  9.1211
[3(S)-endo]-8-(2-[1,1'-Biphenyl]-4-yl-2-oxoethyl)-3-(3-hydroxy-1-oxo-2-phenylpropoxy)-8-methyl-8-azoniabicyclo-[3.2.1]octan-bromid  8.199
β-[(1,1'-Biphenyl)-4-yloxy]-α-(1,1-dimethyl-ethyl)-1H-1,2,4-triazol-1-ethanol  1.356
all-rac-1-([1,1'-Biphenyl]-4-yloxy)-3,3-dimethyl-1-(1H-1,2,4-triazol-1-yl-)butan-2-ol  3.184
all-rac-1-(Biphenyl-4-yloxyl)-3,3-dimethyl-1-(1H-1,2,4-triazol-1-yl)butan-2-ol  3.184
2-(Biphenyl-4-yl)propionsäure  8.275
3-(3-Biphenyl-4-yl-1,2,3,4-tetrahydro-1-naphthyl)-4-hydroxycumarin  3.464
Bipindalosid  6.795, 814
Bipindogenin  4.977, 979;  5.83;  6.795
Bipindogenin-D-fucosid  5.84
Bipindogeninglykoside  6.795
Bipindogenin-rhamnosid  4.980
Bipindogulomethylosid  5.84
Bipindosid  6.795, 800, 814
2,2'-Bipyridin-Eisen(III)chlorid, als Reagens  2.147
2,2'-Bipyridin-3,3',4,4'-tetrol-1,1'-dioxid  3.895
Birabira  4.61
Birch  4.501
Birch bark  4.502
Birch leaves  4.502
Birch sap  4.506
Birch tar  4.505
Birch tar oil  4.505
Bird chilli  4.671
Bird pepper  4.661, 664
Bird's eye  4.262
Bird's eye primrose  6.274
Bird's nest  6.49
Bird's tongue  4.262
Birgin
– Monographie  3.181
– Pflanzenschutz  1.360
Birke
– behaarte  4.501
– gewöhnliche  4.501
Birkenblätter  1.659;  4.502
– Identität mit DC  2.275
Birkenessenz  1.584
Birkenknospen  4.505
Birkenkohle  7.690f

Birkenöl 4.505
Birkenrinde 4.502
Birkenrindenteer 4.505
Birkenrindenteeröl 4.505
Birkensaft 4.506
Birkenteer 1.584; 4.505
Birkenteertinktur, Hebrasche 1.685
Birkwurz 6.259
Birlane Fluid
– Monographie 3.181
– Pflanzenschutz 1.344
Birlane Granulat
– Monographie 3.181
– Pflanzenschutz 1.344
Birne, japanische 4.795
Birnen, Diphenylamin zur Schalenbehandlung 3.497
Birnenblattsauger 1.310, 323
Birnengallmücke 1.319
Birnengitterrost 1.295
Birnentang 5.740
Bisabolangelon 6.148
Bisabolen 4.812, 1087; 6.1081
α-Bisabolen 4.962; 6.1097
β-Bisabolen 4.246, 596, 990, 1080; 5.417, 958; 6.137f, 144, 148f, 152, 154, 195, 216, 601, 1084f, 1097f, 1101
Bisabolen-1,4-endoperoxid 4.808
Bisabolenoxid 5.340
Bisabol-Myrrhe 4.962
Bisabolol 1.161ff; 4.812
α-Bisabolol 4.21, 361; 5.590; 6.601
β-Bisabolol 6.601
(–)-α-Bisabolol 4.822, 828; 6.1096f, 1099ff
Bisabololoxid 4.822; 6.1097, 1101
Bisabolonoxid 4.822
Bisabol-Opopanax 4.962
Bisaboresen 4.963
3,5-Bis(acetamido)-2,4,6-triiodbenzoesäure 7.173
– 1-desoxy-1-methylamino-D-glucit-Salz 7.175
– L-Lysin-Salz 7.175; 8.782
– Natriumsalz 7.176
3,17-Bis(acetoxy)-2,16,5α-androstadien 9.5
N,N′-[3α,17β-Bis(acetoxy)-5α-androstan-2β-16β-ylen]bis(1-methylpiperidinium)dibromid 9.5
3,6-Bis(acetylamino)-acridin 7.64
3,6-Bis(acetylamino)-10-methylacridiniumtoxylat 7.64
3,5-Bis(acetylamino)-2,4,6-triiodbenzoat, Natriumsalz 7.176
1,1′-[(2β,3α,5α,16β,17β)-3,17-Bis(acetyloxy)-androstan-2,16-diyl]bis(1-methylpiperidinium)dibromid 9.5
17,21-Bis(acetyloxy)-6,9-difluoro-11-hydroxy-16-methyl-(16α,11-β,16-β)pregna-1,4-dien-3,20-dion 7.1290
16,21-Bis(acetyloxy)-9-fluor-11,17-dihydroxy-(11β,16α)pregna-1,4-dien-3,20-dion 9.1029
1-[(2β,3α,5α,16β,17β)-3,17-Bis(acetyloxy)-2-(1-piperidinyl)androstan-16-yl]-1-methylpiperidiniumbromid 9.1160
Bis(acetylsalicylato)hydroxo-aluminium 7.137

Bisacodyl 1.742
– Monographie A06AB, A06AG 7.488
2,4-Bis(allylamino)-6-[4-[bis-(p-fluorophenyl)-methyl]-1-piperazinyl]-s-triazin 7.123
Bis(allylnortoxiferin)diiodid 7.96
1,4-Bis(4-amino-6,7-dimethoxy-2-chinazolinyl)-piperazin 9.315
1,3-Bis(4-amino-2-methyl-6-chinolyl)ureadihydrochlorid 7.195
1,3-Bis(4-amino-2-methyl-6-chinoyl)harnstoff 7.194
Bisamkörner 4.3f
Bisamkraut 4.52
Bisamkürbis 4.1072
Bisamkürbissamen 4.1075
Bisaq 6.925
Bisazo 1.167
Bisbâsa al-hindî 5.872
2,3-Bis(benzylamino)bernsteinsäure 7.482f
1,2-Bis(benzyloxycarbonyl)-1-methylhydrazin 9.356
N,N′-Bis{3,5-bis[(1-hydroxymethyl-2,3-dihydroxypropyl)aminocarbonyl]-2,4,6-triiodphenyl}-N,N′-dimethyl-malondiimid 8.585
Bis(RS)-2-butylamino-1-(4-hydroxyphenyl)ethanolsulfat 7.368
Biscarbamat 3.404, 949
Bischler-Napieralski-Ringschluß 7.1237
N,O-Bis-(4-chlorbenzoyl)tyramin 7.477
Bis(2-chlorethyl)amin 8.85
– hydrochlorid 7.1141
1,6-Bis[(2-chlorethyl)amino]-1,6-dideoxy-D-mannitol 8.816
4-{5-[Bis(2-chlorethyl)amino]-1-methyl-1H-benzimidazol-2}butansäure 7.395
4-{5-[Bis(2-chlorethyl)amino]-1-methyl-2-benzimidazolyl}buttersäure 7.395
N,N-Bis(2-chlorethylamino)-2H-1,3,2-oxazaphosphinan-2-oxid 7.1145
(RS)-2-[Bis(2-chlorethyl)amino]-2H-1,3,2-oxazaphosphinon-2-oxid 7.1141
S-3-{4-[Bis(2-chlorethyl)amino]phenyl}alanin 8.854
L-3-{4-[Bis(2-chlorethyl)amino]phenyl}alanin 8.854
4-[4-Bis(2-chlorethyl)aminophenyl]buttersäure 7.845
4-{-[N-Bis(2-chlorethyl)amino]phenyl}-buttersäure-anhydrid 9.319
21-[4-4-[Bis(2-chlorethyl)amino]phenyl]-1-oxobutoxy]-11β-17-dihydroxypregna-1,4-dien-3,20-dion 9.319
5-[Bis(2-chlorethyl)amino]pyrimidin-2,4(1H,3H)-dion 9.1131
2-[Bis(2-chlorethyl)amino]tetrahydro-2H-1,3,2-oxazaphosphorin-2-oxid 7.1141, 1145
5-[Bis(2-chlorethyl)amino]uracil 9.1131
N-Bis(chlorethyl)diphenylmethylamin 7.960
Bis(2-chlorethyl)ethylamin 3.447
N,N-Bis(2-chlorethyl)-N′-(3-hydroxypropyl)diamidophosphorsäure-2-chlorethylester 7.1187
Bis(β-chlorethyl)methylamin 7.856

Bis(2-chlorethyl)methylamin **7.**872; **9.**97
*N,N*-Bis(2-chlorethyl)-2-naphthylamin **7.**876
1,3-Bis(2-chlorethyl)-1-nitrosoharnstoff **7.**711
*N,N*-Bis(2-chlorethyl)phosphorsäuredichlorid **9.**1094
Bis(β-chlorethyl)sulfid **3.**1067
*N,N*-Bis(2-chlorethyl)tetrahydro-2*H*-1,3,2-oxaza-phosphorin-2-amin-2-oxid **7.**1141
*N*-3-Bis(2-chlorethyl)tetrahydro-2*H*-1,3,2-oxaza-phosphorin-2-amin-2-oxid **8.**523
Bis(chlormethyl)ether **8.**1221
– Monographie **3.**181
Bis[2-(4-chlorphenoxy)-2-methylpropanoato-$O_1,O_2$]-hydroxy-aluminium **7.**142
Bis[2-(*p*-chlorphenoxy)-methyl-propionato]-hydroxy-aluminium **7.**142
*N,N″*-Bis(4-chlorphenyl)-3,12-diimino-2,4,11,13-tetraazatetradecanediimidamid **7.**863
– acetat **7.**867
1,4-Bis[3-(4-chlorphenyl)guanidinoformimidoyl]-piperazin **9.**201
Bischofit **8.**799
Bischofsessenz **1.**584
Bischofsessenz Dieterich **1.**703
Bischofstinktur **1.**584
6,20-Bisdeacetylteupyreinidin **6.**938
Bisdesmethoxycurcumin **4.**1090
Bis(*N,N*′-diamidino)-4-*O*-[5-desoxy-2-*O*-(2-desoxy-2-methylamino-α-L-glucopyranosyl)-3-*C*-formyl-α-L-lyxofuranosyl]-D-streptamin **9.**667
2,6-Bis(diethanolamino)-8-(*N*-piperidino)pyrimido-[5,4-d]pyrimidin **8.**1033
Bis(diethylaminomethylrutin)aescinat, Monographie C05B **7.**490
8-Bis(6-diethylaminomethylrutin)methan-aescin **7.**490
Bis[(diethylamino)thioxomethyl]sulfid **9.**734
Bis(diethylthiocarbamoyl)disulfid **7.**1405
Bis(*N,N*-diethylthiocarbamoyl)sulfid **9.**734
*N,N*′-Bis(3-dihydrocaffeoylamidopropyl)-1,4-butandiamin **5.**722
Bis[(2,3-dihydro-1,5-dimethyl-3-oxo-2-phenyl-1*H*-pyrazol-4-yl)methylamino]methan **8.**902f
1-*O*,3-*O*-Bis(3,4-dihydroxycinnamoyl)chinasäure **7.**1149
1,12-Bis(3,4-dihydroxyphenyl)-3,10-diaza-1,12-dodecandiol **8.**442
*N,N*′-Bis(2,3-dihydroxypropyl)-5-[*N*-(2,3-dihydroxypropyl)acetamido]-2,4,6-triiodisophthalamid **8.**577
(*S*)-*N,N*′-Bis(1,3-dihydroxy-2-propyl)-2,4,6-triiod-5-lactamido-isophthalamid **8.**580
*N,N*′-Bis(2,3-dihydroxypropyl)-2,4,6-triiod-5-(2-methoxyacetamido)-*N*-methylisophthalamid **8.**582
6-*O*-[Bis(diisopropylamino)acetyl]-D-gluconsäure **9.**7
4,7-Bis(dimethylamino)-1,4,4a,5,5a,6,11,12a-octahydro-3,10,12,12a-tetrahydroxy-1,11-dioxo-2-naphthacencarboxamid **8.**1018

[4*S*-(4α,4aα,5aα,12aα)]-4,7-Bis(dimethylamino)-1,4,4a,5,5a,6,11,12a-octahydro-3,10,12,12a-tetrahydroxy-1,11-dioxo-2-naphthacencarboxamid **8.**1018
Bis(dimethyldithiocarbamato)zink **3.**1260
2,6-Bis(1,1-dimethylethyl)-4-methylphenol **3.**502
3,6-Bis(1,1-dimethylethyl)-1-naphthalinsulfonsäure
– ethylester **8.**126
– Natriumsalz **8.**1101
3,7-Bis(1,1-dimethylethyl)-1-naphthalinsulfonsäure, Natriumsalz **8.**1101
*N,N*′-Bis(α,α-dimethylphenethyl)-*N,N*′-dimethyl-2-hydroxyethylimino-diacetamid **8.**1258
Bis(dimethylthiocarbamoyl)disulfid **3.**1170
*S*-[1,2-Bis(ethoxy-carboxy)ethyl]-*O,O*-dimethyl-dithiophosphat **3.**757
*N,N*′-Bis(4-ethoxyphenyl)acetamidin-hydrochlorid-monohydrat **9.**99
*N,N*′-Bis(4-ethoxyphenyl)ethanimidamid-monohydrochlorid-monohydrat **9.**99
Bis(ethoxythiocarbonyl)disulfid **7.**1411
2,4-Bis(ethylamino)-6-chlor-1,3,5-triazin **3.**1087
4,6-Bis(ethylamino)-2-chlor-*s*-triazin **3.**1087
3,3,20,20-Bis(ethylendioxy)-11β,17,21-trihydroxy-5-pregnen **8.**474
1,3-Bis(2-ethylhexyl)hexahydro-5-methyl-5-pyrimidinylamin **8.**433
1,2-Bis(2-ethylhexyloxycarbonyl)ethansulfonsäure, Natriumsalz **7.**1416
Bis(2-ethylhexyl)phthalat **3.**461
2,2-Bis(ethylsulfonyl)propan **9.**737
Bisethylxanthogen **7.**1411
4,4-Bis(4-fluorphenyl)butylchlorid **9.**211
1-[4,4-Bis(4-fluorphenyl)butyl]piperazin **8.**739
2-{4-[4,4-Bis(4-fluorphenyl)butyl]-1-piperazinyl}-2′,6′-dimethylacetanilid **8.**738
1-[1-[4,4-Bis(4-fluorphenyl)butyl]-4-piperidyl]-2,3-dihydro-2-benzimidazolon **9.**211
8-[4,4-Bis(4-fluorphenyl)butyl]-1-1,3,8-triazaspiro[4.5]decan-4-on **8.**277
1,1-Bis(4-fluorphenyl)-4-chlor-1-buten **9.**211
Bis(4-fluorphenyl)chlormethan **8.**240
Bis(4-fluorphenyl)cyclopropylcarbinol **9.**211
Bis(4-fluorphenyl)methanamin **8.**240
*E*-1-[Bis(4-fluorphenyl)methyl]-4-(3-phenyl-2-propenyl)piperazin **8.**240
1-[Bis(4-fluorphenyl)methyl]piperazin **7.**124
6-[4-[Bis(-4-fluorphenyl)methyl]-1-piperazinyl-*N,N*′-di-2-propenyl-1,3,5-triazin-2,4-diamin **7.**123
6-[4-[Bis(-4-fluorphenyl)-methyl]-1-piperazinyl]-*N,N*′-di-2-propenyl-1,3,5-triazin-2,4-diamin-dimethansulfonat **7.**125
1-[[Bis(4-fluorphenyl)methylsilyl]methyl]-1*H*-1,2,4-triazol **3.**607
1,4-Bis(1-formamido-2,2,2-trichlorethyl)piperazin **3.**1216
1,4-Bis(2-furoyl)piperazin **9.**315
5,5′-Bis(β-D-glucopyranosyloxy)-4,4′-dihydroxyl-[9,9′-bianthrachinon]-2,2′-dicarbonsäure **9.**597
5,5′-Bis(β-D-glucopyranosyloxy)-9,9′,10,10′-tetrahydro-4,4′-dihydroxy-10,10′-dioxo-(9,9′-dianthracen)-2,2′-dicarbonsäure **9.**597

Bisguanide 1.192
Bisguanizin 9.201
Bishomocapsaicin 7.658
Bishops elder 4.99
Bishops weed 4.99
Bishydroxycumarin 7.1270
2-[3,4-Bis(2-hydroxyethoxy)phenyl]-3-[[6-O-(6-de-oxy-α-L-mannopyranosyl)-β-D-glucopyranosyl]-oxy]-5-hydroxy-7-(2-hydroxyethoxy)-4H-1-benzopyran-4-on 9.1106
4-[4-Bis(2-hydroxyethyl)aminophenyl]buttersäure-methylester 7.846
Bis(2-hydroxyethyl)ammonium-1,4-dihydro-3,5-diiod-4-oxo-1-pyridilacetat 7.1376
N,N-Bis(2-hydroxyethyl)-10-undecenamid 9.1130
(S)-N,N'-Bis[2-hydroxy-1-(hydroxymethyl)ethyl]-2,4,6-triiod-5-lactamidoisophthalamid 8.580
Bis[4-hydroxyiminomethyl-pyridinium-(1)-methyl]-etherdichlorid 8.1221
2-Bis(hydroxymethyl)butanol 9.394
trans-4,5-Bis(hydroxymethyl)-2,2-dimethyldioxolan 9.1016
4,5-Bis(hydroxymethyl)-2-methyl-3-pyridinol 9.454
[[4,5-Bis(hydroxymethyl)-2-methyl-3-pyridinyl]oxy]-hydroxyessigsäure 9.253
[[4,5-Bis(hydroxymethyl)-2-methyl-3-pyridyl]oxy]-glycolsäure 9.253
2,2-Bis(hydroxymethyl)-1,3-propandiol 9.55
2,2-Bis(hydroxymethyl)-1,3-propandioltetranitrat 9.56
(+)-N,N'-Bis[1-(hydroxymethyl)propyl]ethylendiamin 8.101
1,1-Bis(4-hydroxyphenyl)cyclohexan 7.997
3,3-Bis(4-hydroxyphenyl)-1,3-dihydro-1-thiaisobenzofuran-1,1-dioxid 9.136
1,3-Bis(p-hydroxyphenyl)-2,2-dimethoxypropan-1,3-dion 6.729
Bis(4-hydroxyphenyl)-[2-(hydroxymethyl)phenyl]-methan 9.136
3,3-Bis(4-hydroxyphenyl)-2-indolinon 8.1285
3,3-Bis(p-hydroxyphenyl)-2-indolinon 8.1285
3,3-Bis(4-hydroxyphenyl)-3H-indolon-(2) 8.1285
3,3-Bis(4-hydroxyphenyl)-1-(3H)-isobenzofuranon 9.134
2-[Bis(4-hydroxyphenyl)methyl]benzenmethanol 9.136
o-[Bis(p-hydroxyphenyl)methyl]benzylalkohol 9.136
3,3-Bis(4-hydroxyphenyl)-oxindol 8.1285
(Z)-1,3-Bis(4'-hydroxyphenyl)-1,4-pentadien 5.496
3,3-Bis(p-hydroxyphenyl)phthalid 9.134
α-α-Bis(4-hydroxyphenyl)-2α-toluolsulfon 9.136
N,N'-Bis(3-hydroxypropyl)ethylendiamin 7.1337
N,N'-Bis(3-hydroxypropyl)homopiperazin 7.1337
Bis[1-hydroxy-2(1H)-pyridinthionato]zink 9.461
Bis(isonicotinylhydrazo)methan 8.906
1,3-Bis(4-isopentyloxyphenyl)thioharnstoff 9.942
4,4'-Bis(isopentyloxy)thiocarbanilid 9.942
2,4-Bis(isopropylamino)-6-chlor-1,3,5-triazin 3.993
Bisjatrorrhizin 5.558
Bismalva 4.233
Bismalvae herba 4.234

Bismalvae radix 4.236
Bismalvawurzel 4.236
1,7-Bis(3-methoxyphenyl)-3-methyl-aza-7-cyanononadecan 7.263
1,1-Bis-(4-methoxyphenyl)propan 7.259
2,2-Bis(4-methoxyphenyl)-1,1,1-trichlorethan 3.799
(RS)-α-[2-[Bis(1-methylethyl)amino]ethyl]-α-phenyl-2-pyridinacetamid 7.1399
N,N-Bis(1-methylethyl)-3,3-diphenylpropylamin 7.1335
– hydrochlorid 7.1335
2,6-Bis(1-methylethyl)-phenol 9.402
1,4-Bis-{3-[(methylsulfonyl)oxy]-1-oxopropyl}-piperazin 9.236
1,4-Bis-{3-[(methylsulfonyl)oxy]propionyl}-piperazin 9.236
1,1-Bis(methylthio)-2-nitroethen 9.490
Bismit 7.490
Bismut 7.496
– Monographie 3.182; 7.490
– Grenzprüfung 2.305
– Komplexbildungskonstante mit EDTA 2.354
– Nachweis 1.529, 531; 2.127
– Nachweisgrenze, spektroskopische 2.469
Bismutcarbonat, basisches, Monographie 7.491
Bismutchlorid, basisches 7.492
Bismutchloridoxid, Monographie 7.492
Bismut(III)citrat-Citronensäure-Komplex 7.492
Bismut(III)citrat-hydroxid-Komplex, Monographie A02BX 7.492
Bismutgallat
– basisches 1.624ff
– – Monographie D08AX 7.493
– Nachweis 2.143
Bismutglanz 7.490
Bismut-(4-glycoloylaminobenzolarsonat)oxid 8.373
Bismuthi subcarbonas 7.491
Bismuthydroxid, Monographie 7.494
Bismutit 7.491
Bismut(III)-(RS)-lactat Heptahydrat, Monographie 7.494
Bismutnitrat
– basisches 1.536ff, 639ff; 7.497
– – Monographie A02BX, D08AX 7.495
– Pentahydrat 7.497
Bismutnitratlösung 1.702
Bismutnitratoxid 7.495
Bismutocker 7.490
Bismut-oxid-salicylat 7.496
Bismutoxychlorid 3.182; 7.492
Bismutoxyjodid 1.668
Bismutsalicylat, basisches, Monographie A02BX, A07BB, D08AX 7.496
Bismutsubcarbamat 3.182
Bismutsubcitrat, kolloidales 7.492
Bismutsubgallat 3.182
Bismutsubnitrat 3.182
Bismuttannat, basisches, Monographie 7.496
Bismutum metallicum 7.490
– Monographie 7.496
Bismutum nitricum, Monographie 7.497
Bismutum oxidatum hydricium 7.494

Bismutum subgallicum 7.493
Bismutum subnitricum 7.495
– Monographie 7.497
Bismutum subsalicylicum 7.496
Bismutum tribromphenolicum 9.1038
Bismutum tribromphenylicum 9.1038
Bismutylum carbonicum 7.491
Bismutylum nitricum 7.495
Bis-(1-naphthyloxy-2-hydroxypropyl)-isopropylamin 9.405
1,3-Bis-(naphthyloxy)-2-propanol 9.405
2,2-Bis[(nitrooxy)methyl]-1,3-propandioldinitrat 9.56
1,3-Bis(4-nitrophenyl)harnstoff und 4,6-Dimethyl-2-pyrimidinol 8.1139
Bisnorargemonin 5.111f
Bisnordihydrotoxiferin 6.818, 821, 823, 840, 842f
4″,5″-Bisnor-THC-9,3″-dicarbonsäure 3.1157
Bisoprolol
– Monographie C07AB 7.497
– fumarat, Monographie C07AB 7.499
3,3-Bis(4-oxy-phenyl)-oxindol 8.1285
trans-3,4-Bis[4-phosphoryloxyphenyl]hexen-(3), Tetranatriumsalz 8.302
Bispyridostigminbromid 7.1404
Bissynuß 4.942
2,6-Bis(2-thenyliden)cyclohexan-1-on 9.800
2,6-Bis(2-thienylmethylen)cyclohexanon 9.800
Bistort 6.76
Bistort root 6.76
Bistorta 6.76
Bistorta major 6.76
Bistortae rhizoma 6.76
Bistorte 6.76
1,4-Bis(2,2,2-trichlor-1-formamido-ethyl)-piperazin 3.1216
1,5-Bis(4-trifluormethyl-phenyl)-1,4-pentadien-3-on-(1,4,5,6-tetrahydro-5,5-dimethyl-2-pyrimidinyl)-hydrazon 3.677
N,O-Bis(trimethyl)acetamid 2.294
2,4-Bis-O-trimethylsilyloxy-5-ethylpyrimidin 8.6
Bis[tris(2-methyl-2-phenylpropyl)tin]oxid 3.579
Bis[tris(2-methyl-2-phenylpropyl)zinn]oxid 3.579
Bis[3α-(1αH,5αH)-tropanyl-(RS)-tropat]-sulfat 7.320f
Bit 2.368
Bitertanol 1.356
– Monographie 3.184
(RS)-Bitolterol
– Monographie R03AC 7.499
– mesilat, Monographie R03AC 7.501
Bitter bark 6.405
Bitter bergknapp 6.651
Bitter candy seeds 5.502
Bitter candytuft 5.502
Bitter fennel 5.169
Bitter fennel fruit 5.169
Bitter grass 4.173
Bitter herb 6.509
Bitter red-berry 4.1004
Bitter root 4.302f
Bitter rott 4.301

Bitter wort 5.230
Bitteraalwyn 4.222
Bitter-Aloe 4.223
Bitter-aromatischer Tee 1.658
Bitterblatt 6.77
Bitter-Cola 4.943
Bittere Curcumawortel 4.1096
Bittere Mandel 3.69f
Bittere Schleifenblume 3.357ff
Bittere Tinktur 1.669, 681ff
Bittere Zimtrinde 4.898
Bitterer Bauernsenf 5.502
Bitterer Beifuß 4.360
Bitterer Enzian 5.249
Bitterer Fenchel 5.169
Bitterfelder Prozeß 8.808
Bitterfenchel 5.169
Bitterfenchelöl 5.161
Bitterholz 1.596ff
Bitterkleeblätter 1.606ff
Bitterklee-Extrakt 1.578ff, 606
Bitterkraut 4.760
Bitterkresse 4.923f
Bitterkrut 6.77
Bittermandelöl, falsches 3.873
Bittermandelwasser 1.566
– verdünntes 1.566
Bitterorangenfluidextrakt 1.585
Bitterorangensirup 1.647
Bitterorangenwein 1.699
Bitterschopf 4.222
Bittersilche 6.105
Bitterstiele 6.738
Bittersüß 6.737
Bittersüßer Nachtschatten 3.1091, 1093; 6.737
Bittersüßstengel 1.661ff; 6.738
Bittersweet 3.1093
Bittersweet stalks 6.738
Bittertee 1.658
Bitterwurzel 5.231
Bitxilora 4.808
Biuretreaktion 1.530; 2.143
Biwen 4.438
Blå simmer 5.429
Blaaswier 5.201
Black alder 4.207
Black alder bark 6.398
Black and White 7.1227f
Black balsam 5.895
Black bark tree 6.923
Black beauties 3.786
Black-berried bryony 4.568
Black-berried white bryony 4.568
Black-butt peppermint 5.129
Black cadillacs 3.786
Black caraway 4.577
Black catechu 4.31
Black chebulic 6.921
Black cherry leaves 4.424
Black currant 6.467, 470
Black currant leaves 6.467
Black current tea 4.631

Black elder **6.**575
Black-end swallow wort root **6.**1135
Black-eyed susan **6.**504
Black grain **4.**1135
Black hellebore **4.**417; **5.**421
Black hemp-nettle **4.**454
Black henbane **5.**464
Black heroin **3.**662
Black horehound **4.**454f
Black Indian hemp **4.**303, 305
Black Indian hemp root **4.**303
Black kauri **4.**127
Black master wort **4.**417
Black mint **5.**828
Black mustard **4.**544f
Black mustard oil **4.**545
Black myrobalan **6.**920f
Black nightshade **6.**746
Black pepper **6.**214
Black pine **6.**166
Black plum **6.**870
Black psyllium **6.**222
Black radish **6.**357
Black root **4.**464; **6.**1121
Black sampson **5.**2, 26
Black snow root **6.**599
Black spot test **6.**459
Black spruce **6.**125
Black tang **5.**201
Black zira **4.**1081
Bladafum II, Monographie **3.**185
Bladan **3.**917
Bladan-M **3.**920
Bladazin flüssig, Monographie **3.**185
Bladder fucus **5.**201
Bladder-nut tree **4.**959
Bladder seed **5.**664
Bladder senna **4.**959f
Bladder wrack **5.**201
Blafendel **5.**634
Blag Osterblom **5.**429
Blagäugelchen **5.**429
Blage Holtblaume **5.**429
Blahovicnik **5.**116
Blähton **7.**148
Blähungstreibende Tinktur **1.**683
Blähungstreibender Tee **1.**659
Blähungswidriger Tee **1.**659
Blaine-Gerät **2.**52
Blanc d'eau **5.**925
Blanc fixe **7.**377
Blaniulus guttulatus **1.**305
Blanke Aloe **4.**214
Blasen- u. Nierentee **1.**662
Blasendestillation **2.**399
Blasendruckpunkt **2.**104
Blasendruck-Tensiometer **2.**98
Blasenfüße **1.**307f
Blasenkäfer **5.**731
Blasenkatheter **1.**97
Blasenläuse **1.**312
Blasenrost, Weymouthskiefer **1.**294

Blasenschote **4.**959
Blasenspritzen **1.**72
Blasenstrauch **4.**959
– gelber **3.**382; **4.**959
Blasenstrauchblätter **4.**960
Blasentang **5.**201, 204
Blasentee **1.**662
Blasenverdampfung **2.**596
Blasse Kegelblume **5.**13
Blasser Fingerhut **3.**468
Blasser Igelkopf **5.**13
Blasser Sonnenhut **5.**13
Blaßfarbene Schmalblättrige Kegelblumenwurzel **5.**13
Blaßgelber Fingerhut **4.**1170
Blatella germanica **1.**257f
Blatex **3.**365
Blatouch **4.**625
4 Blatt bio Konzentrat
– Monographie **3.**185
– Pflanzenschutz **1.**351
4 Blatt bio Spray, Monographie **3.**185
Blatta orientalis **1.**258
Blattanex Ameisenköderdose, Monographie **3.**185
Blattanex Emulsion, Monographie **3.**185
Blattanex Spezial Spray, Monographie **3.**185
Blattanex Staub, Monographie **3.**186
Blattanex Ungeziefer Köderdose, Monographie **3.**186
Blattaria virginiana **5.**930
Blattdürre, Weizen **1.**292
Blätter
– Aalhorn~ **6.**582
– Acacia-pennata- **4.**36
– Acacia-robusta- **4.**36
– Achel~ **4.**330
– Acronychia-pedunculata- **4.**82
– Adams~ **5.**399
– Adhatoda-vasica- **5.**596
– Aerva-lanata- **4.**104
– afrikanische Mutter~ **4.**722
– Agathosma-apiculata- **4.**132
– Agathosma-capensis- **4.**133
– Agathosma-cerefolium- **4.**134
– Agathosma-ciliata- **4.**134
– Agathosma-puberula- **4.**135
– Agathosma-variabilis- **4.**133
– ägyptische Sennes~ **4.**721
– Ahlbeer~ **6.**467
– Alexandriner Sennes~ **4.**721
– Allium-schoenoprasum- **4.**201
– Allium-tuberosum- **4.**202
– Aloe-arborescens- **4.**210
– Aloe-saponaria- **4.**228
– Alpenrosen~ **6.**445
– – rostfarbene **6.**445
– Althee~ **4.**234
– Amaranthus-dubius- **4.**240
– Anacardium-occidentale- **4.**257
– Anis-Bucco~ **4.**133, 470
– Arbutus-unedo- **4.**327
– Arctostaphylos-alpinus- **4.**329

- Arctostaphylos-manzanita- **4.**329
- Arnika~ **4.**352
- Arrayán~ **5.**132
- Artischocken~ **4.**1118
- Atriplex-halimus- **4.**420
- Attich~ **6.**576
- Bärentrauben~ **1.**577ff; **3.**369; **4.**330
- Barosma-crenulata- **4.**472
- Barosma-serratifolia- **4.**473
- Belladonna~ **1.**671ff; **4.**424
- – Identität mit DC **2.**274f
- Berberis-amurensis- **4.**481
- Berberis-darwinii- **4.**484
- Berberis-thunbergii- **4.**488
- Berberitzen~ **4.**489
- Betel~ **6.**193
- Bickbeer~ **6.**1052
- Bilsenkraut~ **1.**629; **5.**466
- Birken~ **1.**659; **4.**502
- – Identität mit DC **2.**275
- Bitterklee~ **1.**606ff
- Blasenstrauch~ **4.**960
- Blaubeer~ **6.**1052
- Blaugummibaum~ **5.**124
- Bocksbeer~ **6.**467
- Boldo~ **1.**586
- Brämele~ **6.**1018
- breite Bucco~ **4.**469, 472
- Breitwegerich~ **6.**230
- Brennessel~ **1.**658
- Breynia-cernua- **4.**566
- Breynia-rhamnoides- **4.**567
- Brombeer~ **1.**660
- Bucco~ **4.**469, 471f
- – breite **4.**469, 472
- – lange **4.**473
- – schmale **4.**473
- Buchs~ **4.**589
- Buchsbaum~ **4.**589
- Buchu~ **4.**469, 472
- Bukko~ **1.**586; **4.**469
- Bux~ **4.**589
- Cardiospermum-halicacabum- **4.**683
- Cassia-alata- **4.**703
- Cassia-auriculata- **4.**715
- Cassia-italica- **4.**718
- Cassia-obovata- **4.**718
- Cassia-occidentalis- **4.**720
- Catha-edulis- **4.**732
- Cephaelis-barcellana- **4.**772
- Cephaelis-blepharophora- **4.**773
- Cephaelis-humboldtiana- **4.**774
- Cheken~ **5.**133
- Christdorn~ **5.**506
- Cichorien~ **4.**868
- Coca~ **3.**333f; **5.**90
- Cornus-sanguinea- **4.**1011
- Corylus-avellana- **4.**1028
- Cotyledon-orbiculata- **4.**1039
- Cryptostegia-grandiflora- **4.**1063
- Cymbopogon-citratus- **4.**1111
- Dictamnus-albus- **4.**1159

- Digitalis~ **4.**1181
- Digitalis-grandiflora- **4.**1171
- Digitalis-lanata- **1.**675; **4.**1173
- – Identität mit DC **2.**275
- Digitalis-purpurea- **1.**675; **4.**1181
- – Identität mit DC **2.**275
- Diptam~ **4.**1159
- echte Verbenen~ **5.**692
- Edelkastanien~ **4.**728
- Edelrauten~ **6.**511
- Efeu~ **5.**399
- Eibisch~ **1.**573ff; **4.**234
- Eichen~ **6.**347
- eingestellte
- – des Wolligen Fingerhutes **4.**1178
- – Stechapfel~ **4.**1145
- Eppich~ **6.**576
- Erbel~ **5.**183
- Erdbeer~ **1.**660; **5.**182f, 187
- Erdbeerbaum~ **4.**327
- Erdholler~ **6.**576
- Eschen~ **5.**191
- Eßkastanien~ **4.**728
- Eucalyptus~ **1.**675; **5.**124
- Eugenia-apiculata- **5.**132
- Eugenia-chequen- **5.**133
- Eugenia-michelii- **5.**134
- Eugenia-uniflora- **5.**134
- Fieberbaum~ **5.**124
- Fingerhut~ **1.**604ff; **4.**1181
- des wolligen Fingerhutes, eingestellte **4.**1178
- Flieder~ **6.**582
- Flügelkassien~ **4.**703
- Gartenrauten~ **6.**511
- gemeine Wegwarten~ **4.**868
- Gichtbeer~ **6.**467
- Giftbaum~ **6.**459
- Giftsumach~ **6.**459
- Ginkgo~ **5.**271
- Ginkgo-biloba- **5.**271
- griechische Salbei~ **6.**568
- Hamamelis~ **1.**588f; **4.**1028; **5.**376
- Haronga~ **5.**391f
- Harungana~ **5.**392
- Harungana-madagascariensis- **5.**392
- Hasenpappel~ **5.**759
- Hedera-helix~ **5.**399
- Heidelbeer~ **1.**588; **6.**1052
- Heil~ **6.**1018
- Himbeer~ **1.**660
- Hitze~ **6.**1017
- Holder~ **6.**582
- Holler~ **6.**582
- Holunder~ **1.**661; **6.**582
- Huflattich~ **6.**1018
- – Identität mit DC **2.**276
- Hülsen~ **5.**506
- Hyoscyamus~ **1.**595ff; **5.**466
- Ilex-aquifolium- **5.**506
- Immergrün~ **6.**1128
- indische Mutter~ **4.**712
- indische Sennes~ **4.**705

- Iven~ 5.399
- Jabarandi~ 6.129
- Jaborandi~ 1.659ff; 6.129
- Jacaranda~ 5.555
- Jaguarandi~ 6.129
- Johannisbeer~, schwarze 6.467
- Justicia-adhatoda- 5.596
- Justicia-betonica- 5.601
- Justicia-engleriana- 5.601
- Justicia-gendarussa- 5.601
- Kadsura-scandens- 5.607
- Kalmia-latifolia- 5.609
- Karaiba~ 5.555
- Karoba~ 5.555
- Karoben~ 5.555
- Käsepappel~ 5.759
- Kastanien~ 1.586
- Khat~ 4.732
- Kirschlorbeer~ 1.567
- Koka~ 5.90
- Krankraut~ 6.494
- Kranzenkraut~ 6.494
- Krauseminz~ 1.571ff; 5.844
- Kronsbeeren~ 6.1062
- Kugelblumen~ 5.297
- Kugelblumenstrauch~ 5.297
- Laburnum-anagyroides- 5.626
- lange Bucco~ 4.473
- Lebensbaum~ 6.957
- Lehm~ 6.1017
- Lippia-dulcis- 5.688
- Liriodendron-tulipifera- 5.702
- Lorbeer~ 1.701
- Löwenzahn~ 6.898
- Lycium-chinense- 5.723
- Lycopersicon-esculentum- 5.727
- Maiglöckchen~ 4.979
- Malven~ 1.573ff; 5.755, 759
- Mandragora-autumnalis- 5.763
- Maronenbaum~ 4.728
- Mate~ 1.662; 5.508
- Matico~ 6.197
- Matiko~ 6.197
- Maytenus-boaria- 5.793
- Maytenus-heterophylla- 5.794
- Maytenus-ilicifolia- 5.795
- Maytenus-laevis- 5.800
- Maytenus-mossambicensis- 5.801
- Maytenus-obscura- 5.802
- Maytenus-senegalensis- 5.804
- Melissen~ 1.573ff; 5.814
- Mentha-arvensis- 5.826
- Minz~ 5.826
- Molle~ 6.628
- Moosbeeren~ 4.330
- Moringa-oleifera- 5.856
- Mutter~, indische 4.712
- Muttersennes~ 4.722
- Myristica-dactyloides- 5.867
- Myrten~ 5.907
- Ohm~ 6.1017
- Ölbaum~ 5.938
- Oleander~ 5.938
- Oliven~ 5.938
- Orthosiphon~ 5.967
- – Identität mit DC 2.274
- – in Zubereitungen 1.660ff
- Pestwurz~ 6.85
- – Identität mit DC 2.276
- Pfefferminz~ 5.835
- – Identität mit DC 2.276
- – in Zubereitungen 1.563ff
- Pilocarpus-jaborandi- 6.129
- Pilocarpus-microphyllus- 6.132
- Pilocarpus-pennatifolius- 6.133
- Piper-betle- 6.193
- Plantago-major- 6.230
- Preiselbeer~ 6.1062
- Pteridium-aquilinum- 6.296
- Quercus-cerris- 6.337
- Rampel~ 5.399
- Rauten~ 6.511
- Rhododendron-ferrugineum- 6.445
- Rhus-coriaria- 6.453
- Rhus-typhina- 6.463
- Rosenblüten~ 1.567ff
- Rosmarin~ 1.571ff; 6.494
- Roßkastanien~ 4.112
- rostfarbene Alpenrosen~ 6.445
- Rotbeer~ 5.183
- Säckelblumen~ 4.746
- Salbei~ 1.563ff; 6.548
- – griechische 6.568
- Salvia-divinorum- 6.540
- Salvia-triloba- 6.568
- Sand~ 4.330
- Schinus-molle- 6.628
- schmale Bucco~ 4.473
- Schnittlauch~ 4.201
- Schwarzbeer~ 6.1052
- Seckelblumen~ 4.746
- Seifen~ 1.158
- Sennes~ 1.578ff; 4.705, 713, 721
- – ägyptische 4.721
- – Alexandrinische 4.721
- – indische 4.705
- Sinngrün~ 6.1128
- Sonnenblumen~ 5.412
- Sonnenblumenblüten~ 5.411
- Spearmint~ 5.844
- Spitzwegerich~ 1.651; 6.225
- Stechapfel~ 4.1144
- – eingestellte 4.1145
- Stecheichen~ 5.506
- Stechpalmen~ 5.506
- Steinbeer~ 6.1062
- Steinbeer~ 4.330
- Stenocalyx-michelii- 5.134
- Stenocalyx-uniflora- 5.134
- Sterculia-tragacantha- 6.780
- Stevia-rebaudiana- 6.789
- Stramonium~ 4.1144
- Sudansennes~ 4.718
- Taraxacum-officinale- 6.898

**Blät**

- Taxus-baccata- **6.**906
- Terminalia-avicennoides- **6.**915
- Terminalia-brevipes- **6.**918
- Terminalia-catappa- **6.**919
- Terminalia-glaucescens- **6.**923
- Terminalia-macroptera- **6.**924
- Terminalia-sericea- **6.**926
- Thymian~ **6.**980
- Thymus-vulgaris- **6.**980
- Tinnevelly-Mutter~ **4.**712
- Tinnevelly-Sennes~ **4.**705
- Tollkirschen~ **1.**597; **4.**424
- Tollkraut~ **4.**424
- Vasaka~ **5.**596
- Veilchen~ **6.**1145
- Verbenen~, echte **5.**692
- Vitex-agnus-castus~ **6.**1192
- Vitex-peduncularis~ **6.**1194
- Walderdbeer~ **5.**183
- Waldnachtschatten~ **4.**424
- Walnuß~ **1.**662
- Wanzenbeer~ **6.**467
- Wasserminzen~ **5.**823
- Wegwarten~ **4.**868
- Weihrauch~ **6.**957
- Weinrauten~ **6.**511
- Wohlverleih~ **4.**352
- Wolfsbeeren~ **4.**330, 424
- Wolfskirschen~ **4.**424
- wolliger Fingerhut~, eingestellte **4.**1178
- Wünschelruten~ **5.**376
- Zauberhasel~ **5.**376
- Zauberstrauch~ **5.**376
- Zerreichen~ **6.**337
- Zichorien~ **4.**868
- Zwergholunder~ **6.**576

Blätterflechte **4.**791, 794
Blatterkraut **4.**180
Blattfleckenkrankheit
- Gerste **1.**295
- Rübe **1.**295
- Weizen **1.**293

Blattflöhe **1.**309f
Blattgold **1.**641
Blatthornkäfer **1.**315
Blattkäfer **1.**315
Blattkohl **4.**552
Blattlaus frei Spiess Urania, Monographie **3.**186
Blattlaus Spray, Monographie **3.**186
Blattlaus Spray W, Monographie **3.**186
Blattlaus Spritzmittel
- Monographie **3.**186
- Pflanzenschutz **1.**349

Blattlaus- und Spinnmilben Spray, Monographie **3.**186
Blattlaus Vernichter Nexion, Monographie **3.**186
Blattläuse **1.**271, 311, 327ff
Blattrandkäfer, Gestreifter **1.**315
Blattrollkrankheit, Kartoffel **1.**286
Blattsilber **9.**607f
Blaualge **3.**1060
Blauasbest **3.**102

Blauäugerl **5.**429
Blaubadprüfung **2.**793
Blaubeerblätter **6.**1052
Blaubeere **6.**1052, 1056
Blaublume **5.**429
Blauchrut **4.**752
Blaudsche Pillen **1.**635
Blaue Dünendistel **5.**78
Blaue Herzblume **5.**429
Blaue Kronblume **4.**752
Blaue Pantoffeln **4.**72
Blaue Pappelblumen **5.**756
Blaue Schlüsselblume **5.**429; **6.**311
Blaue Verbene **6.**1107
Blaue Windblume **5.**429
Blaue Wolfswurz **4.**68
Blauer Eisenhut **3.**15; **4.**72
Blauer Hahnenfuß **4.**741
Blauer Kohlrabi **4.**552
Blauer Sturmhut **4.**68
Blauer Vitriol **8.**683
Blaues Fettkraut **6.**157
Blaues Pyoktanin **8.**967
Blaugummibaum **5.**116
Blaugummibaumblätter **5.**124
Blaukreuz **3.**325f
Blaumützen **4.**72, 752
Blausäure **7.**1121
- Monographie **3.**186
- Antidot **8.**598, 1122
Blauschimmel **1.**289
Blaustein **8.**683
Blauverschiebung **2.**176
Blaver **4.**752
Blazing-star **4.**173
Blé **4.**911
Blé noir **4.**911; **5.**138
Bléavorté **4.**911
Bleeder **2.**784
Bleeding heart root **4.**1155
Blei **9.**275
- Monographie **3.**188
- Antidot **2.**342; **7.**40, 643, 1349; **8.**5
- Grenzprüfung **2.**305
- ionensensitive Membran **2.**492
- Komplexbildungskonstante mit EDTA **2.**354
- Nachweis **2.**127
- Nachweisgrenze, spektroskopische **2.**469
Bleiacetat **1.**530, 621; **3.**192ff; **9.**273
Bleiacetat-Formol **1.**530
Bleiacetatlösung, basische **1.**621
Blei(II)acetat-3-Wasser **9.**273
Bleialkyle **3.**188, 192
Bleianämie **3.**190, 192
Bleiarsenat **3.**96
Bleibänder **3.**188
Bleiblässe **3.**193
Bleicarbonat **3.**192
Bleichblume **4.**477
Bleichcremes **1.**141
Bleichen
- Haarfarbänderung **1.**186

– Verbandstoffe  1.12ff
Bleichlauge  8.1106
Bleichpulver  7.633
Bleichromat  3.194, 313
Bleichromatoxid  3.194
Bleichsellerie  4.292
Bleiessig  1.568, 621, 686ff
Bleigicht  3.191
Bleiglanz  3.188f; 9.275
– an Gehölzen  1.296
Bleihexafluorosilicat  3.194
Bleinephropathie  3.191
Bleineuropathie  3.190
Bleinitrat  1.696
Bleioxid  1.580ff; 3.189, 192
Bleipflaster  1.580, 691ff;  2.875, 880, 892
– einfaches  1.580
Bleipflaster-Lanolinsalbe  1.691
Bleipflastersalbe  1.691;  2.892
– phenolhaltige  1.692
– salicylsäurehaltige  1.692
Bleiphosphat  3.193
Bleistearatsalbe  1.696
Bleistiftzeder  3.703
Bleisubacetat  3.193
Bleisulfat  3.194
Bleitannatsalbe  1.696
Bleitetraethyl  3.1153
Bleitetramethyl  3.1160
Bleiwasser  1.568
Bleiweiß  1.580
Bleiweißer Trichterling  3.849
Bleiweißpflaster  1.580
Bleizucker  9.273
Bleomycin
– Monographie L01D  7.501
– hydrochlorid, Monographie L01D  7.504
– sulfat, Monographie L01D  7.505
Bleomycin A$_2$ L01D  7.501
– chlorid L01D  7.504
– hydrogensulfat L01D  7.505
Bleomycin B$_2$ L01D  7.501
– hydrochlorid L01D  7.504
– sulfat L01D  7.505
Bleuet  4.752;  6.1052
Blevigor, Monographie  3.195
Blevigor flüssig
– Monographie  3.195
– Pflanzenschutz  1.361, 368
Blevior flüssig, Monographie  3.195
Blicke-Synthese  7.189
Blindversuch  2.123
Blinin  4.988f
Blister agent  3.447, 1067, 1100, 1209
Blister beetle  5.731
Blister fir  4.15
Blistering fly  5.731
Blitol Ameisen Spray
– Monographie  3.195
– Pflanzenschutz  1.348
Blitol Ameisenmittel
– Monographie  3.195

– Pflanzenschutz  1.347
Blitol Insektenfrei, Monographie  3.195
Blitol Rasendünger mit Unkrautvernichter, Monographie  3.195
Blitol Rasendünger plus Moosvernichter, Monographie  3.196
Blitol Rosen Kombi Spray
– Monographie  3.196
– Pflanzenschutz  1.351
Blitol Schneckenkorn, Monographie  3.196
Blitol Unkrautfrei für Rasen Neu, Monographie  3.196
Blitol Unkrautfrei für Wege, Monographie  3.196
Blitzblümchen  4.281
Blockzitwer  4.1086
Blockzitwerwurzel  4.1086
Bloderkraut  4.180
Bloeretang  5.201
Blomsterkrasse  5.502
Blonder Flohsamen  6.232
Blonder Marokkaner  4.645
Blondes Psyllium  6.232
Blondieren  1.186
Blondiermittel  1.190
Blood-dock  5.257f
Blood wort  4.46
Bloody crane's bill  5.257
Bloody twig  4.1011
Bloom-Gelometer  2.88, 907
Bloom-Wert  2.1013
Blotting  2.249
Blow  3.333
Blowball  6.897
Blue acid [LSD]  3.750;  8.778
Blue-berried cornus  4.1003
Blue-berried dogwood  4.1003
Blueberry  6.1052
Blueberry cornel  4.1003
Blueberry root  4.741
Blue-bonnets  4.752
Blue caps [LSD]  3.750;  8.778
Blue cheer [LSD]  3.750;  8.778
Blue cohosh  4.741, 743
Blue cohosh root  4.741
Blue copperas  8.683
Blue Danube  5.583
Blue galls  6.338
Blue-gum-leaves  5.124
Blue-gum-tree  5.116
Blue legs  6.291
Blue mallee  5.128
Blue mallee box  5.128
Blue nightshade  3.1093
Blue poppy  4.752
Blue spruce  6.125
Blue-star  5.548
Blue stone  8.683
Blue vervain  6.1107
Blue vitriol  8.683
Bluet  4.752
Bluetströpfli  4.262
Blumenesche  5.196

Blumenfliegen  1.319
Blumenhartriegel  4.1004
Blumenkohl  4.552
Blumenkresse  6.1006
Blumenwanzen  1.309
Blumetta Ameisenmittel, Monographie  3.196
Blumetta Moosvertilger, Monographie  3.196
Blumetta Moosvertilger für den Rasen, Monographie  3.196
Blumetta Rasendünger mit Moosvernichter, Monographie  3.196
Blumetta Rasendünger mit Unkrautvernichter, Monographie  3.197
Blumetta Schneckenkorn, Monographie  3.197
Blusana Pflanzenschutz Spray, Monographie  3.197
Bluszcz  5.398
Blut
- Nachweis  1.530, 534
- - Benzidin  1.529
- - Teichmannsche Häminstristalle  1.542
- im Stuhl  1.519
- Untersuchungsmaterial  1.428
Blutausstriche, gefärbte  1.495
Blutbeutelsysteme  2.669f
Blutbild
- kleines  1.489ff
- normales  1.497
Blutblumen  4.346
Blutdruck-Meßgeräte  1.59ff
Blutdruckmessung  1.61
Blüte(n)
- Aalhorn~  6.580
- Acacia-farnesiana-  4.33
- Achyrocline-satureioides-  4.61
- Ackerklee~  6.992
- Alant~  5.524, 531
- Althee~  4.234
- Anthemis-cotula-  4.286
- Anthemis-tinctoria-  4.287
- Anthyllis-vulneraria-  4.290
- Arnica-chamissonis-  4.343f
- Arnica-montana-  4.346
- Arnika~  1.670f;  4.344, 346
- - Identität mit DC  2.275
- - mexikanische  5.441
- Arsen~  3.92
- Bauernrosen~  6.6
- Baummalven~  4.159
- Besenginster~  4.1127
- Besenheide~  4.618
- Boretsch~  4.529
- Cassie~  4.33
- Chamaemelum-fuscatum-  4.808
- Chamomilla-recutita-  4.819
- Crataegus-azarolus-  4.1044
- Crataegus-nigra-  4.1059
- Crataegus-pentagyna-  4.1060
- Djambu~  1.587
- Eibisch~  4.234
- Erbsen~  4.959
- Flieder~  6.580
- frische Johanniskraut~  5.476

- Gänseblümchen~  4.478
- Gichtrosen~  6.6
- Ginster~  4.1127
- - spanische  6.770
- Goldlack~  4.833
- Heide~  4.618
- Herbstzeitlosen~  4.948
- Heterotheca-inuloides-  5.441
- Holder~  6.580
- Holler~  6.580
- Holunder~  1.567ff;  6.580
- Honigblumen~  6.992
- Hopfen~  5.449
- Huflattich~  6.1017
- Johanniskraut~, frische  5.476
- Justicia-adhatoda-  5.599
- Kaktus~  6.658
- Kamillen~  4.819
- - Identität mit DC  2.276
- - in Zubereitungen  1.571
- Kanel~  4.888
- Käsepappel~  5.756
- Kassia~  4.888
- Klatschrosen~  1.651
- Königin-der-Nacht~  6.658
- Kornblumen~  1.661f;  4.752, 754
- Lavandula-latifolia-  5.639
- Lavendel~  1.563ff;  5.634
- Linden~  1.567ff
- Mädesüß~  5.149
- Maiglöckchen~  4.978
- Malven~  1.662;  5.756
- - wilde  5.756
- Marcela~  4.61
- Matricaria-chamomilla-  4.819
- mexikanische Arnika~  5.441
- Muskat~  1.683;  5.872
- Nymphaea-alba-  5.925
- Origanum-compactum-, mit Blättern  5.950
- Päonien~  6.6
- Pappelrosen~  4.159
- Pfingstrosen~  6.6, 8
- Pfriemen~  4.1127
- Pfriemenginster~  4.1127
- Pomeranzen~  1.566ff
- Primula-elatior-  6.273
- Primula-veris-  6.277
- Pyrethrum~  3.317, 1019
- Ringelblumen~  1.661;  4.602, 610
- Roßkastanien~  4.119f
- Roßpappel~  5.756
- Ruhrkraut~  1.662
- Schafgarben~  4.47
- Schlehdorn~  1.661
- Schlüsselblumen~  6.277
- Schwär~  4.281
- Schwefel~  9.576
- Seerosen~  5.925
- Selenicereus-grandiflorus-  6.658
- spanische Ginster~  6.770
- Spartium-junceum-  6.770
- Spierstauden~  5.149

- Stockrosen~ **1.**662; **4.**159
- Sumpfspier~ **5.**149
- Trifolium-pratense- **6.**992
- Veilchen~ **6.**1144
- Viola-calcarata~ **6.**1143
- Viola-lutea~ **6.**1143
- Waldmalven~ **5.**756
- Weißdorn~ **1.**587ff; **4.**1044, 1046, 1059f
- – mit Blättern **4.**1044, 1047, 1059f
- wilde Malven~ **5.**756
- Winter~ **3.**1024
- Wohlverleih~ **4.**346
- Wolfs~ **4.**346
- Wundklee~ **4.**290
- Zeitlosen~ **4.**948
- Zimt~ **4.**888
- Zink~ **9.**1237
- Zitwer~ **4.**369f

Bluten, bei Salben **2.**906
Blütenpflanzen, parasitische **1.**298f
Blütenthrips, Kalifornischer **1.**308
Blutentnahmespritzen **1.**73
Blutfarbstoff, Nachweis, im Urin **1.**544
Blutflecken, Nachweis **1.**543
Blutgerinnungsfaktor IIa **9.**898
Blutgerinnungshemmer B01, B01A
- Antikoagulantien
- – Heparine B01AB
- – Vitamin K-Antagonisten B01AA
- Enzyme B01AD
- Fibrinolytika B01AD
- Thrombozytenaggregationshemmer B01AC

Bluthühnerwurz **5.**259
Blutisotonische Natriumchloridlösung **1.**614
Blutisotonische Natriumlaktatlösung **1.**615
Blutknopf **6.**589
Blutkohle **7.**689; **9.**930
Blutkomponenten, Herstellung **2.**669f
Blutkonserve **2.**669
Blutkörperchensenkungsgeschwindigkeit **1.**520f
Blutkraut **4.**656, 836; **5.**255, 258, 479; **6.**247, 589
Blutlanzetten **1.**46f
Blutlaus **1.**312, 329
Blutlauszehrwespe **1.**329
Blut-Milch-Schranke, Nicotin **3.**871
Blutreinigungspillen **1.**635
Blutröslein **5.**257
Blutrösleinkraut **5.**258
Blutroter Hartriegel **4.**1011
Blutrute **4.**1011
Blutsauger **1.**265ff
Blutschierling **4.**970
Blutschierlingskraut **4.**971
Blutschnepper **1.**47
Blutserum, Prüfung auf Triglyceride, Phospholipide u. Cholesterylester, durch IR **2.**488
Blutstillkraut **4.**46
Blutstillungsmittel B02
- Antifibrinolytika B02A
- Vitamin K B02B

Blutstorchenschnabel **5.**257

Blutströpfchen **5.**262
Blutstropfenkraut **4.**263
Blutuntersuchungen, hämatologische **1.**489ff
Blutverluste **1.**492
Blutvolumenbestimmung **8.**10
Blutvolumenersatz **1.**613f
Blutwurz(el) **5.**257, 259; **6.**259f
- kanadische **3.**265, 1055
Blutzellen
- cytogenetische Beziehung **1.**496
- jugendliche **1.**499
Blutzubereitungen **2.**669ff
Blutzucker **8.**355
Blutzuckerbestimmung n. Hagedorn-Jensen **1.**545
Blutzucker-Meßgeräte **1.**61, 463ff
B-Lymphocyten **1.**375
BMY-Virus [beet mild yellowing] **1.**286
BNYV-Virus [beet necrotic yellow vein] **1.**286
Boaria chilensis **5.**793
Boaria molinae **5.**793
Bocca **6.**890
Boccawurzel **6.**891
Bockkraut **5.**255
Bocksbeerblätter **6.**467
Bocksdorn **5.**721
- chinesischer **5.**721
- gemeiner **5.**718
Bocksdornbeeren **5.**719
Bocksdornfrüchte **5.**719
Bocksdornkrautfrüchte **5.**719
Bocksdornrinde **5.**721
Bocksfutter **6.**1160
Bockshorn **4.**911
Bockshornklee **6.**994
Bockshornsamen **1.**572ff; **6.**996
Bockskraut **5.**254; **6.**147
Bocks-Peterlein **6.**153
Bockspetersilie **6.**153
Bockwurz(el) **6.**148
Bodan **4.**498
Bodelha **5.**201
Boden Schädlingsfrei, Monographie **3.**197
Bodenzahl, theoretische **2.**283, 401, 434
Boehm-Bodendorf-Reagens **1.**530
Boehmers Hämatoxylintinktur **1.**527
Boe-jahudan **4.**966
Boemboe **4.**1112
Bog **6.**83
Bog spruce **6.**125
Bogbilberry **6.**1061
Boghvede **5.**138
Bogwhortleberry **6.**1061
Bohe **5.**826
Böhmische Nieswurz **4.**93
Böhmisches Christwurzkraut **4.**93
Böhmisches Nieswurzkraut **4.**93
Bohnen
- Acker~ **3.**1239
- Brennfleckenkrankheit **1.**293
- dicke **3.**1239
- Fettfleckenkrankheit **1.**286
- Feuer~ **3.**944

- Garten~ 3.944
- Grauschimmel 1.324
- griechische 4.4
- grüne 3.944
- Juck~ 3.871
- Pferde~ 3.1239
- Puff~ 3.1239
- römische 6.475
- Rost 1.294, 296
- Sau~ 3.1239
- Wolfs~ 3.1096

Bohnenanbau, Herbizid 3.822
Bohnenbaum 3.722; 5.624
Bohnenblattlaus, Schwarze 1.312, 324
Bohnenhülsen 1.661ff
Bohnerwachs 1.700
Bohrfliegen 1.320
Bohrloch-Szintillationszähler 2.392
Boi kalan 4.101f
Bois d'Aigle 4.307
Bois d'Aloes 4.307
Bois à balais 4.501
Bois démangeant 6.780
Bois doux 5.312, 314
Bois dur 4.1011
Bois fusain 4.1011
Bois de gaïac 5.352
Bois jolie 3.387
Bois de lièvre 5.624
Bois de muira-puama 5.707; 6.307
Bois à poudre 6.397
Bois puant 4.703
Bois rouge du Nord 6.180
Bois de sandal 6.603
Bois de sassafras 6.615
Bois sucré 5.312
Bois-Gentil 3.387
Bois-punais 4.1011
D-Boivinose 4.93; 5.83f; 6.797
Boj 4.589
Boja 5.296
Boje 4.589
Boke 4.795
Bolboschoenus maritimus, Verfälschung von Caricis rhizoma 4.687
Boldenon-17-undecylenat 1.780
Bolderik 4.142
Boldin 6.614
- Monographie A05A 7.506
- hydrochlorid, Monographie A05A 7.507
Boldoblätter 1.586
Boldofluidextrakt 1.586
Bolle 4.184
Bolsa de pastor 4.656
Bolus alba 9.992
- in Pudern 2.860
Bolus rubra, in Pudern 2.860
Bolus-Glyzerinpaste 1.572
Bolusseife 4.117
Bom vang 4.24
B-Bomb 7.167, 171
Bombacis semen 5.343

Bombay Catechu 4.31
Bombay mace 5.887f
Bombay nutmeg 5.887
Bombay-Macis 5.887f
- Verfälschung von Myristicae arillus 5.873
Bombay-Muskatnuß 5.881, 887, 889
Bombida 7.167, 171
Bondex 3.944 (alle Farben) Holzschutz-Lasur, Monographie 3.197
Bondex 3.945 farblos Holzschutzmittel, Monographie 3.197
Bondex Holzschutzgrund 3.920, Monographie 3.198
Bondex Holzschutzgrund 3.940, farblos, Monographie 3.198
Bondex Jägerzaunlasur 3.910, Monographie 3.199
Bondex Satin Finish 3.934, Monographie 3.199
Bonnania 6.704
Bonnania officinalis 6.705
Bonne femme 6.224
Bonner-Lösung 1.540
Bontaalwyn 4.228
Bonzi, Monographie 3.199
Boophane, Monographie 4.526
Boophane disticha 4.526f
Boophane-disticha-Zwiebel 4.527
Boophane fischeri 4.526
Boophane toxicaria 4.527
Boophone 4.526
Booster pill 7.167, 171
Bor, Nachweisgrenze, spektroskopische 2.469
Boracic acid 3.200
Boradi 4.528
Borage 4.528, 530
Boragi 4.528
Boragine 4.529
Boraginis flos 4.529
Boraginis herba 4.530
Borago, Monographie 4.528
Borago longifolia 4.528
Borago officinalis 4.528ff
Borago officinalis hom. 4.531
Borago pymaea 4.528
Borana 4.529
Boraste 4.529
Borate, Nachweis 1.550; 2.127
Boratsch 4.528
Borax 1.684; 3.200
Borax-Carmin, nach Grenacher 1.530
Borax-Methylenblau n. Manson 1.530
Borax-Methylenblau-Lösung 1.530
Boraxpulver 3.200
Borbonia pinifolia 4.394
Bördelkappe 2.769
Bordetella pertussis 2.921
Boresena 4.529
Boretsch 4.528
Boretschblüten 4.529
Boretschkraut 4.530
Borfluorid 3.203
Borgelkraut 4.528
Boric Fluoride 3.203

Boric Trifluoride  3.203
Borissa  5.728
Borkenkäfer  1.316
Borkhausenia cava  4.1018
Borkhausenia lutea  4.1021
Borkhausenia solida  4.1022
*endo*-2-Bornanol  7.508
D-2-Bornanon  7.649
DL-2-Bornanon  7.645
Bornaprin
– Monographie N04AA  7.507
– hydrochlorid, Monographie N04AA  7.508
Borneocopal  4.129
Borneol  4.9, 16, 18, 21, 127, 241, 248, 287, 373, 378f, 468, 809, 896, 998, 1084, 1089, 1096, 1099;  5.19, 39, 43, 442, 640, 686, 698, 881, 950, 952, 958ff;  6.159, 491, 539, 542, 550, 569, 755, 759, 878, 955, 966, 969, 971f, 976, 987, 1081, 1084;  7.508, 645
– Monographie D08AX  7.508
– Identität mit DC  2.276
Borneolum salicylicum  7.509
Borneotalg  6.947
Bornesit  4.528f;  6.393
Bornesitol  4.529;  6.1127, 1138
Bornträger-Reaktion  2.143;  4.215, 217, 224;  6.399
Bornylacetat  4.9, 16ff, 20f, 48, 52, 241, 248, 252, 287, 367, 378f;  5.19, 562, 589, 698, 705, 952, 960;  6.159, 161, 180, 185, 491, 542, 550, 569, 753, 755, 759, 872, 971f, 1073, 1081, 1084, 1184f
– Monographie M02AX, R05CA  7.509
– Identität mit DC  2.276
Bornylalkohol  7.508
Bornylchlorid  7.646
(–)-Bornylcinnamat  5.697
6-(2β-Bornyl)-3,4-dimethylphenol  9.1212
Bornylen  4.19
Bornylisovalerat  6.1084
Bornylsalicylat, Monographie M02AX  7.509
Bornylvalerat, Monographie M02AX, R05CA  7.510
Bornylvaleriansäureester  7.510
Borocain  9.350
Borocil G, Monographie  3.199
Boron Tribromide  3.201
Boron Trichloride  3.202
Borosilicatglas  2.769, 989
Borostyán  5.398
Borracina  6.651
Borrandella  4.529
Borretsch  4.528, 530
Borrissol  4.262
Borsa del pastore  4.656
Borsacchina  4.656
Borsalbe  1.687;  2.886
Borsäure  6.327;  7.48
– Monographie D08AD, M02AX, R05CA, S02AA  3.200;  7.510
– Nachweis  2.127
– in Zubereitungen  1.530, 654ff

Borsäurekomplexe, als Nachweismethode  2.130
Borsäurelösung  1.654;  3.200
Borsäuresalbe  1.687
Bortetrafluorid, ionensensitive Membran  2.493
Bortribromid, Monographie  3.201
Bortrichlorid, Monographie  3.202
Bortrifluorid, Monographie  3.203
Bortrioxid  7.511
– Prüfung durch IR bei Glas  2.488
Borwasser  1.654;  3.200
Böschungswinkel  2.59, 739, 1093
Boss  4.589
Bossolo  4.589
Botan  6.9
Botanicals  1.322
Botanpi  6.10
Botebotekoro  4.136
Botelhai  5.201
Boten-RNA  2.705, 709
Bothelo  5.201
Bothriospora corymbosa, Verfälschung von Ipecacuanhae radix  4.778, 780
Bothrops atrox Blutgerinnungsfaktor-X-Aktivator  7.380
Bothrops atrox Serin-Proteinase  7.380
Bothrops jararaca  7.257
Botilhao-vesiculoso  5.201
Botogenin  4.173
Botoncillo  4.752
Botryopsis platyphylla  4.853f
Botryopsis spruceana  4.854
Botrytis  1.324
Botrytis cinerea  1.295
Bottle  7.167, 171
Bottle-pack-Verfahren  2.770
Bottrol DP, Monographie  3.203
Bottrol PE, Monographie  3.203
Botulinustoxin, Monographie  3.204
Botulismus-Antitoxin  2.920
Bougies  1.97
Bouguer-Lambert-Beer-Gesetz  1.458;  2.471f, 480
Bouillard  4.501
Bouleau  4.501, 503
Bouleau commun  4.501
Bouleau verruqueux  4.501
Bour tree  6.579
Bour tree flowers  6.580
Bourache  4.529
Bouraste  4.529
Bourbonen  4.810, 964, 1159;  5.824, 831, 843;  6.1097
Bourdaine  6.397
Bourdon de Saint Jacques  4.233
Bourgeon de pin  6.185
Bournemouth pine  6.175
Bourou  4.167
Bourounei  4.167
Bourquépine  6.393
Bourrache  4.530
Bourroche  4.529
Bourse à pasteur  4.656

Bouton noir 4.423
Boutron-Boudet-Seifenlösung 1.531
Bovatec 8.695
Bovilen 8.194
Bovista, Monographie 4.532
Bovista gigantea 4.532
Bovochrysoid 4.536, 538
Bovocyanotoxin 4.536, 538
Bovoeolotoxin 4.536, 538
Bovoerythrotoxin 4.536, 538
Bovogenin 4.536ff
Bovogenin-A-α-L-thevetosid 4.536, 538
Bovogenin-A-α-L-thevetosido-β-D-glucosid 4.538
Bovokryptosid 4.536ff
Bovopurpurosid 4.536, 538
Bovorubosid 4.536ff
Bovosid 4.536, 538
Bovoxanthotoxin 4.536, 538
Bowdichia, Monographie 4.532
Bowdichia brevipes 4.533
Bowdichia densiflora 4.533
Bowdichia ferruginea 4.533
Bowdichia floribunda 4.533
Bowdichia major 4.533
– Verfälschung von Bowdichiae cortex 4.534
Bowdichia nitida 4.533
Bowdichia-nitida-Holz 4.533
Bowdichia pubescens 4.533
Bowdichia sebipira 4.533
Bowdichia virgilioides 4.533f
Bowdichia-virgilioides-Rinde 4.534
Bowdichiae cortex 4.534
Bowdichion 4.533
Bowiea, Monographie 4.536
Bowiea garipiensis 4.536
Bowiea kilimandscharica 4.536
Bowiea-kilimandscharica-Zwiebeln 4.536
Bowiea volubilis 4.536ff
Bowiea-volubilis-Zwiebel 4.538
Bowman-Membran 2.635
Bowman's root 6.1121
Box 4.589
Box thorne 5.718
Box tree 4.589, 1004
Box tree leaves 4.589
Boxer, Monographie 3.205
Boxkraut 6.311
Boxwood 4.1004
Boy *[Heroin]* 3.662
Boyle-Mariotte-Gesetz 2.55
BPO *[Benzoylperoxid]* 7.432
Braa 4.959
Brachdistel 5.77
Brachdistelkraut 5.77
Brachdistelwurzel 5.77
Brachycera 1.319
Bracken 6.295
Brackwespe 1.314
Bradikininogenase 8.660
Braem 4.1126
Bragg-Brentano-Verfahren 2.81
Bragg-Gleichung 2.80

Brahea serrulata 6.680, 686
Brahma-manduki 4.764
Brahmi 4.764
Brahminosid 4.765
Brahminsäure 4.765
Brahm-Kapern 4.1131
Brahmosid 4.765
Brallobarbital, Monographie N05CA 7.512
Bram 4.1126
Brambelles 6.1052
Brämeleblätter 6.1018
Branc ursine 5.435
Branca ursina 5.438
Branca ursina hom. 5.438
Brancae ursinae (germanicae) herba 5.436
Brancas 4.289
Brand Purina Rattengift, Monographie 3.205
Brande 4.617, 1126
Brandgel 2.914
Brandheide 4.617, 619
Brandkorn 4.911
Brandkrankheiten 1.297
Brandlattich 6.1017
Brandpilze 1.293, 295
Brandsalben 1.690
Brandsporen 1.293
Brasil wax 4.994
Brasilian jalap 5.539
Brasilianisch-Arrowroot-Stärke 5.769
Brasilianische Ipecacuanha 4.777
Brasilianische Jalapa 5.539
Brasilianische Jalapenknollen 5.539
Brasilianische Muskatnuß 5.881
Brasilianische Pfeilwurzel 5.769
Brasilianische Ratanhia 5.617
Brasilianische Winde 5.538
Brasilianischer Pfeffer 4.664; 6.199, 635
Brasilianischer Pfefferbaum 6.634
Brasilianischer 'Rosa Pfeffer' 6.635
Brasilianisches Minzöl 5.824
Brasilolsäure 5.535, 539
Brasosid 6.1106f
Brassica, Monographie 4.539
Brassica alba 6.705
Brassica arvensis 6.713
Brassica asperifolia 4.557
Brassica besseriana 4.541
Brassica bracteoloata 4.544
Brassica campestris 4.542, 557
Brassica cernua 4.541, 545
Brassica esculenta 4.542
Brassica hirta 6.705
Brassica integrifolia 4.541, 545
Brassica japonica 4.541
Brassica juncea 4.539, 541, 545
Brassica kaber 6.713
Brassica lanceolata 4.541, 544
Brassica napa 4.542
Brassica napiformis 4.541
Brassica napobrassica 4.542
Brassica napus 4.539, 542, 559
– Verwechslung mit Sinapis nigrae semen 4.546

Brassica nigra  4.539, 542, 544f
Brassica nigra hom.  4.551
Brassica oleifera  4.542
Brassica oleracea  4.539, 542, 551, 554
Brassica oleracea hom.  4.556
Brassica oleracea e planta non florescente hom.  4.557
Brassica polymorpha  4.557
Brassica praecox  4.542
Brassica rapa  4.539, 542, 544, 557, 559
– Verwechslung mit Sinapis nigrae semen  4.546
Brassica rugosa  4.541
Brassica sativa  4.542, 557
Brassica sect. Sinapis  6.704
Brassica sinapioides  4.544
Brassica sinapis  6.713
Brassica sinapistrum  6.713
Brassica urbania  4.541
Brassica wildenowii  4.541
Brassicaria  4.539
Brassicasterol  4.539, 551, 559, 760;  5.775;  6.355, 357, 476
Brassicastrum  4.539
Brassinolid  4.726
Bratton-Marshall-Reagens  2.126, 147
Braunalgen  5.741
Braunasbeste  3.102
Braunbandschabe  1.258
Brauner Dost  5.960
Brauner Enzian  5.242
Brauner Senf  4.544f
Brauneria angustifolia  5.2
Brauneria pallida  5.13
Brauneria purpurea  5.16
Braungards Reagens  1.539
Braunit  3.766
Braunrost, Getreide  1.296
Braunspelzigkeit, Weizen  1.292
Braunstein  3.766;  8.657, 808
Bräunungsmittel  3.802
Brausegranulate  1.610;  2.723
Brausemagnesia  1.638
Brausendes Lithiumcarbonat  1.637
Brausendes Lithiumcitrat  1.637
Brausepulver  1.637ff
– gemischtes  1.641
– Karlsbader  1.638
Brausetabletten  2.939
– Bioverfügbarkeit  2.844
– Zerfallsmechanismus  2.942
– Zerfallszeit  2.954
Brautkranz  5.728
Braut-Myrte  5.904
Brazilia biber ag  6.634
Brazilian arrowroot  5.769
Brazilian arrowroot starch  5.769
Brazilian cocoa  6.53
Brazilian Jalap  5.539
Brazilian pepper tree  6.634
Brazilian wax palm  4.993
Brechampulle  2.769
Brechen, Emulsionen  2.700

Brecherregender Sirup  4.785
Brechnuß  1.596ff;  6.829
Brechnußbaum  6.828
Brechnußextrakt  1.596, 603, 680;  6.832
– eingestellter  6.832
Brechnußflüssigextrakt  6.832
Brechnußpulver  6.832
Brechnußsame  6.829
Brechnußsamenpulver, eingestelltes  6.832
Brechnußtinktur  1.680;  6.832
Brechnußtrockenextrakt  1.603
– eingestellter  1.603
Brechreizförderung, Mittel zur  1.600f;  3.100
Brechsirup  4.785
Brechung, Gesetz v. Snellius  2.149, 161
Brechungsindex
– Glaspulver  2.67
– Tränenflüssigkeit  2.637
Brechungsindexdetektor, HPLC  2.434
Brechwegdorn  6.397
Brechweinstein  7.270
Brechwurz(el)  1.640;  4.379, 381, 774, 777
Brechwurzelfluidextrakt  1.588
Brechwurzelmixtur  4.784
Brechwurzelsirup  1.650
Brechwurzeltinktur  1.676f
Brechwurzeltrockenextrakt  1.600, 640ff
Brechzahl  2.149
– Frequenzabhängigkeit  2.160
Brecina  4.617
Brède de Malabar  4.239
Breeches flower  4.1156
Bregnerod  4.1202
Brehmia spinosa  6.840
Breiglocke  6.239
Breinahrung  1.235
Brein-(3β,16β-Dihydroxyurs-12-en)-Ester  4.605
Breitblättrige Kresse  5.656
Breitblättriger Berglorbeer  5.608
Breitblättriges Gipskraut  5.365
Breite Buccoblätter  4.469, 472
Breiter Wegerich  6.228
Breitglockenwurzel  6.239
Breitlauch  4.189
Breitspektrumpenicilline, Antibiotika  J01CA
Breitwegerich  6.228
Breitwegerichblätter  6.230
Breitwegerichkraut  6.228
Breitwegerichsamen  6.230
Breiumschläge  1.572f
Brek, Monographie  3.205
Brek flüssig, Monographie  3.205
Bremia lactucae  1.289f
Brendoli  5.624
Brennbarkeit  2.111ff
Brennessel  1.327
Brennessel KO, Monographie  3.205
Brennesselblätter  1.658
Brennesselgranulat Neu Spiess Urania, Monographie  3.206
Brennesselkraut  1.701
Brennesseltinktur  1.701

Brennfleckenkrankheit
- Bohne  1.293
- Erbse  1.291, 295
Brenngas, für Flammenphotometrie  2.331
Brenzcatechin  4.505;  5.937;  6.181;  7.479;
    8.47, 49, 130, 388, 1197;  9.239
- Monographie  7.513
- Derivate  3.1232
- dimethylether  7.1379;  9.17
- monomethylether  8.388
- Nachweis  2.144
Brenzcatechinviolett  2.354
Brenzessiggeist  3.11
Brenzlicher Essigester  3.11
Brenztraubensäure  3.384;  6.992;  7.951;
    8.301;  9.1112
- Monographie  7.514
Brestan 60
- Monographie  3.206
- Pflanzenschutz  1.351, 353
Brestling  5.186
Brevianamid A  6.60
Brevibacterium ammoniagensis  7.86
Brevibacterium flavum  8.361, 780;  9.160, 378,
    896
Brevibacterium lactofermentum  8.701
Brevicarin  4.685
Brevicollin  4.685
Brevicoryne brassicae  1.312
Brewers Gold  5.448
Brewer's yeast  6.527
Brewster-Gesetz  2.155
Breynia, Monographie  4.565
Breynia cernua  4.566
Breynia-cernua-Blätter  4.566
Breynia fruticosa  4.566
Breynia-fruticosa-Zweige  4.566
Breynia muelleriana  4.566
Breynia oblongifolia  4.567
Breynia officinalis  4.566f
Breynia-officinalis-Zweige  4.567
Breynia rhamnoides  4.567
Breynia-rhamnoides-Blätter  4.567
Breynia rhynchocarpa  4.566
Breynia stipitata  4.566
Breyniae fruticosae ramulus  4.566
Breynin  4.567
Breynogenin  4.567
Breynolid  4.567
Brikettgranulate  2.726
Brikettierung  2.735
Brill Moosvernichter, Monographie  3.206
Brill Unkrautvernichter, Monographie  3.206
Brillantine  1.180
Brillant-Kresylblau  1.531
Brillant-Kresylblau-Lösung  1.531
Brinton root  6.1121
Brinvilliers  6.772
Brionia  3.220
Brionia bianca  3.220
Brionia blanca  4.568
Britanin  5.524

British Anti Lewisite  2.342;  7.1347
British Columbia soft pine  6.176
Brivudin, Monographie  7.514
Broad bean  3.1239
Broad clover  6.992
Broad-leaved dogwood  4.1010
Broad-leaved garlic  4.202
Broadleaved laurel  5.608
Broad-leaved Oenothera  5.930
Brocchia dichotoma  6.699
Broccoli  4.552
Brock  3.1155f
Brodifacoum, Monographie  3.206
Brodifacoum flüssig, Monographie  3.207
Brofaromin, Monographie N06AF  7.514
Broken Orange Pekoe  4.631
Broken Pekoe  4.631
Brokkoli  4.552
Brom  7.535
- Monographie  3.207
- Grenzprüfung  2.306
- ionensensitive Membran  2.492
- Nachweisgrenze, spektroskopische  2.469
- als Reagens  1.531
7β-Bromacetamido-7-methoxy-cephalosporansäure
    7.769
4-Bromacetanilid  7.21
α-Bromacetoglucose  7.126
α-Bromacetophenon  8.1193
2-(α-Bromacetylamino)-5-chlorbenzophenon
    8.1253
Bromacetylbromid  9.637
4-Brom-2-acetylessigsäureethylester  7.772
4-(Bromacetyl)methansulfonamid  9.639
5-(Bromacetyl)-salicylamid  8.685
Bromacil  1.366
- Monographie  3.208
Bromadalum  7.701
Bromadiolon, Monographie  3.209
Bromadiolone Lipha 0,25, Monographie  3.210
Bromal  9.1037
5-(2-Bromallyl)barbitursäure  7.512
(RS)-5-(2-Bromallyl)-5-sec-butylbarbitursäure  7.516
Bromallylisopropylbarbitursäure, Monographie
    N05CA  7.515
(RS)-5-(2-Bromallyl)-5-(1-methylbutyl)barbi-
    tursäure  7.517
(±)-5-(2-Bromallyl)-5-(1-methylbutyl)-2,4,6-
    (1H,3H,5H)pyrimidintrion  7.517
Bromallylsecbutylbarbitursäure, Monographie
    N05CA  7.516
Bromallylsecpentylbarbitursäure, Monographie
    N05CA  7.517
Bromat
- Grenzprüfung  2.306
- Nachweis  2.128
Bromazepam
- Monographie N05BA  7.518
- Bestimmungsmethode, elektrochemische  2.521
Bromazinhydrochlorid  7.520
Brombeerblätter  1.660

(RS)-2-(4-Brombenzhydryloxy)-N,N-dimethylethyl-
   amin-HCl   7.520
2-Brombenzoesäure   8.828
– Kalium   8.842
4-Brombenzylcyanid   7.533
α-Brombenzylnitril   3.243
3-[3-(4'-Brombiphenyl-4-yl)-3-hydroxy-1-phenyl-
   propyl]-4-hydroxycumarin   3.209
3-(3-(4'-Brom-1,1'-biphenyl-4-yl)-3-hydroxy-1-phe-
   nyl-propyl)-4-hydroxycumarin   3.209
3-[3-(4'-Brombiphenyl-4-yl)-1,2,3,4-tetrahydro-1-
   naphthyl]-4-hydroxycumarin   3.206
3-Brom-2-bornanon   7.519
2-Brombuttersäurealkylester   8.132
2-Brombuttersäurechlorid   9.358
α-Brombuttersäureethylester   7.1133
Brom-3-sec-butyl-6-hydroxymethyluracil   3.208
5-Brom-3-(sec-butyl)-6-methyluracil   1.367; 3.208
3-Bromcampher, Monographie   7.519
7-Brom-5-chlor-8-chinolinol, Monographie   7.519
Bromchlormethan   3.1203
Bromchlorophen   1.149
– Monographie D08AX   7.519
7-Brom-5-(2-chlorphenyl)-2,3-dihydro-2-(methoxy-
   methyl)-1-methyl-1H-1,4-benzodiazepin-hydro-
   chlorid   8.898
7-Brom-5-(o-chlorphenyl)-2,3-dihydro-2-(methoxy-
   methyl)-1-methyl-1H-1,4-benzodiazepin-hydro-
   chlorid   8.898
2-Brom-4-(2-chlorphenyl)-9-methyl-6H-thieno[3,2-
   f][1,2,4]triazolo[4,3-a][1,4]diazepin   7.536
1-Brom-3-chlorpropan   7.263, 1337;   8.324; 9.1163
5-Brom-4'-chlorsalicylanilid, Monographie   7.520
2-Brom-2-chlor-1,1,1-trifluorethan   8.409
Bromcresolgrün   2.352
Bromcyclohexan   7.1273
3-Bromcyclopenten   7.121
ω-Brom-2,4-dichloracetophenon   9.944
Bromdichlormethan   3.1203
O-(4-Brom-2,5-dichlorphenyl)-O,O-diethylthio-
   phosphat   3.215
O-(4-Brom-2,5-dichlorphenyl)-O,O-dimethylmono-
   thiophosphat   3.213
N-Bromdiethylharnstoff   7.7
5-Brom-5,6-dihydro-orotsäure   8.1241
4-Brom-2,5-dimethoxy-amphetamin, Monographie   3.210
(R)-4-Brom-2,5-dimethoxy-amphetamin   3.211
(S)-4-Brom-2,5-dimethoxy-amphetamin   3.211
(RS)-2-[p-Brom-α-(2-dimethylaminoethyl)benzyl]-
   pyridin   7.533
– hydrogenmaleat   7.535
(S)-(+)-2-[p-Brom-α-(2-dimethylaminoethyl)benzyl]-
   pyridin   7.1229
7-Brom-2-(2,2-dimethylcyclopropancarboxamido)-2-
   octensäure   7.950
Bromdiphenhydraminhydrochlorid, Monographie
   R06A   7.520
4-Brom-2,2-diphenylbuttersäure   8.759
4-Brom-2,2-diphenylbutyronitril   7.1385

4-Brom-2,2-diphenylbutyroylchlorid   8.759
4-Brom-2,5-DMA   3.210
1-Brom-dodecan   7.263
Bromelain   4.273f
– Monographie B06A, M09A   7.521
Bromelainum crudum M01AX, R05X   4.273
Bromelase   7.521
Bromelia ananas   4.272
Bromelia comosa   4.272
Bromelien Ethrel, Monographie   3.211
Bromelin   4.273
Bromessigsäureethylester   7.9, 748f, 991f;   8.625
Brometazepam   8.898
α-Brom-β-ethoxy-propionsäureethylester   9.600
3-Bromethylindol   8.543
(RS)-2-Brom-2-ethylisovaleramid   8.517
2-Brom-2-ethyl-3-methylbutanamid   8.517
7-(2-Bromethyl)theophyllin   7.594
Bromfenoxim   1.368
– Monographie   3.211
1-Bromhexanon-5   9.77
Bromhexin   1.740
– Monographie R05CB   7.521
– hydrochlorid, Monographie R05CB   7.523
(5'S)-2-Brom-12'-hydroxy-5'-isobutyl-2'-isopropyl-
   3',6',18-ergotamantrion-methansulfonat   7.527
Bromid
– Grenzprüfung   2.306
– Nachweis   2.128
α-Bromisobuttersäureethylester   7.1015
4-Bromisobutylbenzol   8.518
(RS)-Brom-2-isopropylbutyramid   8.517
Bromisoval, Monographie N05CM   7.523f
(2-Bromisovaleryl)harnstoff   7.523
Bromlauge nach Becher   1.531
Brommercaptropropanol   7.1347
Brommethan, Monographie   3.212
4-(7-Brom-5-methoxy-2-benzofuranyl)piperidin
   7.514
1-Brom-1-(4-methoxyphenyl)-propan   8.432
Brommethyl   3.212
2-Brommethylbenzoesäureethylester   7.1428
4-Brommethylbenzoesäuremethylester   9.356
4-(Brommethyl)benzonitril   8.288f
2-Brom-3-methylbuttersäure   9.1147
3-Brom-2-methyl-1-chlor-propan   7.111
5-Brommethyl-1,2,3,4,7,7-hexachlorbicyclo-2,2,1-
   hepten-(2)   1.774
8-Brom-1-methyl-3-hydroxy-6-(2'-chlorphenyl)-
   1,2,3,4-tetrahydrobenzodiazocin   8.898
3-Brommethyl-propyphenazon   8.165
ω-Brom-4-methylsulfonylacetophenon   9.1245
ω-Brom-4-nitroacetophenon   7.847
5-Brom-5-nitro-1,3-dioxan   1.147
2-Brom-nitro-1,3-propandiol   7.536
Bromoaprobarbital   7.515
α-Bromobenzeneacetonitrile   3.243
α-Bromobenzyl Cyanide   3.243
5-Bromo-N-(4-chlorphenyl)-2-hydroxybenzamid
   7.520
Bromociclen   1.774

**Brom**

Bromocriptin
- Monographie G02CB, N04BC, N05CM **7**.524
- mesilat, Monographie G02CB, N04BC, N05CM **7**.527

Bromocriptine methansulfonat **7**.527
Bromocriptinum **7**.524
$O$-(4-Bromo-2,5-dichlorophenyl)-$O,O$-diethyl phosphorothioate **3**.215
$O$-(4-Bromo-2,5-dichlorophenyl)-$O,O$-dimethyl phosphorothioate **3**.213
2-Bromoergocryptin **7**.524
2-Bromo-α-ergocryptin Mesylat **7**.527
(2-Bromo-2-ethylbutyryl)harnstoff **7**.701
Bromoform, Monographie N05CM **7**.529
2-Bromo-12'-hydroxy-2'-(1-methylethyl)-5'-(2-methylpropyl)-(5'α)-ergotaman-3',6',18-trion **7**.524
- monomethansulfonat **7**.527
Bromokryptin **4**.913
2-Bromo-3-methylbutyrylharnstoff **7**.523
($Z$)-3-[1-($p$-Bromophenyl)-3-(dimethylamino)-propenyl]pyridin **9**.1231
4-[4-($p$-Bromophenyl)-4-hydroxypiperidino]-4'-fluorobutyrophenone **7**.531
4-[4-(4-Bromophenyl)-4-hydroxy-1-piperidinyl]-1-(4-fluorophenyl)-1-butanone **7**.531
Bromophos **1**.345
- Monographie **3**.213
Bromophos-ethyl **1**.345
- Monographie **3**.215
Bromoprid
- Monographie A03FA, A04A, N05CM **7**.529
- hydrochlorid, Monographie A03FA, A04A, N05CM **7**.531
- monohydrochlorid **7**.531
Bromosalicylchloranilid **7**.520
3-Bromo-1,7,7-trimethylbicyclo[2.2.1]heptan-2-on **7**.519
($E$)-5-(2-Bromovinyl)-2'-deoxyuridin **7**.514
9(10)-Brom-4-oxo-4$H$-benzo[4,5]-cyclohepta[1,2-b]-thiohepten **8**.674
7-Brom-2-oxoheptansäure **7**.950
Bromoxynil **1**.359
- Monographie **3**.218
- ester **1**.359
2-Brompentan **9**.70, 587
Bromperidol
- Monographie N05AD, N05CM **7**.531
- lactat, Monographie N05AD, N05CM **7**.533
- decanoat, Monographie N05AD, N05CM **7**.533
Brompheniramin
- Monographie N05CM, R06A **7**.533
- hydrogenmaleat, Monographie N05CM, R06A **7**.535
Bromphenolblau **1**.655; **2**.355
α-Bromphenylacetonitril **3**.243; **7**.202
2-($p$-Brom-α-phenylbenzyloxy)-$N,N$-dimethylethyl-amin-Hydrochlorid **7**.520
($Z$)-3-[1-(4-Bromphenyl)-3-(dimethylamino)-propenyl]pyridin **9**.1231
($Z$)-3-(4-Bromphenyl)-$N,N$-dimethyl-3-(3-pyridyl)-allylamin **9**.1231

3-(4-Bromphenyl)-1-methoxy-1-methylharnstoff **3**.821
$N'$-(4-Bromphenyl)-$N$-methoxy-$N$-methylharnstoff **1**.362; **3**.821
$N$1-(4-Bromphenyl)-$N$1-methyl-$N$2-(2'-chlorbenzoyl)-2-hydroxy-1,3-diamino-propan **8**.898
2-[(4-Bromphenyl)phenylmethoxy]-$N,N$-dimethyl-ethanamin-hydrochlorid **7**.520
1-Brom-1-phenylpropan **9**.150
($RS$)-$N$-[3-(4-Bromphenyl)-3-(2-pyridyl)propyl]-$N,N$-dimethylamin **7**.533
- hydrogenmaleat **7**.535
2-Brompropan **9**.486
5-(2-Brom-2-propenyl)-5-(1-methyl-ethyl)-2,4,6-(1$H$,3$H$,5$H$)pyrimidintrion **7**.515
5-(2-Brom-2-propenyl)-5-(1-methylpropyl)-2,4,6-(1$H$,3$H$,5$H$)pyrimidintrion **7**.516
5-(2-Brom-2-propenyl)-5-(2-propenyl)-2,4,6-(1$H$,3$H$,5$H$)pyrimidintrion **7**.512
3-Brom-prop-1-in **9**.593
Brompropionitril **8**.751
2-Brompropionsäurebromid **9**.337
Brompropionsäurechlorid **7**.298; **9**.236
2-Brompropionylbromid **9**.946
α-Brompropiophenon **7**.165
Brompropylat **1**.775
3-Brompropyltheobromin **9**.77
2-Brompyridin **7**.533, 688, 884; **9**.122, 460
7-Brom-5-(2-pyridyl)-1$H$-1,4-benzodiazepin-2(3$H$)-on **7**.518
$N$-Bromsuccinimid **7**.524; **8**.252
Bromthymolblau **2**.352
α-Brom-α-tolunitril **3**.243
3-Brom-1-trifluormethylbenzol **9**.1052
Bromum, Monographie N05CM **7**.535
Bromus glaber **4**.138
Bromvalerylurea **7**.523
Bromwasserstoff, Monographie **3**.219
Bromwasserstoffsäure **3**.219; **7**.50
Bronchialsalbe **1**.689
Bronchitiskessel **1**.89f
Bronopol **1**.147
- Monographie N05CM **7**.536
Brontispa longissima **1**.331
Bronze **3**.766
Brook lime **4**.262
Brooklime **6**.1117
Brook-lime herb **4**.263
Broom **4**.1126
Broom flowers **4**.1127
Broom pine **6**.167
Broom root **4**.1131
Broom tops **4**.1128, 1132
Brosa **4**.1029
Brot, Citrinin **3**.324
Brotizolam
- Monographie N05CD, N05CM **7**.536
- Bestimmungsmethode, elektrochemische **2**.521
Brotkäfer **1**.262
Brotkümmel **4**.697
Brown **3**.1155f
Brown algae **5**.201

Brown bomber 7.1227f
Brown kelp 5.740
Brown knapweed 4.754
Brown mustard 4.541, 544f
Brown sterculia 6.779
Brown strophanthus 6.805
Brown stuff 3.1155f
Brown sugar 3.662
Brownies 7.1227f
Bruchfestigkeit
– Granulate 2.741
– Tabletten 2.953
Bruchidae 1.315
Bruchkraut 1.662; 6.595f
Bruchphysik 2.535
Bruchus pisorum 1.315
Brucin 6.817f, 825f, 829, 831, 839, 843
Brucin-$N^b$-oxid 6.825, 829, 839, 843
Brückenschaltung 2.14
Brückes Reagens 1.541
Brüden 2.595, 1027
Brughiera 4.617
Brugia malayi 7.1282; 8.845
Brugia patei 8.845
Brugmansia arborea 4.1140
Brugmansia candida 4.1140
Brugmansia suaveolens 4.460
Bruidssluier 5.359
Brummgele 2.692
Brumolin Fix Fertig, Monographie 3.219
Brumolin Fix Fertig Neu, Monographie 3.220
Brunfelsia chiricaspi 4.460
Brunfelsia grandiflora 4.460
Brunnen
– ausgewählte 1.249ff
– – Wasseranalyse 1.251f
Brunnenkresse 5.916f
– echte 5.916
– frische 5.917
– gemeine 5.916
Brunnenkressenkraut 5.917
Brunnenlebermoos 5.774
Brunsvigia toxica 4.527
Brushes 4.752
Brushit 7.631
Brustalant 5.526f
Brustelixir 1.577, 579
Brusthütchen 1.80f
Brustlattich 6.1017
Brustpulver 1.640
Brustschilde 1.80f
Brustsirup 1.650; 4.784
Brusttee 1.662
Brustwurtz 4.586
Bruyère commune 4.617
Bryamycin 9.890
Brydiosid 4.573
Brymbura 6.746
Bryoamarid 4.573
Bryocumarsäure 4.573f
Bryodin 4.573
Bryodulcosid 4.573

Bryodulcosigenin 4.574
Bryone 4.573
Bryone blanche 3.220; 4.568
Bryone dioïque 3.220
Bryonia 4.574
– Monographie 4.568
Bryonia hom. 4.572, 575
Bryonia acuta 4.572
Bryonia alba 3.221, 357; 4.568, 575
– Monographie 3.220
– Verfälschung von Saponariae alba radix 5.361
Bryonia alba hom. 4.572
Bryonia-alba-Wurzel A06AX, V03AB 4.569
Bryonia cretica 3.357ff; 4.568, 572
– Monographie 3.220
Bryonia cretica hom. 4.574
Bryonia cretica ferm. 33b 4.575
Bryonia-cretica-Wurzel A06AX, V03AB 4.573
Bryonia digyna 4.572
Bryonia dioica 3.221; 4.572
Bryonia monoeca 4.568
Bryonia nigra 4.568
Bryonia e radice ferm 33b 4.575
Bryonia sicula 4.572
Bryonia verrucosa 4.568
Bryoniae radix 4.573
Bryonidin 3.220f
Bryonin, Monographie 3.221
Bryonol 3.220
Bryonolsäure 4.569, 573; 5.713
Bryonosid 4.573
Bryony root 4.569, 573
Bryosid 4.573
Brzoza brodawkowata 4.501
Brzoza omszona 4.501
BSG *[Blutkörperchensenkungsgeschwindigkeit]* 1.520
B-Test color 1.516f
BTI *[Bacillus thuringiensis israelensis]* 1.269f, 334
Buah pala 5.867
Bubblepoint 2.104, 775, 778
– Porenweite-Korrelation 2.778
Bucaneve 5.214
Bucarban 7.703
Buccaltablette 2.939
Bucco 4.133, 467, 471ff
Bucco hom. 4.471
Bucco brevifolia 4.133
Bucco cerefolium 4.133
Bucco erecta 4.133
Buccoblätter 4.469, 471f
– breite 4.469, 472
– lange 4.473
– schmale 4.473
Buccoblättertrockenextrakt 4.470
Buccofluidextrakt 4.470
Buccostrauch 4.467
Buccublätteröl 4.468
Buccusblätteröl 4.468
Buceras foenum-graecum 6.994
Bucetin, Monographie N02BE, N05CM 7.537

Bucha de paulistas 5.712
Buchdrucker 1.316, 336
Buche, Oxalatgehalt 3.899
Bucheckern, Oxalatgehalt 3.899
Buchenkohle 7.690f
Buchenteer 1.617
Buchenwollaus 1.313
Buchenzellstoff 1.6
Buchinha 5.713
Büchner-Trichter 2.608f
Buchsbaum 4.589
– gemeiner 3.368f
– wilder 4.330
Buchsbaumblätter 4.589
Buchsbaumblattfloh 1.310
Buchsbaumholz 4.591
Buchsblätter 4.589
Buchu 4.134, 467, 469, 472
Buchu brandy 4.471
Buchu crenata 4.472
Buchu leaf oil 4.468
Buchu leaves 4.469, 472
Buchu oil 4.468
Buchu vinegar 4.471
Buchublätter 4.469, 472
Buchweizen, echter 5.138
Buchweizenkraut 5.138
Bucida capitata 6.601
Bucida cumintana 6.920
Buck weed 5.728
Buckey tree 4.109
Buckeye 4.110
Bucks' horn 6.463
Buckthorn 6.393, 397
Buckthorn bark 6.398
Buckthorn berries 6.394
Buckwheat 5.138
Buclizin
– Monographie N05CM, R06A 7.537
– dihydrochlorid, Monographie N05CM, R06A 7.537
Buclosamid, Monographie D01AE, N05CM 7.538
Buco 4.589
Bucrilat, Monographie D03, N05CM 7.539
Buctril
– Monographie 3.222
– Pflanzenschutz 1.359
Budello di gallina 4.262
Budesonid, Monographie A07EA, D07A, N05CM, R01AD, R03BA 7.539
Buen varón silvestre 6.256
Bufadienolidglykoside 3.653; 4.536f, 1038f
Bufexamac, Monographie M01AB, M02AA, N05CM 7.541
Buffered Cream 2.890
buffy coat 2.669
Buflomedil
– Monographie C04, N05CM 7.542
– hydrochlorid, Monographie C04, N05CM 7.544
Buformin
– Monographie A10BA, N05CM 7.544
– tosylat, Monographie A10BA, N05CM 7.545

Bufotenin, Monographie 3.222
Bugle rampante 4.154
Bugula 4.154
Bugula densiflora 4.154
Bugulae herba 4.155
Buida 4.101f
Buikallan 4.103
Buis 4.589
Buis bénit 4.589
Buisson de Noël 4.167
Buixo 4.589
Buje 4.589
Bujo 4.589; 6.444
Bukkehorn 6.994
Bukko 4.467
Bukkoblätter 1.586; 4.469
Bukkofluidextrakt 1.586; 4.470
Bukkostrauch, gesägtblättriger 4.473
Buku 4.473
Bulb of snowdrop 5.215
Bulbe d'ail 4.191
Bulbe d'ail frais 4.191
Bulbe de colchique 4.952
Bulbe de scille 6.1039
Bulbo d'aglio 4.191
Bulbo di aglio fresco 4.191
Bulbo de ajo 4.191
Bulbo di escila 6.1039
Bulbo di scilla 6.1039
Bulbocapnin 4.1016, 1018f, 1022f, 1155f
(+)-Bulbocapninmethohydroxyd 4.1019
Bulbocapnus cavus 4.1018
Bulbocastano 4.577
Bulbocastanum edule 4.577
Bulbocastanum Linnaei 4.577
Bulbodion 4.1018
Bulbus Allii 4.191
Bulbus Allii ascalonici 4.184
Bulbus Allii cepae 4.184
Bulbus Allii chinensis 4.189
Bulbus Allii sativi 4.191, 195
Bulbus Allii sativi recens 4.191
Bulbus Allii sativi siccatus 4.195
Bulbus Allii ursini 4.203
Bulbus Colchici 4.952
Bulbus Galanthi 5.215
Bulbus Scillae 6.1039
Bulgarische Kur 4.434
Bulgarischer Süßfenchel 5.170
Bulgarsenin 6.674
Bulkwasserphase 2.876f
Bull pine 6.176
Bullerjan 6.1079
Bull's foot 6.1017
Bulwand-wormwood 4.373
Bumadizon
– Monographie M01AA, N05CM 7.545
– Calciumsalz Hemihydrat, Monographie M01AA, N05CM 7.546
Bumetanid, Monographie C03C, N05CM 7.547
Bun(i) 4.927
Bunce 4.167

Bundesgesundheitsamt
- Anerkennung Heilwässer **1.**247
- Kosmetika
- - Kommission, Beurteilung kosmetischer Mittel **1.**133, 142
- - Kosmetik-Kommission **1.**189
- - Kunststoff-Kommission **1.**152
- Schädlingsbekämpfung **1.**277
- Tierarzneimittel **1.**715
Bundesseuchengesetz
- Heilwässer **1.**248
- Trinkwasser **1.**245
- Veterinärmedizin **1.**379
Bunga-pala **5.**872
(+)-Bungeanin **4.**1017
Bungi-bungi **4.**167
Bungrah **5.**35
Bunitrolol
- Monographie C07AA, N05CM **7.**549
- hydrochlorid, Monographie C07AA, N05CM **7.**550
Bunium, Monographie **4.**577
Bunium bulbocastanum **4.**577
- Verfälschung von Cumini fructus **4.**1081
Bunium-bulbocastanum-Früchte **4.**577
Bunium bulbosum **4.**577
Bunium carvi **4.**694
Bunium cylindricum **4.**578
- Verfälschung von Bunium-persicum-Früchte **4.**578
Bunium-cylindricum-Früchte **4.**578
Bunium divaricatum **4.**577
Bunium maius **4.**577
Bunium persicum **4.**578
- Verfälschung durch Bunium-cylindricum-Früchte **4.**578
Bunium-persicum-Früchte **4.**578
L-Bunolol **8.**713
Bunsen-Reaktion **2.**329
Bunter Schachtelhalm **5.**70
Buphacetin **4.**527
Buphanamin **4.**527
Buphane **4.**526
Buphanidrin **4.**527
Buphanisin **4.**527
Buphanitin **4.**527
Buphenin
- Monographie C04, G02C, N05CM **7.**551
- hydrochlorid, Monographie C04, G02C, N05CM **7.**553
Buphthalmi herba **4.**285
Buphthalmum salicifolium, Verfälschung von Arnicae flos **4.**347
Bupirimat **1.**358
- Monographie **3.**223
Bupivacainhydrochlorid
- Monographie N01BB, N05CM **7.**553
- Monohydrat, Monographie N01BB, N05CM **7.**554
Bupleuri radix **4.**580, 585, 587
Bupleurum, Monographie **4.**579
Bupleurum chinense **4.**580, 585, 587

Bupleurum falcatum **4.**580, 585f
Bupleurum perfoliatum **4.**586
Bupleurum root **4.**580
Bupleurum rotundifolium **4.**586
Bupleurum-rotundifolium-Kraut **4.**586
Bupleurum scorzonerifolium **4.**580, 585f
Bupranolol
- Monographie C07AA, N05CM **7.**556
- hydrochlorid, Monographie C07AA, N05CM **7.**557
Buprenorphin
- Monographie N02AE, N05CM **7.**558
- hydrochlorid, Monographie N02AE, N05CM **7.**560
Buprocainhydrochlorid **8.**1271
Bupropion, Monographie N05CM, N06AX **7.**561
Bur **4.**101f
Bur artichoke **4.**1117
Buratsch **4.**528
Bürette **2.**6, 348
Burnet **6.**589
Burnet root **6.**148
Burnet saxifrage **6.**153
Burowscher Tee **1.**662
Burr flowers **5.**460
Burrasch **4.**528
Burres **4.**528
Burro di cacao **6.**946
Burro di noce moscata **5.**878
Burroughs-Wellcome-Verfahren **8.**20
Bursa pastoris **4.**656
Bursae pastoris herba B02, G02C **4.**656
Bursae pastoris minimae herba **5.**75
Burseraceen-Opopanax **4.**962f
Burseracin **4.**964
Burserin **4.**968
Bursitis, Geflügel, Impfung J07BX **1.**415
Bururaher **4.**1103
Burzelkraut **6.**250
Bürzelkraut **6.**250
Buschbliml **5.**429
Buschblume **4.**281
Buschbohnenanbau, Herbizid **3.**782, 821, 838
Büschelbohne **4.**1103
- indische **4.**1103
Büschel-Gipskraut **5.**359
Buschnelkenwurz **5.**263
Buschrösel **4.**281
Buschwindröschen **4.**281f
- gelbes **4.**283
Buschwindröschen-Kraut **4.**282, 284
Buserelin **1.**780
- Monographie L02A, N05CM **7.**562
- acetat, Monographie L02A, N05CM **7.**563
Bush nut **6.**699
Bush teas **3.**835; **4.**394, 715
Bushi **4.**69
Bush-pala **5.**867
Buspiron
- Monographie N05BE, N05CM **7.**563
- hydrochlorid, Monographie N05BE, N05CM **7.**565

Busserole officinale  4.330
Busub  4.167
Busulfan, Monographie L01A, N05CM  7.565
Busulphan  7.565
Buta  4.853
Butabarb  9.585
Butabarbital  9.585
Butabarbiton  9.585
Butacain
- Monographie N01BA, N05CM  7.566
- sulfat, Monographie N01BA, N05CM  7.567
1,4-Butadien  9.1221
Butadion  9.163
Butalamin
- Monographie C04, N05CM  7.568
- hydrochlorid, Monographie C04, N05CM  7.569
Butalbarbital  7.569
Butalbital, Monographie N05CA, N05CM  7.569
Butallylonal  7.516
Butamben, Monographie D04AB, N01BA, N05CM  7.571
Butamirat
- Monographie N05CM, R05DB  7.572
- citrat  7.573
- dihydrogencitrat, Monographie N05CM, R05DB  7.573
$i$-Butan  2.626
$n$-Butan  2.626
1-Butanamin  3.58
2-Butanamin  3.59
1,4-Butandicarbonsäure  7.78
- Piperazinsalz  9.231
[$R$-($R^*,R^*$)]-Butandicarbonsäure-mono[2-[(dichloracetyl)amino]-3-hydroxy-3-(4-nitrophenyl)propyl]-ester  7.850
1,4-Butandioldimethansulfonat  7.565
Butandisäure  7.456
Butanilicain  1.733
- Monographie N01BB, N05CM  7.574
- phosphat, Monographie N01BB, N05CM  7.574
Butanol  3.224;  6.878
- wassergesättigtes  1.553
1-Butanol, Monographie  3.224
2-Butanol  3.225f
- IR-Spektrum  2.190
$iso$-Butanol  3.225, 819;  4.288
$n$-Butanol  3.224
$sec$-Butanol  3.225
Butan-2-on  7.386
2-Butanon  8.119
- Monographie  3.225
2-Butanonperoxid, Monographie  3.228
Butanox  3.228
[$S(R^*,R^*)$]-1,2,3,4-Butantetrol-1,4-dimethansulfonat  9.1016
Butaperazin
- Monographie N05AB  7.575
- dimaleat, Monographie N05AB  7.575
Butaperazinum dibimaleinicum  7.575
2-Butenal  8.658
2-($trans$)-Butenal, Monographie  3.229
Butendionsäure  8.806

($Z$)-Butendisäure  8.806
$E$-Butendisäure  8.310
1-Buten-3-on  9.304f
2-Butensäure-3-[(dimeth-oxyphosphinyl)oxy]-methylester  3.826
3-Butenylglucosinolat  4.539, 543, 558
$N'$-(2-Butenyliden)isonicotinohydrazid  7.1112
Butetamat
- Monographie R05DB  7.575
- dihydrogencitrat, Monographie R05DB  7.576
Butethal  7.579
Buthiazid  7.578
2-Butin-1,4-diol  7.163
Butinolin
- Monographie A03A  7.577
- dihydrogenphopshat, Monographie A03A  7.578
Butisan E
- Monographie  3.230
- Pflanzenschutz  1.364
Butisan S
- Monographie  3.230
- Pflanzenschutz  1.364
Butizid  1.736
- Monographie C03AA  7.578
Butobarbital, Monographie N05CA  7.579
Butobarbiton  7.579
Butocarboxim, Monographie  3.230
Butoconazol
- Monographie D01AC  7.581
- nitrat, Monographie D01AC  7.582
Butoform  7.571
Butonat, Monographie  7.582
Butorphanol
- Monographie N02AF  7.583
- tartrat, Monographie N02AF  7.584
4-Butoxyacetophenon  7.1448
Butoxycainhydrochlorid  1.668
$t$-Butoxycarbonylmethyl[(2$S$,3$S$)-3-[(2)-2-(2-amino-4-thiazolyl)-2-(methoxyimino)acetamido]-2-methyl-1-azetidinyloxy]acetat  8.355
Butoxycarboxim  1.348
- Monographie  3.232
2-Butoxy-$N$-(2-diethylaminoethyl)-4-chinolincarboxamid  7.956
- hydrochlorid  7.958
2-Butoxy-$N$-2-diethylaminoethylcinchoninamid  7.956
- hydrochlorid  7.958
1-$n$-Butoxy-2,3-epoxypropan  8.168
5-[2-(2-Butoxyethoxy)ethoxy-methyl]-6-propyl-1,3-benzodioxol  1.351;  3.975
5-[[2-(2-Butoxyethoxy)ethoxy]methyl]-6-propyl-1,3-benzodioxol  9.234
2-(Butoxyethoxy)ethyl-6-propylpiperonylether  3.975
1-Butoxy-3-(5-ethyl-hexahydro-2,4,6-trioxo-5-phenyl-1-pyrimidinyl)-2-propylcarbamat  8.167
4-Butoxy-$N$-hydroxyphenylacetamid  7.541
1-(3-Butoxy-2-hydroxypropyl)-5-ethyl-5-phenyl-barbitursäurecarbamat  8.167
3-Butoxy-4-nitrobenzoesäure  8.1271
$p$-Butoxyphenol  9.305

1-Butoxy-3-phenoxy-2-propanol **8.**167
4-[3-(4-Butoxyphenoxy)propyl]morpholinhydrochlorid **9.**305
2-(*p*-Butoxyphenyl)-acetohydroxamsäure **7.**541
1-(*p*-Butoxyphenyl)-3-(*p*-dimethylaminophenyl)-2-thioharnstoff **9.**864
1-(4-Butoxyphenyl)-3-(1-piperidinyl)-1-propanon **7.**1448
4'-Butoxy-3-piperidinopropiophenonhydrochlorid **7.**1448
3-Butoxyprocain-hydrochlorid **8.**1271
6-β-*tert.*-Butoxy-D-serine-10-des-glycine LH-releasing hormone ethylamide **7.**562
– acetat **7.**563
Butter bur **6.**83, 85
Butter of nutmeg **5.**878
Butter pear **6.**70
Butterbaum **4.**943
Butterblume **4.**625; **6.**897
Butterblumenkraut **4.**626
Buttercup **4.**625
Butterfly dock **6.**83
Buttergras **6.**157
Butterkraut **6.**157
Buttermilchblume **4.**281
Buttermuschel, Alaska, Saxitoxin **3.**1061
Butterpits **4.**45
Buttersäure **4.**288, 810
Butterwecken **4.**946
Button snakeroot **5.**81
Button-on-System **2.**629
Bútua **4.**853
*tert.*-Butylacetanhydrid **9.**1030
3-(*N*-*n*-Butyl-*N*-acetylamino)-propionsäureethylester **1.**218
*tert.*-Butylacetylchlorid **9.**1030
*n*-Butylacrylat, Monographie **3.**234
*sec*-Butylalcohol **3.**225
*i*-Butylalkohol **3.**819
*n*-Butylalkohol **3.**224
1-Butylamin **7.**538
2-Butylamin **3.**59
*n*-Butylamin **3.**58
*sec*-Butylamin **3.**59
*tert.*-Butylamin **7.**499, 557
Butylamine **3.**58
α-[(Butylamino) methyl]-*p*-hydroxybenzylalkohol **7.**367
Butyl-4-aminobenzoat **7.**571
4-Butylaminobenzoesäure **9.**828
*N*-[(Butylamino)carbonyl]-4-methylbenzolsulfonamid **9.**979
4-*sec*-Butylamino-2-chlor-6-ethylamino-*s*-triazin **3.**1076
2-*tert.*-Butylamino-4-chlor-6-ethylamino-*s*-triazin **1.**368
4-*tert.*-Butylamino-2-chlor-6-ethylamino-*s*-triazin **3.**1132
2-Butylamino-2'-chlor-6'-methylacetanilid **1.**733; **7.**574
(*RS*)-1-(*tert.*-Butylamino)-3-(2-chlor-5-methylphenoxy)-2-propanol **7.**556

2-Butylamino-*N*-(2-chlor-6-methylphenyl)acetamid **7.**574
(*RS*)-2-*tert.*-Butylamino-1-(2-chlorphenyl)ethanol **9.**1123
(*RS*)-2-(*tert.*-Butylamino)-3'-chlorpropionphenon **7.**561
(*RS*)-1-(*tert.*-Butylamino)-3-[(6-chlor-*m*-tolyl)oxy]-2-propanol **7.**556
– hydrochlorid **7.**557
(*S*)-1-*tert.*-Butylamino-3-(2-cyclopentylphenoxy)-2-propanol **9.**47
2-*tert.*-Butylamino-3',5'-dihydroxyacetophenon **9.**804f
(*RS*)-2-*tert.*-Butylamino-1-(3,5-dihydroxyphenyl)-ethanol **9.**804
2-Butylamino-1-(3,5-dihydroxyphenyl)ethanol **1.**741
2-*sec*-Butylamino-4-ethylamino-6-methoxy-*s*-triazin **3.**1077
2-*tert.*-Butylamino-4-ethylamino-6-methoxy-*s*-triazin **1.**367; **3.**1131
2-*tert.*-Butylamino-4-ethylamino-6-methylthio-*s*-triazin **1.**368; **3.**1133
α-(*t*-Butylaminoethyl)-4-hydroxy-3-ureidobenzylalkohol **7.**705
4-Butylamino-2-hydroxybenzoesäure-2-dimethylaminoethylester **8.**507
(*RS*)-{5-[2-(*t*-Butylamino)-1-hydroxyethyl]-2-hydroxyphenyl}-harnstoff **7.**705
(*RS*)-4-[2-(*t*-Butylamino)-1-hydroxyethyl]-1,2-phenylen-di-4-toluat **7.**499
(*RS*)-4-[2-(*t*-Butylamino)-1-hydroxyethyl]-*O*-phenylen-di-*p*-toluat **7.**499
(*RS*)-2-*tert.*-Butylamino-1-(4-hydroxy-3-hydroxymethyl-phenyl)ethanol **9.**548
2-Butylamino-1-(4-hydroxy-3-hydroxymethylphenyl)ethanol **1.**741
(*RS*)-2-(*tert.*-Butylamino)-1-(6-hydroxymethyl-5-hydroxy-2-pyridyl)ethanol **9.**244
(*RS*)-2-Butylamino-1-(4-hydroxyphenyl)ethanol **7.**367
*o*-[3-(*tert.*-Butylamino)-2-hydroxypropoxy]benzonitril **7.**549
– hydrochlorid **7.**550
5-[3-(*tert.*-Butylamino)-2-hydroxypropoxy]-3,4-dihydro-carbostyril **7.**717
(*RS*)-5-(3-*tert.*-Butylamino-2-hydroxypropoxy)-3,4-dihydro-2(1*H*)-chinolinon **7.**717
(-)-5-[3-(*tert.*-Butylamino)-2-hydroxypropoxy]-3,4-dihydro-1(2*H*)-naphthalinon **8.**713
(*RS*)-1-{4-[3-(*tert.*-Butylamino)-2-hydroxy-propoxy]-phenyl}-3-cyclohexylharnstoff **9.**767
(2*R*,3*S*)-5-(3-*tert.*-Butylamino-2-hydroxypropoxy)-1,2,3,4-tetrahydro-2,3-naphthalindiol **8.**1059
(*RS*)-2-[3-(*tert.*-Butylamino)-2-hydroxyproxy]-benzonitril **7.**549
α-[(*tert.*-Butylamino)methyl]-*o*-chlorobenzylalkohol **9.**1123
α-[(*tert.*-Butylamino)methyl]-3,5-dihydroxybenzylalkohol **9.**804
(*RS*)-α-[(*t*-Butylamino)methyl]-3,4-dihydroxybenzylalkohol **7.**1093

α⁶-[(*tert.*-Butylamino)methyl]-3-hydroxy-2,6-pyridindimethanol  **9.**244
α-[(*tert.*-Butylamino)methyl]-4-hydroxy-*m*-xylen-α,α′-diol  **9.**548
(−)-3-*tert.*-Butylamino-1-[(4-morpholino-1,2,5-thiadiazol-3-yl)oxy]-2-propanol  **9.**936
(*S*)-(−)-1-(*tert.*-Butylamino)-3-[(4-morpholino-1,2,5-thiadiazol-3-yl)oxy]-2-propanol  **9.**936
3-Butylamino-4-phenoxy-5-sulfamoylbenzoesäure  **7.**547
(*S*)-(−)-*tert.*-Butylamino-2,3-propandiol  **9.**936
(*RS*)-1-(*tert.*-Butylamino)-3-(1-thiochroman-8-yloxy)-2-propanol  **9.**814
*n*-Butylangelat  **4.**810
Butylat, Monographie  **3.**235
2-Butylbenzofuran  **7.**199
2-Butyl-3-benzofuranyl-4-[2-(diethylamino)ethoxy]-3,5-diiodphenylketon  **7.**199
− hydrochlorid  **7.**201
2-Butyl-3-benzofuranyl-4-[2-(diethylamino)ethoxy]-3,5-diiodphenylmethanon  **7.**199
(*RS*)-1-(4-*tert.*-Butylbenzyl)-4-(4-chlorbenzhydryl)-piperazin  **7.**537
− dihydrochlorid  **7.**537
(*RS*)-1-(4-*tert.*-Butylbenzyl)-4-(4-chlor-α-phenylbenzyl)piperazin  **7.**537
1-Butylbiguanid  **7.**544
Butylbiguanidum tosilatum  **7.**545
Butyl-bromallyl-barbitursäure  **7.**516
1-Butylcarbamoyl-2-benzimidazolmethylcarbamat  **1.**357;  **3.**157
1-(*N*-Butylcarbamoyl)-2-(methoxycarboxamidon)-benzimidazol  **3.**157
*i*-Butylcarbinol  **3.**808
*n*-Butylcarbinol  **3.**70, 931
*N*-Butyl-4-chlor-2-hydroxybenzamid  **7.**538
α-*tert.*-Butyl-α-(*p*-chlorphenetyl)-1H-1,2,4-triazol-1-ethanol  **1.**357
α-*tert.*-Butyl-α-(4-chlor-phenylethyl)-1H-1,2,4-tol-1-ylethanol  **3.**1125
*N*-Butyl-4-chlorsalicylamid  **7.**538
(2*R*,4a*R*,5a*R*,6*S*,7*S*,8*R*,9*S*,9a*R*,10a*S*)-2-Butyldecahydro-4a,7,9-trihydroxy-6,8-bis(methylamino)-4*H*-pyrano[2,3-*b*][1,4]benzodioxin-4-on  **9.**1104
3-[4-(5-*tert.*-Butyl-2,3-dihydro-2-oxo-1,3,4-oxadiazol-3-yl)-3-chlorophenyl]-1,1-dimethylurea  **1.**361;  **3.**474
3-[4-(5-*tert.*-Butyl-2,3-dihydro-2-oxo-1,3,4-oxodiazol-3-yl)-3-chlorophenyl]-1,1-dimethylharnstoff  **1.**361;  **3.**474
3-Butyl-1-(2-dimethylaminoethoxy)isochinolin  **9.**482
2-(4-*tert.*-Butyl-2,6-dimethylbenzyl)-2-imidazolin  **9.**1217
6-*tert.*-Butyl-2,4-dimethylphenol  **8.**1277
4-*tert.*-Butyl-2,6-dimethylphenylacetonitril  **9.**1217
(*R*)-(+)-1-Butyl-2′,6′-dimethyl-2-piperidincarboxanilidhydrochlorid  **7.**553
(*RS*)-1-Butyl-2′,6′-dimethyl-2-piperidincarboxanilidhydrochlorid Monohydrat  **7.**554
3-(4-Butyl-3,5-dioxo-1,2-diphenyl-4-pyrazolidinyl)-methoxycarbonylpropionsäure  **9.**763

(4-Butyl-3,5-dioxo-1,2-diphenyl-4-pyrazolidinyl)-methylhydrogensuccinat  **9.**763
(*RS*)-*N*-*tert.*-Butyl-4,4-diphenyl-2-butyl-amin  **9.**813
4-Butyl-1,2-diphenyl-3,5-pyrazolidindion  **1.**730;  **9.**163
− Dihydrat  **7.**1014
Butylenhydrat  **3.**225
1,2-Butylenoxid  **3.**1195
*N*-Butyl-6β,7β-epoxy-3α-(−)-tropoloxy-1α*H*,5α*H*-tropanium-bromid  **7.**588
5-Butyl-2-ethylamino-6-hydroxy-4-methyl-pyrimidin  **3.**552
5-*n*-Butyl-2-ethylamino-6-methylpyrimidin-4-yl-dimethylsulfamat  **1.**358;  **3.**223
5-*sec*-Butyl-5-ethylbarbitursäure  **9.**585
5-Butyl-5-ethylbarbitursäure  **7.**579
*sec*-Butylethylmalonsäurediethylester  **9.**877
5-Butyl-5-ethyl-2,4,6-(1*H*,3*H*,5*H*)-pyrimidintrion  **7.**579
5-*sec*-Butyl-5-ethylthiobarbitursäure  **9.**876
− Natriumsalz  **9.**877
*sek.*-Butylglucosinolat  **4.**923
*tert.*-Butylhydroperoxid, Monographie  **3.**236
Butylhydroxid  **3.**224
Butylhydroxyanisol  **1.**151;  **2.**901
− Monographie X02  **7.**585
Butyl-4-hydroxybenzoat  **7.**587
− in Dermatika  **2.**901
− Natriumsalz  **7.**587
*N*-Butyl-*N*-(4-hydroxybutyl)nitrosamin  **3.**180
4-Butyl-4-(hydroxymethyl)-1,2-diphenyl-3,5-pyrazolidinedionehydrogensuccinat  **9.**763
4-Butyl-2-(*p*-hydroxyphenyl)-1-phenyl-3,5-pyrazolidindion  **8.**1282
DL-*N*-[4-(3-*tert.*-Butyl-2-hydroxypropoxy)phenyl]-*N*′-cyclohexylharnstoff  **9.**767
Butylhydroxytoluol  **3.**502
− Monographie X02  **7.**585
16α,17-Butylidendioxy-11β,21-dihydroxy-1,4-pregnadien-3,20-dion  **7.**539
3-Butylidenphthalid  **4.**293, 296ff;  **5.**849
*E*-Butylidenphthalid  **5.**666
*Z*-Butylidenphthalid  **5.**666
6-*tert.*-Butyl-3-(2-imidazolin-2-ylmethyl)-2,4-dimethylphenol  **8.**1277
*N*-Butylimidodicarbonimiddiamid  **7.**544
2-[(3-Butyl-1-isochinolinyl)oxy]-*N*,*N*-dimethyl-ethanamin  **9.**482
2-Butylisothiocyanat  **5.**857
Butylmalonsäurediethylester  **8.**1025f
*n*-Butylmalonsäurediethylester  **7.**579
Butylmethoxydibenzoylmethan, Monographie D02B  **7.**586
2-Butyl-2-methoxy-1,3-diphenylpropandion-1,3  **7.**586
2-*tert.*-Butyl-4-methoxyphenol  **7.**585
*N*-*tert.*-Butyl-1-methyl-3,3-diphenylpropylamin  **9.**813
*n*-Butylmethylketon  **3.**669
*tert.*-Butylmethylketon  **9.**663
4-Butyl-4-[(4-methyl-1-piperazinyl)methyl]-1,2-diphenyl-3,5-pyrazolindindion  **9.**221

(RS)-N-tert.-Butylnoradrenalin **7.**1093
N-Butylnorsynephrin **7.**367
Butyloxidhydrat **3.**224
N-tert.-Butyl-3-oxo-4-aza-5α-androst-1-en-17,3-
  carboxamid **8.**203
(N-tert.-Butyloxycarbonyl-β-alanyl)-L-tryptophyl-L-
  methionyl-L-aspartyl-L-phenylalaninamid **9.**58
Butylparaban
– Monographie **7.**587
– Natriumsalz, Monographie **7.**587
Butyl-1-pentenyl-disulfid **4.**132
3-Butyl-1-phenylamin **7.**551
(RS)-1-(4-tert.-Butylphenyl)-4-[4-(α-hydroxy-
  benzhydryl)piperidino]butanol **9.**809
1-(4-tert.-Butylphenyl)-3-(4-methoxyphenyl)propan-
  1,3-dion **7.**586
1-(4-tert.-Butylphenyl)-4-(methoxyphenyl)-propan-
  1,3-dion **1.**205
(±)-cis-4-[3-(4-tert.-Butylphenyl)-2-methylpropyl]-
  2,6-dimethylmorpholin **1.**355; **3.**585
4-Butyl-1-phenyl-3,5-pyrazolidindion **8.**1025
Butylphthalid **4.**293, 296ff; **5.**666, 849
(R)-(+)-1-Butyl-2′,6′-pipecoloxylididhydrochlorid
  **7.**553
(RS)-1-Butyl-2′,6′-pipecoloxylididhydrochlorid
  Monohydrat **7.**554
Butylpropandicarbonsäuremono(1,2-diphenyl-
  hydrazid) **7.**545
Butyl-2-propenoate **3.**234
Butylpyrazolidine
– Antiphlogistika **M01AA**
– Antirheumatika **M01AA**
Butylscopolaminiumbromid **1.**718
– Monographie **A03B** **7.**588
sek.-Butylsenföl **4.**924
sek.-Butylsenfölglucosid **4.**924
S-tert.-Butylthiomethyl-O,O-diethyldithiophosphat
  **1.**346; **3.**1129
1-Butyl-3-p-tolylsulfonylharnstoff **9.**979
1-Butyl-3-tosylharnstoff **9.**979
Butyl-(R)-2-[4-(5-trifluor-methyl-2-pyridyloxy)-
  phenoxy]-propionat **3.**600
Butyl-2-[4-(5-trifluormethyl-2-pyridyloxy)phenoxy]-
  propionat **3.**600
(2R)-2α-Butyl-4aβ,7β,9α-trihydroxy-6β,8β-bis-
  (methylamino)-5aβ,9aα,10aβ-perhydropyrano[2,3-
  b][1,4]benzodioxin-4-on **9.**1104
(2R,4aR,5aR,6S,7S,8R,9S,9aR,10aS)-2-Butyl-4a,7,9-
  trihydroxy-6,8-bis(methylamino)-perhydropyrano-
  [2,3-b][1,4]benzodioxin-4-on **9.**1104
n-Butylvalerat **6.**1081
Butylvinal **9.**1184
Butyraldehyd **5.**125; **8.**433
Butyraldehyddiethylacetal **5.**752
5-Butyramino-2-hydroxyacetophenon **7.**4
γ-Butyrolactam **9.**465
Butyrolacton **7.**1017
Butyrospermol **4.**112, 114
Butyrospermum parkii **6.**947
Butyroylbrenztraubensäureethylester **9.**427
Butyroylchlorid **8.**92
4-Butyroyl-2,3-dichlorphenoxyessigsäure **8.**92

Butyrum Cacao **6.**946
(R)-3-[4′-Butyrylamino-2′-acetylphenoxy]-1,2-
  propandiol **7.**6
5-Butyrylamino-2-hydroxy-acetophenon **7.**6
p-Butyrylaminophenol **7.**4
Butyrylfilicinsäure **4.**1200
(1-Butyryloxy-2,2,2-trichloroethyl)phophonsäuredi-
  methylester **7.**582
Butyrylsäure **4.**1204
Butysal **9.**827
Butyvinal **9.**1184
Buxa dos cazadores **5.**713
(–)-Buxadienin **4.**589
Buxalfin **4.**590
Buxalphin **4.**590
Buxaltin **4.**590
Buxamin **4.**588f
Buxaminol **4.**589
Buxandonin **4.**589f
Buxandrin **4.**589
Buxanin **4.**589
(+)-Buxaquamarin **4.**588f
Buxarin **4.**590
Buxatin **4.**590
Buxazidin **4.**589f
Buxazin **4.**590
Buxbaum **4.**591
Buxblätter **4.**589
Buxdeltin **4.**590
Buxen **4.**589
Buxenin **4.**589
Buxenon **4.**589
Buxepidin **4.**590
Buxeridin **4.**589
Buxetin **4.**590
Buxi folium **4.**589
Buxi lignum **4.**591
Buxidin **4.**589
Buxin **4.**589
Buxinamin **4.**589
Buxinidin **4.**589
Buxiramin **4.**590
Buxisin **4.**589
Buxithienin **4.**589
Buxocyclamin **4.**588f
Buxomegin **4.**590
(–)-Buxoxybenzamin **4.**589
Buxozin **4.**589f
Buxpiin **4.**589, 592
Buxpsiin **4.**589f
Buxtauin **4.**589, 592
Buxus, Monographie **4.**588
Buxus balearica **4.**588
Buxus chinensis **6.**699
Buxus citrifolia **4.**588
Buxus microphylla **4.**588
Buxus papilosa **4.**588
Buxus sempervirens **3.**368f; **4.**588f, 591f
– Verfälschung von Uvae ursi folium **4.**331
– Verfälschung von Vincae minoris folium **6.**1128
Buxus sempervirens hom. **4.**591f
Buxus wallichiana **4.**592

Buxus-wallichiana-Rinde  **4.**592
Buzepidmetiodid, Monographie **A03A**  **7.**590
Buzz  **3.**269
BVDU *[Brivudin]*  **7.**514
BX *[Buxusalkaloide]*  **4.**589
(–)-Byakangelicin  **6.**510, 513f
Byak-Angelicol  **5.**434, 437
BYD-Virus *[barley yellow dwarf]*  **1.**286
BYM-Virus *[barley yellow mosaic]*  **1.**286
Byssochlamys-Toxine  **3.**924
Byte  **2.**368
BY-Virus *[beet yellow]*  **1.**286
BZ-Stoff  **3.**269
BZT *[Fenetyllinhydrochlorid]*  **8.**179

# C

C *[Cocain]* **3.**333
C B Ho Neu Emulsion, Monographie **3.**237
C B Ho Neu Staub, Monographie **3.**237
C-Orange 13 **4.**667
C 7A *[Cyclodextrin]* **7.**1134
CA *[Camite]* **3.**243
CA *[Celluloseacetat]* **7.**808
Caá **5.**508
Caapí **4.**458, 460
Cabaco de bucha **5.**713
Cabaret (de l'Europe) **4.**379
Cabbage **4.**552, 554
Cab-o-sil **9.**620
Cabreuvin **5.**895
Cabruna de llei **4.**1159
Cabufocon **7.**806
Cacahuatl **6.**943
Cacahué **4.**319
Cacahuete **4.**316, 319
Cacao **6.**943
Cacao hom. **6.**954
Cacao bean **6.**948
Cacao butter **6.**946
Cacao cortex **6.**945
Cacao guianensis **6.**943
Cacao minus **6.**943
Cacao oleum **6.**946
Cacao sativa **6.**943
Cacao seed **6.**948
Cacao semen **6.**948
Cacao semen tostum **6.**948
Cacao testae **6.**945
Cacao tree **6.**943
Cacaoyer **6.**943
Cacatrappola **4.**751
Cacau **6.**943, 948
Caccalia decurrens **4.**451
Caccia febbre **4.**759
Caccigenin **6.**588
Caccigenin-28-*O*-β-D-glucosid **6.**588
Cachou **4.**31
Cachunuß-Baum **4.**254
Cacodylsäure **5.**742
Cacti flos **6.**658
Cacti grandiflori flos **6.**658
Cacti grandiflori herba **6.**659
Cacti grandiflori herba florens **6.**659
Cacticin **4.**386; **6.**658
Cacto grandifloro **6.**658
Cactus **6.**660
Cactus ambiguus **5.**923
Cactus bonplandii **5.**73

Cactus cochenillifer **4.**1135
Cactus grandiflorus **6.**658f, 661
Cactus grandiflorus hom. **6.**660f
Cactus serpentinus **5.**923
Cactus speciosus **6.**658
Cacumen Biotae **6.**963
Cacumina Absinthii florentia **4.**360
Cacumina Sabinae **5.**585
Cacumina Scoparii **4.**1128
CAD *[collisionally activated dissociation]* **2.**237
Cada **5.**579
1,4,9-Cadalatrien **6.**1070
Cadalin **5.**441
Cadalvena **4.**1032
Cadaverin **4.**914
Cade **5.**579
Cade oil **5.**580
Cadi oleum **5.**580
Cadillac of drugs **3.**333
Cadinen **4.**288, 372, 812; **5.**447, 580; **6.**159, 180, 185, 871, 878
α-Cadinen **5.**568
β-Cadinen **4.**365
δ-Cadinen **4.**273, 450, 636, 990, 1160; **5.**576, 812, 950
γ-Cadinen **4.**991; **5.**568; **6.**753, 755, 759, 936, 1084, 1097
(−)-Cadinen **4.**128
Cadinen-4-en-1-ol **5.**687
Cadinol **4.**14, 962; **5.**580; **6.**753, 755, 759, 935
α-Cadinol **4.**602; **5.**568, 589; **6.**759, 1097
10-(α)-Cadinol **6.**195
T-Cadinol **4.**606; **6.**629
Cadmium **7.**591
– Monographie **3.**237
– ionensensitive Membran **2.**492
– Komplexbildungskonstante mit EDTA **2.**354
– Nachweisgrenze, spektroskopische **2.**469
Cadmium metallicum, Monographie **7.**591
Cadmium sulfuricum, Monographie **7.**591
Cadmiumblende **3.**237
Cadmiumcarbonat **3.**237
Cadmiumchlorid **3.**238, 241
Cadmiumcyanid **3.**241
Cadmiumfluorid **3.**241
Cadmiumformiat **3.**241
Cadmiumgelb **3.**237
Cadmiumhexafluorosilikat **3.**241
Cadmiumiodid **3.**241
Cadmium-Metallothionein **3.**238f
Cadmiumoxid **3.**238, 241
Cadmiumoxidrauch **3.**240
Cadmiumselenosulfid **3.**241
Cadmiumstaub **3.**241
Cadmiumstearate **3.**237
Cadmiumsulfat-Wasser **7.**591
Cadmiumsulfid **3.**237
Cadox TBH **3.**236
Cadsura japonica **5.**605
Caelifera **1.**307
Caenotus canadensis **4.**990

Caerulein-Synthese **7.**812
Caesium
– Antidot **2.**342; **8.**15
– Nachweisgrenze, spektroskopische **2.**469
Caesiumchlorid, Monographie **7.**592
Caesiummonochlorid **7.**592
Cafaminol, Monographie R01AA **7.**592
Café **4.**927, 930
Café de glands **6.**350
Café des noirs **4.**720
Café vert **4.**930, 938
Cafedrin
– Monographie C01CA **7.**593
– hydrochlorid, Monographie C01CA **7.**594
Cafeeiro **4.**927
Caféier **4.**927
Cafestol **4.**931f, 938
Cafeto **4.**927
Caffeine **7.**1073
– Hydrate **7.**1075
Caffeine and sodium benzoate **7.**1076
Caffeoyl-L-Apfelsäure **4.**840
Caffeoyl-calleryanin **4.**62
6-Caffeoylcatalpol **6.**1119
Caffeoylchinasäure **5.**506, 509; **6.**471
3-Caffeoylchinasäure **4.**85f, 698
4-Caffeoylchinasäure **4.**698
5-Caffeoylchinasäure **4.**698, 931
2-*O*-Caffeoyl-3-(3,4-dihydroxyphenyl)milchsäure **5.**815
1-Caffeoylgalactose-6-sulfat **4.**86f
1-Caffeoylglucose **4.**86
1-*O*-Caffeoylglucose **5.**937
1-Caffeoylglucose-3-sulfat **4.**86f
1-Caffeoylglucose-sulfatester **4.**85
2-(−)-Caffeoyl-D-glycerinsäure **4.**840
*t*-Caffeoyl-2″-isoorientin **5.**229
6-Caffeoylmussaenosid **6.**1119
2-Caffeoyltartrat **5.**968
4-(−)-Caffeoyltrihydroxybuttersäure **4.**840
Caffeoyltrihydroxybutyrolacton **4.**840
Caffeoylweinsäure **4.**84; **5.**28
Caftarsäure **5.**19, 28
Caglio bianco **5.**219
Caglio giallo **5.**225f
Cahual **5.**440
Cahu-fan-tuen-tang **5.**604
Ch'ai-fu **4.**580
Caille-lait blanc **5.**219
Caille-lait jaune **5.**225f
Caille-Viels Reagens **1.**531
Caj **4.**630
Cajenneam **5.**35
Cajeputi aetheroleum **1.**611f
Cajeputol **7.**959
Cajeputöl **1.**611f
Cajnoe derevo **4.**629
Cajou **4.**254
Cajú **4.**254, 256
Cajueiro **4.**254f
Cajuil **4.**254
caking **2.**108, 926

Calacoren **5.**441
Calactin **4.**622, 624
Caladium picta **4.**1165
Caladium seguinum **4.**1165
Caladium seguinum hom. **4.**1166f
Calamandier petit chêne **6.**930
Calamandrea **6.**930
Calamandrea salvatica **6.**938
Calambac **4.**307
Calamen **4.**636; **6.**195
Calament **4.**596
Calami oleum **1.**571; **3.**100f
Calami tinctura **1.**672
Calamine, in Dermatika **2.**901
Calamine and coal tar ointment **2.**892
Calamine ointment **2.**892
Calamintha, Monographie **4.**595
Calamintha ascendens **4.**595
Calamintha glandulosa **4.**595
Calamintha hederacea **5.**293
Calamintha montana **4.**595
Calamintha nepeta **4.**595f
Calamintha nepetoides **4.**595
Calamintha officinalis **4.**595
Calamintha thessala **4.**595
Calaminthadiol **4.**596f
Calaminthae herba **4.**596
Calaminthae montanae herba **4.**596
Calaren **4.**287; **6.**1075
Calcarea hypophosphorosa **7.**607
Calcaria absorbens, Monographie **7.**595
Calcaria arsenicosa **7.**604
Calcaria chlorata **7.**633
Calcaria compositio **7.**595
Calcaria soluta **1.**565
Calcaria usta **7.**636
Calcatreppola **5.**77
Calcid, Monographie **3.**241
α-Calcidiol **7.**100
Calcifediol
– Monographie A11 **7.**596
– Monohydrat, Monographie A11 **7.**597
Calciferol **8.**56
– Nachweis **1.**532
Calcii bromidum **7.**612
Calcii carbonas **7.**613, 615
Calcii fluoridum **7.**624
Calcii glycerophosphas **7.**629
Calcii hypochloris **7.**633
Calcii lactas pentahydricus **7.**620
Calcii lactas trihydricus **7.**621
Calcii oxidum **7.**636
Calcii stearas **7.**640
Calcii sulfas ad usum chirurgicum **7.**641
Calcii sulfas hemihydricus **7.**641
Calcii sulfidi solutio **1.**620
Calcinosefaktor **7.**1329
Calcit **7.**613
Calcitonin
– Monographie H05BA **7.**598
– Reinheitskontrolle mit Elektrophorese **2.**254
Calcitonin vom Lachs, Monographie H05BA **7.**601
Calcitoninum salmonis **7.**601
Calcitrapa hippophaestum **4.**751
Calcitrapae herba **4.**751
Calcitrin **7.**598
Calcitriol, Monographie A11 **7.**601
Calcium
– Grenzprüfung **2.**305f
– ionensensitive Membran **2.**493
– Komplexbildungskonstante mit EDTA **2.**354
– Mineralwässer **1.**246
– Nachweis **2.**128
– – n. Cretin **1.**534
– – histologischer **1.**534
– – im Urin **1.**557
– Nachweisgrenze, spektroskopische **2.**469
– Säuglingsnahrung **1.**229, 241
Calcium aceticum, Monographie **7.**603
Calcium aceticum solutum Hahnemanni, Monographie **7.**604
Calcium arsenicosum, Monographie **7.**604
Calcium bromatum **7.**612
– Monographie **7.**605
Calcium carbonicum Hahnemanni, Monographie **7.**605
Calcium carbonicum praecipitatum **7.**613
Calcium causticum Segini, Monographie **7.**606
Calcium chloratum **7.**616ff
Calcium citricum monobaricum **7.**619
Calcium cyclohexenylaethylbarbituricum **7.**1131
Calcium dihydrogenphosphoricum **7.**619
Calcium fluoratum **7.**625
– Monographie **7.**606
Calcium glycerolum phosphoricum **7.**629
Calcium hydroxydatum ad absorptionem **7.**595
Calcium hypophosphorosum, Monographie **7.**607
Calcium jodatum, Monographie **7.**607
Calcium oroticum **7.**624
Calcium oxalicum, Monographie **7.**608
Calcium oxydatum **7.**636
Calcium pantothenicum **7.**637
Calcium phosphoricum **7.**631
– Monographie **7.**608
Calcium phosphoricum monobasicum **7.**619
Calcium picrinicum, Monographie **7.**609
Calcium silicicum **7.**639
– Monographie **7.**609
Calcium sodium lactate **7.**623
Calcium stibiatosulfuratum, Monographie **7.**609
Calcium sulfidi solutio **7.**642
Calcium sulfuratum **7.**642
Calcium sulfuricum **7.**640
– Monographie **7.**610
Calcium sulfuricum ustum **7.**641
Calciumacetat **1.**534
Calciumacetylosalicylcarbamid **7.**678
Calciumalginat, Monographie **7.**610
Calcium-*N*-[4-(2-amino-5-formyl-5,6,7,8-tetrahydro-4-hydroxypteridin-6-ylmethylamino)-benzoyl]-L-(+)-glutamat **7.**625

Calciumantagonisten, C08 7.264, 1342
- nichtselektive C08E
- selektive mit direkten kardialen Effekten C08D
- selektive mit vorwiegend vaskulären Effekten C08C
Calciumarachinat, Monographie 7.610
Calciumarsenat 3.96
Calciumarsenit 7.604
Calciumbehenat, Monographie 7.611
Calcium-bis(acetylsalicylat)-2-Wasser 7.43
Calcium-bis(dihydrogencitrat) 7.619
Calcium-bis(4-O-β-D-galactopyranosyl-D-gluconat) 7.622
Calcium-bis(D-glycero-D-gulo-heptonat) 7.627
Calciumbromid 7.605
- Monographie 7.612
- Hexahydrat 7.605
Calciumcarbid-Methode, zur Wassergehaltsbestimmung 2.58
Calciumcarbonat 1.192f, 638f
- Monographie A02A 7.613
- leichtes, Monographie A12 7.615
- rohes, Monographie A12 7.615
- Tablettierung 2.945
Calciumchlorid 1.531ff, 570ff
- Dihydrat, Monographie A12 7.616
- Hexahydrat, Monographie A12 7.617
- wasserfrei, Monographie A12, B05XA 7.618
Calciumchloridlösung 1.531, 614
- nach Hammarsten 1.531
Calciumcholat 7.933
Calciumcitrat
- primäres 7.619
- Tetrahydrat, Monographie A12 7.618
Calciumcyanamid, Monographie 3.242
Calciumcyanid, Monographie 3.242
Calciumdiacetat Monohydrat 7.603
Calciumdichlorid 7.616ff
Calciumdihydrogencitrat, Monographie A12 7.619
Calciumdihydrogenphosphat 7.619
- Monohydrat, Monographie A12 7.619
Calcium-2,5-dihydroxybenzolsulfonat Monohydrat 7.624
Calcium-(2,3-dihydroxypropyl)phosphat Dihydrat 7.629
Calciumdilactat
- Pentahydrat, Monographie A12 7.620
- Tetrahydrat, Monographie A12 7.621
- Trihydrat, Monographie A12 7.621
Calciumdilactobionat
- Dihydrat, Monographie A12 7.622
- Pentahydrat, Monographie A12 7.622
Calciumdinatriumtrilactat Tetrahydrat, Monographie A12 7.623
Calciumdiorotat, Monographie 7.624
Calciumdobesilat Monohydrat, Monographie B02B, C05B 7.624
Calcium-DTPA [Diethylentriaminpentaessigsäure] 7.642; 9.66
Calciumeicosanoat 7.610
Calciumfluorid 3.601
- Monographie A01AA 7.624

Calciumfluorophosphat 7.276
Calciumfolinat, Monographie A11 7.625
Calcium-5-formyltetrahydropteroylglutamat 7.625
Calciumgluceptat 7.627
Calciumglucoheptonat, Monographie A12 7.627
Calciumgluconat
- Monohydrat, Monographie A12 7.627
- Nachweis 1.534
Calciumglycerinophosphat, Monographie A12 7.629
Calciumglycerophosphat 7.629
Calciumheparinat 8.417
Calciumhydrogenphosphat 1.699
- Monographie A12 7.631
- Dihydrat 7.608
- - Monographie A12 7.631
Calciumhydroxid 3.860; 7.606
- Monographie 7.633
- als Fungizid 1.351
- in Zubereitungen 1.565ff
Calciumhydroxidlösung 1.565ff
Calciumhypochlorit, Monographie X03 7.633
Calciumiodid, Tetrahydrat 7.607
Calciumiopodat, Monographie V08A 7.635
Calciumlactat
- Pentahydrat 7.620
- Trihydrat 7.621
Calciumlactobionat 7.622
Calciumleucovorin 7.625
Calciummetasilicat 7.609
Calciumoxalat, Monohydrat 7.608
Calciumoxid 1.565ff; 7.727
- Monographie 7.636
Calciumpantothenat, Monographie A11 7.637
Calcium-D-pantothenat 7.637
Calcium-DL-pantothenat, Monographie A11 7.639
Calciumphosphat
- primäres 7.619
- sekundäres 7.631
- zweibasisches 7.631
Calciumphosphid 1.371
Calciumphosphinat 1.581ff; 7.607
Calciumpikrat 7.609
Calciumpolycarbophil 9.284
Calcium-1,2,3-propantriolmono(dihydrogenphosphat) 7.629
Calciumpyrophosphat 1.192
Calciumsilicat, Monographie A02A 7.639
Calciumstearat
- Monographie 7.640
- FST-Mittel 2.946
Calciumsulfat 1.570ff
- Dihydrat 7.610
- - Monographie 7.640
- - Tablettierung 2.945
- Hemihydrat, Monographie 7.641
Calciumsulfid 7.609
- Monographie D10AX 7.642
Calciumtetrahydrogenphosphat 7.619
Calciumtrinatriumpentetat, Monographie V03AB, V08C 7.642
Calciumwolframat 1.702

Calcon 2.354
Calcutta lucerne 4.1103
Calcyan, Monographie 3.243
Calderugia 6.675
Caldo 4.601
Calebassencurare 6.822
C-Calebassin 6.818, 821, 823
Calendin 4.605
Calendola 4.601
Calendula 4.602, 611f
– Monographie 4.597
Calendula aegyptiaca 4.598
Calendula arvensis 4.597ff, 602
Calendula bicolor 4.598
Calendula ceratosperma 4.598
Calendula cristagalli 4.598
Calendula eckerleinii 4.597
Calendula gracilis 4.598
Calendula incana 4.597
Calendula lanzea 4.597
Calendula malacitana 4.598
Calendula maroccana 4.597
Calendula meuselii 4.597
Calendula micrantha 4.598
Calendula officinalis 1.327; 4.597f, 601f, 610ff
– Verfälschung von Arnicae flos 4.347
Calendula officinalis hom. 4.611f
Calendula pachysperma 4.597
Calendula palaestina 4.597f
Calendula parviflora 4.598
Calendula persica 4.598
Calendula repanda 4.598
Calendula sancta 4.598
Calendula sativa 4.612
Calendula silvestre 4.598
Calendula stellata 4.597
Calendula suffruticosa 4.597
Calendula tripterocarpa 4.597
Calendula vulgaris 4.612
Calenduladiol-(3β,16β-Dihydroxylup-20(29)-en)-Ester 4.605
Calendulae alpinae flos 4.346
Calendulae arvensis flos 4.599
Calendulae arvensis herba 4.599
Calendulae flos A01AD, D03 4.602
Calendulae flos cum calyce 4.610
Calendulae flos sine calyce 4.602
Calendulae herba 4.611
Calendulae oleum 4.606
Calendulae silvestris flos 4.599
Calendulae silvestris herba 4.599
Calendulaglycoside 4.604
Calendulaöl 4.606
Calendulasalbe 4.606
Calendulasäure 4.602
Calendulosid 4.422
Calico bush ivy 5.608
Calicosin 6.990f
California coffee-tree 6.393
California fern 4.970
California pepper tree 6.627
California poppy 5.111

California poppy leaves 5.112
California white pine 6.176
Californidin 5.112
Californin 5.112
Californium, Antidot 2.342
Calisaya bark 4.875
Calisaya-Chinarinde 4.874f
Calixin
– Monographie 3.243
– Pflanzenschutz 1.356
C-Alkaloide 6.818, 821, 842
Calla, Monographie 4.615
Calla aethiopica hom. 4.616
Calla palustris 4.616
Calla-palustris-Rhizom 4.616
Callae palustris radix 4.616
Callae palustris rhizoma 4.616
Calleryanin 4.62
Callicocca ipecacuanha 4.774
Calluna 4.618
– Monographie 4.617
Calluna sagittaefolia 4.617
Calluna vulgaris 4.617ff
Calluna vulgaris hom. 4.620
Callunae cum floribus herba 4.619
Callunae flos 4.618
Callunae herba 4.619
Callunae vulgaris herba 4.619
Callune 4.617
Callunin 4.617f
Calodendrolid 4.1161
Calomel 3.1021
Calonyction muricatum 5.537
Caloscordum exsertum 4.188
Calotoxin 4.624
Calotropagenin 4.624
Calotrope 4.624
Calotropin 4.622, 624
Calotropis 4.622
– Monographie 4.621
Calotropis bark 4.622
Calotropis gigantea 4.621ff
Calotropis gigantea hom. 4.623
Calotropis hamiltonii 4.621, 624
Calotropis herbacea 4.621
Calotropis heterophylla 4.624
Calotropis procera 4.621f, 624
Calotropis radicis cortex 4.622, 624
Calotropis wallichii 4.624
Caltha, Monographie 4.624
Caltha alpestris 4.625
Caltha arctica 4.625
Caltha asarifolia 4.625
Caltha officinalis 4.601, 612
Caltha palustris 4.625f
Caltha palustris hom. 4.627
Caltha-palustris-Kraut 4.626
Caltha polypetala 4.625
Caltha silvestris 4.625
Caltha vulgaris 4.625
Calthae palustris cum floribus herba 4.626
Calthae palustris flores et folia 4.626

Caltholid **4.**626
Calumba **5.**557
Calumbae radix **5.**557
Calungo **4.**44
Calvatia bovista **5.**725
Calycanthogenol **5.**194
Calycomelia americana **5.**188
Calycosin **4.**533
Cam lien **6.**926
Camamilla romana **4.**808
Camazepam, Monographie **N05BA** **7.**643
Cambá canilla **6.**133
Cambará **6.**1098
Cambendazol **1.**765
– Monographie **P02CA** **7.**644
Cambodian cardamom **4.**246f
Cambrón **5.**803
Camedrio **6.**930
Camedrio alpino **4.**1197
Camellia, Monographie **4.**628
Camellia assamica **4.**628
Camellia bohea **4.**628
Camellia chinensis **4.**628
Camellia irrawadiensis **4.**628
Camellia japonica **4.**628
Camellia kissi **4.**628
Camellia oleifera **4.**628
Camellia oleosa **4.**628
Camellia sasanqua **4.**628; **5.**941
Camellia sinensis **4.**628ff, 638f
Camellia thea **4.**628; **9.**853
Camellia viridis **4.**628
Camelliagenin **4.**635; **5.**76, 80; **6.**270, 281
Camembert, Mykotoxine **3.**25
Camenerio **5.**57
Camfora **4.**896
Camit, Monographie **3.**243
Camoins Reagens **1.**528
Camomila **4.**817, 819
Camomila dos Alemães **4.**819
Camomila nobre **4.**808
Camomila odorante **4.**808
Camomila romana **4.**811
Camomila verdadeira **4.**808
Camomila vulgar **4.**819
Camomilla **4.**817
Camomilla dos Alemães **4.**817
Camomilla di Boemia **4.**808
Camomilla commune **4.**819
Camomilla comune **4.**817
Camomilla di Germania **4.**808
Camomilla inglese **4.**808
Camomilla mezzana **4.**286
Camomilla nobile **4.**808
Camomilla ortense **4.**808
Camomilla romana **4.**808, 811
Camomilla senza odore **4.**285
Camomilla vulgar **4.**817
Camomille **4.**817
Camomille allemande **4.**817
Camomille des chiens **4.**286
Camomille commune **4.**817

Camomille romaine **4.**808, 811
Camomille sauvage **4.**285, 809
Camomille de teintures **4.**287
Camou Catechu **4.**31
Campanula gentianoides **6.**239
Campanula glauca **6.**239
– Verfälschung von Ginseng radix **6.**15
Campanula à grande fleur bleue **6.**239
Campanula grandiflora **6.**239
Campanulin **6.**441f
Campanumoea pilosula, Verfälschung von Ginseng radix **6.**15
$\Delta$-7-Campestenol **5.**414
Campesterin **4.**255; **5.**274, 674
Campesterol **4.**16, 114, 297, 440, 559, 605, 683, 703, 761, 962, 964, 1070, 1076; **5.**85, 188, 274, 302, 312, 400, 414, 507, 635, 718, 775, 881, 940; **6.**71, 308, 336, 476, 575, 577, 690, 1019, 1027
($\pm$)-2-Camphanon **7.**645
Camphelenaldehyd **4.**19
Camphen **4.**10, 14, 16, 18ff, 128, 131, 247f, 252, 358, 365, 371, 379, 468, 810, 900, 999, 1080, 1085, 1087, 1100, 1159; **5.**117, 566, 632, 638, 688, 779, 824, 905, 950ff, 958ff; **6.**159, 180, 186, 193, 491, 542, 550, 567, 569, 630, 872, 878, 955, 987, 1073, 1075, 1084; **9.**1212
– Monographie **7.**645
Camphenhydrat **4.**19
Campher **1.**563ff; **4.**19, 53, 127, 242, 248, 884, 899f, 902, 999, 1085, 1087, 1097, 1100; **5.**589, 638, 640, 642, 686, 688, 705, 950ff, 960; **6.**491, 539, 542, 550, 569, 878, 969, 976, 987, 1084
– racemischer **7.**645
– synthetischer **7.**645
(1$S$:4$S$)(–)-Campher **4.**49
D-Campher **4.**252
– Monographie **R05CA** **7.**649
DL-Campher, Monographie **D11AX** **7.**645
Campherbaum **4.**896
Campherenol **4.**896f
Campherenon **4.**896f
Campherhaltige Opiumtinktur **7.**648
Campherlösung, ölige **1.**628; **7.**648
Campheröl **1.**612ff; **3.**736; **4.**896; **7.**648
– starkes **1.**628; **7.**648
Camphersalbe **1.**691; **7.**648
(+)-Camphersäure, Monographie **7.**650
(1$R$)-$cis$-Camphersäure **7.**650
Camphersäure-mono-1-(4-tolyl)ethylester-di-ethanolaminsalz **9.**964
Campherspiritus **1.**617, 664; **7.**648
Camphervergälltes Ethanol **1.**664f
Campherwasser, konzentriertes **7.**648
Camphol **7.**508
Camphophylin **8.**97
Camphor **7.**645
Camphor blue oil **4.**896
Camphor laurel **4.**896
Camphor oil **4.**896
Camphor tree **4.**896

Camphora **7.**645, 649
Camphora camphora **4.**896
Camphora naturalis **7.**649
Camphora officinarum **4.**896
Camphora racemica **7.**645
Camphorae oleum **1.**628; **4.**896
Camphorae solutio ethanolica **1.**664
Camphorae solutio oleosa **1.**628
Camphorae tinctura benzoica **1.**683
Camphorae unguentum **1.**689; **2.**886
Camphoren **4.**966
Camphorina saigonica, Verwechslung mit Cinnamomum loureirii **4.**899
Camphre **4.**896
Camphrier du Japon **4.**896
Campogran **3.**622
Camylofin, Monographie A03A **7.**651
Cana fista **4.**719
Cana fista folhas **4.**720
Caña fistula **4.**716
Canada-balsam **4.**17
Canada fleabane **4.**990
Canada ginger **4.**378
Canada snake-root **4.**378, 957
Canada turpentine **4.**17
Canadese helmbloem wortel **4.**1155
Canadian asarabacca **4.**378
Canadian elder **6.**575
Canadian golden rod **6.**753
Canadian hemp **4.**303
Canadian hemp root **4.**303
Canadian horsemint **4.**956
Canadin **4.**1015, 1017, 1019, 1023; **5.**747
– Bestimmungsmethode, elektrochemische **2.**519
(−)-α-Canadinmethohydroxid **5.**111
Canadinolsäure **4.**17
Canadinsäure **4.**17
Canadolsäure **4.**17
Canadoresen **4.**17
Canalin **4.**290
Cánamo **4.**640
Canamon **4.**652
Canapa **4.**640
Canapa aquatica **4.**303
Canape **3.**1155f; **4.**640
Canape indiana **4.**640
Canary whitewood **5.**703
Canary wood **5.**703
Canatillo **5.**48
Canavanin **4.**290, 406, 959f
Canbäck-Reaktion **2.**133
Cancentrin **4.**1155
Cancerosa **5.**795
Canchalagua hom. **4.**758
Canche **6.**1062
Cancrosa **5.**795
Candeeiro **6.**1096
Candeia **6.**1098
Candeiaöl **6.**1100
Candelabra aloe **4.**210
Candelabra flower **4.**527
Candelabra plant **4.**210

Candelillawachs **1.**172
Candeptin **7.**652
Candicidin, Monographie G01AA **7.**652
Candida **1.**778
Candida albicans, als Prüfkeim **2.**910, 1104
Candida bovina **6.**523
Candida holmii **6.**523
Candida pintolopesii **6.**523
Candida robusta **6.**523
Candida slooffii **6.**523
Candida utilis **6.**528
Candle anemone **4.**280
Candlestick **4.**703
Candlestick cassia **4.**703
Canéficier **4.**716
Canela **4.**902
Canela de Ceilán **4.**902
Canela do Ceilão **4.**902
Canela de Ceylan **4.**902
Canela de China **4.**890
Canela de la China **4.**890
Canela da China **4.**890
Canela-decutia **6.**133
Canela de Holanda **4.**902
Canella alba
– Verfälschung von Cinnamomi chinensis cortex **4.**892
– Verwechslung mit Winterianae cortex **4.**1195
Canella di China **4.**890
Canella del coromandel **4.**887
Canella essenza **4.**901
Canella di Macassar **4.**899
Canella regina **4.**902
Canella winterana **4.**1035
Canelle de Ceylan **4.**902
Canelle de Chine **4.**887, 890
Canelle de Magellan **4.**1194
Canelle de Saigon **4.**899
Canellier **4.**887, 900
Canelobaum, chilenischer **4.**1192
Canescein **5.**84, 86
Canestro **4.**601
Cangoronin **5.**799
Canhamo **4.**640
Canhamo da India **4.**640
Cankerwort **6.**897
Canna fistula **4.**716
Cannabichromen **4.**641
Cannabicyclol **4.**641
Cannabidiol **4.**641
Cannabielsoin **4.**641
Cannabigerol **4.**641
Cannabinodiol **4.**641
Cannabinoide **4.**640ff, 652
Cannabinol **4.**641
Cannabipren **4.**643
Cannabis **4.**644
– Monographie **4.**640
Cannabis hom. **4.**653
Cannabis americana **4.**640
Cannabis chinensis **4.**640
Cannabis erratica **4.**640

Cannabis foetens 4.640
Cannabis generalis 4.640
Cannabis gigantea 4.640
Cannabis herba 4.644
Cannabis indica 3.1155f; 4.640
Cannabis indica hom. 4.653
Cannabis indicae herba 4.644
Cannabis intersita 4.640
Cannabis lupulus 4.640; 5.447
Cannabis macrosperma 4.640
Cannabis ruderalis 4.640
Cannabis sativa 3.1155f, 1174f; 4.640, 644, 652f
Cannabis sativa hom. 4.653
Cannabis sativae fructus 4.652
Cannabis semen 4.652
Cannabis summitates 4.644
Cannabisativin 4.644
Cannabispirane 4.640
Cannabispiron 4.644
Cannabitriol 4.641
Cannella 4.900, 902
Cannella di Ceylan 4.902
Cannelle de Ceylan 4.900
Cannelle dite de Ceylan 4.902
Cannelle de Padang 4.895
Cannelle type Indonésia 4.894
Canniflavon 4.644
Cannithren 4.644
Cannizzaro-Reaktion 7.438
Cannogenin 4.303; 5.83
Cannogenin-α-L-thevetosid 9.93
Cannogenol 4.977; 5.83
Cannogenol-D-glucomethylosyl-D-glucosid 5.84
Canrenoinsäure, Monographie C03DA 7.652
Canrenon, Monographie C03DA 7.654
Cantaloupe 4.1065
Cantarella 5.731
Cantáridas 5.731
Cantharanthus roseus 9.1176, 1178
Canthariden 1.575, 672; 5.731
Cantharides 5.731
Cantharidin 5.730ff
– Monographie D11AX 7.655
Cantharidis oleum 5.736
Cantharidis tinctura 1.672
Cantharidum tinctura 1.672
Cantharis 5.731, 736
Cantharis hom. 5.737
Cantharis hispanica 5.731
Cantharis vellata, Verwechslung von Cantharides 5.732
Cantharis vesicatoria 5.731
Cantharon 7.655
Canthaxanthin, Monographie 7.655
Canthigasteridae 3.1164
Canthin-6-on 4.147, 150
Canthin-6-on-3-N-oxid 4.150
Cantrodifen 8.1189
Cantueso 5.642
Canutolo 6.935
CAP *[Celluloseacetatphthalat]* 7.809
Cape Aloe 4.222f

Cape khakiweed 5.526
Capelloni 6.1029
Capelvenere 4.85
Caperonia decorticans, Verfälschung von Ipecacuanhae radix 4.780
Capillaire 4.86
Capillaire de Montpellier 4.85f
Capillarin 4.367f, 372, 808
Capillarisin 4.368
Capillarternisin 4.368
Capillen 4.368
Capillera 4.85
Capilli Veneris herba 4.85, 87
Capilli Veneris herba cum radice 4.87
Capillin 4.368, 372
Capillon 4.368
Capnoides cava 4.1018
Capnoides solida 4.1022
Capnoidin 4.1019
Capnorchis americana 4.1156
Capnorchis canadensis 4.1155
Capnorchis cucullaria 4.1156
Capnorchis formosa 4.1157
Capnorchis occidentalis 4.1156
Capo di frate 6.897
Capomilla 4.817
Capon's feather 4.313
Capo-rosso 6.992
Cappe de moine 4.79
Capraria integerrima 6.688
Caprecol flüssig, Monographie 3.244
Capreomycin, Monographie J04AB 7.656
Capreomycin A, Monographie J04AB 7.657
Capreomycin B, Monographie J04AB 7.657
Capreomycinsulfat, Monographie J04AB 7.658
Capriflor bio aktiv Rasendünger mit Unkrautvernichter, Monographie 3.244
Capriflor Rasendünger mit Unkrautvernichter, Monographie 3.245
Caprifolonsäure 6.583
ε-Caprolactam 7.184; 8.780
– Monographie 3.245
Capron 5.182
Capronaldehyd 5.125, 401
Capronsäureanhydrid 8.344
Caprylsäure 4.288, 1087
Caprylsäurevanillylamid 4.673; 7.658
Capsaicin 4.661, 666f, 673
– Monographie M02AB 7.658
– synthetisches 8.1193
Capsaicinoide 4.666, 673
Capsanthin 4.666f
Capsella 4.656
– Monographie 4.655
Capsella, äthanol. Infusum 4.659
Capsella bursa-pastoris 4.656, 659
Capsella bursa-pastoris hom. 4.659
Capsella bursa-pastoris, äthanol. Infusum hom. 4.659
Capsella polymorpha 4.656
Capsella rubella, Verwechslung mit Capsella bursa-pastoris 4.656

Capsiamid 4.666
Capsianisid 4.663
Capsici acris tinctura 4.673
Capsici annui fructus 4.664
Capsici extractum liquidum normatum 1.585; 4.673
Capsici fructus M02AB 4.664, 672
Capsici fructus acer M02AB 4.672
Capsici frutescentis fructus 4.672
Capsici linimentum compositum 1.616
Capsici tinctura normata 1.673; 4.673
Capsici unguentum compositum 1.690; 2.887
Capsicidin 4.662
Capsico 4.672
Capsico annuo 4.664
Capsico pepe cornuto 4.661
Capsicoside 4.662
Capsicosin 4.662f
Capsicum 4.661, 664, 670, 672
– Monographie 4.660
Capsicum annuum 4.660f, 671f; 7.658
Capsicum annuum hom. 4.670f
Capsicum annuum longum 4.661
Capsicum baccatum 4.661
Capsicum cardenasii 4.661
Capsicum chacoense 4.671
Capsicum chinense 4.661, 671
Capsicum conicum 4.671
Capsicum cordiforme 4.671
Capsicum eximium 4.661
Capsicum fastigiatum 4.671
Capsicum fruit 4.664
Capsicum frutescens 4.660, 671f; 7.658
Capsicum grossum 4.671
Capsicum hispidum 4.661
Capsicum longum 4.661, 671
Capsicum minimum 4.661, 671
Capsicum pubescens 4.661
Capsicumfluidextrakt 1.673
– eingestellter 1.673
Capsicum-Oleoresin 4.673
Capsicum-Zubereitungen, Antirheumatika M02AB
Capsique 4.664
Capsolane
– Monographie 3.247
– Pflanzenschutz 1.361
Capsulae 1.572
Capsulae amylaceae 1.572
Capsulae gelatinosae 1.572
Captafol, Monographie 3.247
Captan, Monographie 3.248
Captopril
– Monographie C02EA 7.659
– Nachweisgrenze, voltammetrische 2.510
Captus, Monographie 3.249
Captus flüssig, Monographie 3.249
Capuchin cress 6.1006
Capuchon 4.72
Capucine grande 6.1006
Capucine majeure 6.1006
Capuze de moine 4.72
Carabidae 1.315

Carabron, Monographie 3.249
Caracurin 6.817ff, 823, 842
Carafée 4.832
Caragana arborescens 3.382
Caragana flava 6.15
Caragard 3587
– Monographie 3.249
– Pflanzenschutz 1.368
Caramania-Gummi, Verfälschung von Tragacantha 4.412
Caramiphen
– Monographie N04AX 7.663
– edisilat, Monographie N04AX 7.663
– ethandisulfonat 7.663
– hydrochlorid, Monographie N04AX 7.664
Caranda wax 4.994
Carapanaubin 6.1125
Caraway 4.694, 697
Caraway oil 4.694
Carazolol 1.719
($RS$)-Carazolol
– Monographie C07AA 7.664
– hydrochlorid, Monographie C07AA 7.666
($R$)-Carazolol, Monographie C07AA 7.666
($S$)-Carazolol, Monographie C07AA 7.666
Carbachol 1.719
– Monographie N07A 7.667
Carbacyclin, Monographie B01AX 7.669
Carballa 5.201
Carbamate
– fungizide 1.352
– herbizide 1.360
– insektizide 1.347f
Carbamazepin
– Monographie N03AF 7.669
– Bestimmung mit MS 2.460
– epoxid, Bestimmung mit MS 2.460
Carbamid 8.412
– peroxid, Monographie 7.674
– Säurenitril 3.364
Carbamidin 8.398
Carbaminoylcholinchlorid 1.719
Carbaminsäure-(1-cyclohexylpropyl)ester 9.365
Carbaminsäureester, Nachweis 2.133
Carbaminsäureethylester 9.1133
Carbamonitril 3.645
$N$-Carbamoylarsanilsäure 7.676
1-Carbamoyl-β-carbolin 4.150
(6$R$,7$S$)-7-[4-(Carbamoylcarboxymethylen)-1,3-dithietan-2-carboxamido]-7-methoxy-[3-[(1-methyl-1$H$-5-tetrazolylthio)methyl]]-8-oxo-5-thia-1-azabicyclo[4.2.0]oct-2-en-2-carbonsäure 7.769
– Dinatriumsalz 7.771
4-Carbamoyl-1-[[(6$R$,7$R$)-2-carboxy-8-oxo-7-[(2$R$)-2-phenyl-2-sulfacetamido]-5-thia-1-azabicyclo-[4.2.0]oct-2-en-3-yl-methyl]pyridinium]hydroxid 7.784
– Natriumsalz 7.786
Carbamoylchlorid 7.475
3-Carbamoyl-4-deacetyl-3-de(methoxycarbonyl)-vincaleukoblastin 9.1181
5-Carbamoyl-5$H$-dibenz[b,f]azepin 7.669

*N*-(3-Carbamoyl-3,3-diphenylpropyl)-*N*,*N*-diiso-propyl-*N*-methyl-ammonium-iodid **8.**617
*N*-(3-Carbamoyl-3,3-diphenylpropyl)-*N*,*N*-dimethyl-ammoniumbromid **7.**159
1-(3-Carbamoyl-3,3-diphenylpropyl)-1-methyl-azepaniumiodid **7.**590
1-(3-Carbamoyl-3,3-diphenylpropyl)-perhydro-1-methylazepiniumiodid **7.**590
*N*-(Carbamoylmethyl)arsanilsäure, Natriumsalz **9.**1108
7-[3-(*O*-Carbamoyl)-4-(*O*-methyl)-5,5-dimethyl-α-L-lyxopyranosyloxy]-4-hydroxy-3-[4-hydroxy-3-(3-methyl-2-butenyl)benzamido]-8-methylcumarin **8.**1217
2-Carbamoyl-methylpyridiniumchlorid **9.**303
$N^5$-Carbamoyl-ornithin **7.**976
(2-Carbamoyloxyethyl)trimethylammoniumchlorid **7.**667
(6*R*,7*R*)-3-Carbamoyloxymethyl-7-[(*Z*)-2-(2-furyl)-2-methoxyiminoacetamido]-8-oxo-5-thia-1-azabi-cyclo[4.2.0]oct-2-en-2-carboxylat, Natriumsalz **7.**799
(6*R*,7*R*)-Carbamoyloxymethyl-7-[(*Z*)-2-(2-furyl)-2-methoxyiminoglyoxylamido]-8-oxo-5-thia-1-azabi-cyclo[4.2.0]oct-2-en-2-carbonsäure **7.**797
(5*R*,6*S*)-6-[(1*R*)-3-Carbamoyloxymethyl-1-hydroxy-ethyl]-7-oxo-4-thia-1-aza-bicyclo[3.2.0]hept-2-en-2-carbonsäure, Natriumsalz **9.**524
(5*R*,6*S*)-2-Carbamoyloxymethyl-6-[(*R*)-1-hydroxy-ethyl]-2-penem-3-carbonsäure, Natriumsalz **9.**524
(6*R*,7*S*)-3-(Carbamoyloxymethyl)-7-methoxy-8-oxo-7-[2-(2-thienyl)acetamido]-5-thia-1-azabicyclo-[4.2.0]oct-2-en-2-carbonsäure **7.**775
– Natriumsalz **7.**777
(2-Carbamoyloxypropyl)trimethylammoniumchlor-id **7.**475
2-Carbamoylphenoxyessigsäure, Monographie N02BA **7.**674
(4-Carbamoylphenylarsindiyldithio)diessigsäure **9.**860
10-[3-(4-Carbamoylpiperidyl)propyl]-2-chlor-pheno-thiazin **9.**218
(6*R*,7*R*)-3-[(4-Carbamoylpyridinio)methyl]-8-oxo-7-[(*R*)-2-phenyl-sulfoacetamido]-5-thia-1-azabi-cyclo[4.2.0]oct-2-en-2-carboxylat **7.**784
– Natriumsalz **7.**786
Carbamylmethylcholinchlorid **7.**475
2-Carbamylpyrazin **9.**447
6a-Carbaprostacyclin **7.**669
Carbaril, Monographie P03BX **7.**675
Carbasalat, Calciumsalz, Monographie N02BA **7.**678
Carbason, Monographie P01AR **7.**676
Carbaspirin calcium **7.**678
Carbazochrom, Monographie B02B **7.**678
Carbazol **3.**79
– Referenzsubstanz f. Thermoanalyse **2.**63
(*RS*)-1-(9*H*-Carbazol-4-yloxy)-3-[(1-methylethyl)-amino]-2-propanol **7.**664
– hydrochlorid **7.**666

(*RS*)-1-(4-Carbazolyloxy)-3-*iso*-propylamino-2-propanol **7.**664
– hydrochlorid **7.**666
Carbazolyloxy-3-*iso*-propylamino-2-propanol **1.**719
Carbazotic acid **3.**1220
Carbendazim **1.**357
– Monographie **3.**249
Carbenicillin
– Monographie J01CA **7.**679
– Dinatriumsalz, Monographie J01CA **7.**681
Carbenoxolon
– Monographie A02BX **7.**683
– Dinatriumsalz, Monographie A02BX **7.**685
Carbetamid **1.**360
– Monographie **3.**251
Carbetapentan **9.**79
1-[(2*S*)2-[(1*S*)-1-(Carbethoxybutyl)amino]-1-oxopro-pyl]-(2*S*,3a*S*,7a*S*)-perhydroindol-2-carbonsäure **9.**89
*p*-Carbethoxyphenyl-ε-guanidinocaproat **8.**319
11-(*N*-Carbethoxy-4-piperidyliden)-8-chlor-6,11-di-hydro-5*H*-benzo[5,6]cyclohepta-[1,2-b]pyridin **8.**764
5-Carbethoxypyrrolidon **9.**278
Carbidopa
– Monographie N04BX **7.**685
– Monohydrat, Monographie N04BX **7.**686
Carbimazol, Monographie H03BB **7.**687
Carbimid **3.**364
Carbinol **3.**787; **8.**914
Carbinoxamin
– Monographie R06A **7.**688
– maleat, Monographie R06A **7.**689
Carbo activatus **7.**89; **9.**930
Carbo adsorbens **7.**89; **9.**930
Carbo adsorbens granulatus **1.**611
Carbo animalis **9.**930
– Monographie **7.**689
Carbo animalis hom., Monographie **7.**690
Carbo betulae **4.**508; **7.**690f
Carbo coffeae **4.**928
Carbo ligni pulveratus **7.**690
Carbo medicinalis **7.**89
Carbo ossium **7.**689
Carbo praeparatus **7.**690
Carbo sanguinis **7.**689
Carbo vegetabilis, Monographie **7.**690
Carbo vegetabilis hom., Monographie **4.**508; **7.**691
Carbo vegetabilis granulatus **1.**611
Carboanhydraseblocker **1.**736ff
Carboanhydrasehemmer, Glaukommittel S01EC
*N*-Carbobenzoxy-D-(–)-phenylglycin **7.**737
Carbochromen **7.**693
Carbocistein, Monographie R05CB **7.**691
Carbocromen
– Monographie B01AC, C01D **7.**693
– hydrochlorid, Monographie B01AC, C01D **7.**694
Carbocysteinsulfoxid **7.**691
Carbofos **3.**757

Carbofuran  1.348, 370
– Monographie  3.252
Carbolic acid  3.952
β-Carboline  4.147, 150
Carbolmarasmus  3.953
Carbolochronose  3.953
Carboloniumbromid  8.428
Carbolsäure  3.952;  9.130
Carbolsäurehaltige Bleipflastersalbe  1.692
Carbomer, Monographie  7.695
Carbomer 910, Monographie  7.696
Carbomer 934, Monographie  7.696
Carbomer 934 P, Monographie  7.696
Carbomer 940, Monographie  7.697
Carbomer 941, Monographie  7.697
Carbomer 1342, Monographie  7.697
Carbomethene  3.708
2-(6-Carbomethoxyhexyl)cyclopentan-1,3,4-trion  7.134
16b-Carbomethoxy-(+)-quebrachamin  6.1128
Carbon dichloride  3.1148
Carbon disulfide  3.709
Carbonat, Nachweis  2.129
Carbonchloridsäure  3.906
Carboneum sulfuratum  9.578
Carboneum tetrachloratum  9.832
– Monographie  7.697
Carbonhexachlorid  8.429
Carbonic dichloride  3.254
Carbonis tinctura detergens  1.620
Carbonsäure, Nachweis  2.129
Carbonsäureanhydride, Nachweis  2.130
Carbonsäurechloride, Nachweis  2.130
8,8′-[Carbonylbis[imino-3,1-phenylencarbonylimino-(4-methyl-3,1-phenylen)carbonylimino]]bis-1,3,5-naphthylentrisulfonsäure  9.755
Carbonylchlorid, Monographie  3.254
Carbonyldiamid  8.412
3,4-Carbonylendioxyzimtsäure  7.1149
O-Carbonylenkaffeesäure  7.1149
Carbonylverbindungen, Nachweis  1.539;  2.141
Carboplatin  7.698
– Monographie L01X  7.697
Carbopol  7.695
– Gelherstellung  2.905
Carbosulfan  1.348
– Monographie  3.255
Carbosulfan technisch, SAT 3001, Monographie  3.257
Carbothiazol  8.806
Carbowachse  8.787
2-Carboxamidopyrazin  9.447
Carboxin, Monographie  3.257
Carboxybenzol  7.429
p-Carboxybenzolsulfonamid  7.724
4-Carboxybenzolsulfonsäuredipropylamid  9.344
4-Carboxybenzolsulfonylchlorid  9.344
α-Carboxybenzylpenicillin  7.679
(2S,3aS,7aS)-1-[(S)-N-[(S)-1-Carboxybutyl]alanyl]-hexahydro-2-indolcarbonsäure-1-ethylester  9.89
α-Carboxycaproyl-N,N′-diphenylhydrazin  7.545
2′-Carboxy-4-chlorbenzophenon  7.912f

9-Carboxy-2-chlor-9-hydroxy-fluoren  3.288
4-Carboxy-2,3-dichlorphenoxy-essigsäureethylester  9.927
N-[(2S,5R,6R)-2-Carboxy-3,3-dimethyl-7-oxo-4-thia-1-aza-bicyclo[3.2.0]hept-6-yl]-2-phenyl-malonamsäure  7.679
N-(2-Carboxy-3,3-dimethyl-7-oxo-4-thia-1-azabicyclo[3.2.0]hept-6-yl)-3-thiophenmalonamsäure  9.918
3-Carboxy-5-ethoxy-1,2,4-thiadiazol  3.567
(S)-Carboxyethylcystein  4.27
(S)-(Carboxyethyl)mercaptursäure  3.995
12-Carboxyeudesman-3,11,(13)-dien  5.532
16-Carboxyherbavin  6.1125
(6R,7S)-7-[2-Carboxy-2-(4-hydroxyphenyl)-acetamido]-7-methoxy-3-[(1-methyl-5-tetra-zolylthio)methyl]-8-oxo-5-oxa-1-azabicyclo[4.2.0]-oct-2-en-2-carbonsäure  8.696
(6R,7R)-7-[[Carboxy-(4-hydroxyphenyl)acetyl]-amino]-7-methoxy-3-[[(1-methyl-1H-tetrazol-5-yl)-thio]methyl]-8-oxo-5-oxa-1-azabicyclo[4.2.0]oct-2-en-2-carbonsäure  8.696
(DL)-(3-Carboxy-2-hydroxypropyl)trimethyl-ammoniumhydroxid  7.712
(R)-(3-Carboxy-2-hydroxypropyl)-trimethyl-ammonium-hydroxid, inneres Salz  7.713
(S)-(+)-3-Carboxy-2-hydroxy-N,N,N-trimethyl-hydroxid, inneres Salz  7.713
(R)-3-Carboxy-2-hydroxy-N,N,N-trimethyl-1-propan-aminium-hydroxid, inneres Salz  7.713
16-Carboxyisoherbavin  6.1125
2-Carboxy-4-isopropyl-3-pyrrolidinylessigsäure  8.641
[3-[[2-(Carboxylatomethoxy)benzoyl]amino]-2-(methoxypropyl)hydroxymercurat(I), Natrium-salz  8.886
2-Carboxyl-methylpyridiniumchlorid  9.303
N-[(2S,5R,6S)-2-Carboxy-6-methoxy-3,3-dimethyl-7-oxo-4-thia-1-azabicyclo[3.2.0]hept-6-yl]-3-thio-phenmalonamsäure  9.793
N-7-{[(6R,7R)-2-Carboxy-7-methoxy-3-{[(1-methyl-1H-tetrazol-5-yl)thio]methyl}-8-oxo-5-oxa-1-aza-bicyclo[4.2.0]oct-2-en-7-yl]}-2-(p-hydroxyphenyl)-malonamidsäure  8.696
(6R,7S)-4-[[2-Carboxy-7-methoxy-3-(1-methyl-1H-tetrazol-5-yl)thio]methyl]-8-oxo-5-thia-1-azabi-cyclo[4.2.0]oct-2-en-7-yl)carbamoyl]-1,3-dithietan-Δ²-α-malonamidsäure  7.769
– Dinatriumsalz  7.771
Carboxymethylcellulose  2.677
– Monographie A06AC  7.699
– Calciumsalz
– – Monographie  A06AC  7.699
– – in Dermatika  2.901
– Natriumsalz
– – Monographie  A06AC  7.700
– – in Dermatika  2.901
– – Tablettenüberzug  2.961
– Tablettierung  2.945
Carboxymethylcellulosegel  2.890;  7.699
S-(2-Carboxymethyl)cystein  3.435
S-Carboxymethyl-L-cystein  7.691

(Carboxymethyl)dimethyl(2-hydroxyethyl)-
ammoniumhydroxid, inneres Salz  8.1262
N-Carboxymethyl-L-glutamylpeptide  4.397
N-(Carboxymethyl)-2-hydroxy-N,N-dimethylethan-
aminium-hydroxid, inneres Salz  8.1262
3-Carboxymethyl-4-isopropenylprolin  8.641
3-(Carboxymethyl)pyridin  8.952
Carboxymethylstärke, Tablettierung  2.945
4-(N-Carboxymethylsulfamyl)-benzol-di-
azoniumhexafluorophosphat  1.468
5-Carboxy-6-methyl-6-sulfino-4-aza-2-heptensäure
  9.690
3-[(Carboxymethyl)thio]alanin  7.691
Carboxymethyltrimethylammoniumchlorid  7.465
N-Carboxy-3-morpholinosydnoniminethylester
  8.1027
21-(3-Carboxy-1-oxopropoxy)-11β,17-dihydroxy-6α-
methylpregna-1,4-dien-3,20-dion  8.958
21-(3-Carboxy-1-oxopropoxy)-11β,17-dihydroxy-
pregna-1,4-dien-3,20-dion  9.326
21-[3-Carboxy-1-oxopropoxy]-11β,17-dihydroxy-
pregn-4-en-3,20-dion  8.479
(3β,20β)-3-(3-Carboxy-1-oxopropoxy)-11-oxo-olean-
12-en-29-säure  7.683
– Dinatriumsalz  7.685
5β-21-(3-Carboxy-1-oxopropoxy)-pregnan-3,20-
dion  8.490
6-[3-(3-Carboxy-1-oxopropyl)-3,4-dihydro-5,7-di-
hyroxy-4-oxo-2H-benzopyran-2-yl]-2,3-dihydro-3-
(4-hydroxy-3-methoxyphenyl)-1,4-benzodioxin-2-
yl-methylhydrogensuccinat  9.617
1-[[2-Carboxy-8-oxo-7-[(2-thienyl)acetamido]-5-thia-
1-azabicyclo[[[4.2.0]oct-2-en-3-yl]methyl]-
pyridiniumhydroxid, inneres Salz  7.738
(6R-trans)-1-[[2-Carboxy-8-oxo-7-[(2-thienylacetyl)-
amino]-5-thia-1-azabicyclo[[[4.2.0]oct-2-en-3-yl]-
methyl]pyridiniumhydroxid, inneres Salz  7.738
[2S(2α,5α,6β)]6-[(Carboxyphenylacetyl)amino]-3,3-
dimethyl-7-oxo-4-thia-1-azabicyclo[3.2.0]heptan-
2-carbonsäure  7.679
m-Carboxyphenylalanin  4.1076
3-Carboxy-1,4-phenylendiamin  1.486
2-(Carboxyphenyl)-phenyliodiumsalz  8.828
(2S,3aS,6aS)-1-[(S)-N-[(S)-1-Carboxy-3-phenyl-
propyl]-alanyl]-octahydrocyclopenta[b]pyrrol-2-
carbonsäure-1-ethylester  9.487
1-[N-[(S)-1-Carboxy-3-phenylpropyl]-L-alanyl]-L-
prolin-1'-ethylester  8.22
– maleat  8.23
(S)-2-[(S)-N-[(S)-1-Carboxy-3-phenylpropyl]alanyl]-
1,2,3,4-tetrahydro-3-isochinolincarbonsäure-1-
ethylester  9.479
(1S,9S)-9-[[(S)-1-Carboxy-3-phenylpropyl]amino]-
octahydro-10-oxo-6H-pyridazino[1,2-a][1,2]di-
azepin-1-carbonsäure-9-ethylester  7.951
(3S)-3-{[(1S)-1-Carboxy-3-phenylpropyl]amino}-
2,3,4,5-tetrahydro-2-oxo-1H-1-benzazepin-1-essig-
säure-3-ethylester  7.390
1-{N²-[(S)-1-Carboxy-3-phenylpropyl]-L-lysyl}-pro-
lin  8.745
Carboxypolymethylene  7.695

3β-(3-Carboxypropionyloxy)-11-oxoolean-12-en-30-
säure  7.683
4-Carboxythiazolidin  9.940
(2S,5R,6R)-6-[2-Carboxy-2-(3-thienyl)acetamido]-
3,3-dimethyl-7-oxo-4-thia-1-azabicyclo[3.2.0]-
heptan-2-carbonsäure  9.918
6-[2-Carboxy-2-(3-thienyl)acetamido]penicillan-
säure  9.918
[2S-[2α,5α,6β(S*)]]-6-[(Carboxy-3-thienyl-acetyl)-
amino]-3,3-dimethyl-7-oxo-4-thia-1-azabicyclo-
[3.2.0]heptan-2-carbonsäure  9.918
[2S(2α,5α,6α)]-6-[(Carboxy-3-thienylacetyl)amino]-
6-methoxy-3,3-dimethyl-7-oxo-4-thia-1-azabicyclo-
[3.2.0]heptan-2-carbonsäure  9.793
Carboxy-N,N,N-trimethylmethanaminiumhydroxyd
  7.464
Carboxy-N,N,N-trimethylmethanammonium-chlor-
id  7.465
12-Carboxy-Vitamin-A-säure  8.625
Carbromal
– Monographie N05CM  7.701
– Nachweis  2.134
Carbutamid
– Monographie A10BB  7.703
– UV-Spektrum  2.478f
(RS)-Carbuterol
– Monographie R03AC, R03CC  7.705
– hydrochlorid, Monographie R03AC, R03CC
  7.705
(–)-Carbuterolhydrochlorid, Monographie R03AC,
R03CC  7.706
(+)-Carbuterolhydrochlorid, Monographie R03AC,
R03CC  7.707
Carciofo  4.1117
Carciofolo  4.1117
Cardami herba  5.917
Cardamine amara, Verwechslung mit Nasturtium of-
ficinale  5.917
Cardamine armoracia  4.339
Cardamine fontane  5.916
Cardamines herba  5.917
Cardaminum nasturtium  5.916
Cardamom fruits  5.40
Cardamom seeds  5.40
Cardamome ailé de Java  4.250
Cardamome du Bengale  4.244
Cardamome fausse maniguette  4.250
Cardamome kravanh  4.247
Cardamome krervanh  4.247
Cardamome du Malabar  5.40
Cardamome du Népal  4.244
Cardamome poilu de la Chine  4.248
Cardamome ronde  4.246
Cardamomi aetheroleum  5.39
Cardamomi fructus A02DA, A05A  5.40
Cardamomi rotundus fructus  4.245
Cardamomi tinctura  1.673
Cardamomier  5.38
Cardamomo  5.40
Cardamompflanze  5.38
Cardamomum dealbatum  4.249
Cardamomum minus  4.245

Cardamomum racemosum **4.**245
Cardamomum subulatum **4.**251
Cardamomum in racemis **4.**245
Cardamon plant **5.**38
Cardamon sativum **5.**656
Cardamonin **4.**245
Cardanol **6.**636
Cardaria latifolia **5.**656
Cardenilla **5.**296
Cardenocello **6.**675
Cardenolid-Aglykon **3.**471
Cardenolide **5.**645
5α-Cardenolide **6.**797
Cardenolidglycoside **3.**469f, 636, 725, 727f, 864, 1012f; **4.**788, 790; **6.**793
Cardíaca **5.**652
Cardiaca trilobata **5.**647
Cardiaca vulgaris **5.**647
Cardiacae herba **5.**652
Cardiaco **5.**647
Cardiale Beriberi **3.**324
Cardiaque **5.**647, 652
Cardiopetamin **4.**65, 73
Cardiorhythmin **3.**32
Cardiospermin **4.**681
Cardiosperminsulfat **4.**681
Cardiospermin-5-sulfat **4.**681
Cardiospermum **4.**684
– Monographie **4.**680
Cardiospermum corindum **4.**681, 683
Cardiospermum glabrum **4.**681
Cardiospermum grandiflorum **4.**681
Cardiospermum halicacabum **4.**681ff
Cardiospermum halicacabum hom. **4.**684
Cardiospermum-halicacabum-Blätter **4.**683
Cardiospermum-halicacabum-Samen **4.**683
Cardiospermum hirsutum **4.**681
Cardiospermum inflatum **4.**681
Cardiospermum truncatum **4.**681
Cardiospermum villosum **4.**681
Cardiospermumkraut **4.**684
Cardiotrastum **7.**1376
Cardo riccio **4.**751
Cardo di San Pellegrino **4.**691
Cardo stellato **4.**751
Cardo-corredor **5.**77
Cardol **4.**254f, 257f; **6.**636
Cardopatiae radix **4.**692
Cardostellato **5.**77
Cardui Mariae tinctura Rademacher **1.**673
Carduus marianus **9.**617, 621
Δ³-Caren **4.**10, 14, 16, 18, 20, 1080; **5.**950, 959; **6.**216, 630, 636
(+)-3-Caren **6.**159, 185f
3-Caren **6.**159, 163, 180
4-Caren **5.**568
Caresg **4.**694
Carex, Monographie **4.**685
Carex arenaria **4.**685
– Verfälschung von Agropyri repentis rhizoma **4.**140
– Verfälschung von Sarsaparillae radix **6.**725

Carex disticha **4.**685, 688
– Verfälschung von Agropyri repentis rhizoma **4.**140
– Verfälschung von Caricis rhizoma **4.**687
Carex-disticha-Rhizom **4.**688
Carex hirta **4.**685, 688f
– Verfälschung von Caricis rhizoma **4.**687
Carex-hirta-Rhizom **4.**689
Carex intermedia **4.**688
Carex pseudo-arenaria **4.**688
Carex des sables **4.**685
Carex villosa **4.**688
Carfano **5.**925
Carfecillin, Monographie **G01AA, J01CA** **7.**707
Carfenazin, Monographie **N05AB** **7.**708
Cari oleum **4.**694
Carica papaya **3.**1038; **7.**938; **9.**15
Caricae sirupus compositus **1.**647
Carice **4.**685
Caricis arenariae **4.**686
Caricis arenariae radix **4.**686
Caricis arenariae rhizoma **4.**686
Caricis distichae rhizoma **4.**688
Caricis hirtae rhizoma **4.**689
Caricis radix **4.**686
Caricis rhizoma **4.**686
Carindacillin, Natriumsalz, Monographie **J01CA** **7.**708
Cariofillata **5.**263
Cariofillata aquata **5.**262
Carisoprodatum **7.**710
Carisoprodol
– Monographie **M03B** **7.**710
– in Tabletten, Bestimmung durch NIR **2.**487
Carlina **4.**691
– Monographie **4.**690
Carlina acanthifolia, Verfälschung von Carlinae radix **4.**692
Carlina acaulis **4.**690ff
Carlina alpina **4.**691
Carlina biebersteinii **4.**690
Carlina caulescens **4.**691
Carlina chamaeleon **4.**691
Carlina grandiflora **4.**691
Carlina gummifera, Verfälschung von Carlinae radix **4.**692
Carlina subacaulis **4.**691
Carlina vulgaris **4.**690
– Verfälschung von Carlinae radix **4.**692
Carlinae radix **4.**692
Carlinaoxid **4.**690, 692
Carline **4.**691
Carline noire **4.**691
Carline thistle **4.**691
Carlinosid **4.**419; **5.**300
Carlossäure **6.**59
Carlsäure **6.**59
(+)-Carlumin **4.**1024
Carmalaun n. P. Mayer **1.**527
Carmellose **7.**699
Carmellose Calcium **7.**699
Carmellose sodium **7.**700

Carmichaels Eisenhut 4.69
Carmin 1.527ff, 566ff, 625, 685; 4.1136
Carminessigsäure n. Schneider 1.531
Carminfibrin 1.531
Carmingrün-Lösung 1.527
Carminlösung 1.625
Carminsäure 4.1136
Carmustin, Monographie L01A 7.711
Carnallit 8.799
Carnauba 4.993
Carnauba wax 4.994
Carnauba wax palm 4.993
Carnaubadiol 4.993f
Carnaubapalme 4.993
Carnaubawachs 1.171, 709; 4.994
Carnauba-Wachspalme 4.993
Carnaubawaspalm 4.993
Carnitin, Monographie 7.712
(S)-(+)-Carnitin 7.713
D-Carnitin, Monographie B05XB 7.713
DL-Carnitin 7.714
L-Carnitin, Monographie B05XB 7.713
DL-Carnitinchlorid, Monographie B05XB 7.715
Carnosol 6.495f, 551, 569
(6,20)-Carnosol-7-hydroxyethylether 6.551
Carnosolsäure 6.495f, 551
Carnosolsäure-12-methylether 6.551
Caroba 5.555
Caroba bark 5.555
Caroba bark leafs 5.555
Carobae folium 5.555
Carobinha 5.555
Carolenalin 5.408
Carolenalin-4-O-β-D-glucosid 5.408
Carolenalol 5.408
Carolenanon 5.408
Carolenin 5.408
Carolina pink root 6.775
Carolinsäure 6.59
Carolsäure 6.59
Carosse 4.685
β-Caroten 6.754
all-trans-β-Caroten 7.459
δ-Caroten 6.754
Carotin 1.207; 4.605, 796
– Monographie A11 7.715
α-Carotin 4.85f, 666; 6.767
β-Carotin 4.27, 85f, 605, 611, 635, 1070, 1076; 5.136, 201, 401, 861; 6.114, 767
15-cis-β-Carotin 7.460
β,β-Carotin 7.459
β,β-Carotin-4,4′-dion 7.655
γ-Carotin 4.611; 5.136
ζ-Carotin 5.136
Carotinoide 1.207; 4.605
Carotte de Philadelphie 4.798
Carpilin 6.132
Carpinus betulus, Verfälschung von Belladonnae folium 4.425
Carpobalsamum 4.968
Carprofen, Monographie M01AE 7.716
Carqueja 4.448ff, 452

Carqueja amarga 4.451f
Carqueja del Brasil 4.452
Carqueja-do-morro 4.448
Carquejilla 4.448f
Carquejol 4.452
Carquejylacetat 4.452
Carragaheen 4.861
Carrageen 1.192; 4.860; 5.269
– in Dermatika 2.901
Carrageenan 4.859f; 5.268
Carriazis Reagens 1.527
Carr-Prices Reagens 1.532
Cartagena-Ipecacuanha 4.773, 777
(RS)-Carteolol
– Monographie C07AA, S01ED 7.717
– hydrochlorid, Monographie C07AA, S01ED 7.719
(S)-(–)-Carteolol 7.720
– hydrochlorid, Monographie C07AA, S01ED 7.720
(R)-Carteololhydrochlorid, Monographie C07AA, S01ED 7.719
Carthami silvestris radix 4.755
Carthamus helenioides, Verfälschung von Stramonii folium 4.1145
Cartholinum pratense 5.670
Carticainhydrochlorid 7.297
Cartwheels 3.65, 786
Carui oleum 4.694
Carum, Monographie 4.693
Carum anisum 6.137
Carum aromaticum 4.694
Carum bulbocastanum 4.577f
Carum-bulbocastanum-Früchte 4.577
Carum carvi 3.736f; 4.694f, 697
– Verfälschung durch Bunium-bulbacastanum-Früchte 4.577
– Verfälschung durch Bunium-cylindricum-Früchte 4.578
– Verfälschung von Cumini fructus 4.1081
Carum carvi hom. 4.699
Carum carvi, äthanol. Decoctum hom. 4.699
Carum cylindricum 4.578
Carum decussatum 4.694
Carum gracile
– Verfälschung durch Bunium-cylindricum-Früchte 4.578
– Verwechslung mit Carvi fructus 4.697
Carum magnum 6.147
Carum officinale 4.694
Carum persicum 4.578
Carum petroselinum 6.105
Carum podagraria 4.99
Carum vulgare 6.105
Carumonam
– Monographie J01DF 7.721
– Dinatriumsalz, Monographie 7.721
Caruncula 5.717
Carvacrol 4.140, 595, 897; 5.564, 686, 689, 950ff, 955, 958ff, 962; 6.630, 955, 966f, 970ff, 975f, 981f, 986f
– Monographie 7.722

Carvacrolmethylether  5.951;   6.976, 982
Carvacrylmethyllus  5.950
Carvalhino-do-mar  5.201
Carvalho-domar  5.201
Carvalho-marinho  5.201
Carveol  4.52, 296, 468, 695;   5.821, 843
Carvi  4.694
Carvi aegyptii semen  4.1081
Carvi aetheroleum A02DA, A03  4.694
Carvi careum  4.694
Carvi fructus A02DA, A03  3.736f;   4.697
Carvi romani semen  4.1081
Carvi semen  4.697
Carvol  1.705ff
Carvomenthen  5.2, 17
Carvon  3.736f;   4.140, 372, 468, 596, 643;   5.134, 821, 828
– Monographie A02DA  7.723
– Identität mit DC  2.274
(+)-Carvon, Monographie A02DA  7.724
(S)-(+)-Carvon  4.695, 698
(–)-L-Carvon  5.843f
cis-Carvonoxid  5.843
Carvylacetat  5.843;   6.1084
Carwey  4.694
Caryachin  5.112
Caryatin  6.440
Caryolan-1-ol  5.590
Caryophyllata aquatica  5.262
Caryophyllata officinalis  5.263
Caryophyllata rivalis  5.262
Caryophyllata urbana  5.263
Caryophyllata vulgaris  5.263
Caryophyllatae aquaticae radix  5.262
Caryophyllatae aquaticae rhizoma  5.262
Caryophyllatae herba  5.263
Caryophyllatae rhizoma  5.265
Caryophyllati radix  5.265
Caryophyllen  4.20ff, 49, 59, 62, 246, 287, 296, 359, 533, 636, 956f, 964, 1080;   5.2, 17, 19, 134, 447, 823, 843, 952, 962;   6.132, 193, 195, 216, 441, 539, 614, 867, 870, 971
β-Caryophyllen  4.16, 19f, 365, 368, 451, 596, 642, 695, 765, 810, 812, 1159f;   5.448, 451, 568, 632, 640, 689, 812, 815, 824, 828, 831, 836, 840, 950f, 959f;   6.491, 542, 550, 566f, 569, 753, 755, 759, 858f, 867, 872, 931, 935, 939, 968ff, 977, 987, 1081, 1097
(–)-Caryophyllen  5.691
cis-Caryophyllen  4.450
trans-Caryophyllen  4.990
Caryophyllenepoxid  4.372, 988;   5.19, 639, 812, 815, 824, 950;   6.753f, 858f, 939
Caryophyllen-1,10-epoxid  4.62
Caryophyllenoxid  4.640;   5.441;   6.759, 789, 858, 935
Caryophylli aetheroleum  6.858
Caryophylli flos A01AD  6.864
Caryophylli fructus  6.869
Caryophylli tinctura  1.673
Caryophyllin  4.896
Caryophylloidis rubri cortex  4.898

Caryophyllorum tinctura  1.673
Caryophyllus  6.870
Caryophyllus aromaticum  6.855
Carzenid, Monographie G02C, G04BD  7.724
Casca algodoeiro de la raiz  5.342
Casca de amieiro  6.398
Casca de carvalho  6.343
Casca de condurango  5.783
Casca de quebracho  4.402
Casca da raiz de romãzeira  6.331
Casca de romzeira  6.328
Cascara bast  6.405
Cascara buckthorn  6.404
Cascara sagrada  6.404f
Cascara sagrada hom.  6.408f
Cascara sagrada bark  6.405
Cascara sagrada extract  6.406
Cascarae sagradae cortex  6.405
Cascararinde  1.586, 594
Cascarilla  4.877
Cascarillae tinctura  1.673
Cascaroside  6.405f
Cascellora  6.718
case-II-diffusion  2.979
Casein
– Formaldehyd-, Tablettierung  2.945
– Methylen-, Tablettierung  2.945
Caseinhydrolysat  2.799
Caseinpepton-Sojabohnenpepton, in Nährmedien  2.1103
Cashew nut  4.256
Cashew nut shell liquid  4.258
Cashew nut shell oil  4.258
Cashew tree  4.254
Casilier de farnèse  4.32
Casoron Combi G
– Monographie  3.258
– Pflanzenschutz  1.362
Casoron G, Monographie  3.258
Casoron G SR, Monographie  3.258
Casque bleu  4.72
Casque de Jupiter  4.72
Cassandra calyculata, Verfälschung von Uvae ursi folium  4.331
Cassava  5.768
Cassava starch  5.769
Cassavastärke  5.769
Cassavawurzel  5.769
Casse ailée  4.703
Casse canefice  4.716
Casse fétide  4.719f
Casse à feuilles aigues  4.721
Casse à feuilles étroites  4.704
Casse lunette  4.752
Casse en silique  4.716
Casse trompeuse  4.704
Cassia
– Monographie  4.701
– ägyptische  4.721
Cassia absus  4.701
Cassia acutifolia  4.712f, 721, 724
Cassia aethiopica  4.724

Cassia alata **4.**701, 703
Cassia-alata-Blätter **4.**703
Cassia angustifolia **4.**701, 704f, 712ff, 721ff;
   **9.**597, 600
Cassia aschrek **4.**718
Cassia auriculata **4.**701, 714f
Cassia-auriculata-Blätter **4.**715
Cassia-auriculata-Rinde **4.**715
Cassia-auriculata-Samen **4.**715
Cassia bacillaris, Verfälschung von Cassiae fistulae
   fructus **4.**717
Cassia bark **4.**890
Cassia in bastoni **4.**716
Cassia bonplandiana **4.**716
Cassia bracteata **4.**703
Cassia brasiliana, Verfälschung von Cassiae fistulae fructus **4.**717
Cassia buds **4.**888
Cassia burmanni **4.**718
Cassia china **4.**890
Cassia cinnamon **4.**890
Cassia didymobotria **4.**701
Cassia d'Egitto **4.**721
Cassia excelsa **4.**716
Cassia fistula **4.**35, 701, 716
Cassia fistuloides **4.**716
Cassia floribunda **4.**701
Cassia foetida **4.**719
Cassia fruit **4.**712, 716, 722
Cassia glauca **4.**701
Cassia grandis **4.**701
– Verfälschung von Cassiae fistulae fructus **4.**717
Cassia italica **4.**701, 718
– Verfälschung von Sennae fructus angustifoliae
   **4.**712
Cassia-italica-Blätter **4.**718
Cassia javanica **4.**701
Cassia laevigata **4.**701
Cassia lanceolata **4.**704, 721, 724
Cassia leaves **4.**703, 705, 721
Cassia lenivita **4.**724
Cassia di Levante **4.**716
Cassia lignea **4.**887, 895
Cassia ligustrina **4.**704
Cassia marginata **4.**701
Cassia marylandica **4.**701
Cassia medica **4.**704
Cassia medicinalis **4.**704
Cassia mimosoides **4.**701
Cassia moschata **4.**701
– Verfälschung von Cassiae fistulae fructus **4.**717
Cassia obovata **4.**718; **5.**855
– Verfälschung von Sennae fructus angustifoliae
   **4.**712
Cassia-obovata-Blätter **4.**718
Cassia obtusata **4.**718
Cassia obtusifolia **4.**701
Cassia occidentalis **4.**701, 719f
Cassia-occidentalis-Blätter **4.**720
Cassia-occidentalis-Samen **4.**720
Cassia officinalis **4.**724
Cassia pods **4.**716
Cassia reticulata **4.**701
Cassia rhombifolia **4.**716
Cassia roxburghii **4.**701
Cassia séné **4.**721
Cassia senna **4.**701, 704f, 712ff, 721f, 724;
   **9.**597, 600
Cassia siamea **4.**701
Cassia solutiva **4.**716
Cassia sophera **4.**701
Cassia speciosa **4.**701
Cassia spectabilis **4.**701
Cassia tora **4.**701
Cassia vera **4.**895
Cassiae cortex **4.**890
Cassiae fistulae fructus **4.**716
Cassiae flos **4.**888
Cassiae folium **4.**705, 721
Cassiae fructus **4.**716
Cassiae oleum **4.**888
Cassiae Pulpa Extractum **4.**717
Cassiamin **4.**701f
Cassiaöl **4.**888
– ätherisches **4.**888
Cassia-Zimtzweige **4.**894
Cassie, indische **4.**704
Cassieblüten **4.**33
Cassieblütenöl **4.**33
Cassienpfeifen **4.**716
Cassie-oil plant **4.**32
Cassier **4.**716
Cassier ancien **4.**32
Cassier du Levant **4.**32
Cassiestrauch **4.**32
Cassilagine **5.**464
Cassine szyszylowiczii **5.**794
Cassis (fruit) **6.**467, 470
Cassissier **6.**467
Casson-Körper **2.**85
Cassuvium pomiferum **4.**254
Cassuvium reniforme **4.**254
Castagna amare **4.**110
Castagna di cavalle **4.**110
Castagna cavallina **4.**110
Castagna di terra **4.**577
Castagno **4.**727
Castagno d'India **4.**110
Castalada **4.**99
Castalagin **4.**727f; **6.**343, 345
Castalandina **4.**99
Castalia pudica **5.**926
Castaliae radix **5.**927
Castalin **4.**727
Castanea, Monographie **4.**725
Castanea castanea **4.**726
Castanea equina **4.**110
Castanea sativa **4.**726, 728f
Castanea sylvestris **4.**726
Castanea vesca **4.**726, 729
Castanea vesca hom. **4.**729
Castanea vulgaris **4.**726
Castaneae equinae semen **4.**112
Castaneae folium **4.**728

Castanha de cajú **4.**256
Castanhas da India **4.**110
Castanheiro da India **4.**110
Castaño **4.**727
Castaño de Indias **4.**110
Casticin **4.**48; **5.**442; **6.**1183ff, 1192
Castillier **6.**472
Castor bean **6.**475, 481, 488
Castor oil **6.**476, 488
Castor oil plant **6.**475
Castor oil seed **6.**481
Castor plant **3.**1039
Castorei tinctura **1.**672
Castoreum **1.**198
Castoris oleum **6.**476
Castorsamen **6.**481
Castorwax **6.**480
Castrix D Mäusekorn, Monographie **3.**258
Casuarictin **5.**261f; **6.**855, 857, 878
Casuariin **6.**326f
Casuarinin **4.**725; **5.**261; **6.**326, 589, 592, 878
CAT *[Cellulosetrimellitat]* **7.**810
Cat **4.**730
Cat thyme **6.**932, 934
Catalaudesmin **4.**1125
Catalauverin **4.**1125
Catalpol **5.**297; **6.**158, 226, 229, 384ff, 389, 1116, 1119
Cataplasma ad decubitum **1.**572
Cataplasmae **1.**572f
Catapres-TTS **2.**978
Cataputiae majoris semen **6.**481
Cát-cánh **6.**239
Catch fly **4.**301
Catchweed **5.**220
Catchweed herb **5.**221
Catechin **4.**28, 31, 332, 475, 617ff, 633, 716, 727, 796, 813, 886, 892, 940f, 943, 1040ff; **5.**49, 143, 145, 181, 185, 265, 273, 377, 520, 567, 609, 617, 963; **6.**345, 348, 578, 1051, 1054, 1057, 1064
(+)-Catechin **6.**180, 440, 590, 907, 1027
[4,6]-all-*trans*-bi-(+)-Catechin **6.**262
[4,8]-all-*trans*-bi-(+)-Catechin **6.**262
[4,8]-2,3-*trans*-3,4-*cis*-bi-(+)-Catechin **6.**262
[6,6']-all-*trans*-bi-(+)-Catechin **6.**262
(+)-Catechin-(6',6)-(+)-Catechin **6.**263
(+)-Catechin-(4,8)-(+)-Catechin-(4,8)-(+)-Catechin **6.**262
(+)-Catechin-(6',8)-(+)-Catechin-(4,8)-(+)-Catechin **6.**263
Catechin-3-gallat **4.**498
(+)-Catechin-3-*O*-α-L-rhamnopyranosid **5.**89
Catechin-7-xylosid **6.**1025
Catechol **7.**513, 942
Catechu **4.**31
– bengalisches **4.**31
Catechu hom. **4.**32
Catechu black **4.**31
Catechu nigrum **4.**31
Catechu succus **4.**31
Catechu tinctura **1.**673; **4.**31

Catevala arborescens **4.**210
Catha, Monographie **4.**730
Catha abbottii **4.**730
Catha buxifolia **5.**794
Catha cassinoides **4.**730
Catha cymosa **5.**794
Catha edulis **3.**259, 522, 886; **4.**730; **5.**792; **7.**725; **8.**1213
Catha-edulis-Blätter **4.**732
Catha edulis leaves **4.**732
Catha europaea **5.**803
Catha fasciculata **5.**806
Catha forskalii **4.**730
Catha heterophylla **5.**794
Catha inermis **4.**730
Catha montana **5.**803
Catha senegalensis **5.**803
Catha spinosa **4.**730
Catha transvaalensis **4.**730
Catharanthin **3.**259; **6.**890
Catharanthus roseus **3.**31, 1241; **6.**1123
– Monographie **3.**259
Catharticin **6.**395
Cathartocarpus excelsus **4.**716
Cathartocarpus fistula **4.**716
Cathedulin **4.**731
Cathin **3.**259, 886; **4.**731; **8.**1213
– Monographie A08AA **7.**725
– hydrochlorid, Monographie A08AA **7.**726
Cathinon **3.**259; **4.**731
– Monographie **3.**259
– hydrochlorid **3.**260
Cathionin **3.**886
cathodic stripping voltammetry **2.**509
Cato de Pegù **4.**31
Catrame vegetale **6.**181
Cat's face **6.**1148
Cat's valerian **6.**1079
Catt
– Monographie **3.**261
– Pflanzenschutz **1.**363
Catuabin **5.**89
Caucalis capitata **6.**595
Caucalis sanicula **6.**595
Caucalis tuberculata **6.**151
Caucasian fir **4.**19
Caucasian snowdrop **5.**217
Caules Berberidis aristatae **4.**482
Caules dulcamarae **6.**738
Caulis Akebiae **4.**157
Caulis junceus **4.**541
Caulis Mutong **4.**157
Caulis Polygoni multiflori **5.**146
Caulis sinapiaster **6.**713
Caulis Visci **6.**1163
Caulofillo **4.**741
Caulophylli radix **4.**741
Caulophyllogenin **4.**740
Caulophyllosaponin **4.**742
Caulophyllum **4.**741
– Monographie **4.**740
Caulophyllum giganteum **4.**740

Caulophyllum robustum **4.**740
Caulophyllum thalictroides **4.**740ff
Caulophyllum thalictroides hom. **4.**742f
Caulophyllum-thalictroides-Rhizom **4.**741
Caulosaponin **4.**742
Caulosid **4.**740
Caustic soda **3.**860
Causticum Hahnemanni, Monographie **7.**727
Cauupuri mariri **4.**458
Cavallium urens **6.**780
Cavidin **4.**1017
Cavolaccio **6.**83
Cavolo **4.**552
Cavolo cappucio **4.**554
Cavolo di lupo **3.**651
Cavolo-di lupo-femina **5.**424
Cavum oris **1.**137
Cayenne **4.**661
Cayenne pepper **4.**664
Cayenne-Ipecacuanha **4.**779
Cayennepepper **4.**671
Cayennepfeffer **1.**585ff; **4.**661, 664, 671f
Cayennepfefferextrakt **1.**604; **4.**667
Cayennepfefferfluidextrakt **1.**585
Cayennepfefferliquidextrakt, eingestellter **1.**585; **4.**673
Cayennepfeffersalbe **1.**690; **2.**887
Cayennepfeffertinktur **1.**673; **4.**667, 673
Cayir nergisi **4.**598
CBC *[Cannabichromen]* **4.**641
CBD *[Cannabidiol]* **4.**641
CBDL *[Cannabinodiol]* **4.**641
CBE *[Cannabielsoin]* **4.**641
CBG *[Cannabigerol]* **4.**641
CBL *[Cannabicyclol]* **4.**641
CBN *[Cannabinol]* **4.**641
CBS *[Centraal Bureau voor Schimmelcultures]* **6.**527
CBTL *[Cannabitriol]* **4.**641
CCC Feinchemie, Monographie **3.**261
CCC 460 Halmverstärker, Monographie **3.**261
CCC Stefes, Monographie **3.**261
CCD *[countercurrent distribution]* **2.**411
CCK *[Cholecystokinin]* **7.**923
CCK-PZ *[Cholecystokinin-Pancreozymin]* **7.**923
CCNU *[1-(2-Chlorethyl)-3-cyclohexyl-1-nitrosurea]*- **8.**755
C-Curarin I **6.**818, 821, 823
C-Curarin III **6.**818, 823
β-CD *[β-Cyclodextrin]* **7.**1134
γ-CD *[γ-Cyclodextrin]* **7.**1134
CD forte Konzentrat, Monographie **3.**261
CDC *[Chenodeoxycholsäure]* **7.**827
CDCA *[Chenodeoxycholsäure]* **7.**827
$^{13}$C-DEPT-Spektrum *[distortionless enhancement by polarization transfer]*, NMR-Analyse **2.**210
c-DNA *[copy-]* **2.**709
c-DNA-Bank **2.**710
CDP-Cholin *[Cytidin(5′)diphosphocholin]* **7.**1163
Ceanothamin **4.**747
Céanothe **4.**746
Céanothe d'Amérique **4.**746

Ceanothensäure **4.**746, 748
Ceanothi folium **4.**746
Ceanothi radicis cortex **4.**747
Ceanothin **4.**747f
Ceanothsäure **4.**748
Ceanothus **4.**747, 749
– Monographie **4.**744
Ceanothus americanus **4.**744, 746ff
Ceanothus americanus hom. **4.**748f
Ceanothus ellipticus **4.**746
Ceanothus fendleri **4.**744
Ceanothus integerrimus **4.**744
Ceanothus officinalis **4.**746
Ceanothus ovatus **4.**744
Ceanothus perennis **4.**746
Ceanothus sanguineus **4.**744
Ceanothus tardiflorus **4.**746
Ceanothus thyrsiflorus **4.**745
Ceanothus trinervus **4.**746
Ceanothus velutinus **4.**744
Ceanothus virgatus **4.**746
Ceara-Ipecacuanha **4.**779
Ceará-Jaborandi **6.**129
Ceara-Kautschukbaum **5.**767
Ceará-Ratanhia **5.**617
Cearawachs **4.**994
Cebaiye **6.**963
Cebolla **4.**184
Cebolla marina **6.**1037
Cebollada **5.**296
Cebollino **4.**201
CeCeCe 460, Monographie **3.**261
Cecepreto lippofesto **4.**751
Cecidomyiidae **1.**319
Cecidophyopsis ribis **1.**305
Cedarwood oil Virginia **5.**590
Cedernholzöl **5.**590
– Verfälschung von Sandelöl **6.**601
Cedran-9-on **5.**590
Cèdre piquant **5.**579
Cèdre rouge **3.**703
Cèdre de Virginie **3.**703; **5.**589
Cedren **5.**562, 590, 775; **6.**1097
Cedrenol **6.**936
Cedri oxycedri oleum **5.**580
Cedrina **5.**811
Cedrol **5.**562, 576, 590; **6.**936, 955f, 963
Cedrón **5.**690, 692
Cedronella **5.**811
Cefacetril, Monographie J01DA **7.**728
Cefaclor Monohydrat, Monographie J01DA **7.**729
Cefadroxil Monohydrat, Monographie J01DA **7.**732
Cefalexin
– hydrochlorid Monohydrat, Monographie J01DA **7.**736
– Monohydrat, Monographie J01DA **7.**734
Cefaloglycin **7.**734
– Dihydrat, Monographie J01DA **7.**737
Cefaloridin, Monographie J01DA **7.**738
Cefalotin **7.**738
– Monographie J01DA **7.**741

– Natriumsalz, Monographie J01DA  7.744
Cefamandol  1.474
– Monographie J01DA  7.744
Cefamandol Nafat  7.747
Cefamandolformiat, Natriumsalz, Monographie
  J01DA  7.747
Cefapirin
– Monographie J01DA  7.748
– Natriumsalz, Monographie J01DA  7.748
Cefazedon
– Monographie J01DA  7.748
– Natriumsalz, Monographie J01DA  7.751
Cefazolin
– Monographie J01DA  7.752
– Natriumsalz, Monographie J01DA  7.754
Cefixim Trihydrat, Monographie J01DA  7.755
Cefmenoxim, Monographie J01DA  7.757
Cefodizim, Monographie J01DA  7.760
Cefoperazon
– Monographie J01DA  7.762
– Natriumsalz, Monographie J01DA  7.765
Cefotaxim
– Monographie J01DA  7.765
– Natriumsalz, Monographie J01DA  7.768
Cefotetan
– Monographie J01DA  7.769
– Dinatriumsalz, Monographie J01DA  7.771
Cefotiam  1.474
– Monographie J01DA  7.772
Cefoxitin  1.474
– Monographie J01DA  7.775
– Natriumsalz, Monographie J01DA  7.777
Cefpodoxim Proxetil, Monographie J01DA  7.778
Cefradin Monohydrat, Monographie J01DA  7.780
Cefroxadin, Monographie J01DA  7.783
Cefsulodin
– Monographie J01DA  7.784
– Natriumsalz, Monographie J01DA  7.786
Ceftazidim
– Monographie J01DA  7.787
– Pentahydrat, Monographie J01DA  7.790
– in Puder, Bestimmung durch NIR  2.486
Ceftizoxim
– Monographie J01DA  7.791
– Natriumsalz Sesquihydrat, Monographie J01DA
  7.793
Ceftriaxon
– Monographie J01DA  7.794
– Dinatriumsalz Semiheptahydrat, Monographie
  J01DA  7.796
Cefuroxim
– Monographie J01DA  7.797
– Natriumsalz, Monographie J01DA  7.799
Cefuroxim-Axetil, Monographie J01DA  7.800
Ceiba pentandra, Verfälschung von Gossypii
  oleum  5.340
Celabenzin  5.801
Celacinnin  5.795, 806
Celallocinnin  5.806
Celamerck Insektenschutz neutral, Monographie
  3.262

Celamerck Pflanzenschutz Zäpfchen
– Monographie  3.262
– Pflanzenschutz  1.346
Celamerck Totalunkrautvernichter Ektorex,
  Monographie  3.262
Celamerck Unkrautstab, Monographie  3.262
Celandine  3.267;  4.847
Celanidum  8.692
Celastrol  4.730;  5.792
Celastroloide  5.792
Celastrum obscurum  5.802
Celastrus albatus  5.806
Celastrus andongensis  5.794
Celastrus angularis  5.794
Celastrus buxifolius  5.794
Celastrus coriaceus  5.803
Celastrus cymosus  5.794
Celastrus decolor  5.803
Celastrus edulis  4.730
Celastrus ellipticus  5.794
Celastrus empleurifolius  5.794
Celastrus europaeus  5.803
Celastrus glaucus  5.803
Celastrus goniecaulis  5.794
Celastrus heterophyllus  5.794
Celastrus huillensis  5.806
Celastrus ilicinus  5.806
Celastrus laucifolius  5.806
Celastrus laurifolius  5.806
Celastrus luteolus  5.806
Celastrus maytenus  5.793
Celastrus multiflorus  5.794
Celastrus parvifolius  5.794
Celastrus patens  5.794
Celastrus polyacanthus  5.794
Celastrus polyanthemos  5.794
Celastrus rhombifolius  5.794
Celastrus sahare  5.803
Celastrus schimperi  5.805
Celastrus senegalensis  5.803
Celastrus serratus  5.805
Celastrus spatephyllus  5.794
Celastrus uncinatus  5.793
Celastrus undatus  5.806
Celastrus venenatus  5.794
Celastrus zeyheri  5.806
Celatox DP
– Monographie  3.262
– Pflanzenschutz  1.363
Celatox Mecoprop, Monographie  3.262
Celebescopal  4.129
Celereosid  4.294
Céleri  4.292
Céleri cultivé  4.298
Celeri graveolens  4.292
Celery  4.292f
Celery fruit  4.293
Celery herb  4.296
Celery root  4.298
Celidonia  4.836, 839
(RS)-Celiprolol
– Monographie C07AB  7.802

– hydrochlorid, Monographie C07AB 7.804
(R)-Celiprolol, Monographie C07AB 7.802
(S)-Celiprolol, Monographie C07AB 7.803
Cellaburat, Monographie 7.806
Cellacetat 7.809
Cellacinnin 5.792
Celliamin 3.652; 5.422, 426
Cellosolveacetat 3.555
Cellulase, Monographie A09AA 7.806
Cellulose
– Chromatographie 2.260
– Eigenschaften 1.5
– Gewinnung 1.5
– Ionenaustauscher 2.677
– mikrokristalline
– – Monographie 7.807
– – Tablettierung 2.945
– oxidierte, Monographie 7.808
α-Cellulose 5.347
P-Cellulose *[Phosphatcellulose]* 2.677
Celluloseacetat
– Monographie 7.808
– Filtermaterial 2.778
Celluloseacetatbutyrat 2.658; 7.806
Celluloseacetatfolien-Elektrophorese 2.243
Celluloseacetatphthalat
– Monographie 7.809
– pH-Löslichkeit 2.955
Celluloseacetattrimellitat, pH-Löslichkeit 2.955
Cellulose-Derivate 1.192
– Ionenaustauscher 2.677
Cellulosediacetat 7.808
Celluloseether 1.184
Celluloseethylether, Monographie 7.810
Celluloseglycolat 7.699
Cellulose-2-hydroxyethylether 8.492
Cellulose-2-hydroxypropylether 8.505
Cellulose-hydroxypropylmethyl-1,2-benzendicarboxylat 8.951
Cellulose-2-hydroxypropyl-methylether 8.950
Cellulosemethylether 8.941
Cellulosenitrat 9.463
– Filtermaterial 2.778
Cellulose-polycarboxymethylether 7.699
Cellulose-poly(schwefelsäureester), Natriumsalz 7.811
Cellulosepulver
– Monographie 7.810
– Tablettierung 2.945
– Trockenbinder 2.726
Cellulosesalpetersäureester 9.463
Cellulosetriacetat 7.808
Cellulosetrimellitat 7.810
Cellulose-tri(schwefelsäureester), Natriumsalz, Monographie 7.811
Cellulosexanthogenat 1.7
Cellulosum ligni depuratum 1.24
Celor 5.852
Celosia lanata 4.101, 103
Celtic bane 4.345
Celtis sinensis 6.1160
Celutab 7.1235

Cembren 6.166
Cembren A 4.966
Cementum dentarium 1.710
Centapikrin 4.757ff, 761
Centasinum 4.766
Centaurea, Monographie 4.750
Centaurea americana 4.750
Centaurea calcitrapa 4.751
Centaurea cyanus 4.752ff
Centaurea jacea 4.754f
Centaurea minore 4.759f
Centaurea stellata 4.751
Centaurée chausse trape 4.751
Centaurée (petite) 4.760
Centaureidin 6.789
Centaurein 4.750, 755
Centaurepensin 4.750
Centaurii herba A09A, A15 4.760
Centaurii minoris herba 4.760
Centaurii minoris summitates 4.760
Centaurii summitates 4.760
Centaurin 4.751
Centaurium 4.760
– Monographie 4.756
Centaurium centaurium 4.759
Centaurium chilense 4.756, 758f
Centaurium chilensis 4.758f
Centaurium chloodes 4.756
Centaurium erythraea 4.756, 759f
Centaurium linariifolium 4.756
Centaurium littorale 4.756, 760
Centaurium majus 4.756
Centaurium maritimum 4.756
Centaurium minus 4.759f
Centaurium pulchellum 4.756, 760
Centaurium quitense 4.758
Centaurium scilloides 4.756
Centaurium spicatum 4.756
Centaurium tenuiflorum 4.756
Centaurium uliginosum 4.760
Centaurium umbellatum 4.759f
Centaurocyanin 4.750, 752f, 755
Centaurosid 4.759
Centaury 4.760
Centaury tops 4.760
Centeio 6.649
Centeio espigado 4.912
Centelase 4.766
Centella 4.765
– Monographie 4.764
Centella asiatica 4.764f, 769f; 5.459; 7.303
Centella asiatica hom. 4.769
Centella cordifolia 4.764
Centella coriacea 4.764
Centella dusenii 4.764
Centella floridana 4.764
Centella hirtella 4.764
Centella repanda 4.764
Centella triflora 4.764
Centella uniflora 4.764
Centellae asiaticae herba 4.765
Centellae herba 4.765

Centenellae herba  4.765
Centeno  6.649
Centesimalverdünnung, HAB  2.745
Centimorbia  5.728
Centinode  6.246
Centipedsäure  4.988
Centonchio rosso  4.262
Centonervi  6.228
Centraal Bureau voor Schimmelcultures [CBS]  6.527
Centroceras clavulatum  8.641
Centrophenoxin  8.829
Centumnodii herba  6.247
Cepa  4.187
Cepa esculenta  4.184
Cepa marina  6.1039
Cepa schoenoprasum  4.201
Cepa vulgaris  4.184
Cepaene  4.185
Cephacetril, Natriumsalz, Monographie J01DA  7.728
Cephaelin  4.4, 774, 777;  5.401
– Identität mit DC  2.274
Cephaelinmethylether  8.18
Cephaelis  4.777
– Monographie  4.771
Cephaelis acuminata  4.772, 777
Cephaelis barcellana  4.772
Cephaelis-barcellana-Blatt  4.772
Cephaelis blepharophora  4.772f
Cephaelis-blepharophora-Blatt  4.773
Cephaelis chiriquiensis  4.773
Cephaelis costaricensis  4.773
Cephaelis elata  4.772f
Cephaelis-elata-Sproß  4.773
Cephaelis emetica  4.772ff
– Verfälschung von Ipecacuanhae radix  4.778
Cephaelis humboldtiana  4.772ff
Cephaelis-humboldtiana-Blatt  4.774
Cephaelis ipecacuanha  4.772, 774, 777, 785
Cephaelis ipecacuanha hom.  4.785f
Cephaelis punicea  4.773
Cephaelis tomentosa  4.772, 786
– Verfälschung von Ipecacuanhae radix  4.779
Cephalarosid  5.613
Cephalin  6.691
Cephalomanin  6.906
Cephalopoden  3.1164
Cephaloridin  7.738
Cephalosporin, Bestimmung, massenspektrometrische  2.227
Cephalosporine, Antibiotika J01DA
Cephalosporinum acremonium  7.728
Cephalothin, Natrium  7.744
Cephalotin  7.741
Cephamandol  7.744
Cephapirin  7.748
– Natrium  7.748
Cepharadion  6.192
Cephazolin  7.752
Cephemsäure  7.757, 794
Cephradine  7.780

Cer
– Antidot  2.342
– Nachweis  2.129
– Nachweisgrenze, spektroskopische  2.469
Cera arborea  1.700
Cera carnauba  4.994
Cera coperniciae  4.994
Cera foliorum  4.994
Cera lanae  2.887
Cera lanae cruda  2.887
Cera lanae cum Aqua  1.686;  2.888
Cera liquida  7.1184
Cera montanglycoli  8.1033
Cera palmarum  4.994
Cera perliquida  1.692
Cera politoria liquida Dieterich  1.710
Cera Simmondsiae liquida  6.701
Cera subliquida  2.886
Ceranil  7.812
Cerasidin  6.913
Cerata  1.573f
Ceratobasidium cerealis  1.296
Ceratocystis ulmi  1.291, 335
Ceratonia siliqua  4.412;  5.555
Ceratophyllus-Arten  1.266f
Ceratum Cetacei  1.573
Ceratum labiale  1.573
Ceratum Nucistae  1.573
Ceratum Vaselini  1.574
Cer-Ball-Mill  2.935
Cerbera, Monographie  4.788
Cerbera lactaria  4.788
Cerbera lactaria hom.  4.789
Cerbera manghas  4.788ff
Cerbera-manghas-Rinde  4.789
Cerbera-manghas-Samen  4.789
Cerbera odollam  4.788
Cerbera tanghin  4.790
Cerbera venenifera  4.790
Cerberae manghas semen  4.789
Cerberin  4.789
Cerberosid  4.789
Cerci  1.307
Cerclage-Pessare  1.93
Cercospora beticola  1.295
Cerebrosid  6.389
Cerein  5.73
Cereoli  1.568f
Cereoli Argenti nitrici  1.569
Ceresin  1.172, 689
Ceresschwarz  1.550
Cereus  6.660
– Monographie  4.790
Cereus ambiguus  5.923
Cereus balansaei  5.73
Cereus bonplandii  4.790;  5.73
Cereus bonplandii hom.  5.73f
Cereus bonplandii brevispinus  5.73
Cereus geometrizans  5.903
Cereus grandiflorus  4.790;  6.658ff
Cereus nycticalus  6.658
Cereus pteranthus  6.658

Cereus rostratus, Verfälschung von Selenicereus-grandiflorus-Blüten **6**.658
Cereus scandens **6**.658
Cereus serpentinus **4**.790; **5**.923
Cereus serpentinus hom. **5**.923f
Cereus serpentinus albispinus **5**.923
Cereus serpentinus stellatus **5**.923
Cereus splendens **5**.923
Cerfeuil batard **4**.799
Cerfeuil bulbeux **4**.798
Cerfeuil penché **4**.799
Cerfeuil puant **4**.799
Ceridor
– Monographie **3**.262
– Pflanzenschutz **1**.363
Cerimetrie **2**.365
Cerin **6**.352, 441
Cerise de Cayenne **5**.133
Cerise à côtes **5**.133
Cerium oxalicum, Monographie **7**.812
Cermet-Potentiometer **2**.20
Cerobin FL, Monographie **3**.262
Cerone, Monographie **3**.263
Ceropidae **1**.309
Cerotinsäure **6**.898
Cer(III)oxalat Nonahydrat **7**.812
Cerro **6**.336
Cerrusit **3**.188
Cer(III)sulfanilat, Monographie B02B **7**.812
Certrol 40, Monographie **3**.263
Certrol AR, Monographie **3**.263
Certrol B, Monographie **3**.263
Certrol DP, Monographie **3**.263
Certrol G pulverisiert, Monographie **3**.263
Certrol GL, Monographie **3**.263
Certrol H, Monographie **3**.263
Ceruletid
– Monographie A16A, V04CC **7**.812
– Tris(diethylamin)-Salz Trihydrat, Monographie A16A, V04CC **7**.813
Cervispina cathartica **6**.393
Cerylalkohol **4**.567; **5**.551, 849; **6**.781
Cesaron **6**.195
Cesnàcek **4**.180
Cesnak **4**.180
Cestodenmittel P02D
Cetalkoniumchlorid, Monographie D08AJ **7**.814
Cetanol **7**.820
Cetiol **7**.1184
Cetiol A **7**.1184
Cetiol B **7**.1184
Cetiol HE **7**.1184
Cetiol LC **7**.1184
Cetiol SN **7**.1184
Cetirizin
– Monographie R06A **7**.815
– dihydrochlorid, Monographie R06A **7**.817
Cetocyclin, Monographie J01AA **7**.817
Cetomacrogol 1000
– Monographie **7**.818
– in Dermatika **2**.901
Cetomacrogol Cream **2**.890

Cetomacrogol Emulsifying Ointment **2**.888
Cetonia aurata, Verwechslung von Cantharides **5**.732
Cetotrin **7**.817
Cetraria, Monographie **4**.790
Cetraria crispa **4**.791
Cetraria ericetorum **4**.791
Cetraria islandica **4**.791, 794
Cetraria islandica hom. **4**.794
Cetraria libertina **4**.791
Cetraria tenuifolia **4**.791
Cetrariae lichen **4**.791
Cetrarsäure **4**.792
Cetrimid
– Monographie D08AJ **7**.818
– in Dermatika **2**.901
– Mischemulgator **2**.879
Cetrimide Cream **2**.890
Cetrimide Emulsifying Ointment **2**.888
Cetrimoniumbromid, Monographie **7**.819
Cetrimoniumchlorid, Monographie **7**.819
Cetriolo **4**.1066
Cetylalkohol
– Monographie **7**.820
– in Dermatika **1**.692; **2**.893, 901
– in Kosmetika **1**.172ff
Cetylanum **7**.825
Cetylchlorid **7**.814
$N$-Cetyl-$N,N$-dimethylamin **7**.814
Cetyldimethylbenzylammoniumchlorid **7**.814
Cetylesterwachs, in Dermatika **2**.901
Cetylii palmitas **7**.820
Cetyllactat **1**.172
Cetylpalmitat
– Monographie **7**.820
– in Dermatika **1**.573ff; **2**.901
Cetylphthalat **1**.667
Cetylpyridiniumbromid, Monographie A01AB, D08AJ **7**.821
Cetylpyridiniumchlorid
– Monographie A01AB, D08AJ **7**.821
– Bestimmung mit MS **2**.459
– in Dermatika **2**.901
– Monohydrat, Monographie A01AB, D08AJ **7**.824
Cetylsalbe **1**.694
– wasserhaltige **1**.688
Cetylstearylalkohol
– Monographie **7**.824
– in Dermatika **1**.693; **2**.901
– emulgierender
– – Monographie **7**.825
– – in Dermatika **1**.692; **2**.876, 901
Cetylstearylschwefelsaures Natrium, Monographie **7**.826
Ceutorhynchus pleurostigma **1**.315
Ceylon cinnamom **4**.902
Ceylonischer Zimtbaum **4**.900
Ceylonkanel **4**.900, 902
Ceylon-Malabar-Cardamomenöl **5**.39
Ceylonsche Magnete **2**.10
Ceylonzimt **4**.900, 903

Ceylonzimtblattöl 4.906
Ceylonzimtöl 4.901
Ceylonzimtrinde 4.902
CFA *[continous flow analyzer]* 2.380
CFM Dimethoat 40, Monographie 3.264
CF-Umhüllungsgerät 2.963
CG *[Choriongonadotropin]* 7.934
C-Gelb 10 9.775
CGMP *[current good manufacturing practice for finished pharmaceuticals]* 2.1085
CHA *[Cyclohexylamin]* 3.374
Ch-A *[Chymopapain A]* 7.938
Cha laep da eng 4.34
Chabarrorinde 4.534
Chacai-hua 4.484
Chaconin 6.735, 747
Chaenomeles, Monographie 4.795
Chaenomeles alpina 4.795
Chaenomeles angustifolia 4.796
Chaenomeles cardinalis 4.796
Chaenomeles eburnea 4.796
Chaenomeles eugenioides 4.796
Chaenomeles extus-coccinea 4.796
Chaenomeles japonica 4.795f
Chaenomeles-japonica-Frucht 4.796
Chaenomeles lagenaria 4.796
Chaenomeles maulei 4.795
Chaenomeles sinensis 4.795
Chaenomeles speciosa 4.796f
Chaenomeles trichogyna 4.796
Chaenomelis fructus 4.797
Chaerophyllin 4.798f
Chaerophyllum, Monographie 4.798
Chaerophyllum hom. 4.799
Chaerophyllum bulbosum 4.798
– Verfälschung von Conii herba 4.972
– Verwechslung mit Carum carvi 4.694
Chaerophyllum-bulbosum-Wurzel 4.798
Chaerophyllum geniculatum 4.799
Chaerophyllum hirsutum 4.799
Chaerophyllum levigatum 4.798
Chaerophyllum rapaceum 4.798
Chaerophyllum sativum 4.798
Chaerophyllum temulentum 4.799
Chaerophyllum temulum 4.799
– Verfälschung von Conii herba 4.972
– Verwechslung mit Conium maculatum 4.970
Chaerophyllum villosum 4.799
Chaerophyllum-villosum-Wurzel 4.799
Châgne 6.342
Chaihu 4.580
Chaiturus marrubiastrum 5.646
Chakrawarti-Roys Reagens 1.532
Chalchupa 6.375
Chalepensin 6.507f, 510, 513f
Chalepensinacetat 6.508
Chalepin 6.508, 513
Chalepinacetat 6.513
Chalk 7.167, 171
Chalkanthit 8.683
Chalkondiglucosid 4.386
Challenger 5.416

Challenge-Test 2.1039
Chaloridon 6.507
Chalotte 4.183
Chamaeclema hederacea 5.293
Chamaecyparis formosensis 9.215
Chamaecytisi supini herba 4.806
Chamaecytisus, Monographie 4.800
Chamaecytisus albus 4.800f
Chamaecytisus-albus-Kraut 4.801
Chamaecytisus austriacus 4.800ff
Chamaecytisus-austriacus-Kraut 4.802
Chamaecytisus banaticus 4.800
Chamaecytisus blockianus 4.800, 802
Chamaecytisus-blockianus-Kraut 4.802
Chamaecytisus borysthenicus 4.800, 804
Chamaecytisus ciliatus 4.800, 802
Chamaecytisus-ciliatus-Kraut 4.802
Chamaecytisus creticus 4.800
Chamaecytisus danubialis 4.800
Chamaecytisus dorycnioides 4.800
Chamaecytisus eriocarpus 4.800, 802f
Chamaecytisus-eriocarpus-Kraut 4.803
Chamaecytisus glaber 4.800, 803
Chamaecytisus-glaber-Kraut 4.803
Chamaecytisus graniticus 4.800
Chamaecytisus heuffelii 4.800
Chamaecytisus hirsutus 4.803
Chamaecytisus-hirsutus-Kraut 4.803
Chamaecytisus jankae 4.800, 803f
Chamaecytisus-jankae-Kraut 4.804
Chamaecytisus kovacevii 4.800
Chamaecytisus kreczetoviczii 4.805
Chamaecytisus leiocarpus 4.800, 804
Chamaecytisus-leiocarpus-Kraut 4.804
Chamaecytisus lindemannii 4.800, 804
Chamaecytisus-lindemannii-Kraut 4.804
Chamaecytisus litwinowii 4.800
Chamaecytisus nejceffii 4.800
Chamaecytisus paczoskii 4.800
Chamaecytisus podolicus 4.800
Chamaecytisus polytrichus 4.800, 804
Chamaecytisus-polytrichus-Kraut 4.804
Chamaecytisus purpureus 4.800, 804f; 5.623
Chamaecytisus-purpureus-Kraut 4.805
Chamaecytisus pygmaeus 4.800
Chamaecytisus ratisbonensis 4.800, 805
Chamaecytisus-ratisbonensis-Kraut 4.805
Chamaecytisus rochelii 4.800
Chamaecytisus ruthenicus 4.800, 805
Chamaecytisus-ruthenicus-Kraut 4.805
Chamaecytisus skrobiszewskii 4.800
Chamaecytisus spinescens 4.800
Chamaecytisus subidaeus 4.800
Chamaecytisus supinus 4.800, 805f
Chamaecytisus tommasinii 4.800
Chamaecytisus wulfii 4.800
Chamaecytisus zingeri 4.800
Chamaedaphne 3.72
Chamaedroxid 6.931
Chamaedryos alpinae herba 4.1198
Chamaedryos aquaticae herba 6.938
Chamaedryos herba 6.931

Chamaedrys hom. **6.**932
Chamaedrys officinalis **6.**930
Chamaedrys scordium **6.**937
Chamaeleontis albae radix **4.**692
Chamaelirium cardinianum, Verfälschung von Ipecacuanhae radix **4.**780
Chamaelirium luteum, Verfälschung von Ipecacuanhae radix **4.**780
Chamaemelum **4.**811
– Monographie **4.**807
Chamaemelum arvensis **4.**285
Chamaemelum cotula **4.**286
Chamaemelum eriolepis **4.**807
Chamaemelum flahaultii **4.**807
Chamaemelum foetidum **4.**286
Chamaemelum fuscatum **4.**807f
Chamaemelum-fuscatum-Blüten **4.**808
Chamaemelum mixtum **4.**807, 809
Chamaemelum nobile **4.**807f, 810f, 815
– Verfälschung von Matricariae oleum **4.**827
Chamaemelum nobile hom. **4.**815
Chamaemelum odoratum **4.**808
Chamaemelum tinctorium **4.**287
Chamaenerion angustifolium **5.**57
– Verfälschung von Centaurii herba **4.**760
Chamaepitin **4.**153
Chamaeplium officinale **6.**718
Chamaerhododendron ferrugineum **6.**444
Chamaerops humilis, Verfälschung von Sarsaparillae radix **6.**725
Chamaerops serrulata **6.**680
Chamaquillos **6.**290
Chamarraz **6.**937
Chamaviolin **4.**822
Chamazulen **4.**49, 53, 812, 821, 828
– Monographie **7.**826
– Nachweis **2.**141
Chamerops serrulata **6.**686
Chamigren **6.**640, 643
β-Chamigren **5.**590, 775
Chamigrenal **5.**590; **6.**640, 643
Chamissonolide **4.**343, 348
Chamomile **4.**811
Chamomile flowers **4.**811, 819
Chamomile oil **4.**810
– English type **4.**827
– German type **4.**827
– Hungarian type **4.**827
Chamomilla **4.**819, 829; **5.**791
– Monographie **4.**817
Chamomilla communis **4.**819
Chamomilla fuscata **4.**807
Chamomilla inodora, Verwechslung mit Chamomilla recutita **4.**818
Chamomilla meridionalis **4.**817
Chamomilla nobilis **4.**808
Chamomilla recutita **3.**79; **4.**817, 819, 827; **5.**791
– Verwechslung mit Anthemis cotula **4.**286
– Verwechslung mit Chamaemelum nobile **4.**809
Chamomilla recutita hom. **4.**829
Chamomilla-recutita-Blüten **4.**819

Chamomilla-recutita-Blütenöl **4.**827
Chamomilla romana **4.**815
Chamomilla suaveolens **4.**819
– Verwechslung mit Anthemis cotula **4.**286
– Verwechslung mit Chamomilla recutita **4.**818
Chamomilla vulgaris **4.**817
Chamomilla vulgaris hom. **4.**829
Chamomillae anthodium **4.**819
Chamomillae flos **4.**811, 819
Chamomillae hortensis flos **4.**811
Chamomillae majoris flos **4.**811
Chamomillae nobilis flos **4.**811
Chamomillae odorati flos **4.**811
Chamomillae oleum **4.**827
Chamomillae oleum citratum **4.**828
Chamomillae oleum infusum **1.**629; **4.**823
Chamomillae romanae aetheroleum **4.**809
Chamomillae romanae flos **4.**811
Chamomillae tinctura **1.**673; **4.**823
Chamomillae vulgaris flos **4.**819
Chamomille **4.**817
Chamomille d'Allemagne **4.**817
Chamomille allemande **4.**819
Champagne of drugs **3.**333
D-Champhanon-2 **7.**649
Chandra **6.**365
Chandrabhoya **6.**363
Chang **4.**896
Changala **6.**620
Chang-li **6.**70
Chang-shu **4.**896
Chanoclavin **5.**537, 548; **6.**1014f
Chan-thet **5.**867
Chanvre du Canada **4.**303
Chanvres **4.**640
Chaparra cortex **4.**534
Chaparrarinde **4.**534
Chaparringlucosid **4.**147
Chaparrinon **4.**146ff
Chaparrolid **4.**148
Chapelière **6.**85
Char de Venus **4.**72
Charas **3.**1155f; **4.**644
Charbon du seigle **4.**911
Charcoal, activated **9.**930
Chardon doré **4.**691
Chardon étoilé **4.**751
Chardon Roland **5.**77
Chardon roulant **5.**77
Chardonerette **4.**691
Chardousse **4.**691
Chargendokumentation **2.**36
Charge-Transfer-Komplex **2.**175
Charlock **6.**713
Charlotte **4.**183
Charmaranga **4.**714
Charrière **1.**97
Charta antasthmatica **1.**574
Charta nitrata **1.**574
Charta sinapisata **1.**574; **4.**551
Chartae **1.**574
Chartreuse, Thujongehalt **3.**1173

Chartreuselikör **4.3**
α-Charyophyllen **4.812**
Chasmaconitin **4.70f**
Chasmanthera columba **5.557**
Chasmanthera palmata **5.557**
Chasmanthin **5.558**
Chasse puces **5.525**
Chassebosse **5.728**
Chasse-taupe **4.1142**
Chaste tree **6.**1184, 1194
Chat **4.730**
Chtaigne de terre **4.577**
Châtaignier **4.726**
Châtaignier de cheval **4.110**
Châtaignier fruits comestibles **4.727**
Châtaignier de mer **4.110**
Chatinin **6.1075**
Chaton **6.990**
Chatzatöpli **4.289**
Cha-tzu **4.795**
Chauvre indian **3.1155f**
Chaux sodée absorbante **7.595**
Chavibetol **6.193**
Chavibetolacetat **6.193**
Chavica auriculata **6.192**
Chavica betle **6.192**
Chavica chuvya **6.192**
Chavica densa **6.192**
Chavica maritima **6.218**
Chavica officinarum **6.218**
Chavica peepuloides **6.218**
Chavica retrofracta **6.218**
Chavica roxbhurgii **6.199**
Chavica sarmentosa **6.199**
Chavica siriboa **6.192**
Chavicin **6.192**
Chavicinsäure **6.192**
Chavicol **6.**192f, 858
Chavkacheri murunga **5.852**
Chaya **4.103f**
Chayenne **4.672**
Ch-B *[Chymopapain B]* **7.938**
Chebulae fructus **6.921**
Chebulagsäure **6.**911, 921
Chebulic myrobalan **6.920f**
Chebulinsäure **6.**911, 921
Chebulsäure **6.910f**
Cheese rennet **5.225**
Cheilanthifolin **4.1017**
Cheiranthi cheiri flos **4.833**
Cheiranthi cheiri semen **4.834**
Cheiranthin **4.833**
Cheiranthus **5.**83, 85
– Monographie **4.831**
Cheiranthus alpinus **5.85**
Cheiranthus cheiri **3.**638, 1103; **4.**832f; **5.83**
– Monographie **3.264**
Cheiranthus cheiri hom. **4.834**
Cheiranthus corinthius **4.832**
Cheiranthus fruticulosus **4.832**
Cheiranthus luteus **4.832**
Cheiranthus muralis **4.832**

Cheiranthus seanoneri **4.832**
Cheiri **5.83**
Cheiri arabici flos **4.833**
Cheiri flos **4.833**
Cheiri vulgare **4.832**
Cheirinia **5.83**
Cheirolin **3.264**; **4.832ff**
Cheirosid **3.264**; **4.**832, 834; **5.84**
Cheirotoxin **3.**264, 1103; **4.**832, 834; **5.**84, 86
Chekenbitter **5.133**
Chekenblätter **5.133**
Chekenin **5.133**
Chekenitin **5.133**
Chekenon **5.133**
Chelamin **4.845**
Chelapa **5.545**
Chelatkomplex **2.353**
Chelerythrin **4.**836, 839, 844; **5.111f**
– Monographie **3.264**
– Bestimmungsmethode, elektrochemische **2.519**
Cheliceren **1.304**
Chelidimerin **4.1023**
Chelidonia **3.267**; **4.839**
Chelidonii herba A03 **4.839**
Chelidonii majoris herba **4.839**
Chelidonii radix **4.844**
Chelidonii rhizoma **4.844**
Chelidonii tinctura Rademacher **1.673**
Chelidonin **4.**836ff, 845; **6.853**
– Monographie **3.266f**
Chelidonium **4.**839, 845, 847
– Monographie **4.835**
Chelidonium, Flos, äthanol. Digestio hom. **4.846**
Chelidonium grandiflorum **4.836**
Chelidonium haematodes **4.836**
Chelidonium japonicum **4.836**
Chelidonium laciniatum **4.836**
Chelidonium luteum **4.836**
Chelidonium maius **4.836**
Chelidonium majus **3.**265ff, 1054; **4.**836, 839, 844ff
Chelidonium majus hom. **4.845ff**
Chelidonium majus e floribus, äthanol. Digestio hom. **4.846**
Chelidonium murale **4.836**
Chelidonium Rh **4.846**
Chelidonium ruderale **4.836**
Chelidonium umbelliferum **4.836**
Chelidonium-Alkaloide **3.266**; **4.836**
Chelidonsäure **4.**397, 836, 839, 975, 977, 979; **5.**458, 496; **6.**319, 393
Chelidsäure **3.1238**
Chelilutin **4.844**; **5.112**
Chelirubin **5.111f**
Chelocardin **7.817**
Chemie, klinische **1.427**
Chemikaliengesetz **1.143**
Chemische Keule **3.271**
Chemische Verschiebung, NMR-Analyse **2.202**
Chemmurunga **5.852**
Chemotherapeutika, zur topischen Anw., Dermatika **D06B**

(+)-Chenabin **4.**486
Chêne blanc **6.**336, 341f
Chêne chevelu **6.**336
Chêne commune **6.**342
Chêne durelin **6.**341
Chêne à grappes **6.**342
Chêne liège **6.**352
Chêne lombard **6.**336
Chêne noir **6.**341
Chêne pubescant **6.**341
Chêne rouvre **6.**341
Chêne à trochets **6.**341
Chênette **4.**1197; **6.**930
Chènevis **4.**652
Chengalvakoshtu **4.**1034
Chenic acid **7.**827
Chenodeoxycholsäure **9.**1141
– Monographie A05A **7.**827
Chenodiol **7.**827
Chenopodii anthelminthici oleum **7.**298
Chenopodium ambrosioides, Verfälschung von Belladonnae folium **4.**425
Chenopodium hybridum, Verfälschung von Stramonii folium **4.**1145
Chenopodiumöl **7.**298
Chenopodiumwurzel **1.**658
Chenxiang **4.**310
Chenzinsky-Plehns Reagens **1.**532
Chequén **5.**133
Cherry-Brandy **1.**704
Cherupula **4.**103
Chestnut **4.**729
Chestnut leaves **4.**728
Cheveux de vénus **4.**85
Chhotataroda **4.**718
Chia-fei **4.**927
Chiang-chen-hsiang **4.**82
Chiang-huang **4.**1088
Chicago grün **3.**1155f
Chicha **6.**777
Chichipegenin **5.**903
Chichita **6.**634
Chick antidermatitis factor **9.**14
Chicken powder **7.**167, 171
Chickenweed **6.**675
Chicorée, Lactucopicrin **3.**723
Chicorée des jardins **4.**865
Chicorée sauvage **4.**867f
Chicoréeanbau, Herbizid **3.**303
Chicoreesäure **4.**866f
Chicoria **4.**867
Chicória brava **4.**867
Chicory **4.**867, 871
Chiedent **4.**138f
Chiedent officinal **4.**138
Chiedent rouge **4.**685
Chieh ts'ai **4.**541
Chien-feng-hung **4.**262f
Chieu lien **6.**924
Chi'ieh Shen **5.**765
Chiku-ume **4.**795
Chile **4.**664

Chilenin **4.**485
Chilenische Muskatnuß **5.**881
Chilenischer Canelobaum **4.**1192
Chillies **4.**661, 664, 671f
Chiloenamin **4.**481
Chiloenin **4.**481
Chilomycteris **3.**1164
Chimaphila **4.**849
– Monographie **4.**849
Chimaphila carymbosa **4.**849
Chimaphila maculata **4.**849
Chimaphila umbellata **4.**849f
Chimaphila umbellata hom. **4.**850ff
Chimaphilae herba **4.**849
Chimaphilin **4.**849f
Chimarrão **5.**508
Chimonanthus praecox **3.**1024
Chimu **4.**277
China **4.**876, 882f
China corteccia **4.**877
China fusca **4.**876
China gall nuts **6.**458
China officinalis **4.**876
China regia **4.**876
China rhubarb **6.**418
China root **6.**728
China rubra hom. **4.**883
Chinaalkaloide
– Biogenese **4.**873
– Nachweis **2.**142
Chinabitter **1.**703
4-Chinacolinon-7-brom-6-chlor[-3(3-hydroxy-2-piperidyl)acetonyl]-DL-*trans*-hydrobromid **1.**754
Chinae cortex **4.**877
Chinae decoctum **1.**577
Chinae ponderosae tubera **6.**728
Chinae radix **6.**728
Chinae rhizoma **6.**728, 730
Chinae tinctura **1.**673
Chinae tinctura composita **1.**683
Chinae tubera **6.**728
Chinaeisenwein **1.**698
Chinaelixier **1.**578
Chinaextrakt **1.**598, 673
– wäßriger **1.**591
– weingeistiger **1.**594
Chinafluidextrakt **1.**590, 634ff; **4.**879
Chinagallen **6.**458
Chinaknollen **6.**728
Chinaldinrot **2.**353
Chinamin **4.**872
Chinaöl **5.**895
Chinarinde **1.**577ff; **4.**875, 877
– gelbe **4.**874f
– rote **4.**874, 877
Chinarindenbaum
– gelber **4.**874
– roter **4.**874, 876
Chinarot **4.**879
Chinasäure **4.**7, 85, 330, 630, 877; **5.**368f; **6.**122, 180, 921, 1054
Chinasäure-1,3-dikaffeesäureester **7.**1149

Chinasäurelacton 7.1149
Chinatinktur 1.673f
– zusammengesetzte 1.624, 683
Chinatrockenextrakt 1.579ff, 598
– eingestellter 1.598; 4.880
Chinawein 1.698
Chinawurzel 6.728
Chinazimtbaum 4.887
Chinenosid 4.189
Chinese anise 5.519
Chinese arborvitae seed 6.965
Chinese arborvitae tops 6.963
Chinese bell-flower 6.239
Chinese cassia 4.887, 890
Chinese chives 4.188, 202
Chinese cinnamon 4.887, 890
Chinese eaglewood wood 4.310
Chinese gall 6.458
Chinese licorice 5.331
Chinese matrimony vine 5.721
Chinese mock-barberry 6.641
Chinese peony 6.3
Chinese physic 6.13
Chinese pine 6.187
Chinese rhubarb 6.418, 420
Chinese rhubarb root 6.420
Chinese shallot 4.188
Chinese sumach 6.457
Chinese wolfbeery rootbark 5.721
Chinese wolfberry 5.721
Chinesische Ackerminze 5.823, 826
Chinesische Anemone 6.315
Chinesische Corydalis-Knollen 4.1024
Chinesische Gallen 6.458
Chinesische Ginsengwurzel 6.13
Chinesische Hasenohrwurzel 4.580
Chinesische Kiefer 6.187
Chinesische Mutterkrautfrüchte 5.649
Chinesische Päonie 6.3
Chinesische Rhabarberwurzel 6.420
Chinesische Stockrose 4.159
Chinesische Zimtrinde 4.890
Chinesischer Bocksdorn 5.721
Chinesischer Fenchel 5.170
Chinesischer Götterbaum 4.147
Chinesischer Hartriegel 4.1008
Chinesischer Limonenbaum 6.641
Chinesischer Rhabarber 6.417, 420
Chinesischer Sternanis 5.519
Chinesischer Sumachbaum 6.457
Chinesischer Weißdorn 4.1060
Chinesischer Zimt 4.890
Chinesischer Zimtbaum 4.887
Chinesischer Zimtstrauch 4.887
Chinesisches Hasenohr 4.580, 586
Chinesisches Minzöl 5.824
Chinesisches Mutterkraut 5.648, 650
Chinesisches Süßholz 5.331
Chinesisches Zimtöl 4.888
Chinetazonum 9.481
Ching ts'ai 4.541
Chinghai Chi'eh Shen 5.765

Chinhab-kow 4.245
Chinidin 4.876, 878
– Monographie C01B 7.829
– Identität mit DC 2.274
– polygalacturonat, Monographie C01B 7.832
Chinidinhydrogensulfat
– Monographie C01B 7.832
– Tetrahydrat, Monographie C01B 7.832
Chinidinsulfat Dihydrat, Monographie C01B 7.833
Chinin 4.876ff
– Monographie P01BC 7.833
– Biosynthese 1.778
– Identität mit DC 2.274
Chininarsenit Tetrahydrat 7.839
Chininethylcarbonat, Monographie P01BC 7.836
Chininhydrochlorid
– Monographie P01BC 7.836
– Dihydrat 1.625; 7.839
Chininmixtur, wohlschmeckende 1.625
Chininsalicylat 7.839
Chininsulfat 1.529, 635ff
– Monographie P01BC 7.837
– Dihydrat 7.840
– – Monographie P01BC 7.837
Chinintannat 1.691
Chininum arsenicosum, Monographie 7.839
Chininum hydrochloricum, Monographie 7.839
Chininum salicylicum, Monographie 7.839
Chininum sulfuricum, Monographie 7.840
Chininum valerianicum, Monographie 7.840
Chininvalerat Monohydrat 7.840
Chinolinalkaloide 4.872
Chinolingelb, Monographie 7.840
8-Chinolinol, Monographie A01AB, D08AH, R02AA 7.841
Chinolinsalicylat, Monographie A01AB, D08AH, R02AA 7.842
8-Chinolinsulfat-Kaliumsulfat, Monographie A01AB, D08AH, R02AA 7.842
Chinolizidinalkaloide 4.462
Chinolone
– Antiinfektiva J01M
– Fluorchinolone, Antiinfektiva J01MA
Chinolphthalondisulfonsäure, Dinatriumsalz 7.840
Chinomethionat, Monographie 3.268
Chinon 3.163; 7.153
Chinoniminfarbstoffe 1.187
Chinophthalone 1.167
Chinosol W, Monographie 3.269
Chinovasäure 6.263
Chinovasäure-3-chinovosid 4.878
Chinovasäure-3-glucosid 4.878
$N$-(Chinoxalin-2-yl)sulfanilamid 3.1111
$N^1$-2-Chinoxalinylsulfanilamid 9.724
Chinpi 4.148
($RS$)-3-Chinuclidinolacetat 7.8
3-Chinuclidinylacetat 7.8
3-Chinuclidinylbenzilat, Monographie 3.269
($RS$)-10-(3-Chinuclidinylmethyl)phenothiazin 8.881
3-Chinuclidylbenzilat 3.269
Chiodi di garofano 6.864
Chiodo segalino 4.912

Chionanthin 6.270, 275
Chira 4.644
Chiralität 2.155
Chir-Kiefer 6.178
Chironia chilensis 4.758
Chironiae herba 4.760
Chirrionera 4.1063
Chirurgische Nadeln 1.79f
Chirurgisches Nahtmaterial 1.3, 15
– nichtresorbierbare Fäden 1.4
– resorbierbare Fäden 1.4
Chishao 6.4
Chitin 4.911
– Inserte 2.658
Chitira 4.411
Chitquimitqui 4.1103
Chitrayodhi 6.913
Chittern 6.405
Chittern bark 6.405
Chiu ts'ai 4.202
Chives 4.201
Chlepperli 4.959
Chlophedianol 7.1011f
Chlor
– Monographie 3.270
– freies, Grenzprüfung 2.306
Chloracetaldehyd 3.1244
4-Chloracetanilid 9.18
– Identität mit DC 2.276
Chloracetessigsäureethylester 8.282
4-Chloracetessigsäureethylester 7.210
Chloracetimidoethylester 7.265
γ-Chloracetoacetylchlorid 8.1240
Chloraceton 7.254, 419; 8.999; 9.1246
Chloracetonitril 8.393
Chloracetophenon 9.548
– Monographie 3.271
2-Chloracetophenon 3.271, 279; 7.1011f; 8.176; 9.1123
4-Chloracetophenon 7.983
p-Chloracetophenon 9.943
Chloracetylchlorid 3.435; 7.574, 987, 1253, 1263; 9.548, 561f
4-Chloracetyl-4,9-dihydro-3-methyl-10$H$-thieno[3,4-b][1,5]benzodiazepin-10-on 9.790
Chloracetylen 3.434
$N$-Chloracetyl-$N$-(2-methoxy-ethyl)-2',6'-xylidin 3.475
5-Chloracetyl-salicylsäuremethylester 9.561
9-Chloracridin 7.251
2-Chloracrylsäureester 7.1157
Chlorakne 3.1143
Chloral 3.1149; 8.991
Chloralantipyrin 9.109
Chloralhydrat 1.532ff, 624, 723; 7.845
– Monographie N01AX, N05CC 7.843
– Inkomp. mit Campher 7.647
Chloralhydratlösung 1.532
Chloraljod nach A. Meyer 1.532
Chloralkane 3.293
7-(2'-Chloralloxy)-4,8-dimethylcoumarin 9.1084
Chlorallylchlorid 3.445

Chlorallylhexaminiumchlorid, Monographie 7.845
1-(3-Chlorallyl)-3,5,7-triaza-1-azoniaadamantan-chlorid 7.845
Chloralum hydratum, Monographie 7.845
Chlorambucil, Monographie L01A 7.845
Chlorameisensäure
– benzylester 7.1186
– 2-chlorethylester 7.667
– diethylamid 3.460; 7.802
– dimethylamid 3.480
– ethylester 7.344, 732; 8.986; 9.976
– isobutylester 7.737
Chloramin 1.197, 532; 8.465
Chloramin T 9.997
Chloraminlösung 1.532
1-Chlor-4-aminobenzol 3.276
6-Chlor-4-aminobenzol-1,3-disulfamid 9.1040
Chloraminophenamid 7.185
4-Chlor-2-aminophenol 7.921
2-Chlor-3-aminopyridin 9.246
Chloramizol 3.687
Chloramphenicol 1.745; 7.847, 851
– Monographie D06AX, D10AF, G01AA, J01BA, S01AA, S02AA 7.847
– Benetzungswinkel 2.103
– Bestimmung d. Wassergehaltes durch NIR 2.485
– Bestimmungsmethode, elektrochemische 2.520
– hydrogensuccinat, Monographie D06AX, D10AF, G01AA, J01BA, S01AA, S02AA 7.850
– Identität mit DC 2.274
– palmitat
– – Monographie D06AX, D10AF, G01AA, J01BA, S01AA, S02AA 7.851
– – Benetzungswinkel 2.103
– – Identität mit DC 2.274
– – Nachweis 2.143f
Chloranil 7.869
Chloranilin 7.22; 8.938; 9.23
2-Chloranilin 8.830
– Monographie 3.273
– Hämoglobinkonjugate 3.76
3-Chloranilin 3.303
– Monographie 3.274
– Hämoglobinkonjugate 3.76
4-Chloranilin 3.297, 301; 7.1252; 8.243, 834
– Monographie 3.276
– Hämoglobinkonjugate 3.76
$m$-Chloranilin 3.274
$o$-Chloranilin 3.273
$p$-Chloranilin 3.276
5-Chloranilin-2,4-disulfonamid 7.1138
3-($p$-Chloranilino)-10-($p$-chlorphenyl)-2,10-dihydro-2-(isopropylimino)phenazin 7.1009
2-(4-Chloranilino)-5-(4-chlorphenyl)-3,5-dihydro-3-isopropyliminophenazin 7.1009
2-Chloranthrachinon, Referenzsubstanz f. Thermoanalyse 2.63
Chlorapatit 7.275
6-Chlorapigenin 5.67
Chlorat, Nachweis 2.129
Chlorätherid 3.1203

Chlorathrombon **7.**1041
Chlorazanil
– Monographie C03DB **7.**852
– hydrochlorid, Monographie C03DB **7.**853
Chlorazolam **9.**1034
Chlorbenzaldehyd **7.**1113
2-Chlorbenzaldehyd **3.**279; **7.**1050
4-Chlorbenzaldehyd **7.**364, 1042; **8.**831
2-Chlorbenzaldoxim **7.**1050
2-{4-[2-(4-Chlorbenzamido)ethyl]phenoxy}-2-methylpropionsäure **7.**477
4-Chlorbenzensulfonamid **7.**905
p-Chlorbenzhydrilchlorid **8.**508
2-{2-[4(4-Chlorbenzhydril)-1-piperazinyl]ethoxy}-ethanol **8.**507
4-Chlorbenzhydrylamin **7.**856
4-Chlorbenzhydrylchlorid **7.**537, 856
(RS)-1-(4-Chlorbenzhydryl)-4-(3-methylbenzyl)-piperazin **8.**831
1-(4-Chlorbenzhydryl)-4-methylpiperazin **7.**855
1-(o-Chlorbenzhydryloxylethyl)-4-(o-methylbenzyl)-piperazin **7.**854
1-(4-Chlorbenzhydryl)piperazin **8.**508
– 4-carbonsäureethylester **7.**537
4-Chlorbenzhydrylpiperazin **7.**537
(RS)-2-[4-(4-Chlorbenzhydryl)-1-piperazinyl]ethoxyessigsäure **7.**815
– dihydrochlorid **7.**817
Chlorbenzoesäure **3.**309
2-Chlorbenzoesäure **3.**279; **9.**874
4-Chlorbenzoesäure **7.**1032
– 4'-fluorphenolester **9.**368
o-Chlorbenzoesäure **9.**887
2-Chlorbenzoesäuremethylester **7.**1054
Chlorbenzol **3.**429f, 499, 831, 955; **7.**912; **9.**130, 137
– Monographie **3.**277
2-Chlorbenzolamin **3.**273
3-Chlorbenzolamin **3.**274
4-Chlorbenzoldiazoniumchlorid **7.**1253
4-Chlorbenzol-1,3-disulfonamid **7.**1013
Chlorbenzol-3,4-epoxid **3.**277
(o-Chlorbenzol)malononitril **3.**279
o-Chlorbenzonitril **8.**665
2-Chlorbenzophenon **7.**1011
4-Chlorbenzophenon **7.**900, 983
5-Chlor-2,1,3-benzothiazol **9.**956
Chlorbenzoxamin, Monographie A03A **7.**854
Chlorbenzoxamindihydrochlorid, Monographie A03A **7.**854
2-[4-(6-Chlorbenzoxazol-2-yloxy)phenoxyl]-propionsäureethylester **3.**582
Chlorbenzoxyethamin **7.**854
4-Chlorbenzoylchlorid **7.**477; **8.**183
5-(4-Chlorbenzoyl)-1,4-dimethyl-2-pyrrolessigsäure **9.**1246
5-(p-Chlorbenzoyl)-1,4-dimethylpyrrol-2-essigsäure **9.**1246
1-(4-Chlorbenzoyl)-5-methoxy-2-methyl-3-indolessigsäure **8.**538
1-(4-Chlorbenzoyl)-5-methoxy-2-methyl-1H-3-indolylessigsäure-2-[4-[3-{[4-(benzoylamino)-5-(dipropyl-amino)-1,5-dioxopentyl]oxy}propyl]-1-piperazinyl]ethylester **9.**371
2-[4-(4-Chlorbenzoyl)phenoxy]-2-methylpropansäure-isopropylester **8.**183
2-[4-(4-Chlorbenzoyl)phenoxy]-2-methylpropionsäure-1-methylethylester **8.**183
5-(2-Chlorbenzoyl)-4,5,6,7-tetrahydrothieno[3,2-c]-pyridin **9.**922
N-(4-Chlorbenzoyl)tyramin **7.**477
Chlorbenzylalkohol **3.**309
4-Chlorbenzylamin **7.**987
2-(4-Chlorbenzylamino)anilin **7.**985
4-Chlorbenzylbromid **7.**875
2-Chlorbenzylchlorid **7.**154
4-Chlorbenzylchlorid **7.**985
1-(4-Chlorbenzyl)-2-chlor-methyl-benzimidazol **7.**985
4-Chlorbenzylcyanid **9.**457
1-(4-Chlorbenzyl)-1-cyclo-pentyl-3-phenyl-harnstoff **3.**925
N-(4-Chlorbenzyl)-N-cyclopentyl-N'-phenyl-harnstoff **1.**355
(RS)-α-(4-Chlorbenzyl)-4-(2-diethylaminoethoxy)-α-(4-tolyl)benzylalkohol **9.**1085
2-[(p-Chlorbenzyl)-(2-dimethylaminoethyl)amino]-pyridin **7.**883f
N-(4-Chlorbenzyl)-N-(2-dimethylaminoethyl)-2-pyridylamin **7.**883f
N'-[4-Chlorbenzyl]-N,N-dimethylethylendiamin **7.**884
4-(p-Chlorbenzyl)-2-(hexahydro-1-methyl-1H-azepin-4-yl)-1-(2H)-phthalazinon **7.**340
1,3-bis-(p-Chlorbenzylidenamino)guanidinhydrochlorid **1.**757
o-Chlorbenzylidenmalodinitril **3.**279
o-Chlorbenzylidenmalonitril **3.**279
2-Chlorbenzylidenmalonodinitril, Monographie **3.**279
o-Chlorbenzylidenmalonodinitril **3.**279
2-Chlorbenzylidenmalononitril **3.**279
4-Chlorbenzylidenphthalid **7.**340
p-Chlorbenzylmagnesiumbromid **7.**581
4-Chlor-benzylmagnesiumchlorid **9.**1085
2-Chlorbenzylmalononitril **3.**279
1-(4-Chlorbenzyl)-2-methyl-1H-benzimidazol **7.**875
4-(4-Chlorbenzyl)-2-(perhydro-1-methylazepin-4-yl)-1-(2H)-phthalazinon **7.**340
N-(4-Chlorbenzyl)-o-phenylendiamin **7.**875
1-(4-Chlorbenzyl)-2-(1-pyrrolidinylmethyl)-benzimidazol **7.**985, 987
– hydrochlorid **7.**986
– hydrogensulfat **7.**986
– undecanoat **7.**989
5-(2-Chlorbenzyl)-4,5,6,7-tetrahydrothieno[3,2-c]-pyridin **9.**922
[7-Chlorbicyclo-(3,2,0)-hepta-2,6-dien-6-yl]-dimethylphosphat **1.**344, 776; **3.**654
2-Chlor-4,6-bis(ethylamino)-S-triazin **1.**367; **3.**1087
2-Chlor-4,6-bis(isopropylamino)-S-triazin **3.**993
Chlorbleiche **3.**1138
2-ChlorBMN **3.**279

Chlorbromphenol 3.301
β-Chlorbutadien 3.280
2-Chlor-1,3-butadien, Monographie 3.280
Chlorbutanol
– in Dermatika 2.901
– Konservans in Augentropfen 2.644
– in Kosmetika 1.146
– Nachweis 2.134, 144
4-Chlorbutansulfochlorid 9.750
Chlorbutol 7.877
3-Chlorbuttersäurechlorid 8.854
Chlorbutylkautschuk 2.985
4-Chlorbutylveratrat 8.821
4-Chlorbutyronitril 7.542, 564
3-Chlorcarbonyl-1-methan-sulfonyl-2-imidazolidon 8.1002
3-Chlorcarvacrol, Monographie D08AX 7.855
5-Chlorcarvacrol, Monographie D08AX 7.855
4-[(7-Chlor-4-chinolinyl)amino]-2-[(diethylamino)-methyl]phenol, dihydrochlorid Dihydrat 7.229
$N$-(4)-(7-Chlor-4-chinolinyl)-$N$-(1)-diethyl-1,4-pentandiamin 7.884
– bis(dihydrogenphopshat) 7.885
$N^4$-(7-Chlor-4-chinolinyl)-$N^1,N^1$-diethyl-1,4-pentandiamin, 8-Hydroxy-7-iod-5-chinolinsulfonsäuresalz 7.1038
Chlorchinolum 8.411
4-[(7-Chlor-4-chinolyl)amino]-α-(diethylamino)-$o$-cresol 7.227
– dihydrochlorid Dihydrat 7.229f
4-[(7-Chlor-4-chinolyl)amino]-2-[(diethylamino)-methyl]phenol 7.227
– dihydrochlorid Dihydrat 7.230
2-[$N$-[(7-Chlor-4-chinolylamino)-4-methylbutyl]-ethylamino]ethanol 8.489
($RS$)-$N^4$-(7-Chlor-4-chinolyl)-$N^1,N^1$-diethyl-1,4-pentadiamin-sulfat 7.889
2-[4-(6-Chlorchinoxalin-2-yloxy)phenoxy]-propionsäure 3.1025
2-Chlor-$N$-(2-chlorethyl)-$N$-ethylethanamin 3.447
2-Chlor-$N$-(2-chlorethyl)-$N$-methylethanamin 3.1100
1-Chlor-2-(β-chlorethylthio)ethan 3.1067
3-[5-Chlor-α-($p$-chlor-β-hydroxyphenethyl)-2-thenyl]-4-hydroxycoumarin 9.943
3-Chlor-4-(chlormethyl)-1-[3-(trifluormethyl)phenyl]-2-pyrrolidon 3.606
5-Chlor-$N$-(2-chlor-4-nitrophenyl)-2-hydroxy-benzamid 8.1141
3′-Chlor-4′-(4-chlorphenoxy)-3,5-diiodsalicylanilid 1.773
7-Chlor-5-(2-Chlorphenyl)-1$H$-1,4-benzodiazepin-2-(3$H$)-on 7.1194
($RS$)-7-Chlor-5-(2-chlorphenyl)-2,3-dihydro-3-hydroxy-1$H$-1,4-benzodiazepin-2-on 8.765
($RS$)-7-Chlor-5-(2-chlorphenyl)-2,3-dihydro-3-hydroxy-1-methyl-1$H$-1,4-benzodiazepin-2-on 8.769
7-Chlor-5-(2-chlorphenyl)-3-hydroxy-1$H$-1,4-benzodiazepin-2(3$H$)-on 8.765
7-Chlor-5-(2-chlorphenyl)-3-hydroxy-1-methyl-1$H$-1,4-benzodiazepin-2-(3$H$)-on 8.769

7-Chlor-5-(2-chlorphenyl)-1-methyl-2-oxo-1,3-dihydro-2$H$-1,4-benzodiazepin-4-oxid 8.769
8-Chlor-6-(2-chlorphenyl)-1-methyl-4$H$-[1,2,4]-triazolo[4,3-a][1,4]-benzodiazepin 9.1034
2-Chlor-10-(3-chlorpropyl)phenothiazin 9.92, 218, 360
4-Chlor-3-chlorsulfonyl-5-nitrobenzoesäure 7.547
Chlorcholinchlorid 3.295
8-Chlorcoffein 7.592
Chlorcresol, in Dermatika 2.901
4-Chlor-$m$-cresol 7.878
Chlor-$m$-cresol, Konservans 1.147; 2.909
Chlorcyan, Monographie 3.281
5-Chlor-4-cyanoamino-2,1,3-benzothiadiazol 9.956
4-Chlor-6-(1-cyano-1-methyl-ethylamino)-2-ethyl-amino-1,3,5-triazin 3.365
Chlorcyclizin
– Monographie R06A 7.855
– dihydrochlorid, Monographie R06A 7.856
– hydrochlorid, Monographie R06A 7.857
7-Chlor-5-(1-cyclohexen-1-yl)-1,3-dihydro-1-methyl-2$H$-1,4-benzodiazepin-2-on 9.839
7-Chlor-5-(1-cyclohexenyl)-1-methyl-1$H$-1,4-benzodiazepin-2(3$H$)-on 9.839
5-Chlor-2-cyclohexyl-1-isoindolon 7.1040
6-Chlor-2-cyclohexyl-3-oxo-5-isoindolin-sulfonamid 7.1040
4-Chlor-$N$-cyclohexylphthalimid 7.1040
6-Chlor-3-(cyclopentylmethyl)-3,4-dihydro-2$H$-1,2,4-benzothiadiazin-7-sulfonamid-1,1-dioxid 7.1138
7-Chlor-1-(cyclopropylmethyl)-1,3-dihydro-5-phenyl-2$H$-1,4-benzodiazepin-2-on 9.309
6-Chlor-6-dehydro-17-acetoxyprogesteron 7.869
6-Chlor-6-dehydro-17-hydroxyprogesteron 7.868
Chlordehydromethyltestosteron, Monographie A14A 7.857
Chlordesmethyldiazepam 7.1194
7-Chlor-7-desoxy-lincomycin 7.993
4-Chlor-1,2-diaminobenzol 9.956
6-Chlor-3,5-diamino-pyrazin-2-carbonsäuremethylester 7.182
6-Chlor-2,4-diaminopyrimidin 8.1021
6-Chlor-2,4-diaminopyrimidin-3-oxid 8.1021
5-Chlor-2,4-diaminosulfonylanilin 7.387, 579; 8.938; 9.1040
Chlordiazepoxid
– Monographie N05BA, V03AA 7.859
– Bestimmungsmethode, elektrochemische 2.521
– hydrochlorid
– – Monographie N05BA, V03AA 7.860
– – Nachweis 2.143
ω-Chlor-2,4-dichloracetophenon 8.1007
6-Chlor-3-(dichlormethyl)-3,4-dihydro-2$H$-1,2,4-benzothiadiazin-7-sulfonamid-1,1-dioxid 1.738; 9.1040
5-Chlor-2-(2,4-dichlorphenoxy)phenol 9.1046
2-Chlor-1-(2,4-dichlorphenyl)vinyl-diethylphosphat 1.344; 3.286
4-Chlor-α-[4-[2-(diethylamino)ethoxy]-phenyl]-α-(4-methylphenyl)-benzenethanol 9.1085
7-Chlor-1-(2-diethylaminoethyl)-5-(2-fluorphenyl)-2,3-dihydro-1$H$-1,4-benzodiazepin-2-on 8.273

7-Chlor-4-(4-diethylamino-1-methylbutylamino)-chinolin-sulfat **7.889**
(*RS*)-6-Chlor-9-(4-diethylamino-1-methylbutyl-amino)-2-methoxyacridin **8.863**
(2-Chlor-3-diethyl-amino-1-methyl-3-oxoprop-1-enyl)-dimethylphosphat **3.960**
7-Chlor-4-(4-diethylamino-2-pentylamino)chinolin-bis(8-hydroxy-7-iod-5-chinolin-sulfonat) **7.1038**
5-Chlor-7-[[(3-diethylaminopropyl)amino]methyl]-8-chinolinol **7.978**
*o*-Chlor-*N*,*N*-diethylbenzamid **1.218**
2-Chlor-2-diethylcarbamoyl-1-methylvinyldimethyl-phosphat **1.344**; **3.960**
*O*-(2-Chlor-2-diethylcarbamoyl-1-methylvinyl)-*O*,*O*-dimethylphosphat **3.960**
α-Chlordiethylencarbonat **7.361**
2-Chlor-2',6'-diethyl-*N*-(methoxymethyl)acetanilin **3.34**
2-Chlor-*N*-(2,6-diethylphenyl)-*N*-methoxymethyl-acetanilid **3.34**
1,1,1-Chlordifluorethan **2.627**
Chlordifluormethan **3.832**
– Monographie **7.861**
(*RS*)-2-Chlor-1-(difluormethoxy)-1,1,2-tri-fluorethan **8.28**
(*RS*)-2-Chlor-2-(difluormethoxy)-1,1,1-tri-fluorethan **8.603**
2-Chlor-6α,9-difluor-11β,17,21-trihydroxy-16α-me-thyl-1,4-pregnadien-3,20-dion **8.404**
10-Chlor-5,10-dihydroarsacridin **3.21**
6-Chlor-3,4-dihydro-2*H*-1,2,4-benzothiadiazin-7-sulfonamid-1,1-dioxid **1.737**; **8.464**
3-Chlor-10,11-dihydro-5*H*-dibenzo[b,f]azepin **7.1026**
7-Chlor-2,3-dihydro-2,2-dihydroxy-5-phenyl-1*H*-1,4-benzodiazepin-3-carbonsäure **7.1038**
11-Chlor-8,12b-dihydro-2,8-dimethyl-12b-phenyl-4*H*-[1,3]oxazin-[3,2-d][1,4]benzodiazepin-4,7(6*H*)-dion **8.667**
8-Chlor-3,7-dihydro-1,3-dimethyl-1*H*-purin-2,6-dion **7.918**
7-Chlor-1,3-dihydro-3-hydroxy-1-methyl-5-phenyl-2*H*-1,4-benzodiazepin-2-on **9.791**
7-Chlor-1,3-dihydro-3-hydroxy-5-phenyl-2*H*-1,4-benzodiazepin-2-on **8.1250**
(*RS*)-7-Chlor-2,3-dihydro-3-hydroxy-5-phenyl-1*H*-1,4-benzodiazepin-2-on **8.1250**
7-Chlor-1,3-dihydro-3-hydroxy-5-phenyl-1*H*-1,4-di-benzodiazepin-2-on **1.729**
5-Chlor-*N*-(4,5-dihydro-1*H*-imidazol-2-yl)-2,1,3-benzothiadiazol-4-amin **9.956**
7-Chlor-2,3-dihydro-1*H*-inden-4-ol **7.1041**
6-Chlor-3,4-dihydro-3-isobutyl-2*H*-1,2,4-benzothia-diazin-7-sulfonamid-1,1-dioxid **1.736**; **7.578**
6-Chlor-3,4-dihydro-3-(α-methylbenzyl)-2*H*-1,2,4-benzothiadiazin-7-sulfonamid-1,1-dioxid **7.387**
7-Chlor-2,3-dihydro-1-methyl-2-oxo-5-phenyl-1*H*-1,4-benzodiazepin-3-yl-(*N*,*N*-dimethyl)-carbamidsäureester **7.643**
7-Chlor-2,3-dihydro-1-methyl-5-phenyl-1*H*-1,4-benzodiazepin **8.834**

7-Chlor-1,3-dihydro-1-methyl-5-phenyl-2*H*-1,4-benzodiazepin-2-on **1.724**; **8.668**
6-Chlor-3,4-dihydro-3-(2-methylpropyl)-2*H*-1,2,4-benzothiadiazin-7-sulfonamid-1,1-dioxid **7.578**
6-Chlor-3,4-dihydro-2-methyl-3-(2,2,2-trifluorethyl-thiomethyl)-2*H*-1,2,4-benzothiadiazin-7-sulfon-amid-1,1-dioxid **9.292**
5-Chlor-1-[1-[3-(2,3-dihydro-2-oxo-1*H*-benzimida-zol-1-yl)propyl]-4-piperidinyl]-1,3-dihydro-2*H*-benzimidazol-2-on **7.1419**
5-Chlor-1-{1-[3-(2,3-dihydro-2-oxobenzimidazol-1-yl)propyl]-4-piperidyl}-2(3*H*)-benzimidazolon **7.1419**
4-Chlor-2,3-dihydro-2-oxo-1,3-benzothiazol-3-ylessigsäureethylester **3.154**
(*S*)-(6-Chlor-2,3-di-hydro-2-oxo-1,3-benzoxazol-3-yl-methyl)-*O*,*O*-diethyldithio-phosphat **3.958**
(*S*)-(6-Chlor-2,3-dihydro-2-oxo-1,3-oxazolo[4,5-b]-pyridin-3-ylmethyl)-*O*,*O*-dimethylthiophosphat **3.122**
7-Chlor-2,3-dihydro-2-oxo-5-phenyl-1*H*-1,4-benzodi-azepin-3-carbonsäure **7.1039**
10-Chlor-5,10-dihydrophenarsazin **3.21**
6-Chlor-3,4-dihydro-3-(phenylmethyl)-2*H*-1,2,4-benzothiadiazin-7-sulfonamid-1,1-dioxid **7.441**
3-Chlor-4-(2,5-dihydro-1*H*-pyrrol-1-yl)-α-methyl-phenylessigsäure **9.260**
(*RS*)-6-Chlor-3,4-dihydro-3-(8,9,10-trinorborn-5-en-2-yl)-2*H*-1,2,4-benzothiadiazin-7-sulfonamid-1,1-dioxid **7.1148**
2-Chlor-3',4'-dihydroxyacetophenon **8.442**
ω-Chlor-3,4-dihydroxyacetophenon **7.81**; **8.614**; **9.239, 432f, 852**
α-Chlor-4,4'-dimethoxy-β-(4-methoxyphenyl)-stilben **7.891**
4'-Chlor-3,5-dimethoxy-4-(2-morpholinoethoxy)-benzophenon **8.1037**
α-Chlor-2,6-dimethylacetanilid **8.739**
(*RS*)-2-[*p*-Chlor-α-(2-dimethylaminoethoxy)benzyl]-pyridin **7.688**
– maleat **7.689**
2-Chlor-α-[2-(dimethylamino)ethyl]benzhydrol **7.1011**
(*RS*)-2-[4-Chlor-α-(2-dimethylaminoethyl)benzyl]-pyridin **7.894**
(*S*)-(+)-2-[*p*-Chlor-α-(2-dimethylaminoethyl)benzyl]-pyridin **7.1230**
– maleat **7.1230**
2-Chlor-10-(2-dimethylaminoethyl)phenothiazin
– hydrochlorid **7.898**
– hydrogenmaleat **7.898**
2-Chlor-α-[2-(dimethylamino)ethyl]-α-phenyl-benzenmethanol **7.1011**
7-Chlor-4-(4-dimethylamino-1-methylbutylamino)-chinolin **7.884**
– bis-(dihydrogenphosphat) **7.885**
4-Chlor-α-[2-(dimethylamino)-1-methylethyl]-α-methylbenzenethanol **7.1003**
– hydrochlorid **7.1004**
*p*-Chlor-α-[2-(dimethylamino)-1-methylethyl]-α-methylphenethylalkohol **7.1003**
– hydrochlorid **7.1004**

1-Chlor-2-dimethylamino-2-methylpropanhydrochlorid **7.**1289

[4*S*-(4α,4aα,5aα,6β,12aα)]-7-Chlor-4β-dimethylamino-1,4,4a,5,5a,6,11,12a-octahydro-3,6α,10,12,12aβ-pentahydroxy-1,11-dioxo-2-naphthacencarboxamid **7.**1195

7-Chlor-4β-dimethylamino-1,4,4a,5,5a,6,11,12a-octahydro-3,6α,10,12,12aβ-pentahydroxy-1,11-dioxo-2-naphthacencarboxamid **7.**1195

7-Chlor-4-dimethylamino-1,4,4a,5,5a,6,11,12a-octahydro-3,6,10,12,12a-pentahydroxy-*N*-(hydroxymethyl)-6-methyl-1,11-dioxo-2-naphthacencarboxamid **7.**1027

(4*S*,4a*S*,5a*S*,6*S*,12a*S*)-7-Chlor-4-dimethylamino-1,4,4a,5,5a,6,11,12a-octahydro-3,6,10,12,12a-pentahydroxy-6-methyl-1,1-dioxo-2-naphthacencarboxamid **7.**915

7-Chlor-4-dimethylamino-1,4,4a,5,5a,6,11,12a-octahydro-3,5,10,12,12a-pentahydroxy-6-methylen-1,11-dioxo-2-naphthacencarboxamid **8.**826

3-Chlor-5-(3-dimethylaminopropyl)-10,11-dihydro-5*H*-dibenz[b,f]azepin **7.**1025
– hydrochlorid **7.**1026

2-Chlor-10-(3-dimethylaminopropyl)phenothiazin **7.**902
– hydrochlorid **1.**723

4-Chlor-α,α-dimethyl-benzenethanamin **3.**302

6-Chlor-1α,2α:16α,17-dimethylen-4,6-pregnadion-3,20-dion **8.**341

Chlordimethylether **3.**833

(*RS*)-2-Chlor-α-[(1,1-dimethylethylamino)methyl]-benzylalkohol **9.**1123

9-Chlor-21-(2,2-dimethyl-1-oxopropoxy)-6-fluor-11-hydroxy-16-methyl-6α,11β,16α-pregna-1,4-dien-3,20-dion **7.**1006

4-Chlor-3,5-dimethylphenol **1.**148; **7.**921

4-Chlor-*N*-(*cis*-2,6-dimethylpiperidino)-3-sulfamoylbenzamid **7.**1032

8-Chlor-1,3-dimethyl-2,6-(1*H*,3*H*)-purindion **7.**918

*N*[1]-(5-Chlor-2,6-dimethyl-4-pyrimidinyl)sulfanilamid **9.**693

4-Chlor-2′,6′-dimethyl-5-sulfamoylsalicylanilid **9.**1212

(*Z*)-2-Chlor-*N,N*-dimethylthioxanthen-Δ$^{9,8}$-propylamin **7.**908

6-Chlor-1,3-dimethyluracil **9.**1132

1-Chlor-2,4-dinitrobenzol **3.**485
1-Chlor-2,6-dinitrobenzol **3.**485
1-Chlor-3,4-dinitrobenzol **3.**485
2-Chlor-1,5-dinitrobenzol **3.**485
4-Chlor-1,3-dinitrobenzol **3.**485

Chlordioxid, Monographie **3.**283

α-Chlordiphenylacetylchlorid **9.**1105

Chlordiphenylarsin **3.**325

2-{4-[(*Z*)-4-Chlor-1,2-diphenyl-1-butenyl]phenoxy}-*N,N*-dimethylethylamin **9.**996

Chlordiphenylendioxyden **3.**1143

2-[4-(2-Chlor-1,2-diphenylvinyl)phenoxy]triethylamin **7.**1022
– citrat **7.**1022

Chloreisentinktur, ätherische **1.**565

1-Chlor-2,3-epoxypropan **7.**1085f
– Monographie **3.**284

Chloressigsäure **3.**435, 1195, 1243; **8.**1183

Chloressigsäurealkylester **9.**257

2-Chloressigsäureester **8.**1262

Chloressigsäureethylester **8.**150

Chlorethan **3.**434
– Monographie N01BX **7.**861

2-Chlorethanamin **7.**711

2-Chlorethanol **9.**111

Chlorethen **3.**1243

(2-Chlorethenyl)arsonous dichloride **3.**734

Chlorethenyldichlorarsin **3.**734

Chlorethylaminhydrochlorid **8.**523

2-Chlor-6-ethylamino-4-(isobutyronitril-2-yl)-amino-1,2,5-triazin **1.**367; **3.**365

2-Chlor-4-ethylamino-6-isopropylamino-*S*-triazin **1.**367; **3.**105

3-[(2-Chlorethyl)-amino]-1-propanolhydrochlorid **9.**1094

2-((4-Chlor-6-(ethylamino)-*S*-triazin-2-yl)-amino)-2-methyl-propionitril **3.**365

Chlorethylbenzmethoxazone **7.**917

2-(2-Chlorethyl)-2*H*-1,3-benzoxazin-4(3*H*)-on **7.**917

(±)-3-(2-Chlorethyl)-2-[bis-(2-chlorethyl)-amino]-1,3,2-oxazaphosphorinan-2-oxid **9.**1094

(±)-3-(2-Chlorethyl)-2-[bis-(2-chlorethyl)-amino]-tetrahydro-2*H*-1,3,2-oxazaphosphorin-2-oxid **9.**1094

3-(2-Chlorethyl)-2-((2-chlorethyl)-amino)-tetrahydro-2*H*-1,3,2-oxazaphosphorin-2-oxid **8.**523

2-Chlorethyl-*N,N*-bis(2-chlorethyl)-*N*′-(3-hydroxypropyl)diamidophosphat **7.**1187

1-(2-Chlorethyl)-3-cyclohexyl-1-nitrosoharnstoff **8.**755

*N*-(2-Chlorethyl)-*N*′-cyclohexyl-*N*-nitrosoharnstoff **8.**755

β-Chlorethyl-diethylamin **8.**1224

Chlorethyldimethylamin **8.**880

4-(2-Chlorethyl)-3,3-diphenyl-1-ethyl-2-pyrrolidon **7.**1426

2-Chlorethylendichlorarsin **3.**734

Chlorethylenoxid **3.**1243

2-Chlorethylisocyanat **7.**711; **8.**1172

1-(2-Chlorethyl)-3-(4-methylcyclohexyl)-1-nitrosoharnstoff **9.**596

*N*-(2-Chlorethyl)-*N*′-(4-methylcyclohexyl)-*N*-nitrosoharnstoff **9.**596

2-Chlor-2′-ethyl-6′-methyl-*N*-(2-methoxy-1-methylethyl)acetanilid **3.**822

*N*-(2-Chlorethyl)-*N*-(1-methyl-2-phenoxyethyl)-benzylamin **9.**140

2-(2-Chlorethyl)-2-methylpyrrolidin **7.**983

5-(2-Chlorethyl)-4-methylthiazol **7.**1019
– ethandisulfat **7.**1021

(*RS*)-1-Chlor-3-ethyl-1-penten-4-in-3-ol **8.**109

2-Chlorethylphosphonsäure **1.**359; **3.**548

1-(2-Chlorethyl)-pyrrolidin-HCl **8.**449

7-(2-Chlorethyl)-theophyllin **8.**179

2-Chlorethyl-trimethylammoniumchlorid **1.**365; **3.**295

O-(2-Chlorethyl)urethan  7.667
Chloreton  7.877
Chlorfenvinfos  3.286
Chlorfenvinphos  1.344
- Monographie  3.286
2-Chlorflumethason  8.404
3-Chlor-4-fluoranilin  8.1209;  9.40
2-Chlor-6-fluorbenzaldehyd  8.221
21-Chlor-9-fluor-11β,17-dihydroxy-16β-methyl-pregna-1,4-dien-3,20-dion  7.1000
9α-Chlor-6α-fluor-11β,21-dihydroxy-16α-methylpregna-1,4-dien-3,20-dion  7.1005
- capronat  7.1005
7-Chlor-6-fluor-4-hydroxy-chinolin-3-carbonsäureethylester  9.40
21-Chlor-9-fluor-11β-hydroxy-16α,17-isopropylidendioxy-4-pregnen-3,20-dion  8.401
21-Chlor-9-fluor-17-hydroxy-16β-methyl-1,4-pregnadien-3,11,20-trion  7.1002
4-Chlor-5-fluor-2-methylthiopyrimidin  8.226
7-Chlor-5-(2-fluorphenyl)-2-methylamino-3H-1,4-benzodiazepin  8.1008
8-Chlor-6-(2-fluorphenyl)-1-methyl-4H-imidazo[1,5-a][1,4]benzodiazepin  8.1008
3-(2-Chlor-6-fluorphenyl)-5-methyl-isox-azol-4-carbonsäure  8.221
(2S,5R,6R)-6-[3-(2-Chlor-6-fluorphenyl)-5-methyl-4-isoxazolcarboxamido]-3,3-dimethyl-7-oxo-4-thia-1-aza-bicyclo[3.2.0]heptan-2-carbonsäure  8.220
[3-(2-Chlor-6-fluorphenyl)-5-methyl-4-isoxazolyl]-penicillin  8.220
2-Chlor-4'-fluor-α-(pyrimidin-5-yl)benzhydrylalkohol  3.887
Chlorflurecol  3.288
Chlorflurenol, Monographie  3.288
4-Chlor-N-furfuryl-5-sulfamoylanthranilsäure  1.737;  8.312
4-Chlorglycolsäureanilid  3.276
Chlorguanide  9.374
Chlorguanidhydrochlorid  9.375
Chlorhexidin  1.192, 210
- Monographie  A01AB, D08AC, R02AA, S02AA  7.863
- acetat
- - Augentropfen  2.646
- - Konservans in Dermatika  2.909
- diacetat, Monographie  A01AB, D08AC, R02AA, S02AA  7.867
- digluconat, Monographie  A01AB, D08AC, R02AA, S02AA  7.868
- gluconat, Augentropfen  2.646
- hydrochlorid, Monographie  A01AB, D08AC, R02AA, S02AA  7.868
Chlorhexidine cream  2.890
Chlorhexidinsalze, Konservans in Augentropfen  2.644
Chlorhippursäure  3.309
2-Chlorhippursäure  3.279
Chlorhydrin-Verfahren  3.524
4-Chlor-17β-hydroxy-4-androsten-3-on  7.1043
1-Chlor-4-hydroxybenzol  3.301
1-Chlor-2-hydroxy-3-tert.-butylaminopropan  9.767

Chlorhydroxychinolin  8.411
6-Chlor-17-hydroxy-1β,2β-dihydro-3'H-cyclopropa-[1,2]pregna-1,4,6-trien-3,20-dion-17-acetat  7.1154
2-Chlor-10-[3-[4-(2-hydroxyethyl)piperazin-1-yl]-propyl]phenothiazin  9.92
2-Chlor-9-hydroxy-fluoren-9-carbonsäure  3.288
Chlorhydroxymethylcumarin-bis-(chlorethyl)-phosphat  1.768
6-Chlor-17-hydroxy-1α,2α-methylen-pregna-4,6-dien-3,20-dion, 17-acetat  7.1154
6-Chlor-17-hydroxy-1α,2α-methylen-pregna-4,6-dien-3,20-on  7.1153
(RS)-7-Chlor-3-hydroxy-1-methyl-5-phenyl-1H-1,4-benzodiazepin-2(3H)-on  9.791
2-Chlor-5-(1-hydroxy-3-oxo-1-isoindolinyl)benzolsulfonamid  7.912
7-Chlor-3-hydroxy-5-phenyl-1H-1,4-benzodiazepin-2(3H)-on  8.1250
6-Chlor-17-hydroxy-pregna-4,6-dien-3,20-dion  1.781;  7.868
- acetat  7.869
6-Chlor-17-hydroxy-1,4,6-pregnatrien-3,20-dion  7.1193
(RS)-2-[3-Chlor-2-hydroxy-propoxy]benzonitril  7.549
6-Chlor-3-hydroxytoluol  7.878
Chlorid
- Grenzprüfung  2.306f
- ionensensitive Membran  2.492
- Nachweis  2.129
- Nachweisgrenze, spektroskopische  2.469
- Säuglingsnahrung  1.230, 241
Chloridazon  1.366
- Monographie  3.289
Chloridazon FL 430 ACA, Monographie  3.290
Chloridazon FL 430 RC, Monographie  3.290
Chloridazon FL Stefes, Monographie  3.290
Chloridazon WP Stefes, Monographie  3.291
Chlorid-Wässer  1.248
Chlorierte Biphenyle, Monographie  3.291
Chlorierte Diphenyle  3.291
Chlorierte Paraffine, Monographie  3.293
Chlorige Säure  3.283
5-Chlor-4-(2-imidazolin-2-ylamino)-2,1,3-benzothiadiazol  9.956
Chlorimipramin  7.1025
Chlorinated paraffins  3.293
7-Chlor-4-indanol  7.1041
Chlorindion  7.1041
Chlorine Dioxide  3.283
Chlorine Peroxide  3.283
5-Chlor-7-iod-8-chinolinol  7.997
Chloriodhydroxychinolin  7.997
Chloriodmethan  9.748
2-Chlor-N-isopropylacetanilid  3.991
4-Chlor-2-(isopropylamino)-6-(4-methyl-1-piperazinyl)-5-(methylthio)pyrimidin  8.595
2-Chlor-3-isopropyl-6-methylphenol  7.855
4-Chlor-2-isopropyl-5-methylphenol  7.919
4-Chlor-3-isopropyl-6-methylphenol  7.855
4-Chlor-5-isopropyl-2-methylphenol  7.855

4'-Chlor-*N*-(1-isopropyl-4-piperidyl)-2-phenylacetanilid **8.**767
5-Chlor-4-isothiocyan-2,1,3-benzothiadiazol **9.**956
Chlorkalk **1.**691; **3.**270; **7.**633f
Chlorkalklösung **1.**547
*o*-Chlor-keton **9.**809
Chlorknallgas **3.**270
Chlormadinon **1.**781
– Monographie G03D, L02A **7.**868
– acetat, Monographie G03D, L02A **7.**869
Chlormequat **1.**365
– Monographie **3.**295
Chlormequat Chlorid 720 BASF, Monographie **3.**297
Chlormethiazol **7.**1019
Chlormethin **3.**1100
– Monographie L01A **7.**872
– hydrochlorid, Monographie L01A **7.**872
1-[4-[2-(5-Chlor-2-methoxybenzamido)ethyl]phenylsulfonyl]-3-cyclohexylharnstoff **8.**347
5-Chlor-2-methoxybenzoesäure **8.**348
Chlormethoxyether **3.**833
3-(3-Chlor-4-methoxyphenyl)-1,1-dimethylharnstoff **1.**362
(*RS*)-2-Chlor-1-methoxy-1,1,2-trifluorethan **8.**28
5-Chlor-2-methylaminobenzophenon **7.**1252f
4-Chlor-17β-17α-methyl-1,4-androstadien-3-on **7.**857
2-Chlor-6-methylanilin **7.**574
3-Chlor-2-methylanilin **8.**287
5-Chlor-2-Methylanilin **8.**986
4-Chlor-α-methylbenzaldehyd **8.**830
(*R*)-2-[2-Chlor-α-methylbenz-[(*R*)-hydryloxy)ethyl]-1-methylpyrrolidin **7.**983
Chlormethylbenzol **3.**170
1-Chlor-2-methylbenzol **3.**308
1-Chlor-4-methylbenzol **3.**309
7-Chlor-3-methyl-2*H*-1,2,4-benzothiadiazin-1,1-dioxid **7.**1255
7-Chlor-3-methyl-4*H*-1,2,4-benzothiadiazin-1,1-dioxid **7.**1255
(±)-2-(4-Chlor-α-methylbenzylhydryloxy)-*N*,*N*-dimethylpropylamin **8.**830
3-Chlormethylchinuclidin **8.**881
*O*-3-Chlor-4-methyl-7-cumarinyl-*O*,*O*-diethylphosphorothioat **7.**1103
Chlormethylcumarinyldiethylphosphothioat **1.**765
2-Chlormethyl-4,5-dihydro-imidazol **7.**265
4-Chlormethyl-6,7-dihydroxycumarin **8.**282
2-Chlormethyl-3,5-dimethyl-4-methoxypyridin **8.**1234
Chlormethylen **3.**436
Chlormethylencyclin **7.**1027
7-Chlor-6-methylen-5-oxytetracyclin **8.**826
2-Chlor-4-methyl-(2,3-epoxypropoxyl)-benzol **7.**557
Chlormethylether **3.**833
4-Chlor-α-(1-methylethyl)-benzenessigsäure-cyano-(3-phenoxyphenyl)methylester **8.**200
4-Chlor-*N*-(2-methyl-1-indolinyl)-3-sulfamoyl **8.**534
5-Chlor-2-methyl-3(2*H*)-isothiazolon **1.**149

1-Chlor-4-methyl-6-(3-methoxyphenyl)-4-azahexan **7.**263
(*RS*)-α-Chlormethyl-2-methyl-5-nitro-1-imidazolethanol **8.**1237
3'-Chlor-α-[methyl[(morpholinocarbonyl)methyl]amino]-*o*-benzotoluidid **8.**286
3'-Chlor-2'-{*N*-methyl-*N*-[(morpholinocarbonyl)-methyl]aminomethyl}benzanilid **8.**286
*N*-[3-Chlor-2-[[methyl[2-(4-morpholinyl)-2-oxoethyl]amino]methyl]phenyl]-benzamid **8.**286
2-Chlor-1-methyl-3-nitroimidazol **7.**336
Chlormethyloxazolidin **7.**717
(Chlormethyl)oxiran **7.**1085
2-(Chlormethyl)oxiran **3.**284
*O*-(3-Chlor-4-methyl-3-oxo-2*H*-1-benzopyran-7-yl)-*O*,*O*-diethyl-phosphorothioat **7.**1103
2-Chlor-4-methyl-phenol **7.**557
4-Chlor-3-methylphenol **7.**878
(*RS*)-1-(2-Chlor-5-methylphenoxy)-3-[(1,1-dimethylethyl)amino]-2-propanol **7.**556
– hydrochlorid **7.**557
4-Chlor-2-methyl-phenoxyessigsäure **1.**363; **3.**768
2-(4-Chlor-2-methyl)phenoxypropionsäure **1.**363; **3.**772
7-Chlor-1-methyl-5-phenyl-1*H*-1,5-benzodiazepin-2,4(3*H*,5*H*)-dion **7.**999
7-Chlor-*N*-methyl-5-phenyl-3*H*-1,4-benzodiazepin-2-ylamin-4-oxid **7.**859
2-(4-Chlor-α-methyl-α-phenylbenzyloxy)-*N*,*N*-dimethylethylamin **7.**899f
(±)-2-[(*p*-Chlor-α-methyl-α-phenylbenzyl)oxy]-*N*,*N*-dimethylpropylamin **8.**830
(+)-2-[2-[[*p*-Chlor-α-methyl-α-phenylbenzyl]oxy]-ethyl]-1-methyl-pyrrolidin **7.**983
3-(3-Chlor-4-methylphenyl)-1,1-dimethylharnstoff **1.**361; **3.**310
3-Chlor-4-methyl-6-phenylpyridazin **8.**1018
8-Chlor-1-methyl-6-phenyl-4*H*-[1,2,4]triazolo[4,3-a][1,4]benzodiazepin **7.**130
2-Chlor-10-[3-[4-methylpiperazino)propyl]-phenothiazin-bis-hydrogenmaleat **9.**361
2-Chlor-11-(4-methyl-1-piperazinyl)-5*H*-dibenzo-[b,e][1,4]diazepin **7.**1053
2-Chlor-10-[3-(4-methyl-1-piperazinyl)propyl]-10*H*-phenothiazin **9.**360
– (*Z*)-2-Butendicarbonsäuresalz **9.**361
2-Chlor-10-[3-(4-methylpiperazin-1-yl)propyl]phenothiazindihydrogenmaleat **9.**361
4-Chlormethylpyridin **9.**1101
4-Chlor-*N*1-methyl-*N*1[(tetrahydro-2-methyl-2-furanyl)methyl]-1,3-benzoldisulfonamid **8.**847
4-Chlor-*N*1-methyl-*N*1-(tetrahydro-2-methylfurfuryl)-*m*-benzoldisulfonamid **8.**847
2-Chlormethyltetrahydrofuran **8.**1065f
2-[(2-Chlor-4-methyl-3-thienyl)amino]-2-imidazolin **9.**911
2-Chlormethyl-thiophen **8.**917
6-Chlor-2-methyl-3-(2,2,2-trifluorethylthiomethyl)-3,4-dihydro-2*H*-1,4-benzothiadiazin-7-sulfonamid-1,1-dioxid **1.**737
Chlormezanon, Monographie M03B **7.**873

(−)-Chlormezanon, Monographie 7.874
(+)-Chlormezanon, Monographie 7.875
Chlormidazol
 – Monographie J02AB 7.875
 – hydrochlorid, Monographie J02AB 7.876
Chlornaphazin, Monographie L01A 7.876
1-Chlor-3-(1-naphthyloxy)-2-propanol 9.405
2-Chlornicotinsäure 8.1159
 – ethylester 8.245
4-Chlornicotinsäure 9.1048
2-Chlor-4-nitroanilin 8.1142
4-Chlor-2-nitroanilin 7.1054
5-Chlor-2-nitroanilin 8.1259
2-Chlor-4-nitrobenzoesäure 8.100
7-Chlor-4-nitrobenzofurazan, für DC 2.425
1,2-Chlornitrobenzol 3.955
1-Chlor-4-nitrobenzol, Monographie 3.297
2-Chlornitrobenzol 7.1419
2-Chlor-1-nitrobenzol 7.987
4-Chlornitrobenzol 3.297
p-Chlornitrobenzol 3.297
3-Chlor-4-nitrobenzoylchlorid 8.219
3-Chlor-4-nitro-4′-fluorbenzophenon 8.219
4-Chlor-3-nitrophenylarsonsäure 7.22
2-Chlor-4-nitrophenyl-β,D-maltoheptaosid 1.483
2-Chlor-4-nitrophenyl-β,D-maltotriosid 1.483
2-Chlor-3-nitropyridin 8.624
3-Chlor-4-nitro-toluol 8.100
Chloroacetophenone 3.271
[3-Chloro-4-(allyloxy)phenyl]essigsäure 7.94
1-(3-Chloroallyl)-3,5,7-triaza-1-azoniaadamantan 1.148
2-Chloro-4-amino-6,7-dimethoxychinazolin 9.315
2-Chlorobenzenamine 3.273
3-Chlorobenzenamine 3.274
Chlorobenzene 3.277, 831
4-Chlorobenzene 3.276
5-Chloro-2-benzoxalinone 7.921
5-Chloro-2(3H)-benzoxazolon 7.921
2-{4-[2-((4-Chlorobenzoyl)amino)ethyl]phenoxy}-2-methylpropionsäure 7.477
1-(4-Chlorobenzoyl)-5-methoxy-2-methyl-1H-indol-3-essigsäure-carboxymethylester 7.11
1-(4-Chlorobenzyl)-1-cyclopentyl-3-phenylurea 3.925
5-(o-Chlorobenzyl)-4,5,6,7-tetrahydrothieno[3,2-c]-pyridin 9.922
7-Chlorobicyclo[3.2.0]hepta-2,6-dien-6-yl-dimethyl-phosphat 3.654
Chlorobutanol
 – Hemihydrat, Monographie X02 7.877
 – wasserfrei, Monographie X02 7.877
Chlorochin 7.884
$N^4$-(7-Chlor-4-chinolinyl)-$N^1$,$N^1$-diethyl-1,4-pentandi-amin, sulfat 7.889
2-Chloro-N-(2-chlorethyl)-N-methylethanamin 7.872
6-Chloro-3-(chloromethyl)-3,4-dihydro-2-methyl-2H-1,2,4-benzothiadiazin-7-sulfonamid-1,1-dioxid 8.937
Chlorochrymorin 3.74, 98
Chlorocresol, Monographie D08AE 7.878

Chlorocyanide 3.281
7-Chloro-6-demethyltetracyclin 7.1195
 – hydrochlorid 7.1195
2-Chloro-1-(2,4-dichlorophenyl)ethenyl-diethyl-phosphat 3.286
2-Chloro-N-(4,6-dichloro-1,3,5-triazin-2-yl)anilin 1.356
7-Chloro-1-[2-(diethylamino)ethyl]-5-(2-fluorophe-nyl)-1,3-dihydro-2H-1,4-benzodiazepin-2-on-di-hydrochlorid 8.274
2-Chloro-3-(diethylamino)-1-methyl-3-oxo-1-prope-nyl-dimethylphosphat 3.960
(S)-[2-Chloro-1-(1,3-dihydro-1,3-dioxo-2H-isoindol-2-yl)ethyl]-O,O-diethylphosphorodithioat 3.415
6-Chloro-3,4-dihydro-2-methyl-3-[[(2,2,2-tri-fluoroethyl)thio]methyl]-2H-1,2,4-benzothiadiazin-7-sulfonamid-1,1-dioxid 9.292
6-Chloro-3,4-dihydro-3-(5-norbornen-2-yl)-2H-1,2,4-benzothiadiazin-7-sulfonamid-1,1-dioxid 7.1148
4-Chloro-2,3-dihydro-2-oxo-1,3-benzothiazol-3-ylessigsäure 1.366
1-Chloro-2,4-dinitrobenzene 3.485
4′-Chloro-2,6-dioxothiocyclohexancarboxanilid 8.1235
1,1′,1′-(Chloro-1-ethenyl-2-ylidene)-tris[4-methoxy-benzen] 7.891
N-(2-Chloroethyl)-N′-(D-2-glucosyl)-N-nitroso-harn-stoff 7.894
2-[[[2-Chloroethyl]nitrosoamino]amino]-2-deoxy-α-D-glucose 7.894
1-(2-Chloroethyl)-1-nitroso-3-(D-glucos-2-yl)-harn-stoff 7.894
2-[3-(2-Chloroethyl)-3-nitrosoureido]-2-deoxy-α-D-glucopyranose 7.894
Chloroethylphenamid 7.381
7-Chloro-2-ethyl-1,2,3,4-tetrahydro-4-oxo-6-quinazolinesulfonamid 9.481
6-Chloro-3-(p-fluorobenzyl)-3,4-dihydro-2H-1,2,4-benzothiadiazin-7-sulfonamid-1,1-dioxid 9.23
6-Chloro-3-[(4-fluorophenyl)methyl]-3,4-dihydro-2H-1,2,4-benzothiadiazin-7-sulfonamid-1,1-diox-id 9.23
(±)-2-Chloro-4′-fluoro-α-(pyrimidin-5-yl)benzhydryl-alcohol 1.358; 3.887
Chlorofolin 7.881
Chloroform 3.1203; 7.880
 – Monographie N01AB 7.879
 – Nachweis 2.144
 – als Reagens 1.532
 – Verfälschung von Sandelöl 6.601
 – in Zubereitungen 1.576
Chloroformium 3.1203
 – Monographie 7.880
Chlorofos 3.1200
β-Chlorogenin 4.183
Chlorogensäure 3.1076; 4.7, 60, 64, 100, 157, 297f, 323, 348, 353, 359, 372, 382, 386, 418, 455, 504, 580, 618f, 633, 657, 698, 931f, 999, 1027f, 1047f, 1061, 1104, 1119; 5.13, 15, 77, 184f, 442, 445, 451, 460, 509, 523f, 672, 768,

815, 945, 956; 6.226, 229, 312, 596f, 747, 773, 1006, 1054, 1057, 1069, 1081, 1085
- Identität mit DC 2.275
Chlorohyssopifolin 4.750
2-Chloro-N-isopropylacetanilid 1.364; 3.991
Chlorolyse 3.1148
Chloromethylbenzol 7.878
6-Chloro-α-methyl-9H-carbazol-2-essigsäure 7.716
Chloromethylmethylether 3.833
Chloromethylpenicillanat-1,1-dioxid 9.748
N-(2-Chloro-4-methyl-3-thienyl)-4,5-dihydro-1H-imidazol-2-amin 9.911
4-Chloronitrobenzene 3.297
p-Chloronitrobenzene 3.297
5-Chloro-1-[1-[3-(2-oxo-1-benzimidazolinyl)propyl]-4-piperidyl]-2-benzimidazolinon 7.1419
(S)-[(6-Chloro-2-oxo-3(2H)-benzoxazolyl)methyl]-O,O-diethylphosphorodithioat 3.958
(S)-[(6-Chloro-2-oxooxazolo[4,5-b]pyridin-3(2H)-yl)methyl]-O,O-dimethylphosphorothioat 3.122
Chlorophen 1.149
Chlorophenol 3.301
2-(4-Chlorophenoxy)-N-[2-(diethylamino)ethyl]-acetamidmol 7.1014
7,2-[4-(3-Chlorophenoxy)-3-hydroxy-1-butenyl]-3,5-dihydroxycyclo-pentyl-5-heptensäure 1.781
(±)-1-(p-Chloro-α-phenylbenzyl)-4-methylpiperazin 7.855
(±)-1-[4-(p-Chlorophenyl)-2-[(2,6-dichlorophenyl)thio]butyl]imidazolmononitrat 7.582
2-p-Chlorophenyl-1-[p-(2-diethylaminoethoxy)phenyl]-1-p-tolylethanol 9.1085
N-(4-Chlorophenyl)-2,6-dioxocyclohexancarbothioamid 1.779
2-Chloro-1-phenylethanone 3.271
2-(p-Chlorophenyl)-1,3-indandion 7.1041
2-(p-Chlorophenyl)-α-mehtyl-benzoxazolessigsäure 7.403
3-(4-Chlorophenyl)-1-methoxy-1-methylurea 3.838
N-[(4-Chlorophenyl)methyl]-N',N'-dimethyl-N-2-pyridinyl-1,2-ethandiamin 7.884
[3-(o-Chlorophenyl)-5-methyl-4-isoxazolyl]-penicillin 7.1049
5-[(2-Chlorophenyl)methyl]-4,5,6,7-tetrahydrothieno[3,2-c]pyridin 9.922
(RS)-1-[(4-Chlorophenyl)phenylmethyl]-4-methyl-piperazin 7.855
2-{3-[4-(3-Chlorophenyl)-1-piperazinyl]propyl}-[1,2,4]triazolo[4,3-a]pyridin-3(2H)-on 9.1012
6-Chloro-3-phenylpyridazin-4-yl-S-octyl-thiocarbonat 1.366; 3.1019
3,6-bis-(2-Chlorophenyl)-1,2,4,5-tetrazine (I) 1.350
Chlorophos 3.1200
Chlorophosphorsäuredibenzylester 9.1135
Chlorophyll
- Monographie 7.881
- öllöslich 1.564ff
Chlorophyll a 3.895; 5.739
- Monographie 7.881
Chlorophyll b, Monographie 7.881
Chlorophyllin
- Monographie 7.882

- wasserlöslich 7.882
Chlorophyllin-Kupfer-Komplex, Monographie 7.882
Chloropren 3.280
Chloroprocainhydrochlorid, Monographie N01BA 7.882
4-Chloro-N-[(propylamino)carbonyl]benzensulfonamid 7.905
Chloropyramin
- Monographie R06A 7.883
- hydrochlorid, Monographie R06A 7.884
2-Chloro-N-(pyrazol-1-ylmethyl)acet-2',6'-xylidid 1.364
2-[(6-Chloro-3-pyridazinyl)thio]-N,N-diethylacetamid 7.345
Chloroquin
- Monographie P01BA 7.884
- diphosphat, Monographie M01CA 7.885
- phosphat 7.885
- sulfat
- - Monographie P01BA 7.889
- - Monohydrat 7.889
(RS)-2-[4-(6-Chloroquinoxalin-2-yloxy)phenoxy]-propionsäure 1.364; 3.1025
Chlorostemma odoratum 5.222
4-Chloro-5-sulfamoyl-2',6'-salicyloxylidid 9.1212
Chlorothalonil 1.352
Chlorothiazid 8.465
- Monographie C03AA 7.890
2-[4-[3-(2-Chloro-9-thioxanthenylidene)propyl]-1-piperazinyl]-ethyldecanoat 7.1034
(Z)-4-[3-(2-Chlorothioxanthen-9-yliden)propyl]-1-piperazinethanol 9.1252
o-Chlorotoluene 3.308
p-Chlorotoluene 3.309
2-(2-Chloro-p-toluidino)-2-imidazolin 9.987
Chlorotrianisen, Monographie G03C, L02A 7.891
(RS)-2-[4-(3-Chloro-5-trifluoromethyl-2-pyridyloxy)-phenoxy]propionsäure 1.364
Chlorotris(p-methoxyphenyl)ethylen 7.891
Chlor(IV)oxid-Sauerstoffkomplex, wasserhaltig, Monographie 7.893
Chloroxin 7.1261; 8.411
7-Chlor-2-oxo-5-phenyl-2,3-dihydro-1H-1,4-benzodiazepin 7.1252
Chloroxuron 1.361
- Monographie 3.299
Chlorozotocin, Monographie L01A 7.894
3-Chlorperbenzoesäure 9.5
Chlorperphenazin 9.92
Chlorphacinon 1.371
- Monographie 3.300
2-(4-Chlorphenacetyl)benzoesäure 7.341
Chlorphenadion 7.1041
Chlorphenamin
- Monographie R06A 7.894
- hydrogenmaleat, Monographie R06A 7.896
Chlorphenamini hydrogenomaleas 7.896
Chlorphenesin 1.149
- Monographie D01AE 7.897
- carbonat, Monographie D01AE 7.897

Chlorphenethazinhydrochlorid, Monographie
N05AA  **7**.898
Chlorphenindion  **7**.1041
Chlorpheniramin  **7**.894
– maleat  **7**.896
– – in Hustensirup, Bestimmung durch NIR  **2**.487
2-Chlorphenol  **3**.438;  **7**.1266
3-Chlorphenol  **3**.277
4-Chlorphenol  **3**.438;  **7**.897, 1015, 1262
– Monographie D08AE  **3**.301;  **7**.899
*m*-Chlorphenol  **7**.538
*p*-Chlorphenol  **3**.301;  **7**.899, 1018, 1042
Chlorphenole  **3**.439, 1137
Chlorphenolrot  **2**.352
2-Chlorphenothiazin  **7**.1116;  **9**.92, 218
4-Chlorphenothiazin  **7**.904
3-(2-Chlor-10-phenothiazinyl)-*N*,*N*-dimethylpropylaminhydrochlorid  **7**.904
2-{4-[3-(2-Chlor-10-phenothiazinyl)propyl]-piperazin}ethanol  **9**.92
4-[3-(2-Chlorphenothiazin-10-yl)propyl]-1-piperazinethanol  **9**.92
2-{4-[3-(2-Chlor-10-phenothiazinyl)propyl]piperazin-1-yl}ethylacetat  **9**.885
1-[3-(2-Chlor-10-phenothiazinyl)propyl]-4-piperidincarboxamid  **9**.218
Chlorphenoxamin
– Monographie D08AE, R06A  **7**.899
– hydrochlorid, Monographie D08AE, R06A  **7**.901
4-Chlorphenoxyacetylchlorid  **8**.204
1-[2-(4-Chlorphenoxy)acetyl]-4-(3,4-methylendioxybenzyl)piperazin  **8**.204
1-[(4-Chlorphenoxy)acetyl]-4-piperonylpiperazin  **8**.204
1-[(*p*-Chlorphenoxy)acetyl]-4-piperonylpiperazin  **8**.204
2-(4-Chlorphenoxy)anilin  **7**.231
1-(4-Chlorphenoxy)-3,3-dimethyl-1-(1*H*-1,2,4-triazol-1-yl)-butan-2-ol  **1**.357;  **3**.1185
1-(4-Chlorphenoxy)-3,3-dimethyl-1-(1*H*-1,2,4-triazol-1-yl)-butan-2-on  **1**.357;  **3**.1184
4-Chlorphenoxyessigsäure-2-isopropylhydrazid  **8**.592
(4-Chlorphenoxy)essigsäure-2-(1-methylethyl)-hydrazid  **8**.592
4-(3-Chlorphenoxy)-3-hydroxy-1-butenyl-3,5-dihydroxycyclopentyl-5-heptensäure  **7**.1037
(±)-(Z)-7-{(1R*,2R*,3R*,5S*)-2-[(E)-(3R*)-4-(3R*)-4-(3-Chlorphenoxy)-3-hydroxy-1-butenyl]-3,5-dihydroxycyclopentyl}-5-heptensäure-Na-Salz  **7**.1038
7-[2,3-(3-Chlorphenoxy)-2-hydroxypropylthio-3,5-dihydroxycyclopentyl]-5-heptensäure  **1**.786
1-(4-Chlorphenoxy)-1-(1*H*-imidazol-1-yl)-3,3-dimethyl-2-butanon  **1**.148
2-(4-Chlorphenoxy)-2-isopropylacetohydrazid  **8**.592
2-[2-(4-Chlorphenoxy)-2-methyl-1-oxopropoxy]-ethyl-3-pyridincarboxylat  **8**.145
2-(4-Chlorphenoxy)-2-methylpropansäure  **7**.1018
– 4-(*N*,*N*-dimethylamino)carbonylpropylester  **7**.1017
– ethylester  **7**.1014
– 2-(1,2,3,6-tetrahydro-1,3-dimethyl-2,6-dioxo-7*H*-purin-7-yl)ethylester  **8**.148
2-[2-(4-Chlorphenoxy)-2-methylpropionyloxy]ethylnicotinat  **8**.145
3-[4-(4-Chlorphenoxy)-phenyl]-1,1-dimethylharnstoff  **1**.361;  **3**.299
3-(4-Chlorphenoxy)-1,2-propandiol-1-carbamat  **7**.897
Chlorphentermin
– Monographie  **3**.302
– hydrochlorid  **3**.302
Chlorphenthazinhydrogenmaleat, Monographie D08AE, N05AA  **7**.898
4-Chlorphenylacetonitril  **7**.894
4-Chlorphenylamin  **3**.276
3-(4-Chlorphenyl)-4-aminobuttersäureethylester  **7**.365
(*RS*)-2-[2-(4-Chlorphenyl)-5-benzoxazoyl]-propionsäure  **7**.403
(*RS*)-(*p*-Chlor-α-phenylbenzyl)-4-(*m*-methylbenzyl)-piperazin  **8**.831
(*RS*)-1-(4-Chlor-α-phenylbenzyl)-4-methyl-piperazin  **7**.855
1-[2-(2-Chlor-α-phenylbenzyloxy)ethyl]-4-(2-methylbenzyl)piperazin  **7**.854
– dihydrochlorid  **7**.854
1-[2-(*o*-Chlor-α-phenylbenzyloxy)ethyl]-4-*o*-methylbenzylpiperazin  **7**.854
(*RS*)-2-[4-*p*-(Chlor-α-phenylbenzyl)-1-piperazinyl]-ethoxyessigsäure  **7**.815
– dihydrochlorid  **7**.817
2-{4-[*p*-Chlor-α-phenylbenzyl)-1-piperazinyl]-ethoxy}-ethanol  **8**.507
1-(2-Chlorphenyl)-1-(4-chlorphenyl)pyrimidin-5-yl-methanol  **1**.358;  **3**.578
3-[3-(4-Chlorphenyl)-1-(5-chlor-2-thienyl)-3-hydroxypropyl]-4-hydroxy-2*H*-1-benzopyran-2-on  **9**.943
(±)-3-[3-(4-Chlorphenyl)-1-(5-chlor-2-thienyl)-3-hydroxy-propyl]-4-hydroxycumarin  **9**.943
1-(2-Chlorphenyl)-2-cyano-1-phenylethanol  **7**.1011
3-(4-Chlorphenyl)-2,4-diacetylglutarsäurediethylester  **7**.364
*N*-(*p*-Chlorphenyl)-2,4-diamino-1,3,5-triazin  **7**.852
1-(4-Chlorphenyl)-3-(3,4-dichlorphenyl)harnstoff  **9**.1042
(*RS*)-1-[4-(4-Chlorphenyl)-2-(2,6-dichlorphenylthio)-butyl]imidazol  **7**.581
1-(4-Chlorphenyl)-3-(2,6-difluorbenzoyl)harnstoff  **1**.350;  **3**.466
(*Z*)-6-(*o*-Chlorphenyl)-2,4-dihydro-2-[(4-methyl-1-piperazinyl)methylen]-8-nitro-1*H*-imidazo[1,2-a]-benzodiazepin-1-on  **8**.762
6-(2-Chlorphenyl)-2,4-dihydro-2-[(4-methyl-1-piperazinyl)methylen]-8-nitro-1*H*-imidazo-[1,2-a][1,4]-benzodiazepin-1-on  **8**.762
(4-Chlorphenyl)[3,5-dimethoxy-4-[2-(4-morpholinyl)ethoxy]phenyl]-methanon  **8**.1037
(±)-1-(4-Chlorphenyl)-4-dimethylamino-2,3-dimethyl-2-butanol  **7**.1003
– hydrochlorid  **7**.1004

1-(2-Chlorphenyl)-3-dimethylaminopropan-1-on **7.**1012
2-(4-Chlorphenyl)-4-dimethylamino-2-(2-pyridyl)-butyronitril **7.**894
2-[4-Chlorphenyl]-1,1-dimethyl-ethylamin **3.**302
3-(4-Chlorphenyl)-1,1-di-methylharnstoff **3.**841
*N*-(4-Chlorphenyl)-*N'*,*N'*-dimethylharnstoff **3.**841
(*RS*)-3-(4-Chlorphenyl)-*N*,*N*-dimethyl-3-(2-pyridyl)-propylamin **7.**894
(2*RS*,3*RS*)-1-(4-Chlorphenyl)-4,4-dimethyl-2-(1*H*-1,2,4-triazol-1-yl)pentan-3-ol **3.**909
*N*-(4-Chlorphenyl)-2,6-dioxo-cyclohexancarbothioamid **8.**1235
5-(2-Chlorphenyl)-7-ethyl-1,3-dihydro-1-methyl-2*H*-thieno[2,3-e]-1,4-diazepin-2-on **7.**1047
5-(4-Chlorphenyl)-6-ethyl-2,4-pyrimidindiamin **9.**457
4-[[(4-Chlorphenyl)-(5-fluor-2-hydroxyphenyl)-methylen]amino]butanamid **9.**367
4-[[(4-Chlorphenyl)-(5-fluor-2-hydroxyphenyl)-methylen]amino]butyramid **9.**367
4-{[-α-(*p*-Chlorphenyl)-5-fluorsalicyliden]-amino}-butyramid **9.**367
3-(4-Chlorphenyl)glutarsäure **7.**365
– anhydrid **7.**365
4-(4-Chlorphenyl)-4-hydroxy-*N*,*N*-dimethyl-α,α-diphenyl-1-piperidinbutanamid **8.**758
4-[4-(4-Chlorphenyl)-4-hydroxypiperidino]-*N*,*N*-dimethyl-2,2-diphenylbutyramid **8.**758
4-[4-(4-Chlorphenyl)-4-hydroxypiperidino]-4′-fluor-butyrophenon **8.**405
2-(4-Chlorphenyl)-1*H*-inden-1,3-(2*H*)-dion **7.**1041
5-Chlor-3-phenylindol-2-carbonsäureethylester **7.**1253
Chlorphenylisocyanat **9.**1043
1-(4-Chlorphenyl)-isopropylbiguanid **9.**374
*N*-(3-Chlorphenyl)-isopropylcarbamat **1.**360; **3.**303
*N*-(4-Chlorphenyl)-*N*-(1-isopropylpiperidin-4-yl)-2-phenylacetamid **8.**767
4-Chlorphenylmercaptursäure **3.**277
Chlorphenylmethan **3.**170
3-(4-Chlorphenyl)-1-methoxy-1-methylharnstoff **3.**838
3-(*p*-Chlorphenyl)-1-methoxy-1-methylharnstoff **3.**838
*N*-(3-Chlorphenyl)-*N'*-methoxy-*N'*-methylharnstoff **3.**838
*N*-(4-Chlorphenyl)-*N'*-methoxy-*N'*-methylharnstoff **1.**362
2-(2-Chlorphenyl)-2-methylaminocyclohexanon **1.**726
(±)-2-(*o*-Chlorphenyl)-2-(methylamino)cyclohexanon-hydrochlorid **8.**665
(*RS*)-2-(2-Chlorphenyl)-2-(methylamino)cyclohexanon-hydrochlorid **8.**665
3-(2-Chlorphenyl)-2-methyl-4(3*H*)-chinazolinon **8.**830
3-(*o*-Chlorphenyl)-2-methyl-4(3*H*)-chinazolinon **8.**830
*N*-(4-Chlorphenyl)-*N'*-(1-methylethyl)-biguanid **9.**374

4-[(4-Chlorphenyl)methyl]-2-(hexahydro-1-methyl-1*H*-azepin-4-yl)-1-(2*H*)-phthalazinon-hydrochlorid **7.**340
3-(2-Chlorphenyl)-5-methyl-isoxazol-4-carbonsäure **7.**1050
(2*S*,5*R*,6*R*)-6-[3-(2-Chlorphenyl)-5-methyl-4-isoxazolcarboxamido]-3,3-dimethyl-7-oxo-4-thia-1-azabicyclo[3,2,0]heptan-2-carbonsäure **7.**1049
6-[3-(2-Chlorphenyl)-5-methyl-isoxazol-4-carboxamido]penicillansäure **7.**1049
3-(*o*-Chlorphenyl)-5-(methyl-4-isoxazolyl)-penicillin **1.**745
1-[(4-Chlorphenyl)methyl]-2-methyl-1*H*-benzimidazol **7.**875
6-(2-Chlorphenyl)-2-(4-methyl-1-piperazinylmethylen)-8-nitro-2*H*-imidazo[1,2-a][1,4]-benzodiazepin-1(4*H*)-on **8.**762
3-Chlor-(*N*-phenylmethyl)propanamid **7.**381
1-[(4-Chlorphenyl)methyl]-2-(1-pyrrolidinylmethyl)-benzimidazol **7.**985
6-Chlor-3-[[(phenylmethyl)thio]methyl]-1,1-dioxid **7.**436
3-(4-Chlorphenyl)-4-nitrobuttersäureethylester **7.**365
2-[2-(4-Chlorphenyl)-2-phenylacetyl]indan-1,3-dion **1.**371; **3.**300
1-[4-(4-Chlorphenyl)-3-phenyl-2-butenyl)pyrrolidin **9.**463
(+)-1-(2-Chlorphenyl)-1-phenyl-3-dimethylamino-propanol **7.**1012
(*RS*)-1-(2-Chlorphenyl)-1-phenyl-3-dimethylamino-propanol **7.**1011
– hydrochlorid **7.**1013
2-[1-(4-Chlorphenyl)-1-phenylethoxy]-*N*,*N*-dimethyl-ethanamin **7.**899
[*R*-(*R**,*R**)]-2-[2-(1-(4-Chlorphenyl)-1-phenylethoxy]-ethyl]-1-methylpyrrolidin **7.**983
1-(4-Chlorphenyl)-1-phenylethylenglykol **7.**983
1-[2-[(2-Chlorphenyl)phenylmethoxy]ethyl]-4-[(2-methylphenyl)methyl]piperazin **7.**854
– dihydrochlorid **7.**854
(*RS*)-1-[(4-Chlorphenyl)phenylmethyl]-4-[[4-(1,1-di-methylethyl)phenyl]methyl]piperazin **7.**537
– dihydrochlorid **7.**537
1-[(4-Chlorphenyl)phenylmethyl]-4-[(3-methylphenyl)methyl]piperazin **8.**831
2-{2-[4-[(4-Chlorphenyl)phenylmethyl]-1-piperazin]-ethoxy}ethanol **8.**507
3-(4-Chlorphenyl)-1-phenyl-1*H*-pyrazol-4-essigsäure **8.**756
3-(4-Chlorphenyl)-1-phenylpyrazol-4-essigsäure **8.**756
– Calciumsalz **8.**758
3-(4-Chlorphenyl)-1-phenyl-4-pyrazolyl-essigsäure **8.**756
3-(4′-Chlorphenyl)phthalimidin **7.**913
2-[3-[4-*m*-Chlorphenyl)-1-piperazinyl]propyl-*S*-triazolo-[4,3-a]pyridin-3(2*H*)-on **9.**1012
(*E*)-3-Chlor-1-phenylpropen **8.**1068
6-Chlor-3-phenylpyridazin-4-yl-*S*-octylthio-carbonat **3.**1019

(RS)-2-[2-[4-[(4-Chlorphenyl)-2-pyridinylmethyl]-2-piperazinyl]-ethoxy]ethanol **9**.200
4-Chlorphenyl-(2-pyridyl)acetonitril **7**.894
4-Chlorphenyl-(2-pyridyl)carbinol **7**.688
4-Chlorphenyl-(2-pyridyl)methanol **9**.200
(RS)-2-[(4-Chlorphenyl)-2-pyridylmethoxy]-N,N-dimethylethylamin **7**.688
4-(4-Chlorphenyl)-2-pyrrolidinon **7**.365
1-[(p-Chlorphenyl)sulfonyl]-3-propylharnstoff **7**.905
1-(4-Chlorphenylsulfonyl)-3-propylharnstoff **7**.905
1-(4-Chlorphenylsulfonyl)-3-(1-pyrrolidinyl)-harnstoff **8**.372
2-(4-Chlorphenyl)-3,4,5,6-tetrahydro-3-methyl-4H-1,3-thiazin-4-on-1,1-dioxid **7**.873
3,6-bis-(2-Chlorphenyl)-1,2,4,5-tetrazin **3**.329
2-(4-Chlorphenyl)-[1,2,4]-triazolo[5,1-a]-isochinolin **8**.771
2-(p-Chlorphenyl)-s-triazolo[5,1-a]-isochinolin **8**.771
Chlorphonium **1**.359
1-Chlorphthalazin **8**.459
Chlorphthalidolon **7**.912
4-Chlorphthalimid **7**.1040
S-(2-Chlor-1-phthalimidoethyl)-O,O-diethylthiophosphat **1**.346; **3**.415
2-Chlor-11-(1-piperazinyl)dibenz[b,f][1,4]oxazepin **7**.231
2-Chlor-1-piperidinopropan **9**.402
Chlorpiprazin **9**.92
Chlorproguanil
– Monographie D08AE, P01BB **7**.901
– hydrochlorid, Monographie D08AE, P01BB **7**.902
Chlorpromazin **1**.723
– Monographie D08AE, N05AA **7**.902
– Bestimmungsmethode, elektrochemische **2**.521
– Farbreaktion **2**.142
– hydrochlorid, Monographie D08AE, N05AA **7**.904
– Nachweisgrenze, voltammetrische **2**.510
Chlorpropamid, Monographie A10BB, D08AE **7**.905
2-Chlorpropan **8**.324
1-Chlor-2,3-propandiol **7**.1332
3-Chlor-1,2-propandiol **3**.284; **7**.897, 1393; **8**.386
2-Chlor-1-propenol **3**.284
2-Chlor-9-(3-propen-1-yliden)thioxanthen **7**.909
Chlorpropham **1**.360
– Monographie **3**.303
3-Chlorpropionaldehyddiethylacetal **9**.238
3-Chlorpropionylbenzamidoxim **8**.1265
3-Chlorpropionylchlorid **8**.1265
3-Chlorpropiophenon **9**.1088
1-(3-Chlorpropyl)benzimidazolidin-2-on **7**.1420
1-(3-Chlorpropyl)-2-benzimidazolon **8**.1249
N-(2-Chlorpropyl)-N,N-dimethylamin **8**.830
γ-Chlorpropylenoxid **3**.284
2-Chlor-6-propylisonicotinsäureethylester **9**.427
10-(3-Chlorpropyl)-2-methylsulfonylphenothiazin **8**.988

N-(2-Chlorpropyl)morpholin **7**.1240
N-(3-Chlorpropyl)morpholin **9**.305
1-(3-Chlorpropyl)piperazin **8**.1282
10-(3-Chlorpropyl)-2-propionylphenothiazin **7**.708
Chlorprothixen, Monographie D08AE, N05AF **7**.908
N-(6-Chlor-2-pyrazinyl)sulfanilamid **1**.757
$N^1$-(6-Chlorpyrazinyl)sulfanilamid **9**.694
2-Chlor-N-(pyrazol-1-ylmethyl)acet-2′,6′-xylidid **3**.781
$N^1$-(6-Chlor-3-pyridazinyl)sulfanilamid **9**.692
2-Chlorpyridin **7**.894; **9**.460f
2-Chlorpyridin-N-oxid **9**.461
6-(5-Chlor-2-pyridinyl)-6,7-dihydro-7-oxo-5H-pyrrolo[3,4-b]pyrazin-5-yl-4-methyl-1-piperazincarbonsäure-ester **9**.1248
(RS)-2-[4-Chlor-α-(2-pyridyl)benzyloxy]-N,N-dimethylethylamin **7**.688
– maleat **7**.689
(RS)-2-[2-[4-(4-Chlor-α-pyridylbenzyl)-1-piperazinyl]ethoxy]ethanol **9**.200
6-(5-Chlor-2-pyridyl)-6,7-dihydro-7-hydroxy-5H-pyrrolo[3,4-b]pyrazin-5-on-4-methyl-1-piperazincarbonsäureester **9**.1248
6-(5-Chlor-2-pyridyl)-6,7-dihydro-7-oxo-5H-pyrrolo-[3,4-b]pyrazin-5-yl-4-methyl-1-piperazincarboxylat **9**.1248
Chlorpyrifos **1**.345
– Monographie **3**.304
Chlorpyrifos 480 E. C., Monographie **3**.307
Chlorpyrifos pur., Monographie **3**.307
Chlorpyriphos **3**.304
Chlorpyriphosethyl **3**.304
4-Chlor-N-[(1-pyrrolidinylamino)carbonyl]benzolsulfonamid **8**.372
3-Chlor-4-(3-pyrrolin-1-yl)hydratropasäure **9**.260
(RS)-2-[3-Chlor-4-(3-pyrrolin-1-yl)phenyl]-propionsäure **9**.260
Chlorquinaldol
– Monographie D08AE, D08AH, G01AC, R02AA **7**.911
– Bestimmungsmethode, elektrochemische **2**.520
4-Chlorsalicylsäure **9**.1212f
5-Chlorsalicylsäure **8**.1142
Chlorsäure **3**.283
Chlorsilber **9**.610
Chlorsuccinimid **7**.1439
N-Chlorsuccinimid **7**.1005, 1022; **8**.899
p-(Chlorsulfamoyl)benzoesäure, Dinatriumsalz **8**.1029
2-Chlor-5-sulfamoylsulfanilamid **7**.185
Chlorsulfonamidodihydrobenzothiadiazindioxid **8**.464
Chlorsulfonsäure **7**.1121, 1266
Chlortalidon, Monographie C03BA, D08AE **7**.912
4-Chlortestosteron **7**.1043
Chlortetracyclin
– Monographie D06AA, D08AE, J01AA, S01AA **7**.915
– hydrochlorid, Monographie D06AA, D08AE, J01AA, S01AA **7**.916
– Identität mit DC **2**.276

- monohydrochlorid **7.**916
7-Chlor-1,2,3,4-tetrahydro-2-methyl-3-(2-methylphenyl)-4-oxo-6-chinazolinsulfonamid **8.**986
7-Chlor-1,2,3,4-tetrahydro-2-methyl-4-oxo-3-o-tolyl-6-chinazolinsulfonamid **8.**986
10-Chlor-2,3,7,11b-tetrahydro-2-methyl-11b-phenyloxazolo[3,2-d][1,4]-benzodiazepin-6(5H)-one **8.**1253
Chlortetrahydroxodialuminium-4,5-dihydro-5-oxo-4-ureido-2-imidazololat **7.**96
Chlortetrahydroxydialuminiumallantoin **7.**96
2-Chlor-5-(1H-tetrazol-5-yl)-4-[(2-thienylmethyl)-amino]-benzolsulfonamid **7.**353
2-Chlor-5-(1H-tetrazol-5-yl)-$N^4$-2-thienyl-sulfanilamid **7.**353
Chlorthalonil, Monographie **3.**307
Chlorthenoxazin, Monographie **D08AE, N02BG 7.**917
Chlortheophyllin **7.**1346
- Monographie **D08AE, N06BC 7.**918
1-[2-[(2-Chlor-3-thienyl)methoxy]-2-(2,4-dichlorphenyl)ethyl]-1H-imidazol **9.**944
4-Chlorthiobenzoesäure **9.**691
5-Chlorthiophen-2-carbaldehyd **9.**943
3-Chlor-thiophen-2-carbonsäure **9.**799
4-[3-(2-Chlorthioxanthen-9-yliden)propyl]-1-piperazinyl-ethanol **7.**1033
(Z)-2-[4-[3-(2-Chlor-9-thioxanthenyliden)propyl]-1-piperazinyl]-ethyldecanoat **9.**1253
2-Chlorthioxanthon **7.**909
8-Chlor-11-thioxo-10,11-dihydro-5H-dibenzo[b,e]-1,4-diazepin **7.**1054
Chlorthymol, Monographie **A01AB, D08AE, R02AA 7.**919
2-Chlor-p-toluidin **9.**987
α-Chlortoluol **3.**170
2-Chlortoluol, Monographie **3.**308
3-Chlortoluol **3.**308
4-Chlortoluol **3.**308f; **8.**773
o-Chlortoluol **3.**170, 308; **7.**1048
p-Chlortoluol **3.**309
Chlortoluron **1.**361
- Monographie **3.**310
Chlortoluron Agan 500 flüssig, Monographie **3.**311
N-(2-Chlor-p-tolyl)-thioharnstoff **9.**987
Chlortran **7.**877
Chlortrianisoestrolum **7.**891
(RS)-(1-Chlor-2,2,2-trifluorethyl)-difluormethylether **8.**603
(RS)-2-Chlor-1,1,2-trifluorethyl(difluormethyl)-ether **8.**28
4-Chlor-7-trifluormethyl-chinolin **7.**273
(RS)-2-[4-(3-Chlor-5-trifluormethyl-2-pyridyloxy)-phenoxy]propionsäure-2-ethoxyethylester **3.**648
7α-Chlor-11β,17,21-trihydroxy-16α-methylpregna-1,4-dien-3,20-dion **7.**94
9-Chlor-11β,17,21-trihydroxy-16β-methyl-1,4-pregnadien-3,20-dion **7.**382
- 17,21-dipropionat **7.**382
6-Chlor-11β,17α,21-trihydroxy-1,4,6-pregnatrien-3,20-dion **7.**1035

(1'S,6'R)-7-Chlor-2',4,6-trimethoxy-6'-methylspiro-[benzofuran-2(3H),1'-(2)cyclohexen]-3,4'-dion **8.**384
7-Chlor-2',4,6-trimethoxy-6'-methylspiro(benzofuran-2(3H)-1'-cyclohexen)-3,4-dion **1.**778
Chlortripelennamine **7.**883
Chlortripelennamine hydrochloride **7.**884
1-(2-Chlortrityl)imidazol **7.**1047
Chlorum, Monographie **D08AE 7.**920
2-Chlorvinylarsindichlorid **3.**734
trans-Chlorvinylarsindichlorid **3.**734
β-Chlorvinylbichlorarsin **3.**734
2-Chlorvinyldichlorarsin **3.**734
Chlorwasser **3.**270; **7.**920
Chlorwasserstoff **3.**929
- Monographie **3.**311
Chlorwasserstoffsäure **3.**311; **9.**565
Chlorxylenol, Monographie **D08AE 7.**921
4-Chlorzimtsäureethylester **7.**365
Chlorzinkjod **1.**533
Chlorzinkjodlösung **1.**533
Chlorzinklösung **1.**532
Chlorzoxazon, Monographie **D08AE, M03B 7.**921
Chlosudimeprimyl **7.**1032
Chlumsky'sche Carbolcampherlösung **1.**655
Chnobloch, wilder **4.**180
Chokopa **4.**316
Cholecalciferol **7.**1082
Cholecystokinin, Monographie **D08AE, V04CK 7.**923
Cholecystokinin-Pancreozymin **7.**923
Cholera-Impfung **J07AE 1.**392f
Cholerythrin **3.**267
Cholesta-5,24-dien-3β-ol **4.**1070
$\Delta^7$-Cholesten-3-β-ol **4.**440
Cholest-5-en-3β-ol **7.**925
Cholesterin **4.**255, 567; **5.**674; **6.**1027; **7.**924f
Cholesterinum, Monographie **D08AE 7.**924
Cholesterol **4.**297, 440, 605, 962, 964, 966, 1070, 1076; **5.**85, 312, 414, 507, 635, 718
- Monographie **D08AE, D11AX 7.**925
- Bestimmung
- - enzymatische PAP-Methode **1.**469
- - Fette **1.**535
- - Serum **1.**528, 535
- - trägergebundene Reagentien **1.**470
- in Dermatika **2.**901
Cholesterol-Esterase **1.**469ff
Cholesterol-Oxidase **1.**469ff
Cholesterylester, in Blutserum, Prüfung durch IR **2.**488
Cholestyramin-Harz **7.**1088
Cholin **4.**24, 323, 397, 418, 455, 644, 652, 840, 845, 914, 976, 980, 1082, 1162; **5.**344, 718, 722, 778, 939; **6.**773
- chlorid, Monographie **A05BA, D08AE 7.**925
- chlorid-carbamat **7.**667
- citrat, Monographie **A05BA, D08AE 7.**927
- dihydrogencitrat, Monographie **A05BA, D08AE 7.**927

- hydrogentartrat, Monographie A05BA, D08AE 7.928
- salicylat, Monographie D08AE, N02BA 7.929
- stearat, Monographie D08AE 7.930
- succinatchlorid 9.762
- theophyllinat, Monographie D08AE, R05DA 7.930

Cholinbromidhexamethylendicarbamat 8.428
(Cholin)-(Cytidin)-5′-pyrophosphat (Diester) 7.1163
Cholinester 6.773
Cholinesterasehemmstoffe, Antidot 7.316
Cholinii tartras 7.928
Cholinophyllin 7.930
Cholinorotat, Monographie A05BA, D08AE 7.929
N-Choloyltaurin 9.778
Cholsäure
- Monographie A05A, D08AE, V04CC 7.931
- Calciumsalz, Monographie D08AE 7.933
- in Dermatika 2.901
Cholyltaurin 9.778
CHON [Chondroitinsulfat] 2.647
Chondocurarin 4.855
(+)-Chondocurin 4.855
Chondodendrin 4.853, 855
Chondodendron 4.852
(−)-Chond(r)ofolin 4.853
Chondrillasterol 4.1070, 1076
Chondrodendri radix 4.853
Chondrodendrin 4.853
Chondrodendron, Monographie 4.852
Chondrodendron aemulum 4.853
Chondrodendron candicans 4.854
Chondrodendron cinerascens 4.853
Chondrodendron cretosum 4.854
Chondrodendron limaciifolium 4.854
Chondrodendron microphyllum 4.852f
Chondrodendron nemophilum 4.853
Chondrodendron obscurum 4.853
Chondrodendron platyphyllum 4.852f
Chondrodendron tomentosum 4.852ff, 857f
Chondrodendron toxicoferum 4.854
Chondroidinschwefelsäure, Natriumsalz 7.934
Chondroitinpolysulfat 8.421
Chondroitinsulfat 2.647
- Gemische, Natriumsalz, Monographie D08AE, M01D 7.934
Chondroitinsulfat A, Monographie D08AE, M01D 7.933
Chondroitinsulfat B, Monographie D08AE, M01D 7.933
Chondroitinsulfat C, Monographie D08AE, M01D 7.934
Chondrus 4.860f
- Monographie 4.859
Chondrus canaliculatus 5.268
Chondrus crispus 4.860ff
Chondrus elatus 5.268
Chondrus ocellatus 4.862
Chondrus verrucosus 5.268
Chondrusextrakt 4.861
Chongwei 5.650
Chongweizi 5.649
Chorea Huntington 3.534
Choriongonadotropin, Monographie D08AE 7.934
Choro 6.70
Chosen-gomischi 6.641
Chotielachi 5.38
Chou cabus 4.554
Chòu cao 6.509
Chou-navet 4.542
Chou pommé 4.554
Chou potager 4.552
Chou-rave 4.557
Chounghwamycin B 7.1169
Chow koh 4.244
CHO-Zellkultur 2.710
CHP [Propylhexedrin] 9.411
Chren 4.339
Chren lugovoj 4.341
Chrest 4.397
Chresta lanceolata 6.1098
Christ hellebor 5.421
Christdorn 5.506
Christdornblätter 5.506
Christi palmae oleum 6.476, 488
Christiansen-Effekt 2.195
Christmann Cuma Fertigköder, Monographie 3.313
Christmas-berry tree 6.634
Christmas bush 4.167
Christmas root 5.422
Christmas rose 3.651; 5.421
Christmas tree 4.167
Christrose 3.650f, 653f; 5.421
Christrosenwurzel 5.422
Christuskrone 6.259
Christuspalme 3.1038f; 6.475
Christwurzel 5.423
- schwarze 5.422
Christwurzkraut, böhmisches 4.93
Chrom
- Monographie 3.313
- Antidot 2.342; 7.1349
- Grenzprüfung 2.307
- Nachweisgrenze, spektroskopische 2.469
Chromalaun 7.935
Chromat, Nachweis 2.129
Chromatogramm 2.437
- äußeres 2.257
- inneres 2.257
Chromatographie
- Affinitäts~ 2.715
- Bioaffinitäts~ 2.716
- Dünnschicht~ 2.256ff, 314, 421
- Gas~ 2.317
- Hochdruckflüssigkeits~ 2.298
- hydrophobe 2.715
- Immunoaffinitäts~ 2.715
- Ionen~ 2.431, 446
- multidimensionale 2.296
- Plasmafraktionierung 2.676
- mit superkritischen Flüssigkeiten 2.198
Chromcarbonyl 3.316
Chrom(III)chlorid 3.316

Chrom(III)chromat 3.316
[⁵¹Cr]Chromedetat-Injektionslösung, Monographie D08AE 7.936
2H-Chromen-2-on 7.1112
Chromia 7.936
Chromii[⁵¹Cr]edetatis solutio iniectabilis 7.936
Chromit 3.313
[⁵¹Cr]Chromiumtrichlorid-Injektionslösung, Monographie D08AE 7.936
Chrom(III)kaliumsulfat, Monographie D08AE 7.935
Chromlöcher, Septumulcera 3.315
Chromonar 7.693
– hydrochlorid 7.694
Chromophore, Hautbräunung 1.207
Chromosorb 2.281, 283
Chromotrichia Faktor 7.184
Chromoxid 7.936
Chrom(III)oxid 3.313
Chrom(VI)oxid 1.527ff; 7.936
Chromsäureanhydrid 7.936
Chromstaublunge 3.315
Chromtrioxid 3.316; 7.48
– Monographie D08AE 7.936
Chromulcera 3.315
Chromylchlorid 2.129; 3.316
Chronomer, Ethylen-Vinylacetat-Copolymerisat 2.976
Chronopharmakologie 2.833, 855
Chronopharmazie 2.855
Chrottenblueme 4.423
Chryoseriol 4.60
Chrysaloine 6.405
Chrysanin, Monographie 3.317
Chrysanolid, Monographie 3.317
Chrysanthemaxanthin 6.898
Chrysanthème blanc 5.661
Chrysanthemen 3.74, 98
Chrysanthemin 5.338, 340, 430; 6.583
Chrysanthemum, Monographie 4.865
Chrysanthemum cinerariaefolium 1.336
Chrysanthemum cinerarifolium 4.865
Chrysanthemum indicum 3.74, 98
Chrysanthemum japonicum 3.74, 98
Chrysanthemum leucanthemum 5.660
– Verwechslung mit Chamomilla recutita 4.818
Chrysanthemum leucanthemum hom. 5.663
Chrysanthemum morifolium 3.74, 98
Chrysanthemum parthenium 4.865
– Verwechslung mit Chamaemelum nobile 4.809
– Verwechslung mit Chamomilla recutita 4.818
Chrysanthemum segetum, Verfälschung von Arnicae flos 4.347
Chrysanthemum sinense 3.74, 98; 7.646
Chrysanthemum suaveolens 4.817
Chrysanthemum vulgare 4.865; 9.901
Chrysanthenylacetat 4.360f
Chrysanthi herba 6.442
Chrysanthi stipites 6.442
Chrysanthol, Monographie 3.317
Chrysarobin 1.575
– Monographie D08AE 7.937

Chryseis californica 5.111
Chrysen, Monographie 3.318
Chrysen-1,2-dihydrodiol 3.318
Chrysen-3,4-dihydrodiol 3.318
Chrysen-5,6-dihydrodiol 3.318
Chryseoriol-7-apiosylglucosid 4.293, 297
Chrysin 4.104; 6.160, 179
Chrysin-7-O-galactosid 4.101ff
Chrysoeriol 4.660, 979; 5.644, 780; 6.541, 569, 1117
– 7-apiosylglucosid 6.113
– glucosid 4.297
– 7-O-β-D-glucosid 5.939
Chrysoidin 1.535
– hydrochlorid, Monographie D08AE 7.937
Chrysoidinorange 7.937
Chrysomelidae 1.315
Chrysomykine 7.915
Chrysophanein 6.423
Chrysophanol 4.210, 214, 228, 701, 703, 714, 717, 719f; 5.143, 145f, 395; 6.392ff, 398, 405, 412, 419, 423
– anthron 6.423
– dianthron 6.413, 423
Chrysophansäure 4.573; 5.143
Chrysospenol-D 6.1184f
Chrysosplenetin 4.365
Chrysosplenol 4.989
Chrysotil 3.102
Chrzan 4.339
Chuan-wu-Base A 4.69
Chuchuhaso 5.800
Chuchuhuasca 5.800
Chüeh-ming-tzu 4.719
Chumhet lek 4.719
Chunchoa obovata 6.912
Chuncoa amazonia 6.912
Chuncoa obovata 6.912
Chuncoa tomentosa 6.926
Chung-Yao-Chi 4.1017
Chun-tza 6.420
Chur 4.644
Churrus 3.1155f
Churus 4.644
Chvoscbol'soj 5.70
Chylomikronen 2.703
Chylurie, Klin. Chemie–Diagnostik 1.503
Chymopapain, Monographie D08AE, M05, M09A 7.938
Chymotrypsin, Monographie B06A, D08AE, D11AX, M05, S01K 7.940
Chyrsoperla carnea 1.314
Chyrsopidae 1.314
Chytridiomycetes 1.287f
CI [chemische Ionisation] 2.225
C.I. Basic Blue 17 9.987
Ciana 4.752
Cianidanol, Monographie D08AE 7.942
Ch'iao-t'ou 4.188
Ciboule 4.183f
Ciboulette 4.201
Cichoralexin 4.868

Cichori radix **4**.869
Cichorienblätter **4**.868
Cichoriensäure **5**.2, 13, 17f, 28
Cichorii folia et radix **4**.868
Cichoriin **4**.867; **5**.196, 785
Cichoriolid **4**.866ff
Cichoriosid **4**.866ff
Cichorium, Monographie **4**.865
Cichorium, äthanol. Decoctum **4**.870
Cichorium endivia **4**.865f
Cichorium endivia hom. **4**.866
Cichorium intybus A05, A09A, A15 **3**.723; **4**.867f, 870f
– Verfälschung von Coffeae semen **4**.931
Cichorium intybus hom. **4**.871
Cichorium intybus äthanol. Decoctum hom. **4**.870
Cichorium intybus Rh hom. **4**.870
Cichorium Rh **4**.870
Ciclacillin, Monographie D08AE, J01CE **7**.942
Ciclisin **8**.773
Ciclolysin **8**.773
Ciclopirox, Monographie D01AE, D08AE, G01AX **7**.944
Ciclopirox ethanolamin **7**.944
Ciclopiroxolamin, Monographie D01AE, D08AE **7**.944
Ciclosporin, Monographie D08AE, D11AX, L04A **7**.945
Ciclosporin A **7**.945
Ciclotropiumbromid, Monographie A03A, D08AE **7**.948
Cicoria **4**.867
Cicrimine **7**.1148
Cicuta **4**.971
Cicuta aglina **3**.23; **4**.123
Cicuta aquatica **3**.319
Cicuta cynapium **4**.122
Cicuta maculata **4**.970
Cicuta maggiore **3**.345; **4**.970
Cicuta major **4**.970
Cicuta officinalis **4**.970
Cicuta purpures **3**.320
Cicuta rossa **5**.254
Cicuta virosa
– Monographie **3**.319f
– Verfälschung von Conii herba **4**.972
Cicutae maioris herba **4**.971
Cicutae minoris herba **4**.125
Cicutae terrestris herba **4**.971
Cicutin **3**.343
Cicutol **3**.319
Cicutoxin, Monographie **3**.320
CID *[collision induced dissociation]* **2**.237
Cidró **5**.690
Cidronela **5**.692
Ciège à grandes fleurs **6**.658
Ciele ayahuasca **4**.458
Ciglitazon, Monographie A10BX **7**.949
Ciguatera-Vergiftung **3**.321, 889, 1006
Ciguatoxin, Monographie **3**.321
Cigüe aquatica **3**.319
Cigüe d'Athènes **4**.970

Cigüe des chiens **4**.123
Cigüe des jardins **4**.123
Cigüe de Socrate **4**.970
Cigüe tachée **4**.970
Cigüe tachetée **4**.970
Cila **6**.1037
Cilantro **4**.996
Cilastatin
– Monographie J01DH **7**.949
– Natriumsalz, Monographie J01DH **7**.950
Cilazapril, Monographie C02EA **7**.951
Ciliarinsäure **5**.412
Cilibucha **6**.828
Cilimnik odvisly **5**.624
Ciluan
– Monographie **3**.323
– Pflanzenschutz **1**.352, 355
Cimbodiacetal **4**.1110
CIMC *[Inversmizellenkonzentration]* **2**.101
Cimemoxin, Monographie N06AF **7**.952
Cimet **4**.902
Cimetidin
– Monographie A02BA **7**.953
– hydrochlorid, Monographie A02BA **7**.955
– Nachweisgrenze, voltammetrische **2**.510
Cimex lectularis **1**.266f
Cimiciotto **4**.454
Cimoxaton, Monographie N06AF **7**.956
Cina **3**.98; **4**.370
Cina hom. **4**.371
Cinae anthodia **4**.369
Cinae flos **4**.369
Cinae semen **4**.369
$C_1$-Inaktivator **2**.680
Cinchocain
– Monographie C05AD, D04AB, N01BB, S01HA **7**.956
– hydrochlorid, Monographie C05AD, D04AB, N01BB, S01HA **7**.958
Cincholsäure-3-chinovosid **4**.878
Cinchona **4**.875, 877
– Monographie **4**.871
Cinchona bark **4**.877
Cinchona calisaya **4**.872, 874ff
Cinchona cordifolia **4**.876
Cinchona flava **4**.876
Cinchona ledgeriana **4**.872, 874f, 877
Cinchona micrantha **4**.872
Cinchona officinalis **4**.872, 874ff
Cinchona officinalis hom. **4**.876, 883
Cinchona pitayensis **4**.872
Cinchona pubescens **4**.872, 874, 877, 883; **7**.833
Cinchona rubra **4**.876
Cinchona succirubra **4**.872, 874ff, 882f
Cinchona succirubra hom. **4**.882
Cinchona tucuyensis **4**.876
Cinchonae cortex A02DA, A09A, A15 **4**.877
– Verfälschung von Pseudocinchonae africanae cortex **4**.1030
Cinchonae extractum siccum normatum **1**.598; **4**.880
Cinchonae tinctura **1**.674

Cinchonae tinctura composita **1.**683
Cinchonaine **4.**879
Cinchonamin **4.**872f
Cinchonaminal **4.**872f
Cinchonidin **4.**877; **5.**939
– Identität mit DC **2.**274
Cinchonin **4.**877; **5.**939
– Identität mit DC **2.**274
Cindy, Monographie **3.**323
Cineol **4.**52, 127f, 357, 372f, 390, 596, 686, 896, 998, 1084, 1086, 1089, 1096, 1099; **5.**129, 133f, 532, 824; **6.**539, 542, 550, 568f
– Monographie R05CA **7.**959
– Identität mit DC **2.**276
– in Zubereitungen **1.**697
1,4-Cineol **5.**566
1,8-Cineol **4.**48, 61, 241, 244f, 247, 251, 358, 390, 884, 899, 1159; **5.**39, 43, 115, 117, 125, 134, 294, 562, 632, 635, 637f, 640, 686, 689, 691, 823, 828, 831, 836, 840, 843, 869, 905f, 950ff, 959f; **6.**193f, 491, 872, 966, 969, 971f, 976, 986, 1081, 1084, 1184f
Cinéraire **6.**666
Cineraria maritima **6.**666ff
Cineraria maritima hom. **6.**667f
Cineraria-Kreuzkraut **6.**666
Cinerin I, II **1.**350; **3.**1017
Cinerognola **3.**267; **4.**836
L-Cinerulose **7.**60
Cineverin **4.**1125
Cinnabaris **9.**1243
Cinnabarit **9.**467, 1243
Cinnamalaceton **6.**202
Cinnamein **5.**699, 896; **7.**441
Cinnamodendron corticosum, Verwechslung mit Winterianae cortex **4.**1195
Cinnamol **3.**1107
Cinnamolaurin **4.**887; **6.**614
Cinnamom **4.**900
Cinnamom bark **4.**902
Cinnamom cassia **4.**887
Cinnamomi aetheroleum **4.**901
Cinnamomi burmanii cortex **4.**895
Cinnamomi camphorae aetheroleum **4.**896
Cinnamomi cassiae aetheroleum **4.**888
Cinnamomi cassiae cortex **4.**890
Cinnamomi ceylanici cortex **4.**902
Cinnamomi ceylanici e folio aetheroleum **4.**906
Cinnamomi chinensis cortex A02DA, A03, A15 **4.**890
Cinnamomi cortex A02DA, A03, A15 **4.**890, 902
Cinnamomi flos **4.**888
Cinnamomi loureirii cortex **4.**899
Cinnamomi ramulus **4.**894
Cinnamomi tinctura **1.**674
Cinnamomi tinctura composita **1.**682
Cinnamomum **4.**902, 907
– Monographie **4.**884
Cinnamomum hom. **4.**908
Cinnamomum aromaticum **4.**887f, 891, 894
– Verfälschung von Cinnamomi cortex **4.**903
Cinnamomum-aromaticum-Zweige **4.**894

Cinnamomum burmanii **4.**894f
– Verfälschung von Cinnamomi cortex **4.**903
– Verfälschung von Cinnamomi loureirii cortex **4.**899
Cinnamomum burmanni(i) **4.**894
Cinnamomum camphora **4.**896; **7.**645, 649
Cinnamomum camphoriferum **4.**896
Cinnamomum caryophylloides rubrum **4.**897
Cinnamomum cassia **4.**887, 889, 891, 894
Cinnamomum ceylanicum **4.**900; **7.**649
Cinnamomum culiban **4.**897
Cinnamomum culilaban **4.**897
Cinnamomum culilawan **4.**897f
Cinnamomum dulce **4.**894
Cinnamomum kiamis **4.**894
Cinnamomum loureirii **4.**899
– Verfälschung von Cinnamomi cortex **4.**903
Cinnamomum magellanicum **4.**1194
Cinnamomum mindanaense **4.**894
Cinnamomum obtusifolium **4.**887f, 891, 899
– Verwechslung mit Cinnamomum loureirii **4.**899
Cinnamomum rubrum **4.**897
Cinnamomum saigonicum, Verwechslung mit Cinnamomum loureirii **4.**899
Cinnamomum tamala, Verfälschung von Cinnamomi chinensis cortex **4.**892
Cinnamomum triplinerve **4.**884
Cinnamomum verum **4.**900ff, 906f
Cinnamomum-verum-Blätteröl **4.**906
Cinnamomum zeylanicum **4.**900ff, 907
Cinnamomum zeylanicum hom. **4.**907
Cinnamon **4.**899, 902, 908
Cinnamon bark **4.**890, 902
Cinnamon flowers **4.**888
Cinnamon leaf oil **4.**888
Cinnamon No 2 **4.**890
Cinnamon oil **4.**888, 901
Cinnamon wood **6.**610
Cinnamonol **4.**896
Cinnamosma fragrans, Verfälschung von Aquilariamalaccensis-Holz **4.**308
Cinnamoylacetat **5.**458
2'-$O$-Cinnamoyl-Aloeresin B **4.**214
Cinnamoylbenzoat **6.**848f
10-$O$-($Z$)-Cinnamoylcatalpol **6.**158
Cinnamoylcinnamat **5.**700
Cinnamoylcocain **5.**89, 91
$N$-Cinnamoylhistamin **4.**27
3α-Cinnamoyloxytropan-6β-ol **5.**89
trans-Cinnamoylspermidin **5.**795
$O$-Cinnamoyltaxicin-I-triacetat **6.**907
$O$-Cinnamoyltaxicin-II-triacetat **6.**907
Cinnamtannin **4.**887, 892
Cinnamylacetat **4.**892
($E$)-1-Cinnamyl-4-[bis(4-fluorphenyl)methyl]-piperazin **8.**240
($E$)-1-Cinnamyl-4-[bis($p$-fluorphenyl)methyl]-piperazin **8.**240
Cinnamylcinnamat **4.**745
$N$-Cinnamyl-$N$,$N$-di(2-chlorethyl)amin **8.**240
($E$)-1-Cinnamyl-4-(diphenylmethyl)piperazin **7.**960
$p$-(Cinnamylidenamino)benzolsulfonamid **9.**693

*N-p*-Cinnamylidensulfanilamid 9.693
(*E*)-*N*-Cinnamyl-*N*-methyl-1-naphtylmethylamin 8.1068
(*E*)-1-Cinnamylpiperazin 8.240
Cinnarizin
– Monographie C08E, R06A 7.960
– Cyclodextrinkomplex 2.849
Cinncassiol 4.885
Cinncassiole 4.885, 892
Cinnzeylanin 4.903
Cinnzeylanole 4.885, 892, 903
Cinoxacin, Monographie G04AB 7.962
Cinoxat, Monographie D02B 7.963
Cinoxinat 7.963
Cinque nervi 6.228
Cinquefeuille 6.267
Cinquefoglio 6.267
Cinquefoil 6.267
Cinstes 6.547
Cinstet 6.547
Ciolaciocca gialla 4.832
Ciondolo 5.624
CIP *[cleaning in place]* 2.713, 790, 1042
CIPC *[N-(3-Chlorphenyl)isopropylcarbamat]* 3.303
Cipo-guaraná 6.53
Cipoletta 4.201
Cipolla 4.184
Cipollina 4.201
Ciprofibrat, Monographie B04AC 7.964
Ciprofloxacin
– Monographie J01MA 7.965
– hydrochlorid Monohydrat, Monographie J01MA 7.968
– lactat, Monographie J01MA 7.968
Ciprol 7.964
CIP-SIP 2.713, 772, 790, 1042
Circulardichroismus 2.156, 462
– magnetisch induzierter 2.157
Cire de carnauba 4.994
Cirex OP, Monographie 3.323
Cirsilineol 4.368; 6.933f, 982
Cirsiliol 5.693; 6.541, 931, 933f, 936, 939
Cirsimarin 6.496
Cirsimaritin 4.367, 372, 449f, 452, 1192; 5.693; 6.496, 541, 931, 933f, 936, 939, 982, 986
Cirsium arvense 1.328
Cis 6.905
Cisaprid Monohydrat, Monographie A03FA 7.968
*cis*-Diole, Nachweis 2.130
Cisplatin 7.697f; 8.1122
– Monographie L01X 7.971
– Bestimmungsmethode, elektrochemische 2.522
Cissampelos cocculus 4.268
Cissampelos pareira, Verwechslung mit Pareira brava 4.857
Cissus quinquefolia, Verfälschung von Toxicodendri folium 6.459
Cistanosid 6.387, 389f
Citalopram
– Monographie N06AB 7.974
– hydrobromid, Monographie N06AB 7.974

Citiolon, Monographie A05BA 7.974
Citiso 5.624
Cito Mäuseweizen, Monographie 3.323
Cito Wühlmaustod, Monographie 3.324
Citowett, Monographie 3.324
Citracholin 7.927
Citraconsäure, Antioxidans-Synergist 2.699
Citral 4.899, 1110, 1112; 5.686, 691, 693, 812, 815; 6.969f, 972; 8.607
– Identität mit DC 2.276
Citrat
– Antikoagulans *[Herstellung von Blutplasma]* 1.432
– Nachweis 1.534; 2.129
Citrella essenza java 4.1114
Citreorosin 5.143
Citreoviridin 6.60
– Monographie 3.324
Citri oleum 3.736f
Citri succus 1.666
Citri tinctura 1.674
Citrinholz 6.603
Citrinin 6.60f, 63
– Monographie 3.324
Citrobacter freundii 5.98
Citrocholin 7.927
Citromyces albicans 6.62
Citron grass 4.1110
Citronade 5.811
Citronella oil 4.1114
Citronellae aetheroleum 4.1114
Citronellae Spiritus compositus 1.665
Citronellal 4.128, 1110, 1114; 5.115, 134, 690f, 812, 815; 6.972
Citronelle 5.690, 692, 811; 6.507
Citronellgeist 1.665
– zusammengesetzter 1.665
Citronellgras 4.1114
Citronellol 4.127, 468, 1114f; 5.562, 827, 951; 6.972
Citronellöl 1.566ff; 4.1114
– ätherisches 4.1114
Citronellwasser 1.566
Citronellylacetat 4.17, 1114f
Citronellylisovalerat 6.1081
Citronenlikör Dieterich 1.703
Citronenöl 3.736f
– Identität mit DC 2.276
– in Zubereitungen 1.563ff
Citronenölzucker 1.636ff
Citronensaft 1.648, 666
Citronensäure 4.58, 273, 298, 797, 840, 1044, 1061; 6.252
– Antioxidans-Synergist 2.699
– Calciumsalz 7.618
– Kaliumsalz 8.648
– in Kosmetika 1.179ff
– Monohydrat, Monographie A09AB, G04BC 7.975
– Natriumsalz 9.1081
– als Reagens 1.539ff
– wasserfrei, Monographie A09AB, G04BC 7.975

– in Zubereitungen 1.636ff
Citronensaures Magnesium 8.800
Citronensaures Silber 9.610
Citronentinktur 1.636ff
Citrons Reagens 1.533
Citrosodine 9.1081
Citrostadienol 4.114; 6.691, 1027
Citrouille iroquoise 4.1073
Citrouille pépon 4.1073
Citrovorum-Faktor 8.283
Citrullin 4.501, 506, 1027, 1076
L-(+)-Citrullin
– Monographie B05XB 7.976
– hydrochlorid, Monographie B05XB 7.978
Citrullus colocynthis 3.357ff
Citrullus lanatus 5.713
Citrullus vulgaris 7.976
Citrus aurantium 3.736f
Citrus aurantium ssp. bergamia 3.802
Citrus limon 3.736f; 4.485; 7.1377
Citrusfrüchte, Konservierung 9.909
Citrusschildlaus 1.330
Citrusschmierlaus 1.313
Cive garlic 4.201
Cives 4.201
Civet 4.201
Civette 4.201
Cladosporium carpophilum 1.293
Cladosporium cucumerinum 1.293
Clam poison 3.1060
Clammy plantain 6.222
Clamoxyquin, Monographie P01AA 7.978
Clan-tea 4.395
Clapeyron-Gleichung 2.91
Clarithromycin, Monographie J01FA 7.978
Clark I, Monographie 3.325
Clark II, Monographie 3.326
Clary sage 6.565
Clary sage oil 6.567
Clary wort 6.565f
Clathratbildner 1.211
Claudetit 7.295
Clausena simplicifolia 4.82
Clausius-Clapeyron-Gleichung 2.399
Clavacin 3.923
Clavaria clavus 4.911
Clavatin 3.923
Clavellis Cassiae 4.888
Clavero 6.855
Claviceps, Monographie 4.911
Claviceps fusiformis-paspali 4.911
Claviceps purpurea 3.533, 750; 4.911, 915, 920; 7.464, 1322; 8.60, 65, 778
– Monographie 3.327
Claviformin 3.923
Clavinalkaloide 4.913
Clavis secalinus 4.911
Clavo 6.864
Clavo de especia 6.864
Clavorubin 4.914
Clavulansäure 1.745
– Monographie J01CG 7.979

– Kaliumsalz, Monographie J01CG 7.982
CLC [Zentrifugalschichtchromatographie] 2.273
Cleaning in place 2.713, 790, 1042
Clearing nut tree 6.839
Cleavers 5.220
Cleavers herb 5.221
Cleistothecien 1.290f
Clemastin
– Monographie R06A 7.983
– hydrogenfumarat, Monographie R06A 7.984
– hydrogenmalonat, Monographie R06A 7.985
Clematis armandii, Verfälschung von Akebiae Caulis 4.158
Clematis hirsutissima 6.317
Clemizol
– Monographie R06A 7.985
– hydrochlorid, Monographie R06A 7.986
– hydrogensulfat, Monographie R06A 7.986
– Penicillin, Monographie 7.987
– undecanoat, Monographie R06A 7.989
Clenbuterol 1.719
– Monographie R03AC, R03CC 7.989
– Bestimmung mit MS 2.460
– hydrochlorid, Monographie R03AC, R03CC 7.991
Cleomiscosin 4.108
Clerodan-Diterpen 4.452
trans-Cleroda-3,13(16),14-trien-15,16-epoxy-20-säure 6.754
Clerosterol 4.1070, 1076
Clidiniumbromid, Monographie A03A 7.991
Climbazol 1.177
Climbing fumitory 4.89
Climbing ivy 6.458
Climbing nightshade 6.737
Clinchen 2.628
Clindamycin
– Monographie D10AF, G01AA, J01FF 7.993
– dihydrogenphosphat, Monographie D10AF, G01AA, J01FF 7.995
– hydrochlorid Monohydrat, Monographie D10AF, G01AA, J01FF 7.995
– palmitathydrochlorid, Monographie D10AF, G01AA, J01FF 7.996
Clinofibrat, Monographie B04AC 7.997
Clioquette 4.959
Clioquinol
– Monographie D08AH, G01AC, S02AA 7.997
– Bestimmungsmethode, elektrochemische 2.520
Clioquinol Cream 2.890
Clitocybe angustissima 3.849
Clitocybe anisata 3.849
Clitocybe candicans 3.849
Clitocybe cerussata 3.849
Clitocybe dealbata 3.849
Clivia miniata 3.748
$Cl_2MPD$ [Dichlormethylen-bis(phosphonsäure) Dinatriumsalz Tetrahydrat] 7.1009
Clobazam, Monographie N05BA 7.999
Clobetasol
– Monographie D07A 7.1000
– 17-propionat, Monographie D07A 7.1001

Clobetason
- Monographie D07A, S01BA  7.1002
- 17-butyrat, Monographie D07A, S01BA  7.1003
Clobutinol
- Monographie R05DB  7.1003
- hydrochlorid, Monographie R05DB  7.1004
Clocortolon
- Monographie D07A  7.1005
- 21-capronat  7.1005
- 21-hexanoat, Monographie D07A  7.1005
- 21-pivalat, Monographie D07A  7.1006
- trimethylacetat  7.1006
Clodronsäure
- Monographie M05B  7.1007
- Dinatriumsalz Tetrahydrat, Monographie M05B  7.1009
Clofazimin, Monographie J04BA  7.1009
Clofedanol
- Monographie R05DB  7.1011
- hydrochlorid, Monographie R05DB  7.1013
(+)-Clofedanol, Monographie R05DB  7.1012
Clofenamid, Monographie C03BA  7.1013
Clofentezin  1.350
- Monographie  3.329
Clofezon, Monographie M01AA, M02AA  7.1014
Clofibrat, Monographie B04AC  7.1014
Clofibrid, Monographie B04AC  7.1017
Clofibrin  7.1018
Clofibrinsäure  7.1014;  8.145, 148
- Monographie B04AC  7.1018
- 2-chlorethylester  8.148
- ethylester  7.1014
Clomethiazol
- Monographie N05CM  7.1019
- edisilat, Monographie N05CM  7.1021
Clometiazol  7.1019
Clometocillin, Monographie J01CE  7.1022
Clomidazol  7.875
Clomifen, Monographie G03G  7.1022
Clomifencitrat
- Monographie G03G  7.1022
- Prüfung auf Z- und E-Clomiphencitrat, durch IR  2.488
Clomipramin
- Monographie N06AA  7.1025
- hydrochlorid, Monographie N06AA  7.1026
Clomocyclin, Monographie J01AA  7.1027
Clonazepam, Monographie N03AE  7.1027
Clonidin
- Monographie C02A  7.1029
- hydrochlorid, Monographie C02A  7.1031
Clonidinum hydrochloricum  7.1031
Clopamid, Monographie C03BA  7.1032
Clopenthixol
- Monographie N05AF  7.1033
- decanoat, Monographie N05AF  7.1034
- dihydrochlorid, Monographie N05AF  7.1034
(Z)-Clopenthixol  9.1252
cis-Clopenthixol  9.1252
Clophedianol-hydrochlorid  7.1013
Clopidol, Monographie P01AX  7.1035
Cloprednol, Monographie R03DX  7.1035

Cloprostenol  1.781
- Monographie G02AD  7.1037
- Natriumsalz, Monographie G02AD  7.1038
Clopyralid  1.365
- Monographie  3.329
Cloquinat, Monographie P01AA  7.1038
Clorazepat
- Monographie  7.1038
- Dikaliumsalz, Monographie N05BA  7.1039
- Kaliumsalz, Monographie N05BA  7.1040
Clorexolon, Monographie C03BA  7.1040
Clorindanol, Monographie D08AX  7.1041
Clorindion, Monographie B01AA  7.1041
Clorofen, Monographie D08AE  7.1042
Clorometazon  7.873
Cloroqualon, Monographie  7.1043
C-Lost  3.1067
Clostebol
- Monographie A14A  7.1043
- acetat, Monographie A14A  7.1045
Clostridien
- Infektionen
- - Schaf, Impfung  J07AX  1.411
- - Schwein, Impfung  J07AX  1.412
- Leitkeime in Gelatine  2.346
Clostridiopeptidase  7.1045
Clostridium acetobutylicum  3.224
Clostridium botulinum  3.204
Clostridium butylicum  3.224
Clostridium butyricum  9.1141
Clostridium histolyticum  7.1045f
Clostridium histolyticum Collagenase, Monographie D03  7.1045
Clostridium perfringens  9.1141
Clostridium tetani  2.916
Clotiazepam
- Monographie N05BA  7.1047
- Bestimmungsmethode, elektrochemische  2.521
Clotrimazol, Monographie D01AC, G01AF  7.1047
Clots  2.719
Clous de girofle  6.864
Clove oil  6.858
Clove tree  6.855
Cloves  6.864
Clown's mustard  5.502
Clown's mustard seeds  5.502
Cloxacillin  1.745
- Monographie J01CF  7.1049
- Benzathinsalz, Monographie  7.1051
- N,N'-dibenzylethylendiaminsalz  7.1051
- Natriumsalz Monohydrat, Monographie J01CF  7.1051
Cloxazolam, Bestimmungsmethode, elektrochemische  2.521
Clozapin, Monographie N05AH  7.1053
Clusianose  6.271
Cluster bean  4.1103
Cluster cardamom  4.246, 249
Cluster pine  6.175
Clustered broom  4.805f
Clysma Paraldehydi  1.615

CM Schneckenpaste Limex
- Monographie **3.**330
- Pflanzenschutz **1.**370

CM-Cellulose *[Carboxymethyl-]* **2.**677, 945; **7.**699

CMC *[kritische Mizellbildungskonzentration]* **1.**155; **2.**101

CMC *[Carboxymethylcellulose]* **2.**677, 945; **7.**699

CMC-Ca *[Carboxymethylcellulose, Calciumsalz]* **7.**699

CMC-Na *[Carboxymethylcellulose, Natriumsalz]* **7.**700

CMDP *[Mevinphos]* **3.**826

CMME *[Chlormethylmethylether]* **3.**833

3'-CMP *[Cytidin-3'-monophosphat]* **7.**1164

CMPP *[2-(4-Chlor-2-methyl)phenoxypropionsäure]-* **3.**772

CMS-Natrium *[Carboxymethylstärke]* **2.**945

CMU *[Monuron]* **3.**841

CN-Cobalamin **7.**1117

Cneoro **3.**386

Cnicin **4.**751; **5.**264

Cnicin-4'-O-acetat **4.**751

Cnicinolid **5.**264

Coaguo **4.**243

Coal tar and salicylic acid ointment **2.**888

Coal tar and zinc ointment **2.**891

Coal tar ointment **2.**891

Coal tar paste **2.**891

Co-amilofrus *[Fixe Kombination aus Amiloridhydrochlorid und Furosemid (1:8)]*

Co-amilozid *[Fixe Kombination aus Amilorid und Hydrochlorothiazid (1:10)]*

Co-amoxiclav *[Fixe Kombination aus Clavulansäure und Amoxicillin]*

Coarse myrrh **4.**962

Cobalamin **7.**1117

Co-Ball-Mill **2.**935

Cobalt **7.**1058
- Monographie **3.**330; **7.**1055
- Antidot **2.**342
- Komplexbildungskonstante mit EDTA **2.**354
- Nachweis **2.**130
- Nachweisgrenze, spektroskopische **2.**469

Cobaltbis(nitrat) **7.**1057

Cobalt(II)carbonat Hexahydrat, Monographie **7.**1055

[$^{57}$Co]Cobalt(II)chlorid, Monographie V04CX **7.**1055

[$^{58}$Co]Cobalt(II)chlorid, Monographie V04CX **7.**1055

[$^{60}$Co]Cobalt(II)chlorid, Monographie V04CX **7.**1056

Cobalt(II)chlorid Hexahydrat, Monographie B03X **7.**1056

Cobaltdichloridhexahydrat **7.**1056

Cobalt-α-[α-(5,6-Dimethylbenzimidazolyl)]-Cobalt-β-cyanocobamid **7.**1117

Cobalt(II)-DL-hydrogenaspartat Pentahydrat, Monographie **7.**1057

Cobaltedetat, Monographie V03AB **7.**1057

Cobaltkomplex, als Nachweis **2.**143

Cobalt(II)nitrat
- Monographie **7.**1057
- Hexahydrat **7.**1058
- - Monographie **7.**1057

Cobaltoxid **3.**333

Cobaltsalze **3.**333

Cobalt(II)sulfat Heptahydrat, Monographie **7.**1058

Cobaltsulfid **3.**333

Cobaltum metallicum, Monographie **7.**1058

Cobaltum nitricum, Monographie **7.**1058

Cobamamid, Monographie A11 **7.**1058

Cobeminum **7.**1117

Coca **5.**89f

Coca bruta **5.**91

Coca leaves **5.**90

Cocablätter **3.**333f; **5.**90

Cocae folium **5.**90

Cocae peruvianae folium **5.**90

Cocain **5.**89, 91; **9.**439
- Monographie N01BC, R02AD, S01HA **3.**333; **7.**1060
- hydrochlorid, Monographie N01BC, R02AD, S01HA **3.**335; **7.**1062
- Nachweisgrenze, voltammetrische **2.**510
- nitrat Dihydrat, Monographie N01BC, R02AD, S01HA **7.**1063

Cocamidopropylbetain, Monographie **7.**1064

Cocapaste **5.**91

Cocarboxylase, Monographie A11 **7.**1064

Co-careldopa *[Fixe Kombination aus Carbidopa und Levodopa (1:10; 1:4)]*

Cocastrauch **5.**89

Cocawein **5.**94

Cocca **5.**89

Coccidiostatika **1.**752ff

Coccina **1.**312f

Coccinella septempunctata **1.**315

Coccinellidae **1.**315

Coccininsäure **5.**604

Coccinit **3.**1021

Coccionella **1.**625, 674; **4.**1135

Coccionellae tinctura **1.**674

Cocculi fructus **4.**269

Cocculi indici **4.**269

Cocculi levantici **4.**269

Cocculi nux **4.**269

Cocculi picatorii **4.**269

Cocculi tinctura **4.**269

Cocculin **9.**201

Cocculus **4.**270f

Cocculus chondodendron **4.**854

Cocculus indicus **4.**269

Cocculus indicus hom. **4.**271

Cocculus lacunosus **4.**268

Cocculus macracanthus **5.**557

Cocculus ovatus **4.**853

Cocculus palmatus **5.**557

Cocculus paniguligera **4.**853

Cocculus platyphylla **4.**853

Cocculus populifolius **4.**268

Cocculus suberosus **4.**268

Coccus cacti **4.**1133, 1137
Coccus cacti hom. **4.**1138
Coccus hesperidum **1.**313
Coccus ilicis **4.**1134
Coccus lecanium **4.**1134
Cochalsäure **5.**903
Cochenille **4.**1135
Cochenille-Laus **4.**1133
Cochenille-Schildlaus **4.**1133
Cochin turmeric **4.**1086
Cochineal **4.**1135, 1138
Cochineal-insect **4.**1133
Cochinilla **4.**1135
Cochlearia **4.**924
– Monographie **4.**923
Cochlearia armoracia **4.**339, 341
Cochlearia armoracia hom. **4.**341
Cochlearia glastifolia **4.**923
Cochlearia linnaei **4.**923
Cochlearia officinalis **4.**923ff
Cochlearia officinalis hom. **4.**925
Cochlearia officinalis spag. *Krauss* hom. **4.**926
Cochlearia rusticana **4.**339
Cochlearia sisymbrioides **4.**341
Cochleariae herba **4.**924
Cochlearin **4.**924
Cochlospermum gossypium **4.**412
– Verfälschung von Sterculiae gummi **6.**781
Cochonisha **4.**1135
Cocionella **4.**1135
Cockle **4.**142, 269
Cockspur **4.**911, 921
Cockspur pepper **4.**664
Coclearia **4.**923f
Cocoa **6.**943
Cocoa bean **6.**948
Cocoa butter **6.**946
Cocoa seed **6.**948
Cocoa tea **6.**945
Co-codamol *[Fixe Kombination aus Codeinphosphat und Paracetamol (2:125)]*
Co-codaprin *[Fixe Kombination aus Codeinphosphat und Acetylsalicylsäure (1:50)]*
Cocomero **4.**1066
Cocos nucifera **9.**1059
Cocotombo **6.**375
Cocowort **4.**656
Cocuzza **4.**1069
Coda di leone **5.**647
Codactid, Monographie H01AA **7.**1065
Co-danthramer *[Fixe Kombination aus Dantron und Poloxamer 188 (1:8)]*
– strong
Co-danthrusat *[Fixe Kombination aus Dantron und Docusat, Natriumsalz (5:6)]*
Code, genetischer **2.**705
Codecarboxylase, Monographie A11 **7.**1065
Codehydrogenase **8.**1058
Codein **3.**844, 911; **7.**1070; **8.**470
– hydrochlorid Dihydrat, Monographie R05DA **7.**1067
– Identität mit DC **2.**274
– Monohydrat **7.**1072
– – Monographie R05DA **7.**1068
– Nachweis **2.**144
– Nachweisgrenze, voltammetrische **2.**510
– phosphat
– – Monographie R05DA **7.**1070
– – in Hustensirup, Bestimmung durch NIR **2.**487
– phosphat Hemihydrat, Monographie R05DA **7.**1072
– phosphat Sesquihydrat, Monographie R05DA **7.**1072
Codeini phosphas hemihydricus **7.**1072
Codeini phosphas sesquihydricus **7.**1072
Codeinnicotinsäureester **8.**1143
Codeinum, Monographie **7.**1072
Codeinum monohydricum **7.**1068
Codeinum phosphoricum **7.**1072
Co-dergocrine **7.**1322
Co-dergocrine mesylate **7.**1326
Codet-Boisses Reagens **1.**533
Codethylin **8.**127
– hydrochlorid **8.**128
Codisterol **4.**1070, 1076
Codlins-and-cream **5.**61
Codon **2.**705
Coelanthe **5.**228
Coelanthe asclepiadea **5.**229
Coelocaryon klainii **5.**878
Coelocaryon preusii **5.**878
Co-Emulgator **2.**692
Coentro **4.**996
Coenzym 1 **8.**1058
Coenzym A **1.**754
Coenzym B$_{12}$ **7.**1058
Coenzym R **7.**482
Coerulignon **8.**682
Coeur des Indes **4.**681
Coffea **4.**936
– Monographie **4.**926
Coffea hom. **4.**937
Coffea arabica **4.**926ff, 930, 937f
Coffea arabica hom. **4.**936
Coffea arabica tosta hom. **4.**936
Coffea arabusta **4.**938
Coffea bukobensis **4.**937
Coffea canephora **4.**926, 928, 930, 937f
Coffea cruda hom. **4.**936
Coffea kouilouensis **4.**937
Coffea laurentii **4.**937
Coffea laurifolia **4.**927
Coffea liberica **4.**926
Coffea maclaudii **4.**937
Coffea mauritiana **4.**927
Coffea robusta **4.**937
Coffea tosta hom. **4.**936
Coffea ugandae **4.**937
Coffea vulgaris **4.**927
Coffea welwitschii **4.**937
Coffeae carbo A01AD, A07BA **4.**928, 938
Coffeae semen **4.**930, 938
Coffeae tostae carbo **4.**928
Coffee **4.**927, 930, 937

Coffee beans **4.**930
Coffee berry **6.**393, 405
Coffee senna **4.**719
Coffee senna leaves **4.**720
Coffee tree **4.**927
Coffein **4.**631, 633, 927f, 931, 938, 940ff;
   **5.**509, 795; **6.**53f, 942, 944, 946, 950; **7.**592
– Monographie N06BC, R03DA **7.**1073
– citrat, Monographie N06BC, R03DA **7.**1075
– Identität mit DC **2.**274f
– Monohydrat **7.**1078
– – Monographie N06BC, R03DA **7.**1075
– Natriumbenzoat
– – Monographie N06BC, R03DA **7.**1076
– – Identität mit DC **2.**275
– Natriumsalicylat
– – Monographie N06BC, R03DA **7.**1077
– – Identität mit DC **2.**275
– als Reagens **1.**467, 533
– Referenzsubstanz f. Thermoanalyse **2.**63
– in Tabletten
– – Bestimmung durch IR **2.**486
– – Bestimmung durch NIR **2.**486f
Coffeini citras **7.**1075
Coffeini-natrii benzoas **7.**1076
Coffeinmischung **1.**533
Coffein-Probetrunk nach Katsch **1.**533
Coffeinum **7.**1073
– Monographie **7.**1078
Coffeinum anhydricum **7.**1073
Coffeinum citricum **7.**1075
Coffeinum monohydricum **7.**1075
Coflodiol-(3β,16β-Dihydroxyolean-13(18)-en)-
   Ester **4.**605
Coflotriol **4.**605
Co-fluampicil *[Fixe Kombination aus Flucloxacillin und Ampicillin (1:1)]*
Co-flumacton *[Fixe Kombination aus Hydroflumethiazid und Spironolacton (1:1)]*
Cognacöl **1.**701
Cognassier à fruit en gourde **4.**796
Cognassier du Japon **4.**795f
COHb **3.**712
Cohens Reagens **1.**533
Cohn-Verfahren **2.**678, 680
Cohosh bleu **4.**741
Cohrs Pyrethrum Spritzmittel, Monographie **3.**335
Cohrs Raupenvernichter Dipel, Monographie **3.**336
Cohumulon **5.**450
Coke **3.**333
Col **4.**552
Col nabo **4.**542
Col repollo **4.**554
Cola **4.**942
– Monographie **4.**940
Cola hom. **4.**945
Cola acuminata **4.**940ff
Cola anomala **4.**940
Cola ballayi **4.**940
Cola de caballo **5.**65
Cola cordifolia **4.**940
Cola de león **5.**652

Cola nitida **4.**940ff, 945
Cola nut **4.**942
Cola nut tree **4.**941
Cola pseudoacuminata **4.**941
Cola quinqueloba **6.**779
Cola seeds **4.**942
Cola sphaerocarpa **4.**940
Cola vera **4.**941f
Cola verticillata **4.**940
Colae nux **4.**942
Colae semen N06BC **4.**942
Colae tinctura **1.**674; **4.**943
Colaextrakt **1.**591
Colagetränke **4.**944
Colasamen **1.**591, 674; **4.**942
Colaspase **7.**304
Colatier **4.**941
Colchamin **7.**1196
Colchicein **3.**336; **4.**947, 949, 953
Colchici bulbus **4.**952
Colchici flos **4.**948
Colchici radix **4.**952
Colchici semen **4.**948, 955
Colchici tinctura **1.**674; **4.**949
Colchici tuber **4.**952
Colchicin **3.**338; **4.**946ff, 953f; **7.**1081
– Monographie M04AC **3.**336; **7.**1079
Colchicinum, Monographie M04AC **7.**1081
Colchico **3.**338; **4.**946
Colchico napolitano **4.**954
Colchicosid **3.**336; **4.**946f, 949
Colchicum **4.**953f
– Monographie **4.**946
Colchicum alpinum, Verwechslung mit Colchicum autumnale **4.**947
Colchicum anglicum **4.**954
Colchicum arenarium **4.**954
– Verwechslung mit Colchicum neapolitanum **4.**954
Colchicum autumnale M04AC **3.**336; **4.**946, 948, 952ff; **7.**1079, 1196
– Monographie **3.**338
– Verwechslung mit Colchicum neapolitanum **4.**954
Colchicum autumnale hom. **4.**953f
Colchicum autumnale e seminibus **4.**948
Colchicum bornmülleri, Verwechslung mit Colchicum autumnale **4.**947
Colchicum castrense **4.**954
Colchicum commune **4.**946, 954
Colchicum corm **4.**952
Colchicum crociflorum **4.**946
Colchicum flowers **4.**948
Colchicum longifolium **4.**954
– Verwechslung mit Colchicum neapolitanum **4.**954
Colchicum luteum **4.**946
– Verfälschung von Colchici tuber **4.**953
Colchicum multiflorum **4.**946
Colchicum neapolitanum **4.**946, 948, 954
Colchicum root **4.**952
Colchicum seeds **4.**948

Colchicum e seminibus **4.**948
Colchicum speciosum **4.**946
– Verwechslung mit Colchicum autumnale **4.**947
Colchicum variegatum **4.**946
Colchineos **3.**336
Colchique **3.**338; **4.**946, 954
Colchique napolitain **4.**954
Colchisol **7.**1079
Colcin **3.**336
Cold Cream **1.**131, 695
Cole **4.**542
Colecalciferol
– Monographie A11, M04AC **7.**1082
– Cholesterol, Nachweis **1.**532
Colemanit **7.**511
Coleoptera **1.**314ff
Coles Eisenhaematoxylin **1.**533
Colestid **7.**1087
Colestipol
– Monographie B04AD, M04AC **7.**1085
– hydrochlorid, Monographie B04AD, M04AC **7.**1087
Colestyramin **3.**1013
– Monographie B04AD, M04AC **7.**1088
Colewort **4.**552
Colgout **3.**336
Coli bacilli **5.**101
Coli-Bakterien **5.**101
Colibazillose **1.**744
Colic root **4.**173
Coli-Enteritis **1.**743
Coliformes **5.**101
Coli-Infektionen, Schwein, Impfung J07AX **1.**412
Colimycin **7.**1091
Colisticin **7.**1091
Colistin **1.**746
– Monographie A07AA, D06AX, M04AC **7.**1091
– sulfat, Monographie A07AA, D06AX, M04AC **7.**1092
Colititer **2.**345
Colla piscium **1.**574
Collagel **8.**330
Collagen
– Hämostyptikum-Vlies **2.**985
– Hydrolysat **2.**846f
– Implantat **2.**985
– in Kosmetika **1.**161
– für Wundauflagen **2.**985
Collagenase **7.**1045
Collembola **1.**306ff
Collemplastra **1.**574
Collemplastra Zinci **1.**574
Colletotrichum lindemuthianum **1.**293
Colletrichum malvarum **5.**756
Collinsone de Canada **4.**956
Collinsonia **4.**957
– Monographie **4.**955
Collinsonia anisata **4.**955
Collinsonia canadensis **4.**955f
Collinsonia canadensis hom. **4.**957f
Collinsonia-canadensis-Wurzel **4.**956
Collinsonia cuneata **4.**955f
Collinsonia decussata **4.**955f
Collinsonia ovalis **4.**956
Collinsonia praecox **4.**956
Collinsonia punctata **4.**955f
Collinsonia scabra **4.**956
Collinsonia scabriuscula **4.**956
Collinsonia serotina **4.**956
Collinsonia tuberosa **4.**956
Collinsonia urticifolia **4.**956
Collinsonia verticillaris **4.**956
Collinsonia verticillata **4.**956
Collinsoniae canadensis rhizoma **4.**956
Collinsoniae radix **4.**956
Collinsoniawurzel **4.**956
Collinsonie, kanadische **4.**956
Collinson's flower **4.**956
collision induced dissociation **2.**237
collisionally activated dissociation **2.**237
Collodia praeparata **1.**574ff
Collodium **1.**575ff
– elastisches **1.**575
Collodium cantharidatum **1.**575; **5.**736
Collodium contra Perniones, Dr. Mutzenbecher, Paschkis **1.**707
Collodium elasticum **1.**575
Collodium flexile **1.**575
Collodium lacto-salicylatum **1.**575
Collodium salicylatum **1.**575
Collodium salicylatum cum Anaesthesino Unna **1.**575
Collodium salicylatum viride **1.**575
Collodium vesicans **1.**575
Collodiumwolle **1.**575ff; **9.**463
Colloxylinum **1.**575; **9.**463
Collunosol **3.**1205
Collutorium adstringens **1.**608
Collyria **1.**576, 628; **2.**634
Collyrium Argenti nitrici **1.**628
Colocynthidis extractum compositum **1.**598
Colocynthidis tinctura **1.**674
Colofonia **6.**168
Colombian-Milds-Kaffee **4.**931
Colombo **5.**557
Colombo radix **5.**557
Colombo root **5.**557
Colombo tinctura **1.**674; **5.**559
Colombowurzel **5.**557
Colophane **6.**168
Colophonium **6.**159, 161f, 168, 176, 178
Colophony **6.**168
Coloradoit **3.**1021
Colostomie **1.**116
– Versorgungssysteme **1.**120ff
Colostrum **1.**232, 378f
Colsaloid **7.**1079
Colsat **4.**542
Colt
– Monographie **3.**339
– Pflanzenschutz **1.**356
Colterol **7.**500
– Monographie M04AC, R03AC **7.**1093
Colterol-3,4-di-*p*-toluat **7.**499

Colt's foot **4.**378
Coltsfoot **6.**1017
Coltsfoot flowers **6.**1017
Coltsfoot leaves **6.**1018
Coltstail **4.**990
α-Colubrin **6.**817f, 825f, 829, 843
β-Colubrin **6.**817f, 825, 8298
Colubrina **6.**838
Colubrina intorta **6.**76
Colubrina texensis **5.**792, 806
Columba palumbus **1.**320
Columbamin **4.**268, 486, 490f, 1014, 1019, 1023f; **5.**558, 746f
Columbariae herba **6.**1109
Columbia-Ipecacuanha **4.**777
Columbianetin **5.**173
Columbin **5.**558
Columbine **4.**314
Columbo **5.**560
Columbrina **4.**568
Colupulon **5.**450
Coluric **3.**336
Colutea **4.**959
– Monographie **4.**958
Colutea arborescens **4.**959f
– Verfälschung von Sennesblättern **4.**960
Colutea brevialata **4.**959
Colutea grocilis **4.**959
Colutea hirsuta **4.**959
Colutea media **4.**959
Colutea nepalensis **4.**959
Colutea orientalis **4.**959
Colutea persica **4.**959
Colutea vesicaria **4.**959
Coluteae folium **4.**960
Coluteasäure **4.**959f
Coluteosid **4.**959f
Colutier **4.**959
Colyer Pektin **9.**43
Coly-Mycin **7.**1091
Colza **4.**542, 559
Colza oil **4.**559
Colza Rapa selvatica **4.**557
Comb flower **5.**16
Combicoat Cbs, Monographie **3.**339
Comedones **1.**216
Comfuval
– Monographie **3.**340
– Pflanzenschutz **1.**358
Comfuval FL, Monographie **3.**340
Comino **4.**1081
Comino comun(e) **4.**1079
Comino tedesco **4.**694
Commen oat **4.**438
Commersonin **6.**747
Commiferin **4.**964
Commiphora, Monographie **4.**961
Commiphora abyssinica **4.**961ff
Commiphora africanum **4.**961f, 966
Commiphora agallocha, Verfälschung von Myrrha **4.**963
Commiphora erythraea **4.**961f

– Verfälschung von Myrrha **4.**963
Commiphora madagascariensis **4.**962
Commiphora molmol **4.**961, 963, 965
Commiphora mukul **4.**961, 966
– Verfälschung von Myrrha **4.**963
Commiphora myrrha **4.**963
Commiphora opobalsamum **4.**961, 968
Commiphora pilosa **4.**962
Commiphora roxburghii **4.**966
Commiphora schimperi **4.**961, 963, 969
Commiphora ugogensis, Verfälschung von Myrrha **4.**963
Commiphorinsäure **4.**964
Commiphorsäure **4.**964
Common anemarrhena rhizome **4.**277
Common arum **3.**99
Common ash **5.**191
Common ashweed **4.**99
Common avens **5.**263
Common avens root **5.**265
Common barberry **4.**488
Common birch **4.**501
Common blueberries **6.**1056
Common blueberries leaves **6.**1052
Common buckthorn **6.**393
Common buckthorn fruits **6.**394
Common bugle **4.**154
Common butterwort **6.**157
Common centaury **4.**759
Common chamomile **4.**817
Common clover **6.**992
Common cow parsnip **5.**435
Common cowslip **6.**285
Common dogwood **4.**1011
Common elder **6.**575, 579
Common elm **6.**1026
Common endive **4.**865
Common fennel **5.**157
Common floweringquince fruit **4.**797
Common fumitory **5.**207
Common garlic **4.**190
Common gentian **5.**230
Common germander **6.**930
Common groundsel **6.**675
Common heather **4.**617, 619
Common horehound **5.**778
Common horse chestnut **4.**110
Common ivy **5.**398
Common ladies mantle **4.**163
Common lavender **5.**630
Common leek **4.**189
Common licorice **5.**312
Common loofah **5.**712
Common loosestrife **5.**730
Common mallow **5.**754f
Common marygold **4.**601
Common matrimony vine **5.**718
Common medicinal tea **6.**1118
Common nasturtium **6.**1006
Common oak **6.**342
Common okra **4.**5
Common oleander **3.**864

Common onion **4**.184
Common periwinkle **6**.1127
Common periwinkle wort **6**.1128
Common pimpernel **4**.262
Common plantein herb **6**.228
Common purslane **6**.250
Common ragwort **6**.668
Common sage **6**.547
Common sea wrack **5**.201
Common silver fir **4**.7
Common sneezeweed **5**.407
Common snowdrop **5**.213
Common sumach **6**.454
Common sunflower **5**.410
Common thyme **6**.974
Common valerian **6**.1079
Common vervain **6**.1108f
Common violet **6**.1143
Common whitlow grass **5**.75
Common wormwood **4**.364, 373
Common yew **6**.905
*trans*-Communol **4**.128
Communsäure **4**.128; **5**.562f, 567, 572, 580
Comodor T, Monographie **3**.340
Comosain **4**.274
Compactin **6**.60
Compliance **2**.832
Compo Ameisen Mittel, Monographie **3**.340
Compo Compron Granulat, Monographie **3**.340
Compo Gartenunkrautvernichter, Monographie **3**.340
Compo Insekten Spray Neu, Monographie **3**.340
Compo Insektenfrei, Monographie **3**.340
Compo Insektenmittel
– Monographie **3**.340
– Pflanzenschutz **1**.349
Compo Insektenspray, Monographie **3**.341
Compo Mehltau Spray Neu, Monographie **3**.341
Compo Mehltaumittel F 238 Meltatox, Monographie **3**.341
Compo Moosvernichter Neu, Monographie **3**.341
Compo Pflanzenschutzspray, Monographie **3**.341
Compo Pflanzenschutzspray Neu, Monographie **3**.341
Compo Rasen Floranid mit Moosvernichter, Monographie **3**.341
Compo Rasen Unkrautvernichter Combi Fluid, Monographie **3**.341
Compo Rosen Spray, Monographie **3**.342
Compo Rosendünger mit Unkrautvernichter, Monographie **3**.342
Compo Rosenspritzmittel, Monographie **3**.342
Compo Schnecken Grobgranulat, Monographie **3**.342
Compo Schneckenkorn, Monographie **3**.342
Compo Spezial Unkrautvernichter Filatex
– Monographie **3**.342
– Pflanzenschutz **1**.359
Compo Talpigram, Monographie **3**.342
Compo Tannen Schutz
– Monographie **3**.342
– Pflanzenschutz **1**.343

Compo Total Unkraut Spray, Monographie **3**.342
Compo Total Unkrautmittel, Monographie **3**.343
Compound aluminium paste **2**.892
Compound calamine ointment **2**.892
Compound tragacanth powder **4**.415
Compound-S **9**.1229
Compressi **1**.669
Compsilura concinnata **1**.320
Compton-Effekt **2**.383
Compton-Streuung **2**.79
Computer
– Interface **2**.368
– Labordatenerfassung **2**.368ff
– Meßwerterfassung **2**.368f
– Systemvalidierung **2**.1043
– A/D-Wandler **2**.368
– – Floating-point- **2**.371
– D/A-Wandler **2**.368
Concentrated anise water **6**.142
Conchae **7**.605
Concisus, Zerkleinerungsgrad, Tabelle **2**.1018
Concombre **4**.1066f
Concrète **4**.33
Condal-Bosch-Methode **2**.428
– Peakauswertung **2**.425
Condensamin **6**.817, 819, 843
Condor plant **5**.782
Condorango cortex **5**.783
Condurangi cortex **5**.783
Condurangin **5**.784
Condurango **5**.789
Condurango hom. **5**.789f
Condurango bark **5**.783
Condurango blanco **5**.782
Condurango cortex A15 **5**.783
Condurango decoctum **1**.577
Condurango extractum liquidum **1**.591
Condurango tinctura **1**.674
Condurango vinum **1**.698
Condurangobast **5**.783
Condurangoextrakt **1**.594
– wäßriger **1**.591
Condurangofluidextrakt **1**.591, 698
Condurangogenin **5**.784, 787
Condurangoglykoside **5**.784, 787
Condurangoliquidextrakt **1**.591, 698
Condurangorinde **1**.577ff, 674; **5**.783
Conduritol **5**.785; **6**.1138
Condylon **7**.1079
Cône de Houblon **5**.449
Cone oil **4**.9
Coneflower root **5**.3, 13, 26
Conehead thyme **6**.967
Conesina **7**.1093
Conessin
– Monographie M04AC, P01AX **7**.1093
– hydrobromid, Monographie M04AC **7**.1093
Confertifolin **4**.1195; **6**.78f
Congoin **5**.508
Congonha **5**.508; **6**.1127
Congorosa **5**.795
Congressan **7**.68

Conhydrin 3.345; 4.971
Conhydrinon 4.971
Conicein 3.345; 4.971
Conichuelo 4.912
Conicin 3.343
Conidendrin 6.120
Conidien 1.289ff
Conidienträger 1.289ff
Coniferaldehyd 6.614
Coniferin 4.8, 397; 5.188
Coniferosid 4.8
Coniferylaldehyd 6.603
Coniferylalkohol 4.1104
Coniferylbenzoat 6.848f
Conii herba 4.971
Conii maculati herba 4.971
Coniin 3.345; 4.971
DL-Coniin
– Monographie 3.343
– hydrobromid 3.343
– hydrochlorid 3.343
Conium 4.974
– Monographie 4.970
Conium hom. 4.974
Conium chaerophylloides 4.970
Conium cicuta 4.970
Conium leaf 4.971
Conium maculatum 3.343; 4.970f, 974f
– Monographie 3.345
– Verfälschung von Anisi fructus 6.143
Conium maculatum hom. 4.974f
Conium maculosum 4.970
Coniza 5.525
Connogenol 4.980
Conocephalum conicum, Verwechslung von Marchantia polymorpha 5.775
Conocephalum supradecompositum, Verwechslung mit Marchantia polymorpha 5.775
μ-Conotoxin 3.1165
Conqueror tree 4.110
Conradys Reagens 1.533
Consolicin 4.177
Consolida ajacis, Monographie 3.346
Consolida ambigua 3.346
Consolida regalis 3.748
Consolidae aureae herba 6.759
Consolidae mediae herba 4.155
Consolidae saraceniae herba 6.759
Consolidin 4.177
Contarinia nasturtii 1.319
Contarinia pisi 1.319
Contarinia pyrivora 1.319
content uniformity test 2.1097
continuous flow analyzer 2.380
Continuous-Wave-Spektroskopie, NMR 2.203
Contra Insect Aerosol, Monographie 3.346
Contra Insect gegen Ameisen, Monographie 3.346
Contra Insect Spray, Monographie 3.346
Contra Insect Spritz Konzentrat, Monographie 3.346
Contra Schnecken, Monographie 3.346
Contrajervae germanicae radix 4.73

Contrax Cuma, Monographie 3.347
Contrax fit, Monographie 3.347
Contrax fit bloc, Monographie 3.347
Contrax flüssig, Monographie 3.347
Contrax top bloc, Monographie 3.347
Contrax top Köder H, Monographie 3.347
Contrax top Konzentrat, Monographie 3.347
controlled release 2.975
Convallagenin 4.976f
Convallamarogenin 4.977f
Convallamaronin 4.977
Convallamarosid 4.977f
Convallaria 4.978f, 984
– Monographie 4.975
Convallaria fragrans 4.977
Convallaria japonica 4.976
Convallaria keiskei 4.975f
Convallaria latifolia 4.977
Convallaria majalis 3.348, 1103; 4.975ff, 986; 7.1094
– Monographie 3.347
Convallaria majalis hom. 4.984ff
Convallaria majuscula 4.986
Convallaria manshurica 4.976
Convallaria mappii 4.977
Convallaria montana 4.975, 986
Convallaria multiflora 6.242
Convallaria polygonatum 6.243
Convallaria pseudomajalis 4.986
Convallaria scaposa 4.977
Convallariae flos 4.978
Convallariae herba C01A 4.979
Convallariae pulvis normatus 2.1020; 4.980
Convallariae radix 4.984
Convallariae rhizoma 4.984
Convallariae tinctura 1.674
Convallariaglykoside 3.347
Convallasaponin 4.976f
Convallaton 3.348
Convallatoxigenin 3.1103
Convallatoxin 3.347f, 1103; 4.980
– Monographie C01A, M04AC 7.1094
Convallatoxol 3.347; 4.980
Convallosid 3.347, 1103; 4.980
Convatec 2.985
Conversions-Enzym-Hemmer, Antihypertensiva C02EA
Convicin 3.1239
Convolvulin 5.539, 544
Convolvulinolsäure 5.535
Convolvulinsäure 5.535
Convolvulus anceps 5.948
Convolvulus corymbosa 6.1014
Convolvulus hederaceus 5.536
Convolvulus jalapa 5.543
Convolvulus macrocarpus 5.538
Convolvulus nil 5.536
Convolvulus operculatus 5.538
Convolvulus orizabensis 5.540
Convolvulus purga 5.543
Convolvulus scammonia, Verwechslung mit Jalape tuber 5.546

Convolvulus sidaefolia **6.**1014
Convolvulus tomentosus **5.**536
Convolvulus trilobus **5.**536
Convolvulus triqueter **5.**948
Convolvulus turpethum **5.**948
Conypododiol **4.**988
Conyza, Monographie **4.**988
Conyza articulata **4.**448
Conyza britannica **5.**523
Conyza canadensis **4.**988, 990ff; **5.**73
Conyza canadensis hom. **4.**992
Conyza-canadensis-Kraut **4.**991
Conyza genistelloides **4.**451
Conyza squarozza **5.**524
Conyza vulgaris **5.**524
Conyzae herba majoris **5.**525
Conyzae majoris herba **5.**525
Conyzanol **4.**988f
Conyzasäure **4.**988
Conyzatin **4.**989
Conyzorigun **4.**136
Cooperia **1.**766
Copaborneol **4.**14
Copac E, Monographie **3.**349
Copaen **4.**59; **6.**113, 195, 614
α-Copaen **4.**273, 900, 964; **5.**447, 568, 812; **6.**858, 872, 1070, 1097
Copaivabalsamöl, Verfälschung von Sandelöl **6.**601
Copal **6.**634
– asiatischer **4.**129
Copalchi **5.**444
Copalchi cortex **5.**443
Copalchi-Rinde **5.**443
Copallack **4.**128
Copernicia, Monographie **4.**993
Copernicia alba **4.**993
Copernicia cerifera **4.**993f
Copernicia hospita **4.**993
Copernicia prunifera **4.**993f
Copernicie à cire **4.**993
Co-Pilot **7.**167, 171
Copolyvidon, Monographie M04AC **7.**1094
Copper **3.**715
Copper(II) chloride oxide hydrate **3.**718
Copper sulfate pentahydrate **8.**683
Copräzipitat **2.**841
– Bioverfügbarkeit **2.**846
Co-prenozid *[Fixe Kombination aus Oxprenololhydrochlorid und Cyclopenthiazid (640.1)]*
Coprogen **6.**60, 63
Coprosmanthus japonicus **6.**728
Co-proxamol *[Fixe Kombination aus Dextropropoxyphenhydrochlorid und Paracetamol (1:10)]*
Coptin **7.**1102
Coptisin **4.**312f, 837, 839, 845, 1014, 1019, 1021ff; **5.**112
Coque du cacao **6.**945
Coque du levant **4.**268f
Coque lourde **6.**321

Coquebourde **6.**321
Coquerelle **6.**321
Coral sherry shrub **6.**746
Corallenblümchen **4.**262
Corallini **3.**1093; **6.**737
Coralyn-Reaktion **3.**913
C-Orange 13 **4.**667
Corazoncillo **5.**479
Corbadrin
– Monographie C01CA, M04AC **7.**1095
– hydrochlorid, Monographie C01CA, M04AC **7.**1096
Corbel
– Monographie **3.**349
– Pflanzenschutz **1.**355
Corbela **5.**201
Corchorgenin **3.**1103
Corchorin **3.**1103
Corchorosid **6.**718, 720
Corchorosid A **5.**84
Corchsularin **3.**1103
Cordabromin **9.**425
Cordialis herba **5.**222
Cordianin **7.**115
Cordoncillo **6.**197
Cordyceps purpurea **4.**911
Coreopsin **5.**416
Corey-Synthese **7.**1368
Corglykon **3.**348
Coriander **4.**996, 998
Coriander fruit **4.**998
Coriander oil **4.**997
Coriander seed **4.**998
Coriandolo **4.**996
Coriandolo essenza **4.**997
Coriandre **4.**996, 998
Coriandri aetheroleum **4.**997
Coriandri fructus A02DA, A03, A15 **4.**998
Coriandrin **4.**997
Coriandrinondiol **4.**999
Coriandro **4.**996
Coriandrol **4.**999
Coriandru **4.**996
Coriandrum, Monographie **4.**996
Coriandrum cicuta officinalis **4.**970
Coriandrum cynapium **4.**122
Coriandrum diversifolium **4.**996
Coriandrum globosum **4.**996
Coriandrum maculatum **4.**970
Coriandrum maius **4.**996
Coriandrum sativum **4.**996ff
Coriarin **4.**1008
Coridali **4.**1021
Corido thyme **6.**967
Coridothymus capitatus **6.**967
Corilagin **4.**330; **5.**250; **6.**326, 476, 874, 911, 921
Corium **1.**135; **2.**911
Cork oak **6.**352
Cork tree **6.**352
Cork tree bark **6.**352
Corky copalche bark **5.**443

Corlumin **4.**89, 1020, 1156f
Cormus Colchici **4.**952
Corn binks **4.**752
Corn bluebottle **4.**752
Corn chamomile **4.**285
Corn cockle **4.**142, 145
Corn snakeroot **5.**81
Corn starch **8.**805
Cornadillo **4.**912
Cornal, Monographie **3.**349
Cornea **4.**1010
Corneiba **6.**634
Cornejo encarnado **4.**1011
Cornelian cherry **4.**1006f
Corneltree **4.**1006
Corneocytenbildung **1.**177
Cornetie **4.**314
Cornezuelo de centeno **4.**912
Cornflower **4.**752
Corni floridae cortex **4.**1005
Corni fructus **4.**1008
Cornichon **4.**1066
Cornichos **4.**912
Corniculatusin **4.**1198f
Cornier **4.**1006
Cornin **4.**1003, 1005; **6.**1106, 1110
Corniolay **4.**1006
Corniolo **4.**1006
Cornizo **4.**1011
Cornmint **5.**823
Cornmint oil **5.**824
Cornosid **5.**938
Cornouille soyeuse **4.**1003
Cornouiller en crosses **4.**1010
Cornouiller à feuilles arrondies **4.**1010
Cornouiller à grandes fleurs **4.**1004
Cornouiller mâle **4.**1006
Cornouiller sauvage **4.**1011
Cornufera mit Moosvernichter, Monographie **3.**350
Cornufera Rasendünger mit Moosvernichter, Monographie **3.**350
Cornufera UV Rasendünger mit Unkrautvernichter, Monographie **3.**350
Cornus, Monographie **4.**1002
Cornus alba **4.**1002
Cornus alternifolia **4.**1002
Cornus amomum **4.**1002ff
Cornus australis **4.**1002
Cornus baileyi **4.**1002
Cornus bretschneideri **4.**1002
Cornus canadensis **4.**1002
Cornus capitata **4.**1002
Cornus chinensis **4.**1002
Cornus circinata **4.**1010f
Cornus circinata hom. **4.**1010f
Cornus coerulea **4.**1003
Cornus controversa **4.**1002
Cornus cyanocarpus **4.**1003
Cornus disciflora **4.**1002
Cornus florida **4.**1002, 1004ff
Cornus florida hom. **4.**1006
Cornus-florida-Rinde **4.**1005

Cornus foemina **4.**1002
Cornus fruit **4.**1008
Cornus glabrata **4.**1002
Cornus hemsleyi **4.**1002
Cornus ignorata **4.**1003
Cornus kousa **4.**1002
Cornus lanuginosa **4.**1003
Cornus macrophylla **4.**1002
Cornus mas **4.**1002, 1006f
Cornus-mas-Früchte **4.**1007
Cornus mascula **4.**1006, 1008
Cornus nuttallii **4.**1002, 1004
Cornus obliqua **4.**1003
Cornus officinalis **4.**1002, 1008
Cornus-officinalis-Früchte **4.**1008
Cornus paucinervis **4.**1002
Cornus poliophylla **4.**1002
Cornus racemosa **4.**1002
Cornus rugosa **4.**1002, 1010f
Cornus sanguinea **4.**1002, 1011f
Cornus-sanguinea-Blätter **4.**1011
Cornus-sanguinea-Früchte **4.**1012
Cornus sericea **4.**1003f
Cornus sericea hom. **4.**1004
Cornus sessilis **4.**1002
Cornus stolonifera **4.**1002
Cornus suecica **4.**1002
Cornus tomentulosa **4.**1010
Cornus volkensii **4.**1002
Cornus walteri **4.**1002
Cornus-Chinolglucosid **4.**1002f
Cornusid **4.**1009
Cornusiin **4.**1009
Coroglaucigenin **6.**797
Corona real **5.**296
Coronadit **3.**766
Coronilho-do-campo **5.**795
Coronilla **4.**61
Coronilla del fraile **5.**296
Coronilla real **5.**296
Coronilla del rey **5.**296
Coronilla sacha **4.**61
Corotoxigenin **6.**797
(–)-Corpain **4.**1022
Corpus-luteum-Hormon **9.**368
Corrigenin **3.**890
Corronchocho **5.**687
Corteccia di amamelide **5.**372
Corteccia di China **4.**877
Corteccia di condurango **5.**783
Corteccia di frangola **6.**398
Corteccia di melogranato **6.**328
Corteccia di melograno **6.**328
Corteccia di quercia **6.**343
Corteccia di sambuco **6.**579
Corteccia di sassafrasso **6.**613
Corteccia della radice di melogranato **6.**331
Cortex Acaciae arabicae **4.**29
Cortex Ailanthi **4.**148
Cortex Alcornoco **4.**534
Cortex Alcornoco hispanicus **4.**534
Cortex Anacardiae occidentalis **4.**255

Cortex Angusturae spuriae **6.**838
Cortex Avellanae coryli **4.**1028
Cortex Banisteriae **4.**459
Cortex Berberidis **4.**488f
Cortex Berberidis radicis **4.**490
Cortex Betulae **4.**502
Cortex Bowdichiae **4.**534
Cortex Cacao **6.**945
Cortex Cacao tostus **6.**945
Cortex Calotropis radicis **4.**622, 624
Cortex Canellae albae, Verwechslung mit Winterianae cortex **4.**1195
Cortex Caryophylloides ruber **4.**898
Cortex Cascarae sagradae **6.**405
Cortex Cassiae **4.**890
Cortex Ceanothi radicis **4.**747
Cortex Chaparra **4.**534
Cortex Chinae **4.**875, 877
Cortex Chinae calisayae **4.**874f
Cortex Chinae ledgerianae **4.**875
Cortex Chinae regiae **4.**874f
Cortex Chinae rubrae **4.**874
Cortex Cinchonae **4.**877
Cortex Cinchonae calisayae **4.**875
Cortex Cinnamomi **4.**890, 902
Cortex Cinnamomi burmanii **4.**895
Cortex Cinnamomi cassiae **4.**890
Cortex Cinnamomi ceylanici **4.**902
Cortex Cinnamomi chinensis **4.**890
Cortex Cinnamomi loureirii **4.**899
Cortex Cinnamomi zeylanici **4.**902
Cortex Condurango **5.**783
Cortex Copalchi **5.**443
Cortex Corni floridae **4.**1005
Cortex Coryli avellanae **4.**1028
Cortex Corynanthis pachyceratis **4.**1030
Cortex Culilabani **4.**898
Cortex Dictamni radicis **4.**1163
Cortex et folium Harunganae madagascariensis **5.**391
Cortex Frangulae **6.**398
Cortex Fraxini **5.**190, 198f
Cortex Gossypii radicis **5.**342
Cortex Granati **6.**328
Cortex Granati radicis **6.**331
Cortex Guajaci **5.**350
Cortex Hamamelidis **5.**372
Cortex Haronga **5.**394
Cortex Harunganae **5.**394
Cortex Lycii **5.**721
Cortex Lycii radicis **5.**721
Cortex Magellanicus **4.**1194
Cortex Molle **6.**634
Cortex Mollis **6.**634
Cortex Moutan **6.**10
Cortex Moutan radicis **6.**10
Cortex Poterii spinosi radicis **6.**607
Cortex Pseudocinchonae **4.**1030
Cortex Quebracho **4.**402
Cortex Quercus **6.**343
Cortex Quercus ad usum veterinarium **6.**347
Cortex Quercus albae **6.**336
Cortex Quercus suber **6.**352
Cortex Rhamni americanae **6.**405
Cortex Rhamni frangulae **6.**398
Cortex Rhamni purshiani **6.**405
Cortex Rhois aromaticae radicis **6.**450
Cortex Sambuci **6.**579
Cortex Sambuci interioris **6.**579
Cortex Sambuci nigrae **6.**579
Cortex Sassafras **6.**613
Cortex Sassafras radicis **6.**613
Cortex Schini terebinthifolii **6.**638
Cortex Sebipirae, Verfälschung von Bowdichiae cortex **4.**534
Cortex Sicopirae, Verfälschung von Bowdichiae cortex **4.**534
Cortex Strychni pseudo-quinae **6.**840
Cortex Suberis **6.**352
Cortex Syzygii cumini **6.**872
Cortex Syzygii jambolani **6.**872
Cortex Tabebuiae **6.**885
Cortex Tabernanthe radicis **6.**891
Cortex Terminaliae arjunae **6.**914
Cortex Terminaliae tomentosae **6.**927
Cortex Thuris **5.**698
Cortex Thymiamatis **5.**698
Cortex Ulmi **6.**1027
Cortex Ulmi fulvae **6.**1028
Cortex Winteranus aromaticus **4.**1194
Cortex Winteranus falsus, Verwechslung mit Winterianae cortex **4.**1195
Cortex Winteranus spurius, Verwechslung mit Winterianae cortex **4.**1195
Cortex Winteranus verus **4.**1194
Cortex Winteri **4.**1194
Cortex Winterianae **4.**1194
Cortexone M **7.**1218
Corteza de abedul **4.**502
Corteza de algodon de la raiz **5.**342
Corteza de arraclau **6.**398
Corteza de canela **4.**902
Corteza de condurango **5.**783
Corteza de encina **6.**343
Corteza febril **4.**877
Corteza de frangula **6.**398
Corteza de granado **6.**328
Corteza de hamamelis **5.**372
Corteza de quebracho blanco **4.**402
Corteza de quina **4.**877
Corteza de roble roja **6.**343
Corteza de sumac dulce **6.**451
Corticosteroide
– Bestimmung, massenspektrometrische **2.**227
– Dermatika D07, D07A
– Hämorrhoidenmittel, zur topischen Anw. C05AA
– Mund- und Rachentherapeutika A01AC
– Otologika S02B, S02BA
– Rhinologika R01AD
– Stomatologika A01AC
– zur systemischen Anwendung H02, H02A
– – Glucocorticoide H02AB
– – Mineralcorticoide H02AA

Corticotrophin
- Monographie H01AA, M04AC  7.1097
- Zinkhydroxid, Monographie H01AA, M04AC  7.1097
$\alpha^{1-24}$-Corticotropin  9.834
$\beta^{1-24}$-Corticotropin  9.834
Cortilan Neu, Monographie  3.350
Cortinaire des montagnes  3.350
Cortinarine  3.350
Cortinarius orellanus  3.895
- Monographie  3.350
Cortinarius speciosissimus  3.895
Cortisol  8.473
- 21-acetat  8.477; 9.1024
- 21-(dihydrogenphosphat), Dinatriumsalz  8.480
- 21-hemisuccinat  8.479
- 21-thiol  9.955
- 17-valerat  8.480
Cortison  9.328
- Monographie  H02AB, M04AC, S01BA  7.1098
- acetat
- - Monographie  H02AB, M04AC, S01BA  7.1099
- - Identität mit DC  2.274
- 21-O-acetat  8.473
- Identität mit DC  2.274
Cortisonum, Monographie M04AC  7.1099
Cortisuzol, Monographie H02AB, M04AC  7.1100
Cortivazol, Monographie H02AB, M04AC  7.1100
Cortusae syriaca  6.934
Coruin  5.703
Corvisartia helenium  5.526
Coryanthe yohimbe  9.495
Corybulbin  4.1015, 1017, 1019, 1023f
Corycavamin  4.1013, 1019
Corycavidin  4.1013, 1019
Corycavin  4.1017, 1019
Corydale cava  4.1018
Corydalidis cavae rhizoma  4.1018
Corydalin  4.1015, 1017ff, 1023f;  5.745
Corydalis  4.1155ff
- Monographie  4.1013
Corydalis ambigua  4.1017
Corydalis-ambigua-Knolle  4.1017
Corydalis blanda  4.1018
Corydalis bulbosa  4.1018, 1020, 1022
Corydalis bungeana  4.1017
Corydalis-bungeana-Ganzpflanze  4.1017
Corydalis canadensis  4.1155
Corydalis cava  4.1013, 1018
Corydalis cava hom.  4.1020
Corydalis cavae radix  4.1018
Corydalis cucullaria  4.1156
Corydalis digitata  4.1022
Corydalis erecta  4.1023
Corydalis formosa  4.1157
Corydalis formosa hom.  4.1156
Corydalis govaniana  4.1016, 1020
Corydalis-govaniana-Wurzel  4.1020
Corydalis halleri  4.1022
Corydalis incisa  4.1016, 1020f
Corydalis-incisa-Ganzpflanze  4.1021

Corydalis-incisa-Knolle  4.1021
Corydalis lineariloba  4.1016, 1021
Corydalis-lineariloba-Knolle  4.1021
Corydalis lutea  4.1016, 1021
Corydalis-lutea-Kraut  4.1021
Corydalis marschalliana  4.1018
Corydalis racemosa  4.1016, 1022
Corydalis-racemosa-Ganzpflanze  4.1022
Corydalis ramosa  4.1023
Corydalis remota  4.1022
Corydalis-remota-Knolle  4.1023
Corydalis solida  4.1016, 1018, 1022
Corydalis-solida-Ganzpflanze  4.1022
Corydalis-solida-Knolle  4.1023
Corydalis tenelle  4.1022
Corydalis tuber  4.1017, 1021, 1023f
Corydalis tuberosa  4.1018
Corydalis turtschaninovii  4.1024
Corydalis vaginans  4.1016, 1023
Corydalis-vaginans-Ganzpflanze  4.1024
Corydalis vernyi  4.1021
Corydalis yanhusuo  4.1016f, 1024
Corydalis-yanhusuo-Knolle  4.1024
Corydalisknollen  4.1024
- chinesische  4.1024
- japanische  4.1021
Corydin  4.884, 1013, 1018, 1022, 1155ff;  5.112f, 746
Corylus, Monographie  4.1027
Corylus avellana  4.1027f
- Verfälschung von Hamamelidis folium  5.376
- Verfälschung von Frangulae cortex  6.399
Corylus avellana hom.  4.1028
Corylus-avellana-Blätter  4.1028
Corylus-avellana-Rinde  4.1028
Corylus silvestris  4.1027
Corynanthe  6.287
- Monographie  4.1029
Corynanthe macroceras  4.1029
Corynanthe mayumbensis  4.1029
Corynanthe pachyceras  4.1029f
Corynanthe pachyceras cortex  4.1030
Corynanthe-pachyceras-Rinde  4.1030
Corynanthe yohimba  9.1222
Corynantheidin  4.1030
Corynanthein  4.1030
Corynanthidin  4.1030
Corynanthin  4.1030;  6.361, 366, 378
Corynebacterium bifidum  4.514
Corynebacterium glutamicum  8.361, 780
Corynebacterium glycinophilum  9.602
Corynebacterium hoagu (ATCC 7005)  9.321
Corynebacterium michiganense  1.286
Corynebacterium parvum  2.921
Corynebacterium sepedonicum  1.287
Corynebacterium simplex  8.239, 252;  9.328, 330
Coryneinchlorid  4.67, 69
Corynin  9.1221
Corynolamin  4.1021
(+)-Corynolin  4.1017, 1021
(+)-Corynolin-11-O-sulfat  4.1021
Corynoloxin  4.1021

Corynoxein **4.**1030
Corynoxin **4.**1030
Corypalmin **4.**1015, 1019, 1021, 1023; **5.**747
Corypha repens **6.**680
Corysamin **4.**844, 1013, 1018, 1021, 1023; **5.**112
Corysolidin **4.**1022
Corytuberin **4.**312, 625, 1016, 1019, 1157; **5.**110, 113, 420f, 425
Cosan 80 Netzschwefel, Monographie **3.**351
Cosbaea coccinea **5.**604
Cositas **6.**288
Cosmen **4.**990; **5.**412
Cosmoisiin **4.**478
Cosmosiin **4.**397; **5.**447, 816
Cosmosiosid **4.**813
Cosmosyin **5.**294
Cossas Reagens **1.**551
Costa-Rica-Ipecacuanha **4.**777
Costol **6.**621
Costugenin **4.**1033
Costunolid **5.**701, 775; **6.**621, 623, 1099, 1101
– Monographie **3.**351
Costus **3.**395; **6.**620
– Monographie **4.**1032f
Costus afer **4.**1032f
Costus-afer-Kraut **4.**1033
Costus arabicus **4.**1034
Costus dulcis **4.**1035
Costus dussii **4.**1034
Costus formosanus **4.**1034
Costus lamingtonii **4.**1034
Costus lucanusianus **4.**1032, 1034
Costus-lucanusianus-Saft **4.**1034
Costus malortieanus **4.**1032
Costus potierae **4.**1034
Costus pterometra **4.**1032
Costus radix **6.**623
Costus root **6.**623
Costus root oil **3.**351, 395; **6.**620
Costus rumphianus **4.**1032
Costus sarmentosus, Verwechslung mit Costus afer **4.**1033
Costus speciosus **4.**1032, 1034f
– Verfälschung von Saussurea-costus-Wurzel **6.**623
Costus-speciosus-Rhizom **4.**1035
– Verfälschung von Gloriosa superba **4.**1035
Costus spicatus **4.**1034
Costus spiralis **4.**1032
Costus subbiflorus, Verwechslung mit Costus afer **4.**1033
Costus villosissimus **4.**1032
Costusosid **4.**1035
Costussäure **6.**621
Costuswurzel, indische **6.**623
Costuswurzelöl **3.**351, 395; **6.**620
– ätherisches **6.**620
H-C-COSY bei NMR-Spektren **2.**212
Cosyntropin **9.**834
Cota buona **5.**661
Cota tinctoria **4.**287

Cotarnin **9.**1093
– Monographie B02A, M04AC **7.**1101
– chlorid, Monographie B02A, M04AC **7.**1101
Cotarninium chloratum **7.**1101
Cotarniniumnitrat **7.**1101
Cotarnolin **3.**911
Co-tenidon *[Fixe Kombination aus Atenolon und Chlorthalidon (4:1)]*
Co-tetroxazin *[Fixe Kombination aus Tetroxoprim und Sulfadiazin (1:2,5)]*
Cotinin **3.**871
Cotinus coggygria **3.**1024
Cotinus coggyria, Verfälschung von Toxicodendri folium **6.**459
Coto tinctura **1.**675
Cotogno del Giappone **4.**796
Coton **5.**345
Coton carde **5.**345
Coton hydrophile **5.**345
Cotone americano **5.**340
Cotone asiatico **5.**338
Cotone idrofilo **5.**345
Cotonier arborescent **5.**337
Cotonnier **5.**338
Cotonnier americain **5.**340
Cotonnier herbace **5.**338
Co-trifamol *[Fixe Kombination aus Trimethoprim und Sulfamoxol (1:5)]*
Cotrimazin, Monographie J01E, M04AC **7.**1102
Cotrimoxazol, Monographie J01E, M04AC **7.**1103
Cotrimoxazol-Sulfamethoxazol **1.**479
Cotton **5.**338, 345
Cotton oil **5.**340
Cotton plant **5.**338
Cotton root bark **5.**342
Cotton seed **5.**343
Cotton seed oil **5.**340
Cotton wood **5.**345
Cottonöl **5.**340
Cottrell-Siedepunktsapparatur **2.**93
Cotyledon, Monographie **4.**1038
Cotyledon decussata **4.**1038
Cotyledon leucophylla **4.**1038
Cotyledon orbiculata **4.**1038f
Cotyledon-orbiculata-Blätter **4.**1039
Cotyledon pendulina **6.**1029
Cotyledon rupestris **6.**1029
Cotyledon tuberosa **6.**1029
Cotyledon umbilicus **4.**1038; **6.**1029f
Cotyledon umbilicus hom. **6.**1030
Cotyledon umbilicus-veneris **6.**1029
Cotyledones colae **4.**942
Cotyledones Quercus empyreumaticae **6.**350
Cotyledontoxine **4.**1039
Couch grass **4.**138, 141
Couch grass root **4.**139
Coucou **6.**277
Coughwort **6.**1017
Cougourdette **4.**1073
Coula edulis, Verfälschung von Colae semen **4.**943

Coulomb-Kräfte 2.816
Coulometrie
- galvanostatische 2.367
- potentiostatische 2.366
Coulter-Counter 2.44, 794, 929
Coumaphos 1.765
- Monographie M04AC, P03AA, P03BX 7.1103
Coumatetralyl 3.361
Coumfène 3.1249
Counter 2 G
- Monographie 3.352
- Pflanzenschutz 1.346
Countercurrent distribution 2.411
Country nutmeg 5.889
Countryman's treacle 6.509
Coupler 1.188
Courge 4.1069, 1072
Courge-torchon 5.712
Couronne de Saint-Jean 4.373; 5.293
Courte cornelya 4.752
Coutarea, Monographie 4.1040
Coutarea hexandra, Verfälschung von Hintonia latiflora 5.444
Coutarea latiflora 4.1040; 5.443
Couve 4.552
Covellin 3.715
Co-Vidarabin 9.75
Cow bane 3.319
Cow parsnip 5.433
Cowberry 6.1062, 1065
Cowberry leaves 6.1062
Cowdee copal 4.127
Cowdee gum 4.127
Cowdee pine 4.127
Cowles-Scheibe 2.935
Cowslip 4.625; 6.274, 277, 279
Coyhaiquinin 4.485
Cozymase 8.1058
CPD-Lösung *[Citrat Phosphat Dextrose]* 2.671
CPDA-1-Lösung *[Citrat Phosphat Dextrose Adenin]* 2.671
CPD-A,D-Lösung 2.671
Crack 3.333
Craig-Verteilung 2.411, 415
Cramer-Pessare 1.93
Cramer-Schienen 1.87
Cran 4.339
Cranesbill 5.252
Cranesbill root 5.253
Crank 7.167, 171
Cranson 4.923f
Cranson officinal 4.923f
Crassifolazonin 4.1013
Crataegi extractum fluidum 4.1047
Crataegi extractum siccum normatum 1.599; 4.1048
Crataegi flos 4.1044, 1046, 1059f
Crataegi folium cum flore C01C 4.1044, 1047, 1059f
Crataegi fructus 4.1044, 1056, 1059f
Crataegi herba cum floribus 4.1047
Crataegi tinctura 4.1047

Crataegolinsäure 4.1044
Crataegolsäure 4.54, 1047, 1056; 5.937f; 6.552, 867, 871
Crataegus 4.1057
- Monographie 4.1040
Crataegus hom. 4.1057, 1059
Crataegus apilfolia 4.1058
Crataegus azarolus 4.1043f, 1046f
Crataegus-azarolus-Blüten 4.1044
Crataegus cuneata 4.1044, 1061
Crataegus fruit 4.1056
Crataegus laevigata 4.1044ff, 1056ff
Crataegus marokkana 4.1043
Crataegus maura 4.1043
Crataegus melanocarpa 4.1059
Crataegus monogyna 4.1044, 1046f, 1056ff, 1060
Crataegus nigra 4.1046f, 1059f
Crataegus-nigra-Blüten 4.1059
Crataegus oxyacantha 4.1045, 1058
Crataegus oxyacantha hom. 4.1058
Crataegus oxyacantha fruits hom. 4.1058f
Crataegus oxyacantha sommités fleuries hom. 4.1058f
Crataegus pentagyna 4.1046f, 1060
Crataegus-pentagyna-Blüten 4.1060
Crataegus pinnatifida 4.1044, 1060
Crataegus pontica 4.1043
Crataerina pallida 1.267
Crategulinsäure 4.1061
Cravagem de centeio 4.912, 915
Craving 3.845, 947
CRD *[chronic respiratory disease]* 1.414f
Creams 2.874
Creatinin
- Bestimmung
- - enzymatische UV-Methode 1 1.472f
- - enzymatische UV-Methode 2 1.473
- - Jaffe-Methode 1.471
- - PAP-Methode 1.472
- - PAP-MPA-Methode 1.473
- - trägergebundene Reagentien 1.473
Creatinin-Clearance 1.471
Creatin-Kinase
- Aktivitätsbestimmung
- - DGKC-Standardmethode 1.484f
- - trägergebundene Reagentien 1.485
Creatinphosphat 1.484f
Creeping Jenny 5.728
Creeping thyme 6.970
Creme
- Frisier~ 1.180
- Kur~ 1.181
- Lanolin~ 1.687
- nichtionische hydrophile 1.693; 2.890
- Schuh~ 1.709
- Stearat~ 2.879
Creme-Make-ups 1.169
Cremes
- ambiphile 2.877
- - Strukturmodell 2.877f
- Arzneibuchzubereitungen, Übersichtstabelle 2.881ff

- Definition 2.871
- Herstellung 2.905
- hydrophile 2.872
- hydrophobe 2.872
- O/W-
- - Akne 1.217
- - Hautpflege 1.161ff
- W/O- 1.162ff; 2.878
Cremeschmelzverfahren 2.1006
Cremeseifen 1.158
Cremespülung 1.181
Cremophor EL, für Parenteralia 2.767
Cremophor S9 8.794
Cremophor WO7 8.794
Cremor refrigerans cum Aqua Calcis Unna 1.686
Cremor refrigerans Plumbi subacetici 1.686
Cremor refrigerans Unna 1.686
Cremores 1.686; 2.872
Crenatidin 4.147
Crenatin 4.147
Cren(no) 4.339
Creon 6.163
Crep 4.791, 794
Crepidiasid 4.866, 868
Crepis biennis, Verfälschung von Arnicae flos 4.347
Crescione inglelse 5.656
Cresol 4.505, 963
- Monographie D08AE 3.352; 7.1104
- in Dermatika 1.643; 2.901
- rohes, Monographie D08AE 7.1107
1,2-Cresol, Monographie 3.353
1,3-Cresol, Monographie 3.354
1,4-Cresol, Monographie 3.355
4-Cresol 7.585
i-Cresol 3.352
m-Cresol, Monographie D08AE 7.1106
o-Cresol 7.1113
- Monographie D08AE 7.1106
p-Cresol, Monographie D08AE 7.1107
Cresolseifenlösung 7.1105
Cresolum crudum 7.1107
Crespino 4.488
Cressione 5.916
Cressione acquatico 5.916
Cresson 5.916
Cresson alénois 5.656
Cresson de cheval 6.1117
Cresson des chiens 6.1117
Cresson d'eau 5.916
Cresson de fontaine 5.916f
Cresson d'Inde 6.1006
Cresson du Mexique 6.1006
Cresson du Pérou 6.1006
Cressonette 5.656
Cressonière 6.1117
Crestomycin 9.35
Cresylic acid 7.1104
m-Cresylic acid 3.354
o-Cresylic acid 3.353
p-Cresylic acid 3.355
m-Cresylsäure 7.1106

Cretan thyme 6.967
Cretins histologischer Calciumnachweis 1.534
Crève-chien 6.744
Cricetidae 1.320
Crimean fir 4.19
Crimpen 2.628
Crinamidin 4.527
Crinin 4.526ff
Crisantaspase 7.304
Crisco 5.342
Crisen 5.941
Crisilineol 6.541
Cristobalit 9.618, 620
Criwellin 5.215
Croci pratensis semen 4.948
Croci tinctura 1.675
Crognolo 4.1006
Cromoglicinsäure
- Monographie A07EB, D08AE, R03BC, S01GX 7.1108
- Dinatriumsalz, Monographie A07EB, D08AE, R03BC, S01GX 7.1109
Cromolyn sodium 7.1109
Cronartium ribicola 1.294
Croneton 100
- Monographie 3.356
- Pflanzenschutz 1.348
Croneton 500, Monographie 3.356
Croneton Granulat
- Monographie 3.356
- Pflanzenschutz 1.348
Cropotex, Monographie 3.357
Cropropamid, Monographie D08AE, R07AB 7.1110
Cross section detector 2.289
Crosscarmellose 2.945
Crosses 3.786
Cross-Extraktion 2.406
Crossopteryx febrifuga 5.804
Crossover-Verfahren, Bioäquivalenztest 2.1125
Crosswort 5.230
Crosswort gentian 5.229
Crotalaria crispata 3.324
Crotalaria juncea 5.537
Crotalaria sagittalis 3.835
Crotalaria spectabilis 3.835
Crotalaria usaramoensis 3.1036
Crotamiton, Monographie D04AX, D08AE, P03AX 7.1111
Crotepoxid 6.193
Crotetamid, Monographie D08AE, R07AB 7.1112
Croton neveus, Verfälschung von Hintonia latiflora 5.444
Croton spinosus 6.475
Croton tiglium, Verwechslung mit Ricini semen 6.481
Crotonaldehyd 3.229; 8.658; 9.933
Crotoniazid, Monographie D08AE, J04AC 7.1112
Crotonsäure 4.810
Crotonsäure-2,4-dinitro-6-octylphenylester 1.352; 3.491

Crotonsäure-2,6-dinitro-4-octylphenylester  1.352; 3.492
Crotonsäureverbindungen, fungizide  1.352
Crotonylbetain  7.714
Crotonylchlorid  7.1111
N-Crotonyl-N-ethyl-o-toluidin  7.1111
Crovaril  8.1282
Crow corn  4.173
Crow foot  5.252
Crow killer  4.268
Crucifera alliaria  4.180
Crucifera brassica  4.551
Crucifera cochlearia  4.923
Crucifera erophila  5.74
Crucifera juncea  4.541
Crucifera lampsana  6.705
Crucifera napus  4.542
Crucifera nasturtium  5.656
Crucifera rapa  4.557
Crucifera sinapis  4.544
Crucifera sinapistra  6.713
Crustacea  1.305
Cryptanol  6.568
Cryptocarya moschata  5.881
Cryptochlorogensäure  4.1119
Cryptococcus fagi  1.313
Cryptococcus holmii  6.523
Cryptocoryne spiralis, Verfälschung von Ipecacuanhae radix  4.780
Cryptofaurinol  6.1085
Cryptofauronol  6.1073, 1084
Cryptograndosid  4.1063
Cryptomeridiol  4.1194
Crypton  5.129
Cryptopin  3.911;  4.1157
Cryptostegia, Monographie  4.1063
Cryptostegia grandiflora  4.1063;  7.1297
Cryptostegia-grandiflora-Blätter  4.1063
Cryptostegiae grandiflorae folia  4.1063
Cryptostrobin  6.160, 179
Cryptotanshinon  6.490, 545
Cryptoxanthin  4.1070, 1076;  5.136;  6.754
Cryptoxanthin-5,6,5′,6′-epoxid  5.753
Crystal  3.786, 945
Crystallin  3.471
CSD *[cross section detector]*  2.289
CSF 2 *[Kolonie-stimulierender Faktor]*  8.377
CS-Syndrom  3.40, 375, 379, 538, 583, 591, 1017
CSV *[cathodic stripping voltammetry]*  2.509
CTA *[Cellulosetriacetat]*  7.808
CTAB *[Cetyltrimethylammoniumbromid]*  1.185
CTAC *[Cetyltrimethylammoniumchlorid]*  1.185
Ctenocephalides canis  1.266;  7.1366
Ctenocephalides felis  1.266;  7.676, 1162, 1366
CT-Komplex *[charge transfer]*  2.175
CTSENa *[Cellulose-tri(schwefelsäureester), Natriumsalz]*  7.811
CTX *[Ciguatoxin]*  3.321
Cuajo  5.878
Cuauteco  5.440
Cuauteteco  5.440
Cube *[LSD]*  3.750;  8.778

Cubeb  6.194
Cubeba hom.  6.196
Cubeba officinalis  6.194
Cubeba officinalis hom.  6.197
Cubebae  6.194
Cubebae fructus  6.194
Cubebae semen  6.194
Cubebas  6.194
Cubeben  4.451, 809f, 990;  5.568, 812;  6.113, 195, 216, 858
β-Cubeben  6.1097
Cubebenpfeffer  6.194
Cubebensäure  6.196
Cubebin  6.192, 194, 213, 1154
(–)-Cubebinin  6.195
Cubebol  6.195
Cubenol  4.636;  6.195
Cubes *[LSD]*  3.750;  8.778
Cuca  5.89
Cuccatin-Reagens  1.534
Cuchilosid  6.829
Cucularia bulbosa  4.1156
Cucumber  4.1066f
Cucumeris melonis semen  4.1066
Cucumis, Monographie  4.1064
Cucumis acidus  4.1065
Cucumis callosus  4.1065
Cucumis campechianus  4.1065
Cucumis cicatricosus  4.1065
Cucumis cubensis  4.1065
Cucumis deliciosus  4.1065
Cucumis eriocarpus  4.1065
Cucumis esculentus  4.1066
Cucumis eu-melo  4.1065
Cucumis hardwickii  4.1066
Cucumis maculatus  4.1065
Cucumis maderaspatanus  4.1065
Cucumis melo  4.1065f;  5.713
Cucumis melo agrestis  4.1065
Cucumis-melo-Fruchtstiele  4.1065
Cucumis-melo-Samen  4.1066
Cucumis moschatus  4.1065
Cucumis muricatus  4.1066
Cucumis orientalis  4.1065
Cucumis pedatifidus  4.1065
Cucumis pubescens  4.1065
Cucumis reginae  4.1065
Cucumis sativus  4.1064ff;  5.713
Cucumis-sativus-Früchte  4.1067
Cucumis sphaerocarpus  4.1066
Cucumis tinctura  4.1067
Cucumis umbilicatus  4.1065
Cucumis vilosus  4.1065
Cucurbinsäure  4.1076
– glucosid  4.1076
– methylesterglucosid  4.1076
Cucurbita  4.1070
– Monographie  4.1068
Cucurbita andreana  4.1068f
Cucurbita aspera  4.1065
Cucurbita aurantia  4.1073
Cucurbita courgero  4.1073

Cucurbita cylindrata **4.**1068f
Cucurbita esculenta **4.**1073
Cucurbita fastnosa **4.**1073
Cucurbita ficifolia **4.**1068f
Cucurbita foetidissima **4.**1068f
Cucurbita hippopera **4.**1072
Cucurbita lagenaria **5.**713
Cucurbita lundelliana **4.**1068f
Cucurbita macrocarpa **4.**1072
Cucurbita maxima **4.**1068ff
Cucurbita-maxima-Samen **4.**1070
Cucurbita melopepo **4.**1073
Cucurbita mixta **4.**1068f
Cucurbita moschata **4.**1068f, 1072f
Cucurbita-moschata-Samen **4.**1073
Cucurbita okeechobeensis **4.**1069
Cucurbita ovifera **4.**1073
Cucurbita palmata **4.**1068f
Cucurbita pepo **4.**1068f, 1072f; **5.**713
Cucurbita pepo hom. **4.**1078
Cucurbita-pepo-Samen **4.**1075
Cucurbita potiro **4.**1069
Cucurbita pyxidaris **4.**1073
Cucurbita rapallito **4.**1069
Cucurbita sororia **4.**1068f
Cucurbita spathularis **4.**1072
Cucurbita subverrucosa **4.**1073
Cucurbita texana **4.**1068, 1073
Cucurbita turbaniformis **4.**1069
Cucurbita verrucosa **4.**1073
Cucurbita zapallito **4.**1069
Cucurbitacin-B-2-*O*-β-*D*-pyranoglucosid **4.**1065
Cucurbitacin E, Monographie **3.**357
Cucurbitacin I **5.**657
– Monographie **3.**358
Cucurbitacin J, Monographie **3.**359
Cucurbitacin K, Monographie **3.**360
Cucurbitacine **3.**220; **4.**44, 263, 474f, 569f, 573, 1064ff, 1068f, 1073; **5.**502ff, 712, 714; **6.**1007
Cucurbitae peponis semen G04BX **4.**1075
Cucurbitae semen **4.**1070, 1073
Cucurbitaxanthin **4.**1070
Cucurbitin **4.**1069, 1071, 1073, 1076
Cucurbitol **4.**1076
Cufolan
– Monographie **3.**361
– Pflanzenschutz **1.**355
Culantrillo **4.**86
Culantro **4.**996
(*S*)-Cularıdın **4.**1156
(*S*)-Cularin **4.**1156f
Culex pipiens **1.**269
Culex-Arten **1.**269f
Culilabani cortex **4.**898
Culilawanrinde **4.**898
Culminal MHEC **8.**949
Culver key **4.**314
Culver's physics **6.**1121
Culver's root **6.**1121, 1123
Cuma Fertigköder, Monographie **3.**361
Cumafen **3.**1249

Cumarax Fertigköder, Monographie **3.**361
Cumarax Köder- und Streumittel, Monographie **3.**361
Cumarax Rattenring, Monographie **3.**361
Cumarin **4.**7, 99, 357, 884, 888, 890, 895, 898f, 902; **5.**223, 460, 639, 665f, 785, 936; **6.**260, 513
– Monographie D08AE **7.**1112
– Nachweis **2.**142
– in Zubereitungen **1.**608
Cumarinsäure **5.**223
*p*-Cumaroylbenzoat **6.**849
3-*O*-*p*-Cumaroylchinasäure **4.**727f
3-*p*-Cumaroylchinasäure **4.**85f, 633
5-*p*-Cumaroylchinasäure **4.**698
*p*-Cumaroylchinasäure **4.**634, 1104
*p*-Cumaroylferuloylmethan **4.**1087, 1089f, 1097, 1100
1-*p*-Cumaroylglucose-2-sulfat **4.**86f
1-*p*-Cumaroylglucose-6-sulfat **4.**86f
1-*p*-Cumaroylglucose-sulfatester **4.**85
2-*O*-(4-Cumaroyl)myoinositol **6.**907
*N*-*trans*-*p*-Cumaroyloctopamin **4.**663
*N*-(*p*-*cis*-Cumaroyl)tyramin **4.**189
*N*-*trans*-Cumaroyltyramin **4.**663
*N*-(*p*-*trans*-Cumaroyl)tyramin **4.**189
*p*-Cumaroylweinsäure **4.**85f
Cumarsabin **5.**564, 587
Cumarsäure **4.**298, 580; **5.**223f, 930
*o*-Cumarsäure **4.**1086; **5.**635, 941; **6.**588
*p*-Cumarsäure **4.**111, 147, 189, 257, 273, 297, 599, 619, 633, 761, 840, 892, 1086, 1104, 1194; **5.**49, 133, 193, 224, 433, 451, 635, 836, 937, 941, 956; **6.**476, 588, 747, 982, 990, 1054
4-*p*-Cumaryl-7-glucosylapigenin **5.**653
Cumatetralyl, Monographie **3.**361
Cumestrin **5.**302
Cumestrol **5.**300; **6.**990
Cumin **4.**694, 1079, 1081
Cumin de Maroc **4.**1081
Cumin de prés **4.**694, 697
Cuminal **5.**129
Cuminaldehyd **4.**33, 577f, 963, 1080, 1082
Cuminalkohol **4.**33, 1080
Cumini aetheroleum **4.**1080
Cumini fructus **4.**1081
Cumini pratensis semen **4.**697
Cumini semen **4.**1081
Cuminia cyminum **4.**1079
Cuminin **4.**1082
Cumino de prati **4.**694
Cuminöl **4.**1080
Cuminum, Monographie **4.**1079
Cuminum cyminum **4.**996, 1079ff
– Verwechslung mit Carvi fructus **4.**697
Cuminylalkohol **6.**878
Cummin **4.**1079
Cumol **3.**1107; **9.**130
Cumotocopherol **9.**970
Cunila thymoides **6.**970
Cunitex
– Monographie **3.**362

– Pflanzenschutz **1.**371
Cunninghamella bainieri **8.**241
Cuociculo **6.**77
Cuojo **5.**878
Cupana **6.**53
Cuparen **4.**991; **5.**562, 576, 590, 775; **6.**955f, 963
(–)-δ-Cuparenol **5.**775
Cuprasol, Monographie **3.**362
Cupravit (Ob 21), Monographie **3.**362
Cuprenen **5.**775
Cupressoflavon **5.**564, 567, 580, 590
Cupressus sempervirens, Verfälschung von Sabinae summitates **5.**586
Cuproxat flowable, Monographie **3.**362
Cuproxat flüssig, Monographie **3.**362
Cuproxin 50 WP, Monographie **3.**363
Cuprum aceticum, Monographie D08AE **7.**1114
Cuprum arsenicosum, Monographie D08AE **7.**1114
Cuprum carbonicum, Monographie D08AE **7.**1115
Cuprum metallicum, Monographie D08AE **7.**1115
Cuprum oxydatum nigrum, Monographie D08AE **7.**1115
Cuprum sulfuricum, Monographie D08AE **7.**1116
Cupularia graveolens **5.**526
Curaçao-Aloe **4.**214
Curaçaolikör **1.**703
Curage **6.**77
Curapor **2.**985
Curare **4.**854; **6.**822, 842
Curare hom. **6.**824f, 842
Curarea candicans **4.**854
Curarea tecunarum **4.**854
Curarea toxicofera **4.**854
Curare-Pfeilgift **6.**822
C-Curarin I **6.**818, 821, 823
C-Curarin III **6.**818, 823
Curaterr 500, Monographie **3.**363
Curaterr flüssig
– Monographie **3.**363
– Pflanzenschutz **1.**348, 370
Curaterr Granulat
– Monographie **3.**363
– Pflanzenschutz **1.**348, 370
Curattin Granulat, Monographie **3.**363
Curattin Haftstreupulver, Monographie **3.**363
Curattin Rattenscheiben, Monographie **3.**363
Curbetan, Monographie **3.**363
Curbetan flüssig, Monographie **3.**363
Curbiset, Monographie **3.**364
Curculionidae **1.**315
Curculon **4.**1100
Curcuma **4.**1088f
– Monographie **4.**1084
Curcuma angustifolia **4.**1084
Curcuma aromatica **4.**1084, 1086
Curcuma-aromatica-Wurzelstock **4.**1086
Curcuma aurantiaca **4.**1084
Curcuma burtii **4.**1084
Curcuma domestica **4.**1084, 1088f
Curcuma longa **4.**1088f; **9.**992

Curcuma parviflora **4.**1084
Curcuma root **4.**1089
Curcuma speciosa **4.**1098
Curcuma wortel **4.**1089
Curcuma xanthorrhiza **4.**1084, 1096
Curcuma zanthorrhiza **4.**1096
Curcuma zedoaria **4.**1084, 1098f
Curcuma zerumbeth **4.**1098
Curcumae amarae rhizoma **4.**1096
Curcumae javanicae rhizoma **4.**1096
Curcumae longae rhizoma **4.**1089
Curcumae rhizoma A02DA, A05A **4.**1089
Curcumae tinctura **1.**550
Curcumae xanthorrhizae rhizoma A02DA, A05A **4.**1096
Curcumapapier **1.**550; **2.**127
Curcumatinktur **1.**550
Curcumawortel, bittere **4.**1096
Curcumawurzelstock **1.**550, 693; **4.**1089
Curcumen **4.**360, 988, 990f, 1085, 1087, 1096; **5.**691
α-Curcumen **6.**1085, 1097, 1101
β-Curcumen **6.**601
γ-Curcumen **6.**601
(+)-α-Curcumen **6.**1144
ar-Curcumen **4.**367, 808, 1097; **6.**1075
Curcumenol **4.**1100
Curcumenon **4.**1087
Curcumin **4.**1036, 1085, 1087ff, 1097f, 1100
Curcumol **4.**1085, 1090, 1100
Curdion **4.**1087, 1100
Cure all **4.**262
Cureninghamella beakes leeana **8.**230
Curi-caspi **5.**800
Curie-Temperatur **2.**11
Curin **4.**853ff
Curium, Antidot **2.**342
Curled mint leaves **5.**844
Curlon **4.**1090; **6.**754
Current good manufacturing practice for finished pharmaceuticals **2.**1085
Curry powder Buchheister **1.**700
Currygewürz **4.**1001
Currypulver **1.**700; **4.**1096
Curum bulbocastanum, Verfälschung von Cumini fructus **4.**1081
Cururu apé **6.**58
Curvularia lunata **8.**237, 239, 252, 474; **9.**330
Curzerenon **4.**964, 1100
Cuscohygrin **5.**765f
Cuscuta **1.**298
Cuskhygrin **3.**684, 763; **4.**424f, 432, 1144; **5.**89, 91, 461, 467
Cuspidaria **5.**83
Custos, Monographie **3.**364
Custos flüssig, Monographie **3.**364
Cutch **4.**31
Cutheal **6.**1079
Cutia branca **6.**133
Cutina HR, Mahlhilfsmittel **2.**1024
Cutiuba **4.**533
Cutiubeira **4.**533

Cutweed **5.**201
Cyamemazin, Monographie **D08AE, N05AA**
 **7.**1116
Cyamepromazin **7.**1116
Cyamopsis, Monographie **4.**1102
Cyamopsis gum(mi) **4.**1105
Cyamopsis psoraloides **4.**1103
Cyamopsis senegalensis **4.**1103
Cyamopsis tetragonolobus **4.**1103, 1105
Cyan **3.**901
Cyanacetamid **7.**248
7-(2-Cyanacetamido)-3-(hydroxymethyl)-8-oxo-5-
 thia-1-azabicyclo[4.2.0]oct-2-en-2-carboxylat-
 acetatester **7.**728
7-Cyanacetylamino-cephalosporansäure **7.**728
Cyanamid **1.**369
– Monographie **3.**364
Cyanazin **1.**367
– Monographie **3.**365
4-Cyanbenzoesäure **9.**1007
($R$)-$\alpha$-Cyanbenzyl-$O$-$\beta$-D-glucopyranosyl-(1$\rightarrow$6)-$\beta$-D-
 glucopranosid **7.**251
Cyanchlorid **3.**281
2-Cyan-2-(1-cyclohexenyl)buttersäuremethylester
 **7.**1127
3-Cyan-5-dimethylamino-3-phenyl-2-methylhexan
 **8.**596
1′-(3-Cyan-3,3-diphenylpropyl)-1,4′-bipiperidin-4′-
 carboxamid **9.**254
1-(3-Cyan-3,3-diphenylpropyl)-4-phenyliso-
 nipecotinsäure **7.**1289
1-(3-Cyan-3,3-diphenylpropyl)-4-phenyl-4-
 piperidincarbonsäure **7.**1289
1-(3-Cyan-3,3-diphenylpropyl)-4-phenylpiperidin-4-
 carbonsäureethylester **7.**1385
Cyanessigester **7.**1073
Cyanessigsäure **7.**728, 1137, 1236; **8.**728
– ethylester **7.**386; **8.**147, 284; **9.**853f
– methylester **7.**1127
Cyanhämiglobin-Methode **1.**500
Cyanhydrin **9.**1147
Cyani flos **4.**752, 754
Cyanid **3.**186f
– Antidot **7.**1057, 1354; **8.**598, 1117, 1122
– Grenzprüfung **2.**307
– ionensensitive Membran **2.**492
– Nachweis **2.**130
Cyanidanol **3.**1024
(+)-Cyanidan-3-ol **7.**942
Cyanidin **4.**312, 474, 616, 746, 796, 927, 1192;
 **5.**297, 476, 605, 698, 758, 837, 930; **6.**257,
 259, 439, 1052
Cyanidin-3-$p$-cumarylglucosid **4.**157
Cyanidin-3-$p$-cumarylxylosylglucosid **4.**157
Cyanidin-3,5-diglucosid **4.**752; **5.**460
Cyanidin-3-galactosid **4.**796, 1007
Cyanidin-3-$O$-galactosid **4.**326
Cyanidin-3-$O$-galactosidglucosid **4.**326
Cyanidin-3-glucosid **4.**3, 160, 796; **5.**182f, 430;
 **6.**470
Cyanidinglucoside **4.**184, 313
Cyanidin-3-$\beta$-D-glucosido-$\beta$-D-xylosid **5.**340

Cyanidin-3-glykosid **5.**186
Cyanidin-3-(6″-malonyl)-glucosid **4.**752
Cyanidin-3-rhamnosylgalactosid **4.**1007
Cyanidin-3-rutinosid **6.**470
Cyanidin-3-sambubiosid **4.**2f; **5.**430
Cyanidin-3-sophorosid **6.**470
Cyanidin-3-$O$-(6-$O$-succinyl-$\beta$-D-glucosyl)-5-$O$-$\beta$-D-
 glucosid **4.**750
Cyanidin-3,5,3′-triglucosid **4.**273
Cyanidin-3-xylosylglucosid **4.**157; **5.**430
Cyanin **4.**753; **6.**1
2-Cyan-1-methyl-3-(2-{[(5-methyl-4-imidazolyl)-
 methyl]thio}ethyl)guanidin **7.**953
2-Cyan-2-methyltetrahydrofuran **8.**847f
7-(2-Cyanoacetamido)-3-(hydroxymethyl)-8-oxo-5-
 thia-1-azabicyclo[4.2.0]oct-2-en-2-carbonsäure-
 acetatester, Natriumsalz **7.**728
$N$-(2-Cyanoacetyl)piperidin **8.**1021
4-Cyanobenzaldehyd **8.**506
4-Cyanobenzoesäure **7.**190
$N$-Cyanobenzylamphetamin **7.**170
$N$-(4-Cyanobenzyl)phthalsäure-monoamid **7.**189
Cyanocobalamin **8.**485
– Monographie **B03B, D08AE 7.**1117
– Gehaltsbestimmung, mikrobiologische **2.**530
[$^{57}Co$]Cyanocobalamin, Monographie **D08AE,
 V04CX 7.**1120
[$^{58}Co$]Cyanocobalamin-Lösung, Monographie
 **D08AE, V04CX 7.**1120
Cyanocyclohexan **7.**1273
1-Cyano-1-cyclohexyl-cyclohexan **7.**1273
4-Cyano-5-diethoxy-methylenaminooxazol **8.**35
1-(Cyano-diphenyl-methyl)-2-morpholino-propan
 **7.**1241
1-(3-Cyano-3,3-diphenylpropyl)-4-phenylpiperidin-4-
 carbonsäureethylester-Hydrochlorid **7.**1387
Cyanoessigsäuremethylester **8.**437
Cyanoethylen **3.**19
5-(2-Cyanoethyl)hydantoin **9.**1113
Cyanoethylmethylpolysiloxan, GC-Trennflüssig-
 keit **2.**282
($RS$)-$\alpha$-Cyano-4-fluoro-3-phenoxybenzyl-
 (1$RS$,3$RS$;1$RS$,3$SR$)-3-(2,2-dichlorvinyl)-2,2-di-
 methyl-cyclopropancarboxylat,
 (1$RS$,3$RS$;1$RS$,3$SR$)-3-(2,2-dichlorvinyl)-2,2-di-
 methyl-cyclopropancarboxylat **1.**349; **3.**175,
 377
Cyanogenamid **3.**364
Cyanogenchlorid **3.**281
1-Cyano-2-hydroxymethylprop-1-en-3-ol **4.**683
1-Cyano-2-hydroxymethylprop-2-en-1-ol **4.**683
Cyanolipide **4.**681
Cyanomethan **3.**13
1-[Cyano(methoxyimino)-acetyl]-3-ethylharnstoff
 **1.**355; **3.**378
$N$-Cyano-$N'$-methyl-$N''$-[2[[(5-methyl-1$H$-imidazol-4-
 yl)methyl]thio]ethyl]guanidin **7.**953
1-Cyano-2-methyl-3-{2-[[(5-methylimidazo-4-yl)-
 methyl]thio]-ethyl}guanidin **7.**953
5-Cyano-4-methyloxazol **9.**454
2-Cyano-3-methylpyridin **8.**764
2-Cyano-$N$-methylpyridiniumchlorid **9.**303

2-Cyanophenothiazin **7.**1116
α-Cyano-3-phenoxybenzyl-2-(4-chlorophenyl)-3-methylbutyrat **1.**776
(*RS*)-α-Cyano-3-phenoxybenzyl-(*RS*)-2-(4-chlorphenyl)-3-methylbutyrat **3.**590
(*S*)-α-Cyano-3-phenoxybenzyl-(*S*)-2-(4-chlorphenyl)-3-methylbutyrat **3.**538
α-Cyano-3-phenoxybenzyl-3-(2-chlor-3,3,3-trifluorprop-1-enyl)-2,2-dimethylcyclopropancarboxylat **3.**724
(*S*)-α-Cyano-3-phenoxybenzyl-(1*R*.3*R*)-3-(2,2-dibromvinyl)-2,2-dimethylcyclopropancarboxylat **3.**399
α-Cyano-3-phenoxybenzyl-3-(2,2-dichlorvinyl)-2,2-dimethylcyclopropan-carboxylat, (1*R-cis*) *S*- und (1*S-cis*) *R*-enantioisomeren-Paar **3.**40
α-Cyano-*m*-phenoxybenzyl-isopropyl-*p*-chlorphenylacetat **1.**349
(*RS*)-α-Cyano-3-phenoxybenzyl-2,2,3,3-tetramethylcyclopropancarboxylat **1.**349
1-Cyano-1-phenylcyclohexan **7.**1273
1-Cyano-1-phenylcyclopentan **9.**79
2-Cyano-2-propensäuremethylester **8.**833
3-Cyanopropionaldehyd **9.**1113
Cyanopropylmethylphenylpolysiloxan, GC-Trennflüssigkeit **2.**282
*N*-Cyano-*sec*-pseudobrucin **6.**817, 820
*N*$^b$-Cyano-*sec*-pseudobrucin **6.**843
*N*-Cyano-*sec*-pseudo-β-colubrin **6.**817, 820
*N*$^b$-Cyano-*sec*-pseudo-β-colubrin **6.**825
*N*-Cyano-*sec*-pseudostrychnin **6.**817, 820
*N*$^b$-Cyano-*sec*-pseudostrychnin **6.**825, 843
3-Cyanopyridin **8.**499, 1146, 1152
Cyanosil, Monographie **3.**367
4-Cyanotoluol **7.**189
Cyanoximsäure **3.**967
α-Cyanozimtsäureester **8.**896
α-Cyan-3-phenoxybenzyl[2-(4-chlorphenyl)]-3-methylbutyrat **8.**200
(*S*)-α-Cyan-*m*-phenoxybenzyl-(1*R*,3*R*)-3-(2,2-dibromvinyl)-2,2-dimethylcyclopropancarboxylat **1.**349
(*RS*)-α-Cyan-3-phenoxybenzyl-3(2,2-dichlorvinyl)-2,2-dimethyl-cyclopropancarboxylat **7.**1150
(*RS*)-α-Cyan-3-phenoxy-benzyl-2,2,3,3-tetra-methyl-cyclopropancarboxylat **3.**583
Cyansäure **3.**901
2-Cyansäureacrylester **8.**119
Cyansäureamid **3.**364
4-Cyan-thiazol **9.**908
Cyanurchlorid **3.**281, 1207; **7.**124
Cyanus arvensis **4.**752
Cyanus jacea **4.**754
Cyanus segetum **4.**752
Cyanus variabilis **4.**754
Cyanus vulgaris **4.**752
Cyanwasserstoff **3.**186
– Monographie D08AE **7.**1121
Cyanwasserstoffsäure **7.**51
Cyasteron **4.**155; **6.**936
Cyathula prostrata **4.**54
Cybistax antisyphilitica **5.**555

Cyclacyllin **7.**942
Cyclamat **3.**374
Cyclamin **4.**263
Cyclamsäure, Monographie D08AE **7.**1121
Cyclandelat, Monographie C04, D08AE **7.**1121
Cycloradin, Monographie D08AE, J05A **7.**1123
Cyclarbamat, Monographie D08AE, M03B **7.**1124
Cycleanin **4.**855f
Cyclizin
– Monographie A04A, D08AE, N07CA, R06A **7.**1124
– hydrochlorid, Monographie A04A, D08AE, N07CA, R06A **7.**1126
– lactat, Monographie A04A, D08AE, N07CA, R06A **7.**1126
Cycloadiphenin **7.**1442
Cycloalliin **4.**185
Cycloartanol **6.**691, 898
Cycloartenol **4.**683; **6.**71, 691, 723, 781, 898
Cycloartenon **6.**781
Cycloartenoylacetat **6.**781
Cycloat **1.**361
– Monographie **3.**367
Cyclobarbital
– Monographie D08AE, N05CA **7.**1127
– Calciumsalz, Monographie D08AE, N05CA **7.**1131
Cyclobarbiton **7.**1127
Cyclobenzaprin **7.**204
– Monographie D08AE, M03B **7.**1132
– hydrochlorid, Monographie D08AE, M03B **7.**1132
Cyclobullatin **4.**589
Cyclobutancarbonsäurechlorid **8.**1069
1,1-Cyclobutandicarbonsäure **7.**697
17-(Cyclobutylmethyl)-4,5α-epoxymorphinan-3,6α-triol **8.**1069
*N*-Cyclobutylmethyl-4,5α-epoxy-3,6α,14-morphinantriol **8.**1069
*N*-Cyclobutylmethyl-3,14-morphinandiol **7.**583
Cyclobutyrol, Monographie D08AE **7.**1133
Cyclobuxamin **4.**589
Cyclobuxargentin **4.**590
Cyclobuxin **4.**589, 592f
Cyclobuxin-D, Monographie **3.**368
Cyclobuxophyllin **4.**588f
Cyclobuxophyllinin **4.**589
Cyclobuxosuffrin **4.**589
Cyclobuxoviridin **4.**589
Cyclobuxoxazin **4.**592
Cyclobuxoxin **4.**589
Cyclocain **8.**599
(Cyclocarboxypropyl)glycin **4.**108f, 120
Cyclocelabenzin **5.**801
Cyclocostunolid **6.**621, 1097, 1099, 1101
α-Cyclodextrin **2.**847
– Monographie D08AE **7.**1133
β-Cyclodextrin **2.**847
– Monographie D08AE **7.**1134
γ-Cyclodextrin **2.**847
– Monographie D08AE **7.**1134
Cyclodextrine, Einschlußkomplexe **2.**847ff

β-Cyclodextrinether **2.**848
Cyclodextrin-Glycosyltransferase **7.**1134
Cyclodextrinkomplex **4.**191
*N*-Cyclododecyl-2,6-dimethylmorpholin **1.**355
Cycloeucalenol **4.**114
Cyclofenil, Monographie **D08AE, G03G 7.**1136
Cyclogallipharsäure **6.**339
Cycloheptaamylose **7.**1134
Cycloheptaglucan **7.**1134
Cycloheptanon **7.**392
5-(1-Cyclohepten-1-yl)-5-ethylbarbitursäure **8.**422
5-(1-Cyclohepten-1-yl)-5-ethyl-(hexahydro-1,3-diazin-1,4,6-trion) **8.**422
5-(1-Cyclohepten-1-yl)-5-ethyl-2,4,6-(1*H*,3*H*,5*H*)-pyrimiditrion **8.**422
Cyclohexaamylose **7.**1133
2,5-Cyclohexadien-1,4-dion **3.**163
(7*R*)-7-(D-α-Cyclohexa-1,4-dienylglcylamino)-3-methyl-3-cephem-4-carboxylic acid **7.**780
Cyclohexancarbonsäureethylester **7.**1136
*trans*-Cyclohexan-1,2-diol **3.**370, 374
Cyclohexan-1,3-dion **8.**879
Cyclohexandione, herbizide **1.**369
(1,2,3,5;4,6)-Cyclohexanhexol **8.**545
Cyclohexanmethanol-2-ethyl-carbamat **9.**365
Cyclohexanol **3.**372, 374
– Monographie **3.**370
Cyclohexanon **7.**997, 1127, 1133, 1236; **8.**112, 432, 437, 443, 728
– Monographie **3.**371
– isooxim **3.**245
– oxim **3.**374
Cyclohexansulfaminsäure **7.**1121
– Natriumsalz **8.**1100
Cyclohexen, Monographie **3.**373
3-Cyclohexen-1,2-*cis*-diol **3.**373
2-Cyclohexen-1-ol **3.**373
Cyclohexenylacetonitril **7.**1237
Cyclohexenylallylthiobarbitursäure **9.**861
(1-Cyclohexenyl)cyanessigsäuremethylester **7.**1127
(*RS*)-5-(2-Cyclohexen-1-yl)dihydro-5-(2-propenyl)-2-thioxo-4,6(1*H*.5*H*)-pyrimidindion **9.**861
(*RS*)-5-(1-Cyclohexenyl)-1,5-dimethylbarbitursäure **8.**437
– Natrium **8.**439
(*RS*)-5-(1-Cyclohexen-1-yl)-1,5-dimethyl-2,4,6-(1*H*,3*H*,5*H*)-pyrimidintrion **8.**437
– Natriumsalz **8.**439
Cyclohexenylessigsäure **7.**1237
Cyclohexenylethylamin **7.**1237
5-(1-Cyclohexenyl)-5-ethylbarbitursäure **7.**1127
5-(1-Cyclohexen-1-yl)-5-ethyl-2,4,6-(1*H*,3*H*,5*H*)-pyrimidin-2,4,6-trion **7.**1127
(+)-Cyclohexenylmethylcyanessigester **8.**437
Cyclohexylaceton **9.**411
Cyclohexylamin **7.**1040, 1121
– Monographie **3.**374
(2-Cyclohexylamino-1-methylethyl)benzoat-hydrochlorid **8.**443
1-(Cyclohexylamino)-2-propanol-benzoesäureester-hydrochlorid **8.**443
Cyclohexylaminsulfonsäure **7.**1121

Cyclohexylammonium-*N*-cyclohexylsulfamat **8.**1100
α-Cyclohexyl-benzenessigsäure-2-(diethylamino)-ethylester **7.**1442
– hydrochlorid **7.**1443
2-(Cyclohexylcarbonyl)-1,2,3,6,7,11b-hexahydro-4*H*-(2,1-a)-isochinolin-4-on **9.**311
2-Cyclohexylcarbonyl-2,3,4,6,7,11b-hexahydro-1*H*-pyrazino[2,1-d]isochinolin-4-on **9.**311
2-(Cyclohexylcarbonyl)-1,2,3,6,7,11b-hexahydro-4*H*-pyrazino-(2,1a)-isochinolin-4-on **1.**773
4-(Cyclohexylcarbonyl)-piperazin-2,6-dion **9.**312
1-Cyclohexyl-1-cyclohexancarbonsäure **7.**1305
3-Cyclohexyl-6,7-dihydro-1*H*-cyclopentapyrimidin-2,4-3*H*,5*H*-dion **3.**732
1-Cyclohexyl-3-{4-[2-(3,4-dihydro-7-methoxy-4,4-dimethyl-1,3-dioxo-2(1*H*)-isochinolyl)ethyl]-phenylsulfonyl}harnstoff **8.**353
3-Cyclohexyl-6-(dimethyl-amino)-1-methyl-1,3,5-triazin-2,4-(1*H*,3*H*)dion **1.**366; **3.**671
(±)-*N*-Cyclohexyl-*N*'-{4-[3-[(1,1-dimethylethyl)-amino]-2-hydroxypropoxy]phenyl}harnstoff **9.**767
1-Cyclohexyl-4,4-dimethyl-2-(1*H*-1,2,4-triazol-1-yl)-1-penten-3-ol **3.**1188
6-Cyclohexyl-1-hydroxy-4-methyl-2(1*H*)-pyridon **7.**944
– Salz mit 2-Aminoethanol **7.**944
2-[(Cyclohexylhydroxyphenylacetyl)oxy]-*N*,*N*-diethyl-*N*-methylethanaminiumbromid **8.**1286
3-[(Cyclohexylhydroxyphenylacetyl)oxy]-1-methyl-1-azonia-bicyclo[2.2.2]octylbromid **7.**1441
α-Cyclohexyl-α-hydroxyphenylessigsäuremethylester **7.**1442
*N*-Cyclohexyl-*N*'-(4-hydroxyphenyl)-harnstoff **9.**767
(*RS*)-*N*-(3-Cyclohexyl-3-hydroxy-3-phenylpropyl)-*N*,*N*,*N*-triethylammoniumchlorid **9.**1047
2,2'-[Cyclohexyliden-bis(4,1-phenyloxy)]bis[2-methylbuttersäure] **7.**997
Cyclohexylidenbutyronitril **8.**436
1-Cyclohexylidenpropan-2-on **6.**1097, 1101
Cyclohexylisocyanat **8.**755
Cyclohexylketon **3.**371
Cyclohexylmagnesiumbromid **9.**1060
3-(α-Cyclohexylmandeloyloxy)-1-methylchinuclidiniumbromid **7.**1441
5-(4-Cyclohexylmethoxy)benzylthiazolidin-2,4-dion **7.**949
*N*-Cyclohexyl-*N*-methyl-(2-amino-3,5-dibrom-benzyl)amin **1.**740; **7.**521, 523
L-1-Cyclohexyl-2-methylaminopropan **8.**727
(±)-(2-Cyclohexyl-1-methyl-ethyl)methylamin **3.**1004
(α*S*)-(–)-[(3-Cyclohexyl-2-methyl)-ethyl]-methyl-ammonium 5-Ethyl-5-phenylbarbiturat **7.**371
Cyclohexylmethylhydrazin **7.**952
5-Cyclohexyl-3-methyl-5-oximino-2-pentensäuremethylester **7.**944
5-Cyclohexyl-3-methyl-5-oxo-2-pentensäuremethylester **7.**944
1-(Cyclohexylmethyl)-piperidin **8.**700

(RS)-1-Cyclohexyl-N-methyl-2-propylamin **9.**411
1-Cyclohexyl-3-({4-[2-(5-methylpyrazin-2-carbox-
  amido)ethyl]phenyl}sulfonyl)harnstoff **8.**352
6-Cyclohexyl-4-methyl-2-pyron **7.**944
α-Cyclohexyl-α-phenyl-glykolsäuremethylester
  **8.**1286
(RS)-1-Cyclohexyl-1-phenyl-3-piperidinopropanol
  **9.**1060
(RS)-α-Cyclohexyl-α-phenyl-1-piperidinpropanol
  **9.**1060
α-Cyclohexyl-α-phenyl-1-pyrrolidinpropanol **9.**362
(RS)-α-Cyclohexyl-α-[2(1-pyrrolidinyl)ethyl]benzyl-
  alkohol **9.**362
Cyclohexylsulfamsäure **7.**1121
γ-Cyclohexyl-N,N,N-triethyl-γ-hydroxybenzenpropan-
  aminiumchlorid **9.**1047
3-Cyclohexyl-5,6-trimethylenuracil **1.**366;   **3.**732
Cycloisoprenmyrcen **4.**1097
(+)-Cyclomicrobuxamin **4.**592
Cyclomicrobuxin **4.**589
Cyclomicrobuxinin **4.**589
Cyclomicrophyllin **4.**589
Cyclomusalenol **5.**859
Cyclomusalenon **5.**859f
Cyclonamin **8.**98
Cyclones **3.**945
Cyclooctaamylose **7.**1134
Cyclooctaglucan **7.**1134
Cycloolivil **5.**936
Cyclopenin **6.**60
Cyclopentadien **3.**377;   **7.**507;   **8.**174
1,3-Cyclopentadien, Monographie **3.**375
Cyclopentadrin **7.**1137
Cyclopentamin
– Monographie R01AA **7.**1137
– hydrochlorid, Monographie R01AA **7.**1138
Cyclopentancarboxaldehyd **7.**1124
Cyclopentanon **7.**161, 1137, 1139
2-Cyclopentan-2-phenylessigsäure-N-isopropyl-
  nortropinestermethobromid **7.**948
Cyclopentaphene **7.**1124
Cyclopentenylmagnesiumbromid **8.**665
(RS)-5-(2-Cyclopenten-1-yl)-5-(2-propenyl)-2,4,6-
  (1H,3H,5H)-pyrimidintrion **7.**121
Cyclopenthiazid, Monographie C03AA **7.**1138
Cyclopentobarbital **7.**121
Cyclopentobarbiton **7.**121
Cyclopentolat
– Monographie S01FA **7.**1139
– hydrochlorid, Monographie S01FA **7.**1141
Cyclopentyl-acetaldehyd Natriumbisulfit **7.**1138
Cyclopentylaceton **7.**1137
Cyclopentylacetonitril **7.**1137
Cyclopentylbromid **9.**480
1,1-Cyclopentyldimethanol-bis(phenylcarbamat)
  **7.**1124
(RS,RS)-3-[(Cyclopentylhydroxyphenylacetyl)oxy]-
  1,1-dimethylpyrrolidiniumbromid **8.**374
Cyclopentylidenacetonitril **7.**1137
1,1-Cyclopentylidendimethyldicarbanilat **7.**1124
Cyclopentylidendimethylen-bis(phenylcarbamat)
  **7.**1124

Cyclopentylmagnesiumbromid **8.**374f
(RS,RS)-3-(α-Cyclopentyl-mandeloyloxy)-1,1-di-
  methylpyrrolidiniumbromid **8.**374
(RS)-α-Cyclopentylmandelsäuremethylester **8.**375
17β-(3-Cyclopentyl-1-oxopropoxyl)-androst-4-en-3-
  on **9.**822
2-Cyclopentylphenol **9.**47
(S)-1-(2-Cyclopentylphenoxy)-3-[(1,1-dimethylethyl)-
  amino]-2-propanol **9.**47
(±)-(8R)-3α-(2-Cyclopentyl-2-phenylacetoxy)-8-iso-
  propyl-8-methyl-8-azabicyclo[3,2,1,]octanbrom-
  id **7.**948
Cyclopentylphenylessigsäuremethylester **7.**948
(RS)-α-Cyclopentyl-α-phenyl-1-piperidin-propanol
  **7.**1148
(RS)-1-Cyclopentyl-1-phenyl-3-piperidinylpropanol
  **7.**1148
– hydrochlorid **7.**1149
β-Cyclopentylpropionylchlorid **9.**822
Cyclophosphamid **7.**1168
– Monohydrat, Monographie L01A **7.**1141
(R)-Cyclophosphamid, Monographie L01A **7.**1145
(S)-Cyclophosphamid, Monographie L01A **7.**1145
Cyclophosphan **7.**1141
Cyclopiazonsäure **6.**60f
Cyclopolsäure **6.**59
Cyclopropan, Monographie N01AX **7.**1146
Cyclopropancarbonsäureethylester **9.**211
(–)-Cyclopropancuparenol **5.**775
Cyclopropenfettsäuren **3.**26
2-Cyclopropylacetophenon **9.**362
2-Cyclopropylamino-4,6-diamino-s-triazin **3.**381
1-Cyclopropyl-7-(4-ethyl-1-piperazinyl)-6-fluor-1,4-
  dihydro-4-oxo-3-chinolincarbonsäure **1.**754;
  **8.**38
1-Cyclopropyl-6-fluor-1,4-dihydro-4-oxo-7-(1-pipera-
  zinyl)-3-chinolincarbonsäure **7.**965
(RS)-1-{4-[2-(Cyclopropylmethoxy)ethyl]phenoxy}-
  3-isopropylamino-2-propanol **7.**473
– hydrochlorid **7.**475
(RS)-1-{4-[2-(Cyclopropylmethoxy)ethyl]phenoxy}-
  3-{(1-methylethyl)amino}-2-propanol **7.**473
– hydrochlorid **7.**475
Cyclopropylmethylbromid **8.**1080
(5R)-N-Cyclopropylmethyl-3,14-dihydroxy-4,5-
  epoxymorphinan-6-on **8.**1080
17-Cyclopropylmethyl-α-(1,1-dimethylethyl)-4,5-
  epoxy-18,19-dihydro-3-hydroxy-6-methoxy-α-me-
  thyl-6,14-ethenomorphinan-7-methanol **7.**558
5(α)-17-(Cyclopropylmethyl)-4,5-epoxy-3,14-di-
  hydroxymorphinan-6-on **8.**1080
N-Cyclopropylmethyl-4,5-epoxy-7α-(1-hydroxy-1-
  methylethyl)-6-methoxy-6,14-endo-etheno-morphi-
  nan-3-ol **7.**1152
N-(Cyclopropylmethyl)-4,5-epoxy-7α-(2-hydroxy-2-
  propyl)-6-methoxy-6,14-endo-ethano-3-morphinan-
  ol **7.**1392
N-Cyclopropylmethylnoroxymorphon **8.**1080
6,7,8,14-N-(Cyclopropylmethyl)tetrahydro-7α-(1-hy-
  droxy-1-methylethyl)-6,14-endo-etheno-nororipa-
  vin **7.**1152
2-Cyclopropylphenol **9.**362

(RS)-1-(2-Cyclopropylphenoxy)-3-(isopropylamino)-2-propanol **9.**361
1-(2-Cyclopropylphenoxy)-3-[(1-methylethyl)amino]-2-propanol **9.**361
Cycloprotobuxin **4.**589, 591ff
Cyclopseudohypericin **5.**481
Cyclosan **8.**514
Cycloserin, Monographie J04AB **7.**1147
Cyclosporin A **7.**945
– Bestimmung, massenspektrometrische **2.**227
Cyclosporin D, Bestimmung, massenspektrometrische **2.**227
Cyclosuffrobuxin **4.**589
(–)-Cyclosuffrobuxinin **4.**589
Cyclothiazid, Monographie C03AA **7.**1148
Cyclovirobuxein **4.**589f
Cyclovirobuxin **4.**590, 592f
Cyclovoltammetrie **2.**504
Cyclo-Werol **8.**514
Cyclusblockade **1.**782ff
Cycobemin **7.**1117
Cycocel
– Monographie **3.**375
– Pflanzenschutz **1.**365
Cycrimin
– Monographie N04AX **7.**1148
– hydrochlorid, Monographie N04AX **7.**1149
Cydia funebrana **1.**318
Cydia nigricana **1.**318
Cydia pomonella **1.**318, 324
Cydonia japonica **4.**795
Cydonia maulei **4.**795
Cydonia speciosa **4.**796
Cyfluthrin **1.**349
– Monographie **3.**375
β-Cyfluthrin, Monographie **3.**175
Cyhexatin **1.**350
Cylindrocarpon radicola ATCC 11011 **9.**816
Cylindroiulus caeruleocinctus **1.**305
1-Cylohexylpropyl-carbamat **9.**365
Cymarigenin **3.**1103
Cymarin **4.**94, 302, 304; **6.**796, 807, 810; **9.**674
Cymarol **6.**795, 807, 810
Cymarose **4.**93, 1190f; **5.**782, 784; **6.**797
Cymarosid **5.**294
Cymarylsäure **6.**796, 807
Cymbopogon **4.**1111
– Monographie **4.**1110
Cymbopogon citratus **4.**1110ff
– Verfälschung von Lippiae triphyllae aetheroleum **5.**691
Cymbopogon-citratus-Blätter **4.**1111
Cymbopogon confertiflorus **4.**1114
Cymbopogon distans **4.**1110
Cymbopogon martinii **4.**1110
Cymbopogon nardus **4.**1114
Cymbopogon winterianus **4.**1110, 1114
Cymbopogon-winterianus-Krautöl **4.**1114
Cymbopogonis citrati aetheroleum **4.**1112
Cymbopogonis winteriani aetheroleum **4.**1114
Cymbopogonol **4.**1111

Cymbush
– Monographie **3.**378
– Pflanzenschutz **1.**349
Cymen **4.**82
β-Cymen **6.**1075
γ-Cymen **4.**19
$p$-Cymen **4.**244, 247, 251, 298, 368, 380, 577f, 595, 695, 810, 962, 1080, 1159; **5.**117, 568, 686, 689, 824, 831, 843, 869, 950ff, 958ff, 962; **6.**193, 199, 216, 491, 542, 630, 636, 754, 966ff, 975f, 982, 987, 1084
Cymenen **6.**106
$p$-Cymenol **5.**824
$p$-Cymen-3-ol **9.**902
$p$-Cymen-2-ol **7.**722
$p$-Cymen-8-ol **6.**976
Cymini semen **4.**1081
Cyminon longeivolucellatum **4.**1079
Cyminosma ankenda **4.**82
Cyminosma pedunculata **4.**82
Cyminosma resinosa **4.**82
$p$-Cymol **4.**61, 372, 765, 998; **5.**129, 779; **6.**1185
Cymoxanil **1.**355
– Monographie **3.**378
Cynagrostis radix **4.**139
Cynajapogenin **6.**1136
Cynamon **4.**900
Cynanchi atrati radix **6.**1135
Cynanchum, Monographie **4.**1117
Cynanchum atratum **6.**1135
Cynanchum caudatum **6.**1135
Cynanchum glaucescens **6.**1135
Cynanchum mandshuricum **6.**1140
Cynanchum otophyllum **6.**1135
Cynanchum paniculatum **6.**1135
Cynanchum versicolor **6.**1135, 1140
Cynanchum vincetoxicum **6.**1136, 1140
– Verfälschung von Primulae radix **6.**280
Cynanchum wallichii **6.**1135
Cynapii herba **4.**125
Cynapin **4.**123
Cynapium vulgare **4.**122
Cynara **4.**1118
– Monographie **4.**1117
Cynara alba **4.**1117
Cynara algarbiensis **4.**1117
Cynara cardunculus **4.**1117f
Cynara cornigera **4.**1117
Cynara humilis **4.**1117
Cynara scolymus **4.**1117f; **7.**1149
Cynara scolymus hom. **4.**1121
Cynara tournefortii **4.**1117
Cynarae folium A05A, A09A, A15 **4.**1118
Cynaratriol **4.**1119
Cynarin **4.**352, 1118; **5.**6
– Monographie A05A, A05BA **7.**1149
Cynaropikrin **4.**750, 1119
Cynarosid **4.**1119; **5.**816, 955
Cynarotriosid **4.**1119
Cynatratosid **6.**1136
Cynips tinctoria **6.**338

Cynocannosid **4**.304
Cynodon dactylon, Verfälschung von Agropyri repentis rhizoma **4**.140
Cynogen **3**.901
Cynomarathrum nuttallii **9**.217
Cyperkill **7**.1150
Cyperkill 10 EC, Monographie **3**.379
Cypermethrin **1**.349, 775
– Monographie P03BA **3**.379; **7**.1150
Cypon Cumarin, Monographie **3**.380
Cypon Fertigköder, Monographie **3**.381
Cyprenorphin, Monographie P03BA, V03AB **7**.1152
Cypripedii radix **4**.1123
Cypripedii rhizoma **4**.1123
Cypripedin **4**.1122f
Cypripedium **4**.1123
– Monographie **4**.1122
Cypripedium calceolus **4**.1122ff
Cypripedium calceolus var. pubescens hom. **4**.1123f
Cypripedium luteum **4**.1122
Cypripedium pubescens **4**.1123
Cypripedium pubescens hom. **4**.1124
Cyproheptadin
– Monographie N02CX, P03BA, R06A **7**.1152
– hydrochlorid, Monographie N02CX, P03BA, R06A **7**.1153
Cyprosteronacetat **7**.1154
Cyproteron
– Monographie G03HA, L02B, P03BA **7**.1153
– acetat **1**.217
– – Monographie G03HA, L02B, P03BA **7**.1154
4-Cyranpyridin **8**.608
Cyriaca herba **6**.934
Cyromazin, Monographie **3**.381
Cysteamin **8**.884
Cystein **5**.507
– Nachweisgrenze, voltammetrische **2**.509
L-Cystein **4**.183, 197; **9**.925
– Monographie B05XB, P03BA **7**.1156
Cysteinamine **8**.884
L-Cysteindimethylesterdihydrochlorid **8**.834
L-Cysteinhydrochlorid **7**.33
– Monohydrat **8**.834
– – Monographie B05XB, P03BA **7**.1157
L-Cysteinmethylester **8**.833
Cystin, Nachweisgrenze, voltammetrische **2**.509
L-Cystin, Monographie B05XB, P03BA **7**.1158
Cystostomie **1**.124
Cys-Tyr-Ile-Gln-Asn-Cys-Pro-Leu-Gly-NH$_2$ cyclic (1→6)disulfid **8**.1290
Cys(→6)-Tyr-Ile-Glu(NH$_2$)-Asp(NH$_2$)-(1←)Cys-Pro-Leu-Gly(NH$_2$) **8**.1290
Cys-Tyr-Phe-Gln-Asn-Cys-Pro-Arg-Gly-NH$_2$ cyclisches (1→6)disulfid **9**.1159
Cytarabin
– Monographie L01B, P03BA **7**.1159
– hydrochlorid, Monographie L01B, P03BA **7**.1161
Cythioat **1**.775

– Monographie P03AA, P03BA **7**.1162
Cytidin **9**.1134
– Monographie P03BA **7**.1162
Cytidin(5')diphosphocholin, Monographie P03BA **7**.1163
Cytidin-3'-monophosphat, Monographie P03BA **7**.1164
Cytidin-5'-monophosphat, Monographie P03BA **7**.1164
Cytidin-5'-(trihydrogen-diphosphat)-hydroxid-mono-[2-(trimethylammonio)ethyl]ester **7**.1163
3'-Cytidylsäure **7**.1164
5'-Cytidylsäure **7**.1164
Cytise **5**.624
Cytisi laburnum semen **5**.626
Cytisi scoparii flos **4**.1127
Cytisi scoparii herba **4**.1128
Cytisi scoparii radix **4**.1131
Cytisi supini herba **4**.806
Cytisin **3**.722, 1227; **4**.461ff, 802, 804, 958, 1124; **5**.624ff; **6**.769f
– Monographie **3**.382
– 12-carboxyester **6**.769f
– 12-carboxyethylester **5**.625
Cytisus, Monographie **4**.1124
Cytisus absinthoides **4**.802
Cytisus aeolicus **4**.1125
Cytisus agnipilus **4**.1124
Cytisus albus **4**.801, 1124
Cytisus alpinus **5**.624
Cytisus ardoini **4**.1124f
Cytisus austriacus **4**.801
Cytisus baeticus **4**.1124f
Cytisus biflorus **4**.805
Cytisus blockianus **4**.802
Cytisus blockii **4**.802
Cytisus cantabricus **4**.1124
Cytisus capitatus **4**.805
Cytisus commutatus **4**.1124f
Cytisus decumbens **4**.1124f
Cytisus diffusus **4**.1124
Cytisus elongatus **4**.803
Cytisus emeriflorus **4**.1125
Cytisus eriocarpus **4**.802
Cytisus grandiflorus **4**.1124
Cytisus hirsutus **4**.802ff
Cytisus ingrammii **4**.1124f
Cytisus jankae **4**.803
Cytisus laburnum **3**.722; **5**.624, 628
Cytisus leucanthus **4**.801
Cytisus leucotrichus **4**.803
Cytisus lindemannii **4**.804
Cytisus lusitanicus **4**.1124
Cytisus malacitanus **4**.1124f
Cytisus multiflorus **4**.1124f
Cytisus patens **4**.1125
Cytisus pendulinus **4**.1125
Cytisus pindicola **4**.801
Cytisus polytrichus **4**.804
Cytisus procumbens **4**.1124
Cytisus pseudoprocumbens **4**.1124
Cytisus pumilus **4**.803

Cytisus purgans **4.**1125
Cytisus purpureus **4.**804
Cytisus ratisbonensis **4.**805
Cytisus reverchonii **4.**1125
Cytisus ruthenicus **4.**805
Cytisus sauzeanus **4.**1124
Cytisus scoparius **4.**1125ff, 1131; **9.**645
Cytisus scoparius hom. **4.**1131f
Cytisus smyrnaeus **4.**801
Cytisus striatus **4.**1125
Cytisus supinus **4.**805
Cytisus tribracteolatus **4.**1125
Cytisus triflorus **4.**1125
Cytisus villosus **4.**1125
Cytiton **3.**382
Cytochrom C, Monographie P03BA **7.**1164
Cytoplasmaederviren **1.**333
Czekelia transsilvanica **5.**458
C127-Zellkultur **2.**710
Czosnaczek **4.**180

# D

*1,2-D [1,2-Dinitrobenzol]* **3.**483
*1,3-D [1,3-Dinitrobenzol]* **3.**483
*1,4-D [1,4-Dinitrobenzol]* **3.**483
2,4-D *[2,4-Dinitrotoluol]* **3.**489
2,4 D *[2,4-Dichlorphenoxyessigsäure]* **1.**363; **3.**440
2,4-D Combi Fluid Berghoff, Monographie **3.**383
2,6-D *[2,6-Dinitrotoluol]* **3.**489
$D_I$-*Antagonist* **7.**279
Dabba'un'un **4.**962
Dacamox 10 G, Monographie **3.**383
Dacarbazin
– Monographie L01X, P03BA **7.**1167
– citrat, Monographie L01X, P03BA **7.**1169
– Nachweisgrenze, voltammetrische **2.**510
Dacatic **7.**1167
Daconil 2787 Extra, Monographie **3.**383
Dactinomycin, Monographie L01D, P03BA **7.**1169
Dactylophyllum anserina **6.**255
Dactylopius, Monographie **4.**1133
Dactylopius coccus **4.**1133, 1135, 1137f
Dactylopius coccus hom. **4.**1137
Daddi's alkoholische Sudan-Lösung **1.**534
Dadrughna **4.**703
Daedanea viscosa, Verfälschung von Erythroxylum coca **5.**91
Dafne striato **3.**388
Dage of Jerusalem **6.**311
Dagga **3.**1155
Dagget **1.**584
DAH 245 **7.**202
Dahuang **6.**420
Daidzein **4.**461, 802; **5.**300, 309
– 7-*O*-glucosid **4.**1104
Daidzin **5.**300, 309
Daidzu **5.**307
Daisy **4.**477
Dakinsche Lösung **8.**1107
Dakou cao **4.**54
Dalapon **1.**362
– Monographie **3.**384
Dalchini **4.**890, 902
Dalinsi **6.**918
Dalmatian sage **6.**547
Dalmatiner-Salbei **6.**547
Dalmatinische Insektenblume **3.**317, 1017, 1019
Dalmatinischer Salbei **6.**548
Dalmatinisches Salbeiöl **6.**559
Dalton-Gesetz **2.**589
DAM-57 *[Lysergid]* **8.**778
Dama blanca *[Cocain]* **3.**333
Damascenon **4.**395

(E)-Damascenon  5.718
Dambonit  6.797, 799
Dambonitol  6.1127, 1129
Dame nue  4.946
Damenbinden  1.21, 41, 221
Daminozid  1.362
– Monographie  3.385
Dammar  1.574;  4.127
– neuseeländischer  4.127
– weißer  4.127
Dammar batu  4.129
Dammara alba  4.128
Dammara australis  4.127
Dammara orientalis  4.128
Dammarabaum  4.128
Dammaradienol  5.528;  6.781
Dammaran  5.398
(–)-Dammaran-20,24-dien-3-β-acetat  5.531
Damotte  4.1018
Dampfdruck  2.399
– binäre Gemische  2.400
Dampfdruckerniedrigung  2.90
– relative  2.90
Dampfdruckkurve  2.90
Dampfdruckosmometer  2.92, 1106
Dampferzeuger, Verfahrensvalidierung  2.1037
Dampfinhalatoren  1.89f
Dampfsterilisation  2.780
Dampfsterilisator, Verfahrensvalidierung  2.1033, 1037
Dämpfung, bei DMA  2.74
Danang cassia  4.899
Danazol, Monographie G03X, P03BA  7.1171
Dandelion  6.897
Dandelion herb  6.898
Dandelion herb and root  6.900
Dandelion leaf  6.898
Dandelion root  6.899
Danewort  6.575
Danfupian  4.69
Dannenbergs Acetonkörper-Reagens  1.534
Dannenbergs Blut-Reagens  1.534
Danshen  6.544
Dansylchlorid, für DC  2.425
Dansylierung, prächromatographische  2.146
Dantrolen
– Monographie M03C, P03BA  7.1172
– Natriumsalz wasserhaltig, Monographie M03C, P03BA  7.1174
Dantron  1.742
– Monographie A06AB, P03BA  7.1174
Danzig fir  6.180
Danziger Goldwasser  1.703
Daoen koepang  4.703
Dapa  4.460
Daphne alpina  3.388
Daphne blagayana  3.389
Daphne cneorum  3.388, 829
– Monographie  3.386
Daphne laureola  3.388
Daphne mezereum  3.388f, 829
– Monographie  3.387

Daphne striata  3.389, 829
– Monographie  3.388
Daphnetin  3.389
– 7-methyl-8-(3,3-dimethylallyl)ether  4.358
Daphnetoxin, Monographie  3.388
Daphnin  3.386
– Monographie  3.389
Daphnoretin  6.513
Daphnorin  6.513
Daphyllosid  5.220, 226
Dapson, Monographie J04BA, P03BA  7.1175
Dararhi  4.1103
Dar-hald  4.482f, 486
Dark psyllium  6.222
Darmentleerung  1.119f
Darmglöckel  5.670
Darmparalyse  1.717, 729
Darmrohre  1.46
Darmwurz  5.526f
Darrow-Laktat-Lösung  1.613
Dartrier  4.703
Daruhalad  4.482
Darutigenol  6.696
Darutoginol  6.695
Darutosid  6.695f, 698
Das Mittel gegen Insekten im Hobbygarten Ciba Geigy, Monographie  3.390
Dasystephana asclepiadea  5.229
Dasystephana punctata  5.243
Data-pair-Methode  2.425
Datenübertragung  2.368
Datisca hirta  6.463
Dat-mue  6.918
Datumetin  4.1142
Datura, Monographie  4.1138
Datura alba  4.1141
Datura arborea  4.1138, 1140
Datura arborea hom.  4.1140
Datura aurea  4.1139f
Datura bernhardii  4.1142
Datura bertolonii  4.1142
Datura × candida  4.1139f
Datura ceratocaula  4.1138
Datura fastuosa  4.1141
Datura ferox  3.1073;  4.1138f
Datura guayaquilensis  4.1140
Datura hummatu  4.1141
Datura inermis  4.1142
Datura innoxia  4.1138, 1140f
Datura lurida  4.1142, 1152
Datura metel  3.1073;  4.1138ff;  9.581
Datura metel hom.  4.1142
Datura meteloides  4.1140
Datura nilhummatu  4.1141
Datura parviflora  4.1142
Datura praecox  4.1142
Datura quercifolia  4.1138f
Datura sanguinea  4.1138f;  9.581
Datura spinosa  4.1142
Datura stramonium  3.112, 682, 1073;  4.1138f, 1142, 1144, 1150ff
– Monographie  3.390

Datura stramonium hom. **4.**1151f
Datura suaveolens **4.**1138
– Monographie **3.**391
Datura tatula **4.**1142
Datura versicolor **4.**1140
Datura wrightii **4.**1139
Daturae innoxiae herba **4.**1141
Daturae semen **4.**1150
Daturalactone **4.**1139
Daturameteline **4.**1142
Daturilin **4.**1142
Daturilinol **4.**1139, 1142
Daturin **3.**682
Dauci radix **3.**853
Daucosterol **5.**793f; **6.**4
Daucus carota, Verfälschung von Petroselini fructus **6.**111
Dauermycelien **1.**292
Dauersporangien **1.**288
Daunomycin **7.**1178
– hydrochlorid **7.**1180
Daunorubicin **7.**1432; **9.**1250
– Monographie L01D, P03BA **7.**1178
– 13-benzoylhydrazon **9.**1250
– Bestimmungsmethode, elektrochemische **2.**522
– hydrochlorid **7.**1434
– – Monographie L01D, P03BA **7.**1180
Dauphinelle **3.**398
Dauphinette élevée **3.**398
Davalos Reagens **1.**548
Day to day precision **2.**1067
Dazide
– Monographie **3.**392
– Pflanzenschutz **1.**362
Dazide 85
– Monographie **3.**392
– Pflanzenschutz **1.**362
Dazomet **1.**370
– Monographie **3.**392
371 DBA, Monographie **3.**393
D.B.C. Coenzym *[5,6-Dimethylbenzimidazolyl-cobamid Coenzym]* **7.**1058
371 DBH, Monographie **3.**393
DC *[s. a. Dünnschichtchromatographie]* **2.**145ff, 256ff, 314ff, 421ff
DC-MS **2.**233
DCI *[direkte chemische Ionisation]* **2.**230
DCMU *[Diuron]* **3.**505
DCNU *[Chlorozotocin]* **7.**894
2,4-DCP *[Dichlorphenol]* **3.**438
DCTA *[Diaminocyclohexantetraessigsäure]* **2.**353
DCYTA *[Diaminocyclohexantetraessigsäure]* **2.**353
DDAVP *[Desmopressin]* **7.**1208
DDK *[dynamische Differenzkalorimetrie]* **2.**70
DDS *[Dapson]* **7.**1175
3,4-DDU *[Diuron]* **3.**505
DDVF *[Dichlorvos]* **3.**449
DDVP *[Dimethyldichlorvinylphosphat]* **1.**766; **3.**449
Deacetylasperulosid **5.**221
Deacetylasperulosidsäure **5.**223, 226

10-Deacetylbaccatin III **6.**905ff
7-Deacetylcapitatin **6.**935
3-Deacetyl-20-epi-teulanigin **6.**935
Deacetyllanatosid A **9.**444
Deacetyllanatosid C **7.**1207
*N*-Deacetyl-*N*-methylcolchicin **7.**1196
3-*O*-Deacetylteugracilin **6.**935
6-Deacetylteupyreinidin **6.**938
19-Deacetylteuscorodol **6.**935
Dead on arrival **3.**945
Dead see fruit **4.**624
Deadly nightshade **3.**111; **4.**423
Deadly nightshade leaves **4.**424
Deadly nightshade root **4.**431
Dead-stop-Verfahren **2.**365
DEAE-Cellulose *[Diethylaminoethyl]* **2.**677
Deanol
– Monographie P03BA **7.**1181
– aceglumat, Monographie P03BA **7.**1181
– 4-acetamidobenzoat, Monographie P03BA **7.**1181
– hydrogentartrat, Monographie P03BA **7.**1182
Death angel **3.**48
Death cap **3.**48
Débridement **1.**35
Debrisochin **7.**1182
Debrisoquin
– Monographie C02C, P03BA **7.**1182
– sulfat, Monographie C02C, P03BA **7.**1182
Debye-Faktor **2.**83
Debye-Kräfte **2.**281, 291
Debye-Länge **2.**107
Debye-Scherrer-Verfahren **2.**81
Debye-Schicht **2.**108f
DEC *[Diethylcarbamazin]* **7.**1282
Decadienal **5.**308
2,4a,5,5a,7,8,15a,15b,15c-Decahydro-4,6-methano-6*H*,14*H*-indolo[3,2,1-ij]-oxepino[2,3,4-de]pyrrolo-[2,3-h]chinolin-14-on **9.**676
(3*S*,7*R*)-3,4,5,6,7,8,9,10,11,12-Decahydro-7,14,16-trihydroxy-3-methyl-1*H*-2-benzoxacyclotetradecen-1-on **9.**1227
[2*R*-(2α,4aβ,5aβ,6β,7β,8β,9α,9aα,10aβ)]-Decahydro-4a,7,9-trihydroxy-2-methyl-6,8-bis(methylamino)-4*H*-pyrano[2,3-b][1,4]benzodioxin-4-on **9.**647
Decamethoniumbromid, Monographie M03A, P03BA **7.**1183
Decamethoniumiodid, Monographie M03A, P03BA **7.**1184
1,1′-Decamethylen-bis(4-amino-2-methyl-chinoliniumchlorid) **7.**1200
Decamethylen-bis(trimethylammonium)
– dibromid **7.**1183
– diiodid **7.**1184
1,1′-Decamethylen-[(1,4-dihydro-4-octylimino)-pyridin] **8.**1225
2,2′-(Decamethylendithio)diethanol **9.**910
Decanal **4.**996, 999
Decandisäurediisopropylester **7.**1336
1,1′-(1,10-Decandiyl)bis(4-amino-2-methyl-chinoliniumchlorid) **7.**1200

1,1'-(1,10-Decandiyl)bis(4-amino-2-methyl-chinolinium)dichlorid  7.1200
2,2'-[1,10-Decandiylbis(thio)]bis-ethanol  9.910
5-Decanolide  4.636
Decansäure  4.15
Decarboxycystein  8.884
12-O-n-Deca-2,4,6-trienoylphorbol-13-acetat  4.307
Decattva lunata, Verwechslung von Cantharides  5.732
Deccabaumwolle  5.339
Decentapikrin  4.757f
Dechlorgriseofulvin  8.384
Decilaz, Monographie  3.393
Decilaz D Fluid, Monographie  3.393
Decilaz DP, Monographie  3.393
Decis flüssig
– Monographie  3.393
– Pflanzenschutz  1.349
Decis WP, Monographie  3.393
Deckeln, Tablettierung  2.942, 952
Declomycin  7.1195
Decocta  1.576f
Decocte de Grenadier  6.329
Decoctum Aesculi cortex, äthanol.  4.118
Decoctum Aesculi hippocastani e cortice hom., äthanol.  4.118
Decoctum Althaeae  1.622
Decoctum Betulae cortex, äthanol.  4.506
Decoctum Betulae pendulae e cortice, äthanol.  4.506
Decoctum Cari carvi hom., äthanol.  4.699
Decoctum Chinae  1.577
Decoctum Cichorii, äthanol.  4.870
Decoctum Cichorii intybi hom., äthanol.  4.870
Decoctum Condurango  1.577
Decoctum Foeniculi, äthanol.  5.178
Decoctum Foeniculi vulgaris hom., äthanol.  5.178
Decoctum Gei urbani hom., äthanol.  5.266
Decoctum Granati  6.329
Decoctum Hamamelidis, äthanol.  5.381
Decoctum Hamamelidis virginianae hom., äthanol.  5.381
Decoctum Levistici, äthanol.  5.668
Decoctum Levistici officinalis hom., äthanol.  5.668
Decoctum Mandragorae hom., äthanol.  5.763, 767
Decoctum Pimpinellae anisi hom., äthanol.  6.146
Decoctum Potentillae erectae hom., äthanol.  6.267
Decoctum Primulae  1.577
Decoctum Quercus hom., äthanol.  6.341, 350
Decoctum Salep  1.627
Decoctum Sarsaparillae compositum  1.577
Decoctum Seminis Lini  1.623
Decoctum Senegae  1.577
Decoctum Tormentillae, äthanol.  6.267
Decoctum Uvae Ursi  1.577
Decoctum Veronicae officinalis hom., äthanol.  6.1121
Decoctum Zittmanni  1.577
Decoquinat  1.753
Dectaflur, Monographie A01AA, P03BA  7.1184
Dectis decurrens  6.758
Decubitus, Prophylaxe u. Therapie  1.49f

Decussatin  4.758f
Decyloleat, Monographie P03BA  7.1184
Decylsäurevanillylamid  7.658
Deep purple [LSD]  3.750; 8.778
DEET [N,N-Diethyltoluamid]  1.219
Defäkation  1.719
Defektproteinämie  2.674
Deferoxamin
– Monographie P03BA, V03AC  7.1185
– mesilat, Monographie P03BA, V03AC  7.1185
Deformation, plastische, Tablettierung  2.941
Deformationsschwingungen  2.183
Defosfamid, Monographie L01A, P03BA  7.1187
Degesch Magtoxin, Monographie  3.393
Degesch Strip, Monographie  3.394
Degesch-Plate, Monographie  3.394
Deglucoerysimosid  5.84
Degro Ameisenmittel, Monographie  3.394
Degro Rasendünger mit Unkrautvernichter, Monographie  3.394
Dehacodin  7.1309
Dehnbare Binden
– dauerelastische  1.38
– Kraft-Dehnungsverhalten  1.39
– Kurzzugbinden  1.38f
– Langzugbinden  1.38f
– Mittelzugbinden  1.38f
– nichtelastische  1.38
Dehner Ameisenmittel, Monographie  3.394
Dehner Bio Zimmerpflanzenspray, Monographie  3.394
Dehner Gartenspray, Monographie  3.394
Dehner Gartenspray Neu, Monographie  3.394
Dehner Rasendünger mit Moosvernichter, Monographie  3.394
Dehner Rasendünger mit Unkrautvernichter, Monographie  3.395
Dehnung, Sensor  2.11ff
Dehnungsmeßstreifen  2.12
– Tablettenpresse  2.948
DEHP [Di-(2-ethylhexyl)phthalat]  2.669; 3.461
Dehusked oat-kernel  4.440
Dehydracetsäure  1.146
– Monographie P03BA, X02  7.1187
– Natriumsalz
– – Monographie P03BA, X02  7.1188
– – Monohydrat, Monographie P03BA, X02  7.1188
Dehydratationszustände, Klin. Chemie–Diagnostik  1.500
Dehydroabietan  4.20
Dehydroabietinal  6.180
Dehydroabietinol  4.14
Dehydroabietinsäure  4.15; 6.122, 179f
10,11-Dehydroamitriptylin  7.1132
5,6-Dehydroandrosteron  9.306
Dehydroapocavidin  4.1014, 1019
1,8,9,10-Dehydroaristolanon-(2)  5.913
Dehydroascorbinsäure  6.251, 747; 7.299f
1,2-Dehydroaspidospermidin  6.1128
Dehydrobaimuxinol  4.310
Dehydrobenzperidol  7.1444

22-Dehydrocampesterol **4.**540, 553
Dehydrocancentrin **4.**1155f
11,13-Dehydrocarolenalin **5.**408
Dehydrocarolsäure **6.**59
15-Dehydro-β-carotin **7.**460
1-Dehydrochlormadinon **7.**1193
7-Dehydrocholesterin **7.**1082
Dehydrocholesterolum activatum **7.**1082
Dehydrocholsäure
– Monographie A05A, P03BA **7.**1188
– in Dermatika **2.**901
25(27)-Dehydrochondrillasterol **4.**1076
5,6-Dehydroconyscabrasäure **4.**989
$\Delta^1$-*Dehydrocortison* **9.**321
Dehydrocorybulbin **4.**1014, 1017, 1019
Dehydrocorydalin **4.**1014, 1017, 1019, 1023f
Dehydrocostuslacton **3.**351; **6.**621, 623, 1097, 1099, 1101
– Monographie **3.**395
Dehydrocrenatidin **4.**147
Dehydrocrenatin **4.**147
Dehydrocucurbitacin **4.**475
Dehydrocynaropikrin **4.**1119
11,13-Dehydrodesacetylmatricarin **4.**49
Dehydrodieugenol **5.**881
Dehydrodigallussäure **4.**727f
Dehydrodiisoeugenol **5.**873, 881
Dehydroemetin
– Monographie P01AX, P03BA **7.**1190
– dihydrochlorid, Monographie P01AX, P03BA **7.**1191
5-Dehydroepiandrosteron **9.**306
4'-Dehydroepijuvabion (4$R$,1'$S$) **4.**16
11(13)-Dehydroeriolin **5.**527
Dehydroessigsäure **7.**1187
13,18-Dehydroexcelsin **4.**146
Dehydrofalcarinol **4.**368
11,12-Dehydrofalcarinol **5.**399
Dehydrofalcarinon **4.**367; **5.**411, 416
1-Dehydro-9-fluor-16α-methyl-17-hydroxy-corticosteron **7.**1221
1,2-Dehydrofluorodaturatin **3.**1150
Dehydrofuchsisenecionin **6.**674
25(27)-Dehydrofungisterol **4.**1070, 1076
13,18-Dehydroglaucarubinon **4.**148
13,18-Dehydroglaucarubol **4.**148
– 15-isovalerat **4.**146
13,18-Dehydroglaucarubolon **4.**148
Dehydroglaucin **4.**1024; **5.**703
Dehydrogriseofulvin **8.**384
Dehydroguaialignan **5.**354
Dehydroguaiamonoepoxylignan **5.**354
Dehydroguajaretsäure **5.**354
Dehydroheliamin **4.**805
Dehydrojuvabion **4.**16
Dehydro-α-lapachon **6.**885f
Dehydro-iso-α-lapachon **6.**885f
Dehydrolupanin **4.**802ff
11,12-Dehydrolupanin **4.**801ff
5,6-Dehydrolupanin **4.**801, 805, 1124, 1126; **5.**624f; **6.**769f
Dehydromatricariaester **4.**813

*trans*-Dehydromatricariaester **4.**360
6-Dehydro-6-methyl-17α-acetoxyprogesteron **8.**849
14,15-Dehydro-*N*-methylaspidospermidin **6.**1125
1-Dehydro-17α-methyltestosteron **1.**784
Dehydronantenin **4.**1018, 1024
3-Dehydronobilin **4.**812
20(29)-Dehydro-30-norarjunolsäure **4.**157
9,10,11,12-Dehydro-19-nortestosteron **9.**1015
Dehydropiperidinalkaloide **6.**651
Dehydropipernonalin **6.**199f
Dehydropodophyllotoxin **5.**587
25(27)-Dehydroporiferasterol **4.**1070, 1076
16-Dehydropregnenolon **8.**501f
Dehydropregnenolonacetat **9.**307
Dehydroremerin **5.**703
6-Dehydro-retro-progesteron **7.**1449
Dehydrorhododendrol **6.**414
6,7-Dehydroroyleanon **6.**490
25(27)-Dehydrosarsapogenin **5.**419
Dehydrosilybin **9.**617, 620
2,3-Dehydrosilychristin **9.**620
11,12-Dehydrospartein **4.**801ff, 805, 1124, 1126, 1128; **5.**625
Dehydrotestosteron **1.**780ff
– undecylenat **1.**780
2,3-Dehydroteucrin **6.**938
Dehydrothalictricavin **4.**1014, 1019
19-Dehydroursolsäure **6.**590
11,12-Dehydroursolsäurelactonacetat **5.**125
(+)-Dehydrovomifoliol **4.**1076
3,13-Dehydroxylupanin **4.**1127
Deiquat **1.**365
– Monographie **3.**395
Deiwelskersche **4.**423
Deiwelspflanz **4.**1159
Dekanter **2.**605
Dekantieren, Trennen **2.**602
Dekongestionsmittel, Sympathomimetika, Ophthalmologika S01GA
Dekontamination, radioaktive Stoffe **2.**340
Dekorporation, radioaktive Stoffe **2.**341
Delacurarin **4.**855
Delan flüssig, Monographie **3.**397
Delan SC 750, Monographie **3.**397
Delapril
– Monographie C02EA, P03BA **7.**1192
– hydrochlorid, Monographie C02EA, P03BA **7.**1193
Delatin **3.**398
Delcosin **3.**346
Delia antiqua **1.**319
Delia radicum **1.**319
Delima **6.**325
Delirantium **8.**778
Delirium tremens **3.**545
Delmadinon
– Monographie G03D, G03HA, P03BA **7.**1193
– 17-acetat, Monographie P03BA **7.**1194
Delorazepam, Monographie N05BA, P03BA **7.**1194
Delphelin **3.**398
Delphidenon **5.**273

Delphinidin  4.243, 312, 747;  5.605, 698, 758, 930;  6.314, 440, 1052, 1117
- 3-dicaffeoylrutinosido-5-glucosid  6.239
- 3,5-diglucosid  4.160;  5.430, 460
- 3-galactosid  4.1007
- 3-O-galactosid  4.326
- 3-glucosid  4.160;  6.470
- 3-rhamnosyl-5-glucosid  5.430
- 3-O-rhamnosylglucosyl-7-O-xylosid  5.937
- 3-rutinosid  6.470
Delphinidinglucoside  4.313;  5.460
Delphinin, Monographie  3.397f
Delphinium elatum, Monographie  3.398
Delphinium staphisagria  3.397f
Delphiniumalkaloide  3.398
Delphinoidin  3.399
Delphisin  3.399
Delsemin  3.398
Delsin  3.398
Deltamethrin  1.349
- Monographie  3.399
Delu Ameisenpulver, Monographie  3.401
Delu Schneckenkorn, Monographie  3.401
Delu Schneckenkorn Feingranulat, Monographie  3.401
Delu Schneckentod Korn, Monographie  3.401
Delu Wühlmausköder, Monographie  3.401
Delysid  3.750;  8.778
Dembrexin
- Monographie  7.1194
- hydrochlorid Dihydrat, Monographie  7.1194
Dembroxol  7.1194
- hydrochlorid  7.1194
Demeclocyclin
- Monographie D06AA, J01AA  7.1195
- hydrochlorid, Monographie D06AA, J01AA  7.1195
- Identität mit DC  2.276
Demecolcin  3.336, 338;  4.946ff, 953
- Monographie L01C  7.1196
Demecyclin, Monographie J01AA  7.1197
Demerara pink root  6.772
Demeril Kombi, Monographie  3.401
Demethoxykanugin  6.457
11-Demethoxyreserpin  7.1202
Demethylacronylin  4.83
2-Demethylcolchicin  4.947, 953
3-Demethylcolchicin  4.947, 949, 953
2-Demethyldemecolcin  4.947, 953
3-Demethyldemecolcin  4.947, 953
6-Demethyl-6-deoxy-7-dimethylaminotetracyclin  8.1018
6-Demethyl-6-deoxy-5-hydroxy-6-methylentetracyclin  8.899
6-Demethyl-6-deoxy-7-nitrotetracyclin  8.1180
6-Demethyl-6-deoxytetracyclin  8.1180
6-Demethyl-6-deoxytetracyclinhydrochlorid  9.567
5-O-Demethyl-22,23-dihydroavermectin  1.768;  8.636
4'-Demethylepipodophyllotoxin-9-(4,6-O-2-thenyliden-β-D-glucopyranosid)  9.797

4'-O-Demethyl-1-O-(4,6-O-ethyliden-β-D-glucopyranosyl)epipodophyllotoxin  8.152
3-Demethylmescalin  5.708f
5-O-Demethyl-25-$d$-(1-methylpropyl)-22,23-dihydro-25-(1-methylethyl)avermectin  1.768
Demethyloleuropein  5.937
N-Demethylricinin  6.475
6-Demethyltetracyclin  7.1197
Demethylvestitol  4.291;  6.990f
Demethylwedelolacton  5.35
3-O-Demethylyatein  5.587
Demeton-S-methylsulfon  3.904
- Monographie  3.401
Demineralisierunganlage, Validierung  2.1036
Demissin  6.747
Demoxepam, Monographie N05BA  7.1197
Demyelinierung, Bleiintoxikation  3.191
Dendranthema indicum  3.74, 98
Dendranthema morifolium  3.74, 98
Dendrobatidae  3.1165
Denigès Reagens  1.534
Deniz yosunu  5.201
Dens Leonis  6.903
Densitometer  2.456
Dent de lion  6.897
Dentalkegel  2.940
Dentaltablette  2.940
Dente cavallino  5.464
Dente di leone  6.897
Dentin  1.138
Dentis leonis radix  6.899
Denzimol
- Monographie N03AX  7.1197
- hydrochlorid, Monographie N03AX  7.1198
Deoseifen  1.157
Deoximethason, Monographie D07A  7.1212
22-Deoxocucurbitacin  4.570
22-Deoxocucurbitosid  4.570
1-De(5-oxo-L-prolyl)-2-de-L-glutaminyl-5-L-methionylcaerulein  9.625
4-Deoxo-3,4-[spiro-(N-isobutyl-4-piperidyl)-2,5-dehydro-1H-imidazo]rifamycin S  9.515
4'-Deoxyadriamycin  8.76
- hydrochlorid  8.77
10-Deoxyakuammin  6.1126
3'-Deoxy-3'-azidothymidin  9.1229
Deoxycholatic acid  7.1214
5β-Deoxycholic acid  7.1214
2'-Deoxycoformycin  9.75
Deoxycorton  8.490
1-Deoxy-1-(3,4-dihydro-7,8-dimethyl-2,4-dioxobenzo[g]pteridin-10(2H)-yl)-D-ribitol  9.510
Deoxydihydrohydroxy-streptomycin  7.1327
6-Deoxy-7,8-dihydro-6-oxomorphin  8.481
2-Deoxy-2-({[4-(dimethylamino)-1,4,4a,5,5a,6,11,12a-octahydro-3,6,10,12,12a-pentahydroxy-6-methyl-1,11-dioxo-2-naphthacencarboxamido]methyl}amino)-β-D-glucopyranose  8.851
4'-Deoxydoxorubicin  8.76
- hydrochlorid  8.77
2'-Deoxy-5-fluoruridin  8.217

(3β,5β,16β)-3-[(6-Deoxy-4-*O*-β-D-glucopyranosyl-3-*O*-methyl-β-D-galactopyranosyl)oxy]-14,16-dihydroxy-card-20(22)-enolid **7.**1297
6-Deoxy-5-hydroxytetracyclin **7.**1436
– hydrochlorid **7.**1439
– Monohydrat **7.**1438
2'-Deoxy-5-iodouridin **8.**521
11-Deoxy-18β-liquiritiasäure **4.**1103
Deoxyloganin **6.**829
7-[[6-*O*-Deoxy-α-L-mannopyranosyl]-β-D-glucopyranosyl]-oxy]-5-hydroxy-2-[3-hydroxy-4-methoxy-phenyl]-4*H*-1-benzopyran-4-on **7.**1376
(3β,5β)-3-[(6-Deoxy-α-L-mannopyranosyl)oxy]-5,14-dihydroxy-19-oxo-card-20(22)-enolid **7.**1094
3β-[(6-Deoxy-α-L-mannopyranosyl)oxy]-5,14-dihydroxy-19-oxo-5β-card-11(22)-enolid **3.**348
(3β)-3-[(6-Deoxy-α-L-mannopyranosyl)oxy]-14-hydroxybufa-4,20,22-trienolide **9.**418
[2-*O*-(2-Deoxy-2-methylamino-α-L-glucopyranosyl)-(1→2)-*O*-5-deoxy-3-*C*-formyl-α-L-lyxofuranosyl-(1→4)]-*N*,*N*′-bis(aminoiminoethyl)-D-streptamin **9.**667
3-[(6-Deoxy-3-*O*-methyl-α-L-glucopyranosyl)-oxy]-14-hydroxy-19-oxo-3β,5β-card-20(22)-enolide **9.**93
4-[(6-Deoxy-2-*O*-methylhexopyranosyl)oxy]-3,4-dihydro-2,5,7-trihydroxy-3,9-dimethoxy-2-methyl-1,6,11-(2*H*)-naphthacentrion **9.**659
4-[(6-Deoxy-2-*O*-methyl-α-4-mannopyranosyl)oxy]-3,4-dihydro-2,5,7-trihydroxy-3,9-dimethyloxy-2-methyl-1,6,11-(2*H*)-naphthacentrion **9.**659
*O*-3-Deoxy-4-*C*-methyl-3-(methylamino)-β-L-arabinopyranosyl-(1→4)-*O*-[2,6-diamino-2,3,4,6-tetradeoxy-α-D-glycero-hex-4-eno-pyranosyl-(1→6)]-2-deoxy-*N*³-ethyl-L-streptamin **8.**1135
*O*-3-Deoxy-4-*C*-methyl-3-(methylamino)-β-L-arabinopyranosyl-(1→6)-*O*-[2,6-diamino-2,3,4,6-tetradesoxy-α-D-glycero-hex-4-enopyranosyl-(1→4)]-2-deoxy-*N*¹-ethyl-D-streptamin **8.**1135
21-Deoxy-21-(*N*-methylpiperazinyl)prednisolon **8.**816
(±)-Deoxynorephedrine **7.**167
(8*R*)-3-(2-Deoxy-b-D-erythro-pentofuranosyl)-3,6,7,8-tetrahydro-imidazol[4,5-d][1,3]diazepin-8-ol **9.**75
1-(2-Deoxy-β-D-ribofuranosyl)-5-fluoruracil **8.**217
1-(2-Deoxy-β-D-ribofuranosyl)-5-iodouracil **8.**521
1-(2-Deoxy-β-D-ribofuranosyl)-5-iodpyrimidin-2,4-(1*H*,3*H*)-dion **8.**521
18-Deoxysagittariol **6.**538
6-Deoxysolidagolacton IV-18,19-olid **6.**755
Deoxysyringoxid **5.**193
2'-Deoxy-5-(trifluormethyl)uridin **9.**1057
21-Deoxyvomilenin **6.**1128
1*B*-De(*L*-phenylalanino)insulin **8.**554f
Dephlegmation **2.**590
Depigmentierung, Haut **1.**208
Depigmentierungsmittel **1.**140, 209
Depilationsmittel **1.**212f
Depolarisationskonzentration **2.**501
Depon, Monographie **3.**404
Deponit **2.**979
Depotarzneimittel **2.**832

Depotwirkung, Impfstoffe **1.**379
Deptropin
– citrat, Monographie R06A **7.**1199
– hydrogencitrat **7.**1199
*¹³C-DEPT-Spektrum [distortionless enhancement by polarization transfer]*, NMR-Analyse **2.**210
Dequalinium
– acetat, Monographie D08AH, G01AC, R02AA **7.**1200
– chlorid, Monographie D08AH, G01AC, R02AA **7.**1200
– iodid **7.**1200
Derivatisierung
– GC **2.**294
– photochemische **2.**299f
– postchromatographische, bei DC **2.**426
– prächromatographische **2.**273
– – bei DC **2.**426
Derivativspektroskopie **2.**179
Derjaguin-Landau-Verwey-Overbeek-Theorie **2.**108
Dermacentor variabilis **7.**1162
Dermahesive **2.**985
Dermaptera **1.**307
Dermatansulfat **7.**933
Dermatika , D **1.**686ff; **2.**871ff
– Aknetherapeutika D10
– – zur systemischen Anw. D10B
– – zur topischen Anw. D10A
– Antibiotika D06
– – zur topischen Anw. D06A
– Antihydrotika D11AA
– Antimykotika D01
– – zur systemischen Anw. D01B, D01BA
– – zur topischen Anw. D01A
– Antipruriginosa D04, D04A
– – Anästethika D04AB
– – Antihistaminika D04AA
– Antipsoriatika D05
– – zur systemischen Anw. D05B
– – zur topischen Anw. D05A
– Antiseptika D08, D08A
– Arzneibuchzubereitungen, Übersichtstabelle **2.**881ff
– Bioverfügbarkeit **2.**910
– Chemotherapeutika, zur topischen Anw. D06B
– Corticosteroide D07, D07A
– Desinfektionsmittel D08, D08A
– Emollentia D02, D02A
– Hilfsstoffe in Arzneibüchern **2.**901ff
– Hühneraugenmittel D11AF
– Konservierungsmittel **2.**909
– Protektiva D02, D02A
– – UV-Strahlung D02B
– Shampoos, medizinische D11AC
– Warzenmittel D11AF
Dermatitis, exfoliative, Cobaltintoxikation **3.**332
Dermatomycose **1.**165
Dermatotoxikologie **1.**139
Deroceras agreste **1.**303
Deroceras laeve **1.**303
Deroceras reticulatum **1.**303
Derosal, Monographie **3.**404

Derosal flüssig
- Monographie 3.404
- Pflanzenschutz 1.357
DES [Diethylstilbestrol] 7.1285
Desacetoxymatricarin 4.49
11-Desacetoxywartmannin 6.60
2-Desacetoxyxanthinin 5.532
Desacetylaminocolchicin 3.337
Desacetylcentapikrin 4.757ff
Desacetyldigilanid A 9.444
N-Desacetyl-N-formylcolchicin 3.336; 4.946ff, 953
Desacetylglobicin 4.361
Desacetylisoipecosid 4.772
Desacetyllanatosid 4.1171, 1174
N-Desacetyl-N-oxobutyrylcolchicin 4.947, 949
25-Desacetylrifampicin, Bestimmungsmethode, elektrochemische 2.520
Desacetyltanghinin 4.789
8-Desacetyl-8α-tigloyl-4-epi-matricin 4.49
8-Desacetyl-8α-tigloylmatricin 4.49
Desacetylvinblastinamid 9.1181
Desaggregation des Spindelapparates, durch Vincristin 3.1242
6-O-Desaminyl-10-dihydro-10-deoxo-11-methyl-11-azaerythromycin 7.348
Desapidinol 4.1200
Desaspidin 4.1202, 1208
Des-B1-phenylalanin-Insulin 8.554f
Descemet-Membran 2.635
Deserpidin 6.361, 378
- Monographie C02A 7.1202
Desert tea 5.48
N-Desethylaconitin 4.66, 72
N-Desethyldiethylpropion 3.463
Desferrioxamin B 7.1185
Desfluran, Monographie N01AB 7.1203
Desgalactotigonin 4.1180f
Desgluconagallosid 4.263f
Desglucocheirotoxin 3.347; 4.94, 980
Desglucocheirotoxol 4.980
Desglucodigitonin 4.1184
Desglucoerysimosid 4.834
Desglucohellebrin 3.652; 5.424, 426
Desglucolanatigonin 4.1172, 1174
Desglucolanatosid C 7.36
Desglucotransvaalin 9.418
Desinfektionsflüssigkeit, Instrumente 1.535
Desinfektionsmittel , X03 3.283; 7.413, 429f, 487, 634, 818, 863, 867, 920f, 1105ff, 1261, 1276, 1334; 8.292, 462, 824, 1226; 9.172, 296, 391
- Dermatika D08, D08A
- Raum~ 7.509
Desinficiens 7.414, 487
- Zahnheilkunde 1.529
Desipramin
- Monographie N06AA 7.1204
- hydrochlorid, Monographie N06AA 7.1205
Deslanosid
- Monographie C01A 7.1207
- Nachweis 2.141

Deslanosid A 9.444
Desmedipham, Monographie 3.404
Desmel
- Monographie 3.405
- Pflanzenschutz 1.357
Desmethoxy-Aschantin 6.616
Desmethoxykavain 6.202
Desmethoxyreserpin 7.1202
Desmethoxyyangonin 6.202
o-Desmethyl-Buflomedil 7.542
p-Desmethyl-Buflomedil 7.542
(±)-Desmethylcoclaurin 4.67
Desmethylcolchicin 3.337
Desmethyl-desisopropyl-propetamphos 3.997
Desmethyldichlorvos 3.449
8-Desmethyleustomin 4.759
Desmethylimipramin 7.1204
- hydrochlorid 7.1205
5-Desmethylnobiletin 6.982
4-Desmethylsimmondsin 6.700
5-Desmethylsimmondsin 6.700
Desmethylxanthohumol 5.451
Desmetryn 1.367
- Monographie 3.405
Desmodur 44 M 3.499
Desmofosfamid 7.1187
Desmopressin
- Monographie H01BA 7.1208
- acetat Trihydrat, Monographie H01BA 7.1208
- diacetat, Monographie H01BA 7.1209
Desmosterol 5.881
Desodorantien 1.209f; 7.520, 882
Desogestrel, Monographie G03D 7.1209
Desonid, Monographie D07A, S01BA 7.1211
5'-Desoxyadenosylcobalamin 7.1058
4-(3-Desoxy-3-amino-α-D-glucopyranosyloxy)-6-(6-desoxy-6-amino-α-D-glucopyranosyloxy)-2-desoxy-D-streptamin 8.661
4-(3-Desoxy-3-aminoglucopyranosyloxy)-6-(6-desoxy-6-aminoglucopyranosyloxy)-2-desoxy-streptamin 1.747; 8.661
Desoxyanisoin 7.1284, 1286
16-Desoxybarringtogenol C 6.596
13-Desoxychilenin 4.481
Desoxycholsäure
- Monographie 7.1214
- Natriumsalz, Monographie 7.1215
Desoxycorticosteron 7.1215, 1218
- acetat 7.1216
- epivalat 7.1218
- trimethylacetat 7.1218
Desoxycorton
- Monographie H02AA 7.1215
- acetat, Monographie H02AA 7.1216
- (3-phenylpropionat), Monographie H02AA 7.1217
- pivalat, Monographie H02AA 7.1218
Desoxycyclobuxoxazin 4.590
2-Desoxy-4-O-(2,6-diamino-2,6-didesoxy-α-D-glucopyranosyl)-5-O-[3-O-(2,6-diamino-2,6-didesoxy-β-L-idopyranosyl)-β-D-ribofuranosyl]-D-streptamin 8.1128

(+)-Desoxyephedrin **3.**786
2-Desoxy-D-galactose **5.**83f
Desoxyglabrolid **5.**316
2-Desoxy-D-glucose **5.**83f
11-Desoxyglycyrrhetinsäure **5.**317
15-Desoxygoyazensolid **6.**1099f
4-Desoxyharpagid **5.**652
6-Desoxyhemigossypol **5.**338
7-Desoxy-7β-hydroxypseudoanisatin **5.**513
3-Desoxyisopetasol **6.**91f
8-Desoxylactucin **4.**866, 868
6-Desoxymajucin **5.**513f
O-6-Desoxy-α-L-mannopyranosyl-(1→4)-O-β-D-glucopyranosyl-(1→6)-O-β-D-glucopyranosyl-2α,3β,23-trihydroxy-12-ursen-28-at **7.**303
7-{[6-O-(6-Desoxy-α-L-mannopyranosyl)-β-D-glucopyranosyl]oxy}-2,3-dihydro-5-hydroxy-2-(3-hydroxy-4-methoxyphenyl)-4H-1-benzopyran-4-on **8.**425
7-[6-O-(6-Desoxy-α-L-mannopyranosyl)-β-D-glucopyranosyloxy]-5-hydroxy-2-(3-hydroxy-4-methoxyphenyl)-4-chromanon **8.**425
3-[(6-Desoxy-α-L-mannopyranosyl)-oxy]-14,16-dihydroxy-19-oxo-card-20(22)-enolid **3.**22
1-Desoxy-1-methylamino-D-glucitol **8.**851
– 3,3′-(adipoyldiimino)bis[2,4,6-triiodobenzoat] **7.**80
O-2-Desoxy-2-(methylamino)-α-L-glucopyranosyl-(1→2)-O-5-desoxy-3-C-(hydroxymethyl)-α-L-lyxofuranosyl-(1→4)-N,N′-bis-(aminoiminomethyl)-D-streptamin **7.**1327
– sulfat **7.**1328
21-Desoxy-6α-methyl-9α-fluorprednisolon **8.**256
3β-(6-Desoxy-3-O-methyl-α-L-glucopyranosyloxy)-14β-hydroxy-19-oxo-5β-card-20(22)-enoild **9.**93
O-3-Desoxy-4-C-methyl-3-(methylamino)β-L-arabinopyranosyl-(1→6)-O-[2,6-diamino-2,3,4,6-tetradesoxy-α-D-erythro-hexopyranosyl-(1→4)]-2-desoxy-D-streptamin *[GentamicinC₁ₐ]* **8.**336
Desoxyminoxidil **8.**1021
Desoxyn **3.**786
3-Desoxyneopetasol **6.**90, 92
Desoxynivalenolmonoacetat, Monographie **3.**406
15-Desoxyorientalid **6.**696f
Desoxypalustrin **5.**65
Desoxypicropodophyllotoxin **5.**587
Desoxypodophyllotoxin **3.**981; **5.**563, 584, 587
(−)-Desoxypodorhizon **5.**587
6-Desoxypseudoanisatin **5.**513
Desoxyrhaponticin **6.**423, 435
Desoxyrhaponticosid **6.**423, 435
Desoxyrhapontigenin **6.**414, 435
1-(2-Desoxy-β-D-ribofuranosyl)-5-methyl-2,4-(1H,3H)-pyrimidindion **9.**902
1-(2-Desoxy-β-D-ribofuranosyl)-5-methyluracil **9.**902
1-(2-Desoxy-β-D-ribofuranosyl)-5-trifluormethyluracil **9.**1057
Desoxyribonucleinsäure **2.**704
Desoxyschisandrin **5.**604
Desoxyspergualin, Monographie **7.**1218
1-Desoxy-Steffimycin-4′-methylether **9.**659

1′-(2′-Desoxy-5′-o-trityl-β-D-lyxosyl)thymin **9.**1229
20-Desoxy-Withanolid A **5.**723
Des-B1-phenylalanin-Insulin **8.**554f
Destillate, Pflanzen~ **2.**1017
Destillation **2.**399ff
– einfache **2.**589
– extraktive **2.**399
– fraktionierte **2.**589
– kontinuierliche **2.**590
– Vakuum~ **2.**590
– Wasserdampf~ **2.**590
– zur Wasseraufbereitung **2.**764
Destillationsanlage, Verfahrensvalidierung **2.**1037
Destillationsbereich **2.**68
Destillationsgeschwindigkeit **2.**402
Destillationskolonne **2.**402f
Destillierte Arnikatinktur **1.**671
DETA *[Dielektrizitätsthermoanalyse]* **2.**75
Detajmiumhydrogentartrat, Monographie C01B **7.**1220
Detektion, massenselektive **2.**458
Detektoren
– amperometrische **2.**435
– Brechungsindex **2.**434
– DC **2.**423ff
– Differentialviskosimeter **2.**322
– elektrochemische **2.**434
– Elektroneneinfang~ **2.**286, 288
– Elektronenquerschnitts~ **2.**289
– Empfindlichkeit **2.**285
– Flammenionisations~ **2.**286f
– Flammenphotometer~ **2.**286, 288
– Fluoreszens~ **2.**434f
– HPLC **2.**299
– LALLS **2.**321
– Leitfähigkeits~ **2.**434
– Lichtstreuungs~ **2.**434
– Nachweisgrenze **2.**285
– ortsempfindliche **2.**80
– Photoionisations~ **2.**286, 288
– polarimetrische **2.**434
– Refraktions~ **2.**151
– SEC **2.**321
– Selektivität **2.**286
– Spezifität **2.**286
– thermionische **2.**286f
– UV-VIS **2.**434
– Wärmeleitfähigkeits~ **2.**286
Detergentien **1.**153
– Nachweis, chromatographischer **2.**147
DETF *[Metrifonat]* **8.**991
Detia Ameisenpuder, Monographie **3.**407
Detia Ameisenpuder Neu
– Monographie **3.**407
– Pflanzenschutz **1.**346
Detia Beutelrolle, Monographie **3.**407
Detia Bio Universal Lösung, Monographie **3.**407
Detia Bio Universal Staub, Monographie **3.**408
Detia Dimecron
– Monographie **3.**408
– Pflanzenschutz **1.**344

Detia Frass Raton (Flocken-Fertigköder), Monographie 3.408
Detia Frass Raton (Körner-Fertigköder), Monographie 3.408
Detia Gas Ex B, Monographie 3.408
Detia Gas Ex M, Monographie 3.408
Detia Gas Ex P, Monographie 3.408
Detia Gas Ex T, Monographie 3.408
Detia Giftkörner, Monographie 3.409
Detia Insekten Strip, Monographie 3.409
Detia Kartoffel Keimfrei
- Monographie 3.409
- Pflanzenschutz 1.360
Detia Keimfrei, Monographie 3.409
Detia Kornmotten Gas Ex, Monographie 3.409
Detia Mäuseköder, Monographie 3.409
Detia 'mausetot', Monographie 3.409
Detia Mottenfalter, Monographie 3.409
Detia Pflanzol Emulsion, Monographie 3.410
Detia Pflanzol Puder, Monographie 3.410
Detia Pflanzol Spray, Monographie 3.410
Detia Rasenrein, Monographie 3.410
Detia Ratron, Monographie 3.410
Detia Ratron Frisch Köder, Monographie 3.410
Detia Ratron Puder, Monographie 3.410
Detia Raumnebel P, Monographie 3.410
Detia Raumnebel V, Monographie 3.411
Detia Rosen- und Zierpflanzenspray, Monographie 3.411
Detia Rosen- und Zierpflanzenspray gegen Blattläuse, Monographie 3.411
Detia Rosen- und Zierpflanzenspray gegen Pilzkrankheiten, Monographie 3.411
Detia Schneckenband
- Monographie 3.411
- Pflanzenschutz 1.370
Detia Schneckenkorn, Monographie 3.411
Detia Schneckenkörner, Monographie 3.411
Detia Spritzpflanzol, Monographie 3.411
Detia Stäubol Kombi Puder, Monographie 3.411
Detia Total
- Monographie 3.412
- Pflanzenschutz 1.366
Detia Universal Lösung, Monographie 3.412
Detia Werrenpräparat, Monographie 3.412
Detia Wühlmaus Killer, Monographie 3.412
Detia Wühlmausköder, Monographie 3.412
Detia Zierpflanzenspray
- Monographie 3.412
- Pflanzenschutz 1.358
Detiaphos, Monographie 3.412
Detmol delta, Monographie 3.412
Detmol dur, Monographie 3.413
Detmol flex, Monographie 3.413
Detmol fum, Monographie 3.413
Detmol Konzentrat DZ, Monographie 3.413
Detmol Konzentrat LI, Monographie 3.413
Detmol Konzentrat PRO, Monographie 3.413
Detmol Lack, Monographie 3.413
Detmol Lack Sprühdose, Monographie 3.413
Detmol long, Monographie 3.414
Detmol per, Monographie 3.414
Detmol plus, Monographie 3.414
Detmol Puder, Monographie 3.414
Detmol Rauch, Monographie 3.414
Detmol safe, Monographie 3.414
Detmol tex, Monographie 3.414
Detmolin F, Monographie 3.414
Detmolin M, Monographie 3.414
Detmolin P, Monographie 3.415
Deuteromycotina 1.292, 295
Deutsche Gesellschaft für Klinische Chemie 1.484ff
Deutsche Sarsaparilla 4.685f
Deutscher Alant 5.525
Deutscher Fenchel 5.169f
Deutscher Flieder 6.579
Deutscher Ginster 3.382
Deutscher Kräutertee 1.660
Deutscher Pfeffer 3.387
Deutsches Süßholz 5.312
Dev Kapas 5.337
Devadarool 5.89
Devad-hupa 4.966
Developer 1.188
Devil's apple 4.1142, 1152
Devil's bit 5.612
Devil's bit herb 5.613
Devils claw 5.384
Devil's cotton 4.24
Devil's milk 4.836
Devil's root 5.708
Devrinol Kombi
- Monographie 3.415
- Pflanzenschutz 1.365
Devrinol 50 WP, Monographie 3.415
Dex 7.1227f
Dexadrine 7.1227
Dexadrine sulfate 7.1228
Dexamethason 1.787; 7.1225
- Monographie A01AC, C05AA, H02AB, R01AD, S01BA, S02BA 7.1221
- 21-acetat, Monographie H02AB 7.1223
- 21-hydrogensulfat, Natriumsalz, Monographie H02AB, S01BA, S02BA 7.1224
- Identität mit DC 2.274f
- 21-isonicotinat, Monographie H02AB, R01AD 7.1225
- MSB-Na 7.1226
- natriumsulfat 7.1224
- 21-phosphat, Dinatriumsalz, Monographie H02AB, S01BA, S02BA 7.1226
- 21-sulfat 7.1224
- 21-(3-sulfobenzoat), Natriumsalz, Monographie H02AB, S01BA, S02BA 7.1226
Dexamfetamin
- Monographie A08AA, N06BA 7.1227
- sulfat, Monographie A08AA, N06BA 7.1228
Dexbrompheniramin
- Monographie R06A 7.1229
- maleat, Monographie R06A 7.1229
Dexchlorpheniramin
- Monographie R06A 7.1230
- maleat, Monographie 7.1230

Dexetimidhydrochlorid, Monographie 7.1231
Dexfenfluramin, Monographie A08AA 7.1231
Dexpanthenol, Monographie A11 7.1231
Dextran
- Monographie 7.1234
- Augentropfen 2.647
- 2,3-dihydroxypropyl-2-hydroxy-1,3-propandiyl-ether 7.1234
- für Lyophilisation 2.801
- als Plasmaexpander 2.799
- Rückhaltevermögen d. Ultrafiltrationsmembran 2.608
- Störfaktor, Klin. Chemie 1.470
Dextranomer, Monographie A02BX, D03 7.1234
Dextrates, Monographie 7.1235
Dextrin
- Monographie 7.1235
- Grenzprüfung 2.313f
- für Pillen 1.633
Dextroamphetamin 7.1227
- sulfat 7.1228
Dextrofemin
- Monographie G02AX 7.1236
- hydrochlorid, Monographie G02AX 7.1236
Dextrometorphan
- Monographie R05DA 7.1236
- hydrobromid Monohydrat, Monographie R05DA 7.1239
Dextromoramid
- Monographie N02AC 7.1240
- hydrogentartrat, Monographie N02AC 7.1242
Dextromycin 8.1128
Dextropimarsäure 4.17; 6.120, 168, 180
Dextropropoxyphen
- Monographie N02AC 7.1242
- hydrochlorid, Monographie N02AC 7.1244
- naphthalen-2-sulfonat Monohydrat 7.1245
- napsilat, Monographie N02AC 7.1245
Dextrorphan, Monographie 7.1246
Dextrose 8.355
Dextrosulfendiol 9.870
Dextrothyroxin
- Monographie B04AX 7.1246
- Natriumsalz, Monographie B04AX 7.1249
Dextrotubocurarinchlorid 4.855
Dezimalreduktionszeit 2.780
Dezimalverdünnung, HAB 2.745
DFM Atrazin 50 FL, Monographie 3.415
DGKC *[Deutsche Gesellschaft für Klinische Chemie]* 1.484ff
DHAA *[Dehydracetsäure]* 7.1187
Dhabbar 4.262
Dhananjaya 6.913
Dhanvi 6.913
Dharuharidra 4.483
Dharwar-Americain 5.340
DHA-S *[Dehydracetsäure]* 7.1188
Dhavala 6.913
DHC *[Dehydrocholsäure]* 7.1188
DHN *[Dehydracetsäure, Natriumsalz]* 7.1188
Dholimundi 4.101f
DHS *[Dehydracetsäure]* 7.1187

Dhum 4.307
Diabetes insipidus, Klin. Chemie–Diagnostik 1.480
Diabetes mellitus, Klin. Chemie–Diagnostik 1.474
Diabolic root 5.708
Diabolin 6.817, 819, 822, 825, 839f
Diaboy 5.852
3,5-Diacetamidobenzoesäure 7.174
Diacethiamin 7.26
- hydrochlorid 7.26
Diaceton-2-oxo-L-gulonsäure 7.300
Diaceton-L-sorbose 7.300
3,5-Diacetoxyacetophenon 8.186f
16α,21-Diacetoxy-11β,17-dihydroxy-3,20-dioxo-9-fluor-4-pregnen 9.1029
16α,21-Diacetoxy-3,20-dioxo-17-hydroxy-9β,11β-oxido-1,4-pregnadien 9.1030
3,6α-Diacetoxy-4,5α-epoxy-17-methyl-morphin-7-en 3.662
- hydrochlorid 3.664
$ent$-3β,17-Diacetoxy-16α-(–)-kauran-16-ol 5.312
1-(3α,17β-Diacetoxy-2β-piperidino-5α-androstan-16β-yl)-1-methylpiperidinium-bromid 9.1160
3′,5′-Di-$O$-acetyl-2′-deoxyuridin 8.218
($RS$)-2,6-Diacetyl-7,9-dihydroxy-8,9b-dimethyl-1,3-(2$H$,9β$H$)-dibenzofurandion 9.1144
Diacetylenöstrol 7.1277
4,6-Diacetyl-3-ethylamino-2-propylphenol 8.1123
Diacetylmethan 7.29
Diacetylmonoxim-Methode 1.478
Diacetylmorphin 3.662
- Monographie N02AA 7.1249
- hydrochlorid 3.664
- - Monographie N02AA 7.1251
Diacetylpseudaconin 4.70
2,3-Diacetylrhamnose 6.1038
$N,N'$-Diacetyl-2-sulfamoyl-4-chloranilin 7.1256
Diacetyltannin-Protein-Silber 9.611
$O,S$-Diacetylthiamin 7.26
$meso$-2,3-Diacetylthiobernsteinsäure 9.681
1α,7α-Diacetylthio-17β-hydroxy-17-methylandrost-4-en-3-on 9.946
$O^{3'},O^{5'}$-Diacetyluridin 9.1135
Diafiltration 2.715
Diagnostik, klinisches Laboratorium 1.425ff
Diagnostika V04, V04C
- Gallenfunktion V04CC
- Kontrastmittel V08
- - magnetische Resonanz erzeugende V08C
- - Röntgenkontrastmittel, iodierte V08A
- - Röntgenkontrastmittel, nicht iodierte V08B
- Leberfunktion V04CE
- Magensekretion V04CG
- Nierenfunktion V04CH
- Ophthalmologika S01J
- Pankreasfunktion V04CK
- Schilddrüsenfunktion V04CJ
Diakolation 2.409, 1030
Diakon 3.815
Dialeurodes chittendeni 1.311
Dialifor 3.415
Dialifos 1.346
- Monographie 3.415

Dialiphos 3.415
Dialkylquecksilber-Verbindungen 3.1022
Diallylbarbital 7.117
5,5-Diallylbarbitursäure 7.117; 9.434
Diallyldisulfid 3.38; 4.190, 196, 203
- Monographie 3.417
Diallyldisulfid-S-oxid 7.116
Diallylmalonsäure-diethylester 7.117
N,N'-Diallylnortoxiferindichlorid 7.96
5,5-Diallyl-2,4,6-(1H,3H,5,H)-pyrimidintrion 7.117
Diallylsulfid 4.191
Diallyltetrasulfid 4.191
Diallylthiosulfinat 4.196, 203
Diallyltrisulfid 4.190, 203
Dialuminiumchlorid-pentahydroxid 7.142
Dialuminiumdichlorid
- Dialuminiumtrichlorid-trihydroxid-Komplex 7.142
- Tetrahydroxiddialuminiumtrichloridtrihydroxid-Komplex, Monographie 7.1252
Dialuminiumhexamagnesiumcarbonathexadecahydroxytetrahydrat 8.484
Dialuminiumtrisulfat 7.148
Dialyanthera otoba 5.881
Dialyse 2.593f
Diamantan 7.68
Diamid 3.678
1,2-Diamine, Nachweis 2.130
3,6-Diaminoacridin 7.64; 9.367
3,6-Diamino-N-[6-[[(aminocarbonyl)amino]methylen]-3-(2-amino-1,4,5,6-tetrahydro-6-hydroxy-4-pyrimidinyl)-9,12-bis(hydroxymethyl)-2,5,8,11,14-pentaoxo-1,4,7,10,13-pentaazacyclohexadec-15-yl]hexanamid 9.1185
3,5-Diamino-N-(aminoiminomethyl)-6-chlor-pyrazincarboxamidhydrochlorid 7.181
3,5-Diaminobenzoesäure 7.174
o-Diaminobenzol 3.955
(S)-α,ε-Diaminocapronsäure 8.780
(3aS,10aS)-2,6-Diamino-4c-carbamoyloxymethyl-(3ar)-3a,4,8,9-tetrahydro-1H-pyrrolo[1,2-c]purin-10,10-diol 3.1060
(3,5-Diamino-6-chlorpyrazinoyl)guanidinhydrochlorid 7.181
1,2-Diamino-cyclohexantetraessigsäure 2.353
2,4-Diamino-6-(2,4-dichlorphenoxy)pyrimidin 8.1021
- 3-oxid 8.1021
3,5-Diamino-6-(2,3-dichlorphenyl)-as-triazin 8.692
3,5-Diamino-6-(2,3-dichlorphenyl)-1,2,4-triazin 8.692
O-2,6-Diamino-2,6-didesoxy-α-D-glucopyranosyl-(1→4)-O-[O-2,6-diamino-2,6-didesoxy-β-L-iodpyranosyl-(1→3)-β-D-ribofuranosyl-(1→5)]-2-desoxy-D-streptamin-sulfat 8.306
O-2,6-Diamino-2,6-didesoxy-α-D-glucopyranosyl-(1→4)-O-[β-D-ribofuranosyl-(1→5)]-2-deoxy-D-streptamin 9.514
O-2,6-Diamino-2,6-didesoxy-β-L-idopyranosyl-(1→3)-O-β-D-ribofuranosyl-(1→5)-O-[2-amino-2-desoxy-α-D-glucopyranosyl-(1→4)]-2-desoxy-streptamin 9.35

O-2,6-Diamino-2,6-didesoxy-β-L-idopyranosyl-(1→3)-O-β-D-ribofuranosyl-(1→5)-O-[2,6-diamino-2,6-didesoxy-α-D-glucopyranosyl-(1→4)]-2-desoxy-D-streptamin 8.305
β,β'-Diaminodiethylsulfid 8.884
3,6-Diamino-9,10-dihydroacridin 7.64
2,4-Diamino-5-[3,5-dimethoxy-4-(2-methoxyethoxy)-benzyl]pyrimidin 9.841
N,N'-[4,4'-Diamino-2,2'-dimethylbis(5-pyrimidinylmethyl)]-N,N'-[4,4'-dihydroxy-1,1'-dimethyl-2,2'-dithiodi(1-butenyl)]bis(formamid) 9.868
4,4'-Diamino-2,2'-dinitro-diphenylmethan 7.64; 9.367
4,4'-Diaminodiphenyl 3.160
p-Diaminodiphenyl 3.160
4,4'-Diaminodiphenylmethan 7.64
4-[(4,4'-Diamino)diphenylmethylen]-2-methyl-2,5-cyclohexadienylidenammoniumchlorid 9.532
4,4'-Diaminodiphenylsulfonsäure 7.11
(3R,3'R)-2,2'-Diamino-3,3'-dithiodi-propionsäure 7.1158
1,2-Diaminoethan, Monographie 3.418
6,9-Diamino-2-ethoxyacridin-(RS)-lactat 8.100
1-[(2-Diaminoethyl)amino]3,4-dihydroisochinolin 8.595
3,4-Diamino-4'-fluorbenzophenon 8.219
1,6-Diaminohexan 8.429
(S)-2,6-Diaminohexansäure 8.780
4,6-Diamino-2-hydroxy-1,3-cyclohexen-3,6'-diamino-3,6'-dideoxydi-α-D-glucosid 8.661
2,4-Diamino-6-hydroxypyrimidin 8.284
4,5-Diamino-2-methoxy-benzoesäuremethylester 7.113
4-(4,4'-Diamino-3-methylbenzhydryliden)-2,5-cyclohexadienylidenammoniumchlorid 9.532
2,4-Diamino-5-methyl-6-[(3,4,5-trimethoxyanilino)methyl]chinazolin 9.1073
3,7-Diaminophenazathioniumchlorid 9.881
3,7-Diaminophenothiazinyliumchlorid 9.881
bis-(2,4-Diamino-phenoxy)propan 1.190
2,6-Diamino-3-(phenylazo)pyridin 9.110
4,4'-Diaminophenylsulfon-N,N'-di(dextrosenatriumsulfonat) 8.357
2,4-Diamino-5-phenylthiazol 7.202
2,4-Diamino-6-piperidinopyrimidin 8.1021
2,6-Diamino-4-piperidinopyrimidin-1-oxid 8.1021
1,3-Diaminopropan 4.1067
N-{4-[[(2,4-Diamino-6-pteridinyl)methyl]methylamino]benzoyl}-L-glutaminsäure 8.928
2,6-Diaminopyridin 9.110
4,6-Diamino-4'-sulfamoylazo-2-benzoesäure 9.692
3,5-Diamino-2-(p-sulfamoylphenylazo)benzoesäure 9.692
O-[2,6-Diamino-2,3,4,6-tetradesoxy-α-D-glycero-4-hexenopyranosyl-(1→4)]-O-[3-desoxy-4-C-methyl-3-methylamino-β-L-arabinopyranosyl-(1→6)]-2-desoxy-N¹-ethyl-D-streptamin 8.1135
2,4-Diamino-6-(4-tolylsulfonyloxy)pyrimidin-3-oxid 8.1021
2-[4-[(4,6-Diamino-1,3,5-triazin-2-yl)amino]phenyl]-1,3,2-dithiarsolan-4,5-dicarbonsäure 8.852

2-[4-(4,6-Diamino-1,3,5-triazin-2-ylamino)phenyl]-1,3,2-dithiarsolan-4-methanol **8.**852
3,5-Diamino-2,4,6-triiodbenzoesäure **7.**174; **8.**993
2,4-(Diamino)-5-(3',4',5'-trimethoxybenzyl)-pyrimidin **1.**764
2,4-Diamino-5-(3,4,5-trimethoxyphenyl)pyrimidin **9.**1069
5,6-Diaminouracil **7.**182
*cis*-Diammin(1,1-cyclobutandicarboxylato)platin **7.**697
*cis*-Diammindichloroplatin **7.**971
*cis*-Diammindichloroplatin(II) **3.**1025
Diamorphin **3.**662; **7.**1249
– hydrochlorid **3.**664; **7.**1251
Dianat **3.**424
Dianethol **7.**260
21,22-Diangeloyl-R1-barrigenol **4.**109
21,22-Diangeloylbarringtogenol C **4.**109
14,16-Dianhydrogitoxigenin-3-rhamnosid **4.**1063
1,4:3,6-Dianhydro-D-glucitoldinitrat **8.**620
1,4:3,6-Dianhydro-D-glucitol-5-nitrat **8.**622
1,2:5,6-Dianhydro-3,4-*O*-(1-methylethyliden)-mannitol **8.**816
1,4:3,6-Dianhydro-D-sorbitol-2,5-dinitrat **8.**620
Dianisylhexen **7.**1286
Diantimonpentasulfid **7.**271
Diapause, Arthropoden **1.**304
Diapensia **6.**595
Diaphenylsulfon **7.**1175
Diaphragma **2.**494
Diaphragmapessare **1.**96
Diarsentrioxid **7.**295
Diarylmethanfarbstoffe, als Nachweis **2.**140
Diasaron **4.**382
Diaspididae **1.**313
Diastase **7.**252
Diatek-Gerät **1.**464f
Diatrizoat Natrium **7.**176
Diatrizoesäure **7.**173
– Megluminsalz **7.**175
Diazan **3.**678
Diazemuls **2.**800
Diazepam **1.**724; **6.**747; **8.**834
– Monographie N03AE, N05BA, N05CD **7.**1252
– Infusion **2.**800
– Nachweisgrenze, voltammetrische **2.**510
– UV-Spektrum **2.**477, 479
3,3'-(1,4-Diazepan-1,4-diyl)dipropyl-bis(3,4,5-trimethoxybenzoat) **7.**1337
Diazinon **1.**346; **7.**1365
– Monographie **3.**419
Diazinon 10 Granulat Spiess-Urania, Monographie **3.**421
Diazinon 25 Emulsion Spiess-Urania, Monographie **3.**421
4,4'-Diazoaminobenzamidin, Acetylglycinsalz **7.**1363
Diazobenzolsulfonsäure **1.**544
5-Diazoimidazol-4-carboxamid **7.**1167
Diazomethan **8.**866
Diazoreagens **1.**537

Diazotierung u. Kupplung **2.**143
– prächromatographische **2.**145
Diazoxid, Monographie C02D **7.**1255
Dibavit ST
– Monographie **3.**422
– Pflanzenschutz **1.**357
Dibavit ST mit Beizhaftmittel
– Monographie **3.**422
– Pflanzenschutz **1.**356
Dibazolum **7.**397
1,3-Dibehenoyl-2-feruloylglycerol **4.**307
Dibekacin
– Monographie J01GB **7.**1258
– sulfat, Monographie J01GB **7.**1259
Dibencocide **7.**1058
Dibenthiamin **7.**410
5*H*-Dibenz[b,f]azepin **7.**670
– 5-carboxamid **7.**669
1-(Dibenzo[b,e]bicyclo[2.2.2]octadien-1-yl)-4-methylpiperazin **9.**1011
Dibenzocycloheptatrien **7.**1152
Dibenzo[a,d]cycloheptatrien-5-hydroxy-5-(*N*,*N*-di-methylaminopropyl) **7.**1132
5*H*-Dibenzo[a,d]cycloheptene-δ5,γ-10,11-dihydro-*N*,*N*-dimethylpropylamin-*N*-oxide **7.**207
Dibenzo[a,d]cyclohepten-5-on **7.**1132
5*H*-Dibenzo[a,d]cyclohepten-5-on **7.**1152
3-(5*H*-Dibenzo[a,d]cyclohepten-5-yliden)-*N*,*N*-di-methyl-1-propanamin **7.**1132
– hydrochlorid **7.**1132
3-[(5*H*-Dibenzo[a,d]cyclohepten-5-ylidene)propyl]di-methylamino-hydrochlorid **7.**1132
4-(5*H*-Dibenzo[a,d]cyclohepten-5-yliden)-1-methyl-piperidin **7.**1152
– hydrochlorid Sesquihydrat **7.**1153
3-(5*H*-Dibenzo[a,d]cyclohept-5-yl)propylmethyl-aminhydrochlorid **9.**433
Dibenzodioxine **3.**277, 929f
– polychlorierte **3.**429, 929, 1137
Dibenzofurane **3.**277, 429, 930
– polychlorierte **3.**1137
1,2,5,6-Dibenzonaphthalen **3.**317
1,2,5,6-Dibenzonaphthalin **3.**317
Dibenzosuberon **7.**204
Dibenzo-*p*-thiazin **9.**139
3-(6-*H*-Dibenzo[b,e]thiepin-11-yliden)-*N*,*N*-dimethyl-propylamin **7.**1424
3-Dibenzo[b,e]thiepin-11(6*H*)-yliden-8-methyl-8-aza-bicyclo[3.1.0]octan **9.**1101
3-Dibenzo[b,e]thiepin-11(6*H*)-yliden-1α*H*,5α*H*-tro-pan **9.**1101
3-Dibenz[b,e]oxepin-11(6*H*)yliden-*N*,*N*-dimethyl-1-propanaminhydrochlorid **7.**1431
3α,6β-Dibenzoyloxytropan **5.**89
Dibenzoylperoxid **7.**432
*O*,*S*-Dibenzoylthiamin **7.**410
Dibenzylamin **8.**685; **9.**561
1,3-Dibenzyldecahydro-2-oxoimidazo[4,5-c]thieno-[1,2-a]thiolium-10-camphersulfonat **9.**1065
*N*',*N*-Dibenzyl-1,6-diaminohexan **8.**442
*N*,*N*'-Dibenzylethylendiamindiacetat **7.**449
*N*,*N*'-Dibenzylethylendiamindipenicillin **1.**744

N,N'-Dibenzylethylendiaminsalz des Benzylpenicillins **7.**449
N,N'-Dibenzylharnstoff **5.**657
1,3-Dibenzyl-2-oxoperhydroimidazo[4,5-c]thieno-[1,2-a]thiolium-10-camphersulfonat **9.**1065
4,6-Dibenzyl-5-oxo-1-thionia-4,6-diaza-tricyclo-[6.3.0.0$^{3.7}$]undecancamphersulfonat **9.**1065
3,5-Dibenzyloxyacetophenon **9.**804f
3,4-Dibenzyloxybutyrophenon **8.**130, 602
7,4'-Dibenzyl-quercetin **9.**540
N,N'-Dibenzylthioharnstoff **5.**657
Diborate **3.**200
Dibrogesteron **7.**1449
meso-Dibrombernsteinsäure **7.**483
1,4-Dibrombutan **9.**79
3,5-Dibrom-N-α-cyclohexyl-N-α-methyltolyl-α-2-diamin **7.**521
1,10-Dibromdecan **7.**1183; **9.**911
6,6'-Dibrom-4,4'-dichlor-2,2'-methylendiphenol **7.**519
1,2-Dibrom-2,4-dicyanobutan **1.**149
9,10-Dibrom-9,10-dihydroanthracen **9.**1012
Dibromdihydroxybenzil, Monographie **D08AX** **7.**1259
N,N'-Dibrom-5,5-dimethylhydantoin **7.**596
Dibromethan **3.**1138
1,2-Dibromethan **7.**594
– Monographie **3.**422
Dibromhexamidin **1.**147
2-(2,7-Dibrom-4-hydroxomercurio-6-oxido-3-oxo-3H-xanthen-9-yl)-benzoesäure, Dinatriumsalz **8.**883
3,5-Dibrom-4-hydroxybenzaldehyd-O-(2',4'-dinitrophenyl)oxim **1.**368; **3.**211
3,5-Dibrom-2-hydroxybenzoesäure **7.**1260
Dibromhydroxybenzolsulfonsäure, Monographie **7.**1260
3,5-Dibrom-4-hydroxybenzonitril **1.**359; **3.**218
4,6-Dibrom-2-(trans-4-hydroxycyclohexylaminoethyl)phenol **7.**1194
– hydrochlorid **7.**1194
trans-2,4-Dibrom-6-[[(4-hydroxycyclohexyl)amino]methyl]phenol **7.**1194
– hydrochlorid **7.**1194
2,7-Dibrom-4-hydroxymercurifluorescein, Dinatriumsalz **8.**883
3,5-Dibromo-4-hydroxyphenyl-2-ethyl-3-benzofuranyl-keton **7.**419
(3,5-Dibromo-4-hydroxyphenyl)-(2-ethyl-3-benzofuranyl)-methanon **7.**419
6,6-Dibrompenicillansäure-4,4-dioxid **9.**687
1,5-Dibrompentan **7.**1273
2,6-Dibromphenolindophenol **2.**356
2,5-Dibromphenol-4-sulfonsäure **7.**1260
1,3-Dibrompropan **9.**77
2,3-Dibrompropen **7.**515, 517
α,β-Dibrompropionsäureethylester **9.**600
Dibromsalicil **7.**1259
trans-4-[(3,5-Dibromsalicyl)amino]cyclohexanol **7.**1194
– hydrochlorid **7.**1194
3,5-Dibromsalicylsäure, Monographie **7.**1260

Dibucain **7.**956
– hydrochlorid **7.**958
Dibutamid **7.**158
Di-N-butyladipat **7.**1184
Dibutylamin **7.**567
(RS)-3-(Dibutylamino)-1-[1,3-dichlor-6-(trifluormethyl)-9-phenantryl]propanol **8.**402
5-{[2-(Dibutylamino)ethyl]-amino}-3-phenyl-1,2,4-oxadiazol **7.**568
α-(Dibutylamino)-4-methoxybenzenacetamid **7.**158
2-Dibutylamino-2-(4-methoxyphenyl)acetamid **7.**158
3-Dibutylaminopropanol **7.**566f
3-(Dibutylamino)-1-propanol-4-aminobenzoat **7.**566
– sulfat **7.**567
3-Dibutylaminopropyl-4-aminobenzoat **7.**566
– sulfat **7.**567
N,N-Dibutylbutan-1-amin **3.**1192
2,6-Di-tert.-butyl-p-cresol **7.**585
3,5-Di-tert.-butyl-4-hydroxytoluol [BHT] **1.**151; **2.**699, 901
– Monographie **3.**502
2,6-Di-tert.-butyl-4-mercaptophenol **9.**346
2,6-Di-tert.-butyl-4-methylphenol **3.**373; **7.**585
2,6-Di-tert.-butyl-p-methylphenol **3.**502
3,6-Di-tert.-butylnaphthalen-1-sulfonsäurechlorid **8.**126
3,6-Di-tert.-butylnaphthalen-4-sulfonylchlorid **8.**1101
3,7-Di-tert.-butylnaphthalen-4-sulfonylchlorid **8.**1101
3,6-Di-tert.-butyl-1-naphthalinsulfonsäure
– ethylester **8.**126
– Natriumsalz **8.**1101
3,7-Di-tert.-butyl-1-naphthalinsulfonsäure, Natriumsalz **8.**1101
N,N-Dibutyl-N'-(3-phenyl-1,2,4-oxa-diazol-5-yl)-1,2-ethandiamin **7.**568
– hydrochlorid **7.**569
Dibutylphthalat
– Monographie **7.**1260
– Weichmacher **2.**961
DIC 1468 **3.**824
Dicaffeoylchinasäure **4.**64; **7.**1149
1,5-Dicaffeoylchinasäure **4.**348
3,4-Dicaffeoylchinasäure **5.**509
3,5-Dicaffeoylchinasäure **5.**509
4,5-Dicaffeoylchinasäure **5.**509
2,3-Dicaffeoyltartrat **5.**968
Dicaffeoylweinsäure **4.**867
2,3-O-Dicaffeoylweinsäure **5.**18
D-(+)-Dicaffeoylweinsäure **4.**866
Dicalciumphosphat **7.**631
– Mundhygiene **1.**192
– in Tabletten **2.**945
Dicalciumphosphatdihydrat, Benetzungswinkel **2.**103
Dicamba **1.**369
– Monographie **3.**424
Dicamba M, Monographie **3.**426
Dicamba P
– Monographie **3.**426

- Pflanzenschutz **1.**363, 369
Di-[3-(4'-carbamoylmethoxyphenoxy)-2-hydroxypropyl]isopropylamin **7.**309
1,2-Dicarbonyle, Nachweis **2.**130
Dicarboximide, fungizide **1.**355
Dicarzol, Monographie **3.**426
Dicentra, Monographie **4.**1155
Dicentra canadensis **4.**1155f
Dicentra-canadensis-Knolle **4.**1155
Dicentra cucullaria **4.**1155ff
Dicentra-cucullaria-Knolle **4.**1157
Dicentra formosa **4.**1157f
Dicentra-formosa-Rhizom **4.**1158
Dicentra occidentalis **4.**1156
Dicentra oregana **4.**1157
Dicentra saccata **4.**1157
Dicentra spectabilis **3.**265, 1055
Dicentrin **4.**1157f
Dichlobenil, Monographie **3.**426
Dichlofluanid **1.**354
– Monographie **3.**427
Dichloracetaldehyd **3.**449
Dichloracetaldehyddiethylacetal **9.**1040
1,3-Dichloraceton **8.**164
2,4-Dichloracetophenon **8.**1007; **9.**808
Dichloracetylchlorid **7.**1340
2,6-Dichloranilin **7.**1029
3,4-Dichloranilin **3.**742
3,5-Dichloranilin **8.**752
Dichloraniline **3.**273f, 276; **9.**1043
2,3-Dichloranisol **9.**928
2,6-Dichlorbenzaldehyd **7.**1269
4,5-Dichlor-*m*-benzendisulfonamid **7.**1266
4-Dichlorbenzene **3.**432
*p*-Dichlorbenzene **3.**432; **7.**1260
2,4-Dichlorbenzoesäure **8.**312
Dichlorbenzol **3.**277
1,2-Dichlorbenzol, Monographie **3.**428
1,3-Dichlorbenzol, Monographie **3.**430
1,4-Dichlorbenzol **3.**429
– Monographie X03 **3.**432; **7.**1260
*m*-Dichlorbenzol **3.**430
*o*-Dichlorbenzol **3.**428
*p*-Dichlorbenzol **3.**432
2,5-Dichlorbenzoldiazoniumsalz **1.**468
4,5-Dichlor-1,3-benzoldisulfonamid **7.**1266
2,5-Dichlorbenzonitril **8.**834
2,6-Dichlorbenzonitril **1.**360; **3.**426
2,6-Dichlor-9-(2-benzoyloxyethoxymethyl)purin **7.**44
Dichlorbenzylalkohol **1.**147
2,4-Dichlorbenzylalkohol, Monographie X03 **7.**1261
3,4-Dichlorbenzylalkohol, Monographie X03 **7.**1261
*N*-(2,6-Dichlorbenzyliden)-*N'*-amidinohydrazin **8.**390
1-(2,6-Dichlorbenzylidenamino)guanidin **8.**390
2,2'-Dichlorbiphenyl **3.**291
2,4-Dichlor-6-[4-bis-(4-fluor-phenyl)-methyl]-1-piperazinyl-*s*-Triazin **7.**124
2,5-Dichlor-4-bromphenol **3.**216

1,4-Dichlorbutan **8.**821
*cis*-1,4-Dichlorbuten **9.**260
Dichlorcarben-Abspaltung, als Nachweis **2.**144
4,7-Dichlorchinolin **7.**889
5,7-Dichlor-8-chinolinol **8.**411
– Monographie X03 **7.**1261
2,6-Dichlorchinonchlorimid **9.**456
2,6-Dichlorchinon-4-chlorimid, als Reagens **2.**147
1-{2,4-Dichlor-β-[(4-chlorbenzyl)oxy]phenethyl}-imidazol **8.**1
1-[2,4-Dichlor-β-[(*p*-chlorbenzyl)oxy]phenethyl]-imidazol **8.**1
(±)-1-[2,4-Dichlor-β-[(*p*-chlorbenzyl)thio]phenylethyl]imidazolnitrat **9.**691
(*RS*)-1-[2,4-Dichlor-β-[(4-chlorbenzyl)thio]phenylethyl]imidazolnitrat **9.**691
1,1-Dichlor-2-chlorethylen **3.**1196
4,6-Dichlor-*N*-(2-chlorphenyl)-1,3,5-triazin-2-amin **3.**74
(*RS*)-1-[2,4-Dichlor-β-[(2-chlor-3-thienyl)oxy]-phenylethyl]imidazol **9.**944
Dichlor(2-chlorvinyl)arsin **3.**734
(*RS*)-2-[4-(2,2-Dichlorcyclopropyl)phenoxy]-2-methylpropionsäure **7.**964
Dichlordibenzo-*p*-dioxin **3.**1140
1,3-Dichlor-D-[2-(dibutylamino)ethyl]-6-(trifluormethyl)-9-phenanthrenmethanol **8.**402
2',4'-Dichlor-*O*-(2,4-dichlorbenzyl)-2-(1-imidazolyl)-(*Z*)-acetophenonoxim **8.**1262
(*RS*)-1-[2,4-Dichlor-β-[(2,4-dichlorbenzyl)oxy]-phenethyl]imidazol **8.**1006
1-[2,4-Dichlor-β-(2,6-dichlorbenzyloxy)phenethyl]-imidazol **8.**601
(*RS*)-1-[2,4-Dichlor-β-[(2,4-dichlorbenzyl)oxy]-phenethyl]imidazolnitrat **8.**1007
2,2'-Dichlordiethylether **7.**421; **8.**168
2,2'-Dichlordiethyl-β-naphthylamin **7.**876
2,2'-Dichlordiethylsulfid **3.**1067
2,2-Dichlor-1,1-difluorethylmethylether **1.**728
Dichlordifluormethan, Monographie **3.**433
1-(3,5-Dichlor-2,4-difluor-phenyl)-3-(2,6-difluorbenzoyl)harnstoff **3.**1127
Dichlordimethylether **3.**181, 833
3,5-Dichlor-*N*-(1,1-dimethyl-2-propinyl)benzamid **3.**1005
3,5-Dichlor-*N*-(3,3-dimethylprop-1-in-3-yl)benzoesäureamid **1.**365; **3.**1005
3,5-Dichlor-2,6-dimethyl-4-pyridinol **1.**755; **7.**1035
2,6-Dichlor-4,8-dipiperidinopyrimido[5,4-d]-pyrimidin **7.**1397
Dichloressigsäureglucuronid **3.**1201
Dichlorethan **3.**1138
1,1-Dichlorethan **3.**1195, 1203
1,2-Dichlorethan **3.**1195, 1203; **7.**369
Dichlorethen, asymmetrisches **3.**434
1,1-Dichlorethen, Monographie **3.**434
3-(2,2-Dichlorethenyl)-2,2-dimethyl-cyclo-propancarbonsäure-cyano(3-phenoxy-phenyl)methylester **7.**1150

trans-(–)-3-(2,2-Dichlorethenyl)-2,2-dimethylcyclopropancarbonsäure-(pentafluorphenyl)methylester **8.**182
3-(2,2-Dichlorethenyl)-2,2-dimethylcyclopropancarbonsäure(3-phenoxyphenyl)methylester **9.**91
2,2-Dichlor-*N*-(2-ethoxyethyl)-*N*-[(4-nitrophenoxy)benzyl]acetamid **8.**142
2,2-Dichlor-*N*-(2-ethoxyethyl)-*N*-[[4-(4-nitrophenoxy)phenyl]methyl]acetamid **8.**142
2,3-Dichlor-4-(2-ethylacryloyl)phenoxyessigsäure **8.**91
1,1-Dichlorethylen **3.**434; **9.**1039
1,2-Dichlorethylen **3.**434
Di(chlorethyl)methylamin **3.**1100
2,2'-Dichlorethyl-*N*-methylamin **3.**1100
β,β-Dichlorethylsulfid **3.**1067
Di-(2-chlorethyl)-sulfid **3.**1067
2,7-Dichlorfluorescein **2.**355
*N*-Dichlorfluormethylthio-*N'*,*N'*-dimethyl-*N*-phenylsulfamid **1.**354; **3.**427
*N*-Dichlorfluormethyl-thio-*N'*,*N'*-dimethyl-*N*-*p*-tolylsulfamid **3.**1179
2,4-Dichlor-5-fluorpyrimidin **8.**226
3,5-Dichlor-4''-fluorthiocarbanilid **8.**752
Dichlorfos **3.**449
1,3-Dichlorhydrin **3.**284
2,3-Dichlorhydrin **3.**284
2,3-Dichlor-4-hydroxybenzoesäure **9.**928
3,5-Dichlor-2-hydroxybenzolsulfonat **1.**488f
3,5-Dichlor-2-hydroxybenzolsulfonsäure **1.**476
5,7-Dichlor-8-hydroxychinaldin **7.**911
5,7-Dichlor-8-hydroxychinolin **7.**1261
2,2-Dichlor-*N*-[(α*R*,β*R*)-β-hydroxy-α-(hydroxymethyl)-4-methylsulfonylphenethyl]acetamid **9.**870
[*R*-(*R*\*,*R*\*)]-2,2-Dichlor-*N*-[2-hydroxy-1-(hydroxymethyl)-2-[4-(methylsulfonyl)phenyl]ethyl]-acetamid **9.**870
D-(+)-*threo*-2,2-Dichlor-*N*-[β'-hydroxy-α-(hydroxymethyl)-*p*-(methylsulfonyl)phenylethyl]acetamid **9.**870
2,2-Dichlor-*N*-[(α*R*,β*R*)-β-hydroxy-α-hydroxymethyl-4-nitrophenethyl]acetamid **1.**745
D-(–)-*threo*-2,3-Dichlor-*N*-(β-hydroxy-α-hydroxymethyl-4-nitrophenethyl)acetamid **7.**847
[*R*-[*R*\**R*\*]]-2,2-Dichlor-*N*-[2-hydroxy-1-(hydroxymethyl)-2-(4-nitrophenyl)ethyl]acetamid **7.**847
2,2-Dichlor-4'-hydroxy-*N*-methylacetanilid **7.**1340
Di-chloricide **3.**432
2,4-Dichlor-ω-(1-imidazolyl)-acetophenon **9.**944
2',4'-Dichlor-2-imidazol-1-ylacetophenon-(*Z*)-[*O*-(2,4-dichlorbenzyl)oxim] **8.**1262
Dichlormethan **3.**1203
– Monographie **3.**436
– Dielektrizitätskonstante **2.**511
– Zersetzungspotential, elektrochemisches **2.**511
Dichlormethandiphosphonsäure **7.**1007
2,3-Dichlor-4-methoxybenzaldehyd **9.**928
2,3-Dichlor-4-methoxybenzoesäure **9.**928
3,6-Dichlor-2-methoxybenzoesäure **1.**368; **3.**424
2,3-Dichlor-4-methoxyphenylthienylketon **9.**928

4-(2,2-Dichlor-*N*-methylacetamido)phenyl-2-furancarboxylat **7.**1341
2,6-Dichlor-3-methylanilin **8.**827f
5,7-Dichlor-2-methyl-8-chinolinol **7.**911
2,2'-Dichlor-*N*-methyldiethylamin **3.**1100
[2,3-Dichlor-4-(2-methylenbutyryl)phenoxy]essigsäure **8.**91
4,4'-Dichlor-2,2'-methylendiphenol **7.**1262
Dichlormethylen-bis(phosphonsäure) **7.**1007
– Dinatriumsalz Tetrahydrat **7.**1009
*sym*-Dichlormethylether **3.**181
2-[(2,6-Dichlor-3-methylphenyl)amino]benzoesäure **8.**827
1,4-Dichlor-2-nitrobenzol **7.**1420
2,4-Dichlornitrobenzol **7.**1256
2',5-Dichlor-4'-nitrosalicylanilid **8.**1141
3,6-Dichloro-*o*-anisic acid **3.**424
1,2-Dichlorobenzene **3.**428
*m*-Dichlorobenzene **3.**430
1,1-Dichloroethene **3.**434
2,2-Dichloroethenyldimethylphosphate **3.**449
2,2-Dichloro-*N*-(4-hydroxyphenyl)-*N*-methyl-acetamid **7.**1340
Dichloromethane **3.**436
3,6-Dichloro-2-methoxybenzoic acid **3.**424
(3,4-Dichloro-α-methoxy-benzyl)penicillin **7.**1022
Dichloromethyl Ether **3.**181
2,2'-Dichloro-*N*-methyldiethylamin **7.**872
*O*-(2,6-Dichloro-4-methylphenyl)-*O*,*O*-dimethylphosphorothioate **3.**1176
2',5-Dichloro-4'-nitrosalicylanilid **1.**770
(6*R*,7*R*)-7-[2-(3,5-Dichloro-4-oxo-1(4*H*)-pyridyl)acetamido]-3-[[(5-methyl-1,3,4-thiadiazol-2-yl)thio]methyl]-8-oxo-5-thia-1-azabicyclo[4.2.0]oct-2-en-2-carbonsäure **7.**748
(6*R*-*trans*)-7-[[(3,5-Dichloro-4-oxo-1(4*H*)-pyridyl)acetyl]amino]-3-[[(5-methyl-1,3,4-thiadiazol-2-yl)thio]methyl]-8-oxo-5-thia-1-azabicyclo[4.2.0]oct-2-en-2-carbonsäure **7.**748
Dichlorophen, Monographie **D08AE** **7.**1262
2,4-Dichlorophenol **3.**438
(2*RS*,3*RS*)-1-(2,4-Dichlorophenyl)-4,4-dimethyl-2-(1*H*-1,2,4-triazol-1-yl)pentan-3-ol **1.**356; **3.**451
1-(3,4-Dichlorophenyl)-5-isopropylbiguanid **7.**901
1-[[2-(2,4-Dichlorophenyl)-4-propyl-1,3-dioxolan-2-yl]methyl]-1*H*-1,2,4-triazole **1.**357; **3.**1000
1,2-Dichloropropane **3.**444
1,3-Dichloropropene **3.**445
1-(2,4-Dichloro-β-propylphenethyl)-1*H*-1,2,4-trizole **1.**357; **3.**925
3,6-Dichloropyridine-2-carboxylsäure **1.**365
(±)-2,4'-Dichloro-α-(pyrimidin-5-yl)benzhydryl alcohol **3.**578
4,7-Dichloroquinolin **8.**346
*O*-2,6-Dichloro-*p*-tolyl-*O*,*O*-dimethylphosphorothioat **1.**351
Dichloroxomethan **3.**254
2,4-Dichlorphenacylbromid **8.**668
Dichlrphenamid **7.**1266
2,4-Dichlorphenol **8.**176
– Monographie **3.**438
2,6-Dichlorphenol **3.**438; **8.**751

2,6-Dichlorphenolindophenolnatrium, als Reagens **1**.558
3,5-Dichlorphenolmethylsulfon **3**.431
2-(2,4-Dichlorphenoxy)benzolessigsäure **8**.176
2,3-Dichlorphenoxyessigsäure **8**.92; **9**.927
2,4-Dichlorphenoxyessigsäure **1**.363
– Monographie **3**.440
2-[1-(2,6-Dichlorphenoxy)ethyl]-2-imidazolin **8**.750
2-[4-(2',4'-Dichlorphenoxy)phenoxy]propionsäuremethylester **1**.363; **3**.452
2-(2,4-Dichlorphenoxy)propionsäure **1**.363; **3**.442
2,6-Dichlorphenylacetylchlorid **8**.396
[(2,6-Dichlorphenyl)acetyl]guanidin **8**.396
(±)-2-[*N*-(3,4-Dichlorphenyl)benzamido]-propionsäureethylester **1**.363
*cis*-2-(2,4-Dichlorphenyl)-2-brommethyl-4-hydroxymethyl-1,3-dioxolan **8**.668
*N*-3,4-Dichlorphenyl-*N'*-4-chlorphenyl-harnstoff **9**.1042
1-[2-(2,4-Dichlorphenyl)-2-[(2,6-dichlorophenyl)-methoxy]ethyl]-1*H*-imidazolnitrat **8**.601
4-(2,3-Dichlorphenyl)-1,4-dihydro-2,6-dimethyl-3,5-pyridindicarbonsäureethylmethylester **8**.169
*N*-(2,6-Dichlorphenyl)-4,5-dihydro-1*H*-imidazol-2-aminmonohydrochlorid **7**.1031
*N*-(3,5-Dichlorphenyl)-1,2-dimethylcyclopropan-dicarboximid **3**.988
*N*-(3,5-Dichlorphenyl)-1,2-dimethylcyclopropan-1,2-dicarboximid **1**.355; **3**.988
3-(3,4-Dichlorphenyl)-1,1-dimethylharnstoff **1**.361; **3**.505
*N*-(3,4-Dichlorphenyl)-*N',N'*-dimethylharnstoff **3**.505
3-(2,6-Dichlorphenyl)-2-ethyl-4(3*H*)-chinazolinon **7**.1043
1-(3,5-Dichlorphenyl)-3-(4-fluorphenyl)thioharnstoff **8**.752
3-(3,5-Dichlorphenylhydantoin)carbonsäureisopropylamid **1**.355
1-(2,4-Dichlorphenyl)-2-(imidazolyl)ethanol **9**.944
1-(2,4-Dichlorphenyl)-2-(1-imidazolyl)ethanol **8**.1; **9**.691
1-(2,4-Dichlorphenyl)-2-(1*H*-imidazol-1-yl)ethanon-(*Z*)-*O*-(2,4-dichlorbenzyl)oxim **8**.1262
2-[(2,6-Dichlorphenyl)imino]imidazolin **7**.1029
– hydrochlorid **7**.1031
3-(3,5-Dichlorphenyl)-*N*-isopropyl-2,4-dioxoimidazolidin-1-carboxamid **3**.697
2,4-Dichlorphenylmethanol **7**.1261
3,4-Dichlorphenylmethanol **7**.1261
(2*S*,5*R*,6*R*)-6-[2-(3,4-Dichlorphenyl)-2-(*RS*)-methoxyacetamido]-3,3-dimethyl-7-oxo-4-thia-1-azabicyclo[3.2.0]heptan-2-carbonsäure **7**.1022
3-(3,4-Dichlorphenyl)-1-methoxy-1-methyl-harnstoff **3**.741
*N*-(3,4-Dichlorphenyl)-*N'*-methoxy-*N'*-methyl-harnstoff **1**.361; **3**.741
[2*S*-(2α,5α,6β)]-6-[[[3-(2,6-Dichlorphenyl)-5-methyl-4-isoxazolyl]carbonyl]amino]-3,3-dimethyl-7-oxo-4-thia-1-azabicyclo[3.2.0]heptan-2-carbonsäure **7**.1267
– Natriumsalz **7**.1269

(2*S*,5*R*,6*R*)-6-[3-(2,6-Dichlorphenyl)-5-methyl-4-isoxazolylcarboxamido]-3,3-dimethyl-7-oxo-4-thia-1-azabicyclo[3.2.0]heptan-2-carbonsäure **7**.1267
– Natriumsalz **7**.1269
3-(2,6-Dichlorphenyl)-5-methyl-4-isoxazolyl)-penicillin **7**.1267
– Natriumsalz **7**.1269
3,5-Dichlorphenylmethylsulfon **3**.431
3,5-Dichlorphenylmethylsulfoxid **3**.431
3-(3,5-Dichlorphenyl)-5-methyl-5-vinyl-1,3-oxazolidin-2,4-dion **3**.1240
3-(3,5-Dichlor-phenyl)-5-methyl-5-vinyl-2,4-oxazolidindion **3**.1240
3-(3,5-Dichlor-phenyl)-5-methyl-5-vinyl-oxazolidin-2,4-dion **1**.355; **3**.1240
1-[2-(2,4-Dichlorphenyl)-*n*-pentyl]-1*H*-1,2,4-triazol **3**.925
2-(2,4-Dichlorphenyl)-2-(2-propenyloxyethyl-1*H*-imidazol) **1**.356; **3**.687
1-[2-(2',4'-Dichlorphenyl)-4-propyl-1,3-dioxolan-2-ylmethyl]-1*H*-1,2,4-triazol **3**.1000
4,5-Dichlor-1-phenyl-6(1*H*)pyridazinon **7**.163
Dichlorphenylsulfone **3**.431
Dichlorphenylsulfoxide **3**.431
6-(2,3-Dichlorphenyl)-1,2,4-triazin-3,5-diamin **8**.692
(±)-1-[4-[[(*cis*)-2-(2,4-Dichlorphenyl)-2-(1*H*-1,2,4-triazol-1-ylmethyl)-1,3-dioxolan-4-yl]methoxy]-phenyl]-4-isopropylpiperazin **9**.808
*cis*-[2-(2,4-Dichlorphenyl)-2-(1*H*-1,2,4-triazol-1-ylmethyl)-1,3-dioxolan-4-yl]methyl-methansulfonat **8**.634
Dichlorphos **3**.449
Dichlorprop **1**.363
– Monographie **3**.442
1,2-Dichlorpropan **3**.284
– Monographie **3**.444
1,3-Dichlorpropan **3**.444
1,3-Dichlorpropen **1**.371; **3**.284
– Monographie **3**.445
1,3-Dichlor-1-propen **3**.445
2,3-Dichlorpropen **3**.284
Dichlorpropionsäure-Natrium **1**.362
2,6-Dichlorpurin **7**.44
3,6-Dichlorpyridin-2-carboxylsäure **3**.329
3,5-Dichlorpyridon **7**.749
1,2-Dichlor-1,1,2,2-tetrafluorethan **2**.627
3',6'-Dichlor-2,4,5,7-tetraiodfluorescein **7**.401
[2,3-Dichlor-4-(2-thienoyl)phenoxy]essigsäure **9**.927
4,4'-Dichlor-2,2'-thiodiphenol **8**.199
Dichlortoluole **3**.308
*N*-(2,6-Dichlor-*m*-tolyl)-anthranilsäure **8**.827
2,2'-Dichlortriethylamin **3**.1102, 1210
– Monographie **3**.447
(±)-*cis,trans*-3-(2,2-Dichlorvinyl)-2,2-dimethylcyclo-propan-1-carbonsäure-3-phenoxybenzylester **1**.349; **3**.934
2,2-Dichlorvinyldimethylphosphat **1**.344; **3**.449
Dichlorvos **1**.766
– Monographie **3**.449
– Pflanzenschutz **1**.344

Dichrograph 2.156
Dichroismus 2.198
– circularer 2.156
– linearer 2.155
Dichromatsalpetersäure 1.535
Dichrysophanol 4.701
Dichte
– Arbeits~, Tablettierung 2.1095
– Bestimmung 2.4, 7, 54ff
– Endkontrolle 2.1106
– kritische 2.1030
– Norm~ 2.54
– optische 2.160, 472
– relative 2.7, 55
– Roh~ 2.55
– Röntgen~ 2.54
– scheinbare 2.55f, 857
– – Einfluß auf Gleichförmigkeit d. Masse 2.1094
– Schütt~ 2.55f, 1095
– Stampf~ 2.55f
– wahre 2.54f
– Wasser, Temperatureinfluß 2.349
Dichtefunktion, Statistik 2.1049
Dichteregulation, Schädlingspopulation 1.301
Dichtigkeitsprüfung, bei Ampullen 2.793
Dicinnamoylspermidin 5.800
Dickanthere 3.368
Dickblättrige Bergenie 4.498
Dicke Bohne 3.1239
Dicke Granille 4.808
Dicke-Bohnen-Anbau, Herbizid 3.782
Dicker Bilsenkrautextrakt 1.605
Dicker Hefeextrakt 1.603
Dicker Tollkirschenextrakt 1.604
Dickes Vasoliment 1.618
Dickextrakte 1.603ff; 2.1024
Dickflüssiger Süßholzextrakt 1.579ff
Dickköpfe 4.808
Dickmaulrüßler 1.315, 334
Dickungsmittel 9.45
Diclobenil 1.360
Diclobutrazol 1.356
– Monographie 3.451
Diclofenac, Natriumsalz, Monographie M01AB, M02AA, S01BC 7.1263
Diclofenamid, Monographie S01EC 7.1266
Diclofop-methyl 1.363
– Monographie 3.452
Diclofurazol 7.1341
Diclohexylcarbodiimid 7.39
Dicloxacillin 1.745
– Monographie J01CF 7.1267
– Natriumsalz, Monographie J01CF 7.1269
Dicloxacyclin 7.1267
Diclytra bracteosa 4.1156
Diclytra canadensis 4.1155f
Diclytra cucullaria 4.1156
Diclytra formosa 4.1157
Dicobaltedetat 7.1057
Dicofol 1.343
– Monographie 3.453
Dicoumarol, Monographie B01AA 7.1270

Dicranostigma franchetianum 3.266
Dicrotophos 1.344
Dictam, weißer 4.1159
Dictam de Créte 5.951
Dictamdiol 4.1161, 1163
Dictame blanc 4.1159
Dictame des boutiques 4.1159
Dictame commun 4.1159
Dictamni albi herba 4.1159
Dictamni cretici herba 5.951
Dictamni folium 4.1159
Dictamni herba 4.1159
Dictamni radicis cortex 4.1163
Dictamni radix 4.1161
Dictamnin 4.1160f, 1163; 6.507f, 510, 512
Dictamnon 5.951
Dictamnus, Monographie 4.1158
Dictamnus albus 4.1158f, 1161, 1163f; 5.951
Dictamnus albus hom. 4.1163f
Dictamnus-albus-Blätter 4.1159
Dictamnus albus e radice hom. 4.1164
Dictamnus-albus-Wurzel 4.1161, 1163
Dictamnus-albus-Wurzelrinde 4.1163
Dictamnus angustifolius 4.1158
Dictamnus caucasicus 4.1158
Dictamnus creticus 5.951
Dictamnus dasycarpus 4.1158
Dictamnus fraxinella 4.1159
Dictamnus gymnostylis 4.1158f
Dictamnus hispanicus 4.1158
Dictamnus major 4.1159
Dictamnus tadshikorum 4.1158
Díctamo blanco 4.1159
Dicumarine 7.1113
Di-*p*-cumaroylmethan 4.1087, 1089f, 1100
Dicuran, Monographie 3.454
Dicuran 500 flüssig, Monographie 3.455
Dicuran 700 flüssig
– Monographie 3.455
– Pflanzenschutz 1.361
Dicuran Mikrogranulat, Monographie 3.455
Dicuran 75 WDG, Monographie 3.455
Dicyan 3.901
Dicyandiamid, Referenzsubstanz f. Thermoanalyse 2.63
2,3-Dicyan-1,4-dithia-anthrachinon 1.353; 3.504
2,4-Dicyan-4-ethyl-4-methyl-piperidin-2,6-dion 7.386
β,β-Dicyano-*o*-chlorstyrol 3.279
Dicyanoethylpolysiloxan, DC-Trennflüssigkeit 2.282
2-*N*-Dicyano-*N*,*N*′-pentamethylen-acetonamidin 8.1021
Dicyanstilben 3.244
*cis*-en-in-Dicycloether 4.822
– Monographie 7.1272
*trans*-en-in-Dicycloether 4.822
– Monographie 7.1273
(*RS*)-2-(2,2-Dicyclohexylethyl)piperidin 9.85
Dicyclohexylketon 7.1305
Dicyclohexylzinnoxid 3.129

Dicyclomin **7.**1273
- hydrochlorid **7.**1275
Dicyclopentadien **3.**377
[2-(Dicyclopentylacetoxy)ethyl]diethyloctyl-
ammoniumbromid **9.**55
N-[2-(Dicyclopentylacetoxy)ethyl]-N,N,N-triethyl-
ammoniumbromid **7.**1392
Dicyclopentylacetylchlorid **7.**1392
Dicyclopicrasan **4.**149
Dicycloverin
- Monographie A03A **7.**1273
- hydrochlorid, Monographie A03A, G04BD **7.**1275
Dicyphellium caryophylatum, Verfälschung von Cinnamomi chinensis cortex **4.**892
Didakene **3.**1148
Didecyldimethylammoniumchlorid, Monographie **7.**1276
Di-n-decylphthalat, GC-Trennflüssigkeit **2.**282
9,10-Didehydro-8α-amino-6-methylergolin **8.**747
1′,4-Didehydro-1-deoxy-1,4-dihydro-5′-(2-methyl-propyl)-1-oxorifamycin XIV **9.**515
3′,4′-Didehydro-4′-desoxy-8′-norvincaleukoblastin **9.**1182
9,10-Didehydro-N,N-diethyl-6-methyl-(8β)-ergolin-8-carboxamid **3.**750
9,10-Didehydro-N,N-diethyl-6-methyl-ergolin-8β-carboxamid **8.**778
[(8β)-9,10-Didehydro-N,N-diethyl]-6-methylergolin-8-carboxamid **8.**778
trans-2,3-Didehydro-16,16-dimethyl-PGE$_1$-methylester **8.**331
2,3-Didehydroemetin **7.**1190
5α-6α-7,8-Didehydro-4,5-epoxy-3-ethoxy-17-methyl-morphinan-6-ol **8.**127
7,8-Didehydro-4,5-epoxy-3-methoxy-17-methyl-(5α,6α)-morphinan-6-ol-phosphat **7.**1070
(5α,6α)-7,8-Didehydro-4,5-epoxy-3-methoxy-17-methyl-morphinan-6-ol-3-pyridin-carbonsäureester **8.**1143
7,8-Didehydro-4,5α-epoxy-17-methyl-3,6-morphinandiol **3.**843
7,8-Didehydro-4,5α-epoxy-17-methyl-morphinan-3,6α-diol **3.**843
- hydrochlorid **3.**846
(5α,6α)-7,8-Didehydro-4,5-epoxy-17-methyl-3-[2-(4-morpholinyl)ethoxy]-morphinan-6-ol **9.**187
7,8-Didehydro-4,5α-epoxy-17-(2-propenyl)-morphinan-3,6α-diol **8.**1074
- hydrobromid **8.**1075
7,8-Didehydroestron **8.**53
Didehydrofalcarinol **5.**399f
9,10-Didehydro-N-(1-hydroxy-2-butyl)-6-methyl-ergolin-8α-carboxamid **8.**948
[8β-(S)]-9,10-Didehydro-N-(2-hydroxy-1-methyl-ethyl)-6-methyl-ergolin-8-carboxamid **8.**60
(8R)-9,10-Didehydro-N-((S)-2-hydroxy-1-methyl-etyhyl)-6-methylergolin-8-carboxamid **8.**60
[8β-(S)]-9,10-Didehydro-N-[1-(hydroxymethyl)-propyl]-1,6-dimethyl-ergolin-8-carboxamid **8.**970
[8β-(S)]-9,10-Didehydro-N-[1-(hydroxymethyl)-propyl]-6-methylergolin-8-carboxamid **8.**948

16,17-Didehydroloesenerin-18-ol **5.**792
3-(9,10-Didehydro-6-methylergolin-8α-yl)-1,1-diethylharnstoff **8.**747
N′-[(8α)-9,10-Didehydro-6-methylergolin-8-yl]-N,N-diethylharnstoff **8.**747
16,17-Didehydro-19-methyloxayohimban-16-carbonsäuremethylester **3.**30
2,3-Didehydro-6′,7′,10,11-tetramethoxyemetan **7.**1190
- dihydrochlorid **7.**1191
3,10-Di(demethoxy)-3-glucosyloxy-10-methyl-thiocolchicin **9.**878
O-7,O-7′-Didemethylcycleanin **4.**854f
4,4′-Didemethyl-4,4′-di-2-propenyl-toxiferin-I-dichlorid **7.**96
(3β,5β,12β)-3-[(O-2,6-Dideoxy-β-D-ribo-hexopyranosyl-(1→4)-O-2,6-dideoxy-β-D-ribo-hexopyranosyl-(1→4)-2,6-dideoxy-β-D-ribo-hexopyranosyl)-oxy]-12,14-dihydroxy-card-20(22)-enolid **7.**1301
(3β,5β)-3-[(O-2,6-Dideoxy-β-D-ribo-hexopyranosyl-(1→4)-O-2,6-dideoxy-β-D-ribo-hexopyranosyl-(1→4)-2,6-dideoxy-β-D-ribo-hexopyranosyl)-oxy]-14-hydroxy-card-20(22)-enolid **7.**1298
Didesmethoxycurcumin **4.**1085, 1090
β-D-2,6-Didesoxyglucose **4.**1169
3′,4′-Didesoxykanamycin B **7.**1258
3β-(2,6-Didesoxy-3-O-methyl-α-L-arabino-hexopyranosyloxy)-14,16β-dihydroxy-5β,14β-card-20-(22)-enolid-16-acetat **3.**890
3β-[O-2,6-Didesoxy-β-D-ribohexopyranosyl-(1→4)-O-2,6-didesoxy-β-D-ribohexopyranosyl-(1→4)-2,6-didesoxy-β-D-ribohexopyranosyloxy]-14,16β-dihydroxy-5β,14β-card-20(22)-enolid, 3′,3″,3‴,4‴,16-pentaformiat **8.**345
3β-[2,6-Didesoxy-O-β-D-ribohexopyranosyl-(1→4)-2,6-didesoxy-O-β-D-ribohexopyranosyl-(1→4)-2,6-didesoxy-β-D-ribohexopyranosyloxy]-12β,14-dihydroxy-5β,14β-card-20(22)-enolid **7.**1301
3β-[2,6-Didesoxy-O-β-D-ribohexopyranosyl-(1→4)-2,6-didesoxy-O-β-D-ribohexopyranosyl-(1→4)-2,6-didesoxy-β-D-ribohexopyranosyloxy]-14-hydroxy-5β,14β-card-20(22)-enolid **7.**1298
1,1′-Didesoxy-1,1′-(4,4′-sulfonyldianilino)-bis(D-glucitol-1-sulfonat), Dinatriumsalz **8.**357
O-4,6-Didesoxy-4-[[(1S)-(1α,4α,5α,5β,6α)]-4,5,6-trihydroxy-3-(hydroxymethyl)-2-cyclohexen-1-ylamino]-α-D-glucopyranosyl-(1→4)-O-α-D-glucopyranosyl-(1→4)-D-glucose **7.**1
2,6-Didesoxyzucker **4.**94
(11ξ,12ξ)-11,12-Di(7-drimen-11-oxy)-11,12-epoxy-7-drimen **4.**1195
Didromycin **7.**1328
Didropyridin **9.**462
Didrovaltrat **6.**1068, 1070, 1074f, 1085
Dieca **4.**167
Dieffenbachia
- Monographie **3.**455; **4.**1165
- Oxalatgehalt **3.**899
Dieffenbachia amoena **3.**455
Dieffenbachia picta **3.**455; **4.**1165
Dieffenbachia plumieri **4.**1165

Dieffenbachia seguine **4.**1165ff
Dieffenbachia-seguine-Frischpflanze **4.**1166
Dieffenbachia-Syndrom **3.**455
Dieffenbachie **3.**455; **4.**1165f
Dielektrischer Verlust **2.**75
Dielektrizitätskonstante **2.**160, 262; **3.**13
- Bestimmungsmethode **2.**75
- Emulsionen **2.**700
- von Lösungsmitteln **2.**511
Dielektrizitätsthermoanalyse **2.**75
Dielektrizitätszahlen, für Lösungsmittel **2.**675
Diels-Alder-Reaktion **3.**163
Dielytra bracteosa **4.**1156
Dielytra canadensis **4.**1155
Dielytra cucullaria **4.**1156
Dielytra eximia **4.**1155
Dielytra formosa **4.**1157
Dielytra saccata **4.**1157
Diemalnatrium **7.**375
Diemodin **4.**701
Dienestrol
- Monographie G03C **7.**1276
- diacetat, Monographie G03C **7.**1277
Dienochlor **1.**343
- Monographie **3.**456
Dienogest, Monographie G03D **7.**1278
Diente de leon **6.**897
trans-Diepoxy-β-caroten **6.**754
Diet pills **3.**954, 957
Diethadion, Monographie **7.**1279
Diethanolamin, in Dermatika **2.**901
Diethazin
- Monographie N04AX **7.**1279
- hydrochlorid, Monographie N04AX **7.**1279
6,7-Diethoxy-1-(3,4-diethoxybenzyl)isochinolin **8.**106
6,7-Diethoxy-1-[(3,4-diethoxyphenyl)methyl]iso-chinolin **8.**106
N-Diethoxyphosphinoyloxy-1,8-naphthalindicarbox-imid **8.**1065
(S)-2-[(Diethoxyphosphinyl)thiol]-N,N,N-trimethyl-ethanaminiumiodid **8.**2
2,6-Diethoxypyrimidin **7.**1163
2,2-Diethylacetessigsäureethylester **8.**968
Diethylacetonitril **9.**1145
Diethylallylacetamid **9.**1145
Diethylamin **7.**1406; **9.**1047f
- hydrochlorid **7.**1352
Diethylamino-p-aminobenzolstibonat **9.**662
N,N-Diethylaminobenzol **3.**459
(RS)-3-Diethylaminobutyranilid **8.**1223
2-Diethylamino-2',6'-dimethylacetanilid **1.**733; **8.**735
2-Diethylamino-N-(2,6-dimethylphenyl)acetamid **8.**735
3-(Diethylamino)-2,2-dimethyl-1-propanol-4-amino-benzoatester **7.**1352
(3-Diethylamino-2,2-dimethyl)propyl-4-aminobenzo-athydrochlorid **7.**1352
[4-(4'-Diethylamino-2,4-disulfo-benzhydriliden)-cyclohexa-2,5-dienyliden]-diethyl-ammoniumbetain, Natriumsalz **9.**721

Diethylaminoethanol **3.**457; **7.**1273
2-Diethylaminoethanol **8.**1286
- Monographie **3.**458
2-N-Diethylaminoethanol **3.**457
N-Diethylaminoethanol **3.**457
N,N-Diethylaminoethanol **3.**457
2-N,N-Diethylaminoethanolhydrochlorid **8.**501
4-(2-Diethylaminoethoxy)benzophenon **7.**1023
6-[2-(Diethylamino)ethoxy]-2-(dimethylamino)-benzothiazol **7.**1345
2-(2-Diethylaminoethoxy)ethanol **7.**572
2-(2-Diethylaminoethoxy)ethyl-2-ethyl-2-phenyl-butyrat **8.**1256
(RS)-2-(2-Diethylaminoethoxy)ethyl-2-phenyl-butyrat **7.**572
- dihydrogencitrat **7.**573
4-(β-Diethylaminoethoxy)-4'-methyl-benzophenon **9.**1085
2-[2-(Diethylamino)ethoxy]-1-phenyl-cyclopentan-carbonsäureethylester **9.**79
1-[2-[2-(Diethylamino)ethoxy]phenyl]-3-phenyl-1-propanon **8.**96
2'-[2-(Diethylamino)ethoxy]-3-phenyl-propiophenon **8.**96
2-Diethylamino-ethylalkohol **3.**457
2-Diethylaminoethyl-4-aminobenzoat **1.**734; **9.**348
2-Diethylaminoethyl-4-amino-2-chlorbenzoat-hydro-chlorid **7.**882
1-[[2-(Diethylamino)ethyl]amino]-4-methyl-9H-thio-xanthen-9-onhydrochlorid **8.**773
α-[(2-(Diethylamino)ethyl)amino]-phenylessigsäure-3-methylbutyl-ester **7.**651
2-Diethylaminoethyl-3-amino-4-propoxybenzo-athydrochlorid **9.**435
2-Diethylaminoethyl-benzilat **7.**388
- hydrochlorid **7.**389
(RS)-α-[2-(Diethylamino)ethyl]benzylakohol-benzo-esäureester **9.**390
(RS)-α-[2-(Diethylamino)ethyl]benzylbenzoat **9.**390
2-Diethylaminoethylbicyclohexyl-1-carboxylat **7.**1273
- hydrochlorid **7.**1275
Diethylaminoethylcellulose **2.**677
Diethylaminoethylchlorid **8.**1055
2-Diethylaminoethylchlorid **7.**576, 1023; **8.**96
- hydrochlorid **7.**651
N,N-Diethylaminoethylchlorid **8.**916; **9.**1085
DL-2-Diethylaminoethyl-(2-cyclohexylbutyrat) **8.**436
2-Diethylaminoethyl-1-cyclohexyl-1-cyclohexan-carboxylat **7.**1273
- hydrochlorid **7.**1275
β-Diethylaminoethyl-1-cyclohexyl-hexahydrobenzo-at **7.**1273
(RS)-2-Diethylaminoethyl-2-cyclohexyl-2-phenyl-acetat **7.**1442
7-(2-Diethylaminoethyl)-3,7-dihydro-1,3-dimethyl-1H-2,6-dion **8.**96
4-(2-Diethylaminoethyl)-4,5-dihydro-5-imino-3-phe-nyl-1,2,4-oxadiazol **8.**532

2-Diethylaminoethyl-(2S,5R,6R)-3,3-dimethyl-7-oxo-6-(2-phenylacetamido)-4-thia-1-azabicyclo[3.2.0]-heptan-2-carboxylat-hydroiodid **9.**49
2-(Diethylamino)ethyl[2S-(2α,5α,6β)]-3,3-dimethyl-7-oxo-6-[(phenylacetyl)amino]-4-thia-1-azabicyclo[3.2.0]heptan-2-carboxylat]-hydroiodid **9.**49
7-(2-Diethylaminoethyl)-1,3-dimethyl-2,6(1H,3H)-purindion **8.**96
2-Diethylaminoethyl-diphenylacetat **7.**76
– hydrochlorid **7.**77
(S)-2-(Diethylamino)ethyldiphenylthioacetat **9.**931
2-(Diethylamino)ethyldiphenylthioacetat **9.**931
3-(2-Diethylaminoethyl)-7-ethoxycarbonylmethoxy-4-methylcumarin **7.**693
4-[2-(Diethyl-amino)ethyl]-5-imino-3-phenyl-Δ²-1,2,4-oxa-diazolin **8.**532
N-[2-Diethylaminoethyl)-2-(4-methoxyphenoxy)-acetamid **8.**844
2-(Diethylamino)ethyl-p-methoxy-α-phenylhydrocinnamat **7.**264
Diethylaminoethyl-3-(4-methoxyphenyl)-2-phenylpropionat **7.**264
{[3-(2-(Diethylamino)ethyl)-4-methyl-2-oxo-2H-1-benzopyran-7-yl]oxy}essigsäure-ethylester **7.**693
– hydrochlorid **7.**694
2-Diethylaminoethyl-3-methyl-2-phenylvalerat-methylbromid **9.**1146
2-Diethylaminoethyl-nicotinat **8.**1138
N-(2-Diethylaminoethyl)-4-nitrobenzamid **9.**355
10-(2-Diethylaminoethyl)-phenothiazin **7.**1279
– hydrochlorid **7.**1279
(S)-2-[(Diethylamino)ethyl]-α-phenylbenzenethanthionat **9.**931
(RS)-2-Diethylaminoethyl-2-phenylbutyrat **7.**575
– dihydrogencitrat **7.**576
2-(Diethylamino)ethyl-α-phenylcyclohexanacetat **7.**1442
2-Diethylaminoethyl-1-phenylcyclopentancarboxylat **7.**663
(RS)-3-(2-Diethylaminoethyl)-2-phenylglutarimid **9.**118
N-(2-Diethylaminoethyl)-2-phenylglycin-isopentylester **7.**651
5-(2-Diethylaminoethyl)-3-phenyl-1,2,4-oxadiazol **8.**1265
(RS)-3-(2-Diethylaminoethyl)-3-phenyl-2,6-piperidindion **9.**118
N-[2-(Diethylamino)ethyl]-2-(2-propenyloxy)-4-(trifluormethyl)benzamid **8.**219
2-(Diethylamino)ethyl-3-pyridincarboxylat **8.**1138
(±)-2-Diethylaminoethyl-2-tetrahydrofurfuryl-3-(1-naphthyl)propionat **8.**1065
7-(2-Diethylaminoethyl)theophyllin **8.**96
4-[3-(Diethylamino)-2-hydroxypropyl]-ajmaliniumhydrogentartrat Monohydrat **7.**1220
(17R)-4-[3-(Diethylamino)-2-hydroxypropyl]-17,21α-dihydroxy-ajmalaniumhydrogentartrat Monohydrat **7.**1220
(RS)-8-[(4-Diethylamino-1-methylbutyl)amino]-6-methoxychinolin **9.**2

10-(2-Diethylamino-1-methylethyl)phenothiazin **9.**365
– hydrochlorid **9.**366
2-(Diethylamino)-4-methyl-1-pentanol-4-aminobenzoat **8.**703
2-(Diethylamino)-4-methylpentyl-4-aminobenzoat **8.**703
N-(Diethylaminomethyl)pyrazincarboxamid **8.**1038
O-[2-(Diethylamino)-6-methyl-4-pyrimidinyl]-O,O-dimethyl phosphorothioate **3.**978
7-Diethylamino-5-methyl-[1.2.4]triazolo[1,5-a]-pyrimidin **9.**1011
1-Diethylaminopentan-4-on **9.**2
4-N,N-Diethylaminophenol **3.**459
(RS)-3-(Diethylamino)-N-phenylbutanamid **8.**1223
N-[4-[[4-(Diethylamino)phenyl]-(2,4-disulfophenyl)-methylen]-2,4-cyclohexadien-1-yliden]-N-ethylethanaminium, Inneres Salz, Natriumsalz **9.**721
2-(Diethylamino)-1-phenyl-1-propanon **3.**463; **7.**165
– hydrochlorid **7.**166
(RS)-3-Diethylamino-1-phenylpropylbenzoat **9.**390
3-N,N-Diethylaminopropionylchlorid **8.**1265
2-(Diethylamino)propiophenon **7.**165
– hydrochlorid **7.**166
(RS)-10-(2-Diethylamino-1-propyl)phenothiazin **9.**365
N-(3-Diethylaminopropyl)-N-phenyl-2-indanamin **7.**282
– monohydrochlorid **7.**284
3-(Diethylamino)propyl-2-phenyl-2-norbornancarboxylat **7.**507
– hydrochlorid **7.**508
(RS)-3-Diethylaminopropyl-2-phenyl-8,9,10-trinorbornan-2-carboxylat **7.**507
– hydrochlorid **7.**508
O-(2-Diethylamino-6-pyrimidin-4-yl)-O,O-dimethylthiophosphat **3.**978
Diethylaminsalicylat, Monographie G04BD, N02BA **7.**1280
Diethylammonium-4-aminobenzolhydrogenstibinat **9.**662
Diethylammoniumcyclohexadien-4-ol-1-on-4-sulfonat **8.**98
Diethylammonium-2,5-dihydroxybenzolsulfonat **8.**98
N,N-Diethylanilin
– Monographie **3.**459
– N-oxid **3.**459
Diethylbarbiton **7.**372
5,5-Diethylbarbitursäure **7.**372
– Natriumsalz **7.**375
N,N-Diethylbenzamid **1.**218
N,N-Diethylbenzene **3.**459
Diethyl-1,2-benzoldicarboxylat **7.**1283
N,N-Diethyl-3-benzylbenzamid, Monographie **7.**1281
Diethylbenzylmalonat **9.**158
N,N-Diethyl-N-benzyl-N-{2-[-(1,1,3,3-tetramethylbutyl)phenoxy]ethyl}ammoniumchlorid, Monohydrat **8.**1224
Diethylblei **3.**1153

Diet

N,N-Diethylcaprylsäureamid **1.**218
Diethylcarbamazin **1.**766
- Monographie P02X **7.**1282
- citrat **7.**1283
- dihydrogencitrat, Monographie P02X **7.**1283
Diethylcarbamic chloride **3.**460
Diethylcarbamidsäurechlorid, Monographie **3.**460
N,N-Diethylcarbamidsäurechlorid **8.**747
Diethylcarbamoylchlorid **3.**460
3β-Diethylcarbamoyl-2,3,4,6,7,11bβ-hexahydro-9,10-dimethoxy-1H-benzo[a]chinolizin-2β-yl-acetat **7.**434
- dihydrochlorid **7.**435
1-Diethylcarbamoyl-4-methylpiperazin **7.**1282
Diethylcarbamyl chloride **3.**460
Diethylcarbonat **7.**131; **9.**124
Diethyl-(2-chlorethyl)amin **7.**388
O,O-Diethyl-O″-(3-chlor-4-methyl-7-cumarinyl)thiophosphat **7.**1103
N,N-Diethyl-2-[6-(3-chloropyridazinyl)-mercapto]-acetamid **7.**345
N,N-Diethyl(6-chloropyridazin-3-ylthio)acetamid **7.**345
O,O-Diethyl-S-(6-chlor-2-oxobenz(b)1,3-oxalin-3-yl-methyldithiophosphat **3.**958
O,O-Diethyl-S-(2-chlor-1-phthalimidoethyl)dithiophosphat **3.**415
Diethyl-O-(α-cyanbenzylidenamino)thiophosphat **9.**191
O,O-Diethyl-O-(α-cyanobenzylidenamino)thiophosphat **1.**347, 777; **3.**967
N,N-Diethyl-N-[2-(α-cyclohexylmandeloyloxethyl]-N-methylammoniumbromid **8.**1286
O,O-Diethyl-O-(2,5-dichlor-4-bromphenyl)monothiophosphat **1.**345; **3.**215
O,O-Diethyl-O-(2,5-dichlor-4-bromphenyl)thiophosphat **3.**215
N,N-Diethyl-9,10-didehydro-6-methylergolin-8β-carboxamid **8.**778
1,1-Diethyl-3-(9,10-didehydro-6-methyl-8α-ergolinyl)harnstoff **8.**747
Diethyl-[(dimethoxyphosphinothioyl)thio]butane-dioate **3.**757
3,3-Diethyl-2,4-dioxotetrahydropyridin **9.**462
3-(O,O-Diethyl-dithiophosphormethyl)-6-chlorbenzoxazolon **1.**347; **3.**958
Diethyldixanthogen **7.**1411
Diethylendiamin **9.**229
Diethylendioxid **3.**495; **7.**1378
Diethylenglycoladipat, GC-Trennflüssigkeit **2.**282
Diethylenglycol-bis-chlorameisensäureester **3.**906
Diethylenglycol-bis-chlorkohlensäureester **3.**906
Diethylenglycolsuccinat, GC-Trennflüssigkeit **2.**282
Diethylenimidoxid **3.**846
1,4-Diethylenoxid **3.**495
Diethylenoximid **3.**846
Diethylentriamin **7.**1085f
Diethylentriaminpentaessigsäure **7.**643
- Antidot **2.**342
N,N-Diethylethanolamin **3.**457
1,1′-(1,2-Diethyl-1,2-ethendiyl)bis[4-methoxybenzen] **7.**1286

(E)-4,4′-(1,2-Diethyl-1,2-ethendiyl)bisphenolbisdihydrogenphosphat, Tetranatriumsalz **8.**301
Diethylether **1.**724; **7.**85
- IR-Spektrum **2.**190
- Oberflächenspannung **2.**97
O,O-Diethyl-O-6-ethoxycarbonyl-5-methylpyrazolo-[1,5-a]pyrimidin-2-yl-thiophosphat **3.**1015
N,N-Diethylethylendiamin **7.**154; **9.**353, 355
4,4′-(1,2-Diethylethylen)diphenol **8.**432
N,N-Diethyl-1,3,4,6,7,11bβ-hexahydro-2β-hydroxy-9,10-dimethoxy-2H-benzo[a]chinolizin-3β-carboxamid-acetat(ester) **7.**434
- hydrochlorid **7.**435
Di-β-ethylhexyl-natrium-sulfosuccinat **7.**1416
Di-(2-ethylhexyl)phthalat, Monographie **3.**461
Di-2-ethylhexylphthalat **2.**669
5,5-Diethylhydro-2H-1,3-oxazin-2,4(3H)-dion **7.**1279
1,1-Diethyl-3-[(hydroxydiphenylacetyl)oxy]pyrrolidinium-bromid **7.**425
N,N-Diethyl-n-(β-hydroxyethyl)amine **3.**457
Diethyl-(2-hydroxyethyl)methylammoniumbromid-α-phenylcyclohexanglykolat **8.**1286
Diethyl-(2-hydroxyethyl)methylammoniumbromid-9-xanthencarboxylat **8.**916
1,1-Diethyl-3-hydroxypyrrolidiniumbromid-benzilat **7.**425
(E,E)-H,H′-(1,2-Diethylidenethylen)diacetylphenol **7.**1277
Diethylidenethylendiphenol **7.**1276
N,N′-Diethyl-N′-2-indanyl-N′-phenyl-1,3-propandiamin **7.**282
O,O-Diethyl-2-isopropyl-6-methyl-4-pyrimidinylphosphorothioat **7.**1365
O,O′-Diethyl-O″-(2-isopropyl-6-methylpyrimidin-4-yl)thiophosphat **7.**1365
O,O-Diethyl-O-(2-iso-propyl-6-methylpyrimidin-4-yl)thiophosphat **1.**346; **3.**419
N,N-Diethyllysergsäureamid **3.**750; **8.**778
Diethylmalonat **9.**158
O,O-Diethyl-S-[3-(mercaptomethyl)-1,2,3-benzotriazin-4(3H)-on-]dithio-phosphat **3.**124
N1,N1-Diethyl-N4-(6-methoxy-8-chinolinyl)-1,4-diaminopentan **9.**2
(RS)-5,5-Diethyl-1-methyl-barbitursäure **8.**918
O,O-Diethyl-O-(5-methyl-6-carbethoxypyrazolo-(1,5-a)-pyrimidyl-2)-thiophosphat **3.**1015
Diethylmethylcarbinolurethan **8.**21
Diethylmethyldiphenylmethylenpyrrolidiniumbromid **1.**721
O,O-Diethyl-O-[6-methyl-2-(1-methylethyl)-4-pyrimidinyl]phosphorothioat **3.**419; **7.**1365
N,N-Diethyl-N-methyl-2-[(3-methyl-1-oxo-2-phenylpentyl)oxy]-ethanaminium-bromid **9.**1146
(±)-Diethyl-methyl-2-(3-methyl-2-phenylvaleryloxy)-ethylammonium-bromid **9.**1146
N,N-Diethyl-α-methyl-10H-phenothiazin-10-ethanamin **9.**365
N,N-Diethyl-4-methyl-1-piperazincarboxamid **1.**766; **7.**1282
N,N-Diethyl-4-methyl-1-piperazincarboxamid-2-hydroxy-1,2,3-propantricarboxylat **7.**1283

(*RS*)-3,3-Diethyl-5-methyl-2,4-piperidindion **8**.968
5,5-Diethyl-1-methyl-2,4,6-(1*H*,3*H*,5*H*)-pyrimidntrion **8**.918
4,4'-(1,2-Diethyl-3-methyltrimethylene)diphenol **7**.421
*N*,*N*-Diethyl-*N*-methyl-2-[(9*H*-xanthen-9-ylcarbonyl)oxy]-ethanaminiumbromid **8**.916
*N*,*N*-Diethyl-*N*-methyl-2-(9-xanthenylcarbonyloxy)ethylammoniumbromid **8**.916
*N*,*N*-Diethyl-(1-naphthalinyloxy)propionamid **1**.364
*N*,*N*-Diethyl-2-(1-naphthalinyloxy)propionamid **3**.859
*O*,*O*-Diethyl-*O*-(4-nitrophenyl)ester **3**.917
*O*,*O*-Diethyl-*O*-(4-nitrophenyl)monothiophosphat **3**.917
*O*,*O'*-Diethyl-*O''*-(4-nitrophenyl)-phosphat **9**.30
*O*,*O*-Diethyl-*O*-(4-nitrophenyl)phosphorothioate **3**.917
*O*,*O*-Diethyl-*O*-4-nitrophenylthiophosphat **1**.345
5,5-Diethyl-1,3-oxazinan-2,4-dion **7**.1279
*O*,*O*-Diethyl-*S*-[(4-oxo-1,2,3-benzotriazin-3(4*H*)-yl)-methyl]phosphorodithioate **3**.124
$N^1,N^1$-Diethyl-1,4-pentandiamin **7**.889
2,2-Diethyl-4-pentenamid **9**.1145
– Bestimmung durch NIR, in Stärke **2**.485
*N*,*N*-Diethyl-10*H*-phenothiazin-10-ethanamin **7**.1279
α,α-Diethylphenylessigsäure-2-[2-(diethylamino)ethoxy]ethylester **8**.1256
*N*-(2,6-Diethylphenyl)-*N*-methoxymethyl-chloressigsäureamid **1**.364; **3**.34
*N*,*N*-Diethyl-3-phenyl-1,2,4-oxadiazol-5-ethanamin **8**.1265
*N*-Diethylphenylpropanolamin **3**.463
*O*,*O*-Diethyl-*O*-(1-phenyl-1*H*-1,2,4-triazol-3-yl)-phosphorothioate **3**.1189
*O*,*O*-Diethyl-*O*-(1-phenyl-1*H*-1,2,4-triazol-3-yl)thiophosphat **3**.1189
Diethylphosphat **3**.1214
(*S*)-(2-Diethylphosphono)thiocholiniodid **8**.2
Diethylphosphorsäure **3**.967
Diethylphthalat **6**.1144
– Monographie **7**.1283
– Weichmacher **2**.961
Diethylpropion **7**.165
– Monographie **3**.463
– hydrochlorid **3**.463; **7**.166
3,3-Diethyl-2,4(1*H*,3*H*)pyridindion **9**.462
5,5-Diethyl-2,4,6(1*H*,3*H*,5*H*)-pyrimidintrion **7**.372
(*E*)-α,β-Diethyl-4,4'-stilbendiol **7**.1284
– dipropionat **7**.1287
α,α'-Diethyl-4,4'-stilbendiol-bis(dihydrogenphosphat), Tetranatriumsalz **8**.301
*trans*-α,β-Diethyl-4,4'-stilbendiyl-bis(dihydrogenphosphat), Tetranatriumsalz **8**.302
Diethylstilbestrol
– Monographie G03C, L02A **7**.1284
– dimethylether, Monographie G03C, L02A **7**.1286
– diphosphat-tetranatrium **8**.301
– dipropionat, Monographie G03C, L02A **7**.1287
– disulfat, Monographie G03C, L02A **7**.1288

3,3-Diethyl-1,2,3,4-tetrahydro-pyridin-2,4-dion **9**.462
2-(*O*,*O*-Diethylthionophosphoryl)-5-methyl-6-carbethoxypyrazolo-(1,5a)pyrimidin **1**.351; **3**.1015
Diethylthiophosphorsäure **3**.967
*N*,*N*-Diethyl-*m*-toluamid **7**.1281
– Bestimmung durch IR, in *N*,*N*-Diethyltoluamid **2**.485f
– Insektenrepellent **1**.218f
*O*,*O*-Diethyl-*O*-(3,5,6-trichloro-2-pyridinyl)-phosphorothioate **3**.304
*O*,*O*-Diethyl-*O*-(3,5,6-trichlor-2-pyridyl)thiophosphat **1**.345; **3**.304
*N*,*N*-Diethyltryptamin **5**.859
Diethylzinndiiodid **3**.1259f
Dietls Magentee **1**.662
Dietzeit **8**.570
Difemerin
– Monographie A03A **7**.1288
– hydrochlorid, Monographie A03A **7**.1288
Difenacoum, Monographie **3**.464
Difenoxilat **7**.1385
Difenoxin
– Monographie A07DA **7**.1289
– hydrochlorid, Monographie A07DA **7**.1290
Difenzoquat, Monographie **3**.465
Diferuloylmethan **4**.1087, 1090
Difetarson, Monographie P01AR **7**.1290
Differential scanning calorimetry **2**.70
Differentialblutbild **1**.489ff, 493ff
Differentialdetektor, GC **2**.285
Differentialpulspolarographie **2**.506
Differentialrefraktometer, HPLC **2**.435
Differentialviskosimeter **2**.322
Differenzierungsflüssigkeit n. Best **1**.535
Differenzkalorimetrie, dynamische **2**.70
Differenzrefraktometer **2**.152
Differenzspektroskopie **2**.472
Differenz-Thermo-Analyse **2**.70
Diffollisterol **8**.82
Diffraktogramm **2**.80
Diffraktometrie **2**.76ff
Diffusion **2**.90, 94
Diffusionsfaktor **8**.455
Diffusionsgesetze nach Fick **2**.94, 408, 703, 821, 842
Diffusionsgrenzstrom **2**.364, 501
Diffusionskoeffizient **2**.837
– Bestimmungsmethoden **2**.94
– Wirkstofffreigabe **2**.94
Diffusionspellets **2**.828
Diffusionszelle n. Goldberg u. Higuchi **2**.94
Diflorason-17,21-diacetat, Monographie D07A **7**.1290
Diflubenzuron **1**.350
– Monographie **3**.466
Diflucortolon
– Monographie D07A **7**.1292
– 21-valerat, Monographie D07A **7**.1293
Diflufenican, Monographie **3**.467
Diflunisal

- Monographie N02BA **7**.1294
- Bioverfügbarkeit **2**.845
- Diffusionsrate, transgastrale **2**.853

2,4-Difluor-α,α-bis(1H-1,2,4-triazol-1-ylmethyl)-benzylalkohol **8**.224

6α,9-Difluor-11β,21-dihydroxy-16α,17-isopropylidendioxy-1,4-pregnadien-3,20-dion **8**.245
- 21-acetat **8**.249

6α,9-Difluor-11β,21-dihydroxy-16α-methyl-1,4-pregnadien-3,20-dion **7**.1292

6α,9α-Difluor-11β,17α-dihydroxy-16α-methyl-21-trimethylacetoxy-1,4-pregnadien-3,20-dion **8**.238

1,1-Difluorethan **2**.627

6,8-Difluor-1-(2-fluorethyl)-1,4-dihydro-7-(4-methyl-1-piperazinyl)-4-oxo-3-chinolincarbonsäure **8**.212

2′,4′-Difluor-4-hydroxy-(1,1′-biphenyl)-3-carbonsäure **7**.1294

2-Difluormethoxy-1,1,1,2-tetrafluorethan **7**.1203

6α,9α-Difluor-16α-methyl-1-dehydrocorticosteron **7**.1292

2-(Difluormethyl)-DL-ornithin **8**.8

6α,9α-Difluor-16α-methyl-1,4-pregnadien-11β,21-diol-3,20-dion **7**.1292

Difluormethyl-1,2,2,2-tetrafluorethylether **7**.1203

(7R)-7-[2-(Difluormethylthio)acetamido]-3-[1-(2-hydroxyethyl)-1H-tetrazol-5-yl-thiomethyl]-7-methoxy-1-oxa-3-cephem-4-carbonsäure **8**.216

7β-Difluormethylthioacetamido-7α-methoxy-3-[[1-(2-hydroxyethyl)-1H-tetrazol-5-yl]thiomethyl]-1-oxo-3-cephem-4-carbonsäure **8**.216

(−)-(6R,7R)-7-[2-(Difluormethylthio)acetyl]amino-3-{[[1-(2-hydroxyethyl)-1H-tetrazol-5-yl]thio]methyl}-7-methoxy-8-oxo-5-oxa-1-azabicyclo-[4.2.0]oct-2-en-2-carbonsäure **8**.216

(RS)-2,4′-Difluoro-α-(1H-1,2,4-triazol-1-yl-methyl)-benzhydryl alcohol **3**.608

2′,4′-Difluoro-2-(α,α,α-trifluoro-m-tolyloxy)-nicotinanilide **3**.467

2-(2,4-Difluorphenyl)-1,3-bis(1H-1,2,4-triazol-1-yl)-propan-2-ol **8**.224

(RS)-1-(2,4-Difluorphenyl)-6-fluor-1,4-dihydro-7-(3-methyl-1-piperazinyl)-4-oxo-3-chinolincarbonsäure **9**.790

5-(2,4-Difluorphenyl)salicylsäure **7**.1294

α-(2,4-Difluorphenyl)-α-(1H-1,2,4-triazol-1-ylmethyl)-1H-1,2,4-triazol-1-ethanol **8**.224

N-(2,4-Difluorphenyl)-2-[3-(trifluormethyl)-phenoxy]-3-pyridin-carboxamid **3**.467

6α,9-Difluor-11β,17,21-trihydroxy-16α-methyl-1,4-pregnadien-3,20-dion **8**.236
- 21-pivalat **8**.238

Difolliculin **8**.82

α,N-Diformylglycinethylester **7**.59

Difurocumarincyclopentanon **3**.25, 27ff

Digacetigenin **4**.1169

2′,5-Di-O-galloyl-D-hamamelose **4**.727

2,3-Di-O-galloyl-4,6-(S)-hexahydroxydiphenoyl-β-D-glucose **5**.153

3,3′-Di-O-galloylprocyanidin B-2 **5**.145

1,7-Di-O-galloyl-D-sedoheptulose **4**.1008

Digallussäure **5**.930; **9**.772

Digalogenin **4**.1170, 1172, 1180

Digalonin **4**.1180
Digatonin **4**.1181
Digatox, Monographie **3**.468
Digenea simplex **8**.641
Digenea-Säure **8**.641
Digerieren **2**.403
Digermin
- Monographie **3**.468
- Pflanzenschutz **1**.365
Digestion **2**.408, 1027
Digestiva A09, A09A
- Enzyme A09AA
- Säurepräparate A09AB
Digifolein **4**.1174
Digifologenin **4**.1169
Digifucocellobiosid **4**.1184
Digilanid C **8**.692
Digilanidase **7**.1298
Diginatigenin **4**.1168, 1174
Diginatigenindigitalosid **4**.1174
Diginatin **4**.1174
Diginigenin **4**.1169
Diginin **4**.1174
Diginorgin **7**.1297
Diginose **4**.94; **6**.797
Digiprogenin **4**.1169
Digipronin **4**.1174
Digiprosid **4**.1171, 1174, 1181
Digipurpurin **4**.1181
Digipurpurogenin **4**.1169
Digistrosid **3**.864
Digital pourprée **3**.470
Digitale **3**.470
Digitale à grandes fleurs **3**.468; **4**.1170
Digitale a grandi fiori **3**.468
Digitale jaune **3**.469
Digitale laineuse **3**.468
Digitale lanata **3**.468
Digitale pourprée **4**.1179
Digitalin **3**.471
- Monographie C01A **7**.1297
Digitalinum verum **3**.468; **4**.1063, 1171, 1174, 1181, 1184; **7**.1297
Digitalis **4**.1181, 1184f
- Monographie **4**.1168
Digitalis ambigua **3**.468; **4**.1170
Digitalis appendicula **4**.1170
Digitalis atlantica **4**.1168
Digitalis cariensis **4**.1168
Digitalis ciliata **4**.1168; **7**.1298; **9**.444
Digitalis davisiana **4**.1168
Digitalis dubia **4**.1168
Digitalis epiglottidea **4**.1171
Digitalis eriostachya **4**.1171
Digitalis ferruginea **4**.1168, 1171; **7**.1298
Digitalis folium **4**.1181
Digitalis glutinosa **6**.384
Digitalis grandiflora **4**.1168, 1170f; **7**.1298
- Monographie **3**.468
Digitalis-grandiflora-Blätter **4**.1171
Digitalis heywoodii **4**.1168; **7**.1298
Digitalis laevigata **4**.1168

Digitalis lanata **3**.725, 727f; **4**.1168, 1171, 1173, 1178; **7**.36f, 39, 1298, 1302
- Monographie **3**.468
- Verfälschung von Plantaginis lanceolatae herba **6**.226

Digitalis-lanata-Blätter **1**.675; **4**.1173
- Identität mit DC **2**.275

Digitalis lanata leaf **4**.1173
Digitalis-lanata-Pulver, eingestelltes **2**.1020; **4**.1178
Digitalis lanatae folium **4**.1173
Digitalis lanatae folium titratum **4**.1178
Digitalis lanatae pulvis normatus **2**.1020; **4**.1178
Digitalis lanatae tinctura **1**.675
Digitalis leaf **4**.1181
Digitalis lutea **3**.471; **4**.1168, 1170, 1179
- Monographie **3**.469

Digitalis lutea hom. **4**.1179
Digitalis magniflora **4**.1170
Digitalis mariana **4**.1168
Digitalis milleri **4**.1170
Digitalis nervosa **4**.1168
Digitalis nova **4**.1171
Digitalis obscura **4**.1168
Digitalis ochroleuca **4**.1170
Digitalis orientalis **4**.1170f; **7**.37, 39
Digitalis parviflora **4**.1168
Digitalis purpurea **3**.468f, 471, 636, 1012, 1107; **4**.1168, 1179, 1181, 1183ff; **7**.1297f; **9**.444
- Monographie **3**.470

Digitalis purpurea hom. **4**.1184ff
Digitalis-purpurea-Blätter **1**.675; **4**.1181
- Identität mit DC **2**.275

Digitalis-purpurea-Pulver, eingestelltes **2**.1020; **4**.1183
Digitalis purpureae folium **4**.1181
Digitalis purpureae folium titratum **4**.1183
Digitalis purpureae pulvis normatus **2**.1020; **4**.1183
Digitalis purpureae tinctura **1**.675
Digitalis semen **4**.1184
Digitalis speciosa **4**.1179
Digitalis subalpina **4**.1168
Digitalis thapsi **4**.1168, 1179; **7**.1298
Digitalis tinctura **1**.675
Digitalis tinctura ex herba recente **1**.675
Digitalis viridiflora **4**.1168
Digitalis winterli **4**.1171
Digitalisblätter **4**.1181
Digitalisglycoside, Nachweis **2**.141
D-Digitalose **4**.94, 1169; **6**.797
Digitogenin **4**.1170, 1172, 1180
Digitolutein **4**.1170, 1179
Digitonin **1**.535; **4**.1172, 1180f, 1184
Digitonin-Lösung
- nach Sperry-Schönheimer **1**.535
- nach Zak-Bruns **1**.535

Digitophyllin **3**.471
Digitoxigenin **3**.725, 864, 1012; **4**.1168, 1174, 1181; **5**.83
- α-L-acetylthevetosid **4**.789
- allomethylosid **4**.1174
- bisdigitoxidoglucomethylosid **4**.1174
- bisdigitoxosid **4**.1174, 1181
- digitoxidoxylosid **4**.1174
- glucomethylosid **4**.1171, 1174, 1181
- glucosid **4**.1171, 1174
- Nachweisgrenze, voltammetrische **2**.510
- 3-$O$-α-L-rhamnopyranosid **3**.572
- α-L-thevetosid **4**.789
- α-L-thevetosido-β-D-glucosido-D-glucosid **4**.789

Digitoxin **1**.734; **3**.468ff, 1012; **4**.1171, 1174, 1179, 1181
- Monographie C01A **7**.1298
- Identität mit DC **2**.275
- Nachweis **2**.141
- Nachweisgrenze, voltammetrische **2**.510

Digitoxinum, Monographie C01A **7**.1301
3β-[$O^4$-($O^4$-β-D-Digitoxopyranosyl-β-D-digitoxopyranosyl)-β-D-digitoxopyranosyloxy]-14-hydroxy-5β,14β-card-20(22)-enolid **3**.471

Digitoxose **4**.1168f, 1190f; **5**.83f, 645; **6**.797
Digitoxose-D-fucosyl-D-glucosid **5**.84
Digitoxosidum **7**.1298
6,8-Di-$C$-glucosylapigenin **4**.455, 572; **5**.49
3,4'-Di-$O$-β-D-glucosyl-7-$O$-β-D-(2-$O$-feruloyl)-glucosylkämpferol **4**.202
3,4'-Di-$O$-β-D-glucosylkämpferol **4**.202
6,8-Di-$C$-glucosylluteolin **5**.49
3,4'-Di-$O$-β-D-glucosylquercetin **4**.202
Diglyceride, in Dermatika **2**.902
Diglykol-*bis*-chlorformiat **3**.906
Diglykolsäuredichlorid **8**.577
Digoride **7**.37f
Digoxigenin **3**.728; **4**.1168, 1174
Digoxigeninbisdigitoxido-2,6-didesoxyglucosid **4**.1174
Digoxigeninbisdigitoxidoxylosid **4**.1174
Digoxigeninbisdigitoxosid **4**.1174
Digoxigenin-2,6-didesoxyglucosid **4**.1174
Digoxigenindigitalosid **4**.1174
Digoxigenin-3-mono-acetyltridigitoxosid **7**.37
Digoxigenin-4-mono-acetyltridigitoxosid **7**.38
Digoxigeninmonodigitoxosid **4**.1174
Digoxigenin-3-tridigitoxoglucosid **7**.1207
Digoxin **3**.469; **4**.1171, 1174
- Monographie C01A **7**.1301
- Nachweisgrenze, voltammetrische **2**.510
- Partikelgrößeneinfluß **2**.843

Digoxosid **4**.1174
Digoxosidum **7**.1301
2,4-Diguanidino-3,5,6-trihydroxycyclohexyl-5-desoxy-*2*-*O*-(2-desoxy-2-methylamino-α-L-glucopyranosyl)-3-formyl-β-L-lyxo-pentanofuranosid **9**.667

Digupi **5**.721
6,8-Di-$C$-hexosylgenkwanin **5**.300
Dihexyverin
- Monographie A03A **7**.1305
- hydrochlorid, Monographie A03A **7**.1305

Dihuang **6**.384f
Dihydralazinmesilat, Monographie C02D **7**.1306
Dihydralazinsulfat
- Monographie C02D **7**.1306

- Nachweis 2.143
- wasserhaltig, Monographie C02D 7.1309
1,4-Dihydrazinophthalazinmethansulfonat 7.1306
1,4-Dihydrazinophthalazinsulfat 7.1306
22,23-Dihydroabamectin 8.636
Dihydroabietinsäure 6.122
Dihydroactinidiolid 4.636, 643
Dihydroaethusanol 4.123
Dihydro-β-agarofuran 4.308
13,18-Dihydroailanthon 4.148
2-Dihydroailanthon 4.148
2-Dihydroailanthonglucosid 4.147
Dihydroalantolacton 5.528
Dihydroamalvalinsäure 6.631
2,3-Dihydroamentoflavon 6.636
Dihydroampicillin 8.42
Dihydroanacyclin 4.808
Dihydroanhydroberberin 4.491
11α,13-Dihydroarnifolin 4.347
11,13-Dihydroarnifolin 5.408
(*E*)-Dihydroatlanton 5.270
(*E*)-10,11-Dihydroatlanton 5.271
(*Z*)-Dihydroatlanton 5.270
(*Z*)-10,11-Dihydroatlanton 5.271
22,23-Dihydroavermectin B$_1$ 8.636
4-(9,10-Dihydro-4*H*-benzo[4,5]cyclohepta[1,2-b]-thien-4-yliden)-1-methylpiperidin 9.268
(±)-1-[(3,4-Dihydro-2*H*-1-benzothiopyran-8-yl)-oxy]-3-[(1,1-dimethylethyl)amino]-2-propanol 9.814
3-(6,11-Dihydrobenz[b,e]oxepin-11-yliden)-*N*,*N*-methylpropylamin 7.1428
1,3-Dihydro-3,3-bis(4-hydroxyphenyl)-2-indol-2-on 8.1285
22-Dihydrobrassicasterol 5.274
Dihydrocapsaicin 4.666, 673; 7.658
(2*R*)-3-(5-Dihydrocarbostyriloxy)-1,2-propandiol 7.719
Dihydrocarveol 4.695; 5.50, 821, 843; 6.199
Dihydrocarvon 4.296, 643, 695; 5.821, 843, 950
Dihydrocarvylacetat 5.843
Dihydrocatalpol 6.385
3,4-Dihydrochaparrin 4.148
Dihydrochelerythrin 4.844; 5.111
Dihydrochelirubin 5.111
10,11-Dihydro-5-(3-chinuclidinyl)-5*H*-dibenz[b,f]-azepin 9.484
Dihydrochlorothiazid 8.464
Dihydrocinchonidin 5.939
Dihydroclusin 6.195
Dihydrocodein 7.1309
- Monographie N02AA, R05DA 7.1309
- hydrochlorid, Monographie N02AA, R05DA 7.1311
- hydrogentartrat 2.142
- - Monographie N02AA, R05DA 7.1311
- - Nachweis 2.140
- mononicotinsäureester 8.1144
Dihydrocodeinon 8.470; 9.845
5,6-Dihydroconyscabrasäure 4.988
Dihydrocoptisin 4.837
(7,8)-Dihydrocoriandrin 4.997
Dihydrocornin 4.761, 1003; 6.1106

Dihydrocortison-21-acetat 9.328
Dihydrocorynanthein 4.1030
(-)-Dihydrocubebin 6.195
Dihydrocucurbitacin 4.44
23,24-Dihydrocucurbitacin 4.570, 573
23,24-Dihydrocucurbitacin F 5.445
- 25-acetat 5.445
23,24-Dihydrocucurbitain F 5.446
Dihydrocuminaldehyd 4.1080
Dihydrocurcumin 4.1085f
Dihydrocurdion 4.1087, 1100
Dihydrocuskhygrin 5.89
11β,13-Dihydrocyclocostunolid 6.1097, 1099
Dihydrocyprenorphin 7.1392
11β,13-Dihydrodehydrocostuslacton 6.1097
10-Dihydro-10-deoxo-11-methyl-11-aza-erythromycin A 7.346
11-Dihydro-10-deoxo-11-methyl-11-aza-erythronolide A 7.348
2,3-Dihydrodesacetoxymatricin 4.49
Dihydrodesoxystreptomycin 7.1327
3-(10,11-Dihydro-5*H*-dibenz[b,f]azepin-5-yl)-*N*,*N*-dimethylpropylamin-hydrochlorid 8.528
(*RS*)-3-(10,11-Dihydro-5*H*-dibenz[b,f]azepin-5-yl)-2,*N*,*N*-trimethylpropylamin-hydrogenmaleat 9.1080
10,11-Dihydro-5*H*-dibenzo[b,f]azepin 9.484, 1080
10,11-Dihydro-5*H*-dibenzo[a,d]cyclohepten-5-on 7.1152, 1199
3-(10,11-Dihydro-5*H*-dibenzo[a,d]cyclohepten-5-ylen)-*N*,*N*-dimethylpropylamin 7.203
3-(10,11-Dihydro-5*H*-dibenzo[a,d]cyclohepten-5-yliden)-*N*,*N*-dimethylpropylamin 7.206
3α-(10,11-Dihydro-5*H*-dibenzo[a,d]cyclohepten-5-yl)oxy-8-methyl-1α*H*,5α*H*-8-azabicyclo[3.2.1]-octan-monocitrat 7.1199
*endo*-3-[(10,11-Dihydro-5*H*-dibenzo[a,d]cyclohepten-5-yl)oxy]-8-methyl-8-azabicyclo[3.2.1]octan-monocitrat 7.1199
3-[10,11-Dihydro-5*H*-dibenzo[a,d]cyclohepten-5-yloxy]tropan-monocitrat 7.1199
3-(6,11-Dihydrodibenzo[b,e]thiepin-11-yliden)-*N*,*N*-dimethylpropylamin 7.1424
3-(6,11-Dihydrodibenzo[b,e]thiepin-11-yliden)-tropan 9.1101
1,4-Dihydro-3,5-diiod-4-oxo-1-pyridylessigsäure, Diethanolaminsalz 7.1376
3,10-Dihydro-1,4-dimethylazulen 6.137, 154
2,3-Dihydro-2,2-dimethyl-7-benzfuranyl-*N*-[(dibutyl-amino)thio]-*N*-methyl-carbamat 3.255
2,3-Dihydro-2,2-dimethyl-benzofuran-7-yl(dibutyl-aminothio)methylcarbamat 1.348; 3.255
2,3-Dihydro-2,2-dimethyl-7-benzofuranyl-methyl-carbamat 1.348; 3.252
3′,4′-Dihydro-4,4′-dimethyl-(2,3′-bifuran)-5,5′-(2*H*,2*H*′)-dion 6.655
10,11-Dihydro-*N*,*N*-dimethyl-5*H*-dibenzo[a,d]cyclo-heptene-Δ$^{5,8}$-propylamin 7.206
1,2-Dihydro-1,5-dimethyl-4-[(1-methylethyl)amino]-2-phenyl-3*H*-pyrazol-3-on 9.486
- hydrochlorid 9.487

1,2-Dihydro-1,5-dimethyl-4-(1-methylethyl)-2-phenyl-3*H*-pyrazol-3-one  **9.**415
3,7-Dihydro-1,3-dimethyl-7-[2-(1-methyl-2-phenylethyl)aminoethyl]-1*H*-purin-2,6-dion-hydrochlorid  **8.**179
1,2-Dihydro-1,5-dimethyl-4-[(3-methyl-2-phenyl-4-morpholinyl)methyl]-2-phenyl-3*H*-pyrazol-3-on  **8.**1036
1,4-Dihydro-2,6-dimethyl-4-(*o*-nitrophenyl)-3,5-pyridindicarbonsäure-dimethylester  **8.**1154
1,4-Dihydro-2,6-dimethyl-4-(3-nitrophenyl)-3,5-pyridindicarbonsäure-isopropyl-2-methoxyethylester  **8.**1167
1,4-Dihydro-2,6-dimethyl-4-(3-nitrophenyl)-3,5-pyridindicarbonsäure-2-methoxyethyl-1-methylethylester  **8.**1167
1,4-Dihydro-2,6-dimethyl-4-(2-nitrophenyl)-3,5-pyridindicarbonsäure-methyl-2-methylpropylester  **8.**1174
9,10-Dihydro-8,8-dimethyl-2-oxo-2*H*,8*H*-benzo[1,2-b:3,4b']dipyran-9,10-diyl-10-acetat-9-(2-methylbutyrat)  **9.**1187
3,7-Dihydro-3,7-dimethyl-1-(5-oxohexyl)-1*H*-purin-2,6-dion  **9.**77
*N*-(2,3-Dihydro-1,5-dimethyl-3-oxo-2-phenyl-1*H*-pyrazol-4-yl)-2-hydroxybenzamid  **9.**554
[(2,3-Dihydro-1,5-dimethyl-3-oxo-2-phenyl-1*H*-pyrazol-4-yl)methylamino]methansulfonsäure  **8.**901
– Natriumsalz  **8.**902
*N*-(2,3-Dihydro-1,5-dimethyl-3-oxo-2-phenyl1*H*-pyrazol-4-yl)-3-pyridincarboxamid  **8.**1158
1,2-Dihydro-1,5-dimethyl-2-phenyl-3*H*-pyrazolon  **9.**109
1,2-Dihydro-1,5-dimethyl-2-phenyl-3*H*-pyrazol-3-on  **9.**105
3,7-Dihydro-1,3-dimethyl-1*H*-purin-2,6-dion  **7.**192;  **9.**853
3,7-Dihydro-3,7-dimethyl-1*H*-purin-2,6-dion  **9.**847
2-[7-(1,3-Dihydro-1,1-dimethyl-3-(4-sulfonatobutyl)-2*H*-benz[e]indol-2-yliden)1,3,5-heptatrienyl]-1,1-dimethyl-3-(4-sulfonatobutyl)-1*H*-benz[e]indolium, (inneres Salz), Natriumsalz  **8.**537
(*RS*)-3,7-Dihydro-1,3-dimethyl-7-[2-(2,2,2-trichlor-1-hydroxyethoxy)-ethyl]-1*H*-purin-2,6-dion  **9.**1045
3,4-Dihydro-2,8-dimethyl-2-(4,8,12-trimethyltridecyl)-2*H*-1-benzopyran-6-ol  **9.**971
*trans*-Dihydrodiole  **3.**168
7,7-*O*-Dihydroebulosid  **6.**577f
(5α)-6,7-Dihydro-4,5-epoxy-3-methoxy-17-methylmorphinan-6-ol-acetat  **9.**845
7,8-Dihydro-4,5α-epoxy-17-methyl-morphinan-3,6-dioldiacetat  **3.**662
– hydrochlorid  **3.**664
11α,13-Dihydroeremanthin  **6.**1097, 1099
11β,13-Dihydroeremanthin  **6.**1097
Dihydroergocornin, Monographie C02A, N06BX  **7.**1312
Dihydroergocristin  **4.**913;  **7.**1322
– Monographie C02A, N06BX  **7.**1313
– mesilat  **7.**1314
– methansulfonat, Monographie C02A, N06BX  **7.**1314

α-Dihydroergocryptin  **4.**913;  **7.**1322
– Monographie C02A, N06BX  **7.**1315
β-Dihydroergocryptin  **4.**913;  **7.**1322
– Monographie C02A, N06BX  **7.**1316
Dihydroergotamin  **4.**913
– Monographie N02CA  **7.**1316
– mesilat, Monographie N02CA  **7.**1320
– tartrat, Monographie N02CA  **7.**1321
Dihydroergotamin methansulfonicum  **7.**1320
Dihydroergotamin-Tropfen  **1.**108
Dihydroergotaminum methanmesilatum  **7.**1320
Dihydroergotoxin  **4.**913
– Monographie C02A, N06BX  **7.**1322
– mesilat, Monographie C02A, N06BX  **7.**1326
1-(9,10-Dihydro-9,10-ethano-9-anthryl)-4-methylpiperazin  **9.**1011
(5*R*)-5-[(*S*)-1,2-Dihydroethyl]-3,4-dihydroxy-2(5*H*)-furanon  **7.**299
11,13-Dihydroflorilenalin  **5.**408
Dihydrofolsäurereduktase  **1.**764
Dihydrogen-*N*,*N*-bis{2-[bis(carboxymethyl)amino]-ethyl}glycinato(5-)gadolinat(2-)  **8.**320
Dihydrogladiolsäure  **6.**59
Dihydroglucoscillaren  **6.**1040, 1042
Dihydrogriseofulvin  **8.**384
Dihydroguajaretinsäure  **6.**1155
Dihydroguajaretsäure  **5.**354
*meso*-Dihydroguajaretsäure  **5.**865
Dihydrohelenalin
– isobutyrat  **4.**347
– methacrylat  **4.**347
– tiglinat  **4.**347
11,13-Dihydrohelenalin  **4.**347
11,13-Dihydrohelenanin  **5.**408
Dihydroherbacetin  **4.**619
(5α,10α)-9,10-Dihydro-12'-hydroxy-2',5'-bis-(1-methylethyl)-ergotaman-3',6',18-trion  **7.**1312
Dihydrohydroxycodeinon  **8.**1273
9,10-Dihydro-12'-hydroxy-2',5'α-diisopropylergotaman-3',6',18-trion  **7.**1312
3,7-Dihydro-7-(2-hydroxyethyl)-1,3-dimethyl-1*H*-purin-2,6-dion  **8.**147
3,7-Dihydro-8-[(2-hydroxyethyl)-methylamino]-1,3,7-trimethyl-1*H*-purin-2,6-dion  **7.**592
3,7-Dihydro-7-[2-hydroxy-3-[(2-hydroxyethyl)-methylamino]propyl]-1,3-dimethyl-1*H*-purin-2,6-dion-3-pyridylcarboxylat  **9.**1209
9,10-Dihydro-12'-hydroxy-2'-isopropyl-5'α-benzyl-ergotaman-3',6',18-trion  **7.**1313
– methansulfonat  **7.**1314
9,10-Dihydro-12'-hydroxy-2'-isopropyl-5'α-(1-methylpropyl)ergotaman-3',6',18-trion  **7.**1316
9,10-Dihydro-12'-hydroxy-2'-isopropyl-5'α-(2-methylpropyl)ergotaman-3',6'-18-trion  **7.**1315
[2*R*-[2α,3β,6(2*R**,3*R**)]]-2-[2,3-Dihydro-3-(4-hydroxy-3-methoxyphenyl)-2-(hydroxymethyl)-1,4-benzodioxin-6-yl]-2,3-dihydro-3,5,7-trihydroxy-4*H*-1-benzopyran-4-on  **9.**615
9,10α-Dihydro-12'-hydroxy-2'-methyl-5'α-benzyl-ergotaman-3',6',18-trion  **7.**1316
– mesilat  **7.**1320
– tartrat  **7.**1321

(5'α,10α)-9,10-Dihydro-12'-hydroxy-2'-(1-methylethyl)-5'-(2-methylpropyl)-ergotaman-3',6',18-trion  **7.**1315

(5α'(S),10α)-9,10-Dihydro-12'-hydroxy-2'-(1-methylethyl)-5'-(1-methylpropyl)-ergotaman-3',6',18-trion  **7.**1316

(5'α,10α)-9,10-Dihydro-12'-hydroxy-2'-(1-methylethyl)-5'-(phenylmethyl)-ergotaman-3',6',18-trion  **7.**1313

9,10α-Dihydro-12'-hydroxy-2'-(1-methyl-ethyl)-5'α-(phenylmethyl)-ergotaman-3',6',18-trion-monomethansulfonat  **7.**1314

6,7-Dihydro-6-β-hydroxymonotropein  **4.**327

3,7-Dihydro-1-(2-hydroxy-propyl)-3,7-dimethyl-1H-purin-2,6-dion  **9.**425

3,7-Dihydro-7-(2-hydroxypropyl)-1,3-dimethyl-1H-purin-2,6-dion  **9.**437

3-[[(4,5-Dihydro-1H-imidazol-2-yl)methyl]-(4-methylphenyl)amino]-phenol  **9.**156

1,6-Dihydro-6-iminopurin  **7.**69

N-(2,3-Dihydro-1H-inden-2-yl)-N',N'-diethyl-N'-phenyl-1,3-propandiamin  **7.**282

– monohydrochlorid  **7.**284

N-(2,3-Dihydro-1H-inden-4-yl)-4,5-dihydro-1H-imidazol-2-amin-hydrochlorid  **8.**533

(S)-N-(2,3-Dihydro-1H-inden-2-yl)-N-[N-[1-(ethoxycarbonyl)-3-phenylpropyl]-L-alanyl]glycin  **7.**1192

Dihydroinunolid  **5.**531

Dihydroiresin  **5.**551

Dihydroisoalantolacton  **5.**528

N'-(3,4-Dihydro-1-isochinolinyl)-N,N-diethyl-1,2-ethandiamin  **8.**595

Dihydro-epi-isocucurbitacin D  **4.**44

Dihydroisocupressinsäure  **5.**562

4,5-Dihydro-2-(isopropylphenoxymethyl)-imidazol  **8.**189

3,4-Dihydro-2(1H)-isoquinolinecarboximidamidin  **7.**1182

19,20-Dihydroisostrychnin  **6.**829

Dihydrojonon  **6.**1144

Dihydrokämpferol  **4.**716; **5.**65

Dihydrokämpferol-7-O-glucosid  **5.**272

(+)-Dihydrokaranon  **4.**308

Dihydrokavain  **6.**201f

Dihydrokavain-5-ol  **6.**202

11β,13-Dihydrolactucin  **4.**866

17,18-Dihydroloesenerin  **5.**792

2R,3R-Dihydro-7-methoxykämpferol  **5.**532

1,2-Dihydro-4-methoxy-1-methyl-2-oxonicotinsäurenitril  **6.**475

5,8-Dihydro-5-methoxy-8-oxo-1,3-dioxolo[4,5-g]chinolin-7-carbonsäure  **8.**1015

(S)-(2,3-Dihydro-5-methoxy-2-oxo-1,3,4-thiadiazol-3-yl-methyl)-O,O-dimethyl-dithiophosphat  **1.**346; **3.**791

10,11-Dihydro-5-[3-(methylamino)propyl]-5H-dibenz[b,f]azepin  **7.**1204

– hydrochlorid  **7.**1205

(RS)-Dihydro-5-(1-methylbutyl)-5-(2-propenyl)-2-thioxo-4,6(1H,5H)-pyrimidindion  **9.**871

10,11-Dihydro-N-methyl-5H-dibenz[b,f]azepin-5-propanamin  **7.**1204

– hydrochlorid  **7.**1205

4,5-Dihydro-2-{[2-(1-methylethyl)phenoxy]methyl}-1H-imidazol  **8.**189

1,2-Dihydro-1-methyl-4-(1-methylethyl)-5-[[methyl-(1-methyl-2-phenyl-ethyl)amino]methyl]-2-phenyl-3H-pyrazol-3-on  **8.**165

4,9-Dihydro-3-methyl-4-[(4-methyl-1-piperazinyl)-acetyl]-10H-thieno[3,4b][1,5]benzodiazepin-10-on  **9.**789

9,10-Dihydro-3-methyl-4-[(4-methyl-1-piperazinyl)-acetyl]-4H-thieno[3,4b][1,5]benzodiazepin-10-on  **9.**789

1,3-Dihydro-4-methyl-5-[4-(methylthio)benzoyl]-2H-imidazol-2-on  **8.**33

7,8-Dihydro-3-O-methyl-morphin-hydrogentartrat  **7.**1311

3,4-Dihydro-6-methyl-1,2,3-oxathiazin-4-one-2,2-dioxid  **7.**20

5,6-Dihydro-2-methyl-1,4-oxathiin-3-carboxanilid  **3.**257

1,6-Dihydro-2-methyl-6-oxo[3,4'-bipyridin]-5-carbonitril  **8.**1015

3,7-Dihydro-3-methyl-1-(5-oxohexyl)-7-propyl-1H-purin-2,6-dion  **9.**395

2-(1,2-Dihydro-1-methyl-2-oxo-3H-indol-3-yliden)-hydrazin-carbothioamid  **8.**980

5,6-Dihydro-2-methyl-N-phenyl-1,4-oxathiin-3-carboxamid  **3.**257

6,11-Dihydro-11-[(4-methyl-1-piperazinyl)acetyl]-5H-pyrido[2,3-b][1,4]benzodiazepin-6-on  **9.**246

5,11-Dihydro-11-[(4-methyl-1-piperazinyl)acetyl]-6H-pyrido[2,3-b][1,4]benzodiazepin-6-on  **9.**246

– dihydrochlorid, Monohydrat  **9.**247

6,11-Dihydro-11-(1-methyl-4-piperidinyliden)-5H-benzo[5,6]cyclohepta[1,2-b]pyridin  **7.**334

– maleat  **7.**335

4,9-Dihydro-4-(1-methyl-4-piperidinyliden)-10H-benzo[4,5]cyclohepta[1,2-b]thiophen-10-on  **8.**674

9,10-Dihydro-4-(1-methyl-4-piperidinyliden)-4H-benzo[4,5]cyclohepta[1,2-b]thiophen-10-on  **8.**674

9,10-Dihydro-4-(1-methyl-4-piperidyliden)-4H-benzo[4,5]-cyclohepta-[1,2-b]thiophen  **9.**268

4,9-Dihydro-3-methyl-10H-thieno[3,4-b][1,5]benzodiazepin-10-on  **9.**790

2,3-Dihydro-6-methyl-2-thioxo-4(1H)-pyrimidon  **8.**966

Dihydromethysticin  **6.**201f

Dihydromexicanin E  **5.**407ff

Dihydromorphinon  **8.**481

– hydrochlorid  **8.**483

4,5-Dihydro-2-(1-naphthalenylmethyl)-1H-imidazol  **8.**1083

2-[(3,4-Dihydro-2-naphthyl)methyl]-2-imidazolin  **8.**1083

1,3-Dihydro-7-nitro-5-phenyl-2H-1,4-benzodiazepin-2-on  **8.**1175

2,3-Dihydro-7-nitro-5-phenyl-1H-1,4-benzodiazepin-2-on  **8.**1175

4,5-Dihydroniveusin A  **5.**412

(S)-(3,4-Dihydro-4-oxo-[1,2,3]benzotriazin-3-ylmethyl)-O,O-diethyldithiophosphat  **3.**124

(S)-(3,4-Dihydro-4-oxo-d-[1,2,3]benzotriazin-3-ylmethyl)-O,O-dimethyldithiophosphat **1.**346
(S)-(3,4-Dihydro-4-oxo-[1,2,3]benzotriazin-3-ylmethyl)-O,O-dithiophosphat **3.**126
4-(1,3-Dihydro-1-oxo-2H-isoindol-2-yl)-α-methylphenylessigsäure **8.**541
4,5-Dihydro-5-oxo-1-(4-sulfophenylhydrazono)-3-pyrazolcarbonsäure, Natriumsalz **9.**775
3,4-Dihydro-3-pentyl-6-(trifluormethyl)-2H-1,2,4-benzothiadiazin-7-sulfonamid-1,1-dioxid **9.**49
4,5-Dihydro-2-(phenylmethyl)-1H-imidazol **9.**977
2,3-Dihydro-1,4-phthalazindiondihydrazon
- methansulfonat **7.**1306
- sulfat **7.**1306
Dihydrophytylplastochinon **4.**1035
Dihydrophytomenadionmonoacetat **9.**198f
Dihydropinosylvin **6.**160
Dihydropipercid **6.**216
Dihydropiperin **6.**200
Dihydropiperlonguminin **6.**199f
Dihydropriverogenin **6.**270
2,3-Dihydro-6-propyl-2-thioxo-4(1H)-pyrimidinon **9.**412
Dihydroproscillaridin **6.**1040, 1042
Dihydroprylon **9.**462
1,7-Dihydro-6H-purin-6-thionmonohydrat **8.**885
7,9-Dihydro-1H-purin-2,6,8(3H)-trion **7.**58
Dihydropyran **7.**1359
1,5-Dihydro-1H-pyrazolo[3,4-d]pyrimidin-4-on **7.**118
1,5-Dihydro-4H-pyrazolo[3,4-d]pyrimidin-4-thion **9.**953
Dihydroquercetin **5.**65; **6.**444
1,9-Dihydro-9-β-D-ribofuranosyl-6H-purin-6-on **8.**544
Dihydrorobinetin **4.**27
12,13-Dihydroroquefortin **6.**60, 63
Dihydrorugosinon **4.**481, 484
Dihydrosanguinarin **4.**836, 844, 1017, 1024; **5.**111
Dihydro-α-Santalol **6.**601
Dihydrosedinin **6.**652
(+)-Dihydrosesamin **5.**587
Dihydroshihunin **4.**458
Dihydrospinasterol **4.**1070
22-Dihydrospinasterol **4.**703, 1075; **5.**358
22,23-Dihydrostigmasterol **9.**626
Dihydrostilboestrol **8.**432
Dihydrostreptomycin
- Monographie J01GA, J04AB, S01AA **7.**1327
- sesquisulfat **7.**1328
- sulfat, Monographie J01GA, J04AB, S01AA **7.**1328
19,20-Dihydrostrychnin **6.**829
Dihydrosulfat **3.**1069
Dihydrotachysterol, Monographie A11 **7.**1329
Dihydrotaxilamin **4.**481
(RS)-4,5-Dihydro-2-(1,2,3,4-tetrahydro-1-naphthalenyl)-1H-imidazol **9.**842
4,5-Dihydro-N-(5,6,7,8-tetrahydro-1-naphthalenyl)-1H-imidazol-2-amin **9.**1006

4,5-Dihydro-2-[(5,6,7,8-tetrahydro-1-naphthalenyl)methyl]-1H-imidazol **9.**786
(S)-6,7-Dihydro-1,2,3,10-tetramethoxy-7-methylaminobenzo[α]-heptalen-9(5H)-on **7.**1196
(2R,4′R,8′R)-3,4-Dihydro-2,5,7,8-tetramethyl-2-(4′,8′,12′-trimethyltridecyl)-2H-1-benzopyran-6-ol **9.**968
3,4-Dihydro-2,5,7,8-tetramethyl-2-(4′,8′,12′-trimethyltridecyl)-2H-1-benzopyran-6-ol **9.**964
- acetat **9.**972
α-[4-[[3,4-Dihydro-2,5,7,8-tetramethyl-2-(4,8,12-trimethyltridecyl)-2H-1-benzopyran-6-yl]oxy]-1,4-dioxobutyl]-ω-hydroxy-poly(oxy-1,2-ethandiyl) **9.**964
[2R*(4R*,8R*)]-(±)-3,4-Dihydro-2,5,7,8-tetramethyl-2-(4,8,12-trimethyltridecyl)-2H-1-benzopyran-6-yl-3-pyridincarbonsäureester **9.**974
3,4-Dihydro-2,5,7,8-tetramethyl-2-(4,8,12-trimethyltridecyl)-2H-1-benzopyranyl-pyridincarboxylat **9.**975
Dihydroteugin **6.**931, 938
N-(5,6-Dihydro-4H-1,3-thiazin-2-yl)-2,6-xylidin **9.**1215
2,3-Dihydro-2-thioxo-6-methylpyrimidin-4(1H)-on **8.**966
C-Dihydrotoxiferin **6.**818, 821, 823, 842
10,11-Dihydro-N,N,β-trimethyl-5H-dibenz[b,f]-azepin-5-propanamin **9.**1076
3,4-Dihydro-2,5,8-trimethyl-2-(4,8,12-trimethyltridecyl)-2H-1-benzopyran-6-ol **9.**970
3,4-Dihydro-2,7,8-trimethyl-2-(4,8,12-trimethyltridecyl)-2H-1-benzopyran-6-ol **9.**971
Dihydroverbenalin **6.**1106
Dihydrovincarpin **6.**1126
Dihydrovitamin $K_3$ **8.**856
Dihydroxanthomicrol **6.**982
Dihydroxoaluminium-4,5-dihydro-5-oxo-4-ureido-2-imidazolat **7.**98
Dihydroxyaceton **1.**207f
- Monographie **7.**1331
2,5-Dihydroxyacetophenon **3.**271
2,6-Dihydroxyacetophenon **7.**1108
Dihydroxyaluminiumaminoacetat **7.**143
Dihydroxyaluminiumglycinat **7.**143
1,1-(3α,17β-Dihydroxy-5α-androstan-2β-16β-ylen)-bis[1-methylpiperidinium]dibromid-diacetat **9.**5
1,8-Dihydroxyanthrachinon **1.**742; **4.**719; **7.**1174, 1408
(R)-10,11-Dihydroxyapomorphiniumchlorid **7.**279
(R)-10,11-Dihydroxyaporphin **7.**277
- hydrochlorid **7.**277
2-(4,4′-Dihydroxybenzhydryl)benzylalkohol **9.**136
o-(4,4′-Dihydroxybenzhydryl)benzylalkohol **9.**136
4,4′-Dihydroxybenzhydrylidencyclohexan **7.**1136
2,7-Dihydroxy-1,3,2-benzodioxabismol-5-carbonsäure **7.**493
Dihydroxybenzoesäure **6.**773
2,3-Dihydroxybenzoesäure **6.**1129
2,5-Dihydroxybenzoesäure **8.**340
m-Dihydroxybenzol **9.**505
o-Dihydroxybenzol **7.**513
2,4-Dihydroxybenzophenon **8.**1270

2,4-Dihydroxy-1,4(2H)-benzoxazin-3-on **6.**649
3,4-Dihydroxybenzylalkohol-4-β-D-glucosid **4.**62
(2R,3R)-2,3-Dihydroxybernsteinsäure **9.**1205
– Kaliumnatriumsalz, Tetrahydrat **8.**654
Dihydroxybiphenyl **3.**179
3β,14-Dihydroxybufa-4,20,22-trienolid-3-L-rhamnopyranosid **9.**418
3β,14β-Dihydroxy-4,20,22-bufatrienolid-3β-rhamnosid **9.**418
[R-(R*,R*)]-2,3-Dihydroxybutandicarbonsäure, Kaliumnatriumsalz, Tetrahydrat **8.**654
[R-(R*,R*)]-2,3-Dihydroxybutandisäure **9.**1205
1,25-Dihydroxycalciferolglykoside **6.**736
3β,14β-Dihydroxy-5β-card-20(22)-enolid-3-tridigitoxosid **7.**1298
2′,4-Dihydroxychalkon-4-glucosid **5.**599
3α,12α-Dihydroxy-5β-cholan-24-oic acid **7.**1214
3α,12α-Dihydroxy-5β-cholansäure **7.**1214
3α,7α-Dihydroxy-5β-cholan-24-säure **7.**827
3α,7β-Dihydroxy-5β-cholan-24-säure **9.**1141
1α,25-Dihydroxycholecalciferol **7.**601
1α,25-Dihydroxycholesterol **7.**602
Di-p-Hydroxycinnamoylmethan **4.**1090
6,7-Dihydroxycumarin **4.**867
7,8-Dihydroxycumarin 7-β-D-glycoside **3.**389
3,9-Dihydroxycumestan **5.**302
2,2′-Dihydroxy-3,3′-dibromo-5,5′-dichlorodiphenylmethan **7.**519
2,2′-Dihydroxy-5,5′-dichlordiphenyl-methan **7.**1262
4,4′-Dihydroxy-α,β-diethyldiphenylethan **8.**432
5,19-Dihydroxy-digitoxigenin **4.**94
16β,19-Dihydroxy-digitoxigenin **4.**94
3,4-Dihydroxydihydroagarofuran **4.**308
5,7-Dihydroxy-2-(3,4-dihydroxy)-oxo-1-benzopyran-3-rutinosid Trihydrat **9.**540
5,7-Dihydroxy-2-(3,4-dihydroxyphenyl)-3-(O⁶-α-L-rhamnopyranosyl-β-D-glucopyranosyloxy)-chromen-4-on Trihydrat **9.**540
(+)-2,9-Dihydroxy-1,10-dimethoxyaporphin **7.**506
Dihydroxydimethoxybenzophenon, Monographie **7.**1332
2,4-Dihydroxy-6,7-dimethoxychinazolin **9.**315
α-2′-Dihydroxy-4,4′-dimethoxydihydrochalkon **6.**1155
3′,5′-Dihydroxy-5,7-dimethoxy-4′,6-diprenylisoflavon **5.**317, 331
4′,5-Dihydroxy-3,7-dimethoxyflavon **4.**409
5,3′-Dihydroxy-7,4′-dimethoxyflavon **4.**372
5,4′-Dihydroxy-6,7-dimethoxyflavon **4.**1194; **6.**982
5,4′-Dihydroxy-7,8-dimethoxyflavon **6.**982
3,5-Dihydroxy-7,8-dimethoxyflavone **4.**64
1,4-Dihydroxy-6,7-dimethoxy-methylanthrachinon-3-carbonsäure **4.**717
7′,12′-Dihydroxy-6,6′-dimethoxy-2,2′,2′-trimethyltubocuraraniumchloridhydrochlorid, Pentahydrat **9.**1119
Dihydroxy-1,3-dimethoxy-2,7-xanthon **5.**234
1,4-Dihydroxy-3,5-dimethoxyxanthon **4.**761
1,8-Dihydroxy-3,5-dimethoxyxanthon **4.**757, 759
1,8-Dihydroxy-3,7-dimethoxyxanthon **4.**757f

(R)-3-(2,4-Dihydroxy-3,3-dimethylbutyramido)-propionsäure **9.**14
– Calciumsalz **7.**637
N-(2,4-Dihydroxy-3,3-dimethylbutyryl)-β-alanin, Calciumsalz **7.**637
(R)-N-(2,4-Dihydroxy-3,3-dimethyl-1-oxobutyl)-β-alanin **9.**14
– Calciumsalz **7.**637, 639
11β,17-Dihydroxy-6,16α-dimethyl-2′-phenyl-21-[(3-sulfobenzoyl)oxy]-2H′-pregna-2,4,6-trieno[3,2-c]-pyrazol-20-on **7.**1100
11β,17-Dihydroxy-3,20-dioxo-21-iod-4-pregnen **9.**956
11β-21-Dihydroxy-3,20-dioxo-4-pregnen-18-al-(18,11-Halbacetal) **7.**98
11β,17-Dihydroxy-3,20-dioxo-4-pregnen-21-yl-acetat **8.**477
(S)-(11β,17-Dihydroxy-3,20-dioxo-4-pregnen-21-yl)-thiopivalat **9.**956
4,4′-Dihydroxydiphenylamin **3.**497
4,4′-Dihydroxydiphenylisatin **8.**1285
5α,20α(R)-Dihydroxy-6α,7α-epoxy-1-oxo-5α-witha-2,24-dienolid **5.**723
3,17-β-Dihydroxy-Δ$^{1,2,5,(10)}$estratrien **8.**79
4,17β-Dihydroxy-4-estren-3-on **8.**1244
3,4-Dihydroxy-α-[1-(ethylamino)ethyl]-benzylalkohol **7.**1379
1-(1′,2′-Dihydroxyethyl)-4-methoxy-β-carbolin **4.**150
3′,4′-Dihydroxyflavon **6.**272, 285
4′,7′-Dihydroxyflavon **4.**462
5,8-Dihydroxyflavon **6.**271
3,12-Dihydroxyhexadecansäure **5.**949
4,12-Dihydroxyhexadecansäure **5.**949
(+)-(3R,5R)-3,5-Dihydroxy-7-[(1S,2S,6S,8S,8aR)-6-hydroxy-2-methyl-8-[(S)-2-methyl-butyryloxy]-1,2,6,7,8,8a-hexahydro-1-naphthyl]heptansäure **9.**308
(±)3,5-Dihydroxy-α-[[p-hydroxy-α-methylphenethylamino]methyl]benzalkohol **8.**186
(5Z)-7-[(1R,2R,3R,5S)-3,5-Dihydroxy-2-[(1E,3S)-(3-hydroxy-1-octenyl)]cyclopentyl]-5-heptansäure **7.**1368
(E,Z)-(1R,2R,3R,5S)-7-[3,5-Dihydroxy-2-[(3S)-(3-hydroxy-1-octenyl]cyclopentyl]-5-heptensäure, 2-Amino-2-(hydroxymethyl)-1,3-propandiol **7.**1372
Dihydroxy[(2-hydroxy-5-oxo-2-imidazolin-4-yl)-ureato]aluminium **7.**98
(R)-(+)-2,4-Dihydroxy-N-(3-hydroxypropyl)-3,3-dimethylbutyramid **7.**1231
(±)-(Z)-7-{(1R*,2R*,3R*,5S*)-3,5-Dihydroxy-2-[(E)-(3R*S*)-3-hydroxy-4-(3-thienyloxy)-1-butenyl]-cyclopentyl}-5-heptansäure **9.**916
– (1:1)-Verbindung mit 2-Amino-2-(hydroxymethyl)-1,3-propandiol **9.**917
3,5-Dihydroxy-2-[3-hydroxy-4-(3-trifluormethylphenoxy)-1-butenylcyclopentyl]-5-heptansäure **1.**783
7,4,-Dihydroxyisoflavon **5.**300
3,4-Dihydroxyisopropylaminoethylbenzylalkohol **1.**740; **8.**614

(±)-3,4-Dihydroxy-α-(1-isopropyl-aminopropyl)-benzylalkohol **8.**601
5,6-Dihydro-2-(2,6-xylidino)-4*H*-1,3-thiazin **9.**1215
3β,16β-Dihydroxylupeol
– 3-myristat **5.**524
– 3-palmitat **5.**524
11β,17-Dihydroxy-21-mercapto-4-pregnen-3,20-dion **9.**955
11β,17-Dihydroxy-21-mercapto-progesteron **9.**955
2,3-Dihydroxy-4-methoxyacetophenon **6.**10
2′,4′-Dihydroxy-6′-methoxychalcon **4.**245
2′,4-Dihydroxy-4′-methoxychalkon **5.**412
4,4′-Dihydroxy-2-methoxychalkon **5.**312
4′,5-Dihydroxy-7-methoxyflavon **5.**653; **6.**1096
7,4′-Dihydroxy-2′-methoxyisoflavan **4.**291
3′,7′-Dihydroxy-4′-methoxyisoflavon **4.**462
1,5-Dihydroxy-8-methoxy-2-methylanthrachinon-3-*O*-β-D-(+)glucopyranosid **4.**703
3′,5-Dihydroxy-4′-methoxy-4-oxo-4*H*-chromen-7-yl-rutosid **7.**1376
3,4-Dihydroxy-5-methoxyphenethylamin **5.**708
1,2-Dihydroxy-3-(2-methoxyphenoxy)propan **8.**386
*erythro*-1,4-Di(4-hydroxy-3-methoxyphenyl)-2,3-dimethylbutan **5.**865
1,4-Di(4-hydroxy-3-methoxyphenyl)-2,3-dimethylbutan-1-ol **5.**865
4′,5′-Dihydroxy-7-methoxy-4-phenyl-5,2′-oxidocumarin **5.**444f
3,4-Dihydroxy-α[[4-(2-methoxyphenyl)-1-piperazinyl]-methyl]-benzylalkohol **9.**239
3′,5-Dihydroxy-4′-methoxy-7-rutinosyloxyflavan-4-on **8.**425
12,16-Dihydroxy-11-methoxystrychnin **6.**817, 829
3′,4′-Dihydroxy-2-methylaminoacetophenon **7.**80
– hydrochlorid **7.**81
(±)-3,4-Dihydroxy-α-[(methylamino)methyl]benzyl-alcohol-3,4-dipivalat **7.**1390
1,6-Dihydroxy-4-methylanthrachinon **6.**510
1,8-Dihydroxy-2-methylanthrachinon **4.**720
1,8-Dihydroxy-3-methylanthrachinon **4.**716
1,8-Dihydroxy-3-methyl-9-anthron **7.**937
3,4-Dihydroxy-4-(3-methyl-2-butenyl)-bisbenzyl **5.**312
8,12-Dihydroxy-4-methyl-11,16-dioxo-senecionanium **3.**1080
11β,17-Dihydroxy-16-methylen-3,20-dioxo-1,4-pregnadien-21-yl-*N,N*-diethylglycinat **9.**329, 331
11β,21-Dihydroxy-16α,17-[(1-methylethyliden)bis(oxy)]pregna-1,4-dien-3,20-dion **7.**1211
*N,N*′-Di(hydroxymethyl)harnstoff **3.**612
(5*Z*,11α,13*E*,15*R*)-11,15-Dihydroxy-15-methyl-9-oxo-5,13-prostadiensäure **7.**291
(8*R*,11*R*,12*R*,15*R*)-11,15-Dihydroxy-15-methyl-9-oxoprosta-5,13-diensäure **7.**291
(*RS*)-1,2-Dihydroxy-3-(2-methylphenoxy)propan **8.**866
2,4-Dihydroxy-6-methylphenylalanin **4.**142f
11β,17-Dihydroxy-21-(4-methyl-1-piperazinyl)-1,4-pregnadien-3,20-dion **8.**816
11β,17-Dihydroxy-21-(4-methyl-1-piperazinyl)-Δ¹-progesteron **8.**816

(5*Z*,8*R*,11*R*,12*R*,13*E*,15*R*)-11,15-Dihydroxy-*N*-methylsulfonyl-9-oxo-16-phenoxy-17,18,19,20-tetranorprosta-5,13-dienamid **9.**746
5,5-Di(hydroxymethyl)-2-trichlormethyl-1,3-dioxan **9.**68
1,7-Dihydroxy-3-methylxanthon **4.**719
6,7-Dihydroxy-4-(morpholinomethyl)-2*H*-chromen-2-on **8.**282
6,7-Dihydroxy-4-(morpholinomethyl)cumarin **8.**282
3,11-Dihydroxymyristinsäure **5.**535, 542
*N*,3-Dihydroxy-4-(1-naphthalenyl-oxy)butan-imidamid **8.**1061
3,4-Dihydroxynorephedrin **7.**1095
– hydrochlorid **7.**1096
3,24-Dihydroxy-30-norolean-12,20(29)-dien-28-säure **4.**157
3β,20ζ-Dihydroxy-30-norolean-12-en-28-carbon-säure **5.**351
9,10-Dihydroxy-12-octadecensäure **4.**1076
3β,24-Dihydroxyolean-11,13(18)-dien-30,22β-carbolacton **5.**331
3β,24-Dihydroxyolean-11,13(18)-dien-30-säure-methylester **5.**331
3β,29-Dihydroxyolean-12-en-28-säure **4.**157
2,19-Dihydroxyoleanolsäure **6.**849
5,16β-Dihydroxy-19-oxo-Digitoxigenin **4.**94
3β,18α-Dihydroxy-11-oxoolean-12-en-30-säure-methylester **5.**331
11β,21-Dihydroxy-17-[(1-oxopentyl)oxy]-pregn-4-en-3,20-dion **8.**480
(5*Z*,11α,13*E*,15*S*)-11,15-Dihydroxy-9-oxo-prosta-5,13-dien-säure **7.**1372
(5*Z*,13*E*)-(8*R*,11*R*,12*R*,15*S*)-11,15-Dihydroxy-9-oxo-prosta-5,13-diensäure **7.**1372
(11α,13*E*,15*S*)-11,15-Dihydroxy-9-oxo-13-prostensäure **7.**133
3,12-Dihydroxypalmitinsäure **5.**535, 539, 542, 949
3,12-Dihydroxypentadecansäure **5.**949
4,12-Dihydroxypentadecansäure **5.**949
3,4-Dihydroxyphenacylchlorid **7.**499
(–)-3-(3,4-Dihydroxyphenyl)-L-alanin **8.**714
1-(3,4-Dihydroxyphenyl)-2-aminobutanol **8.**129
– hydrochlorid **8.**129
α-(3,4-Dihydroxyphenyl)-β-aminoethan **7.**1421
(1*R*,2*S*)-1-(3,4-Dihydroxyphenyl)-2-aminopropanol **7.**1095
– hydrochlorid **7.**1096
(*S*)-3,4-Dihydroxy-phenylaminopropanon-Hydrochlorid **7.**1096
1-(2,6-Dihydroxyphenyl)-9-(3,4-dihydroxyphenyl)-nonan-1-on **5.**874
2-(2′,4′-Dihydroxyphenyl)-5,6-dimethoxybenzofuran **5.**895
3,4-Dihydroxyphenylessigsäure **4.**761
Dihydroxyphenylethanol **5.**937, 939, 941, 945
1-3,4-Dihydroxyphenylethanolamin **8.**1197
2-(3,4-Dihydroxyphenyl)ethylamin **7.**1421
– hydrochlorid **7.**1423
(±)-1-(3,4-Dihydroxyphenyl)-2-ethylaminopropanol **7.**1379
(±)-3,4-Di(*p*-hydroxyphenyl)-*n*-hexan **8.**432
*meso*-3,4-Di-(*p*-hydroxyphenyl)-hexan **8.**432

(2*S*)-3-(3,4-Dihydroxyphenyl)-2-hydrazino-2-methylpropionsäure **7.**685
- Monohydrat **7.**686
1-(3,4-Dihydroxyphenyl)-1-hydroxy-2-aminobutan **8.**129
- hydrochlorid **8.**129
(*RS*)-7-[2-[[2-(3,4-Dihydroxyphenyl)-2-hydroxyethyl]amino]ethyl]-3,7-dihydro-1,3-dimethyl-1*H*-purin-2,6-dion **9.**852
7-[2-[2-(3,4-Dihydroxyphenyl)-2-hydroxyethylamino]ethyl]theophyllin **9.**852
1-(2,6-Dihydroxyphenyl)-9-(4-hydroxy-3-methoxyphenyl)nonan-1-on **5.**867
1-(2,6-Dihydroxyphenyl)-9-(4-hydroxyphenyl)nonan-1-on **5.**874
(±)-1-(3,5-Dihydroxyphenyl)-2-[1-(4-hydroxyphenyl)-2-propyl]aminoethanol **8.**186
1-(3,4-Dihydroxyphenyl)-2-isopropylamino-1-butanol **8.**601
Dihydroxyphenylmethenylbenzylalkohol **9.**136
α-(3,4-Dihydroxyphenyl)-4-(2-methoxyphenyl)-1-piperazinethanol **9.**239
(*RS*)-1-(3,4-Dihydroxyphenyl)-2-[4-(2-methoxyphenyl)-1-piperazinyl]ethanol **9.**239
(±)-3-(3,4-Dihydroxyphenyl)-2-methylalanin **8.**946
3-(3,4-Dihydroxyphenyl)-2-methylalanin **8.**943
- ethylester, hydrochlorid **8.**946
1-(3,4-Dihydroxyphenyl)-2-methylaminoethanol **1.**717
(*R*)-1-(3,4-Dihydroxyphenyl)-2-methylaminoethan-1-ol **8.**45
(−)-α-3,4-Dihydroxyphenyl-β-methylaminoethanol **8.**45
(*R*)-1-(3,4-Dihydroxyphenyl)-2-(methylamino)-ethanol-(2*R*,3*R*)-hydrogentartrat **8.**48
1-(3,4-Dihydroxyphenyl)-2-(methylamino)ethanon **7.**80
- hydrochlorid **7.**81
2-[Di(4-hydroxyphenyl)methyl]benzylalkohol **9.**136
(±)-1-(3,4-Dihydroxyphenyl)-2-[1-(3,4-methylendioxyphenyl)-2-propylamino]ethanol **9.**432
(*E*)-1,5-bis(3′,4′-Dihydroxyphenyl)-1-penten-4-in **5.**496
1-(2,6-Dihydroxyphenyl)tetradecan-1-on **5.**867
2-(3′,4′-Dihydroxyphenyl)-3,5,7-trihydroxy-4*H*-1-benzopyran-4-on **3.**1024
2-(3,4-Dihydroxyphenyl)-3,5,7-trihydroxy-4*H*-1-benzopyran-4-on **9.**478
2-(3,4-Dihydroxyphenyl)-3,5,7-trihydroxy-4-chromenon **9.**478
11β,17-Dihydroxy-21-(phosphonooxy)-pregna-1,4-dien-3,20-dion **9.**325
11β-17-Dihydroxy-21-(phosphonooxy)-pregn-4-en-3,20-dion, Dinatriumsalz **8.**480
3,5-Dihydroxyphthalsäure **6.**59
1-(3α,17β-Dihydroxy-2β-piperidino-5α-androstan-16β-yl)-1-methylpiperidinium-bromid-diacetat **9.**1160
17,21-Dihydroxypregna-1,4-dien-3,11,20-trion **9.**327
14,17-Dihydroxypregn-4-en-3,20-dion, cyclisches Acetal mit Propionaldehyd **9.**376

17α,21-Dihydroxypregn-4-en-3,11,20-trion-21-acetat **7.**1099
5,7-Dihydroxy-6-prenylflavon **5.**313
14α,17α-Dihydroxyprogesteron **9.**376
1,2-Dihydroxypropan **9.**409
1,3-Dihydroxy-2-propanon **7.**1331
3,4′-Dihydroxypropiophenon-3-β-D-glucosid **4.**504
9-(1,3-Dihydroxy-2-propoxymethyl)guanin **8.**325
8-(Dihydroxypropoxy)-thiochroman **9.**814
17,21-Dihydroxy-4-propylajmalanium-bitartrat **9.**301
17*R*,21α-Dihydroxy-4-propylajmalaniumhydrogentartrat **9.**301
(*RS*)-2,3-Dihydroxypropyl-*N*-(7-chlor-4-chinolyl)-anthranilat **8.**346
2,3-Dihydroxypropylchlorid **9.**814
(*RS*)-(2,3-Dihydroxypropyl)-3,7-dihydrid-1,3-dimethyl-1*H*-purin-2,6-dion **7.**1393
(*R*)-(+)-7-(2,3-Dihydroxypropyl)-3,7-dihydro-1,3-dimethyl-1*H*-purin-2,6-dion **7.**1395
1-(2,3-Dihydroxypropyl)-3,7-dihydro-3,7-dimethyl-1*H*-purin-2,6-dion **7.**1332
(*RS*)-1-(2,3-Dihydroxypropyl)-3,7-dimethyl-2,6-(1*H*,3*H*)-purindion **7.**1332
1-(2,3-Dihydroxypropyl)-3,7-dimethylxanthin **7.**1332
7-(2,3-Dihydroxypropyl)-1,3-dimethylxanthin **7.**1393
7-(2,3-Dihydroxypropyl)-(1*H*,3*H*)-tetrahydro-1,3-dimethylpurin-2,6-dion **7.**1393
7-(2,3-Dihydroxypropyl)-tetrahydro-1,3-dimethyl-2,6-purindion **1.**740
Dihydroxypropyltheobromin, Monographie **C01CE, R03DA** **7.**1332
(*RS*)-1-(2,3-Dihydroxypropyl)theobromin **7.**1332
(±)-7-(2,3-Dihydroxypropyl)theophyllin **7.**1393
2,3-Dihydroxypropyl-*N*-[8-(trifluormethyl)-4-chinolyl]anthranilsäure **8.**215
5,14-Dihydroxy-3β-(α-L-rhamnosyloxy)-19-oxo-5β,14β-card-20(22)-enolid **7.**1094
12,18-Dihydroxysenecionan-11,16-dion **3.**1036
Dihydroxy(stearato)aluminium **7.**146
4,4′-Dihydroxystilben **7.**1285
12,16-Dihydroxystrychnin **6.**817, 829
2,5-Dihydroxyterephthalsäure **4.**761
3,11-Dihydroxytetradecansäure **5.**535, 537
3,12-Dihydroxytetradecansäure **5.**535
5,4′-Dihydroxy-6,7,8,3′-tetramethoxyflavon **6.**982
1,8-Dihydroxy-2,3,4,6-tetramethoxyxanthon **4.**759
1,8-Dihydroxy-2,3,4,6-tetramethoxy-9*H*-xanthon **4.**758
1,8-Dihydroxy-3,5,6,7-tetramethoxyxanthon **4.**757, 759, 761
L-*threo*-2,3-Dihydroxy-tetramethylenbis(methansulfonat) **9.**1016
2β,6β-Dihydroxyteuscordin **6.**938
8α,11-Dihydroxy-THC **3.**1157
8β,11-Dihydroxy-THC **3.**1157
3,5-Dihydroxytoluol **4.**617
Dihydroxytriangularin **4.**177
1,3-Dihydroxy-3,5,5-trimethoxycyclohexyliden-4-essigsäurelacton **4.**605

3,5-Dihydroxy-6,7,8-trimethoxyflavon **4.**60
5,3'-Dihydroxy-3,7,4'-trimethoxyflavon **4.**373
5,4'-Dihydroxy-6,7,3'-trimethoxyflavon **4.**358; **6.**982
5,4'-Dihydroxy-6,7,8-trimethoxyflavon **6.**982
5,7-Dihydroxy-6,3',4'-trimethoxyflavon **4.**752
1,8-Dihydroxy-3,4,6-trimethoxyxanthon **4.**759
3,5-Dihydroxy-3',4',7-tris(2-hydroxyethoxy)-3-[6-*O*-(6-deoxy-α-L-mannopyranosyl)-β-D-glucopyranosyl]flavon **9.**1106
2α,19α-Dihydroxyursolsäure **4.**1199; **5.**261
2,3-Dihydrozimtsäure **4.**813
5,7-Diiod-8-chinolinol **7.**1333
1,10-Diioddecan **7.**1200
3,5-Diiod-4-hydroxybenzonitril **1.**359; **3.**695
Diiodhydroxychinolin **7.**1333
β-[(3,5-Diiodo-4-hydroxyphenoxy)-3,5-diiodophenyl]alanin **9.**907
5,7-Diiodo-8-hydroxyquinolin, Monographie G01AC **7.**1333
2,6-Diiodophenol-4-sulfonsäure **9.**640
9,10-Diiodstearinsäureethylester **8.**573
L-(+)-3,5-Diiodthyroxin **8.**729
Diiodtyrosin **5.**202
– Monographie H03BX **7.**1334
3,5-Diiod-L-Tyrosin **7.**1334
(Diisobutylphenoxyethoxyethyl)dimethylbenzylammoniumchlorid **7.**421
1,6-Diisocyanatohexane **3.**668
1,5-Diisocyanato-naphthalin **3.**858
Diisohomogenol **9.**975
Diisopromin
– Monographie A03A **7.**1335
– hydrochlorid, Monographie A03A **7.**1335
Diisopropyladipat, Monographie **7.**1336
*S*-(Diisopropylaminoethyl)-*O*-ethyl-methylphosphonothiolat **3.**1247
(*RS*)-4-Diisopropylamino-2-phenyl-2-(2-pyridyl)-butyramid **7.**1399
1,3-Diisopropylbenzol **9.**505
*N,N*-Diisopropyl-3,3-diphenylpropylamin **7.**1335
– hydrochlorid **7.**1335
Di-*O*-isopropyliden-2-oxo-L-gulonsäure **7.**300
Di-*O*-isopropyliden-L-sorbose **7.**300
*N,N*-Diisopropyl-*N*-methyl-*N*-[2-(9-xanthencarbonyloxy)ethyl]ammoniumbromid **9.**392
Diisopropylmethyl-[2-(xanthen-9-ylcarbonyloxy)-ethyl]ammoniumbromid **9.**392
Diisopropyl-5-nitroisophthalat **3.**879
2,6-Diisopropylphenol **9.**402
Diisopropylsebacat, Monographie **7.**1336
*N,N*-Diisopropyl-2,3,3-trichlorallyl-thio-carbamat **3.**1186
Dikalii phophas anhydricus **7.**1336
Dikaliumchlorazepat **7.**1039
Dikaliumdi-D-tartrato(4)-bis(antimonat(III))trihydrat **7.**270
Dikaliumhydrogenphosphat, Monographie **7.**1336
Dikegulac **1.**369
Diketen **7.**435
Dikofag DP, Monographie **3.**473

Dikofag Kombi
– Monographie **3.**473
– Pflanzenschutz **1.**363
Dikofag MP Kombi flüssig, Monographie **3.**473
Dikofag P, Monographie **3.**473
Diktamnos **5.**951
Dikupferchloridtrihydroxid **1.**351; **3.**718
Dilatantes Fließverhalten **2.**85
Dilatometrie **2.**74
Dilaudid-hydrochlorid **8.**483
Dilazep
– Monographie C01D **7.**1337
– dihydrochlorid Monohydrat, Monographie C01D **7.**1339
β-*O*-Dilignol **5.**701
Dilignolglucosid **6.**578
Diligustilid **5.**850
6,6',7,3'-α-Diligustilid **5.**850
Dillapiol **4.**578; **5.**159; **6.**198
Dillblattwurz **5.**848
Dillfrüchte **1.**701
Dillöl **3.**736f
Dillonia abyssinica **4.**730
Diloxanid, Monographie P01AC **7.**1340
Diloxanidfuroat, Monographie P01AC **7.**1341
Diltiazem
– Monographie C08D **7.**1342
– hydrochlorid, Monographie C08D **7.**1343
Dilution, HAB **2.**744
Dimabefyllin, Monographie **7.**1344
Dimanin A, Monographie **3.**474
Dimanin A spezial, Monographie **3.**474
Dimanin Steinrein, Monographie **3.**474
Dimantin, Monographie **7.**1344
Dimazol, Monographie D01AE **7.**1345
Dimecron 20
– Monographie **3.**474
– Pflanzenschutz **1.**344
Dimecrotinsäure, Monographie **7.**1345
Dimeflin
– Monographie **7.**1345
– hydrochlorid, Monographie **7.**1345
Dimefuron, Monographie **3.**474
Dimenhydrinat, Monographie A04A, R06A **7.**1346
Dimercaprol, Monographie V03AB **7.**1347
(2*R*\*,3*S*\*)-2,3-Dimercaptobernsteinsäure **9.**681
*erythro*-Dimercaptobernsteinsäure **9.**681
*meso*-2,3-Dimercaptobernsteinsäure **9.**681
(*R*\*,*S*\*)-2,3-Dimercaptobutandisäure **9.**681
2,3-Dimercapto-1-propanol **7.**1347
Dimercaptopropansultonat, als Antidot **2.**342
2,3-Dimercapto-1-propansulfonsäure
– Monographie V03AB **7.**1349
– Natriumsalz, Monographie V03AB **7.**1349
Dimestrol **7.**1286
Dimetacrin
– Monographie N06AA **7.**1350
– hydrogentartrat, Monographie N06AA **7.**1350
Dimetamfetamin
– Monographie N06BA **7.**1351
– hydrochlorid, Monographie N06BA **7.**1351
Dimethachlor, Monographie **3.**475

Dimethazan, Monographie 7.1352
5H-6,10:11,12a-Dimethenindolo[3,2-b]chinozilin[R-[R*,R*]]-2,3-dihydroxybutanoat 9.301
Dimethisoquin 9.482
- hydrochlorid 9.483
Dimethoat 1.346
- Monographie 3.476
Dimethoat Du Pont, Monographie 3.478
Dimethoat ICI, Monographie 3.479
Dimethocain, hydrochlorid, Monographie N01BA 7.1352
Dimethoxan, Monographie 7.1353
Dimethoxanat
- Monographie 7.1353
- hydrochlorid, Monographie 7.1353
1,1-Dimethoxyacetonoxim 7.59
2,6-Dimethoxy-4-allylphenol 5.881
1,10-Dimethoxy-6aα-aporphin-2,9-diol 7.506
3,5-Dimethoxyaporphin-2,6-diol 7.506
Dimethoxyarbutin 6.578f
3,4-Dimethoxybenzaldehyd 8.1050f; 9.1168
(2S,5R,6R)-6-(2,6-Dimethoxybenzamido)-3,3-dimethyl-7-oxo-4-thia-1-aza-bicyclo[3.2.0]heptan-2-carbonsäure 8.972
6-(2,6-Dimethoxybenzamido)penicillansäure 8.972
4,4'-Dimethoxybenzhydrylidencyclohexan 7.1136
3,4-Dimethoxybenzoat 8.822
2,6-Dimethoxybenzochinon 4.533
2,6-Dimethoxy-p-benzochinon 4.147, 150; 5.704f
2,4-Dimethoxybenzoesäure 8.999
2,6-Dimethoxybenzoesäure 8.974
3,4-Dimethoxybenzoesäure 8.821
3,4-Dimethoxybenzoesäure-4-[ethyl[2-(4-methoxyphenyl)-1-methylethyl]amino]butylester 8.820
1,3-Dimethoxybenzol 8.1270
4,4'-Dimethoxybenzophenon 7.892
[2S-(2α,5α,6β)]-6-[(2,6-Dimethoxybenzoyl)amino]-3,3-dimethyl-7-oxo-4-thia-1-azabicyclo[3.2.0]-heptan-2-carbonsäure 8.972
1-(3,4-Dimethoxybenzyl)-6,7-dimethoxy-isochinolin 3.912
6,7-Dimethoxy-3,4-dihydroisochinolinhydrochchlorid 7.435
11,12-Dimethoxydihydrokavain 6.202
2',6'-Dimethoxy-4,4'-dihydroxychalkon 5.451
6,7-Dimethoxy-1-(3,4-dimethoxybenzyl)isochinolin 9.15
2,5-Dimethoxy-4,α-dimethyl-benzenethanamin 3.479
2,5-Dimethoxy-4,α-dimethyl-phenethylamin 3.479
11,12-Dimethoxyeburnamonin 6.1128
1,2-Dimethoxyethan
- Dielektrizitätskonstante 2.511
- Zersetzungspotential, elektrochemisches 2.511
4,7-Dimethoxy-6-ethoxy-5-[2-(trimethylsilyl)-1-ethinyl]-benzofuran 8.677
6,6-Dimethoxygossypol 5.338, 340
6,7-Dimethoxy-1-p-hydroxybenzyl-2-methyl-1,2,3,4-tetrahydroisochinolin 5.924
2,8-Dimethoxy-7-hydroxy-1,4-phenanthrenchinon 4.1122
5,8-Dimethoxyisodictamnin 4.82

4,8-Dimethoxy-1-methoxycarbonyl-β-carbolin 4.147
2,5-Dimethoxy-4-methyl-amphetamin, Monographie 3.479
1,2-Dimethoxy-12-methyl[1,3]benzodioxolo[5,6-c]-phenanthridinium 3.264
15-(RS)-3,4-Dimethoxy-11,12-methylendioxy-8,14-dioxo-hexahydroisohomoprotoberberin 4.481
2,5-Dimethoxy-6,7-methylendioxyisoflavon 5.551
5,8-Dimethoxy-2-methyl-6,7-furanochromon 8.677
4,9-Dimethoxy-7-methyl-5H-furo[3,2g][1]benzopyran-5-on 8.677
4,9-Dimethoxy-7-methyl-5H-furo[3,2g]chromen-5-on 8.677
3,4-Dimethoxy-17-methyl-6β,14-morphinandiol 7.1448
2,4-Dimethoxy-β-methylzimtsäure 7.1345
2,5-Dimethoxynorephedrin 8.931
(3β,16β,17α,18β,20α)-11,17-Dimethoxy-18-[[1-oxo-3-(3,4,5-trimethoxyphenyl)-2-propenyl]oxy]-yohimban-16-carbonsäuremethylester 9.499
3,4-Dimethoxyphenethylamin 5.708
5-[N-(3,4-Dimethoxyphenethyl)-N-methyl-amino]-2-(3,4-dimethoxyphenyl)-2-isopropyl-valeronitril 9.1163
5-[(3,4-Dimethoxyphenethyl)methylamino]-2-isopropyl-2-(3,4,5-trimethoxyphenyl)pentannitril 8.323
- hydrochlorid 8.325
5-[(3,4-Dimethoxyphenethyl)methylamino]-2-isopropyl-2-(3,4,5-trimethoxyphenyl)valeronitril 8.323
5-[N-(3,4-Dimethoxyphenethyl)-N-methylamino]-2-(3,4,5-trimethoxyphenyl)-2-isopropylvaleronitrilhydrochlorid 8.325
3,4-Dimethoxyphenylaceton 8.943
3,4-Dimethoxyphenylacetonitril 8.943; 9.1163
3-(2,4-Dimethoxyphenyl)-2-butensäure 7.1345
α-(3,4-Dimethoxyphenyl)-N,N-dimethylbenzenbutanamin 9.1168
(±)-1-(3,4-Dimethoxyphenyl)-N,N-dimethyl-4-phenyl-butylamin 9.1168
1-(3,4-Dimethoxyphenyl)-5-ethyl-7,8-dimethoxy-4-methyl-5H-benzo[d][1,2]diazepin 9.975
1-(3,4-Dimethoxyphenyl)-5-ethyl-7,8-dimethoxy-4-methyl-5H-2,3-benzodiazepin 9.975
N-[2-(3,4-Dimethoxyphenyl)ethyl]-N-methylamin 8.324; 9.1163
(RS)-α-[3-[[2-(3,4-Dimethoxyphenyl)ethyl]methylamino]propyl]-3,4-dimethoxy-α-(1-methylethyl)-benzen-acetonitril 9.1163
α-[3-[[2-(3,4-Dimethoxyphenyl)ethyl]methylamino]-propyl]-3,4,5-trimethoxy-α-(1-methylethyl)benzenacetonitril 8.323
α-[3-[[2-(3,4-Dimethoxyphenyl)ethyl]methylamino]-propyl]-3,4,5-trimethoxy-α-(trimethylethyl)benzenacetonitril 8.325
1-(2,4-Dimethoxyphenyl)-3-(4-methoxyphenyl)-2-propen-1-on 8.982
(±)-3-(3,4-Dimethoxyphenyl)-2-methylalanin 8.943
2-(3,4-Dimethoxyphenyl)-3-methylbutyronitril 9.1163

1-[(3,4-Dimethoxyphenyl)methyl]-6,7-dimethoxyisochinolin **9.**15
1-(3,4-Dimethoxyphenyl)-2-nitro-1-butanol **8.**1051
2,6-(Dimethoxyphenyl)penicillin **8.**972
(RS)-N-[1-(3,4-Dimethoxyphenyl)-4-phenylbutyl]-N,N-dimethylamin **9.**1168
6,8-Dimethoxy-7-prenyloxycumarin **4.**135
2,5-Dimethoxypropiophenon **8.**931f
3',4'-Dimethoxypropiophenon **7.**1379
2,4-Dimethoxypyrimidin **7.**1159
N-(2,4-Dimethoxy-6-pyrimidin)sulfanilamid **1.**758
N1-(2,6-Dimethoxy-4-pyrimidinyl)sulfanilamid **9.**698
N1-(5,6-Dimethoxy-4-pyrimidinyl)sulfanilamid **9.**701
3,3'-Dimethoxyquercetin **5.**532
(E)-4,4'-Dimethoxystilben **5.**517
2,5-Dimethoxytetrahydrofuran **5.**752
[S-(R*,S*)]-6,7-Dimethoxy-3-(5,6,7,8-tetrahydro-4-methoxy-6-methyl-1,3-dioxolo-[4,5-g]-isochinolin-5-yl)-1(3H)-isobenzofuran **8.**1214
(3S)-6,7-Dimethoxy-3-[(1R)-1,2,3,4-tetrahydro-8-methoxy-2-methyl-6,7-methylendioxy-1-isochinolyl]-phthalid **8.**1214
Dimethpyrinden **7.**1359
– maleat **7.**1361
Dimethulen **7.**826
Dimethylacetamid, Monographie **7.**1353
O,S-Dimethyl-N-acetyl-amidothiophosphat **1.**347; **3.**7
O,S-Dimethylacetylphosphoramidothioate **3.**7
Dimethylacryloylcholin **6.**773
Dimethylacrylsäure **5.**76, 81
Dimethylajoen **4.**203
4-(1,1-Dimethylallyl)-7,8-dioxymethylencumarin **6.**507
3-(1,1'-Dimethylallyl)herniarin **6.**510, 513
3-[3,3-Dimethylallyl]-1-methyl-4-methoxychinol-2-on **4.**147
Dimethylamidacetat **7.**1353
Dimethylamidoethoxyphosphorylcyanid **3.**1119
O,S-Dimethylamido-thiophosphat **1.**347; **3.**784
Dimethylamin **7.**814, 1351; **9.**933
Dimethylaminoantipyrin **7.**190
Dimethylaminoazobenzol **1.**558
4-Dimethylaminobenzaldehyd, als Reagens **1.**532; **2.**141
4-Dimethylaminobenzaldehyd-Lösung **1.**537
4-Dimethylaminobenzoesäure **9.**828
p-Dimethylaminobenzoesäure **9.**1
4-Dimethylaminobenzoesäure-2-ethylhexylester **1.**203; **9.**1
4-Dimethylaminobenzoesäureisooctylester **9.**1
4-Dimethylaminobenzoesäurepentylester **9.**1
Dimethylaminobenzol **1.**533
p-Dimethylaminobenzylchlorid **7.**1344
7-[p-(Dimethylamino)benzyl]theophyllin **7.**1344
Dimethylaminocarbonylchlorid **9.**451
3-[[(Dimethylamino)carbonyl]oxy]-1-methylpyridiniumbromid **9.**451
3-(Dimethylaminocarbonyloxy)pyridin **9.**451

3-[[(Dimethylamino)carbonyl]oxy]-N,N,N-trimethylbenzenaminiumhydroxid **8.**1130
N-[1-[(Dimethylamino)carbonyl]propyl]-N-ethyl-2-butenamid **7.**1112
(RS)-N-[1-[(-Dimethylamino)carbonyl]propyl]-N-propyl-2-butenamid **7.**1110
2-Dimethylamino-1-chlorpropan **7.**1363
3β-Dimethyl-amino-5-conenin **7.**1093
Dimethylaminocyanphosphorsäureethylester **3.**1119
3-Dimethylamino-1-cyclohexyl-1-phenylpropanol **9.**1048
4-(Dimethylamino)-1,2-dihydro-1,5-dimethyl-2-phenyl-3H-pyrazol-3-one **7.**190
6-Dimethylamino-2-(2-(2,5-dimethyl-1-phenyl-3-pyrrolyl)vinyl)-1-methylchinoliniumchlorid Dihydrat **9.**465
2-Dimethylamino-5,6-dimethylpyrimidin-4-yl-dimethylcarbamat **1.**348; **3.**977
6-Dimethylamino-4,4-diphenyl-3-heptanon **1.**727; **8.**719, 911
– hydrochlorid **8.**912
6-Dimethylamino-4,4-diphenyl-3-hexanon **8.**1212
α-(+)-4-Dimethylamino-1,2-diphenyl-3-methyl-2-butanolpropionathydrochlorid **7.**1244
α-(–)-4-Dimethylamino-1,2-diphenyl-3-methyl-2-butanolpropionsäureester **8.**725
(RS)-4-Dimethylamino-2,2-diphenylvaleramid **7.**1363
– hydrogensulfat **7.**1363
(RS)-4-Dimethylamino-2,2-diphenylvaleronitril **7.**1363
Dimethylaminoethanol **7.**1382
2-Dimethylaminoethanol **7.**882, 1181; **9.**828
N,N-Dimethyl-2-aminoethanol **8.**1262
2-Dimethylaminoethanol-4-acetylaminobenzoat **7.**1181
Dimethylaminoethanolat **9.**482
1-(Dimethylaminoethoxyacetamido)adamantan **9.**1097
4-(2-Dimethylaminoethoxy)benzaldehyd **9.**1069
4-(2-Dimethylaminoethoxy)benzylamin **9.**1069
N-[4-(2-Dimethylaminoethoxy)benzyl]-3,4,5-trimethoxybenzamid **9.**1068
5-(2-Dimethylaminoethoxycarbonyl)ethoxycarbonylmethyl-3-hydroxy-4-hydroxymethyl-2-methylpyridin **9.**253
1-(2-Dimethylaminoethoxycarbonyl)-2-[(3-hydroxy-4-hydroxymethyl-2-methyl-5-pyridyl)methoxycarbonyl]ethan **9.**253
2-(2-Dimethylaminoethoxy)ethyl-10-phenothiazincarboxylat **7.**1353
– hydrochlorid **7.**1353
(RS)-2-[α-(2-Dimethylaminoethoxy)-α-methylbenzyl]pyridin **7.**1440
– succinat **7.**1441
1-[p-[2-(Dimethylamino)-ethoxy]phenyl]-trans-1,2-diphenyl-1-buten **9.**770
(E)-α-{4-[2-(Dimethylamino)ethoxy]phenyl}-β-ethyl-3-stilbenol **7.**1444
N-[[4-[2-(Dimethylamino)ethoxy]phenyl]methyl]-3,4,5-trimethoxybenzamid **9.**1068

(E)-3-{1-[4-[(2-Dimethylamino)ethoxy]-phenyl]-2-phenyl-1-butenyl}phenol  **7.**1444
2-[2-(Dimethylamino)ethoxy]-N-tricyclo[3.3.1.13,7]-dec-1-yl-acetamid  **9.**1097
2-(N,N-Dimethylamino)ethyl-α-aminopyridin  **9.**847
2-Dimethylaminoethyl-4-aminosalicylat  **8.**501
3-[(3-Dimethylaminoethylamino)-2,4,6-triiodophenyl]propionsäure  **7.**635
(±)-(R*,S*)-α-[1-(Dimethylamino)ethyl]benzenmethanol  **8.**947
erythro-α-[1-(Dimethylamino)ethyl]-benzylalkohol  **8.**947
2-[2-(Dimethylamino)ethyl]-4-benzyl-1(2H)-phthalazinon  **9.**765
(RS)-[(2-Dimethylaminoethyl)benzyl]pyridin  **9.**121
2-Dimethylaminoethyl-4-butylaminobenzoat  **9.**828
2-Dimethylaminoethyl-p-butylaminobenzoat  **9.**828
2-Dimethylaminoethyl-4-butylaminosalicylat  **8.**507
Dimethylaminoethylchlorid  **9.**828
2-Dimethylaminoethylchlorid  **7.**160;  **9.**1069, 1086
– hydrochlorid  **9.**765
2-Dimethylaminoethyl-4-chlorphenoxyacetat  **8.**829
(S)-(2-Dimethylaminoethyl)-O,O-diethyl-phosphorothioat-methiodid  **8.**2
(+)-5-[2-(Dimethylamino)ethyl]-cis-2,3-dihydro-3-hydroxy-2-(p-methoxyphenyl)-1,5-benzothiazepin-4(5H)-onacetat  **7.**1342
– monohydrochlorid  **7.**1343
5-Dimethylaminoethyl-2-furanyl-methanol  **9.**490
N-{2-[[5-(Dimethylaminoethyl)furfuryl]thio]ethyl}-N'-methyl-2-nitro-1,1-ethendiamin  **9.**490
(RS)-2-(Dimethylamino)ethyl-2-(1-hydroxycyclopentyl)-2-phenylacetat  **7.**1139
– hydrochlorid  **7.**1141
2-Dimethylaminoethyl-5-hydroxy-4-hydroxymethyl-6-methyl-3-pyridylmethylsuccinat  **9.**253
3-(β-Dimethylaminoethyl)-5-hydroxyindol  **3.**222
3-(2-Dimethylaminoethyl)-4-hydroxyindol-O-phosphat  **9.**443
2-(Dimethylamino)ethyl-1-hydroxy-α-phenylcyclopentanacetat  **7.**1139
– hydrochlorid  **7.**1141
2-β-Dimethylamino-ethyl-indan-1-on  **7.**1359
(RS)-2-[1-[2-[2-(Dimethylamino)ethyl]inden-3-yl]-ethyl]pyridin  **7.**1359
– maleat  **7.**1361
3-[2-(Dimethylamino)ethyl]-1H-indol-5-ol  **3.**222
3-[2-(Dimethylamino)ethyl]-5-indolol  **3.**222
3-[2-(Dimethylamino)ethyl]-1H-indol-4-ol-dihydrogenphosphorsäureester  **9.**443
3-[2-(Dimethylamino)ethyl]indol-4-yl-dihydrogenphosphat  **9.**443
3-[2-(Dimethylamino)ethyl]indol-4-yl-hydrogenphosphat  **3.**1010
2-Dimethylaminoethylmercaptan  **8.**3
2-[(2-Dimethylaminoethyl)(p-methoxybenzyl)amino]pyridin  **8.**879
6-{[6-(2-Dimethylaminoethyl)-2-methoxy-3,4-methylendioxyphenyl]acetyl}-2,3-dimethoxybenzoesäure  **8.**1091

3-[2-(Dimethylamino)ethyl]-N-methyl-1H-indol-5-methansulfonamidsuccinat  **9.**752
3-[2-(Dimethylamino)ethyl]-N-methyl-5-1H-indolmethansulfonamidsuccinat  **9.**752
β-(Dimethylamino)-β-ethylphenethylalkohol-3,4,5-trimethoxybenzoat  **9.**1064
2-[2-(Dimethylamino)ethyl]-4-(phenylmethyl)-1(2H)-phthalazinon  **9.**765
(2S,3S)-cis-(+)-5-(2-Dimethylaminoethyl)-2,3,4,5-tetrahydro-2-(4-methoxyphenyl)-4-oxo-1,5-benzothiazepin-3-ylacetat  **7.**1343
cis-(+)-5-(2-Dimethylaminoethyl)-2,3,4,5-tetrahydro-2-(4-methoxyphenyl)-4-oxo-1,5-benzothiazepin-3-ylacetat  **7.**1342
1-(2-Dimethylaminoethyl)-1H-tetrazol-5-thiol  **7.**772
2-[[2-(Dimethylamino)ethyl]-3-thenylamino]-pyridin  **9.**847
7-(2-Dimethylaminoethyl)theophyllin  **7.**1352
4-Dimethylamino-N-[(2-D-glucopyranosyl)aminomethyl]-1,4,4a,5,5a,6,11,12a-octahydro-3,6,10,12,12a-pentahydroxy-6-methyl-1,11-dioxo-2-naphthacencarboxamid  **8.**851
3-(2-Dimethylamino)-4-indolyl-dihydrogenphosphat  **9.**443
(±)-4-(Dimethylamino)-2-isopropyl-2-phenylvaleronitril  **8.**596
2-(Dimethylaminomethyl)-4-(2-aminoethyl-thiomethyl)thiazol  **8.**1191
3-Dimethylamino-7-methyl-1,2,4-benzotriazin-1-oxid  **7.**332
1-(Dimethylamino)-2-methyl-2-butanolbenzoat-Hydrochlorid  **7.**254
3-Dimethylamino-2-methyl-1-chlor-propan  **7.**111
2-(Dimethylaminomethyl)cyclohexanon  **9.**1004
3-Dimethylamino-7-methyl-1,2-dihydro-1,2,4-benzotriazin  **7.**332
3-(Dimethylaminomethylenaminophenyl)-N-methylcarbamat  **3.**614
3-(Dimethylaminomethylenamino)-2,4,6-triiodhydrozimtsäure, Natriumsalz  **8.**1111
3-Dimethylaminomethylenamino-2,4,6-triiodozimtsäure, Calciumsalz  **7.**635
[R-(R*,S*)]-α-[2-(Dimethylamino)-1-methylethyl]-α-phenylbenzenethanol-propionsäureester  **8.**725
[S-(R*,S*)]-α-[2-(Dimethylamino)-1-methylethyl]-α-phenylbenzen-ethanol-propionsäureester-hydrochlorid  **7.**1245
(–)-α-[2-(Dimethylamino)-1-methylethyl]-α-phenylphenylethylpropionat  **8.**725
N-[2-[[[5-[(Dimethylamino)methyl]-2-furanyl]-methyl]thio]ethyl]-N'-methyl-2-nitro-1,1-ethendiamin  **9.**490
8-[(Dimethylamino)methyl]-7-methoxy-3-methylflavon  **7.**1345
– hydrochlorid  **7.**1345
8-[(Dimethylamino)methyl]-7-methoxy-3-methyl-2-phenyl-4H-1-benzopyran-4-on  **7.**1345
– hydrochlorid  **7.**1345
8-Dimethylaminomethyl-7-methoxy-3-methyl-2-phenyl-4H-chromen-4-on  **7.**1345
– hydrochlorid  **7.**1345

(±)-trans-2-(Dimethylaminomethyl)-1-(3-methoxyphenyl)cyclohexanol **9**.1002
[1-(Dimethylaminomethyl-1-methyl-propyl)]benzoat-Hydrochlorid **7**.254
4-[4-(Dimethylamino)-*N*-methyl-L-phenylalanin]-virginiamycin S$_1$ **8**.1013
(+)-4-Dimethylamino-3-methyl-2-(propionyl-oxy)-1,2-diphenylbutanhydrochlorid **7**.1245
2-Dimethylamino-2-methylpropylbenzilat **7**.1288
– hydrochlorid **7**.1288
(*RS*)-5-(3-Dimethylamino-2-methylpropyl)-10,11-dihydro-5*H*-dibenz[b,f]azepin **9**.1076
DL-5-[3-Dimethylamino-2-methylpropyl]-10,11-dihydro-5*H*-dibenz[b,f]azepinhydrochlorid **9**.1079
(*RS*)-10-(3-Dimethylamino-2-methylpropyl)phenothiazin **7**.111
– 2-carbonitril **7**.1116
– (*R,R*)-tartrat **7**.112
5-Dimethylamino-9-methyl-2-propyl-1*H*-pyrazolo-[1,2-a]-[1,2,4]benzotriazin-1,3(2*H*)-dion **7**.331
2-(Dimethylaminomethyl)-4-thiazol-methanol **8**.1191
*N*-{2-[[[2-[(Dimethylamino)methyl]-4-thiazolyl]methyl]thio]-ethyl}-*N'*-methyl-2-nitro-1,1-ethendiamin **8**.1190
2-Dimethylamino-1-(methylthio)glyoxal-*O*-methylcarbamoyloxim **3**.902
(5-Dimethylamino)naphthalin-1-sulfonsäurechlorid, für DC **2**.425
4β-(Dimethylamino)-1,4,4a,5,5a,6,11,12a-octahydro-3,5β,6α,10,12,12aβ-hexahydroxy-6-methyl-1,11-dioxo-2-naphthacencarboxamid **8**.1287
[4*S*-(4α,5α,5aα,6β,12aα)]-4-(Dimethylamino)-1,4,4a,5,5a,6,11,12a-octahydro-3,5,6,10,12,12a-hexahydroxy-6-methyl-1,11-dioxo-2-naphthacencarboxamid **8**.1287
[4*S*-(4α,4aα,5aα,6β,12aα)]-4-(Dimethylamino)-1,4,4a,5,5a,6,11,12a-octahydro-3,6α,10,12,12aβ-pentahydroxy-1,11,-dioxo-2-naphthacencarboxamid **7**.1197
4β-(Dimethylamino)-1,4,4a,5,5a,6,11,12a-octahydro-3,6α,10,12,12aβ-pentahydroxy-1,11-dioxo-2-naphthacencarboxamid **7**.1197
4-(Dimethylamino)-1,4,4a,5,5a,6,11,12a-octahydro-3,6,10,12,12a-pentahydroxy-*N*-[4-(2-hydroxyethyl)-1-piperazinyl-methyl]-6-methyl-1,11-dioxo-2-naphthacencarboxamid **9**.218
4-(Dimethylamino)-1,4,4a,5,5a,6,11,12a-octahydro-3,6,10,12,12a-pentahydroxy-*N*-[4-(2-hydroxyethyl)-1-piperazinyl-methyl]-6-methyl-1,1-dioxo-2-naphthacencarboxamid, Phenoxymethylpenicillinsalz **9**.54
[4*S*-(4α,4aα,5α,5aα,6α,12aα)]-Dimethylamino-1,4,4a,5,5a,6,11,12a-octahydro-3,5,10,12,12a-pentahydroxy-6-methyl-1,11-dioxo-2-naphthacencarboxamid **7**.1436
[4*S*-(4α,4aα,5aα,6β,12aα)]-4-(Dimethylamino)-1,4,4a,5,5a,6,11,12a-octahydro-3,6,10,12,12a-pentahydroxy-6-methyl-1,11-dioxo-2-naphthacencarboxamid **9**.836
(4*S*,4a*R*,5*S*,5a*R*,6*R*,12a*S*)-Dimethylamino-1,4,4a,5,5a,6,11,12a-octahydro-3,5,10,12,12a-pentahydroxy-6-methyl-1,11-dioxo-2-naphthacencarboxamid **7**.1436
4β-Dimethylamino-1,4,4a,5,5a,6,11,12a-octahydro-3,6α,10,12,12aβ-pentahydroxy-6-methyl-1,11-dioxo-2-naphthacencarboxamid **9**.836
4β-Dimethylamino-octahydropentahydroxy-6-methyl-1,11-dioxo-2-naphthacencarboxamid **1**.751
α-(4-Dimethylamino-1,4,4a,5,5a,6,11,12a-octahydro-3,6,10,12,12a-pentahydroxy-6-methyl-1,11-dioxo-2-naphthacencarboxamido)-4-(2-hydroxyethyl)-1-piperazinessigsäure **7**.276
*N*-[[4-(Dimethylamino)-1,4,4a,5,5a,6,11,12a-octahydro-3,6,10,12,12a-pentahydroxy-6-methyl-1,11-dioxo-2-naphthacencarboxamido]methyl]-nipecotinsäure **9**.40
[4,5-(4α,4aα,5aα,6β,12aα)]-*N*6-[[[4-(Dimethylamino)-1,4,4a,5,5a,6,11,12a-octahydro-3,6,10,12,12a-pentahydroxy-6-methyl-1,11-dioxo-2-naphthacenyl]carbonyl]amino]methyl]-L-lysin **8**.773
4-(Dimethylamino)-1,4,4a,5,5a,6,11,12a-octahydro-3,6,10,12,12a-pentahydroxy-6-methyl-1,11-dioxo-*N*-(1-pyrrolidinylmethyl)-2-naphthacencarboxamid **9**.530
4β-Dimethylamino-1,4,4a,5,5a,6,11,12a-octahydro-3,5β,10,12,12aβ-pentahydroxy-6-methylen-1,11-dioxo-2-naphthacencarboxamid **8**.899
4β-(Dimethylamino)-1,4,4a,5,5a,6,11,12a-octahydro-3,10,12,12aβ-tetrahydroxy-1,11-dioxo-2-naphthacencarboxamidhydrochlorid **9**.567
4-(Dimethylamino)-1,4,4a,5,5a,6,11,12a-octahydro-3,10,12,12a-tetrahydroxy-7-nitro-1,11-dioxo-2-naphthacen-carboxamid **8**.1180
4-(Dimethylamino)-4-oxobutyl-2-(4-chlorphenoxy)-2-methylpropionat **7**.1017
Dimethylaminophenazon **7**.190
Dimethylaminophenazonsulfonsaures Natrium **8**.902
3-Dimethylaminophenol **8**.1132
4-Dimethylaminophenol
– Monographie V03AB **7**.1354
– hydrochlorid, Monographie V03AB **7**.1355
*p*-Dimethylaminophenol **3**.243
2-Dimethylamino-2-phenylbutanol **9**.1064
(*RS*)-2-(Dimethylamino)-2-phenylbutyl-3,4,5-trimethoxybenzoat **9**.1064
3-(Dimethylamino)-4-phenyl-4-carbethoxy-Δ1-cyclohexen **9**.933
– hydrochlorid Hemihydrat **9**.935
2-(Dimethylamino)-1-phenyl-3-cyclohexen-1-carbonsäureethylester **9**.933
– hydrochlorid Hemihydrat **9**.935
(11β,17β)-11-[4-(Dimethylamino)phenyl]-17-hydroxy-17-(1-propynyl)-estra-4,9-dien-3-on **8**.1012
7-[[4-(Dimethylamino)phenyl]methyl]-3,7-dihydro-1,3-dimethyl-1*H*-purin-2,6-dion **7**.1344
(1*RS*,2*SR*)-2-Dimethylamino-1-phenyl-1-propanol **8**.947
3-Dimethylamino-3-phenylpropionsäure **6**.904
Dimethylaminopropiophenon **8**.947; **9**.990

Dimethylamino-3-*n*-propyl-10-aza-1-phenothiazin-hydrochlorid **1.**731
10-(2-Dimethylaminopropyl)-1-azophenothiazin **8.**624
*N*-[3-(Dimethylamino)-propyl]carbaminsäure-propylester-hydrochlorid **3.**992
1-Dimethylamino-2-propylchlorid **9.**872f
2-Dimethylaminopropylchlorid **7.**19
3-Dimethylaminopropylchlorid **7.**17; **9.**381, 426
10-(γ-Dimethylaminopropyl)-9,9-dimethylacridan **7.**1350
1-[3-(Dimethylamino)propyl]-1-(4-fluorophenyl)-5-phthalan-carbonitril **7.**974
1-[3-(Dimethylaminopropyl)]-1-(4-fluorphenyl)-1,3-dihydroisobenzofuran-5-carbonitril **7.**974
11-(3-Dimethylaminopropyliden)-6,11-dihydrobenz-[b,e]oxepin **7.**1428
– hydrochlorid **7.**1431
α-(β-Dimethylaminopropyl)-α-isopropyl-phenylacetonitril **8.**596
3-Dimethylaminopropylmagnesiumchlorid **7.**204, 1132
α-[2-(Dimethylamino)propyl]-α-(1-methylethyl)-phenylacetonitril **8.**596
(*RS*)-10-(2-Dimethylaminopropyl)phenothiazin **9.**383
10-(2-Dimethylaminopropyl)phenothiazin **9.**873
10-(3-Dimethylaminopropyl)phenothiazin **9.**381
– hydrochlorid **9.**382
10-(2-Dimethylaminopropyl)phenothiazinsulfon **7.**1380
(*RS*)-1-[10-[2-(Dimethylamino)propyl]-10*H*-phenothiazin-2-yl]ethanon **7.**19
– maleat **7.**20
[10-(3-Dimethylaminopropyl)phenothiazin-2-yl]methylketon **7.**17
(*RS*)-[10-(2-Dimethylaminopropyl)phenothiazin-2-yl]methyl-keton **7.**19
– maleat **7.**20
1-[10-(3-Dimethylaminopropyl)-2-phenothiazinyl]-1-propanol **1.**731
1-[10-(2-Dimethylaminopropyl)phenothiazin-2-yl]-1-propanon **9.**397
(*RS*)-α-[2-(Dimethylamino)propyl]-α-phenylbenzenacetamid-hydrogensulfat **7.**1363
α-[2-(Dimethylamino)propyl]-α-phenyl-benzenessigsäureamid **7.**1363
(*RS*)-10-(2-Dimethylaminopropyl)-2-propionylphenothiazin **9.**397
– hydrochlorid **9.**398
10-(3-Dimethylaminopropyl)-10*H*-pyrido-[3,2-b][1,4]-benzothiazinhydrochlorid Monohydrat **9.**426
(*RS*)-10-(2-Dimethylaminopropyl)-10*H*-pyrido[3,2-b][1,4]benzothiazin **8.**624
10-(3-Dimethylaminopropyl)-2-(trifluormethyl)-pheno-thiazin **9.**1054
4-Dimethylaminopyridin **7.**1395
Dimethylaminosulfanilid **3.**428
Dimethylaminothioacetamid **8.**1190f
5-(Dimethylamino)-*v*-trithian-oxalat **3.**1169

*S*-(+)-*N*,*N*-Dimethylamphetamin **7.**1351
– hydrochlorid **7.**1351
2,3-Dimethylanilin **8.**842
2,6-Dimethylanilin **7.**554; **8.**309, 735, 739, 873
3,4-Dimethylanilin **9.**510
*N*,3-Dimethylanilin **9.**982
*N*,*N*-Dimethylanilin, Hämoglobinkonjugate **3.**76
3,4-Dimethylanisol **9.**1212
7,4′-Dimethylapigenin **4.**683
Dimethylarsonsäure **3.**93
1,4-Dimethylazulen **5.**532; **6.**154
1,3-Dimethylbarbitursäure **9.**1132
7,12-Dimethylbenz(a)anthracen, Monographie **3.**480
9,10-Dimethyl-1,2-benzanthracen **3.**480
α,α-Dimethyl-benzenethanamin **3.**954; **9.**154
(+)-*N*,α-Dimethyl-benzenethanamin **3.**786
5,6-Dimethylbenzimidazolylcobamid Coenzym **7.**1058
α-(5,6-Dimethylbenzimidazolyl)hydroxocobamid **8.**485
α-(5,6-Dimethylbenzimidazolyl)methylcobamid **8.**832
2,2-Dimethylbenzo-1,3-dioxol-4-yl-methylcarbamat **1.**348; **3.**155
1,4-Dimethyl-2,3-benzphenanthrene **3.**480
(*RS*)-4-α-Dimethylbenzylalkohol **9.**992
1-(α,4-Dimethylbenzyl)-3-[*N*,*N*-bis(2-hydroxyethyl)-ammonium]-1,2,2-trimethyl-*r*-1*c*-3-cyclopentandicarboxylat **9.**964
2-[2-(6,6-Dimethylbicyclo[3.1.1]hept-2-en-2-yl)-ethoxy]-*N*,*N*-diethylethanamin **8.**1055
1,1-Dimethylbiguanidhydrochlorid **8.**909
1,1′-Dimethyl-4,4′-bipyridinium **3.**915
*N*′,*N*′-Dimethyl-*N*,*N*′-bis(3-hydroxypropyl)ethylendiamin **8.**440
(*S*)-(+)-*N*,*N*-Dimethyl-[3-(4-bromphenyl)-3-(2-pyridyl)propyl]amin **7.**1229
– maleat **7.**1229
3,3-Dimethyl-*n*-but-2-yl-methylphosphonofluoridat **3.**1094
2,6-Dimethyl-4-*tert*.-butyl-phenylacetylethylendiamin **9.**1219
2,6-Dimethyl-4-*tert*.-butyl-phenylessigsäure **9.**1219
2,2-Dimethylbutyrylchlorid **9.**624
Dimethylcarbamic chloride **3.**480
Dimethylcarbamidoyl chloride **3.**480
Dimethylcarbamidsäurechlorid, Monographie **3.**480
Dimethylcarbaminsäurechlorid **3.**480
Dimethylcarbamoylchlorid **3.**480
*cis*-(2-Dimethylcarbamoyl-1-methyl)vinylphosphat **1.**344
3-Dimethylcarbamoyloxy-*N*,*N*,*N*-trimethyl-aniliniumhydroxid **1.**728; **8.**1130
3-(Dimethylcarbamoyl)-propyl-2-(4-chlorphenoxy)-2-methylpropionat **7.**1017
*N*-(1-Dimethylcarbamoylpropyl)-*N*-ethyl-crotonamid **7.**1112
(*RS*)-*N*-(1-Dimethylcarbamoylpropyl)-*N*-propyl-crotonamid **7.**1110
Dimethyl(carboxymethyl)(2-hydroxyethyl)-ammonium-hydroxid, inneres Salz **8.**1262

1,4-Dimethyl-5-(*p*-chlorobenzoyl)-1*H*-pyrrol-2-essigsäure, Natriumsalz  **9**.1247
1,3-Dimethyl-8-chloroxanthin  **7**.918
(*S*)-(+)-*N*,*N*-Dimethyl-[3-(4-chlorphenyl)-3-(2-pyridyl)propyl]amin  **7**.1230
– maleat  **7**.1230
Dimethylchlorsilan  **2**.283
*N*,*N*-Dimethyl-3β-con-5-enin-3-amin  **7**.1093
Dimethylcyanamid  **7**.332
*N*,*N*-Dimethyl-1-cyan-formamid  **3**.902
(±)-*N*,α-Dimethyl-cyclohexanethanamin  **3**.1004
(*RS*)-*N*,α-Dimethyl-cyclohexanethanamin  **9**.411
(±)-*N*,α-Dimethyl-cyclohexanethylamin  **9**.411
(*S*)-*N*,α-Dimethylcyclohexanethylamin  **8**.727
1,5-Dimethyl-5-(1-cyclohexenyl)barbitursäure  **8**.437
(α*S*)-(–)-*N*,α-Dimethyl-β-cyclohexylethylammonium-5-ethyl-5-phenylbarbiturat  **7**.371
*N*,α-Dimethylcyclopentanethanamin  **7**.1137
*N*,α-Dimethylcyclopentanethylamin  **7**.1137
(*RS*)-*N*,α-Dimethyl-2-cyclopentylethylamin  **7**.1137
2,2-Dimethylcyclopropancarboxamid  **7**.950
4,7-Dimethyl-4,7-diaza-dimethylenbis(3,4,5-trimethoxybenzoat)  **8**.440
*N*,*N*′-(2,5-Dimethyl-2,5-diazahexamethylen)bis(4β-dimethylamino-1,4,4a,5,5a,6,11,12a-octahydro-3,6α,10,12,12aβ-pentahydroxy-6-methyl-1,11-dioxo-2-naphtacencarboxamid)  **8**.98
*N*,*N*-Dimethyl-5*H*-dibenzo[a,d]cyclohepten-Δ5′γ-propylamin-hydrochlorid  **7**.1132
*N*,*N*-Dimethyl-*N*-[3-(5*H*-dibenzo[a,d]cyclohepten-5-yliden)propyl]amin  **7**.1132
– hydrochlorid  **7**.1132
*N*,*N*-Dimethyldibenz[b,e]oxepin-Δ11(6*H*)-γ-propylamin  **7**.1428
– hydrochlorid  **7**.1431
*N*,*N*-Dimethyldibenz[b,e]thiepin-Δ11(6*H*)-γ-propylamin  **7**.1424
*O*,*O*-Dimethyl-*O*-(2,5-dichlor-4-bromphenyl)monothiophosphat  **1**.345;  **3**.213
Dimethyldichlordivinylphosphat  **1**.766
2,2-Dimethyl-3-(2,2-dichlorvinyl)cyclopropan-1-carbonsäure-α-cyano-3-phenoxybenzylester  **1**.349, 775;  **3**.379
4-(3,7-Dimethyl-2,6-dien-5-onyl)-3-methylen-dihydro(3*H*)-furan-2-on  **4**.287
*O*,*O*-Dimethyl-*O*-2-diethylamino-6-methylpyrimidin-4-ylthiophosphat  **1**.346;  **3**.978
9,9-Dimethyl-9,10-dihydroacridin  **7**.1350
Dimethyl-1,4-dihydro-2,6-dimethyl-4-(2-nitrophenyl)-3,5-pyridindicarboxylat  **8**.1154
2,2-Dimethyl-4,7-dihydro-1,3-dioxepin  **9**.454
1,2-Dimethyl-6-dimethylaminochinoliniumiodid  **9**.465f
9,9-Dimethyl-10-(3-dimethylaminopropyl)-9,10-dihydroacridin  **7**.1350
5,6-Dimethyl-2-dimethylaminopyrimidin-4-yl-*N*,*N*-dimethylcarbamat  **3**.977
5,7-*O*-Dimethyl-3′-4′-di-*O*-methylenepicatechin  **4**.886
(+)-3,3-Dimethyl-8,9-dinor-2-bornanon  **8**.175
2,6-Dimethyl-1,3-dioxa-4-cyclohexylacetat  **7**.1353
2,6-Dimethyl-1,3-dioxan-4-yl-acetat  **7**.1353

*trans*-2,2-Dimethyldioxolan-4,5-dicarbonsäurediethylester  **9**.1016
16α-Dimethyl-3,20-dioxo-11β,17,21-trihydroxy-4,6-pregnadien  **7**.1100
2,6-Dimethyldiphenyldisulfid  **8**.895
3,6-Dimethyl-2,5-diphenylpyrazin  **3**.260
1,2-Dimethyl-3,5-diphenyl-1*H*-pyrazolium-methylsulfat  **1**.365;  **3**.465
Dimethyl-(3,3-diphenyl-tetrahydro-2-furyliden)-ammoniumbromid  **8**.759
1,1′-Dimethyl-4,4′-dipyridiniumdichlorid  **3**.915
Dimethyldisulfid  **4**.188, 201
*O*,*S*-Dimethyldithiophosphat-Isomere  **3**.476
Dimethylenimin  **3**.561
6,8-Dimethylergolin  **6**.60, 63
Dimethylether  **2**.628
– Monographie  **7**.1355
*O*,*O*-Dimethyl-*O*-(6-ethoxy-2-ethylpyrimidin-4-yl)-thiophosphat  **3**.568
(*RS*)-4-[2-[(1,1-Dimethylethyl)amino]-1-hydroxyethyl]-1,2-benzendiol  **7**.1093
(*RS*)-5-[2-[(1,1-Dimethylethyl)amino]-1-hydroxyethyl]-1,3-benzendiol  **9**.804
{5-(2-[(1,1-Dimethylethyl)-amino]-1-hydroxyethyl]-2-hydroxyphenyl}-harnstoff  **7**.705
(*RS*)-4-{2-[(1,1-Dimethylethyl)amino]-1-hydroxyethyl}-1,2-phenylen4-methylbenzoesäureester  **7**.499
5-{3-[(1,1-Dimethylethyl)amino]-2-hydroxypropoxy}-3,4-dihydro-2(1*H*)-chinolinon  **7**.717
(*S*)-5-[3-[(1,1-Dimethylethyl)amino]-2-hydroxypropoxy]-3,4-dihydro-1(2*H*)-naphthalenon  **8**.713
5-{3-[(1,1-Dimethylethyl)amino]-2-hydroxypropoxy}-1,2,3,4-tetrahydro-*cis*-2,3-naphthalindiol  **8**.1059
(*RS*)-α′-[[(1,1-Dimethylethyl)amino]methyl]-4-hydroxy-1,3-benzendimethanol  **9**.548
α6-[[(1,1-Dimethylethyl)amino]methyl]-3-hydroxy-2,6-pyridindimethanol  **9**.244
(*S*)-1-[(1,1-Dimethylethyl)amino]-3-{[4-(4-morpholinyl)-1,2,5-thiadiazol-3-yl]oxy}-2-propanol  **9**.936
Dimethylethylcarbinol  **3**.807
2[[4-(1,1-Dimethylethyl)-2,6-dimethylphenyl]-methyl]-4,5-dihydro-1*H*-imidazol  **9**.1217
*N*,*N*′-Dimethylethylendiamin  **8**.440
1,1-Dimethylethylhydroperoxid  **3**.236
*N*-(1,1-Dimethylethyl)-2-methyl-*p*-phenylbenzoylpropanamin  **9**.813
(*RS*)-α-[4-(1,1-Dimethylethyl)phenyl]-4-(hydroxydiphenyl-methyl)-1-piperidinylbutanol  **9**.809
6-[*O*-(1,1-Dimethylethyl)-D-serine]-9-(*N*-ethyl-L-prolinamide)-10-deglycinamide-luteinizing hormone-releasing factor  **7**.562
– acetat  **7**.563
*O*,*O*-Dimethyl-*S*-2-ethylsulfinylethylthiophosphat  **1**.345;  **3**.904
(*S*)-[[(1,1-Dimethylethyl)thio]methyl]-*O*,*O*-diethylphosphorodithioat  **3**.1129
5,6-Dimethylferroin  **2**.356
*N*,*N*-Dimethylformamid
– Dielektrizitätskonstante  **2**.511
– Zersetzungspotential, elektrochemisches  **2**.511

Dimethylgelb  2.352
Dimethylharnstoff  7.1073
N,N'-Dimethylharnstoff  8.147;  9.853f
N-6-Dimethyl-5-hepten-2-amin  8.607
(E)-N-(6,6-Dimethyl-2-hepten-4-inyl)-N-methyl-1-naphthylaminhydrochlorid  9.802
(±)-trans-3-(1,1-Dimethylheptyl)-6a,7,8,9,10,10a-hexahydro-1-hydroxy-6,6-dimethyl-9H-dibenzo[b,d]pyran-9-on  8.1057
5-(1,1-Dimethylheptyl)-resorcin  8.1058
Dimethylhesperidinchalkon  8.426
(RS)-1,5-Dimethylhexylamin  8.1226
Dimethylhydantoin-Formaldehyd-Harze [DMHF], zur Haarbehandlung  1.184
1,1-Dimethylhydrazin  3.385
2,5-Dimethyl-7-hydroxychromen  5.143
α-(4,8-Dimethyl-2-hydroxy-cyclodecadien-(3,7)-yl)-acrylsäure  3.351
N,N-Dimethyl-3-hydroxy-4,5-dimethoxyphenethylamin  5.708
2,5-Dimethyl-4-hydroxy-2H-furan-3-on  5.186
N,N-Dimethyl-4-hydroxy-3-methoxyphenethylamin  5.708
2,2-Dimethyl-4-hydroxymethyl-1,3-dioxolan  8.346
2,2-Dimethyl-3-hydroxypropanal  7.637
1,3-Dimethyl-6-(3-hydroxy-propylamino)-uracil  9.1132
1,3-Dimethyl-7-(2-hydroxypropyl)xanthin  9.437
(RS,RS)-1,1-Dimethyl-3-hydroxypyrrolidiniumbromid-α-cyclopentylmandelat  8.374
O,O-Dimethyl(1-hydroxy-2,2,2-trichlorethyl)-phosphonat  8.991
N,N-Dimethyl-imidodicarbonimiddiamidhydrochlorid  8.909
N1-(3,4-Dimethyl-5-isoxazolyl)sulfanilamid  1.760;  9.704
– 2,2'-Iminodiethanolsalz  9.705
N1-(4,5-Dimethyl-3-isoxazolyl)sulfanilamid  9.730
Dimethylketon  3.11
N,N-Dimethylleucinester  8.703
Dimethylmatairesinol  4.896
Dimethyl-[2-(2-methoxyacetamido)-4-(phenylthio)-phenyliminomethylen]dicarbamat  1.767;  8.166
O,O-Dimethyl-O-(2-methoxycarbonyl-1-methyl-vinyl)-phosphat  3.826
2,6-Dimethyl-N-(21-methoxyethyl)chloracetanilid  3.475
O,O-Dimethyl-S-((2-methoxy-1,3,4-thiadiazol-5-4H-onyl)-4-methyl)-dithiophosphat  3.791
O,O-Dimethyl-S-[2-(methylamino)-2-oxoethyl]dithiophosphat  1.346;  3.476
O,O-Dimethyl-S-[2-(methylamino)-2-oxoethyl]-phosphorodithioate  3.476
O,O-Dimethyl-S-[2-(methylamino)-2-oxoethyl]-phosphorothioate  3.892
O,O-Dimethyl-S-[2-(methylamino)-2-oxoethyl]thiophosphat  1.344;  3.892
O,O-Dimethyl-S-[N-(methylcarbamoyl)-methyl]thiophosphat  3.892
Dimethyl-(2-methylcarbamoyl-1-methyl)-vinylphosphat  3.835

O,O-Dimethyl-O-(4-methyl-2,6-dichlorphenyl)thiophosphat  3.1176
Dimethyl-[2-(N-methyldodecanamido)ethyl][(phenylcarbamoyl)methyl]ammoniumchlorid  7.1419
[2S-[2α,5α,6β(S*)]]-3,3-Dimethyl-6-[[(methylenamino)phenylacetyl]amino]-7-oxo-4-thia-1-azabicyclo[3.2.0]heptan-2-carbonsäure  8.906
6,6-Dimethyl-2-methylenbicyclo[3.1.1]heptan  9.216
DL-2,2-Dimethyl-3-methylenbicyclo[2.2.1]heptan  7.645
16α,17-Dimethylmethylendioxy-9-fluor-11β,21-dihydroxy-1,4-pregnadien-3,20-dion  9.1028
(RS)-(E)-4,4-Dimethyl-1-(3,4-methylendioxyphenyl)-1-penten-3-ol  9.663
DL-2,2-Dimethyl-3-methylen-norbonan  7.645
DL-2,2-Dimethyl-3-methylen-8,9,10-trinorbornan  7.645
3,5-Dimethyl-4-methylmercaptophenyl-N-methylcarbamat  1.371
(E)-Dimethyl-1-methyl-3-(methylamin)-3-oxo-1-propenylphosphate  3.835
O,O-Dimethyl-O-(1-methyl-2-methylcarbamoyl-vinyl)phosphat  3.835
O,O-Dimethyl-O-(3-methyl-4-methylthiophenyl)-monothiophosphat  3.586
O,O-Dimethyl-O-[3-methyl-4-(methylthio)phenyl]-phosphorothioate  3.586
(±)-cis-2,6-Dimethyl-4-[2-methyl-3-(p-tert.-pentylphenyl)propyl]morpholin  7.230
(RS)-1,3-Dimethyl-7-[2-(α-methylphenethylamino)-ethyl]-2,6(1H,3H)purindion  8.178f
3,3-Dimethyl-6-(5-methyl-3-phenyl-4-isoxazolcarboxamido)-7-oxo-4-thia-1-azabicycloheptan-2-carbonsäure  1.748
(2S,5R,6R)-3,3-Dimethyl-6-(5-methyl-3-phenyl-4-isoxazolcarboxamido)-7-oxo-4-thia-1-azabicylco-[3.2.0]heptan-2-carbonsäure  8.1245
[2S(2α,5α,6β)]-3,3-Dimethyl-6-[[(5-methyl-3-phenyl-4-isoxazolyl)carbonyl]amino]-7-oxo-4-thia-1-azabicyclo[3.2.0]heptan-2-carbonsäure  8.1245
2,3-Dimethyl-4-[(3-methyl-2-phenylmorpholino)-methyl]-1-phenyl-3-pyrazolin-5-on  8.1036
(Z)-N,N-Dimethyl-9-[3-(4-methyl-1-piperazinyl)-propyliden]-thioxanthen-2-sulfonamid  9.948
N,N-Dimethyl-10-[3-(4-methyl-1-piperazinyl)propyl]-2-phenothiazinsulfonamid  9.886
2,2-Dimethyl-3-(2-methylpropenyl)-cyclopropanecarbonsäure-m-phenoxybenzylester  9.139
2,2-Dimethyl-3-(2-methyl-1-propenyl)cyclopropansäure-2-methyl-4-oxo-3-(2-propenyl)-2-cyclopenten-1-yl-ester  7.115
(RS)-N,N-Dimethyl-2-[(α-methyl)-α-(2-pyridyl)-benzyloxy]ethylamin  7.1440
– succinat  7.1441
(2S,5R,6R)-3,3-Dimethyl-6-[(R)-2-3-(methylsulfonyl)-2-oxo-1-imidazolidin-carboxamido]-2-phenylacetamido-7-oxo-4-thia-1-azabicyclo[3.2.0]-heptan-2-carbonsäure  8.1002
[2S-[2α,5α,6β(S*)]]-3,3,-Dimethyl-6-[[[[3-(methylsulfonyl)-2-oxo-1-imidazolidinyl]carbonyl]amino]-phenylacetyl]amino]-7-oxo-4-thia-1-azabicyclo-[3.2.0]heptan-2-carbonsäure  8.1002

3,5-Dimethyl-4-(methylthio-phenyl)-*N*-methyl-carbamat **3.**793
*O*,*O*-Dimethyl-*O*-4-methylthio-*m*-tolylthiophosphat **1.**345; **3.**586
2,6-Dimethylmorpholin **3.**585
1,3-*O*-Dimethylmyoinosit **6.**797
1,3-Di-*O*-methylmyoinositol **6.**1127, 1129
2,7-Dimethylnaphthochinon **4.**849f
1,2-Dimethyl-5-nitroimidazol **1.**753; **7.**1362
*O*,*O*-Dimethyl-*O*-(4-nitrophenyl)monothiophosphat **3.**920
*O*,*O*-Dimethyl-*O*-(4-nitrophenyl)phosphorothioate **3.**920
*O*,*O*-Dimethyl-*O*-(*p*-nitrophenyl)thiophosphat **3.**920
*O*,*O*-Dimethyl-*O*-4-nitrophenyl-thiophosphat **3.**920
2,3-Dimethylnonacosan **5.**461
2,3-Dimethyl-non-2-en-4-olid **4.**636
*N*,*N*-Dimethylnorephedrin **8.**947
*N*,*N*-Dimethyl-[2-[2(10-nor-2-pinen-2-yl)ethoxy]ethyl]amin **8.**1055
2-[2-(6,6-Dimethyl-2-norpinen-2-yl)ethoxy]triethylamin **8.**1055
*N*,*N*-Dimethyloctadecylamin **7.**1344
2,7-Dimethyl-2,4,6-octatrien-1,8-dial **7.**460
*N*,*N*-Dimethyloxamsäure **3.**902
5,5-Dimethyloxazoidin-2-thion **5.**857
4,4-Dimethyl-1,3-oxazolidin **7.**149
*N*1-[(4,5-Dimethyl-2-oxazolyl)amidino]sulfanilamid **9.**705
*N*1-(4,5-Dimethyl-2-oxazolyl)sulfanilamid **9.**719
*O*,*O*-Dimethyl-*S*-[(4-oxo-1,2,3-benzotriazin-3(4*H*)-yl)methyl]phosphorodithioate **3.**126
*exo*,*exo*-2,3-Dimethyl-7-oxybicyclo[2.2.1]heptan-2,3-dicarbonsäureanhydrid **5.**732
3,7-Dimethyl-1-(5-oxohexyl)2,6(1*H*,3*H*)-purin-2,6-dion **9.**77
4,4-Dimethyl-2-oxo-morpholiniumchlorid **8.**1262
4-(3,7-Dimethyl-5-oxo-2,6-octadenyl)-dihydro-3-methylen-(*E*)-(+) **3.**79
(2*S*,5*R*,6*R*)-3,3-Dimethyl-7-oxo-6-[(*R*)-2-(2-oxo-1-imidazolidincarboxamido)-2-phenylacetamido]-4-thia-1-azabicyclo[3.2.0]-heptan-2-carbonsäure **7.**349
– Natriumsalz **7.**352
[2*S*-(2α,5α,6β)]-3,3-Dimethyl-7-oxo-6-[(1-oxo-2-phenoxybutyl)amino]-4-thia-1-azabicyclo[3.2.0]-heptan-2-carbonsäure **9.**395
[2*S*-(2α,5α,6β)]-3,3-Dimethyl-7-oxo-6-[(1-oxo-2-phenoxypropyl)amino]-4-thia-1-azabicyclo[3.2.0]-heptan-2-carbonsäure **9.**114
(2*S*,5*R*,6*R*)-3,3-Dimethyl-7-oxo-6-(2-phenoxyacetamido)-4-thia-1-azabicyclo[3.2.0]heptan-2-carbonsäure **9.**143
3,3-Dimethyl-7-oxo-6-(2-phenoxyacetamido)-4-thia-1-azabicycloheptan-2-carbonsäure **1.**749
[2*S*(2α,5α,6β)]-3,3-Dimethyl-7-oxo-6-[(phenoxyacetyl)amino]-4-thia-1-azabicyclo[3.2.0]heptan-2-carbonsäure **9.**143
(2*S*,5*R*,6*R*)-3,3-Dimethyl-7-oxo-6-[(*RS*)-2-phenoxybutyramido]-4-thia-1-azabicyclo[3.2.0]heptan-2-carbonsäure **9.**395

(2*S*,5*R*,6*R*)-3,3-Dimethyl-7-oxo-6-[(2-phenoxycarbonyl)-2-phenylacetamido]-4-thia-1-azabicyclo-[3.2.0]heptan-2-carbonsäure **7.**707
(2*S*,5*R*,6*R*)-3,3-Dimethyl-7-oxo-6-[(*RS*)-2-phenoxypropionamido]-4-thia-1-azabicylco[3.2.0]heptan-2-carbonsäure **9.**114
(2*S*,5*R*,6*R*)-3,3-Dimethyl-7-oxo-6-(2-phenylacetamido)-4-thia-1-azabicyclo[3,2,0]heptan-2-carbonsäure **7.**446
(2*S*,5*R*,6*R*)-6-(2,2-Dimethyl-5-oxo-4-phenyl-1-imidazolidinyl)-3,3-dimethyl-7-oxo-4-thia-1-azabicyclo[3.2.0]heptan-2-carbonsäure **8.**427
[2*S*-[2α,5α,6β(*S*\*)]]-6-(2,2-Dimethyl-5-oxo-4-phenyl-1-imidazolidinyl)-3,3-dimethyl-7-oxo-4-thia-1-azabicyclo[3.2.0]heptan-2-carbonsäure **8.**427
6-(2,2-Dimethyl-5-oxo-4-phenyl-1-imidazolidinyl)-penicillansäure **8.**427
*N*-(2,3-Dimethyl-5-oxo-1-phenyl-3-pyrazolin-4-yl)-nicotinamid **8.**1158
*N*-(2,3-Dimethyl-5-oxo-1-phenyl-3-pyrazolin-4-yl)-salicylamid **9.**554
11β-21-(2,2-Dimethyl-1-oxopropoxy)-11,17-dihydroxypregna-1,4-dien-3,20-dion **9.**327
(11β)-21-[(2,2-Dimethyl-1-oxo-propyl)thio]-11,17-dihydroxy-pregn-4-en-3,20-dion **9.**956
1,3-Dimethyl-2,6-oxo-1,2,3,6-tetrahydropurin **9.**853
(2*S*,5*R*)-3,3-Dimethyl-7-oxo-4-thia-1-azabicyclo-[3.2.0]heptan-2-carbonsäure-4,4-dioxid **9.**687
(2*S*,5*R*)-3,3-Dimethyl-7-oxo-4-thia-1-azabicyclo-[3.2.0]heptan-2-carboxylat **9.**748
5,5-Dimethylperhydropyrimidin-2-on-4-trifluoromethyl-α-(4-trifluoromethylstyryl)-cinnamyliden-hydrazon **3.**677
3,5-Dimethylperhydro-1,3,5-thiadiazin-2-thion **3.**392
α,α-Dimethylphenethylamin **9.**154
3,4-Dimethyl-1-phenethyl-pyridiniumbromid **9.**104
2,6-Dimethylphenol (Na-Salz) **8.**999
Dimethyl-(2-phenothiazin-10-yl-propyl)amin **9.**873
*N*,*N*-Dimethyl-3-(10-phenothiazinyl)propylamin **9.**381
*N*,*N*-Dimethyl-3-(10-phenothiazinyl)propylammoniumchlorid **9.**382
5-(2,5-Dimethylphenoxy)-2,2-dimethylpentansäure **8.**334
*N*,*N*-Dimethyl-*N*-(2-phenoxyethyl)-benzenmethanaminium-Salz **7.**455
(*RS*)-1-(2,6-Dimethylphenoxy)-2-propanamin **8.**999
3-(2,5-Dimethylphenoxy)propylbromid **8.**334
{[(2,6-Dimethylphenyl)carbamoyl]methylimino}diessigsäure **8.**738
*N*-(2,6-Dimethylphenyl)-5,6-dihydro-4*H*-1,3-thiazin-2-amin **9.**1215
1,3-Dimethyl-3-phenyl-2,5-dioxopyrrolidin **8.**896
*N*,*N*-Dimethyl-*p*-phenylendiamin **9.**987
α,α-Dimethyl-β-phenylethylamin **9.**154
1,1-Dimethyl-2-phenylethylamin **3.**954
[*N*,α-Dimethyl(phenylethylamino)methyl]-4-isopropylantipyrin **8.**165
(±)-*N*-(2,6-Dimethylphenyl)-2-(ethylpropylamino)-butanamidhydrochlorid **8.**131

N-2,6-Dimethylphenyl-N-2-furoyl-alanin-methylester **1**.354; **3**.621
2,6-Dimethylphenylimino-perhydro-1,3-thiazin **9**.1215
DL-N-2,6-Dimethylphenyl-N-(2'-methoxy-acetyl)-alanin-methylester **1**.354; **3**.777
N-2,6-Dimethylphenyl-N-2'-methoxyacetyl-DL-alaninmethylester **3**.777
(+)-N,α-Dimethyl-N-(phenylmethyl)benzenethanamin **3**.169
(RS)-N,α-Dimethyl-N-(phenylmethyl)benzenethanamin **7**.422
(R)-N,α-Dimethyl-N-(phenylmethyl)benzenethanamin **7**.423
– hydrochlorid **7**.424
(S)-N,α-Dimethyl-N-(phenylmethyl)benzenethanamin **7**.423
– hydrochlorid **7**.424
N,N'-Dimethyl-N''-(phenylmethyl)guanidin **7**.472
– sulfat **7**.472
N,N-Dimethyl-2-[2-(phenylmethyl)phenoxy]ethanamin **9**.181
(RS)-N-(2,6-Dimethylphenyl)-1-methyl-2-piperidincarboxamid **8**.873
N,N-Dimethyl-N'-(phenylmethyl)-N'-2-pyridinyl-1,2-ethandiamin **9**.1085
(+)-3,4-Dimethyl-2-phenyl-morpholin **9**.111
(2S)-3t,4-Dimethyl-2r-phenyl-morpholin **3**.948
(2S,3S)-3,4-Dimethyl-2-phenyl-morpholin **9**.111
– L-(+)-hydrogentartrat **9**.112
(2S-trans)-3,4-Dimethyl-2-phenyl-morpholin **9**.111
– [R-(R*,R*)]-2,3-dihydroxybutandioat **9**.112
L-(+)-3R-trans-3,4-Dimethyl-2-phenylmorpholin **3**.948
3,4-Dimethyl-5-phenyloxazolidon **5**.49
N-(2,6-Dimethylphenyl)-N-(phenylacetyl)alanin-methylester **3**.153
N,N-Dimethyl-1-phenyl-2-propylamin **7**.1351
– hydrochlorid **7**.1351
N,N-Dimethyl-α-(3-phenylpropyl)-veratrylamin **9**.1168
2,3-Dimethyl-1-phenyl-3-pyrazolin-5-on **9**.105
(RS)-N,N-Dimethyl-γ-phenyl-2-pyridinpropanamin **9**.121
(RS)-N,N-Dimethyl-2-[1-phenyl-1-(2-pyridyl)-ethoxy]ethanamin **7**.1440
– succinat **7**.1441
(RS)-1,3-Dimethyl-3-phenyl-2,5-pyrrolidindion **8**.896
2-[2-(2,5-Dimethyl-1-phenyl-3-pyrrolyl)vinyl]-6-dimethylamino-1-methyl-chinolinium-embonat **9**.465
N-(3,4-Dimethylphenyl)-D-1-ribitylamin **9**.510
N,2-Dimethyl-2-phenyl-succinimid **8**.896
N,N-Dimethyl-2-(α-phenyl-o-tolyloxy)ethylamin **9**.181
(RS)-N,N-Dimethyl-3-phenyl-3-(p-tolyl)propylamin **9**.989
Dimethylphosphit **7**.582; **8**.991
Dimethylphosphoramidocyanidic acid ethylester **3**.1119
O,S-Dimethyl-phosphoramidothioate **3**.784

N,N-Dimethyl-4-phosphoryl-oxy-tryptamin **9**.443
N,N-Dimethyl-4-phosphoryloxy-tryptamin **3**.1010
2',6'-Dimethylphthalanilsäure **8**.309
Dimethylphthalat **1**.218f
– Monographie **7**.1356
(RS)-2,4'-Dimethyl-3-piperidinopropiophenon **9**.989
Dimethylpolysiloxan **7**.1357; **9**.622
– aktiviertes **9**.622
– GC-Trennflüssigkeit **2**.282
6,17-Dimethyl-4,6-pregnadien-3,20-dion **8**.835
R-(–)-N,α-Dimethyl-N-propinylbenzenethanaminhydrochlorid **9**.593
(R)-(–)-N,α-Dimethyl-N-2-propinylphenethylaminhydrochlorid **9**.593
Dimethylpseudachitin **5**.836
1,3-Dimethyl-2,6(1H,3H)purindion **7**.192, 194; **9**.853
3,7-Dimethyl-2,6(1H,3H)purindion **9**.847
2,5-Dimethylpyrazin-1-oxid **7**.58
3,4-Dimethylpyridin **9**.63
(RS)-N,N-Dimethyl-3-[1-(2-pyridinyl)ethyl]-1H-inden-2-ethanamin **7**.1359
– Z-2-butendionat **7**.1361
N,N-Dimethyl-N'-2-pyridinyl-N'-(2-thienylmethyl)-1,2-ethandiamin **8**.917
N,N-Dimethyl-N'-2-pyridinyl-N'-(3-thienylmethyl)-1,2-ethandiamin **9**.847
N,N-Dimethyl-3-(pyrido-[3,2-b][1,4]-benzothiazin-10-yl)propylaminhydrochlorid Monohydrat **9**.426
N,N-Dimethyl-N'-[2]pyridyl-ethylendiamin **8**.917
(RS)-N,N-Dimethyl-3-[1-(2-pyridyl)ethyl]inden-2-ethylamin **7**.1359
– maleat **7**.1361
N,N-Dimethyl-N'-(2-pyridyl)-N'-(3-thenyl)ethylendiamin **9**.847
N,N-Dimethyl-N'-pyrid-2-yl-N'-2-thienylethylendiamin **8**.917
N,N-Dimethyl-N'-2-pyridyl-N'-(2-thienylmethyl)-1,2-ethandiamin **8**.917
4,6-Dimethyl-2-pyrimidanol **1**.756
N1-(4,6-Dimethyl-2-pyrimidinyl)sulfanilamid **1**.759; **9**.699
– N,N-bis(1-ethansulfonsäure), Dinatriumsalz **9**.701
20-(2,4-Dimethyl-1H-pyrrol-3-carboxylat) **3**.148
3-(2,5-Dimethyl-1-pyrrolidinyl)propylsalicylat **9**.306
3,5-Di-O-methylquercetin **6**.440
7,8-Dimethyl-10-(1-D-ribityl)-2,4(3H,10H)-benzopteridindion **9**.510
7,8-Dimethyl-10-(D-ribit-1-yl)isoalloxazin **9**.510
7,8-Dimethyl-10-(D-ribo-2,3,4,5-tetrahydroxypentyl)-3H,10H-benzo[g]pteridin-2,4-dion **9**.510
Dimethylsecoisolariciresinol **4**.896
N,N-Dimethylserotonin **3**.222
Dimethylsoyaamin **8**.824
Dimethylstearylamin **7**.1344
2-Dimethylsulfamoylphenothiazin **9**.886
O,O'-Dimethyl-O''-(4-sulfamoylphenyl)thiophosphat **1**.775; **7**.1162
Dimethylsulfat **7**.113; **8**.1081
– Monographie **3**.481
Dimethylsulfon **5**.69

*N*1-[3-(Dimethylsulfonio)-propyl]bleomycinamid, chlorid **7.**504
*N*,*N*-Dimethyl-*N*-[2-[2-[4-(1,1,3,3-tetramethylbutyl)-phenoxy]ethoxy]ethyl]-benzenmethan-aminiumchlorid **7.**421
2,6-Dimethylthianthren **8.**895
2,7-Dimethylthianthren **8.**895
*O*,*S*-Dimethylthiophosphorsäure **3.**784
Dimethylthiosulfinat **4.**188f, 202f
5,8-Dimethyltocol **9.**970
7,8-Dimethyltocol **9.**971
5-(3,3-Dimethyl-1-triazeno)imidazol-4-carboxamid **7.**1167
– citrat **7.**1169
Dimethyl[(2,2,2-trichlor-1-hydroxyethyl)-phosphonat] **8.**991
*O*,*O*-Dimethyl-2,2,2-trichlor-1-hydroxyethyl-phosphonat **1.**347, 774; **3.**1200
Dimethyl-(2,2,2-trichloro-1-*n*-butyryloxyethyl)-phosphonat **7.**582
Dimethyl-(2,2,2-trichloro-1-hydroxyethyl)-phosphonate **3.**1200
2,6-Dimethyl-4-tridecylmorpholin **1.**356; **3.**1212
*N*,*N*-Dimethyl-2-(trifluoromethyl)-10*H*-phenothiazin-10-propanamin **9.**1054
1,3-Dimethyl-7-[3-[(β,3,5-trihydroxyphenethyl)-amino]propyl]-2,6(1*H*,3*H*)-purindion **9.**497
(2*E*,4*E*,6*E*,8*E*)-3,7-Dimethyl-9-(2,6,6-trimethyl-1-cyclohexen-1-yl)-2,4,6,8-nonatetraen-1-ol **9.**506
(2*Z*,4*E*,6*E*,8*E*)-3,7-Dimethyl-9-(2,6,6-trimethyl-1-cyclohexenyl)-2,4,6,8-nonatetraensäure **8.**625
*all-trans*-3,7-Dimethyl-9-(2,6,6-trimethyl-1-cyclohexenyl)-2,4,6,8-nonatetraensäure **9.**1017
(2*E*,4*E*,6*E*,8*E*)-3,7-Dimethyl-9-(2,6,6-trimethyl-1-cyclohexen-1-yl)-2,4,6,8-nonatetraenylacetat **9.**508
(2*E*,4*E*,6*E*,8*E*)-3,7-Dimethyl-9-(2,6,6-trimethyl-1-cyclohexen-1-yl)-2,4,6,8-nonatetraenylhexa-decanoat **9.**509
DL-2,8-Dimethyl-2-(4,8,12-trimethyltridecyl)-6-chromanol **9.**971
(2*S*,5*R*)-3,3-Dimethyl-4,4,7-trioxo-4-thia-1-azabi-cyclo[3.2.0]heptan-2-carbonyloxymethyl-(2*S*,5*R*,6*R*)-6-[(*R*)-2-amino-2-phenylacetamido]-3,3-dimethyl-7-oxo-4-thia-1-azabicyclo[3.2.0]-heptan-2-carboxylat **9.**748
*N*,*N*-Dimethyl-1,2,3-trithian-5-ylaminhydrogen-oxalat **3.**1169
*N*,*N*-Dimethyltryptamin **4.**27; **5.**859; **6.**1154ff
– *N*-oxid **6.**1156
Dimethyltubocurarindiiodid, Monographie M03A **7.**1356
*N*,*N*-Dimethyltyramin **6.**657, 659
3-(1,1-Dimethylureido)phenyl-*N*-tert.-butyl-carbamat **3.**706
3-(3',3'-Dimethylureido)phenyl-*t*-butylcarbamat **1.**360; **3.**706
1,3-Dimethylxanthin **7.**192; **9.**853
3,7-Dimethylxanthin **9.**847
2,2-Dimethyl-5-(2,5-xyloxy)valeriansäure **8.**334
Dimeticon
– Monographie D02A **7.**1357

– aktiviertes **9.**622
Dimeticon-Siliciumdioxid-Glycerolmonostearat-Ma-crogolstearat 400, Monographie **7.**1358
Dimetinden
– Monographie R06A **7.**1359
– maleat, Monographie R06A **7.**1361
Dimetridazol **1.**753
– Monographie **7.**1362
Dimetronidazol **7.**1362
*N*,*N*-Dimetyhl-*N*'-(4-methoxybenzyl)-*N*'-(2-pyrimi-dyl)ethylendiamin **9.**893
Dimevamid
– Monographie A03A **7.**1363
– hydrogensulfat **7.**1363
– sulfat, Monographie A03A **7.**1363
Dimilin 25 WP
– Monographie **3.**483
– Pflanzenschutz **1.**350
Diminazendiaceturat, Monographie P01CX **7.**1363
DiMo **8.**481
Dimophebumin **9.**1168
Dimorphandra mora, Verfälschung von Colae se-men **4.**943
Dimorpholinophosphoroxychlorid **7.**1226
Dimorphon **8.**481
Dimpylat, Monographie P03BX **7.**1365
Dimpylate **3.**419
DIM-SA *[Dimercaptobernsteinsäure]* **9.**681
Dimyrcen **4.**966
DIN *[Deutsches Institut für Normung]* **1.**5
Dinalin **5.**955
Dinatrii phosphas anhydricus **7.**1367; **8.**1113
Dinatriumadenylat **7.**74
Dinatrium{arsenobis[(6-hydroxy-*m*-phenylen)-imino]}bis(methansulfonat) **9.**725
Dinatrium-2-(aurothio)succinat **8.**1094
Dinatrium-3-[bis(2-chlorethyl)carbamoyloxy]estra-1,3,5(10)-trien-17β-yl-orthophosphat **8.**85
Dinatrium-4-chlorsulfamidobenzoat **8.**1029
Dinatriumcromoglycat **7.**1109
Dinatrium-*N*'-(4,6-dimethyl-2-pyrimidinyl)sulfan-ilamid-*N*4,*N*4-bis(1-ethansulfonat) **9.**701
Dinatriumethylendiamintetraacetat **2.**768
Dinatriumhydrogenphosphat
– Monographie **7.**1367
– Dodecahydrat, Monographie **7.**1367
Dinatriummethanarsonat-6-Wasser **8.**1112
Dinatriummonofluorophosphat **8.**1105
Dinatriummonomethanarsonat **8.**1112
Dinatrium-pentacynaonitrosylferrat(II)-2-$H_2O$ **8.**1186
Dinatriumphosphat **1.**615
Dinatrium-4,4'-(2-pyridylmethylen)diphenylbiss-ulfat **8.**1118
Dinatriumsulfat, Decahydrat **8.**1120
Dinatriumthiosulfat **8.**1121
Dinezine **7.**1279
3,6-Dinicotinoylmorphin **8.**1144
– hydrochlorid **8.**1145
Dinitolmid **1.**753
Dinitroaniline, herbizide **1.**365
3,5-Dinitrobenzoesäure **7.**173; **8.**993
Dinitrobenzol, Monographie **3.**483

1,2-Dinitrobenzol **3.**483
1,3-Dinitrobenzol **3.**483
1,4-Dinitrobenzol **3.**483
2,4-Dinitro-6-*t*-butylphenol **1.**359; **3.**492
2,4-Dinitrochlorbenzol, Monographie **3.**485
2,6-Dinitro-*N,N*-dipropyl-4-trifluormethylanilin **3.**1215
Dinitrogenmonoxid **7.**1402
Dinitrol, Monographie **3.**487
Dinitromethylbenzol **3.**489
Dinitronaphthalin, Monographie **3.**487
Dinitrophenol **3.**212
α-Dinitrophenol **3.**488
2,4-Dinitrophenol, Monographie **3.**488
*S*-(2,4-Dinitrophenyl)cystein **3.**485
*S*-(2,4-Dinitrophenyl)glutathion **3.**485
3,5-Dinitrosalicylsäure **7.**253
3,5-Dinitro-2-toluamid **1.**753
Dinitrotoluol, Monographie **3.**489
2,4-Dinitrotoluol **3.**489
2,6-Dinitrotoluol **3.**489
2,6-Dinitro-4-trifluormethyl-*N,N*-dipropylanilin **1.**365; **3.**1215
3,5-Dinitro-L-tyrosin **8.**734
Dinky dows **3.**1155f
Dinocap **1.**352
– Monographie **3.**491
Dinophysistoxin-2 **3.**889
Dinoprost **1.**782
– Monographie G02AD **7.**1368
Dinoprost Trometamin, Monographie G02AD **7.**1372
Dinoproston, Monographie G02AD **7.**1372
Dinoterb **1.**359
– Monographie **3.**492
Diodenarray **2.**169
Diodenarray-Detektor, HPLC **2.**435
Diodon, Monographie **7.**1376
Diodontidae **3.**1164
Dioform **3.**434
Diol **9.**405
3,6-Diol-7,8-didehydro-4,5-epoxy-17-methyl-(5α,6α)-morphinanhydrochlorid **8.**1047
1,2-Diole, Nachweis **2.**130
*cis*-Diole, Nachweis **2.**130
Diol-Epoxide **3.**168
Dioninhydrochlorid **8.**128
Dioscin **4.**1035; **6.**729
Dioscorea sativa **6.**15
Diosgenin **4.**173, 183, 397f, 662, 977, 1032ff; **5.**718; **6.**242f, 722f, 728, 736f, 998; **7.**868; **9.**368f
Diosma apiculata **4.**132
Diosma betulinum **4.**467
Diosma brevifolia **4.**133
Diosma cerefolia **4.**133
Diosma cerefolium **4.**133
Diosma ciliata **4.**133f
Diosma crenata **4.**472
Diosma crenatum **4.**467
Diosma crenulata **4.**472
Diosma dubia **4.**134

Diosma latifolia **4.**472
Diosma oppositifolia, Verfälschung von Barosmae folium **4.**470
Diosma puberula **4.**134
Diosma serratifolia **4.**473
Diosma succulentum, Verfälschung von Barosmae folium **4.**470
Diosmectit **9.**628
Diosmetin **4.**469, 656; **5.**219f, 836, 955; **6.**496, 541
– 7β-D-glucuronid **5.**955
– 3-*O*-(6-*O*-rhamnosyl)glucosid **4.**971
– 7β-rutinosid **7.**1376
– 7-*O*-rutinosid **4.**470
Diosmin **4.**469, 970, 1159; **5.**841; **6.**496
– Monographie C05B **7.**1376
Diosna-Mischer, Gerätevalidierung **2.**1040
Diosnin **6.**1081
Diosphenol **4.**468, 472
Dioxacarb, Monographie **3.**493
3,8-Dioxa-4,7-dioxo-decanmethylen-1,10-bis(trimethylammonium)dichlorid **9.**762
1,7-Dioxadispiro[4.0.4.2]dodeca-3,9-dien-2,8-dion **4.**280
3,8-Dioxa-5,6-dithiadecan-4,7-dithion **7.**1411
Dioxan, Monographie **7.**1378
1,4-Dioxan, Monographie **3.**495
*p*-Dioxan **3.**495
Dioxethedrin, Monographie R03DX **7.**1379
Dioxin **3.**1137
3,17-Dioxo-1,4-androstadien **8.**90
3,17-Dioxo-1,4,6-androstatrien **8.**90
4,9-Dioxo-bisabol-2,7(14),10-trien **4.**751f
4,9-Dioxo-bisabol-2,7*E*,10-trien **4.**751f
2,2é-[(1,4-Dioxo-1,4-butandiyl)bis(oxy)]bis[N,N,N-trimethyl]-ethanaminiumdichlorid, Dihydrat **9.**762
2,4-Dioxo-3,3-diethyltetrahydropyridin **9.**462
2,5-Dioxodihydrofuran **3.**760
*N,N*'-[(1,2-Dioxo-1,2-ethandiyl)bis(imino-2,1-ethandiyl)]bis[2-chloro-*N,N*'-diethylbenzen]methanaminiumdichlorid **7.**154
2,3-Dioxo-4-ethyl-1-piperazincarbonylchlorid **7.**762
3,20-Dioxo-6α-fluor-21-hydroxy-16α-methyl-1,4,9-pregnatrien **7.**1005
1,1-Dioxo-3-(*p*-fluorophenylmethyl)-3,4-dihydro-6-chloro-1,2,4-benzothiadiazin-7-sulfonamid **9.**23
2,4-Dioxo-5-fluorpyrimidin **8.**258
3,20-Dioxo-6α-fluor-11β,16α,17α,21-tetrahydroxy-4-pregnen **8.**246
2,4-Dioxoheptansäureethylester **9.**427
3,3'-[(1,6-Dioxo-1,6-hexandiyl)diimino]bis[2,4,6-triiodo-benzoesäure], 1-Desoxy-1-(methylamino)-D-glucitol **7.**80
1,14-Dioxo-2-hydroxy-7,8-methylendioxy-12,13-dimethoxyaporhoeadan **4.**485
(*RS*)-(2,5-Dioxo-4-imidazolidinyl)harnstoff **7.**115
2-(1,3-Dioxo-2-indanyliden)-1,2-dihydrochinolin-5-(oder 6)-disulfonat **7.**840
Dioxolan **9.**808
2-(1,3-Dioxolan-2-yl)-phenyl-*N*-methylcarbamat **3.**493
3,17-Dioxo-19-nor-4-androsten **8.**1201

3,20-Dioxo-19-norpregn-4-en-17-ylhexanoat **8.**344
2,4-Dioxopentan **7.**29
[2S-(2α,5α,6β)]-6-[(1,3-Dioxo-3-phenoxy-2-phenyl-propyl)amino]-3,3-dimethyl-7-oxo-4-thia-1-azabi-cyclo[3.2.0]heptan-2-carbonsäure **7.**707
(RS)-N-(2,6-Dioxo-3-piperidyl)phthalimid **9.**843
3,20-Dioxo-5β-pregnan-21-yl-hydrogensuccinat **8.**490
3,20-Dioxo-4-pregnen-17α-yl-acetat **8.**502
3,20-Dioxo-4-pregnen-21-yl-acetat **7.**1216
3,20-Dioxo-4-pregnen-17α-yl-hexanoat **8.**503
Dioxopromethazinhydrochlorid, Monographie **7.**1380
3,5-Dioxo-2,3,4,5-tetrahydro-1,2,4-triazin-ribosid **7.**339
3,3'-(1,11-Dioxo-3,6,9-trioxaundeca-methylendi-amino)bis(2,4,6-triiod-benzoesäure) **8.**587
3,5-Dioxy-monophenyl-n-4-butylpyrazolidin **8.**1025
Dioxyphenylisatin **8.**1285
Dioxyrhaponticin **6.**435
Dipandin **7.**1381
Dipaxin **7.**1381
Dipel, Monographie **3.**496
Dipenine bromide **7.**1392
Diperodon, Monographie **N01BX** **7.**1380
Diperodonhydrochlorid, Monographie **N01BX** **7.**1381
Diphacin **7.**1381
Diphenadion, Monographie **B02B** **7.**1381
Diphenhydramin
– Monographie **R06A** **7.**1382
– hydrochlorid, Monographie **7.**1384
– Identität mit DC **2.**274
Diphenhydramini teoclas **7.**1346
Diphenhydraminum hydrochloricum **7.**1384
Diphenolisatin **8.**1285
Diphenoxin **7.**1289
Diphenoxylat **7.**1289
– Monographie **A07DA** **7.**1385
– hydrochlorid, Monographie **A07DA** **7.**1387
Diphentarson **7.**1290
Diphenyl **3.**179
Diphenylacetaldehyd **9.**304f
1,1-Diphenylaceton **7.**1381
Diphenylacetonitril **7.**159, 590, 1240, 1335, 1363, 1426; **8.**191, 617
Diphenylacetylchlorid **7.**1241; **9.**233
2-(Diphenylacetyl)indan-1,3-dione **7.**1381
2-(Diphenylacetyl)-1H-indene-1,3(2H)-dione **7.**1381
Diphenylamin **3.**160; **4.**185; **7.**111, 1350; **9.**384
– Monographie **3.**497
– Chlorarsin **3.**21
– Hämoglobinkonjugate **3.**76
– Schwefelsäure **1.**535
– 4-sulfat **3.**497
– p-sulfonsäure **2.**356
Diphenylarsensäure **3.**21
Diphenylarsinchlorid **3.**325
Diphenylarsincyanid **3.**326
Diphenylarsinoxid **3.**326

1,1-Diphenyl-3-butanon **8.**17
Diphenylbutazon **9.**163
1,1-Diphenylbuten **8.**137
(Z)-2-[4-(1,2-Diphenyl-1-butenyl)phenoxy]-N,N-di-methylethanamin **9.**770
(Z)-2-[4-(1,2-Diphenyl-1-butenyl)phenoxy]-N,N-di-methylethylamin **9.**770
1,2-Diphenyl-4-butyl-3,5-dioxopyrazolidin **9.**763
2,2-Diphenylbutyrolacton **8.**759
Diphenylcarbazid **2.**355
2-(2,3-Diphenylcarbazolyl)hexansäure **7.**545
Diphenylcarbazon **1.**535
Diphenylcarbazon-Lösung **1.**535
Diphenylcarbazon-Quecksilber(II)-chlorid-Reagens **1.**535
Diphenylchlorarsin **3.**325
Diphenylcyanarsin **3.**326
Diphenyldiazomethan **7.**417
2,2-Diphenyl-4-diisopropylaminobutyramid-methyl-iodid **8.**617
(R)-(−)-1,1-Diphenyl-1-(2-dimethyl-aminopropyl)-2-butanon **8.**719
(RS)-1,1-Diphenyl-1-(2-dimethylaminopropyl)-2-butanon **8.**911
– hydrochlorid **8.**912
Diphenyle, chlorierte **3.**291
Diphenylessigsäure **7.**76
– 2-diethylaminoethylester **7.**76
– ethylester **8.**759
– pyrrolidid **7.**1241
Diphenylether **7.**487
– Monographie **3.**498
– herbizide **1.**369
1-[2-[3-(2,2-Diphenylethyl)-1,2,4-oxadiazol-5-yl]-et-hyl]piperidin **9.**332
3-(2,2-Diphenylethyl)-5-(2-piperidinoethyl)-1,2,4-oxadiazol **9.**332
2,2-Diphenyl-4-hexamethylen-iminobutyramid-methyliodid **7.**590
5,5-Diphenylhydantoin **9.**183
1,1-Diphenyl-2-(1-hydroxyethyl)-4-diethylamino-butanol **9.**336
5,5-Diphenyl-2,4-imidazolidindion **9.**183
5,5-Diphenyl-4-imidazolidinon **7.**1428
4,4-Diphenyl-N-isopropylcyclohexylamin **9.**304
Diphenylketon **7.**431
Diphenylmethan **8.**981
Diphenylmethan-4,4'-diisocyanat **3.**499
4,4'-Diphenylmethandiisocyanat, Monographie **3.**499
Diphenylmethanon **7.**431
2-Diphenylmethoxy-N,N-dimethylethylamin **7.**1382
– hydrochlorid **7.**1384
endo-3-(Diphenylmethoxy)-8-methyl-8-azabicyclo-[3.2.1]octan **7.**417
– mesilat **7.**418
4-(Diphenylmethoxy)-1-methylpiperidin **7.**1387
– hydrochlorid **7.**1388
3α-Diphenylmethoxy-1αH,5αH-tropan **7.**417
– mesilat **7.**418
2-(Diphenylmethylen)-1-butanamin **8.**136
2-(Diphenylmethylen)butylamin **8.**136

3-(Diphenylmethylen)-1,1-diethyl-2-methylpyrrolidiniumbromid **9**.336
1-Diphenylmethyl-4-methylpiperazin **7**.1124
*E*-1-(Diphenylmethyl)-4-(3-phenyl-2-propenyl)-piperazin **7**.960
2-[4-(Diphenylmethyl)-1-piperazinyl]ethyl-methyl-(*RS*)-1,4-dihydro-2,6-dimethyl-4-(3-nitrophenyl)-3,5-pyridindicarboxylat **8**.811
1-{3-[4-(Diphenylmethyl)-1-piperazinyl]propyl}-2-benzimidazolinon **8**.1249
1-[3-[4-(Diphenylmethyl)-1-piperazinyl]propyl]-1,3-dihydro-2*H*-benzimidazol-2-on **8**.1249
Diphenyloxid **3**.498
(*RS*)-1,2-Diphenyl-4-[2-(phenylsulfinyl)ethyl]-3,5-pyrazolidindion **9**.731
1,2-Diphenyl-4-[2-(phenylsulfonyl)ethyl]-3,5-pyrazolidindion **9**.732
1,2-Diphenyl-4-(2-phenylthioethyl)-3,5-pyrazolidindion **9**.731
α,α-Diphenyl-1-piperidinbutyramid **8**.191
– hydrochlorid **8**.193
2,2-Diphenyl-4-piperidinbutyramid **8**.191
– hydrochlorid **8**.193
α,α-Diphenyl-2-piperidinmethanol **9**.238
α,α-Diphenyl-4-piperidinmethanol **9**.809
2,2-Diphenyl-4-(4-piperidino-4-carbamoyl-piperidino)butyronitril **9**.254
(*RS*)-5,5-Diphenyl-2-(2-piperidinoethyl)-1,3-dioxolan-4-on **9**.237
(*RS*)-4,4-Diphenyl-6-piperidino-3-heptanon **7**.1389
1,1-Diphenyl-3-piperidinopropanol **9**.335
α,α-Diphenyl-1-piperidinpropanol **9**.335
(*RS*)-5,5-Diphenyl-2-[2-(1-piperidinyl)ethyl]-1,3-dioxolan-4-on **9**.237
3,3-Diphenylpropionylamidoxim **9**.332
(*RS*)-*N*-(3,3-Diphenylpropyl)-α-methylbenzylamin **8**.177
(*RS*)-*N*-(3,3-Diphenylpropyl)-α-methylphenethylamin **9**.333
*N*-(3,3-Diphenylpropyl)-(1-phenyl-2-propyl)-amin **9**.333
Diphenylpyralin
– Monographie R06A **7**.1387
– hydrochlorid, Monographie **7**.1388
1,2-Diphenyl-pyrazolidin-3,5-dion **8**.663
1,1-Diphenyl-4-(1-pyrrolidinyl)-2-butin-1-ol **7**.577
Diphenylquecksilber(II)-[3,3'-methylen-bis(2-naphthalinsulfonat)] **8**.461
Diphenylthioessigsäure-*S*-[(β-diethylamino)ethylester] **9**.931
(2*Z*,4*E*,5*Z*)-N2,3-Diphenyl-N4,N5-*bis*-(trifluoromethyl)-1,3-thiazolidine-2,4,5-triylidenetriamine **1**.350
Diphenylzinn **3**.589f
Diphosphopyridinnucleotid **8**.1058
Diphtheriebakterienfärbung **1**.535
Diphtherie-Impfung J07AF **1**.381f
Diphyllin **3**.266
– dinitrat **7**.1396
Dipipanon
– Monographie N02AC **7**.1389
– hydrochlorid, Monographie N02AC **7**.1389

*N*,*N*'-(4,8-Dipiperidino-pyrimido[5,4-d]pyrimidin-2,6-diyl)bis(2,2'-iminodiethanol) **7**.1396
2,2',2'',2'''-[(4,8-Dipiperidinopyrimido[5,4-d]-pyrimidin-2,6-diyl)dinitrilo]tetraethanol **7**.1396
2,2',2'',2'''-[(4,8-Di-1-piperidinylpyrimido[5,4-d]-pyrimidin-2,6-diyl)dinitrilo]tetrakisethanol **7**.1396
Dipivalyladrenalin **7**.1390
Dipivalylepinephrin **7**.1390
Dipivefrin
– Monographie S01EA **7**.1390
– dihydrochlorid, Monographie S01EA **7**.1391
Diplolepis rosae **1**.314
Diplopoda **1**.305
Dipol **2**.815
Dipol-Dipol-Kräfte **2**.927
Dipolmoment, elektrisches **2**.816
Diponiumbromid, Monographie A03A **7**.1392
Dippels Glycerin-Gummi **1**.536
Dippels Reagens **1**.536
Diprenorphin, Monographie V03AB **7**.1392
Diprion pini **1**.314
Diprocyonylestradiol **8**.83
Diproleandomycin, Monographie **7**.1393
4',11-Dipropanoyloleandomycin **7**.1393
Di-(2-propenyl)disulfid **4**.201
5,5-Di-2-propenyl-2,4,6(1*H*,3*H*,5*H*)-pyrimidintrion **7**.117
Di-(2-propenyl)thiosulfinat **4**.188, 202
Diprophyllin **1**.740
– Monographie R03DA **7**.1393
– dinitrat, Monographie C01CX, R03DA **7**.1396
– Identität mit DC **2**.274
(*R*)-Diprophyllin, Monographie R03DA **7**.1395
4,4'-(Dipropionoxy)-α,α'-diethylstilben **7**.1287
Dipropionyldiethylstilbestrol **7**.1287
Dipropylamin **9**.344
4-[(Dipropylamino)sulfonyl]-benzoesäure **9**.344
Dipropyldisulfid **4**.189, 201
Dipropylessigsäure **9**.1153
1,3-Dipropylharnstoff **7**.905
Dipropyline **7**.150
Dipropylmalonsäurediethylester **9**.1153
4-(Dipropylsulfamoyl)benzoesäure **9**.344
Dipropylthiosulfinat **4**.188f, 202
*N*,*N*-Dipropyl-4-toluolsulfonamid **7**.1410
Dipropyltrisulfid **4**.185
Dipsacan **5**.612f
Diptam **4**.1159, 1163
– kretischer **5**.951
Diptamblätter **4**.1159
Diptamdost **5**.951
Diptamwurzel **4**.1161
Diptera **1**.318ff
Dipterex **3**.1200
Dipterex MR
– Monographie **3**.501
– Pflanzenschutz **1**.347
Dipterex SL
– Monographie **3**.501
– Pflanzenschutz **1**.347

Dipyridamol **8.**1033f
– Monographie **B01AC, C01D 7.**1396
Diquat **3.**395
Diquecksilber(II)cyanidoxid **9.**472
Diquel **8.**160
Direkttablettierung **2.**837, 943
– Hilfsstoffe **2.**944
Dirlitze **4.**1006
Dirofilaria immitis **7.**1282
Disalicylsäure **9.**564
Discarin **4.**744f
Discomycetes **1.**291f
Dishcloth gourd **5.**712
Di-shi-tjo-le-rra-ja **6.**288
Disk-Elektrophorese **2.**246
Diskriminator **2.**388
Disoprofol **9.**402
Disopyramid
– Monographie **C01B 7.**1399
– dihydrogenphosphat, Monographie **C01B 7.**1401
Dispergiergeräte, hochtourige **2.**546
Dispergierhilfsmittel **7.**700
Dispermochinon **5.**792
Dispermol **5.**792
Dispermon **5.**792
Disperse Systeme **2.**814
Dispersionen **2.**108ff, 687, 923
– flocculierte **2.**110
– optische **2.**150, 160
Dispersionskoeffizient **2.**375
Dispersionskräfte **2.**816
Dispersionsmittel **2.**923
Dispersitätsgrade **2.**856
displacement tension **2.**104
Distachamin **4.**527
Distelartige Flockenblume **4.**751
Distickstoffoxid
– Monographie **N01AX 7.**1402
– überkritischer Zustand, Kennzahlen **2.**1030
Distigminbromid, Monographie **N07A 7.**1404
Distilled mustard **3.**1067
Distilled witch-hazel **5.**370
Distomer **2.**853
2,4-Disulfamoyl-5-trifluormethylanilin **7.**398
Disulfide (Proteine), Nachweisgrenze, voltammetrische **2.**509
Disulfinblau **9.**721
Disulfiram, Monographie **V03AA 7.**1405
Disulfite, als Stabilisatoren **2.**768
2,4-Disulfobenzaldehyd **9.**721
Disyston Granulat, Monographie **3.**501
Ditatamobianco **4.**1159
Diterpen-Alkaloide **3.**346
Dithane Ultra Hoechst, Monographie **3.**503
Dithane Ultra Spiess-Urania
– Pflanzenschutz **1.**352
– Monographie **3.**503
Dithane Ultra W
– Monographie **3.**504
– Pflanzenschutz **1.**352
2,6-Di-(2-thenyliden)cyclohexanon **9.**800
3,14-Dithia-1,16-hexadecandiol **9.**910

Dithianon, Monographie **3.**504
4,5-Dithia-1,7-octadien **3.**417
1,2-Dithia-5,8,11,14,17-pentaazocycloeiosan **9.**812
3-[Di-(2-thienyl)-methylen]-1-methyl-piperidin **9.**951
*N*,*N*'-[Dithiobis-[2-(hydroxyethyl)-1-methyl-2,1-ethendiyl]]bis-[*N*-[(4-amino-2-methyl-5-pyrimidinyl)-methyl]formamid] **9.**868
*N*,*N*'-[Dithiobis[2-(2-hydroxyethyl)-1-methylvinylen]]bis{*N*-[4-amino-2-methyl-5-pyrimidinyl)-methyl]formamid} **9.**868
Dithiobis(thioameisensäure)-*O*,*O*-diethylester **7.**1411
Dithiocarbamate
– fungizide **1.**352f
– insektizide **1.**349
Dithiocarbamatsäure **3.**710
Dithiocarbonic anhydride **3.**709
Dithioglycerin **7.**1347
Dithioglycolsäure **3.**435
(*RS*)-1,2-Dithiolan-3-pentansäure **8.**744
DL-6,8-Dithiooctansäure **8.**744
Dithiophosphate, insektizide **1.**346f
Dithranol, Monographie **D05A 7.**1408
Dithranol Paste **2.**891
Dithranoltriacetat, Monographie **D05A 7.**1410
3,6-Ditigloyloxytropan **4.**1140; **5.**766
Ditolamid, Monographie **M04AB 7.**1410
Ditripentat **2.**342
Dittamo de candia **5.**951
Dittamo cretico **5.**951
Dittamy of Crete **5.**951
Dittander **5.**656
Dittany **4.**1159
Dittrichia graveolens **5.**526
Dittrichia viscosa **5.**531
Diuretika , **C03 1.**736ff
– kaliumsparende **C03D**
– – Aldosteron-Antagonisten **C03DA**
– Quecksilber- **C03BC**
– Schleifendiuretika **C03C**
– Sulfonamide **C03BA**
– Thiazidanaloge **C03A, C03AA**
– Thiazide **C03A, C03AA**
– Xanthin-Derivate **C03BD**
Diurobromin **9.**847
Diuron **1.**361
– Monographie **3.**505
Diuron Bayer, Monographie **3.**507
Diuron 80 Bayer, Monographie **3.**507
Diuron WP BASF, Monographie **3.**507
Divi Ruperti herba **5.**255
Divination leaf **6.**540
Divinatorische Droge **6.**892
Divinorin **6.**540
Divinylbenzol **2.**658; **7.**1088
Divinylether, Monographie **N01AA 7.**1410
Divinyloxid **7.**1410
Divistyramin **7.**1088
Divlja mirodija **5.**157
Dixanthogen, Monographie **7.**1411
Dixie **7.**167, 171

Dixyrazin, Monographie N05AB  7.1412
Dizan, Monographie  3.507
Djadwar  4.1099
Djambublüten  1.587
Djambufluidextrakt  1.587
DLVO-Theorie *[Derjaguin, Landau, Verwey, Overbeek]*  2.108, 700
DMA *[Dynamisch-thermomechanische Analyse]*  2.74
DMA *[Dimethylacetamid]*  7.1353
DMAB *[4-Dimethylaminobenzaldehyd]*, als Reagens  2.141
DMAP *[4-Dimethylaminophenol]*  7.1354;  8.1117
DMDP *[Dichlormethandiphosphonsäure]*  7.1007
DME *[Dimethylether]*  2.628;  7.1355
DMHF *[Dimethylhydantoin-Formaldehyd-Harze]*, zur Haarbehandlung  1.184
DMP *[Dimethylphthalat]*  1.219;  7.1356
DMPS *[2,3-Dimercapto-1-propansulfonsäure]*  2.342;  7.1349
DMPS-Na *[2,3-Dimercapto-1-propansulfonsäure, Natriumsalz]*  7.1349
DMS *[Dehnungsmeßstreifen]*  2.12
DMSA *[Dimethylaminosulfanilid]*  3.428
DMSA *[Dimercaptobernsteinsäure]*  9.681
DMU *[Diuron]*  3.505
DNA *[Desoxyribonucleinsäure]*  2.704, 709
– rekombinante  2.708
c-DNA-Bank  2.710
c-DNA *[copy-]*  2.709
DNA-Helix  2.705
DNA-Hybridisierung  2.719
DNA-Ligase  2.708f
DNA-Polymerase  2.709
DNase  9.663
DNA-Sequenzierung, durch Elektrophorese  2.245
DNN *[Dinitronaphthalin]*  3.487
1,2-DNN  3.487
1,3-DNN  3.487
1,4-DNN  3.487
1,5-DNN  3.487
1,6-DNN  3.487
1,7-DNN  3.487
1,8-DNN  3.487
2,3-DNN  3.487
2,6-DNN  3.487
2,7-DNN  3.487
DNOC *[4,6-Dinitro-o-cresol]*  1.359
DNS-Gyrase-Hemmer  1.754
DNT *[Parathion]*  3.489, 917
DOB *[Dimethoxybromamphetamin]*  3.210
Dobutamin
– Monographie C01CA  7.1413
– hydrochlorid, Monographie C01CA  7.1415
Dochder vor de Moder  5.429
Docosadiensäure  4.559
n-Docosansäure  4.1105
Docosenol  6.701
13-cis-Docosensäure  6.1007
n-Docos-13-ensäure  5.85
Docosenyl-eicosenoat  6.701
DOCP *[Desoxycortonpivalat]*  7.1218

Docusat, Natriumsalz, Monographie A06AA, A06AG  7.1416
Doddahindi gidda  4.101f
Dodeca-2E,4Z-dien-8,10-diinsäure
– isobutylamid  5.27
– methylbutylamid  5.27
Dodeca-2E,4E-diensäureisobutylamid  5.5, 27
Dodeca-2,4-dien-1-ylisovalerat  5.4
Dodeca-2E-en-8,10-diinsäure
– isobutylamid  5.6
– 2-methylbutylamid  5.6
[7S-(7α,7aα,14α,14aβ)]-Dodecahydro-7,14-methano-2H,6H-dipyrido[1,2-a:1′,2′-e][1,5]diazocin  3.1096;  9.645
Dodecahydroxyquaterphenyltetracarbonsäure  6.326
n-Dodecanal  6.85
1-Dodecanol  9.279
Dodecanolschwefelsäureester, Ammoniumsalz  7.222
Dodeca-2E,4E,8Z,10E-tetraensäureisobutylamid  5.5, 27
Dodeca-2E,4E,8Z,10Z-tetraensäureisobutylamid  5.5, 27
Dodeca-2E,4E,10E-trien-8-insäureisobutylamid  5.27
Dodeca-2E,4Z,10Z-trien-8-insäureisobutylamid  5.6
Dodeca-2E,4E,8Z-triensäureisobutylamid  5.27
Dodecensäure  6.701
Z-9-Dodecenylacetat, Monographie  3.508
2-Dodecylacetat  6.510
Dodecyl(benzyl)diethanolammoniunchlorid  7.431
Dodecylbis(β-hydroxyethyl)benzylammonium chloride  7.431
Dodecylgallat  7.1418
– Monographie  7.1418
– in Dermatika  2.901
N-Dodecyl-N,N-bis-(2-hydroxyethyl)amin  7.432
(RS)-α-Dodecyl-3-methoxy-α-[3-[[2-(3-methoxyphenyl)ethyl]methylamino]propyl]benzen-3-acetonitril  7.263
α-Dodecyl-omega-hydroxy-poly(oxy-1,2-ethandiol)  9.279
Dodecyltrihydroxybenzoat, Monographie X02  7.1418
Dodecyltrimethylammoniumbromid  7.818
Dodemorph  1.355
Dodhak  5.35
DOE *[Phencyclidin]*  3.945
Dofamiumchlorid, Monographie D08AJ  7.1419
Dofamizum  7.1419
Dog(s)-bane  4.301, 303
Dog-berry  4.1011
Dog daisy  5.661
Dog-elder  4.99
Dog fennel  4.286
Dog grass  4.138
Dog parsley  4.123
Dog poison  4.123
Dog-tree  4.1004
Dogwood  4.1004, 1006, 1010;  6.398, 405, 464, 737
Dogwood bark  4.1005

Dogwood fruit **4.**1008
Dogwoodchinin **4.**1006
Dokumentation, von DC **2.**271
Dokumentationspflicht, Klin. Chemie **1.**441, 444
β-Dolabrin **5.**563
Doldenförmiges Wintergrün **4.**849
Doldenförmiges Wintergrünkraut **4.**849
Doldenmilchstern **3.**348, 1103
Doldiges Wintergrün **4.**849
Doldiges Winterlieb **4.**849
Doliches fabaeformis **4.**1103
Doliches psoraloides **4.**1103
Dolichodial **6.**932
Dolichol **6.**1027
Dolichos lacteus **4.**462
Dolichos soja **5.**300
Dolichothele longimamma, Verwechslung mit Lophophora williamsii **5.**708
Dolichovespula media **1.**273
Dolichovespula saxonica **1.**273
DOM *[2,5-Dimethoxy-4-methyl-amphetamin]* **3.**479
Dom Saatschutzmittel, Monographie **3.**508
Dom Schneckenkorn, Monographie **3.**508
Domatol
 – Monographie **3.**508
 – Pflanzenschutz **1.**367
Domatol Spezial
 – Monographie **3.**508
 – Pflanzenschutz **1.**366
Domesticin **4.**1018, 1022
Domestin, Monographie **3.**509
Domestin Flüssigbeize, Monographie **3.**509
Domperidon
 – Monographie A03FA, A04A, N02CX **7.**1419
 – acetat, Monographie A03FA, A04A, N02CX **7.**1421
Dompte venin **6.**1136
Donardistel **5.**77
 – flachblätterige **5.**80
Donavarwurzel **5.**527
Donderkuid **5.**525
Donnan-Ausschluß **2.**447
Doorweed **6.**246
DOP *[Dioctylphthalat]* **3.**461
Dopa **5.**859; **6.**251
L-Dopa **3.**1239; **8.**714
Dopachinon **8.**715
Dopachrom **8.**715
Dopamin **3.**260; **4.**65, 72, 800, 1124, 1126, 1128; **5.**708, 859, 861; **6.**251
 Monographie C01CA **7.**1421
 – Freisetzungseffekt durch Khat-Genuß **3.**260
 – hydrochlorid, Monographie C01CA **7.**1423
 – methochlorid **4.**67
 – Nachweisgrenze, voltammetrische **2.**510
Dopaol **5.**937
Dope **3.**1155f
Doppelbrechung **2.**102
Doppelfüßler **1.**305
Doppelhelix **2.**705
Doppelkappe **4.**89
Doppelkonusmischer **2.**1027

Doppelmonochromator **2.**165
Doppelrundlaufpresse **2.**947
Doppelschicht
 – diffuse, n. Goüy u. Chapman **2.**106
 – elektrische **2.**927
Doppelte Kamille **4.**808
Dorant, weißer **5.**778
Doria herba **6.**759
Doria virgaurea **6.**758
Dorniger Becherstrauch **6.**607
Dorniger Fuchsschwanz **4.**240
Doronicae radix **4.**236
Doronici germanici herba **4.**352
Doronici germanici radix **4.**352
Doronic mort aux panthères **4.**1188
Doronicum, Monographie **4.**1188
Doronicum arnica **4.**345
Doronicum clusii, Verfälschung von Arnicae flos **4.**347
Doronicum cordatum **4.**1188
Doronicum macrophyllum **4.**1188
Doronicum matthioli **4.**1188
Doronicum montanum **4.**345
Doronicum pardalianches **4.**1188f
 – Verfälschung von Arnicae flos **4.**347
Doronicum-pardalianches-Kraut **4.**1189
Doronicum-pardalianches-Wurzel **4.**1189
Doronicum procurrens **4.**1188
Doronicum romanum **4.**1188
Doronin **4.**1188
Dorrienia malabarica **4.**82
Dörrobstmotte **1.**264
Dorset weed **4.**860
Doryphora sassafras, Verfälschung von Sassafras lignum **6.**615
Dosamix, Monographie **3.**509
Dosanex, Monographie **3.**509
dose dumping **2.**832, 978
Dosieraerosol **2.**623
Dosierbecher **2.**1001
Dosierlöffel **2.**1001
Dosierpipetten **2.**1001
 – Dosiergenauigkeit **2.**999
Dosierpumpen **2.**628, 1000
 – Dosiergenauigkeit **2.**999
Dosierschleifen **2.**432
Dosiersystem
 – Becher **2.**1001
 – Einzeldosis, Genauigkeit **2.**999
 – Höhenfüller **2.**796
 – Kolbenpumpe **2.**790, 796
 – Löffel **2.**1001
 – Micro-motion-Prinzip **2.**797
 – Pipette **2.**1001
 – Pumpe **2.**628, 1000
 – Turbinen-Meßsystem **2.**797
 – Ventil **2.**432, 625
 – Wägefüller **2.**798
 – Zeitfüller **2.**797
Dosierungsintervall **2.**834
Dosierventile **2.**432, 625
Dosimetrie **2.**397

Dosis 2.834
Dosisäquivalent, biologisches 2.398
Dosisgrenzwert 2.338
Dosiskalibratoren 2.384
Dosismasse, Einfluß auf Gleichförmigkeit d. Masse 2.1095
3-Dosis-6-Punkt-Versuch 2.529, 531
Dost
- brauner 5.960
- echter 5.960
- gemeiner 5.960
- gewöhnlicher 5.960
- kretischer 5.951, 957f
Dostenkraut 1.573
Dostenöl 5.960
Dostkraut, kretisches 5.958
Dosulepin
- Monographie N06AA 7.1424
- hydrochlorid, Monographie N06AA 7.1425
Dothiepin 7.1424
Dotterbloem 4.625
Dotterblume 4.625
Dotterblumenkraut 4.626
Double fir balsam 4.19
Double peony 6.7
Double spruce 4.19; 6.125
Douce-amère 3.1093; 6.737f
Doukou 4.247
Doversches Pulver 1.640; 4.777
Dowco 233 3.1212
Dowex 1-X2-Cl 7.1088
Dowicide 2 3.1205
Dowicide B 3.1205
Dowicide G 3.929
Dowpon
- Monographie 3.509
- Pflanzenschutz 1.362
Dowpon Granulat, Monographie 3.509
Doxapram 1.724
- Monographie R07AB 7.1425
- hydrochlorid Monohydrat, Monographie R07AB 7.1427
Doxenitoin, Monographie N03AB 7.1428
Doxepin
- Monographie N06AA 7.1428
- hydrochlorid, Monographie N06AA 7.1431
Doxorubicin
- Monographie L01D 7.1431
- hydrochlorid, Monographie L01D 7.1434
Doxycyclin
- Monographie J01AA 7.1436
- fosfatex, Monographie J01AA 7.1440
- hyclat, Monographie J01AA 7.1438
- hydrochlorid
- - Monographie J01AA 7.1439
- - Hemiethanolat Hemihydrat 7.1438
- Identität mit DC 2.276
- Monohydrat, Monographie J01AA 7.1438
- Natriumtrihydrogentetrametaphosphat 7.1440
- 1-Wasser 7.1438
Doxylamin
- Monographie R06A 7.1440

- succinat, Monographie 7.1441
Doxytetracycline 7.1436
DP *[Durchschnittspolymerisationsgrad]* 1.8ff, 31
2,4-DP *[2,4-Dichlorphenoxyessigsäure]* 3.442
DP Fluid Berghoff, Monographie 3.509
DP Schering, Monographie 3.509
DP 60 Wacker
- Monographie 3.510
- Pflanzenschutz 1.363
DPE *[Dipivalylepinephrin]* 7.1390
DPP *[Differentialpulspolarographie]* 2.506
DPP *[Parathion]* 3.917
DPV *[Differentialpulsvoltammetrie]* 2.506
Draba verna 5.74
Drachenblutbaum 5.391
Drachenwurz 3.510; 6.76
Dracunculi herba 4.371
Dracunculi palustris radix 4.616
Dragées 2.958ff
- Herstellung 2.964
Dragendorffs Reagens 1.536; 2.124, 127
Dragierdispersion 2.956
Dragierkessel 2.957, 961
Dragierpuder 2.958
Dragiersirup 2.924
Dragierung 2.956, 964
Dragon 4.371
Dragoncello 4.371
Dragone 4.371
Dragonkraut 4.371
Dragons blood 5.254
Dragon's blood tree 5.391
Dragon's root 3.510
Dragontea aquatica 4.616
Drainageschläuche 1.46
Draize-Test 2.638
Dramamin 7.1346
Drancunculus medinensis 5.855
Drancunculus vulgaris, Monographie 3.510
Drave printannière 5.75
Dravida 4.1098
Drawigran plus Fl
- Monographie 3.510
- Pflanzenschutz 1.353, 358
Drawigran spezial, Monographie 3.510
Drawin 755, Monographie 3.511
Drawinol-Verfahren 3.542
Drawipas
- Monographie 3.511
- Pflanzenschutz 1.358
Drawipas Wundverschlußmittel, Monographie 3.511
Drawipur, Monographie 3.511
Drawirit, Monographie 3.511
Drawisal flüssig, Monographie 3.511
Drawisan
- Monographie 3.511
- Pflanzenschutz 1.358
Drchnicka rolné 4.262
Drebyssobiose 4.1190
Drechslera teres 1.292
Dregea, Monographie 4.1190

Dregea abyssinica **4.**1190
Dregea rubicunda **4.**1190
Dregea-rubicunda-Wurzel **4.**1190
Dregea volubilis **4.**1191
Dregea-volubilis-Samen **4.**1191
Dregeae rubicundae radix **4.**1190
Dregeae volubilis semen **4.**1191
Dregeoside **4.**1190f
Drehbandkolonne **2.**403
Drehmoment, Sensor **2.**19ff
Drehung
– molare **2.**156
– optische **2.**156, 463
– spezifische **2.**156
Drehwinkel **2.**153
Drehzahl, Sensor **2.**22
Dreiblatt **4.**99
Dreiecksprüfung, sensorische **2.**40
Dreifaltigkeitsblume **6.**1148
Dreifaltigkeitskraut **6.**1148
Dreifaltigkeitstee **6.**1148
Dreifarbiges Veilchen **6.**1148
Dreifuß **4.**99
Dreilappiger Salbei **6.**568
Dreiphasenaerosol **2.**624
Dreistoffdiagramm **2.**115
Dreiwalzenstuhl **2.**538, 904, 932
Drevogenine **4.**1190f
Drevoside **4.**1191
Driantenwurzel **4.**236
Dridhabija **4.**1103
Dried yeast **6.**528
Drimenin **4.**1195
Drimenol **4.**1194f; **6.**78f
Drimia, Monographie **4.**1192
Drimia altissima **6.**1031f
Drimia depressa **6.**1032
Drimia indica **6.**1033f
Drimia maritima **6.**1037, 1039
Drimia modesta **6.**1047
Drimia sanguinea **6.**1031
Drimys, Monographie **4.**1192
Drimys angustifolia **4.**1193
Drimys aromatica **4.**1192
Drimys brasiliensis **4.**1192f
Drimys confertifolia **4.**1192f
Drimys granadensis **4.**1192f
– Ersatz f. Wintersrinde **4.**1195
Drimys punctata **4.**1192
Drimys roraimensis **4.**1193
Drimys Winterana **4.**1192
Drimys Winteri **4.**1192, 1194f
Drinalfa **3.**786
Driver **7.**167, 171
Droclidiniumbromid, Monographie A03A **7.**1441
Drocode **7.**1311
Dröegblad **6.**509
Drofenin
– Monographie A03A, G04BD **7.**1442
– hydrochlorid, Monographie A03A, G04BD **7.**1443
Drofenini hydrochloricum **7.**1443

Drogen **2.**1017ff
– Ernetzeiteinfluß **2.**1015
– geschnittene **2.**1017
– Pestizide **2.**1015
– Pulver **2.**859, 1019
– – eingestellte, Tabelle **2.**1020
– – feine **2.**1019
– – grobe **2.**1019
– – mittelfeine **2.**1019
– – sehr feine **2.**1019
– Rückstände **2.**1030
– Zerkleinerungsgrad, Tabelle **2.**1018
Drogenauszüge
– Definition **2.**1020f
– wäßrige **1.**576, 612, 622; **2.**1022f
Drogenextraktion **2.**407
Drogenzwang **3.**845
Droloxifen, Monographie **7.**1444
Drometrizol **7.**431
Dromostanolon **7.**1446
– propionat **7.**1447
Droperidol **7.**405
– Monographie N01AX, N05AD **7.**1444
Dropropizin, Monographie R05DB **7.**1446
Drostanolon
– Monographie A14A, L02A **7.**1446
– propionat, Monographie A14A, L02A **7.**1447
Drotebanol, Monographie **7.**1448
Druck
– kritischer **2.**1030
– osmotischer **2.**91, 94, 759
– Sensor **2.**18ff
Druckaufschluß, AAS **2.**466
Druckbehältnis **2.**622
Druckentlastungseinrichtung **2.**118
Druckfestigkeit
– Endkontrolle **2.**1109
– Tabletten **2.**953
Druckfiltration **2.**611
Druckhaltetest **2.**775, 778f, 1037
Druckmessung **2.**6
Drucknutsche **2.**609, 613
Drudenfuß **6.**1160
drug delivery system **2.**975
Drug Solomon seal **6.**243
Drug targeting **2.**975, 982f; **3.**5
Drumstick tree **5.**852
Drupae Juniperi **5.**571
Drupae Sambuci **6.**582
Druse, Pferd, Impfung J07AX **1.**407
Dryadis octopetalae herba **4.**1198
Dryádka osmiplátecná **4.**1197
Dryas, Monographie **4.**1197
Dryas alpina **4.**1197
Dryas chamaedrifolia **4.**1197
Dryas Drummondii **4.**1197
Dryas grandis **4.**1197
Dryas integrifolia **4.**1197
Dryas inzisa **4.**1197
Dryas montana **4.**1197
Dryas octopetala **4.**1197
Dryas-octopetala-Kraut **4.**1198

Dryas pentaphyllea **4.**1197
Dryocrassin **4.**1200
Dryopterin **4.**1202
Dryopteris, Monographie **4.**1200
Dryopteris athamantica **4.**1200f
Dryopteris-athamantica-Wurzelstock **4.**1201
Dryopteris filix-mas **4.**1200ff, 1207
Dryopteris filix-mas hom. **4.**1207
Dryopteris filix-mas ex herba hom. **4.**1207
Dryopteris-filix-mas-Wurzelstock **4.**1202
Dryopteris marginalis **4.**1200, 1208
Dryopteris-marginalis-Wurzelstock **4.**1208
Dryoscosmus kuriphilus **4.**726
DSC *[differential scanning calorimetry]* **2.**70
D-T4 *[Dextrothyroxin]* **7.**1246
DTA *[differential thermal analysis]* **2.**70, 992
DTMA *[Desoxycorticosteron-trimethylacetat]* **7.**1218
DTPA *[Diethylentriaminpentaessigsäure]* **7.**643; **9.**66
– Antidot **2.**342
Du Pont Benomyl
– Monographie **3.**511
– Pflanzenschutz **1.**357
Du Pont Netzschwefel, Monographie **3.**512
Dual 500 flüssig
– Monographie **3.**512
– Pflanzenschutz **1.**364
Dubinidin **4.**1160
Dubiosa myoporoides **3.**871, 1073
Duboisin **3.**682
Duczran 700, Monographie **3.**512
Dudakaha **4.**1086
Duftender Sumach **6.**450
Duftlabkraut **5.**222
Duftstoffe **8.**960; **9.**172
– natürliche **1.**198
– synthetische **1.**199
Duftveilchen **6.**1143
Duhnual-Balsam **4.**968
Duinbessen **6.**394
Duisenblad **4.**46
Duiwelsklou **5.**384
Dulacia candida, Verwechslung mit Liriosma ovata **5.**706
Dulacia inopiflora **5.**706
Dulacia macrophylla, Verwechslung mit Liriosma ovata **5.**706
Dulacia ovata **5.**706
Dulcamara **3.**1093; **6.**737f, 741
Dulcamara hom. **6.**741f
Dulcamara flexuosa **6.**737
Dulcamara, flos hom. **6.**742
Dulcamarae stipites D03 **6.**738
Dulcit **5.**792f, 805
Dulcitol **5.**792, 794
Dulcosid **6.**789
Dullkraut **5.**464
Dumb cane **3.**455; **4.**1165f
Dumbcaine **4.**1166
Dünendistel, blaue **5.**78
Dunkelstrom **2.**9

Dunkelviolette Malve **5.**755
Dunkler Fenchel **5.**169
Dünnfilmkapillare, DC **2.**283
Dünnflüssiges Wachs **1.**692
Dünnkochende Stärke **9.**654
Dünnschichtchromatographie *[DC]* **2.**421ff
– Aktivitätskontrolle **2.**261
– Arbeitstechnik **2.**263f
– Auftragetechnik **2.**267f
– Auswertung **2.**269f
– Bedingungen an Kieselgel **2.**264
– β-Front **2.**262
– Detektion **2.**269
– Dokumentation **2.**271
– Doppeltrogkammer **2.**265
– Einfluß der relativen Luftfeuchtigkeit **2.**260
– Einflußgrößen **2.**258
– Entwicklung **2.**269
– – anticircular **2.**273
– – circular **2.**273
– – circular unter hohem Druck **2.**273
– – zweidimensionale **2.**273
– Fertigplatte **2.**258
– Flachbodenkammer **2.**266
– Fließmittel **2.**262, 274ff
– Fluoreszenzlöschung **2.**270
– Grenzprüfung **2.**314
– Grundlagen **2.**256ff
– Identitätsprüfung **2.**274ff
– Kammersättigung **2.**263
– Mehrfachentwicklung **2.**269, 272
– – automatische **2.**272
– MS **2.**233
– Nachaktivierung **2.**268
– Platte, Konzentrierungszone **2.**258
– Reinheitsprüfung **2.**314ff
– Sandwich-Deckplatte **2.**263
– Schichtmaterial **2.**259
– S-Kammer **2.**263
– Sorptionsmittel **2.**258, 274ff
– Trennkammer **2.**266
– TRT-Technik **2.**273
– zweidimensionale **2.**273
– zylinderförmige Kammer **2.**265
Dünnschichtdragées **2.**954f, 959
Dünnschichtelektrophorese **2.**242
Dünnschichtkapillare, DC **2.**284
Dünnschichtverdampfer **2.**402
Duo-Test, sensorische Prüfung **2.**40
Duplosan DP, Monographie **3.**512
Duplosan KV
– Monographie **3.**512
– Pflanzenschutz **1.**363
Duplosan KV Combi, Monographie **3.**512
Duquenois-Levin-Test **4.**645
Duquenois-Reaktion **2.**141
Dur **4.**38
Dura mater **2.**985
Durantoside **6.**1106
Durapore-Filter **2.**775
Durchdrückpackung **2.**994
Durchfluß, Sensor **2.**22

Durchflußextraktor nach Thielepape 2.409
Durchflußmesser, induktiver 2.797
Durchschnittspolymerisationsgrad 1.8, 31
Durchwachs 4.586
Durchwachs-Hasenohr 4.586
Duretic 8.937
Durillo encarnado 4.1011
Durmast oak 6.341
Duroplaste, Packmittel 2.990, 993
Dürrwurz 5.525
– kanadisches 4.990
Dürrwurz-Alant 5.525
Dürrwurzelkraut, großes 5.525
Dursban flüssig, Monographie 3.512
Dursban Spritzpulver
– Monographie 3.512
– Pflanzenschutz 1.345
Duschbad 1.160
Duschschutzfolien 1.47
Dust 3.333, 946
Düsterer Storchschnabel 5.251
Dusturan Kornkäfer, Monographie 3.513
Dusturan Kornkäferpuder, Monographie 3.513
Dusty miller 6.666
Dutch clover 6.993
Dutch rush 5.70
Dutchman's breeches 4.1156
Dutch-Staatsmijnen-Verfahren 8.780
Du-Ter Extra, Monographie 3.513
Dwale leaves 4.424
Dwarf bilberry 6.1052
Dwarf elder 4.99; 6.575
Dwarf elder fruits 6.577
Dwarf elder leaves 6.576
Dwarf elder root 6.577
Dwarf Japanese Quince 4.795
Dwarf mallow 5.754
Dwarf mountain pine 6.163
Dwarf pine needle oil 6.164
Dway berries 4.423
Dwaybery leaves 4.424
D-Wert 2.1038
– Sterilisation 2.780
4'-DXDX [Esorubicin] 8.76
Dybar, Monographie 3.513
Dycloninhydrochlorid, Monographie N01BX 7.1448
Dydrogesteron, Monographie G03D 7.1449
Dyer's alkanet 4.176
Dyer's chamomile 4.287
Dycstuff 1.188
Dymnica pospolita 5.207
Dynamische Differenzkalorimetrie 2.70
Dynamische Leistungs-Differenz-Kalorimetrie 2.70
Dynamisch-thermomechanische Analyse 2.74
Dynamit 8.370
Dynamometer 2.6
Dynex 3.505
Dynia olbrzymia 4.1069
Dynia pizmowa 4.1072
Dynja 4.1065
Dynode 2.10

Dyphyllin 1.468f
Dyrene
– Monographie 3.513
– Pflanzenschutz 1.356
Dyrene flüssig, Monographie 3.513
Dyrket Lin 5.671
Dysosmon amoenum 6.688
Dysprosium, Nachweisgrenze, spektroskopische 2.469
Dzenepi blanc 4.52

# E

E 160c **4.**667
E 600 **9.**30
E 605 **1.**345
E 605 Combi
– Monographie **3.**515
– Pflanzenschutz **1.**345
E 605 forte, Monographie **3.**515
E 605 Spritzpulver, Monographie **3.**515
Eagle-vine bark **5.**783
Eaglewood **4.**307
EA-MMA *[Ethylacrylat-Methylmethacrylat]* **2.**836
Earl Grey Tea **4.**631
Early anemone **5.**429
Earthnut **4.**319
Earthsmoke **5.**207
East Indian rhubarb **6.**418
East Indian sandalwood oil **6.**601
East Indian senna fruit **4.**712
East Indian senna leaves **4.**705
Easterflower **6.**318
Easter-ledges **6.**76
Eastern poison oak **6.**458
Eastern red cedar **3.**703; **5.**589
Eastern rue **6.**507
Eau de Cologne menthe **5.**827
Eau de Labarraque **8.**1106
Eazamine **7.**1279
Ebenauskraut **5.**429
Ebensträußiges Gipskraut **5.**359
Eberesche **6.**766
Ebereschenbeeren **6.**767
Eberraute **4.**358
Eberwurz, stengellose **4.**691f
Eberwurzel **4.**692
Ebners Reagens **1.**536
Eboka **6.**890
Ebolo **6.**576
E-Buchu **4.**132
Ebuli folium **6.**576
Ebuli fructus **6.**577
Ebuli radix **6.**577
Ebullioskopische Konstante **2.**91
Ebulosid **6.**577
Ebulum humile **6.**575
(+)-Eburenin **6.**1128
(+)-Eburnamenin **6.**1128
(–)-Eburnamin **6.**1128f
Eburnamonin **6.**1128
EC *[Ethylcellulose]* **7.**810
Ecballium elaterium **3.**357f
Ecboline **3.**536
Ecbolium adhatoda **5.**595

Ecbolium betonica 5.600
Ecbolium gendarussa 5.601
Ecbolium procumbens 5.601
ECD *[Elektroneneinfangdetektor]* 2.286, 288
β-Ecdyson 4.54
Ecdysteron 4.54f, 57f, 101, 103; 6.906f, 1184
Ecgoninmethylester 3.334
Échalotte 4.183
Echinacea 5.11f
– Monographie 5.1
Echinacea angustifolia 5.1f, 13
– Verwechslung mit Echinaceae pallidae radix 5.14
Echinacea angustifolia hom. 5.11f
Echinacea-angustifolia-Wurzel 5.3
Echinacea atrorubens 5.2
Echinacea intermedia 5.16
Echinacea laevigata 5.1, 16
Echinacea pallida 5.1f, 13
Echinacea-pallida-Wurzel 5.13
Echinacea paradoxa 5.1
Echinacea purpurea 5.1, 16
Echinacea purpurea hom. 5.31f
Echinacea-purpurea-Kraut 5.17
Echinacea sanguinea 5.13
Echinacea simulata 5.2, 13
Echinacea speciosa 5.16
Echinacea tennesiensis 5.2
Echinaceae angustifoliae radix 5.3
Echinaceae pallidae radix R05X 5.13
Echinaceae purpureae herba D03, G04BX, R05X 5.17
Echinaceae purpureae radix 5.26
Echinaceawurzel 5.3, 13, 26
Echinacein 5.5, 15
Echinacosid 5.2, 6, 15; 6.389f
Echinatin 5.312, 318
Echinatsäure 5.312
Echinatsäure-glucuronopyranosylrhamnopyranosid 5.312
Echinocactus lewinii 5.707
Echinocactus williamsii 5.707
Echinocereus serpentinus 5.923
Echinocystinsäure 4.27
Echinocystsäure 6.797, 815
Echinocystsäurederivate 5.411
Echinolon 5.4, 14
Echium vulgare
– Verfälschung von Boraginis flos 4.529
– Verfälschung von Boraginis herba 4.531
Echte Alkanna 4.177
Echte Aloe 4.213f
Echte Brunnenkresse 5.916
Echte Goldrute 3.1024; 6.758
Echte Jalape 5.543
Echte Kamille 3.79; 4.809, 817
Echte Kastanie 4.726
Echte Melone 4.1065
Echte Myrrhe 4.963
Echte Myrte 5.904
Echte Nelkenwurz 5.263
Echte Pfingstrose 6.7

Echte Veilchenwurzel 6.1146
Echte Verbene 5.690
Echte Verbenenblätter 5.692
Echte Wintersrinde 4.1194
Echter Agar 4.307
Echter Alant 5.526
Echter Baldrian 6.1079
Echter Behennußbaum 5.857
Echter Buchweizen 5.138
Echter Dost 5.960
Echter Ehrenpreis 6.1118
Echter Erdrauch 5.207
Echter Gamander 6.930
Echter Kanel 4.902
Echter Kümmel 4.694, 697
Echter Lavendel 5.630
Echter Malabar-Kardamom 5.40
Echter Mekkabalsam 4.968
Echter Quendel 6.970
Echter Rettich 6.357
Echter Rhabarber 6.420
Echter Salbei 3.1173f; 6.547
Echter Sellerie 4.292
Echter Senf 6.705
Echter Sinau 4.162
Echter Staudenmajoran 5.959
Echter Sternanis 5.515
Echter Sturmhut 3.15
Echter Thymian 6.974
Echter Waldmeister 5.222
Echter Zimt 4.902
Echtes Eisenkraut 6.1108
Echtes Herzgespann 5.647
Echtes Hirtentäschelkraut 4.656
Echtes Johanniskraut 5.475
Echtes Labkraut 5.225
Echtes Lavendelöl 5.631
Echtes Löffelkraut 4.923f
Echtes Lungenkraut 6.311
Echtes Tausendgüldenkraut 4.759
Echtes Verbenaöl 5.690
Echtes Windröschen 4.281
Eclaire 3.267
Eclipta, Monographie 5.34
Eclipta alba 5.34
Eclipta erecta 5.34
Eclipta marginata 5.34
Eclipta prostrata 5.34
Eclipta-prostrata-Kraut 5.35
Eclipta punctata 5.34
Eclipta therm(in)alis 5.34
Eclomarrhiza amylacea 5.784
Ecombin, Monographie 3.516
Econazol 2.880
– Monographie D01AC, G01AF 8.1
– nitrat, Monographie D01AC, G01AF 8.2
EcoR1 2.708
Écorce d'alcornoque 4.534
Écorce d'aune noir 6.398
Écorce de bouleau 4.502
Écorce de bourdaine 6.398
Écorce du bowdichia 4.534

Écorce de cannelle de Ceylan  4.902
Écorce du cannellier  4.902
Écorce de cascara sagrada  6.405
Écorce de chêne  6.343
Écorce de chêne blanc  6.336
Écorce de chêne pour usage vétérinaire  6.347
Écorce de condurango  5.783
Écorce d'epine-vinette  4.488
Écorce de frangule  6.398
Écorce de frêne  5.193
Écorce de gaiac  5.350
Écorce de grenadier  6.328
Écorce d'hamamélis de Virginie  5.372
Écorce de jamelongue  6.872
Écorce de marronier d'Inde  4.118
Écorce de noisetier  4.1028
Écorce du noisetier de la sorcière  5.372
Écorce d'orme  6.1027
Écorce de quebracho  4.402
Écorce de quina  4.877
Écorce de la racine de berbéride  4.490
Écorce de racine de cotonnier  5.342
Écorce de la racine d'epine-vinette  4.490
Écorce des racines de grenadier  6.331
Écorce sacrée  6.405
Écorce de sassafras  6.613
Écorce de sureau  6.579
Écorce de Winter  4.1194
Ecothiopatiodid, Monographie N07A  8.2
Ecstasy  3.811
ECT [Emissionscomputertomographie]  2.395
Edecrin  8.91
Edelgamander  6.930
Edelgamanderkraut  6.931
Edelherzwurzel  5.527
Edelkamille  4.808
Edelkastanie  4.726
Edelkastanienblätter  4.728
Edelleberkraut  5.429
Edelraute  6.509
Edelrautenblätter  6.511
Edelstahlfilter, gesinterter  2.775
Edeltanne  4.7
– sibirische  4.20
Edeltannennadelöl  4.10
– sibirisches  4.21
Edeltannenöl  3.736, 738
Edeltannensamenöl, ätherisches  4.13
Edeltannenzapfenöl  4.9
Edelwundkraut  6.759
Edelwurz  5.526
Edens Reagens  1.536
Edera  5.398
Edera terrestra erba  5.293
Edera terrestre  5.293
Edeskömeny  5.157
Edestin  6.481
Edetinsäure
– Monographie M05B, V03AB  8.5
– Cobaltsalz  7.1057
– Eisenkomplex  8.1102
Edible Hibiscus  4.4

Edicloqualon  7.1043
Edifren 11  3.1199
Edifren 22  3.832
Edler Rhabarber  6.420
Edler Salbei  6.547
Edmann-Abbau  2.718
Edoxudin, Monographie J05A  8.6
EDPA [2-Ethyl-3,3-diphenylallylamin]  8.136
EDTA [Edetinsäure; Ethylendiamintetraessigsäure]-  2.353;  8.5
– Antikoagulans  1.431
– Komplexbildungskonstanten  2.354
EDU [Edoxudin]  8.6
Edulan  6.35
Edulinin  6.512
Edurid  8.6
Edwardsiana rosae  1.309
[$^{169}$Er]Erbiumcitrat, Monographie  8.56
EFB-Klassen  2.721
Efemero  4.946
Efeu  5.398
– Gift-  6.458
– giftiger  6.459
Efeublätter  5.399
Efeusumach  3.1232
Effektomere  3.6, 1038
T-Effektor-Zellen  1.375
Eflornithin
– Monographie P01CX  8.8
– hydrochlorid, Monohydrat, Monographie P01CX  8.10
Eftol, Monographie  3.516
Eftol-Öl, Monographie  3.516
Egelkraut  5.728
Egelschnecke  1.303
Egermann-Gleichung  2.568
Egesa Ameisenmittel, Monographie  3.516
Egesa Ameisentod, Monographie  3.516
Egesa Insektenmittel
– Monographie  3.516
– Pflanzenschutz  1.345
Egesa Pflanzen Insekten Spray, Monographie  3.516
Egesa Pflanzen Insekten Spray (Neu) mit ozonschonendem Treibgas, Monographie  3.516
Egesa Pflanzenspray Extra, Monographie  3.516
Egesa Rasendünger mit Moosvernichter neu, Monographie  3.517
Egesa Rasendünger mit Unkrautvernichter Neu, Monographie  3.517
Egesa Schneckenkorn, Monographie  3.517
Egesa Total Unkrautvernichter, Monographie  3.517
EGF [epidermaler Wachstumsfaktor]  3.1141f
EGF-Rezeptor-Hypothese, Dioxin  3.1141f
Egg-Drop-Syndrom, Geflügel J07BX  1.415
Egger-Möslingers Reagens  1.536
Egonol  6.846
EG-Richtlinien
– Kosmetische Mittel  1.134, 166ff
– Trink-, Mineral- u. Heilwasser  1.252
– Viehseuchenrecht  1.398

EGTA [*Ethylenglycol-bis*-(2-aminoethylether)tetraessigsäure] 2.353
Egyptian cotton 5.337
Egyptian Henbane 5.461f
EHDP [*Etidronsäure*] 8.133
Ehlers Reagens 1.536
(+)-EHNA [*erythro*-Hydroxynonyladenin] 8.500
Ehrenbaums Einbettungsmittel 1.536
Ehrenpreis
– Arznei- 6.1118
– Bachbungen~ 6.1117
– echter 6.1118
– Quell~ 6.1117
– virginianischer 6.1121
– virginischer 6.1121
– Wald- 6.1118
Ehrenpreiskraut 6.1119
Ehrenpreis-Vernichter Anicon, Monographie 3.517
Ehrlichs Reagens 1.537
Ehwema 4.1029
EI [*Elektronenionisation*] 2.225
EIA [*enzyme immuno assay*] 2.525
Eibe 3.1122f; 6.905
Eibisch 4.233
Eibischblätter 1.573ff; 4.234
Eibischblüten 4.234
Eibischpaste 1.630
Eibischsirup 1.646; 4.237
– in Zubereitungen 1.612ff
Eibischtee 4.236, 238
Eibischwurzel 1.623ff; 4.236
Eichelkaffee 6.350
Eichelkakao 6.350
Eicheln 6.349
Eichenblätter 6.347
Eichengallen 6.338
Eichenkork 6.352
Eichenlohe 6.343
Eichenmistel 6.1160
Eichenrinde 1.609ff; 6.343
Eichenrinde für tierarzneiliche Zwecke 6.347
Eichordnung 2.2
Eichpflicht 1.59
Eichrecht
– Fertigpackungen 2.8
– Meßgeräte 2.7
– Waagen 2.2
Eichwert, für Suppositorien 2.1006
Eicosansäure 4.4, 697, 1105
Eicosantetrol 4.966
Eicosapentaensäure 4.1202; 5.775; 6.251
Eicosatetraensäure 4.1202; 5.50, 85, 775
Eicosatriensäure 4.1202
Eicosenol 6.701
Eicosensäure 4.539, 559, 656, 1075; 5.916; 6.701, 705, 709, 715
11-Eicosensäure 4.681, 683
11-*cis*-Eicosensäure 6.1005, 1007
12-Eicosensäure 4.1105
Eidechsenschwanz 3.1059
Eierblume 4.625; 5.930
Eiereiweiß 1.538

Eife 6.905
Eigaab 4.103
Eigaab gebeli 4.103
Eigenschaften, kolligative 2.90
Eilecithin 8.699
Eimü D 80, Monographie 3.517
Eimü zin, Monographie 3.517
Einbetten anatomischer Präparate 1.554
Einbetten mikroskopischer Präparate 1.536, 543
Einbettungen 2.837
Einfache Opiumtinktur 1.678
Einfache Salbe 1.697
Einfacher Sirup 1.652
Einfaches Bleipflaster 1.580; 2.892
Eingangsprüfung, Probenahme 2.36
Eingestellte Ratanhiatinktur 1.679; 5.618
Eingestellte Seifenrindentinktur 1.679
Eingestellter Aloeextrakt 1.597; 4.215
Eingestellter Aloe-Trockenextrakt 1.597
Eingestellter Belladonnatrockenextrakt 1.597, 672
Eingestellter Brechnußextrakt 6.832
Eingestellter Brechnußtrockenextrakt 1.603
Eingestellter Cayennepfefferliquidextrakt 1.585; 4.673
Eingestellter Chinatrockenextrakt 1.598; 4.880
Eingestellter Enziantrockenextrakt 1.600, 676
Eingestellter Faulbaumrindentrockenextrakt 1.599
Eingestellter Ipecacuanhatrockenextrakt 1.600
Eingestellter Kamillenextrakt 1.590; 4.823
Eingestellter Kamillenliquidextrakt 1.590; 4.823
Eingestellter Pomeranzenliquidextrakt 1.585
Eingestellter Ratanhiatrockenextrakt 1.602; 5.618
Eingestellter Rhabarbertrockenextrakt 1.602; 6.424
Eingestellter Senegatrockenextrakt 1.602, 652ff
Eingestellter Thymianliquidextrakt 1.592; 6.982
Eingestellter Weißdorntrockenextrakt 1.599; 4.1048
Eingestelltes Adonispulver 2.1020; 4.95
Eingestelltes Belladonnapulver 2.1020
Eingestelltes Blatt des Wolligen Fingerhutes 4.1178
Eingestelltes Brechnußsamenpulver 6.832
Eingestelltes Digitalis-lanata-Pulver 2.1020; 4.1178
Eingestelltes Digitalis-purpurea-Pulver 2.1020; 4.1183
Eingestelltes Hyoscyamuspulver 2.1020
Eingestelltes Ipecacuanhapulver 2.1020; 4.774
Eingestelltes Maiglöckchenpulver 2.1020; 4.980
Eingestelltes Meerzwiebelpulver 2.1020; 6.1040
Eingestelltes Oleanderpulver 2.1020
Eingestelltes Opium 1.640; 2.1020
Eingestelltes Opiumpulver 1.640; 2.1020
Eingestelltes Rauwolfiapulver 6.366
Eingestelltes Stechapfelblatt 4.1145
Eingestelltes Stramoniumpulver 2.1020; 4.1145
Einglasmethode nach Korsakoff 2.745
Eingriffeliger Weißdorn 4.1058
Einjähriger Beifuß 4.364
Einkernweißdorn 4.1058
Einkristall 2.550

Einmalfingerlinge **1.**48
Einmalhandschuhe **1.**52
Einmalkanülen **1.**57
Einmalsensoren **2.**498
Einmalspritzen **1.**74
Einmalthermometer **1.**66
Einmalunterlagen **1.**111
Einnehmegläser **1.**48
Einnehmelöffel **1.**48
Einnehmerohre **1.**48
Einnehmetassen **1.**48
Einpunktkalibrierung **2.**452
Eins *[Amfetamin]* **7.**167, 171
Einsatzstempel **2.**950
Einsäulen-Ionenchromatographie **2.**449
Einschlußkomplexe **7.**1134
Einschlußmittel f. wasserfreie Objekte **1.**548
Einschlußverbindungen **7.**1133
Einspursystem, Elektrophorese **2.**245
Einstabmeßkette **2.**492
Einsteinium, Antidot **2.**342
Einstrahlfrequenz, bei NMR-Geräten **2.**201
Einstufendestillation **2.**399, 401
Einzelhaar **1.**175
Eirab **6.**918
Eisbeutel **1.**50
Eisen
– Antidot **2.**342; **7.**643, 1185
– Grenzprüfung **2.**305, 307
– Komplexbildungskonstante mit EDTA **2.**354
– Mineralwässer **1.**247
– Nachweis **2.**130
– Nachweisgrenze, spektroskopische **2.**469
– Säuglingsnahrung **1.**229, 241
Eisenacetat, basisches, als Reagens **2.**124
[$^{59}$Fe]Eisen(II)ascorbat-Injektionslösung, Monographie **8.**10
Eisenbart **6.**1108
Eisenblau **8.**15
Eisenchelatoren V03AC
Eisenchinincitrat **1.**698
Eisen(III)chlorid **1.**533, 620ff
Eisen(III)chlorid-Lösung **1.**537ff, 620
Eisenchlorid-Carbolreagenz n. Uffelmann **1.**537
[$^{59}$Fe]Eisen(III)chlorid-Injektionslösung, Monographie **8.**10
Eisenchlorürsirup **1.**648
[$^{59}$Fe]Eisencitrat-Injektionslösung **8.**11
[$^{59}$Fe]Eisen(II)citrat-Injektionslösung, Monographie **8.**11
[$^{59}$Fe]Eisen(III)citrat-Injektionslösung, Monographie **8.**11
Eisen(III)dimethyldithiocarbamat **3.**592
Eisen(III)dimethyldithiocarbamidat **1.**352
Eisen(II)fumarat, Monographie B03A **8.**11
Eisen(II)gluconat, Dihydrat, Monographie B03A **8.**13
Eisenhaltige Aloepillen **1.**634; **4.**225
Eisenhaltiger Apfelextrakt **1.**606, 683
Eisenhaushalt, Diagnostikum **8.**11
Eisen(III)hexacyanoferrat(II), Monographie V03AB **8.**15

Eisenhut **3.**522
– blauer **3.**15; **4.**72
– Carmichaels **4.**69
– gelber **3.**15, 17, 747f; **4.**79
– Giftheil- **4.**68
– Stoerks **4.**68
– Wolfs~ **3.**17
Eisenhutknollen **1.**604, 670; **3.**16; **4.**73
Eisenhutknollenextrakt **1.**604
Eisenhutseitenwurzel **4.**69
Eisenhuttinktur **1.**670
– aus frischer Pflanze **1.**670
Eisen(III)hydroxid-Dextrin-Komplex, Monographie B03A **8.**16
Eisen(III)-Ionen, Grenzprüfung **2.**307
Eisenkomplexe, als Nachweis **2.**143
Eisenkraut **5.**692; **6.**1108f
– echtes **6.**1108
– gelbes **6.**718
Eisenkrautsalbei **6.**539
Eisenkrauttee **5.**693
Eisenmangelanämie, Klin. Chemie–Diagnostik **1.**521
Eisenpentacarbonyl, Monographie **3.**517
Eisenpräparate B03A
Eisenpulver **1.**648
Eisenspat **9.**606
Eisen(II)sulfat **1.**556, 570ff
Eisen(II)sulfat-Lösung **1.**558
Eisenzucker **1.**649ff
Eisenzuckersirup **1.**649
Eisessig **3.**539; **8.**77
– Dielektrizitätskonstante **2.**511
– Zersetzungspotential, elektrochemisches **2.**511
Eiskompressen **1.**51
Eiskrawatte **1.**50, 52
Eiswasser in den Adern, Aconitinintoxikation **3.**16
Eiweiß, Nachweis **1.**528ff
Eiweiß-Fettsäure-Kondensate **1.**175
Eiweiß-Glycerinlösung **1.**538
Eiweißhydrolysate **1.**175, 185
Eiweißlösung **1.**538
Ekamet, Monographie **3.**519
Ekasantalal **6.**601
Ekelle **4.**903
Ekoki **5.**805
Ekrasit **3.**1220
Ektachem DT-60 **1.**454, 457
Ektoparasitenmittel P03A
Elabro binaco **3.**1238
Elabro puzzolente **5.**419
Elach **4.**252
Elachi **4.**252
Elaeodendron glaucum **5.**794
Elaeosacchara **1.**577
Elaeosaccharum Oleum Foeniculi **5.**168
Elafobosco **6.**49
Elakuhe **4.**252
Elalisphakos **6.**547
Elanco Beize flüssig
– Monographie **3.**519
– Pflanzenschutz **1.**358

Elanco Beize trocken
- Monographie **3.**519
- Pflanzenschutz **1.**358

Elancolan
- Monographie **3.**519
- Pflanzenschutz **1.**365

Elancolan K, Monographie **3.**519
Elastische Jodoformstäbchen **1.**569
Elastische Kompressionsverbände **1.**38
Elastische feste Stäbchen **1.**568
Elastische weiche Stäbchen **1.**568
Elastomere **1.**36
- Packmittel **2.**993
- als Verschlüsse f. Parenteralia **2.**774

Elateridae **1.**315
Elaterin **3.**357; **4.**1065
Elatidin **3.**398
Elatin **3.**398
Elatobium abietinum **1.**312
Elb, Hydrochinonsynthese **8.**463
Eldelidin **3.**398
Elder **6.**575, 579
Elder bark **6.**579
Elder flowers **6.**580
Elder fruits **6.**582
Elder leaves **6.**582
Elder root **6.**583
Elder sumach tree wood **6.**464
Eldexomer **7.**181
Eldin **6.**83
Elecampane **5.**526, 530
Elecampane camphor **3.**35
Elecampane root **5.**527
Elecita wahlbergia, Verwechslung von Cantharides **5.**732
Electolytorum solutio composita **1.**614
Electrocortin **7.**98
Electron Capture Detector **2.**286, 288
Electuaria **1.**577f
Electuarium Sennae **1.**578
Electuarium Tamarindorum compositum **1.**578
Electuarium Theriaca **1.**658
Elefant Unkrautvertilger, Monographie **3.**519
Elefantenlaus, westindische **4.**256, 259
Elefantenlausbaum **4.**254
Elefantenohrbaum **5.**270
Elegantissin **6.**1125
Elektret **2.**11
Elektrochemie
- Grundlagen **2.**490, 500
- nachweisbare Stoffe **2.**514, 518ff

Elektrochemische Zelle **2.**29
Elektrochemischer Detektor, HPLC **2.**434
Elektrode
- Festkörpermembran~ **2.**491
- Flüssigmembran~ **2.**491
- Glas~ **2.**28
- Glaskohlenstoff~ **2.**512
- Glasmembran~ **2.**491
- ionensensitive **1.**460; **2.**28, 491, 496
- Kohlenpasten~ **2.**512
- pH- **2.**491

- pNa- **2.**492
- Quecksilber~ **2.**501ff, 510f
- Referenz~ **2.**493f

Elektrodialyse **2.**593f, 607
Elektrofilter **2.**618
Elektrolyte, Infusionslösungen B05XA
Elektrolythaushalt **1.**479
Elektrolytlösung, zusammengesetzte **1.**614
Elektronendichteverteilung **2.**159
Elektroneneinfangdetektor **2.**286, 288
Elektronenionisation **2.**225
Elektronenquerschnittsdetektor **2.**289
Elektronenspektrum **2.**476ff
Elektroosmose **2.**107
Elektrophorese
- Blotting **2.**249
- Flachgelapparatur, vertikale **2.**253
- Fluoreszenzmarkierung **2.**246
- in freier Lösung **2.**241
- Gel~ **2.**244
- Grundlagen **2.**240, 456
- Horizontalapparatur **2.**253
- horizontale, Ultradünnschicht~ **2.**249
- Immunfixation **2.**244
- Immunprinting **2.**244
- Molekularsieb **2.**247
- Plasmafraktionierung **2.**676
- Rocket-Technik **2.**250
- Sammelgel **2.**246
- SDS- **2.**247
- in stabilisierenden Medien **2.**242
- Submarin-Kammer **2.**253
- Titrationskurvenanalyse **2.**253
- trägerfreie, n. Hannig **2.**241
- Trenngel **2.**246
- Trennmedium **2.**252
- Trennsystem **2.**253
- zur Reinheitskontrolle **2.**254
- zweidimensionale **2.**248
- – hochauflösende **2.**249

Elektrosorptionsanalyse **2.**509
Elektrospray-Ionisation **2.**225
Elektrospray-Verfahren **2.**231f
Elelifaskos **6.**568
Elemen **4.**896
α-Elemen **4.**451; **6.**754f, 759
β-Elemen **4.**367, 963; **5.**134, 294, 401, 531, 568, 775; **6.**16f, 754f, 759, 1070, 1084, 1097, 1101
δ-Elemen **4.**963; **5.**775; **6.**754f, 759, 1097
γ-Elemen **4.**449f; **5.**135, 401, 568; **6.**1097
Elemicin **4.**378, 389, 578, 1110; **5.**869f, 873, 881, 883; **6.**106f, 113, 116, 614, 1097, 1101
Elemol **4.**578, 962f, 1114f; **5.**270f, 589; **6.**629
Elenio **5.**526
Elenolsäure **5.**941
Elephant-(tranquilizer) **3.**945
Elettaria **5.**37
Elettaria cardamomum **5.**37ff
Elettaria hemisphaerica **4.**250
- Verwechslung von Java-Kardamomen **4.**250

Elettaria major **5.**37

Elettaria speciosa  **4.**250
Eleutherococcus senticosus  **6.**13, 15
Eleutherosid E  **6.**1162
Elfdock  **5.**526
Elfdock root  **5.**527
Elfklatte  **6.**1160
Eliaswagen  **4.**72
Elicitoren  **1.**298
Elimicin  **4.**577;  **5.**861
Elimination
- Geschwindigkeitskonstante  **2.**834
- Halbwertszeit  **2.**834, 980
- Kinetik  **2.**834
ELISA *[enzyme linked immuno sorbent assay]*  **2.**525f
- polyklonaler  **2.**719
Elital, Monographie  **3.**519
Elixen  **5.**401
Elixir  **2.**1024
- aromatisches  **1.**578
Elixir acidum Halleri  **1.**626
Elixir ad longam vitam  **1.**681
Elixir aperitivum  **1.**579
Elixir aromaticum  **1.**578
Elixir Aurantii compositum  **1.**578
Elixir balsamicum Hoffmanni  **1.**578
Elixir Chinae  **1.**578
Elixir Cinchonae  **1.**578
Elixir contra Tussim  **1.**579
Elixir e succo liquiritiae  **1.**579
Elixir ferri aromaticum  **1.**653
Elixir pectorale  **1.**579
Elixir proprietatis alkalinum  **1.**579
Elixir proprietatis cum rheo  **1.**579
Elixir proprietatis sine acido  **1.**579
Elixir regis Daniae  **1.**579
Elixir Ringelmannii  **1.**579
Elixir stomachicum  **1.**685
Elixir viscerale Hoffmanni  **1.**578
Elixire, arzneiliche  **1.**578
Elixiria medicinalia  **1.**578f
Elizabetha princeps  **6.**1158
Ellagitannine  **5.**115
Ellagsäure  **4.**147, 168, 329f, 332, 727, 1104;  **5.**116, 265, 697f;  **6.**327, 336, 339, 348, 590, 871, 911, 914, 916
Ellebore noir  **5.**421
Elleboro nero  **3.**651;  **5.**421
Ellend  **5.**77
Ellera  **5.**398
Ellera terrestre  **5.**293
Elletaria cardamomum  **4.**245
Elletaria speciosa, Verwechslung von Java-Kardamomen  **4.**250
Elliotinsäure  **6.**179
Ellipsometer  **2.**156
Elliptizität
- bei Licht  **2.**154
- molare  **2.**157
- spezifische  **2.**157
Elm bark  **6.**1027
Elmenrinde  **6.**1027

Elocron 50 Spritzpulver, Monographie  **3.**519
Elsners Reagens  **1.**538
Eltern-Ionen  **2.**237
Eluent  **2.**431
Eluotrope Reihe
- DC  **2.**262
- Extraktion  **2.**413ff
Elutionskraft  **2.**262
Elymoclavin  **4.**911;  **5.**537, 548;  **6.**1014f
Elymus, Monographie  **5.**45
Elymus dumetorium  **4.**138
Elymus repens  **4.**138;  **5.**46
Elytren  **1.**307
Elytrigia repens  **4.**138
Emarginatin  **5.**792
Embalming fluid  **3.**946
Embelia ribes, Verfälschung von Piperis nigri fructus  **6.**215
Embonsäure  **7.**407
Embryo colae  **4.**942
Embryogonia arborea  **6.**920
Emdecassol  **4.**766
Emeproniumbromid, Monographie  G04BD  **8.**16
Emeproniumcarrageenat, Monographie  G04BD  **8.**17
Emerson-Reagens  **2.**135, 146
Emetamin  **4.**780f
Emetin  **4.**774, 777, 786;  **5.**401
- Monographie  P01AX, V03AB  **8.**18
- dihydrochlorid
- - Heptahydrat, Monographie  P01AX  **8.**20
- - Pentahydrat, Monographie  P01AX  **8.**21
- Identität mit DC  **2.**274
Emflon-Filter  **2.**775
Emicymarin  **6.**794, 810
Emission  **2.**472
Emissionscomputertomographie  **2.**395
EMIT *[enzyme multiplied immunoassay technique]*-  **2.**528
Emmanjoholz  **6.**605
Emmenolsäure  **4.**748
Emodin  **4.**701, 714, 720;  **5.**143, 145f;  **6.**392ff, 398, 405, 412, 419, 423
- anthron  **6.**423
- - gentiobiosid  **6.**398
- - rhamnoglucosid  **6.**398
- - rhamnosid  **6.**398
- bioside  **6.**398
- dianthron  **6.**413, 423
- 8-$O$-β-gentiobiosid  **6.**394
- 8-$O$-β-glucosid  **5.**143;  **6.**394
- monoethylether  **5.**146
- 8-$O$-β-primverosid  **6.**394
Emodinsäure  **6.**59
Emodi-Rhabarber  **6.**416
Emollentia  D02, D02A
Emollient  **8.**619
Empetrum nigrum  **3.**1024
Emplastra  **1.**579f;  **2.**872, 875
Emplastra adhaesiva  **1.**574;  **2.**872
Emplastrum adhaesivum anglicum  **1.**574
Emplastrum Cantharidis  **5.**736

Emplastrum Cantharidum ordinarium 5.735
Emplastrum Cantharidum perpetuum 5.736
Emplastrum Cantharidum pro usu vetrinario 5.736
Emplastrum Cerussae 1.580
Emplastrum Lithargyri 1.580
Emplastrum mediolanense 5.736
Emplastrum Plumbi 1.580; 2.880
Emplastrum Plumbi simplex 1.580; 2.892
Emplastrum saponatum 1.580; 2.892
Emplastrum saponatum camphoratum 1.580
Emplastrum saponatum salicylatum 1.580; 2.892
Emplastrum Sinapis 4.551
Emplastrum vesicatorium 5.736
Empleurum ensatum, Verfälschung von Barosmae folium 4.470
Empleurum serrulatum, Verfälschung von Barosmabetulina-Blätteröl 4.468
Empleurum unicapsulare, Verfälschung von Barosmae folium 4.470
Empusa muscae 1.261f
Emser Salz 1.642
Emtebe, Monographie 3.520
Emulgatoren 1.161ff, 686; 2.687, 690ff; 7.146, 149, 818, 820, 826, 1416; 8.368f, 793f; 9.282ff, 291f
– amphotere 1.156; 2.691
– anionische 1.156; 2.690
– in Arzneibuchmonographien 2.694
– Co- 2.692
– für Dermatika, Übersichtstabelle 2.894ff
– kationische 1.156; 2.690
– für Kosmetika, Übersichtstabelle 1.156
– nichtionische 1.156; 2.691
Emulgel 2.880
Emulgierende Alkohole
– in Dermatika 2.901
– in Liniment 1.616
Emulgierende Salbe 1.692; 2.888
Emulgierender Cetylstearylalkohol 1.692
Emulgierendes Wachs 7.825
Emulgin B2 7.818
Emulsifying Ointment 2.888
Emulsin 5.751
Emulsio ammoniata 1.616
Emulsio ammoniata camphorata 1.616
Emulsio Amygdalarum saccharata 1.581
Emulsio Calcis 1.616
Emulsio Olei Amygdalae 1.582
Emulsio Olei Iecoris 1.581
Emulsio Olei Jecoris Aselli 1.581
Emulsio Olei Jecoris Aselli composita 1.581f
Emulsio Olei Ricini 1.582
Emulsio oleosa 1.582
Emulsio oleoso-saccharata 1.582
Emulsio Paraffini 1.582
Emulsio Paraffini liquidi 1.582
Emulsio ricinosa 1.582
Emulsion mit flüssigem Paraffin 1.582
Emulsionen 1.161, 581ff; 2.685ff, 696
– Anforderungen, mikrobiologische 2.701
– Autoklavierung 2.702
– Brechen 2.700
– Herstellung 2.693ff
– – englische Methode 2.698
– – kontinentale Methode 2.698
– – Mayonnaisemethode 2.698
– Konservierung 2.702
– multiple 2.689, 698
– O/W- 1.179, 581ff, 686ff
– – Frisiermittel 1.181
– – Lichtschutzmittel 1.205
– Ostwald-Reifung 2.700
– Phasenvolumenverhältnis 2.687
– Pickering- 2.687
– Rezepturen 2.693, 696f
– Stabilisierung 2.687, 695; 7.110, 700
– Synonyma 2.686
– Typen 2.688
– – Bestimmung 2.701
Emulsiones 1.581ff
Emulsiones orales 1.581ff
Emulsionssalben 2.904
Emulsionsstabilisator 7.700; 8.505, 943, 951
Emulsions-Suspension 2.687
Emylcamat, Monographie N05BC, N05CM 8.21
Enalapril
– Monographie C02EA 8.22
– hydrogenmaleat, Monographie C02EA 8.23
– maleat 8.23
Enallymal 8.926
Enanthsäureanhydrid 8.1206; 9.823
Enantiomere 2.536
Enantiotropie 2.76
Enbasa-bedarr 4.808
Encainid, Monographie C01B 8.25
Encarsia formosa 1.314, 333
Encarsia-Schlupfwespe 1.331
Encecalin 4.136
Encens 6.634
Encephalomyelitis, Geflügel, Impfung J07BX 1.414
Encina de mar 5.201
Encina marina 5.201
Endiemal 8.918
Endivia 4.865
Endivie 4.865
– Lactucopicrin 3.723
Endivienanbau, Herbizid 3.303
Endkontrolle 2.1089f
– feste Zubereitungen 2.1108ff
– flüssige Zubereitungen
– – Dichte 2.1106
– – Klarheit 2.1106
– – Lichtbrechung 2.1107
– – Oberflächenspannung 2.1107
– – optische Drehung 2.1107
– – osmotischer Druck 2.1106
– – Partikelgröße 2.1107
– – pH-Wert 2.1106
– – Schwebstoffe 2.1106
– – Viskosität 2.1107
– halbfeste Zubereitungen 2.1107f
– physikalische u. physikochemische 2.1106ff
Endoamylase 7.252

Endocrocin **4**.914
Endo-1,4-β-glucanase **7**.806
Endokrinologische Störungen, Salzhaushalt **1**.480
Endomid, Monographie **R07AB 8**.26
Endopituitrin **8**.1290
Endormeuse **4**.1142
Endosulfan **1**.343
– Monographie **3**.520
Endothel, Auge **2**.635
Endotoxine **2**.719, 788, 1038
Endpunkt, Titrations~ **2**.347
Endpunkttitration **2**.359f, 373
Endralazin
– Monographie **C02D 8**.26
– mesilat, Monographie **C02D 8**.27
Enduron **8**.937
Enebaer **5**.565
Enebro común **5**.565
Enebro de la miera **5**.579
Eneldo ursino **5**.849
Enemata **2**.1011
Energiebedarf, Kinder **1**.227f
Energiedosis **2**.398
Energiematerialisation **2**.384
Enfleurage-Verfahren **1**.199; **2**.1017; **5**.853
Enfluran, Monographie **N01AB 8**.28
Engelbleami **4**.281
Engelblumen **4**.346
Engeletin **6**.723
Engelskraut **4**.352
Engelstrompete **3**.391
Engelwurzspiritus, zusammengesetzter **1**.663
Englisch Weiß **7**.615
Englische Kompagnie-Nelken **6**.864
Englischer Senf **6**.705
Englischer Senfsamen **6**.707
Englischer Zimt **4**.890
Englisches Brausepulver **1**.638
Englisches Kamillenöl **4**.827
Englisches Pflaster **1**.574
English chamomile **4**.811
English chamomile oil **4**.810
English masterwood **4**.99
English treacle **4**.180
Enhancer **2**.1013
Enilconazol **1**.778; **3**.687
– Monographie **D01AC 8**.30
Enoletherpolyin **7**.1272f
Enoxacin, Monographie **J01MA 8**.30
Enoxaparin **8**.419
– Natrium **8**.421
Enoximon, Monographie **C01CE 8**.33
Enoxolon, Monographie **A02BX 8**.34
Enoxolon hydrogensuccinat **7**.683
Enprofyllin, Monographie **R03DA 8**.35
Enprostil, Monographie **A02BB 8**.36
Enrofloxacin **1**.754
– Monographie **J01MA 8**.38
Ensifera **1**.307
Enslin-Zahl **2**.60, 103
Entamidfuroat **7**.1341
Entamoeba histolytica **7**.677, 887

Entbitterter Faulbaumfluidextrakt **1**.587
Entcoffeinierung **2**.408, 1030
Entenfuß **5**.270
Entenfußbaum **5**.270
Entengrün **5**.644
Entengrütze **5**.644
Enterobacteriaceae **5**.98
Enterohepatischer Kreislauf **3**.34, 48ff, 53, 321, 336, 338, 357, 468, 470f, 549, 728, 768, 843, 991, 1012, 1091, 1166
Enterostomie **1**.114, 116ff
Entfärbung mikroskopischer Präparate **1**.528
Entgasung, von Flüssigkeiten **2**.431, 768
Entgiftungsmittel, Zytostatikatherapie **V03AF**
Enthaarungsmittel **1**.700
Enthalpieänderung, Bestimmung **2**.71
Enthramin **9**.603
Entkalkung mikroskopischer Präparate **1**.536
Entkalkungsflüssigkeit **1**.538
Entkeimungsfiltration **2**.775
Entkräuselungsmittel **1**.183
Entlausungsmittel **7**.440
Entmischung **2**.573
Entmischungspotential **2**.1098
Entpyrogenisierung **2**.788
Entropie **2**.817
Entschäumer **7**.1358
Entsorgung
– Reagentien **1**.465f
– Untersuchungsmaterialien **1**.465f
Entspelzte Haferfrucht **4**.440
Entwickler **1**.189
Entzugssyndrom, Opiate **3**.845
Enula campana **5**.526
Enulae radix **5**.527
Environmental Protection Agency **3**.1142
Enzian
– bitterer **5**.249
– brauner **5**.242
– gefleckter **5**.243
– geflügelter **5**.243
– gelber **5**.230
– japanischer **5**.244
– purpurner **5**.243
– purpurroter **5**.243
Enzianbranntwein **5**.241
Enzianextrakt **1**.577ff, 600, 605
Enzianfluidextrakt **1**.587
Enziantinktur **1**.676; **5**.234
Enziantrockenextrakt **1**.600
– eingestellter **1**.600, 676
Enzianwurzel **1**.583ff; **5**.231
– japanische **5**.244
Enzler **5**.241
Enzymatische Tests
– Enzymaktivität **1**.461ff
– – Definition **1**.461
Enzymatische UV-Methode 1 u. 2 **1**.472f
Enzyme
– Digestiva **A09AA**
– Fibrinolytika **B01AD**
– Klin. Chemie **1**.482ff

enzyme immuno assay **2.**525
enzyme linked immuno sorbent assay *[ELISA]* **2.**525
enzyme multiplied immunoassay technique **2.**528
Enzyminduktion, Dioxin **3.**1144
Enzyminhibitoren **1.**210
Enzymnomenklatur **1.**524
EOA *[Essential Oil Association of the USA]* **6.**969
Eosin **1.**532ff; **2.**355
Eosin-Formalin **1.**538
Eosin-Lösung **1.**538
Eosin-Methylenblau **1.**538, 551
Eosin-Methylenblau-Lösung n. Jenner **1.**538
Eosin-Natrium I **1.**655
EPA *[environmental protection agency]* **3.**1142
Epai **4.**167
Epf **4.**292
Ephedra, Monographie **5.**46
Ephedra ciliata **9.**439
Ephedra distachya **5.**46ff
Ephedra distachya hom. **5.**47
Ephedra distachya spag. Zimpel hom. **5.**47
Ephedra equisetina **5.**46, 48, 50; **9.**439
Ephedra gerardiana **5.**46
Ephedra herb **5.**50
Ephedra intermedia **5.**46, 48, 50, 54; **9.**439
Ephedra lomatolepsis **9.**439
Ephedra maxima **5.**46
Ephedra monosperma **9.**439
Ephedra nebrodensis **5.**48
Ephedra procera **9.**439
Ephedra shennungiana **5.**46, 48, 50
Ephedra sinica **5.**46, 48, 50, 54; **9.**439
Ephedra spag. Zimpel **5.**47
Ephedra vulgaris **5.**46f; **9.**439
Ephedra vulgaris hom. **5.**48
Ephedradin **5.**46, 55
Ephedrae herba **5.**47f, 50
Ephedrae radix **5.**54
Ephedrae tinctura **1.**675
Ephedrakraut **1.**675; **5.**50
Ephedran **5.**49, 51
Ephedrannin **5.**55
Ephedratinktur **1.**675
Ephedrawurzel **5.**54
Ephedrin **1.**740; **3.**1005; **5.**46, 49, 804
– hydrochlorid **3.**522
– – Monographie C01CA, R01AA, R03CA, S01FB **8.**41
– – Nachweis **2.**143
– wasserfrei, Monographie C01CA, R01AA, R03CA, S01FB **8.**39
(–)-Ephedrin **5.**50
– Monographie **3.**522
(+)-*threo*-Ephedrin **9.**439
1S,2S-(+)-Ephedrin **3.**1009
DL-Ephedrin **3.**522
– thiocyanat, Monographie C01CA, R01AA **8.**42
L-Ephedrin **9.**111, 439
Ephedrinum anhydricum **8.**39
Ephedroxan **5.**46, 49, 51
Ephemerum nummularia **5.**728

Ephestia elutella **1.**264
Ephestia kühniella **1.**264f, 317
4-Epiabietal **5.**587
4-Epiabietinsäure **5.**562
Epiactin A, Monographie **3.**523
Epiactin B, Monographie **3.**523
Epiactin C, Monographie **3.**524
Epiactis prolifera **3.**523
4′-Epiadriamycin **8.**49
– hydrochlorid **8.**51
Epiafzelechin **4.**716; **5.**567, 572, 617
4-Epiarbusculin A **6.**1099, 1101
(+)-Epiberbivaldin **4.**481
Epicatechin **4.**474, 1202; **5.**520, 617; **6.**345, 1051, 1054, 1057, 1064
– 3-gallat **4.**849
– 3-*O*-β-D-glucopyranosid **4.**886
– 6-*C*-β-D-glucopyranosid **4.**886
– 8-*C*-β-D-glucopyranosid **4.**886
– 5,7,3′-trimethylether **4.**892
(–)-Epicatechin **4.**31, 111, 618, 633, 796, 886, 892, 940f, 943, 1042f; **5.**145, 185, 273, 394f, 567; **6.**944
– 6-*C*-glucosid **4.**892
– 8-*C*-glucosid **4.**892
(+)-Epicatechin **4.**31
2S,3S-(+)-Epicatechin **4.**1198
*ent*-Epicatechin **4.**1198
(–)-Epicatechingallat **4.**28, 633; **5.**49, 377
Epicatecholgallat **4.**850
Epicauta gorhami **5.**732
Epicéa **6.**121
Epichlorhydrin **3.**284; **7.**581, 1108f; **8.**898, 989, 1268; **9.**213, 300, 362, 387, 405, 814, 1209
DL-α-Epichlorhydrin **3.**284
Epichlorohydrin **3.**284
Epicillin
– Monographie J01CA **8.**42
– Natriumsalz, Monographie J01CA **8.**43
Epicondylitis-Bandagen **1.**83
Epicorymbosin **6.**1014
(+)-13-Epicorynolin **4.**1017
11-Epicorynolin **4.**1017
Epicubenol **6.**195
Epicurzerenon **4.**1100
Epicutan-Test, offener **3.**968
(–)-Epicyclopropancuparenol **5.**775
Epideacetylisovaltrat **6.**1085
4″-Epi-9-Deoxo-9a-methyl-9a-aza-9a-homoerythromycin A **7.**346
Epidermis **1.**135; **2.**911
Epidihydropinidin **6.**120
Epidinocarsis lopezi **1.**330
1,4-Epidioxy-*p*-menth-2-en **7.**298
4′-Epidoxorubicin **8.**49
– hydrochlorid **8.**51
Epieudesmin **6.**1154
(–)-10-Epi-γ-eudesmol **4.**308
Epifriedelanol **6.**441, 873
Epifriedelinol **6.**873
Epigalbacin **6.**647f

Epigallocatechin **5.**520; **6.**1054
(–)-Epigallocatechin **4.**633; **5.**49, 273, 567, 805
– gallat **4.**28, 633; **5.**377
Epigard **2.**985
Epihalogenhydrin **7.**717
3-*Epi-iso*-Cucurbitacin D **4.**44
20-Epiisoeriocepalin **6.**935
Epiisopilosin **6.**128f, 132
Epiisopiloturin **6.**128, 132
Epijuvabiol **4.**8, 16
Epijuvabion **4.**16
3-Epikatonsäure **4.**1103
8-Epikessanol **6.**1069
Epilationsmittel **1.**212
Epilierkaltwachs **1.**212
Epilierwarmwachs **1.**212
Epilobe herisse **5.**61
Epilobe des marais **5.**62
Epilobium, Monographie **5.**57
Epilobium adenocaule **5.**57
Epilobium adenocaulon, Verfälschung von Epilobium-parviflorum-Kraut **5.**64
Epilobium amplexicaule **5.**61
Epilobium angustifolium **5.**57f, 60
– Verfälschung von Centaurii herba **4.**760
Epilobium-angustifolium-Kraut **5.**58
Epilobium-angustifolium-Wurzel **5.**60
Epilobium aquaticum **5.**61
Epilobium dodonaei, Verwechslung mit Epilobium angustifolium **5.**58
Epilobium fleischeri, Verwechslung mit Epilobium angustifolium **5.**58
Epilobium gesneri **5.**57
Epilobium grandiflorum **5.**61
Epilobium hirsutum **5.**57, 61
Epilobium-hirsutum-Kraut **5.**61
Epilobium molle **5.**63
Epilobium montanum **5.**57
– Verfälschung von Epilobium-parviflorum-Kraut **5.**64
Epilobium palustre **5.**57, 62
– Verfälschung von Epilobium-parviflorum-Kraut **5.**64
Epilobium palustre hom. **5.**62
Epilobium parviflorum **5.**57, 63
Epilobium-parviflorum-Kraut **5.**63
Epilobium persicifolium **5.**57
Epilobium pubescens **5.**63
Epilobium rivulare **5.**63
Epilobium roseum **5.**57
Epilobium salicifolium **5.**57
Epilobium scaturiginum **5.**62
Epilobium schmidtianum **5.**62
Epilobium spicatum **5.**57
Epilobium tetragonum **5.**57
– Verfälschung von Epilobium-parviflorum-Kraut **5.**64
Epilobium villosum **5.**61, 63
Epilobium-Arten, Verfälschung von Thea folium **4.**631
8-Epiloganinsäure **6.**386, 389
7-Epimajdin **6.**1124f

Epimanool **4.**6
Epimestrol, Monographie G03C **8.**44
6-Epimonomelittosid **6.**886
19-Epimonovincinin **6.**1128
Epimyrtin **6.**1054
Épine noire **6.**393
Epinephrin
– $O^1,O^2$-dipivalat **7.**1390
– hydrogentartrat, Monographie A01AD, C01CA, R03AA, R03CA **8.**48
– Nachweis **2.**142
(*R*)-Epinephrin, Monographie A01AD, C01CA, R03AA, R03CA **8.**45
(*RS*)-Epinephrin, Monographie A01AD, C01CA, R03AA, R03CA **8.**47
L-Epinephrin **7.**679
(–)-Epinephrin-(+)-bitartrat **8.**48
Epine-vinette **4.**488
Epinin **4.**1127, 1129
3-Epinobilin **4.**809, 812
4-Epipalustrinsäure-9α-13α-endoperoxid **5.**587
Epipicropodophyllotoxin **5.**587
Epipinoresinol **5.**587
Epipleiocarpamin-$N^4$-oxid **6.**1128
Epipodophyllotoxin **5.**587
Epipseudoisoeugenyl-2-methylbutyrat **6.**144
16-Epipyroaconitin **4.**70
3-Epi-Rauwolscin **6.**366
Epirubicin
– Monographie L01D **8.**49
– hydrochlorid, Monographie L01D **8.**51
2-Episesalatin **6.**688
Episesamin **4.**390; **6.**690
Episesartemin **6.**1156
Epishyobunol **5.**2
Episolacapin **6.**746
Episterol **4.**1070, 1076
Episyrphus balteatus **1.**320, 327
Epiteliol **9.**506
6-Epiteucrin **6.**931
Epitheaflavinsäure **4.**634
Epithel, Auge **2.**635
Epithelzellen, Urinsediment **1.**508
Epithelzylinder, Urinsediment **1.**512
Epitorulosol **4.**6
Epitorusol **4.**6
Epitulipdienolid **5.**701
Epitulipinolid **5.**701
Epitulipinoliddiepoxid **5.**701f
17-Epivincamajin **6.**1126
Epivincamin **6.**1128
Epivincaminorein **6.**1128
Epiyangambin **6.**1156
EPN [*O*-Ethyl-*O*-(4-nitrophenyl)phenyl-phosphonothioat] **3.**918
Epogpode **4.**99
Éponge végétal **5.**712
Epoxide, Nachweis, chromatographischer **2.**148
*trans*-Epoxy-α-caroten **6.**754
4α,9-Epoxycevan-3β-4,-6α,7α,14,15α,16β,20-octol-6,7-diacetat-3(*S*)-(2,3-dihydroxy-2-methylbutanoat)-15(*R*)-(2-methylbutanoat) **3.**1008

4α,9-Epoxycevan-3β,4,-6α,7α,14,15α,16β,20-octol-6,7-diacetat-3(S)-(2-hydroxy-2-methylbutanoat)-15(R)-(2-methyl-butanoat) **3.**1007

4,5-Epoxy-3,14-dihydroxy-N-methyl-6-oxomorphinan **8.**1280

4,5-Epoxy-3,14-dihydroxy-17-(2-propenyl)-hydrochlorid-5α-morphinan-6-on **8.**1077

3α,9α-Epoxy-14β,18β-(epoxyethano-N-methylimino)-5β-pregna-7,16-dien-3β,11α,20α-triol-20α-ester mit 2,4-Dimethylpyrrol-3-carbonsäure **3.**148

4,15-α-Epoxyeremanthin **6.**1099, 1101

4,5α-Epoxy-3-ethoxy-N-methyl-7-morphinen-6α-ol **8.**127

(8R)-6β,7β-Epoxy-8-ethyl-3α-hydroxy-1αH,5αH-tropaniumbromid(−)-tropat **8.**1264

6β,7β-Epoxy-8-ethyl-3α-[(S)-tropoyloxy]-1αH,5αH-tropaniumbromid **8.**1264

(Z)-9,10-Epoxy-1-heptadecen-4,6-diin-3-on **5.**399

5α,6α-Epoxy-17α-hydroxy-3,20-dioxo-5α-pregnan-bis(ethylketal) **8.**837

19α,20-Epoxy-15-hydroxyicajin **6.**817, 843

2-(4,5α-Epoxy-3-hydroxy-6β-methoxy-N-methyl-6,14-etheno-7α-morphinanyl)-2-pentanol **8.**154

4,5α-Epoxy-14-hydroxy-3-methoxy-N-methyl-morphinan-6-on **8.**1273

4,5-Epoxy-14-hydroxy-3-methoxy-N-methyl-5-oxomorphinan **8.**1273

9-[(E)-4-{(2S,3R,4R,5S)-5-[(2S,3S,4S,5S)-2,3-Epoxy-5-hydroxy-4-methylhexyl]-3,4-dihydroxytetrahydro-2H-pyran-2-yl}-3-methylcrotonoyloxy]-nonansäure **8.**1052

(E)-(2S,3R,4R,5S)-5-[(2S,3S,4S,5S)-2,3-Epoxy-5-hydroxy-4-methylhexyl]tetrahydro-3,4-dihydroxy-β-methyl-2H-crotonsäure, Ester mit 9-Hydroxynonansäure **8.**1052

4,5-Epoxy-3-hydroxy-N-methylmorphinan-6-on **8.**481

4,5-α-Epoxy-3-hydroxy-17-methyl-6-morphinanon **8.**481

9,10-Epoxy-18-hydroxyölsäure **4.**4

4α,5α-Epoxy-10α-14-H-inuviscolid **5.**527

8,9-Epoxy-10-isobutyryloxythymolisobuyrat **5.**528

Epoxymalabaricol **4.**146

1,8-Epoxy-p-menthan **7.**959

4,5-Epoxy-p-menth-1-en **5.**952

1,2-Epoxy-3-[4-(2-methoxyethyl)phenoxy]propan **8.**989

4,5α-Epoxy-3-methoxy-N-methyl-6α-morphinanol **7.**1309

4,5-Epoxy-3-methoxy-17-methyl-(5a,6a)-morphinan-6-ol-[R-(R,R)]-2,3-dihydroxybutandiotat **7.**1311

4,5α-Epoxy-3-methoxy-17-methyl-6-morphinanol-(2R,3R)-hydrogentartrat **7.**1311

(5α,6α)-4,5-Epoxy-3-methoxy-14-methyl-morphinan-6-ol-3-pyridincarbonsäureester **8.**1144

4,5α-Epoxy-3-methoxy-17-methyl-6-morphinanon **8.**470

4,5α-Epoxy-3-methoxy-17-methyl-6α-morphinan-ylnicotinat **8.**1144

(5R,6S,9R,13S,14R)-4,5-Epoxy-3-methoxy-N-methyl-7-morphinen-6-ol **7.**1068

4,5α-Epoxy-3-methoxy-17-methyl-7-morphinen-6α-ol-dihydrogenphosphat **7.**1072

(5R,9R,13S,14R)-4,5-Epoxy-3-methoxy-N-methyl-6-morphinen-6-yl-acetat **9.**845

4,5α-Epoxy-3-methoxy-5α-methyl-7-morphinen-6α-yl-nicotinat **8.**1143

4,5-Epoxy-3-methoxy-N-methyl-6-oxomorphinan **8.**470

(5R,6S,9R,13S,14R)-4,5-Epoxy-N-methyl-7-morphinen-3,6-diol **8.**1040

4,5-α-Epoxy-17-methyl-7-morphinen-3,6-α-diol **8.**1040

4,5α-Epoxy-N-methyl-7-morphinen-3,6α-diylbis(nicotinat) **8.**1144

(5R,6S)-4,5-Epoxy-9a-methylmorphin-7-en-3,6-diyl-dinicotinathydrochlorid **8.**1145

(S)-6β,7β-Epoxy-8-methyl-3α-(−)-tropoyloxy-1αH,5αH-tropaniumbromid **8.**961

1,10-Epoxynobilin **4.**812

cis-Epoxyocimen **4.**360f

13β,28-Epoxy-oleanan-3β,16α-diol **6.**270

Epoxyölsäure **4.**4, 233; **5.**340, 754

13,28-Epoxy-16-oxooleanan-3β,23-diol **4.**263

(+)-(7S,8S)-Epoxypiperolid **6.**192

Epoxypropan, Monographie **3.**524

1,2-Epoxypropan **3.**524

2,3-Epoxy-1-propanol **3.**641

2,3-Epoxy-propan-1-ol **7.**1332

(RS)-2-[2,3-Epoxy-propoxy]benzonitril **7.**549

2-(4-[2,3-Epoxypropoxy)-phenylethyl)-(cyclopropylmethyl)-ether **7.**473

2,3-Epoxypropyl-2-(1-naphthyl)ether **9.**405

(−)-(1R,2S)-(1,2-Epoxypropyl)phosphonsäure, Dinatriumsalz **8.**304

Epoxypseudoisoeugenyl
- 2-methylbutyrat **6.**138, 152
- propionat **6.**152

trans-Epoxypseudoisoeugenyl
- 2-methylbutyrat **6.**154
- tigliat **6.**149

1,2-Epoxypulegon **5.**686

4,5-Epoxytestosteron **7.**1043

Epoxythymol **5.**523

Epoxytrichothecene **3.**406

6β,7β-Epoxy-3α(1αH,5αH)-tropanyl-(−)-tropat **9.**581

L-6,7-Epoxytropintropat **3.**1073

Eppich **4.**292; **6.**575
- gemeiner **4.**292

Eppichbeeren **6.**577

Eppichblätter **6.**576

Eppichwurzel **6.**577

Eppig **5.**398

Eprazinon
- Monographie R05CB **8.**51
- dihydrochlorid, Monographie R05CB **8.**52

Eprozinol, Monographie N05CM, R03DX **8.**53

Eptam 5 Granulat
- Monographie **3.**527
- Pflanzenschutz **1.**361

Eptam 5 Granulat Stauffer, Monographie **3.**527

EPTC *[S*-Ethyl-*N,N*-dipropylthiocarbamat]   1.361
- Monographie   3.526
Epyrin Fertigköder, Monographie   3.527
Epyrin Haftstreupuder, Monographie   3.527
Epyrin Mais Fertigköder, Monographie   3.527
EqT I *[Equinatoxin I]*   3.527
EqT II *[Equinatoxin II]*   3.528
EqT III *[Equinatoxin III]*   3.528
Equilin
- Monographie G03C, M05B   8.53
- 3-hydrogensulfat, Natriumsalz, Monographie G03C   8.54
Equinatoxin I, Monographie   3.527
Equinatoxin II, Monographie   3.528
Equinatoxin III, Monographie   3.528
Equiseti herba C03, D03, G04BX   5.66
Equiseti hyemalis herba   5.70
Equiseto dei campi   5.65
Equiseto invernal(e)   5.70
Equisetolsäure   5.65, 71
Equisetonin   5.67
Equisetrin   5.67
Equisetum   5.66
- Monographie   5.64
Equisetum arvense   5.64ff, 68f
- Verfälschung von Equisetum hyemale   5.71
Equisetum arvense hom.   5.68f
Equisetum-arvense-Kraut   5.66
Equisetum bogotense   5.64
Equisetum boreale   5.65
Equisetum diffusum   5.64
Equisetum fluviatile   5.65, 69f
- Verwechslung mit Equisetum hyemale   5.71
Equisetum-fluviatile-Kraut   5.69
Equisetum giganteum   5.65
Equisetum heleocharis   5.69
Equisetum hiemale   5.70
Equisetum hiemale hom.   5.71
Equisetum hyemale   5.65, 70ff
Equisetum hyemale hom.   5.72
Equisetum-hyemale-Kraut   5.70
Equisetum lacustre   5.69
Equisetum laevigatum   5.65
Equisetum limosum   5.69f
Equisetum limosum hom.   5.70
Equisetum myriochaetum   5.65
Equisetum palustre   3.871;   5.65
- Oxalatgehalt   3.899
- Verfälschung von Equisetum hyemale   5.71
Equisetum pratense   5.65
Equisetum ramosissimum   5.65
Equisetum scirpoides   5.65
Equisetum sylvaticum   5.65
- Verfälschung von Equisetum hyemale   5.71
Equisetum telmateia   5.65
Equisetum trachyodon, Verwechslung mit Equisetum hyemale   5.70
Equisetum variegatum   5.65
- Verwechslung mit Equisetum hyemale   5.70
Equisetum zonatum   5.70
Eradicane, Monographie   3.528
Erba apiola   5.778

Erba aralda   3.469
Erba d'avena   4.441
Erba bellica   6.1029
Erba benedetta   5.263
Erba Camenerio   5.58
Erba cimicina   4.996;   5.254
Erba di coclearia   4.924
Erba cornacchia   6.718
Erba crociona   6.718
Erba de dente de leão   6.898
Erba del dento   5.464
Erba d'equiseto dei campi   5.66
Erba d'equiseto invernale   5.70
Erba falcona   6.713
Erba fragolina   6.595
Erba da gatte   6.932
Erba gerarda   4.99
Erba di Gombi-rossi   5.58
Erba grana maschia   6.718
Erba d'iva   4.52
Erba lanaria   5.358
Erba lepre   6.990
Erba lucciola   5.717
Erba Luigia   5.692
Erba maistra   4.836
Erba menta   5.823
Erba di millefoglie   4.48
Erba morella   6.744
Erba moscadella   6.565
Erba nocca   3.652;   4.836;   5.421, 424
Erba pignola   6.651
Erba di plaga   5.263
Erba da porri   4.836
Erba della principessa   5.692
Erba quattrina   5.728
Erba renella   4.379
Erba rissa   4.791, 794
Erba Roberta o Roberziana   5.254
Erba ruga   6.509
Erba saetta   6.537
Erba San Giovanni   6.565
Erba di San Giovanni   5.475;   6.1108f
Erba di San Giovanni occidentale   5.493
Erba San Pietro   5.78
Erba serpona   3.510
Erba seta   6.1136f
Erba settefoglia   6.259
Erba Sfenize   5.58
Erba stella   4.163
Erba da taglio   6.157
Erba del tarassaco   6.898
Erba e radice del tarassaco   6.900
Erba trinitá   5.429
Erba della Trinitá   6.1148
Erba uliva   4.52
Erba ventaglina   4.163
Erba vescicaria   4.959f
Erba di vischio   6.1163
Erba della volpe   4.79
Erba vulneraria   4.289
Erba zolfina   5.225
Erbelblätter   5.183

Erbella  5.526
Erbelwurzel  5.185
Erbium, Nachweisgrenze, spektroskopische  2.469
Erbnosoden  2.750
Erbse, Paternoster~  3.5
Erbselbeeren  4.489
Erbsen
- Brennflecken  1.291
- falscher Mehltau  1.290
- Fußkrankheit  1.291
- Rost  1.294
Erbsenanbau, Herbizid  3.365, 741, 782, 838, 998, 1087, 1133, 1186
Erbsenblüte  4.959
Erbsengallmücke  1.319
Erbsenkäfer  1.315
Erbsenstrauch  3.382
Erbsenwickler  1.318, 324
Ercha  4.31
Erdalkalimetalle, Grenzprüfung  2.304, 309
Erdalkalisulfide  1.214
Erdapfel  5.416;  6.746
Erdbeer Spritzmittel 'Rovral'
- Monographie  3.528
- Pflanzenschutz  1.355
Erdbeerbaum  4.326
Erdbeerbaumblätter  4.327
Erdbeerblätter  1.660;  5.182f, 187
Erdbeere, Grauschimmel  1.295, 324
Erdbeerenanbau, Herbizid  3.732, 1087
Erdbeermilbe  1.305
Erdbeerwurzel  5.182, 185, 187
Erdbirne  5.416;  6.746
Erdbohne  4.319
Erdefeu  5.293
Erdefeukraut  5.293
Erdeichel  4.577
Erdgalle  4.760;  5.207
Erdgallenkraut  4.760
Erdhollerblätter  6.576
Erdhollerwurzel  6.577
Erdkastanie  4.577
Erdkastanienfrüchte  4.577
Erdkeste  6.746
Erdmandel  4.319
Erdmännlein  5.765
Erdmanns Reagens  1.538
Erdnußanbau, Herbizid  3.365, 822
Erdnußbutter  4.320
Erdnüsse  4.316, 319
- Citrinin  3.324
- Mykotoxine  3.25f
Erdnußöl  4.317
- in Dermatika  2.901
- gehärtetes  1.687ff;  4.319
- - in Dermatika  2.901
- Identität mit DC  2.275
- Prüfung auf fremde Zusätze  2.318
- in Zubereitungen  1.573ff
Erdnußplattkäfer  1.263
Erdpistazie  4.319

Erdrauch  5.207
- echter  5.207
- gemeiner  5.207
- kletternder  4.89
Erdrauchkraut  1.676;  5.207
Erdrauchtinktur  1.676
Erdraute  5.207
Erdschierling  4.970
Erdschlüsselblume  6.285
Erdschocken  6.746
Ereba aglina  4.123
Erectin  6.1125
Eregoyazidin  6.1097, 1099
Eregoyazin  6.1097, 1099, 1101
Ereignisprognose, Statistik  2.1059
Eremanthin  6.1097, 1099, 1101
Eremanthus arboreus  6.1096
Eremanthus elaeagnus  6.1095, 1098
Eremanthus erythropappus  6.1098
Eremanthus graciellae  6.1095
Eremanthus incanus  6.1095
Eremanthus seidelii  6.1095
Eremanthus uniflorus  6.1095
Eremofortin A  6.60, 63
Eremofortin B  6.60, 63
Eremofortin C  6.60, 63
Eremofortin D  6.60, 63
Eremofortin E  6.60, 63
Eremophilane  6.82f
Eremophilen  4.82;  5.775;  6.85, 91
Eremophilenolide  6.82f
Erethismus mercurialis  3.1023
Ergebnisvalidierung  2.123
Ergin  4.913;  6.1014f
Erginin  6.1014f
$\beta,\beta$-Ergoannam  4.914
Ergobasin  3.531;  4.911;  8.60
Ergobutin  4.915
Ergobutyram  4.914
Ergobutyrin  4.915
Ergocalciferol, Monographie A11, M05B  8.56
Ergochrome  3.534;  4.913f
Ergochrysin  4.914
Ergocornam  4.914
Ergocornin  3.536f;  4.913, 915;  7.1322
- Monographie  3.529
- ethansulfonat  3.529
- hydrobromid  3.529
- phosphat  3.529
Ergocriptin  7.525
Ergocristam  4.914
Ergocristin  3.536;  4.913, 915;  7.1322
- Monographie N02CA  3.529;  8.59
- ethansulfonat  3.530
Ergocryptam  4.914
Ergocryptin  3.529;  7.1322
$\alpha$-Ergocryptin  3.536;  4.915
- Monographie  3.530
- phosphat  3.530
$\beta$-Ergocryptin  3.536;  4.913, 915
Ergoflavin  4.914
Ergoheptin  4.915

Ergohexin **4.**915
Ergolin **4.**912
Ergolinalkaloide **4.**912
Ergometrin **4.**911; **5.**548
– Monographie G02AB **3.**531f; **8.**60
– hydrogenmaleat **2.**141
– – Monographie G02AB **8.**61
Ergometrinin **3.**531; **5.**548
Ergonin **4.**915
Ergonovin **3.**327, 531; **4.**911; **8.**60
– hydrogenmaleat **8.**61
Ergopeptame **4.**913
Ergopeptine **4.**913
α-Ergoptin **4.**915
Ergosin **3.**327; **4.**915
24(R/α)-Ergosta-6,22-dien-5α-acetoxy-3β-D-O-glucosid **5.**362
24(R/α)-Ergosta-5,22-dien-7α-ol-3β-D-O-glucosid **5.**362
Ergosterin **3.**531
Ergosterol **5.**506; **6.**292, 526; **7.**1329; **8.**57
Ergostetrin **4.**913
Ergostin **4.**915
Ergot **4.**911, 915
Ergot of rye **3.**327; **4.**911, 921
Ergot de seigle **3.**327; **4.**915
Ergotalkaloide **4.**912
Ergotamin **4.**913, 915
– Monographie G02AB, N02CA **3.**532; **8.**64
– tartrat, Monographie G02AB, N02CA **3.**536; **8.**68
Ergotaminin **4.**913
Ergothionein **4.**914; **6.**60, 63
Ergotidin **8.**447
Ergotismus **3.**328
– gangränöser **3.**328, 532
– konvulsiver **3.**328, 531f
Ergotismus convulsivus **4.**919f
Ergotismus gangraenosus **4.**920
Ergotocin **3.**531; **4.**913
Ergotoxin **4.**913; **7.**1322
– Monographie **3.**536
DH-Ergotoxinmesilat **7.**1326
Ergovalin **4.**915
Erica **4.**620
Erica monore **4.**617
Erica tetralix
– Verfälschung von Callunae flos **4.**618
– Verfälschung von Callunae herba **4.**619
– Verwechslung mit Calluna vulgaris **4.**617
Erica vulgaris **4.**617
Ericae flos **4.**618
Ericae herba **4.**619
Ericae herba cum floribus **4.**619
Ericin **3.**1024
Erigeron, Monographie **5.**73
Erigeron canadensis **4.**988, 990ff; **5.**73
Erigeron graveolens **5.**526
Erigeron paniculatus **4.**990
Erigeron pusillus **4.**990
Erigeron strictum **4.**990
Erigeron viscosa **5.**531

Erigeronis canadensis herba **4.**991
Erigeronis herba **4.**991
Erigeronis oleum **4.**991
Eringio **5.**77
Eringio marino **5.**78
Eringo **5.**77, 79
Erinitrit **3.**861
Eriocephalin **6.**935
Eriocereus, Monographie **5.**73
Eriocereus bonplandii **5.**73f
Eriochromblauschwarz **2.**354
Eriochromschwarz **2.**354
Eriodictyol **5.**609; **6.**440, 982
– 7,3′-dimethylether **5.**442
– 3′-methylether **5.**442
Eriodictyonis tinctura **1.**675
Erioglaucin A **2.**356
Eriophyidae **1.**304
Eriosoma lanigerum **1.**312, 329
Erisimo medicale **6.**718f
Erisimum **5.**83
Erkennungsgrenze **2.**1065
Erkrankungen
– hämatologische, Klin. Chemie–Diagnostik **1.**493
– maligne, Klin. Chemie–Diagnostik **1.**493
Erlenblätterkäfer, Blauer **1.**324
Erlenmeyer-Synthese **7.**1247
Erlickis Reagens **1.**538
Erlwein-Weyls Reagens **1.**539
Ermanin **5.**251
Ernährung, Säuglinge **1.**227ff
Ernährungsphysiologie, Mineralwässer **1.**246
Erophila, Monographie **5.**74
Erophila draba **5.**74
Erophila verna **5.**74f
Erophila-verna-Kraut **5.**75
Erophila vulgaris **5.**74
Erosionsmatrix, TS **2.**982
Erosions-Retardarzneiformen **2.**838
Erppir **6.**746
Erstarren **2.**549
Erstarrungspunkt **2.**68
Erstarrungstemperatur **2.**62, 68
Eruca alba **6.**705
Eruca arvensis **6.**713
Erucae semen **6.**707
Erucasäure **4.**181, 540, 545, 559, 834; **5.**85f, 916; **6.**701, 705, 709, 715, 718f, 1005, 1007
Erucifolin **6.**669f
Eruszin Staub mit Lindan, Monographie **3.**537
Eruzin stark 80, Monographie **3.**537
Eruzin stark mit Lindan, Monographie **3.**537
Erva dos calos **6.**655
Erva dos cantores **6.**718f
Erva raiz de dente de leão **6.**900
Erva doce **6.**143
Erva mate **5.**508
Erva-pulgueira **6.**222
Erva-de-sao-roberto **5.**254
Erva-vaqueira **4.**598
Ervadas-pulgas **6.**222
Ervamycin **6.**1125

Erverdeiro **4**.326
Ervilhenas **4**.319
Ervor vulneraria **4**.289
Erwartungstreue, Statistik **2**.1049
Erwartungswert, Regression **2**.1060
Erweichende Kräuter **1**.573
Erwinia amylovora **1**.287, 329
Erwinia carotovora **1**.287
Erycanosid **5**.84, 87
Erychrosid **5**.84
Erychrosol **5**.84
Erycorchosid **5**.84, 87
Erycordin **5**.84
Erydiffusid **5**.87
Eryhtrodiol **5**.642
Eryngii campestris herba **5**.77
Eryngii herba **5**.77
Eryngii maritimi radix **5**.79
Eryngii plani herba **5**.80
Eryngii plani radix **5**.81
Eryngii radix **5**.77
Erynginol A **5**.80
Eryngium, Monographie **5**.76
Eryngium alpinum **5**.79
Eryngium amethystinum **5**.76f, 79
Eryngium aquaticum **5**.81
Eryngium aquaticum hom. **5**.81f
Eryngium billardieri **5**.77
Eryngium caeruleum **5**.79
Eryngium campestre **5**.76f
– Verfälschung von Mei athamantici radix **5**.850
Eryngium intermedium **5**.79
Eryngium marinum **5**.78
Eryngium maritimum **5**.76, 78f
Eryngium maritimum hom. **5**.79
Eryngium maritimum tauricum **5**.78
Eryngium-maritimum-Wurzel **5**.79
Eryngium officinale **5**.77
Eryngium petiolatum **5**.81
Eryngium planifolium **5**.79
Eryngium planum **5**.76, 79ff
Eryngium-planum-Kraut **5**.80
Eryngium-planum-Wurzel **5**.81
Eryngium pusillum **5**.79
Eryngium trifidum **5**.77
Eryngium virginianum **5**.81
Eryngium vulgare **5**.77
Eryngium yuccaefolium **5**.81
Eryngium yuccifolium **5**.76, 81f
Eryngo **5**.79
Eryodictyol **6**.496
Eryscenosid **5**.84, 87
Erysimastrum **5**.83
Erysimi canescentis herba **5**.86
Erysimi diffusi herba **5**.86
Erysimi herba **6**.719
Erysimin **4**.834; **5**.84, 86
Erysimol **6**.795
Erysimon **6**.718
Erysimosid **4**.832, 834; **5**.84, 86; **6**.796, 810
Erysimosol **5**.84; **6**.795, 810
Erysimotoxin **5**.84

Erysimum **6**.718
– Monographie **5**.83
Erysimum alliaceum **4**.180
Erysimum alliaire **4**.180
Erysimum alliaria **4**.180
Erysimum allionii **5**.84f
Erysimum andrzeiowscianum **5**.85
Erysimum canescens **5**.83, 85f
Erysimum carniolicum **5**.85
Erysimum cheiranthoides **5**.83ff
Erysimum cheiri **4**.832; **5**.83, 85
Erysimum crepidifolium **5**.83ff
Erysimum cuspidatum **5**.85
Erysimum decumbens **5**.83f
Erysimum diffusum **5**.83ff
Erysimum dubium **5**.83
Erysimum glabrum **4**.544
Erysimum helveticum **5**.83
Erysimum hieraciifolium **5**.83f
Erysimum humile **5**.83f
Erysimum murale **4**.832
Erysimum ochroleucum **5**.83
Erysimum odoratum **5**.83f
Erysimum officinale **6**.718, 721
Erysimum officinarum **6**.718
Erysimum perofskianum **5**.84f
Erysimum pulchellum **5**.84
Erysimum pumilum **5**.84
Erysimum repandum **5**.83f
Erysimum rhaeticum **5**.85
Erysimum runcinatum **6**.718
Erysimum rupestre **5**.84
Erysimum suffruticosum **5**.84
Erysimum sylvestre **5**.83
Erysimum virgatum **5**.85
Erysimupikron **5**.84
Erysinotoxin **4**.834
Erysiphales **1**.290f
Erysiphe betae **1**.291
Erysiphe cichoracearum **1**.291
Erysiphe graminis **1**.290f
Erythemdosis, minimale **1**.201
Erythemschwellenwert **1**.202
Erythraea centaurium **4**.759
Erythraea chilensis **4**.758
Erythraeae centaurii herba **4**.760
Erythrée **4**.759
Erythreo-2-Amino-1-phenyl-1-propanol **3**.957
Erythritol **4**.24
Erythrobinsäure **6**.60f
Erythrocoffea **4**.926
Erythrocyten
– Färbung **1**.531ff
– Formen
– – normale **1**.492
– – pathologische **1**.492
– gewaschene **2**.669
– Urin **1**.504
– Urinsediment **1**.507
– Zahl **1**.491f
Erythrocytenindex **1**.501
Erythrocytenkonzentrat, Herstellung **2**.669

Erythrocytenpipette **1.**490
Erythrocytenzylinder, Urinsediment **1.**511
Erythrodiol **4.**760;   **5.**507, 937f, 945
– 3-acetat **4.**208
– (3β,28-dihydroxyolean-12-en)ester **4.**605
– 3-palmitat **4.**761
D-*erythro*-D-Galactoocitol **6.**70
Erythroglaucin **6.**59
Erythromycin **1.**746
– Monographie D10AF, J01FA, S01AA **8.**70
– estolat, Monographie D10AF, J01FA **8.**73
– ethylsuccinat, Monographie D10AF, J01FA **8.**74
– 2′-(ethylsuccinat) **8.**74
– gluceptat, Monographie D10AF, J01FA **8.**74
– glucoheptonat **8.**74
– D-Glycero-D-gulo-heptonsäure **8.**74
– Identität mit DC **2.**276
– 2′-propionat-dodecylsulfat **8.**73
– 2′-propionat-laurylsulfat **8.**73
– stearat, Monographie D10AF, J01FA **8.**75
Erythromycin A **7.**346f
(*E*)-Erythromycin-9-{*O*-[(2-methoxyethoxy)methyl]-oxim} **9.**537
Erythropoetin **2.**674
Erythroskyrin **6.**60
Erythroxylon coca **5.**89;   **7.**1060;   **9.**1100
Erythroxylon coca hom. **5.**96
Erythroxylon peruvianum **5.**89
Erythroxylum, Monographie **5.**88
Erythroxylum argentinum **5.**89
Erythroxylum australe **5.**89
Erythroxylum bolivianum **5.**89
Erythroxylum coca **3.**871;   **5.**88ff, 96
Erythroxylum ecarinatum **5.**89
Erythroxylum hypericifolium **5.**89
Erythroxylum mamacoca **5.**89
Erythroxylum macrocarpum **5.**89
Erythroxylum mexicanum **5.**89
Erythroxylum monogynum **5.**89
Erythroxylum novogranatense **5.**88f
– Verfälschung von Erythroxylum coca **5.**91
Erythroxylum ovalifolium **5.**89
Erythroxylum peruvianum **5.**89
Erythroxylum recurrens **5.**89
Erythroxylum sideroxyloides **5.**89
Erythroxylum steyermarkii **5.**89
Erythroxylum ulei **5.**89
Erythroxylum vacciniifolium **5.**89
Erythroxylum zambesiacum **5.**89
Erzabbau, Flotationshilfsmittel **3.**71
Erzstiefmütterchen **6.**1143
Erzwespe **1.**314
Esbachsches Reagens **1.**539
Escabiosa **5.**612
Escadronkraut **4.**371
Escal, Monographie **3.**537
Escaluña **4.**183
Escarolla **4.**865
Eschalot **4.**183
Esche **5.**191
– amerikanische **5.**188
– weiße **5.**189
Eschenblätter **5.**191
Eschenmanna **5.**196
Eschenrinde **5.**193
Eschenwurz **4.**1159
Escherichia, Monographie **5.**98
Escherichia adecarboxylata **5.**98
Escherichia blattae **5.**98
Escherichia coli **5.**98, 101ff
– Nachweis **2.**346
– als Prüfkeim **2.**1103
Escherichia-coli-Asparaginase **7.**304
Escherichia ewing **5.**98
Escherichia fergusonii **5.**98
Escherichia hermannii **5.**98
Escherichia vulneris **5.**98
Escherwurzel **4.**1161
Eschhuflattich **6.**1017
Eschio **6.**342
Eschlauch **4.**183
Escholamidin **5.**110
Escholamin **5.**110
Escholin **5.**111
Escholzin **5.**112
Eschscholtzia californica **5.**111
Eschscholtzia californica hom. **5.**114
Eschscholtzia douglasii **5.**111
Eschscholtziae herba **5.**112
Eschscholzia, Monographie **5.**110
Eschscholzia californica **3.**265, 1055;   **5.**110ff
Eschscholzia ciliata **5.**110
Eschscholzia cristata **5.**110
Eschscholzia glauca **5.**110
Eschscholzia lobbii **5.**110
Eschscholzia mexicana **5.**111
Eschscholziae herba **5.**112
Eschscholzienkraut **5.**112
Eschschol(t)zin **5.**112
Eschweilera itayensis **6.**1158
Escila **6.**1037
Escin **7.**82
Esclarea **6.**565
Escobilla **4.**752
Esculetin **4.**1160
Esculin **7.**83
Esdragon **4.**371
Eselskerbel **4.**799
Eselsohr **3.**99
Esencia alhucema **5.**639
Esencia de anis **6.**138
Esencia barbayo **5.**639
Esencia Canela **4.**901
Esencia de canela **4.**888, 901
Esencia de canela de Ceylán **4.**901
Esencia de nuez moscada **5.**868
Esencia de pino de montana **6.**164
Esencia de tomillo **6.**976
Esencia de trementina **6.**171
Eserin **9.**193
Eserolin **9.**193
Esfenvalerat, Monographie **3.**538
Esobarbital **8.**437

Esorubicin
- Monographie L01D **8**.76
- hydrochlorid, Monographie L01D **8**.77
Espantallops **4**.959
Espantalobos **4**.959
Espantazorras **4**.959
Esparo de centeio **4**.912
Esparrago **4**.397
Espectinomicin **9**.647
Espica-nardo **5**.912
Espinheira santa **5**.795
Espinheiro **6**.393
Espinho-de-deus **5**.795
Espino cerval **6**.393
Espliego **5**.634
Espliego commún **5**.630
Espoñilla **5**.713
Esponja **5**.712
Esponjeira **4**.32
Esprit de genièvre **5**.571
Essence d'Ambrette **4**.3
Essence d'anis **6**.138
Essence d'arnique **4**.345
Essence d'aspic **5**.639
Essence de badiane **5**.515
Essence de bois de cèdre **5**.590
Essence de bois de gaiac **5**.350
Essence de camomilla **4**.827
Essence de camomille romaine **4**.810
Essence de canelle **4**.901
Essence de canelle de Chine **4**.888
Essence de cardamome **5**.39
Essence de carvi **4**.694
Essence de cumin **4**.1080
Essence d'eucalyptus rectifiée **5**.117
Essence de fenouil **5**.161
Essence de genièvre **5**.567
Essence de lavande **5**.631
Essence de lemongrass **4**.1112
Essence de marjolaine **5**.953
Essence de mélisse **5**.811
Essence de menthe du Japon **5**.824
Essence de menthe crépue **5**.842
Essence de muscade **5**.868
Essence de myrte **5**.905
Essence de origan **5**.960
Essence de romarin **6**.491
Essence de santal **6**.601
Essence de sassafras **6**.611
Essence de sauge dalmatien **6**.559
Essence de sauge sclarée **6**.567
Essence de semences de célerie **4**.296
Essence de serpolet **6**.971
Essence de térébinthine officinale **6**.171
Essence de thuya **6**.956
Essence de thym **6**.976
Essence de verveine **5**.690
Essence de verveine odorante **5**.690
Essencia de canella **4**.888
Essencia de funcho **5**.161
Essencia de hinojo **5**.161
Essencia de mirto **5**.905

Essencia de moscada **5**.868
Essencia de romero **6**.491
Essencia de salva **6**.559
Essencia de sandalo **6**.601
Essentia Angosturae composita **1**.583
Essentia Cacao Bernegau **1**.583
Essentia dentifricia **1**.608
Essentia dentifricia cum salolo **1**.608
Essentia dentifricia cum thymolo **1**.608
Essentia dentifricia Miller **1**.608
Essentia dulcis **1**.584
Essentia episcopalis **1**.584
Essentia Ivae composita **1**.584
Essentia Myristicae **5**.868
Essentia Pepsini **1**.699
Essentia Rusci **1**.584
Essentia volatilis **1**.584
Essentiae **1**.583f
Essential Oil Association of the USA **6**.969
Essentielle Aminosäuren **1**.227
Essentielle Fettsäuren **1**.228, 240
Essenz
- Angostura~ Buchheister **1**.583
- Arrak~ **1**.703
- Birken~ **1**.584
- Bischofs~ **1**.584
- Bischofs~ Dieterich **1**.703
- Essig~ **1**.700f; **3**.539
- Essigsäure~, aromatische **1**.700
- Estragonessig~ **1**.701
- Gurken~, nach Evers **4**.1067
- Iva~, zusammengesetzte **1**.584, 699
- Kabinett-Punsch~ **1**.704
- Kakao~ **1**.583
- Korn~ Nordhäuser **1**.705
- Kräuteressig~ **1**.701
- Maitrank~ **1**.701, 710
- Millersche Mundwasser~ **1**.608
- Mirban~ **3**.873
- Mundwasser~ **1**.608
- Punsch-Royal~ **1**.705
- Romershausens Augen~ **1**.675
- Rotwein-Punsch~ **1**.705
- Rum~ **1**.706
- Salol-Mundwasser~ **1**.608
- Teepunsch~ Dieterich **1**.705
- Thymolmundwasser~ **1**.608
- Vanille~ **1**.705
- Waldmeister~ **1**.710
- Weinessig~ **1**.701
Essenza di anis **6**.138
Essenza di camomilla romana **4**.810
Essenza di canella di China **4**.888
Essenza di trementina **6**.171
Essenzen **1**.583f
Eßgranulat **2**.723
Essig, aromatischer **1**.563
Essigbaum **3**.1232; **6**.463
Essigbeeren **4**.488f
Essige **1**.563
Essigessenz **1**.700f; **3**.539
Essigester, brenzlicher **3**.11

Essiggeist  3.11
Essigsäure  4.131;  7.604
– Monographie  G01AD, G02AB, S02AA, V03AB  3.539;  8.77
Essigsaure Natriumacetatlösung  1.552
Essigsaure Tonerde  3.42;  7.141
Essigsaure Tonerde-Lösung  1.618;  3.44
Essigsäurealdehyd  3.9
Essigsäureanhydrid, Monographie  3.540
Essigsäurederivate
– Antiphlogistika  M01AB
– Antirheumatika  M01AB
Essigsäureethenylester  7.1094
Essigsäure-2-ethoxyethylester  3.555
Essigsäureethylester  8.124
Essigsäure-Gentianaviolett-Lösung  1.542
Essigsäuremethylester  3.803
Essigsäurenitril  3.13
Essigweinsaure Tonerde-Lösung  1.619;  7.140
Eßkastanie  4.726
Eßkastanienblätter  4.728
Eßlauch  4.183
Estafieton  6.1099, 1101
Estanozolol  9.655
Ester
– Einfluß auf Bioverfügbarkeit  2.844
– fremde, Grenzprüfung  2.307
– Grenzprüfung  2.307
– Nachweis  2.130
C-Ester  7.811
Esterzahl  2.327
Estiripentol  9.663
Estolidwachs  6.956, 963
Estomycin  9.35
Estraderm  2.978
Estradiol  1.779, 782
– Monographie  D11AX, G01AD, G03C, M05B, S02AA, V03AB  8.79
– benzoat, Monographie  G01AD, G03C, S02AA, V03AB  8.82
– cypionat, Monographie  G01AD, G03C, S02AA, V03AB  8.83
– dipropionat, Monographie  G01AD, G03C, S02AA, V03AB  8.83
– 3-methylether  7.122;  8.774
– undecylat, Monographie  G01AD, G03C, S02AA, V03AB  8.84
– valerat, Monographie  G01AD, G03C, S02AA, V03AB  8.84
17β-Estradiol  8.1081
Estradiolum valerianicum  8.84
Estragol  4.1160;  5.159, 172, 318, 515f;  6.69f, 72, 138, 1097
Estragon  4.371
– deutscher  4.371
– russischer  4.371
Estragonessigessenz  1.701
Estragonkraut  1.701;  4.371
Estragonöl  1.701
Estramonio  4.1142

Estramustin
– Monographie  G01AD, L01A, S02AA, V03AB  8.84
– 17β-dihydrogenphosphat, Dinatriumsalz, Monographie  G01AD, L01A, S02AA, V03AB  8.85
1,3,5(10),7-Estratetraen-3-ol-17-on  8.53
1,3,5(10)-Estratrien-3,17β-diol  1.782
– 3-benzoat  8.82
– 3-[bis(2-chlorethyl)-carbamat]-17-(dinatriumphosphat)  8.85
– 3-bis(2-chlorethyl)carbaminsäureester  8.84
– 17-(3-cyclopentylpropionat)  8.83
– 17-undecanoat  8.84
– 17-valerat  8.84
1,3,5(10)-Estratrien-3,16α,17β-triol  8.87
– 16,17-bis(hydrogensuccinat)  8.89
Estreptodornasa  9.663
Estriol
– Monographie  G01AD, G03C, S02AA, V03AB  8.87
– succinat, Monographie  G01AD, G03C, S02AA, V03AB  8.89
17-β-Estriol  8.89
Estrogene, Sexualhormone  G03C
Estron  5.937;  8.113;  9.480
– Monographie  G01AD, G03C, S02AA, V03AB  8.90
– 3-cyclopentylether  9.480
– 3-methylether  8.87
Estropajo  5.712
Etacortin  1.787
Etacrynsäure, Monographie  C03C, G01AD, S02AA, V03AB  8.91
Etafedrin, Monographie  G01AD, R03CA, S02AA, V03AB  8.94
Etafenon
– Monographie  C01D, G01AD, S02AA, V03AB  8.96
– hydrochlorid, Monographie  C01D, G01AD, S02AA, V03AB  8.96
Etamiphyllin
– Monographie  G01AD, R03DA, S02AA, V03AB  8.96
– camsilat, Monographie  G01AD, R03DA, S02AA, V03AB  8.97
Etamocyclin, Monographie  G01AD, J01AA, S02AA, V03AB  8.98
Etamsylat, Diethylaminsalz, Monographie  B02B, C05B, G01AD, S02AA, V03AB  8.98
Etephon  1.359
Ethacridinlactat, Monographie  D08AA, G01AD, S02AA, V03AB  8.100
Ethambutol
– Monographie  G01AD, J04AK, S02AA, V03AB  8.101
– dihydrochlorid, Monographie  G01AD, J04AK, S02AA, V03AB  8.104
Ethaminal  9.69
– Natriumsalz  9.72
Ethan, überkritischer Zustand, Kennzahlen  2.1030
Ethanal  3.9

Ethanamin-2-(diphenylmethoxy)-*N*,*N*-dimethyl-
   hydrochlorid **7**.1384
1,2-Ethandiamin **3**.418; **7**.192, 194
Ethandisäure **3**.899
 – Calciumsalz **7**.608
[*S*-(*R**,*R**)]-2,2'-(1,2-Ethandiyldiimino)bis-1-butan-
   ol **8**.101
Ethane dinitrile **3**.901
[1,2-Ethanediylbis(imino-4,1-phenylene)]bis-arsonic
   acid **7**.1290
Ethanethioic acid **7**.26
Ethanethiol **3**.547
Ethannitril **3**.13
1-(9,10-Ethanoanthracen-9(10*H*)-yl)-4-methyl-
   piperazin **9**.1011
Ethanoic acid **3**.539
Ethanoic anhydride **3**.540
Ethanol
 – Monographie **3**.541
 – AMWarnV **2**.818
 – Bestimmung d. Wassergehaltes durch NIR **2**.485
 – camphervergälltes **1**.664f
 – Intoxikation **1**.502
 – Nachweis **2**.134
 – Oberflächenspannung **2**.97
 – in Ohrentropfen, Bestimmung durch NIR **2**.487
 – Pflanzenschutz **1**.371
 – Reinheitsprüfung mit DC **2**.316
 – Vergällungsmittel **3**.229
Ethanolamin **8**.755; **9**.596
 – in Dermatika **2**.901
Ethanolhaltige Iodlösung **1**.656
Ethanolische Ammoniak-Lösung **1**.571ff
Ethanolische Ethylacetatlösung **1**.584ff, 663
Ethanolische Iodlösung **1**.544, 657
Ethanolum ketonatum **1**.602ff, 696
Ethanol-Wasser-Mischungen, HAB 1 **2**.744
Ethansäure **3**.539
Ethanthiol, Monographie **3**.547
Ethaverin
 – Monographie C04, G01AD, S02AA, V03AB
   **8**.106
 – hydrochlorid, Monographie C04, G01AD,
   S02AA, V03AB **8**.108
Etchlorvynol, Monographie G01AD, N05CM,
   S02AA, V03AB **8**.109
*cis*-Ethendicarbonsäureanhydrid **3**.760
4,4'-(1,2-Ethendiyl)bis-phenylcarboximidamid-
   isethionat **9**.662
Ethenoid **3**.708
(*RS*)-5-Ethenyl-5-(1-methylbutyl)-2,4,6(1*H*,3*H*,5*H*)-
   pyrimidintrion **9**.1184
[3*R*-(3α,4aβ,5α,8α,8aβ,9*S**,10*S**)]-5-Ethenyl-
   3,4,4a,5,6,7,8,8a-octahydro-7-methylspiro[3,5,8-
   ethanyliden-1*H*-pyrano[3,4-c]pyridin-10,3'-[3*H*]-
   indol]-2'(1'*H*)-on **8**.330
1-Ethenyl-2-pyrrolidinon-Essigsäureethenylester-Co-
   polymer **7**.1094
1-Ethenyl-2-pyrrolidonhomopolymer mit Iod **9**.295
Ethenzamid, Monographie G01AD, N02BA,
   S02AA, V03AB **8**.109
Ethephon, Monographie **3**.548

Ethephon Berghoff, Monographie **3**.549
Ether **1**.724
 – in Zubereitungen **1**.564ff
Ether vinylicus **7**.1410
Etherische Benzoetinktur **1**.628
Etherisches Muskatöl **1**.572
Etherweingeist **1**.575ff
Ethidimuron, Monographie **3**.549
Ethidiumbromid, für Elektrophorese **2**.249
Ethin **8**.112; **9**.1184
Ethinamat, Monographie G01AD, N05CM,
   S02AA, V03AB **8**.111
1-Ethinylcyclohexanolcarbamat **8**.111
1-Ethinylcyclohexylcarbamat **8**.111
Ethinylestradiol
 – Monographie G01AD, G03C, S02AA,
   V03AB **8**.113
 – Bestimmungsmethode, elektrochemische **2**.521
 – cyclopentylether **9**.480
 – UV-Spektrum **2**.477, 479
17α-Ethinylestradiol-3-methylether **8**.893
17-Ethinylestra-1,3,5(10)-trien-3,17β-diol **8**.113
Ethinylestrenol **8**.774
17α-Ethinyl-estr-4-en-17-ol **8**.774
17α-Ethinyl-18-homo-19-nortestosteron **8**.1211
17α-Ethinyl-17β-hydroxyestr-4-en-3-on **8**.1201
 – enanthat **8**.1206
17α-Ethinyl-17β-hydroxy-3-oxo-4-androsten
   **7**.1171
17-Ethinyl-18-methyl-19-nortestosteron **8**.723
17α-Ethinyl-19-nor-testosteron **8**.1201
 – acetat **8**.1204
17α-Ethinyloestradiol **9**.480
Ethinylvinylacetat **2**.669
[$^{131}$I]Ethiodat-Öl **8**.115
Ethiofencarb **1**.348
 – Monographie **3**.550
Ethionamid, Monographie G01AD, J04AD,
   S02AA, V03AB **8**.115
Ethirimol, Monographie **3**.552
Ethisteron **8**.502
 – Monographie G01AD, G03D, S02AA,
   V03AB **8**.118
Ethofumesat **1**.369
 – Monographie **3**.553
Ethomorphin **8**.127
Ethoprop **3**.553
Ethopropazin **9**.365
 – hydrochlorid **9**.366
Ethoprophos **1**.370
 – Monographie **3**.553
Ethosuximid, Monographie G01AD, N03AD,
   S02AA, V03AB **8**.119
Ethotoin, Monographie G01AD, N03AB, S02AA,
   V03AB **8**.122
Ethotrimeprazin **8**.160
4'-Ethoxyacetanilid **9**.100
Ethoxyacetylchlorid **8**.860
7-Ethoxy-3,9-acridindiamin-(*RS*)-lactat **8**.100
[*E*-3-Ethoxy-acryloyl]-carbamidsäureethylester
   **9**.1134
2-Ethoxyanilin, Hämoglobinkonjugate **3**.76

4-Ethoxyanilin **8**.123; **9**.100
– Hämoglobinkonjugate **3**.76
2-Ethoxybenzamid **8**.109
6-Ethoxybenzothiazol-2-sulfenamid **8**.123
6-Ethoxy-2-benzothiazolsulfonamid **8**.123
6-Ethoxybenzothiazol-2-thiol **8**.123
2-Ethoxycarbonyl-amino-4-chlorphenol **7**.921
3-Ethoxycarbonyl-1-benzyl-4-piperidon **7**.405
*N*-Ethoxycarbonyl-2-ethoxy-1,2-dihydrochinolin **9**.397
3-Ethoxycarbonyl-4-hydroxy-6-decyloxy-7-ethoxychinolin-(4-hydroxycholon) **1**.753
3-Ethoxycarbonyl-2-methyl-5,6-dihydropyran **9**.77
6-Ethoxycarbonyl-2-methylthio-5-oxo-5,8-dihydropyrido[2,3-d]-pyrimidin **9**.222
*N*-(Ethoxycarbonyl)-3-(4-morpholinyl)sydnonimin **8**.1027
1-[(Ethoxycarbonyloxy)ethyl]-(2*S*,5*R*,6*R*)-6-[(*R*)-2-amino-2-phenylacetamido]-3,3-dimethyl-7-oxo-4-thia-1-aza-bicyclo[3.2.0]heptan-2-carboxylat **7**.359
– hydrochlorid **7**.360
1-[(Ethoxycarbonyloxy)ethyl]-6-(phenylacetamido)-penicillanat **7**.359
– hydrochlorid **7**.360
17-[(Ethoxycarbonyl)oxyl]-11β-hydroxy-21-(1-oxopropoxy)-pregna-1,4-dien-3,20-dion **9**.317
*N*-{(*S*)-*N*[(*S*)-1-Ethoxycarbonyl-3-phenylpropyl]-alanyl}-*N*-(2-indanyl)glycin **7**.1192
(2*S*,3a*S*,6a*S*)-1-{(*S*)-*N*-[(*S*)-1-Ethoxycarbonyl-3-phenylpropyl]alanyl}-octahydrocyclopenta[b]-pyrrol-2-carbonsäure **9**.487
(*S*)-(9Cl)-1-[*N*-[1-(Ethoxycarbonyl)-3-phenylpropyl]-L-alanyl]-L-prolin **8**.22
1-*N*-[(*S*)-1-Ethoxycarbonyl-3-phenylpropyl]-L-alanyl-L-prolin **8**.22
1-{*N*-[(*S*)-1-Ethoxycarbonyl-3-phenylpropyl]-L-alanyl}-L-prolinmaleat **8**.23
(*S*)-2-{(*S*)-*N*-[(*S*)-1-Ethoxycarbonyl-3-phenylpropyl]-alanyl}-1,2,3,4-tetrahydro-3-isochinolincarbonsäure **9**.479
(1*S*,9*S*)-9-[(*S*)-1-Ethoxy-carbonyl-3-phenylpropylamino]octahydro-10-oxo-6*H*-pyridazino[1,2-a][1,2]diazepin-1-carbonsäure **7**.951
[2*S*-[1[*R**(*R**)],2α,3aβ,6aβ]]-1-[2-[[1-(Ethoxycarbonyl)-3-phenylpropyl]amino]-1-oxopropyl]-octahydrocyclopenta[b]pyrrol-2-carbonsäure **9**.487
[3*S*-2[*R**(*R**)],3*R**]]-2-[2-[[1-(Ethoxycarbonyl)-3-phenylpropyl]amino]-1-oxopropyl]-1,2,3,4-tetrahydro-3-isochinolinecarbonsäure **9**.479
3-[(1*S*)-1-Ethoxycarbonyl-3-phenylpropylamino]-2,3,4,5-tetrahydro-2-oxo-1*H*-1-benzazepin-1-essigsäure **7**.390
(3*S*)-3-[(1*S*)-1-Ethoxycarbonyl-3-phenylpropyl]-amino-2,3,4,5-tetrahydro-2-oxo-1*H*-1-benzazepin-1-essigsäure-hydrochlorid **7**.391
7-(4-Ethoxycarbonyl-1-piperazinyl)-1-ethyl-6-fluor-1,4-dihydro-4-oxo-1,8-naphthyridin-3-carbonsäure **8**.31
*N*-Ethoxycarbonyl-L-prolinamid **4**.352
8-Ethoxychinolin **7**.67

8-Ethoxy-5-chinolinsulfonsäure **7**.67
(±)-2-Ethoxy-2,3-dihydro-3,3-dimethyl-benzofuran-5-yl-methansulfonat **1**.369; **3**.553
2-Ethoxy-3,4-dihydropyran **3**.640
Ethoxyessigsäure-1α,2β,5α-5-methyl-2-(1-methylethyl)cyclohexylester **8**.860
2-Ethoxyethylacetat, Monographie **3**.555
6-Ethoxy-2-ethyl-4-hydroxypyrimidin **3**.568
2-Ethoxyethyl-(*E*)-4-methoxycinnamat **7**.963
*O*-(6-Ethoxy-2-ethyl-4-pyrimidinyl)-*O*,*O*-dimethylphosphorothioat **3**.568
3-Ethoxy-4-(2-furanyl)-4-hydroxy-2-[2-(trimethylsilyl)-1-ethinyl]-2-cyclobuten-1-on **8**.677
(*RS*)-4'-Ethoxy-3-hydroxybutyranilid **7**.537
(±)-(*ZE*)-2-(1-Ethoxyiminobutyl)-5-[2-(ethylthio)-propyl]-3-hydroxycyclohex-2-enon **1**.368; **3**.1081
2-[1-Ethoxy-imino)butyl]-5-[2-(ethylthio)propyl]-3-hydroxy-2-cyclohexen-1-on **3**.1081
Ethoxylsäure **3**.539
6-Ethoxy-2-mercaptobenzothiazol **8**.123
3-Ethoxy-2-methoxy-methylenpropionitril **9**.865
Ethoxymethylenmalonsäurediethylester **8**.212, 236, 1072, 1209; **9**.222
Ethoxymethylenmalonsäuredinitril **9**.865f
5-Ethoxy-4-methyloxazol **9**.454
– 2-carbonsäureethylester **9**.454
[2*S*-(2α,5α,6β)]-6-[[(2-Ethoxy-1-naphthalenyl)-carbonyl]amino]-3,3-dimethyl-7-oxo-4-thia-1-azabicyclo[3.2.0]heptan-2-carbonsäure **8**.1062
(2*S*,5*R*,6*R*)-6-(2-Ethoxy-1-naphthamido)-3,3-dimethyl-7-oxo-4-thia-1-azabicyclo[3.2.0]heptan-2-carbonsäure **8**.1062
6-(2-Ethoxy-1-naphthamido)-3,3-dimethyl-7-oxo-4-thio-1-azabicyclo-heptan-2-carbonsäure **1**.748
6-(2-Ethoxy-1-naphthamido)penicillansäure **8**.1062
2-Ethoxy-2-naphthoylchlorid **8**.1062
(2-Ethoxy-1-naphthyl)penicillin **8**.1062
4-Ethoxynitrobenzen **9**.101
2-Ethoxy-6-nitro-9-chlor-acridin **8**.100
4-Ethoxy-5'-nitrodiphenylamin-2'-carbonsäure **8**.100
(β-*RS*,2*RS*)-3-[4-(β-Ethoxyphenethyl)-1-piperazinyl]-2-methylpropiophenon **8**.51
(*RS*)-2-(2-Ethoxyphenoxymethyl)morpholin **9**.1174
2-[(*o*-Ethoxyphenoxy)methyl]morpholin-hydrochlorid **9**.1175
2-(2-Ethoxyphenoxymethyl)morpholin-hydrochlorid **9**.1175
2-(2-Ethoxyphenoxymethyl)tetrahydro-1,4-oxazin-hydrochlorid **9**.1175
2-Ethoxy-2-phenylethyl-piperazin **8**.52
*N*-(4-Ethoxyphenyl)acetamid **9**.100
4-Ethoxy-7-phenyl-3,5-dioxa-6-aza-4-phosphaoct-3-en-8-nitril-4-sulfid **3**.967
4-Ethoxy-7-phenyl-3,5-dioxa-6-aza-4-phosphaoct-6-en-8-nitril-4-sulfid **9**.191
2-Ethoxy-2-phenylethylbromid **8**.52
(2-*RS*,2'-*RS*)-3-[4-(2-Ethoxy-2-phenylethyl)-1-piperazinyl]-2-methyl-1-phenyl-1-propanon **8**.51
3-Ethoxypropionitril **9**.865
*N*-(6-Ethoxypyridazinyl)sulfanilamid **1**.759

5-Ethoxy-3-trichlormethyl-1,2,4-thiadiazol   3.567
Ethoxzolamid, Monographie G01AD, S01EC, S02AA, V03AB   8.123
Ethrel, Monographie   3.557
Éthuse   4.123
Éthuse petite ciguë   3.23
Ethylacetat   4.273;   6.60
– Monographie G01AD, S02AA, V03AB   8.124
– in Kosmetika   1.173
– in Zubereitungen   1.666ff
Ethylacetatlösung, ethanolische   1.584ff, 663
Ethylacrylat, Monographie   3.557
Ethylacrylat-Methacrylat, als Überzug   2.836
Ethylaldehyd   3.9
Ethylalkohol   3.541
Ethylamin   4.914;   9.1101
3-Ethylamino-1,2-benzisothiazolhydrochlorid   1.778
Ethyl-4-aminobenzoat   7.426
3-Ethylamino-1,2-benzoisothiazol   8.142
Ethylaminobenzol   3.560
4-Ethylamino-6-*tert.*-butylamino-2-chlor-1,3,5-triazin   3.1132
4-Ethylamino-2-*tert.*-butylamino-6-methoxy-1,3,5-triazin   3.1131
4-Ethylamino-2-*tert.*-butylamino-6-methylthio-*s*-triazin   3.1133
2-Ethylamino-4-chlor-6-isopropylamino-1,3,5-triazin   3.105
Ethyl-(*S*)-2-amino-3-(3,4-dihydroxyphenyl)-2-methyl-propanoathydrochlorid   8.946
Ethyl-(*S*)-2-amino-3-(3,4-dihydroxyphenyl)-2-methylpropionat   8.943
*N*-Ethylaminoethanol   7.369
Ethyl-2-amino-6-[(4-fluorbenzyl)amino]-3-pyridincarbamat   8.268
(*RS*)-2-Ethylamino-(3-hydroxy-phenyl)ethanol   8.138
4-[2-Ethylamino-1-hydroxypropyl]-1,2-benzendiol   7.1379
Ethyl-4-[[6-[(aminoiminomethyl)amino]-1-oxohexyl]oxy]-benzoat   8.319
Ethylamino-(*E*)-*O*-(2-isopropoxycarbonyl-1-methylvinyl)-*O*-methylthiophosphat   3.996
(*RS*)-α-[(Ethylamino)methyl]-3-hydroxybenzenmethanol   8.138
α-(Ethylaminomethyl)-3-hydroxybenzylalkohol   1.720
1-Ethyl-2-aminomethylpyrrolidin   9.743
2-(Ethylamino)-4-oxo-5-phenyl-δ-2-oxazolin   8.191
2-Ethylamino-4-oxo-5-phenyl-2-oxazolin   8.190
Ethyl-1-(4-aminophenethyl)-4-phenylisonipecotat   7.262
2-Ethylamino-3-phenylbicyclo[2.2.1]heptan   8.174
2-Ethylamino-3-phenylnorbornan   8.174
2-Ethylamino-3-phenylnorcamphan   8.174
2-(Ethylamino)-5-phenyl-4-oxazolidinon   8.191
2-(Ethylamino)-4(5*H*)-5-phenyloxazolin   8.190
2-(Ethylamino)-5-phenyl-oxazolin-4-on   8.190
2-(Ethylamino)-5-phenyl-4-(5*H*)oxazolon   8.190
*O*-Ethylaminophosphorsäure   3.699
(*RS*)-2-Ethylamino-2-(2-thienyl)cyclohexanon   9.932
2-Ethylaminotoluol   7.1111

2,2-Ethylanilin   3.560
*N*-Ethylanilin   3.459
– Monographie   3.560
– Hämoglobinkonjugate   3.76
Ethylarterenol   8.129
Ethylasparagin   4.1076
Ethylbarbital   7.372
5-Ethylbarbitursäure   8.6
*N*-Ethyl-benzamine   3.560
α-Ethylbenzenessigsäure-2-[2-(diethylamino)ethoxy]-ethylester   7.572
– dihydrogencitrat   7.573
1-Ethyl-3-benziloyloxypyrrolidin-ethobromid   7.425
2-Ethylbenzofuran   7.415
2-Ethyl-1-benzofuran   7.419
(2-Ethyl-3-benzofuranyl)-(3,5-dibrom-4-hydroxyphenyl)keton   7.419
2-Ethyl-3-benzofuranyl-4-hydroxyphenylketon   7.415
(2-Ethyl-3-benzofuranyl)(4-hydroxyphenyl)methanon   7.415
*N*-Ethylbenzolamin   3.560
8-*O*-Ethylbenzoylaconin   4.73
α-Ethylbenzylalkohol   9.179
3-(α-Ethylbenzyl)-4-hydroxycumarin   9.150
Ethyl-bis(2-chlorethyl)amin   3.447
Ethylbiscoumacetat, Monographie B01AA, G01AD, S02AA, V03AB   8.125
Ethyl-2,2-bis(4-hydroxy-2-oxo-2*H*-chromen-3-yl)-acetat   8.125
3-Ethyl-2,4-bis(*p*-hydroxyphenyl)hexane   7.421
*N*-Ethyl-bis-(3-phenylpropyl)amin   7.150
Ethylbromid   7.579
5-Ethyl-(3-butoxy-2-carbamoyloxypropyl)-5-phenyl-barbitursäure   8.167
2-Ethylbuttersäure   7.701
Ethylbutylthiobarbital, Natrium   9.877
Ethyl-*n*-butyrat   4.273
Ethylcarbamat   9.1133
– Inkomp. mit Campher   7.647
(*R*)-1-(Ethylcarbamoyl)-ethyl-carbanilat   3.251
Ethyl-(*S*)-2-[[[(carboxymethyl)-2-indanylcarbamoyl]-ethyl]amino]-4-phenyl-butyrate   7.1192
Ethylcellulose   7.810
– in Dermatika   2.901
– in Filmüberzügen   2.836, 961
Ethyl-4-(8-chlor-5,6-dihydro-11*H*-benzo[5,6]cyclohepta[1,2-b]pyridin-11-yliden)-1-piperidincarboxylat   8.764
Ethylchlorid   7.861;   8.364
5-Ethyl-6-chlorouracil   8.6
Ethyl-2-(4-chlorphenoxy)-2-methylpropionat   7.1014
1-Ethyl-3-chlorpiperidin   9.224
1-Ethyl-3-chlorpyrrolidin   7.1426
24β-Ethyl-cholesta-7,22-dien-3β-*O*-glucosid   4.1076
24β-Ethyl-cholesta-7,25(27)-dien-3β-*O*-glucosid   4.1076
24α/β-Ethyl-cholesta-7,22-dien-3β-ol   4.1070, 1076
24α-Ethyl-cholesta-5,22-dien-3β-ol   4.1070
24α-Ethyl-cholesta-7,22(*E*)-dien-3β-ol   5.358
24α-Ethyl-cholesta-8,22-dien-3β-*ol*   4.1070, 1076
24β-Ethyl-cholesta-5,25(27)-dien-3β-ol   4.1070

24β-Ethyl-cholesta-7,24(25)-dien-3β-ol  **4.**1076
24β-Ethyl-cholesta-7,25(27)-dien-3β-ol  **4.**1070, 1076
24β-Ethyl-cholesta-8,22-dien-3β-ol  **4.**1070, 1076
24β-Ethyl-cholesta-8,25(27)-dien-3β-ol  **4.**1070, 1076
24-Ethyl-cholesta-7,16-dien-3β-ol  **4.**573
24-Ethyl-cholesta-7,24(28)-dien-3β-ol  **4.**573
24-Ethyl-cholesta-7,25-dien-3β-ol  **4.**573
24-Ethyl-cholesta-7,$E$-22-dien-3β-ol  **4.**573
24-Ethyl-cholesta-7,$E$-24(28)-dien-3β-ol  **4.**573
24β-Ethyl-cholesta-7,22,25-trien-3β-$O$-glucosid  **4.**1076
24β-Ethyl-cholesta-5,22,25(27)-trien-3β-ol  **4.**1070
24β-Ethyl-cholesta-7,22,25(27)-trien-3β-ol  **4.**1070, 1076
24β-Ethyl-cholesta-8,22,25(27)-trien-3β-ol  **4.**1070, 1076
24-Ethyl-cholesta-7,22,25-trien-3β-ol  **4.**573
(24$R$)-Ethyl-5-cholesten-3β-ol  **9.**626
24α-Ethyl-cholest-5-en-3β-ol  **4.**1070
24α-Ethyl-cholest-7-en-3β-ol  **4.**1070;  **5.**358
24-Ethyl-7-cholesten-3β-ol  **4.**570
24-Ethyl-cholest-7-en-3β-ol  **4.**573
Ethylcinnamat  **4.**744;  **5.**700
$N$-Ethyl-$o$-crotonotoluidin  **7.**1111
Ethyl-1-(3-cyan-3,3-diphenylpropyl)-4-phenyl-4-piperidincarboxylat  **7.**1385, 1387
5-Ethyl-5-(1-cycloheptenyl)barbitursäure  **8.**422
($S$)-Ethyl-$N$-cyclohexyl-$N$-ethylthiocarbamat  **1.**361;  **3.**367
Ethylcytisin  **5.**624
24-Ethyl-25(27)-dehydrolathosterol  **4.**1076
α-Ethyldeoxybenzoin  **9.**770
5-Ethyl-2′-deoxyuridin  **8.**6
α-Ethyldesoxyanisoin  **7.**1284, 1286
Ethyldibunat, Monographie G01AD, R05DB, S02AA, V03AB  **8.**126
Ethyl-3,6-di-*tert.*-butyl-1-naphthalinsulfonat  **8.**126
Ethyl-4-(2,3-dichlorphenyl)-1,4-dihydro-5-methoxycarbonyl-2,6-dimethyl-3-pyridincarboxylat  **8.**169
Ethyl-{[3-(2-diethylamino)ethyl]-4-methyl-2-oxo-2$H$-1-benzopyran-7-yloxy}-acetat  **7.**693
– hydrochlorid  **7.**694
1-Ethyl-6,8-difluor-1,4-dihydro-7-(3-methyl-1-piperazinyl)-4-oxo-3-chinolincarbonsäure  **8.**752
9-Ethyl-6,9-dihydro-4,6-dioxo-10-propyl-4$H$-pyrano[3,2-$g$]chinolin-2,8-dicarbonsäure  **8.**1123
($RS$)-Ethyl-1,4-dihydro-5-(methoxycarbonyl)-2,6-dimethyl-4-(3-nitrophenyl)-3-pyridincarboxylat  **8.**1178
($RS$)-5-Ethyldihydro-5-(1-methylbutyl)-2-thioxo-4,6-(1$H$,5$H$)-pyrimidindion  **9.**882
– Mononatriumsalz  **9.**884
(3$S$,4$R$)-3-Ethyldihydro-4-[(1-methyl-1-$H$-imidazol-5-yl)methyl]furan-2-(3$H$)-on  **3.**972
– hydrochlorid  **3.**974
– nitrat  **3.**974
(3$S$,4$R$)-3-Ethyl-4,5-dihydro-4-(1-methyl-5-imidazolylmethyl)-2(3$H$)-furanon  **9.**204
(3$S$-$cis$)-3-Ethyldihydro-4-[(1-methyl-1$H$-imidazol-5-yl)methyl]-2(3$H$)-furanon  **9.**204

1-Ethyl-1,4-dihydro-7-methyl-4-oxo-1,8-naphthyridin-3-carbonsäure  **8.**1071
5-Ethyldihydro-5-(1-methylpropyl)-2-thioxo-4,6-(1$H$,5$H$)-pyrimidindion  **9.**876
5-Ethyldihydro-5-(1-methylpropyl)-2-thioxo-4,6-(1$H$,5$H$)-pyrimidindionn, Mono-Natrium-Salz  **9.**877
5-Ethyl-5,8-dihydro-8-oxo-1,3-dioxolo[4,5-g]-chinolin-7-carbonsäure  **8.**1266
1-Ethyl-1,4-dihydro-4-oxo[1,3]dioxolo[4,5-9]-cinnolin-3-carbonsäure  **7.**962
8-Ethyl-5,8-dihydro-5-oxo-2-(1-piperazinyl)pyrido-[2,3-d]pyrimidin-6-carbonsäure  **9.**221
1-Ethyl-1,4-dihydro-4-oxo-7-(4-pyridyl)-3-chinolincarbonsäure  **9.**533
$N$-[1-[2-(4-Ethyl-4,5-dihydro-5-oxo-tertazolyl)ethyl]-4-(methoxymethyl)-4-piperidyl]propionanilid  **7.**105
5-Ethyldihydro-5-phenyl-4,6(1$H$,5$H$)-pyrimidindion  **9.**342
$N$-Ethyl-3,4-dihydroxynorephedrin  **7.**1379
2-Ethyl-4,6-dihydroxypyrimidin  **3.**568
Ethyl-9,10-diiodoctadecanoat  **8.**573
Ethyl-9,10-diiodstearat  **8.**573
($S$)-Ethyl-$N$,$N$-diisobutylthiocarbamat  **1.**360;  **3.**235
$O$-Ethyl-$S$-[2-(diisopropylamino)ethyl]methylphosphonothioat  **3.**1247
3-Ethyl-6,7-dimethoxy-1-(phenylmethyl)isochinolin  **8.**1049
(±)-Ethyl-*trans*-2-(dimethylamino)-1-phenyl-3-cyclohexen-1-carboxylat  **9.**933
– hydrochlorid Hemihydrat  **9.**935
Ethyl-*tert.*-2-dimethylamino-1-phenyl-3-cyclohexen-r-1-carboxylat  **9.**933
– hydrochlorid Hemihydrat  **9.**935
7-Ethyl-1,4-dimethylazulen  **7.**826
Ethyl-dimethyl-carbinol  **3.**807
$N$-Ethyl-$N$,$N$-dimethyl-(4,4-diphenyl-2-butyl)-ammoniumbromid  **8.**16
$N$-Ethyl-$N$,$N$-dimethyl-(4,4-diphenyl-2-butyl)-ammoniumcarrageenat  **8.**17
$N$-Ethyl-$N$,$N$-dimethyl-(3,3-diphenyl-3-carbamoylpropyl)ammoniumbromid  **7.**159
($RS$)-5-Ethyl-3,5-dimethyl-2,4-oxazolidindion  **9.**27
Ethyl-$N$,$N$-dimethylphosphoramidocyanidat  **3.**1119
(6$R$,7$R$)-7-[($R$)-2-(4-Ethyl-2,3-dioxo-1-piperazincarboxamido)-2-($p$-hydroxy-phenyl)acetamido]-3-[[(1-methyl-1$H$-tetrazol-5-yl)thio]methyl]-8-oxo-5-thia-1-azabicyclo[4.2.0]oct-2-en-2-carbonsäure  **7.**762
(2$S$,5$R$,6$R$)-6-[($R$)-2-(4-Ethyl-2,3-dioxo-1-piperazincarboxamid)-2-phenylacetamido]-3,3-dimethyl-7-oxo-4-thia-1-azabicyclo-[3.2.0]heptan-2-carbonsäure  **9.**226
[6$R$-[6α,7β($R^*$)]]-7-[[[[(4-Ethyl-2,3-dioxo-1-piperazinyl)carbonyl]amino](4-hydroxyphenyl)acetyl]amino]-3-[[(1-methyl-1$H$-tetrazol-5-yl)thio]methyl]-8-oxo-5-thia-1-azabicyclo[4.2.0]oct-2-en-2-carbonsäure  **7.**762

[2S-[2α,5α,6β(S*)]]-6-[[[[(4-Ethyl-2,3-dioxo-1-piperazinyl)carboxyl]amino]phenylacetyl]amino]-3,3-dimethyl-7-oxo-4-thia-1-azobicyclo[3.2.0]heptan-2-carbonsäure **9.**226
2-Ethyl-3,3-diphenylallylamin **8.**136
N-Ethyl-3,3′-diphenylpropylamin **7.**150
O-Ethyl-S,S-dipropyl-dithiophosphat **3.**553
O-Ethyl-S,S-dipropyl-phosphor-dithioat **1.**370; **3.**553
S-Ethyl-N,N-dipropyl-thiocarbamat **1.**361; **3.**526
Ethylen, überkritischer Zustand, Kennzahlen **2.**1030
1,2-Ethylenamin **3.**561
Ethylenbenzol **3.**1107
1,1′-Ethylen-2,2′-bipyridylium-dikation **1.**365; **3.**395
N,N′-Ethylen-bis(4-aminophenylarsonsäure) **7.**1290
Ethylenbromid **3.**422
Ethylenchlorhydrin **7.**925
Ethylencyanhydrin **3.**19
Ethylendiamin **3.**418; **7.**192, 194; **9.**786, 842, 1217, 1219
2,2′-(Ethylendiamino)dibutanol **8.**101
Ethylendiamintetraessigsäure **8.**5
– Antioxidans-Synergist **2.**699
Ethylendibromid **3.**422
Ethylendicarbonat **8.**429
cis-1,2-Ethylendicarbonsäure **8.**806
D-2,2′-(Ethylendiimino)bis(1-butanol) **8.**101
(S,S)-2,2′-(Ethylendiimino)bis(1-butanol)-dihydrochlorid **8.**104
(+)-2,2′-(Ethylendiimino)di-1-butanol **8.**101
(Ethylendinitrilo)tetraessigsäure **8.**5
2-(3-Ethylendioxybutyl)malonsäurediethylester **8.**663
N,N-Ethylenediarsanilic acid **7.**1290
Ethylenglycol **8.**1080
– adipat, GC-Trennflüssigkeit **2.**282
– bis(2-aminoethylether)tetraessigsäure **2.**353
– dimethacrylat **2.**658
– monoethyletheracetat **3.**555
– monomethylether **3.**800
– salicylat **8.**495
– succinat, GC-Trennflüssigkeit **2.**282
Ethylenimin, Monographie **3.**561
Ethylenoxid **9.**1094
– in FCKW, Prüfung durch IR **2.**488
Ethylenoxid-Formaldehyd-4-(1,1,3,3-tetramethylbutyl)phenol-Copolymer. **9.**1125
Ethylentetrachlorid **3.**1148
Ethylentrichlorid **3.**1196
Ethylenum oxydatum polymerisatum **8.**787
Ethylenvinylacetat
– Kontaktlinsen **2.**658
– TS **2.**976
N-Ethylephedrin **8.**94
Ethylester, Nachweis **2.**134
13β-Ethyl-17α-ethinyl-17β-hydroxygon-4-en-3-on **8.**723, 1211
Ethyl-7-(4-ethoxycarbonyl-1-piperazinyl)-1-ethyl-6-fluor-1,4-dihydro-4-oxo-1,8-naphthyridin-3-carbonsäureester **8.**31

5-Ethyl-5-(1-ethylbutyl)barbitursäure **9.**827
(RS)-5-Ethyl-5-(1-ethylbutyl)dihydro-2-thioxo-4,6-(1H,5H)-pyrimidindion **9.**892
5-Ethyl-5-(1-ethylbutyl)malonylharnstoff **9.**827
5-Ethyl-5-(1-ethylbutyl)-2,4,6(1H5,3H,5H)-pyrimidintrion **9.**827
5-Ethyl-5-(1-ethylbutyl)-2-thiobarbitursäure **9.**892
(RS)-Ethyl-3-ethyl-4-oxo-5-piperidino-2-thiazolidinylidenacetat **9.**240
6-{7(R)-5[(S)-Ethyl-5-(5(R)-ethyltetrahydro-5-hydroxy-6(S)-methyl-2H-pyran-2(R)-yl)tetrahydro-3-(S)-methyl-2(S)-furyl]-4(S)-hydroxy-3(R),5(S)-dimethyl-6-oxononyl}-2-hydroxy-3-methylbenzoesäure **8.**695
1-Ethyl-6-fluor-7-chlor-1,4-dihydro-4-oxo-3-chinolincarbonsäure **8.**1109
1-Ethyl-6-fluor-1,4-dihydro-7-hydroxy-4-oxo-1,8-naphthyridin-3-carbonsäure **8.**30
Ethyl-8-fluor-5,6-dihydro-5-methyl-6-oxo-4H-imidazol-[1,5-a],[1,4]-benzodiazepin-3-carboxylat **8.**233
1-Ethyl-6-fluor-1,4-dihydro-7-(4-methyl-1-piperazinyl)-4-oxo-3-chinolincarbonsäure. **9.**40
1-Ethyl-6-fluor-1,4-dihydro-4-oxo-7-(1-piperazinyl)-3-chinolincarbonsäure **8.**1208
1-Ethyl-6-fluor-1,4-dihydro-4-oxo-7-(1-piperazinyl)-1,8-naphthyridin-3-carbonsäure **8.**30
Ethylgallat
– Monographie G01AD, S02AA, V03AB, X04 **8.**126
– in Dermatika **2.**901
Ethylglykolacetat **3.**555
O-Ethylglykolsäurementhylester **8.**860
Ethyl-4-(6-guanidinohexanoyloxy)benzoat **8.**319
Ethyl-Gusathion **3.**124
Ethylhexadecyldimethylammoniumethylsulfat **8.**824
3-(3-Ethylhexahydro-1-methyl-1H-azepin-3-yl)-phenol **8.**877
Ethylhexandiol **1.**218
2-Ethyl-1-hexanolacrylate **3.**563
2-Ethylhexylacrylat, Monographie **3.**563
2-Ethylhexyl-4-dimethylaminobenzoat **9.**1
2-Ethylhexylester-2-propenic acid **3.**563
Ethylhexylpalmitat **1.**214
2-Ethylhexyl-2-propenoate **3.**563
Ethylhydrogenphosphat-Aluminiumsalz **3.**617
Ethylhydrogenphosphonat **1.**351
Ethylhydrosulfid **3.**547
Ethyl-4-hydroxybenzoat
– Monographie D01AE, G01AD, S02AA, V03AB, X02 **8.**126
– in Dermatika **2.**901
Ethyl-p-hydroxybenzoat-6-guanidinohexanoat **8.**319
13-Ethyl-17β-hydroxy-18,19-dinor-4,15-pregnadien-20-in-3-on **8.**341
(±)-13-Ethyl-17-hydroxy-18,19-dinor-17α-pregn-4-en-20-in-3-on **8.**1211
(–)-13-Ethyl-17-hydroxy-18,19-dinor-17α-pregn-4-en-20-in-3-on **8.**723
1-Ethyl-3-[(hydroxydiphenylacetyl)oxy]-1-methylpiperidiniumbromid **9.**223

7-[2-[Ethyl(2-hydroxyethyl)amino]ethyl]-3,7-dihydro-1,3-dimethyl-8-(phenylmethyl)-1*H*-purin-2,6-dion  **7.369**
1-Ethyl-3-hydroxy-1-methylpiperidiniumbromidbenzilat  **9.223**
2-Ethyl-2-hydroxymethyl-1,3-propandioltrinitrat  **9.394**
*N*-Ethyl-α-hydroxymethyl-*N*-(4-pyridinylmethyl)-phenylacetamid  **9.1101**
20-Ethyl-4-(hydroxymethyl)-1,6,14,16-tetramethoxyaconitan-7,8-diol  **3.748**
- *N*-succinylanthranilsäureester  **3.747**
[7(*S*)-(1α,2β,4β,5α,7β)]-9-Ethyl-7-(3-hydroxy-1-oxo-2-phenylpropoxy)-9-methyl-3-oxa-9-azoniatricyclo[3.3.1]nonanbromid  **8.1264**
(*RS*)-Ethyl-1-(hydroxy-3-phenylpropyl)-4-phenyl-4-piperidincarboxylat  **9.138**
*N*-Ethyl-3-hydroxypiperidin  **9.233**
1-Ethyl-3-hydroxypyrrolidin  **7.425**
Ethylhyoscinbromid  **8.1264**
24-Ethyliden-7-cholesten-3β-ol  **4.570**
24*E/Z*-Ethyliden-cholest-7-en-3β-ol  **4.1070**
24*Z*-Ethyliden-cholest-5-en-3β-ol  **4.1070**
4,6-*O*-Ethyliden-2,3-di-*O*-acetyl-β-D-glucopyranose  **8.152**
[5*R*-[5α,5β,8aα,9β(*R**)]]-9-[(4,6-*O*-Ethyliden-β-D-glucopyranosyl)oxy]-5,8,8a,9-tetrahydro-5-(4-hydroxy-3,5-dimethoxyphenyl)furo[3′,4′:6,7]naphtho[2,3-d][1,3]-dioxol-6-(5a*H*)on  **8.152**
(5*S*,5a*R*,8a*S*,9*R*)-9-(4,6-*O*-Ethyliden-β-D-glucopyranosyloxy)-5,8,8a,9-tetrahydro-5-(4-hydroxy-3,5-dimethoxyphenyl)isobenzofuro[5,6-f][1,3]-benzodioxol-6(5a*H*)on  **8.152**
9-Ethyliden-5,6,8,9,10,11,11a,12-octahydro-2-hydroxy-6,10-metanoindolo[2,3-*a*]chinolizin-11-ylmethanol  **9.496**
Ethylidenoxid  **3.9**
Ethyl-10-(*p*-iod-phenyl)undecanoat  **8.575**
5-Ethyl-5-isoamylbarbitursäure  **7.224**
Ethylisobutazin  **8.160**
2-Ethylisonicotinthioamid  **8.115**
5-Ethyl-5-isopentylbarbitursäure  **7.224**
*O*-Ethyl-*O*-(2-isopropoxycarbonyl)phenyl-*N*-isopropylamidothioat  **1.347**
*O*-Ethyl-*O*-(2-isopropoxycarbonyl)phenyl-*N*-isopropylaminothiophosphat  **3.698**
Ethyllactat  **4.273**
Ethylmalonsäurediethylester  **9.70**
2-(Ethylmercuriothio)benzoesäure, Natriumsalz  **9.880**
Ethylmercaptan  **3.547**
2-Ethylmercaptoanilin  **9.874**
3-Ethylmercaptodiphenylamin  **9.874**
Ethylmercurichlorid  **9.880**
2-(Ethylmercuriothio)benzoesäure  **9.879**
4-(Ethylmercuriothio)benzolsulfonsäure  **9.935**
2-Ethyl-3-(4-methoxybenzoyl)benzofuran  **7.415, 419**
(*RS*)-4-[Ethyl-(*p*-methoxy-α-methylphenethyl)-amino]butyl-veratrat  **8.820**
4-[Ethyl-[2-(4methoxyphenyl)-1-methyl-ethyl]-amino]-1-butanol  **8.822**

(all-*E*)-*N*-Ethyl-9-(4-methoxy-2,3,6-trimethylphenyl)-3,7-dimethyl-2,4,6,8-nona-tetraenamid  **8.1049**
Ethyl-(*all-E*)-9-(4-methoxy-2,3,6-trimethylphenyl)-3,7-dimethyl-2,4,6,8-nonatetraenonat  **8.158**
3-Ethyl-5-methyl-(±)-2-(2-aminoethoxymethyl)-4-(2-chlorophenyl)-1,4-dihydro-6-methylpyridin-3,5-dicarboxylat  **7.208f**
- besylat  **7.210**
- maleat  **7.211**
α-[1-(Ethylmethylamino)ethyl]benzylalkohol  **8.94**
(1*R*,2*S*)-2-(*N*-Ethyl-*N*-methylamino)-1-phenyl-propan-1-ol  **8.94**
(*RS*)-3-(3-Ethyl)methyl-3-azepanyl)phenol  **8.877**
- hydrochlorid  **8.878**
(*R*)-(+)-Ethyl-1-(α-methylbenzyl)-5-imidazolcarboxylat  **8.150**
5-Ethyl-5-(1-methylbutyl)barbitursäure  **1.729; 9.69**
- Natriumsalz  **9.72**
Ethyl-(1-methylbutyl)-malonsäurediethylester  **9.882**
(*RS*)-5-Ethyl-5-(1-methylbutyl)-2,4,6-(1*H*,3*H*,5*H*)-pyrimidintrion  **9.69**
- Mononatriumsalz  **9.72**
5-Ethyl-5-(3-methylbutyl)-2,4,6-(1*H*,3*H*,5*H*)-pyrimidintrion  **7.224**
- Mononatriumsalz  **7.226**
5-Ethyl-5-(1-methylbutyl)-2-thiobarbitursäure  **1.732; 9.882**
- Natriumsalz  **9.884**
Ethyl-2-methylbutyrat  **4.796**
Ethyl-3-methylbutyrat  **4.796**
Ethylmethylcarbinol  **3.225**
*N*-Ethyl-2-methylcrotonanilid  **7.1111**
(±)-Ethylmethyl-4-(2,3-dichlorphenyl)-1,4-dihydro-2,6-dimethyl-3,5-pyridindicarboxylat  **8.169**
13-Ethyl-11-methylen-18,19-dimer-17α-pregn-4en-20in-17ol  **7.1209**
14,17-Ethylmethylendioxy-4-pregnen-3,20-dion  **1.785; 9.376**
3-Ethyl-3-methylglutarimid  **7.386**
3-Ethyl-3-methylglutarsäure  **7.386**
2-Ethyl-3-[1-methyl-(5-imidazolyl)methyl]-4-butanolid  **3.972**
- hydrochlorid  **3.974**
- nitrat  **3.974**
Ethylmethylketon  **1.602ff; 3.226**
Ethyl-methyl-ketonperoxid  **3.228**
(*RS*)-5-Ethyl-6-methyl-7-(4-methoxyphenyl)-5-azaheptyl-3,4-dimethoxybenzoat  **8.820**
2′-Ethyl-6′-methyl-*N*-(1-methyl-2-methoxyethyl)-*N*-chloracetylanilin  **1.364; 3.822**
*Z*-Ethyl(3-methyl-4-oxo-5-piperidinothiazolidin-2-yliden)acetat  **8.156**
(*RS*)-5-Ethyl-1-methyl-5-phenylbarbitursäure  **8.953**
*N*-Ethyl-*N*(2-methylphenyl)-2-butenamid  **7.1111**
5-Ethyl-1-methyl-5-phenyl-hydantoin  **8.909**
(*RS*)-5-Ethyl-1-methyl-5-phenyl-2,4-imidazolidindion  **8.909**
Ethyl-1-methyl-4-phenyl-4-piperidincarboxylat  **9.94**
5-Ethyl-1-methyl-5-phenyl-2,4,6(1*H*,3*H*,5*H*)-pyrimidintrion  **8.953**
4-Ethyl-4-methyl-piperidin-2,6-dion  **7.386**

5-Ethyl-5-(1'methyl-*n*-propyl)-barbitursäure **9.**585
1-Ethyl-1-methylpropylcarbamat **8.**21
(*RS*)-5-Ethyl-5-(1-methylpropyl)-2,4,6-(1*H*,3*H*,5*H*)-pyrimidintrion **9.**585
5-Ethyl-5-(1-methylpropyl)-2-thiobarbitursäure **9.**876
5-Ethyl-5-(1-methoylpropyl)-2-thiobarbitursäure, Natriumsalz **9.**877
3-Ethyl-6-methylpyridin **8.**1148
(*RS*)-3-Ethyl-3-methyl-2,5-pyrrolidindion **8.**119
2-Ethyl-2-methylsuccinimid **8.**119
8-Ethyl-2-methylthio-5-oxo-5,8-dihydro-pyrido[2,3-d]-pyrimidin-6-carbonsäure **9.**222
Ethyl-β-methylthiopropionat **4.**273
Ethyl-3-methyl-2-thioxo-4-imidazolin-1-carboxylat **7.**687
*N*-Ethyl-α-methyl-3-(trifluormethyl)benzenethanamin **3.**580; **7.**1231
– hydrochlorid **8.**181
*N*-Ethyl-α-methyl-3-(trifluormethyl)phenethylamin **3.**580; **7.**1231; **8.**180
– hydrochlorid **8.**181
*N*-Ethyl-α-methyl-3-(trifluormethyl)phenylethanamin **8.**180
(*S*)-(+)-*N*-Ethyl-α-methyl-*m*-(trifluoromethyl)-phenethylamine **7.**1231
Ethylmorphin
– Monographie G01AD, R05DA, S01XA, S02AA, V03AB **8.**127
– hydrochlorid, Dihydrat, Monographie G01AD, R05DA, S01XA, S02AA, V03AB **8.**128
– Identität mit DC **2.**274
(*RS*)-1-Ethyl-4-(2-morpholinoethyl)-3,3-diphenyl-2-pyrrolidinon **1.**724; **7.**1425
– hydrochlorid **7.**1427
Ethyl-3-morpholinosydnonimin-*N*-carboxylat **8.**1027
1-Ethyl-4-[2-(4-morpholinyl)ethyl]-3,3-diphenyl-2-pyrrolidinon **7.**1425
– hydrochlorid **7.**1427
Ethylnitril **3.**13
2-Ethyl-2-[(nitrooxy)methyl]-1,3-propandioldinitrat **9.**394
*O*-Ethyl-*O*-(4-nitrophenyl)phenylphosphonothioat **3.**918
Ethylnoradrenalin **8.**129
– hydrochlorid **8.**129
*O*-Ethylnordictamnin **4.**1161
Ethylnorepinephrin
– Monographie G01AD, R03CA, S02AA, V03AB **8.**129
– hydrochlorid, Monographie G01AD, R03CA, S02AA, V03AB **8.**129
*O*-Ethylnor-gamma-Fagarin **4.**1161
(–)-*N*-Ethylnorscopolamin-methobromid **8.**1264
*O*-Ethylnorskimmianin **4.**1161
Ethyloleat
– Monographie G01AD, S02AA, V03AB **8.**130
– in Dermatika **2.**901
3-Ethyl-4-oxo-5-(1-piperidinyl)-2-thiazolidinyliden-ethylacetat **9.**240

*N*-[1-[2-(4-Ethyl-5-oxo-2-tetrazolin-1-yl)ethyl]-4-(methoxymethyl)-4-piperidyl]propionanilid **7.**105
Ethylpapaverin **8.**106
Ethylparaben **8.**126
5-Ethyl-5-(*sec*-pentyl)barbitursäure **9.**69
Ethylphenacemid **9.**117
*o*-Ethylphenol **6.**630
Ethylphenylalkohol **5.**458
5-Ethyl-5-phenylbarbitursäure **9.**124
– Natrium **9.**128
*N*-Ethyl-3-phenyl-bicyclo[2.2.1]heptan-2-amin **8.**174
2-Ethyl-2-phenylbuttersäure-[2-(2-diethyl-amino-ethoxy)-ethyl]-ester **8.**1256
Ethyl-*N*-(3-phenylcarbamoyl-oxyphenyl)carbamat **3.**404
3-Ethyl-3-phenyl-2,6-diketopiperidin **8.**364
5-Ethyl-5-phenyl-4,6-dioxo-perhydropyrimidin **9.**342
3-Ethyl-3-phenyl-2,6-dioxopiperidin **8.**364
α-Ethylphenylessigsäure-2-(3-methyl-2-phenyl-4-morpholinyl)-ethylester **8.**173
α-Ethylphenylessigsäure-2-(diethylamino)ethyl-ester **7.**575
(*RS*)-2-Ethyl-2-phenylglutarimid **8.**364
(*RS*)-3-Ethyl-5-phenylhydantoin **8.**122
(*RS*)-3-Ethyl-5-phenyl-2,4-imidazolidindion **8.**122
Ethyl-phenylmalonsäurediamid **9.**342
*N*-Ethyl-3-phenyl-2-norbornanamin **8.**174
5-Ethyl-5-phenyl-4,6-perhydropyrimidindion **9.**342
(*RS*)-3-Ethyl-3-phenyl-2,6-piperidindion **8.**364
*N*-Ethyl-*N*-(3-phenylpropyl)benzenpropanamin **7.**150
*N*-Ethyl-2-phenyl-*N*-(4-pyridylmethyl)-hydracrylamid **9.**1101
5-Ethyl-5-phenyl-2,4,6(1*H*,3*H*,5*H*)-pyrimidintrion **9.**124
– Mononatriumsalz **9.**128
Ethyl-phenyl-thiobarbitursäure **9.**342
*N*-Ethyl-3-phenyl-8,9,10-trinorbornan-2-ylamin **8.**174
Ethylpimolin **8.**190
1-Ethyl-3-piperidyl-diphenylacetat **9.**233
*N*-Ethyl-3-piperidyl-diphenylacetat **9.**233
Ethylplumban **3.**1153
(±)-2-(*N*-Ethylpropylamino)butyro-2',6'-xylidi-dhydrochlorid **8.**131
DL-2-*N*-(Ethylpropylamino)-2',6'-dimethyl-butyranilidhydrochlorid **8.**131
*N*-(1-Ethylpropyl)-3,4-dimethyl-2,6-dinitroanilin **3.**926
*N*-(1-Ethylpropyl)-3,4-dimethyl-2,6-dinitrophenyl-amin **3.**926
Ethylpropylether **3.**808
2-Ethyl-4-pyridincarbonitril **8.**115f
2-Ethyl-4-pyridincarbothiamid **8.**115
Ethyl-(4-pyridylmethyl)amin **9.**1101
(*RS*)-*N*-Ethyl-*N*-(4-pyridylmethyl)-tropamid **9.**1101
(*RS*)-*N*-[(1-Ethyl-2-pyrrolidinyl)methyl]-2-methoxy-5-sulfamoyl-benzamid **9.**743
(*RS*)-*N*-[(1-Ethyl-2-pyrrolidinyl)methyl]-5-sulfamoyl-*o*-anismamid **9.**743

Ethylquecksilber 3.1022
Ethylquecksilberchlorid 9.880
7-Ethylrosmarol 6.551
*O*-Ethylsalicylamid 8.109
Ethylsalicylat, Monographie G01AD, N02BA, S02AA, V03AB 8.131
*N*-Ethylscopolaminiumbromid 8.1264
*N*-Ethyl-Sisomycin 8.1135
– sulfat 8.1136
Ethylstibamin 9.662
Ethylsulfhydrat 3.547
*S*-[2-(Ethylsulfinyl)ethyl]-*O,O*-dimethyl phosphorothioate 3.904
*S*-2-Ethylsulfinylethyl-*O,O*-dimethylthiophosphat 3.904
*p*-Ethylsulfonylbenzaldehydthiosemicarbazon 9.680
1-[2-(2-Ethylsulfonyl)ethyl]-2-methyl-5-nitroimidazol 9.940
1-(5-Ethylsulfonyl-1,3,4-thiadiazol-2-yl)-1,3-dimethylharnstoff 3.549
*S*-2-Ethylsulphonyl-ethyl-*O,O*-dimethylthiophosphat 3.401
Ethylsuprarenin 8.129
– hydrochlorid 8.129
2-(5-Ethyltetrahydro-5-{tetrahydro-3-methyl-5-[tetrahydro-6-hydroxy-6-(hydroxymethyl)-3,5-dimethylpyran-2-yl]-2-furyl}-2-furyl)-9-hydroxy-β-methoxy-α,γ,2,8-tetramethyl-1,6-dioxaspiro[4,5]decan-7-buttersäure 8.1030
Ethylthioalkohol 3.547
*S*-[2-(Ethylthio)ethyl]-*O,O*-dimethyl phosphorothioate 3.401
2-(Ethylthiomethyl)phenyl-*N*-methylcarbamat 1.348; 3.550
2-(Ethylthio)-10-[3-(4-methyl-1-piperazinyl)propyl]-phenothiazin 9.874
– hydrogenmalat 9.874f
*N*-(3-Ethylthiophenyl)anthranilsäure 9.874
Ethyltoluol 3.1107
Ethyl-3,5,6-tri-*O*-benzyl-D-glucofuranosid 9.1035
Ethyl-3-trichlormethyl-1,2,4-thiadiazol-5-ylether 3.567
Ethyl-3,4,5-trihydroxybenzoat 8.126
(1α,3α,6α14α,15α,16β)-20-Ethyl-1,6,16-trimethoxy-4-(methoxymethyl)-aconitan-3,8,13,14,15-pentol-8-acetat-14-benzoat 7.63
*N*-Ethyl-*N,N*,1-trimethyl-3,3-diphenylammonium-carrageenat 8.17
*N*-Ethyl-*N,N*,1-trimethyl-3,3-diphenylpropylammoniumbromid 8.16
Ethyl-3,5,6-tris-*O*-(phenylmethyl)-D-glucofuranosid 9.1035
5-Ethyluracil 8.6
17α-Ethynyl-4-estren-3β,17β-diol 8.160
17-Ethynyl-17β-hydroxyandrost-4-en-3-on 8.118
17α-Ethynyl-19-norandrost-4-en-3β,17β-diol 8.160
Etichlordifen 8.142
Etidocainhydrochlorid, Monographie G01AD, N01BB, S02AA, V03AB 8.131
Etidronsäure
– Monographie G01AD, M05B, S02AA, V03AB 8.133
– Dinatriumsalz, Monographie G01AD, M05B, S02AA, V03AB 8.136
Etifelmin
– Monographie C01CA, G01AD, S02AA, V03AB 8.136
– hydrochlorid, Monographie C01CA, G01AD, S02AA, V03AB 8.137
Etikettenleim 4.41
Etilefrin 1.720
– Monographie C01CA, G01AD, S02AA, V03AB 8.138
– hydrochlorid, Monographie C01CA, G01AD, S02AA, V03AB 8.138
Etilon, Monographie 3.565
Etiroxat, Monographie B04AX, G01AD, S02AA, V03AB 8.140
Etisazol 1.778
– Monographie D01AC, G01AD, S02AA, V03AB 8.142
Etisso Balkonpflanzen Spray Combi
– Monographie 3.566
– Pflanzenschutz 1.358
Etisso Combi Düngerstäbchen, Monographie 3.566
Etisso — Der Schneckenvertilger für den Garten, Monographie 3.566
Etisso Insekten-Vernichter, Monographie 3.566
Etisso Pflanzenschutz, Monographie 3.566
Etisso Pflanzenschutzzäpfchen, Monographie 3.566
Etisso Rasendünger mit Unkrautvernichter, Monographie 3.566
Etisso Rasenunkraut-Vernichter, Monographie 3.566
Etisso Schneckenkorn, Monographie 3.567
Etisso Unkrautfrei Gieß, Monographie 3.567
Etofamid, Monographie G01AD, P01AC, S02AA, V03AB 8.142
Etofenamat, Monographie G01AD, M01AG, M02AA, S02AA, V03AB 8.143
Etofibrat, Monographie B04AC, G01AD, S02AA, V03AB 8.145
Etofyllin
– Monographie G01AD, R03DA, S02AA, V03AB 8.147
– clofibrat, Monographie B04AC, G01AD, S02AA, V03AB 8.148
– Identität mit DC 2.274
Etomidat
– Monographie G01AD, N01AX, S02AA, V03AB 8.150
– hydrochlorid, Monographie G01AD, N01AX, S02AA, V03AB 8.151
– hydrogensulfat, Monographie G01AD, N01AX, S02AA, V03AB 8.152
Etonam, Monographie G01AD, J02AB, S02AA, V03AB 8.152
Etophyllin 8.147
Etoposid, Monographie G01AD, L01C, S02AA, V03AB 8.152
Etoquinol 7.67
Etorphin, Monographie G01AD, N02AE, S02AA, V03AB 8.154

Etozolin, Monographie C03C, G01AD, S02AA, V03AB **8.**156
Étrangle loup **4.**79
Etretinat, Monographie D05B, G01AD, S02AA, V03AB **8.**158
Etridiazol, Monographie **3.**567
Etrimfos, Monographie **3.**568
Etrimphos **3.**568
Etymemazin, Monographie G01AD, N05AA, S02AA, V03AB **8.**160
Etynodiol
- Monographie G01AD, G03D, S02AA, V03AB **8.**160
- diacetat, Monographie G01AD, G03D, S02AA, V03AB **8.**160
Etzel, Monographie **3.**570
Eucalipt **5.**116
Eucalipto **5.**116
Eucaliptus **5.**116
Eucalitto **5.**116
Eucalypti aetheroleum M02AX, R05CA **5.**117, 129
Eucalypti folium R05CA **5.**124
Eucalypti tinctura **1.**675; **5.**125
Eucalyptin **5.**125, 609
Eucalypto **5.**116
Eucalypto essenza **5.**117
Eucalyptol **5.**115, 118, 133f; **7.**959
Eucalyptus **5.**116, 128
- Monographie **5.**115
Eucalyptus amygdalina **5.**115
Eucalyptus camaldulensis **5.**115
Eucalyptus citriodora **5.**115
Eucalyptus cordata **5.**116
Eucalyptus diversifolia **5.**116
Eucalyptus dives **5.**115
Eucalyptus fruticetorum **5.**117, 128
Eucalyptus gigantea **5.**116
Eucalyptus glauca **5.**116
Eucalyptus globulus **5.**115ff, 124, 128
Eucalyptus globulus hom. **5.**128
Eucalyptus maidenii **5.**116
Eucalyptus oil **5.**117
Eucalyptus olie **5.**117
Eucalyptus piperita **5.**115
Eucalyptus polybractea **5.**115, 117, 128
Eucalyptus pseudoglobulus **5.**116
Eucalyptus pulverulenta **5.**116
Eucalyptus sideroxylon **5.**115
Eucalyptus smithii **5.**115, 117, 129
Eucalyptus st-johnii **5.**116
Eucalyptusblätter **1.**675; **5.**124
Eucalyptus-Kinos **5.**115
Eucalyptus-leaves **5.**124
Eucalyptusöl **1.**617; **5.**117, 129
- ätherisches **5.**117, 129
Eucalyptussirup **5.**125
Eucalyptustinktur **1.**608, 675; **5.**125
Eucapnos formosa **4.**1157
Eucarvon **4.**389f
Eucerin, Identität mit DC **2.**275
Eucheuma cottonii **4.**862

Eucheuma spinoseum **4.**862
Eucoffea **4.**926
Eucovosid **6.**1110
4-α-*H*-Eudesma-5,11(13)-dien-12-oinsäure-8-β-hydroxy-γ-lacton **3.**35
Eudesmandiol **4.**1110
Eudesmane **4.**307
Eudesman-Lacton **3.**1056
Eudesmanolide **3.**35, 698; **6.**1096
Eudesmin **5.**701; **6.**1154
Eudesminsäure **6.**885f
Eudesmol **4.**379; **5.**115, 129; **6.**441
α-Eudesmol **4.**379; **5.**270f
β-Eudesmol **4.**379, 963f; **5.**270
- acetat **4.**964
γ-Eudesmol **4.**380; **6.**629
Eudragit L, pH-Löslichkeit **2.**955
Eudragit L 30 D, pH-Löslichkeit **2.**955
Eudragit NE 30 D **2.**961
Eudragit RL 12,5 **2.**961
Eudragit RL 100 **2.**961
Eudragit RL 30 D **2.**961
Eudragit RL PM **2.**961
Eudragit RS 12,5 **2.**961
Eudragit RS 100 **2.**961
Eudragit RS 30 D **2.**961
Eudragit RS PM **2.**961
Eudragit S, pH-Löslichkeit **2.**955
Euflor-Pflanzenschutz, Monographie **3.**570
Euflotta Schneckenkorn, Monographie **3.**570
Eugenia, Monographie **5.**131
Eugenia apiculata **5.**131f
Eugenia-apiculata-Blätter **5.**132
Eugenia aromatica **6.**855
Eugenia caryophyllata **6.**855, 870
Eugenia caryophyllata hom. **6.**870
Eugenia chekan **5.**133
Eugenia cheken **5.**133
Eugenia chequen **5.**131, 133
Eugenia-chequen-Blätter **5.**133
Eugenia cumini **6.**870
Eugenia cuspidata **5.**131
Eugenia jambolana **6.**870, 877
Eugenia jambos **6.**877
Eugenia jambosa **6.**877, 879
Eugenia jambosa hom. **6.**879
Eugenia luma **5.**131
Eugenia michelii **5.**133
Eugenia-michelii-Blätter **5.**134
Eugenia-michelii-Früchte **5.**135
Eugenia spectabilis **5.**131
Eugenia uniflora **5.**131, 133ff
Eugenia-uniflora-Blätter **5.**134
Eugenia-uniflora-Früchte **5.**135
Eugenia vulgaris **6.**877
Eugenia willdenowii **5.**133
Eugenia zeylanica **5.**133
Eugeniae herba **5.**133
Eugeniaterpenoid **6.**871
Eugenigrandin **6.**345
Eugeniin **6.**590f, 867
Eugenin **5.**587; **6.**857, 873

Eugenitin **6.**857
Eugenol **1.**210; **4.**378, 640, 643, 884, 896, 898ff, 906; **5.**260, 262, 265, 318, 442, 458, 861, 881; **6.**193, 336, 614, 855, 858f, 867, 870, 992, 1073, 1075
- Monographie A01AB, D08AE, G01AD, S02AA, V03AB **8.**161
- acetat **4.**906
- ethylether **6.**992
- isovalerat **6.**1084
- methylether **5.**873, 881
Eugenon **6.**857
Eugenyl
- acetat **6.**859, 867
- isovalerat **6.**1075, 1081
Euglobal **5.**125
Euhydrie **2.**760
Eukaliptus **5.**116
Eukalypt **5.**116
Eulen **1.**317
Eumaitenin **5.**793
Eumaitenol **5.**793
Eumycota **1.**287ff
Euonymus europaeus, Monographie **3.**570ff
Eupafolin **5.**693
Eupalestin **4.**136
Eupalitin **4.**372
Euparen
- Monographie **3.**571
- Pflanzenschutz **1.**354
Euparen M, Monographie **3.**571
Euparin **4.**136; **6.**662
Eupatolitin **4.**368, 372
Eupatorin **4.**364, 452; **5.**693, 968; **6.**541, 936
Eupatorium cannabium
- Verfälschung von Arnicae radix **4.**352
- Verwechslung mit Hellebori viridis rhizoma **5.**426
Eupatorium rebaudianum **6.**788
Euphorbia antiquorum, Verfälschung von Aquilaria-malaccensis-Holz **4.**308
Euphorbiumhaltige Spanischfliegensalbe **5.**736
Euphyllin **7.**192
Eupneron **8.**53
Eupoecilia ambiguella **1.**336
Eupteris aquilina **6.**295
Euquinine **7.**836
Europäische Haselwurz **3.**100; **4.**379
Europäischer Kernbohrer **5.**805
Europäischer Stechginster **3.**1226
Europäisches Sonnenwendkraut **3.**730
European aspidium **4.**1203
European barberry **4.**488
European bittersweet **6.**737
European elder **6.**579
European flowering ash **5.**196
European pennyroyal **5.**839f
European Sanicle wort **6.**596
European silver fir **4.**7
European snake-root **4.**379, 381
European spruce **6.**121
European vervain **6.**1108f

European white elm **6.**1027
Europium
- Antidot **2.**342
- Nachweisgrenze, spektroskopische **2.**469
Eurostosid **6.**1183, 1192
Eurydema oleraceum **1.**309
Eusiderin **6.**1154
Eustigmin **8.**1130
Eustomin **4.**759
Eutektikum **2.**801
Eutektische Temperatur **2.**66
Euthanasie **1.**729
Eutomer **2.**853
Euxanthon **5.**395
EVA [Ethinylvinylacetat] **2.**669
Evakolation **2.**409, 1030
Evatromonosid **4.**1171, 1174, 1181
Eve **3.**810
Evea elata **4.**773
Evea ipecacuanha **4.**774
Evea tomentosa **4.**786
Evening primrose **5.**930
Evening primrose oil **5.**930
Evergestis forficalis **1.**317
Evisect S, Monographie **3.**571
Evobiosid **3.**570f
Evola **3.**432
Evolitrin **4.**82f
Evomonosid **3.**570
- Monographie **3.**572
Evonimo **3.**570
Evonin **3.**570
- Monographie **3.**573
Evonosid **3.**570
- Monographie **3.**573
Evoxin **4.**1160
Ewak Rattenbekämpfungsmittel, Monographie **3.**574
Ewe ipa **4.**167
E-Wert, Augentropfen **2.**648
Exan 12, Monographie **3.**574
Excelsin **4.**146
Exclud **1.**517
Excoecaria africana, Verfälschung von Aquilaria-malaccensis-Holz **4.**308
Excoecaria agallocha, Verfälschung von Aquilaria-malaccensis-Holz **4.**308
Exestrolo (DCIT) **8.**432
Exocarpus latifolius **6.**601
Exodin **3.**419
Exogonium purga **5.**543, 547
Exogonsäure **5.**539
Exostema caribaeum, Verfälschung von Hintonia latiflora **5.**444
Exotan **7.**1410
Expansin **3.**923
Expektorantien R05C, R05CA
Explosionsgefahr **2.**113
Explosionsgrenzen **2.**111
Explosionspunkt **2.**112
Explosionsschutz **2.**111ff, 118
Explosions(über)druck **2.**118

Expressed mustard oil **4.**545
Expressed nutmeg oil **5.**878
Expression **1.**199
Exsikkator, Vakuum~ **2.**601
Exsudative Phase, Wunde **1.**29, 32
extended release **2.**833
Externer Standard, bei DC **2.**425
Extinktion **2.**472, 480
Extinktionskoeffizient
- Bestimmung **2.**473
- Klin. Chemie **1.**523
- molarer **2.**472
Extracta fluida **1.**584ff
Extracta sicca **1.**593ff
Extracta spissa **1.**603ff
Extractum Abromae Liquidum **4.**25
Extractum Absinthii **1.**604
Extractum Aconiti Tuberis **1.**604
Extractum Alcannae **4.**177
Extractum Aloes **1.**593; **4.**215
Extractum Aloes siccum **1.**593; **4.**215
Extractum Aloes siccum normatum **1.**597; **4.**215
Extractum Aurantii **1.**603
Extractum Aurantii amari fluidum **1.**585
Extractum Aurantii amari liquidum normatum **1.**585
Extractum Aurantii Corticis **1.**603
Extractum Aurantii fluidum **1.**585
Extractum Belladonnae **1.**597
Extractum Belladonnae siccum **1.**597
Extractum Belladonnae siccum normatum **1.**597
Extractum Belladonnae spissum **1.**604
Extractum Boldo fluidum **1.**586
Extractum Bucco fluidum **1.**586; **4.**470
Extractum Bursae pastoris fluidum **1.**586
Extractum Calabar **1.**604
Extractum Calami **1.**604
Extractum Capsici **1.**604; **4.**667
Extractum Capsici fluidum **1.**585
Extractum Capsici liquidum normatum **1.**585; **4.**673
Extractum Cardui benedicti **1.**604
Extractum Cascarae sagradae examaratum fluidum **1.**586
Extractum Cascarae sagradae fluidum **1.**586
Extractum Cascarae sagradae siccum **1.**594
Extractum Cascarillae **1.**604
Extractum Cassiae Pulpa **4.**717
Extractum Castaneae fluidum **1.**586; **4.**728
Extractum Catechu **4.**31
Extractum Catechu spirituosum **4.**31
Extractum Centaurii **1.**604; **4.**761
Extractum Chamomillae **1.**604
Extractum Chamomillae fluidum **1.**590; **4.**823
Extractum Chatholicum **1.**602
Extractum Chelidonii **1.**604
Extractum Chinae **1.**598
Extractum Chinae aquosum **1.**591
Extractum Chinae fluidum **1.**590; **4.**879
Extractum Chinae spirituosum **1.**594
Extractum Cimicifugae racemosae fluidum **1.**586
Extractum Cinchonae fluidum **1.**590

Extractum Cinchonae siccum **1.**598
Extractum Cinchonae siccum normatum **1.**598; **4.**880
Extractum Cocculi liquidum **4.**269
Extractum Colae **1.**594, 598; **4.**943
Extractum Colae fluidum **1.**591; **4.**943
Extractum Colchici Semimum **1.**604
Extractum Colocynthidis **1.**594
Extractum Colocynthidis compositum **1.**598
Extractum Colombo fluidum **1.**586
Extractum Condurango **1.**594
Extractum Condurango aquosum **1.**591
Extractum Condurango fluidum **1.**591
Extractum Conii **1.**604
Extractum Coto fluidum **1.**586
Extractum Crataegi fluidum **1.**587
Extractum Crataegi siccum **1.**599
Extractum Crataegi siccum normatum **1.**599; **4.**1048
Extractum Cubebarum **1.**587
Extractum Digitalis **1.**604
Extractum Djamboe fluidum **1.**587
Extractum Djambu fluidum **1.**587
Extractum Droserae fluidum **1.**587
Extractum Fabianae imbricatae fludium **1.**587
Extractum Faecis **1.**599; **6.**529
Extractum Faecis spissum **1.**603; **6.**529
Extractum Ferri pomati **1.**606
Extractum Filicis **1.**607; **4.**1204
Extractum Filicis maris **1.**607
Extractum Filicis siccum **1.**599
Extractum Foeniculi fluidum **5.**173
Extractum Frangulae **1.**595, 599
Extractum Frangulae examaratum fluidum **1.**587
Extractum Frangulae fluidum **1.**591
Extractum Frangulae siccum **1.**595, 599
Extractum Frangulae siccum normatum **1.**599
Extractum Gentianae **1.**600, 605; **5.**234
Extractum Gentianae fluidum **1.**587; **5.**234
Extractum Gentianae siccum **1.**600
Extractum Gentianae siccum normatum **1.**600; **5.**234
Extractum Glycyrrhizae **5.**319
Extractum Gossypii **1.**605
Extractum Gossypii fluidum **1.**587
Extractum Graminis **1.**607
Extractum Graminis e Rhiz. fluidum **4.**140
Extractum Granati **1.**605
Extractum Granati fluidum **1.**587; **6.**329
Extractum Grindeliae fluidum **1.**587
Extractum Haemostaticum **1.**607
Extractum Hamamelidis **1.**605
Extractum Hamamelidis Corticis fluidum **1.**588; **5.**374
Extractum Hamamelidis fluidum **1.**588; **5.**377
Extractum Hamamelidis fluidum e cortice **1.**588
Extractum Hamamelidis liquidum normatum **5.**377
Extractum Helenii **1.**605; **5.**528
Extractum Hydrastis fludium **1.**588
Extractum Hydrastis siccum **1.**595
Extractum Hyoscyami **1.**595
Extractum Hyoscyami (spissum) **1.**605

Extractum Ipecacuanhae fluidum **1.**588
Extractum Ipecacuanhae siccum **1.**600
Extractum Ipecacuanhae siccum normatum **1.**600, 650ff
Extractum Juglandis folii **1.**605
Extractum Juglandis nucis **1.**605
Extractum Kava-Kava fluidum **1.**588
Extractum Lactucae virosae **1.**605
Extractum Levistici **1.**605
Extractum Liquiritiae **1.**601; **5.**319
Extractum Liquiritiae fluidum **1.**592; **5.**319
Extractum Lupuli **1.**605
Extractum Malti calcaratum **1.**607
Extractum Malti cum Oleo Jecoris Aselli **1.**607
Extractum Matricariae liquidum normatum **1.**590; **4.**823
Extractum Millefolii **1.**605
Extractum Millefolii fluidum **1.**588
Extractum Muira-puama fluidum **1.**588
Extractum Myrtilli fluidum **1.**588
Extractum Nucis vomicae **1.**596
Extractum Opii **1.**595, 601
Extractum Opii siccum **1.**601
Extractum Panchymagogum **1.**602
Extractum Pimpinellae **1.**606
Extractum Pini **1.**606
Extractum Piscidiae fluidum **1.**588
Extractum Plantaginis fluidum **1.**588
Extractum Platycodi Liquidum **6.**240
Extractum Polygalae siccum normatum **1.**602
Extractum Primulae **1.**601; **6.**281
Extractum Primulae fluidum **1.**588; **6.**281
Extractum Quassiae **1.**596
Extractum Quebracho **1.**606
Extractum Ratanhiae **1.**596
Extractum Ratanhiae siccum **1.**602; **5.**618
Extractum Ratanhiae siccum normatum **1.**602; **5.**618
Extractum Rauwolfia serpentinae siccum **6.**366
Extractum Rhei **1.**596, 602; **6.**424
Extractum Rhei compositum **1.**602
Extractum Rhei siccum **1.**602
Extractum Rhei siccum normatum **1.**602; **6.**424
Extractum Rhizoma Kava-Kava siccum **6.**203
Extractum Rhois aromaticum fluidum **1.**589
Extractum Sabinae **1.**606
Extractum Salviae fluidum **1.**589; **6.**552
Extractum Sarsae Liquidum **6.**725
Extractum Sarsaparillae **1.**606; **6.**732
Extractum Sarsaparillae fluidum **1.**589; **6.**732
Extractum Scillae **1.**606; **6.**1040
Extractum Secalis cornuti **1.**607; **4.**917
Extractum Secalis cornuti fluidum **1.**607
Extractum Senegae **1.**596
Extractum Senegae fluidum **1.**589
Extractum Senegae siccum **1.**602
Extractum Simarubae fluidum **1.**589
Extractum Stigmatum Maydis fluidum **1.**589
Extractum Stramonii **1.**606
Extractum Strychni **1.**596, 603; **6.**832
Extractum Strychni normatum **6.**832
Extractum Strychni siccum **1.**603

Extractum Strychni siccum normatum **1.**603; **6.**832
Extractum Syzigii Jambolani corticis fluidum **1.**589
Extractum Taraxaci **1.**606; **6.**901
Extractum Thebaicum **1.**595
Extractum Thymi fluidum **1.**592
Extractum Thymi liquidum normatum **1.**592; **6.**982
Extractum Toxiferum americanum **6.**822
Extractum Trifolii fibrini **1.**606
Extractum Uvae Ursi fluidum **1.**589
Extractum Valerianae **1.**606; **6.**1086
Extractum Valerianae e rad. aquos. sicc. **6.**1085
Extractum Valerianae e rad. fluid. **6.**1086
Extractum Valerianae fluidum **1.**589; **6.**1086
Extractum Valerianae siccum **1.**596
Extractum Viburni prunifolii fluidum **1.**589
Extractum Visci fluidum **1.**589; **6.**1164
Extrait d'aubépine **4.**1047
Extrakt
– eingestellter
– – Aloe~ **1.**597; **4.**215
– – Brechnuß~ **6.**832
– – Kamillen~ **1.**590; **4.**823
– Koloquinthen~, zusammengesetzter **1.**598
Extrakte
– Dick~ **1.**603ff
– eingestellte **2.**1021
– Fluid~ **1.**584ff; **2.**1024f
– Trocken~ **1.**593ff
Extraktion
– Duftstoffe **1.**199
– Fest-flüssig- **2.**407, 1020
– Feststoff~ **2.**1020
– Flüssig-flüssig- **2.**403, 1020
– – diskontinuierliche **2.**592
– – kontinuierliche **2.**592
– Gegenstrom~ **2.**592
– Methoden **2.**592f
– Plasmafraktionierung **2.**676
– retrograde **2.**406
– Solvent~ **2.**1020
– mit überkritischen Gasen **2.**408, 1030
– Ultraschall~ **2.**1028
– zur Gehaltsbestimmung **2.**403f
Extraktionsmittel **2.**404
– Drogen **2.**1022
Extraktionsstufe **2.**592
Extraktionsverfahren **2.**1026
Extraktivstoffe, Drogen **2.**1021
Extraktoren **2.**1025
– überkritische Gase, Schema **2.**1030
Extruder **2.**736, 828
Extrusion **2.**828
Extrusionsmatrixpellet **2.**837
Exzenterpressen **2.**940, 946ff
Eye-Fix-Cremes **1.**169
Eyeliner **1.**169
Eye-Make-up-Remover **1.**169
Eyeshadow **1.**169f
Eyreb **6.**918

Eytex-Methode **2.**638
EZ *[Enslin-Zahl]* **2.**60, 103
Ezenosan, Monographie **3.**574

# F

F-Test **2.**1054, 1058
F6PPK **4.**514, 519, 522
F 12 **3.**433
F 113 **3.**1210
FAB *[fast-atom-bombardement]* **2.**227
Faba cacao **6.**948
Faba febrifuga **6.**826
Faba de Santo Ignacio **6.**826
Faba Sancti Ignatii **6.**826
Faba indica **6.**826
Fabaceae **3.**382
Fabae mexicanae **6.**948
Fabae St. Ignatii **6.**826
Fab-Antikörperfragmente, Purpureaglykoside **3.**1013
Fabianakraut **1.**587
Fabrègue-Bressiers Reagens **1.**529
Fabrikpoaya **4.**780
Fabrikrinde **4.**874
Fächerblattbaum **5.**270
Fächerzwiebel **4.**527
Fachinger Salz **1.**642
Factor S **7.**482
Fadenfußmilben **1.**305
Fadenwürmer **1.**302f
Fadenwurzel **5.**527
Fadenzahl, Verbandmull **1.**28
Faex desenzymata siccata **6.**529
Faex medicinalis A15, D10B **6.**528
Faex medicinalis siccum **6.**528
α-Fagarin **4.**90
γ-Fagarin **4.**1160f, 1163; **6.**507f, 510, 512
Fagiolo romano **6.**475
Fagopiro **5.**138
Fagopyri herba **5.**138
Fagopyrin **5.**138f
Fagopyrum, Monographie **5.**137
Fagopyrum cereale **5.**137
Fagopyrum esculentum **5.**137; **9.**540
Fagopyrum esculentum hom. **5.**140f
Fagopyrum-esculentum-Kraut **5.**138
Fagopyrum sagittatum **5.**137
Fagopyrum sarracenicum **5.**137
Fagopyrum tartaricum **5.**137; **9.**540
Fagopyrum vulgare **5.**137
Fagot-Cassie **4.**895
Fagus castanea **4.**726
Fagus silvatica, Oxalatgehalt **3.**899
Fagus sylvatica **4.**508
Fahdli-Myrrha **4.**963
Fahéj **4.**891
Fahéj olaj **4.**888

Fahrkarte *[LSD]* **3.**750; **8.**778
Faicam W, Monographie **3.**575
Fairy fingers **4.**1179
Fairy flax **5.**670
Fairy's gloves **4.**1179
Falcarindiol **4.**99, 298; **5.**76, 666f
Falcarinol **4.**357; **5.**76, 399f; **6.**16, 49, 117
Falcarinolon **4.**99, 298, 322, 324, 971; **5.**76
Falcarinon **4.**298, 322, 324, 798f, 971; **5.**76, 399; **6.**117
Falcarinonol **6.**117
Falcarintriol **6.**16
Fali Atrazin 500 flüssig, Monographie **3.**575
Fali Chlortoluron 500 flüssig, Monographie **3.**575
Fali Chlortoluron 700 flüssig, Monographie **3.**575
Fali Curan 500 flüssig
– Monographie **3.**576
– Pflanzenschutz **1.**361
Fali Simazin 2 G, Monographie **3.**576
Fali Simazin 50 WP, Monographie **3.**576
Fali Simazin 500 flüssig, Monographie **3.**576
Fali Terbutryn 500 flüssig, Monographie **3.**576
Falitox CMPP flüssig, Monographie **3.**576
Falitox DP flüssig, Monographie **3.**576
Falitox D flüssig, Monographie **3.**576
Falitox Kombi flüssig, Monographie **3.**577
Falitox MP Kombi flüssig, Monographie **3.**577
Fall crocus **4.**946
Fallacinol **5.**143
Fällen **2.**856
Fallfilmverdampfer **2.**402
Fallkraut **4.**345, 352
Fallkrautblumen **4.**346
Fallkrautwurzel **4.**352
Fallmischer **2.**57, 1027
Fallopia, Monographie **5.**141
Fallopia baldschuanica **5.**142
Fallopia cilinodis **5.**142
Fallopia convolvulus **5.**142
Fallopia cynanchoides **5.**142
Fallopia dumentorum **5.**142
Fallopia japonica **5.**142
Fallopia-japonica-Rhizom **5.**143
Fallopia multiflora **5.**142, 144
Fallopia-multiflora-Rhizom **5.**145
Fallopia-multiflora-Stengel **5.**146
Fallopia sachalinensis **5.**142
Fallopia scandens **5.**142
Fällungstitration **2.**354
Falnet Maissaatgutpuder, Monographie **3.**577
Falsa Arnica **5.**440
Falsa canforeira **4.**894
Falsche Akazie **3.**722, 944, 1042
Falsche Alkanna **4.**176f
Falsche Alraune **4.**572
Falsche Arnika **5.**440
Falsche Bibernellwurzel **6.**590
Falsche Jalape **5.**540
Falsche Kapern **6.**1012
Falsche Muskatnuß **5.**881
Falsche Myrrhe **4.**963, 966
Falsche Nieswurz **4.**93

Falsche Senna **4.**960
Falscher Hederich **6.**713
Falscher Pfefferbaum **6.**627
Falscher Rhabarber **6.**435
Falscher Staudenmajoran **5.**951
Falscher Waldmeister **4.**180
Falsche Radix Ipecacuanhae **4.**780
Falsches Nieswurzkraut **4.**93
False box **4.**1004
False branc ursine **5.**435
False cardamom **4.**252
False helle-borine **3.**1238
False indigo **4.**463
False indigo root **4.**464
False nutmeg **5.**889
False orange **3.**47
False pepper **6.**627
False peyotes **5.**708
False sunflower **5.**407
False unicorn root **4.**173
False valerian **6.**663
Falso pepe **6.**627
Falso sene **4.**959
Faltenwespen **1.**273, 314
Faltrianblume **4.**977
Famid 80 WP, Monographie **3.**577
Famotidin, Monographie A02BA **8.**163
Famprofazon, Monographie M01AA **8.**165
Fanconi-Syndrom, Bleiintoxikation **3.**191
Faneron
– Monographie **3.**577
– Pflanzenschutz **1.**368
Faneron flüssig, Monographie **3.**577
Faneron plus
– Monographie **3.**577
– Pflanzenschutz **1.**363, 368
Faneron Spezial
– Monographie **3.**577
– Pflanzenschutz **1.**368
Fango **1.**42
Fänkal **5.**157, 169
Fannia canicularis **1.**262
Fanoprim, Monographie **3.**578
Fan-pan-kwoh **5.**604
Faraday-Diffusionsströme **2.**502
Faraday-Effekt, optischer **2.**157
Faradiol **4.**604; **6.**898, 1017
Faradiol-(3$\beta$-,16$\beta$-Dihydroxy-$\psi$-taraxen)-Ester **4.**605
Farbcorrigentien **1.**701
Färbebaum **6.**393
Färbemittel
– Kosmetika
– – mucous membranes **1.**166
– – non rinse off **1.**166
– – permanente **1.**186, 188
– – rinse off **1.**166
– – semipermanente **1.**186
– – temporäre **1.**186f
Farben, Allgergie **3.**316
Färben, Dragierung **2.**964
Färberginster **3.**382

Färberhülse **4.**463
Färberhundskamille **4.**287
Färberkamille **4.**287
Färberkrautwurzel **1.**669; **4.**176
Färberochsenzunge **4.**176
Farblose Jodtinktur **1.**657
Farblösung **1.**539
Farbreaktionen, photometrische Auswertung **2.**474
Farbstoffe
– für Granulate **2.**728
– Kosmetika **1.**134, 165ff, 173
Farbstoff(vor)mischungen **1.**190
Färbung
– Amyoloidpräparate **1.**536
– Bakterien **1.**528ff
– Erythrocyten **1.**531ff
– von Flüssigkeiten, Grenzprüfung **2.**307
– Gonokokken **1.**550
– histologische Schnitte **1.**533ff
– kristalline Harnsäure **1.**527
– mikroskopische Präparate **1.**527ff
– Polkörner n. Neisser **1.**535
– Schleim, n. Grübler **1.**552
– Zylinder **1.**528ff
Farfalla grande **6.**1142
Farfanella viola **6.**1142
Farfara **6.**1017
Farfara hom. **6.**1022
Farfara fiore **6.**1017
Farfaraccio **6.**83, 85
Farfarae flos **6.**1017
Farfarae folium A01AD, R05DB **6.**1018
Farfarello **6.**1017
Farfaro **6.**1017
Farferugine **4.**625
Farferugio **4.**625
Farfugio pie d'asino **6.**1017
Farigoule **6.**974
*neo*-Farmadol **8.**1282
Farnesen **4.**287, 540, 543, 559, 812; **5.**448
α-Farnesen **5.**752; **6.**1097
β-Farnesen **4.**988; **5.**2, 395, 568; **6.**1097, 1101
*cis*-β-Farnesen **4.**990
*E*-β-Farnesen **6.**1185
*E,E*-α-Farnesen **6.**1080
*trans*-β-Farnesen **4.**765, 822, 828, 990; **5.**824; **6.**51, 759, 1075
Farnesia odorosa **4.**32
Farnesiana odora **4.**32
Farnesol **1.**210; **4.**33, 287, 533, 578, 810, 976, 979; **6.**858
Farnesylacetat **4.**3
Farnesylaceton **6.**453
Farnextrakt **1.**607; **4.**1204
Farnia **6.**342
Farnkraut **4.**1201f
– männliches **4.**1201
Farnkrautwurzel **4.**1202
Farnmännlein **4.**1201
Farnschnecke **1.**303
Farnwurzel **1.**607; **4.**1202
– männliche **4.**1203

Farrerol **6.**440, 781
FAS *[fetales Alkoholsyndrom]* **3.**545
Fasciolicid **1.**771
Faselrübe **4.**569, 573
Faserfeinheit, Einheit **1.**9
Fast-atom-bombardement **2.**227
Fast-Flo, Preßdruck-Tablettenhärte-Diagramm **2.**943
Fast Green FCF, Elektrophorese **2.**249
Fastac, Monographie **3.**578
Fastenblume **5.**429
Fast-Flo, Lactose **8.**688
Fat pine **6.**167
Faulbaum **6.**397
– amerikanischer **6.**404
Faulbaumextrakt **1.**595, 599
Faulbaumfluidextrakt **1.**591
– entbitterter **1.**587
Faulbaumrinde **1.**587ff
– amerikanische **6.**405
Faulbaumrindenfluidextrakt **1.**591
Faulbaumrindentrockenextrakt **1.**599
– eingestellter **1.**599
Faulbaumtrockenextrakt **1.**595, 635
Fäule
– Baumwolle **1.**293
– Gurke **1.**291
– Hirse **1.**293
– Kartoffel **1.**293
– Mais **1.**293
– Möhre **1.**291
– Raps **1.**291
– Tomate **1.**291
Faule Grete **4.**122
Faule Magd **4.**262
Faules Liesl **4.**262
Fauli Gredl **4.**262
Faulrübe **4.**569, 573
Faurinon **6.**1073, 1084f
Fausse camomille **4.**285, 990
Fausse échalote **4.**201
Fausse guimauve **5.**755
Fausse orange **3.**47
Fausse Salsepareille **4.**685
Fausse-bruyère **4.**617
Faux ébénier **5.**624
Faux persil **3.**23; **4.**123
Faux poivre **6.**629
Faux poivrier **6.**627, 634
Faux sapin **6.**121
Faux scordion **6.**938
Faux seiglé **4.**911
Faux séné **4.**959f
Fava di lupo **5.**419, 421
Favismus **3.**1239
Faydenolid **6.**192
FBS Natriumchlorat Gemisch, Monographie **3.**578
FC 12 **3.**433
FC-22 **3.**832
FCKW *[Fluorchlorkohlenwasserstoffe]* **1.**144; **2.**622, 627
– Prüfung auf Ethylenoxid, durch IR **2.**488

H-FCKW  2.627
FDA *[Food and Drug Administration]*  2.1032
Febantel  1.767
– Monographie P02CX  8.166
Febarbamat, Monographie N05CA  8.167
Feberträet  5.116
Febertre  5.116
Febuprol, Monographie A05A  8.167
Feccia fumosterno  5.207
Fecola di patata  6.748
Fécule de pomme de terre  6.748
Fedegoso  4.719
Federfarn  4.1201
Fedrilat, Monographie R05DB  8.168
Feed-batch-Fermentation  2.711
Feeli Rasendünger plus Unkrautvernichter, Monographie  3.578
Fegwurzel  4.139
Feh  4.103
Fehler
– Haupt~  2.1074
– kritischer  2.1074
– Neben~  2.1974
Fehleradditionsregel  2.570f
Fehlerklassen  2.1074
Fehlingsche Lösung  1.539;  8.684
Fehlkorn  2.583
Fehlstrahlungsanteil, Bestimmung bei UV-Spektroskopie  2.173
Fei  4.277
Feigen  1.647
– Mykotoxine  3.25
Feigenfrüchte, Verfälschung von Coffeae semen  4.931
Feigensirup  1.647
– zusammengesetzter  1.647
Feigerl  5.429
Feinblättriger Sturmhut  4.68
Feingut  2.583
Feinheitsbereiche, von Feststoffen  2.536
Feinverteilter Schwefel  9.573
Fekrumeter  2.56
Felce capannaja  6.295
Felce da ricotte  6.295
Felce machio  4.1201
Felce maschio  4.1203
Felco machio  4.1201
Feldbeerbaum  6.393
Feldeffektransistor  2.18
– ionensensitiver  2.28, 499
Feldgarbe  4.46
Feldgarbenkraut  4.48
Feldhopfenkraut  5.479
Feldhundskamille  4.285
Feldkamille  4.817
Feldkümmel  4.697
Feldkürbis  4.1073
Feldlattich  6.1017
Feldmaikäfer  1.316
Feldmannstreu  5.77
Feldmannstreukraut  5.77
Feldmannstreuwurzel  5.77

Feldmaus  1.320
Feldminze  5.823
Feldplatte  2.21
Feldpoley  6.970
Feldrittersporn  3.748
Feldrüster  6.1026
Feldspate  3.42
Feldstärke  2.457
Feldstiefmütterchen(kraut)  6.1148
Feld-Sweep-Verfahren, NMR  2.203
Feldthymian  6.970, 972, 974
Feldtrichterling  3.849
Feldulme  6.1026
Feline Leukämie, Katze, Impfung J07BX  1.405
Felis terrae herba  4.760
Felleme  4.167
Felodipin, Monographie C08C  8.169
Felon herb  4.373
Felonwort  6.737
Felougue  4.839
Felsenmoos  4.860
Felsenstorchschnabel  5.251
Felsenstorchschnabelöl  5.252
Felwort  5.249
Felypressin, Monographie H01BA  8.170
Female corneltree  4.1011
Female dogwood  4.1003
Female pimpernel  4.262
Feme  4.167
Femel  4.640
Femgxiangzhi  5.697
Feminell  4.601f
Femtest Stick  1.516
Fenacho  6.994
Fenadiazol, Monographie N05CM  8.171
Fenamate
– Antiphlogistika M01AG
– Antirheumatika M01AG
Fenamin  3.105
Fenarimol  1.358
– Monographie  3.578
Fenasprat  7.402
Fenazoxin  8.1125
Fenbendazol, Monographie P02CA  8.172
Fenbutatin-oxid  1.350
– Monographie  3.579
Fenbutrazat, Monographie  8.173
Fencamfamin, Monographie N06BB  8.174
Fenchel  1.327, 649ff;  5.169
– bitterer  5.169
– chinesischer  5.170
– deutscher  5.169f
– dunkler  5.169
– französischer  5.169f
– galizischer  5.170
– gedroschener  5.170
– gemeiner  5.157
– indischer  5.170
– japanischer  5.170
– kretischer  5.169f
– mährischer  5.170
– mazedonischer  5.170

– polnischer **5.**170
– römischer **5.**169
– rumänischer **5.**170
– russischer **5.**170
– süßer **5.**169
– türkischer **5.**170
– ungarischer **5.**170
– wilder **5.**169
Fenchelfluidextrakt **5.**173
Fenchelfrüchte **5.**169
Fenchelholz **6.**615
Fenchelholzöl **6.**611
– ätherisches **6.**611
Fenchelholzrinde **6.**613
Fenchelhonig **1.**623; **5.**177
Fenchelöl **5.**161
– ätherisches **5.**161
– Identität mit DC **2.**276
– in Zubereitungen **1.**566ff
Fenchelölölzucker **1.**640ff; **5.**168
Fenchelsirup **1.**623, 649; **5.**177
Fencheltinktur **1.**675; **5.**177
– zusammengesetzte **1.**576, 623, 675; **5.**177
Fenchelwachs **5.**173
Fenchelwasser **1.**579ff; **5.**168
Fenchen **4.**358, 899f; **5.**172, 779; **6.**1084
Fenchol **4.**6, 16
Fenchon **4.**6; **5.**172, 642; **6.**956
α-Fenchon **4.**19
(+)-Fenchon **5.**159
– Monographie **8.**175
D-Fenchon **8.**175
Fenchul **5.**157
Fenchylacetat **4.**6, 16, 21
Fenclofenac, Monographie **M01AB** **8.**176
Fendilin, Monographie **C08E** **8.**177
Fenetyllin
– Monographie **N06BA** **8.**178
– hydrochlorid, Monographie **N06BA** **8.**179
Fenfluramin
– Monographie **A08AA** **3.**580; **8.**180
– hydrochlorid **3.**580
– – Monographie **A08AA** **8.**181
Fenfluthrin, Monographie **A08AA, P03AC, P03BA** **8.**182
Fenfuram **1.**353
– Monographie **3.**581
Feniculum commune **5.**157
Fenigrek **6.**994
Fenikan, Monographie **3.**582
Fenilprenazon **8.**201
Fen-koa **4.**245
Fenneblöme **4.**477
Fennekel **5.**157
Fennel **5.**157, 169
Fennel fruit **5.**169
Fennel oil **5.**161
Fennel seed **5.**169
Fennichl **5.**157
Fennikel **5.**157, 169
Fennkol **5.**157
Fenofibrat, Monographie **A08AA, B04AC** **8.**183

Fenogrego **6.**996
Fenolipuna **9.**136
Fenoprainhydrochlorid **9.**387
Fenoprofen
– Monographie **A08AA, M01AE** **8.**185
– Calciumsalz, Dihydrat, Monographie **A08AA, M01AE** **8.**186
Fenoterol
– Monographie **A08AA, G02CA, R03AC, R03CC** **8.**186
– hydrobromid, Monographie **A08AA, G02CA, R03AC, R03CC** **8.**189
Fenouil **5.**157
Fenouil des Alpes **5.**848f
Fenouil amer **5.**169
Fenouil doux **5.**169
Fenouil romain **5.**169
Fenoxaprop-ethyl, Monographie **3.**582
Fenoxazolin
– Monographie **A08AA, R01AA** **8.**189
– hydrochlorid, Monographie **A08AA, R01AA** **8.**190
Fenoximon **8.**33
Fenozolon, Monographie **A08AA, N06BX** **8.**190
Fenpipramid
– Monographie **A03A, A08AA** **8.**191
– hydrochlorid, Monographie **A03A, A08AA** **8.**193
Fenpiveriniumbromid **7.**590
Fenpropamin **7.**150
Fenpropathrin **1.**349
– Monographie **3.**583
Fenpropimorph **1.**355
– Monographie **3.**585
Fenproponate **3.**583
Fenproporex
– Monographie **A08AA** **8.**193
– hydrochlorid, Monographie **A08AA** **8.**194
Fenprostalen **1.**783
– Monographie **A08AA, G02AD** **8.**194
Fenspirid, Monographie **A08AA, R03BX, R03DX** **8.**195
Fensterchromatogramm **2.**297
Fensterzellen, Fenchel **5.**171
Fentanyl **1.**725
– Monographie **A08AA, N01AH, N02AB** **8.**195
Fenthion, Monographie **3.**586
Fenthion-Phenol **3.**586
Fenticlor
– Monographie **A08AA, D01AE** **8.**199
– diacetat, Monographie **A08AA, D01AE** **8.**199
Fentin
– acetat **1.**351
– – Monographie **3.**588
– hydroxid, Monographie **3.**589
Fentoniumbromid, Monographie **A03A, A08AA** **8.**199
Fenton-Reagens **2.**138
Fénugrec **6.**994
Fenugreco **6.**994
Fenugreek **6.**994

Fenvalerat **1**.349, 776
- Monographie P03BX **3**.591; **8**.200
Fenykl **5**.157
Fenyramidol
- Monographie M03B, P03BX **8**.200
- hydrochlorid, Monographie M03B, P03BX **8**.201
Feprazon, Monographie M01AA, M02AA, P03BX **8**.201
Fepromid, Monographie C01B, P03BX **8**.202
Ferbam, Monographie **3**.592
Ferbam 80, Monographie **3**.593
Ferdinandusa elliptica, Verfälschung von Ipecacuanhae radix **4**.778, 780
Feret-Durchmesser **2**.42
Ferguson-Plot **2**.245
Fermentation
- Gentechnologie **2**.711
- - adhärenter Zellen **2**.711
- - Batch- **2**.711
- - Feed-batch- **2**.711
- - kontinuierliche **2**.711
- - Microcarrier **2**.712
- - Mikroverkapselung **2**.712
- - Prozeßvalidierung **2**.713
- - semikontinuierliche **2**.711
- - Spiralfeder **2**.712
- - von Suspensionen **2**.712
Fermentation Amyl Alcohol **3**.808
Fermenter **2**.711
- Airlift- **2**.712
Fermoserum **1**.378; **2**.921
Feroxidin **4**.224
Ferreira spectabilis **4**.533
Ferri chloridi solutio **1**.620
[$^{59}$Fe]Ferri citratis injectio **8**.11
Ferri oxidum saccharatum **1**.649
Ferric ferrocyanide **8**.15
Ferrichrom **6**.60, 63
Ferricyanid, Nachweis **2**.131
Ferricytochrom C **7**.1164
Ferritin **1**.229
Ferrochloridsirup **1**.648
Ferrocyanid, Nachweis **2**.131
Ferrocytochrom C **7**.1164
Ferrofumarat **8**.11
Ferroin **2**.356
Ferrosi fumaras **8**.11
Ferrosi gluconas **8**.13
Ferrosum gluconicum **8**.13
Ferruginol **5**.562, 577; **6**.545, 568
Ferrum fumaricum **8**.11
Ferrum gluconicum **8**.13
Ferrum oxidum saccharatum liquidum **1**.649
Ferrum oxydatum cum saccharo **1**.649
Ferrum oxydatum cum saccharo liquidum **1**.649
Ferrum oxydatum saccharatum **1**.649
Fersenringe **1**.49
Fertigarzneimittel
- Probenahme **2**.37
- vergleichende Bewertung **2**.1123
Fertighaus Avenarol **8**.214, Monographie **3**.593

Fertighaus Avenarol **8**.220 pigmentiert, Monographie **3**.593
Fertignahrung
- Frühgeborene **1**.242
- Säuglinge **1**.237
Fertigsäule, HPLC **2**.433
Fertigungskontrolle **2**.1079ff
Ferula galbaniflua **9**.217
Ferulasäure **4**.5, 184, 257, 296, 298, 312, 438, 455, 539, 544, 579, 599, 697, 760, 808, 811, 839, 890, 962, 998, 1027; **5**.193, 294, 433, 451, 635, 768, 804, 836, 937, 941, 956; **6**.476, 874, 1017, 1054, 1057, 1146
Ferulol **4**.418
3-*O*-β-D-(2-*O*-Feruloyl)glucosyl-7,4'-di-*O*-β-D-glucosylkämpferol **4**.202
Feruloylhistamin **5**.46, 55
*N-trans*-Feruloyloctopamin **4**.663
*N-cis*-Feruloyltyramin **4**.663
*N-trans*-Feruloyltyramin **4**.663
Fervin
- Monographie **3**.594
- Pflanzenschutz **1**.369
Fervinal
- Monographie **3**.594
- Pflanzenschutz **1**.369
Fervinal plus
- Monographie **3**.594
- Pflanzenschutz **1**.369
Feste Lösungen **2**.74
Fest-flüssig-Extraktion **2**.1020
Festigkeit, ungenügende, Tablettierung **2**.952
Festkörpermembranelektrode **2**.491f
Festphasenextraktion **2**.409
Festphasen-RIA *[Festphasen-Radioimmunoassays]* **2**.525
Feststoffdispersion, Bioverfügbarkeit **2**.846
Feststoffextraktion **2**.1020
Feststoffgemische, Einfluß auf Gleichförmigkeit d. Gehaltes **2**.1097
Festuclavin **4**.913; **6**.60, 63
FET *[Feldeffekttransistor]* **2**.18
Fetid buckeye **4**.109
Fetid cassia **4**.719
Fetid cassia leaves **4**.720
α$_1$-Fetoprotein **2**.673
Fettalkohole **1**.181ff
Fettalkoholethersulfate **1**.217ff
Fettbedarf, Säuglinge **1**.228, 240
Fettblume **4**.281
Fettbohne **5**.307
Fette
- äußere Beschaffenheit, DFG-Einheitsmethode **2**.326
- Grenzprüfung **2**.307
- - auf Lösungsmittel **2**.330
- Kennzahlen **2**.326
- Löslichkeit **2**.326
- in mikroskopischen Präparaten, Nachweis **1**.555, 557
- Säurezahl **2**.327
- Urinsediment **1**.514

- Verseifungszahl **2.**327
Fettemulsion, parenterale **2.**799
Fettes Kamillenöl **1.**629
Fetthenne **6.**651
- rote **6.**655
Fettkraut **6.**157
- blaues **6.**157
- gemeines **6.**157
Fettsäurealkanolamide **1.**159ff
Fettsäuremethylester, Nachweis, chromatographischer **2.**148
ω-3-Fettsäuren **6.**251
Fettsäurezusammensetzung, Neutralfette **1.**157
Fettzylinder, Urinsediment **1.**512
Feuchte
- absolute **2.**56
- Bestimmung **2.**56ff
- Definition **2.**56
- relative **2.**56
- Sensor **2.**26
Feuchte Kammern, Wundbehandlung **1.**30
Feuchtegehalt
- Bindungsarten **2.**598f
- Einfluß auf DC **2.**261f
- Einfluß auf Mischgüte **2.**572
- Granulate **2.**740
- Pulver **2.**857
- Tabletten **2.**953
Feuchtgranulat, Rezepturbeispiel **2.**969
Feuchtgranulierung **2.**723, 725, 729, 967
Feuchthaltemittel **9.**1217
- für Dermatika, Übersichtstabelle **2.**894ff
- für Granulate **2.**728
Feueralge **3.**1060
Feuerbohne **3.**944
Feuerbrand, Kernobst **1.**287, 329
Feuerbusch **4.**795
Feuerkraut **5.**57f
Feuerkrautwurzel **5.**60
Feuerlöscher **7.**147, 219
Feuerlöschmittel **7.**612
Feuerpflanze **4.**1159
Feuerwurzel **5.**925
Feuilles d'airelle rouge **6.**1062
Feuilles d'alchemille **4.**163
Feuilles d'arbousier **4.**327
Feuilles d'armoise **4.**373
Feuilles d'artichaut **4.**1118
Feuilles d'aubépine **4.**1047
Feuilles de barbiflore **5.**967
Feuilles de belladonne **4.**424
Feuilles de bouleau **4.**502
Feuilles de bucco **4.**469, 472
Feuilles de buchu **4.**469, 472
Feuilles de buis **4.**589
Feuilles de busserole **4.**331
Feuilles de caa-roba **5.**555
Feuilles de cassis **6.**467
Feuilles de châtaignier **4.**728
Feuilles de coca **5.**90
Feuilles de dent de lion **6.**898
Feuilles de digitale **4.**1181

Feuilles d'eucalyptus **5.**124
Feuilles de fraisier **5.**183
Feuilles de fraisier de bois **5.**183
Feuilles de frêne **5.**191
Feuilles de grande ciguë **4.**971
Feuilles de guimauve **4.**234
Feuilles d'hamamélis **5.**376
Feuilles de hieble **6.**576
Feuilles d'houx **5.**506
Feuilles de jaborandi **6.**129
Feuilles de jusquiame **5.**466
Feuilles de matico **6.**197
Feuilles de mauve **5.**759
Feuilles de mélisse **5.**814
Feuilles de menthe **5.**835
Feuilles de menthe crépue **5.**844
Feuilles de la morelle furieuse **4.**424
Feuilles de myrte **5.**907
Feuilles de myrtille **6.**1052
Feuilles de noisetier **4.**1028
Feuilles d'olivier **5.**938
Feuilles de petite pervenche **6.**1128
Feuilles de plantain **6.**225, 228
Feuilles de raisin d'ours **4.**331
Feuilles de raisins de bois **6.**1052
Feuilles de romarin **6.**494
Feuilles de sauge **6.**548
Feuilles de sauge trilobée **6.**568
Feuilles de sauge de trois lobes **6.**568
Feuilles de séné **4.**705, 721
Feuilles de sénecon **6.**676
Feuilles de séné sauvage **5.**297
Feuilles de stramoine **4.**1144
Feuilles de sumac vénéneux (de vinaigrier) **6.**459
Feuilles de sureau **6.**582
Feuilles de petit sureau **6.**576
Feuilles du théier **4.**630
Feuilles de tussilage **6.**1018
Feuilles et racines de chicorée **4.**868
Feuillotte **6.**76
Fève de cacao **6.**948
Fève igasurique **6.**826
Feve de marais **3.**1239
Fève de St. Ignace **6.**825f
Fève de soya **5.**307
Fever grass **4.**1110
Fever herb **5.**551
Fever-tree **5.**116
Fever-tree-leaves **5.**124
Fevillea trilobata, Verfälschung von Ignatii semen **6.**826
Fewer twig **4.**301
FIA *[Fließinjektionsanalyse]* **2.**375
- Apparatur, Funktionsprinzip **2.**375
Fibrate, Lipidsenker **B04AC**
Fibrin, Inserte **2.**658
Fibrinogen **2.**683
Fibrinogenase **9.**898
Fibrinokinase **9.**999
Fibrinolytika **B01AD**
Fibroblasten-Interferon **8.**563
Fichte **4.**7; **6.**121

Fichtenextrakt 1.606
Fichtenharz 1.693
Fichtenläuse 1.312
Fichtennadelextrakt 1.606
Fichtennadelfranzbranntwein 4.13
Fichtennadelöl 3.736; 4.10, 13, 16, 18, 20f; 6.122, 125
- sibirisches 4.21
Fichtenspitzen, frische 4.8; 6.124
Fichtenzellstoff 1.6, 23
Fichtenzweige 1.606
Fick-Diffusionsgesetze 2.94, 408, 703, 821, 842
Fico d'inferno 6.475
Ficus carica, Verfälschung von Coffeae semen 4.931
FID [Flammenionisationsdetektor] 2.286f
Fidalguinhos 4.752
Fie 6.121
Fieberbaum 5.116
Fieberbaumblätter 5.124
Fieberflechte 4.791, 794
Fieberheilbaum 5.116
Fieberkraut 4.760
Fiebermoos 4.791, 794
Fieberrinde 4.877
- mexikanische 5.443
Fiebertee 1.659
Fieberthermometer 1.61ff
Fiebertinktur, Warburgsche 1.683
Fieberwurzel 5.231
Fiel de terra 4.759
Fiel de terre 4.759
Field daisy 5.661
Field elm 6.1026
Field Eryngo 5.77
Field marigold 4.598
Field mint 5.823
Field mustard 4.557
Field vetch 4.1103
Field-Scabious 5.612
Field-scabious herb 5.613
Fieno-greco 6.994, 996
Filatex, Monographie 3.594
Filatov-Extrakte 4.213
Filicin 4.1204
Filicis herba 4.1202
Filicis marginalis rhizoma 4.1208
Filicis maris herba 4.1202
Filicis maris radix 4.1202
Filicis maris rhizoma 4.1203
Filicis rhizoma 4.1202
Filipendula 5.152
- Monographie 5.147
Filipendula hexapetala, Verwechslungen mit Filipendula ulmaria 5.148
Filipendula ulmaria R05X 5.148f, 152
Filipendula ulmaria hom. 5.154
Filipendula ulmaria ferm 34c hom. 5.155
Filix 4.1207
Filix ex herba 4.1207
Filix-marginalis-Rhizom 4.1208
Filix mas 4.1202, 1208

Filixsäure 4.1200, 1204
Fill 3.946
Fille avant la mère 5.429
film boiling 2.596
Filmaronöl 4.1204
Filmbildner 1.173; 7.806, 1094; 8.943, 951
- Kosmetika 1.169, 181f, 184
- magensaftlösliche, Tabelle 2.961
- magensaftunlösliche, Tabelle 2.955
- Retardierung 2.836
- Tabletten 2.960
Filmelastizität 2.106
Filmtabletten
- Definition 2.954f
- Herstellung 2.964
Filmüberzug
- Rezepturbeispiel 2.970
- Tabletten 2.965
Filmverdampfung 2.596
Filmviskosität 2.106
Filmwaage n. Pockels u. Langmuir 2.105
Filodio de eucalipto 5.124
Filter
- für Photometrie 2.164
- Porosität 2.606
- Staubabscheidung 2.616
Filterapparate 2.608ff
Filterhilfsmittel 2.606
Filterkerze 2.778
Filterkuchen 2.605f
Filtermaterial, hydrophobes 2.775
Filtermittel 2.606, 618
Filterplatte 2.611
Filtersäcke 2.539
Filtertuch 2.611
Filtrieren
- Druckverlust 2.605f
- Trennen 2.594, 605ff
Filtrierhilfsmittel 7.148
Filum lini sterile 5.672
Filum lini sterile in fuso ad usum veterinarium 5.673
Filum lini sterile in receptaculo 5.673
Filzlaus 1.271
Fimel 4.640
Finasterid, Monographie G04BX, P03BX 8.203
Fingerhut 4.1179
- blaßgelber 4.1170
- blasser 3.468
- gelber 3.469
- großblütiger 3.468; 4.1170
- kleinblütiger 4.1179
- roter 1.734; 3.470f, 636, 1012f, 1106; 4.1179
- wolliger 3.468, 725, 727f; 4.1171
Fingerhutblätter 1.604ff; 4.1181
Fingerhutextrakt 1.604
Fingerhuttinktur 1.675
- aus frischer Pflanze 1.675
Fingerkraut 4.1179; 6.256, 259
- aufrechtes 6.259
- goldgelbes 6.258

– kriechendes **6.**267
Fingerküchenschelle **6.**318
Fingerlinge **1.**48
Fingernägel **1.**137
Fingerprint-Bereich **2.**184
Finkel **5.**157
Finocchiana **5.**848
Finocchiella **5.**848
Finocchio **5.**157, 169
Finocchio dolce **5.**169
Finocchio essenza **5.**161
Finocchio forte **5.**169
Finocchio salvatico **5.**169
Finocchione **5.**169
Finucco **5.**157
Fiolho **5.**157
Fior cappuccio **4.**314
Fior d'ogni mese **4.**601f
Fior de pasqua **6.**321
Fioraliso **4.**752
Fiore de arnica **4.**346
Fiore di lavanda **5.**634
Fiore di malva **5.**756
Fiore della passione **6.**35
Fiore di sambuco **6.**580
Fiore di strecco **3.**387
Fiore di ulmaria **5.**149
Fiorrancio dei campi **4.**598
Fiorrancio dei giardini **4.**601f
Fiorrancio selvatico **4.**598
Fiorrancio di tutti i tempi **4.**601
Fipexid, Monographie **N06BX, P03BX 8.**204
FIP-Richtlinien *[Fédération Internationale Pharmaceutique]* **2.**1032
Fir oil **4.**21
Fir pine **4.**15
Fir tree **4.**15
Fire weed **5.**57
Firobedbluemli **4.**262
Firpene **9.**215
First-pass-Effekt **2.**977, 1011, 1121
– Amygdalin **3.**69
– Morphin **3.**911
Fisalamin **8.**888
Fischerkappe **4.**72
Fischers Reagens **1.**539
Fischkörner **4.**269
Fischsalbei **6.**547
Fisetin **4.**27, 30f; **5.**386; **6.**450, 458
Fish killer **4.**268
Fish-berries **4.**269
Fisher-Sub-Sieve-Sizer **2.**52
Fish-Formolalkohol **1.**539
Fish-Reagens **1.**539
Fisons Ameisen Spray, Monographie **3.**594
Fisons Ameisen Staub, Monographie **3.**594
Fisons Brennesselvernichter, Monographie **3.**594
Fisons Rasendünger mit Unkrautvernichter, Monographie **3.**594
Fisons Rasenunkraut Spray, Monographie **3.**595
Fisons Rasenunkraut-Vernichter, Monographie **3.**595

Fisons Simazin 50, Monographie **3.**595
Fisons Simazin 2 G, Monographie **3.**595
Fisons Total Unkraut Spray, Monographie **3.**595
Fisons Total Unkrautvernichter, Monographie **3.**595
Fistucacidin **4.**716
Fistulinsäure **4.**717
Fitoran grün, Monographie **3.**595
Fitz mill **2.**540
Five fingers root **6.**13
Five-fingers **6.**13, 31
Five-leaflet Akebia **4.**157
Fix Schneckenkorn, Monographie **3.**595
Fixan, Monographie **3.**595
Fixative
– abstehende Ohren **1.**701
– Frisierhilfsmittel **1.**181
Fixierbad, sauer **1.**539
Fixierbinden
– dehnbare **1.**36
– elastische **1.**36
Fixierflüssigkeit
– f. Gehirne **1.**540
– nach Meves **1.**540
– nach Straßmann **1.**540
Fixierhilfen **1.**113
Fixierlösung **1.**539
Fixiermittel
– Haarverformung **1.**182f
– Verbandstoffe **1.**36f
Fixiersalz **8.**1121
Fixierung
– von embryonalem Material **1.**540
– mikroskopische Präparate **1.**528ff
Fjällsippa **4.**1197
FK-506, Monographie **L04A, P03BX 8.**204
FKW 11 **3.**1199
Flachblätterige Donardistel **5.**80
Flachblätterige(r) Mannstreu **5.**80
Fläche unter der Kurve **2.**1119
Flächenmasse, Verbandmull **1.**28
Flachs **5.**671
Flachsanbau, Herbizid **3.**821
Flachsdottersamen **5.**676
Flachskuchen **5.**682
Flachslinsen **5.**676
Flachsöl **5.**673
Flachsrost **1.**294
Flachssamen **5.**676
Flacons de poche **1.**563
Flake **3.**333, 946
Flamaril **8.**1282
Flammendes Herz **3.**265, 1055
Flammendurchschlagsvermögen **2.**121
Flammenfärbung, als Nachweismethode **2.**131
Flammenhydrolyse **2.**856
Flammenionisationsdetektor
– GC **2.**286f
– sauerstoffselektiver **2.**288
Flammenphotometrie
– Detektor **2.**286, 288
– Direktzerstäuberbrenner **2.**331

- Gehaltsbestimmung **2.**463
- Grundlagen **2.**330ff
- Verfahren **1.**459
- Vorkammerzerstäuberbrenner **2.**331
- Zerstäuberbrenner **2.**331

Flammpunkt **2.**111
Flammschutzmittel, für Kunststoffe **3.**1213
Flamprop-*M*-isopropyl, Monographie **3.**596
Flamprop-methyl, Monographie **3.**596
Flaoskörnl **5.**676
Flaschenkork **6.**352
Flash-back-Symptom, Psilocybin **3.**1011
Flashverdampfer **2.**402, 458
Flaso yatei caá **4.**60
Flat-leaved Eryngo **5.**80
Flatterrüster **6.**1027
Flatterulme **6.**1027
Flaumeiche **6.**341
Flavacridin **7.**66
Flavacridiniumchlorid **7.**64
Flavan-3,4-diole **5.**115
3,3′,4,4′,5,7-Flavanhexol **8.**704
Flavaspidsäure **4.**1200ff
Flavinmononucleotid **9.**513
Flavobacterium aquatile **7.**339
Flavobacterium dehydrogenans **9.**330
Flavobacterium suaveolens **7.**339
Flavogallonsäure **4.**727
Flavokavin **6.**202
Flavonoidglycoside **4.**104
Flavor-Enhancer **7.**86
Flavour **2.**39
Flavoxanthin **4.**605; **6.**754, 898
Flavoxat
- Monographie G04BD, P03BX **8.**206
- hydrochlorid, Monographie P03BX **8.**208

Flavoyardorinin **6.**1162
Flax **5.**671
Flax-seed **5.**676
Flax-seed cake **5.**682
Flax-seed oil **5.**673
Flea-dock **6.**83
Flea-wort seed **6.**222
Flecainid
- Monographie C01B, P03BX **8.**209
- acetat, Monographie C01B, P03BX **8.**211

Flèche d'eau **6.**537
Flechte, isländische **4.**791, 794
Fleckenkraut **6.**311
Fleckenschierling **4.**970
Fleckenschierlingskraut **4.**971
Fleckfieber **1.**270
Flee-seed **6.**222
Fleischblume **4.**281
Fleischextrakt **1.**699
Fleischfarbene Passionsblume **6.**35
Fleischprodukte, Citreoviridin **3.**324
Fleroxacin, Monographie J01MA, P03BX **8.**212
Fleur Ameisen Giess, Monographie **3.**597
Fleur Insekten Spritz, Monographie **3.**597
Fleur Insekten Streu, Monographie **3.**597
Fleur Moos Frei, Monographie **3.**597

Fleur Unkraut Giess, Monographie **3.**598
Fleur Unkraut-Streu, Monographie **3.**598
Fleurs d'amour **6.**1006
Fleurs d'arnica **4.**346
Fleurs d'arnique **4.**346
Fleurs d'aubépine **4.**1046
Fleurs de bourrache **4.**529
Fleurs de bruyère commune **4.**618
Fleurs de camomille **4.**819
Fleurs de camomille romaine **4.**811
Fleurs de cannelliers **4.**888
Fleurs de colchique **4.**948
Fleurs aux dames **6.**321
Fleurs feminelle **4.**601
Fleurs de genêt **4.**1127
Fleurs de giroflée **4.**833
Fleurs de guimauve **4.**234
Fleurs de lavande **5.**634
Fleurs de marronier d'Inde **4.**119f
Fleurs de mauve **5.**756
Fleurs de muguet **4.**978
Fleurs de muscade **5.**872
Fleurs de pâques **4.**477; **6.**321
Fleurs de la passion **6.**35
Fleurs de paturage **4.**477
Fleurs de peone **6.**6
Fleurs de pivoine **6.**6
Fleurs de primevère **6.**277
Fleurs de rose alcée **4.**159
Fleurs de rose tremière **4.**159
Fleurs de Saint Jean **5.**225
Fleurs de Saint-Jacques **6.**668
Fleurs de souci (des jardins) **4.**602
Fleurs de sureau **6.**580
Fleurs de terre **5.**207
Fleurs de tous les mois **4.**601f, 612
Fleurs de la Trinité **6.**1148
Fleurs de tussilage **6.**1017
Fleurs d'ulmaire **5.**149
Fleurs de Vendredi Saint **4.**281
Fleurs de vent **6.**321
Fleurs de violette odorante (de mars) **6.**1144
Flexuosin A **5.**407ff
Flieder **6.**579
- deutscher **6.**579
Fliederbeeren **6.**582
Fliederblätter **6.**582
Fliederblüten **6.**580
Fliederrinde **6.**579
Fliedertee **6.**582
Fliege **1.**260ff, 277, 319f
- spanische **5.**731
- weiße **1.**310, 333
Fliegenfänger **4.**301ff
Fliegenfängerwurzel **4.**302
Fliegenpfeffer **6.**199
Fliegenpilz **3.**47, 222, 849
- Vergiftung **3.**852
Fliegenspray Blattanex, Monographie **3.**598
Fliegenspray Nexa Lotte, Monographie **3.**598
Fliegenstrip Blattanex, Monographie **3.**598
Fliehkraftkugelmühle **2.**543

Fliehkraftsedimentometer 2.49
Fliehkraftsichter 2.50
Fließeigenschaften
- Einfluß auf Gleichförmigkeit d. Masse 2.1093
- bei Pulvern 2.58f, 857
Fließgleichgewicht 2.94
Fließgrenze
- praktische 2.85
- theoretische 2.85
Fließinjektionsanalyse
- Dialyse 2.377, 380
- Extraktion 2.376, 379
- Gasdiffusion 2.377
- Gradientensystem 2.376
- Grundlagen 2.375
- Ionenpaarextraktion 2.379
- Titration 2.376
Fließklasse, Granulate 2.739
Fließmittel
- DC 2.256
- Entgasung 2.431
- HPLC 2.431
Fließpunkt 2.103
Fließregulierungsmittel
- Aerosil 2.1094
- für Granulate 2.728
- Tablettierung 2.945
Fließverhalten
- dilatantes 2.85
- Endkontrolle 2.1110
- Granulat 2.726, 739
- halbfester Zubereitungen 2.906
- plastisches 2.85
- pseudoplastisches 2.85
- thixotropes 2.85, 931
Flit Insektenspray, Monographie 3.598
Floating-Point-A/D-Wandler 2.371
Flocculation 2.108, 699
Flockenblume
- distelartige 4.751
- gemeine 4.754
- gewöhnliche 4.754
Flockung, kontrollierte 2.926
Flockungshilfsmittel 3.45
Flockungsmittel 2.926
Flocoumafen, Monographie 3.598
Floctafenin, Monographie N02BG, P03BX 8.215
Flöhe 1.265f, 278
Flohkraut 4.1201; 5.525, 839, 841; 6.222
Flohsamen 1.660; 6.222, 224
- blonder 6.232
- indischer 6.232
Flohsamenschalen, indische 6.235
Flomoxef, Monographie J01DA, P03BX 8.216
Floquette 4.959
Flor de alfazema 5.634
Flor de árnica 4.346
Flor de espino albar o blanco 4.1046
Flor de majuelo 4.1046
Flor de malva 4.159
Flor de malvavisco 4.234
Flor de memeira 5.149

Flor de oxiacanto 4.1046
Flor de sabugueiro 6.580
Flor de tot l'any 4.601
Flor de ulmaria 5.149
Flor de violata 6.1144
Flor de violeta 6.1144
Florabella Rasendünger mit Moosvernichter, Monographie 3.599
Florabella Rasendünger mit Unkrautvernichter, Monographie 3.599
Flore de centaurea 4.752
Florences Reagens 1.540
Flores Alceae 4.159
Flores d'alheli amarillo 4.833
Flores Alismae 4.346
Flores de alteia 4.234
Flores Althaeae 4.234
Flores Anthemidis 4.811
Flores Anthemidis tinctoriae 4.287
Flores Anthyllidis vulnerariae 4.290
Flores Arnicae 4.343, 346
Flores Bellidis 4.478
Flores Benzoes 7.47
Flores Bismalvae 4.234
Flores Boraginis 4.529
Flores Cacti 6.658
Flores Cacti grandiflori 6.658
Flores Calendulae 4.602, 610
Flores Calendulae alpinae 4.346
Flores Calendulae arvensis 4.599
Flores Calendulae cum calycibus 4.610
Flores Calendulae silvestris 4.599
Flores Calendulae sine calycibus 4.602
Flores Callunae 4.618
Flores Caryophylli 6.864
Flores Cassiae 4.888
Flores Cassiae deflorati 4.888
Flores Chamomillae 4.819
Flores Chamomillae hortensis 4.811
Flores Chamomillae majoris 4.811
Flores Chamomillae nobilis 4.811
Flores Chamomillae odorati 4.811
Flores Chamomillae romanae 4.811
Flores Chamomillae vulgaris 4.819
Flores Cheiranthi 4.833
Flores Cheiri 4.833
Flores Cheiri arabici 4.833
Flores Cinae 4.369
Flores Cinnamomi 4.888
Flores Colchici 4.948
Flores Convallariae 4.978
Flores Crataegi 4.1044, 1046, 1059f
Flores Cyani 4.752, 754
Flores Cyani coerulei 4.752
Flores Cytisi scoparii 4.1127
Flores Ericae 4.618
Flores et Folia Calthae palustris 4.626
Flores Farfarae 6.1017
Flores Feminell 4.602
Flores Genistae 4.1127
Flores Genistae scopariae 4.1127
Flores Genistae scoparii 4.1127

Flores Helianthi  **5.**411
Flores Helianthi annui  **5.**411
Flores Hibisci  **4.**234
Flores Humuli lupuli  **5.**449
Flores Hyperici recentes  **5.**476
Flores Inulae  **5.**524
Flores Jaceae  **4.**755
Flores Jaceae nigrae  **4.**755
Flores Lavandulae  **5.**634
Flores Lavandulae romanae  **5.**642
Flores Leucanthemi (romani)  **4.**811
Flores Leucoii lutei  **4.**833
Flores Leucoji  **4.**833
Flores Leucoji lutei et vulgaris  **4.**833
Flores Liliorum convallium  **4.**978
Flores Macidis  **5.**872
Flores Malvae  **5.**756
Flores Malvae arboreae  **4.**159
Flores Malvae arboreae cum calycibus  **4.**160
Flores Malvae arboreae sine calycibus  **4.**160
Flores Malvae hiemalis  **4.**159
Flores Malvae hortensis  **4.**159
Flores Malvae hortulanae  **4.**159
Flores Malvae majoris  **4.**159
Flores Malvae roseae  **4.**159
Flores Malvae rubrae  **4.**159
Flores Matricariae  **4.**819
Flores Millefolii  **4.**47
Flores Nymphaeae albae  **5.**925
Flores Omnium mensium  **4.**612
Flores Oxyacanthae  **4.**1046
Flores Paeoniae  **6.**6
Flores Plantaginis montanae  **4.**346
Flores Primulae  **6.**277
Flores Primulae cum calycibus  **6.**273, 277
Flores Primulae sine calycibus  **6.**279
Flores Ptarmicae  **4.**346
Flores Reginae prati  **5.**149
Flores Rosae benedictae  **6.**6
Flores Sambuci  **6.**580
Flores de sauco  **6.**580
Flores Selenicerei grandiflori  **6.**658
Flores Spartii juncei  **5.**770
Flores Spartii scoparii  **4.**1127
Flores Spicae  **5.**634
Flores Spiraeae  **5.**149
Flores Spiraeae ulmariae  **5.**149
Flores Sternutatorii  **4.**978
Flores Stoechados arabicae  **5.**642
Flores Stoechados purpureae  **5.**642
Flores Sulfuris  **9.**576
Flores Trifolii pratensis  **6.**992
Flores Tussilaginis  **6.**1017
Flores Ulmariae  **5.**149
Flores Violae odoratae  **6.**1144
Flores Violarum  **6.**1144
Flores Vulnerariae  **4.**290
Flores Vulnerariae cum calice  **4.**290
Florfliegen  **1.**314, 331
Florida cornel  **4.**1004
Florida dogwood  **4.**1004
Florida holly  **6.**634

Florida long-leaf pine  **6.**167
Florida pine  **6.**167
Florida yellow pine  **6.**167
Floridanin  **6.**663
Florilenalin  **5.**408
Florion d'or  **6.**897
Floripondio  **4.**1140
Florone  **7.**1290
Floropipamid  **9.**219
Florosenin  **6.**663
Flos Farfarae  **6.**1017
Flos Sambuci  **6.**580
Flos Sambuci nigrae  **6.**580
Flotation  **2.**926
– Endkontrolle  **2.**1108
Flotationshilfsmittel, Erzabbau  **3.**71
Flotox Netzschwefel, Monographie  **3.**599
Flotten  **1.**12
Flötzbirn  **6.**746
Flow point  **2.**103
Flowering dogwood  **4.**1004
Flowering Qunice  **4.**796
Flowery Broken Orange Pekoe  **4.**631
Flowery Orange Pekoe  **4.**631
Floxacillin  **8.**220
Floxuridin, Monographie L01B, P03BX  **8.**217
Flualamid, Monographie A04A, P03BX, R05DB  **8.**219
Fluazifop-butyl  **1.**363
– Monographie  **3.**600
Flubendazol  **1.**767
– Monographie P02CA, P03BX  **8.**219
Flubenzimin  **1.**350
Flucetorex, Monographie A08AA, P03BX  **8.**220
Flüchtiges Kampferliniment  **1.**616
Flüchtiges Liniment  **1.**616
Flüchtigkeit, relative  **2.**400
Flucloxacillin
– Monographie J01CF, P03BX  **8.**220
– Natriumsalz, Monohydrat, Monographie J01CF, P03BX  **8.**223
Fluconazol, Monographie G01AG, J02AC, P03BX  **8.**224
Flucytosin  **1.**473
– Monographie D01AA, D01AE, J02AX, P03BX  **8.**226
Fludrocortison
– Monographie H02AA, P03BX  **8.**228
– acetat, Monographie H02AA, P03BX  **8.**229
Fludroxycortid, Monographie D07A, H02AB, P03BX  **8.**230
Flufenaminsäure, Monographie M01AG, P03BX  **8.**231
Fluff  **1.**25
Flugbrand
– Gerste  **1.**297
– Hafer  **1.**297
– Mittel gegen  **3.**622
– Weizen  **1.**297
Flügelkanülen, zweiteilige  **1.**58, 60
Flügelkassie  **4.**703
Flügelkassienblätter  **4.**703

Flugene 11   3.1199
Flugzeitmassenspektrometer   2.227
Fluidextrakt   1.584ff;   2.1024f
- Arnikablüten~   4.348
- Baldrian~   1.589;   6.1086
- Baldrianwurzel~   6.1086
- Bärentrauben~   1.589
- Baumwollwurzelrinden~   1.587
- Bitterorangen~   1.585
- Boldo~   1.586
- Brechwurzel~   1.588
- Bucco~   4.470
- Bukko~   1.586;   4.470
- Capsicum~   1.673
- – eingestellter   1.673
- Cayennepfeffer~   1.585
- China~   1.590, 634ff;   4.879
- Condurango~   1.591, 698
- Djambu~   1.587
- eingestellter, Capsicum~   1.673
- Enzian~   1.587
- Faulbaum~   1.591
- – entbitterter   1.587
- Faulbaumrinden~   1.591
- Fenchel~   5.173
- Gewürzsumach~   1.589
- Granatrinden~   1.587;   6.329
- Grindelia~   1.587
- Hamamelis~   1.588;   5.377
- Hamamelisrinden~   1.588;   5.374
- Heidelbeerblätter~   1.588
- Herstellung   2.1025
- Hirtentäschelkraut~   1.586
- Hydrastis~   1.588
- Kamillen~   1.590;   4.823
- Kastanien~   1.586
- Kavakava~   1.588
- Kola~   1.591
- Kolombo~   1.586
- Kondurango~   1.591
- Koto~   1.586
- Maisgriffel~   1.589
- Mistel~   1.589, 666;   6.1164
- Muira-puama-   1.588
- Mutterkorn~   1.589, 607
- Pichi~   1.587
- Piszidia~   1.588
- Pomeranzen~   1.585
- Pomeranzenschalen~   1.585
- Primel~   1.588;   6.281
- Quebrachorinden~   4.403
- Sagrada~   1.586
- Salbei~   1.588;   6.552
- Sarsaparill~   6.732
- Sarsaparillen~   1.589
- Schafgarben~   1.588
- Senega~   1.589
- Senna~   4.707
- Sennesblätter~   4.707
- Sennesfrüchte~   4.713
- Simaruba~   1.589
- Sonnentau~   1.587
- Spitzwegerich~   6.228
- Süßholz~   1.579, 592, 626;   2.1025;   5.319
- Syzygiumrinden~   1.589
- Thymian~   1.592, 653ff;   2.1025;   6.982
- Viburnum~   1.589
- Wegerich~   1.588
- Weißdorn~   1.587
- Zimizifuga~   1.586
Fluidextrakte   1.584ff;   2.1024f
Flumazenil, Monographie N05BA, P03BX   8.233
Flumedroxon
- Monographie N02CB, P03BX   8.234
- acetat, Monographie N02CB, P03BX   8.235
Flumequin, Monographie G04AB, P03BX   8.236
Flumetason
- Monographie D07A, P03BX   8.236
- 21-pivalat, Monographie D07A, P03BX   8.238
Flumoperon   9.1052
Flunarizin
- Monographie C08E, P03BX   8.240
- dihydrochlorid, Monographie C08E, P03BX   8.241
Flunisolid   8.241
- Monographie P03BX, R01AD, R03BA   8.241
Flunitrazepam
- Monographie N05CD, P03BX   8.243
- Bestimmungsmethode, elektrochemische   2.521
- UV-Spektrum   2.477, 479
Flunixin, Megluminsalz, Monographie M01AB, P03BX   8.244
Fluocinolonacetonid   8.249
- Monographie C05AA, D07A, P03BX   8.245
Fluocinonid, Monographie C05AA, D07A, P03BX   8.249
Fluocortinbutyl, Monographie D07A, P03BX   8.250
Fluocortolon
- Monographie C05AA, D07A, H02AB, P03BX   8.251
- capronat   8.254
- 21-hexanoat, Monographie C05AA, D07A, H02AB, P03BX   8.254
- 21-pivalat, Monographie C05AA, D07A, H02AB, P03BX   8.254
- 21-trimethylacetat   8.254
Fluopromazin   9.1054
Fluor, Monographie   3.601
Fluor blaua   4.752
Fluoranthren   5.941
Fluorapatit   7.275
4-Fluorbenzaldehyd   9.739
Fluorbenzol   8.219, 854;   9.740
[5-(4-Fluorbenzoyl)-1H-benzimidazol-2-yl]-carbamoylmethylester   8.219
2-Fluorbenzoylchlorid   8.243
1'-[3-(p-Fluorbenzoyl)propyl][1,4'-bipiperidin]-4'-carboxamid   9.219
1-(3'-p-Fluorbenzoylpropyl)-4-hydroxy-4-(3''-trifluormethylphenyl)piperidin   9.1052
1-(p-Fluorbenzyl)-2-[[1-(p-methoxyphenethyl)-4-piperidyl]amino]-benzimidazol   7.307

1-(4-Fluorbenzyl)-*N*-{1-[2-(4-methoxyphenyl)ethyl]-4-piperidyl}1*H*-benzimidazol-2-ylamin **7**.307
*RS*-2-(2-Fluor-4-biphenylyl)propionsäure **8**.275
5-Fluor-2,4-bis(trimethylsiloxy)pyrimidin **9**.786
Fluorcalcium **7**.606
Fluorchinolone, Antiinfektiva **J01MA**
2-Fluor-4-chlorbenzoesäureethylester **7**.353
Fluorchlorkohlenwasserstoffe *[FCKW]* **1**.144; **2**.622, 627
2-Fluor-4-chlor-5-sulfamoylbenzoesäure **7**.353
2-Fluor-4-chlor-5-sulfamoylbenzonitril **7**.353
(±)-9-Fluor-2,3-dihydro-3-methyl-10-(4-methyl-1-piperazinyl)-7-oxo-7*H*-pyrido[1,2,3-de][1,4]benzoxacin-6-carbonsäure **8**.1230
9-Fluor-6,7-dihydro-5-methyl-1-oxo-1*H*,5*H*-benzo[ij]chinolizin-2-carbonsäure **8**.236
4'-Fluor-4-[4-(2,3-dihydro-2-oxo-1-benzimidazolyl)-1,2,3,6-tetrahydro-1-pyridyl]-butyrophenon **7**.1444
9-Fluor-11β,21-dihydroxy-16α,17-isopropylidendioxy-1,4-pregnadien-3,20-dion **9**.1028
9-Fluor-11β,21-dihydroxy-16α,17α-isopropylidendioxy-1,4-pregnadien-3,20-dion-21-(3,3-dimethylbutyrat) **9**.1030
9-Fluor-11,21-dihydroxy-16,17-[(1-methylethyliden)bis(oxy)]-11β,16α-pregna-1,4-dien-3,20-dion **9**.1028
6-Fluor-11,21-dihydroxy-16,17-[(1-methylethyliden)bis(oxy)]-6α,11β,16α-pregn(4)en-3,20-dion **8**.230
6α-Fluor-11β,21-dihydroxy-16α-methyl-1,4-pregnadien-3,20-dion **8**.251
– 21-hexanoat **8**.254
– 21-trimethylacetat **8**.254
9-Fluor-11β,17-dihydroxy-6α-methyl-1,4-pregnadien-3,20-dion **8**.256
9-Fluor-11β,21-dihydroxy-16α-methyl-1,4-pregnadien-3,10-dion **7**.1212
9-Fluor-11β,21-dihydroxy-16α-methyl-1,4-pregnadien-3,20-dion **7**.1212
9-Fluor-11β,21-dihydroxy-16α,17α-(tetramethylen)-methylendioxy-1,4-pregnadien-3,20-dion-21-acetat **7**.161
α-Fluorenon **8**.239
Fluorescein
– Monographie **P03BX, S01JA** **8**.255
– dilaurat, Monographie **P03BX, S01JA** **8**.256
– Natrium, Strips f. Augendiagnostik **2**.658
Fluoressigsäure **4**.1104
– ethylester **8**.258
Fluoreszenz
– Detektor, HPLC **2**.434f
– Grundlagen **2**.163
– Indikator **2**.259
– Messung, Problemquellen **2**.176, 178
Fluoreszenzmarkierung, Elektrophorese **2**.246
6α-Fluor-21-hexanoyloxy-11β-hydroxy-16α-methylpregna-1,4-dien-3,20-dion **8**.254
6α-Fluor-11β-hydroxy-16α-methyl-3,20-dioxo-1,4-pregnadien-21-carbonsäure-butylester **8**.250
6α-Fluor-11β-hydroxy-16α-methyl-21-pivaloyloxypregna-1,4-dien-3,20-dion **8**.254

5-Fluor-4-hydroxy-2-methylthiopytimidin **8**.226
9α-Fluor-16α-hydroxyprednisolon
– acetonid **9**.1028
– 16,21-diacetat **9**.1029
9-Fluor-16α-hydroxyprednisolon **9**.1023
4'-Fluor-4-[4-hydroxy-4-(3-trifluormethylphenyl)-piperidino]butyrophenon **9**.1052
4-Fluor-4-[4-hydroxy-4-(α,α,α-trifluor-*m*-tolyl)-piperidino]butyrophenon **9**.1052
Fluorid
– Antikoagulans **1**.432
– Grenzprüfung **2**.308
– ionensensitive Membran **2**.492
– Mineralwässer **1**.247
– Nachweis **2**.131
– Nachweisgrenze, spektroskopische **2**.469
– Säuglingsnahrung **1**.230
Fluoridierung **1**.193
Fluorit **3**.601; **7**.624f
– Monographie **A01AA, P03BX** **8**.256
Fluormetholon, Monographie **C05AA, D07A, P03BX, S01BA** **8**.256
2-Fluor-α-methyl-4-biphenylessigsäure **8**.275
9α-Fluor-16α-methyl-Δ$^1$-corticosteron **7**.1212
6α-Fluor-16α-methyl-1-dehydrocorticosteron **8**.251
(*Z*)-5-Fluor-2-methyl-1-[4-(methansulfinyl)benzyliden]-3-indenylessigsäure **9**.739
4'-Fluor-4-(4-methylpiperidino)butyrophenon **8**.854
Fluormethylprednisolon **7**.1221
6α-Fluor-16α-methylprednisolon **9**.28
6-Fluor-2-methyl-1,2,3,4-tetrahydrochinolin **8**.236
Fluormethyl-2,2,2-trifluor-1-(trifluormethyl)ethylether **9**.605
Fluorocarbon 113 **3**.1210
C-Fluorocurarin **6**.817f, 823
C-Fluorocurin **6**.817f, 823, 842
Fluorodaturatin **4**.1150
Fluorose-Schäden **3**.603
Fluorosiliconacrylat **2**.658
Fluorouracil, Monographie **L01B, P03BX** **8**.258
5-Fluorouracil **8**.226, 258f
5-(2-Fluorphenyl)-1,3-dihydro-2*H*-benzodiazepin-2-on **8**.243
5-(2-Fluorphenyl)-2,3-dihydro-1-methyl-7-nitro-1*H*-1,4-benzodiazepin-2-on **8**.243
4-(2-Fluorphenyl)-6,8-dihydro-1,3,8-trimethylpyrazol[3,4-*e*][1,4]-diazepin-7-(1*H*)-on-hydrochlorid **9**.1245
(*RS*)-1-(2-Fluorphenyl)-1-(4-fluorphenyl)-2-(1*H*-1,2,4-triazol-1-yl)ethanol **3**.608
3-Fluor-4-phenylhydratropsäure **8**.275
*p*-Fluorphenylisothiocyanat **8**.752
4-Fluorphenylmagnesiumbromid **9**.211
1-[3-(4-Fluorphenyl)-1-(1-methylethyl)-1*H*-indol-2-yl]-carbonsäureethylester **8**.280
[*R*\*,*S*\*-(*E*)]-(±)-7-[3-(4-Fluorphenyl)-1-(1-methylethyl)-1*H*-indol-2-yl]-3,5-dihydroxy-6-heptensäure **8**.280
5-(2-Fluorphenyl)-7-nitro-1,3-dihydro-2*H*-benzodiazepin-2-on **8**.243
1'-[4-(4-Fluorphenyl)-4-oxobutyl]-1,4'-bipiperidin-4'-carboxamid **9**.219

1-[1-[4-(4-Fluorphenyl)-4-oxobutyl]-4-piperidinyl]-1,3-dihydro-2*H*-benzimidazol-2-on **7.**405
1-{[4-(4-Fluorphenyl)-4-oxobutyl]-1,2,3,6-tetrahydro-4-pyridinyl}-1,3-dihydro-1*H*-benzimidazol-2-on **7.**1444
1-(4-Fluorphenyl)piperazin **8.**1137
(*RS*)-*N*-[4-[4-(4-Fluorphenyl)-1-piperazinyl]-2-butyl]-nicotinamid **8.**1137
(*RS*)-*N*-[3-[4-(*p*-Fluorphenyl)-1-piperazinyl]-1-methylpropyl]nicotinamid **8.**1137
*N*-[3-[4-(4-Fluorphenyl)-1-piperazinyl]-1-methylpropyl]-3-pyridincarboxamid **8.**1137
(4-Fluorphenyl)(2-thienyl)keton **9.**755
4-Fluor-4-[4-(2-pyridyl)-1-piperazyl]butyrophenon **1.**722
5-Fluor-2,4(1*H*,3*H*)-pyrimidindion **8.**258
5-Fluor-1-(tetrahydro-2-furanyl)-2,4-(1*H*,3*H*)-pyrimidindion **9.**786
5-Fluor-1-(tetrahydro-2-furanyl)uracil **9.**786
9-Fluor-11β,16α,17,21-tetrahydroxypregna-1,4-dien-3,20-dion **9.**1023
– 16,17-acetonid **9.**1028
– cyclo-16,17-acetal mit Aceton-21-(3,3-dimethylbutyrat) **9.**1030
– 16α,21-diacetat **9.**1029
6α-Fluor-11β,16α,17,21-tetrahydroxypregna-1,4-dien-3,20-dion-16,17-acetonid **8.**241
9-Fluor-11β,17,21-trihydroxy-16-methylenpregna-1,4-dien-3,20-dion **8.**270
6α-Fluor-11β,17,21-trihydroxy-16α-methylpregna-1,4-dien-3,20-dion **9.**28
9α-Fluor-11β,17α,21-trihydroxy-16β-methylpregna-1,4-dien-3,20-dion **7.**466
– 21-dihydrogenphosphat **7.**469
9-Fluor-11β,17,21-trihydroxy-16α-methylpregna-1,4-dien-3,20-dion
– 21-acetat **7.**1223
– 21-hydrogensulfat **7.**1224
– 21-phosphat, Dinatriumsalz **7.**1226
9-Fluor-11β,17,21-trihydroxy-16β-methylpregna-1,4-dien-3,20-dion
– 17,21-dipropionat **7.**470
– 17-valerat **7.**471
9-Fluor-11β,17,21-trihydroxy-16-methylpregna-1,4-dien-3,20-dion **1.**787
9α-Fluor-11β,17α,21-trihydroxy-16α-methyl-21-[(3-sulfobenzoyl)oxy]pregna-1,4-dien-3,20-dion, Natriumsalz **7.**1226
9-Fluor-11,17,21-trihydroxy-4-pregnen-3,20-dion **8.**228
Fluorwasserstoff, Monographie **3.**602
Fluorwasserstoffsäure **3.**602; **7.**52
Fluoxetin, Monographie N06AB, P03BX **8.**262
Fluoxyprednisolon **9.**1023
Fluphenazin
– Monographie N05AB, P03BX **8.**264
– decanoat, Monographie N05AB, P03BX **8.**266
– dihydrochlorid, Monographie N05AB, P03BX **8.**266
– enanthat, Monographie N05AB, P03BX **8.**268
Flupirtin, Monographie N02BG, P03BX **8.**268

Flupredniden
– Monographie D07A, P03BX **8.**270
– acetat, Monographie D07A, P03BX **8.**271
Fluprednyliden-21-acetat **1.**787
Fluprostenol **1.**783
Flur da grann **4.**752
Flur da sejel **4.**752
Fluracil **8.**258
Flurandienolonacetonid **8.**230
Flurandrenolid **8.**230
Flurazepam
– Monographie N05CD, P03BX **8.**273
– dihydrochlorid, Monographie N05CD, P03BX **8.**274
– monohydrochlorid, Monographie N05CD, P03BX **8.**275
Flurbereinigungsgesetz **1.**326
Flurbiprofen
– Monographie M01AB, P03BX, S01BC **8.**275
– Natriumsalz, Dihydrat, Monographie M01AB, P03BX, S01BC **8.**276
Flurecol-butyl **3.**604
Flurenol **1.**369
Flurenol-butyl, Monographie **3.**604
Flurochloridon, Monographie **3.**606
Fluroxypyr **1.**366
– 1-methylheptylester, Monographie **3.**606
Flusilazol, Monographie **3.**607
Fluspirilen, Monographie N05AG, P03BX **8.**277
Flüssig Herbogil
– Monographie **3.**601
– Pflanzenschutz **1.**359
Flüssige Glycerinseife **1.**644
Flüssige Teerseife **1.**645
Flüssiger Eisenzucker **1.**653ff
Flüssiger Opodeldoc **1.**617
Flüssiges Jojobawachs **6.**701
Flüssiges Seifenliniment **1.**617
Flüssigextraktion **2.**403
Flüssig-flüssig-Extraktion **2.**1020
Flüssigkeiten
– azeotrope **2.**329
– brennbare **2.**111
– Endkontrolle **2.**1106
– Grenzprüfung
– – Färbung **2.**307
– – Klarheit **2.**309
– – Opaleszenz **2.**309
– idealviskose **2.**84
– Newtonsche **2.**84
– strukturviskose **2.**85
Flüssigkeitszählrohr **2.**390
Flüssigkristalle **2.**82, 101, 689
– kubische **2.**880
– lamellare **2.**878
Flüssigkristallgele, kubische **2.**875
Flüssigmembranelektrode **2.**491f
Flüssigmembrantechnik, Trennverfahren **2.**593f
Flüssigpuder **1.**622
Flußsäure **3.**602; **7.**52
Flußspat **3.**601; **7.**624
Flutamid, Monographie G03HA, P03BX **8.**279

Flutriafol, Monographie  3.608
Fluvastatin, Monographie B04AB, P03BX  8.280
Fluvoxamin
– Monographie N06AE, P03BX  8.281
– hydrogenmaleat, Monographie N06AE, P03BX  8.282
Fly agaric  3.47
Flyerfäden  1.12
Flyern  1.26
Flying-spot-Scanner, für DC  2.424
Fly-trap  4.301
FML *[Fluorometholon]*  8.256
FMN *[Flavinmononukleotid]*  9.513
Foenicularin  5.160, 173
Foeniculi aetherolei elaeosaccharum  5.168
Foeniculi aetheroleum  5.161
Foeniculi amari fructus  5.169
Foeniculi aqua  5.168
Foeniculi dulcis fructus  5.169
Foeniculi extractum fluidum  5.173
Foeniculi fructus  5.169
Foeniculi germanici majoris semen  5.169
Foeniculi kretici fructus  5.169
Foeniculi mel  5.177
Foeniculi sirupus  5.177
Foeniculi spiritus  5.168
Foeniculi tinctura  5.177
Foeniculi tinctura composita  5.177
Foeniculi ursini radix  5.849
Foeniculin  5.513, 515
Foeniculum  5.169, 178
– Monographie  5.156
Foeniculum, äthanol. Decoctum  5.178
Foeniculum azoricum  5.157
Foeniculum capillaceum  5.157, 161, 169
Foeniculum carvi  4.694
Foeniculum dulce  5.157, 169
Foeniculum foeniculum  5.157
Foeniculum officinale  5.157, 169
Foeniculum panmorium  5.157
Foeniculum piperitum  5.157
Foeniculum sativum  5.157
Foeniculum vulgare  1.327;  5.156f, 161;  7.259
Foeniculum vulgare hom.  5.178f
Foeniculum vulgare, äthanol. Decoctum hom.  5.178
Foenugraeci semen A15, D03  6.996
Foenugraeci semen ad usum veterinarium  6.996
Foenugraecin  6.999f
Foenum-graecum  6.1003
Foenum-graecum officinale  6.994
Foenum-graecum sativum  6.994
Foetid nightshade  5.464
FOG 1, Monographie  3.609
FOG 2, Monographie  3.609
Foglia di altea  4.234
Foglia di betulla  4.502
Foglia di biancospino  4.1047
Foglia die belladonna  4.424
Foglia di eucalipto  5.124
Foglia di frassino  5.191
Foglia di giusquiamo  5.466

Foglia di iaborandi  6.129
Foglia di malva  5.759
Foglia di melissa  5.814
Foglia di senna  4.705, 721
Foglia di stramonio  4.1144
Foglie di carciofo  4.1118
Foglie e radice di cicoria  4.868
Foglie d'ebolo  6.576
Foglie di frágola  5.183
Foglie di olivo  5.938
Foglie di ribes nero  6.467
Foglie di sambuco  6.582
Foglie di tarassaco  6.898
Fohlenlähme, Impfung J07AX  1.407
Föhre  6.180
Foierblom  4.281
Folia Ginkgo bilobae  5.271
Fokussierung, isoelektrische  2.240, 456
Folatsynthese  1.758
Foledrin  9.189
Folerogenin  5.313
Folerosid  5.313
Fole's root  4.379, 381
Folescutol, Monographie C05B, P03BX  8.282
Folgemilchpräparate, Säuglingsernährung  1.238
Folgenstichprobenpläne  2.1078
Folgentestpläne, Statistik  2.1058
Folhas de alteia  4.234
Folhas de belladonna  4.424
Folhas de bucco  4.469, 472
Folhas de coca  5.90
Folhas de dente de leão  6.898
Folhas de eucalipto  5.124
Folhas de jaborandi  6.129
Folhas de malva  5.759
Folhas de matico  6.197
Folhas de meimendro  5.462
Folhas de morangueiro  5.183
Folhas de oliveira  5.938
Folhas de pulmonaria  6.311
Folhas de sabugueiro  6.582
Folhas di salva  6.548
Folhas de sene  4.705, 721
Folhas de solidago  6.759
Folhas de sumaque  6.459
Folhas de tussilagem  6.1018
Folhas de uva ursina  4.331
Folia Adhatodae  5.596
Folia Adianti  4.85
Folia Agrifolii  5.506
Folia Aloysiae  5.692
Folia Althaeae  4.234
Folia Alypi  5.297
Folia Anthos  6.494
Folia Aquifolii  5.506
Folia Arbuti  4.327
Folia Arbuti unedinis  4.327
Folia Arctostaphyli  4.330
Folia Arnicae  4.352
Folia Balsami palustris  5.823
Folia Barosmae  4.469, 472
Folia Belladonnae  4.424

Folia Berberidis **4.**489
Folia Bergeniae **4.**498
Folia Betulae **4.**502
Folia Bismalvae **4.**234
Folia Bucco **4.**469, 472
Folia Bucco longa **4.**473
Folia Bucco rotunda **4.**469, 472
Folia Buchu **4.**469, 472
Folia Buxi **3.**368; **4.**589
Folia Caraibae **5.**555
Folia Carobae **5.**555
Folia Castaneae **4.**728
Folia Ceanothi **4.**746
Folia Chekan **5.**133
Folia Cheken **5.**133
Folia Chrysanthi **6.**442
Folia Citronellae **5.**814
Folia Cocae **5.**90
Folia Coluteae **4.**960
Folia Coluteae vesicariae **4.**960
Folia Coryli avellanae **4.**1028
Folia Crataegi **4.**1047
Folia Cynarae **4.**1118
Folia Daturae **4.**1144
Folia Daturae stramonii **4.**1144
Folia Dictamni **4.**1159
Folia Digitalis **4.**1171
Folia Digitalis lanatae **4.**1173
Folia Digitalis lanatae titratum **4.**1178
Folia Digitalis purpureae **4.**1181
Folia Digitalis purpureae titratum **4.**1183
Folia Diosmae **4.**469, 472
Folia Diosmae lata **4.**469, 472
Folia Diosmae rotunda **4.**469, 472
Folia Ebuli **6.**576
Folia Erythroxyli cocae **5.**90
Folia Eucalypti **5.**124
Folia Eugeniae **5.**133
Folia Eugeniae apiculatae **5.**132
Folia Farfarae **6.**1018
Folia Fragariae **5.**183
Folia Fraxini **5.**191
Folia Garjubae **4.**330
Folia Globulariae **5.**297
Folia Hamamelidis **5.**376
Folia Haronga **5.**392
Folia Harunganae **5.**392
Folia Hederae **5.**399
Folia Hederae arboreae **5.**399
Folia Hederae communis **5.**399
Folia Hederae helicis **5.**399
Folia Hederae maioris **5.**399
Folia Hederae nigrae **5.**399
Folia Helianthi **5.**412
Folia Helicis **5.**399
Folia Hepaticae nobilis **5.**429
Folia Hibisci **4.**234
Folia Hippocastani **4.**112
Folia Hyoscyami **5.**466
Folia Hyoscyami mutici **5.**462
Folia Iaborandi **6.**129, 132ff
Folia Ilicis **5.**506
Folia Ilicis aquifolii **5.**506
Folia Jaborandi **6.**129, 132
Folia Jacarandae **5.**555
Folia Kalmiae **5.**609
Folia Laburni **5.**626
Folia Lepidii latifolii **5.**656
Folia Linguae veris **4.**85
Folia Lippiae citriodorae **5.**692
Folia Lippiae triphyllae **5.**692
Folia Lycii **5.**723
Folia Malvae **5.**759
Folia Mate **5.**508
Folia Matico **6.**197
Folia Melissae **5.**814
– Verwechslung mit Ballotae nigrae herba **4.**455
Folia Melissae citratae **5.**814
Folia Menthae crispac **5.**844
Folia Menthae piperitae **5.**835
Folia Molle seu Mollis **6.**628
Folia Myrti **5.**907
Folia Myrtilli **6.**1052
Folia Nasturtii **5.**657
Folia Oleae **5.**938
Folia Olivae **5.**938
Folia Orthosiphonis **5.**967
Folia Perseae **6.**72
Folia Petasitidis **6.**85
Folia Petroselini **6.**112
Folia Pilocarpini **6.**129
Folia Piperis betle **6.**193
Folia Plantaginis **6.**225
Folia Plantaginis majoris **6.**230
Folia Quercus **6.**347
Folia Rhododendri **6.**442, 445
Folia Rhododendri campylocarpi **6.**444
Folia Rhododendri ferruginei **6.**445
Folia Rhododendri fusci **6.**445
Folia Rhois toxicodendri **6.**459
Folia Ribis nigri **6.**467
Folia Roris marini **6.**494
Folia Rosmarini **6.**494
Folia Rutae **6.**511
Folia Rutae graveolentis **6.**511
Folia Rutae hortensis **6.**511
Folia Rutae sativae **6.**511
Folia Rutae vulgaris **6.**511
Folia Sabinae **5.**585
Folia Salviae **6.**548
Folia Salviae divinorum **6.**540
Folia Salviae trilobae **6.**568
Folia Sambuci **6.**582
Folia Sambuci ebuli **6.**576
Folia Saniculae **6.**596
Folia Sennae **4.**705, 721
Folia Sennae germanicae **4.**960
Folia Sennae Spiritu extracta **4.**708
Folia Steviae rebaudianae **4.**789
Folia Stramonii **4.**1144
Folia Stramonii titratum **4.**1145
Folia Strychni spinosae **6.**841
Folia Taraxaci **6.**898
Folia Taxi **3.**1123

Folia Theae 4.630
Folia Thymi 6.980
Folia Toxicodendri 6.459
Folia Trifolii aurei 5.429
Folia Tussilaginis 6.1018
Folia Uvae ursi 3.369; 4.330f
Folia Vaccinii ursi 4.330
Folia Vincae 6.1128
Folia Vincae pervincae 6.1128
Folia Violae odoratae 6.1145
Folia Viticis 6.1192, 1194
Folia Vitis idaeae 6.1062
Folia et Flores Calthae palustris 4.626
Folia et Radix Cichorii 4.868
Folia et Radix Intybi 4.868
Folicur, Monographie 3.609
Folicur Combi, Monographie 3.609
Folidol 3.917
Folidol-Öl, Monographie 3.609
Folidol-Öl Spritzmittel
– Pflanzenschutz 1.345
– Monographie 3.609
Folienhygrometer 2.57
Folimat
– Monographie 3.610
– Pflanzenschutz 1.344
Folimat Rosenspray
– Monographie 3.610
– Pflanzenschutz 1.344
Folin Reagens 1.540
Folinerin 3.864, 890
Folininsäure 8.283
Folinsäure, Monographie B03B, P03BX 8.283
Folinsäure, Calciumsalz 7.625
Follicolo di sena 4.712, 722
Follicules de séné 4.712, 722
Folliculi Sennae 4.712, 722
Folliculigera graveolens 6.994
Folliculotropin 9.1137
α-Follikelhormonhydrat 8.87
Follikelstimulierendes Hormon 1.780; 9.1137
Folpet, Monographie 3.610
Folsäure 5.677; 6.251, 529; 7.625; 8.283
– Monographie B03B, P03BX 8.283
– Bestimmungsmethode, elektrochemische 2.522
– Gehaltsbestimmung, mikrobiologische 2.530
– Nachweisgrenze, voltammetrische 2.510
Fomes annosus 1.296
Fominoben
– Monographie P03BX, R05DB 8.286
– hydrochlorid, Monographie P03BX, R05DB 8.287
Fomitopsis annosa 1.296
Fomocain
– Monographie N01BX, P03BX 8.288
– hydrochlorid, Monographie N01BX, P03BX 8.290
Fon 4.167
Fönfestiger 1.182
Fonganil
– Monographie 3.611
– Pflanzenschutz 1.354

Fonganil 25, Monographie 3.611
Fontilix 8.975
Fönwelle 1.182
Food and Drug Administration 2.1032
Food blue 3 9.721
Food Chemicals Codex (1972) 4.296
Fool's parsley 3.23; 4.123, 126
Foots Silberdiamminhydroxid-Lösung 1.540
Foraneve 5.214
Forficula auricularia 1.307
Formaldehyd 4.131; 7.637; 9.288, 367
– Monographie D08AX 3.611; 8.290
– Bestimmung, polarographische, in Stärke 2.518
– Grenzprüfung 2.308
– in Kosmetika 1.146ff
– Nachweis 1.542
– Quervernetzung 3.612
Formaldehyd-Casein, in Tabletten 2.945
Formaldehyd-Gelatine, in Tabletten 2.945
Formaldehyd-Harnstoff-Kondensat 9.288
Formaldehydi solutio saponata 1.643
Formaldehydlösung 1.530ff, 643
Formaldehydseifenlösung 1.643
Formalin 3.611; 8.290
D-(Z)-2-(2-Formamido-4-thiazolyl)-2-(tert.-butoxycarbonylmethoxyimino)essigsäure 7.755
2,2-(2-Formamido-4-thiazolyl)-2-methoxyiminoessigsäure 7.791
Formamin 8.921
7-Formanidocephalosporansäure 7.745
Formentrennmittel 7.640; 8.805
– Granulate 2.728
– Tablettierung 2.941, 945f
Formetanat, Monographie 3.614
Formfaktor, Einfluß auf Mischgüte 2.567
Formhydrazidrazon 8.171
Formic acid 3.56; 7.162
Formic acid methyl ester 3.812
Formicidae 1.314
(5R,6S)-3-[[2-(Formimidoylamino)ethyl]thio-6-[(R)-1-hydroxyethyl]-7-oxo-1-azabicyclo[3.2.0]hept-2-en-2-carbonsäure 8.525
N-Formimidoylthienamycin 8.525
Formol 3.611; 8.290
formol toxoid 2.916
Formol-Alkohol, essigsaurer 1.540
Formolhydrat 3.611
Formonetin 4.464; 5.300
Formonitril 3.186
Formononetin 4.461; 5.312f, 317, 331, 895; 6.990f
– 7-O-[-D-apio-β-D-furanosyl(1→2)]-β-D-glucopyranosid 5.312
Formosa-Campher 7.649
Formosa-Eucalyptusöl 5.117
Formo-Sulfathiazol 8.567
Formoterol, Monographie R03AC, R03CC 8.297
4'-Formylacetanilidthiosemicarbazon 9.875
Formylacetat-Dianion 7.980
3-Formylamino-4-hydroxy-α-[N-[1-methyl-2-(p-methoxy-phenyl)ethyl]aminoethyl]benzylalkohol 8.297

6-Formylbenzo[b]furan **6.**885f
Formylchlorid **3.**1203
β-Formylcrotonsäureethylester **9.**1017
*N*-Formylcystein **3.**612
Formylcytisin **5.**624
*N*-Formylcytisin **4.**461, 464; **5.**625
L-(+)-*N*-Formyl-3,5-diiodthyronin **8.**729
(*S*)-Formylglutathion **3.**612
*N*-Formylhexamethylenimin **9.**265
[3-(Formylhydroxyamino)propyl]phosphorsäure **8.**305
7-(Formylmethyl)-4,10-dihydroxy-5-methoxy-9,16-dimethyl-2-oxooxacyclohexadeca-11,13-dien-6-yl-3,6-didesoxy-4-*O*-(2,6-didesoxy-3-*C*-methyl-α-L-ribo-hexapyranosyl)-3-((dimethylamino)-β-D-glucopyranosid)-4,4″-dipropionat **8.**1010
2-Formyl-1-methylpyridinium-chloridoxim **9.**303
(−)-*N*-Formylnorephedrin **4.**731
[6*R*(6α,7β(*R**)]]-7-[[(Formyloxy)-phenylacetyl]-amino]-3-[[(1-methyl-1*H*-tetrazol-5-yl)thio]-methyl]-8-oxo-5-thia-1-azabicyclo[4.2.0.]oct-2-en-2-carbonsäure-Natriumsalz **7.**747
3-Formylpyridinthiosemicarbazon **8.**1146
3-Formylrifamycin SV **9.**518
Formylsäure **3.**56; **7.**625
*N*-Formyl-B-seco-dihydroergocristin **7.**1314
5-Formyl-5,6,7,8-tetrahydrofolsäure **8.**283
5-Formyl-5,6,7,8-tetrahydropteroyl-L-glutaminsäure **8.**283
Foromacidin **9.**648
Forsythiasid **6.**385, 390
Forsythosid A **6.**385
Fortrol
– Monographie **3.**616
– Pflanzenschutz **1.**367
Fortrol flüssig, Monographie **3.**616
Fortrol G, Monographie **3.**617
Forward-Flow-Test **2.**779
Foscarnet, Natriumsalz, Hexahydrat, Monographie J05A **8.**299
Foscarnetum natricum **8.**299
Foscolsäure, Monographie **8.**301
Fosethyl **1.**351
Fosethyl-Aluminiumsalz, Monographie **3.**617
Fosfakol **9.**30
Fosfamid **3.**476
Fosfestrol, Tetranatriumsalz, Monographie G03C **8.**301
Fosfomycin, Dinatriumsalz, Monographie J01X **8.**304
Fosmidomycin, Monographie J01X **8.**305
Fotsivoa **4.**106f
Fouchets Reagens **1.**540
Fougère impérial **6.**295
Fougère male **4.**1201, 1203
Four-angled bean **4.**1103
Fourchette du diable **5.**254
Fourier-Linse **2.**45
Fourier-Transformation
– IR-Spektrometer **2.**194
– NMR **2.**204
Fowlersche Lösung **1.**621; **3.**95

Foxglove **4.**1179, 1186
Foxglove leaf **4.**1181
Foxpro
– Monographie **3.**617
– Pflanzenschutz **1.**369
Foxtar
– Monographie **3.**618
– Pflanzenschutz **1.**361, 369
Foxtril
– Monographie **3.**618
– Pflanzenschutz **1.**369
FPD [*Flammenphotometerdetektor*] **2.**286, 288
FR 222 **3.**228
Fradiomycin **8.**1128
Fragant peony **6.**3
Fragaria, Monographie **5.**181
Fragaria anserina **6.**255
Fragaria botryformis **5.**182
Fragaria breslingea **5.**186
Fragaria campestris **5.**186
Fragaria collina **5.**186
Fragaria consobrina **5.**186
Fragaria dumetorum **5.**186
Fragaria elatior **5.**182
Fragaria grandiflora **5.**186
Fragaria hortensis **5.**182
Fragaria magna **5.**182
Fragaria minor **5.**182
Fragaria moschata **5.**182
Fragaria moschata dioica **5.**182
Fragaria nemoralis **5.**182
Fragaria pentaphyllum **6.**267
Fragaria portentosa **5.**182
Fragaria pratensis **5.**186
Fragaria reptans **6.**267
Fragaria reversa **5.**182
Fragaria silvestris **5.**182
Fragaria suecia **5.**186
Fragaria sylvestris **5.**186
Fragaria tormentilla **6.**259
Fragaria vesca **5.**182f, 186
– Verfälschung von Arnicae radix **4.**352
– Verfälschung von Asari rhizoma **4.**382
Fragaria vesca hom. **5.**186
Fragaria vesca moschata **5.**182
Fragaria viridis **5.**186
Fragaria vulgaris **5.**182
Fragariae folium **5.**182f, 187
Fragariae radix **5.**182, 185, 187
Fragariae rhizoma **5.**185
Frágola **5.**182
Frágola di bosco **5.**182
Frágola selvatica **5.**182
Fragransine **5.**874f
Fragransole **5.**874f
Fragrant sumach **6.**450
Fraisier en arbre **4.**326
Fraisier des bois **5.**182
Fraisier commun **5.**182
Fraisier de table **5.**182
Fraisier vert **5.**186
Framed 50 WP, Monographie **3.**618

Framycetin **8.**1128
- Monographie J01GB, S01AA **8.**305
- sulfat, Monographie J01GB, S01AA **8.**306
Framycinsulfat **8.**306
Franganin **6.**400
Frangifolin **6.**393, 398
Frangola **6.**397f
Frangufolin **4.**744f
Frangula **6.**397, 403
Frangula alnus **6.**397
Frangula frangula **6.**397
Frangula purshiana **6.**404
Frangula vulgaris **6.**397
Frangulae cortex A06AB **6.**398
Frangulae extractum siccum normatum **1.**599
Frangulaemodin **6.**400, 412
Frangulanin **4.**747; **6.**400
Frangularosid **6.**398
Frangulatriosid B **6.**398
Frangulin **6.**400, 405
Franidipin **8.**811
Frankliniella occidentalis **1.**308
Frankol Combi Neu, Monographie **3.**618
Frankol forte, Monographie **3.**618
Frankol i Granulat, Monographie **3.**618
Frankol prompt, Monographie **3.**618
Frankol Rattenköder, Monographie **3.**618
Frankol Spezial, Monographie **3.**619
Frankol Spezial Granulat, Monographie **3.**619
Frankol vollaktiv, Monographie **3.**619
Franksche Nadel **1.**47
Fransenflügler **1.**307f
Fransenmizelle **2.**875
Franzbranntwein **1.**666; **4.**13
Franzosenholz **5.**349, 352
Franzosenholzrinde **5.**350
Franzosenkraut **4.**990
Franzosenstengel **4.**990
Französische Artischocke **4.**1117
Französischer Fenchel **5.**169f
Französischer Rhabarber **6.**435
Französischer Senf **4.**544f
Frasers Tanne **4.**19
Frasine **5.**191
Frasinella **4.**1159
Frassina della manna **5.**196
Frassino **5.**191
Frauenbiß **6.**930
Frauenbißkraut **4.**163
Frauendost **5.**959
Frauenduschen **1.**93
Frauenhaar **4.**85f, 1197
- rotes **4.**85
Frauenhaarsirup **1.**647
Frauenkäppeln **4.**289
Frauenkraut **4.**52; **5.**814
Frauenmantel
- gemeiner **4.**162
- Hoppes **4.**162
- verwachsener **4.**162
Frauenmantelkraut **4.**163
Frauenmilchkraut **6.**311

Frauenraute **4.**52
Frauenschuh **4.**1122
- amerikanischer **4.**1122
Frauenschuhwurzel **4.**1123
- amerikanische **4.**1123
Frauenschuhwurzelstock **4.**1123
Frauenwurz(el) **4.**741
Frauenwurzelstock **4.**741
Frauenwurzwurzel **4.**741
Fraunhofer-Streuung **2.**45
Frávola **5.**182
Fraxetin **4.**111; **5.**189, 194, 196
Fraxidin **5.**194, 196
Fraxin **4.**111, 120; **5.**189f, 194, 196, 199; **6.**853
Fraxinela **4.**1159
Fraxinella dictamnus **4.**1159
Fraxinellae radix **4.**1161
Fraxinelle **4.**1159
Fraxinellon **4.**1160f, 1163
Fraxini cortex **5.**190, 198f
Fraxini folium **5.**191
Fraxinol **5.**189, 194, 196
Fraxinus, Monographie **5.**188
Fraxinus acuminata **5.**188
Fraxinus alba **5.**188
Fraxinus americana **5.**188f
Fraxinus americana hom. **5.**189f
Fraxinus apetala **5.**191
Fraxinus biloba **5.**191
Fraxinus bungeana **5.**190, 198
Fraxinus bungeana sensu **5.**198
Fraxinus canadensis **5.**188
Fraxinus chinensis **5.**188, 190, 198
Fraxinus-chinensis-Rinde **5.**190
Fraxinus chinensis sensu **5.**198
Fraxinus excelsa **5.**191
Fraxinus excelsior **5.**188, 191f
- Verfälschung von Quercus cortex **6.**345
Fraxinus excelsior hom. **5.**195f
Fraxinus-excelsior-Rinde **5.**193
Fraxinus koehneana **5.**190
Fraxinus mannifera **5.**196
Fraxinus obovata **5.**190, 198
Fraxinus ornus **5.**188, 191, 196, 198
Fraxinus parvifolia **5.**196
Fraxinus pennsylvanica **5.**188
Fraxinus rhynchophylla **5.**188, 190, 198
Fraxinus-rhynchophylla-Rinde **5.**198
Fraxinus rotundifolia **5.**188, 196
Fraxinus stylosa **5.**199
Fraxinus-stylosa-Rinde **5.**199
Fraxinus szaboana **5.**190
Fraxinus xanthoxyloides **5.**190, 198
Fraxinus xanthoxyloides sensu **5.**198
Fraxiresinol **5.**936
Freak outs **3.**751
Free-base cocain **3.**334
Freigabegeschwindigkeit **2.**975
Freigabemechanismen **2.**975
Freigabesysteme **2.**975
Freiheitsgrad, Statistik **2.**1056

Freisamkraut **6.**1148
Freisamtee **6.**1148
Freisetzung
– beschleunigte **2.**837, 840, 851
– gestaffelte **2.**833
– Halbwertszeit **2.**834f
– Kinetik
– – hydrokolloidkontrollierte **2.**837
– – matrixkontrollierte **2.**834, 837
– – 0. Ordnung **2.**834, 976
– – 1. Ordnung **2.**834
– matrixkontrollierte, bei TTS **2.**978
– membrankontrollierte, bei TTS **2.**978
– aus Suppositorien **2.**1010
– verzögerte **2.**833
– wiederholte **2.**833
Fremde Bibernelle **6.**151
Fremde Substanz, Definition **2.**301
Fremdnosoden **2.**750
French cotton **4.**624
French lavender **5.**642
French psyllium seed **6.**222
French willow **5.**57
Frendosa **8.**597
Frêne **5.**191
Frêne d'Amérique **5.**188
Frêne blanc **5.**188
Frêne élevé **5.**191
Frêne fleuri **5.**196
Freon 113 **3.**1210; **8.**409
Freon 22 **3.**832
Freon F 12 **3.**433
Freon MF **3.**1199
Frequenz-Sweep-Verfahren, NMR **2.**203
Fresa **5.**182
Fresera **5.**182
Fresne **5.**191
Fresnel-Refraktometer **2.**152
Fresnillo **4.**1159
Fresno **5.**191
Freunds inkomplettes Adjuvans **2.**921
Freunds komplettes Adjuvans **2.**921
Frey-Schneiders Reagens **1.**531
Friabilität
– Endkontrolle **2.**111
– Tabletten **2.**953
Friar's cap **4.**72
Friarscher Balsam **1.**682
Friedelanol **6.**1101
Friedelan-3α-ol **6.**873
Friedelan-3-on **6.**1026
Friedelin **4.**24, 114; **5.**135, 395, 523, 528; **6.**329, 336, 345, 352, 441, 873, 913, 1026, 1061, 1101, 1137, 1145
Friedelinol **6.**336, 345
*epi*-Friedelinol **5.**135, 524
A-Friedoolean-24-al-3-en-3-ol-2-on-29-säure **5.**799
D:A-Friedooleanan-3-on **6.**1026
B-Friedoolean-5-en-3β,29-diol **5.**799
A-Friedoolean-1-en-29-ol-3-on **5.**799
B-Friedoolean-29-ol-3-on **5.**799

Frigen 11 **3.**1199
Frigen 113 **3.**1210
Frigen 22 **3.**832
Frigoule **6.**974
Fringed rue **6.**507
Frischblutkonserve **2.**669
Frische Brunnenkresse **5.**917
Frische Fichtenspitzen **4.**8; **6.**124
Frische Johanniskrautblüten **5.**476
Frische Knoblauchknolle **4.**191
Frische Kohlköpfe **4.**557
Frische Kreuzdornbeeren **6.**396
Frische Selleriewurzel **4.**299
Frisches Mistelkraut **6.**1165
Frisches Selleriekraut **4.**299
Frischplasma, gerinnungsaktives **2.**672
Frisco speed ball **3.**662
Frisiercreme **1.**180
Frisiergel **1.**180
Frisierhilfsmittel **1.**181
Frisur **1.**175
Fröhdes Reagens **1.**541; **2.**142
Fromageon **5.**754
Frommherz Reagens **1.**541
Frondes Sabinae **5.**585
Frondes Thujae **6.**957
Frons Reagens **1.**541
Fronsamkraut **6.**1148
Frostschutzmittel **7.**617
Frostspanner, Kleiner **1.**316
Frotté-Bildung **1.**16
Frucht/Früchte
– Acacia-arabica- **4.**28
– Alexandriner Sennes- **4.**721f
– Amberbaum- **5.**697
– Amomum-aromaticum- **4.**243
– Amomum-tsaoko- **4.**243
– Amomum-villosum- **4.**248
– Anamirta-cocculus- **4.**269
– Avena-sativa- **4.**439
– Bärenklau- **5.**437
– Berberitzen- **4.**489
– Bocksdorn- **5.**719
– Bocksdornkraut- **5.**719
– Bunium-bulbocastanum- **4.**577
– Bunium-cylindricum- **4.**578
– Bunium-persicum- **4.**578
– Carum-bulbocastanum- **4.**577
– Chaenomeles-japonica- **4.**796
– chinesische Mutterkraut- **5.**649
– Citrus-~, Konservierung **9.**909
– Cornus-mas- **4.**1007
– Cornus-officinalis- **4.**1008
– Cornus-sanguinea- **4.**1012
– Cucumis-sativus- **4.**1067
– Dill~ **1.**701
– entspelzte Hafer~ **4.**440
– Erdkastanien~ **4.**577
– Eugenia-michelii- **5.**135
– Eugenia-uniflora- **5.**135
– Feigen~ **4.**931
– Fenchel~ **5.**169

**Fruc**

- Hafer~ **4.**439
- – entspelzte **4.**440
- Hanf~ **4.**652
- Heracleum-sphondylium- **5.**437
- Jacaranda~ **5.**554
- Jacaranda-acutifolia- **5.**554
- japanische Weißdorn~ **4.**1044, 1060
- Kadsura-japonica- **5.**606
- Kadsura-scandens- **5.**607
- Koriander~ **4.**998
- Kümmel~ **4.**99
- Leonurus-japonicus- **5.**649
- Liebstock~ **5.**665
- Liebstöckel~ **5.**665
- Liquidambar-formosana- **5.**697
- Luffa~ **5.**714
- Luffa-operculata- **5.**714
- Mariendistel~ **1.**659ff
- Maytenus-serrata- **5.**806
- Mönchspfeffer~ **6.**1185
- Mutterkraut~, chinesische **5.**649
- Nelken~ **6.**869
- Okra~ **4.**5
- Pastinak~ **6.**50
- Petersilien~ **1.**660ff; **6.**110
- Petroselinum-crispum- **6.**110
- Piper-longum- **6.**199, 218
- Rauschbeer~ **6.**1061
- Rhus-glabra- **6.**454
- Sabal~ **6.**680
- Sägepalmen~ **6.**680
- Sauerdorn~ **4.**489
- Schinus~ **6.**629, 635
- Schinus-molle- **6.**629
- Schinus-terebinthifolius- **6.**635
- Schisandra-, unechte **5.**606
- Schisandra-chinensis- **6.**641
- Schisandra-sphenanthera- **6.**647
- Schizandra~ **6.**641
- Sellerie~ **4.**293
- Sennes~ **1.**647ff
- Shikimi~ **5.**513
- Shimi~ **5.**513
- Sonnenblumen~ **5.**413
- Stenocalyx-michelii- **5.**135
- Sterculia-foetida- **6.**777
- Sternanis~ **1.**579ff
- Symphoricarpos-albus- **6.**853
- Terminalia-bellirica- **6.**916
- Terminalia-nigrovenulosa- **6.**925
- Terminalia-orbicularis- **6.**925
- Terminalia-travancorensis- **6.**928
- Tinnevelly-Sennes~ **4.**704, 712
- unechte Schisandra~ **5.**606
- Vaccinium-uliginosum- **6.**1061
- Venkel~ **5.**169
- Weißdorn~, japanische **4.**1044, 1060
- weiße Frucht **5.**270
- Zimt~ **4.**888
- Zitrus~, Konservierungsmittel **7.**487
- Zwergpalmen~ **6.**680

Fruchtfäule **1.**291

Fruchtfliegen **1.**320
- Mittel gegen **3.**853

Fruchtsirupe **1.**646ff
Fruchtzucker **8.**307
Fructane **4.**183, 189, 197; **5.**458
Fructo dos frades da companhia **5.**713
β-Fructofuranosidase **6.**1007
Fructosane **4.**185
Fructose
- Grenzprüfung **2.**311
- Identität mit DC **2.**274
- Nachweis **1.**555; **2.**145
- – in Lactose **1.**533

β-D-Fructose **8.**307
D-Fructose, Monographie **8.**307
Fructose-6-phosphate shunt **4.**512
Fructose-6-phosphat-Phosphoketolase **4.**513
Fructus Abelmoschi esculenti **4.**5
Fructus Agni casti **6.**1185
Fructus Amomi **4.**248
Fructus Amomi cardamomi **4.**245, 247
Fructus Amomi rotundi **4.**247
Fructus Amomi tsaoko **4.**243
Fructus Amomi villosi **4.**248
Fructus Anisi **6.**143
Fructus Anisi stellati **5.**519
Fructus Anisi vulgaris **6.**143
Fructus Apii graveolentis **4.**293
Fructus Avenae **4.**439
Fructus Avenae decorticatus **4.**440
Fructus Avenae excorticatus **4.**440
Fructus Berberidis **4.**489
Fructus Cannabis **4.**652
Fructus Capsici **4.**664, 672
Fructus Capsici acer **4.**672
Fructus Capsici annui **4.**664
Fructus Capsici frutescentis **4.**672
Fructus Cardamomi **5.**40
Fructus Cardamomi rotundus **4.**245
Fructus Carvi **4.**697
Fructus Caryophylli **6.**869
Fructus Cassiae **4.**716
Fructus Cassiae fistulae **4.**716
Fructus Chaenomelis **4.**797
Fructus Chebulae **6.**921
Fructus Cocculi **4.**269
Fructus Coriandri **4.**998
Fructus Corni **4.**1008
Fructus Crataegi **4.**1056
Fructus Cubebae **6.**194
Fructus Cumini **4.**1081
Fructus Ebuli **6.**577
Fructus Foeniculi **5.**169
Fructus Foeniculi amari **5.**169
Fructus Foeniculi dulcis **5.**169
Fructus Foeniculi kretici **5.**169
Fructus Helianthi **5.**413
Fructus Iuniperi **5.**571
Fructus Jacarandae **5.**554
Fructus Juniperi **5.**571
Fructus Kadsurae **5.**606
Fructus Leonuri **5.**649

Fructus Leonuri heterophylli  5.649
Fructus Levistici  5.665
Fructus Liquidambaris  5.697
Fructus Lycii  5.719
Fructus Mali  5.752
Fructus Malus  5.752
Fructus Myrobalani  6.921
Fructus Myrobalani chebulae  6.921
Fructus Myrtilli  6.1056
Fructus Myrtillorum  6.1056
Fructus Oxyacanthae  4.1056
Fructus Pastinacae  6.50
Fructus Petroselini  6.110
Fructus Piperis albi  6.213
Fructus Piperis longi  6.199
Fructus Piperis nigri  6.214
Fructus Piri mali  5.752
Fructus Rhamni catharticae  6.394
Fructus Rhamni cathartici (catharticae) recentes  6.396
Fructus Ribis nigri  6.470
Fructus Ribis rubri  6.473
Fructus Sabal  6.680
Fructus Sabalis  6.680
Fructus Sambuci  6.582
Fructus Sambuci ebuli  6.577
Fructus Sambuci siccati  6.582
Fructus Schini mollis  6.629
Fructus Schisandrae  6.641
Fructus Schizandrae  6.641, 647
Fructus Sennae  4.712, 722
Fructus Sennae acutifoliae  4.722
Fructus Sennae angustifoliae  4.712
Fructus Serenaeae  6.680
Fructus Serenoae repentis  6.680
Fructus Shikimi  5.513
Fructus Sorbi aucupariae  6.767
Fructus Sorborum  6.767
Fructus Spinae albae  4.1056
Fructus Strychni potatorum  6.839
Fructus Strychni spinosae  6.841
Fructus Tamarindi  6.894
Fructus Terminaliae  6.921
Fructus Tsaoko  4.243
Fructus Uliginosi  6.1061
Frühgeborene  1.240
Frühlingsadoniskraut  4.93
Frühlingsadonisröschen  3.22, 1103;  4.93
Frühlingshungerblümchen  5.75
Frühlingshungerblümchenkraut  5.75
Frühlingsschlüsselblume  6.277
Frühlingsteufelsauge  4.93
Fruits d'anis  6.143
Fruits d'anis vert  6.143
Fruits d'anis étoilé  5.519
Fruits d'aubépine  4.1056
Fruits de canéficer  4.716
Fruits de casse  4.716
Fruits de coriandre  4.998
Fruits d'epine-vinette  4.489
Fruits de fenouil  5.169
Fruits de gattilier  6.1185

Fruits de groseillier  6.473
Fruits de livèche  5.665
Fruits de nerprun purgatif  6.394
Fruits de persil  6.110
Fruits de poivre d'Espagne  4.664
Fruits de sabal  6.680
Fruits de séné d'Alexandrie  4.722
Fruits de séné de l'Inde ou de Tinnevelly  4.712
Fruits de séné de Khartoum  4.722
Fruits de sorbier  6.767
Fruits of Vitex agnus-castus  6.1185
Frullania spp.  3.351
Frumentum secale  6.649
Frumicid Unkrautvernichter, Monographie  3.619
Frunax C flüssig, Monographie  3.619
Frunax C Rattenköder, Monographie  3.619
Frunax D flüssig, Monographie  3.619
Frunax DS Contra Ratten, Monographie  3.619
Frunax DS Puder, Monographie  3.619
Frunax DS Rattenköder, Monographie  3.619
Frunax Granulat, Monographie  3.620
Frunax Mäuseköder, Monographie  3.620
Frunax Rattenköder, Monographie  3.620
Frunax Rattenriegel, Monographie  3.620
Frunzele de anghinare  4.1118
Frunzele de eucalipt  5.124
Frunzele de salvia  6.548
Fruscoli dei boschi  4.959
Frutas da aniseira  6.143
Frutas do aniss  6.143
Frutas de perro  6.375
Frutas de sene  4.712
Frutilla  5.182
Frutos de anis  6.143
Frutos de arando  6.1056
Frutos de capsico  4.664
Frutos de cardamomo  5.40
Frutos di cilantro  4.998
Frutos di coentro  4.998
Frutos de espinheiro  6.394
Frutos de funcho  5.169
Frutos de hinojo  5.169
Frutos de oxiacanta  4.1056
Frutos de sabugueiro  6.582
Frutos de sauco  6.582
Frutos de sen  4.712, 722
Frutti di biancospino  4.1056
Frutti di cardamomo  5.40
Frutto d'ebulo  6.577
Frutto di sambuco  6.582
FSH *[Follikelstimulierendes Hormon]*  1.780;  9.1137
FSME-Impfung *[Frühsommermeningoencephalitis]*  J06BB, J07BA01  1.388
FST-Komplex *[Fließregulierungs-, Schmier- u. Formentrennmittel]*  2.941
FST-Mittel  2.728, 945f, 1094
Ftaxilid, Monographie  A02BX  8.309
F-Test  2.1054, 1058
FT-IR-Spektrometer *[Fouriertransform-Infrarot]*  2.194
Ftorafur  9.786

5-FU *[5-Fluorouracil]* 8.258f
Fuberidazol 1.357
- Monographie 3.620
Fucane 5.202
Fuchsbaum 6.1027
Fuchseisenhut 4.79
Fuchsenkraut 5.728
Fuchsin 1.528ff; 9.532
Fuchsin-Lösung 1.537
Fuchsinschweflige Salzsäure n. Grosse-Bohle 1.542
Fuchsinschweflige Säure 1.541
Fuchsisenecionin 6.674
Fuchskraut 4.1179
Fuchskreuzkraut 6.673f
Fuchsschwanz 6.758
- dorniger 4.240
- zweifelhafter 4.239
Fuchswurz 4.72f
Fucogalactosyloglucan 5.752
Fucoidan 5.740, 742
Fucoidine 5.202, 742
Fucolen 5.202
Fucophloroethole 5.202
4-*O*-(β-D-Fucopyranosyl)-4-alloaromadendrol 4.599
4-*O*-(β-D-Fucopyranosyl)-4-epicubebol 4.599
β-D-Fucose 4.1169; 6.797
D-Fucose 4.93; 5.83f
L-Fucose 5.200
Fucosterin 5.201
Fucosterol 5.200f
Fucoxanthin 5.200f, 740
Fucoxanthinol 5.201
Fucus 4.393; 5.201, 205
- Monographie 5.200
Fucus carrageen 4.860
Fucus crispus 4.860
Fucus irlandicus 4.860
Fucus islandicus 4.791
Fucus mamillosus 5.268
Fucus marina 4.393
Fucus marinus 5.201
Fucus pyriferus 5.740
Fucus quercus marina 5.201
Fucus scorphioides 4.393
Fucus serratus 5.200
Fucus stellatus 5.268
Fucus vésiculeux 5.201
Fucus vesiculosus 4.393; 5.201
Fucus vesiculosus hom. 5.204f
Fuegin 4.1195; 6.79
Fugu pardalis 3.1164
Fugu rubripes 3.1164
Fugu vermicularis 3.1164
Fugu vermicularis vermicularis 3.1164
Fugu-Fisch 3.322
Fugutoxin 3.1164
Fujiwara-Reaktion 2.144; 3.1151
Fukinon 6.87
Fukinotoxin 6.83
Füllgut, für Kapseln, Herstellung 2.805
Füllkörperkolonne 2.403

Füllschuh, Tablettenpresse 2.947
Fulmicoton 9.463
Fulvene 3.378
Fumagilina 8.310
Fumagillin, Monographie J01X 8.310
Fumaria 5.207
- Monographie 5.206
Fumaria bulbosa 4.1018, 1022
Fumaria capnoides 4.1021
Fumaria cava 4.1018
Fumaria cucullaria 4.1156
Fumaria formosa 4.1157
Fumaria fungosa 4.89
Fumaria halleri 4.1022
Fumaria incisa 4.1020
Fumaria lutea 4.1021
Fumaria media 5.207
Fumaria officinalis 5.206f
Fumaria officinalis hom. 5.210f
Fumaria officinalis spag. Krauß hom. 5.210
Fumaria pallida 4.1156
Fumaria racemosa 4.1022
Fumaria solida 4.1022
Fumaria sturmii 5.207
Fumaria vulgaris 5.207
Fumariae herba A03 5.207
Fumariae luteae herba 4.1021
Fumariae tinctura 1.676
Fumaricin 5.208
(+)-Fumarilin 4.1023; 5.208
Fumarin 4.89, 1018; 5.112
Fumaritin 5.208
Fumarofin 5.208
Fumarophycin 5.208
Fumarprotocetrarsäure 4.792
Fumarsäure 4.89, 656; 7.482f
- Monographie D05A, X04 8.310
- FST-Mittel 2.946
Fumarsäure-Fe(II) 8.11
Fumeterre 5.207
Fumeterre fongueuse 4.89
Fumeterre jaune 4.1021
Fumeterre officinale 5.207
Fumicid, Monographie 3.621
Fumigatin 6.59
Fumigrain 3.19
Fumitory herb 5.207
Fumitremorgin B 6.60
Fumoterra 5.207
Funcho 5.157
Funebrenal 5.590
Fünffingerkraut 6.267
Fünflappiges Herzgespannkraut 5.651
Fünflappiges Mutterkraut 5.651
Fünfwundenblume 6.277
Fungaflor
- Monographie 3.621
- Pflanzenschutz 1.356
Fungizide, Pflanzenschutzmittel, Übersicht 1.343, 351ff
Funguran, Monographie 3.621
Fungus crispus 4.860

Funiculosin **6**.59
Funktionelle Gruppen, Polarographie **2**.515
Furacilinum **8**.1180
Furacridon **6**.512
Furadonin **8**.1182
Furalaxyl **1**.354
– Monographie **3**.621
2-Furaldehyd **7**.1172
2-Furancarbonsäurechlorid **9**.801
Furan-2-carboxylsäure **5**.89
2,5-Furandion **3**.760
Furanodien **4**.962f, 1096; **5**.134
Furanodienon **4**.962, 964, 1097
Furanoelemen **5**.135f
Furanoeremophilane **6**.82f, 91
Furanoeudesma-1,3-dien **4**.964
Furanoheliangolide **6**.1096
Furanopetasin **6**.83, 85
Furazolidon **1**.754
– Monographie A07AX, G01AX **8**.311
Furazosin **9**.315
Furca **1**.306
Furfurol **1**.542; **4**.131; **6**.1080
Furfurollösung, weingeistige **1**.542
Furmecyclox **1**.354
– Monographie **3**.622
Furochinolinalkaloide **4**.1163
Furoguajacin **5**.354
Furopelargon **4**.380
Furo[3,4-c]pyridin **9**.454
Furosemid **1**.737
– Monographie C03C **8**.312
– Cyclodextrinkomplex **2**.849
– Nachweis **2**.143
Furostanolsaponosid B **6**.242
(25$R$)-5α-Furostan-2α-3β-22α-26-tetraol **4**.1170, 1172, 1180
(25$R$)-5α-Furostan-3β-22α-26-triol **4**.1170, 1172
L-2-(2'-Furoyl)alanin **5**.138
1-(2-Furoyl)piperazin **9**.315
Fursultiamin, Monographie A11 **8**.315
2-(2-Furyl)benzimidazol **1**.357; **3**.620
(6$R$,7$R$)-7-[2-(2-Furyl)glyoxylamido]-3-(hydroxymethyl)-8-oxo-5-thia-1-azabicyclo[4.2.0]oct-2-en-2-carbonsäure-($Z$)-mono-($O$-methyloxim)carbamat-(ester) **7**.797
– Natriumsalz **7**.799
2-Furylglyoxylsäure **7**.797
Furze **3**.1226
Fusafungin, Monographie A01AB, R02AB **8**.316
Fusain **3**.570
Fusanus persicarius **6**.601
Fusanus spicatus **6**.601
Fusarin **8**.316
Fusariol Neu Universal Trockenbeize
– Monographie **3**.623
– Pflanzenschutz **1**.356
Fusarium **1**.293
Fusarium culmorum **3**.620
Fusarium heterosporum **4**.911
Fusarium nivale **3**.620
Fusarium oxysporum **1**.293

Fuselöle **3**.70, 544; **9**.391
Fushi-no-ki **6**.457
Fusidinsäure, Monographie D06AX, J01X, S01AA **8**.317
Fusidium coccineum **8**.318
Fusilade
– Monographie **3**.623
– Pflanzenschutz **1**.363
Fusilade 2 000, Monographie **3**.623
Fussaine **4**.1011
Fußbad **1**.164; **4**.1206
Fußbalsame **1**.164f
Fußbandagen **1**.83
Fußblatt **3**.983f
Fußcremes **1**.164f
Fußkrankheit, Erbse **1**.291
Fußlotionen **1**.164
Fußpflegemittel **1**.140, 164
Fußpuder **1**.164f, 707
Fußschweißpuder **1**.641
Fußsprays **1**.164f
Fußwaschung **1**.707
Fustin **4**.27
Futna **4**.32
Futo Kadsura **5**.605
Futronolid **4**.1195
Futtermittelgesetz **1**.716
Futterrübenanbau, Herbizid **3**.367, 732, 949, 1087, 1124, 1186
Fütterungsarzneimittel **1**.715
Futterzusatzstoffe **1**.715, 753ff, 769
Fu-yung-shu **6**.457
Fuzi **4**.69
$F$-Wert
– Dampfsterilisator **2**.1038
– Sterilisation **2**.780
Fydumas, Monographie **3**.623
Fydusit G, Monographie **3**.623

# G

Gaadekamille **4.**808
Gaara-boon **4.**896
Gaaseurt **6.**255
GABA *[γ-Aminobuttersäure]* **3.**686, 852
Gabbetsches Methylenblau **1.**550
Gabexat
– Monographie **8.**319
– mesilat, Monographie **8.**320
Gabexatmonomethansulfonat **8.**320
Gabi Anti Moos S, Monographie **3.**625
Gabi Anti Moos 'UK', Monographie **3.**625
Gabi Pflanzenspray
– Monographie **3.**625
– Pflanzenschutz **1.**346
Gabi Rasendünger mit UV, Monographie **3.**625
Gabi Rasenunkraut Vernichter, Monographie **3.**626
Gabi Schneckenkorn, Monographie **3.**626
Gabi Unkrautvernichter, Monographie **3.**626
Gabonin **6.**890
Gachelkraut **4.**46
Gackelcher **4.**281
Gaddridge **4.**1011
Gadellier **6.**472
Gadoleinsäure **6.**701
Gadolinium, Nachweisgrenze, spektroskopische **2.**469
Gadolsäure **4.**263
Gadopentetinsäure, Monographie V08C **8.**320
Gadrise **4.**1011
Gagaminin **5.**785
Gage *[Haschisch]* **3.**1155f
Gagom **5.**863
GAGPS *[Glycosaminoglycan-polysulfat]* **8.**421
Gaharu chandan **4.**307
Gaharu tandok **4.**307
Gaïac **5.**349
Gaiacol **8.**388
Gaillardin **5.**524
Gaillet commun **5.**219
Gaillet gratteron **5.**220f
Gaillet jaune **5.**225f
Gaitreberry **4.**1011
Gajal **4.**549
Galactin **6.**1154
Galactomannan **4.**1105
Galactomannanase **4.**1104
D-*erythro*-D-Galactoocitol **6.**70
D-*glycero*-D-Galactoocitol **6.**70
5-$O$-β-D-Galactopyranosyl-3′,4′-dihydroxy-7-methoxy-4-phenylcumarin **5.**445
4-$O$-β-D-Galactopyranosyl-D-fructose **8.**689

β-D-Galactopyranosyl-(1→4)-D-gluconsäure
– Calciumsalz Dihydrat **7.**622
– Calciumsalz Pentahydrat **7.**622
4-*O*-β-D-Galactopyranosyl-α-D-glucopyranose, Monohydrat **8.**688
4-*O*-β-D-Galactopyranosyl-D-glucose **8.**688
5-*O*-β-D-Galactopyranosyl-4′-hydroxy-7-methoxy-4-phenylcumarin **5.**445
Galactose **4.**963, 1103; **5.**604
– Identität mit DC **2.**274
α-D-Galactosidase **4.**1104
β-Galactosidase **6.**476, 1007
8-*C*-Galactosylapigenin **6.**242
6-*C*-Galactosyl-8-*C*-arabinosylapigenin **6.**242
D-Galacturonsäure **4.**2
Galaktomannane **2.**846
3-*O*-β-D-Galaktopyranosid **4.**1199
8-*C*-β-D-Galactosyl-7,4′-Dihydroxyflavanon **4.**103
Galam Gummi **4.**38
Galangae tinctura **1.**676
Galangin **4.**60, 62; **5.**313
Galangin-3-methylether **4.**60
Galantamin **8.**321
Galanthamidin **5.**217
Galanthamin **5.**214, 217
– Monographie **8.**321
Galanthi bulbus **5.**215
Galanthidin **3.**748
Galanthin **5.**214, 217
Galanthus, Monographie **5.**213
Galanthus elwesii **5.**214
Galanthus nivalis **3.**748; **5.**213, 215; **8.**321
Galanthus nivalis hom. **5.**217
Galanthus plicatus **5.**213f, 217
Galanthus woronowii **5.**215, 217; **8.**321
Galantine **5.**213
Galantine d'hiver **5.**214
Galben Granulat
– Monographie **3.**627
– Pflanzenschutz **1.**354
Galben M, Monographie **3.**627
Galben R, Monographie **3.**627
Galbuli Juniperi **5.**571
Gálbulos de enebro **5.**571
Galdebaer **4.**568
Galenit **3.**188; **9.**275
Galeopsis tétrahit, Verwechslung mit Ballota nigra **4.**454
Galerina badipes **3.**52
Galerina beinrothii **3.**49, 51f
Galerina marginata **3.**49, 51
α-D-Gal(p)-(1→6)-β-D-Fru(f)-(2→1)-α-D-Glucose **6.**976
Galgant **1.**584ff
Galganttinktur **1.**676
Galhas **6.**338
Galii aparinis herba **5.**221
Galii lutei herba **5.**226
Galii odorati herba **5.**222
Galii veri herba **5.**226
Galiosin **5.**226
Galiote **5.**263

Galiridosid **5.**652
Galium, Monographie **5.**219
Galium album **5.**219f
Galium album hom. **5.**220, 222
Galium-album-Kraut **5.**220, 222
Galium aparine **5.**219f
Galium aparine hom. **5.**221
Galium elatum **5.**222
Galium erectum **5.**219
Galium insubricum **5.**222
Galium latifolia **5.**222
Galium luteum **5.**225
Galium matrisylva **5.**222
Galium mollugo **5.**219f, 222
– Verwechslung mit Galium odoratum **5.**222
Galium odoratum **5.**219, 222f
Galium odoratum hom. **5.**224
Galium odoratum spag. Zimpel hom. **5.**225
Galium rotundifolium **5.**219, 225
Galium-rotundifolium-Wurzel **5.**225
Galium scabrum **5.**225
Galium sylvaticum, Verwechslung mit Galium odoratum **5.**222
Galium tyrolense **5.**222
Galium verum **5.**219, 225f
Galium verum hom. **5.**226
Galium-Glykosid **5.**221
Galizischer Fenchel **5.**170
Gall oak **6.**337
Galla **6.**338
Galla rhois **6.**458
Gallae **6.**338, 340
Gallae asiaticae **6.**338
Gallae chinenses **6.**458
Gallae halepenses **6.**338
Gallae levanticae **6.**338
Gallae tinctura **1.**676; **6.**339
Gallae turcicae **6.**338
Gallae turcicae hom. **6.**340
Gallaginsäure **6.**910
Gallagsäure **6.**326
Gallant, Monographie **3.**627
Galläpfel **1.**676; **6.**338
Gallapfeleiche **6.**337
Galläpfeltinktur **1.**676
Gallarum tinctura **1.**676; **6.**339
Gallate **1.**151
Galle de chêne d'Alep **6.**338
Galleiche **6.**337
Gallen **6.**338
– chinesische **6.**458
Gallenfarbstoff, Nachweis **1.**543
Gallenfunktion, Diagnostika V04CC
Gallensumach **6.**457
Gallentee **1.**659
Gallentherapeutika A05A
Gallenwegserkrankungen, Klin. Chemie–Diagnostik **1.**485
Gallerta saponata camphorata **1.**617; **2.**890
Gallerten **1.**609
Galles d'Indes **4.**28
Galletreibender Tee **1.**659

Gallinaccia **5.**612
Gallitrica **6.**565
Gallitrichi herba **6.**566
Gallium, Nachweisgrenze, spektroskopische **2.**469
[$^{67}$Ga]Gallium
- Monographie **8.**322
- citrat (Injektionslsg.), Monographie **8.**323
Galliumarsenid **3.**92
Gallmilben **1.**304
Gallmücken **1.**319, 333
Gallnüsse **6.**338
Gallocatechin **4.**28, 633, 727; **5.**49, 181, 273, 377, 567; **6.**345, 348, 415, 450, 958, 1054
Gallodesoxycholsäure **7.**827
Gallon **6.**83
Gallopamil
- Monographie C08D **8.**323
- hydrochlorid, Monographie C08D **8.**325
Gallotannine **5.**115; **6.**1, 4, 458; **9.**772
Gallotannin-Gerbstoffe **4.**498
Gallotanninsäure **9.**772
Gallow grass **4.**640, 644
Galloylarbutin **4.**332
3-O-Galloyl-(–)-catechin **5.**145
3-O-Galloyl-(–)-epicatechin **5.**145
3-Galloylepitheaflavinsäure **4.**635
6-Galloylglucose **5.**265
3-Galloylglucosylquercetin **4.**255
3-O-Galloylhamamelitannin **6.**590
6-O-Galloyl-2,3-(S)-HHDP-D-glucose **6.**326
p-Galloyloxyphenyl-β-D-glucosid **4.**332
6′-Galloylpaeoniflorin **6.**3
3-O-Galloylprocyanidin B-2 **5.**145
2-O-Galloylpunicalin **6.**326
Galls **6.**338
Gallus, indischer **4.**28
Gallusgerbsäure **9.**772
Gallussäure **1.**534; **4.**27f, 30, 37, 147, 168, 257f, 329, 332, 498, 634, 727f, 1104; **5.**116, 224, 265, 374, 377, 451; **6.**327, 336, 339, 348, 588, 590; **7.**50; **9.**772
- ester, Antioxidans **2.**699
- 3-O-(6′-O-galloyl)-glucosid **6.**590f
- laurylester **2.**697
- propylester **9.**410
Gallwespe **4.**726
Galmei **3.**1257; **9.**1232f
Galmeisterstiefmütterchen **6.**1143
Galtak, Monographie **3.**627
Gamabufotalin **6.**1038, 1040f
Gamander
- echter **6.**930
- gewöhnlicher **6.**930
- salbeiblättriger **6.**938
- wilder **6.**938
Gamanderkraut **6.**932, 935
Gamanderlein **6.**930
Gamaterr, Monographie **3.**627
Gambia pods **4.**28
Gambierdiscus toxicus **3.**321
Gambiirin **6.**591
Gambi-rossi **5.**57

Gamma Betoxin, Monographie **3.**627
γ-Quanten **2.**382
γ-Spektrometrie **2.**386
γ-Strahlung **2.**397
Gamma Streunex, Monographie **3.**627
Gammaeule **1.**317
Gammaglobuline **1.**375
Gammakamera **2.**386, 394
Gamma-Saatgutpuder Bayer, Monographie **3.**627
γ-Sitosterol [s. a. Sitosterol]
Gammexan **3.**738
Gamsblumen **4.**346
Gamskraut **4.**352
Gancao **5.**314
Gancaonine **5.**317, 331
Ganciclovir, Monographie J05A **8.**325
Gandihuang **6.**385
Gandiri **6.**913
Gandscha **3.**1155f
Gang printing **2.**998
Ganglienblocker
- Antiadrenergika, Antihypertensiva C02B
- Antisympathotonika, Antihypertensiva C02B
Ganglionblockade **1.**725
Ganja **3.**1155f; **4.**644
Gansbium vernum **5.**74
Ganschisandrin **6.**647f
Gänseblümchen, mehrjähriges **4.**477
Gänseblümchenblüten **4.**478
Gänseblume **5.**661
Gänsebürstli **4.**477
Gänsefingerkraut **6.**255f
Gänsekraut **5.**75
Gänsekresse **4.**656
Gänsemalve **5.**754
Gänsepappel **5.**754
Gänserich **6.**255
Gänsezungen **4.**46
Ganskraut **6.**255
Gänskritche **4.**262
Gansong **5.**912
Gansongon **5.**912
Gant de bergère **4.**1179
Gant de Notre Dame **4.**314, 1179
Gantelée **4.**1179
Gantèire **4.**1179
Gantters Reagens **1.**542
Ganzkörperkamera **2.**395
Ganzkörperzähler **2.**386
Gaouget **4.**598
Gaout **4.**598
Garafano essenza **6.**858
Garbancillo **4.**959
Garbe **4.**694
Garbenkraut **4.**48
Garcinia cola, Verfälschung von Colae semen **4.**943
Garcinia floribunda, Verfälschung von Colae semen **4.**943
Garden artichoke **4.**1117
Garden auricula **6.**272
Garden cress **5.**656

Garden daisy **4.**477
Garden hemlock **4.**123
Garden marigold **4.**612
Garden marygold **4.**601
Garden nasturtium **6.**1006
Garden nightshade **6.**744
Garden orache **4.**421
Garden purslane **6.**250
Garden radish **6.**357
Garden rhubarb **6.**434
Garden rue **6.**509
Garden sage **6.**547
Garden thyme **6.**974
Gardena perfect, Monographie **3.**628
Gardenin B **6.**982
Gardenin D **5.**836
Garden-plageu **4.**99
Garden-poppy **3.**911
Garden-scotch **4.**808
Gardol Ameisentod, Monographie **3.**628
Gardol Schneckentod, Monographie **3.**628
Gardol Spezial Rasendünger mit Moosvernichter, Monographie **3.**628
Gardol Spezial Rasendünger mit UKV, Monographie **3.**628
Gardoprim F, Monographie **3.**628
Gardoprim 500 flüssig
– Monographie **3.**628
– Pflanzenschutz **1.**368
Gardoprim plus
– Monographie **3.**628
– Pflanzenschutz **1.**368
Gargarisma antisepticum **1.**609
Gargarisma contra Anginam **1.**609
Gargarismata **1.**608f
Garifano **4.**832
Gariot d'eau **5.**262
Garjubae herba **4.**330
Garland-flower **3.**386
Garlic **4.**190f, 195, 201
Garlic mustard **4.**180
Garlon **3.**1212
Garlon 4, Monographie **3.**629
Garofanaia **5.**263
Garofanini d'acqua **5.**57, 61
Garrat **4.**28
Garten Perle Rosen Spray, Monographie **3.**629
Garten Perle Unkrautfrei Gieß- und Spritzmittel., Monographie **3.**629
Garten Pflanzen Spray N
– Monographie **3.**629
– Pflanzenschutz **1.**344
Gartenbau Cycocel, Monographie **3.**629
Gartenbibernelle **6.**589
Gartenbohne, Phasin **3.**944
Gartenhumusschnellkäfer **1.**315
Gartenkamille **4.**808
Gartenknoblauch **4.**190
Gartenkohl **4.**552
Gartenkoriander **4.**996
Gartenkresse **5.**656, 658
Gartenkressekraut **5.**658

Gartenkresseöl **5.**658
Gartenkrone Rasendünger mit Moosvernichter., Monographie **3.**629
Gartenkrone Rasendünger mit Unkrautvernichter, Monographie **3.**629
Gartenkürbis **4.**1073
Gartenland Rasendünger mit Moosvernichter, Monographie **3.**629
Gartenland Rasendünger mit Unkrautvernichter, Monographie **3.**630
Gartenlaubkäfer **1.**316
Gartenmajoran **5.**952
Gartenmalve **4.**159
Gartenmelde **4.**421
Gartenmelone **4.**1065
Gartenpetersilie **6.**105
Gartenpfingstrose **6.**7
Gartenpimpernelle **6.**587
Gartenportulak **6.**250
Gartenpracht Rasendünger mit Moosvernichter, Monographie **3.**630
Gartenpracht Rasendünger mit Unkrautvernichter, Monographie **3.**630
Gartenraute **6.**509
Gartenrautenblätter **6.**511
Gartenrautenkraut **6.**511
Gartenrettich **6.**356f
Gartenrhabarber **6.**432
Gartenrittersporn **3.**346
Gartensalbei **6.**547
Gartenschierling **4.**122
Gartenspray Parexan, Monographie **3.**630
Gartenstar Ameisentod, Monographie **3.**630
Gartenstar Gartenspray, Monographie **3.**630
Gartenstar Schneckentod, Monographie **3.**630
Gartenthymian **6.**974, 986
Gärtner Pötschke Rasendünger spezial mit Moosvernichter, Monographie **3.**626
Gärtner Pötschke Rasendünger spezial mit Unkrautvernichter, Monographie **3.**626
Gärtner Pötschkes Rasendünger mit Unkrautvernichter, Monographie **3.**626
Gärtner's Saft + Kraft Pflanzenschutz Spray, Monographie **3.**626
Gärtner's Saft + Kraft Rasendünger mit Unkrautvernichter, Monographie **3.**626
Garu **4.**307
Gärungsamylalkohol **3.**808
Garvoxin 3 G
– Pflanzenschutz **1.**348
– Monographie **3.**630
Garvoxin 20 WP, Monographie **3.**630
Gas
– Geruchs-Indikator **3.**229, 547
– Sensor **2.**28ff
Gas-22-R-22 **3.**832
Gasadsorptionsmethode n. Brunauer, Emmet, Teller **2.**53
Gaschromatographie
– AES **2.**297
– Auswertung der Peakfläche **2.**429
– Detektoren **2.**285ff

– – konzentrationsabhängige **2.**285
– – massenstromabhängige **2.**285
– Ermittlung der Peakfläche **2.**427
– FTIR **2.**297
– Gehaltsbestimmung **2.**427ff
– Grundlagen **2.**277ff
– IR **2.**198, 296
– MS **2.**231, 289, 296, 458
– Probenaufgabe
– – head-space **2.**280
– – on-column **2.**279
– – Splitinjektion **2.**278
– – splitlose Injektion **2.**279
– – temperaturprogrammierte **2.**279
– Reinheitsbestimmung **2.**317
– Standardisierung **2.**429
– temperaturprogrammierte **2.**293
– Trennsäule **2.**280
– Trennungsgrundlagen **2.**289
– UV **2.**297
Gase
– nitrose **3.**1053
– radioaktive **2.**861
– überkritische **2.**408
– – Extraktion **2.**1030
– – Kennzahlen, Tabelle **2.**1030
Gas-Fest-Chromatographie **2.**277
Gas-Flüssig-Chromatographie **2.**277
Gasionisationszähler **2.**384
Gasödem-Antitoxin **2.**920
Gasoline **3.**161
Gaspeldorn **3.**1226
Gaspermeation, Kunststoffe **2.**997f
Gastropoda **1.**303f
Gasvergleichspyknometer **2.**55
Gate **3.**1155f
Gâteau de lin **5.**682
Gathau, weißer **4.**1197
Gatten **4.**1011
Gatter **4.**1011
Gattilier commun **6.**1184
Gauchefer **4.**598
Gauchet-fer **4.**598
Gauchheil **4.**262
– roter **4.**262
Gauchheilkraut **4.**263
Gaultheria procumbens **9.**555
– Verfälschung von Uvae ursi folium **4.**331
Gaultheriae linimentum compositum **1.**616
Gaultheriae oleum **1.**640
Gaulthriaöl **1.**687; **8.**959
Gaultherin **6.**1147, 1150
Gaumannomyces graminis **1.**292
Gauri **4.**1103
Gauß-Verteilung **1.**440; **2.**44, 1049f
Gavar **4.**1103
Gawar **4.**1103
Gawo **4.**1029
Gayac **5.**349
Gayons Reagens **1.**542
Gayuba del Pays **4.**330
Gaze-Filtrationstest **2.**103

Gazon d'or **6.**651
G.B. *[Amfetamin]* **7.**167, 171
Gbanja-Kola **4.**941
Gbloo **4.**167
Gboo **4.**167
GC *[s. a. Gaschromatographie]* **2.**277ff, 317, 427
GC-AES **2.**297
GC-FTIR **2.**297
GC-IR **2.**198, 296
GC-MS **2.**231, 289, 296, 458
GC-UV **2.**297
Geah surkh gul **4.**262
Gease **5.**260
Gebärmutterkraut **5.**664
Gebärmutterwurzel **5.**666
Gebiß **1.**137
Geble **6.**576
Gebrannter Gips **7.**641
Gebrannter Kalk **7.**636
Gebräuchlicher Baldrian **6.**1079
Geburtshilfe, Mittel zur **3.**1096
GE-Cellulose *[Guanidoethyl-]* **2.**677
Gedaref Gummi **4.**38
Geddah (Dschidda) Gummi **4.**38
Gedroschener Fenchel **5.**170
Geelhout **6.**926
Gefahrklassen brennbarer Flüssigkeiten **2.**112
Gefährliche Aloe **4.**222
Gefahrstoff-Verordnung **2.**632
Gefällter Kalk **7.**613
Gefällter Schwefel **9.**573
Gefingerter Lerchensporn **4.**1022
Gefleckter Aronstab **3.**99, 871
– Oxalatgehalt **3.**899
Gefleckter Enzian **5.**243
Gefleckter Schierling **3.**343, 345; **4.**970
Gefleckter Storchschnabel **5.**252
Geflügelcholera, Impfung J07AX **1.**415
Geflügelschnupfen, Impfung J07AX **1.**415
Geflügelter Enzian **5.**243
Gefrieren **2.**549
Gefrierlösung, nach Krijnen **2.**672
Gefrierpunktsapparatur n. Beckmann **2.**93, 1106
Gefrierpunktserniedrigung
– Augentropfen, Tabelle **2.**648
– Definition **2.**91
– Endkontrolle **2.**1106
– Natriumchloridlösung **2.**761
– Phosphatpufferlösungen **2.**761
– Wasser-Ethanol-Gemische **2.**675
Gefrierschutz, intrazellulärer **2.**672
Gefriertrockner, Verfahrensvalidierung **2.**1037
Gefriertrocknung **2.**601, 800, 1024
Gegensprengmittel
– Granulate **2.**728
– in Tabletten **2.**944
Gegenstrahlmühle **2.**539
Gegenstromdestillation **2.**399
Gegenstromelektrophorese **2.**250
Gegenstromextraktion **2.**592, 1029
Gegenstromverteilung **2.**411

Gehalt
- Definition **2.**822
- Verfahrensvalidierung **2.**1044

Gehaltsabweichung, Tablettierung **2.**952

Gehaltsbestimmung
- mit AAS **2.**466
- mit Flammenphotometer **2.**464
- mikrobiologische **2.**529
- mit MS **2.**459
- Validierung **2.**303

Gehaltskontrolle, Endprodukt **2.**1089
Gehärtetes Erdnußöl **1.**687; **4.**319
Gehgipsabsätze **1.**84
Gehgipsbügel **1.**83f
Gehgipsgaloschen **1.**84
Gehhilfen f. Gipsverbände **1.**83
Gehirnwatte **1.**21
Gehölze
- Rotfäule **1.**296
- Weißfäule **1.**296
- Wurzelschwamm **1.**296

Gehölze Unkraut frei, Monographie **3.**631
Gehstöcke **1.**84
Gei urbani herba **5.**263
Gei urbani radix **5.**265
Geißklee, Alpen- **3.**721
Geierpflanze **5.**782
Geiger-Müller-Zählrohr **2.**384f
Geijeren **4.**1161; **6.**136f, 144, 149, 154, 510
Geilwurz **4.**292
Gein **5.**260ff, 265
Geißblume **4.**281
Geißfuß **4.**99
Geißkapern **4.**1131
Geißklee **5.**624
Geißkrut **6.**1160
Geißnägeli **4.**281
Gela lanceolata **4.**82
Gela Rasenlangzeitdünger mit Moosvernichter, Monographie **3.**631
Gela Rasenlangzeitdünger mit Unkrautvernichter, Monographie **3.**631
Gelan I **3.**1119
Gelappter Nachtschatten **6.**742
Gelatina alba **8.**328
Gelatina glycerinata **1.**609
Gelatina glycerinata mollis **1.**609
Gelatina zinci **1.**609; **2.**892
Gelatina zinci dura **1.**609; **2.**892
Gelatina zinci mollis **1.**609
Gelatina zinci oxydati **1.**609
Gelatinae **1.**609f
Gelatine
- Monographie **8.**328
- in Dermatika **1.**569ff; **2.**901
- Formaldehyd-, Tablettierung **2.**945
- Gelherstellung **2.**905
- hydrolysiert, Monographie **8.**330
- als Reagens **1.**543
- Sprüheinbettung **2.**846

Gelatine-Glycerin-Gallerte **1.**543
Gelatinehydrolysat **8.**330

Gelatinekapseln **1.**572
L-Gelb 2 **9.**775
Gelbbeeren **6.**394
Gelbbeeriger Nachtschatten **6.**743
Gelbbleierz **9.**275
Gelbe Chinarinde **4.**874f
Gelbe Gelstern **4.**79
Gelbe Königsrinde **4.**874f
Gelbe Lupine **3.**1096
Gelbe Minze **5.**525
Gelbe Quecksilberoxidsalbe **1.**694; **2.**889
Gelbe Rapunzel **5.**930
Gelbe Salbe **1.**693
Gelbe Schneerose **6.**441
Gelbe Striten **5.**728
Gelbe Strophanthussamen **6.**799
Gelbe Violen **4.**832
Gelber Blasenstrauch **3.**382; **4.**959
Gelber Chinarindenbaum **4.**874
Gelber Eisenhut **3.**15, 17, 747f; **4.**79
Gelber Enzian **5.**230
Gelber Fingerhut **3.**469
Gelber Hartriegel **4.**1006
Gelber Hornmohn **3.**265, 1055
Gelber Hornstrauch **4.**1006
Gelber Klee **4.**289
Gelber Lerchensporn **4.**1021
Gelber Nachtschatten **5.**930
Gelber Phosphor **3.**1162
Gelber Portulak **6.**250
Gelber Regen, Desoxynivalenolmonoacetat **3.**406
Gelber Reis, Citreoviridin **3.**324
Gelber Senfsamen **6.**707
Gelber Sturmhut **4.**68
Gelbes Buschwindröschen **4.**283
Gelbes-Buschwindröschen-Kraut **4.**283
Gelbes Eisenkraut **6.**718
Gelbes Käselabkraut **5.**226
Gelbes Labkraut **5.**225f
Gelbes Mercurioxid **9.**475
Gelbes Millkraut **4.**836
Gelbes Sternkraut **5.**226
Gelbes Stiefmütterchen **6.**1143
Gelbes Vögerl **6.**1006
Gelbes Windröschen **4.**283
Gelbes Wismutstreupulver **1.**639
Gelbfieber-Impfung J07BL **1.**392
Gelbfrauenschuhwurzel **4.**1123
Gelb-Grün-Sehstörung, Aconitinintoxikation **3.**16
Gelbholz **6.**926
Gelbholzrinde **6.**398
Gelbildner **7.**700, 1416; **8.**493
- Monographie A02EA **7.**110, 146, 149

Gelbkiefer **6.**176
Gelbkieferrnadelöl **6.**177
Gelbkreuz **3.**1067
Gelbmosaik, Gerste **1.**286
Gelbrost, Getreide **1.**296
Gelbsenf **6.**705
Gelbsuchtwurzel **4.**1089
Gelbveiglein **4.**832

Gelbverzwergung, Gerste  1.286
Gelbwurz  4.1088f
– javanische  1.659;   4.1096
– wilde  4.1086
Gelbwurzelstock  4.1089
– javanischer  4.1096
– langer  4.1089
Geldmannstreu  5.850
Gele
– Arzneibuchzubereitungen, Übersichtstabelle  2.881ff
– Definition  2.871ff
– Frisiermittel  1.181
– hydrophobe  2.872
– Kosmetika  1.161, 179ff
– kubische  2.692
– Lichtschutz  1.205
– Mikroemulsions~  2.692
– Phasenumwandlung  2.878
– Ringing-  2.875
Geleimte Watten  1.21
Gelelektrophorese  2.243
Gelenkbandagen  1.83f
Gelfiltration, Plasmafraktionierung  2.676
Gelfiltrationschromatographie  2.321
Gelita Sol P  8.330
Gelmatrix  2.875
Gelometer  2.907
Gelon Immergrün Rasendünger mit Moosvernichter, Monographie  3.631
Gelpermeationschromatographie
– Grundlagen  2.321
– Reinigung von Proteinen  2.715
Gelrite  2.656
Gelsemii tinctura  1.676
Gelsemin, Monographie  8.330
Gelseminum avellaneae  6.883
Gelsemium sempervirens  8.330
Gelsemiumtinktur  1.676
Gelsemiumwurzel  1.676
Gelstern, gelbe  4.79
Gelstruktur
– flüssigkristalline  2.877f
– lamellare, bei Stearatcremes  2.879
– wasserhaltige hydrophile Salbe  2.876
Geltheorie n. Münzel  2.875f
Gemeine Akelei  4.313
Gemeine Auster  3.1061
Gemeine Beißbeere  4.661
Gemeine Berberitze  4.488
Gemeine Brunnenkresse  5.916
Gemeine Fichte  6.121
Gemeine Flockenblume  4.754
Gemeine Goldrute  6.758
Gemeine Haselnuß  4.1027
Gemeine Hohlwurz  4.1018
Gemeine Hundspetersilie  4.122
Gemeine Kiefer  6.180
Gemeine Küchenschelle  6.321
Gemeine Mahonienwurzel  5.747
Gemeine Malve  5.754
Gemeine Nachtkerze  5.930

Gemeine Pestwurz  6.83
Gemeine Quecke  4.138
Gemeine Roßkastanie  4.110
Gemeine Wegwartenblätter  4.868
Gemeine Wegwartenwurzel  4.869
Gemeine Weißwurz  6.243
Gemeiner Adlerfarn  6.295
Gemeiner Andorn  5.778
Gemeiner Baldrian  6.1079
Gemeiner Bärenklau  5.435
Gemeiner Beifuß  4.373
Gemeiner Beinwell  3.1118
Gemeiner Bocksdorn  5.718
Gemeiner Buchsbaum  3.368f
Gemeiner Dost  5.960
Gemeiner Eppich  4.292
Gemeiner Erdrauch  5.207
Gemeiner Fenchel  5.157
Gemeiner Frauenmantel  4.162
Gemeiner Goldregen  3.722;   5.624
Gemeiner Hafer  4.438
Gemeiner Kümmel  4.694
Gemeiner Kürbis  4.1073
Gemeiner Löwenzahn  6.897
Gemeiner Paprika  4.661
Gemeiner Pastinak  6.49
Gemeiner Seidelbast  3.387ff, 829
Gemeiner Stechapfel  3.390;   4.1142
Gemeiner Thymian  6.974
Gemeiner Wurmfarn  4.1201
Gemeiner Zimt  4.890
Gemeines Bilsenkraut  5.464
Gemeines Fettkraut  6.157
Gemeines Hungerblümchen  5.75
Gemeines Immergrün  6.1127
Gemeines Kreuzkraut  3.1036;   6.675
Gemeines Labkraut  5.219f
Gemeines Schneeglöckchen  5.213
Gemeines Schöllkraut  4.836
Gemeines Süßholz  5.312
Gemeprost, Monographie G02AD  8.331
Gemfibrozil, Monographie B04AC  8.334
Gemin  5.261
Gemin D  4.1009
Gemisch, azeotropes  2.591
Gemischtes Brausepulver  1.641
Gemmae Betulae  4.505
Gemswurz, kriechende  4.1188
Gemüsekohl  4.552
Gemüserhabarber  6.432
Gen  2.709
Genabilinsäure  8.859
Gendarussa vulgaris  5.601
Genepi blanc  4.52
Genepikraut  4.53
General plantain herb  6.229
Genêt  4.1126
Genêt balai  4.1126
Genêt d'Espagne  6.768
Genetron 11  3.1199
Genévrier  5.565
Genévrier de Virginie  3.703;   5.589

Genexpression **2.**709
Genièvre **5.**565, 571
Geniostoma febrifugum **6.**840
Genipi **4.**52
Genipkraut, weißes **4.**52
Geniposid **4.**326, 1003; **6.**386f
Geniposidsäure **5.**693
Genippe veri herba **4.**52
Genisolierung **2.**709
Genista alba **4.**1124
Genista angulata **4.**1126
Genista bracteolata **4.**1125
Genista diffusa **4.**1124
Genista germanica **3.**382
Genista glabra **4.**1126
Genista glabrescens **4.**1125
Genista hirsuta **4.**1126
Genista laburnum **5.**624
Genista patens **4.**1125
Genista pedunculata **4.**1124
Genista pilna **3.**382
Genista procumbens **4.**1124
Genista prostrata **4.**1124
Genista purgans **4.**1124
Genista radiata **3.**382
Genista scoparia **4.**1126
Genista scoparius **4.**1126
Genista striata **4.**1125
Genista tinctoria **3.**382
Genista vulgaris **4.**1126
Genistae flos **4.**1127
Genistae scopariae flos **4.**1127
Genistae scopariae herba **4.**1128
Genistae scopariae radix **4.**1131
Genistae scoparii radix **4.**1131
Genistein **4.**461, 463, 533, 1128; **5.**309; **6.**990f, 993
– 7-glucosid **4.**803
– 5-methylether **4.**802f
Genistin **5.**300, 309, 313
Genithion **3.**917
Genkwanin **4.**367, 450, 452, 726; **5.**313, 637, 653; **6.**496, 541, 551, 982, 1096
– 6-methylether **6.**551
Genom **2.**710
Gentamicin **1.**746
– Monographie D06AX, J01GB, S01AA **8.**336
– Bestimmungsmethode, elektrochemische **2.**520
– sulfat, Monographie D06AX, J01GB, S01AA **8.**338
Gentamicin-PMMA-Ketten **8.**337
Gentamycin **8.**336
– sulfat, Monographie D06AX, J01GB, S01AA **8.**338
Gentechnik **2.**704ff
– natürliche **2.**708
– Wirkstoffproduktion **2.**706
Gentiana, Monographie **5.**227
Gentiana amarella **5.**249
Gentiana amarella hom. **5.**249
Gentiana asclepiadea **5.**228f
Gentiana-asclepiadea-Wurzel **5.**229

Gentiana axillaris **5.**249
Gentiana buergeri **5.**244
Gentiana campanulata **5.**243
Gentiana crassicaulis **5.**228
Gentiana cruciata **5.**228ff
Gentiana cruciata hom. **5.**230
Gentiana dahurica **5.**228
Gentiana fortunei **5.**244
Gentiana lutea **5.**228, 230f, 241f
Gentiana lutea hom. **5.**241f
Gentiana macrophylla **5.**228
Gentiana maggiore **5.**230
Gentiana manshurica **5.**228
Gentiana pannonica **5.**228, 230f, 242f
Gentiana-pannonica-Wurzel **5.**243
Gentiana peruviana **4.**758
Gentiana punctata **5.**228, 230f, 242f
Gentiana-punctata-Wurzel **5.**243
Gentiana purpurea **5.**228, 230f, 242ff
Gentiana-purpurea-Wurzel **5.**244
Gentiana quinqueflora **5.**249
Gentiana quinqueflora hom. **5.**249
Gentiana quinquefolia **5.**249
Gentiana quniqueflora hom. **5.**250
Gentiana regescens **5.**228
Gentiana scabra **5.**228, 244f
Gentiana straminae **5.**228
Gentiana triflora **5.**228
Gentianae extractum fluidum **5.**234
Gentianae extractum siccum normatum **1.**600; **5.**234
Gentianae radix A02DA, A09A, A15 **5.**229, 231, 243f
Gentianae scabrae radix **5.**244
Gentianae tinctura normata **1.**676
Gentianaviolett **1.**535ff; **8.**967
Gentianaviolettlösung
– ethanolische **1.**542
– wäßrige **1.**542
Gentiane amarelle **5.**249
Gentiane croisette **5.**229
Gentiane jaune **5.**230
Gentianella, Monographie **5.**248
Gentianella amarella **5.**248f
Gentianella amarella, flos hom. **5.**249
Gentianella ciliata **5.**248
Gentianella occidentalis **5.**249
Gentianella quinquefolia **5.**248f
Gentianella tetrandra **5.**248
Gentianidin **4.**758, 761
Gentianin **4.**756, 760; **5.**228
Gentianose **5.**228, 234
Gentiobiose **5.**228, 234; **6.**392
Gentioflavosid **4.**761
Gentiopicrosid **5.**228f, 231f, 243f, 249
Gentiopikrin **4.**757, 759, 761
Gentiosid **5.**231, 243f
– 7-*O*-primverosid **5.**234
Gentisein **5.**234
Gentisin **5.**228, 234, 243f
– 1-*O*-primverosid **5.**234
Gentisinalkohol **6.**59

Gentisinsäure **1.**489; **4.**27, 168, 698, 761, 840, 892, 1104; **5.**116, 635, 956; **6.**59, 944, 982, 1054
- Monographie N02BA **8.**340

Gentrogenin **4.**173
Geo Ameisenfrei, Monographie **3.**631
Geo Bio Gartenspray, Monographie **3.**631
Geo Gartenspray, Monographie **3.**631
Geo Insektenpuder, Monographie **3.**631
Geo Pflanzenspray, Monographie **3.**631
Geo Ratten- und Mäusefrei, Monographie **3.**632
Geo Schneckenfrei, Monographie **3.**632
Geometridae **1.**316
Geophila semilanceata **6.**291
Georgia heart pine **6.**167
Georgia long-leaf pine **6.**167
Georgia pitch pine **6.**167
Gepefrin, Monographie C01CA **8.**340
Geranial **4.**1112; **5.**691, 693, 812, 815
Geranii macrorrhizi herba **5.**251
Geranii robertiani herba **5.**255
Geraniin **4.**167; **5.**250f, 256, 261; **6.**476
Geraniol **4.**33, 378, 533, 630, 795, 833, 998, 1110, 1112, 1114; **5.**117, 134, 318, 632, 640, 686, 691, 804, 812, 815, 821f, 881, 905; **6.**567, 789, 872, 878, 955, 966, 969ff, 975, 986f
Geranium **5.**252
- Monographie **5.**250
Geranium foetidum **5.**254
Geranium grandiflorum **5.**257
Geranium graveolens **5.**254
Geranium herb **5.**252
Geranium lugubre **5.**251
Geranium macrorrhizum **5.**251f
Geranium-macrorrhizum-aetheroleum **5.**252
Geranium-macrorrhizum-Kraut **5.**251
Geranium maculatum **5.**252
Geranium maculatum hom. **5.**254
Geranium-maculatum-Kraut **5.**252
Geranium-maculatum-Wurzel **5.**253
Geranium palustre, Verfälschung von Gernaii robertiani herba **5.**256
Geranium pratense **5.**250
Gernaium pratense, Verfälschung von Geranii robertiani herba **5.**256
Geranium purpureum **5.**254
Geranium robertianum **5.**254f
Geranium robertianum hom. **5.**257
Geranium robertiella robertianum **5.**254
Geranium robertin **5.**254
Geranium robertium vulgare **5.**254
Geranium root **5.**253
Geranium rubellum **5.**254
Geranium rupertianum **5.**254
Geranium sanguineum **5.**257
Geranium-sanguineum-Kraut **5.**258
Geranium-sanguineum-Wurzel **5.**259
Geranium sanquin **5.**258
Geranium thunbergii **5.**251
Geranylacetat **4.**33, 52, 296, 998, 1114; **5.**134, 632, 638, 691, 812, 815, 827, 869, 905; **6.**878, 969, 971f, 975, 986f

Geranylaceton **4.**395
Gerardia glutinosa **6.**384
Gerätevalidierung [s. a. Qualifizierung] **2.**1040
Gerberakazie **4.**30
Gerberstrauch **6.**453
Gerbersumach **6.**453
Gerbsäure **9.**772
Gerbsäurelösung **1.**542
Gerbsäuresalbe **1.**688
Gerbstoffe, Nachweis, mikroskopischer **1.**559
Gereinigte Baumwolle **5.**345
Gereinigter Honig **1.**623
Gereinigter Styrax **5.**699
Gereinigter Süßholzsaft **1.**607
Gereinigtes Terpentinöl **6.**162, 167, 171, 176, 178, 185
Gergelim **6.**688
Gerhardi herba **4.**99
Gerinnungsfaktoren **2.**284, 673ff
Gerinnungshemmende Lösung **1.**614
Gerlachs Reagens **1.**542
Germacra-4,11(13)-dien-12-oic acid-1,10-epoxy-6α,8α-dihydroxy-12,8-lactone-acetate-($E$) **3.**1019
(–)-Germacra-1(10),5($E$)-dien-4β-ol **5.**587
Germacral **4.**1097
Germacran **4.**964
Germacranolide **3.**351, 1019; **6.**1096
Germacren **4.**273, 365, 765, 799, 957, 964, 988, 1097, 1159f
Germacren A **6.**116
Germacren B **5.**134ff, 294, 401
Germacren C **5.**606
Germacren D **5.**17, 19, 134, 294, 606, 812, 815, 823f, 828, 831, 840, 962; **6.**137f, 144, 152, 159, 166, 179, 566f, 629, 670, 754f, 759
Germacrenalkohol **5.**19
Germacrene **6.**149
Germacrol **5.**252
Germacron **4.**1087; **5.**134, 252; **6.**441
(4$S$,5$S$)-Germacron-4,5-epoxid **4.**1087
German chamomile **4.**817, 819
German sarsaparilla **4.**685
Germandrée de blanc neige **6.**935
Germandrée chamaedrys **6.**930
Germandrée d'eau **6.**937
Germandrée maritime **6.**932
Germandrée petit chêne **6.**930
Germandrée sauvage **6.**938
Germanine **5.**526
Germanium, Nachweisgrenze, spektroskopische **2.**469
Germazon **5.**252
Germer, weißer **3.**632, 1007f, 1238
Germerin **3.**1008
- Monographie **3.**632
Germisan G Wasserbeize, Monographie **3.**633
Germisan GF
- Monographie **3.**633
- Pflanzenschutz **1.**356
Germisan Spezial Feuchtbeize, Monographie **3.**633
Geröstete Eicheln **6.**350

Gerste
- Blattfleckenkrankheit **1.295**
- Citrinin **3.324**
- Flugbrand **1.297**
- Gelbmosaik **1.286**
- Gelbverzwergung **1.286**
- Hartbrand **1.297**
- Netzfleckenkrankheit **1.292**
- Streifenkrankheit **1.291**
- Zwergrost **1.296**

Gersteanbau, Herbizid **3.**1186
Gerstenkörner, Verfälschung von Coffeae semen **4.**931
Gerstenmalz, Ersatzstoff **7.**1234
Geruchlose Kamille **4.**809
Geruchsabsorber **1.211**
Geruchsschwellenwert **1.198**
Geruchssinnverlust, durch Chrom **3.315**
Gerüstbildner, für Lyophilisate **2.**801
Gesägtblättriger Bukkostrauch **4.**473
Gesal **3.**419
Gesal Unkrautvernichter, Monographie **3.**633
Gesamoos, Monographie **3.**633
Gesamoos plus
- Monographie **3.**633
- Pflanzenschutz **1.**361

Gesamtletalität, Sterilisation **2.**780
Gesamtretentionszeit, GC **2.**289
Gesamtsulfit, Grenzprüfung **2.**313
Gesamtweichharze, Hopfen **5.**449
Gesaprim 50, Monographie **3.**633
Gesaprim 80, Monographie **3.**633
Gesaprim 500 flüssig
- Monographie **3.**633
- Pflanzenschutz **1.**367

Gesaprim Mikrogranulat, Monographie **3.**634
Gesaprim Neun 0, Monographie **3.**634
Gesaran 2079, Monographie **3.**634
Gesatop 50, Monographie **3.**634
Gesatop 500 flüssig, Monographie **3.**634
Gesatop 2 Granulat
- Monographie **3.**634
- Pflanzenschutz **1.**367

Gesättigte Sudan(III)-Lösung **1.**557
Geschmacksanomalien, α-Santonin **3.**1057
Geschmackskorrigentien **7.**1121; **8.**1101
- für Granulate **2.**728

Geschmackssinn, Verlust durch Chrom **3.**315
Geschwindigkeit, Sensor **2.**22
Geschwindigkeitsgefälle, Viskosität **2.**87
Geschwindigkeitsgleichungen, Reaktionsordnung **2.**1113
Gesektin K, Monographie **3.**634
Gesetzliche Grundlagen
- Eichrecht **2.**2
- Humanmedizin, Impfschemata, Bundesseuchengesetz **1.**379
- Kosmetika **1.**131
- - Arzneimittelgesetz **1.**133
- - Chemikaliengesetz **1.**143
- - EG-Richtlinie Kosmetische Mittel **1.**134, 138
- - Gesamtreform d. Lebensmittelrechts **1.**139
- - Kosmetik-Verordnung **1.**134, 166f, 183ff
- - Lebensmittel- u. Bedarfsgegenständegesetz **1.**132, 139
- - Tierschutzgesetz **1.**142
- - Umweltverträglichkeit, Wasch- u. Reinigungsmittel **1.**143
- Pflanzenschutz
- - Flurbereinigungsgesetz **1.**326
- - Pflanzenschutzgesetz **1.**321f
- - Strahlenschutz **2.**337
- Trink-, Mineral-, Heilwasser
- - BGA, Anerkennung Heilwässer **1.**247
- - Bundesseuchengesetz **1.**245, 248
- - EG-Richtlinien **1.**252
- - Grenzwerte **1.**244f, 247
- - VO Mineral-, Quell-, Tafelwasser **1.**230, 241
- Verbandstoffe
- - Arzneimittelgesetz **1.**3
- - Betriebs-VO pharm. Unternehmer **1.**3
- - Monographien DAB 9 **1.**3
- - Normen **1.**5
- Veterinärmedizin
- - Arzneimittelgesetz **1.**716
- - Futtermittelgesetz **1.**716
- - VO Stoffe mit pharmkologischer Wirkung **1.**716
- - VO Tierärztliche Hausapotheken **1.**716
- - VO Verkehr mit Arzneimitteln f. Tiere **1.**716
- Veterinärmedizin, Impfschemata
- - EG-Richtlinien **1.**398
- - Ein- u. Durchfuhr-VO v. Hunden u. Katzen **1.**398
- - Einfuhr v. Lebendimpfstoffen **1.**398
- - Impfstoff-Dosisvolumen **1.**401
- - Impfstoff-Monographien PhEur II **1.**398
- - Melde-VO **1.**397
- - Richtlinien anderer Länder **1.**399
- - Tierimpfstoff-VO **1.**397f
- - Tierseuchenerreger-Einfuhr-VO **1.**398
- - Tierseuchengesetz **1.**396f
- - Umgang in der Praxis **1.**399
- - Vertrieb **1.**399

Gesichtspflegemittel, getönte **1.**167
Gesichtspuder **1.**168
Gesichtswasser **7.**1336
Gespinstmotten **1.**318
Gestaclon, Monographie G03D **8.**341
Gestagene, Sexualhormone G03D
Gestoden, Monographie G03D **8.**341
Gestonoron, Monographie G03D **8.**343
Gestonoroncaproat, Monographie G03D **8.**344
Gestreifter Seidelbast **3.**388f
Gestronol **8.**343
Gestronolhexanoat **8.**344
Getfix Ampfer Streumittel CMPP, Monographie **3.**634
Getreide
- Ährenkrankheit **1.**293
- Blattkrankheit **1.**293
- Braunrost **1.**296
- Citreoviridin **3.**324
- Fußkrankheit **1.**293

- Gelbrost 1.296
- Halmbruch 1.295
- Keimlingskrankheit 1.293
- Schwarzbeinigkeit 1.292, 335
- Schwarzrost 1.296

Getreideanbau
- Herbizid 3.365, 424, 440, 442, 604, 768, 772, 782, 822, 1087, 1133, 1186
- Mittel gegen Kornkäfer 3.812

Getreidebeizmittel 1.338
Getreidehähnchen, Rothalsiges 1.330
Getreidehalmfestiger, Monographie 3.634
Getreidekümmel 1.705
Getreidemotte 1.332
Getreidenager 1.263
Getreideplattkäfer 1.263
Getrocknete Knoblauchzwiebel 4.195
Geum, Monographie 5.260
Geum allepicum 5.260
Geum caryophyllata 5.263
Geum chamaedryfolium 4.1197
Geum japonicum 5.260
Geum-japonicum-Kraut 5.261
Geum macrophyllum 5.260
Geum montanum 5.260
Geum nutans 5.262
Geum octopetalum 4.1197
Geum reptans 5.260
Geum rivale 5.260, 262
- Verfälschung von Caryophyllatae rhizoma 5.265

Geum rivale hom. 5.263
Geum urbanum 5.260, 263, 265
- Verfälschung von Arnicae radix 4.352
- Verfälschung von Asari rhizoma 4.382

Geum urbanum hom. 5.266f
Geum urbanum, äthanol. Decoctum hom. 5.266
Gewächshausblasenfuß 1.308
Gewächshausmottenschildlaus 1.311
Gewächshausschmierlaus 1.313
Gewaschene Schwefelblumen 9.574
Gewaschener Schwefel 9.574
Gewebe 1.25
Gewebeplasminogen-Aktivator 2.715, 719; 9.999
Gewicht, Endkontrolle 2.1109
Gewichtsabweichungen, Tablettierung 2.952
Gewichtsmittel, Molekülmasse 2.324
Gewichtszunahme, Säuglinge 1.235
Gewirke 1.25
Gewitterblume 4.262, 281
Gewöhnliche Birke 4.501
Gewöhnliche Flockenblume 4.754
Gewöhnliche Goldrute 6.758
Gewöhnliche Sonnenblume 5.410
Gewöhnliche Ulme 6.1026
Gewöhnliche Wegwarte 4.867
Gewöhnlicher Dost 5.960
Gewöhnlicher Gamander 6.930
Gewöhnlicher Kümmel 4.694, 697
Gewöhnliches Schöllkraut 4.836
Gewone Kamillebloem 4.819
Gewone Zilverspar 4.7
Gewürzbeifuß 4.373

Gewürzfenchel 5.169
Gewürznägelein 6.864
Gewürznelken 1.563ff; 6.864
Gewürznelkenbaum 6.855
Gewürznelkentinktur 1.673
Gewürzschokolade Dieterich 1.701
Gewürzsumach 6.450
Gewürzsumachfluidextrakt 1.589
Gewürzsumach(wurzel)rinde 1.589; 6.450
Dr. Geyer's Radikal Unkrautvernichter, Monographie 3.510
Gezireh Gummi 4.38
Gezuckerte Mandelöl-Emulsion 1.582
GFAAS [Graphitrohr-Atomabsorptionsspektrometrie] 2.335
GFC [Gelfiltrationschromatographie] 2.321
GFP [Gerinnungsaktives Frischplasma] 2.672
Ghamrawi-Test 4.645
Ghana-Kola 4.943
Ghavan panbeh 4.407f
GHIF [Growth hormone-release inhibiting factor] 9.629
Ghineh zard 4.407
Ghuchu 4.411
Giansauna puncteda 5.243
Giant hogweed 5.434
Giant kelp 5.740
Giant milk weed 4.621, 624
Giant swallow root 4.621
Giardellin 3.388
Giardia lamblia 8.845
Gibberelline 5.536
Gibbes Borax-Carmin 1.530
Gibbs-Adsorptionsisotherme 2.100
Gibbs-Helmholtz-Gleichung 2.817
Giberelline 4.506
Gicht, Klin. Chemie–Diagnostik 1.476
Gichtbeerblätter 6.467
Gichtbeere 6.467, 470
Gichtbleaml 4.289
Gichtkraut 4.849
Gichtkrautsamen 5.471
Gichtmittel M04, M04A
- Uricostatika M04AA
- Uricosurika M04AB

Gichtrose 6.7
- sibirische 6.441

Gichtrosenblüten 6.6
Gichtrosensamen 6.8
Gichtrosenwurzel 6.6
Gichtrübe 4.569, 572f
Gichtstockwurzel 5.666
Gichtwurz 4.1159; 5.664
Giemsa Azur-Eosin-Methylenblau-Lösung 1.542
Giemsa Original Azurgemisch 1.542
Giemsa-Lösung 1.494
Giemsa-Original-Lösung 1.542
Giemsa-Stammlösung 1.494
Giersch 4.99
Gieson-Lösung 1.543
Gießmittel, Pflanzenschutz 1.342
Gießverfahren, für Suppositorien 2.1006

Gifbol 4.527; 5.496
Gifdoring 5.794
Giftaron 3.455; 4.1165
Giftbaum 6.458
Giftbaumblätter 6.459
Giftbeere 6.744
Giftblume 4.281, 946
Giftefeu 6.458
Giftesche 6.464
Giftheil 4.68
Giftheileisenhut 4.68
Giftiger Efeu 6.459
Giftiger Wasserschierling 3.320
Giftkorn 4.911
Giftlattichextrakt 1.605
Giftlattichkraut 1.605
Giftpetersilie 4.970
Giftprimel 6.275f
Giftsumach 3.1182, 1232; 6.458, 461, 464
Giftsumachblätter 6.459
Giftsumak 6.458
Giftweizen Neudorff, Monographie 3.635
Giftweizen P 140, Monographie 3.635
Giftweizen Wülfel, Monographie 3.635
Giftwulstling, grüner 3.48
Giftwurzel 4.73; 6.1137
Gifuma 6.890
Giganteasaponin 6.756
Gigantic pine 6.162
Gigantic swallow root 4.622
Gigantin 3.923
Gigartina, Monographie 5.268
Gigartina acicularis 4.862
Gigartina alveata 5.268
Gigartina ancistroclada 5.268
Gigartina mamillosa 4.860ff; 5.268
– Verwechslung mit Carrageen 4.861
Gigartina pistillata 4.862
– Verfälschung von Carrageen 4.861
Gigartina radula 4.862
Gigartina stellata 4.860, 862; 5.268
– Verwechslung mit Carrageen 4.861
– Verwechslung mit Chondrus crispus 4.860
Giglio delle convalli 4.977
Giglis Reagens 1.543
Gilbwurzel 4.1089
Gilead-Balsam 4.968
(–)-Gilgitin 4.486
Gill herb 5.293
Gilliflower 4.832
GILSP [good industrial scale practices] 2.721
Gimbernatea obovata 6.912
Gimii 4.167
Gin kyo 5.270
Ginepro 5.565, 571
Ginepro essenza 5.567
Ginestra 4.1126
Ginestra scopareccia 4.1126
Ginestrone 3.1226
Gingelly 6.688
Gingelly oil 6.690
Ginger lily 4.1032

Gingiva 1.138
Gingivitis 1.191
Giniposidsäure 5.226
Ginkgetin 5.273; 6.907
Ginkgo 5.288
– Monographie 5.269
Ginkgo biloba 5.269f
Ginkgo biloba hom. 5.288f
Ginkgo biloba aureovariegata 5.270
Ginkgo-biloba-Blätter C04 5.271
Ginkgo biloba pendula 5.270
Ginkgo-biloba-Samen C04 5.287
Ginkgo bilobae folium 5.271
Ginkgo fruit 5.287
Ginkgo leaves 5.271
Ginkgo nuts 5.287
Ginkgo seeds 5.287
Ginkgo semen 5.287
Ginkgobaum 5.270
Ginkgoblätter 5.271
Ginkgol 5.274, 288
Ginkgolide 5.270f, 274
Ginkgolsäure 5.274, 288
Ginkgonüsse 5.287
Ginkgosamen 5.287
Ginnan 5.270
Ginnol 5.288
Ginseng 6.13, 31
– amerikanischer 6.31
– koreanischer 6.13
– roter 6.14
– weißer 6.13f
Ginseng d'Amérique 6.31
Ginseng quinquefolium 6.31
Ginseng radix 6.13
Ginseng root 6.13
Ginsengersatz 4.323
Ginsengwurzel 6.13
– amerikanische 6.13
Ginsenoside 6.13, 15f, 31
Ginster
– Besen~ 3.1096
– deutscher 3.382
– Färber- 3.382
– Haar- 3.382
– spanischer 3.382; 6.768
– Stech~ 3.382
Ginsterblüten 4.1127
– spanische 6.770
Ginsterkraut 4.1128
Ginsterwurzel 4.1131
Gips 7.640
– gebrannter 7.641
Gipsbinden 1.37
Gipskraut
– breitblättriges 5.365
– ebensträußiges 5.359
– italienisches 5.358
– rispiges 5.359
– seifenartiges 5.365
– sizilianisches 5.358
– spanisches 5.365

Gipskrautwurzel 5.359
Gipsy onion 4.202
Giradina 4.99
Girani di mort 5.258
Girards Reagens 1.543
Girasole 5.410, 416
Giroflé 6.855
Giroflée jaune 4.832
Giroflée de muraille 4.832
Giroflier 6.855
Giroumont 4.1073
Gitalin 3.470
Gitaloxigenin 4.1168, 1174, 1181
- bisdigitoxosid 4.1174, 1181
Gitaloxin 3.470; 4.1174, 1181
Githagenin 3.635; 4.143
Githagin 4.143
- Monographie 3.635
- glucosid 4.143
Githaginis semen 4.142
Githago segetum 4.142
Githagosid 4.143
Gitoformat, Monographie C01A 8.345
Gitogenin 4.1170, 1172, 1180; 6.998
Gitonin 4.1172, 1174, 1180, 1184
Gitorin 4.1174
Gitorosid 4.1171, 1174, 1181
Gitoxigenin 3.727, 1013; 4.1063, 1168, 1174, 1181
- bisdigitoxosid 4.1174, 1181
- D-digitalosid 3.1106
- β-D-digitalosido-β-D-glucosid 4.1063
- fucosid 4.1171, 1174
Gitoxin 3.470, 1014; 4.1171, 1174, 1181, 1184
- Monographie 3.636
- allobiosid 4.1184
- pentaacetat 9.50
- 3′,3″,3‴,4‴,16-pentaformiat 8.345
Gittaione cocul 4.142
Gitter, Auflösungsvermögen 2.165
Gitterdefekt 2.83
Gitterfehler 2.536
Gitterfehlstellen 2.76
Gittermonochromator 2.165, 332
Giusquiamo 5.464
Giusquiamo egiziano 5.461
Glabra(in)säure 5.316
Glabranin 5.312f
Glabren 5.313, 317
Glabridin 5.313, 317
Glabrol 5.313, 317
Glabrolid 5.312, 316, 331
Glabron 5.317
Gladiolenthrips 1.308
Gladiolsäure 6.59
Glafenin, Monographie N02BG 8.346
Glandes Quercus excorticatae 6.349
Glandes Quercus tostae 6.350
Glands de chêne 6.349
Glandula(e) Lupuli 5.448
Glanzpeterlein 4.122
Glanzpetersilie 4.122

Glanzplättöl 1.709
Glanzwinkel 2.80
Glas
- Alkaliabgabe 2.990
- Arten 2.989
- Borosilicat~ 2.769
- Grießprüfung 2.989
- Neutral~ 2.769
- Oberflächenprüfung 2.989
- Oberflächenprüfung auf Siliconöl, durch IR 2.488
- Oberflächenvergütung 2.769
- Prüfung auf Bortrioxid, durch IR 2.488
- Prüfungsnormen 2.989
- Siliciumabgabe 2.990
Glaselektrode 2.28
Glasfaser, Filtermaterial 2.778
Glasfasermembran, für Elektrophorese 2.249
Glaskohlenstoffelektrode 2.512
Glasmembranelektrode 2.491
Glasmeßgeräte 2.6
Glaspulver, Brechungsindices 2.67
Glasspritzen 1.74
Glasübergang 2.70f
Glasübergangstemperatur 2.72, 836
Glatte Rüster 6.1027
Glätten, Dragierung 2.946
Glatter Sumach 6.454
Glatter Wegdorn 6.397
Glättesirup, Dragierung 2.959
Glatt-Zeller-Gerät 2.963
Glaubersalz 1.742; 8.1120
Glaucarubin 4.146
Glaucarubinon 4.146, 148
Glaucarubol 4.146, 148
- 15-isovalerat 4.146
Glaucentrin 4.1158
Glaucin 4.1016, 1018, 1024, 1157f; 5.703
Glaucium corniculatum 3.266
Glaucium flavum 3.265, 1055
Glaucogenin 6.1136
Glaucoside 6.1135
Glaukom 1.729; 2.976
- Mittel gegen 3.972
Glaukommittel S01E
- Betablocker S01ED
- Carboanhydrasehemmer S01EC
- Parasympathomimetika S01EB
- Sympathomimetika S01EA
Glaziovin, Monographie N05BX 8.347
GLC [Gas liquid chromatography] 2.271
Glechoma, Monographie 5.292
Glechoma hederacea 5.292f
Glechoma hederacea hom. 5.295
Glechoma hirsuta 5.292
Glechoma serbica 5.292
Glechomae hederaceae herba 5.293
Glechomafuran 5.294
Glechomanolid 5.294
Gleichförmigkeit
- d. Gehaltes 2.1096
- - Granulate 2.740

**Glei**

– – Tabletten **2.**953
– d. Masse **2.**1091
– – Granulate **2.**740
– – Tabletten **2.**953
Gleichgeschwindigkeits-Elektrophorese **2.**457
Gleichgewichtsfeuchte
– Definition **2.**56
– relative **2.**740
Gleichgewichtsverteilung **2.**403
Gleichspannungspolarographie **2.**501
Gleichstromdestillation **2.**399
Gleichverteilung, diskrete **2.**1049
Gleichwertigkeit, therapeutische **2.**1124
Gleiße **4.**122
Gleitmittel **7.**610f, 1416; **8.**369, 805
– Laxantien **A06AA**
– in Tabletten **2.**941
Glepidotine **5.**312
Gleton **5.**220
GLIA *[Glycoprotein lectin immunosorbent assay]* **2.**528
Gliadin **4.**440
Glibenclamid
– Monographie **A10BB** **8.**347
– UV-Spektrum **2.**478, 480
Glibornurid, Monographie **A10BB** **8.**350
Gliclazid, Monographie **A10BB** **8.**351
Glidiazin **8.**376
Gliederfüßler **1.**304ff
Gliederkraut **5.**226
Glikyung **6.**239
Gliotoxin **6.**60
Glipizid, Monographie **A10BB** **8.**352
Gliquidon, Monographie **A10BB** **8.**353
Glisoflavon **5.**317
Glisoxepid, Monographie **A10BB** **8.**354
Glistnik jaskólze ziele **4.**836
Glistnik pospolity **4.**836
Glitz Cumarin Fertigköder, Monographie **3.**637
Globar **2.**193
Globe du soleil **5.**111
Globol Combi, Monographie **3.**637
Globol Markise, Monographie **3.**637
Globol Natur Insektenschutz Elektro, Monographie **3.**637
Globol Schabenspray, Monographie **3.**638
Globol Schneckenfrei, Monographie **3.**638
Globol Unkrautfrei, Monographie **3.**638
Globulaire turbith **5.**296f
Globularia, Monographie **5.**296
Globularia alypa **5.**296
Globularia alypum **5.**296f
Globularia arabica **5.**296
Globularia leaves **5.**297
Globularia murbeckii **5.**296
Globularia turbith **5.**296
Globularia virgata **5.**296
Globulariacitrin **5.**298
Globulariasäure **5.**298
Globularicisin **5.**297; **6.**157
Globularidin **5.**297f
Globularimin **5.**297f

Globularin **5.**297f; **6.**157
Globularinin **5.**297f
Globuli **1.**610; **2.**828
Globuli velati **2.**747
Globulin B, antihämophiles **2.**684
Globuline, homologe **2.**920
Globulol **5.**115f, 125, 134
Glockenbilsenkraut **3.**1075
Glockenblume **4.**313
Glockenwurz(el) **5.**526f
Glockenzählrohr **2.**390
Glockrose **6.**319
Glonoin **8.**369
Gloriosa rothschildiana **3.**336
Gloriosa superba **3.**336
Glouglou **4.**959
Gloximonam, Monographie **J01DF** **8.**355
Glp-His-Pro-NH$_2$ **9.**429
Glucan **7.**255
$\alpha$-D-Glucan **4.**903
$\alpha$-1,4-Glucan-Maltohydrolase **7.**253
$\beta$-Glucane **4.**440
1,4-(1,3;1,4)-$\beta$-D-Glucan-4-glucanohydrolase **7.**806
1,4$\alpha$-D-Glucanohydrolase **7.**252
Glucarsäure **3.**1143
Glucinium **3.**173
D-Glucitol **9.**636
Glucoalyssin **4.**543, 558
Glucoaubrietin **6.**1005
Glucobenzosisymbrin **6.**717
Glucobenzsisaustricin **6.**717
Glucoberteroin **4.**558
Glucobipindogulomethylosid **4.**834
Glucobovosid **4.**536, 538
Glucobrassicanapin **4.**543, 558; **6.**704, 707
Glucobrassicin **4.**539, 541, 543, 552, 554, 558; **6.**357, 704, 707, 714, 717, 719
Glucocanescein **5.**87
Glucocheirolin **4.**832, 834; **5.**85, 503
– Monographie **3.**638
Glucocochlearin **4.**923f; **6.**1005
Glucoconvallasaponin **4.**977
Glucocorticoid **1.**787
Glucocorticoide, zur Inhalation, Antiasthmatika **R03BA**
Glucocymarol **6.**795
Glucodigifolein **4.**1174
Glucodigifucosid **4.**1171, 1174, 1181, 1184; **5.**84
Glucodigitoxigenin
– acetylglucomethylosid **4.**1174
– allomethylosid **4.**1174
– bisdigitoxosid **4.**1171, 1181, 1184
– glucomethylosid **4.**1171, 1174, 1181
Glucodigitoxin **9.**444
Glucodigoxigenin
– bisdigitoxosid **4.**1174
– digitoxisid **4.**1174
Glucodigoxosid **4.**1174
Glucoerucin **4.**551, 557; **5.**85
Glucoerypestrin **5.**84
Glucoerysimosid **4.**832, 834; **5.**84; **6.**796, 810
Glucoerysolin **4.**554; **5.**85

Glucoevatromonosid  3.468f;   4.1171, 1174, 1181, 1184
Glucofrangularosid  6.398
Glucofrangulin A  6.400
Glucofrangulin B  6.400
D-Glucofuranuronsäure-6,3-lacton  8.358
Glucogallin  5.251;   6.413, 424, 921
Glucogitaloxigeninbisdigitoxosid  4.1174, 1181, 1184
Glucogitaloxin  4.1174, 1181, 1184
Glucogitofucosid  4.1171, 1174
Glucogitorin  4.1174
Glucogitorosid  3.468;   4.1171, 1174, 1181, 1184
Glucogitoxigeninbisdigitoxosid  4.1174, 1181
Glucohelveticosid  6.796
Glucoiberin  3.264;   4.539, 551, 554, 832, 834;   5.85, 503
Glucoiberverin  4.554
Glucoibervirin  5.503
Glucolanafolein  4.1174
Glucolanatoxin  4.1174, 1181, 1184
Glucolepidiin  6.1005
Glucoluteolin  5.447
D-Glucomethylose  4.1169;   5.83f
Gluconapin  4.539, 543, 558;   6.704, 708, 714, 717, 720
Gluconapoleiferin  4.543, 558
Gluconasturtin  4.541f, 544f, 551, 554, 557;   5.657f, 917;   6.717
D-Gluconsäure
 – Calciumsalz-1-Wasser  7.627
 – Chlorhexidinsalz  7.868
 – Eisen(II)salz  8.13
 – Magnesiumsalz  8.801
Glucopaeonol  6.9f
Glucoproteine  2.673
Glucoputranjivin  6.704, 707, 1005
α-D-Glucopyranose  8.355
3β-[4-O-β-D-Glucopyranosyl-4-O-(3-O-acetyl-β-D-digitoxopyranosyl)-4-O-β-D-digitoxopyranosyl-β-D-digitoxopyranosyloxy]-12β-14-dihydroxy-5β,14β-card-20(22)-enolid  8.692
6-C-β-D-Glucopyranosylapigenin  6.1149
7-O-β-D-Glucopyranosylapigenin  4.478
2β-O-β-D-Glucopyranosyl-6-deoxysolidagolactonIV-18,19-olid  6.755
3β-(4-O-β-D-Glucopyranosyl-4-O-β-di-gitoxopyranosyl-4-O-β-D-digitoxopyranosyl-β-D-digitoxopyranosyloxy)-14-hydroxy-5β,14β-card-20(22)-enolid  9.444
3β-[O-β-D-Glucopyranosyl-(1→4)-O-β-D-di-gitoxosyl-(1→4)-O-β-D-digitoxosyl-(1→4)-β-D-di-gitoxosyl-oxy]-12β,14-dihydroxy-5β,14β-card-20-(22)enolid  7.1207
3-O-β-D-Glucopyranosyl-23,24-dihydrocucurbitacin F  5.445
10-(β-D-Glucopyranosyl)-1,8-dihydroxy-3-hydroxy-methyl-9(10H)-anthron  7.125
10-(β-D-Glucopyranosyl)-1,8-dihydroxy-3-hydroxy-methyl-9(10H)-anthracenon  7.125
10(R)-(β-D-Glucopyranosyl)-1,8-dihydroxy-3-hydroxymethyl-9(10H)-anthracenon  7.128
10(S)-(β-D-Glucopyranosyl)-1,8-dihydroxy-3-hydroxymethyl-9(10H)-anthracenon  7.127
10(R)-(β-D-Glucopyranosyl)-1,8-dihydroxy-3-hydroxymethyl-9(10H)-anthron  7.128
10(S)-(β-D-Glucopyranosyl)-1,8-dihydroxy-3-hydroxymethyl-9(10H)-anthron  7.127
5-O-β-D-Glucopyranosyl-3′,4′-dihydroxy-7-methoxy-4-phenylcumarin  5.445
1-β-D-Glucopyranosyl-2,6-dimethylbenzoat  5.855
β-D-Glucopyranosyl-(1→2)-β-D-galactose  4.278
4-O-α-D-Glucopyranosyl-D-glucopyranose, Mono-hydrat  8.807
3β-O-[β-D-Glucopyranosyl(1→2)-β-D-gluco-pyranosyl(1→4)-β-D-glucuronopyranosyl]-21β-angeloylprotoaescigenin  4.108
3β-O-[β-D-Glucopyranosyl(1→2)-β-D-gluco-pyranosyl(1→4)-β-D-glucuronopyranosyl]-21β,22α-diangeloyl-barringtogenol C  4.108
3-O-β-D-Glucopyranosyl-(1→2)-β-D-glucopyranosyl-Gypsogenin-28-O-β-D-glucopyranosyl-(1→3)-[β-D-xylopyranosyl-(1→4)]-α-L-rhamnopyranosyl-(1→2)-β-D-fucopyranosid  5.361
O-(6-O-β-D-Glucopyranosyl-β-D-glucopyranosyl)-D-mandelonitril  3.68
(R)-α-[(6-O-β-D-Glucopyranosyl-β-D-gluco-pyranosyl)oxy]-benzenacetonitril  7.251
6-C-Glucopyranosyl-7-O-β-D-glucosylapigenin  6.1149
3-O-β-D-Glucopyranosylkämpferol  4.478
4-β-D-Glucopyranosyloxy-3,5-dimethoxy-cinnamoylcholin  4.181
7-β-D-Glucopyranosyloxy-8-hydroxy-2H-1-benzo-pyran-2-on  3.389
6-(β-D-Glucopyranosyloxy)-7-hydroxy-cumarin  7.83
7-(β-D-Glucopyranosyloxy)-6-methoxy-2H-1-benzo-pyran-2-on  9.584
β-D-Glucopyranosyloxy-6-methoxycumarin  9.584
2-(β-D-Glucopyranosyloxy)-2-methylbutyronitril  5.770
2-(β-D-Glucopyranosyloxy)-2-methylpropannitril  5.768
3-(β-D-Glucopyranosyloxymethyl)-2,4,4-trimethyl-2,5-cyclohexadien-1-on  5.78
3-(β-D-Glucopyranosyloxymethyl)-2,4,4-trimethyl-2-cyclohexen-1-on  5.78
(S)-N-[3-(β-D-Glucopyranosyloxy)-5,6,7,9-tetra-hydro-1,2-dimethoxy-10-(methylthio)-9-oxobenzo-[a]heptalen-7-yl]-acetamid  9.878
3-O-β-D-Glucopyranosylquercetin  4.478
β-D-Glucopyranosyl(1→2)-[α-L-rhamnopyranosyl-(1→2)-β-D-galactopyranosyl(1→3)]-β-D-glucuron-opyranosyl(1→3)-protoprimulagenin A  6.275
6-C-β-D-Glucopyranosyl-8-C-α-L-rhamnopyranosyl-apigenin  6.1149
3-β[$O^4$-β-D-Glucopyranosyl-(1→4)-β-rhamno-pyranosyloxyl]-5,14-dihydroxy-19-oxo-(5β,14β)-bufa-20,22-dienolid  3.653
2-Glucopyranosyl-1,3,6,7-tetrahydroxyxanthon  4.277
5-O-β-D-Glucopyranosyl-7,3′,4′-trihydroxy-4-phenyl-cumarin  5.445

β-D-Glucopyranuronamid **8**.359
Glucoraphanin **4**.542, 551, 554, 557; **5**.85
Glucoscillaren A **6**.1032, 1040f; **9**.419
Glucoscilliphäosid **6**.1040f
Glucose **6**.797; **8**.355, 360
– Bestimmung
– – Glucosedehydrogenase **1**.475
– – Glucoseoxidase **1**.475
– – Hexokinase **1**.474
– – Reflektometer **1**.463, 475
– – Selbstkontrolle **1**.463ff
– – Teststreifen **1**.463, 475
– – trägergebundene Reagentien **1**.475
– Identität mit DC **2**.274
– Nachweis **1**.529ff, 553ff
– in Tabletten **2**.945
– Urinanalyse **1**.504
– wasserfrei, Monographie **8**.355
Glucosedehydrogenase **1**.475
Glucosekonzentration
– im Blut **1**.463ff, 474f
– – Reflektometer **1**.463
– – Selbstkontrolle **1**.463
– – Teststreifen **1**.463
Glucoseoxidase **1**.475
Glucose-6-phosphat-Dehydrogenase **1**.474, 484
Glucose-6-phosphat-Dehydrogenase-Mangel **3**.1239
α-1,1-Glucosidase **6**.1007
β-Glucosidase **6**.1007
α-Glucosidasehemmer, Orale Antidiabetika **A10BF**
7-Glucosido-7,8-dioxycumarin **3**.386f, 389
3-D-Glucosido-L-rhamnosido-strophanthidin **3**.347
Glucosinolase **5**.658
Glucosinolate **3**.639; **5**.916; **6**.355, 357, 704
Glucosisaustricin **6**.718
Glucosisymbriin **6**.718
Glucostrophallosid **5**.84, 87
Glucostrospesid **7**.1297
Glucosulfon, Monographie **J04BA 8**.357
6-C-β-D-Glucosylapigenin **4**.418
7-O-Glucosylapigenin **4**.455, 692
Glucosyl-apiosyl-4′-liquiritigenin **5**.317
6-C-β-D-Glucosyl-8-C-α-L-arabinosylapigenin **4**.418
6-C-β-D-Glucosyl-8-C-α-L-arabinosylluteolin **4**.418
8-C-Glucosylchryseriol **4**.1127
8-C-Glucosyl-4′,7-dihydroxyflavon **5**.297
6′-O-β-D-Glucosylgentiopicrosid **5**.229
7-O-Glucosyl-6-C-glucosylapigenin **4**.573
7-O-Glucosylisovitexin **4**.181
6-C-Glucosylluteolin **4**.1111
6-C-β-D-Glucosylluteolin **4**.418
8-C-Glucosyl-3′-O-methylluteolin **6**.1149
4-β-D-Glucosyloxyacetophenon **4**.327
3-(2-O-β-D-Glucosylphenyl)-propionsäure **4**.892
3-O-β-D-Glucosylplatycodigenin **6**.240
(1-D-Glucosylthio)gold **7**.326
6-C-Glucosyl-8-xylosylapigenin **5**.49
6-C-Glucosyl-8-C-xylosylluteolin **5**.49
Glucotropaeolin **4**.181, 554, 923f; **5**.657f, 854, 917; **6**.704, 707, 714, 717, 1005, 1007
Glucoverodoxin **3**.468; **4**.1174, 1181, 1184

Glucurolacton, Monographie **8**.358
Glucuronamid, Monographie **V03AB 8**.359
D-Glucurono-1,4-lacton-isonicotinoylhydrazon **8**.374
3-O-β-D-Glucuronopyranosyl(1→2)-β-D-glucuronopyranosyl-glycyrrhetinsäure-3-O-β-D-glucopyranosid **5**.316
3-O-β-D-Glucuronopyranosyl(1→2)-β-D-glucuronopyranosyl-3β-hydroxyolean-11,13(18)-dien-30-säure **5**.316
3-O-β-D-Glucuronopyranosyl(1→2)-β-D-glucuronopyranosyl-3β-hydroxyolean-12-en-30-säure **5**.316
3-O-β-D-Glucuronopyranosyl(1→2)-β-D-glucuronopyranosyl-3β-hydroxy-11-oxoolean-12-en-30,22β-carbolacton **5**.317
Glucuronoxylofucane **5**.202
Glucuronsäure **4**.4; **5**.604
D-Glucuronsäure **4**.2, 602; **7**.933f
[β-Glucuronsäure-(1,3)-β-*N*-acetylglucosamin-(1,4)]-n **8**.458
Glucuronsäure-γ-lacton **8**.358
Glucuronsäure-1-[(4-Pyridinylcarbonyl)hydrazon]-γ-lacton **8**.374
Glue sniffing **3**.162, 670
Glufosinat-Ammonium, Monographie **3**.639
Glufosinate **1**.359
Glutacid **8**.360
Glutamatdehydrogenase **1**.478
Glutamat-Oxalacet-Transferase
– Bestimmung
– – DGKC-Standardmethode **1**.486
– – trägergebundene Reagentien **1**.487
Glutamat-Pyruvat-Transaminase
– Bestimmung
– – Standardmethode d. DGKC **1**.488
– – trägergebundene Reagentien **1**.488f
Glutamicol **8**.360
Glutamidex **8**.360
L-Glutamin **4**.203, 298
– Monographie **B05XB 8**.359
Glutaminol **8**.360
Glutaminsäure **4**.289, 506, 702, 1105; **5**.507; **9**.843
– diethylester **9**.278
DL-Glutaminsäure **9**.373
L-Glutaminsäure **4**.203, 296, 298; **9**.202, 377, 1172
– Monographie **A09AB, B05XB 8**.360
– 5-amid **8**.359
– lactam **9**.202
γ-Glutamyl-*S*-allylcystein **4**.183, 196, 201f
γ-L-Glutamyl-L-aspartat **4**.1143
γ-L-Glutamyl-3-carboxy-4-nitroanilid **1**.485f
γ-L-Glutamyl-3-carboxy-1,4-phenylendiamin **1**.486
γ-Glutamyl-*S*-(2-carboxy-1-propyl)cysteinglycin **4**.185
γ-Glutamylisoleucin **4**.185
γ-Glutamylleucin **4**.185
γ-Glutamylmethionin **4**.185
γ-Glutamyl-*S*-methylcystein **4**.183, 185, 196, 201f
γ-Glutamyl-*S*-methyl-L-cystein, sulfoxid **4**.185

γ-Glutamylphenylalanin 4.185
γ-Glutamyl-*S-trans*-1-propenylcystein 4.183f, 196, 201f
− sulfoxid 4.184f, 201f
γ-Glutamyl-*S*-propylcystein 4.183, 201
Glutamyl-Transpeptidase
− Bestimmung
− − kinetischer Test n. Szasz 1.485f
− − trägergebundene Reagentien 1.486
γ-Glutamyltyrosin 4.185
γ-Glutamylvalin 4.185
Glutaraldehyd, Monographie 3.640
Glutardialdehyd 3.640
Glutarsäureanhydrid 7.386; 8.579
Glutarsäure-2′-methylamino-5′-nitromonoanilid 7.395
Glutathion 3.435; 4.185
Glutathioncysteindisulfid 4.185
Glutathion-(+)-glutamylcysteindisulfid 4.185
Glutaton 8.360
Gluteine 4.438
Gluten 6.649
Glutethimid, Monographie N05CE 8.364
Glutinon 4.682
Glutinosid 6.386, 389
Glybutamid 7.703
Glyceocarpin 5.300f
Glyceofuran 5.300f
Glyceollin 5.300ff
Glyceride, Bestimmung d. Wassergehaltes durch NIR 2.485
Glyceriloleat 8.367
Glycerin 8.366
Glycerin-Gelatine 1.543
Glyceringlycid 3.641
Glycerin-Honig-Gelee 1.702
Glycerinleim 1.568ff, 609
− weicher 1.609
Glycerinmonooleat 8.367
Glycerinsalbe 1.626, 693
Glycerinspritzen 1.73
Glycerin-Stuhlzäpfchen 1.667
Glycerinum anhydricum 8.366
Glycerinum monooleinicum 8.367
Glycerinzäpfchen 1.667
D-*glycero*-D-Galactoocitol 6.70
Glycerol
− Monographie A06AG 8.366
− in Dermatika 2.901
− Oberflächenspannung 2.97
− in Olivenöpfen, Bestimmung durch NIR 2.487
− als Reagens 1.527ff
− Weichmacher 2.961
− in Zubereitungen 1.568ff
Glycerol-Adsorptionsvermögen, von Kaolin 1.573
Glycerolaldehyd 1.207f
Glycerolatum simplex 1.693
Glycerol-Boluspaste 1.572
Glyceroldistearat, FST-Mittel 2.946
Glycerolgel 1.626
Glycerolgelatine 2.1005
Glyceroli monostearas 40–50 8.368

Glyceroli mucilago 1.626
Glyceroli suppositoria 1.667
Glycerolmonooleat
− Monographie 8.367
− in Dermatika 2.901
Glycerolmonostearat
− Monographie 8.368
− in Dermatika 1.695
− FST-Mittel 2.946
− Hydrophile Salbe 2.878
− in Kosmetika 1.161ff
− selbstemulgierend, in Dermatika 2.901
Glycerolpalmitylstearylester, FST-Mittel 2.946
Glycerolphosphorsaure Natrium-Lösung 1.699
Glycerolphosphorsaures Natrium 1.611
Glycerol-polyoxyethylen-triricinoleat 35 8.793
Glycerolsalbe 1.626ff, 690, 693
Glycerolsuppositorien 1.667
Glyceroltriacetat 9.1020
Glyceroltribehenat, FST-Mittel 2.946
Glyceroltrimyristat 5.863
− FST-Mittel 2.946
Glyceroltrinitrat, Monographie C01D 8.369
Glyceroltrioleat-[$^{131}$I]Iod, Monographie 8.372
Glyceroltripalmitat, FST-Mittel 2.946
Glyceroltristearat, FST-Mittel 2.946
Glycerrhetinsäure 8.34
α-Glycerylanthranilat 8.346
Glycerylguaiacolat 1.726
Glycid 3.641; 7.897, 1446
Glycidol, Monographie 3.641
(*R*)-Glycidol 7.386
Glycidphenylether 8.167
Glycidyl-*n*-butylether 8.168
Glycin 4.506, 702, 1105; 8.714f; 9.859, 870, 946
− ethylesterhydrochlorid 9.1034
− FST-Mittel 2.946
− für Lyophilisation 2.801
Glycin-Betain 5.20
L-Glycin 4.203
Glycinato-(*N,O*)-dihydroxyaluminium 7.143
− hydrat 7.143
Glycine, Monographie 5.300
Glycine canescens 5.300
Glycine clandestina 5.300
Glycine falcata 5.300
Glycine hispida 5.300
Glycine max 5.300, 303, 306, 308
Glycine soja 5.300
Glycine tabacina 5.300
Glycine ussuriensis 5.300
Glycinin 5.308
Glyclopyramid, Monographie A10BB 8.372
Glycobiarsol, Monographie P01AR 8.373
Glycocumarin 5.318
Glycodiazin 8.376
− Natriumsalz 8.376
Glycogenase 7.252
Glycole, FST-Mittel 2.946
Glycolmethylether 3.800

(1*S*,3*S*)-3-Glycoloyl-1,2,3,4,6,11-hexahydro-3,5,12-trihydroxy-10-methoxy-6,11-dioxo-1-naphthacenyl-3-amino-2,3,4,6-tetradesoxy-α-D-glucopyranosid **8.76**

(1*S*,3*S*)-3-Glycoloyl-1,2,3,4,6,11-hexahydro-3,5,12-trihydroxy-10-methoxy-6,11-dioxo-1-naphthacenyl-3-amino-2,3,6-tridesoxy-α-L-arabino-hexopyranosid **8.49**
– hydrochlorid **8.51**

(1*S*,3*S*)-3-Glycoloyl-1,2,3,4,6,11-hexahydro-3,5,12-trihydroxy-10-methoxy-6,11-dioxo-1-naphthacenyl-3-amino-2,3,6-tridesoxy-α-L-lyxo-hexopyranosid **7.1431**
– hydrochlorid **7.1434**

Glycolsalicylat **8.495**
Glyconiazid, Monographie J04AC **8.374**
Glycoprotein lectin immunosorbent assay **2.528**
Glycopyrroniumbromid, Monographie A03A **8.374**
Glycosaminoglycan-polysulfat **8.421**
Glycycumarin **5.318**
Glycylglycin **1.485f**
*N*-[*N*-(*N*-Glycylglycyl)glycyl]-8-L-lysinvasopressin **9.812**
Glycylpressin **9.812**
[Glycyl⁴Cα,tryptophan⁸-Indol-$N^1$]-cyclo-pyroglutaminyl-prolyl-tyrosyl-glycyl-valyl-glycyl-seryl-tryptophan **5.722**
Glycyphyllin **6.723**
Glycyrin **5.318**
Glycyrol **5.318, 331**
Glycyrrhetin **8.34**
– hemisuccinat **7.683**
– – Dinatrium **7.685**
Glycyrrhetinsäure **7.683**
– 3-*O*-β-D-glucuronopyranosyl(1→2)-glucuronopyranosid **5.316f**
– 3-*O*-β-D-glucuronopyranosyl(1→3)-glucuronopyranosid **5.317**
– methylester **5.312, 316, 331**
18α-Glycyrrhetinsäure **5.316**
Glycyrrhetol **5.316**
Glycyrrhisoflavanon **5.317**
Glycyrrhisoflavon **5.317**
Glycyrrhiza, Monographie **5.311**
Glycyrrhiza acanthocarpa **5.312**
Glycyrrhiza asperrima **5.331**
Glycyrrhiza dioschoridis **5.311**
Glycyrrhiza echinata **5.311f**
– Verfälschung von Saponariae alba radix **5.361**
Glycyrrhiza eurycarpa **5.312**
Glycyrrhiza flavescens **5.311**
Glycyrrhiza glabra **5.311f, 314, 330f; 8.34**
Glycyrrhiza glabra hom. **5.330f**
Glycyrrhiza glandulifera **5.312, 331**
Glycyrrhiza glutinosa **5.311**
Glycyrrhiza grandiflora **5.331**
Glycyrrhiza hirsuta **5.312**
Glycyrrhiza inflata **5.331**
Glycyrrhiza lepidota **5.311**
– Verfälschung von Liquiritiae radix **5.316**
Glycyrrhiza macedonica **5.312**
Glycyrrhiza muricata **5.311**

Glycyrrhiza officinalis **5.312**
Glycyrrhiza pallida **5.312**
Glycyrrhiza triphylla **5.311**
Glycyrrhiza uralensis **5.314, 331**
Glycyrrhiza violacea **5.312**
Glycyrrhiza viscida **5.331**
Glycyrrhizae radix **5.314**
Glycyrrhize **5.312**
Glycyrrhizin **5.311, 316**
Glycyrrhizinsäure **5.316, 331**
Glyhexylamid **8.900**
Glykogen
– Färbung n. Best **1.535, 543**
– Nachweis, mikroskopischer **1.537**
Glykogenstoffwechsel, gestörter **1.474**
Glykolipide **5.303**
Glykolmonoethylacetat **3.555**
Glykolmonomethylether **3.800**
Glykoretine **5.535, 539**
Glykoside, cyanogene **3.455**
*O*-Glykosyl-*C*-Glykosylapigenin **4.181**
Glymidin **8.376**
– Monographie A10BC **8.376**
– Natriumsalz, Monographie A10BC **8.376**
Glyoxalbishydroxyanil, als Reagens **2.128**
Glyoxyldiureid **7.115**
Glyoxylsäure **9.925**
– Monographie D08AX **8.377**
Glyoxylspermidin **7.1219**
Glyphosat **1.359**
– Monographie **3.642**
Glyphosid **5.313**
Glyuranolid **5.331**
Glyzaglabrin **5.317**
Glyzarin **5.317**
GM-CSF *[Granulozyten-Makrophagen Kolonie-stimulierender Faktor]*, Monographie L03A **8.377**
Gmelins Reagens **1.543**
Gmelofuran **4.308**
GMP *[Good manufacturing practice]* **2.35, 1033, 1085**
2′-GMP *[Guanosin-2′-monophosphat]* **8.399**
Gnaphalidin **6.935**
Gnaphalin **4.59f, 62**
GnRH *[Gonadorelin]* **8.379**
Goa-Ipecacuanha **4.779**
Goa-Pfeffer **6.215**
Goaßglöckl **4.281**
Goat nut **6.699**
Goat weed **4.136**
Gobidae **3.1164**
Godibavachi **4.1103**
Goeratji **4.1088f**
Gohira **4.34**
Goitrin **4.540, 558**
Goivos amarellos **4.833**
Gold **3.333; 7.331**
– Nachweisgrenze, spektroskopische **2.469**
Gold bloom **4.601**
Gold(III)arsenat(III) **7.328**
Goldaugen **1.314**
Goldball **6.505**

Goldblume **4.**601
Gold(III)bromid **7.**329
Goldchrut **5.**728
Golden chain **3.**722; **5.**624
Golden-flowered rhododendron **6.**441
Golden glow **6.**505
Golden marguerite **4.**287
Golden ragwort **6.**663
Golden rain **3.**722@BodyMain = Golden rod **6.**758f
Golden rod wort **6.**759
Golden senecio **6.**663
Golden shower **4.**716
Golden tops **6.**288
Goldenes Kreuzkraut **6.**663
Goldenes Wilmaskraut **4.**52
Goldfelberich **5.**728f
Goldfingerkraut **6.**258
Goldgelbe Alpenrose **6.**441
Goldgelber Rauhkopf **3.**350
Goldgelbes Fingerkraut **6.**258
Gold-Gilbweiderich **5.**730
[198Au]Gold Injektionslösung, kolloidale, Monographie **8.**379
Goldkeratinat **7.**327
Goldknopf **4.**289
Goldkreuzkraut **6.**663
Goldlack **3.**264, 638, 1103; **4.**832
Goldlackblüten **4.**833
Goldlacksamen **4.**834
Goldlösung, kolloidale **7.**330
Goldmohn **3.**265, 1055; **5.**111
Goldnatriumthiomalat **8.**1094
Goldrautenkraut **6.**759
Goldregen **3.**382
– Alpen~ **3.**382, 721
– gemeiner **3.**722; **5.**624
Goldregensamen **5.**626
Goldrose **4.**601
Goldrosentee **4.**609
Goldrute
– echte **3.**1024; **6.**758
– gemeine **6.**758
– gewöhnliche **6.**758
– hohe **6.**754
– kanadische **6.**753
– spätblühende **6.**754
Goldrutenkraut **6.**753, 759
Goldschwefel **7.**271
Goldstrahl **6.**505
Goldstrite **5.**728
Gold(III)sulfid Monohydrat **7.**331
Goldtropfen **1.**584
Goldwundkraut **6.**758f
Goldwurz **4.**836
Göllingtee **4.**599
Golophuldi **4.**262
Golpachmach **4.**411
Golpanbeh **4.**407f, 411
Goltix WG
– Monographie **3.**644
– Pflanzenschutz **1.**367

Gólyahir **4.**625
Goma de acacia **4.**37
Goma adraganta **4.**411
Goma alcatira **4.**411
Goma alquitira **4.**411
Goma arbica **4.**37
Goma arbiga **4.**37
Goma tragacanto **4.**411
Gombernvö **6.**595
Gombo **4.**4f
Gombokaffee **4.**5
Gomisin **5.**604, 607; **6.**643
Gomma adragante **4.**411
Gomma arábica **4.**37
Gomma dragante **4.**411
Gomme adragante **4.**411
Gomme arabique **4.**37
Gomme de bas du fleuve **4.**38
Gomme de benailé **5.**853
Gomme friable **4.**38
Gomme guar **4.**1105
Gomme du haut du fleuve **4.**38
Gomme karaya **6.**781
Gomme de Sénégal **4.**37
Gommier **4.**36
Gommier blanc **4.**36
Gommier bleu de Tasmania **5.**116
Gonadoliberin **8.**379
Gonadorelin, Monographie H01CA **8.**379
Gonadorelin-6-D-Trp **9.**1091
– acetat **9.**1092
Gonadotropin **7.**934
– menopausales **8.**860
Gonadotropine G03G
Goniometer-Mikroskop **2.**103
Gonokokken, Nachweis **1.**556
Gonolobus condurango **5.**782
Gonyaulax acatenella **3.**1060
Gonyaulax catenella **3.**1060
Gonyaulax monilata **3.**1060
Gonyaulax polyedra **3.**1060
Gonyaulax tamarensis **3.**1060
Gönye **4.**568
Gonystylus bancanus, Verfälschung von Aquilaria-malaccensis-Holz **4.**308
Good industrial scale pratices **2.**721
Good manufacturing practice **2.**35, 1033, 1085
Good trip **3.**1011
Goose grass **5.**220f
Gooseberries **6.**473
Gorakha ganjo **4.**103
Gorakshaphalini **4.**1103
Gorani **4.**1103
Goratensidin **4.**708, 715
Gorchikudu **4.**1103
Gorcica sareptskaja **4.**541
Goricwiet vesinnij **4.**93
Gorikayi **4.**1103
Gorse **3.**1226
Gosara onin **5.**889
Goserelin
– Monographie H01CA **8.**380

- acetat, Monographie H01CA 8.382
Goshtam 6.620
Goslarit 9.1239
Gosling 6.318
Gosora onin 5.889
Gospine kosa 4.85
Gossypetin 4.4, 1199; 5.338; 6.270f, 278, 285, 440, 443, 447
- 3-$O$-β-D-diglucosid-8-$O$-β-D-glucosid 5.71
- 8-$O$-β-D-glucuronid-3-sulfat 5.760
- 7-monomethylether-3-rutinosid 6.514
- 3-sulfat-8-$O$-β-D-glucosid 5.760
Gossypicyanin 5.340
Gossypii oleum 5.337ff
Gossypii radicis cortex 5.337ff, 342
Gossypii semen 5.337ff, 343
Gossypitrin 5.65, 69, 338
Gossypium, Monographie 5.336
Gossypium abyssinicum 5.338
Gossypium africanum 5.338
Gossypium anomalum 5.337
Gossypium arboreum 5.336ff
Gossypium barbadense 5.336f
Gossypium brasiliense 5.337
Gossypium cambayense 5.338
Gossypium cerneum 5.337
Gossypium collodii 9.463
Gossypium depuratum 5.345
Gossypium eglandulosum 5.338
Gossypium guyanense 5.337
Gossypium herbaceum 5.336ff, 340, 342f
Gossypium herbaceum hom. 5.339
Gossypium hirsutum 5.336f, 339f, 343
Gossypium hopi 5.339
Gossypium indicum 5.337
Gossypium intermedium 5.337
Gossypium lapideum 5.337
Gossypium latifolium 5.339
Gossypium mexicanum 5.337, 339
Gossypium micranthum 5.337
Gossypium microcarpum 5.337
Gossypium multiglandulosum 5.337
Gossypium nanking 5.337
Gossypium neglectum 5.337
Gossypium obtusifolium 5.337f
Gossypium paniculatum 5.339
Gossypium peruvianum 5.337
Gossypium punctatum 5.337f
Gossypium purpurascens 5.337
Gossypium racemosum 5.337
Gossypium religiosum 5.337, 339
Gossypium rubrum 5.337
Gossypium sandvicense 5.337
Gossypium sanguineum 5.337
Gossypium schottii 5.339
Gossypium stocksii 5.337
Gossypium taitense 5.337
Gossypium tomentosum 5.337
Gossypium vitifolium 5.337
Gossypium wightianum 5.338
Gossypol 5.337f, 340, 343f
GOT *[Glutamat-Oxalacetat-Transferase]* 1.486

Götterbaum 3.1024
- chinesischer 4.147
Götterbaumrinde 4.148
Götterpflanzen 4.460
Gottesgnadenkraut 3.357f; 5.254f
Göttliches Fleisch 6.288
Gottvergeß 4.454
Gouaré 4.1103
Goudron de bouleau 4.505
Goudron de cade 5.580
Goudron de pin 6.175, 187
Goudron végétal 6.175, 181
Goudsbloem 4.601
- wilde 4.598
Gouet maculé 3.99
Goulards Wasser 1.568
Goulardsches Bleiwasser 1.568
Gouqizi 5.719
Gourd seed 4.1075
Gouree 4.1103
Gousses de Gonaké 4.29
Gousses de séné 4.712, 722
Gout-weed 4.99
Goüy-Chapman-Doppelschicht 2.106
(−)-Govadin 4.1020
(−)-Govanin 4.1020
Govan's Corydalis 4.1020
Govar 4.1103
Gowar 4.1103
Gowaree 4.1103
Gowaro 4.1103
Goyazensanolid 6.1096
Goyazensolid 6.1096, 1099f
GPC *[Gelpermeationschromatographie]* 2.321
GPO-PAP-Methode 1.481
GPT *[Glutamat-Pyruvat-Transaminase]* 1.488
GR 222, Monographie 3.644
Grabenkresse 5.916
Gracillin 4.1035; 6.729
Gracridondiol 6.510
Gradation 1.302
Gradientenelution 2.432
Gradientengel-Elektrophorese 2.247
Gradkiefer 6.176
Grads 7.167, 171
Graecunin 6.995, 1000
Grahe-Probe 4.880
Grahschinkerl 4.281
Graine d'ambrette 4.3
Graine d'anis vert 6.143
Graine d'arachide 4.319
Graine d'avoine 4.439
Graine de cacao 6.948
Graine de cacaoyer 6.948
Graine de castor 6.481
Graine de chanvre 4.652
Graine de courage 4.1075
Graine de fénugrec 6.996
Graine d'hélianthe annuel 5.413
Graine d'ispaghula 6.232
Graine de la jamelongue 6.873f
Graine de jusquiame 5.471

Graine de lin **5.**676
Graine de moutarde **4.**545
Graine de moutarde blanche **6.**707
Graine de moutarde noire **4.**545
Graine de musc **4.**3
Graine de muscadier **5.**879
Graine de pépon **4.**1070, 1075
Graine de pistache de terre **4.**319
Graine de plantain de l'Inde **6.**232
Graine des puces **6.**222
Graine de ricin ordinaire **6.**481
Graine du strychnos **6.**829
Grama **4.**139
Grama del norte **4.**138
Gramicidin
– Monographie **D06AX, R02AB 8.**382
– Gehaltsbestimmung, mikrobiologische **2.**530
Gramigna **4.**139
Gramigna canina **4.**138
Gramigna dei medici **4.**138
Gramin **4.**440; **9.**1112
Graminin **4.**438; **6.**649
Graminis albi radix **4.**139
Graminis arvensis radix **4.**139
Graminis canini radix **4.**139
Graminis majoris radix **4.**686
Graminis officinarum radix **4.**139
Graminis repentis radix **4.**139
Graminis rhizoma **4.**139
Graminis rubrae radix **4.**686
Graminis tinctura e rhiz. **4.**140
Graminis vulgaris radix **4.**139
Graminizid **3.**600
Graminon 50, Monographie **3.**644
Graminon 500 flüssig, Monographie **3.**644
Graminon plus
– Monographie **3.**644
– Pflanzenschutz **1.**366
Gramisterol **4.**114; **6.**691
Gramixel B, Monographie **3.**644
Gramoxone, Monographie **3.**644
Gramsche Färbung **1.**543
Gram-Schmidt-Spur **2.**297
Gran bonnet **6.**85
Grana actes **6.**582
Grana de avena **4.**439
Grana Cocculi **4.**269
Grana fina **4.**1135
Grana grisea **4.**1135
Grana jaspeadea **4.**1135
Grana moschata **4.**3
Grana negrilla **4.**1135
Grana renegrida **4.**1135
Grana Sambuci **6.**582
Grana Silvestris **4.**1136
Granadilla incarnata **6.**35
Granado **6.**325
Granatapfelbaum **6.**325
Granatbaum **6.**325
Granatbaumrinde **6.**328
Granati cortex **6.**328, 331
Granati Decoctum **6.**329

Granati radicis cortex **6.**331
Granatin **6.**326f
Granato **6.**325
Granatrinde **1.**587ff; **6.**328
Granatrindenextrakt **1.**605
Granatrindenfluidextrakt **1.**587; **6.**329
Granatum **6.**328, 331
Granatum hom. **6.**332
Granatum punicum **6.**325
Granatwurzelrinde **6.**331
Gran-Auswerteverfahren **2.**361
Grand boucage **6.**147
Grand chervi **6.**49
Grand éclair **4.**836
Grand lysimaque **5.**730
Grand oeil de boeuf **4.**93
Grand plantain **6.**228
Grand soleil **5.**410
Grand sureau **6.**579
Grand taconnet **6.**83, 85
Grande absinthe **4.**360
Grande astrance **4.**417
Grande camomille **5.**661
Grande ciguë **4.**970
Grande fougère **6.**295
Grande gentiane **5.**230
Grande kalmie **5.**609
Grande lavande **5.**639
Grande marguerite **5.**661
Grande mauve **5.**755
Grande pâquerette **5.**661
Grande passerage **5.**656
Grande pensée jaune **6.**1143
Grande pimprenelle **6.**147, 589
Grande sauge **6.**547
Grande verge dorée **6.**758
Grandiflorin **6.**658
Grandiflorinsäure **5.**412
Grandinin **6.**343
Grandivittin **5.**77f
Granilla **4.**1135f
Granille, dicke **4.**808
Grano allogliato **4.**912
Grano d'avena **4.**439
Grano cornuto **3.**327; **4.**912
Grano saraceno **5.**138
Grano speranato **4.**912
Grano speronato **4.**915
Grano sperone **4.**912
Granula **1.**610f
Granulata **1.**610f; **2.**723ff, 967
Granulata obducta **1.**610; **2.**724ff
Granulate **1.**610f; **2.**723f, 735, 967
Granulatum Carbonis **1.**611; **9.**931
Granulierflüssigkeit **2.**727, 736
Granulierte adsorbierende Kohle **1.**611
Granulierte Zylinder, Urinsediment **1.**510
Granulierteller **2.**830
Granulierung
– Einfluß auf Gleichförmigkeit d. Gehaltes **2.**1098
– Methode **2.**724ff
– selektive **2.**1098

– Tees  2.1023
Granulocyten-Makrophagen Kolonie-stimulierender Faktor  8.377
Granuloseviren  1.324, 331, 333
– Apfelwickler  1.334
Grape root  5.747
Graphit  8.383
Graphites, Monographie  8.383
Graphitrohrtechnik, AAS  2.335
Grapple plant  5.384
Gras  3.1155f
Gräsermehltau  1.291
Grasilla  6.157
Gräskar  4.1073
Graslauch  4.201
Grass  3.1155f;  4.644
Grassette  6.157
GRAS-Status  3.503
Graswurzel  4.139
Grateolupia filicina  7.976
Gratiae Dei herba  5.255
Gratiola officinalis  3.357f
Gratreifeni  4.52
Gratteron riéble  5.220
Gratus strophanthin  8.1243
Graublättriger Hederich  5.85
Graue Quecksilbersalbe  1.694
Grauer Schotendotter  5.85
Grauer Schöterich  5.85
Grauerle  4.208
Grauschimmel, Erdbeere  1.295
Grauschimmelfäule  1.324
Grauspießglanz  7.267f
Gravacridonchlorin  6.510, 512
Gravacridondiol  6.512f
– glucosid  6.512f
Gravacridonol  6.510, 512
Gravacridontriol  6.510, 512
– glucosid  6.510, 512
Gravaebiosid  4.293, 297
Gravelier  6.342
Gravelin  6.342
Gravelliferon  6.513
Gravel-root  4.957
Graveolin  6.507, 512
Graveolinin  6.512
Gray  2.398
Gray box bush  6.699
Grayanotoxine  3.73;  5.608f;  6.440f, 447
Great bistort  6.76
Great burnet saxifrage  6.147
Great fleabane  5.525
Great flowering dogwood  4.1004
Great morel  4.423
Great oxeye  5.661
Great pignut  4.577
Great sugar pine  6.162
Great wild valerian  6.1079
Great yellow gentian  5.230
Great yellow pansy  6.1143
Great-berried Manzanito  4.329
Greater cardamom  4.244

Greater celandine  4.836, 839
Greater Indian cardamom  4.244
Greater master wort  4.417
Greater periwinkle  6.1126
Greater plantain  6.228
Grecian fir  4.18
Greek hay seed  6.996
Greek oregano  5.689, 951f
Greek sage  6.568
Greek sage leaves  6.568
Green coffee  4.930
Green goddes  4.640
Green Gold  3.333
Green hellebore  3.652
Green osier  4.1010
Green strawberry  5.186
Green strophanthus  6.808
Greenheaded cone-flower  6.505
Greenstuff  3.1155f
Greisenblume  4.990
Greiskraut  6.675
Grenadier  6.325
Grenadilla incarnata  6.35
Grenadille  6.35
Grenzfläche
– Definition  2.96
– Thermodynamik  2.100
Grenzflächenaktivität  1.153ff
Grenzflächenenergie, bei Emulsionen  2.699
Grenzflächenphänomene  2.96
Grenzflächenpolymerisation  2.808
Grenzflächenspannung  1.153ff;  2.96f
– Suspension  2.930
Grenzkorn  2.583
Grenzprüfung
– AAS  2.336f
– Aceton  2.304
– Aldehyde  2.304
– Alkalimetalle  2.304
– Aluminium  2.305
– Amine
– – primäre  2.305
– – primäre aromatische  2.305
– Ammonium  2.305
– Arsen  2.305
– Asche  2.305
– – salzsäureunlösliche  2.312
– ätherische Öle, Schwermetalle  2.312
– auf Lösungsmittel  2.330
– Barium  2.306
– Baumwollsamenöl  2.306
– Benzaldehydcyanhydrin  2.307
– Bismut  2.305
– Blei  2.305
– Brom  2.306
– Bromat  2.306
– Bromid  2.306
– Calcium  2.305f
– Chlor  2.306
– – freies  2.306
– Chlorid  2.306f
– Chrom  2.307

- Cyanid 2.307
- DC 2.314
- Dextrine 2.313f
- Eisen 2.305, 307
- Eisen(III)-Ionen 2.307
- Erdalkalimetalle 2.304, 309
- Ester 2.307
- – fremde 2.307
- Färbung, von Flüssigkeiten 2.307
- Fette 2.307
- Fluorid 2.308
- Formaldehyd 2.308
- Fructose 2.311
- Gesamtsulfit 2.313
- halogenhaltige Verunreinigungen 2.308
- Hydrazin 2.308
- Iodat 2.308
- Iodid 2.306, 308
- Isopropanol 2.308
- Kalium 2.309
- Klarheit v. Flüssigkeiten 2.309
- Kupfer 2.305
- Magnesium 2.305f, 309
- Methanol 2.309
- Methylester 2.309
- Mineralöle 2.307
- Monochlorhydrin 2.307
- Monomerengehalt 2.309
- Natriumchlorid 2.309
- Natriumsulfat 2.309
- Nitrat 2.309
- Opaleszenz v. Flüssigkeiten 2.309
- Oxalsäure 2.310
- oxidierbare Schwefelverbindungen 2.310
- oxidierbare Substanzen 2.310
- oxidierende Substanzen 2.310
- Peroxide 2.310
- Pfefferminzöl, reduzierende Substanzen 2.311
- Phosphat 2.310
- Quecksilber(I)chlorid 2.311
- Quecksilber-Ionen 2.311
- reduzierende Substanzen 2.304, 311f, 314
- Saccharose 2.311
- Salicylsäure 2.311
- Schwefelverbindungen 2.312
- Schwermetalle 2.305, 312
- Stärke 2.312f
- – lösliche 2.314
- Sulfat 2.313
- Sulfatasche 2.313
- Sulfid 2.313
- Sulfit 2.313
- Thiosulfat 2.313
- ungesättigte Substanzen 2.313
- Verdorbenheit 2.314
- verschreibungspflichtige homöopathische Arzneimittel 2.749
- wasserlösliche oxidierbare Substanzen 2.314
- Zersetzungsprodukte 2.314
- Zink 2.314
- Zinn 2.314
- Zucker 2.314

- – fremde 2.314
- – – reduzierende 2.311
Grenzspaltweite 2.119
Grenzwerte
- Quell- u. Tafelwässer 1.247
- Trinkwasser 1.244, 248
Grenzwinkelrefraktometer 2.150
Gresskar 4.1073
Grey wallflower 5.85
Griechisch Heu 6.994
Griechische Bohnen 4.4
Griechische Heusamen 6.996
Griechische Hörnchen 4.5
Griechische Salbeiblätter 6.568
Griechische Tanne 4.18
Griechischer Salbei 3.1173f; 6.568
Griess' Reagens 1.544
Grießwurzel 4.956
- kanadische 4.956
Griffa 4.645
Griffs 3.1155f
Grille 1.259
Grindeliafluidextrakt 1.587
Grindeliakraut 1.587
Grindholz 6.397
Grindkraut 5.207, 612f; 6.675
Grindwurzel 6.728
Grinsel 6.675
Grippe-Impfung J07BB 1.388
Grippemittel R05
Gris cendré glycyrrhizé 4.773
Griselinosid 6.1106
Griseofulvin 1.778; 6.60
- Monographie D01BA 8.384
- Bioverfügbarkeit 2.842
- Cyclodextrinkomplex 2.849
- Schmelzeinbettung 2.847
Griseofulvinsäure 8.384
Grisettina 4.262
Gro Stop, Monographie 3.645
Grobdisperser Verteilungszustand 2.814f, 856
Grognet de camp 4.598
Grondnoot 4.316
Grondnotenolie 4.317
Gróne 4.752
Gropper, Monographie 3.645
Groseilles 6.473
Groseillier á grappes 6.472
Groseillier commun 6.472
Groseillier noir 6.467
Groseillier rouge 6.472
Grosheimin 4.1119
Grossamid 4.663
Großblättrige Pfingstrose 6.5
Großblumige Pfingstrose 6.7
Großblutige Kornel 4.1004
Großblütiger Fingerhut 3.468; 4.1170
Großblütiger Hartriegel 4.1004, 1006
Große Bibernelle 6.147
Große Kamille 4.808
Große Kapuzinerkresse 6.1005f
Große Käsepappel 5.755

Große Margerite 5.661
Grosse-Bohles Fuchsinschweflige Salzsäure 1.542
Grosseilles noires 6.470
Größenausschlußchromatographie 2.301, 321, 442
Großer chinesischer Weißdorn 4.1060
Großer Heinrich 5.526f
Großer Speik 5.639
Großer Stechapfel 4.1140
Großer Wegerich 6.228
Großer Wiesenknopf 6.589
Großes-Buschwindröschen-Kraut 4.284
Großes Dürrwurzkraut 5.525
Großes Immergrün 6.1126
Großes Kreuzkraut 6.668
Großes Maßliebchen 5.661
Großes Schöllkraut 4.836
Großes Sinngrün 6.1126
Großes Windröschen 4.283
Großvater-Enkel-Baum 5.270
Grote maadgepalm 6.1126
Ground apple 4.808
Ground holly 4.849
Ground ivy 5.293
Ground ivy herb 5.293
Ground leaf 4.849
Ground nut 4.316, 319
Ground nut oil 4.317
Grove windflower 4.281
Growth hormone-release inhibiting factor 9.629
Grubenotter 7.380
– malayische 7.256
Grübler, Schleimfärbung 1.552
α-Grujunen 5.125
Grumbeer 6.746
Grumbirn 6.746
Grumper 6.746
Grün 35, Monographie 3.645
Grün Rot, Monographie 3.645
Grundbirne 5.416; 6.746
Grundgerüche 1.198
Grundgesamtheit 2.1048
Grundheil 4.46, 262
– rotes 4.262
Grundheilkraut 4.263; 6.1119
Grundimmunität 2.920
Grundkresse 5.916
Grundschwingungsbanden 2.184
Grüne Artischocke 4.1117
Grüne Bohne, Phasin 3.944
Grüne Kanthariden 5.731
Grüne Minze 5.842
Grüne Nieswurz 3.650, 652ff; 5.424, 427
Grüne Roßminze 5.842
Grüne Salbe 1.697
Grüner Giftwulstling 3.48
Grüner Kaffee 4.930
Grüner Knollenblätterpilz 3.48
Grüner Nieswurzwurzelstock 5.425
Grüner Senf 5.544f
Grüner Türke 4.645
Grüner Tee 4.630
Grünes Fett 1.701

Grünes Öl 1.701
Grünkohl 4.552
– echter 4.552
Grünkupfer Schirm, Monographie 3.645
Grünminzöl 5.842
Grünöl 3.79
Grünspan 3.716
Gruppen, funktionelle, Polarographie 2.515
Grützblume 4.46; 5.502
Gryka wlasciwa 5.138
Gryllotalpa gryllotalpa 1.307
GSC [gas solid chromatography] 2.277
g-Strophanthidin [s. Strophanthidin]
g-Strophanthin [s. a. Strophanthin] 6.792, 799, 813; 8.1243
– Monographie 3.1104
γ-GT [γ-Glutamyl-Transpeptidase] 1.485
Guacelli 3.470
Guadaloupe Jaborandi 6.134
Guadi 4.1065
Guadi-Pulver 4.1066
Guahele 4.1029
Guaiaci aetheroleum 5.350
Guaiaci cortex 5.350
Guaiaci lignum M01AX 5.350, 352
Guaiaci resina 5.350, 353
Guaiacin 5.875
Guaiaco 5.349
Guaiacol 9.735
Guaiacum 5.349
– Monographie 5.349
Guaiacum hom. 5.350, 355f
Guaiacum coulteri 5.349
Guaiacum officinale 5.349f, 352, 355
Guaiacum parvifolium 5.349
Guaiacum sanctum 5.349ff, 355
Guaiacum verticale 5.350
Guaiacum wood 5.352
(–)-Guaia-1(10),11-dien-15-al 4.308
Guaianolid 3.395, 723
Guaia-4(15),10(14),11(13)-trien-12-säure-6α-hydroxy-γ-lacton 3.395
Guaiaverin 5.609
β-Guaien 4.450
Guaifenesin 1.726
– Monographie R05CA 8.386
Guaijaverin 4.168; 5.442
Guaiphenesincarbamat 8.924
Guajaci gummi 5.353
Guajaci ligni tinctura 1.676
Guajaci resinae tinctura 1.676
Guajacin 5.354
Guajacol 1.689; 4.395, 505; 8.386
– Monographie R05CA 8.388
– glycinether 8.386
Guajacolum glycerolicum 8.386
α-Guajaconsäure 5.349, 354
Guajacum 5.349, 353
Guajacum resin 5.353
Guajakblau 5.354
Guajakharz 5.350, 353
– Antioxidans 2.699

- als Reagens **1.**544
- in Zubereitungen **1.**676

Guajakharzlösung **1.**544
Guajakharzöl **5.**350
Guajakharztinktur **1.**676
Guajakholz **1.**661, 676; **5.**350, 352
Guajakholzbaum **5.**349
Guajakholzöl **5.**350
- ätherisches **5.**350
- Verfälschung von Sandelöl **6.**601

Guajakholztinktur **1.**676
Guajakolsulfosaures Kalium **9.**735
Guajanolide **6.**1096
Guajaretsäure **5.**349, 354
Guajaverin **5.**58, 61ff; **6.**337, 348
Guajavin **6.**345
Guajen **4.**251; **6.**1070, 1097, 1101
Guajol **5.**349f; **6.**936
Guakalin **1.**650
Guamecyclin
- Monographie J01AA **8.**389
- dihydrochlorid, Monographie J01AA **8.**389

Guanabenz
- Monographie C02A **8.**390
- acetat, Monographie C02A **8.**392

Guanamprazin **7.**181
Guanethidin
- Monographie C02C **8.**393
- monosulfat, Monographie C02C **8.**393

Guanfacin
- Monographie C02A **8.**396
- hydrochlorid, Monographie C02A **8.**397

Guanidin **8.**284; **9.**45, 710
- Monographie **8.**398
- carbonat **9.**717
- Nachweis **2.**131
- nitrat **9.**1031

4-Guanidinobutanol-1 **5.**646
Guanidinobuttersäure **5.**646
$N^1$-(Guanidinobutyl)bleomycinamid, hydrochlorid **7.**504
Bis-($N$-Guanidin-8-octyl)ammoniumtriacetat **1.**355
1-(2-Guanidinoethyl)octahydroazocin **8.**393
$N$-(Guanidinoformimidoyl)morpholin **8.**1039
$N^2$-(4-Guanidinoformimidoylpiperazin-1-ylmethyl)-tetracyclindihydrochlorid **8.**389
7-Guanidinoheptanamid **7.**1219
$N$-Guanidino-$N$-thioureido-$p$-benzochinondiimid **7.**153
Guanidoethylcellulose **2.**677
Guanin **4.**111, 114; **7.**44
- 9-β-ribofuranosid **8.**398

Guanosin **8.**399
- Monographie **8.**398
- 2'-dihydrogenphosphat **8.**399
- 2'-monophosphat, Monographie J05A **8.**399
- 2'-phosphat **8.**399

Guanothiazon **7.**153
Guanylhydrazinsulfat **8.**1025
2'-Guanylsäure **8.**399
Guapo **5.**772
Guar **4.**1103, 1105
Guar flour **4.**1105
Guar gum **4.**1105
Guar meal **4.**1105
Guar seed meal **4.**1105
Guara **4.**1103
Guaran **4.**1105
Guarana **6.**53f
Guarana hom. **6.**57
Guaranapaste **6.**54
Guaranastrauch **6.**53
Guaraná-uva **6.**53
Guaranin **6.**55
Guaratimbo **6.**58
Guargummi **4.**1103, 1105
- in Dermatika **2.**901

Guarmehl **4.**1105
Guarsamenmehl **4.**1105
Guatambu **6.**133
Guate **5.**772
Guatemala-Ipecacuanha **4.**779
Guatrice **6.**1160
Guayacan **5.**349
Guaza **4.**644
Guazatin **1.**355
- Monographie **3.**645

Guelot **6.**713
Guenthera **4.**539
Guenther's Moosvernichter, Monographie **3.**646
Guérit tout **6.**1079
Guérit vite **6.**696
Gugableaml **4.**283
Guggauche **4.**281
Guggauchele **5.**429
Guggulu **4.**966
Guggulusterol **4.**966f
Guggumerechrut **4.**529
Gugomeanblerer **4.**528
Gui **6.**1160
Gui de chêne **6.**1163
Gui commun **6.**1160
Gui de druides **6.**1160
Gui zhi **4.**894
Guia huace **5.**688
Guibourtacacidin **4.**27
Guichelheil **4.**262f
Guilandina moringa **5.**852
Güili **5.**133
Guimauve **4.**233
Guinea pepper **4.**661, 664
Guinea pods **4.**664
Guineensin **6.**199f, 216
Guinier-Verfahren **2.**81
Guisquiamo (nero) **3.**683
Guizhi **4.**894
Gular **6.**780
Gulden Leberkraut **5.**429
Güldenherzpulver **1.**641
Guljavnikovyi **4.**341
Gullregn **5.**624
Gullviva **6.**277
Gully ash **5.**129
Gulomethylose **4.**93, 977, 980; **5.**83f

Gum acaciae **4.**37
Gum arabic tree **4.**36
Gum benjamin Siam **6.**849
Gum benjamin Sumatra **6.**847
Gum benzoin **6.**847
Gum camphor **4.**896
Gum cyamopsis **4.**1105
Gum dragon **4.**411
Gum karaya **6.**781
Gum myrrh **4.**963
Gum tragacanth **4.**411
Gummen **2.**873
Gummi **5.**853
– arabisches **4.**37
– – in Dermatika **2.**901
– – enzymfreies **1.**582ff
– – Inkompatibilitäten **4.**41
– – Nachweis **2.**145
– – als Reagens **1.**536ff
– – sprühgetrocknetes **1.**536, 627; **4.**41
– – in Zubereitungen **1.**569ff, 611, 625ff; **2.**696f, 1015f
– Oberflächenprüfung auf Siliconöl, durch IR **2.**488
Gummi Acaciae **1.**627; **4.**37
Gummi Acaciae arabicae **4.**29
Gummi Acaciae dispersione desiccatum **1.**627; **4.**41
Gummi arabicum **4.**37f
– in Dermatika **2.**901
– enzymfreies **1.**582ff
– Inkompatibilitäten **4.**41
– Nachweis **2.**145
– als Reagens **1.**536ff
– sprühgetrocknetes **1.**536, 627; **4.**41
– in Zubereitungen **1.**569ff, 611, 625ff; **2.**696f, 1015f
Gummi arabicum dispersione desiccatum **4.**41
Gummi Asa dulcis **6.**849
Gummi Copal **4.**129
Gummi Guajaci **5.**353
Gummi Kino **1.**677
Gummi Moringae **5.**853
Gummi Myrrha **4.**963
Gummi senegalense **4.**37
Gummi Sterculiae **6.**781
– Verfälschung von Tragacantha **6.**781
Gummi Tragacantha indica **6.**781
Gummi Tragacantum **4.**411
Gummifingerlinge **1.**49
Gummilack, wasserfester **4.**41
Gummimixtur **1.**625
Gummipulver, zusammengesetztes **1.**639
Gummiresina Myrrha **4.**963
Gummiresina Opopamax **4.**962
Gummischleim **1.**611, 626; **2.**890; **4.**39
Gummistopfenherstellung, Validierung **2.**1042
Gunakhiakarai **4.**24f
Gundelrebe **5.**293, 295
Gundelrebenkraut **5.**293
Gundermann **5.**293
Gundermannkraut **5.**293

Gunnigsche Probe **1.**544
Günsel, kriechender **4.**154
Günther-Synthese **7.**189
Günzburgs Reagens **1.**544
Günzburgsche Lösung **1.**544
Guomol **6.**1160
Gurgelkraut **4.**154
Gurgelwässer **1.**608f
Gurjunbalsamöl, Verfälschung von Cinnamomi cassiae aetheroleum **4.**889
Gurjunen **4.**273, 380
Gurke **1.**291; **4.**1066f
– Blattfleckenkrankheit **1.**286
– Gurkenkrätze **1.**293
Gurken-Cold-Cream nach Askinson **4.**1067
Gurkenessenz nach Evers **4.**1067
Gurkenkraut **4.**528, 530
Gurkenmilch **4.**1067
Gurkenpomade **4.**1067
Gurkumei **4.**1089
Gurunuß **4.**942
Gusathion K forte
– Pflanzenschutz **1.**346
– Monographie **3.**646
Gusathion MS
– Monographie **3.**646
– Pflanzenschutz **1.**346
Gusathion Spritzpulver, Monographie **3.**647
Gußplattentechnik, Prüfung, mikrobiologische **2.**344
Gustavia poeppigiana **6.**1158
Guthion-Ethyl **3.**124
Gutsfeuchte **2.**599
Guttae **1.**611f
Guttae antotalgicae **1.**611
Guttae odontalgicae **1.**611
Guttae ophthalmicae **1.**628
Guttae orales **1.**611
Guttapercha **1.**576
Guttaperchalösung **1.**576
Guttier du Gabon **5.**391
Guvacin **3.**88
Guvacolin **3.**88
Guwar **4.**1103
Guyana-Arrowroot **5.**861
Gwar **4.**1103
Gyaka **4.**167
Gyamma **4.**167
Gyeka **4.**167
Gymnodinium catenatum **3.**1060
Gymnogongrus crenulatus, Verwechslung mit Chondrus crispus **4.**860
Gymnopetalum calyculatum **4.**1072
Gymnopilus **3.**1010
Gymnosporangium sabinae **1.**295
Gymnosporia acanthophora **5.**794
Gymnosporia albata **5.**806
Gymnosporia angularis **5.**794
Gymnosporia baumii **5.**803
Gymnosporia beniensis **5.**794
Gymnosporia borumensis **5.**803
Gymnosporia brevipetala **5.**794

Gymnosporia capitata 5.794
Gymnosporia condensata 5.794
Gymnosporia crataegiflora 5.794
Gymnosporia deflexa 5.806
Gymnosporia elliptica 5.794
Gymnosporia fasciculata 5.806
Gymnosporia fischeri 5.803
Gymnosporia glauca 5.794
Gymnosporia goetzeana 5.806
Gymnosporia heterophylla 5.794
Gymnosporia huillensis 5.806
Gymnosporia intermedia 5.803
Gymnosporia lancifolia 5.806
Gymnosporia laurifolia 5.806
Gymnosporia maranguensis 5.794
Gymnosporia montana 5.803
Gymnosporia obscura 5.802
Gymnosporia peglerae 5.806
Gymnosporia putterlickioides 5.803
Gymnosporia rehmanii 5.806
Gymnosporia rhombifolia 5.794
Gymnosporia senegalensis 5.794
Gymnosporia serrata 5.802, 805
Gymnosporia trigyna 5.794
Gymnosporia undata 5.806
Gymnosporia uniflora 5.794
Gymnosporia woodii 5.794
Gymnosporia zeyheri 5.806
Gynäkologika
– Antiinfektiva G01, G01A
– Antiseptika G01, G01A
– Kontrazeptiva, lokal applizierte G02B
– Prolactininhibitoren G02CB
– Tokolytika G02CA
– Wehenfördernde Mittel G02A
– Wehenhemmende Mittel G02CA
Gynocardin 6.39
Gynura pinnatifida, Verfälschung von Ginseng radix 6.15
Gypenosid 6.31
Gypsogenin 4.143; 5.358, 361, 712, 715
Gypsogensäure 4.418
Gypsophila, Monographie 5.357
Gypsophila arrostii 5.357ff
Gypsophila fastigiata 5.357, 359f
Gypsophila paniculata 5.357, 359f
Gypsophila parviflora 5.359
Gypsophila perfoliata 5.357, 360, 365
Gypsophila pulposa 5.359
Gypsophila struthium 5.357, 360, 365
Gypsophila trichotoma 5.365
Gypsophilae radix 5.359
Gypsophile frutiqueuse 5.365
Gypsosid 5.358, 361
Gyranusoidea tebygi 1.330
Gyvcl 4.1126

# H

H [Heroin] 3.662, 1067
$H_1$-Antihistaminika, zur systemischen Anw. R06, R06A
$H_2$-Antihistaminika, Ulkustherapeutika A02BA
$H_2$-Rezeptorenblocker, Ulkustherapeutika A02BA
Haarausfall 1.179
Haarbehandlung 1.175ff
– Dauerverformungsmittel 1.182
– Entfernung 1.212
– Farbänderung 1.185
– – permanente 1.186, 188
– – semipermanente 1.186f
– – temporäre 1.186
– Färbemittel 1.141, 185ff
– Festiger 1.184f
– Glättungsmittel 1.184
– Kuren 1.181
– Lacke 1.184
– Nachbehandlungsmittel 1.179
– Öl 1.180
– Pflegemittel 1.175, 178
– Reinigungsmittel 1.175
– Sprays 1.184
– Spülungen 1.181
– Verfestigung 1.184f
– Verformung 1.182ff
– – permanente 1.182
– – temporäre 1.182
– Vorbehandlungsmittel 1.179
Haarbirke 4.501
Haare 1.136
– fettende 1.176
– trockene 1.176
– vorgeschädigte 1.176
Haarginster 3.382
Haarhainsimse 5.717
Haarhygrometer 2.27, 57
Haarlinsen 5.676
Haarmarbel 5.717
Haarsegge 4.688
Haarwasser 1.179, 181; 7.1336
Haba de Igasur 6.826
Haba de San Ignacio 6.826
Habag-hadi 4.962
Habbak-Haddi 4.962
Haber-Bosch-Verfahren 3.64; 7.211f
Habern 4.438
Habuso 4.719
Hachich 4.644
Hadowec 6.76
Haemagglutinations-Hemmtest 1.515; 2.917
Haemanthamin 5.214

Haemanthus toxicarius **4.**527
Haematoxylin **1.**527ff
Haematoxylon campechianum, Verfälschung von Catechu **4.**31
Haemoccult-Test nach Greegor **5.**355
Haemonchos **1.**766
Haen **6.**916
HAES *[Hydroxyethylstärke]* **8.**497
Hafer **4.**438
– Citrinin **3.**324
– Flugbrand **1.**297
– gemeiner **4.**438
– Wachstumsregler **3.**295
Haferbrand, Gedeckter **1.**296
Haferflocken **4.**440
Haferfrucht **4.**439
– entspelzte **4.**440
Haferkleie **4.**440
Haferkraut **4.**441
Haferkronenrost **1.**294
Haferstroh **4.**443
Hafico-Presse **2.**612
Hafnium, Nachweisgrenze, spektroskopische **2.**469
Hafte **1.**314
Haftfähigkeit, von Pudern **2.**859
Haftflüssigkeit **2.**599
Haftgele **2.**913
Haftmittel, Zahnersatz **1.**197
Haftmull **1.**37
Haftpulver, Gebisse **1.**702
Haftsalben **2.**913
Haftspannung **2.**104
Haftstoffe, Zahnersatz **1.**197
Haftwasser **2.**58
Hagebutten **1.**659
Hagedorn **4.**1045, 1047
Hagedornbeeren **4.**1056
Hagedorn-Jensen-Lösungen **1.**544
Hagen-Poiseuille-Gesetz **2.**86
Hähnchen, Mykotoxine **3.**25
Hahnemann, C.F.S. **2.**743
Hahnemannsches Zahnpulver **1.**639
Hahnenfuß, blauer **4.**741
Hahnensporn **4.**911
Hainesche Lösung **1.**545
Hainkreuzkraut **6.**673
Hainsalbei **6.**539
Hairy broom **4.**803
Hairy China cardamom **4.**248
Hairy willow weed **5.**61
Hakusen-pi **4.**1161
Halacrinat, Monographie **3.**647
Halada **4.**1088
L-Halbcystinyl-L-tyrosyl-L-phenylalanyl-L-glutaminyl-L-asparaginyl-L-halbcystinyl-L-prolyl-L-ornithyl-glycinamid **8.**1239
Halbert-leaved vervain **6.**1107
Halbfeste Extrakte **1.**603ff
Halbleiter-Gassensor **2.**30
Halbleitertechnik **2.**550
Halbleiterthermoelement **2.**25
Halbmikroosmometer **2.**93

Halbmilch **1.**238f
Halbparasiten **1.**299
Halbschattenpolarimeter **2.**462
Halbstarrverbände **1.**38
Halbstufenpotential **2.**502
Halbwertsdauer, Retardpräparate **2.**1129
Halbwertszeit
– Freisetzungs~ **2.**834f
– radioaktive **2.**397
– Reaktionskinetik **2.**1112
Halcinonid, Monographie D07A **8.**401
Haldi **4.**1088
Halenol **7.**1262
Half-change-Methode **2.**839
Hall-Effekt **2.**21
Hallersches Sauer **1.**626
Hallertauer mittelfrüh **5.**448
Hall-Generator **2.**21
Hallimasch **1.**296
Halmaheira nutmeg **5.**890
Halmaheiramuskaat **5.**890
Halmahera-Muskat **5.**890
Halmbruch, Getreide **1.**295
Halmverstärker CCC Du Pont, Monographie **3.**648
Halochromie **2.**143
Halofantrin, Monographie P01BX **8.**402
Halofuginol **1.**754
Halogabid **9.**367
Halogen, organisch gebundenes, Nachweis **2.**131
Halogenhaltige Substanzen, Nachweisgrenze, voltammetrische **2.**509
Halogenhaltige Verunreinigungen, Grenzprüfung **2.**308
Halogenierte Aromaten, fungizide **1.**352
Halogenierte cyclische Kohlenwasserstoffe, insektizide **1.**343f
Halogenierung, prächromatographische **2.**145
Halogenkautschuk **2.**993
Halogenkohlenwasserstoffe, Bestimmung in Speiseölen **2.**330
Halometason
– Monographie D07A **8.**404
– Monohydrat, Monographie D07A **8.**405
Halon 122 **3.**433
Halone 10.001 **3.**693
Haloperidol, Monographie N05AD **8.**405
Haloprogin, Monographie D01AE **8.**407
Halopyramin **7.**883
– hydrochlorid **7.**884
Halothan **1.**725
– Monographie N01AB **8.**409
Haloxon **1.**768
Haloxyfop **1.**364
Haloxyfop-ethoxyethylester, Monographie **3.**648
Haloxyfopsäure **3.**648
Halquinol **7.**1261
– Monographie D01AE, D08AH **8.**411
Halshalin **5.**408
Halskrawatten **1.**86
Haltegurte **1.**52
Haltox, Monographie **3.**649

Halusia **4.**411
Hamamelidis aqua **5.**370
Hamamelidis cortex C05AX, C05B, D03 **5.**372
Hamamelidis extractum fluidum **5.**377
Hamamelidis extractum liquidum normatum **5.**377
Hamamelidis folium C05AX, C05B, D03 **5.**376, 382
Hamamelidis tinctura **5.**374
Hamamelis **5.**368, 381f
– Monographie **5.**367
Hamamelis androgyna **5.**368
Hamamelis, äthanol. Decoctum **5.**381
Hamamelis bark **5.**372
Hamamelis caroliniana **5.**368
Hamamelis corylifolia **5.**368
Hamamelis dentata **5.**368
Hamamelis dioica **5.**368
Hamamelis estivalis **5.**368
Hamamelis leaves **5.**376
Hamamelis macrophylla **5.**368
Hamamelis nigra **5.**368
Hamamelis parvifolia **5.**368
Hamamelis rotundifolia **5.**368
Hamamelis tincture **5.**374
Hamamelis virginata **5.**368
Hamamelis virginiae **5.**368
Hamamelis virginiana **5.**368, 376
Hamamelis virginiana hom. **5.**381ff
Hamamelis virginiana, äthanol. Decoctum hom. **5.**381
Hamamelis virginiana e cortice et ex summitatibus hom. **5.**382
Hamamelis virginiana e foliis hom. **5.**382
Hamamelis virginica **5.**368
Hamamélis de Virginie **5.**368
Hamamelis water **5.**370
Hamamelisblätter **1.**588f; **5.**376
– Verfälschung von Corylus-avellana-Blätter **4.**1028
Hamamelisextrakt **1.**605, 668ff
Hamamelisfluidextrakt **1.**588; **5.**377
Hamamelisrinde **1.**567ff; **5.**372
Hamamelisrindenfluidextrakt **1.**588; **5.**374
Hamamelisrindenwasser **1.**567, 693
Hamamelissalbe **1.**693
Hamamelisstuhlzäpfchen **1.**668
Hamameliswasser **5.**370
Hamamelitannin **4.**726; **5.**368, 373; **6.**590
Hamamelitol **6.**271, 276
Hamamelose **6.**271, 275f
Hämangiosarkom **3.**276, 525, 1244
Hämatin **4.**440
Hämatokrit **1.**501f
Hämatokritzentrifuge **1.**501
Hämatologische Blutuntersuchungen **1.**489ff
Hämatologische Erkrankungen **1.**493
Hämaturie **1.**503
Hamboohi **4.**101
Hamburger Salbe **1.**696
Hamburger Tee **1.**661
Hämin **4.**440
Hammelmöhre **6.**49

Hammeltalg **1.**564ff
Hammerbrecher **2.**540
Hammermühle **2.**540
Hämodialyselösungen **2.**800
Hämoglobin **4.**1104
– Bestimmung
– – Cyanhämiglobin-Methode **1.**500
– – Photometrie **1.**500
– – im Sahlischen Haemometer **1.**544
– – trägergebundene Reagentien **1.**500
– Urinanalyse **1.**504
Hämoglobinkonjugat, Anilinmetaboliten **3.**76
Hämoglobinzylinder, Urinsediment **1.**513
Hämolyse **1.**450
Hämolytischer Index **5.**362
Hämophilie A **2.**674
Hämophilie B **2.**674
Hämorrhoidalpillen **1.**635
Hämorrhoidalsuppositorien **1.**668
Hämorrhoidenmittel, zur topischen Anw. C05A
– Corticosteroide C05AA
– Lokalanästhetika C05AD
Hämosiderin **1.**229
Hämosiderose **3.**298, 497
Hämostatika B02
Hämostyptika B02
Hamster, chinesischer, Ovarialzellkulturen **2.**710
Hana suge **4.**277
Hand- u. Fußwaschung **1.**707
Handgelenkriemen **1.**86
Handlappiger Rhabarber **6.**418
Handpuder **1.**708
Handschuh **4.**313
Handschuhe **1.**52
Handsiebe **2.**583
Handvernebler **1.**89
Handwurzel **5.**527
Hanf **3.**1155f; **4.**640, 653
– amerikanischer **3.**1103; **4.**303
– indianischer **4.**303
– indischer **3.**1155f; **4.**640, 644, 653
– kanadischer **4.**303
– wilder **4.**990
Hanfartiger Hundswürger **4.**303
Hanffrüchte **4.**652
Hanfhundsgift **4.**303
Hanfkörner **4.**652
Hanfsamen **4.**652
Hanfwurzel
– amerikanische **4.**303
– kanadische **4.**303
Hängebirke **4.**501
Hanggasa **4.**249f
Hanggassanboddas **4.**249f
Hannoki **4.**208
Hansenula jadinii **6.**528
Hantzsch-Synthese **8.**1140
Hanzil **4.**1067
Hapalochlaena maculosa **3.**1164
Haplopin **4.**1163
Haplothrips tritici **1.**308
Happy Trails **3.**333

Hapten-Allergene 3.1182, 1232
Hapten-Protein-Konjugate 3.486
Haptomer 3.6, 1038
Har 6.921
Harataki 6.921
Hard-hack 4.956
Hardhay 5.475, 479
Hardwickiasäure 4.988f
Härekraut 5.930
Hareris 4.1126
Hare's foot 6.990
Hare's foot trefoil 6.990
Haridra 4.1088
Harissia bonplandii 5.73
Harlekinsblume 4.313
Harmalin 4.458f
Harmalinsäure 4.458
Harmin 4.458f
Harmin-N-oxid 4.458
Harminsäure 4.458
– methylester 4.458
Harmol 4.458f
Harnansäuerung G04BA
Harnantiseptika G04A
Harnkonkrementauflösung G04BC
Harnkraut 4.849
Harnsäure 4.111, 114; 7.58
– klin. Bestimmung
– – enzymatische UV-Methode 1.475
– – trägergebundene Reagentien 1.477
– – Uricase-PAP-Methode 1.475
Harnsäure Reagens n. Folin 1.546
Harnstoff 9.288
– Monographie D04AX 8.412
– klin. Bestimmung
– – n. Becher 1.531
– – Berthelot-Reaktion 1.477
– – Diacetylmonoxim-Methode 1.478
– – enzymatischer UV-Test 1.478
– – n. Kowarsky 1.548
– – trägergebundene Reagentien 1.478
– Nachweis 1.548
– Synthese nach Wöhler 8.412
Harnstoffderivate
– fungizide 1.355
– herbizide 1.361f
Harnstoff-Peroxidhydrat 7.674
Harntreibender Tee 1.660
Harnwegsinfekte, Klin. Chemie–Diagnostik 1.502
Haronga 5.396
Haronga madagascariensis 5.391, 397; 8.514
Haronga madagascariensis hom. 5.397
Harongablätter 5.391f
Harongarinde 5.391, 394
Haronginanthron 5.395
Harpagid 4.153ff; 5.385f; 6.930, 934, 936
Harpagochinon 5.386
Harpagophyti radix A05A, A15, M01AX 5.385
Harpagophyti tubera 5.385
Harpagophytum 5.389
– Monographie 5.384
Harpagophytum burcherllii 5.384

Harpagophytum peglerae 5.384
Harpagophytum procumbens 5.384f
Harpagophytum procumbens hom. 5.389
Harpagophytum zeyheri 5.384
Harpagosid 5.385f
Harra 6.921
Harrisia bonplandii 5.73
Harroh 6.921
Harry 3.662
Hartäfpel 6.746
Hartbrand, Gerste 1.297
Härte, nach Shore 2.994
Harte Jodoformstäbchen 1.569
Harter Zinkleim 1.609
Hartes Salicylvaselin 1.687
Hartfett 1.667f; 2.1004
– Monographie 8.413
– in Dermatika 2.901
– Modifikationen 2.1004
– Zersetzungsprodukte, Nachweis 2.145
Hartgummispritzen 1.73
Hartharze, Hopfen 5.449
Harthorne 4.1045
Hartkapseln 1.572; 2.802ff
Hartkopp 4.754
Hartmannsche Lösung 1.614
Hartmetall-Pneumokoniose 3.332
Hartogia 4.132
Hartogia betulina 4.467
Hartparaffin
– Monographie 8.414
– in Dermatika 1.573; 2.901
– zum Einbetten 1.554
Hartriegel 4.1006
– blutroter 4.1011
– chinesischer 4.1008
– gelber 4.1006
– großblütiger 4.1004, 1006
– roter 4.1011
– rundblättriger 4.1010
Hartriegelrinde 4.1005
Hart's eye 4.1159; 6.49
Hartsthorn 6.393
Haru-Koganebana 4.1008
Harungana, Monographie 5.390
Harungana lebrunia 5.390
Harungana madagascariensis 5.390ff
Harungana madagascariensis hom. 5.396
Harungana-madagascariensis-Blätter 5.392
Harungana-madagascariensis-Rinde 5.394
Harungana montana 5.390
Harungana robynsii 5.390
Harunganablätter 5.392
Harunganae cortex 5.394
Harunganae folium 5.392
Harunganae madagascariensis cortex et folium A05A, A09A, A16A 5.391
Harunganarinde 5.394
Harunganin 5.395
Harz
– Agathis~ 4.127
– Amberbaum~ 5.697

- Aroeira~ **6.**628, 635
- Bdellium~ **4.**963, 966
- Cholestyramin~ **7.**1088
- Dimethylhydantoin-Formaldehyd-, zur Haarbehandlung **1.**184
- Fichten~ **1.**693
- Guajak~ **5.**350, 353
- – als Reagens **1.**544
- – Antioxidans **2.**699
- – in Zubereitungen **1.**676
- Jalapen~ **1.**602ff; **5.**544
- – mexikanisches **5.**544
- Kiefern~ **1.**572
- Liquidambar-formosana- **5.**697
- Molli~ **6.**628
- Opopanaxgummi~ **4.**962
- Orizaba~ **5.**542
- Podophyllum~ **9.**276
- Sandarak~ **1.**710
- Scammonium~ **1.**598
- Skammonia~, mexikanisches **5.**542
- Skammonium~ **5.**542
- Sulfonamid-Formaldehyd- **1.**173

Harzbenzoesäure **7.**47
Harzbirke **4.**501
Harze, Nagellacke **1.**173
Harzsalbe **1.**689
Harzstifte **1.**569
HA-Säuglingsnahrungen *[hypoallergene]* **1.**239
Hasch **3.**1155f
Haschisch **3.**1155f; **4.**644
Haschischkraut **4.**644
Hasekehl **4.**180
Haselmünichkraut **5.**429
Haselnuß **4.**1027
- gemeine **4.**1027
Haselnußrinde **4.**1028
Haselwurz **4.**379, 386
- europäische **3.**100; **4.**379
- kanadische **4.**378f
Haselwurzwurzel **4.**381
Haselwurzwurzelstock **4.**381
Hasenblume **4.**281
Hasenfuß **6.**990
Hasenklee **4.**289; **6.**990
Hasenkohl **4.**180
Hasenohr **6.**537
- chinesisches **4.**580, 586
- rundblättriges **4.**586
- sichelblättriges **4.**585
Hasenöhrlein **4.**379
Hasenohrwurzel, chinesische **4.**580
Hasenpappel **5.**754
Hasenpappelblätter **5.**759
Hasenpfötlein **6.**990
Hasenwurz **5.**429
Hash **3.**1155f
Hashab **4.**36
Hashish **4.**644
Hasivka **6.**295
Hasselblaume **4.**281
Hasselurt **4.**379

Hastatosid **6.**1106f, 1110, 1115
Hathorne **4.**1058
Hauerit **3.**766
Haufwerke **2.**583
Hauhechelwurzel **1.**660ff
Hauptfehler **2.**1074
Hauptlauf **2.**402
Hausenblase **1.**574
Hausmannit **3.**766
Hausmaus **1.**276
Hausmücke **1.**269
Hauspillen **1.**635
Hausratte **1.**276
Hausschwamm **3.**144
Haustorien **1.**287
Hauszwiebel **4.**184
Haut
- Anhangsgebilde **1.**136
- Aufbau, Funktion **1.**135
- Penetrationsverbesserung **2.**849
- Resorptionsverbesserung **2.**849
Hautbois strawberry **5.**182
Hautbräunung **1.**207
Hautbräunungsmittel **7.**1331
Hautersatz, synthetischer **2.**985
Hautfett, synthetisches **1.**137
Hautflügler **1.**313f
Hautöl **1.**163
Hautpflegemittel **1.**153ff, 160
Hautreinigungsmittel **1.**157ff
- nach v. Herff **1.**663
Hautriwasäure **4.**988f
Hautriwasäurelacton **4.**988
Hautschnittführung, Kennzeichnung **1.**549
Hautschutzseifen **1.**158
Hauttalg **1.**136
Hautzellen, Langerhanssche, Dinitrochlorbenzol **3.**486
Hautzustand, Einfluß auf Bioverfügbarkeit **2.**911
Hauwe **4.**438
HAV *[Hepatits-A-Virus]* **2.**682
Haver **4.**438
Hawaiian sandalwood **6.**605
Hawaiian sandalwood tree **6.**605
Hawk *[LSD]* **3.**750; **8.**778
Hawthorn **4.**1045
Hawthorn berries **4.**1056; **6.**394
Hawthorn herb **4.**1047
Haxix **4.**644
Hay **3.**1155f
Hayemsche-Lösung **1.**491, 546
Hay-tan taoua **4.**796
Hazel **4.**1027
Hazel bark **4.**1028
Hazel leaves **4.**1028
Hazelwort **4.**379, 381, 386
Hazen-Gerade **2.**1052
Hazunta, Monographie **5.**397
HBV *[Hepatitis-B-Virus]* **2.**682
HCB *[Hexachlorbenzol]* **3.**664
HCBD *[Hexachlorbutadien]* **3.**666

HCG [Humanes Choriongonadotropin]   1.514;
  2.673;   7.934
γ-HCH [Lindan]   3.738
HDI [Hexamethylen-1,6-diisocyanat]   3.668
HDL [high density lipoprotein]   1.469
HDPC [Hexadecylphosphocholin]   8.1017
HDPE [Hochdruckpolyethylen]   2.991
He balsam   6.125
He shou wu   5.145
Head-ache plant   6.318
Headed savory   6.967
Heal-all   4.956
Healing balsam   4.19
Healon   8.458
Heart pea   4.681
Heart-root   4.378
Hearts ease wort   6.1148
Heartsease   6.1148
Heartshorn plant   6.318
Heather flowers   4.618
Heavenly blue   5.548
Heavy pine   6.176
Heavy-wooded pine   6.176
Hebel Schneckenkorn, Monographie   3.649
Hebras Haarpomade   1.689
Hebrasalbe   1.691
Hebrasche Birkenteertinktur   1.685
Hebrascher Kaliseifenspiritus   1.645
Heckenkälberkropf   4.799
Heckenrübe   4.569, 572f
Heckenveilchen   6.1143
Hedeoma pulegioides   5.840
Hedera, Monographie   5.398
Hedera canariensis   5.398
Hedera caucasigena   5.398
Hedera chrysocarpa   5.398
Hedera colchica   5.398
Hedera helix   5.398f
Hedera helix hom.   5.404f
Hedera-helix-Blätter   5.399
Hedera himalaica   5.398
Hedera japonica   5.398
Hedera nepalensis   5.398
Hedera pastuchovii   5.398
Hedera poetarum   5.398
Hedera rhombea   5.398
Hedera taurica   5.398
Hedera tobleri   5.398
Hederacoside   5.400
Hederae helicis folium R05CA   5.399
Hederae terrestris herba   5.293
Hederagenin   4.157, 418, 742;   5.398, 712, 968;
  6.314
- 3-$O$-α-L-arabinopyranosid   5.399
- 3-$O$-β-D-glucopyranosid   5.399
- 3-$O$-β-D-glucopyranosyl-(1→2)-β-D-gluc-o-
  pyranosid   5.399
- 3-$O$-β-D-glucuronopyranosid   4.422
- 3-$O$-α-L-rhamnopyranosyl-(1→2)-α-L-arabi-
  nopyranosid   5.399
Hederasaponin   4.418f;   5.400

Hederich
- falscher   6.713
- graublättriger   5.85
Hederin   4.419;   5.400
Hedge bedstraw   5.219
Hedge garlic   4.180
Hedge mustard   6.718f
Hedge thorn   4.1045, 1058
Hedgehog   5.16
Hedonal DP, Monographie   3.649
Hedonal flüssig, Monographie   3.649
Hedonal MCPP, Monographie   3.649
Hedonal MP D, Monographie   3.649
Heen   5.863
Heerabol-Myrrha   4.963
Heerabo-Myrrhol   4.964
Heerabo-Myrrhololsäure   4.964
Heeraboresen   4.964
Hefe   6.528
Hefedickextrakt   1.603, 699;   6.529
Hefeextrakt   1.599;   6.529
Hefetrockenextrakt   6.529
Heftpflaster   2.872
Heichou   5.536
Heideblüten   4.618
Heideflechte   4.791, 794
Heidejohanniskraut   5.493
Heidekraut   4.617, 619
Heideküchenschelle   6.318
Heidelbeerblätter   1.588;   6.1052
Heidelbeerblätterfluidextrakt   1.588
Heidelbeere   3.1024;   6.1052, 1056
- rote   6.1065
Heidelbeerwein   1.702
Heidenkorn   5.138
Heideröschen   3.386, 389, 829
Heidnisch Wundkraut   6.673, 758f
Heil alle Welt   4.262
Heil aller Welt   5.263
Heilblätter   6.1018
Heildolde   6.595
Heilerde   1.42
Heiligenholz   5.349, 352
Heiligenholzrinde   5.350
Heiligkraut   6.1108
Heilquelle   1.247
Heilwasser
- Definition   1.247ff
- Einteilung   1.248
- Indikationen   1.249
- Liste ausgewählter Brunnen   1.249
Heilwegerich   6.224
Heilwurz(el)   4.233, 236
Heimchen   1.259f, 277
Heimischwurzel   4.236
Heiseria pallida   5.800
Heishunpian   4.69
Heißleiter   2.24
Heißluftsterilisation, Verfahrensvalidierung   2.1038
Heißwasser-Überschüttung, Autoklav   2.785
Hei-tou   5.307
Heizöladditiv   3.497

Heiztischmikroskop **2.**65
Helarion, Monographie **3.**650
Helenalin **4.**347; **5.**407f
- Monographie **3.**650
Helenanin **5.**408
Helenenkraut **5.**526
Helenenkrautwurzel **5.**527
Helenien **5.**409
Helenii radix **5.**527
Helenii rhizoma **5.**527
Helenin **3.**35; **5.**528
Helenio **5.**526
Helenium, Monographie **5.**407
Helenium amarum **3.**650
Helenium autumnale **3.**650; **5.**407
Helenium-autumnale-Kraut **5.**408
Helenium grandiflorum **5.**407, 526
Helenium latifolium **5.**407
Helenium microcephalum **3.**650
Helenium nudiflorum **5.**407
Helianthe **5.**410
Helianthi annui flos **5.**411
Helianthi flos **5.**411
Helianthi fructus **5.**413
Helianthi oleum **5.**413
Helianthi semen **5.**413
Helianthi tuberosi radix **5.**416
Helianthinin **5.**413
Helianthus, Monographie **5.**410
Helianthus annuus **5.**410ff
Helianthus annuus hom. **5.**415
Helianthus cultus **5.**410
Helianthus decapetalus **5.**416
Helianthus doronicoides **5.**416
Helianthus erythrocarpus **5.**410
Helianthus indicus **5.**410
Helianthus lenticularis **5.**410
Helianthus macrocarpus **5.**410
Helianthus macrophyllus **5.**416
Helianthus mollissimus **5.**416
Helianthus platycephalus **5.**410
Helianthus pumilus **5.**410
Helianthus strumosus **5.**416
Helianthus tuberosus **5.**416
Helianthus tuberosus hom. **5.**417
Helianthus-tuberosus-Knollen **5.**416
Helianthussaponin 2 **5.**411
Heliantriol **4.**604f; **5.**411
Helicocide **5.**340
Helicoside **5.**338
Heliothrips haemorrhoidalis **1.**308
Heliotropium europaeum **3.**730
Helioxanthin **6.**510
Heliumdetektor **2.**289
Helleboraster foetidus **5.**419
Helleboraster viridis **5.**424
Hellborasti rhizoma **5.**420
Hellebore noir **5.**421
Hellebore vert **3.**652
Helleborein **5.**424
Hellebori foetidi rhizoma **5.**420
Hellebori nigri radix **5.**422

Hellebori nigri rhizoma **5.**422
Hellebori rhizoma **5.**422
Hellebori viridis radix **5.**425
Hellebori viridis rhizoma **5.**425
Helleborin **5.**419ff, 424, 426
- Monographie **3.**650ff
Helleboro preta **5.**422
Helleborus
- Monographie **5.**419
- Saponinintoxikation **3.**650
Helleborus hom. **5.**423
Helleborus caucasicus **5.**424
Helleborus foetidus **5.**419
- Monographie **3.**651
Helleborus foetidus hom. **5.**420f
Helleborus niger **3.**650f, 653f; **5.**421f, 425
Helleborus niger hom. **5.**423f
Helleborus officinalis **5.**424
Helleborus orientalis **5.**424
Helleborus orientalis hom. **5.**424
Helleborus ponticus **5.**424
Helleborus viridis **3.**650, 652ff; **5.**422, 424f
- Monographie **3.**652
Helleborus viridis hom. **5.**427
Hellebrigenin **5.**424; **6.**1031
Hellebrigenin-glucorhamnosid **3.**653
Hellebrin **3.**652f; **5.**421, 424, 426
Hellerkraut **5.**728
Hellersche Schichtprobe **1.**546
Helles Jodvasoliment **1.**618
Helmbloem **4.**1018
Helmchrut **4.**79
Helmet flower **4.**68, 72
Helmholtz-Schichten **2.**106
Helminthosporin **4.**228, 719
Helosciadium oppositifolium **6.**105
Helveticosid **3.**1103; **4.**834; **5.**84, 86; **6.**718, 720, 796, 810
Helveticosol **6.**795, 810
Hemadlenz **4.**281
Hemapatri **4.**704
La hembra **6.**539
Hemdknöpkes **4.**808
Hemedklenker **4.**281
Hemiascomycetes **1.**290
Hemicellulosen **1.**181ff; **4.**1104
1-Hemicystin-oxytocin **8.**1290
Hemidesmus indicus, Verfälschung von Sarsaparillae radix **6.**725
Hemigossypol **5.**338
$p$-Hemigossypol **5.**338
Hemileia vastatrix **1.**295; **4.**937
Hemimetabola **1.**306, 308
Hemipteroidea **1.**308f
Hemitoxiferin I **6.**817, 819, 823, 842
Hemlock **3.**345; **4.**970
Hemlock leaves **4.**971
Hemlock Spruce fir **4.**15
Hemlockstanne **4.**15
Hemmerknebbche **4.**808
Hemmkonzentration, minimale **2.**529
Hemmung d. Schweißdrüsenaktivität **1.**209ff

Hemp 3.1155f; **4.**640, 653
Hemp seed **4.**652
Hemp tree **6.**1184
Hen and chickens **4.**477
Henbane **3.**683; **5.**464
Henbane leaves **5.**462, 466
Henbane seed **5.**471
Henbell **5.**464
Henbest-Reduktion **7.**102
Heneicosandicarbonsäure **6.**459
*n*-Heneicosansäure **4.**1105
Henna **1.**207
Henne **4.**640, 946
Hennegift **4.**946
Henningsamin **6.**817, 819, 839
Henningsolin **6.**817, 819, 841
Henry-Gleichung **2.**107
Hentriacontan **4.**20, 102; **5.**193, 201, 554; **6.**192, 582, 715
Hentriacontanol **5.**794
Hepacholine **7.**925
Hepar Sulfuris **1.**570; **9.**579
Heparin
 - Monographie B01AB **8.**414
 - Antikoagulans **1.**431
 - Bestimmung, massenspektrometrische **2.**227
 - Calciumsalz, Monographie B01AB **8.**417
 - Magnesiumsalz, Monographie B01AB **8.**419
 - Natrium-Lösung **2.**671
 - Natriumsalz
 - - Monographie B01AB **8.**419
 - - niedermolekular, Monographie B01AB **8.**421
 - niedermolekular, Monographie B01AB **8.**419
α-Heparin **8.**414
β-Heparin **7.**933
Heparinantagonist **8.**430
Heparine, Antikoagulantien B01AB
Heparinfragment 4–6 **8.**419
Heparinfragment 4,5–8 **8.**419
 - Natriumsalz **8.**421
Heparinfraktion **8.**419
Heparinoide, Monographie B01AB **8.**421
Heparinsäure **8.**414
Hepatica, Monographie **5.**428
Hepatica acuta **5.**428
Hepatica acutiloba **5.**428
Hepatica americana **5.**428
Hepatica anemonoides **5.**428
Hepatica nobilis **5.**428ff
Hepatica-nobilis-Kraut **5.**429
Hepatica transsilvanica **5.**428
Hepatica triloba **5.**428
Hepatica triloba hom. **5.**430f
Hepaticae herba **5.**429
Hepaticae nobilis herba **5.**429
Hepaticae stellatae herba **5.**222
Hépatique **5.**429
Hépatique etoile **5.**222
Hépatique des fontaines **5.**774
Hépatique terrestre **5.**774
Hepatisaponin **5.**430

Hepatitis **2.**682
 - Blutpräparate **2.**682
 - Humanimpfstoff J07BC **1.**389f
Hepatitis contagiosa canis, Impfung J07BX **1.**403
Hepatozellulärer Pleomorphismus, Ethylendiamin-Intoxikation **3.**418
Hepatrilobin **5.**430
Heptabarb, Monographie N05CA **8.**422
Heptabarbital **8.**422
Heptabarbiton **8.**422
Hepta-CDD **3.**1144
*cis*-3-(Hepta-8-cenyl)catechol **6.**456
Heptachlordibenzo-p-dioxin **3.**929
Heptacosan **4.**20; **6.**580
Heptacos-3-en-25-on **4.**154
(+)-Heptadeca-1,9(*Z*)-dien-4,6-diin-8-ol-3-on **4.**324
*cis,cis*-3-*n*-(Heptadeca-8,11-dienyl)catechol **6.**456
Heptadeca-1-en-4,6-diin-3,9-diol **6.**16f
*n*-Heptadecansäure **4.**1105
Heptadeca-1,8,11,14-tetraen **5.**531
(−)-all-*trans*-Heptadeca-8,10,12-trien-4,6-diin-1,14-diol **3.**320
all-*cis*-8,11,14-Heptadecatriensäure **6.**976
*cis,cis,cis*-3-*n*-(Heptadeca-8,11,14-trienyl)catechol **6.**456
*n*-Heptaldehyd **9.**1129
2-(1-*N,N*-Heptamethylenimino)ethylguanidin **8.**393
Heptaminol
 - Monographie C01CX **8.**423
 - hydrochlorid, Monographie C01CX **8.**424
Heptan **3.**161
(*RS*)-2-Heptanamin **9.**1118
1,7-Heptandicarbonsäure **7.**340
Heptan-2-on **6.**858
Heptenophos **1.**776
 - Monographie **3.**654
(*RS*)-2-Heptylamin **9.**1118
*n*-Heptylsäure **6.**1145
Her **3.**333
Heraclei lanati oleum **5.**433
Heraclei radix **5.**435
Heraclei rhizoma **5.**435
Heraclei sphondylii herba **5.**436
Heraclei sphondylii radix **5.**435
Heracleum, Monographie **5.**431
Heracleum alpinum **5.**435
Heracleum barbatum **5.**433
Heracleum branca **5.**435
Heracleum branca ursina **5.**435
Heracleum candidans **5.**433
Heracleum caucasicum **5.**434
Heracleum dissectum **5.**433
Heracleum dulce **5.**433
Heracleum giganteum **5.**432, 434
Heracleum laciniatum **5.**432
Heracleum-laciniatum-Kraut **5.**432
Heracleum lanatum **5.**433
Heracleum-lanatum-Kraut **5.**433
Heracleum-lanatum-Öl **5.**433
Heracleum-lanatum-Wurzel **5.**433
Heracleum mantegazzianum **3.**802; **5.**434
 - Verfälschung von Pimpinellae radix **6.**149

Heracleum-mantegazzianum-Kraut  **5.**434
Heracleum moellendorffii  **5.**433
Heracleum nepalense  **5.**433
Heracleum obtusifolium  **5.**433
Heracleum panaces  **5.**432
Heracleum protheiforme  **5.**435
Heracleum pyrenaicum  **5.**432
Heracleum sibiricum  **5.**435
Heracleum speciosum  **5.**432
Heracleum sphondylium  **3.**802;  **5.**435ff
– Verfälschung von Pimpinellae radix  **6.**149
Heracleum sphondylium hom.  **5.**438
Heracleum-sphondylium-Früchte  **5.**437
Heracleum villosum  **5.**432, 434
Heraclin  **3.**802;  **5.**436
Herb bennet  **5.**263
Herb of centaurium  **4.**760
Herb of field horse-tail  **5.**66
Herb of grace  **6.**509
Herb of hoary erysimum  **5.**86
Herb of horse-tail  **5.**66
Herb of St. John's word  **5.**479
Herb of knotweed  **6.**247
Herb of the Lily of the valley  **4.**979
Herb of lynchis  **4.**93
Herb Robert  **5.**254f
Herb Robin  **5.**254
Herb of scouring rush  **5.**70
Herb of spring Adonis  **4.**93
Herb of waterpepper  **6.**78
Herba Abrotani  **4.**358
Herba Absinthii  **4.**360
Herba Achilleae moschatae  **4.**52
Herba Acum pastoris  **5.**255
Herba Adianti magni  **4.**85
Herba Adianti nigri  **4.**85
Herba Adianti rubri  **4.**85
Herba Adianti veri  **4.**85
Herba Adianti vulgaris  **4.**85
Herba Adonidis  **4.**93
Herba Adonidis vernalis  **4.**93
Herba Aegopodii podagrariae  **4.**99
Herba Aervae lanatae  **4.**104
Herba Aethusae  **4.**125
Herba Alchemillae  **4.**163
Herba Alchemillae alpestris  **4.**162
Herba Alchemillae alpinae  **4.**162
Herba Alchemillae vulgaris  **4.**163
Herba Alchimillae alpestris  **4.**162
Herba Alliariae  **4.**181
Herba Alliariae officinalis  **4.**181
Herba Allii ursini  **4.**203
Herba Amaraci  **5.**954
Herba Anagallidis  **4.**263
Herba Anagallidis arvensis  **4.**263
Herba Anagallis arvensis  **4.**263
Herba Anemonis nemorosae  **4.**282
Herba Anemonis ranunculoidis  **4.**283
Herba Anemonis sylvestris  **4.**284
Herba Anserinae  **6.**256
Herba Aparinis  **5.**221
Herba Apii  **4.**296

Herba Apii graveolentis  **4.**296
Herba Aquilegiae  **4.**314
Herba Arboris vitae  **6.**957
Herba Arnicae  **4.**352
Herba Arnoglossi  **6.**228
Herba Artemisiae  **4.**373
Herba Artemisiae Annuae  **4.**364
Herba Artemisiae Scoapriae  **4.**367
Herba Asari  **4.**390
Herba Asari cum radicibus  **4.**386
Herba Asari Heterotropoides  **4.**390
Herba Asari Seoulensis  **4.**390
Herba Asari Sieboldii  **4.**390
Herba Aspalathi linearis  **4.**395
Herba Asperulae  **5.**222
Herba Asperulae odoratae  **5.**222
Herba Astrantiae  **4.**418
Herba Avenae  **4.**441
Herba Avenae sativae  **4.**441
Herba Baccharis articulatae  **4.**449
Herba Baccharis crispae  **4.**450
Herba Baccharis genistelloides  **4.**452
Herba Ballotae  **4.**455
Herba Ballotae nigrae  **4.**455
Herba Barbae caprae  **5.**152
Herba Beccabungae  **6.**1117
Herba Belladonnae  **4.**424
Herba Bellidis majoris  **5.**661
Herba Bellidis pratensis majoris  **5.**661
Herba Betonicae albae  **6.**1119
Herba Biotae orientalis  **6.**963
Herba Bismalvae  **4.**234
Herba Boraginis  **4.**530
Herba Brancae ursinae  **5.**436
Herba Brancae ursinae (germanicae)  **5.**436
Herba Bugulae  **4.**155
Herba Buphthalmi  **4.**285
Herba Bursae pastoris  **4.**656
Herba Bursae pastoris minimae  **5.**75
Herba Cacti grandiflori  **6.**659
Herba Cacti grandiflori florens  **6.**659
Herba de caderneres  **4.**262
Herba Calaminthae  **4.**596
Herba Calaminthae montanae  **4.**596
Herba Calcitrapae  **4.**751
Herba Calendulae  **4.**611
Herba Calendulae arvensis  **4.**599
Herba Calendulae silvestris  **4.**599
Herba Callunae  **4.**619
Herba Callunae cum floribus  **4.**619
Herba Callunae vulgaris  **4.**619
Herba Calthae palustris cum floribus  **4.**626
Herba Cannabis  **4.**644
Herba Cannabis indicae  **4.**644
Herba Capilli Veneris  **4.**85
Herba Capilli Veneris cum radice  **4.**87
Herba Cardami  **5.**917
Herba Cardamines  **5.**917
Herba Cardiacae  **5.**652
Herba Caryophyllatae  **5.**263
Herba Centaurii  **4.**760
Herba Centaurii minoris  **4.**760

Herba Centellae  4.765
Herba Centellae asiaticae  4.765
Herba Centenellae  4.765
Herba Centumnodii  6.247
Herba Chamaecytisi supini  4.806
Herba Chamaedryos  6.931
Herba Chamaedryos alpinae  4.1198
Herba Chamaedryos aquaticae  6.938
Herba Chelidonii  4.839
Herba Chelidonii majoris  4.839
Herba Chimaphilae  4.849
Herba Chironiae  4.760
Herba Chrysanthi  6.442
Herba Cicutae maioris  4.971
Herba Cicutae minoris  4.125
Herba Cicutae terrestris  4.971
Herba Cochleariae  4.924
Herba Columbariae  6.1109
Herba Conii  4.971
Herba Conii maculati  4.971
Herba Consolidae aureae  6.759
Herba Consolidae mediae  4.155
Herba Consolidae saraceniae  6.759
Herba Convallariae  4.979
Herba Conyzae majoris  5.525
Herba Cordialis  5.222
Herba Crataegi cum floribus  4.1047
Herba Cynapii  4.125
Herba Cyriaca  6.934
Herba Cytisi scoparii  4.1128
Herba Cytisi supini  4.806
Herba Daturae innoxiae  4.1141
Herba Dictamni  4.1159
Herba Dictamni albi  4.1159
Herba Dictamni cretici  5.951
Herba divi Ruperti  5.255
Herba do garrotillo  4.263
Herba Doria  6.759
Herba Doronici germanici  4.352
Herba Dracunculi  4.371
Herba Dryadis octopetalae  4.1198
Herba Echinaceae purpureae  5.17
Herba Ephedrae  5.50
Herba Equiseti  5.66
Herba Equiseti hyemalis  5.70
Herba Ericae  4.619
Herba Ericae cum floribus  4.619
Herba Erigeronis  4.991
Herba Erigeronis canadensis  4.991
Herba Eryngii  5.77
Herba Eryngii campestris  5.77
Herba Eryngii plani  5.80
Herba Erysimi  6.719
Herba Erysimi canescentis  5.86
Herba Erysimi diffusi  5.86
Herba Erythraeae centaurii  4.760
Herba Eschscholtziae  5.112
Herba Eschscholziae  5.112
Herba Eugeniae  5.133
Herba Fagopyri  5.138
Herba Felis terrae  4.760
Herba Filicis  4.1202

Herba Filicis maris  4.1202
Herba Fortis  6.759
Herba Fumariae  5.207
Herba Fumariae lutea  4.1021
Herba Galeopsidis, Verwechslung mit
   Ballota nigra  4.454
Herba Galii aparinis  5.221
Herba Galii lutei  5.226
Herba Galii odorati  5.222
Herba Galii veri  5.226
Herba Gallitrichi  6.566
Herba Garjubae  4.330
Herba Gei urbani  5.263
Herba Genippe veri  4.52
Herba Genistae scopariae  4.1128
Herba Geranii chelidonii s. gruinalis s. hirundi-
   narii s. vulnerarii  5.255
Herba Geranii macrorrhizi  5.251
Herba Geranii robertiani  5.255
Herba Gerhardi  4.99
Herba Glechomae hederaceae  5.293
Herba Gratiae Dei  5.255
Herba Hederae terrestris  5.293
Herba Hepaticae  5.429
Herba Hepaticae nobilis  5.429
Herba Hepaticae stellatae  5.222
Herba Heraclei sphondylii  5.436
Herba Hormini sativi  6.566
Herba Hydrocotylis asiaticae  4.765
Herba Hydropiperis  6.78
Herba Hyoscyami  5.466
Herba Hyoscyami mutici  5.462
Herba Hyperici  5.479
Herba Ivae moschatae  4.52
Herba Jaceae  6.1148
Herba Jacobaeae  6.669
Herba Knautiae arvensis  5.613
Herba Leontopodii  4.163
Herba Leonuri  5.647, 650, 652
Herba Leonuri cardiacae  5.652
Herba Leonuri heterophylli  5.650
Herba Lepidii sativi  5.657
Herba Levistici  5.665
Herba Ligustici  5.665
Herba Liliorum convallium  4.979
Herba Lini cathartici  5.671
Herba Lippiae dulcis  5.688
Herba Lippiae mexicanae  5.688
Herba Lysimachiae  5.729
Herba Lysimachiae nummulariae  5.729
Herba Majoranae  5.954
Herba Malvae Visci  4.234
Herba Mari veri  6.932
Herba Marrubii  5.778
Herba Marrubii nigri  4.455
Herba Matico  6.197
Herba Matrisilvae  5.222
Herba Matrisylviae  5.222
Herba Menthae  5.826
Herba Menthae longifoliae  5.828
Herba Millefolii  4.48
Herba Nasturtii  5.917

Herba Nasturtii aquatici  5.917
Herba Nasturtii cardamines  5.917
Herba Nasturtii hortensis  5.657
Herba Nummulariae  5.729
Herba Origani  5.961
Herba Origani cretici  5.958
Herba Origani vulgaris  5.961
Herba Passiflorae  6.36
Herba Pastinacae  6.51
Herba Persicariae hydropiperis  6.78
Herba Persicariae urentis  6.78
Herba Petroselini  6.112
Herba Pimpinellae italicae minoris  6.587
Herba Pinguiculae  6.157
Herba Pirolae  4.849
Herba Plantaginis angustifoliae  6.225
Herba Plantaginis lanceolatae  6.225
Herba Plantaginis latifoliae  6.228
Herba Plantaginis majoris  6.228
Herba Podagrariae  4.99
Herba Polii  6.935
Herba Polii erecti  6.935
Herba Polygoni  6.247
Herba Polygoni avicularis  6.247
Herba Polygoni hydropiperis  6.78
Herba Populaginis  4.626
Herba Potentillae anserinae  6.256
Herba Potentillae argentinae  6.256
Herba Prasii  5.778
Herba Pulegii  5.841
Herba Pulegii hortensis  5.841
Herba Pulmonariae  6.311
Herba Pulsatillae  6.323
Herba Pyrolae umbellatae  4.849
Herba Ranunculi albi  4.282
Herba Ranunculi nemorosi  4.282
Herba Reginae prati  5.152
Herba Rhododendri  6.442
Herba Rhododendri campylocarpi  6.444
Herba Rhododendri pontici  6.447
Herba Rhois toxicodendri  6.459
Herba Robertiani  5.255
Herba Rostrum ciconiae  5.255
Herba Ruperti  5.255
Herba Rutae  6.511
Herba Rutae graveolentis  6.511
Herba Rutae hortensis  6.511
Herba Rutae sativae  6.511
Herba Rutae vulgaris  6.511
Herba Sabinae  5.585
Herba Salviae  6.548
Herba Salviae sclareae  6.566
Herba Sampsuchi  5.954
Herba de San Xuan  5.479
Herba Sanguinalis  6.247, 1109
Herba Sanguinariae  4.656;  5.258
Herba Sanguisorbae  6.589
Herba Saniculae  6.596
Herba Sarothamni scoparii  4.1128
Herba Scabiosae  6.613
Herba Scabiosae arvensis  5.613
Herba Scabiosae vulgaris  5.613

Herba Scordii vulgaris  6.938
Herba Scorodoniae  6.939
Herba Sedi acris  6.651
Herba Sedi telephii  6.655
Herba Selenicerei grandiflori  6.659
Herba Senecionis  6.674
Herba Senecionis jacobaeae  6.669
Herba Senecionis vulgaris  6.676
Herba Serpylli  6.972
Herba Siegesbeckiae  6.695f, 698
Herba Sisymbrii  6.719
Herba Solani laciniati  6.742
Herba Solani nigri  6.744
Herba Soldado  6.197
Herba Solidaginis  6.753
Herba Solidaginis giganteae  6.755
Herba Solidaginis virgae aureae  6.759
Herba Solidaginis virgaureae  6.759
Herba Solis  5.479
Herba Spartii scoparii  4.1128
Herba Spigeliae  6.772
Herba Spiraeae  5.152
Herba Spiraeae ulmariae  5.152
Herba Stramonii  4.1144
Herba Taraxaci  6.898
Herba Taraxaci cum radice  6.900
Herba de terrêtre  5.293
Herba Terribilis  5.297
Herba Teucrii  6.932
Herba Teucrii chamaedryos  6.931
Herba Teucrii mari  6.932
Herba Teucrii polii  6.935
Herba Teucrii scordii  6.938
Herba Teucrii scorodoniae  6.939
Herba Thujae occidentalis  6.957
Herba Thujae orientalis  6.963
Herba Thymi  6.980
Herba Trinitatis  6.1148
Herba Verbenae  6.1109
Herba Verbenae odoratae  5.692
Herba Veronicae  6.1119
Herba Vetyl neu
– Monographie  3.657
– Pflanzenschutz  1.350
Herba Vetyl neu flüssig, Monographie  3.657
Herba Vetyl Staub neu, Monographie  3.657
Herba Violae odoratae  6.1146
Herba Violae tricoloris  6.1148
Herba Virgaureae  6.759
Herba Visci  6.1163
Herba Visci albi  6.1163
Herba Visci albi recens  6.1165
Herbacein  6.1125
Herbaceous cotton plant  5.338
Herbaceous periwinkle  6.1124
Herbacetin  4.619;  6.270, 285
– 3-$O$-β-D-diglucosid  5.71
– 7-glucosid  5.337f
Herbacitrin  5.69, 337f
Herbadin  6.1125
Herba-do-garrotillo  4.262
Herbain  6.1125

Herbalin **6.**1125
Herbamin **6.**1125
Herbamix DM 500, Monographie **3.**657
Herbamix MPD 500, Monographie **3.**657
Herbatox
– Monographie **3.**657
– Pflanzenschutz **1.**361
Herbatox S, Monographie **3.**657
Herbavin **6.**1125
Herbavinin **6.**1125f
Herbazid S, Monographie **3.**657
Herbazid UG, Monographie **3.**658
Herbazid UG 1, Monographie **3.**658
Herbe d'adonide **4.**93
Herbe à l'ail **4.**180
Herbe aux ânes **5.**930
Herbe d'ansérine **6.**256
Herbe d'arbre de vie **6.**957
Herbe d'arnice **4.**352
Herbe de l'arroche puant **5.**479
Herbe d'asperule odorante **5.**222
Herbe d'aubépine avec fleurs **4.**1047
Herbe aux aulx **4.**180
Herbe d'avoine **4.**441
Herbe de beccabunga **6.**1117
Herbe bénite **5.**263
Herbe à bequet **5.**258
Herbe au beurre **6.**705
Herbe à la bosse **3.**652; **5.**424
Herbe de bourse à pasteur **4.**656
Herbe de bruyère commune **4.**619
Herbe de caille-lait grimpant **5.**221
Herbe de capillaire **4.**86
Herbe de célerie **4.**296
Herbe aux chantres **6.**718f
Herbe de chanvre **4.**644
Herbe à la chardonnerette **6.**676
Herbe au charpentier **4.**48
Herbe aux chats **6.**1079
Herbe du cheval **4.**956
Herbe aux chevaux **5.**464
Herbe aux chutes **4.**352
Herbe à cinq côtes **6.**224
Herbe de Sainte Claire **4.**836
Herbe à cochon **6.**246
Herbe coeur **6.**311
Herbe de conis vulgaris **5.**525
Herbe à la coupure **6.**655
Herbe aux cuillères **4.**923f
Herbe de dent de lion **6.**898
Herbe et racine de dent de lion **6.**900
Herbe aux dents **5.**464
Herbe divine **6.**696
Herbe dorée **6.**669
Herbe d'éclair **4.**839
Herbe aux écus **5.**728
Herbe aux enchantements **6.**1108
Herbe d'éphedra **5.**50
Herbe d'estragon **4.**371
Herbe de feu **5.**421
Herbe à la fièvre **4.**759; **6.**737
Herbe de flaeq **6.**696

Herbe aux flèches **5.**772
Herbe à fromage **5.**754
Herbe de fumeterre **5.**207
Herbe de genêt **4.**1128
Herbe de genêt à balais **4.**1128
Herbe de globe du soleil **5.**112
Herbe grasse **6.**157
Herbe de grassette **6.**157
Herbe de gui **6.**1163
Herbe d'hépatique **5.**429
Herbe hirondalle **4.**836
Herbe de l'hirondelle **4.**839
Herbe huileuse **6.**157
Herbe de jusquiame d'Egypte **5.**462
Herbe aux ladres **6.**1119
Herbe au lait de Notre-Dame **6.**311
Herbe de Lierre terrestre **5.**293
Herbe de livèche **5.**665
Herbe Louise **5.**692
Herbe au loup **4.**79
Herbe de marrube **5.**778
Herbe mastiche **6.**932
Herbe de menthe pouliot **5.**841
Herbe de millefeuille **4.**48
Herbe à mille-florins **4.**759
Herbe de millepertuis **5.**475
Herbe de millepertuis perfolic **5.**479
Herbe à mille trous **5.**475
Herbe aux moches **5.**525
Herbe de molette **4.**656
Herbe de morgeline **4.**263
Herbe de muguet **4.**979
Herbe musguße **4.**3
Herbe de neritte **5.**58
Herbe aux panaris **6.**246
Herbe de persil **6.**112
Herbe à la peste **6.**85
Herbe de petite centaurée **4.**760
Herbe de petit muguet **5.**222
Herbe à pisser **4.**849
Herbe aux poumons **6.**311
Herbe de prêle d'hiver **5.**70
Herbe puante **4.**719f
Herbe aux puces **5.**839; **6.**222, 224
Herbe de pulmonaire officinale **6.**311
Herbe de renouée des oiseaux **6.**247
Herbe à Robert **5.**254f
Herbe du roi Robert **5.**254
Herbe de rue **6.**511
Herbe sacrée **6.**547, 1108f
Herbe de Saint Antoine **5.**57f
Herbe de Saint Benoît **5.**263
Herbe St. Jacques **6.**669
Herbe de Saint Jean **5.**293, 479, 661
Herbe de St. Laurent **6.**595f
Herbe de St. Quirin **6.**1017
Herbe du Saint Robert **5.**254
Herbe de sanicle **6.**596
Herbe de sauge sclarée **6.**566
Herbe de la scabieuse des champs **5.**613
Herbe au scorbut **4.**923f
Herbe de sénecon **6.**663

Herbe de serpolet **6.**972
Herbe à setons **5.**424
Herbe aux sorcières **4.**1142; **6.**1108
Herbe de souci (des jardins) **4.**611
Herbe des taupes **4.**1142
Herbe aux teigneux **6.**85
Herbe terrible **5.**296f
Herbe à tous maux **6.**1108
Herbe de la Trinité **5.**429; **6.**1148
Herbe d'ulmaire **5.**152
Herbe au vent **6.**321
Herbe de verge d'or **6.**759
Herbe de Véronique **6.**1119
Herbe de la vierge **5.**778; **6.**759
Herbenta DP
– Monographie **3.**658
– Pflanzenschutz **1.**366
Herbenta flüssig, Monographie **3.**658
Herbenta Ultra, Monographie **3.**658
(–)-Herbertenol **5.**775
Herbexan D 500, Monographie **3.**658
Herbexan DP 600, Monographie **3.**658
Herbexan M 500, Monographie **3.**658
Herbexan M 750, Monographie **3.**658
Herbexan MP 560, Monographie **3.**659
Herb-gerard **4.**99
Herbivit CMPP, Monographie **3.**659
Herbivit DP, Monographie **3.**659
Herbivit M, Monographie **3.**659
Herbivit MPD, Monographie **3.**659
Herbizid Combi flüssig Elsner, Monographie **3.**659
Herbizid D Du Pont, Monographie **3.**659
Herbizid Du Pont Kombi DM, Monographie **3.**659
Herbizid DP Du Pont, Monographie **3.**660
Herbizid DP Elsner, Monographie **3.**660
Herbizid M Du Pont, Pflanzenschutz **1.**363
Herbizid Granulat 8102, Monographie **3.**660
Herbizid Kombi DM Du Pont, Monographie **3.**660
Herbizid M Du Pont, Monographie **3.**660
Herbizid Marks D, Monographie **3.**660
Herbizid Marks DP, Monographie **3.**660
Herbizid Marks Kombi DM, Monographie **3.**660
Herbizid Marks M, Monographie **3.**661
Herbizid Marks MP, Monographie **3.**661
Herbizid Marks MPD, Monographie **3.**661
Herbizid MP Du Pont, Monographie **3.**661
Herbizid MP Elsner, Monographie **3.**661
Herbizid MPD Du Pont, Monographie **3.**661
Herbizide
– Pflanzenschutz, chemischer **1.**339
– Pflanzenschutzmittel, Übersicht **1.**343, 358ff
Herbogil DP D, Monographie **3.**661
Herboxin **6.**1125
Herbs of celandine poppy **4.**839
Herbstblume **4.**946
Herbstlilie **4.**946
Herbstrübe **4.**557
Herbstsonnenbraut **5.**407
Herbstzeitlose **3.**336, 338; **4.**946, 954
Herbstzeitlosenblüten **4.**948
Herbstzeitlosenknollen **4.**952
Herbstzeitlosensamen **1.**563ff; **4.**948, 955

Herburan, Monographie **3.**661
Herby grass **6.**509
Hercynin **6.**60, 63
Herdöpfel **6.**746
Hergottsblümli **4.**752
Heritiera litoralis, Verfälschung von Colae semen **4.**943
Herkulessamen **4.**1075
Herkulesstaude **5.**434
Herli Unkrautvertilger, Monographie **3.**662
Hermánek rimsky **4.**808
Hermánkovy kvet **4.**819
Hermel **4.**817
Hernandulcin **5.**687f
Herniarin **4.**297, 372; **5.**318, 635, 637, 639
Heroin **3.**843; **7.**1251
– Monographie **3.**662
– hydrochlorid **3.**662
– – Monographie **3.**664
Herpetica alata **4.**703
Herreria sarsaparilla, Verfälschung von Sarsaparillae radix **6.**725
Herrgottsblümchen **4.**281
Herrgottsblut **5.**475; **8.**514
Herrgottskrönli **4.**752
Herrgottsschühli **4.**289
Hersbrucker spät **5.**448
Herstellung
– Aerosole **2.**623
– aseptische **2.**787
– Cremes **2.**905
– Dragées **2.**964
– Drogenauszüge, wäßrige **2.**1022
– Emulsionen **2.**693ff
– Extrakte **2.**1024
– Fluidextrakte **2.**1025
– Gele **2.**905
– Granulate **2.**724ff, 735
– Infundibilia **2.**795
– Iniectabilia **2.**789ff
– Kapseln **2.**804
– Pasten **2.**906
– Pellets **2.**828ff
– Pulver **2.**856
– Salben **2.**893ff
– Suppositorien **2.**1006
– Suspensionen **2.**932
– Tabletten **2.**940, 951
– Tinkturen **2.**1024
Herstellungsprozeß, validierter **2.**1079
Herstellungsverfahren, Validierung **2.**1032ff
Hertz-Dipole **2.**160
Herva pimenteira **5.**656
Herva serra **5.**656
Hervin **6.**1125
Hervinha **6.**996
Herwar **4.**34
Herz, flammendes **3.**265, 1055
Herzblume, blaue **5.**429
Herzblümli **5.**429
Herzelkraut **4.**656
Herzerbse **4.**681

Herzfreude 5.429
Herzgespann 5.647
– echtes 5.647
Herzgespannkraut 5.652
– fünflappiges 5.651
Herzglycoside 1.734f; 3.468f
– Bestimmungsmethode, elektrochemische 2.521
Herzglykoside C01A
Herzinfarkt, Klin. Chemie–Diagnostik 1.484, 486, 488
Herzinsuffizienz, Klin. Chemie–Diagnostik 1.480
Herzkraut 5.429, 811, 814
Herz-Kreislaufinsuffizienz, Klin. Chemie–Diagnostik 1.479
Herzleberkraut 5.429
Herzsame 4.681
Herztherapeutika C01
– Antiarrhythmika C01B
– Herzglykoside C01A
– positiv inotrop wirkende C01C
– – Phosphodiesterasehemmer C01CE
– – Sympathomimetika C01CA
– Vasodilatatoren, koronare C01D
HES [Hydroxyethylstärke] 2.799; 8.497
Hesoestrol 8.432
Hesperetin 6.496
– 7-rutinosid 8.425
Hesperidin 5.841; 6.1081; 7.1376
– Monographie C05B 8.425
– methylchalkon, Monographie C05B 8.426
trans-Hesperidinsäure 6.1085
Hesperidosid 8.425
Hesperis alliaria 4.180
HET [hen's egg test] 1.142
Hetacillin, Monographie J01CA 8.427
HET-CAM [HET-Chorionallantoistest] 1.142
HET-Chorionallantoistest 1.142
Heteroatome, Massenspektrometrie 2.233
$N$-Heterocyclen, Nachweis, chromatographischer 2.147
Heteroglycane 4.606
Heteropolysäure 2.136
Heteroptera 1.308f
Heteropteris pauciflora, Verfälschung von Ipecacuanhae radix 4.779f
Heterorhabditis-Nematoden 1.331
Heterostachyae 4.685
Heterotheca, Monographie 5.440
Heterotheca breweri 5.440
Heterotheca camphorata 5.440
Heterotheca canescens 5.440
Heterotheca grandiflora 5.440
Heterotheca inuloides 5.440f
– Verfälschung von Arnicae flos 4.347
Heterotheca-inuloides-Blüten 5.441
Heterotheca oregona 5.440
Heterotheca psammophila 5.440
Heterotheca subaxillaris 5.440
Heterotheca villosa 5.440
HETP [hight equivalent to a theoretical plate] 2.292
Heu 3.1155f

Heublume 4.754
Heudelotia africana 4.962
Heunägeli 4.754
Heusamen 6.222
– griechische 6.996
Heuschrecken 1.307
Hexa-$\mu$-acetato-$(O,O)$-$\mu_4$-oxo-tetrazink 9.1234
Hexaacetobromrutinose 9.540
Hexabromrosaniliniumsalz 2.128
Hexacarbacholinbromid, Monographie M03A 8.428
Hexa-CDD 3.1144
Hexachlorbenzol 3.929
– Monographie 3.664
2,4,5,2',4',5'-Hexachlorbiphenyl 3.291
Hexachlorbutadien 3.666
1,1,2,3,4,4-Hexachlor-1,3-butadien, Monographie 3.666
Hexachlor-1,3-butadien 3.666
1,3-Hexachlorbutadien 3.666
$\gamma$-Hexachlorcyclohexan 3.738
$\gamma$-1,2,3,4,5,6-Hexachlorcyclohexan 1.343; 3.738
1$\alpha$,2$\alpha$,3$\beta$,4$\alpha$,5$\alpha$,6$\beta$-Hexachlorcyclohexan 3.738
Hexachlordibenzo-p-dioxin 3.929
Hexachlorethan 3.1146
– Monographie P02X 8.429
6,7,8,9,10,10-Hexachlor-1,5,5a,6,9,9a-hexahydro-6,9-methano-2,4,3-benzodioxathiepin-3-oxid 1.343; 3.520
Hexachlorobenzene 3.664
Hexachloroplatin(IV)säure Hexahydrat 7.50
Hexacosanol 5.135, 413; 6.781
$n$-Hexacosansäure 4.1105
Hexacyclonsäure, Monographie 8.430
Hexadeca-2E,9Z-dien-12,14-diinsäureisobutylamid 5.6
Hexadecanol 7.820, 824; 8.1017
$n$-Hexadecansäure 4.1105
Hexadecansäure-(1-methyl)ethylester 8.619
Hexadecatriensäure 4.1202
7-Hexadecen-16-olid 4.3
9-Hexadecensäure 5.399; 6.71
11-Hexadecensäure 4.1105
Hexadecensäuren 4.698
$N$-Hexadecyl-$N,N$-dimethylbenzenmethanaminiumchlorid 7.814
Hexadecylhexadecanoat 7.820
Hexadecylhydrogensulfat, Natriumsalz 7.826
$N$-Hexadecyl-$N$-{2-[$N$-(4-methoxybenzyl)-$N$-(2-pyrimidinyl)amino]ethyl}-$N,N$-dimethylammoniumbromid 9.993
Hexadecylphosphocholin 8.1017
Hexadecylpyridiniumbromid 7.821
Hexadecylpyridiniumchlorid 7.821
$O$-Hexadecyl-$O$-(2-trimethylammonioethyl)-phosphat 8.1017
Hexadecyltrimethylammoniumbromid 7.818f
2,4-Hexadiencarbonsäure, Kaliumsalz 8.658
Hexadienestrol 7.1276
– diacetat 7.1277
$(E,E)$-2,4-Hexadiensäure 9.634
Hexa-2,4-$trans,trans$-diensäure 6.767

(E)-2-(Hexa-2,4-diin-1-yliden)-1,6-dioxaspiro[4,4]-
    non-3-en  7.1272
(Z)-2-(Hexa-2,4-diin-1-yliden)-1,6-dioxaspiro[4,4]-
    non-3-en  7.1273
Hexadimethrinbromid, Monographie  8.430
Hexadimethrini bromidum  8.430
2,5-Hexadion  8.600
3,3'-[1,6-Hexadiyl-bis[(methylimino)carbonyl]oxy]-
    bis[1-methylpyridinium]dibromid  7.1404
(E)-2-(2,4-Hexadiynyliden)-1,6-dioxaspiro[4,4]non-3-
    en  7.1272
(Z)-2-(2,4-Hexadiynyliden)-1,6-dioxaspiro[4,4]non-3-
    en  7.1273
1,1,1,3,3,3-Hexafluor-2-(fluormethoxy)propan
    9.605
Hexa-O-galloyl-β-D-glucose  4.332
Hexahydroadiphenin  7.1442
– hydrochlorid  7.1443
Hexahydroadiphenini hydrochloricum  7.1443
Hexahydroanilin  3.374
Hexahydro-2H-azepin-2-on  3.245
N-[[(Hexahydro-1H-azepin-1-yl)-amino]carbonyl]-4-
    methylbenzolsulfonamid  9.976
[2S-(2α,5α,6β)]-6-[[(Hexahydro-1H-azepin-1-yl)-
    methylen]amino]-3,3-dimethyl-7-oxo-4-thia-1-aza-
    bicyclo[3.2.0]heptan-2-carbonsäure  8.825
– (2,2-dimethyl-1-oxo-propoxy)methylester  9.265
(2S,5R,6R)-6-{[(Hexahydro-1H-azepin-1-yl)methyl-
    en]amino}-3,3-dimethyl-7-oxo-4-thia-1-azabi-
    cyclo[3.2.0]heptan-2-carbonsäure  8.825
1-(Hexahydro-1H-azepin-1-yl)-3-(p-tolylsulfonyl)-
    harnstoff  9.976
[2-(Hexahydro-1(2H)-azocinyl)ethyl]guanidin  8.393
– hydrogensulfat  8.393
Hexahydrobenzolamin  3.374
Hexahydrobenzo-phenanthridin-Alkaloid  3.266
Hexahydrocurcumin  4.1085f
Hexahydrodesoxyephedrin  9.411
Hexahydro-3a,7a-dimethyl-(3aα,4β,7β,7aα)-4,7-
    epoxyisobenzofuran-1,3-dion  7.655
(2R*,6R*,11R*)-2,3,4,5,6-Hexahydro-6,11-dimethyl-
    3-(3-methyl-2-butenyl)-2,6-methano-3-benzazocin-
    8-ol  9.63
1,2,3,4,5,6-Hexahydro-6,11-dimethyl-2-phenethyl-
    6,7-benzomorphan  9.104
(2R*,6R*,11R*)1,2α,3,4,5,6-Hexahydro-6α,11-di-
    methyl-3-phenethyl-2,6-methano-3-benzazocin-8-
    ol  9.104
1,2,3,4,5,6-Hexahydro-6,11-dimethyl-3-(2-phenet-
    hyl)-2,6-methano-3-benzazocin-8-ol  9.104
[1S-[1α,3α,7β,8β(2S*,4S*),8aβ]]-1,2,3,7,8,8a-Hexa-
    hydro-3,7-dimethyl-8-[2-(tetrahydro-4-hydroxy-2-
    oxo-2H-pyran-2-yl)-ethyl]-1-naphthalenyl-2,2-di-
    methylbutansäureester  9.623
(1S,3R,7S,8S,8aS)-1,2,3,7,8,8a-Hexahydro-3,7-di-
    methyl-8-{2-[(4R,6R)-tetrahydro-4-hydroxy-2-oxo-
    2H-pyran-6-yl]ethyl}-1-naphthyl-2,2-dimethyl-
    butyrat  9.623
2,4,5,7,12b,12c-Hexahydro-1H-[1,3]dioxolo[4,5-j]-
    pyrrolo[3,2,1-d,e]phenanthridin-1,2-diol  3.748
(4R,6R)-6-[2[(1S,2S,6R,8S,8aR)-1,2,6,7,8,8a-Hexa-
    hydro-8-hydroxy-2,6-dimethyl-1-naphthyl]ethyl]-
tetrahydro-4-hydroxy-2H-pyran-2-on, 8-(2,2-di-
    methyl)buttersäureester  9.623
[1aR-(1aα,2aβ,3β,6β,6aβ,8aS*,8bβ,9S*)]-Hexahydro-
    2a-hydroxy-9-(1-hydroxy-1-methylethyl)-8b-me-
    thyl-3,6-methano-8H-1,5,7-trioxacyclopenta[ij]-
    cycloprop[a]azulen-4,8(3H)-dion  9.201
[1aR-(1aα,2aβ,3β,6β,6aβ,8aS*,8bβ,9R*)]-Hexahydro-
    2a-hydroxy-8b-methyl-9-(1-methylethenyl)-3,6-
    methano-8H-1,5,7-trioxacyclopenta[ij]cycloprop-
    [a]azulen-4,8(3H)-dion  9.201
[3aS-[2E,3aα,4α(1E,3R*)5β,6aα]]-5-[Hexahydro-5-
    hydroxy-1-(3-hydroxy)octenyl-2-(1H)-penta-
    lenyliden]pentansäure  7.669
(1S,3R,7S,8S,8aR)-1,2,3,7,8,8a-Hexahydro-8-{2-
    [(4R,6R)-4-hydroxy-2-oxo-2H-pyran-6-yl]ethyl}-
    3,7-dimethylnaphthyl-(S)-2-methylbutyrat  8.771
(RS)-2,3,4,6,7,11b-Hexahydro-3-isobutyl-9,10-di-
    methyl-1H-benzo[a]chinolizin-2-on  9.827
1,2,3,4,5,6-Hexahydro-1,5-methano-8H-pyrido-[1,2-
    a][1,5]diazocin-8-on  3.382
2,3,6a,8,9,9aα-Hexahydro-4-methoxycyclopenta[c]-
    furo[3',2':4,5]furo[2,3-h][1]benzopyran-1,11-
    dion  3.27
3,4,7aα,9,10,10aα-Hexahydro-5-methoxy-1H,12H-
    furo[3',2':4,5]furo-[2,3-h]pyrano[3,4-c]-[1]benzo-
    pyran-1,12-dion  3.28
4a,5,9,10,11,12-Hexahydro-3-methoxy-11-methyl-
    6H-benzofuro[3a,3,2-e,f][2]benzazepin-6-ol
    8.321
(+)-cis-1,3,4,9,10,10a-Hexahydro-6-methoxy-11-me-
    thyl-2H-10,4a-iminoethanophenantren  7.1236
1-(Hexahydro-1-methyl-1H-azepin-4-yl)hydrazin
    7.340f
5b,6,7,12b,13,14-Hexahydro-13-methyl[1,3]benzo-di-
    oxolo[5,6-c]-1,3-dioxolo[4,5-i]phenanthridin-6-
    ol  3.266
2,3,3a,4,5,6-Hexahydro-8-methyl-1H-pyrazino-[3,2,1-
    jk]carbazolhydrochlorid  9.255
[3aS,(3aα,4β,6aα)]-Hexahydro-2-oxo-1H-thieno[3,4-
    d]imidazol-4-pentansäure  7.482
5-[(4S,3a,6a-cis)-Hexahydro-2-oxo-1H-thieno(3,4-d)-
    imidazol-4-yl]valeriansäure  7.482
Hexahydropropyrazindiethylendiamin  1.772
Hexahydropyrazin  9.229
Hexahydrothymol  8.861
[1S-[1α(βS*,δS*),2α,6α,8β(R*),8aα]]-1,2,6,7,8,8a-
    Hexahydro-β,δ,6-trihydroxy-2-methyl-8-(2-methyl-
    1-oxobutoxy)-1-naphthalenheptansäure  9.308
5,5a,6,8,8a,9-Hexahydro-5-(3,4,5-trimethoxyphenyl)-
    furo[3',4':6,7]naphtho[2,3,-d]-1,3-dioxol-6-on
    9.277
Hexahydrotrimethylpyrroloindolmethylcarbamat
    1.730
(3aα,8aα)-1,2,3,3a,8,8a-Hexahydro-1,3a,8-trimethyl-
    pyrrolo[2,3-b]indol-5-ol-N-methylcarbamat  9.193
(3aS-cis)-1,2,3,3a,8,8a-Hexahydro-1,3a,8-trimethyl-
    pyrrolo[2,3-b]indol-5-ol-methyl-carbamatester
    9.193
1,1',6,6',7,7'-Hexahydroxy-5,5'-diisopropyl-3,3'-di-
    methyl-(2,2'-binaphthalen)-8,8'-dicarboxaldehyd
    5.343

4,5,7,4',5',7'-Hexahydroxy-2,2'-dimethyl-
mesonaphtodianthron **8.**514
1,3,4,6,8,13-Hexahydroxy-10,11-dimethyl-phenan-
thro[1,10,9,8-opqra]-perylen-7,14-dion **8.**514
2,3-(S)-Hexahydroxydiphenoyl-D-glucose **6.**326f
Hexahydroxyfarnesylaceton **6.**453
Hexakis(μ-acetato)-μ₄-oxotetrazinc **9.**1234
Hexakis-(2-phenyl-1-isobutyl)distannoxan **1.**350; **3.**579
Hexamarium bromid **7.**1404
N,N,N,N',N',N'-Hexamethyl-1,10-decandiaminiumdi-
bromid **7.**1183
N,N,N,N',N',N'-Hexamethyl-4,13-dioxo-3,14-dioxa-
5,12-diazahexadeca-n-1,16-diaminium-dibromid
**8.**428
Hexamethyldisilazan **2.**283, 294
Hexamethylenamin **8.**921
N,N'-Hexamethylen-bis-(O-carbamoylcholin)-di-
bromid **8.**428
1,1'-Hexamethylen-bis[5-(4-chlorphenyl)]biguanid
**7.**863
– acetat **7.**867
α,α-[Hexamethylenbis(iminomethylen)]bis(3,4-di-
hydroxybenzylalcohol) **8.**442
Hexamethylen-1,6-bis(N-methylcarbamoylchlorid)
**7.**1404
Hexamethylendiamin **1.**13ff; **3.**668
Hexamethylen-1,6-diisocyanat, Monographie **3.**668
4,4'-(Hexamethylendioxy)dibenzamidin **8.**431
Hexamethylentetramin **1.**148; **3.**255, 611; **8.**921
Hexamethylmelamin **7.**136
N,N,N',N',N'',N''-Hexamethyl-1,3,5-triazin-2,4,6-tri-
amin **7.**136
Hexamidin **1.**150
– Monographie D01AE, D08AC **8.**431
– diisetionat, Monographie D01AE, D08AC
**8.**431
– 2-hydroxyethansulfonat **8.**431
Hexamin **8.**921
Hexamita **7.**677
Hexan **3.**161
Hexanal **5.**752; **6.**878
Hexandion **3.**162, 670
Hexandisäure **7.**78
4,4'-[1,6-Hexandiylbis[imino(1-hydroxy-2,1-ethan-
diyl)]]bis-1,2-benzendiol **8.**442
1,2,3,4,5,6-Hexanhexol **8.**812
Hexanicotinylinositol **8.**546
Hexanoestrol **8.**432
Hexanol **4.**539; **5.**318; **6.**878, 1065, 1080, 1084
2-Hexanon, Monographie **3.**669
Hexansäure **5.**318
Hexapropymat, Monographie N05CM **8.**431
Hexatriensäure **5.**65
Hexazinon **1.**366
– Monographie **3.**671
Hexemalcalcium **7.**1131
Hexemalum **7.**1127
Hexenal **4.**539, 636; **5.**89, 752
Hexenbesen **6.**1160

Hexenblum **4.**281
Hexendorn **6.**393
Hexenhasel **5.**368
Hexenkörner **6.**8
Hexenkraut **4.**990, 1159; **5.**475
Hexenkrut **6.**1160
Hexennest **6.**1160
Hexenol **4.**296, 540, 796; **5.**89; **6.**878
cis-Hexenylacetat **6.**1080
(cis)-Hex-3-enyl-(cis)-hex-3-enoat **4.**636
Hexestrol, Monographie G03C **8.**432
Hexetidin **1.**147
– Monographie A01AB, D08AX, R02AA **8.**433
Hexetylamin
– Monographie R06A **8.**436
– dihydrogencitrat, Monographie R06A **8.**436
Hexetylaminii citras **8.**436
Hexetylaminum citricum **8.**436
Hexobarbital
– Monographie N01AF, N05CA **8.**437
– Natriumsalz, Monographie N01AF, N05CA
**8.**439
Hexobarbiton **8.**437
– Natrium **8.**439
Hexobendin, Monographie C01D, N07X **8.**440
Hexokinase **1.**474, 484
Hexoprenalin
– Monographie R03AC, R03CC **8.**442
– sulfat, Monographie R03AC, R03CC **8.**443
Hexylacetat **4.**810
n-Hexylamin **4.**914
Hexylcainhydrochlorid, Monographie N01BC
**8.**443
1-Hexyl-3,7-dihydro-3,7-dimethyl-1H-purin-2,6-
dion **9.**68
1-Hexyl-3,7-dimethyl-2,6(1H,3H)-purindion **9.**68
1-Hexyl-3,7-dimethylxanthin **9.**68
Hexylenglycol, in Dermatika **2.**901
Hexylnicotinat, Monographie M02AX **8.**444
Hexyl-3-pyridincarboxylat **8.**444
1-Hexyltheobromin **9.**68
Heydogene 11 **3.**1199
Heyduse **5.**138
Hezi **6.**921
H-FCKW **2.**627
HGH [Somatropin] **9.**630
Hibalacton **5.**563
Hibicon **7.**381
Hibisci flos **4.**234
Hibisci radix **4.**2
Hibiscus **4.**2, 4
Hibiscus abelmoschus **4.**3
Hibiscus esculentus **4.**4
Hibiscus manihot **4.**2
Hibiscus root **4.**2
Hibiscuswurzel **4.**2
Hiboke **4.**796
Hickory poplar **5.**703
Hieba de Judas **4.**1063
Hieble **6.**576
Hiedra **5.**398

Hieracium lachmalii, Verfälschung von Arnicae flos **4.**347
Hieracium murorum, Verfälschung von Arnicae radix **4.**352
Hieracium umbellatum, Verfälschung von Arnicae radix **4.**352
Hierba del ajo **4.**180
Hierba de anis **5.**157
Hierba buena **5.**687
Hierba de calentura **5.**550
Hierba de la calentura **5.**551
Hierba callera **6.**655
Hierba cana **6.**675
Hierba de los cantores **6.**718f
Hierba de los chantres **6.**718
Hierba coral **4.**262f
Hierba de dente de leon **6.**898
Hierba e raiz de dente de leon **6.**900
Hierba doncella **6.**1126
Hierba dulce **5.**687f
Hierba jabonera **4.**262f
Hierba jacobi **6.**669
Hierba lavamanos **4.**598
Hierba Luisa **5.**690, 692
Hierba del moro **5.**526
Hierba mosquera **5.**531
Hierba de la pastora **6.**539
Hierba del podador **4.**598, 601
Hierba des praedicadox **6.**718
Hierba de la princesa **5.**690, 692
Hierba de ruda **6.**511
Hierba de San Alberto **6.**718
Hierba de San Juan **5.**479
Hierba de San Roberto **5.**254
Hierba de Santiago **6.**669
Hierba del tabardillo **5.**550f
Hierba vaquera **4.**598
Hierba de la virgen **6.**539
Hierzwurz **4.**1161
Higenamin **4.**67, 69, 389
High density lipoprotein [*HDL*] **1.**469
High mallow **5.**755
High performance capillary electrophoresis - [*HPCE*] **2.**242
High performance ion exclusion chromatography - [*HPIEC*] **2.**447
High performance size exclusion chromatography - [*HPSEC*] **2.**321
High performance thin layer chromatography - [*HPTLC*] **2.**258
Higuchi-Gleichung **2.**978
Higuerilla **6.**475, 481
Hikúli **5.**708
Hikúri **5.**708
Hilfsstoffe
 – Augensalben **2.**653
 – Augentropfen **2.**643
 – Dermatika **2.**901ff
 – Direkttablettierung **2.**944
 – Granulate **2.**727
 – Tablettenüberzüge **2.**960
Hilger-Chance-Refraktometer **2.**1107

Hillia illustris, Verfälschung von Ipecacuanhae radix **4.**780
10-*S*,11*S*-Himachala-3(12),4-dien **4.**14
Himachalen **4.**990f; **5.**590, 775
β-Himachalen **6.**1097
γ-Himachalen **6.**137f, 144
Himalayan rhubarb **6.**416, 436
Himbeerblätter **1.**660
Himbeeren **1.**651
Himbeersaft **1.**651
Himbeersirup **1.**625, 651; **2.**1017
Himmelblume **4.**477
Himmelsbrot **5.**196
Himmelsschlüsselblumen **6.**277
Himmelssterndl **5.**429
Himmelstau **5.**196
Hinata-inokozuchi **4.**58
Hind sinai **4.**704
Hindisana **4.**704
Hindisanakapat **4.**704
Hindred settling **2.**602
Hindu datura **4.**1141
Hindu-Tragant, Verfälschung von Tragacantha **4.**412
Hinfuß **4.**99
Hinkens CCC, Monographie **3.**671
Hinkens Chloridazon 430, Monographie **3.**672
Hinkens Isoproturon 500, Monographie **3.**672
Hinojo **5.**157
Hinojo dolce **5.**169
Hinojo de prade **4.**694
Hinojo ursino **5.**849
Hinojo vulgar **5.**169
Hinokiflavon **5.**564, 590; **6.**958
Hinokinin **4.**896; **6.**195
(*Z*)-Hinokiresinol **4.**278
Hinokisäure **5.**562
Hinokitiol **5.**563
Hinschkraut **6.**737
Hintonia, Monographie **5.**443
Hintonia latiflora **5.**443f
Hintonia-latiflora-Rinde **5.**443
Hipecacuanha brasiliensis **4.**774
Hipecacuanha dysenteria **4.**774
Hipericao **5.**479
Hipericon **5.**475, 479
Hippeastrin **5.**214
Hippeastrum vittatum **3.**748
Hippion cruciatum **5.**229
Hippobosca equina **1.**267
Hippocastani folium **4.**112
Hippocastani oleum **4.**112
Hippocastani semen C05B **4.**112
Hippocastanosid **4.**114
Hippocastanum vulgare **4.**110
Hippochaete hyemalis **5.**70
Hippocratis radix **5.**422
Hippophaestum vulgare **4.**751
Hippophain **9.**603
Hipposelinum levisticum **5.**664
Hippursäure **9.**158, 1147f
Hipwort **6.**1029

Hirschdorn **6**.393
Hirschhornflechte **4**.791, 794
Hirschhorngeist **7**.212
Hirschhornsalz **7**.219
Hirschklee **5**.429
Hirschkohl **6**.311
Hirschkolbensumach **6**.463
Hirschlausfliege **1**.267
Hirschmangold **6**.311
Hirschminze **5**.839, 841
Hirschmöhre **6**.49
Hirseanbau, Herbizid **3**.235, 365, 822
Hirsutin **6**.270, 275
Hirsutrin **5**.338
Hirtentäschel **4**.656
Hirtentäschelkraut **1**.586; **4**.656
– echtes **4**.656
Hirtentäschelkrautfluidextrakt **1**.586
Hirudin, Monographie B01AB **8**.445
Hirudin-Peptid, gereinigtes, Monographie B01AB **8**.446
Hirudo medicinalis **8**.445
Hirundigenin **6**.1138
Hirundinariae radix **6**.1137
Hirzwurz **4**.1159
Hispaglabridin **5**.313, 317
Hispidulin **4**.452; **5**.409, 412, 532, 693; **6**.496, 541, 551, 569
Hispidussamen **6**.805
Hispigenin **6**.736
Histamin **4**.839, 844, 911; **5**.340, 861
– Monographie V04CG **8**.447
– dihydrochlorid
– – Monographie V04CG **8**.447
– – Nachweis **2**.143
– diphosphat **8**.448
– phosphat, Monohydrat, Monographie V04CG **8**.448
Histapyrrodin
– Monographie R06A **8**.449
– hydrochlorid, Monographie R06A **8**.449
Histidin **4**.289, 1066, 1105
Histomonas meleagridis **7**.677
Histomoniasis **1**.753ff
Hitzeblätter **6**.1017
Hitze-Ethanol-Technik, Plasmafraktionierung **2**.680
HIV *[human immunodefiency virus]* **2**.682
Hixson-Crowell-Gleichung **2**.821
HK *[Hämatokrit]* **1**.501
HLA *[human leukocyte antigen]* **2**.672
Hlaba **4**.222
HLB-Wert *[hydrophilic lipophilic balance]* **1**.154; **2**.691
HLT forte Heißnebel, Monographie **3**.672
HMDE *[hanging mercury drop electrode]* **2**.510
HMG-CoA-Reduktase-Hemmer, Lipidsenker B04AB
HN-1 **3**.448, 1100, 1209
HN-2 **3**.448, 1100, 1209
HN-3 **3**.448, 1100, 1209
Hoang-Nan hom. **6**.843f
Hoarhound **5**.778

Hoary plantain **6**.231
Hoboksbloom **4**.281
Hobushi **4**.69
Hochdruckextraktionsverfahren **2**.1030
Hochdruckflüssigkeitschromatographie
– Apparatur, Funktionsprinzip **2**.431
– Detektoren **2**.299, 434
– Fließmitteleigenschaften, Tabelle **2**.440
– Gehalt **2**.431ff
– Identität **2**.298
– IR **2**.198, 434
– MS **2**.231, 434, 458
– Prüfung auf optische Reinheit **2**.320
– Reinheitsprüfung **2**.318
– Säule **2**.433
– Säulenmaterial **2**.300
– Validierung **2**.319, 443
Hochdruckhomogenisator **2**.698
Hochdruckpolyethylen **2**.991
Hochfrequenzbüschelentladung, Ampullenprüfung **2**.793
Hochgebleichter Verbandzellstoff **1**.24
Hochimmunisierung **2**.920
Hochtemperatur-Verfahren **1**.13
Hochwurzel **5**.231
Höckertang **5**.201
Hodge-Pessare **1**.93
Hoffmann-Abbau **7**.248, 313, 364
Hoffmann-Eliminierung **7**.312f
Hoffmannscher Lebensbalsam **1**.571ff, 625
Hoffmannsches Magenelixir **1**.578
Hoffmannstropfen **1**.663
Hog **3**.946
Hogbean **5**.464
Hog-Gummi **4**.412
Hog's garlic **4**.202
Hogweed **5**.435
Hohe Goldrute **6**.754
Hohe Schlüsselblume **6**.273
Hoher Rittersporn **3**.398
Hohler Lerchensporn **4**.1018
Hohlkrökeln **5**.69
Hohlwurz **4**.1018
– gemeine **4**.1018
Hojas de abedul **4**.502
Hojas de alipo **5**.297
Hojas de arrayan **6**.1052
Hojas de beleño **5**.462, 466
Hojas de belladonna **4**.424
Hojas de bucco **4**.469, 472
Hojas de castaño **4**.728
Hojas de coca **5**.90
Hojas de dente de leon **6**.898
Hojas des estramonio **4**.1144
Hojas de eucalipto **5**.124
Hojas de fresa **5**.183
Hojas de gayuba **4**.331
Hojas de hamamelis **5**.376
Hojas de hierba hedonda **4**.1144
Hojas de jaborandi **6**.129
Hojas de lepidio **5**.656
Hojas de llantén **6**.229

Hojas del madroño **4.**327
Hojas de malvavisco **4.**234
Hojas de manzane del diabolo **4.**1144
Hojas de Maria pastora **6.**540
Hojas de matico **6.**197
Hojas de olivo **5.**938
Hojas de la pastora **6.**540
Hojas de pulmonaria **6.**311
Hojas de romero **6.**494
Hojas de salvia **6.**548
Hojas de sauco **6.**582
Hojas de sen **4.**705, 721
Hojas de torongil **5.**814
Hojas de tusilage **6.**1018
Hojas de zumaque **6.**459
Hokbusin **4.**66f, 69, 72
Hokkai-Kisso **6.**1073
Hoko-Säure **3.**1052
Holalafia multiflora, Verfälschung von Strophanthi semen **6.**800
Holarrhena antidysenterica **7.**1093
– Verfälschung von Strophanthi semen **6.**800
Holder **6.**579
Holderbeeren **6.**582
Holderblätter **6.**582
Holderblüten **6.**580
Holderrinde **6.**579
Holländischer Klee **6.**993
Holländischer Senf **4.**544f
Höllenstein **9.**613
Höllensteinstäbchen **1.**569
Holler **6.**579
Hollerbeeren **6.**582
Hollerblätter **6.**582
Hollerblüten **6.**580
Hollerrinde **6.**579
Hollerwurzel **6.**583
Hollister **2.**985
Hollow root **4.**1018
Hollowroot-birthwort **4.**1018
Hollratox CPN, Monographie **3.**672
Hollrippe **5.**69
Hollrusch **5.**69
Hollrusk **5.**69
Holly **5.**506
Holly leaves **5.**506
Hollyhock **4.**159
Holmium, Nachweisgrenze, spektroskopische **2.**469
Holocalin **6.**582f
Holunder **6.**579
– kanadischer **6.**575
– schwarzer **6.**579
Holunderbeeren **1.**666; **6.**582
Holunderblätter **1.**661; **6.**582
Holunderblättriger Baldrian **6.**1080
Holunderblüten **1.**567ff; **6.**580
Holunderblütenwasser **1.**567
Holundermus **1.**666
Holunderrinde **6.**579
Holunderwurzel **6.**583
Holwortel **4.**1018
Holy wort **6.**1108

Holzalkohol **3.**787; **8.**914
Holzameisen **1.**271
Holzapfel **5.**751
Holzblüemli **5.**429
Holzbock **1.**268
Holzbohrer, ungleicher **1.**316
Holzcellulose **1.**5
Holzether **7.**1355
Holzgeist **3.**787; **8.**914
Holzin **3.**787; **8.**914
Holzkassie **4.**895
Holzkohle **7.**690
Holzsäure **3.**539
Holzschliff **1.**7, 23
Holzschutzmittel, Allergie **3.**316
Holzspiritus **3.**787
Holzteer **1.**645; **6.**181
Holzveigerl **5.**429
Holzwollwatte **1.**21
Holzwurm Avenarol 8.208, Monographie **3.**672
Holzzellstoff **1.**5
Homaccorde **2.**751
Homatropin
– Monographie S01FA **8.**450
– hydrobromid, Monographie S01FA **8.**452
– methobromid **8.**454
– methylbromid, Monographie S01FA **8.**454
Homeriana-Tee **6.**247
Homeriodyctiol **6.**1162
Homoarbutin **4.**849
Homoatropin **8.**450
Homobaldrinal **6.**1068, 1070
Homobatrachotoxin **3.**149
Homocapsaicin **7.**658
Homochelidonin **4.**90, 845
Homocodein **9.**188
Homodaturatin **4.**1150
Homodihydrocapsaicin **4.**666, 673; **7.**658
Homoegonol **6.**847
Homoflavoyardorinin B **6.**1162
Homofucane **5.**202
Homoisoleucin **4.**108
Homomethionin **4.**554
2-Homomyrtenol **8.**1055f
Homoolestranol **5.**937f
Homöopathie **2.**742ff
– Pflanzenzubereitungen **2.**1017
Homöopathisches Arzneibuch
– Deutschland **2.**743
– Frankreich **2.**755
– USA **2.**752
Homoorientin **5.**359; **6.**894, 1192
Homoormosanin **4.**534
D-Homo-17a-oxaandrosta-1,4-dien-3,17-dion **9.**816
Homopiperazin **7.**1337
Homopisatin **6.**990
Homoplantiginin **6.**496
Homoprotocatechinsäure **5.**635
Homopterocarpin **4.**533
Homosalat **1.**203
Homoserin-Dehydrogenase **6.**476
Homoskedastizität **2.**1061

Homospermidin **6.**600
Homospinentkopplung, bei NMR **2.**209
Homostachyae **4.**685
Homotoxinlehre n. Reckeweg **2.**751
Homovaltrat **6.**1069
Homovanillinalkohol **6.**653
Homoveratrylamin **7.**1413f, 1421
Honduras-Sarsaparille **6.**731
Honey bloom **4.**301
Honey herb **5.**687f
Honey plant **5.**814
Hongshen **6.**14
Honig
– gereinigter **1.**623
– Identität mit DC **2.**274
– pontischer **3.**73
– Säuglingsernährung **1.**238
– türkischer **3.**73
– in Zubereitungen **1.**570ff
Honigblume **5.**612; **6.**992
Honigblumenblüten **6.**992
Honigtau **3.**327
Honigwein **1.**707
Honigzubereitungen **1.**623
Hook-Gesetz **2.**23
Hopein **5.**452
Hopfen **5.**447
– Extraktion, mit überkritischen Gasen **2.**1030
– spanischer **5.**957
Hopfenanbau, Herbizid **1.**290f; **3.**395, 1087
Hopfenbittersäuren **5.**448f
Hopfenblüten **5.**449
Hopfendolden **5.**449
Hopfendrüsen **5.**448
Hopfenextrakt **1.**605
Hopfenkätzchen **5.**449
Hopfenmehl **5.**448
Hopfenöl, spanisches **6.**967
Hopfenstaub **5.**448
Hopfenzapfen **1.**605; **5.**449
Hopkins Reagens **1.**546
Hoplocampa brevis **1.**314
Hoplocampa flava **1.**314
Hoplocampa minuta **1.**314
Hoplocampa testudinea **1.**314
Hoppes Frauenmantel **4.**162
Höppler-Konsistometer **2.**88
Höppler-Viskosimeter **2.**87
Hops **5.**447, 449
Hör **5.**671
Hora Atrazin 80, Monographie **3.**672
Hora Atrazin 500 flüssig, Monographie **3.**672
Hora Chlortoluron 500 flüssig, Monographie **3.**673
Hora Combi, Monographie **3.**673
Hora Curan 500 flüssig, Monographie **3.**673
Hora D, Monographie **3.**673
Hora DP, Monographie **3.**673
Hora Fenoxim, Monographie **3.**673
Hora Fenoxim flüssig, Monographie **3.**673
Hora Fenoxim spezial, Monographie **3.**673
Hora Flor, Monographie **3.**674

Hora Fluron plus
– Monographie **3.**674
– Pflanzenschutz **1.**360
Hora Karbutil, Monographie **3.**674
Hora Kupferspritzmittel, Monographie **3.**674
Hora KV, Monographie **3.**674
Hora KV Combi, Monographie **3.**674
Hora M, Monographie **3.**674
Hora Mazin 50, Monographie **3.**674
Hora Mazin 500 flüssig, Monographie **3.**675
Hora Mazin Granulat, Monographie **3.**675
Hora Saatgutpuder B, Monographie **3.**675
Hora Simazin 500 flüssig, Monographie **3.**675
Hora Simazin 2 G, Monographie **3.**675
Hora Simazin 50 WP, Monographie **3.**675
Hora Terbutryn 80, Monographie **3.**675
Hora Terbutryn 500 flüssig, Monographie **3.**675
Hora Trazin 50, Monographie **3.**675
Hora Trazin 500 flüssig, Monographie **3.**676
Hora Tryn 50, Monographie **3.**676
Hora Tryn 80, Monographie **3.**676
Hora Tryn 500 flüssig, Monographie **3.**676
Hora Turon 50, Monographie **3.**676
Hora Turon 500 flüssig, Monographie **3.**676
Horco mollo **5.**793
Hordenin **4.**27, 644; **5.**708f; **6.**657, 659, 894
Hordentrockner **2.**737
Hordentrocknung, Migrationseffekte **2.**1098
Hordeum distichon, Verfälschung von Coffeae semen **4.**931
Horgenfrue **4.**601
Horizontalentwicklungskammer, HPTLC **2.**263
Hormini sativi herba **6.**566
Horminon **6.**568
17-Hormoforin **9.**306
Hormonantagonisten, Zytostatika L02B
Hormone H
– Antiandrogene G03H, G03HA
– Antiparathyroidhormone H05B
– Calcitonin H05BA
– Corticosteroide, zur systemischen Anw. H02, H02A
– – Glucocorticoide H02AB
– – Mineralcorticoide H02AA
– Gonadotropine G03G
– Hypophysenhinterlappenhormone H01B
– Hypophysenhormone H01
– Hypophysenvorderlappenhormone H01A
– Hypothalamushormone H01, H01C
– Ovulationsstimulantien G03G
– Parathyroidhormone H05A, H05AA
– Schilddrüsenhormone H03AA
– Sexualhormone G03
– – Androgene G03B
– – Estrogene G03C
– – Gestagene G03D
– Zytostatika L02A
Horn seed **4.**911
Hornblenden **3.**102
Hörnchen, griechische **4.**5
Horned rye **4.**911, 921
Hornhautlöser **1.**165

Hornisse  1.273f, 280
Hornklee  4.860
Hornkleesamen  6.996
Hornmohn, gelber  3.265, 1055
Hornoska Golf mit Unkrautvernichter, Monographie  3.676
Hornstrauch
– amerikanischer  4.1004
– gelber  4.1006
– roter  4.1011
– rundblättriger  4.1010
Hornstrauchrinde  4.1005
Hörpfel  6.746
Horridin  5.792
Horror trip  3.751
Horsamen  5.676
Horse  3.662
Horse-balm  4.956
Horse-balm root  4.957
Horse chestnut  4.110
Horse chestnut bark  4.118
Horse chestnut flowers  4.119f
Horse chestnut leaves  4.112
Horse chestnut oil  4.112
Horse chestnut seeds  4.112
Horse-fly weed  4.463
Horse foot  6.1017
Horse hoofs  6.1017
Horse nettle  6.736
Horse radish  4.339, 341
Horse radish root  4.340
Horse radish tree  5.852
Horse-tail  5.65, 70
Horse-(tranquilizer)  3.946
Horse-weed  4.956, 990
Horse willow  5.65
Horsemint  5.827
Hortelapimenta  5.835
Hortex Ölspritzmittel, Monographie  3.676
Hortex stark RP, Monographie  3.677
Hortex Streuer, Monographie  3.677
Hoselätzli  4.313
Hoslundia opposita  5.803
Hosoba-ninjin  4.364
Hostaquick, Monographie  3.677
Hostathion
– Monographie  3.677
– Pflanzenschutz  1.346, 371
Hot spot  2.536
Houblon  5.447
Hound's berry  6.744
Houndsbene  5.778
Hösegräs  6.246
Houx  5.506
HPCE *[high performance capillary electrophoresis]*  2.242
HPIEC *[high performance ion exclusion chromatography]*  2.447
HPLC *[s. a. Hochdruckflüssigkeitschromatographie]*  2.298, 318, 431
HPLC-IR  2.198, 434
HPLC-MS  2.231, 434, 458

HPMCP *[Hydroxypropylmethylcellulosephthalat]*, pH-Löslichkeit  2.955
HPSEC *[high performance size exclusion chromatography]*  2.321
HPTLC *[high performance thin layer chromatography]*  2.258
– Horizontalentwicklungskammer  2.263
– Platten  2.272
HPUS *[Homeopathic Pharmacopoeia of the United States]*  2.752
HR *[O-(β-Hydroxyethyl)rutosid]*  8.494
hRf-Wert  2.257
HS *[Schwefel-Lost]*  3.1067
Hsieh  4.188
h-Strophanthin  6.805
Hsüan-Hu-So  4.1024
HT-Verfahren *[Hochtemperatur]*, Bleichen  1.13
Huai dihuang  6.385
Huaiqing rehmannia  6.385
Huang-hua-kao  4.364
Huangqi  4.409
Huaniniuxi  4.56
Hückel-Gleichung  2.107
Hufelandsches Kinderpulver  1.639
Huflattich  3.1079f; 6.1017, 1022
Huflattichblätter  6.1018
– Identität mit DC  2.276
Huflattichblüten  6.1017
Hügelbaldrian  6.1079
Hügelerdbeere  5.186
Hühneraug  4.262
Hühneraugenmittel  D11AF
Hühnerdarm, roter  4.262
Hühnereilösung  1.538
Hühnereitest  1.142
Hühnerkraut  4.263
Hühnermyrthe  4.262
Hühnerpocken  J07BX  1.415
Hühnertod  5.466
Hühnerträubchen  6.651
Hühnerwurz  5.257
Hui-hsiang  5.157
Huile d'anis vert  6.138
Huile d'arachide  4.317
Huile d'arachide hydrogénée  4.319
Huile d'avocado  6.71
Huile de Ben  5.853
Huile de cade  5.580
Huile de camphre  4.896
Huile de colza  4.559
Huile de cotonnier  5.340
Huile de grand soleil  5.413
Huile de lin  5.673
Huile de marronier d'Inde  4.112
Huile d'olive  5.940
Huile de ricin  6.476
Huile de sésame  6.690
Huile de Tournesol  5.413
Huile essence de girofle  6.858
Huile essentielle d'anis  5.515
Huile essentielle d'aspic  5.639
Huile essentielle de canelle  4.901

Huile essentielle de citronelle 4.1114
Huile essentielle de coriandre 4.997
Huile essentielle d'eucalyptus 5.117
Huile essentielle de fenouil 5.161
Huile essentielle de genivère 5.567
Huile essentielle de lavande 5.631
Huile essentielle de lavandin 5.638
Huile essentielle de marjolaine 5.953
Huile essentielle de menthe crépue 5.842
Huile essentielle de muscade 5.868
Huile essentielle de origan 5.960
Huile essentielle de pin de montagne 6.164
Huile essentielle de pouliot 5.839
Huile essentielle de romarin 6.491
Huile essentielle de sabine 5.584
Huile essentielle de sauge dalmatien 6.559
Huile essentielle de sauge d'Espagne 6.541
Huile essentielle de sauge sclarée 6.567
Huile essentielle de serpolet 6.971
Huile essentielle de thym 6.976
Huile essentielle essence de menthe poivrée 5.830
Huiro 5.740
Huisache 4.32
Hulertrauben 6.582
Hülsdorn 5.506
Hülse 5.506
Hülsenblätter 5.506
Hu-ma 5.671; 6.688
Human leukocyte antigen 2.672
Human menopausal gonadotropin 8.860
Humanalbumin 2.684
Humanalbumin, makroaggregiertes, [$^{133}$I] jodiertes 8.794
Humanalbumin, mit [$^{99}$Tc]Technetium markiert, makroaggregiert 8.796
Humanalbumin-Iod-[$^{125}$I] 8.455
Humanalbumin-Iod-[$^{131}$I] 8.455
Humanes Choriongonadotropin 1.514ff
Humaninsulin 8.549f, 554
Humanprotein, gentechn. Herstellung 2.710
Humanserumalbumin
- [$^{125}$I]iodiertes, Monographie 8.455
- [$^{131}$I]iodiertes, Monographie 8.455
Humansomatotropin 9.630
Hummeln 1.314
Hummelsugga 4.289
Humoralpathologie 2.743
Humula-4,9-dien-8-ol 4.14
Humulen 4.19ff, 246f, 359, 642, 810, 896, 964, 1159f; 5.447f, 451, 568, 576, 689, 812, 840, 950; 6.195, 441, 539, 550, 858f, 931, 1075
α-Humulen 6.542, 550, 872, 935, 939, 1097
Humulenol 5.447
Humuli lupuli flos 5.449
Humulol 5.447
Humulon 5.450
Humulus, Monographie 5.447
Humulus americanus 5.447
Humulus cordifoliius 5.447
Humulus japonicus 5.447
Humulus lupulus 5.447ff, 456f
Humulus lupulus hom. 5.456f

Humulus-lupulus-Blütenstände 5.449
Humulus neomexicanus 5.447
Humulus scandens 5.447
Humulus volubilis 5.447
Humulus vulgaris 5.447
Humulus yunnanensis 5.447
Humusschnellkäfer, düsterer 1.315
Hundefloh 1.266
Hundezecken 1.268, 279
Hundsbaum 6.475
Hundsbeere 6.744
- rote 6.737
Hundsbeerstrauch 4.1011
Hundsblume 4.946
Hundsdill 4.122
Hundsdolde 4.122
Hundshode 4.946
Hundskamille 4.286
- römische 4.808
- stinkende 3.79; 4.286
Hundsknofel 4.946
Hundskürbis 4.572
Hundskürbiswurzel 4.569, 573
Hundspetersilie 3.23f, 343; 4.122
- gemeine 4.122
Hundsrübe 4.569, 572f
Hundstod 4.72, 79
- venetianischer 4.303
Hundsveilchen, weißes 4.281
Hundswürger, hanfartiger 4.303
Hung mei 4.796
Hungarian chamomile 4.817
Hungarian chamomile oil 4.827
Hunger 4.752
Hungerbloume 4.752
Hungerblümchen, gemeines 5.75
Hungerblümchenkraut 5.75
Hungerkorn 4.911
Hungun buut 5.607
Hunterilin 6.1128
Hunyadi Salz 1.642
Huppert-Salkowskische Probe 1.546
Hurtsickle 4.752
Husemanns Reagens 2.142
Husi nozka 4.162
Hustenblocker R05D
- Opioide R05DA
Hustenmittel
- Antitussiva R05D
- - Opioide R05DA
- Expektorantien R05C, R05CA
- Hustenblocker R05D
- - Opioide R05DA
- Mukolytika R05CB
Hustensalbe 1.689
- milde 1.689
Hustentee 1.662
Hütschenblumen 6.580
Huu kwang 6.918
Huzhang 5.143
HVD *[half value duration]* 2.1129
Hvid anemone 4.281

Hvidsimmer **4.**281
Hwema **4.**1029
Hyacinthelle leucophaea **5.**458
Hyacinthi semen **5.**459
Hyacinthus, Monographie **5.**458
Hyacinthus amethystinus **5.**458
Hyacinthus angustifolia **5.**458
Hyacinthus leucophaeus **5.**458
Hyacinthus orientalis **5.**458f
Hyacinthus-orientalis-Samen **5.**459
Hyacinthus romanus **5.**458
Hyacinthus trifoliatus **5.**458
Hyaline Zylinder, Urinsediment **1.**510
Hyalosidase **8.**455
Hyaluronat-3-glycanohydrolase **8.**455
Hyaluronat-4-glycanohydrolase **8.**455
Hyaluronat-Lyase **8.**455
Hyaluronidase, Monographie **B06A 8.**455
Hyaluronoglucosaminidase **8.**455
Hyaluronoglucuronidase **8.**455
Hyaluronsäure
– Monographie **M09A, S01K 8.**458
– Natriumsalz, Monographie **M09A 8.**458
Hyastrongylus **1.**765
Hyazinthe **5.**458
Hyazinthensamen **5.**459
Hybanthus ipecacuanha, Verfälschung von Ipecacuanhae radix **4.**779
Hybanthus parviflorus, Verfälschung von Ipecacuanhae radix **4.**779
Hybride Gemische **2.**111
Hybridomatechnik **2.**715
Hybridomazellen **2.**712
Hydantoinsäurenitril **8.**1240
3-(5-Hydantoinyl)propionaldehyd **9.**1113
*N*-(*p*-Hydroxyphenyl)salicylamid **8.**1243
Hydralazin
– Monographie **C02D 8.**458
– hydrochlorid, Monographie **C02D 8.**460
Hydrallostan-21-acetat **9.**324
Hydramethylnon, Monographie **3.**677
Hydramil **8.**597
Hydrargaphen, Monographie **D08AK 8.**461
Hydrargyri amidochloridi unguentum **1.**693
Hydrargyri amidochloridum **9.**469
Hydrargyri chloridum corrosivum **9.**471
Hydrargyri dichloridum **9.**471
Hydrargyri iodidum rubrum **9.**473
Hydrargyri oxidi flavi unguentum **1.**694
Hydrargyri oxidum rubrum **9.**476
Hydrargyri oxydatum rubrum **9.**476
Hydrargyri perchloridum **9.**471
Hydrargyri subchloridum **9.**470
Hydrargyri sulfidum **9.**477
Hydrargyri sulfidum rubrum **9.**477
Hydrargyrosum nitricum **9.**474
Hydrargyrum **9.**467
Hydrargyrum aceticum oxydatum **9.**468
Hydrargyrum bibromatum **9.**470
Hydrargyrum bichloratum **9.**471
Hydrargyrum bijodatum **9.**473
Hydrargyrum chloratum **9.**470

Hydrargyrum cyanatum **9.**472
Hydrargyrum metallicum **9.**467
Hydrargyrum nitricum oxydatum **9.**475
Hydrargyrum nitricum oxydulatum **9.**474
Hydrargyrum oxidum flavum **9.**475
Hydrargyrum oxycyanytum **9.**472
Hydrargyrum oxydatum flavum **9.**475
Hydrargyrum oxydatum via humida paratum **9.**475
Hydrargyrum praecipitatum album **9.**469
Hydrargyrum sulfuratum rubrum **9.**477, 1243
Hydrastin **4.**89, 1023
Hydrastinin
– Monographie **8.**462
– chlorid, Monographie **8.**463
– hydrochlorid **8.**463
Hydrastisfluidextrakt **1.**588
Hydrastisrhizom **1.**588ff
Hydrastistrockenextrakt **1.**595
Hydrate **2.**62, 66
Hydrazide, Antituberkulotika **J04AC**
Hydrazin **7.**971; **8.**1183
– Monographie **3.**678
– Grenzprüfung **2.**308
– Nachweis **2.**131
Hydrazinium **3.**678
α-Hydrazino-3,4-dihydroxy-α-methylhydrozimtsäure **7.**685
– Monohydrat **7.**686
2-Hydrazinoessigsäure **8.**1183
2-Hydrazinoethanol **8.**311
1-Hydrazino-phthalazin **8.**458
Hydrazobenzol **8.**663; **9.**731
Hydrazone, prächromatographische **2.**146
Hydriertes Rizinusöl **6.**480
Hydrocarbonsäure **3.**56
Hydrochinon **1.**209; **3.**952; **4.**329f, 498; **5.**955; **6.**655, 1064; **9.**505
– Monographie **D11AX 8.**463
– benzylether **8.**1032
– Inkomp. mit Campher **7.**647
– monoethylether **3.**434
– monomethylether **8.**881
– Nachweis **2.**142
– Synthese
– – nach Elb **8.**463
– – nach Reppe **8.**464
Hydrochlorbuthiazid **7.**578
Hydrochloric acid **3.**311
Hydrochlorothiazid **1.**737
– Monographie **C03AA 8.**464
– Cyclodextrinkomplex **2.**849
– Schmelzeinbettung **2.**847
Hydrocodeinbitartrat **7.**1311
Hydrocodon **7.**1310
– Monographie **R05DA 8.**470
– hydrogentartrat
– – Monographie **R05DA 8.**472
– – Nachweis **2.**140f
Hydrocortison **7.**1211; **8.**480, 955; **9.**321
– Monographie **A01AC, A07EA, C05AA, D07A, H02AB, S01BA, S02BA 8.**473
– acetat, Identität mit DC **2.**274

- 21-acetat, Monographie A01AC, A07EA, C05AA, D07A, H02AB, S02BA **8**.477
- 17-butyrat-21-propionat, Monographie A01AC, C05AA, H02AB **8**.479
- Cyclodextrinkomplex **2**.849
- 21-hydrogensuccinat, Monographie A01AC, C05AA, H02AB **8**.479
- Identität mit DC **2**.274
- phosphat, Dinatriumsalz, Monographie A01AC, C05AA, H02AB **8**.480
- 17-valerat, Monographie A01AC, C05AA, H02AB **8**.480

Hydrocotarnin **7**.1101
Hydrocotyle **4**.764f
- Monographie **5**.459

Hydrocotyle asiatica **4**.764, 769; **5**.459; **7**.303
Hydrocotyle asiatica hom. **4**.770
Hydrocotyle asiatique **4**.764
Hydrocotylis asiaticae herba **4**.765
Hydrogele **7**.412
- Aufbau **1**.875, 880
- Definition **2**.872
- Hautpflege **1**.163
- Herstellung **2**.905
- Zubereitungen **2**.890

Hydrogelhaltige Wundauflagen **1**.32, 41
Hydrogen bromide **3**.219
Hydrogen chloride **3**.311
Hydrogen iodide **3**.694
Hydrogen sulfide **3**.1072
Hydrogenated arachis oil **4**.319
Hydrogenated castor oil **6**.480
Hydrogenated vegetable oil **2**.887
Hydrogencarbonat, Nachweis **2**.129
Hydrogencarbonatwässer **1**.248
Hydrogencyanid **7**.1121
Hydrogenfluorid **3**.602
Hydrogenii peroxidum 3 per centum **9**.1199
Hydrogenii peroxidum 30 per centum **9**.1203
Hydrogenium peroxydatum concentratum **9**.1203
Hydrogenium peroxydatum dilutum **9**.1199
Hydrogenium peroxydatum solutum **9**.1199
Hydrogensulfid **3**.1072
Hydrogensulfite, als Stabilisatoren **2**.768
Hydroginkgolsäure **5**.274, 288
α-Hydro-ω-hydroxypoly(oxyethylen)$_a$-poly-(oxypropylen)$_b$-poly(oxyethylen)$_a$-Blockcopolymer **9**.282
Hydrokassiterit **3**.1259
Hydrokolloid-Retardarzneiformen **2**.837
Hydrolyse, prächromatographische **2**.145
Hydromethamphetamin **9**.411
Hydromorphon
- Monographie N02AA **8**.481
- hydrochlorid
-- Monographie N02AA **8**.483
-- Nachweis **2**.140
Hydroperoxidlyase **6**.993
1β-Hydroperoxyisonobilin **4**.809, 812f
2-Hydroperoxy-2-methylpropan **3**.236
Hydrophace minor **5**.644
Hydrophile Salbe **1**.692; **2**.888

hydrophilic lipophilic balance **1**.154; **2**.691
Hydrophilic ointment **2**.890
Hydrophilic petrolatum **2**.877, 887
Hydrophobe Watte aus Cellulose **1**.21
Hydrophobin **2**.750
Hydrophyllum, Monographie **5**.459
Hydrophyllum appendiculatum **5**.459
Hydrophyllum canadense **5**.459
Hydrophyllum capitatum **5**.459
Hydrophyllum fendleri **5**.459
Hydrophyllum macrophyllum **5**.459
Hydrophyllum occidentale **5**.459
Hydrophyllum patens **5**.460
Hydrophyllum spiraeaefolium **5**.460
Hydrophyllum tenuipes **5**.459
Hydrophyllum virginianum **5**.460
Hydrophyllum virginianum hom. **5**.460
Hydrophyllum virginicum **5**.460
Hydrophyllum virginicum hom. **5**.460
Hydropiper hom. **6**.80
Hydropiperis herba **6**.78
Hydropiperosid **6**.78
β-Hydropivalinaldehyd **9**.14
Hydroquinol **8**.463
α-Hydro-ω-stearoyl-oxy-poly(oxyethylen) **8**.794
Hydrotalcit, Monographie A02A **8**.484
Hydrous ointment **2**.889
Hydrous wool fat **2**.888
Hydroxamsäure **2**.130
Hydroxocobalamin, Monographie B03B **8**.485
4-Hydroxyacetamid **8**.1261
3-Hydroxyacetanilid **3**.404
4'-Hydroxyacetanilid **9**.18
3-Hydroxyacetophenon **6**.10; **8**.138, 1207
4-Hydroxyacetophenon **7**.367; **9**.401
p-Hydroxyacetophenon **4**.372
Hydroxyacyclovir **8**.325
21-Hydroxyadianton **4**.86
3-Hydroxyaethusanol A **4**.123
4-Hydroxyaflatoxin B$_1$ **3**.28
15β-Hydroxyailanthon **4**.148
10-Hydroxyakagerin **6**.841
12-Hydroxyakuamminmethylether **6**.1126
β-Hydroxyalanin **9**.601
2α-Hydroxyalantolacton **5**.527
(+)-4-Hydroxyallosedamin **6**.652
L-4-Hydroxyallothreoninamid **7**.721
(−)-3-Hydroxy-N-allylmorphinan **8**.707
5-Hydroxyaloin A **4**.223
7-Hydroxyaloin **4**.214, 229
3β-Hydroxy-29-al-olean-12-en-28-säure **4**.157
Hydroxyamfetamin **3**.66, 798
- Monographie A08AA **8**.487
- hydrobromid, Monographie A08AA **8**.488
5-Hydroxy-2-aminobenzimidazol **3**.250
6-Hydroxy-2-amino-4-methyl-4-hexensäure **4**.108
4-Hydroxyamphetamin **3**.66, 798; **8**.487
- Monographie A08AA **8**.487
- hydrobromid **8**.488
Hydroxyampicillin **7**.232
13-Hydroxyanagyrin **6**.769f

17-β-Hydroxy-1,4-androstadien-3-on-17-undecylenat **1.**780
3α-Hydroxy-5α-androstan-17-on **7.**259
4-Hydroxyandrostendion, Monographie **L02B** **8.**489
17β-Hydroxy-4-androsten-3-on **1.**786; **9.**818
3β-Hydroxy-5-androsten-17-on **9.**306
Hydroxyanisol **8.**881
Hydroxyapatit **1.**191
6-Hydroxyapoatropin **4.**433
8-Hydroxyapodanthosid **5.**220
10-Hydroxy-Aromadendran **5.**116
6-Hydroxyasiatsäure **4.**765
4-Hydroxyazobenzen **9.**101
29-Hydroxybarringtogenol C **5.**80
30-Hydroxybarringtogenol C **5.**80
3-Hydroxybenzaldehyd **9.**536f
4-Hydroxybenzaldehyd **9.**1069
p-Hydroxybenzaldehyd **5.**704, 775
2-Hydroxybenzamid **9.**552
Hydroxybenzene **3.**952
(RS)-α-Hydroxybenzenessigsäure-8-methyl-8-aza-bicyclo[3.2.1]oct-3-yl-ester **8.**450
(RS)-α-Hydroxybenzenessigsäurephenylmethylester **7.**443
2-Hydroxybenzoesäure **9.**555
 – 2-carboxyphenylester **9.**564
 – 3-(2,5-dimethyl-1-pyrrolidinyl)propylester **9.**306
 – 2-hydroxyethylester **8.**495
 – phenylester **9.**180
 – phenylmethylester **7.**454
4-Hydroxybenzoesäure **6.**885; **9.**435, 555
 – benzylester **7.**441
 – butylester **7.**587
 – ethylester **8.**126
m-Hydroxybenzoesäure **4.**761
p-Hydroxybenzoesäure **4.**189, 257, 599, 698, 761, 840, 892, 1104; **5.**49, 193, 224, 445, 451, 635, 940, 956, 963; **6.**588, 886, 1017, 1064
 – UV-Spektrum **2.**476, 479
p-Hydroxybenzoesäureester, Konservans in Dermatika **1.**146; **2.**909
Hydroxybenzol **9.**130
4-Hydroxybenzolsulfonsäure **9.**137
2-Hydroxybenzonitril **7.**549
4-Hydroxybenzonitril **9.**58
4-Hydroxybenzophenon **7.**1023
4′-Hydroxybenzophenon-2-carbonsäuremethylester **9.**262
6-Hydroxy-1,3-benzoxathiol-2-on **9.**950
6′-(m-Hydroxybenzoyl)logonin **4.**759
O-(2-Hydroxybenzoyl)salicylsäure **9.**564
2-Hydroxybenzylalkohol **9.**552
4-Hydroxybenzylalkohol **4.**1072
N-(2′-Hydroxybenzyl)allo-4-hydroxy-L-glutamin **5.**138
4-Hydroxybenzylamin **5.**138
4-Hydroxybenzylcyanid **7.**310
3-Hydroxybenzylglucosinolat **6.**1007
4-Hydroxybenzylglucosinolat **4.**539; **6.**1007
p-Hydroxybenzylglucosinolat **4.**543; **6.**704
N-(4′-Hydroxybenzyl)-L-glutamin **5.**138

4-Hydroxybenzylisothiocyanat **4.**540
(+)-1-(p-Hydroxybenzyl)-1,2,3,4,5,6,7,8-octahydroisochinolin **8.**708
Hydroxyberberin **4.**490
Hydroxybernsteinsäure **7.**85
(S)-2-Hydroxybernsteinsäure **7.**86
23-Hydroxybetulin **6.**766
2-Hydroxybiphenyl **1.**146; **3.**179
3-Hydroxybiphenyl **3.**179
4-Hydroxybiphenyl **3.**179
12′-Hydroxy-2′,5′α-bis(1-methyl-ethyl)ergotaman-3′,6′,18-trion **3.**529
endo,endo-1-[(R)-2-Hydroxy-3-bornyl]-3-(4-tolylsulfonyl)harnstoff **8.**350
Hydroxybutandicarbonsäure **7.**85
3-Hydroxy-2-butanon **6.**878
2-Hydroxy-3-butenylglucosinolat **4.**539, 543, 553, 558
2-Hydroxybuttersäure **6.**904
Hydroxybutylidenphthalide **5.**850
3-Hydroxy-p-butyrophenetidid **7.**537
7-Hydroxycadalen **6.**1028
1-Hydroxycanthin-6-on **4.**147, 150
8-Hydroxycanthin-6-on **4.**147
4-Hydroxycarbazol **7.**664
α-Hydroxycarbonylverbindungen, Nachweis **2.**130
4-Hydroxychalkon **5.**318
Hydroxychavicol **6.**193
10-Hydroxychelerythrin **5.**111
12-Hydroxychelirubin **5.**111
8-Hydroxychinolin **7.**841, 1333
 – Monographie **3.**680
 – als Reagens **2.**148
8-Hydroxychinolin-2-on **9.**358
3-Hydroxychinuclidin **7.**9, 991f, 1442
1-Hydroxy-4-chlorbenzol **3.**301
17-α-Hydroxy-6-chlor-6,7-dehydroprogesteron **7.**868
p-Hydroxychloridazon **3.**289
4-Hydroxychlorobenzen **7.**899
2-Hydroxy-5-chlorocymole **7.**855
Hydroxychloroquin, Monographie **M01CA, P01BA** **8.**489
7-Hydroxy-6-chlorpregna-4,6-dien-3,20-dion **7.**868
1α-Hydroxycholecalciferol **7.**100
25-Hydroxycholecalciferol **7.**596f
25-Hydroxycholesterolacetat **7.**596
Hydroxy-Chrysene **3.**318
10-β-Hydroxycichopumilid **4.**866f
Hydroxycinnamoylferuloylmethan **4.**1090
3α-p-Hydroxycinnamoyloxymultiflora-7,9(11)-dien-29-säure **4.**573
Hydroxycobalamin **8.**485
14-Hydroxycodeinon **8.**1078, 1280
8-Hydroxycoffein **7.**593
3β-Hydroxycompactin **9.**308
5-Hydroxycornin **6.**1106
17-Hydroxycorticosteron **8.**473
12-Hydroxycorynolin **4.**1017
Hydroxycumarin **3.**1250; **7.**14, 1271; **9.**150, 1189
7-Hydroxy-6-cumarinyl-glucosid **7.**83

Hydr

3-(4′-Hydroxy-3′-cumarinyl)-3-phenyl-1-(4′-brom-biphenyl-4-yl)propan-1-ol **3.**209
1-(4-Hydroxy-3-cumarinyl)-1-phenyl-3-butanon **9.**1189
(−)-2-Hydroxycuparen **5.**775
N-Hydroxycyclohexylamin **3.**374
(RS)-2-(1-Hydroxycyclohexyl)buttersäure **7.**1133
(±)-2-(1-Hydroxycyclopentyl)-2-phenylessigsäure **7.**1139
– 2-(dimethylamino)ethylester **7.**1139
– – hydrochlorid **7.**1141
2-Hydroxy-$p$-cymen **7.**722
3-Hydroxy-$p$-cymen **9.**902
3-Hydroxydamascon **5.**752
14-Hydroxydaunomycin **7.**1431
Hydroxydaunorubicin **7.**1431
– hydrochlorid **7.**1434
1β-Hydroxy-7-deacetylbaccatin I **6.**906
(+)-3-Hydroxy-7,8-dehydro-β-ionon **5.**723
17-Hydroxy-11-deoxycorticosteron **8.**473
2β-Hydroxy-6-deoxysolidagolactonIV-18,19-olid **6.**755
24-Hydroxy-11-desoxyglycyrrhetinsäure **5.**316
Hydroxydiabolin **6.**817, 822
Hydroxydiarylimidazol **1.**477
Hydroxydibenzazepine **9.**1076
Hydroxydibrombenzonitril **3.**212
1-Hydroxy-2,4-dichlorbenzol **3.**438
Hydroxydichlorquinaldin **7.**911
2-Hydroxy-3,4-difluornitrobenzol **8.**1230
12-β-Hydroxydigitoxin **7.**1301
4-Hydroxydihydroagarofuran **4.**308
7-Hydroxy-3,4-dihydrocadalin **5.**441
5-Hydroxydihydrocarbostyril **7.**717, 719
10-β-Hydroxy-11β-13-dihydrocichopumilid **4.**866
14-Hydroxy-7,8-dihydrocodeinon **8.**1273
14-Hydroxydihydromorphinon **8.**1080, 1280
14-Hydroxydihydronormorphinon **8.**1069
3′-(R)-Hydroxy-3′,4′-dihydroxanthyletin **5.**77
3-Hydroxy-4,5-di(hydroxymethyl)-2-methylpyridin **9.**454
4-Hydroxy-3,5-diiodbenzonitril **3.**695
4-Hydroxy-3,5-diiodobenzolsulfonsäure **9.**640
L-3-[4-(4-Hydroxy-3,5-diiodphenoxy)-3,5-diiodphenyl]alanin **8.**729; **9.**907
– Mononatriumsalz **8.**733
L-β-[4-(4-Hydroxy-3,5-diiodphenoxy)-2,5-diiodphenyl]alanin, Natriumsalz **8.**733
(S)-3-(4-Hydroxy-3,5-diiodphenyl)alanin **7.**1334
4-Hydroxy-3,5-diiodphenylbrenztraubensäure **8.**729
O-(4-Hydroxy-3,5-diiodphenyl)-3,5-diiod-α-methyltyrosinethylester **8.**140
O-(4-Hydroxy-3,5-diiodphenyl)-3,5-diiodtyrosin **7.**1246; **9.**907
– Mononatriumsalz, Hydrat **8.**733
3-(4-Hydroxy-3,5-diiodphenyl)-2-phenylpropionsäure **9.**121
N-(10b′-Hydroxy-2′,5′-diisopropyl-3′,6′-dioxooxazolidino[2,3-c]pyrrolidino[1,2-a]piperazin-2′-yl)-(5R,8R)-(+)-9,10-dihydrolysergamid **7.**1312
3-Hydroxy-8,9-dimethoxycumestan **5.**895
4′-Hydroxy-3′,7-dimethoxyflavan **6.**1155

5-Hydroxy-7,4′-dimethoxyflavon **6.**982
5-Hydroxy-7,8-dimethoxyflavon **4.**60
2-Hydroxy-9,10-dimethoxy-(11bβ)-1,3,4,6,7,11b-hexahydro-2H-benzo[a]chinolizin-3β-carbonsäurediethylamid **7.**435
2-Hydroxy-4,6-dimethoxy-5-methylacetophenon **6.**855
5-Hydroxy-3,8-dimethoxy-7-(3-methyl-2,3-epoxybutoxy)flavon **4.**60
2-Hydroxy-3,4-dimethoxy-6-methylpropiophenon **5.**587
2-Hydroxy-3,7-dimethoxyphenanthren **5.**775f
3-Hydroxy-4,5-dimethoxyphenethylamin **5.**708f
(RS)-N′-(β-Hydroxy-2,5-dimethoxy-phenethyl)-glycinamid **8.**1010
3-(4-Hydroxy-3,5-dimethoxyphenyl)propanal **6.**766
16-Hydroxy-10,11-dimethoxystrychnin **6.**829
1-Hydroxy-3,7-dimethoxyxanthon **5.**234
4-Hydroxy-3,5-dimethoxyzimtsäure **4.**540, 544; **5.**85
2-Hydroxy-3-dimethylamino-3-phenylpropionsäure **6.**904
7-Hydroxy-4,8-dimethylcoumarin **9.**1083f
2′-Hydroxy-5,9-dimethyl-2-(3,3-dimethylallyl)-6,7-benzomorphan **9.**63
(E)-10-Hydroxy-4,10-dimethyl-4,11-dodecadien-2-on **5.**4, 14
4-(9-Hydroxy-2,8-dimethyl-2-{5-[5-(6-hydroxy-6-hydroxymethyl-3,5-dimethyl-2-perhydroxypyranyl)-3-methyl-2-tetrahydrofuryl]-5-ethyl-2-tetrahydrofuryl}-1,6-dioxaspiro[4,5]decan-7-yl)-3-methoxy-2-methylpentansäure **8.**1030
4-Hydroxy-N,α-dimethylphenethylamin **9.**189
2′-Hydroxy-5,9-dimethyl-2-phenethyl-6,7-benzomorphan **9.**104
N-Hydroxy-N,N-dimethyl-1-thiooxamsäuremethylester **3.**902
2′-Hydroxy-2,6′-dimethyl-3,3′,4′-trimethoxyzimtsäure **5.**587
4-Hydroxy-N,N-dimethyltryptamin **6.**288f
5-Hydroxy-N,N-dimethyltryptamin **3.**222; **6.**1156
Hydroxydionhydrogensuccinat **8.**490
Hydroxydionsuccinat, Monographie N01AX **8.**490
1-β-Hydroxydiosgenin **9.**538
2-Hydroxydiphenyl **7.**487
3-[(Hydroxydiphenylacetyl)oxy]-1-methyl-1-azoniabicyclo[2.2.2]octan-bromid **7.**991
2-{[(Hydroxydiphenylacetyl)oxy]methyl}-1,1-dimethylpyrrolidinium-methylsulfat **9.**278
endo-3-[(Hydroxydiphenylacetyl)oxy]spiro-[8-azoniabicyclo[3.2.1]octan-8,1′-pyrrolinium]chlorid **9.**1105
4-Hydroxydiphenylamin **3.**497
α-Hydroxy-α,α-diphenylessigsäure-2-dimethylamino-2-methylpropylbenziliat **7.**1288
endo-α-Hydroxy-α-diphenylessigsäure-8-methyl-8-azabicylco[3.2.1]oct-3-yl-ester **9.**1103
α-Hydroxy-α,α-diphenylpropylessigsäure-2-dimethylamino-2-methylpropylesterhydrochlorid **7.**1288
7-Hydroxy-3,6-ditigloyloxytropan **4.**1140
2-Hydroxydocosansäure **4.**1105

6-Hydroxydopamin 3.67
20-Hydroxyecdyson 4.54; 6.1184
Hydroxyemodin 6.59
17-Hydroxy-ent-isokaur-15-en-19-säure 5.412
4-Hydroxyephedrin
– Monographie C01CA 8.491
– hydrochlorid, Monographie C01CA 8.492
12-Hydroxyergometrin 3.532
12-Hydroxyergometrinin 3.532
22-α-Hydroxyerythrodiol 5.78
3-Hydroxy-1,3,5(10),7-estratetraen-17-on 8.53
17β-Hydroxy-4,9,11-estratrien-3-on 9.1015
3-Hydroxy-1,3,5(10)-estratrien-17-on 8.90
17β-Hydroxy-1,3,5(10)estratrien-3-yl-N,N-bis(2-chlorethyl)-carbamat 8.84
17β-Hydroxy-4-estren 8.774
17β-Hydroxy-4-estren-3-on 1.784; 8.1081
Hydroxyethan-1,1-diphosphonsäure 8.133
(2R,5R)-3-(2-Hydroxyethiliden)-7-oxo-4-oxa-1-azabicyclo(3,2,0)heptan-2-carbonsäure 1.745
2-(2-Hydroxy-ethoxy)-ethylchlorid 8.508
2-(2-Hydroxyethoxy)ethylflufenamat 8.143
1-[2-(2-Hydroxyethoxy)ethyl]piperazin 9.200
(5R,6S)-6-[(R)-1-Hydroxyethyl]-2-[(S)-1-acetamidoylpyrrolidin-3-ylthio]-1-carbapen-2-em-3-carbonsäure 9.8
3-Hydroxy-o-ethylaminoacetophenon 8.138
3-[(2-Hydroxyethyl)-amino]-1-propanol 9.1094
Hydroxyethylcellulose
– Monographie 8.492
– in Augentropfen 2.646
– in Dermatika 2.901
– in Emulsionen 1.582
– in Filmüberzügen 2.961
– in Gelen 2.890
– – Herstellung 2.905
– Nachweis 2.143
Hydroxyethylcelluloseschleim 1.582
S-(β-Hydroxyethyl)cystein-S-oxid 3.422
N-(β-Hydroxyethyl)diethylamin 3.457
(2-Hydroxyethyl)diisopropylmethylammonium-bromid-xanthen-9-carboxylat 9.392
N-(2-Hydroxyethyl)N,N-dimethylammonioacetat 8.1262
7-(2-Hydroxyethyl)-1,3-dimethyl-2,6(1H,3H)-purindion 8.147
7-(2-Hydroxyethyl)-1,3-dimethylxanthin 8.147
L-N-Hydroxyethyl-ephedrin 9.111
(RS)-2-(1-Hydroxyethyl)-β-(hydroxymethyl)-3-methyl-5-benzofuranacrylsäure-γ-lacton-hydrogensuccinat 7.400
(5R,6S)-6-[(1R)-1-Hydroxyethyl]-3-(hydroxymethyl)-7-oxo-4-thia-1-aza-bicyclo[3.2.0]hept-2-en-2-carbonsäure-3-carbamat, Natriumsalz 9.524
(1-Hydroxyethyliden)diphosphonsäure 8.133
[2R-(2α,3Z,5α)]-3-(2-Hydroxyethyliden)-7-oxo-4-oxa-1-azabicyclo[3.2.0]heptan-2-carbonsäure 7.979
(Z)-(2R,5R)-3-(2-Hydroxyethyliden)-7-oxo-4-oxa-1-azabicyclo[3.2.0]heptan-2-carbonsäure 7.979
2,2′-[(2-Hydroxyethyl)imino]bis[N-(α,α-dimethylphenethyl)-N-methylacetamid] 8.1258

2,2′-[(2-Hydroxyethyl)imino]bis[N-(1,1-dimethyl-2-phenylethyl)-N-methylacetamid] 8.1258
(5R,6S)-6-[(R)-1-Hydroxyethyl]-3-[2-(iminomethyl-amino)ethylthio]-7-oxo-1-azabicyclo[3.2.0]hept-2-en-2-carbonsäure 8.525
[5R-[5α,6α(R*)]]-6-(1-Hydroxyethyl)-3-[[2-[(iminomethyl)amino]ethyl]thio]-7-oxo-1-azabicyclo-[3.2.0]hept-2-en-2-carbonsäure 8.525
Hydroxyethylmethacrylat 2.658
1-(2′-Hydroxyethyl)-4-methoxy-β-carbolin 4.150
8-[(2-Hydroxyethyl)-methylamin]-coffein 7.592
2′-[N-β-Hydroxyethyl-N-methyl-aminomethyl]-hydroxydiphenylmethan 8.1125
8-[N-(2-Hydroxyethyl)-N-methylamino]-1,3,7-trimethyl-2,6(1H,3H)-purindion 7.592
8-[N-(2-Hydroxyethyl)-methylamino]-1,3,7-trimethylxanthin 7.592
2-(2-Hydroxyethyl)-1-methylpyrrolidin 7.983
N-[[4-(2-Hydroxyethyl)piperazino](carboxy)methyl]-tetracyclin 7.276
3-[4-(2-Hydroxyethyl)-1-piperazin]propyl-DL-4-benzamido-N,N-dipropyl-glutaramat-1-(p-chlorbenzoyl)-5-methoxy-2-methylindol-3-acetat 9.371
$N^2$-[4-(2-Hydroxyethyl)piperazin-1-ylmethyl]tetracyclin-(6R)-(2-phenoxy-acetamido)penicillinat 9.54
1-[10-[3-[4-(2-Hydroxyethyl)-1-piperazinyl]propyl]-10H-phenothiazin-2-yl]ethanon 7.28
10-[3-[4-(2-Hydroxyethyl)-1-piperazinyl]propyl]-2-phenothiazinyl-methyl-keton 7.28
10-{3-[4-(2-Hydroxyethyl)piperidino]propyl}-2-phenothiazinylmethylketon 9.224
2-(β-Hydroxyethyl)pyridin 7.462; 9.252
O-(β-Hydroxyethyl)rutosid, Monographie C05B 8.494
2-Hydroxyethylsalicylat, Monographie N02BA 8.495
Hydroxyethylstärke
– Monographie B05AA 8.497
– als Plasmaexpander 2.799
7-(2-Hydroxyethyl)theophyllin 8.147; 9.1045
4-(α-Hydroxyethyl)toluol 9.992
N-(2-Hydroxyethyl)-2,4,6-triiod-5-[2-[2,4,6-triiod-3-(N-methylacet-amido)-5-(methylcarbamoyl)-benzamido]acatamido]isophthalsäure 8.588
(2-Hydroxyethyl)trimethylammonium
– chlorid 7.925
– – acetat 7.30
– – succinat 9.762
– dihydrogencitrat 7.927
– (R,R)-hydrogentartrat 7.928
– stearat 7.930
N-(2-Hydroxyethyl)-10-undecenamid 9.1131
9-Hydroxyfluorencarbonsäure 1.368
– (9)-n-butylester 3.604
Δ1-16α-Hydroxy-9α-fluorohydrocortisonacetat 9.1029
[3-(N-Hydroxyformamido)propyl]phosphorsäure 8.305
3-Hydroxyformononetin 4.533; 5.331, 895
2-Hydroxyfrangulaemodin 6.394f
9-Hydroxyfuranoeremophilan 6.83

4-Hydroxy-4H-furo[3,2-c]pyran-2(6H)-on  3.923
3-Hydroxyglabrol  5.317
24-Hydroxyglabrolid  5.331
4-Hydroxyglucobrassicin  4.541, 543
5-Hydroxyglucobrassicin  4.553
7-Hydroxy-6-glucosyloxy-2-oxo-2H-chromen  7.83
18α-Hydroxyglycyrrhetinsäure  5.316
24-Hydroxyglycyrrhetinsäure  5.316, 331
  – methylester  5.331
28-Hydroxyglycyrrhetinsäure  5.316
2α-Hydroxygypsogenin  5.712
16-Hydroxygypsogenin  5.358
21β-Hydroxygypsogenin  5.712
2-β-Hydroxyhardwickiasäure  4.988
21β-Hydroxyhederagenin  5.712
16α-Hydroxyhederageninglycosid  4.740
11-Hydroxyheptadec-8-encarbonsäure  9.515
11-Hydroxyhexadecansäure  5.535, 949
2-Hydroxy-N,N,N,N',N',N'-hexamethyltrimethylendi-
  ammonium-diiodid  9.380
(5S)-Hydroxyhex-2-ensäure-1  6.767
(Z)-Hydroxyhinokiresinol  4.278
2-Hydroxy-N-(2'-hydroxybenzyliden)benzylamin
  5.138
5-Hydroxy-7-(2-hydroxyethoxy)-2-[3,4-bis-(2-
  hydroxyethoxy)phenyl]-4-oxo-4H-chromen-3-yl-
  rutinosid  9.1106
(RS)-7-{2-Hydroxy-3-[(2-hydroxyethyl)methyl-
  amino]-propyl}theophyllin-nicotinat  9.1209
8-Hydroxy-2-(1'-hydroxyethyl)naphtho[2,3-b]furan-
  4,9-dion  6.885f
4-Hydroxy-6-(2-hydroxyethyl)-2,2,5,7-tetramethyl-in-
  danon  5.65
(2R,3R,4R)-4-Hydroxy-2-(7-hydroxyheptyl)-3-[(E)-
  (4RS)-4-hydroxy-4-methyl-1-octenyl]cyclopentan-
  on  9.523
Hydroxy[[5-hydroxy-4-(hydroxymethyl)-6-methyl-3-
  pyridinyl]methoxy]acetat  9.253
8-Hydroxy-5-[1-hydroxy-2-(isopropylamino)butyl]-
  carbostyril  9.358
(R*,S*)-8-Hydroxy-5-[1-hydroxy-2-(isopropylamino)-
  butyl]-2(1H)chinolinon  9.358
(±)-2'-Hydroxy-5'-[(RS)-1-hydroxy-2-[[(RS)-p-me-
  thoxy-α-methyl-phenethyl]-amino]ethyl]forman-
  ilid  8.297
(R*,R*)-(±)-N-[2-Hydroxy-5-[1-hydroxy-2-[[2-(4-me-
  thoxy-phenyl)-1-methylethyl]amino]-ethyl]-
  phenyl]formamid  8.297
17β-Hydroxy-2-(hydroxymethylen)-17-methyl-5α-
  androstan-3-on  8.1278
9-[[2-Hydroxy-1-(1-hydroxymethyl)ethoxy]methyl]-
  guanin  8.325
erythro-(R*,S*)-(±)-8-Hydroxy-5-[1-hydroxy-2-[(1-
  methylethyl)amino]butyl]-2-(1H)chinolinon
  9.358
3-Hydroxy-5-hydroxymethyl-2-methyl-4-pyridin-
  carbaldehyd  9.453
3-Hydroxy-5-hydroxymethyl-2-methyl-4-
  pyridincarboxaldehyd  9.453
{[5-Hydroxy-4-(hydroxymethyl)-6-methyl-3-pyri-
  dyl]methoxy}glycolsäure  9.253

(Z)-7-{(1R,2R,3R)-3-Hydroxy-2-[(E)-(3R)-3-hy-
  droxy-3-methyloct-1-enyl]-5-oxocyclopentyl}hept-
  5-ensäure  7.291
all-rac-2-Hydroxy-5-[1-hydroxy-2-[(1-methyl-3-
  phenylpropyl)amino]ethyl]benzamid  8.685
(1R,2R,3R)-3-Hydroxy-2-[(E)-(3S)-3-hydroxy-1-octe-
  nyl]-5-oxocyclopentan-heptansäure  7.133
(Z)-7-{(1R,2R,3R)-3-Hydroxy-2-[(E)-(3S)-3-hydroxy-
  oct-1-enyl]-5-oxocyclopentyl}-hept-5-ensäure
  7.1372
erythro-p-Hydroxy-α{1-[(p-hydroxy-phenethyl)-
  amino]ethyl}benzylalkohol  9.527
[1R-[1α,2,2β-(1E,3R*),3α]]-7-[3-Hydroxy-2-(3-hy-
  droxy-4-phenoxy-1-butenyl)-5-oxocyclopentyl]-N-
  (methylsulfonyl)-5-heptenamid  9.746
(Z)-7-{(1R,2R,3R)-3-Hydroxy-2-[(E)-(3R)-3-hy-
  droxy-4-phenoxy-1-butenyl)-5-oxocylcopentyl}-N-
  methylsulfonyl-5-heptenamid  9.746
(±)-N-{2-[[2-Hydroxy-3-(p-hydroxyphenoxy)propyl]-
  amino]ethyl}-4-morpholincarboxamid  9.1207
(RS)-N-{2-[2-Hydroxy-3-(4-hydroxyphenoxy)propyl-
  amino]ethyl}-4-morpholincarboxamid  9.1207
β-Hydroxy-β-(4-hydroxyphenyl)ethylamin  8.1227
α-RS,1'SR-4-Hydroxy-α-{1-[[2-(4-hydroxyphenyl)-
  ethyl]amino]ethyl}benzylalkohol  9.527
(R*,S*)-4-Hydroxy-α-[1-[[2-(4-hydroxyphenyl)ethyl]-
  amino]ethyl]phenylmethanol  9.527
(±)-5-[1-Hydroxy-2-[[2-(4-hydroxyphenyl)-1-methyl-
  ethyl]amino]ethyl]-1,3-benzendiol  8.186
6-Hydroxyhyoscyamin  4.433, 1142
12-Hydroxyicajin  6.843
15-Hydroxyicajin  6.817
14-Hydroxyidaunomycin, hydrochlorid  7.1434
6-Hydroxy-2-imino-1,3-benzoxathiol  9.950
4-[[4-[1-(Hydroxyimino)ethyl]phenoxy]acetyl]-
  morpholin  8.1027
2-[Hydroxyiminomethyl]-1-methylpyridiniumchlor-
  id  9.303
2-Hydroxyindoanilin  1.187
4-Hydroxyindol  9.213
21-Hydroxyintegerrimin  6.669, 671
4-Hydroxy-3-iod-5-nitrobenzaldehyd  7.1247
4-Hydroxy-3-iod-5-nitrobenzonitril  1.771
(S)-3-[4-(4-Hydroxy-3-iodphenoxy)-3,5-diiodphenyl]-
  alanin  8.742
L-o-(4-Hydroxy-3-iodphenyl)-3,5-diiodtyrosin  8.742
N-(10b-Hydroxy-5-isobutyl-2-isopropyl-3,6-dioxo-
  oxazolidino[2,3-c]pyrrolidino[1,2-a]piperazin-2-
  yl)-(5R,8R)-(+)-9,10-dihydrolysergamid  7.1315
(–)-Hydroxyisocuparen  5.775
Hydroxyisocyclocelabenzin  5.801
21α-Hydroxyisoglabrolid  5.316
4-Hydroxyisoleucin  6.997
2-Hydroxyisophthalsäure  9.555
4-Hydroxyisophthalsäure  9.555
4-(1-Hydroxy-2-isopropylaminobutyl)-
  brenzcatechin  8.601
(RS)-4'-[1-Hydroxy-2-(isopropylamino)ethyl]methan-
  sulfonanilid  9.637
  – hydrochlorid  9.639
(RS)-4-[2-Hydroxy-3-(isopropylamino)propoxy]-
  acetanilid  9.300

(RS)-7-[2-Hydroxy-3-(isopropylamino)propoxy]-2-benzofuranyl-methylketon **7.**385
- hydrochlorid **7.**385
(S)-7-[2-Hydroxy-3-(isopropylamino)propoxy]-2-benzofuranyl-methylketon-Hydrochlorid **7.**386
4-(2-Hydroxy-3-isopropylaminopropoxy)indol **9.**213
4-(2-Hydroxy-3-isopropylaminopropoxyl)-2-methylindol **8.**870
(RS)-2-[4-(2-Hydroxy-3-isopropylaminopropoxy)-phenyl]acetamid **7.**309
(RS)-4-(2-Hydroxy-3-isopropylaminopropoxy)-2,3,6-trimethylphenylacetat **8.**978
2-Hydroxy-5-isopropyl-6-methoxy-8-methyl-3-naphthaldehyd **6.**1027
2-Hydroxy-1-isopropyl-4-methylbenzol **9.**902
2-Hydroxy-5-isopropyl-8-methyl-5,6,7,8-tetrahydro-3-naphthaldehyd **6.**1028
(8R)-3α-Hydroxy-8-isopropyl-1αH,5α-tropaniumbromid-α-phenylcyclopentanacetat **7.**948
(8R)-3α-Hydroxy-8-isopropyl-1αH,5αH-tropaniumbromid-(±)-tropat **8.**590
8-Hydroxykämpferol **5.**338
8-Hydroxykämpferol-7-glucosid **5.**338
β-Hydroxy-α-ketobuttersäure **6.**1052
γ-Hydroxy-α-ketobuttersäure **6.**1052
3-Hydroxykojisäure **5.**792
6-Hydroxykynurensäure **5.**274
Hydroxylamin, Nachweis **2.**130
12β-Hydroxylanatosid A **8.**692
Hydroxylapatit **7.**275
8β-Hydroxyl-Baccharin **4.**448
9-Hydroxyligustilid **5.**850
9-Hydroxylinalool-9-β-D-glucopyranosid **4.**796
Hydroxylinolensäure **6.**976
24-Hydroxyliquiritinsäure **5.**316
7α-Hydroxylitocholsäure **7.**827
(+)-erythro-9-(2(S)-Hydroxyl-3(R)-nonyl)-adenin **8.**500
Hydroxylupanin **4.**802ff, 1125ff, 1131, 11254
3β-Hydroxylup-20(30)-en **4.**605
3β-Hydroxylup-20(29)-en-27-säure **5.**362
Hydroxyluteolin **5.**273, 564, 693; **6.**157, 982, 986
Hydroxylzahl **2.**328
3-α-Hydroxymasticadienonsäure **6.**635
Hydroxymatairesinol **6.**120, 122
6α-Hydroxymedicarpin **6.**991
4-Hydroxymellein **5.**852
6-Hydroxymellein **6.**885f
Hydroxymesteron **8.**840
6-Hydroxymethabenzthiazuron **3.**783
4-Hydroxymethamphetamin **3.**787
Hydroxymethandiphosphonsäure **8.**1263
8-Hydroxy-p-methan-3-on **4.**468
2-Hydroxy-4-methoxyacetophenon **6.**272, 285
2-Hydroxy-3-methoxybenzaldehyd **7.**385
7-Hydroxy-3-(5-methoxy-1,4-benzochinon-2-yl)-4-benzopyron **4.**533
1-Hydroxy-4-methoxybenzol **8.**881
3-Hydroxy-4-methoxybenzolsulfonsäure **9.**735

4-Hydroxy-3-methoxybenzolsulfonsäure **9.**735
Hydroxymethoxybenzolsulfonsäuremonokaliumsalz **9.**735
2-Hydroxy-4-methoxybenzophenon **8.**1270
4-Hydroxy-5-methoxybenzyliden-bis-(4-sulfamoylanilin) **9.**1158
N-(4-Hydroxy-3-methoxybenzyl)-8-methyl-trans-6-nonensäureamid **7.**658
7-Hydroxy-6-methoxycumarin **9.**585
3-Hydroxy-9-methoxycumestan **5.**895
1-(1'-Hydroxy-2'-methoxy)ethyl-4-methoxy-β-carbolin **4.**150
11-Hydroxy-12-methoxykavain **6.**202
2-Hydroxy-4-methoxy-4'-methylbenzophenon **8.**999
7-Hydroxy-4-methoxy-5-methylcumarin **5.**143
4'-Hydroxy-5-methoxy-7-(3-methyl-2,3,-epoxybutoxy)-flavon **4.**60
2-Hydroxy-4-methoxy-6-methylpropiophenon **5.**587
12-Hydroxy-11-methoxy-N-methyl-sec-pseudostrychnin **6.**817, 820, 839, 843
4-Hydroxy-3-methoxyphenethylamin **5.**708
(4-Hydroxy-3-methoxyphenyl)
- aceton **8.**944
- essigsäure **5.**752
- ethanol **6.**653
erythro-1-(4-Hydroxy-3-methoxyphenyl)-4-(3,4-methylendioxyphenyl)-2,3-dimethylbutan **5.**865
1-(4-Hydroxy-3-methoxyphenyl)-4-(3,4-methylendioxyphenyl)-2,3-dimethylbutan-1-ol **5.**865
N-[(4-Hydroxy-3-methoxyphenyl)methyl]-nonanamid **8.**1193
(2-Hydroxy-4-methoxyphenyl)-(4-methylphenyl)-methanon **8.**999
4-[1-Hydroxy-2-[4-(2-methoxyphenyl)-1-piperazinyl]ethyl]-1,2-dihydroxybenzol. **9.**239
4-[(4-Hydroxy-3-methoxyphenyl)thioxomethyl]-morpholin **9.**1157
12-Hydroxy-11-methoxypseudostrychnin **6.**843
12-Hydroxy-11-methoxystrychnin **6.**817, 829, 839, 843
- $N^b$-oxid **6.**829
N-(4-Hydroxy-2-methoxythiobenzoyl)morpholin **9.**1157
1-Hydroxy-N-methylacridon **6.**507
(R)-4-[1-Hydroxy-2-(methylamino)ethyl]-1,2-benzendiol **8.**45
- [R-($R^*$,$R^*$)]-2,3-dihydrogenbutandionat **8.**48
($R^*$,$S^*$)-4-Hydroxy-α-[1-(methylamino)ethyl]-benzenmethanol **8.**491
(±)-4-Hydroxy-α-[1-(methylamino)-ethyl]-benzylalkohol **8.**491
(R)-(−)-4-(1-Hydroxy-2-methylaminoethyl)-brenzcatechin **8.**45
(RS)-4-[1-Hydroxy-2-(methylamino)ethyl]-1,2-phenylen-dipivalat **7.**1390
(R)-3-Hydroxy-α-[(methylamino)methyl]benzenmethanol **9.**168
(−)-m-Hydroxy-α-[(methylamino)methyl]benzylalkohol **9.**168
(RS)-4-Hydroxy-α-(methylaminomethyl)benzylalkohol **8.**1255

(RS)-4-Hydroxy-α-[(methylamino)methyl]-phenyl-
methanol **8.**1255
Hydroxymethyl-(2S,5R,6R)-6-[(R)-(2-amino-2-phe-
nyl-acetamido)]-3,3-dimethyl-7-oxo-4-thia-1-azabi-
cyclo[3.2.0]heptan-2-carboxylat **9.**748
α-Hydroxy-β-methylamino-propylbenzol **3.**521
4-Hydroxy-N-methylamphetamin **9.**189
17β-Hydroxy-1α-methyl-5α-androstan-3-on **8.**891
17β-Hydroxy-2α-methyl-5α-androstan-3-on **7.**1446
– 17-propionat **7.**1447
17β-Hydroxy-1-methyl-5α-androst-1-en-3-on **8.**907
17β-Hydroxy-17-methyl-4-androsteron-3-on **8.**963
17β-Hydroxy-1-methyl-5α-androst-3-on-heptanoat
**8.**909
4-Hydroxy-N-methylanilin **7.**1340
1-Hydroxy-2-methylbenzene **3.**353
1-Hydroxy-3-methylbenzene **3.**354
1-Hydroxy-4-methylbenzene **3.**355
[3(S)-endo]-α-(Hydroxymethyl)benzenessigsäure-8-
methyl-8-azabicyclo[3.2.1]oct-3-yl-ester **8.**511
Hydroxymethylbenzol **3.**352
4-Hydroxy-4'-methylbenzophenon **9.**1085
7-Hydroxy-4-methyl-2H-1-benzopyran-2-on **8.**510
12'-Hydroxy-2'-methyl-5'a-benzylergotaman-3',6',18-
trion **3.**532
– tartrat **3.**536
17β-Hydroxy-17-methyl-1α,7α-bis(acetylthio)-4-an-
drosten-3-on **9.**946
(5S)-5-Hydroxymethyl-3-t-butyloxyzolidin-2-on
**7.**720
5-Hydroxymethylcanthin-6-on **4.**150
N-[2-Hydroxy-1-(methylcarbamoyl)ethyl]-2,4,6-tri-
iod-5-(2-methoxy-acetamido)isophtalamsäure
**8.**583
4'-[[(Hydroxymethyl)carbamoyl]sulfamoyl]-
phthalanilsäure **9.**709
3-Hydroxy-1-methylchinuclidiniumbromid-α-phenyl-
cyclohexylglycolat **7.**1441
$N^2$-(Hydroxymethyl)chlorotetracyclin **7.**1027
7-Hydroxy-4-methyl-2H-chromen-2-on **8.**510
7-Hydroxy-4-methylcoumarin **8.**510
7-Hydroxy-4-methylcromon **8.**510
1-Hydroxymethylcyclohexanessigsäure **8.**430
1-(Hydroxymethyl)cyclohexylessigsäure **8.**430
15-Hydroxymethyldehydroabietinsäure **4.**20
10α-Hydroxy-10β-methyldehydrocostuslacton
**6.**1099
17β-Hydroxy-17α-methyl-2,3-dihydro-(2,4-
androstadieno[3,2-c]pyrazol **9.**655
5-Hydroxymethyl-3,4-dihydrocarbostyril **7.**720
N-(Hydroxymethyl)-N-(1,3-dihydroxymethyl-2,5-di-
oxo-4-imidazolidinyl)-N'-(hydroxymethyl)-
harnstoff **1.**150
1,3-bis-(Hydroxymethyl)-5,5-dimethyl-2,4-imidazol-
idindion **1.**148
2-(Hydroxymethyl)-1,1-dimethylpiperidinium-
methylsulfat-benzilat **7.**476
2-(Hydroxymethyl)-1,1-dimethylpyrrolidinium-
methylsulfatbenzilat **9.**278
N-(8-Hydroxy-6-methyl-trans,trans,trans-dodeca-
2,4,6-trienoyl)-2-pyrrolidon **9.**39
7-Hydroxy-3',4'-methylendioxy-isoflavon **4.**465

(Hydroxymethylen)diphosphonsäure **8.**1263
2-(Hydroxymethylen)-17-methyldihydrotestosteron
**8.**1278
5-Hydroxy-7-(3-methyl-2,3-epoxybutoxy)-flavanon
**4.**60
(±)-4-{1-Hydroxy-2-[(1-methylethyl)amino]butyl}-
1,2-benzendiol **8.**601
(R)-4-[1-Hydroxy-2-[(1-methylethyl)amino]ethyl]-
1,2-benzendiol **8.**711
(RS)-4-[1-Hydroxy-2-[(1-methylethyl)amino]ethyl]-
1,2-benzendiol **8.**614
N-{4-[1-Hydroxy-2-[(1-methylethyl)amino]ethyl]-
phenyl}methansulfonamid **9.**637
4-{2-Hydroxy-3-[(1-methylethyl)amino]propoxy}-
benzenacetamid **7.**309
(RS)-1-[7-[2-Hydroxy-3-(1-methylethyl)amino-pro-
poxy]-2-benzofuranyl]-ethanon **7.**385
– hydrochlorid **7.**385
(S)-1-[7-[2-Hydroxy-3-(1-methylethyl)amino-pro-
poxy]-2-benzofuranyl]-ethanon-Hydrochlorid
**7.**386
4-[2-Hydroxy-3-[(1-methylethyl)amino]propoxy]-(S)-
phenol **9.**331
N-{4-(2-Hydroxy-3-[(1-methylethyl)amino]propoxy]-
phenyl}acetamid **9.**300
(RS)-4-{2-Hydroxy-3-[(1-methylethyl)amino]-
propoxy}-2,3,6-trimethylphenyl-1-acetat **8.**978
N-((S)-2-Hydroxy-1-methylethyl)-D-lysergamid
**3.**531; **8.**60
(5'α)-12'-Hydroxy-2'-(1-methylethyl)-5'-(phenyl-
methyl)-ergotaman-3',6',18-trion **8.**59
12'-Hydroxy-2'-(1-methyl-ethyl)-5'-(phenylmethyl)-
ergotaman-3',6',18-trion **3.**529
Hydroxymethylglyoxal **1.**207f
Hydroxymethylgramicidin **8.**926
N-Hydroxymethylharnstoff **3.**612
Hydroxymethyl-(2S,5R,6R)-6-[[(hexahydro-1-H-aze-
pin-1-yl)methylen]amino]-3,3-dimethyl-7-oxo-4-
thia-1-azabicyclo[3.2.0]heptan-2-carboxylatpivalat
(Ester) **9.**265
1-Hydroxymethyl-7-hydroxypyrrolizidin **3.**722;
**5.**625
(±)-(4p,p'-[2,2'-(1'-Hydroxy-2'-methyl)iminodiethyl]-
bis(phenol)) **9.**527
4-Hydroxy-2-methylindol **8.**870
3-Hydroxy-1-methyl-5,6-indolin-dion semicarba-
zon **7.**678
7-Hydroxy-2-methylisoflavon **5.**317
2-Hydroxy-1-methyl-4-isopropyl-benzol **7.**722
3-(Hydroxymethyl)-7-methoxy-8-oxo-7-[2-(2-thie-
nyl)acetamido]-5-thia-1-azabicyclo[4.2.0]oct-2-en-
2-carbonsäure-carbamatester **7.**775
– Natriumsalz **7.**777
N-(Hydroxymethyl)-N-methylaminoessigsäure
**8.**500
endo-(±)-α-(Hydroxymethyl)-8-methyl-8-azabicyclo-
[3.2.1]oct-3yl-benzenessigsäure, sulfat **7.**320f
endo-(±)-α-(Hydroxymethyl)-8-methyl-8-azabicyclo-
[3.2.1]-oct-3yl-benzenessigsäureester **7.**315
4-Hydroxy-6-methyl-α-methylen-7-(3-oxybutyl)-
γ-lacton **3.**249
N-(Hydroxymethyl)-N-methylglycin **8.**500

4-Hydroxymethyl-5-methylimidazol **7**.953
4-Hydroxy-2-methyl-*N*-(5-methyl-3-isoxazolyl)-2*H*-1,2-benzothiazin-3-carboxamid-1,1-dioxid **8**.629
2-Hydroxymethyl-1-methyl-piperidin **7**.476
*N*-(Hydroxymethyl)-*N'*-methylthioharnstoff **8**.1218
(−)-3-Hydroxy-*N*-methylmorphinan **8**.722, 727
– hydrogentartrat, Dihydrat **8**.728
(+)-3-Hydroxy-17-methylmorphinan **7**.1246
4-Hydroxy-7-methyl-1,8-naphthyridin-3-carbonsäure **8**.1072
*N*-(Hydroxymethyl)nicotinamid, Monographie **8**.497
Hydroxymethylnitrofuran **8**.1165
3-(Hydroxymethyl)-1-[(5-nitrofurfuryliden)amino]-hydantoin **8**.1165
3-(Hydroxymethyl)-1-[(5-nitrofurfuryliden)amino]-2,4-imidazolidindion **8**.1165
17-Hydroxy-17α-methyl-3-oxo-1,4,6-androstatrien **9**.946
17β-Hydroxy-17-methyl-3-oxo-4-androsten-1α,7α-diyl-bis(thio-*S*-acetat) **9**.946
[*R*-(*E*,*E*,*E*)]-1-(8-Hydroxy-6-methyl-1-oxo-2,4,6-dodecatrienyl)-2-pyrrolidon **9**.39
3-(Hydroxymethyl)-8-oxo-7-[2-(4-pyridylthio)-acetamido]-5-thia-1-azabicyclo[4.2.0]oct-2-en-2-carbonsäureacetat (Ester) **7**.748
3-((2*R*,1*S*)-β-Hydroxy-α-methylphenethylamino)-3'-methoxypropiophenonhydrochlorid **8**.1276
L-3-((β-Hydroxy-α-methylphenethyl)amino)-3'-methoxypropiophenonhydrochlorid **8**.1276
(±)-4-Hydroxy-α-[1-[(1-methyl-2-phenoxyethyl)-amino]ethyl]benzenmethanol **8**.630
4-Hydroxy-α-[1-(1-methyl-2-phenoxyethylamino)-ethyl]benzylalkohol **1**.738; **8**.630
(±)-*p*-Hydroxy-*N*-(1-methyl-2-phenoxyethylamino)-norephedrin **8**.630
3-*endo*-Hydroxy-8$_{ax}$-methyl-8$_{eq}$-[4-phenylbenzyl]-nortropaniumbromid **9**.1211
*endo*-(±)-α-(Hydroxymethyl)phenylessigsäure-8-methyl-8-azabicyclo[3.2.1]oct-3-yl-ester **7**.315
– sulfat **7**.320f
[7(*S*)-(1α,2β,4β,5α,7α)]-α-(Hydroxymethyl)-phenylessigsäure-9-methyl-3-oxa-9-azatricyclo-[3.3.1.0$^{2,4}$]non-7-yl-ester **9**.581
7-[2-[(α*S*,β*R*)-β-Hydroxy-α-methylphenylethylamino]ethyl]-1,3-dimethyl-2,6(1*H*,3*H*)-purindion **7**.593
– hydrochlorid **7**.594
7-{2-(2-Hydroxy-1-methyl-2-phenylmethylamino)-ethyl}theophyllin **7**.593
– monohydrochlorid **7**.594
12'-Hydroxy-2'-methyl-5'-(phenylmethyl)-5'-(phenylethyl)-ergotaman-3',6'-18-trion **8**.64
(*RS*)-1-(4-Hydroxymethylphenyl)-2-[6-(4-phenylbutoxy)hexylamino]ethanol **9**.561
4-Hydroxy-α-[1-[(1-methyl-3-phenylpropyl)amino]-ethyl]benzenmethanol **7**.551
– hydrochlorid **7**.553
(±)-5-{1-Hydroxy-2-[(1-methyl-3-phenylpropyl)-amino]ethyl}salicylamid **8**.685
4-Hydroxy-*N*-(1-methyl-3-phenylpropyl)-norephedrin **7**.551

4-[Hydroxy(methyl)phosphinoyl]-DL-homoalanin **1**.359
– Ammoniumsalz **3**.639
3-Hydroxy-2-methyl-5-[(phosphonooxy)methyl]-4-pyridincarboxaldehyd **7**.1065
4-Hydroxy-1-methylpiperidin **7**.1388
17α-Hydroxy-6-methyl-4,6-pregnadien-3,20-dion **8**.849
– 17-acetat **8**.849
11β-Hydroxy-6α-methyl-4-pregnen-3,20-dion **8**.840
11β-Hydroxy-6α-methylprogesteron **8**.840
α-Hydroxy-α-methylpropionsäureethylester **9**.1067
*p*-Hydroxy-α-[1-[(1-methyl-3-propyl)-amino]-ethyl]-benzylalkohol-hydrochlorid **7**.553
2-Hydroxy-2-methylpropyl-4-(4-amino-6,7,8-trimethoxy-2-chinazolinyl)-1-piperazincarboxylat **9**.1063
(+)-*N*-[1-(Hydroxymethyl)propyl]lysergamid **8**.948
*N*-[1-(Hydroxymethyl)propyl]-1-methyl-D-lysergamid **8**.970
Hydroxymethylpyridin, Monographie **N07CA 8**.498
3-Hydroxymethylpyridin **8**.498, 1152
5-Hydroxy-6-methyl-3,4-pyridindimethanol **9**.454
3-Hydroxy-1-methylpyridiniumbromid-dimethylcarbamat **9**.451
3-Hydroxy-1-methylpyridinium-bromid-hexamethylen-bis(*N*-methylcarbamat) **7**.1404
4-Hydroxy-2-methyl-*N*-2-pyridinyl-2*H*-1,2-benzothiazine-3-carboxamid-1,1-dioxide **9**.256
4-Hydroxy-2-methyl-*N*-(2-pyridinyl)-2*H*-thieno[2,3-e][1,2]thiazin-3-carboxamid,1,1-dioxid **9**.798
2-Hydroxymethylpyrrolidin **9**.278
14-Hydroxy-3β-[(4-*O*-methyl-α-L-rhamnopyranosyl)-oxy]bufa-4,20,22-trienolid **8**.875
Hydroxymethylsarcosin **8**.500
*N*-(Hydroxymethyl)sarcosin, Monographie **D08AX 8**.500
3-Hydroxy-1-methyl-5-semicarbazono-6(5*H*)-indolinon **7**.678
1-Hydroxy-4-methyl-6-(2,4,4-trimethylpentyl)-2-pyridon **1**.149
3-Hydroxy-α-methyl-DL-tyrosin **8**.946
3-Hydroxy-α-methyl-L-tyrosin **8**.943
– ethylester, Hydrochlorid **8**.946
2-[4-(3-Hydroxymethylureidosulfonyl)phenylcarbamoyl]benzoesäure **1**.760; **9**.709
2-α-Hydroxymicromersäure **6**.920
7-Hydroxy-4-(morpholinomethyl)coumarin **8**.1254
3α-Hydroxymultiflora-7,9(11)-dien-29α-säure **4**.573
3β-Hydroxymultiflor-8-en-29α-säure **4**.573
6-Hydroxymusizin
– 8-*O*-β-D-glucopyranosid **4**.707
– glucosid **4**.707, 722
– 8-*O*-β-D-glucosid **6**.424
11-Hydroxymyristinsäure **5**.535
*N*-Hydroxynaphthalimiddiethylphosphat **8**.1065
2-Hydroxynaphthalin **8**.1086
3-Hydroxy-2-naphthalincarbonsäure **7**.455
Hydroxy-1,4-naphthochinone **1**.207

(RS)-3-Hydroxy-4-(1-naphthyloxy)butyramidoxim **8.**1061
(2S,5R,6R)-6-[(R)-2-(4-Hydroxy-1,5-naphthyridin-3-carboxamido)-2-phenylacetamido]-3,3-dimethyl-7-oxo-4-thia-1-azabicyclo[3,2,0]heptan-2-carbonsäure **7.**272
2α-Hydroxyneoanisatin **5.**513
4-Hydroxynitrobenzene **3.**878
3-Hydroxy-4-nitrobenzoesäureethylester **8.**1271
4-Hydroxy-1-nitrobenzol **3.**878
4-Hydroxy-3-[1-(4-nitrophenyl)-3-oxobutyl]-2H-1-benzopyran-2-on **7.**14
(RS)-4-Hydroxy-3-[1-(4-nitrophenyl)-3-oxobutyl]-cumarin **7.**14
(−)-2-Hydroxy-1,2,3-nonadecantricarbonsäure **7.**86f
*erythro*-Hydroxynonyladenin, Monographie **L01B** **8.**500
Hydroxynorcytisin **5.**625
4-Hydroxynorephedrin **3.**66; **8.**630
3β-Hydroxy-30-norolean-12,20(29)-dien-28-säure **4.**157
17α-Hydroxy-19-nor-4-pregnen-3,20-dion **8.**343
– caproat **8.**344
17β-Hydroxy-19-nor-17α-pregn-4-en-20-in-3-on **8.**1201
– acetat **8.**1204
15-Hydroxynovacin **6.**817, 843
Hydroxynuezhenid **5.**193
9-Hydroxy-10-*trans*,12-*cis*-octadecadiensäure **5.**294
(9Z,12S)-12-Hydroxyoctadec-9-ensäure **9.**515
9-Hydroxy-$\Delta^{12}$-octadecensäure **6.**798, 801, 807, 815
12-Hydroxy-9,10-*cis*-octadecensäure **6.**477
Hydroxyoleanansäuremethylester **5.**938
3β-Hydroxyolean-9(11),12-dien-30-säure **5.**331
3β-Hydroxyolean-11,13(18)-dien-30-säure **5.**316, 331
3β-Hydroxyolean-12-en **4.**605
3β-Hydroxyolean-12-en-30-säure **5.**316
2α-Hydroxyoleanolsäure **4.**1048; **5.**58, 61, 261, 816, 937; **6.**867
2β-Hydroxyoleanolsäure **5.**816
6-Hydroxyoleanolsäure **6.**848
16-Hydroxyoleanolsäure **6.**797
21α-Hydroxyoleanolsäure **5.**950
29-Hydroxyoleanolsäure **5.**816
12-Hydroxyölsäure **6.**477; **9.**515
18-Hydroxyölsäure **4.**4
3β-Hydroxy-17-oxo-5-androsten **9.**650
17β-Hydroxy-3-oxo-1-androsten **8.**907
17β-Hydroxy-3-oxo-$\Delta^1$-5α-androsten **8.**892
6-Hydroxy-2-oxo-1,3-benzoxathiol **9.**950
14-Hydroxy-3-oxo-1,2,20,22-bufatetraenolid **5.**426
14-Hydroxy-3-oxo-1,3,5,22-bufatetraenolid **5.**426
14-Hydroxy-3-oxo-1,4,20,22-bufatetraenolid **3.**652; **5.**426
(11β)-11-Hydroxy-17-(1-oxobutoxy)-21-(1-oxopropoxy)pregn-4-en-3,20-dion **8.**479
2-(1-Hydroxy-4-oxo-2,5-cyclohexadienyl)acetat **5.**554
5-Hydroxy-19-oxo-digitoxigenin **4.**94
16-Hydroxy-19-oxo-digitoxigenin **4.**94

3β-Hydroxy-11-oxo-30-nor-12-oleanen-20β-carbonsäure **8.**34
17-Hydroxy-3-oxo-19-nor-17α-pregna-4,9-dien-21-nitril **7.**1278
3β-Hydroxy-11-oxoolean-12-en-30-säure-hydrogensuccinat **7.**683
4-Hydroxy-3-(3-oxo-1-phenylbutyl)-2H-1-benzopyran-2-on **9.**1189
4-Hydroxy-3-(3-oxo-1-phenylbutyl)-cumarin **3.**1249
*endo*-(±)-3-(3-Hydroxy-1-oxo-2-phenylpropoxy)-8,8-dimethyl-8-azoniabicyclo[3.2.1]octan
– bromid **7.**318; **8.**939
– nitrat **7.**318
*endo*-(±)-3-(3-Hydroxy-1-oxo-2-phenylpropoxy)-8-methyl-8-(1-methylethyl-8-azoniabicyclo[3.2.1])-octan, bromid **8.**590
(1R,3R,5S)-*endo*-(±)-3-(3-Hydroxy-1-oxo-2-phenylpropoxy)-8-methyl-8-(3-sulfopropyl)-8-azoniabicyclo[3.2.1]octanhydroxid, Zwitterion **9.**752
17-Hydroxy-3-oxo-17α-pregna-4,6-dien-21-carbonsäure **7.**652
– Kaliumsalz **8.**644
1-Hydroxy-5-oxo-5H-pyrido[3,2-a]phenoxazin-3-carbonsäure **9.**246
12-Hydroxy-7-oxototarol **5.**792
2-(6-Hydroxy-3-oxo-3H-xanthen-9-yl)benzoesäure **8.**255
Hydroxypaeoniflorin **6.**2
11-Hydroxypalmitinsäure **5.**535, 542, 949
16-Hydroxypalmitinsäure **4.**4
10-Hydroxypalmiton **6.**600
11-Hydroxypentadecansäure **5.**535
2-Hydroxy-6-pentadecylbenzoesäure **6.**457
5-Hydroxy-6,7,8,3′,4′-pentamethoxyflavon **6.**982
1-Hydroxy-3,5,6,7,8-pentamethoxyxanthon **4.**759
2-Hydroxy-4-pentenylglucosinolat **4.**543, 558
Hydroxyphaseollin **5.**301
4-Hydroxyphenethanolamin **8.**1227
2-(4-Hydroxyphenethylamino)-1-(4-hydroxyphenyl)-propanol **9.**527
(RS)-β-Hydroxyphenethylcarbamat **9.**680
2-[6-(β-Hydroxyphenethyl)-1-methyl-2-piperidinyl]-acetophenon **1.**727
2-[6-(β-Hydroxyphenethyl)-1-methyl-2-piperidyl]-acetophenon **3.**744
2-Hydroxyphenol **7.**513
3-Hydroxyphenol **9.**505
4-Hydroxyphenol **8.**463
*m*-Hydroxyphenol **9.**505
*p*-Hydroxyphenol **8.**463
1-(4-Hydroxyphenol)-butanol-3-β-D-glucopyranosid **4.**498
(−)-(S)-1-(4-Hydroxyphenoxy)-3-(isopropylamino)-2-propanol **9.**331
4-Hydroxyphenylacetamid **7.**310; **9.**18
(6R,7R)-7-[(R)-2-Hydroxy-2-phenylacetamido]-3-[(1-methyl-1H-tetrazol-5-yl)thiomethyl]-8-oxo-5-thia-1-azabicyclo[4.2.0]oct-2-en-2-carbonsäure **7.**744
4-Hydroxyphenylaceton **9.**189

[6R-[6α,7β(R*)]]-7[(Hydroxyphenylacetyl)amino]-3-
 [[(1-methyl-1H-tetrazol-5-yl)thio]methyl]-8-oxo-5-
 thia-1-azabicyclo[4.2.0]oct-2-en-2-carbonsäure
 **7.744**
8-p-Hydroxyphenylacetyllactucin **4.867**
β-(4-Hydroxyphenyl)alanin **9.1126**
(RS)-1-(3-Hydroxyphenyl)-2-aminoethanol **8.1206**
α-Hydroxy-α-phenyl-benzenessigsäure-(2-diethyl-
 amino)ethylester **7.388**
– hydrochlorid **7.389**
p-Hydroxyphenyl-benzylether **8.1032**
3α-Hydroxy-8(p-phenylbenzyl)-1αH,5αH-
 tropaniumbromid-(±)-tropat **9.1211**
p-Hydroxyphenylbrenztraubensäure **4.761**
(R)-2-Hydroxy-4-phenylbutansäure **7.951**
p-Hydroxyphenylbutazon **8.1282**
(±)-4-Hydroxy-α-[[[6-(4-phenylbutoxy)hexyl]-ami-
 no]-methyl]-4-hydroxy-m-xylen-α,α'-diol **9.561**
2-Hydroxy-2-phenyl-essigsäure **8.191**
(RS)-α-Hydroxyphenylessigsäurebenzylester **7.443**
4-Hydroxyphenylessigsäureethylester **7.473**
2-Hydroxy-2-phenylessigsäure-3,3,5-trimethylcyclo-
 hexylester **7.1121**
4-Hydroxyphenylethanol **5.937**
p-Hydroxyphenylethanol **5.941**
m-Hydroxyphenylethanolamin **8.1206**
p-Hydroxyphenylethanolamin **8.1227**
N-(p-Hydroxyphenylethyl)-p-hydroxy-(trans)-cinna-
 mid **4.644**
N-(p-Hydroxyphenylethyl)-4-hydroxynorephedrin
 **9.527**
N-(β-Hydroxy-β-phenyl)-ethyl-2-imino-pyridin
 **8.200**
(3S,5R,6S,9R)-3-[(1S)-1-Hydroxy-2-phenylethyl]-9-
 methyl-6-(1-methyl-1-phenylethyl)-1,4-dioxyspiro-
 [4,5]decan-2-on **7.458**
4-Hydroxyphenyl-β-D-glucopyranosid **7.291**
D-(–)-Hydroxyphenylglycin **7.732, 762**
DL-4-Hydroxyphenylglycin **7.310**
2-Hydroxyphenylmethanol **9.552**
(4-Hydroxyphenyl)-α-methylacetonitril **7.404**
(R)-1-(3-Hydroxyphenyl)-2-methylaminoethanol
 **3.956**; **9.168**
(RS)-1-(4-Hydroxyphenyl)-2-methylaminoethanol
 **8.1255**
p-Hydroxyphenylmethylaminoethanoltartrat **8.1256**
1-(4-Hydroxyphenyl)-2-methylaminopropanol **8.491**
1-(p-Hydroxyphenyl)-2-(1-methyl-2-phenoxyethyl-
 amino)-1-propanol **8.630**
1-(4-Hydroxyphenyl)-2-(1-methyl-3-phenylpropyl-
 amino)propan-1-ol **7.551**
– hydrochlorid **7.553**
(RS)-4-[2-[[3-(4-Hydroxyphenyl)-1-methylpropyl]-
 amino]ethyl]-1,2-benzendiol **7.1413**
– hydrochlorid **7.1415**
(RS)-4-[2-[[3-(4-Hydroxyphenyl)-1-methylpropyl]-
 amino]ethyl]brenzcatechin **7.1413**
(RS)-4-[2-[[3-(p-Hydroxyphenyl)-1-methylpropyl]-
 amino]ethyl]pyrocatechol **7.1413**
– hydrochlorid **7.1415**
2-(2-Hydroxyphenyl)-1,3,4-oxadiazol **8.171**

α-(β-Hydroxyphenyl)-α-(4-oxo-2,5-cyclohexadien-1-
 ylid-en)-o-toluolsäure **9.134**
3α-Hydroxy-8-(p-phenylphenacyl)-1αH,5αH-tropa-
 nium-bromid-(–)-tropat **8.199**
1-(2-Hydroxyphenyl)-3-phenyl-1-propanon **8.96**;
 **9.387**
4-Hydroxyphenyl-2-piperidinessigsäure **3.818**
1-(4-Hydroxyphenyl)-propanol-2-amin **7.551**
DL-3-(3-Hydroxy-2-phenylpropinyloxy)-8-azabicyclo-
 [3.2.1]octanmethobromid **7.318**
Hydroxyphenylpropionsäure **4.892**; **5.89**
p-Hydroxyphenylpropionsäureamid **5.752**
L-3-(3-Hydroxy-2-phenylpropionyloxy)-8-methyl-8-
 azabicyclo(3,2,1)octan **3.682**
DL-3-(3-Hydroxy-2-phenylpropionyloxy)-8-methyl-8-
 azoniabicyclo[3.2.1]octan **7.315**
– sulfat **7.320f**
4-Hydroxy-3-(1-phenylpropyl)-2H-1-benzopyran-2-
 on **9.150**
(RS)-4-Hydroxy-3-(1-phenylpropyl)cumarin **9.150**
1-(3-Hydroxy-3-phenylpropyl)-4-phenylhexahydro-
 isonicotinsäureethylester **9.138**
(RS)-4-[3-Hydroxy-3-phenyl-3-(2-thienyl)propyl]-4-
 methylmorpholiniumiodid **9.926**
2-[(N-(m-Hydroxyphenyl)-p-toluidino)-methyl]-2-
 imidazolin **9.156**
3-Hydroxyphenyltrimethylammoniumbromid
 **8.1132**
$O^{3'},O^{5'}$-Hydroxyphosphoryl-uridin **9.1135**
3-Hydroxphthalid **9.482**
Hydroxypiperidinalkaloid **6.651**
10-[3-(4-Hydroxypiperidino)propyl]phenothiazin-2-
 carbonitril **9.87**
2-Hydroxy-N–(3-[3-(1-piperidinylmethyl)phenoxy]-
 propyl]acetamid **9.535**
β-Hydroxypivalinaldehyd **7.637**
Hydroxypolyethoxydodecan **9.279**
16α-Hydroxyprednisolon **7.539, 1211**
– acetonid **7.1211**
3α-Hydroxy-5α-pregnan-11,20-dion **7.102**
3-Hydroxy-11,20-pregnandion **7.102**
17α-Hydroxy-4-pregnen-3,20-dion **8.501**
– acetat **8.502**
– hexanoat **8.503**
21-Hydroxy-4-pregnen-3,20-dion **7.1215**; **8.490**
– pivalat **7.1218**
17β-Hydroxy-4-pregnen-20-in-3-on **8.118**
Hydroxyprocain, Monographie N01BA **8.501**
Hydroxyprogesteron
– Monographie G03D **8.501**
– acetat, Monographie G03D **8.502**
– caproat, Monographie G03D **8.503**
– hexanoat **8.503**
11α-Hydroxyprogesteron **7.102**
17α-Hydroxyprogesteron **7.868**; **8.503**
21-Hydroxyprogesteron **7.1215**
Hydroxyprolin **4.540**; **6.600**
4-Hydroxyprolin **6.605**
1-Hydroxypropan **9.391**
5,5'-[(2-Hydroxy-1,3-propandiyl)bis(oxy)]bis(4-oxo-
 4H-benzopyran-2-carbonsäure), Dinatriumsalz
 **7.1109**

5,5'-(2-Hydroxy-1,3-propandiyldioxy)bis(4-oxo-4H-chromen-2-carbonsäure), Dinatriumsalz  7.1109
2-Hydroxypropanol  9.409
9-Hydroxypropanthelinbromid  9.392
2-Hydroxy-1,2,3-propantricarbonsäure  7.975
– Calciumsalz, Tetrahydrat  7.618
– [$^{67}$Ga]Gallium(III)salz  8.323
– Mononatriumsalz  8.1102
– Trinatriumsalz  9.1081
3-Hydroxypropenoxid  3.641
2-Hydroxypropionsäure  8.1013
4-Hydroxypropiophenon  7.551, 1277
N-3-(2-Hydroxypropyl)adenin  3.525
4-bis-(Hydroxypropyl)aminobenzoesäureethylester  1.203
1-[2-[2-Hydroxy-3-(propylamino)propoxy]phenyl]-3-phenyl-1-propanonhydrochlorid  9.387
(RS)-2'-[2-Hydroxy-3-(propylamino)-propoxy]-3-phenylpropiophenonhydrochlorid  9.387
2'-[2-Hydroxy-3-(propylamino)-propoxy]-3-propiophenonhydrochlorid  9.387
1-(3-Hydroxypropyl)benzimidazolidin-2-on  7.1420
α-Hydroxy-propylbenzol  9.179
Hydroxypropylcellulose
– Monographie  8.505
– in Dermatika  2.901
– in Filmüberzügen  2.961
(RS)-1-(2-Hydroxypropyl)-3,7-dimethyl-2,6-(1H,3H)-purindion  9.425
(RS)-7-(2-Hydroxypropyl)-1,3-dimethyl-2,6-(1H,3H)-purindion  9.437
1-(2-Hydroxypropyl)-3,7-dimethylxanthin  9.425
2,2'-[2-Hydroxy-1,3-propylendioxy]dibenzonitril  7.549
3-Hydroxypropylglucosinolat  5.84
N-7-(2-Hydroxypropyl)guanin  3.525
S-(Hydroxypropyl)mercaptursäure  3.995
Hydroxypropylmethylcellulose  8.950
– Augentropfen  2.646
– in Dermatika  2.901
– in Filmüberzügen  2.961
Hydroxypropylmethylcellulosephthalat, pH-Löslichkeit  2.955
2-(2'-Hydroxypropyl)-5-methyl-7-hydroxychromon-7-O-β-D-glucosid  6.412, 415
3-(3-Hydroxypropyl)-1,3-oxazolidin-2-on  9.1094
1-(3-Hydroxypropyl)-piperazin  8.264
2-(2-Hydroxypropyl)-Δ$^1$-piperidein  6.328f
5-(2-Hydroxypropyl)-5-(2-propenyl)-2,4,6-(1H,3H,5H)-pyrimidintrion  9.434
1-(2-Hydroxypropyl)-theobromin  9.425
7-(2-Hydroxypropyl)-theophyllin  9.437
3-Hydroxypyridin  9.451
1-Hydroxy-2(1H)-pyridinthion ↔ 2-Pyridinthiol-1-oxid  9.460
Hydroxypyrofuran  3.923
8-Hydroxyquercetin  6.440
14-Hydroxy-3β-α-L-rhamnopyranosyloxy-14β-bufa-4,20,22-trienolid  9.418
6-Hydroxy-9-β-D-ribofuranosyl-9H-purin  8.544
6-β-Hydroxyroyleanon  6.568
7-α-Hydroxyroyleanon  6.490

Hydroxyrutacridonepoxid  6.510, 512f
4'-Hydroxysalicylanilid  8.1243
5-Hydroxysalicylsäure  8.340
10-Hydroxysanguinarin  5.111
Hydroxysantonin  3.98
α-Hydroxysantonin  3.98
19-Hydroxysarmentogenin  4.977, 980
2β-Hydroxysarsasapogenin  4.278
(+)-4-Hydroxysedamin  6.652
12-Hydroxysenecionan-11,16-dion  3.1079
12β-Hydroxysolasodin  6.744
Hydroxyspartein  4.464;  5.625
3α-Hydroxyspiro[1αH,5αH-nortropan-8,1'-pyrrolidinium]chlorid-benzilat  9.1105
L-(–)-Hydroxystachydrin  4.49
Hydroxystilbamidin
– Monographie P01CX  8.506
– bis-(2-hydroxy-ethansulfonat)  8.506
– diisethionat, Monographie  8.506
2-Hydroxy-4,4'-stilbendicarboxamidin  8.506
16-Hydroxystrophanthidin  4.94
10-Hydroxystrychnin  6.817, 825, 829
12-Hydroxystrychnin  6.817, 825f, 829, 839, 843
– N$^b$-oxid  6.829
16-Hydroxystrychnin  6.817, 829
3-Hydroxytamoxifen  7.1444
Hydroxytanshinon  6.545
Hydroxytetracain, Monographie N01BA  8.507
Hydroxytetracyclin  8.826, 899, 1287
2-Hydroxytetradecansäure  4.1105
11-Hydroxytetradecansäure  5.535
4-Hydroxy-3-(1,2,3,4-tetrahydro-naphth-1-yl)-cumarin  3.361
5-Hydroxy-1-tetralon  8.713
5-Hydroxy-3,6,7,4'-tetramethoxyflavon  4.49
5-Hydroxy-6,7,3',4'-tetramethoxyflavon  5.836
5-Hydroxy-6,7,8,4'-tetramethoxyflavon  6.982
1-Hydroxy-3,5,6,7-tetramethoxyxanthon  4.759
5-Hydroxy-4,6,9,10-tetramethyl-1-oxo-6-vinyl-3a,9-propanoperhydrocyclopentacycloocten-8-yl-[2-(diethylamino)ethylthio]acetat  9.912
3-Hydroxytetratriacontan-30-on  5.462
6α-Hydroxyteuscordin  6.938
Hydroxyteuscorolid  6.939
11-Hydroxy-THC  3.1157
4''-Hydroxy-THC-carbonsäure  3.1157
4-Hydroxy-4'-(thiazol-2-yl-sulfamoyl)azobenzol-3-carbonsäure  9.547
β-Hydroxy-α-thujan  3.1174f
β-Hydroxy-β-thujan  3.1173f
22-Hydroxytingenon  5.792, 800
α-Hydroxytoluen  7.438
Hydroxytoluene  3.352ff
Hydroxytoluol  3.352
2-Hydroxytoluol  3.353
3-Hydroxytoluol  3.354
4-Hydroxytoluol  3.355
m-Hydroxytoluol  3.354;  7.1106
o-Hydroxytoluol  3.353
p-Hydroxytoluol  3.355
23-Hydroxytormentillsäure  5.61

23-Hydroxytormentinsäure  **6.**587f, 607f
- 28-*O*-β-D-glucopyranosid  **6.**588, 607f
6-(4'-Hydroxytransstyryl)-4-methoxy-2-pyron  **4.**62
16-Hydroxytriacontan  **4.**705
6-Hydroxy-2,4,5-triaminopyrimidin  **8.**284
2-Hydroxytriethylamin  **3.**457
4-Hydroxy-3-[3-(4'-trifluor-methylbenzyloxyphenyl)-1,2,3,4-tetrahydro-1-naphthyl]cumarin  **3.**598
ω-[4-Hydroxy-4-(*m*-trifluor-methylphenyl)-piperidino]-*p*-fluorbutyrophenon  **9.**1052
17α-Hydroxy-6α-trifluormethyl-4-pregnen-3,20-dion  **8.**234
- acetat  **8.**235
5-Hydroxy-3,6,7-trimethoxyflavon  **4.**62
5-Hydroxy-3,7,8-trimethoxyflavon  **4.**60
5-Hydroxy-6,7,4'-trimethoxyflavon  **6.**982
7-Hydroxy-3,5,8-trimethoxyflavon  **4.**62
1-Hydroxy-3,5,6-trimethoxyxanthon  **4.**759
1-Hydroxy-3,7,8-trimethoxyxanthon  **4.**759
(*R*)-(−)-3-Hydroxy-4-trimethylammoniumbutyrat  **7.**713
DL-3-Hydroxy-4-trimethylammoniumbutyrat  **7.**712
6-Hydroxy-β,2,7-trimethyl-5-benzofuranacrylsäure-δ-lacton  **9.**1083
2-Hydroxy-2,5,9-trimethyl-6,7-benzomorphan  **9.**104
(2-Hydroxytrimethylen)bis(trimethylammoniumiodid)  **9.**380
5,5'-(2-Hydroxytrimethylendioxy)bis(4-oxo-4*H*-1-benzopyran-2-carbonsäure), Dinatriumsalz  **7.**1109
5,5'-(2-Hydroxytrimethylendioxy)bis(4-oxo-4*H*-1-benzopyren-2-carbonsäure)  **7.**1108
2-Hydroxy-*N*,*N*,*N*-trimethylethanaminium  **7.**930
- Salz d. 3,7-Dihydro-1,3-dimethyl-1*H*-purin-2,6-dions  **7.**930
- Salz mit [*R*-(*R*\*,*R*\*)]-2,3-Dihydroxybutandisäure  **7.**928
- Salz mit 2-Hydroxy-1,2,3-propantricarbonsäure  **7.**927
*endo*-2-Hydroxy-1,7,7-trimethylnorbornan  **7.**508
1-((4-Hydroxy-2,3,5-trimethylphenoxy)-3-isopropylamino)-2-propanol-4-acetat  **8.**978
Hydroxytryptamin  **9.**603
Hydroxytyramin  **4.**1125, 1127;  **7.**1421
3-Hydroxy-L-tyrosin  **8.**714
Hydroxytyrosol  **5.**937, 945
3β-Hydroxyursen  **4.**605
2α-Hydroxyursolsäure  **5.**58, 261, 294, 816;  **6.**853
2β-Hydroxyursolsäure  **5.**294
21α-Hydroxyursolsäure  **5.**950
Hydroxyvalerensäure  **6.**1084
Hydroxyvasicin  **5.**596f
19-Hydroxyvincamin  **6.**1128
20-Hydroxyvincamin  **6.**1128
1-α-Hydroxy-Vitamin $D_3$  **7.**100
25-Hydroxyvitamin $D_3$  **7.**596f
9-Hydroxyxanthen  **9.**392
8-Hydroxyxanthin  **7.**58
17α-Hydroxy-16α-yohimbancarbonsäure  **9.**1225
17α-Hydroxy-3α,15α,20β-yohimban-16α-carbonsäure  **9.**1225

*p*-Hydroxyzimtalkohol  **4.**1104
Hydroxyzimtsäure  **4.**455, 1027, 1085, 1104;  **6.**550
*p*-Hydroxyzimtsäureester  **4.**994
Hydroxyzimtsäure-Spermidin-Amide  **4.**207
Hydroxyzin
- Monographie  **N05BB**  **8.**507
- dihydrochlorid, Monographie  **N01BB**  **8.**510
- embonat, Monographie  **N05BB**  **8.**508
Hyganex constant, Monographie  **3.**681
Hyganex constant plus, Monographie  **3.**681
Hyganex safety, Monographie  **3.**681
Hyganol PSY, Monographie  **3.**681
Hyganyl 11, Monographie  **3.**681
Hyganyl 12, Monographie  **3.**681
Hyganyl 20, Monographie  **3.**681
Hyganyl therm, Monographie  **3.**681
Hygienemittel  **1.**220
- extravaginale  **1.**221
- intravaginale  **1.**220f
Hygieneschädlinge  **1.**257ff
- Bekämpfung  **1.**277
Hygrin  **4.**432;  **5.**91
Hygrolin  **4.**433
Hygrometer  **2.**27, 57
Hygroskopizität  **2.**599, 857
Hymanns van der Bergh-Lösungen  **1.**546
Hymecromon, Monographie  **8.**510
Hymenium  **4.**911
Hymenomycetes  **1.**293, 296
Hymenoptera  **1.**313f
Hymenoxin  **5.**836
Hymexazol  **1.**356
- Monographie  **3.**681
Hymorphan  **8.**483
(−)-Hyoscin  **3.**1073;  **9.**581
Hyoscinbutylbromid  **7.**588
Hyoscin-*N*-methylbromid  **8.**961
Hyoscyami folium  **A03B**  **5.**466
Hyoscyami herba  **5.**466
Hyoscyami mutici herba  **5.**462
Hyoscyami oleum  **1.**629
Hyoscyami oleum compositum  **1.**629
Hyoscyami pulvis normatus  **2.**1020
Hyoscyami semen  **5.**471
Hyoscyami tinctura  **1.**676
Hyoscyamin  **3.**682;  **4.**425, 432, 1138, 1140ff, 1150;  **5.**462, 465, 765f
- Monographie  **A03B**  **8.**511
- hydrobromid, Monographie  **A03B**  **8.**513
- sulfat
- - Monographie  **A03B**  **8.**513
- - Identität mit DC  **2.**274
- - Tierarzneimittel  **1.**718
(±)-Hyoscyamin  **3.**112;  **7.**315
(−)-Hyoscyamin  **4.**423f, 426, 433, 1139
- Monographie  **3.**682
(*S*)-(−)-Hyoscyamin  **5.**461, 463, 467, 471
DL-Hyoscyamin  **3.**112
L-Hyoscyamin  **3.**390, 682, 763;  **8.**199, 511
Hyoscyamin-*N*-oxid  **4.**1143
Hyoscyaminum  **3.**682

Hyoscyamus 5.466, 471
– Monographie 5.460
Hyoscyamus agrestis 5.464
Hyoscyamus auriculatus 5.464
Hyoscyamus bohemicus 5.464
Hyoscyamus leaves 5.466
Hyoscyamus lethalis 5.464
Hyoscyamus muticus 3.112, 682; 5.461f
– Verfälschung von Belladonnae folium 4.425
Hyoscyamus-muticus-Kraut 5.462
Hyoscyamus niger 3.112, 682f; 5.464, 466, 471
Hyoscyamus niger hom. 5.471f
Hyoscyamus officinalis 5.464
Hyoscyamus pallidus 5.464
Hyoscyamus persicus 5.464
Hyoscyamus pictus 5.464
Hyoscyamus seed 5.471
Hyoscyamus syspirensis 5.464
Hyoscyamus verviensis 5.464
Hyoscyamus vulgaris 5.464
Hyoscyamusblätter 1.595ff; 5.466
Hyoscyamuspulver, eingestelltes 2.1020
Hyoscyamussamen 5.471
Hyostrongylus rubidus 7.644
Hypaconin 4.66
Hypaconitin 3.15; 4.66, 69, 72
Hypanthera guapeva, Verfälschung von Ignatii semen 6.826
Hyperaldosteronismus, Klin. Chemie–Diagnostik 1.480, 738
Hyperanthera moringa 5.852
Hyperanthera peregrina 5.857
Hypercholesterolämie, Klin. Chemie–Diagnostik 1.469f
Hyperchrome Verschiebung 2.176
Hypercorin 5.474
Hyperforin 5.476, 482
Hyperglykämie, Klin. Chemie–Diagnostik 1.474
Hyperhydratationszustände, Klin. Chemie–Diagnostik 1.500
Hyperici flos recens 5.476
Hyperici herba D03, M02AX, N06AX 5.479
Hyperici oleum 5.476
Hyperici summitates 5.479
Hypericin 5.393, 474, 476, 481f, 493, 751
– Monographie 8.514
Hypericum 5.492f
– Monographie 5.474
Hypericum amplexicaule 5.493
Hypericum androsaemum 5.474
Hypericum aucheri 5.474
Hypericum barbatum 5.474
– Verfälschung von Hyperici herba 5.481
Hypericum connatum 5.475
Hypericum cum flore 5.479
Hypericum hirsutum 5.474
– Verfälschung von Hyperici herba 5.481
Hypericum humifusum 5.474
Hypericum japonicum 5.474
Hypericum laxiusculum 5.475
Hypericum linarifolium 5.474

Hypericum maculatum 5.474
– Verfälschung von Hyperici herba 5.481
Hypericum montanum 5.474
– Verfälschung von Hyperici herba 5.481
Hypericum mysurense 5.474
Hypericum officinale 5.475
Hypericum officinarum 5.475
Hypericum perforatum 5.474ff, 480, 492f
Hypericum perforatum hom. 5.492f
Hypericum pulchrum 5.474, 493
Hypericum pulchrum hom. 5.494
Hypericum revolutum 5.474
Hypericum rumeliacum 5.474
Hypericum tetrapterum 5.475
– Verfälschung von Hyperici herba 5.481
Hypericum ulginosum 5.474
Hypericum vulgare 5.475
Hypericumrot 8.514
Hyperimmunglobuline 2.684
Hyperin 4.168, 727, 1199; 5.697, 785
Hyperlipoproteinämie, Klin. Chemie–Diagnostik 1.481
Hyperosid 4.30, 99, 147, 206f, 327, 329f, 386, 500, 502, 599, 849, 868, 1045ff, 1056; 5.58, 61f, 125, 138, 153, 256, 294, 394, 442, 476, 481, 609, 653, 729; 6.75, 337, 476, 658, 754, 756, 760, 773, 871, 1054
– Identität mit DC 2.275
Hypertensinamid 7.261
Hyperthyreose, Iodhaushalt 3.692
Hypertonie, WHO-Definition 1.61
Hypertriglyceridämie, Klin. Chemie–Diagnostik 1.521
Hyphen 1.286; 3.327
Hypholoma caerulescens 6.288
Hypnotika N05C
Hypoaletin 6.157
Hypoallergene Acrylatpflaster 1.35
Hypoallergene Säuglingsnahrung 1.238f
Hypochoeris maculata, Verfälschung von Arnicae radix 4.352
Hypochoeris-Arten, Verfälschung von Arnicae flos 4.347
Hypochrome Verschiebung 2.176
Hypogon verticillare 4.956
Hypogon verticillatum 4.956
Hypolaetin
– 7-glucosid 5.564
– 8-$O$-β-D-glucosid-3'-sulfat 5.760
Hypophamin 8.1290; 9.1159
Hypophosphit, Nachweis 2.131
Hypophysenhinterlappenhormone H01B
Hypophysenhormone H01
Hypophysenvorderlappenhormone H01A
Hypothalamushormone H01, H01C
Hypoxanthin 8.885
Hypoxidis radix 5.497
Hypoxidis rhizoma 5.497
Hypoxis, Monographie 5.495
Hypoxis elata 5.496
Hypoxis forbesii, Verwechslung mit Hypoxis rooperi 5.497

Hypoxis hemerocallidea 5.496
Hypoxis obtusa 5.495
Hypoxis rigidula 5.495f
Hypoxis rooperi 5.495ff
Hypoxis-rooperi-Knolle 5.497
Hypoxis-rooperi-Rhizom 5.497
Hypoxosid 5.496f
Hypromellose 2.646
Hypsochrome Verschiebung 2.176
Hyvar X
– Monographie 3.684
– Pflanzenschutz 1.366

# I

Iamara 6.827
Ibenbaum 6.905
Ibenzmethyzinhydrochlorid 9.357
Iberide bianca 5.502
Iberidis semen 5.502
Iberin 4.832f
Iberis, Monographie 5.501
Iberis amara 3.357ff; 5.502, 504
Iberis amara hom. 5.504f
Iberis-amara-Kraut 5.504
Iberis bursa-pastoris 4.656
Ibipitanga 5.135
Ifra-tai 6.133
Ibischwurz(el) 4.233, 236
Iboga 6.890f; 7.167, 171
Iboga typique 6.890
Iboga vrai 6.890
Ibogain 6.890
Ibogalin 6.890
Ibogamin 6.890
Ibogawurzel 6.891
Ibomal 7.515
Ibotensäure 3.849, 852
– Monographie 3.686
Ibrotamid, Monographie N05CM 8.517
Ibuprofen
– Monographie M01AE, M02AA 8.517
– Schmelzeinbettung 2.847
– Verbesserung d. Bioverfügbarkeit 2.844
IC *[Ionenchromatographie]* 2.301, 325, 446ff
Icajin 6.817, 820, 825f, 829, 839, 843
– $N^b$-oxid 6.843
Iceland moss 4.791, 794
iCena 4.228
Icerya purchasi 1.330
Icho 5.270
Ichthammol 7.216
Ichthammol Ointment 2.887
Ichthyocolla 1.574
Ichthyoli suppositoria composita 1.668
Ichthyolsäure, Natriumsalz 8.1096
Ichthyolsulfonsäure, Natriumsalz 8.1096
Ichthyolvasoliment 1.618
Ichthyolzäpfchen, zusammengesetzte 1.668
Ichthyophthirius multifiliis 7.834
Icosensäuren 4.698
ICP *[induktiv gekoppeltes Plasma]* 2.467
– Apparatur, Funktionsprinzip 2.467
– Interferenzen 2.468
Ictasol 8.1096
Icterogenin 5.687

Idealbinde
- Ausleiern 1.39
- Dehnbarkeit 1.40
- schlingkantige 1.38
- webkantige 1.38
Idealkristall 2.62
idealviskos 2.84
Idegran 6.905
Identitätsprüfung
- DC 2.274ff
- Endprodukt 2.1089f
- polarimetrische 2.463
- Verfahrensvalidierung 2.1043
Idesia polycarpa 6.641
Idoxuridin, Monographie D06BB, J05A, S01AD 8.521
Idrocortison 8.473
Idrocotile 4.764
Idrokin 9.481
IDU [Idoxuridin] 8.521
5-IDUR [5-Iododeoxyuridin] 8.521
L-Iduronsäure 7.933
If 6.905
IFN-α [Interferon α] 8.560
IFN-β [Interferon β] 8.563
IFN-γ [Interferon γ] 8.565
Ifosfamid, Monographie L01A 8.523
IgG, Gewinnung 2.678ff
IgM, Gewinnung 2.678ff
Igaberatxa 4.262
Igel 1.278
Igelfische 3.1164
Igelfloh 1.266
Igelkiefer 6.175
Igelkopf
- blasser 5.13
- purpurfarbener 5.16
- schmalblättriger 5.2
Igelkrautwurzel 5.265
Igepa Unkrautjäger, Monographie 3.687
Ignatia amara 6.825
Ignatia amara hom. 6.827f
Ignatia philippinensis 6.825
Ignatiana philippinica 6.825
Ignatii semen 6.826
Ignatius bean 6.825, 828
Ignatiusbohne 6.826
Ignavin 4.65, 69
Ignazbohne 6.826
Ignis sacer 3.328; 4.920
Igoo 4.962
Igran 50, Monographie 3.687
Igran 80, Monographie 3.687
Igran 500 flüssig
- Monographie 3.687
- Pflanzenschutz 1.368
Iguesterin 4.730; 5.792, 804
IJHA [Insekten-Juvenil-Hormon-Analoge] 4.8
Ikterus 1.450, 467, 521
IL-2 [Interleukin 2] 8.566
Ilayechi 4.252

Ilbex
- Monographie 3.687
- Pflanzenschutz 1.356f
L-Ile [L-Isoleucin] 8.605
Ileostomie 1.116
- Versorgungssysteme 1.121
Ilesit 8.810
Ilevamal 4.601
Ilex, Monographie 5.506
Ilex aquifolium 5.506ff
Ilex aquifolium hom. 5.507f
Ilex-aquifolium-Blätter 5.506
Ilex aquifolium, flos hom. 5.508
Ilex aquifolium e foliis siccatis hom. 5.507
Ilex bonplandiana 5.508
Ilex domestica 5.508
Ilex mate 5.508
Ilex paraguaiensis 5.508
Ilex paraguajensis 5.508
Ilex paraguarensis 5.508
Ilex paraguariensis 5.506, 508, 511
Ilex paraguariensis hom. 5.511
Ilex paraguayensis 5.508
Ilex paraguayiensis 5.508
Ilex paraguayriensis 5.508
Ilex paraguensis 5.508
Ilex sorbilis 5.508
Ilex theezans 5.508
Ilex vestita 5.508
Ilicifolin 5.799
Ilicinsäure 5.526
Illecebrum javanicum 4.101
Illecebrum lanatum 4.103
Illecebrum leucurum 4.105
Illicinone 5.513
Illicium, Monographie 5.512
Illicium anisatum 5.513, 515
Illicium anisatum hom. 5.521
Illicium japonicum 5.513
Illicium religiosum 5.513
Illicium stellatum 5.515
Illicium verum 5.515, 519, 521; 7.259
Illifurone 5.513
Illipébutter 6.947
Illoxan
- Monographie 3.687
- Pflanzenschutz 1.363
Illoxan N
- Monographie 3.687
- Pflanzenschutz 1.363
Illudoid-$C_{14}$-Sesquiterpene 6.295
Illudoid-$C_{15}$-Sesquiterpene 6.295
Imazalil 1.356
- Monographie 3.687
Imbricatalsäure 5.567
Imbricatolsäure 5.562
Imidazol 7.481; 8.1262; 9.944
- Acetat-Puffer 1.484
Imidazole, fungizide 1.356
4-Imidazolethylamin 8.447
- dihydrochlorid 8.447
Imidazolidinylharnstoff 1.148

Imidazolidon **7.**349; **8.**1002
Imidazolin, Nachweis **2.**144
3-[*N*-(2-Imidazolin-2-yl-methyl)-4-methylanilino]-phenol **9.**156
5-(2′-Imidazolin-2′-ylmethyl)tetralin **9.**786
3-Imidazol-4-ylacrylsäure **1.**203
2-(4-Imidazolyl)-ethylamin-bis-dihydrogenphosphat **8.**448
(*RS*)-2-(1-Imidazolyl)-1-(4-phenethylphenyl)ethanol **7.**1197
Imidazo-(1,2-a)pyrimidin **4.**170
Imi-eshu **4.**136
Iminobibenzyl **9.**1076, 1080
Iminodiacetonitril **9.**312
DL-2-Imino-3,4-dimethyl-5-phenyl-thiazolidinthiocanat **9.**861
Iminoharnstoff **8.**398
Imino(octamethylen)diamin **3.**645
2-Imino-5-phenyl-4-oxazolidinon **9.**45
(*E*)-2-Imino-3-styrylthiazolidin **8.**709
[(6*R*,7*R*)-7-(*Z*)-2-(2-Imino-4-thiazolin-4-yl)-2-methoxyiminoacet-amido]-8-oxo-5-thia-1-azabicyclo[4.2.0]oct-2-en-2-carboxylat, Natrium **7.**793
30,32-Imino-8,5:18,15:40,37-trinitrilo-21,36-([2,4]-*endo*-thiazolomethanimino)-5*H*,15*H*,37*H*-pyrido-[3,2-w][2,11,21,27,31,7,14,17]benzoxatetrathiatriazacyclohexatriacontin **8.**1216
Imipemid **8.**525
Imipenem
– Monographie J01DH **8.**525
– Monohydrat, Monographie J01DH **8.**527
Imipraminhydrochlorid, Monographie N06AA **8.**528
Imipraminum hydrochloricum **8.**528
Imizine **8.**528
Immergrün **3.**31, 1241; **5.**398
– gemeines **6.**1127
– großes **6.**1126
– kleines **6.**1127
– krautiges **6.**1124
– Madagaskar- **3.**259
Immergrüne *[Viscum]* **6.**1160
Immersionsbenetzung **2.**104
Immerwährendes Spanischfliegenpflaster **5.**736
Immgergrünblätter **6.**1128
Immobiline **2.**252
Immunchemische Methoden **2.**524ff
Immun-Elektrophorese **2.**240, 250
Immunfixation **2.**244
Immunglobuline J06B
– Gewinnung **2.**678ff
– Immunisierung **1.**375ff
– Reinheitskontrolle mit Elektrophorese **2.**254
– Säuglingsernährung **1.**227f, 232
Immun-Interferon **8.**565
Immunisierung
– aktive **1.**375
– passive **1.**375
Immunität **1.**375
Immunoaffinitätschromatographie **2.**715
Immunprinting **2.**244

Immunsera , J06A **1.**378
– Definition **2.**915
– Herstellung **2.**916ff
– monovalente **2.**920
– polyvalente **2.**920
– Reinheitskontrolle mit Elektrophorese **2.**254
– Schlangengift- J06AA03 **2.**920
Immunstimulantien L03A
Immunsuppressiva L04, L04A
Imolamin, Monographie C01D **8.**532
Impaktoren **2.**50
Imperata zylindrica, Verfälschung von Agropyri repentis rhizoma **4.**140
Imperatoria **5.**848
Imperatorin **5.**173, 434, 437, 665; **6.**50, 111, 113, 117
Impfkristall **2.**555, 559
Impfstoffe J07
– Adjuvantien **2.**921
– attenuierte **1.**378; **2.**917
– Definition **2.**915
– Einteilung **1.**378
– gesetzliche Bestimmungen **1.**379; **2.**915
– Herstellung **2.**915ff
– heterologe **1.**378
– homologe **1.**378
– Influenza J07BB **2.**917
– Konservierung **2.**921
– Lebend~ **1.**376; **2.**917
– Masern J07BD01 **2.**919
– Mehrfachimpfstoffe **1.**378
– Pocken J06BB07, J07BX **2.**919
– Polyomyelitis J07BF02, J07BF03 **2.**919
– Tetanus J06AA02, J06BB02, J07AM **2.**916
– Tierimpfstoffe **1.**396
– Transport u. Lagerung **2.**922
– Tuberkulose J07AN01 **2.**919
– Typhus J07AP01 **2.**919
Impfungen, Humanmedizin **1.**380ff
– Basisimpfungen **1.**380ff
– BCG J07AN **1.**380f
– Cholera J07AE **1.**392
– Diphtherie J06AA, J06BB, J07AF **1.**381f
– Empfehlungen
– – Deutschland **1.**379ff
– – Österreich **1.**379f
– – Schweiz **1.**380
– erweitertes Impfprogramm **1.**380, 388
– FSME J06BB, J07BA **1.**388
– Gelbfieber J07BL **1.**392
– Grippe J07BB **1.**388
– Hepatitis B J06BB, J07BC **1.**389f
– Impfintervalle **1.**395
– Impfschemata **1.**380f
– Kombinationsimpfungen **1.**388
– Komplikationen **1.**394
– Kontraindikationen **1.**394f
– Masern J07BD **1.**386
– Meningokokken J07AH **1.**393
– Mumps J07BE **1.**386f
– Pertussis J07AJ **1.**383f
– Pneumokokken J07AL **1.**392

**Impf**

- Poliomyelitis J07BF 1.385
- Reaktionen, normale 1.393
- Reiseimpfungen 1.380, 392
- Röteln J07BJ 1.387f
- Tetanus J06AA, J06BB, J07AM 1.382f
- Tollwut J07BG 1.391
- Typhus J07AP 1.393
- Varicellen J07BK 1.390
Impfungen, Veterinärmedizin 1.396ff
- Chinchilla 1.418
- Enten, Gänse 1.416
- Fische 1.419
- Fuchs 1.418
- Greifvögel 1.417
- Heimtiere 1.418
- Huhn
  - - Arthritis J07BX 1.415
  - - Bronchitis J07BX 1.414
  - - Bursitis J07BX 1.415
  - - CRD J07AX 1.415
  - - Egg-Drop-Syndrom J07BX 1.415
  - - Encephalomyelitis J07BX 1.414
  - - Geflügelcholera J07AX 1.415
  - - Geflügelschnupfen J07AX 1.415
  - - Hühnerpocken J07BX 1.415
  - - Impfkalender 1.416
  - - Impfschema 1.415f
  - - Kombinationsvaccinen 1.415
  - - Laryngotracheitis J07BX 1.415
  - - Mareksche Krankheit J07BX 1.415
  - - Newcastle Disease J07BX 1.414
  - - Tenosynovitis J07BX 1.415
- Hund
  - - Hepatitis J07BX 1.403
  - - Impfkalender 1.404
  - - Impfschema 1.404
  - - Kombinationsvaccinen 1.405
  - - Leptospirose J07AX 1.403
  - - Parvovirose J07BX 1.403
  - - Staupe J07BX 1.403
  - - Tollwut J07BG 1.405
  - - Zwingerhusten J07C 1.404
- Kaninchen 1.417
  - - Myxomatose J07BX 1.417
- Katze
  - - Feline Leukämie J07BX 1.405
  - - Impfschema 1.406
  - - Katzenschnupfen J07BX 1.405
  - - Kombinationsvaccinen 1.406
  - - Panleukopenie J07BX 1.405
  - - Tollwut J07BG 1.406
- Komplikationen 1.402f
- Laboratoriumstiere 1.418
- Nerz
  - - Staupe J07BX 1.417f
  - - Botulismus J07AX 1.417f
  - - Virusenteritis J07BX 1.417f
- Ozelot, Panleukopenie J07BX 1.418
- Pelztiere 1.417
- Pferd
  - - Druse J07AX 1.407
  - - Fohlenlähme J07AX 1.407
  - - Impfkalender 1.408
  - - Impfschema 1.408
  - - Kombinationsvaccinen 1.408
  - - Pferdehusten J07BX 1.407
  - - Pferdeinfluenza J07BX 1.406
  - - Rhinopneumonitis J07BX 1.407
  - - Stutenabort J07BX 1.407
  - - Tetanus J07AM 1.407
  - - Tollwut J07BG 1.407
- Puten 1.416
- Reaktionen 1.401
- Rind
  - - Bronchopneumonie J07BX 1.409
  - - Impfkalender 1.410
  - - Impfschema 1.410
  - - Kombinationsvaccinen 1.410
  - - Lungenwurmerkrankung J07 1.409
  - - Maul- u. Klauenseuche J07BX 1.408
  - - Neugeborenendiarrhoe J07AX, J07BX 1.409
  - - Rauschbrand J07AX 1.409
  - - Rhinotracheitis J07BX 1.409
  - - Salmonellose J06A, J07AX 1.409
  - - Tollwut J07BG 1.409
  - - Tuberkulose J07AX 1.420
  - - Virusdiarrhoe, Mucosal Disease J07BX 1.409
  - - Vulvovaginitis J07BX 1.409
- Schaf
  - - Clostridien-Infektionen J07AX 1.411
  - - Impfschema 1.411
  - - Kombinationsvaccinen 1.411
  - - Listeriose J07AX 1.411
  - - Moderhinke J07AX 1.411
  - - Pasteurellose J07AX 1.410f
  - - Salmonellosen J06A, J07AX 1.411
  - - Schafabort J07AX 1.411
  - - Tollwut J07BG 1.411
- Schemata 1.396ff
- Schwein
  - - Aujeszkysche Krankheit J07BX 1.412
  - - Clostridien-Infektionen J07AX 1.412
  - - Coli-Infektionen J07AX 1.412
  - - Impfkalender 1.413
  - - Impfschema 1.413
  - - Kombinationsvaccinen 1.413
  - - Maul- u. Klauenseuche J07BX 1.412
  - - Parvovirus-Infektionen J07BX 1.412
  - - Pasteurellose J06A, J07AX 1.413
  - - Rhinitis J07AX 1.413
  - - Rotlauf J07AX 1.412
  - - Schweineinfluenza J07BX 1.413
  - - Schweinepest J07BX 1.412
  - - Tetanus J07AX 1.412
- Tauben
  - - Paramyxovirose J07BX 1.416
  - - Taubenpocken J07BX 1.416
- Wildgeflügel 1.417
- Zier-, Stubenvögel 1.417
- Zootiere 1.418
Impinger-Verfahren 2.1088

Implantate **2.**801, 980
– Tabletten **2.**940
Impruvol **3.**502
Impulshöhenanalysator **2.**388
Impulszähler **2.**389
I-Mu-Ts'ao **5.**650
C₁-Inaktivator **2.**680
Inchis **4.**316
Indaconitin **4.**70f
Indanazolinhydrochlorid, Monographie R01AA **8.**533
2-Indanol **7.**284
2-Indanon **7.**284, 1192
2-(4-Indanylamino)-2-imidazolinhydrochlorid **8.**533
Indanylcarbenicillin-Natrium **7.**708
α-(5-Indanyloxycarbonyl)benzylpenicillin **7.**708
(2S,5R,6R)-6-[2-(5-Indanyloxycarbonyl)-2-(RS)-phenylacetamido]-3,3-dimethyl-7-oxo-4-thia-1-azabicyclo[3.2.0]heptan-2-carbonsäure-Natriumsalz **7.**708
6-[2-(5-Indanyloxycarbonyl)-2-phenyl-acetamido]-penicillansäure Natriumsalz **7.**708
Indapamid, Monographie C03BA **8.**534
Inden, Nachweis **2.**133
1H-Inden-2,3-dihydrocarboxaldehyd **4.**242, 244
India rubber vine **4.**1063
Indian allspice **6.**870
Indian almond tree **6.**918
Indian arrow wood **4.**1004
Indian balsam **5.**895
Indian barberry **4.**482f
Indian berry **4.**268
Indian cannabis **4.**644
Indian cockle **4.**269, 271
Indian cotton tree **5.**337
Indian dope **5.**708
Indian drug squill **6.**1034
Indian ginger **4.**378
Indian gum **6.**781
Indian hemp **4.**303, 653
Indian horse-raddish **5.**852
Indian hydrocotyle **4.**764f
Indian jalap **5.**948
Indian laburnum **4.**716
Indian long pepper **6.**199
Indian mustard **4.**541
Indian nard **5.**912
Indian pennywort **4.**764f
Indian pink **6.**775
Indian plantago seed **6.**232
Indian rhubarb **6.**416, 436
Indian saffron **4.**1089
Indian senna **4.**704
Indian snake-root **4.**378
Indian spikenard **4.**323; **5.**912
Indian squill **6.**1033f
Indian squill soft extract **6.**1035
Indian tobacco **3.**743
Indian tragacanth **6.**781
Indian valerian **6.**1074
Indian valerian rhizome **6.**1074
Indian water navelwort **4.**765

Indianerhanf **4.**303
Indianer-Tabak **3.**743
Indian-Ink-Methode **2.**249
Indianischer Hanf **4.**303
Indianischer Wundbalsam **5.**895
Indigo
– Thio- **1.**167
– wilder **3.**382; **4.**463
Indigo broom **4.**463
Indigo sauvage **4.**463
Indigo weed **4.**463
Indigocarmin **1.**546
Indigocarminlösung **1.**546
Indigowurzel, wilde **4.**464
Indii[¹¹³In]chloridi injectio **8.**537
Indii[¹¹³In]colloidalis Iniectio **8.**537
Indikan, Nachweis **1.**537, 547, 554
Indikatoren
– Adsorptions~ **2.**355
– Komplexbildungs~ **2.**354
– Mischungs~ **2.**352
– pH-Bereich **2.**352
Indische Baldrianwurzel **6.**1074
Indische Büschelbohne **4.**1103
Indische Cassie **4.**704
Indische Costuswurzel **6.**623
Indische Flohsamenschalen **6.**235
Indische goude regen **4.**716
Indische Ipecacuanha **4.**780
Indische Jalape **5.**948
Indische Kapuzinerkresse **6.**1006
Indische Kostuswurzel **6.**620
Indische Mutterblätter **4.**712
Indische Narde **5.**912
Indische Scheinmyrte **4.**268
Indische Schlangenwurzel **6.**365
Indische Senna **4.**704
Indische Sennesbälge **4.**712
Indische Sennesblätter **4.**705
Indische Sennesschoten **4.**712
Indischer Baldrian **6.**1074
Indischer Fenchel **5.**170
Indischer Flohsamen **6.**232
Indischer Gallus **4.**28
Indischer Hanf **3.**1155f; **4.**640, 644, 653
Indischer Mastixbaum **6.**627
Indischer Nierentee **5.**967
Indischer Pfeffer **4.**661, 664
Indischer Senf **4.**541
Indischer Tragant **4.**412; **6.**781
Indischer Wassernabel **4.**764
Indischer Zimt **4.**890
Indisches Bdellium **4.**966
Indisches Melissenöl **5.**812
Indisches Minzöl **5.**824
Indisches Psyllium **6.**232
Indisches Wassernabelkraut **4.**765
Indium
– Antidot **2.**342
– Nachweisgrenze, spektroskopische **2.**469
[¹¹³In]Indiumchlorid-Injektionslösung, Monographie **8.**537

[$^{113}$In]Indiumkolloid, Monographie 8.537
Indoanilin 1.187
Indochina-Kardamomen 4.247
Indocyaningrün, Mononatriumsalz, Monographie V04CE, V04CX 8.537
Indocybin 3.1010; 9.443
Indolalkaloide 3.327, 531f
Indole 4.630, 833; 5.314; 6.992; 8.543; 9.1112
- Nachweis 1.546; 2.133
- - nach van Urk 2.141
3-Indolglyxoylsäureethylester 8.543
Indol-Reagens nach Kovacz 1.546
β-(3-Indolyl)alanin 9.1112
L-3-3'-Indolyl-2-alanin 9.1115
β-Indolylbuttersäure 1.370
β-Indolylessigsäure 1.370
N-[1-[2-(1H-Indol-3-yl)ethyl]-4-piperidinyl]-benzamid 8.542
3-Indolylmethylglucosinolat 4.539, 543, 552, 558
5-(3-Indolylmethyl)hydantoin 9.1113
Indolylmethylisothiocyanat 4.540
(RS)-1-(4-Indolyloxy)-3-isopropylamino-2-propanol 9.213
1-(1H-Indol-4-yloxy)-3-[(1-methylethyl)-amino]-2-propanol 9.213
Indometacin 7.13; 8.538; 9.371
- Monographie M01AB, S01BC 8.538
- 2-[4-[3-{[4-(benzoylamino)-5-(dipropyl-amino)-1,5-dioxopentyl]oxy}propyl]-1-piperazinyl]ethylester 9.371
- Bestimmungsmethode, elektrochemische 2.519
- Interferenz, Klin. Chemie 1.474
- Liposomen 2.850
- Nachweis mit DMBA 2.141
Indonesian cassia 4.894
Indo-ohbaku 4.484
Indoprofen, Monographie M01AE 8.541
Indoramin
- Monographie C02C 8.542
- hydrochlorid, Monographie C02C 8.544
Indosterol 4.297
Indradu 6.913
Induktionskräfte 2.816
Induktiver Wegsensor 2.20
Industriesprit 1.602ff, 696
Induzierte Resistenz 1.337
Inermin 6.990f
Inertisierung, Explosionsgefahr 2.114ff
Inertogenin 6.794
Inertogeninglykoside 6.794
Inertosid 6.794, 814
Infarkte, Klin. Chemie–Diagnostik 1.492
Infektionen, Blutuntersuchung 1.492f
Infektionskrankheiten
- Impfungen 1.375ff
- Prophylaxe 1.377
- Todesfälle 1.377
Infiltrationsanästhesie 1.733f
Inflatin 3.744
Influenza
- Impfstoff J07BB 2.917

- Impfung J07BB 1.388
- Spaltimpfstoff J07BB02 2.917
Influenza-Virus PR 8 2.717
Information, genetische 2.704, 710
Infrarot
- GC 2.198
- Photometrie 2.182ff, 480
- Selektivität 2.190
- Spektroskopie 2.182
- Strahlungssensor 2.10
- TGA 2.198
Infundibile natrii chlorati 1.614
Infundibilia
- Herstellung 2.795
- Zubereitungen 1.613f
Infusa 1.612
Infusaid 2.981
Infusiones 1.613f; 2.799f
Infusionsgeräte 1.53
Infusionslösungen , B05, B05X 1.613f; 2.799f
- Aminosäuren B05XB
- Elektrolyte B05XA
Infusionslösungen n. Darrow u. Locke 1.613
Infusionstherapien 1.480
Infusum Capsellae, äthanol. 4.659
Infusum Capsellae bursae-pastoris hom., äthanol. 4.659
Infusum Ipecacuanhae 1.612
Infusum Ipecacuanhae novum 1.612
Infusum Malvae 5.761
Infusum Malvae hom., äthanol. 5.761
Infusum Rhei 1.612
Infusum Rhei alcalinum 1.612
Infusum Sennae compositum 1.612
Ingwer 1.583ff
Ingwerlikör 1.704
Ingweröl 1.642
Ingwerplätzchen 1.642
Ingwertinktur 1.681
INH [Isonicotinohydrazid] 8.608
Inhalanda 1.612f
Inhalate 1.612f
Inhalationen 1.612f; 2.622
Inhalationes 1.612f
Inhalationsgeräte 1.89
Inhalationstoxizität 2.631
Iniectabilia
- Glasbehältnisse 2.990
- Herstellung 2.789ff
- Zubereitungen 1.613f
Initialdosis 2.835
Injectio [$^{51}$Cr]Chromii trichlorati 7.936
Injectio [$^{59}$Fe]Ferri ascorbici 8.10
Injectio [$^{59}$Fe]Ferri chlorati 8.10
Injectio [$^{59}$Fe]Ferri citrici 8.11
Injectio [$^{125}$I]Humanserumalbumini 8.455
Injectio [$^{131}$I]Humanserumalbumini 8.455
Injectio [$^{113}$In]Indii chlorati 8.537
Injectio [$^{131}$I]Macrisalbi 8.795
Injectio [$^{133}$I]Macrisalbi 8.794
Injectiones 1.613f
Injeele 2.751

Injektionsflasche **2.**769
Injektionslösungen **1.**613f; **2.**799f
Injektionspräparate **1.**613f; **2.**799f
Injektionsspritzen **1.**73
InKalene encane **4.**210
Inkompatibilitäten
– bei Dermatika **2.**912
– Konservierungsmittel **2.**645f
– larvierte **2.**912
– Primärpackmittel **2.**997
Inkontinenz
– Behandlung **1.**106ff
– Definition **1.**101
– Formen **1.**102ff
– Saugeinlagen **1.**111
– Slips **1.**113
– Versorgung **1.**110ff
– – Artikel-Übersicht **1.**125
Innenelektrolyt **2.**494
Innenschutzlackierung **2.**630
iNocelwane **4.**228
Inocybe fastigata **3.**850
Inocybe geophylla, Verwechslung mit Psilocybe semilanceata **6.**291
Inocybe patouillardii **3.**850
Inokosteron **4.**54f, 57f; **6.**1184
Inosin, Monographie S01XA **8.**544
Inosin Pranobex **8.**923
Inosiplex **8.**923
Inosit **4.**8, 397; **5.**662
*myo*-Inosithexanitrat, Monographie C01D **8.**546
Inositol **6.**578
D-Inositol **6.**1138
D-*chiro*-Inositol **6.**956
L-Inositol **5.**523, 527
*meso*-Inositol **8.**545
*myo*-Inositol **4.**24, 158
– Monographie **8.**545
– hexanicotinat **8.**546
– hexanitrat **8.**546
*scyllo*-Inositol **6.**348f
Inositolnicotinat, Monographie B04AE **8.**546
Inprozeß-Kontrolle
– chargenbezogene **2.**1088
– Kreuzkarte **2.**1080
– mikrobiologische **2.**1087
– nichtchargenbezogene **2.**1088
– Probenahme **2.**37
– Regelgrenze **2.**1080
– Stopplinie **2.**1080
– Warnlinie **2.**1080
Insect Repellents **1.**219f
Insekten
– hemimetabole **1.**306, 308
– holometabole **1.**257, 306
– Metamorphose **1.**306
– soziale **1.**271
Insekten Ex 600, Monographie **3.**689
Insekten Spritzpulver Hortex, Monographie **3.**689
Insekten Stäubemittel Hortex, Monographie **3.**689
Insekten Stäubemittel Hortex Neu
– Monographie **3.**689

– Pflanzenschutz **1.**343
Insekten Streumittel Nexion, Monographie **3.**689
Insektenabwehr **1.**219
Insektenblume, dalmatinische **3.**317, 1017, 1019
Insektenil DCV Spray, Monographie **3.**689
Insektenil flüssig forte S, Monographie **3.**689
Insektenil flüssig M, Monographie **3.**690
Insektenil flüssig V, Monographie **3.**690
Insektenil flüssig V Spezial, Monographie **3.**690
Insektenil forte trocken, Monographie **3.**690
Insektenil Insektentöter, Monographie **3.**690
Insektenil Konzentrat, Monographie **3.**690
Insektenil Konzentrat M, Monographie **3.**690
Insektenil Motten Kristall forte, Monographie **3.**690
Insektenil Raumnebel DCV, Monographie **3.**691
Insektenil Raumnebel forte, Monographie **3.**691
Insektenil Raumnebel forte trocken, Monographie **3.**691
Insektenil Raumnebel forte trocken DDVP, Monographie **3.**691
Insektenil Raumnebel Spray, Monographie **3.**691
Insektenil Strip, Monographie **3.**691
Insekten-Juvenil-Hormon-Analoge **4.**8
Insektenmittel, Monographie **3.**691
Insektenpathogene Pilze **1.**334
Insektenspray, Monographie **3.**691
Insektenviren, Pflanzenschutz **1.**333f
Insektizid Stäbchen, Monographie **3.**691
Insektizide, P03B **1.**338, 765, 775ff; **7.**203, 1103, 1150, 1366
– Pflanzenschutzmittel, Übersicht **1.**343ff
Inseln, praeneoplastische, Dichlorethen **3.**435
Inserte
– Augen~
– – erodierbare **2.**658
– – lösliche **2.**657
– bioabbaubare **2.**656
Installation qualification **2.**1033
Instantprodukte **2.**856
Instant-Tee **2.**1022; **4.**636
Insufflationen **2.**622
Insulin
– Monographie A10AA **8.**548
– Reinheitskontrolle mit Elektrophorese **2.**254
– TS **2.**983
Insulin, humanes, Monographie A10AA **8.**554
Insulin-Dalanat, Monographie A10AA **8.**554
Insulin-Defalan
– vom Rind, Monographie A10AA **8.**554
– vom Schwein, Monographie A10AA **8.**555
Insuline A10A, A10AA
Insulin-Injektionslösung, Monographie A10AA **8.**555
Insulin-Isophan, Monographie A10AA **8.**556
Insulinspritzen **1.**74ff
Insulin-Zink-Globin-Injektion, Monographie A10AA **8.**557
Insulin-Zink-Injektionssuspension, amorphe, Monographie A10AA **8.**557
Insulin-Zink-Injektionssuspension, gemischte, Monographie A10AA **8.**558

Insulin-Zink-Injektionssuspension, kristalline, Monographie A10AA **8.**559
Insulin-Zink-Protamin-Injektion, Monographie A10AA **8.**560
Integerrenin **4.**744f
Integerressin **4.**744f
Integerrimin **6.**92f, 669, 671, 676
Integerrin **4.**744f
Integraldetektor, GC **2.**285
Integrierter Pflanzenschutz **1.**321, 339
Integrifolian-1,5-dion **5.**687
Intensitätsrefraktometer **2.**152
Intentionstremor, Quecksilber **3.**1023
Interface, Rechner **2.**368
Interfacial-Tensiometer **2.**97
Interferenzen
– bei AAS-Analyse **2.**335
– ICP **2.**468
– Klin. Chemie
– – Arzneimittel **1.**448ff
– – Chromogene **1.**449
– – Einflußgrößen **1.**448f
– – Einflüsse, ökobiologische **1.**451
– – Hämolyse **1.**450
– – Ikterus **1.**450
– – Lipämie **1.**449
Interferenzfilter **2.**164, 332
Interferenzrefraktometer **2.**152
Interferogramm, NMR-Analyse **2.**205
Interferometrie **2.**150, 194
Interferon α
– Monographie L03A **8.**560
– Reinigungsschema **2.**716
Interferon β, Monographie **8.**563
Interferon γ, Monographie L03A **8.**565
Interferone **1.**379; **2.**674, 715; **8.**560, 563, 565
Interimstransplantat **2.**984
Interlaboratory precision **2.**1067
Interleukin 2 **3.**1145
– Monographie L03A **8.**566
– rekombiniertes **9.**785
Intermedin **4.**531
Intermediosid **6.**794, 813
Internal conversion **2.**162
Interner Standard, bei DC **2.**425
Interneuronenblocker **1.**724
Intersystem crossing **2.**162f
Intimpflegemittel, Kosmetika **1.**165
Intimwaschlotion **1.**166
Intimwaschtüchlein **1.**166
Intita **4.**262
Intraformazol, Monographie J01E **8.**567
Intralaboratoriumsstandardabweichung **2.**1067
intrauterine devices **2.**980
Intrauterinpessare **1.**96
Intraxium **9.**55
Intrinsic factor **3.**331
Introcostrin **4.**855
Intybi radix **4.**869
Intybin **3.**723; **4.**870
Inula, Monographie **5.**523

Inula britannica **5.**523f, 530
– Verfälschung von Arnicae flos **4.**347
Inula campana **5.**526
Inula camphor **3.**35
Inula candida, Verfälschung von Salviae trilobae folium **6.**569
Inula conyza **5.**524f
Inula crithmoides **5.**523
Inula fasciculata **5.**525
Inula germanica **5.**523, 525f
Inula-germanica-Kraut **5.**526
Inula graveolens **5.**523, 526
Inula-graveolens-Kraut **5.**526
Inula helenium **3.**35, 698; **5.**523, 526f
Inula helenium hom. **5.**530
Inula japonica **5.**523f, 530
Inula micranthos **5.**525
Inula praealta **5.**525
Inula racemosa **5.**531
– Verfälschung von Saussurea-costus-Wurzel **6.**623
Inula-racemosa-Wurzel **5.**531
Inula squarozza **5.**524
Inula viscosa **5.**523, 531f
Inula-viscosa-Kraut **5.**532
Inula vulgaris **5.**524
Inulae flos **5.**524, 531
Inulae radix **5.**527
Inule **5.**526
Inulide **5.**528
Inulin **4.**692, 865; **5.**416, 458, 523f, 528; **6.**901
– Nachweis **2.**141
Inunal **5.**531
Inunolid **5.**531
Inuroyleanol **5.**523
Inuviscolid **5.**532
Inversmizellenkonzentration **2.**101
Invers-Voltammetrie **2.**509
Invertase **6.**476
Invertzucker, Nachweis, in Honig **1.**555
In-vivo/In-vitro-Korrelation **2.**852f
Involucro del seme della piantaggine indiana **6.**235
Iobenzaminsäure, Monographie V08A **8.**567
Iobutonsäure, Monographie V08A **8.**569
Iocetaminsäure, Monographie V08A **8.**569
Iod
– Monographie D08AG **3.**692; **8.**570
– als Reagens **1.**532ff
– Säuglingsnahrung **1.**230, 241
– in Zubereitungen **1.**655ff
Iodalphinonsäure **9.**121
Iodat, Grenzprüfung **2.**308
Iod-Basedow **3.**692
$o$-Iodbenzoesäure **8.**574
Iodbenzol **8.**575
$N$-(2-Iodbenzoyl)aminoessigsäure, Natriumsalz **8.**574
4-Iodbutylveratrat **8.**821
Iodersatz **7.**520, 920
Iodethan **1.**611
Iodetryl, Monographie D08AG, V08A **8.**573

Iodgorgosäure 7.1334
Iodgrün 1.527
Iodhaltige Zinkchlorid-Lösung 1.16
o-Iodhippursäure, Natriumsalz, Monographie
  D08AG, V04CH 8.574
o-[123I]Iodhippursäure, Natriumsalz, Monographie
  D08AG 8.574
o-[131I]Iodhippursäure, Natriumsalz, Monographie
  D08AG 8.574
Iodi solutio 1.656
Iodi solutio aquosa 1.655
Iodi solutio ethanolica 1.657
Iodid
– Grenzprüfung 2.306, 308
– ionensensitive Membran 2.492
– Mineralwässer 1.247
– Nachweis 2.132
– Nachweisgrenze, spektroskopische 2.469
[131I]Iodierte PVP-Injektionslösung 9.299
Iodine 3.692
Iodipramid 7.79
– Megluminsalz 7.80
Iodismus 3.692
Iodkachexie 3.692
Iodlösung, ethanolische 1.544
Iodmethan, Monographie 3.693
Iodmethansulfonat, Na-Salz 8.922
4-[3-Iod-4-(4-methoxyphenoxy)-5-nitrobenzyliden]-
  2-methyloxazol-5-on 7.1247
Iodmethyl 3.693
Iodmethylenzinkiodid 7.1146
3-Iod-5-nitro-4-hydroxy-benzaldehyd 8.733
5-Iododeoxyuridin 8.521
Iodoform 1.569
Iodoform-Reaktion 2.133
Iodomethane 3.693
Iodometrie 2.356, 365
Iodoquinazol 7.1333
Iodouracil-deoxyribosid 8.521
Iodoxinyl 3.218
Iodphendylat 8.575
[131I]Iod-Polyvinylpyrrolidon 9.299
1-Iod-3-propargylbromid 8.408
3-Iod-2-propynyl(2,4,5-trichlorphenyl)ether 8.407
Iodpyracet 7.1376
Iodschnupfen 3.692
Iodum 8.570
Iodwasserstoff, Monographie 3.694
Iodwasserstoffsäure 3.694
Iodzahl 2.327
Iofendylat, Monographie D08AG, V08A 8.575
Ioglicinsäure, Monographie D08AG, V08A 8.576
Ioglycaminsäure, Monographie D08AG, V04
  8.577
Iohexol, Monographie D08AG, V08A 8.577
Iomeglaminsäure, Monographie D08AG, V08A
  8.579
Iomorinsäure, Monographie D08AG, V08A 8.580
β-Ionen 4.636
Ionenausschlußchromatographie 2.446f
Ionenaustausch
– Chromatographie 2.446f, 715

– – Plasmafraktionierung 2.678
– Mischbett 2.762
– Retardarzneiformen 2.838
– Wasseraufbereitung 2.762
Ionenaustauscher 2.447
– dynamischer 2.447
Ionenaustauschmembran, für Elektrophorese 2.249
Ionenaustauschverfahren, bei AAS 2.466
Ionenchromatographie 2.301, 325, 446ff
– Funktionsprinzip 2.447f
Ionendosis 2.398
Ionenfalle, massenspektrometrische Bestimmung
  2.227, 229
Ionenkräfte 2.816
Ionennachweis, massenspektrometrischer 2.230
Ionenpaarbildung, HPLC 2.439
Ionenpaarchromatographie 2.440, 446f
Ionenpaare 2.447
Ionenpaarextraktion 2.404
– Fließinjektionsanalyse 2.379
Ionenselektive Elektroden, Analysenverfahren
  1.460
Ionensensitive Elektrode
– Festkörpermembran~ 2.491
– Flüssigmembran~ 2.491
– Gas~ 2.28
– Glasmembran~ 2.491
– – pH- 2.491
– – pNa- 2.492
– Klin. Chemie 1.460
Ionensensitive Feldeffekttransistoren 2.28, 499
Ionensensitivität 2.490
Ionenspray-Verfahren 2.231f
Ionisation
– chemische 2.225f
– direkte chemische 2.230
– Elektrospray- 2.225
– Fast-atom-bombardement 2.225
– Thermospray- 2.225
Ionisationsausbeute 2.225
Ionisationsdetektor 2.384
Ionisationskammer 2.384
Ionisationsmethoden 2.225
Ionisierungsverfahren 2.458
Ionol 3.502
α-Ionon 4.33, 636
β-Ionon 4.395, 636, 643; 9.1017
γ-Ionon 6.1084
Iopamidol, Monographie D08AG, V04 8.580
Iopromid, Monographie D08AG, V08A 8.582
Iosciamo 5.464
Iosefaminsäure, Monographie D08AG, V08A
  8.583
Ioserinsäure, Monographie D08AG, V08A 8.583
Iotalaminsäure, Monographie D08AG, V04 8.584
Iotrolan, Monographie D08AG, V08A 8.585
Iotroxinsäure, Monographie D08AG, V04 8.587
Ioxaglinsäure, Monographie D08AG, V04 8.588
Ioxitalaminsäure, Monographie D08AG, V08A
  8.589
Ioxynil, Monographie 3.695
Ioxynil-Salz 1.359

Ipa **4.**167
Ipadu **5.**89
Ipatropiumbromid, Monohydrat, Monographie
  D08AG, R03BB **8.**590
IPC *[Ionenpaarchromatographie]* **2.**440
IPC *[Isopropyl-N-phenylcarbamat]* **3.**998
Ipé roxo **6.**884f
Ipeca anillada **4.**777
Ipéca annelé mineur **4.**777
Ipéca strié majeur **4.**773
Ipecac **4.**774, 777
Ipecac milk **4.**301
Ipecac root **4.**777
Ipecac syrup **4.**776
Ipecacuana **4.**774, 777
Ipecacuana anillada menor **4.**777
Ipecacuana del Brasil **4.**777
Ipecacuanha **4.**774, 777, 785f
– indische **4.**780
Ipecacuanha alba **4.**779
Ipecacuanha d'Americanique **4.**301
Ipecacuanha fibrosa **4.**779
Ipecacuanha fusca **4.**774
Ipecacuanha mondata **4.**774
Ipecacuanha nigra **4.**779
Ipecacuanha officinalis **4.**774
Ipecacuanha praeparata **4.**774
Ipecacuanha pulverata **4.**774
Ipecacuanha pulvis normatus **2.**1020; **4.**774
Ipecacuanha-tomentosa-Wurzel **4.**786
Ipecacuanhae annulatae radix **4.**777
Ipecacuanhae extractum **1.**600
Ipecacuanhae extractum siccum normatum **1.**600, 650ff
Ipecacuanhae glycyphloeae radix **4.**773
Ipecacuanhae grisae radix **4.**777
Ipecacuanhae infusum **1.**612
Ipecacuanhae infusum novum **1.**612
Ipecacuanhae nigrae radix **4.**773, 778f
Ipecacuanhae pulvis normatus **4.**774
Ipecacuanhae radicis pulvis standardisatus **4.**774
Ipecacuanhae radix **4.**772, 777
Ipecacuanhae radix alba **4.**779
Ipecacuanhae radix flava **4.**779
Ipecacuanhae radix lignosa **4.**779
Ipecacuanhae radix striata major **4.**773
Ipecacuanhae radix striata minor **4.**779
Ipecacuanhae radix titrata **4.**774
Ipecacuanhae sirupus compositus **1.**650; **4.**784
Ipecacuanhae tinctura **1.**677; **4.**781
Ipecacuanhaextrakt **1.**600
Ipecacuanhapulver **4.**774
– eingestelltes **2.**1020; **4.**774
Ipecacuanhasäure **4.**780
Ipecacuanhasirup **4.**784f
Ipecacuanhatinktur **1.**650, 677; **4.**781
Ipecacuanhatrockenextrakt **1.**650, 677
– eingestellter **1.**600
Ipecacuanhawurzel **4.**777
– Identität mit DC **2.**274
– mehlige **4.**779
– schwarze **4.**773, 779
– weiße **4.**779
– Zubereitungen **1.**588ff
Ipecacwurzel **4.**777
Ipec-lisa **4.**780
Ipecosid **4.**780f
Iperico **5.**475, 479
Ipiphen FL 157
– Monographie **3.**696
– Pflanzenschutz **1.**360
Ipolamiid **6.**1106
Ipomeamaron **5.**536
Ipomeamaronol **5.**536
Ipomoea **5.**540, 545
– Monographie **5.**534
Ipomoea anceps **5.**948
Ipomoea barbigera **5.**536
Ipomoea batatas **5.**534; **7.**253
Ipomoea coerulea **5.**536
Ipomoea corymbosa **6.**1014
Ipomoea cuspidata **5.**536
Ipomoea desertorum **5.**536
Ipomoea digitata **5.**534
Ipomoea githaginea **5.**536
Ipomoea hederacea **5.**536f
Ipomoea mestillanica **5.**540
Ipomoea muricata **5.**537
Ipomoea nil **5.**536f
Ipomoea operculata **5.**538f
– Verwechslung mit Jalape tuber **5.**546
Ipomoea orizabensis **5.**540ff
– Verwechslung mit Jalape tuber **5.**546
Ipomoea punctata **5.**536
Ipomoea purga **5.**543ff, 547
Ipomoea purpurea **5.**534, 537
Ipomoea radix **5.**540, 545
Ipomoea resin **5.**542
Ipomoea scabra **5.**536
Ipomoea schiedeana **5.**543
Ipomoea sidaefolia **6.**1014
Ipomoea simulans, Verwechslung mit Jalape tuber **5.**546
Ipomoea stans **5.**547
Ipomoea stans hom. **5.**547
Ipomoea tricolor **5.**534, 547
Ipomoea triloba **5.**536
Ipomoea triquetra **5.**948
Ipomoea tuberosa **5.**539
Ipomoea turpethum **5.**948
Ipomoea violacea **5.**534, 547f
Ipomoea-violacea-semen **5.**548
Ippels **6.**746
Iproclozid, Monographie D08AG, N06AF **8.**592
Iprodion **1.**355
– Monographie **3.**697
Iproniazid, Monographie D08AG, N06AF **8.**593
Ipronidazol **1.**755
– Monographie D08AG, P01AB **8.**593
Iprozilamin, Monographie A04A, D08AG, N05AX **8.**595
Ips typographus **1.**316, 336
IPU 500 Stefes, Monographie **3.**698
Ipuranol **5.**274, 546

Ipurolsäure  5.535, 537, 542
Iquindamin, Monographie  D08AG, R05DB  8.595
IR, s. a. Infrarot  2.480
IR-GC  2.198
IR-TGA  2.198
Irehin  4.590
Iresin  5.551
Iresine, Monographie  5.550
Iresine canescens  5.550
Iresine celosia  5.550
Iresine celosioides  5.550f
Iresine diffusa  5.550ff
Iresine-diffusa-Kraut  5.551
Iresine herbstii  5.552
Iresine-herbstii-Kraut  5.552
Iresine javanica  4.101
Iresine paniculata  5.550
Iresine persica  4.101
Iresine verschaffeltii  5.552
Iresinin  5.552
Iridin  5.564
Iridium, Nachweisgrenze, spektroskopische  2.469
[$^{192}$Ir]Iridium, Monographie  D08AG  8.595
Irigenin  5.564
Irio  6.718
Irisch-Moos-Extrakt  4.861
Irish daisy  6.897
Irish moss  4.860
Irländische Alge  4.860;  5.269
Irländisches Moos  1.660;  4.860
IRMA [immunoradiometrische Assays]  2.867
Iron-pentacarbonyl  3.517
Irq el halawe  5.360
Irrigation  1.119f
– Durchführung  1.120
Irrigatoren  1.54, 119
Irrtumswahrscheinlichkeit  2.1053, 1057
Isafgul husk  6.235
Isaptent  6.236
Isatidin  3.1036
Isatin  7.956
Isceon 11  3.1199
Isceon 122  3.832
Ischio  6.341
ISE [ionensensitive Elektrode]  1.460;  2.28, 491, 496
ISFET [ionensensitiver Feldeffekttransistor]  2.28, 499
Ishabgul husk  6.235
Iskil  6.1033
Islandicin  6.59
Isländische Flechte  4.791, 794
Isländisches Moos  1.662;  4.791, 794
Islanditoxin  6.60
Islandsky lisejnik  4.791, 794
ISO [International Organisation for Standardisation]  1.5, 427
Isoabienol  6.180
Isoacteosid  5.386;  6.389
Isoadianton  4.86
Isoadipat  7.1336
Isoagarotetrol  4.308

Isoajmalin  6.362, 367
Isoalantodien  5.531
Isoalantolacton  3.36;  5.528, 531;  6.621
– Monographie  3.698
Isoalchornein  4.170, 172
Isoaloeresin  4.224
Isoamarantin  5.552
Isoaminil, Monographie  D08AG, R05DB  8.596
Isoamylalkohol  3.807ff;  6.878
Isoamylangelat  4.810, 812
Isoamylium nitrosum  8.597
Isoamylnitrit, Monographie  C01D, D08AG, V03AB  8.597
Isoamyltiglat  4.810
Isoamylum nitrosum  8.612
Isoanethol  6.138
Isoanhalamin  5.708
Isoanhalidin  5.708
Isoanhalonidin  5.708
Isoartemisiaketon  4.49
Isoasaron  3.100f;  4.379f, 382
D-Isoascorbinsäure  7.299
Isoastragalosid  4.410
Isoavenasterol  4.703, 1070, 1076
Isobarbaloin  4.214
Isobarbalointest
– nach Eder und Zinn  4.215
– nach Klunge  4.215, 224
Isobavachalkon  5.331
Isobebeerin  4.854
Isobergapten  5.432ff, 436f;  6.50
Isobetanidin  6.250f
Isobetanin  6.250f
Isoboldin  4.1016ff, 1023f;  5.745f;  6.614
Isoborneol  4.18;  6.1144;  7.508, 646
Isobornylacetat  6.161
Isobornylisovalerat  6.1081
6-Isobornyl-3,4-xylenol  9.1212
Isobucainhydrochlorid, Monographie  D08AG, N01BC  8.598
Isobutamben, Monographie  D08AG, N01BC  8.599
Isobutanol  3.225, 819;  4.288;  6.878
Isobuten  7.585
Isobutoxygeranylphloroglucin  4.59
Isobuttersäure  6.904
– isobutylester  4.288
4-Isobutylacetophenon  8.518
Isobutylaldehyd  3.819
Isobutylalkohol  3.819
Isobutylamin  4.914,  6.192
Isobutyl-4-aminobenzoat  8.599
Isobutyl-p-aminobenzoat  8.599
2-Isobutylamino-2-methylpropyl-benzoat-hydrochlorid  8.598
Isobutylangelat  4.812
5-Isobutylbarbitursäure  7.570
Isobutylbenzol  8.518
4-Isobutylbenzylchlorid  8.518
4-Isobutylbenzylcyanid  8.518
Isobutylbromid  7.569
Isobutylbutyrat  4.810, 812

Isobutylcain **8.**599
Isobutylcarbinol **3.**808
3-Isobutyl-6-chlor-3,4-dihydro-2*H*-1,2,4-benzothiadi-
 azin-7-sulfonamid-1,1-dioxid **7.**578
Isobutyl-2-cyanacrylat **7.**539
(2*E*,4*E*)-*N*-Isobutyl-2,4-decadienamid **4.**389
(*RS*)-Isobutyl-1,4-dihydro-5-methoxycarbonyl-2,6-di-
 methyl-4-(2-nitrophenyl)-3-pyridincarboxylat
 **8.**1174
(2*E*,4*E*,8*Z*,10*E*)-*N*-Isobutyl-2,4,8,10-dodecatetra-
 enamid **4.**389
(2*E*,4*E*,8*Z*,10*Z*)-*N*-Isobutyl-2,4,8,10-dodecatetra-
 enamid **4.**389
Isobutylhydrochlorothiazid **7.**578
3-Isobutyliden-3a,4-dihydrophthalid **4.**293, 296f
Isobutylisovalerat **4.**810
2-(4-Isobutylphenyl)acrylsäure **8.**518
2-(4-Isobutylphenyl)-2-hydroxypropionsäure **8.**518
2-(4-Isobutylphenyl)propionitril **8.**518
(*RS*)-2-(4-Isobutylphenyl)propionsäure **8.**517
Isobutylsenföl **1.**664
Isobutyraldehyd **7.**637, 1232, 1352; **9.**14, 1150
Isobutyrchlorid **8.**279
6-*O*-Isobutyryl-tetrahydrohelenalin **4.**347
Isocampher **4.**251
Isocaramidin **7.**1182
Isocarboxazid, Monographie D08AG, N06AF
 **8.**599
Isocarlinosid **4.**419; **5.**300
Isocatalponol **5.**687
6-Isocedrol **5.**590
Isochavicolangelat **6.**136
Isochinatsäure **5.**312
Isochinolin **6.**773
Isochinolinalkaloide **3.**267
Isochlorogensäure **4.**60, 382, 386, 868
Isochond(r)odendrin **4.**854ff
Isocinevanin **4.**1125
Isococain **9.**438
(*S*)-Isococlaurin **4.**855
Isocolumbin **5.**558
Isocommunsäure **5.**562f, 572, 580
Isoconazol
– Monographie D01AC, D08AG, G01AF **8.**601
– nitrat, Monographie D08AG **8.**601
Isocoripalmin **5.**702f
Isocorybulbin **4.**1018
Isocorydalin **5.**745
Isocorydin **4.**1016, 1018, 1020ff, 1155f; **5.**112f,
 746f
(+)-Isocorynolin **4.**1017
Isocorypalmin **4.**1015, 1019, 1021, 1023
Isocresol **3.**352
Isocryptotanshinon **6.**545
Isocucurbitacin **4.**1065; **5.**714
Isocupressinsäure **5.**562f, 567
Isocurcumenol **4.**1100
Isocyanatomethan **3.**813
Isocyanato-2-nitrobenzen **7.**308
α-Isocyanoacetamid **9.**894
6-Isocyanopenicillansäurebenzylester **9.**796
Isocyansäuremethylester **3.**813

Isocyclocelabenzin **5.**801
(±)-Isodeserpidinperchlorat **7.**1203
Isodextropimarsäure **6.**180
Isodictamnin **4.**1161
Isodrimenin **4.**1195
Isodrimenol **6.**78f
Isodrin **9.**189
(+)-Isoeburnamin **6.**1128
Isoelektrische Fokussierung **2.**240, 456
Isoelektrischer Punkt **2.**251
Isoelemicin **4.**380, 382, 1110
Isoeleutherol-5-*O*-glucosid **4.**228
Isoenzymbestimmung **2.**711
Isoephedrin **3.**1009; **9.**439
Isoergometrin **8.**61
Isoeriocephalin **6.**935
Isoetarin
– Monographie C01CA, D08AG, R03AC,
 R03CC **8.**601
– hydrochlorid, Monographie C01CA, D08AG,
 R03AC, R03CC **8.**602
– mesilat, Monographie C01CA, D08AG,
 R03AC, R03CC **8.**602
Isoethadion **9.**27
Isoetharin **8.**601
– hydrochlorid **8.**602
– mesylat **8.**602
Isoeugenitin **6.**857
Isoeugenitol **6.**857
Isoeugenol **4.**372, 640; **6.**858f; **8.**944
– isovalerat **6.**1084
– methylether **4.**380; **5.**873, 881
Isofenphos, Monographie **3.**698
Isoferulasäure **5.**635; **6.**1069, 1085
6-Isoferuloylcatalpol **6.**1119
Isofirmansäure **4.**21
Isofluran, Monographie D08AG, N01AB **8.**603
Isoformonetin **5.**300f
Isofraxidin **4.**358; **5.**194
Isofraxinellon **4.**1161
Isofuchsisenecionin **6.**674
Isofucosterol **4.**602, 1070, 1075; **5.**718
28-Isofucosterol **4.**605
Isofumigaclavin **6.**60, 63
Isofuranodien **5.**134ff
Isofuranogermacren **4.**964, 1097
Isogentisin **5.**231, 234
Isogeraniin **5.**256
Isogermacron **5.**252
Isoginkgetin **5.**273
Isoglabrolid **5.**316
Isoglycyrol **5.**318, 331
Isognaphalin **4.**60, 62
Isogriseofulvin **8.**384
Isoguajacin **5.**354
Isoherbavin **6.**1125
Isohomoarbutin **4.**849f
Isohydrie **2.**760
Isoimperatorin **4.**294, 1160; **6.**513f
Isoinunal **5.**531
Isoiresin **5.**551
Iso(iso)pulegol **5.**824

Isojateorin  5.558f
Isokadsuramin  5.604
Isokämpferid  5.251
Isolariciresinol  6.122, 906
Isolaurelin  5.702
Isolectine  4.316f
Isoleucin  4.290, 702, 1105
L-Isoleucin, Monographie B05XB, D08AG  8.605
L-(+)-Isoleucin  4.652
– betain  4.644
3-L-Isoleucin-8-L-leucin-vasopressin  8.1290
Isolichenan  4.790, 792
Isolichenin  4.792
Isolicoflavonol  5.317f
Isolinalylacetat  4.964
Isolindleyin  6.412, 415, 424
Isoliquiritigenin  5.312f, 318, 331, 412, 895
Isoliquiritin  5.312, 318
Isolobinin  3.743
Isolupanin  4.801ff, 1125, 1127;  5.624f
Isolysergsäure  4.911, 913;  8.61
– amid  5.548
D-Isolysergsäureazid  8.948
Isomacedonsäure  5.312
Isomaculosidin  4.1161
Isomagniferin  6.662
Isomajdin  6.1124f
Isomalathion  3.758
Isomangiferin  4.277
Isomarchantin  5.775f
Isomenthol  5.829
Isomenthon  4.468, 472, 595;  5.821, 824, 831, 836, 840, 843, 951
Isomeprobamat  7.710
Isomethepten
– Monographie D08AG, N02CX  8.607
– hydrochlorid, Monographie D08AG, N02CX  8.607
trans-Isomethyleugenol  4.380, 382
Isometrie  2.857
Isomucronulatol  4.958f;  5.313
Isoniazid
– Monographie D08AG, J04AC  8.608
– 4-aminosalicylat  9.38
– 4-Aminosalicylsäuresalz  9.38
– Bestimmungsmethode, elektrochemische  2.522
Isonicotinohydrazid  8.608
– 4-aminosalicylat  9.38
– 4-Aminosalicylsäuresalz  9.38
Isonicotinoylhydrazon-D-glucuronsäurelacton  8.374
1-Isonicotinoyl-2-isopropylhydrazin  8.593
Isonicotinsäure  7.1225;  8.608
– anhydrid  7.1225
– 2-[(β-N-benzyl-carboxamido)ethyl]hydrazid  8.1136
– (but-2-en-yliden-hydrazid)  7.1112
– hydrazid  8.593, 608;  9.38
– – p-aminosalicylat  9.38
– – 4-Aminosalicylsäuresalz  9.38
– N′-isopropylhydrazid  8.593
– 2,2′-methylendihydrazid  8.906
– methylester  7.9, 991f

1-(Isonicotinylhydrazono)-D-glucurono-6,3-lacton  8.374
Isonipecain  9.94
Isonorargemonin  5.112
Isooctenon  8.607
2-Isooctylamin  8.1226
4-Isooctylpolyoxyethylenphenol-formaldehyd-Polymer  9.1125
Isoorientin  4.395, 418, 690, 692, 1041;  5.138, 229, 242f, 409, 644, 672;  6.39f, 894, 1149
– 2″-O-β-L-arabinsoid  4.442
– 2″-O-β-D-glucopyranosid  6.39f
– 7-O-β-D-glucosid  4.442
– 3′-methylether  5.644
– 2″-O-rhamnosid  4.1041
Isopathie  2.750
Isopelletierin  6.328f, 652
Isopellotin  5.708
Isopenniclavin  5.537
Isopentylacetat  5.861
Isopentylaldehyd  7.224
Isopentylalkohol  3.808
Isopentylbutyrat  1.701
Isopentyl-2-[(N-2-diethylamino-ethyl)amino]-2-pentylacetat  7.651
N-Isopentyl-1,5-dimethylhexylamin  8.1225
Isopentylnitrit  7.254;  8.597
– Monographie C01D, D08AG  8.612
Isopetasin  6.82, 87, 91f
Iso-S-Petasin  6.91f
Isopetasol  6.82, 85, 91f
Isopeucedanin  6.149
Isophanchlorid  8.523
Isophan-Protamin-Insulin-Injektionspräparat  8.556
Isophan-Protamin-Insulin-Injektionssuspension  8.556
Isophenphos  1.347;  3.698
2,4,5,6-Isophthalsäuredinitril  3.307
2,4,5,6-Isophthalsäurenitril  3.307
Isopilocarpin  6.128f, 132
– IR-Spektrum  2.191
Isopilosin  6.128f, 132
Isopimaradien  6.180
Isopimara-7,15-dien  6.166
Isopimarinal  6.180
Isopimarinol  6.180
Isopimarsäure  4.15;  5.562f, 567;  6.168, 175, 179
Isopimpinellin  4.294, 297;  5.173, 432ff, 436f;  6.50, 111, 113, 117, 149, 513f
Isopinocamphon  5.823
Isopiperitenon  5.840
Isopoda  1.305
Isopolygodial  6.78f
Isopolygonal  6.79
Isoponten  4.128
Isopratol  6.990
10α-Isopregnenon  7.1449
Isoprenalin  1.740
– Monographie D04AA, D08AG, R03AB, R03CB  8.614

- hydrochlorid, Monographie D04AA, D08AG, R03AB, R03CB **8.**615
- sulfat
- - Dihydrat, Monographie D04AA, D08AG, R03AB, R03CB **8.**616
- - Nachweis **2.**144

Isoprenalkohol **4.**808
3′-Isoprenyl-2′,4-dihydroxy-4′,6′-dimethoxychalkon **5.**451
4-Isoprenyl-1-methylcyclohexen **3.**736ff
Isoprintziasäure **4.**988f
Isopristimerin III **5.**799
Isopromethazin **9.**385
Isopropamidiodid, Monographie A03A, D08AG **8.**617
Isopropanol
- Grenzprüfung **2.**308
- Nachweis **2.**141
- - in Ethanol **1.**534
- als Reagens **1.**654ff

5-Isopropoxycarbonylamino-2-(4-thiazolyl)-benzimidazol **7.**644
1-(Isopropoxycarbonyloxy)ethyl-(6R,7R)-7-[2-(2-aminothiazol-4-yl)-2-(Z)-(methoxyimino)-acetamido]-3-(methoxymethyl)-3-cephem-4-carboxylat **7.**778
4-(2-Isopropoxyethoxymethyl)-(2,3-epoxypropoxy)-benzol **7.**498
(RS)-1-[4-(2-Isopropoxyethoxymethyl)phenoxy]-3-(isopropylamino)-2-propanol **7.**497
(RS)-1-[α-(2-Isopropoxyethoxy)-p-tolyloxy]-3-(isopropylamino)-2-propanol **7.**497
- fumarat **7.**499
Isopropoxymethylphosphorylfluorid **3.**1058
2-Isopropoxyphenyl-N-methylcarbamat **1.**347; **3.**1002
Isopropylacetoacetat **3.**997
Isopropylaldehyd **9.**1149
Isopropylalkohol, Nachweis, in Ethanol **1.**534
Isopropylamin **1.**559; **4.**911; **7.**497; **8.**614, 711; **9.**405
4-(Isopropylamino)antipyrin **9.**486
- hydrochlorid **9.**487
(R)-2-Isopropylamino-1-(3,4-dihydroxyphenyl)ethanol **8.**711
4-Isopropylamino-2,3-dimethyl-1-phenyl-3-pyrazolin-5-on **9.**486
- hydrochlorid **9.**487
(RS)-α-(Isopropylaminoethyl)-protocatechuylalkohol **8.**614
4-(3-Isopropylamino-2-hydroxypropoxy)carbazol **7.**664
(±)-1-(Isopropylamino)-3-[p-(2-methoxyethyl)-phenoxy]-2-propanol **8.**989
(RS)-1-Isopropylamino-3-[4-(2-methoxyethyl)-phenoxy]-2-propanol **8.**989
2-Isopropylamino-4-(3-methoxy-1-propylamino)-6-methylthio-1,3,5-triazin **3.**797
2-Isopropylamino-4-methylamino-6-methylthio-1,3,5-triazin **1.**367; **3.**405
(RS)-1-(Isopropylamino)-3-[(2-methyl-4-indolyl)-oxy]-2-propanol **8.**870

α-[(Isopropylamino)methyl]-p-nitrobenzylalkohol **8.**1157
(R)-α-(Isopropylaminomethyl)-protocatechuylalkohol **8.**711
(RS)-2-Isopropylamino-1-(2-naphthyl)ethanol **9.**386
(RS)-1-Isopropylamino-3-(1-naphthyloxy)-2-propanol **9.**404
(RS)-2-Isopropylamino-1-(4-nitrophenyl)ethanol **8.**1157
8-(5-Isopropylaminopentylamino)-6-methoxychinolin **9.**62
Isopropylantipyrinum **9.**415
N-Isopropylatropiniumbromidmonohydrat **8.**590
5-Isopropylbarbitursäure **7.**285, 515
3-Isopropyl(1H)-benzo-2,1,3-thiadiazin-4-on-2,2-dioxid **1.**366; **3.**159
Isopropylbenzylsalicylat **1.**204
(RS)-2-Isopropyl-2,8-bis(3,4-dimethoxyphenyl)-6-methyl-6-azaoctannitril **9.**1163
Isopropylbromid **7.**1139
3-Isopropylcarbamylsulfamido-4-(3′-methylphenyl)-aminopyridin **9.**994
Isopropylcarbinol **3.**819
Isopropyl-N-(3-chlor-4-hydroxyphenyl)carbamat **3.**303
Isopropylchlorid **9.**1163
3-Isopropyl-5-(4-chlormethyl-phenoxymethyl)-5-oxazolidinon **7.**498
2-Isopropyl-2-(p-chlorphenyl)-essigsäure-(α-cyano-3-phenoxybenzyl)ester **3.**590
6-Isopropyl-m-cresol **9.**902
Isopropyl-4,4-dibrombenzylat **1.**775
2-Isopropyl-4,7-dihydro-1,3-dioxepin **9.**454
5-Isopropyl-3,8-dimethyl-2-naphthol **6.**1027
4-Isopropyl-2,3-dimethyl-1-phenyl-3-pyrazolin-5-on **9.**415
N-Isopropyl-4,4-diphenylcyclohexylamin **9.**304
Isopropylester, Nachweis **2.**134
Isopropyl-O-[ethoxy(isopropylamino)thio-phosphoryl]salicylat **3.**698
Isopropyl-3[ethylamino(methoxy)phosphino-thio-yloxy]isocrotonat **3.**996
Isopropyl-3-[ethylamino-(methoxy)thio-phosphoryloxy]crotonat **1.**777
Isopropylethylnoradrenalin **8.**601
N-Isopropylethylnorepinephrin **8.**601
Isopropylidenaceton **3.**817
4,4′-(Isopropylidenbisthio)bis(2,6-di-tert.-butyl-phenol) **9.**346
(2S)-O-[Isopropyliden-3-t-butylamino-1,2-propandiol **7.**720
1,2-O-Isopropyliden-α-D-glucofuranose **9.**1036
Isopropyliden-D-glycerinaldehyd **9.**936
(2S)-(+)-1,2-O-Isopropylidenglycerol **7.**719
(R)-2,3-O-Isopropylidenglycerolaldehyd **7.**719f
$O^{2′},O^{3′}$-Isopropyliden-uridin **9.**1136
Isoprophylis myristas **8.**619
Isoprophylis palmitas **8.**619
N′-Isopropylisonicotohydrazid **8.**593
3-Isopropyl-5-[4-(2-isopropoxyethoxy)methyl]-5-oxazolidinon **7.**498
Isopropylmeprobamat **7.**710

2-Isopropyl-4-methylanisol **6.**1073
Isopropyl-methyl-4-(2,1,3-benzoxydiazol-4-yl)-1,4-dihydro-2,6-dimethyl-3,5-pyridindicarboxylat **8.**632
Isopropylmethylcarbinol **3.**809
(RS)-5-Isopropyl-3-methyl-2-cyan-1,4-dihydro-6-methyl-4-(3-nitrophenyl)-3,5-pyridindicarboxylat **8.**1166
Isopropylmethyl-fluorphosphat **3.**1058
2-Isopropyl-5-(N-methylhomoveratrylamino)-2-(3,4,5-trimethoxyphenyl)valeronitril **8.**323
N-Isopropyl-4-(2-methylhydrazinomethyl)-benzamid **9.**356
N-Isopropyl-α-(2-methylhydrazino)-4-toluamid **9.**356
4-Isopropyl-2-methyl-3-[[methyl(α-methylphenethyl)amino]methyl]-1-phenyl-3-pyrazolin-5-on **8.**165
2-Isopropyl-1-methyl-5-nitroimidazol **8.**593
7-Isopropyl-1-methylphenanthren **6.**181
2-Isopropyl-5-methylphenol **9.**902
5-Isopropyl-2-methylphenol **7.**722
6-Isopropyl-3-methyl-phenol **9.**902
1-Isopropyl-7-methyl-4-phenyl-2(1H)-chinazolinon **9.**417
3-Isopropyl-5-methylphenyl-N-methylcarbamat **3.**989
Isopropylmethyl-phosphonofluoridat **3.**1058
(RS)-N-Isopropyl-(2-methyl-2-propyltrimethylen)dicarbamat **7.**710
Isopropylmyristat
– Monographie **D08AG 8.**619
– in Dermatika **1.**214; **2.**902
– in Mikroemulsion **2.**693
L-Isopropylnorepinephrin **8.**711
3α-N-Isopropylnortropin **7.**948
N-Isopropyl-nortropin-tropasäureester-brom-methylat **8.**590
Isopropylpalmitat
– Monographie **D08AG 8.**619
– in Dermatika **2.**902
– in Mikroemulsion **2.**693
2-Isopropylphenoxyacetonitril **8.**190
2-(2-Isopropylphenoxymethyl)-2-imidazolin **8.**189
3-Isopropyl-5-phenoxymethyl-2-oxazolidinon **7.**498
Isopropyl-N-phenylcarbamat **1.**360; **3.**998
N-Isopropyl-N-phenyl-2-chloracetamid **3.**991
N-(4-Isopropylphenyl)-N',N'-dimethylharnstoff **1.**361; **3.**700
1-(4'-Isopropylphenyl)-3-phenylpropan-1,3-dion **1.**204
Isopropylsalicylat **3.**699
Isopropyl-2-(4-thiazolyl)-5-benzimidazolcarbamat **1.**765
Isopropyl-2-(thiazol-4-yl)-1H-benzimidazol-5-yl-carbamat **7.**644
1-Isopropyl-3-[(4-m-toluidino-3-pyridyl)sulfonyl]-harnstoff **9.**994
(5-Isopropyl-m-tolyl)methylcarbamat **1.**347
8-Isopropyl-3α-DL-tropoyloxy-1αH,5αH-tropaniumbromid **8.**590
Isoproterenol **8.**614, 711

Isoproturon **1.**361
– Monographie **3.**700
Isoptelein **4.**1161
Isopulegol **5.**824, 831
Isopulegon **4.**468, 472; **5.**840
Isopyrin **9.**486
– hydrochlorid **9.**487
Isoquercetin **4.**111; **5.**313
Isoquercitrin **4.**28, 33, 37, 42, 85f, 100, 147, 176, 293, 329, 332, 386, 395, 397, 418, 586, 599, 606, 698, 727, 997, 1070, 1129, 1160; **5.**58, 78, 256, 294, 337f, 340, 368f, 377, 430, 442, 451, 481, 524, 653, 697, 718, 816, 849; **6.**337, 342, 348, 454, 476, 583, 588, 754, 756, 760, 871, 1054, 1137
Isoranunculin **5.**425
Isorauhimbin **6.**361, 366
Isorauwolfin **6.**362
Isorengyol **6.**688
3-Isoreserpin **9.**502
Isoreserpinin **6.**376, 1125
Isoretinoin **1.**217
Isorhamnazin **6.**1162
Isorhamnetin **4.**112, 291, 382, 586, 605, 698, 705, 865, 977, 980; **5.**313, 849; **6.**278, 990
– 3-O-(2''-O-acetyl)-β-D-glucopyranosid **6.**652
– 3-arabino-7-rhamnosid **4.**833
– 3-galactodirhamnosid **4.**980
– 3-galactosid **4.**386, 698, 980; **6.**658
– 3-galactosidorhamnosid **4.**979f
– – 4'-rhamnosid **4.**979
– 3-O-β-D-glucopyranosid **4.**606
– 3-O-β-D-glucopyranosyl-7-O-[6'''-O-(2-hydroxymethyl)-butanoyl]-β-D-glucopyranosid **6.**652
– 3-gluco-7-rhamnosid **4.**833
– 3-O-glucosid **5.**272
– 3-O-β-D-glucosid **6.**342
– 3-O-glucuronid **4.**869
– glykoside **4.**597
– 3-O-rhamno(1→6)galactosid **4.**386
– 3-O-[O-α-L-rhamnopyranosyl(1→2)]-β-D-glucopyranosid **4.**606
– 3-O-[O-α-L-rhamnopyranosyl(1→6)]-β-D-glucopyranosid **4.**606
– 3-O-[O-α-L-rhamnopyranosyl(1→2)-O-α-L-rhamnopyranosyl(1→6)]-β-D-glucopyranosid **4.**605
– 3-O-β-(6-O-α-L-rhamnosyl)-D-glucosid **4.**599
– 3-robinosid **4.**386
– 3-rutinosid **4.**42, 586, 727, 1074; **5.**272f; **6.**658, 700
– 3-O-rutinosid-4'-O-rhamnosid **4.**1074
– triosid **6.**398
Isorhodeasapogenin **4.**976f
Isorhoifolin **5.**836
Isoriccardin **5.**775f
Isorosmanol **6.**495f
Isorosmaricin **6.**495
Isorugosin **5.**697
Isosafrol **5.**589
Isosalicin **5.**150
Isosalipurosid **6.**254, 260, 267

Isosativan 6.990f
Isoschaftosid 4.48; 5.300, 311f, 317; 6.39f
Isoscopoletin 5.196, 936
Isoscutellarein 6.157
Isosilybin 9.617f
Isosiphonodin 6.655
Isosolacapin 6.746
Isosorbid 8.622
- dinitrat, Monographie C01D, D08AG 8.620
- mononitrat, Monographie C01D, D08AG 8.622
- 5-nitrat 8.622
Isosorbidi dinitras 8.620
Isospartein 4.1125, 1127, 1129; 5.625; 6.769
Isospathulenol 6.567
ISO-Spritzen 1.74
Isostrychnin 6.817, 819, 825, 829
Isostyracinepoxid 5.697
Isosulfamerazin 1.762
Isoswerosid 6.577f
Isoswertisin-2″-$O$-$\alpha$-L-rhamnosid 4.442
Isotachiosid 6.578f
Isotachophorese
- Plasmafraktionierung 2.676
- Prinzip 2.457
Isotachophoreseeffekt 2.249
Isotalatisamin 4.69
Isotalatisidin 4.66f, 69
Isotanshinon 6.545
Isotaxiresinol 6.906
- 6-methylether 6.906
Isotetrandrin 4.485, 488
Isoteuflidin 6.931
Isothankuninsäure 4.765
Isothankunisid 4.765
1-(1-(3-Isothiocyanatophenyl)cyclohexyl)piperidin 3.947
Isothiocyansäuremethylester 3.814
Isothipendyl, Monographie D08AG, R06A 8.624
Isothujon 3.1173f
Isothymol 7.722
Isotingenon III 5.799f
Isotonie 2.759
Isotonische Kochsalzlösung 1.614
Isotonisierungsnomogramm 2.760
Isotopencluster, MS 2.234
Isotopenmuster, MS 2.233
Isotopomer 2.460
Isotretinoin 9.1017
- Monographie D08AG, D10B 8.625
Isotussilagin 4.342, 344, 346; 5.6, 28; 6.93
Isourea 8.412
Isovaleraldehyd 5.129
- diethylacetal 5.752
Isovaleriansäure 5.89, 913; 6.1070, 1080f, 1084, 1101; 7.523
- benzylester 7.443
- isoamylester 6.1097, 1101
6-$O$-Isovaleryl-11$\beta$,13-dihydrohelenalin 4.347
3-Isovaleryliden-3a,4-dihydrophthalid 4.297
Isovalonsäure 5.61
Isovaltrat 6.1069f, 1075, 1085
Isovanillinsäure 5.600

Isoverbascosid 6.387, 389f
Isovestitol 4.291; 6.990f
Isovincamin 6.1128
Isovincosid 6.820
Isoviolanthin 5.312f, 317
Isovitexin 4.27, 35, 312, 418, 442, 644, 661, 691, 1041; 5.138, 229, 242f, 644, 672; 6.39f, 894, 1184, 1192
- 2″-$O$-$\beta$-D-glucopyranosid 6.39f
- 2″-$O$-rhamnosid 4.1041
- 2″-$O$-$\alpha$-L-rhamnosid 4.442
- xylosid 6.1184, 1192
Isoxanthohumol 5.451
Isoxicam, Monographie D08AG, M01AC 8.629
Isoxsuprin 1.738
- Monographie C04, D08AG 8.630
- hydrochlorid, Monographie C04, D08AG 8.631
Isozaluzanin C 6.621
Isozedoaron 4.1087
Isozedoarondiol 4.1087
Ispaghula 6.232
Ispaghula husk 6.235
Ispaghulae semen 6.232
Ispaghulasamen 6.232
Ispaghulasamenschalen 6.235
Ispagol 6.232
Ispagul seed 6.232
Isradipin, Monographie C08C, D08AG 8.632
Istizin 1.742
I.T. Insekten Gieß- und Spritzmittel, Monographie 3.685
I.T. Pflanzenspray, Monographie 3.685
I.T. Wühlmausfertigköder, Monographie 3.685
Itai-Itai, Cadmiumintoxikation 3.240
Italian Oregano 5.951
Italian senna 4.718
Italicen 6.1097, 1101
Italidipyron 4.62f
Italienische Bibernellwurzel 6.590
Italienische Mispel 4.1043
Italienische Pillen 1.634
Italienische Seifenwurz 5.358
Italienische Sennespflanze 4.718
Italienischer Kümmel 4.1079, 1081
Italienischer Sumach 6.453
Italienisches Gipskraut 5.358
Italienisches Schleierkraut 5.358
Itraconazol, Monographie D08AG, J02AC 8.633
IUD [intrauterine devices] 2.980
Iuniperi fructus 5.571
Iuniperi spiritus 5.571
Iuniperis spiritus 1.664
IUPAC [International Union of Pure and Applied Chemistry] 1.427
IUPAP [International Union of Pure and Applied Physics] 1.427
Iva 4.52
Ivabitter 4.53
Ivae essentia composita 1.584
Ivae moschatae herba 4.52
Ivaessenz, zusammengesetzte 1.584, 699
Ivakraut 1.584

Ivalikör **4.**53
Ivapflanze **4.**52
Ive **4.**52
Ivenblätter **5.**399
Ivermectin **1.**768
– Monographie D08AG, P02CF **8.**636
IVHD-Valtrat **6.**1068, 1070, 1073ff, 1085
Ivíra-tái **6.**133
Ivrogne **4.**358
Ixara otso **4.**959
Ixodes holocyclus **7.**1162
Ixodes ricinus **1.**268, 279; **7.**1366
Izugesle **4.**262
Izukesle **4.**262

# J

Jabarandiblätter **6.**129
Jablonski-Term-Schema **2.**162
Jaborandi **6.**128, 131, 133
Jaborandi folium **6.**129, 132ff
Jaborandi leaves **6.**129
Jaborandi tinctura **1.**676
Jaborandiblätter **1.**659ff; **6.**129
Jaboranditinktur **1.**676
Jaboticaba de Cipò **4.**853
Jacaranda, Monographie **5.**553
Jacaranda acutifolia **5.**554
Jacaranda-acutifolia-Früchte **5.**554
Jacaranda caroba **5.**555f
Jacaranda caroba hom. **5.**555f
Jacaranda mimosifolia **5.**554
Jacaranda procera **5.**555
Jacarandabaum **5.**555
Jacarandablätter **5.**555
Jacarandae fructus **5.**554
Jacarandafrüchte **5.**554
Jacaranon **5.**554
Jacaranose **5.**554
Jacea **6.**1148
Jacea pratensis **4.**754
Jaceae flos **4.**755
Jaceae herba **6.**1148
Jaceae nigrae flos **4.**755
Jaceae nigrae radix **4.**755
Jacée **4.**754
Jacée des prs **4.**754
Jaceidin-7-rhamnosid **4.**720
Jacein **4.**750, 755
Jaceosid **4.**750, 755
Jaceosidin **5.**412; **6.**569
Jack **3.**662
Jack-behind-the-garden-gate **6.**1148
Jack-by-the-hedge **4.**180
Jacobaea vulgaris **6.**668
Jacobaeae herba **6.**669
Jacobea **6.**668
Jacobée maritime **6.**666
Jacobin **6.**666, 669f
Jacolin **6.**669f
Jaconin **6.**666, 669f
Jacozin **6.**669f
Jacutin flüssig F, Monographie **3.**702
Jacutin Fog
– Monographie **3.**702
– Pflanzenschutz **1.**343
Jadipathri **5.**872
Jadi-pattiri **5.**872
Jadowityi sumach **6.**458

Jaepatri 5.872
Jaffe-Methode 1.471
Jaffesche Probe 1.547
Jaffna 5.852
Jägerbrotwurzel 4.692
Jägerdistel 4.691
Jageteufel 5.475
Jaguar gum 4.1105
Jaguarandiblätter 6.129
Jaha kebo 6.916
Jaha sapi 6.916
Jahore-Ipecacuanha 4.777
Jajikai 5.866
Jakobskraut 6.668f
Jakobskreuzkraut 6.668f
Jalap 5.539, 544f
Jalap fusiforme, male ou léger 5.540
Jalap resin 5.544
Jalap root 5.545
Jalapa 5.544
– brasilianische 5.539
Jalapa hom. 5.547
Jalapa do Brazil 5.539
Jalapa de Mejico 5.545
Jalapa tuberosa 5.545
Jalapae 5.545
Jalapae brasiliensis radix 5.539
Jalapae brasiliensis tuber 5.539
Jalapae fibrosae radix 5.540
Jalapae fusiformis radix 5.540
Jalapae levis radix 5.540
Jalapae mexicanae radix 5.540
Jalapae radix 5.545
Jalapae resina 5.544
Jalapae resinae tinctura 1.676
Jalapae stipites 5.540
Jalapae tuber 5.545
Jalapae tuberis tinctura 1.676
Jalape
– echte 5.543
– falsche 5.540
– indische 5.948
– mexikanische 5.543
Jalape tuber 5.545
Jalapenharz 1.602ff; 5.544
– mexikanisches 5.544
Jalapenharztinktur 1.676
Jalapenknollen 5.545
– brasilianische 5.539
Jalapenseife 1.634, 644
Jalapentinktur 1.676
Jalapenwurzel 1.676; 5.545
Jalapenwurzelknollen 1.635
Jalapin 5.539, 544
Jalapinolsäure 5.535, 542, 949
Jale 6.547
Jalovec 5.565
Jalowiec 5.565
Jalowjenc 5.565
Jam *[Cocain]* 3.333
Jamaican sarsaparilla 6.730f
Jamaika-Arrowroot 5.772

Jambol 6.870
Jambolanapflaume 6.870
Jambolifera 4.82
Jambolifera arborea 4.82
Jambolifera pedunculata 4.82
Jambolifera rezinosa 4.82
Jambon des jardiniers 5.930
Jambosa caryophyllus 6.855
Jambosa vulgaris 6.877, 879
Jamboul 6.870
Jambul 6.870
Jambul bark 6.872
Jambul seeds 6.873
Jambulrinde 6.872
Jambulsamen 6.873
Jamelongue 6.870
Jamestown weed 4.1142, 1144, 1152
Jamin 4.534
Jamin-Interferometer 2.152
Jamla 6.913
Jane *[Haschisch]* 3.1155f
Jangli badam 6.777
Jangli piyaz 6.1033
Janglihaldi 4.1086
Jangli-jaiphal 5.887, 889
Janipha manihot 5.768
Jan-tet 5.867
Janthitreme 6.60
Japaansche Kaferboom 4.896
Japan-Campher 7.649
Japanese avens 5.260
Japanese bell-flower 6.239
Japanese camphor tree 4.896
Japanese quince 4.796
Japanese star anise 5.513
Japanese valerian 6.1073
Japanische Alkannawurzel 4.177
Japanische Birne 4.795
Japanische Bohne 5.307
Japanische Corydalisknolle 4.1021
Japanische Enzianwurzel 5.244
Japanische Minze 5.823
Japanische Mistel 6.1160
Japanische Nelkenwurz 5.260
Japanische Quitte 4.796
Japanische Weißdornfrüchte 4.1044, 1060
Japanische Winde 5.536
Japanische Zierquitte 4.795
Japanischer Baldrian 6.1073
Japanischer Enzian 5.244
Japanischer Fenchel 5.170
Japanischer Knöterich 5.142
Japanischer Kugelfaden 5.605
Japanischer Lebensbaum 3.1173f
Japanischer Schnurbaum 3.382
Japanischer Sternanis 5.513
Japanischer Weißdorn 4.1044
Japanisches Pfefferminzöl 5.824
Japanzimt 4.899
Japathri 5.872
Japatri 5.872
Japoaescigenol 4.108

Japonica **4.**796
Jaramago **6.**718
Jarpfl **6.**746
Jasmin bâtard **5.**718
Jasmini oleum **2.**1017
Jasminlacton **4.**636
Jasminoides **5.**718
Jasminoides flaccida **5.**718
Jasminoides rhombifolium **5.**721
Jasminöl **2.**1017
Jasminum arabicum laurifolia **4.**927
Jasmolin **1.**350; **3.**1017
Jasmon **4.**636; **5.**843
Jassidae **1.**309
Jataamaansee **5.**912
Jatamanchi **5.**912
Jatamanshi **5.**912
Jatamansi **5.**912
Jatamansisäure **5.**913
Jatamanson **5.**912
Jatamashi **5.**912
Jatamasi **5.**912
Jatamavshi **5.**912
Jateorhiza, Monographie **5.**556
Jateorhiza calumba **5.**557
Jateorhiza columba **5.**557
Jateorhiza macracantha **5.**557
Jateorhiza-macracantha-Frischpflanze **5.**557
Jateorhiza miersii **5.**557
Jateorhiza palmata **5.**557, 560
Jateorhiza palmata hom. **5.**560
Jateorhiza strigosa **5.**557
Jateorhizin **5.**558
Jateorin **5.**558f
Játerník trojlalocny **5.**429
Jatipatri **5.**872
Jatropha curcas, Verwechslung mit Ricini semen **6.**481
Jatropha janipha **5.**768
Jatropha manihot **5.**768
Jatrorrhiza palmata **5.**557
Jatrorrhizin **4.**482, 484ff, 490, 1013, 1018, 1021, 1023; **5.**558, 745ff
Jatrorubin, Bestimmungsmethode, elektrochemische **2.**519
Jaubert **6.**105
Jaunet **4.**832
Jauntari **5.**872
Java cardamom **4.**249f
Java cassia **4.**894f
Java citronella **4.**1114
Java citronella oil **4.**1114
Java plum **6.**870
Java plum seeds **6.**873
Java tea **5.**967
Javaanse lange peper **6.**218
Java-Cassie **4.**895
Java-Citronellöl **4.**1114
Java-Kardamomen **4.**249f
Javanese long pepper **6.**218
Javanische Gelbwurz **1.**659; **4.**1096
Javanische Kurkuma **4.**1096

Javanische Kurkumawurzel **4.**1096
Javanischer Gelbwurzelstock **4.**1096
Javanischer Nierentee **5.**967
Java-Olivenöl **6.**777
Javatee **5.**967
Java-Zimt **4.**902
Jawanischer langer Pfeffer **6.**218
Jawatri **5.**872
Jayaihal **5.**866
Jayapathri **5.**872
Jegosapogenol **6.**846
Jelängerjelieber **6.**737, 1006
Jelawai **6.**916
Jelly babe **7.**167, 171
Jelly-Mikrorefraktometer **2.**1107
Jendrassik-Grof-Methode **1.**467
Jennersche Lösung **1.**547
Jensen's Reagens **4.**1175
Jenverstruik **5.**565
Jerba de pensamiento **6.**1148
Jerba de trinitaria **6.**1148
Jericho-Balsam **4.**968
Jersualem-Artischocke **5.**416
Jerusalem cherry **6.**746
Jerusalem pine **6.**161
Jerusalemer Balsam **1.**682
Jervin **3.**1238
Jesuitentee **5.**508
Jesuit's bark **4.**877
Jesuit's tea **5.**508
Jesusblümchen **6.**1148
Jetfix Ampfer Streumittel CMPP, Monographie **3.**702
Jetmill **2.**539
Jewkalipt **5.**116
Jhanol **6.**789
(+)-Jhelumin **4.**486
Jian-feng-hong **4.**262f
Jiang-Zhen-Xiang **4.**82
Jiegeng **6.**239
Jiimsonweed-Kult **4.**1141
Jilkon **8.**321
Jimpson weed **4.**1152
Jimson weed **4.**1142, 1144
Jinashi **4.**795
Jinkoh **4.**307
Jinkoh-Eremol **4.**308
Jinkohol **4.**308
Jio **6.**385
Jiofuran **6.**387, 389
Jıoglutin **6.**387
Jioglutolid **6.**387, 389
Jioglutosid **6.**386f
Jioh **6.**385
Jionosid **6.**387, 389f
Jitrocel indicky **6.**224
Jiudanshen **6.**545
Ji-whang **6.**385
Jliahi **6.**605
Jobertin **6.**817, 819, 822
Jochgramille **4.**52
Jochkamille **4.**52

Jod 8.570
Jodbenzin 1.547
Jodeisensirup 1.648
Jod-Glycerin 1.547
Jodhaltige Kaliumjodidsalbe 1.695
Jodjodkalium-Lösung 1.547
Jodlösung 1.555, 655
– weingeistige 1.555
Jodoformstäbchen 1.569
– elastische 1.569
– harte 1.569
Jodoformvasoliment 1.618
Jodspiritus, konzentrierter 1.656ff
Jodtinktur 1.656
– farblose 1.657
Jodum 8.570
Jodvasoliment 1.618
– helles 1.618
Jodzinkstärke-Lösung 1.547
Jodzucker-Lösung 1.547
Johannisbeerblätter, schwarze 6.467
Johannisbeere
– rote 6.472f
– schwarze 6.467, 470
Johannisbeergallmilbe 1.305
Johannisbeerlikör, schwarzer 1.704
Johannisbeeröl 4.631
Johannisbeersirup 2.1017
Johannisblume 4.345
Johannisblut 5.475; 8.514
Johannishand 4.1202
Johanniskraut 4.373; 5.479
– echtes 5.475
– Heide- 5.493
– schönes 5.493
Johanniskrautblüten, frische 5.476
Johanniskrautöl 2.1017
Johannisöl 5.476
Johanniswedel 5.148
Johanniswurz(el) 4.1201f
John-go-to-bed-at-noon 4.262
Johnson-Gleichung 2.568
Jojoba 6.699
Jojoba liquid wax 6.701
Jojoba oil 6.701
Jojobaflüssigwachs 6.701
Jojobaöl 6.701
Jojobawachs, flüssiges 6.701
Jolles Probe 1.547
Jolly beans 7.167, 171
Jonaskern 4.1075
Jones-Oxidation 7.1372
Jonidium ipecacuanha, Verfälschung von Ipecacuanhae radix 4.779
Jonidium parviflorum, Verfälschung von Ipecacuanhae radix 4.779
Jonkhmari 4.262
Jonkmari 4.262
Jonon 5.531; 6.1144
Jores-Flüssigkeit 1.547
Jorissens Reagens 1.548
Josamycin, Monographie D08AG, J01FA 8.639

Josamycinpropionat, Monographie D08AG, J01FA 8.640
Josefibleaml 5.429
Jotte 6.713
Jowatri 5.872
Joy tree 6.458
Juan Blanco 4.61
Juba's bush 5.550
Juchtenöl 4.505
Juckbohne 3.871
Judekest 4.110
Judenbrot 5.196
Judenkernlein 4.423
Judenkirsche 4.423
Juglanin 4.327
Juglans catappa 6.918
Juglon 1.207
Juku-Jio 6.385
Julienne alliaire 4.180
Julienne jaune 6.718
Jumla 6.913
Junaphtoinsäure 5.587
Junco 5.923
Junco espinoso 5.923
Juncus nemorosus 5.717
Juncus pilosus 5.717
Juncus pilosus hom. 5.717
Juncus vernalis 5.717
Junenol 6.754f, 759
Jungferegsichtli 4.529
Jungfernhaar 4.86
Jungfernkraut 4.373
Jungfernöl 5.940
Jungfrauenkraut 4.48
Junikäfer 1.316
Junipegenin 5.564
Junipen 5.567
Juniper 5.565, 571
Juniper berry 5.571
Juniper berry oil 5.567
Juniper Campher 4.578
Juniper fruit 5.571
Juniper tar 5.580
Juniper tar oil 5.580
Juniper wood 5.576
Juniperi aetheroleum 5.567
Juniperi baccarum oleum 5.567
Juniperi fructus M02AX 5.571
Juniperi lignum 5.576
Juniperi oleum empyreumaticum 5.580
Juniperi pix 5.580
Juniperi pyroleum 5.580
Juniperi succus inspissatus 1.666
Juniperinsäure 6.185
Juniperol 5.567
Junipersäure 4.7, 20; 6.166, 956, 963
Juniper-tree 5.565
Juniperus, Monographie 5.561
Juniperus brevifolia 5.561
Juniperus chinensis 5.561; 7.510
Juniperus communis 5.561, 565, 567, 571, 576ff
– Verfälschung von Sabinae summitates 5.586

Juniperus communis hom. **5.**577ff
Juniperus communis e fructibus siccatis hom.
**5.**578
Juniperus drupacea **5.**561
Juniperus excelsa **5.**561
Juniperus foetidissima **5.**561
Juniperus horizontalis **5.**561
Juniperus intermedia **5.**565
Juniperus macrocarpa **5.**579
Juniperus nana **5.**565
Juniperus oxycedrus **5.**561, 579f
Juniperus-oxycedrus-Holzteer **5.**580
Juniperus phoenicea **5.**561
– Verfälschung von Sabinae summitates **5.**586
Juniperus rurescens **5.**579
Juniperus sabina **5.**561, 582, 584, 586, 588f
– Monographie **3.**702
– Verwechslung von Juniperus communis **5.**565
Juniperus sabina hom. **5.**588f
Juniperus sibirica **5.**565
Juniperus thurifera **5.**561
– Verfälschung von Sabinae summitates **5.**586
Juniperus umbilicata **5.**579
Juniperus virginiana **5.**561, 589ff; **9.**277
– Monographie **3.**703
– Verfälschung von Sabinae summitates **5.**586
Juniperus virginiana hom. **5.**591f
Juniperus-virginiana-Holzöl **5.**590
Jusquiame **5.**464
Jusquiame d'Egypte **5.**461
Jusquiame noire **3.**683; **5.**464, 466, 471
Justicia, Monographie **5.**595
Justicia adhatoda **5.**595f, 599f
Justicia adhatoda hom. **5.**600
Justicia-adhatoda-Blätter **5.**596
Justicia-adhatoda-Blüten **5.**599
Justicia-adhatoda-Rinde **5.**600
Justicia-adhatoda-Wurzel **5.**600
Justicia betonica **5.**595, 600f
Justicia-betonica-Blätter **5.**601
Justicia engleriana **5.**595, 601
Justicia-engleriana-Blätter **5.**601
Justicia-engleriana-Wurzel **5.**601
Justicia gendarussa **5.**595, 601
Justicia-gendarussa-Blätter **5.**601
Justicia pectoralis **6.**1158
Justicia procumbens **5.**595, 601f
Justicia-procumbens-Kraut **5.**602
Justicin **5.**601
Juvabion **4.**8, 16
Juziphin **4.**1017

# K

K 60 *[Kollidon]* **9.**294
K 111 U, Monographie **3.**705
K 115 *[Kollidon]* **9.**294
Kaa-yuu kaa-huu **4.**307
Kabbeleje **4.**625
Kabinett-Punschessenz **1.**704
Kablicin **6.**83
Kacha-kacka **4.**401
Kachel **4.**46
Kachhur **4.**1103
Kachura **4.**1098f
Kacim prozennostnya **5.**365
Kada kai **6.**921
Kadaygummi **6.**781
Kädchen uff der Studen **4.**281
Kaddigöl **5.**580
Kadeöl **5.**580
Kadmurunga **5.**852
Kadsulacton A **5.**605
Kadsura, Monographie **5.**603
Kadsura acuminata **5.**604
Kadsura cauliflora **5.**607
Kadsura cavaleriei **5.**604
Kadsura championi **5.**604
Kadsura chinensis **5.**604; **6.**641
Kadsura coccinea **5.**604
Kadsura-coccinea-Stengel **5.**604
Kadsura-coccinea-Wurzel **5.**604
Kadsura hainanensis **5.**604
Kadsura heteroclita **5.**604f, 607
Kadsura-heteroclita-Stengel **5.**605
Kadsura japonica **5.**605f
– Verwechslung von Schisandrae fructus **6.**643
Kadsura-japonica-Früchte **5.**606
Kadsura longipedunculata **5.**607
Kadsura-longipedunculata-Stengel **5.**607
Kadsura-longipedunculata-Wurzel **5.**607
Kadsura matsudai **5.**605
Kadsura peltigera **5.**607
Kadsura roxburghiana **5.**604f
Kadsura scandens **5.**607f
Kadsura-scandens-Blätter **5.**607
Kadsura-scandens-Früchte **5.**607
Kadsura-scandens-Rinde **5.**608
Kadsura-scandens-Wurzel **5.**608
Kadsura wightiana **5.**604
Kadsurae fructus **5.**606
Kadsuramin **5.**607
Kadsurasäure **5.**604
Kadsutherin **5.**604
Kaempheria scaposa **6.**15
Käfer **1.**262f, 278, 314ff

Kaffee **4.**927, 930
- Entcoffeinierung **2.**408, 1030
- Extraktion, überkritische Gase **2.**1030
- grüner **4.**930
- Handelssorten **4.**931
- Röstverfahren **4.**932
Kaffeebaum **4.**927
Kaffeeblume **4.**281
Kaffeebohnen **4.**930, 938
Kaffee-Ersatz **4.**5, 721, 870
Kaffeekohle **4.**928, 938
Kaffeelikör Dieterich **1.**705
Kaffeeöl **4.**931, 938
Kaffeepflanze **4.**927
Kaffeerost **1.**295; **4.**937
Kaffeesäure **3.**220; **4.**7, 59f, 62, 64, 99, 110, 145, 147, 157, 272, 296, 312, 381, 386, 455, 502, 579, 599, 630, 697, 760, 811, 839, 867, 877, 890, 896, 998, 1027, 1047, 1103, 1118, 1192; **5.**6f, 89, 184f, 193, 224, 294, 377, 442, 445, 451, 460, 524, 605, 635, 768, 815, 836, 937, 941, 956, 963; **6.**588, 747, 773, 982, 990, 1017, 1054, 1057, 1069, 1081; **7.**1149
- Identität mit DC **2.**275
- 4-*O*-rutinosid **5.**653
*cis*-Kaffeesäure **4.**813
*trans*-Kaffeesäure **4.**809, 813
Kaffeestrauch **4.**927
Kaffeesurrogat **4.**33; **5.**221
Kaffertulp **5.**496
Kaffir orange **6.**841
Kaffree tea **4.**395
Kafr **4.**896
Kahi **4.**460
Kahle Kastanie **4.**109
Kahle Strophanthussamen **6.**799
Kahler Sumach **6.**454
Kahler Zwergginster **4.**803
Kahlkopf, spitzkegeliger **6.**291
Kahu **6.**913
Kahwe **4.**927
Kahweol **4.**931f, 938
Kai dan boke **4.**796
Kaikei-Jio **6.**385
Kailkenblumen **6.**580
Kainsäure, Monographie D08AG, P02X **8.**641
Kaiphal **5.**887
Kaiserblume **4.**752
Kaiserling-Flüssigkeit **1.**547
Kaisertee **4.**1199
Kaju **4.**254
Kaju tjendana **6.**603
Kakao **6.**943
- entölter **1.**583ff
Kakaobaum **6.**943
Kakaobohnen **6.**948
Kakaobutter **6.**946
- in Dermatika **1.**569; **2.**902
- Identität mit DC **2.**275
- in Suppositorien **1.**667; **2.**1005
Kakaoessenz **1.**583
Kakaofett **6.**946

Kakaolikör **1.**705
Kakaomasse **1.**702
Kakaomotte **1.**264
Kakaoölstäbchen **1.**569
Kakaorot **6.**946
Kakaosamen **6.**948
Kakaoschalen **6.**945
Kakaotee **6.**945
Kakaphula **4.**269
Kakerbin **9.**31
Kakmari **4.**269
Kako-bushi **4.**69
Kako-bushi-matsu **4.**69
Kakodyloxid **3.**539
Kakoenji **4.**1088
Kakol polny **4.**142
Kakomo **5.**863
Kakothrips robustus **1.**308
Kaktusblüten **6.**658
Kaktuskraut **6.**659
Kaktusschildlaus **4.**1133
Kala zira **4.**578, 1081
Kalabarbohnen **1.**604
Kalabarbohnenextrakt **1.**604
Kaladana **5.**536
Kaladanasamen **5.**536
Kalajira **4.**577
Kalambac **4.**307
Kalambak **4.**307
Kalaminthkraut **4.**596
Kala-zeera **4.**1081
Kala-zira **4.**577
Kälberkropf, betäubender **4.**799
Kalebas **4.**1073
Kalebassenmuskat **5.**881
Kalehar **6.**921
Kalialaun **7.**145
Kalibration **1.**437f
Kalibratoren **1.**437f
Kalibrierung
- Einpunkt- **2.**452
- HPLC **2.**443
- Mehrpunkt- **2.**453
- Validierung **2.**1033, 1035, 1072
- Zweipunkt- **2.**1073
Kalifornische Muskatnuß **5.**881
Kalifornischer Mohn **5.**111
Kalifornisches Mohnkraut **5.**112
Kalihari **4.**1034
Kalii acetici solutio composita **1.**656
Kalii bromidum **8.**643
Kalii chloridum **8.**645
Kalii citras **8.**648
Kalii hydroxidum **8.**650
Kalii iodidium **8.**652
Kalii permanganas **8.**657
Kalii stibyli tartras **7.**270
Kalii sulfas **8.**659
Kalilauge **1.**643ff; **3.**860
Kaliseife **1.**531, 570ff, 644
Kaliseifenspiritus **1.**645

Kalium
- Bestimmung
- - Flammenphotometrie **1.**459, 479
- - Ionenchromatographie **2.**454
- - ionenselektive Elektroden **1.**460, 479
- - Photometrie **1.**479
- - trägergebundene Reagentien **1.**480
- Grenzprüfung **2.**309
- ionensensitive Membran **2.**493
- Mineralwässer **1.**246
- Nachweis **2.**132
- Nachweisgrenze, spektroskopische **2.**469
- Säuglingsnahrung **1.**229, 241
Kalium bromatum **8.**643
Kalium chloratum **8.**645
Kalium cyanatum **8.**649
Kalium hydricum **8.**650
Kalium hydroxydatum **8.**650
Kalium jodatum **8.**652
Kalium perchloricum **8.**655
Kalium permanganicum **8.**657
Kalium phosphoricum bibasicum **7.**1336
Kalium phosphoricum siccatum **7.**1336
Kalium stibyltartaricum **7.**270
Kalium sulfuratum **9.**579
Kalium sulfuratum pro balneo **1.**570
Kalium sulfuricum **8.**659
Kaliumacetat
- als Reagens **1.**533ff
- in Zubereitungen **1.**656
Kaliumacetatlösung
- in Zubereitungen **1.**584ff, 620
- zusammengesetzte **1.**656
Kaliumantimonoxidtartrat **7.**270
Kaliumantimonyltartrat **7.**270
Kaliumarsenitlösung **1.**621
Kaliumbenzoat, in Dermatika **2.**902
Kaliumbromid **1.**570ff
- Monographie **D08AG, N05CM 8.**643
Kaliumcanrenoat, Monographie **C03DA, D08AG
8.**644
Kaliumcarbonat
- als Reagens **1.**543ff
- in Zubereitungen **1.**578ff, 620f
Kaliumcarbonatlösung **1.**579ff, 621
Kaliumchlorid **1.**543ff, 570ff; **5.**67
- Monographie **A12, D08AG 8.**645
[$^{42}$K]Kaliumchlorid, Monographie **D08AG 8.**648
Kaliumchromosulfuricum **7.**935
Kaliumcitrat **8.**648
Monohydrat, Monographie **D08AG, C04BA
8.**648
Kalium-clavam-2-carboxylat **7.**980, 982
Kaliumcyanid **1.**500; **3.**187
- Monographie **D08AG 8.**649
Kaliumdichromat **1.**535
Kaliumdichromatlösung, zur photometrischen
 Kalibrierung **2.**172f
Kaliumdisulfit **1.**539
Kaliumguajakolsulfonat **9.**735
Kaliumhexachloroplatinat **7.**971

Kaliumhexacyanoferrat(II) **8.**15
- als Reagens **1.**529, 556
Kaliumhexacyanoferrat(III), als Reagens **1.**500,
 544
Kaliumhydrogencarbonat **1.**620ff
Kaliumhydrogensulfat **7.**727
Kaliumhydrogentartrat **1.**578ff
Kaliumhydroxid **3.**860
- Monographie **D08AG 8.**650
- als Reagens **1.**550
- in Zubereitungen **1.**617
- zur Enthaarung **1.**214
Kalium-4-hydroxybenzolsulfonat **9.**640
Kaliumhydroxychinolinsulfat **7.**842
Kaliumiodat **1.**548
Kaliumiodid
- Monographie **D08AG, R05CA, S01XA,
 V03AB 8.**652
- als Reagens **1.**527ff
- in Zubereitungen **1.**570ff
Kaliumjodid **8.**652
Kaliumjodidsalbe **1.**695
- jodhaltige **1.**695
Kaliummonohydrogenphosphat, wasserfrei **7.**1336
Kaliumnatrium-($R,R$)-tartrat, Tetrahydrat, Monographie **A06AD, D08AG 8.**654
Kaliumnatriumtartrat
- als Reagens **1.**539ff
- in Zubereitungen **1.**638ff
Kaliumnitrat **1.**533ff
Kaliumnitrit **1.**550
Kaliumperchlorat, Monographie **D08AG, H03BC
8.**655
Kaliumpermanganat **1.**534ff
- Monographie **A01AB, D08AG, D08AX,
 R02AA 8.**657
- Inkomp. mit Campher **7.**647
Kaliumpersulfat **1.**197
Kaliumphosphat **7.**1336
Kaliumrhodanid **1.**529
Kaliumsorbat
- Monographie **D08AG, X02 8.**658
- in Dermatika **2.**902
- Konservans
- - in Dermatika **2.**909
- - in Sirupen **1.**646
Kaliumsulfat
- Monographie **A06AD, D08AG 8.**659
- als Reagens **1.**548
- in Zubereitungen **1.**642ff
Kaliumsulfat-Kochsalzlösung n. Kowarsky **1.**548
Kaliumtartrat
- als Reagens **1.**541
- in Zubereitungen **1.**641
Kaliumtartratoantimonat(III) **7.**270
Kaliumwismutjodid-Lösung **1.**536
Kaliumzitrat, tertiär **8.**648
Kaliumzyanid **8.**649
Kalk
- gebrannter **1.**565ff; **7.**636
- gefällter **7.**613
Kalkemulsion **1.**616; **2.**697

## Kalk

Kalkhydrat 7.633
Kalkliniment 1.616; 2.697
Kalklöser 3.56
Kalkspat 7.613
Kalkstein 7.613
Kalkstickstoff gemahlen, Monographie 3.705
Kalkwasser 1.565, 616ff
Kallidinogenase, Monographie C04, D08AG 8.660
Kallii perchloras 8.655
Kallikrein 8.660
Kallikrein-Inhibitor-Einheiten 7.288f
Kallikrein-Trypsin-Inaktivator 7.287
Kalmia 3.72
- Monographie 5.608
Kalmia angustifolia 5.609
Kalmia latifolia 5.608f
Kalmia latifolia hom. 5.610f
Kalmia-latifolia-Blatt 5.609
Kalmia lucida 5.608
Kalmia nitida 5.608
Kalmiae folium 5.609
Kalmi-Dalchini 4.902
Kalmie 5.608
Kalmitoxin 5.609
Kalmus 1.563ff
Kalmusbad 1.570
Kalmusextrakt 1.604
Kalmusöl 1.571; 3.100f
Kalmustinktur 1.570, 672, 684ff
Kalomel 3.1021; 9.467, 470
Kältemittel 3.254, 433, 832, 1199, 1210
Kaltemulgierung 2.698, 905
Kältetherapie 1.50f
Kalt-Heiß-Kompressen 1.51
Kaltleiter 2.23
Kaltmahlanlage 2.1019
Kaltmazerat 2.1022
Kaltpunkt, Autoklav 2.781
Kaltron 11 3.1199
Kaltwelle 1.182f
Kalumbewurzel 5.557
Kama Sanguano Spezial Rasendünger mit Unkrautvernichter, Monographie 3.705
Kamala 1.768
Kambunyenye 4.103f
Kameldorn 4.33
Kamfer 4.896
Kámforfa 4.896
Kamheda 4.102
Kamille 4.817
- Allergie 3.79
- deutsche 4.817
- doppelte 4.808
- echte 1.326; 3.79; 4.809, 817
- geruchlose 1.326; 4.809
- große 4.808
- Hunds~ 3.79
- kleine 4.817
- römische 4.808, 811
- welsche 4.808
- wilde 4.809

Kamilleblomst 4.819
Kamillenblüten 4.819
- Identität mit DC 2.276
- in Zubereitungen 1.571
Kamillenextrakt 1.604
- eingestellter 1.590; 4.823
Kamillenfluidextrakt 1.590; 4.823
Kamillenliquidextrakt, eingestellter 1.590; 4.823
Kamillenöl 1.566ff; 4.827
- ätherisches 4.827
- englisches 4.827
- fettes 1.629
- marokkanisches 4.827
- römisches 4.810
- - ätherisches 4.809
Kamillentinktur 1.673; 4.823
Kamillenwasser 1.566
Kamin 4.1088
Kammerfilterpresse 2.611
Kammersättigung, DC 2.263
Kammerschienen 1.88
Kammertrommel 2.602f
Kammerzählung 1.490
Kammfenchel 5.170
Kämmlinge 1.12
Kammsegge 4.688
Kampesterol 4.104f
Kampferbaum 4.896
Kampferbaumöl 4.896
- ätherisches 4.896
Kampferessig 1.563
Kampfergeist 1.664
Kampferhaltiges Zahnputzpulver 1.639
Kämpferid 5.386
Kämpferitrin 4.419; 5.80; 6.658
Kampferliniment, flüchtiges 2.697
Kampferlorbeer 4.896
Kampferlösung, ölige 1.628; 7.648
Kampferöl 1.628; 4.896
- starkes 1.628; 7.648
Kämpferol 4.147, 157, 183, 233, 257, 261, 264, 291, 358, 418, 421, 462f, 619, 633, 657, 698, 703, 705, 716, 720, 750, 764, 788, 798f, 813, 849, 896, 977, 980, 1027f, 1041, 1192; 5.67, 89, 116, 133, 181, 219, 313, 338, 377, 442, 460, 481, 524, 603, 605, 718, 729f, 849, 937; 6.3, 163, 166, 176, 256, 259, 267, 270, 278, 312, 439, 450, 754, 760, 871, 873, 990
- 3-arabinosid 4.111, 327
- 3-arabinosido-7-rhamnosid 5.504
- p-cumaroylglucosid 4.1028
- 3-O-[2$_{Glc}$-(p-Cumaroyl)]-α-L-rhamnosyl-(1-6)-β-D-glucopyranosid 4.727
- 3,7-diglucosid 5.421, 429; 6.3, 9
- 3,7-di-O-β-D-glucosid 5.69, 71
- 3-O,7-O-β-D-diglucosid 5.67
- 7-O-β-D-diglucosid 5.67
- 3-O-β-D-diglucosid-7-O-β-D-glucosid 5.71
- 3-O-diglycosid 4.573
- 3,6-dimethylether 4.176
- 3,6-dimethylether-7-glucosid 4.176
- 3,7-O-α-dirhamnosid 4.418

- 3-feruloylsophorose **4**.544
- 3-galactodirhamnosid **4**.980
- 3-galactosid **4**.102, 979; **5**.338
- 3-galactosidorhamnosid **4**.980
- 3-α-D-glucofuranosid **5**.340
- 3-glucorhamnosid **4**.123
- 3-glucosid **4**.176, 1104; **5**.368; **6**.3, 9, 588
- 3-β-D-glucosid **4**.189, 866; **5**.430
- 3-*O*-glucosid **4**.85, 868, 1202; **5**.930
- 3-*O*-β-D-glucosid **4**.419, 697; **5**.67, 69
- 7-glucosid **6**.3
- 7-β-D-glucosid **5**.430
- 7-*O*-glucosid **4**.85; **5**.272
- 7-*O*-β-D-glucosid **5**.67, 69
- 3-*O*-β-D-glucosid-7-*O*-β-D-diglucosid **5**.71
- 7-glucosid-3-glycosid **4**.1104
- 3-glucosido-7-rhamnosid **5**.504
- 3-β-glucuronid **5**.430
- 3-β-D-glucuronid **4**.866
- 3-*O*-glucuronid **4**.86, 868
- glycosid **4**.157
- 3-(*O*-malonyl)-β-D-glucosid **4**.866
- 7-monoglucosid-3-biosid **4**.423
- 3-*O*-rhamnosid **5**.62, 930
- rhamninosid **6**.398
- 3-*O*-β-rhamninosid **6**.395
- 3-rhamnogalactosid **4**.102
- rhamnoglucosid **4**.100
- 3-*O*-L-rhamnoglucosid **4**.397
- 3-rhamnosid **4**.327, 746; **5**.368
- 7-rhamnosid **5**.504
- 3-*O*-robinobiosid **5**.442
- 3-rutinosid **4**.176, 1104; **5**.338
- 3-*O*-rutinosid **4**.85, 419, 572; **5**.272f
- 3-*O*-β-rutinosid **4**.727
- 3-*O*-rutinosido-7-*O*-glucosid **5**.718
- 3-*O*-rutinosidsulfat **4**.86
- 3-sambubiosid **5**.421
- 3-sambubiosyl-7-glucosid **5**.421
- 3-sinapoylsophorose **4**.544
- 3-sophorosid **5**.421
- 3-*O*-sophorosid **4**.703
- 3-*O*-β-D-sophorosid-7-*O*-β-D-glucosid **5**.69
- 3-sulfat **4**.86
- 3,6,7-trimethylether **4**.1160
- 3-xylosyl-3-β-D-glucosid **4**.189

Kampfersalbe **1**.689; **7**.648
(+)-Kampfersäure **7**.650
Kampferspiritus **1**.664; **7**.648
Kampfertinktur, benzoesäurehaltige **1**.683
Kampfervaselin **1**.689
Kampferwein **1**.698
Kampferwurz **4**.379
Kampfgift **4**.270
Kampfstoff **3**.21, 94, 244, 254, 269, 271, 279, 325f, 406, 447, 1038, 1067, 1095, 1119, 1209, 1247
- binärer **3**.1058, 1095, 1119
Kampohozai **4**.581
Kampophozai-Mischungen **4**.893
Kamuk **5**.889
Kamuka **5**.887

Kan sung **5**.912
Kanadabalsam **1**.548; **4**.17
Kanadabalsamöl **4**.17
Kanadische Blutwurzel **3**.265, 1055
Kanadische Collinsonie **4**.956
Kanadische Goldrute **6**.753
Kanadische Grießwurzel **4**.956
Kanadische Hanfwurzel **4**.303
Kanadische Haselwurz(el) **4**.378f
Kanadische Kornel **4**.1010
Kanadische Schlangenwurz **4**.378
Kanadischer Hanf **4**.303
Kanadischer Holunder **6**.575
Kanadischer Katzenschweif **4**.990
Kanadischer Sumach **6**.463
Kanadisches Berufskraut **4**.990f
Kanadisches Dürrwurz **4**.990
Kanadisches Terpentin **4**.17
Kanagi **5**.887
Kanamycin **1**.747; **7**.280
- Monographie A07AA, D08AG, J01GB **8**.661
- hydrogensulfat, Monographie A07AA, D08AG, J01GB **8**.661
- monosulfat, Monographie A07AA, D08AG, J01GB **8**.662
- sulfat, saures **8**.661
Kanankoh **4**.307
Kanarienholz **5**.703
Kanda **6**.1033
Kaneel **4**.890
Kaneelbast **4**.902
Kaneelbaum **4**.900
Kaneel-Tee **4**.631
Kanel **4**.890
- echter **4**.902
Kanelblüten **4**.888
Kanelolie **4**.888
Kanetopa **4**.773
Kanfur **4**.896
Kangaroo apple **6**.742
Kang-mari **5**.604
Kaninchen-Pyrogentest **2**.719, 788
Kan-Jio **6**.385
Kankalin **6**.277
Kannenkraut **5**.66
Kanni **5**.35
Kannunni **5**.35
Kanokonol **6**.1073, 1075
Kanoko-so **6**.1073
Kansas snakeroot **5**.3, 13
Kantalupe-Melone **4**.1065
Kantelbaum **6**.905
Kanthariden **5**.731
Kantonrhabarber **6**.417
Kan-tsao **5**.331
Kantüffel **6**.746
Kanülen
- Maß- u. Anwendungstabelle **1**.55f
- Umrechnungstabellen **1**.56
Kaolin **9**.992
Kaolini pasta glycerolata **1**.572; **2**.891
Kaolin-Paste **1**.572

Kaolinum ponderosum 9.992
Kap bio Spray, Monographie 3.706
Kap-Aloe 1.579ff; 4.223
Kapas 5.338
Kapas hantu 4.24
Kapas ki jarka chhilka 5.342
Kapas muler chhal 5.342
Kapasan lawe 4.24
Kapasi-mul-twak 5.342
Kapastula 5.338
Kapazitätsverhältnis, GC 2.289
Kapern 4.1131
– falsche 6.1012
Kapernersatz 4.627; 6.1012
Kapillarblut 1.432f
Kapillarelektrophorese 2.242
Kapillarflüssigkeit 2.599
Kapillarkondensation 2.599
Kapillarmethode n. Andersen 2.95
Kapillärsirup 1.647
Kapillarsteighöhen-Tensiometer 2.98
Kapillartrennsäule, GC 2.283
Kapillarviskosimeter 2.86
Kapillarzonenelektrophorese 2.232
Kapoköl, Verfälschung von Gossypii oleum 5.340
Kapol 4.245
Kaposi-Sarkom 2.682
Kapotnyak 4.379
Kappes 4.554
Kappus 4.554
Kapselgranulat 2.724
Kapseln 1.572; 2.802ff
Kapul 4.245
Kapur-madhura 4.103
Kapusta 4.554
Kapuzinerkresse 6.1006f
– große 6.1005f
– indische 6.1006
– kleine 6.1005
– spanische 6.1006
Kapuzinerkressenkraut 6.1007
Kapuzinerkressenöl 6.1008
Kapuzinerli 6.1006
Kapuzinerpillen 1.635
Kara-boke 4.796
Karachi-Gummi 4.29
Karachin 4.483
Karahanaenon 5.451
Karaibablätter 5.555
Karakolin 4.66, 69
(+)-Karanon 4.308
Karate, Monographie 3.706
Karathane Spiess-Urania
– Pflanzenschutz 1.352
– Monographie 3.706
Karathane Spritzpulver
– Monographie 3.706
– Pflanzenschutz 1.352
Karaya 6.780
Karaya gum 6.781
Karayagummi 4.412; 6.781, 786
Karbaminoylcholinchlorid 7.667

Karbamonnitril 3.364
Karbodiimid 3.364
Karbolfuchsinlösung
– verdünnte 1.528
– nach Ziehl-Neelsen 1.548
Karbolgentianaviolettlösung 1.548
Karbolmethylenblaulösung nach Kühne 1.549
Karbolmethylviolettmethylenblaulösung nach Schlirf 1.549
Karbolsäure 3.952
Karbol-Xylol nach Herxheimer 1.549
Karbutilat 1.360
– Monographie 3.706
Karchoun 4.598
Kardamomen 1.579ff; 5.38, 40
– kleiner 5.40
– runde 4.245, 250
– stachelige 4.252
– wilde 4.252
Kardamomenöl, ätherisches 5.39
Kardamomensamen 5.40
Kardamomentinktur 1.673
Kardamomöl 5.39
Kardenband 1.26
Kardieren 1.26
Kardiffel 6.746
Kardobenediktenextrakt 1.604
Karies 1.191
Kariesprophylaxe A01AA
Kariphuldi 4.262
Karishanganni 5.35
Karlakém 4.103
Karáltan 4.103
Karl-Fischer-Titration 2.58, 367, 740
Karlsbader Brausepulver 1.638
Karlsbader Salz, künstliches 1.540ff, 643
Karlsdistel 4.692
Karlsdistelwurzel 4.692
Karmelitergeist 1.665
Karmex, Monographie 3.707
Karminsäure 4.1136
Karobablätter 5.555
Karobenblätter 5.555
Karobengummi, Verfälschung von Tragacantha 4.412
Karobenkernmehl 4.412
Karolinische Sternblume 6.775
Karos carvi 4.694
Karpas 5.338
Karplus-Conroy-Kurve 2.216
Karrageen 4.860
Kartoffel 3.1091, 1094; 6.746
– Blattrollkrankheit 1.286
– Kartoffelkrebs 1.288
– Kartoffelschorf 1.287
– Keimhemmungsmittel 3.998
– Knollenfäule 1.289
– Kraut- u. Knollenfäule 1.289
– Naßfäule 1.287
– Pulverschorf 1.288
– Ringfäule 1.287
– Schwarzbeinigkeit 1.287

- Stengel- u. Wurzelfäule  1.293
- süße  7.253
- Y-Virus-Mosaik  1.286
Kartoffelanbau, Herbizid  3.365, 741, 821, 824, 838, 1087, 1133
Kartoffelkäfer  1.315, 329
Kartoffelknolle  6.749
Kartoffelstärke  6.748
- in Dermatika  2.902
Kartuschensystem, HPLC  2.433
Karussell-Extraktor  2.1029
Karve  4.694
Karwij  4.694
Karyotypisierung  2.711
Kasamarda  4.719
Käsblume  4.281
Kaschkar  6.441
Kaschubaum  4.254
Kaschunuß  4.256, 259
Kaschuschalenöl  4.258
Käse, Aflatoxin  3.28
Käseherstellung  5.226
Käsekraut  5.759
Käselabkraut, gelbes  5.226
Käsepappel
- große  5.755
- kleine  5.754
Käsepappelblätter  5.759
Käsepappelblüten  5.756
Kaskarille  1.604
Kaskarillextrakt  1.604
Kaskarillrinde  1.673
Kaskarilltinktur  1.673
Kasondi  4.719
Kassia Kanel  4.890
Kassiablüten  4.888
Kassiaöl  4.888
Kassie  4.887
Kassiterit  3.1259;  9.1242
Kastanie  4.729
- echte  4.726
- kahle  4.109
- wilde  4.110
Kastanienblätter  1.586
Kastanienfluidextrakt  1.586
Kästchenplan n. Bross, Statistik  2.1058
Kastoröl  6.476
Kasturiarishina  4.1086
Kasturimajal  4.1086
Kasunda  4.719
Kaszeniec  4.625
Kat  4.732
Katad  4.411
Katagenstadium  1.136
Katahdion  6.747f
Kataplasmen  1.52, 572f
Katarakte, Dinocapintoxikation  3.491
Katarrhlösende Salzmischung  1.643
Katayama-Methode  3.712
Katechu  1.673;  4.31
Katechuextrakt  4.31
Katechutinktur  1.609, 673;  4.31

Katepeng badak  4.703
Katera  4.411
Katha  4.30f
Katheter  1.97ff
Kathira  4.411
Kathodenstrahlpolarographie  2.503
Kath(-strauch)  4.730
Kathujathikai  5.866
Kationen
- Nachweis
- - DC  2.146f
- - Ionenchromatographie  2.446f
Katira  4.411
Katoenstruik  5.338
Katsch' Probetrunk  1.549
Kättche hinner der Heck  4.281
Kattenstaart  5.65
Kattuchadi  5.887
Kattujatika  5.887
Katumpangan ayer  4.103f
Katuznica  4.625
Katyra  4.411
Katzanäugla  4.262
Katzenbaldrian  6.1079
Katzenbart  5.966
Katzenblume  4.477
Katzenblutkraut  6.1108
Katzenbratzerl  4.289
Katzenfloh  1.266
Katzengamander  6.932
Katzenklee  6.990f
Katzenkraut  4.48;  6.932, 1079
Katzenschnupfen, Impfung J07BX  1.405
Katzenschwanz  4.46;  5.65
Katzenschweif, kanadischer  4.990
Katzenseuche, Zootiere, Impfung  1.418
Katzentraube  6.651
Katzenwedel  5.65
Katzenwurzel  6.1082
Kauariki  6.918
Kaugach  6.913
Kaugummi
- Antioxidans  3.502
- Aromastoff  7.440
Kaukasische Tanne  4.19
Kaukasischer Apfel  5.751
Kaukasisches Schneeglöckchen  5.217
Kaukasisches Tannennadelöl  4.20
Kauran-Diterpene  5.411
Kauren  4.127f, 324
(−)-Kaur-16-en-19-onsäure  4.324
Kauri  4.127, 1103
Kauri gum  4.127
Kauricopal  4.127
Kauricopalöl  4.128
Kaurifichte  4.127
Kaurifichtenöl  4.128
Kauritil, Monographie  3.707
Kaustische Soda  3.860
Kautabletten  2.939
Kautschuk  1.574;  2.993;  4.303, 1063;  5.350
Kautschukpflaster  1.574

Kava-Kava radix  6.201
Kava-Kavae radix  6.201
Kavae rhizoma  6.201
Kavain  6.202
Kava-Kava rhizoma  N05CM  6.201
Kava-Kava root  6.201
Kavakavafluidextrakt  1.588
Kavakavawurzelstock  1.588;  6.201
Kavalactone  6.192, 201
Kava-Pyrone  6.192, 201
Kavitation  2.536, 1028
Kawa pepper  6.201
Kawapfeffer  6.201
Kawari-usuba-saisin  4.390
Kawawurzel  6.212
Kaworo  4.24
Kayaflavon  5.564
Kayu gaharu  4.307
Kebuzon, Monographie  D08AG, M01AA  8.663
Kedde-Reaktion  3.471, 1012;  4.980
Kedde's Reagens  4.1175
O'Keefe-Verteilung  2.412
Keesom-Kräfte  2.281, 291
Kegelblume
– blasse  5.13
– pupurfarbene  5.16
– schmalblättrige  5.2
Kegelblumenwurzel  5.13
Kegeliger Rißpilz  3.850
Kegelpenetrometer  2.906f
Kegel-Platte-Meßeinrichtung  2.88
Keihi  4.890
Keimartbestimmung  2.346
Keimbildung  2.819
Keimhemmer 'Marktredwitz', Monographie  3.707
Keimhemmungsmittel, Kartoffel  3.998
Keimreduzierende Maßnahmen  2.775ff
Keimzahlbestimmung  2.346
Keirin-saisin  4.389
Kelembak  6.420
Kellerassel  1.259f, 305
Kellerhals  3.387, 829
Keller-Reaktion  3.537
Keller-Richter-Auswerteverfahren  2.361
Kellerschnecke  1.303
Kelmesblume  6.1143
Kelor  5.852
Kelp  5.740f
Kelp ware  5.201
Kelten  2.1030
Kelterpresse  2.612
Kelthane neu Hoechst
– Monographie  3.707
– Pflanzenschutz  1.343
Kelthane neu Spiess Urania
– Monographie  3.707
– Pflanzenschutz  1.343
Kemuka  4.1034
Kennwerte, Statistik  2.1048
Kennzeichnung, Hautschnittführung  1.549
Kennzeichnungspflicht, Kosmetika  1.135
Keoli  4.1034

Kepa esculenta  4.184
Kephalin  5.303
Kepulaga  4.246
Keratin  1.135
Keratolytika, Einfluß auf dermale Bioverfügbarkeit  2.911f
Kerb 50 W
– Pflanzenschutz  1.364
– Monographie  3.707
Kerb WDG, Monographie  3.708
Kerbelrübe  4.798
Kerbtheorie, bei Zerkleinerung  2.534
Kernbohrer, europäischer  5.805
Kernisolierung, Dragierung  2.964
Kernit  7.511
Kernobstanbau, Herbizid  3.62, 105, 426, 505, 741
Kernpolyederviren  1.331, 333
Kernquadrupolmoment  2.201
Kernresonanzspektroskopie  2.200
Kernseifen  1.157
Kernspin  2.201
Kernstrahlung  2.382
Kerosin  3.161
Kesharaja  5.35
Kessan  6.1069, 1073, 1075
Kessanol  6.1073
Kessanylacetat  6.1069
Kessoglycerin  6.1073
Kessoglycoldiacetat  6.1069
Kessowurzel  6.1073
Kessyl-2-ol  6.1084
Kestose  4.442f;  5.76, 81
Ketamin  1.726
– hydrochlorid, Monographie  D08AG, N01AX  8.665
Ketapang  6.918
Ketazolam, Monographie  D08AG, N05BA  8.667
Ketazon  8.663
Ketelkruut  5.70
Keten  8.658
– Monographie  3.708
β-Ketobutan  3.226
Ketoconazol
– Monographie  D01AC, D08AG, G01AF, J02AB  8.668
– Sprüheinbettung  2.847
12-Ketodiosgenin  4.173
α-Ketoglutarsäure  6.992, 1052
3-Keto-L-Gulofuranolactone  7.299
Ketohexamethylene  3.371
L-3-Keto-*threo*-hexuronsäure-lacton  7.299
6-Keto-13R-labda-7,14-dien-9,13:15,16-diepoxid  6.754
Ketologanin  6.829
Ketone, Nachweis, chromatographischer  2.147
Ketonox  3.228
Ketonpropan  3.11
Ketonurie, Klin. Chemie–Diagnostik  1.502
Ketophenylbutazon  8.663
Ketoprofen
– Monographie  D08AG, M01AE, M02AA  8.671
– Einfluß d. Applikationsart  2.850

– in Puder, Gel, Bestimmung durch NIR **2.**486
Ketosen, Nachweis **1.**534
17α-Ketosteroide, Nachweis **2.**142
Ketotetrahydronorharmin **4.**458f
6-Ketoteuscordin **6.**938
Ketotifen
– Monographie D08AG, R03DX, R06A **8.**674
– hydrogenfumarat, Monographie D08AG, R03DX, R06A **8.**676
2-Keto-1,7,7-trimethyl-norcamphan **7.**645
Kettenblume **6.**897
Kettenlänge, äquivalente **2.**317
Kettira **4.**411
Kettwirkware **1.**28
Ketüffel **6.**746
Keu **4.**1034
Keulenkopf, roter **3.**327; **4.**911
Keuschbaum **6.**1184
Keuschlamm **6.**1184
Kexels Unkrautvertilger, Monographie **3.**709
Khadira **4.**30f
Khair **4.**30f
Khar zeera **4.**578
Khartoum Senna **4.**721
Khartoum Senna pods **4.**722
Khat **4.**730, 732
Khatamine **4.**731
Khatblätter **4.**732
Khatgenuß **3.**886
– Dopamin-Freisetzung **3.**260
Khatstrauch **4.**730
Khat-Tee **4.**732
Khawa **6.**913
Khee aii **6.**924
Khellin **8.**680
– Monographie C01D, D08AG, R03DX **8.**677
Khellincarbonsäure, Monographie C01D, D08AG, R03DX **8.**680
Khiar **4.**1066
Khiff **3.**1155f
Khirkak **4.**703
Khokernelken **6.**865
Khon **6.**918
Khor **4.**36
Khulti **4.**1103
Khurti **4.**1103
Ki buki **4.**796
Ki sambang **4.**106
Ki uri **4.**1066
Kichachangkir **4.**24
Kickxia africana, Verfälschung von Strophanthi semen **6.**800
Kidachiacroe **4.**210
Kidachirokai **4.**210
Kidney-leaved asarabacca **4.**378
Kidney liver-leaf **5.**429
Kidney vetch **4.**289
Kidney wort **6.**1029
KIE *[Kallikrein-Inhibitor-Einheiten]* **7.**288f
Kiefer
– chinesische **6.**187
– gemeine **6.**180

Kiefernbuschhornblattwespe, Gemeine **1.**314
Kiefernharz **1.**572
Kiefernmistel **6.**1160
Kiefernnadelöl **1.**689; **6.**162f, 167, 170, 177, 179, 183
Kiefernsprosse **6.**185
Kieferntriebwickler **1.**324
Kiefernzellstoff **1.**23
Kiefers-Blau-Reaktion **2.**144
Kielcorin **5.**474, 476
Kien ts'ai **4.**202
Kienöl **3.**736
Kieselerde **1.**707
Kieselgel
– Chromatographie **2.**259, 438f
– silaniertes **2.**259
Kieselgur
– Chromatographie **2.**259, 283
– Filterhilfsmittel **2.**606
– in Pudern **2.**860
Kieselsäure **4.**530; **5.**66, 69, 71; **6.**226; **7.**56; **9.**618
– hochdisperse **2.**858
– – als Fließregulierungsmittel **2.**1094
– – in Pudern **2.**860
– Mundhygiene **1.**192
Kieselsäurelösung **7.**290
Kieselzinkerz **9.**1232f
Kiessig-Kamera **2.**82
Kif **3.**1155f; **4.**644
Kiff **3.**1155f
Kiffi **4.**644
Kikar **4.**28
Kikyo **5.**169; **6.**239
Kilimandscharogenin **4.**536, 538
Kilimandscharotoxin **4.**536, 538
Killerweed **3.**946
Killerzellen **2.**719
Kimikageso **4.**976
Kimvuzi-mvuzi **4.**167
Kinabast **4.**877
Kinderberuhigungstee **1.**660
Kinderernährung, Energie- u. Proteinbedarf **1.**228
Kinderpulver **1.**640
Kindersicherung, Packmittel **2.**999
Kinderzahnpasten **1.**193
Kinesisk Kanel **4.**890
Kingcup **4.**625
King's cure **4.**849
Kininogenase **8.**660
Kininogenin **8.**660
Kinnikinnik **4.**1003
Kino **5.**863, 868, 888, 890
Kino gummi **1.**677
Kino tinctura **1.**677
Kinotinktur **1.**677
Kipulula **4.**105
Kirchenschlüssel **6.**277
Kirenol **6.**695f
Kirmizi farekulagi **4.**262
Kirsche
– Mittel zur Reifebeschleunigung **3.**385

- Rindenbrand **1.**286
- Zweigsterben **1.**291
Kirschfruchtfliege **1.**320
Kirschlikör **1.**704
Kirschlorbeerblätter **1.**567
Kirschlorbeerwasser **1.**567; **3.**68
Kirschmyrte **5.**133
Kirschner Blaufärbung **1.**549
Kirschsaft **1.**648
Kirschsirup **1.**648
Kissinger Salz **1.**642
Kitajskaja korica **4.**891
Kitasamycin **1.**747
- Monographie D08AG, J01FA **8.**680
- tartrat, Monographie D08AG, J01FA **8.**681
Kitchengarden purslane **6.**250
Kitre zamki **4.**411
Kiu ts'ai **4.**202
KKB *[Calciumcarbid]*, Monographie **3.**709
Klacza badanu **4.**498
Klacza perzu **4.**139
Klanner **4.**996
Klapperboom **6.**841
Klären, Trennen **2.**603
Klärfiltration **2.**775
Klarheit
- Endkontrolle **2.**1106
- von Flüssigkeiten, Grenzprüfung **2.**309
Klarschmelzverfahren **2.**1006
Klassieren
- Drogen **2.**1019
- Feststoffe **2.**583
Klassierung
- Aero~ **2.**588
- Strom~ **2.**588
Klatschmohn **3.**1055
Klatschrosenblüten **1.**651
Klatschrosensirup **1.**651, 701
Klebemull **1.**37
Kleben, Tablettierung **2.**941, 952
Klebendes Labkraut **5.**221
Klebkraut **5.**220f
Kleblabkraut **5.**221
Klebrich **5.**221
Klebriger Alant **5.**531
Klebriger Salbei **6.**539
Klebstoffgranulate **2.**724f
Klebwachs **1.**549
Klee
- gelber **4.**289
- holländischer **6.**993
- russischer **4.**289
Kleebaum **5.**624
Kleekrebs **1.**291
Kleesäure **3.**899
Klei de cucalipt **5.**117
Kleiderlaus **1.**270
Kleiebad **1.**570
Kleinblütiger Fingerhut **4.**1179
Kleinblütiges Weidenröschen **5.**63
Kleine Bibernelle **6.**153
Kleine Kamille **4.**817

Kleine Kapuzinerkresse **6.**1005
Kleine Käsepappel **5.**754
Kleine Kuhschelle **6.**319
Kleine maagdepalm **6.**1127
Kleine Ringelblume **4.**598
Kleine Wasserlinse **5.**644
Kleiner Kardamom **5.**40
Kleiner Schierling **4.**122
Kleiner Speik **5.**630
Kleiner Wiesenknopf **6.**587
Kleines Immergrün **6.**1127
Kleines Schneeglöckchen **5.**213
Kleines Sinngrün **6.**1127
Kleines Täschelkraut **5.**75
Klerat Wachsblock, Monographie **3.**709
Klescherlstaudn **4.**959
Kletschen **4.**959
Kletschstaude **4.**959
Klettenlabkraut **1.**328; **5.**220f
Kletterlabkraut **5.**221
Kletternder Erdrauch **4.**89
Kletternder Sumach **3.**1232; **6.**455
Kletterndes Labkraut **5.**220f
Klimakterium **1.**220
Klimmkraut **5.**221
Klimop **5.**398
Klinisch-chemische Analysen **1.**466ff
Klinische Chemie
- Analysen **1.**466ff
- Aufgabengebiet **1.**427
Klinte **4.**142
Klistiere **1.**615; **2.**1011
Klistierrohre **1.**55
Klistierspritzen **1.**58, 61
Klivie **3.**748
Klockenblume **4.**313
Klonierung **2.**709
Klosterpillen **1.**635
Klucel **8.**505
Klunges Isobarbalointest **4.**215, 224
Kluster **6.**1160
Kluyveromyces marxianus **6.**523
Klysmata **1.**615
Klysmen **2.**1003, 1011
Knackbeere **6.**853
Knackerdbeere **5.**186
Knallerbse **6.**853
Knautia, Monographie **5.**611
Knautia arvensis **5.**611ff
Knautia arvensis hom. **5.**613
Knautia integrifolia **5.**611
Knautia longifolia **5.**611
Knautia orientalis **5.**611
Knautia silvatica **5.**611
Knautiae arvensis herba **5.**613
Knautie des champs **5.**612
Knautiosid **5.**612f
Kneipps Blutreinigungstee **1.**661
Kneipps Hustentee **1.**662
Kneippscher Frühstückstee **1.**660
Knema attenuata **5.**866
Kniec **4.**625

Knieholz **6.**163
Knipmutjekruid **5.**112
Knipmutsje **5.**111
Knoblauch **1.**646; **3.**38, 326, 417; **4.**190
– fermentierter **4.**192
– wilder **4.**202
Knoblauchdestillat **4.**190
Knoblauchgermander **6.**937f
Knoblauchknolle, frische **4.**191
Knoblauchöl **2.**1017
– ätherisches **4.**190
Knoblauchöldestillat **4.**190
Knoblauchölmazerate **4.**192
Knoblauchsaft **1.**646
Knoblauchshederich **4.**180
Knoblauchsirup **1.**646
Knoblauchskraut **4.**180
Knoblauchsrauke **4.**180
Knoblauchtinktur **1.**646, 670
Knoblauchzwiebel **1.**670; **4.**191, 195
– getrocknete **4.**195
Knoblichskraut **4.**180
Knobloch **4.**190
Knob-root **4.**957
Knob's grass **4.**956
Knochenkohle **7.**689
Knochenmarksdepressionen **1.**492
Knofel **4.**190
Knofelkraut **4.**180
Knoflook **4.**191
Knolle(n)
– Aconit~ **4.**73
– Aconitum-heterophyllum- **4.**800
– Apium-graveolens-Knolle **4.**299
– brasilianische Jalapen~ **5.**539
– China~ **6.**728
– chinesische Corydalis- **4.**1024
– Corydalis~ **4.**1024
– – chinesische **4.**1024
– – japanische **4.**1021
– Corydalis-ambigua-Knolle **4.**1017
– Corydalis-incisa-Knolle **4.**1021
– Corydalis-lineariloba-Knolle **4.**1021
– Corydalis-remota-Knolle **4.**1023
– Corydalis-solida-Knolle **4.**1023
– Corydalis-yanhusuo-Knolle **4.**1024
– Dicentra-canadensis-Knolle **4.**1155
– Dicentra-cucullaria-Knolle **4.**1157
– Eisenhut~ **1.**604, 670; **3.**16; **4.**73
– frische Knoblauch~ **4.**191
– Helianthus tuberosus **5.**416
– Herbstzeitlosen~ **4.**952
– Hypoxis-rooperi-Knolle **4.**497
– Jalapen~ **5.**545
– – brasilianische **5.**539
– Jalapenwurzel~ **1.**635
– japanische Corydalis~ **4.**1021
– Kartoffel~ **6.**749
– Knoblauch~, frische **4.**191
– knollige Sonnenblumen~ **5.**416
– koreanische Corydalis~ **4.**1023
– Lerchensporn~ **4.**1018
– Manihot~ **5.**769
– Sturmhut~ **4.**73
– Zeitlosen~ **4.**952
Knollenbegonie **4.**475
Knollenblätterpilz **3.**222
– grüner **3.**48
– Vergiftung, Bestimmung durch MS **2.**227
Knollenfäule, Kartoffel **1.**289
Knollenkerbel **4.**798
Knollenkümmel **4.**577
Knollensellerie **4.**292
Knollige Sonnenblume **5.**416
Knollige Sonnenblumenknollen **5.**416
Knopfblume **4.**754
Knorpelbaum, behaarter **4.**854
Knorpelbeere **5.**186
Knorpeltang **4.**860
Knotengras **4.**138
Knotengraswurzel **4.**139
Knotentang **4.**393
Knöterich
– japanischer **5.**142
– vielblütiger **5.**144
Knöterichtee, russischer **6.**247
Knöterichwurzel **6.**76
Knotgrass **6.**246
Knot-root **4.**957
Knotted marjoram **5.**952
Knovlook **4.**190
Knudsen-Diffusion **2.**52
Ko gira **4.**167
Koaburasid **6.**578f
Koagulation
– orthokinetische **2.**622
– perikinetische **2.**622
Koagulationsvitamin **9.**198
Koaleszenz **2.**101f, 687, 699
Koazervation **2.**109, 808, 836
Kobaltacetat, als Reagens **1.**559
Kobalt(II)chlorid, als Reagens **1.**533, 559
Kobaltnitrat, als Reagens **1.**559
Kobaltnitrit, als Reagens **1.**538
Kobaltreagens auf Barbitale **1.**559
Kobaltsulfat, als Reagens **1.**546, 549
Kobaltsulfat-Lösung, als Reagens **1.**549
Ko-Boke **4.**795
Koch-Drehkolbenmethode **2.**95
Kochenille **1.**625, 674
Kochenilletinktur **1.**674, 701
Kochsalz **1.**571; **8.**1098
Kochsalzbad **1.**571
Kochsalzlösung **1.**536
– physiologische **1.**614
Kocim **5.**365
Köder **1.**342
Kodikalmurungai **5.**852
Kodriver **6.**277
Koemis koetjing **5.**966
Koening **4.**1088
Koenir **4.**1088
Koenjit **4.**1089
Kofler-Heizbank **2.**65

Kogelbloemstruik bladeren **5**.297
Kohäsion
– bei Lösungen **2**.815, 857
– bei Mischen von Feststoffen **2**.570
Kohäsionskraft **2**.857
Kohbloemche **4**.477
Kohl
– falscher Mehltau **1**.290
– Kohlhernie **1**.288
– Kohlschwärze **1**.295
– Naßfäule **1**.287
– Umfallkrankheit **1**.288
Kohlblattlaus, Mehlige **1**.312
Kohldrehherzmücke **1**.319
Kohle
– adsorbierende **9**.930
– Granulat **1**.611
– medizinische **1**.611; **7**.89
– Pulver **7**.690
Kohlendioxid
– Permeation, Kunststoffe **2**.997f
– überkritischer Zustand, Kennzahlen **2**.1030
– überkritisches, Extraktion **2**.1030
Kohlendisulfid, Monographie **3**.709
Kohlenhydratbedarf, Säuglinge **1**.228, 241
Kohlenmonoxid
– Monographie **3**.712
– Hämoglobin **3**.712
– Linksverschiebung d. Sauerstoffbindungskurve **3**.712
Kohlenoxid **3**.712
Kohlenpastenelektrode **2**.512
Kohlensäureamid **8**.412
Kohlensäuredichlorid **3**.254
Kohlenstoff, Nachweisgrenze, spektroskopische **2**.469
Kohlenstoffdisulfid **3**.709
Kohlenstofftetrachlorid **3**.1150; **9**.832
Kohlenwasserstoffgele **2**.886
Kohlenwasserstoff-Treibgase **2**.626
Kohlerdflöhe **1**.315
Kohleule **1**.317
Kohlfliege, kleine **1**.319
Kohlgallenrüßler **1**.315
Kohlköpfe, frische **4**.557
Kohlmotte **1**.317
Kohlmottenschildlaus **1**.311
Kohlportulak **6**.250
Kohlrabi **4**.552
– blauer **4**.552
– weißer **4**.552
Kohlrübe **4**.542
Kohlrübenblattwespe **1**.314
Kohlsaat **4**.542
Kohlsaatöl **4**.559
Kohlschabe **1**.317
Kohlschnake **1**.319
Kohlwanze **1**.309
Kohlweißling **1**.317
Kohlzünsler **1**.317
Koinzidenzstufe **2**.389
Kojisäure **6**.59

Kokablätter **5**.90
L-(–)-Kokain **7**.1060
Kokastrauch **3**.871; **5**.89
Kokkelsamen **4**.269
Kokkelskörner **4**.269
Kokkelskörnerstrauch **4**.268
Kokkelspflanze **4**.268
Koko tree **5**.806
Kokoboom **5**.806
Kokosnußöl, in Dermatika **2**.902
Kokospalmenkäfer **1**.331
Kokusaginin **4**.81ff; **6**.507f
Kola **4**.941f, 945
– westafrikanische **4**.943
– Westindien- **4**.943
Kola nut tree **4**.941
Kolabaum **4**.941
Kolae Nux **4**.942
Kolaextrakt **1**.591, 598
Kolafluidextrakt **1**.591
Kolanin **4**.941
Kolanuß **4**.942
Kolarote Phlobaphene **4**.941
Kolasamen **4**.942
Kolatine **4**.941
Kolatinktur **1**.674
Kolbenbürette **2**.348
Kolbenfaden **3**.29
Kolbenhubpipette **2**.349
Kolbenpumpe **2**.432
Kolchizin **7**.1079
Kolender **4**.996
Kolibakterien **5**.101
Kolitea **4**.959
Kol-Kol **4**.36
Kollagenase **7**.1045
Kollagenhydrolysat **8**.330
Kollaps, roter, Borsäureintoxikation **3**.200
Kollargol **9**.608
Kollergänge **2**.540
Kollidon **9**.294
Kolligative Eigenschaften **2**.90, 815
Kollimator **2**.395
Kolliquationsnekrose, Quecksilber **3**.1022
Kollodiumwolle **1**.575
Kollodium-Zubereitungen **1**.574ff
Kolloidale Antimonsulfid-[$^{99m}$Tc]-Technetium-Injektionslösung **7**.272
kolloiddispers **2**.814, 856
Kolloidlösung **1**.155
Kolloidmühlen **2**.544, 698, 932
Kölnisches Wasser **1**.702
Kolombofluidextrakt **1**.586
Kolombotinktur **1**.674; **5**.559
Kolombowein **5**.559
Kolombowurzel **1**.586, 674
Kolonne, für Destillation **2**.402f
Kolophonium **1**.536, 569ff; **6**.168, 176
– Pinus ponderosa **6**.176
Koloquinthen **1**.594, 674; **3**.357ff
Koloquinthenextrakt **1**.594, 598ff
– zusammengesetzter **1**.598

Koloquinthentinktur 1.674
Kolorimetrie 2.158
Koloutea 4.959
Koltan 4.1034
Kolumbowurzel 5.557
Komatöse Zustände 1.477
Kombé 6.808
Kombé arrow plant 6.808
Kombé-Strophanthus-Samen 6.808
Kombsamen 6.808
Kombé-Strophanthin 9.674
Kombi Pack, Monographie 3.713
Kombi 25 25 Wacker, Monographie 3.713
Kombinationsbanden, IR 2.184
Kombinationsimpfungen 1.388
Kombinationsvaccinen 1.378
Komedone, Dioxin 3.1143
Kommaschildlaus, gemeine 1.313
Kommen 4.1079
Kompaktor 2.828
Kompaktpuder 1.167f
Komplexbildner 1.197; 7.1133
Komplexbildung, Löslichkeitsverbesserung 2.822
Komplexbildungsindikatoren 2.354
Komplexbildungskonstante 2.353f
Komplexbildungstitration 2.353
Komplexemulgator 2.876; 7.825
Kompressen
– kombinierte 1.34
– Mull 1.33
– Zellstoff 1.34
Kompressionsbinden
– adhäsive dehnbare 1.40
– kohäsive dehnbare 1.40
Kompressionsklassen 1.40
Kompressionsschlauch 1.45
Kompressionsstrümpfe 1.40
Kompressionsverbände 1.37f
Kompressor-Inhalatoren 1.90
Komyn 4.1079
Komynfruchten 4.1081
Komynzaad 4.1081
Kondin 4.1089
Konditionierer, für Haare 1.181, 185
Kondorliane 5.782
Konduktometrie, Titration 2.365
Kondurangamin 5.785
Kondurangofluidextrakt 1.591
Kondurangorinde 5.783
Kondurangotinktur 1.674
Kondurangowein 1.698
Kondylome, Mittel gegen 3.981
Konèng gedè 4.1096
Konesta gekörnt, Monographie 3.714
Konformationsisomere, IR 2.191
Kongenere, Dioxin 3.1137ff, 1144
Kongopapier 1.549
Kongorotlösung 1.549
Konidien 4.911
Konidienrasen 3.327
Koniferenholzzellstoff 1.7
Königin der Nacht 6.658
Königin-der-Nacht-Blüten 6.658
Königin-der-Nacht-Kraut 6.659
Königsblume 3.389
Königschinarinde 4.874f
Königsnelken 6.869
Königsrinde, gelbe 4.874f
Königsrosenwurzel 6.6
Königssalbe 1.689
Königssalbei 6.547
Königswasser 1.549
Konilon 4.937
Koniogon 5.65
Konkhamari 4.262
Konopie 4.640
Konopie indyjskie 4.640
Konradskraut 5.475
Konservierende Lösung 1.565
Konserviertes Wasser 1.565
Konservierung
– Aquae 1.565
– Augensalben 1.627; 2.653
– Augentropfen 1.628; 2.644f
– Catgut 1.557
– Collyria 1.576
– Dermatika 2.894ff, 909
– Emulsionen 2.702
– Granulate 2.729
– Impfstoffe 2.921
– Inkompatibilitäten 2.645f
– Kosmetika 1.134, 144ff, 210
– – Interaktionen 1.145
– Migration 2.910
– Nachweis 1.552
– pH-Bereich, optimaler 2.909
– Präparate
– – anatomische 1.533ff
– – mikroskopische 1.536ff
– – Organ~ 1.547
– Säfte 2.1016
– Salben 1.686; 2.909
– Silofutter 3.1066
– Sirupe 1.646
– Urin 1.436
Konservierungsbelastungstest 2.910, 1039, 1103
Konservierungsflüssigkeit f. Leichen 1.549
Konservierungsmittel , X02 3.641; 7.126, 413f, 429f, 439, 442, 487, 536, 585, 647, 815, 818f, 822, 845, 855, 867, 877ff, 920, 1042, 1105, 1187; 8.78, 127, 291f, 462, 1092; 9.172, 460
Konsistenz, Endkontrolle 2.1108
Konsistenzbestimmung, bei Salben 2.906f
Konsistenzerhöher, für Dermatika, Übersichtstabelle 2.894ff
Konsistometer 2.88
Konstante
– ebullioskopische 2.91
– kryoskopische 2.91
Konstitutionsisomere, IR 2.190
Konstitutionswasser 2.58
Kontakt Feinchemie, Monographie 3.714
Kontaktallergie 3.79
Kontaktdermatitis 3.316, 1183

Kontaktgifte 1.339
Kontaktinsektizid 7.675
Kontaktlinsen 2.655, 658f
Kontaktlinsenflüssigkeit 1.576; 2.634, 658ff
Kontaktsensibilisierung, Malathion 3.758
Kontakttrockner 2.599
Kontaktwinkel 2.930
Kontaminanten, virale, Entfernung 2.716f
Kontamination, radioaktive 2.337f
Kontaminationskeime 1.144f
Kontinentales Terpentin 4.14
Kontinenz 1.101
Kontra Schnecken Krümel, Monographie 3.714
Kontra Schneckex Krümel, Monographie 3.714
Kontrastmittel V08
– magnetische Resonanz erzeugende V08C
– Röntgenkontrastmittel, iodierte V08A
– Röntgenkontrastmittel, nicht iodierte V08B
Kontrazeptiva, lokal applizierte G02B
Kontrollmaterial 1.445ff
Kontrollseren 1.445, 447f
Kontryhel obecny 4.162
Konvalinka 4.977
Konvektion 2.596
Konvektionstrockner 2.599, 1023
Konversionsdynode 2.230
Konzentration, Definition 2.822
Konzentrationsangaben
– bei Lösungen 2.822
– Umrechnung, Klin. Chemie 1.523
Konzentrierte campherhaltige Opium-Tinktur 7.648
Konzentrierte Methylenblaulösung 1.532
Konzentrierte Natriumlaktatlösung 1.615
Konzentrierte Salzsäure, Monographie D08AG 9.565
Konzentrierte Säurefuchsinlösung 1.543
Konzentrierter Jodspiritus 1.656ff
Konzentriertes Campherwasser 7.648
Koolit lawang 4.898
Koopmans tea 4.395
Koper vloski 5.157
Kopfbeere 4.774
Kopfgamander 6.935
Kopfhaut 1.175
Kopfkohl 4.552
Kopflaus 1.270
Kopfsalat 1.290
Kopfschuppen 1.177f
Kopfwehkraut 4.262
Kopfzwergginster 4.805f
Kopi andelan 4.719
Kopnischer Tee 5.58, 60, 62
Kopoelaga 4.245f
Kopotnyak gyökertörzs 4.381
Köppernickel 5.848
Kopplungskonstanten, NMR-Analyse 2.203
Koprophorphyrin III 3.190, 193
Kopsinin 6.1125
Kopytien 4.379
Kopytnik 4.379
Kopytnik evropsky 4.379
Kora cynamonowa 4.902

Korallenbäumchen 6.746
Korallenblümchenkraut 4.263
Korallenkirsche 6.746
Korallensamen 6.8
Korallenstrauch 6.746
Korbpresse 2.612, 1030
Kordofangummi 4.37f
Korean Corydalis tuber 4.1023
Koreanische Corydalisknolle 4.1023
Koreanischer Ginseng 6.13
Koren solodki 5.314
Koriander 1.659ff; 4.996, 998
Korianderfrüchte 4.998
Korianderöl 4.997
– ätherisches 4.997
Koriandersamen 4.998
Koriandervrucht 4.998
Korianderzaad 4.998
Koriandr 4.996
Korica 4.900
Korintje cassia 4.894f
Kork 6.352
– Nachweis, mikroskopischer 1.557
Korkeiche 6.352
Korkeichenrinde 6.352
Kornari 6.913
Kornbeißer 4.752
Kornblume 4.752
Kornblumenblüten 1.661f; 4.752, 754
Kornel
– großblütige 4.1004
– kanadische 4.1010
– rundblättrige 4.1010
Kornelkirsche 4.1006f
– virginische 4.1004
Kornelle 4.1007
Körner 1.610f
Kornessenz Nordhäuser 1.705
Kornform
– Einfluß auf Gleichförmigkeit der Masse 2.1092
– Einfluß auf Pulvereigenschaften 2.857
Kornfresser 4.752
Korngröße
– Einfluß auf Gleichförmigkeit der Masse 2.1092
– Einfluß auf Mischgüte 2.566, 571
– Einfluß auf Plasmakonzentration 2.534
Korngrößenverteilung
– Einfluß auf Gleichförmigkeit d. Masse 2.1092
– Einfluß auf Pulvereigenschaften 2.857
– Fraktionierung 2.583
– Granulate 2.740
Kornitol Amex, Monographie 3.714
Kornitol SNK Schneckenkorn, Monographie 3.714
Kornitol Unex Spezial, Monographie 3.714
Kornkäfer 1.263
Kornmerkmalsverteilungsfunktionen 2.584
Kornminze 5.823
Kornmuhme 4.911
Kornmutter 4.752, 911
Kornnägeli 4.752
Kornnelke 4.142
Kornpiepen 5.69

Kornrade 3.635; **4**.142
Kornradesamen **4**.142
- Getreideverunreinigung **3**.635
Körnungsnetz n. Rosin, Rammler, Sperling, Bennett **2**.43, 740
Kornvolumen, Einfluß auf Mischgüte **2**.567
Kornzapfen **4**.911
Körömvirág **4**.601
Körösztös **6**.509
Körpergeruch **1**.209
Körperpflegemittel **1**.139
Korpuskularstrahlung **2**.382
Korrelationsfunktion **2**.46
Korrelationskoeffizient **2**.1071
Korrosionsschutz **7**.937
Korsakoff-Einglasmethode **2**.745
Korsakow-Syndrom **3**.545
Korsört **6**.675
Korsurt **6**.675
Korund **3**.42
Korundscheibenmühle **2**.543
Korzen glistnika **4**.844
Korzen platykodonu **6**.239
Korzen rozwaru **6**.239
Koschenille **4**.1135
Kosmetika
- Akne **1**.216ff
- Anwendungen **1**.140
- Augenpflege **1**.169ff
- Bräunung **1**.207f
- dekorative Aspekte **1**.166
- Depigmentierung **1**.208f
- Depilation **1**.212ff
- Epilation **1**.212ff
- Farbstoffe **1**.134
- Fußpflege **1**.164
- Geruchsbindung **1**.209ff
- Haarbehandlung **1**.175ff
- Hautpflege **1**.153ff
- Hautreinigung **1**.153ff
- Hygiene **1**.220
- Insektenabwehr **1**.219f
- Intimpflege **1**.165
- Kennzeichnung **1**.135
- Konservierung **1**.134, 144ff
- Lichtschutz **1**.220ff
- Mundpflege **1**.191ff
- Nebenwirkungen **1**.138
- Parfumes **1**.198
- Prüfung auf Aknegenität **1**.142
Prüfung auf Unbedenklichkeit **1**.140ff
- Rasur **1**.214f
- Verträglichkeit **1**.139
- Wirkstoffe **1**.138f
- Zahnpflege **1**.191ff
Kosmetikgrundlagen **1**.131ff
Kosmetikkommission **1**.189
Kosmetikverordnung **1**.134, 166ff
- Dichlormethan **3**.438
Kostuspflanze **6**.620
Kostuswurzel, indische **6**.620
Koszyszek rumianku rzymskiego **4**.808

Kotarninchlorid **7**.1101
Kothaveray **4**.1103
Kotia **4**.167
Kotofluidextrakt **1**.586
Kotorinde **1**.586, 675
Kototinktur **1**.675
Kouhpritschen **4**.281
Kouiloukaffee **4**.937
Koukol polni **4**.142
Kounaninkala **4**.167
Koushikaka **4**.966
Kovßts-Index **2**.295
Kozeny-Carman-Gleichung **2**.52
Krackbeere **6**.1052
Kraft, Sensor **2**.12, 15
Kraft Rasendünger mit Unkrautvernichter, Monographie **3**.714
Kraft Rasendünger + Moosvernichter, Monographie **3**.714
Kraft Rasendünger + Unkrautvernichter mit Langzeitwirkung, Monographie **3**.715
Kraftmessung **2**.5
Kraftrose **4**.345
Kraftstoff **3**.161
- Additiv **3**.165, 188, 192, 422, 517, 875, 1153, 1160f
- Antiklopfmittel **3**.517, 1160
- scavanger **3**.1138
Kraft-Weg-Diagramm, Tablettierung **2**.941
Kraftwurz(el) **4**.345; **6**.13, 88
Kragengnebcher **4**.808
Krähenauge **6**.829
Krähenaugenbaum **6**.828
Krähenbeere **3**.1024
Krähenblume **4**.281
Krähenkopf **4**.911
Krainer Tollkraut **3**.1075
Krameria, Monographie **5**.614
Krameria argentea **5**.616
- Verfälschung von Krameria triandra **5**.617
Krameria canescens **5**.615
Krameria cistoidea **5**.616
- Verfälschung von Krameria triandra **5**.617
Krameria iluca **5**.615
Krameria ixine, Verfälschung von Krameria triandra **5**.616
Krameria lanceolata, Verfälschung von Krameria triandra **5**.617
Krameria lappacea **5**.615f, 620
Krameria linearis **5**.615
Krameria pentapetala **5**.615
Krameria root **5**.616
Krameria secundiflora, Verfälschung von Krameria triandra **5**.617
Krameria tomentosa, Verfälschung von Krameria triandra **5**.617
Krameria triandra **5**.615f, 620f
Krameria triandra hom. **5**.620
Kramkümmel **4**.694
Kramperltee **4**.791, 794
Krampfkamille **4**.808
Krampfkraut **5**.148; **6**.255f

Kranewittöl  5.580
Krankenpflegeartikel
- Allgemeinpraxis  1.45
- Augenerkrankungen  1.88ff
- Gynäkologie  1.93ff
- HNO- u. Bronchialbereich  1.88ff
- Kälte-, Wärmetherapie  1.50f
- Meßgeräte  1.59ff
- Orthopädie  1.83ff
- Säuglingspflege  1.80
- Urologie  1.97ff
Krankenpflegeunterlagen  1.41, 45, 110ff
Krankrautblätter  6.494
Kränzelkraut  5.728
Kranzenkraut  6.490
Kranzenkrautblätter  6.494
Kranzkraut  5.728
Kranzlan  5.728
Krapp, wilder  5.219
Krappwurzeltinktur  1.538
Krasnodarska  5.828
Kratky-Kamera  2.82
Krätzesalbe  1.691
Kratzheil  5.207
Kratzkraut  4.1142;  5.613
Krätzkraut  5.612
Krausdistel  5.77
Kräuselkrankheit, Pfirsich  1.290
Kräuselungsmittel, Haar  1.183
Krauseminzblätter  1.571ff;  5.844
Krauseminze  5.821, 842
Krauseminzöl  1.567ff;  5.842
- ätherisches  5.842
Krauseminzsirup  5.844
Krauseminztinktur  1.677;  5.844
Krauseminzwasser  1.567;  5.844
Krauser Ampfer, Oxalatgehalt  3.899
Krauser Rhabarber  6.432
Krauses Lederschild  4.791
Krausmoos  4.860
Kraut  4.552
- Abführ~  5.670
- Achel~  4.330
- Achillea-millefolium~  4.48
- Achillea-moschata-  4.52
- Achyrocline-alata-  4.59
- Achyrocline-bogotensis-  4.60
- Achyrocline-flaccida-  4.60
- Achyrocline-satureioides-  4.62
- Achyrocline-tomentosa-  4.64
- Ackergauchheil~  4.263
- Ackergrind~  5.612f
- Ackerknautien~  5.613
- Ackerrauten~  5.207
- Ackerscabiosen~  5.613
- Ackerwitwenblumen~  5.613
- Adonis~  1.670;  4.93
- Adonisröschen~  4.93
- Aerva-javanica-  4.102
- Aerva-lanata-  4.104
- Aerva-leucura-  4.106
- Aerva-persica-  4.102
- Aerva-tomentosa-  4.102
- Aerva-triangularifolia-  4.107
- Aethusa-cynapium-  4.125
- Ageratum-conyzoides-  4.136
- ägyptisches Bilsen~  5.461f
- Ajuga-bracteosa-  4.154
- Ajuga-decumbens-  4.154
- Ajuga-reptans~  4.155
- Akelei~  4.314
- Alchemisten~  4.163
- Allheil~  6.13
- Alpenfrauenmantel~  4.162
- Alpensinau~  4.162
- Amaranthus-spinosus-  4.241
- Amber~  6.932
- Andorn~  1.659;  5.778
- - weißes  5.778
- Anemone-nemorosa-  4.282
- Anemone-ranunculoides-  4.283
- Anemone-sylvestris-  4.284
- Anthemis-arvensis-  4.285
- Anthemis-cotula-  4.287
- Anthyllis-vulneraria-  4.290
- Antons~  5.57
- Apium-graveolens-  4.299
- Apollonia~  4.72
- Aquilegia-vulgaris-  4.314
- Arnika~  4.352
- Artemisia-abrotanum-  4.358
- Artemisia-annua-  4.364
- Artemisia-capillaris-  4.367
- Artemisia-dracunculus-  4.371
- Artemisia-scoparia-  4.372
- Arzneilungen~  6.311
- Aschen~  6.666
- Asthma~  4.1142
- Atriplex-hortensis-  4.421
- Atriplex-leucoclada-  4.422
- Atriplex-nummularia-  4.422
- aufrechtes Finger~  6.259
- Aurikel~  6.272
- Baccharis-articulata-  4.449
- Baccharis-crispa-  4.450
- Baccharis-trimera-  4.452
- Bachbungen~  6.1117
- Bachweidenröschen~  5.63
- Bade~  5.664
- Baldgreis~  6.675
- Bandwurm~  4.1201
- Bangen~  4.970f
- Bären~  4.330
- Bärenklau~  5.436
- Bärlauch~  4.203
- Bauchweh~  4.46
- Beifuß~  4.373
- Benedikten~  1.604ff;  5.263
- - wahres  5.263
- Berufs~  4.990f
- - kanadisches  4.990f
- Besenbeifuß~  4.372
- Besenginster~  4.1128
- Besenheide~  4.619

- Beutelschneider~ **4.**656
- Bilsen~ **5.**464, 466
- – ägyptisches **5.**461f
- – gemeines **5.**464
- – schwarzes **3.**683; **5.**464
- Bisam~ **4.**52
- Bitter~ **4.**760
- Blatter~ **4.**180
- blaues Fett~ **6.**157
- Bloder~ **4.**180
- Blut~ **4.**656, 836; **5.**255, 258, 479; **6.**247, 589
- Blutröslein~ **5.**258
- Blutschierlings~ **4.**971
- Blutstill~ **4.**46
- Blutstropfen~ **4.**263
- Bock~ **5.**255
- Bocks~ **5.**254; **6.**147
- böhmisches Christwurz~ **4.**93
- böhmisches Nieswurz~ **4.**93
- Boretsch~ **4.**530
- Borgel~ **4.**528
- Box~ **6.**311
- Brachdistel~ **5.**77
- breitblättriges Gips~ **5.**365
- Breitwegerich~ **6.**228
- Brennessel~ **1.**701
- Bruch~ **1.**662; **6.**595f
- Brunnenkressen~ **5.**917
- Buchweizen~ **5.**138
- Bupleurum-rotundifolium- **4.**586
- Burzel~ **6.**250
- Bürzel~ **6.**250
- Büschel-Gips~ **5.**359
- Buschwindröschen- **4.**282, 284
- Butter~ **6.**157
- Butterblumen~ **4.**626
- Caltha-palustris- **4.**626
- Cardiospermum~ **4.**684
- Chamaecytisus-albus- **4.**801
- Chamaecytisus-austriacus- **4.**802
- Chamaecytisus-blockianus- **4.**802
- Chamaecytisus-ciliatus- **4.**802
- Chamaecytisus-eriocarpus- **4.**803
- Chamaecytisus-glaber- **4.**803
- Chamaecytisus-hirsutus- **4.**803
- Chamaecytisus-jankae- **4.**804
- Chamaecytisus-leiocarpus- **4.**804
- Chamaecytisus-lindemannii- **4.**804
- Chamaecytisus-polytrichus- **4.**804
- Chamaecytisus-purpureus- **4.**805
- Chamaecytisus-ratisbonensis- **4.**805
- Chamaecytisus-ruthenicus- **4.**805
- chinesisches Mutter~ **5.**648, 650
- Christwurz~, böhmisches **4.**93
- Cineraria-Kreuz~ **6.**666
- Conyza-canadensis- **4.**991
- Corydalis-lutea- **4.**1021
- Costus-afer- **4.**1033
- doldenförmiges Wintergrün~ **4.**849
- Doronicum-pardalianches- **4.**1189
- Dost~, kretisches **5.**958
- Dosten~ **1.**573
- Dotterblumen~ **4.**626
- Dragon~ **4.**371
- Dreifaltigkeits~ **6.**1148
- Dryas-octopetala- **4.**1198
- Duftlab~ **5.**222
- Dull~ **5.**464
- Dürrwurzel~, großes **5.**525
- Ebenaus~ **5.**429
- ebensträußiges Gips~ **5.**359
- Echinacea-purpurea- **5.**17
- echtes Eisen~ **6.**1108
- echtes Hirtentäschel~ **4.**656
- echtes Johannis~ **5.**475
- echtes Lab~ **5.**225
- echtes Löffel~ **4.**923f
- echtes Lungen~ **6.**311
- echtes Tausendgülden~ **4.**759
- Eclipta-prostrata- **5.**35
- Edelgamander~ **6.**931
- Edelleber~ **5.**429
- Edelwund~ **6.**759
- Egel~ **5.**728
- Ehrenpreis~ **6.**1119
- Eisen~ **5.**692; **6.**1108f
- – echtes **6.**1108
- – gelbes **6.**718
- Engels~ **4.**352
- Ephedra~ **1.**675; **5.**50
- Epilobium-angustifolium- **5.**58
- Epilobium-hirsutum- **5.**61
- Epilobium-parviflorum- **5.**63
- Equisetum-arvense- **5.**66
- Equisetum-fluviatile- **5.**69
- Equisetum-hyemale- **5.**70
- Erdefeu~ **5.**293
- Erdgallen~ **4.**760
- Erdrauch~ **1.**676; **5.**207
- Erophila-verna- **5.**75
- Eryngium-planum- **5.**80
- Escadron~ **4.**371
- Eschscholzien~ **5.**112
- Estragon~ **1.**701; **4.**371
- europäisches Sonnenwend~ **3.**730
- Fabiana~ **1.**587
- Fagopyrum-esculentum- **5.**138
- Fall~ **4.**345, 352
- falsches Nieswurz~ **4.**93
- Farn~ **4.**1201f
- – männliches **4.**1201
- Feldgarben~ **4.**48
- Feldhopfen~ **5.**479
- Feldmannstreu~ **5.**77
- Fett~ **6.**157
- – blaues **6.**157
- – gemeines **6.**157
- Feuer~ **5.**57f
- Fieber~ **4.**760
- Finger~ **4.**1179; **6.**256, 259
- – aufrechtes **6.**259
- – goldgelbes **6.**258
- – kriechendes **6.**267

- Flecken~ **6.**311
- Fleckenschierlings~ **4.**971
- Floh~ **4.**1201; **5.**525, 839, 841; **6.**222
- Franzosen~ **4.**990
- Frauen~ **4.**52; **5.**814
- Frauenbiß~ **4.**163
- Frauenmantel~ **4.**163
- Frauenmilch~ **6.**311
- Freisam~ **6.**1148
- frisches Mistel~ **6.**1165
- frisches Sellerie~ **4.**299
- Fronsam~ **6.**1148
- Frühlingsadonis~ **4.**93
- Frühlingshungerblümchen~ **5.**75
- Fuchs~ **4.**1179
- Fuchsen~ **5.**728
- Fuchskreuz~ **6.**673f
- Fünffinger~ **6.**267
- fünflappiges Herzgespann~ **5.**651
- fünflappiges Mutter~ **5.**651
- Gachel~ **4.**46
- Galium-album- **5.**220, 222
- Gamander~ **6.**932, 935
- Gams~ **4.**352
- Gans~ **6.**255
- Gänse~ **5.**75
- Gänsefinger~ **6.**255f
- Garben~ **4.**48
- Gartenkresse~ **5.**658
- Gartenrauten~ **6.**511
- Gauchheil~ **4.**263
- Gebärmutter~ **5.**664
- Gelbes-Buschwindröschen~ **4.**283
- gelbes Eisen~ **6.**718
- gelbes Käselab~ **5.**226
- gelbes Lab~ **5.**225f
- gelbes Mill~ **4.**836
- gelbes Stern~ **5.**226
- gemeines Bilsen~ **5.**464
- gemeines Fett~ **6.**157
- gemeines Kreuz~ **3.**1036; **6.**675
- gemeines Lab~ **5.**219f
- gemeines Schöll~ **4.**836
- Genepi~ **4.**53
- Genip~, weißes **4.**52
- Geranium-macrorrhizum- **5.**251
- Geranium-maculatum- **5.**252
- Geranium-sanguineum- **5.**258
- Geum-japonicum- **5.**261
- gewöhnliches Schöll~ **4.**836
- Gicht~ **4.**849
- Giftlattich~ **1.**605
- Ginster~ **4.**1128
- Gips~
- – breitblättriges **5.**365
- – ebensträußiges **5.**359
- – italienisches **5.**358
- – rispiges **5.**359
- – seifenartiges **5.**365
- – sizilianisches **5.**358
- – spanisches **5.**365
- Glieder~ **5.**226

- Glockenbilsen~ **3.**1075
- goldenes Kreuz~ **6.**663
- goldenes Wilmas~ **4.**52
- Goldfinger~ **6.**258
- goldgelbes Finger~ **6.**258
- Goldkreuz~ **6.**663
- Goldrauten~ **6.**759
- Goldruten~ **6.**753, 759
- Goldwund~ **6.**758f
- Gottesgnaden~ **3.**357f; **5.**254f
- Greis~ **6.**675
- Grind~ **5.**207, 612f; **6.**675
- Grindelia~ **1.**587
- Großes-Buschwindröschen- **4.**284
- großes Dürrwurz~ **5.**525
- großes Kreuz~ **6.**668
- großes Schöll~ **4.**836
- Grundheil~ **4.**263; **6.**1119
- gulden Leber~ **5.**429
- Gundelreben~ **5.**293
- Gundermann~ **5.**293
- Gurgel~ **4.**154
- Gurken~ **4.**528, 530
- Hafer~ **4.**441
- Hainkreuz~ **6.**673
- Häre~ **5.**930
- Harn~ **4.**849
- Haschisch~ **4.**644
- Haselmünich~ **5.**429
- Heide~ **4.**617, 619
- Heidejohannis~ **5.**493
- heidnisch Wund~ **6.**673, 758f
- Heilig~ **6.**1108
- Helenen~ **5.**526
- Helenium-autumnale- **5.**408
- Heller~ **5.**728
- Hepatica-nobilis- **5.**429
- Heracleum-laciniatum- **5.**432
- Heracleum-lanatum- **5.**433
- Heracleum-mantegazzianum- **5.**434
- Herz~ **5.**429, 811, 814
- Herzel~ **4.**656
- Herzgespann~ **5.**652
- – fünflappiges **5.**651
- Herzleber~ **5.**429
- Hexen~ **4.**990, 1159; **5.**475
- Hinsch~ **6.**737
- Hirtentäschel~ **1.**586; **4.**656
- – echtes **4.**656
- Hühner~ **4.**263
- Hungerblümchen~ **5.**75
- Hyoscyamus-muticus- **5.**462
- Iberis-amara- **5.**504
- indisches Wassernabel~ **4.**765
- Inula-germanica- **5.**526
- Inula-graveolens- **5.**526
- Inula-viscosa- **5.**532
- Iresine-diffusa- **5.**551
- Iresine-herbstii- **5.**552
- italienisches Gips~ **5.**358
- italienisches Schleier~ **5.**358
- Iva~ **1.**584

- Jakobs~ **6.**668f
- Jakobskreuz~ **6.**668f
- Johannis~ **4.**373; **5.**479
- – echtes **5.**475
- – Heide- **5.**493
- – schönes **5.**493
- Jungfern~ **4.**373
- Jungfrauen~ **4.**48
- Justicia-procumbens- **5.**602
- Kaktus~ **6.**659
- Kalaminth~ **4.**596
- kalifornisches Mohn~ **5.**112
- kanadisches Berufs~ **4.**990f
- Kannen~ **5.**66
- Kapuzinerkressen~ **6.**1007
- Käse~ **5.**759
- Käselab~, gelbes **5.**226
- Katzen~ **4.**48; **6.**932, 1079
- Katzenblut~ **6.**1108
- Kleb~ **5.**220f
- klebendes Lab~ **5.**221
- Kleblab~ **5.**221
- kleines Täschel~ **5.**75
- Klettenlab~ **1.**328; **5.**220f
- Kletterlab~ **5.**221
- kletterndes Lab~ **5.**220f
- Klimm~ **5.**221
- Knoblauchs~ **4.**180
- Knoblichs~ **4.**180
- Knofel~ **4.**180
- Königin-der-Nacht- **6.**659
- Konrads~ **5.**475
- Kopfweh~ **4.**262
- Korallenblümchen~ **4.**263
- krainer Toll~ **3.**1075
- Krampf~ **5.**148; **6.**255f
- Kranz~ **5.**728
- Kränzel~ **5.**728
- Kranzen~ **6.**490
- Kratz~ **4.**1142; **5.**613
- Krätz~ **5.**612
- Kraut **4.**552
- kretisches Dost~ **5.**958
- Kretzen~ **4.**289
- Kreuz~ **6.**676, 718
- – gemeines **3.**1036; **6.**675
- – goldenes **6.**663
- – großes **6.**668
- kriechendes Finger~ **6.**267
- Küchenschellen~ **6.**323
- Kuhblumen~ **4.**626
- Kuhschellen~ **6.**323
- Lab~ **5.**220
- – echtes **5.**225
- – gelbes **5.**225f
- – gemeines **5.**219f
- – klebendes **5.**221
- – kletterndes **5.**220f
- – rundblättriges **5.**225
- – weißes **5.**219f
- Lauch~ **4.**180
- Leber~ **5.**429
- Leberblümchen~ **5.**429
- Leonurus-cardiaca- **5.**652
- Leonurus-heterophyllus- **5.**650
- Leonurus-japonicus- **5.**650
- Liebstock~ **5.**665
- Liebstöckel~ **5.**665
- Linum-catharticum- **5.**671
- Lippia-graveolens- **5.**689
- Lippien~, mexikanisches **5.**687f
- Lobelien~ **1.**677
- Löffel~ **1.**664; **4.**586, 924
- – echtes **4.**923f
- Löwenschwanz~ **5.**652
- Löwenzahn~ **6.**898
- Löwenzahnwurzel mit Kraut **6.**900
- Luchslungen~ **6.**311
- Lungen~ **6.**311
- – echtes **6.**311
- Lysimachia-vulgaris- **5.**730
- Mädesüß~ **5.**152
- Magen~ **4.**360
- Maggi~ **5.**664
- Mai~ **5.**222
- Maiblumen~ **1.**674; **4.**979
- Maiglöckchen~ **1.**674; **4.**979
- Majoran~ **1.**571ff; **5.**954
- Mandragora-chinghaiensis-, mit Wurzel **5.**765
- männliches Farn~ **4.**1201
- Mannstreu~ **5.**77
- Marcela~ **4.**62
- Margeriten~ **5.**661
- Marien~ **6.**935
- Mastich~ **6.**932
- Mauerpfeffer~ **6.**651
- Mäuseschierlings~ **4.**971
- Meerträubel~ **5.**50
- Mehl~ **4.**421
- Meier~, wohlriechendes **5.**222
- Melden~ **4.**421
- Mentha-arvensis- **5.**826
- mexikanisches Lippien~ **5.**687f
- Milch~ **4.**161f
- Mill~, gelbes **4.**836
- Mistel~ **1.**661; **6.**1163, 1165
- Mohn~, kalifornisches **5.**112
- Mondschein~ **6.**744
- Moschusschafgarben~ **1.**701; **4.**52
- Mücken~ **5.**525
- Münz~ **5.**728f
- Muskateller~ **6.**565f
- Mut~ **4.**263
- Mutter~
- – chinesisches **5.**648, 650
- – fünflappiges **5.**651
- Nabel~ **4.**586, 849; **6.**1029
- Nägel~ **5.**75
- Nelkenwurz~ **5.**263
- Nerven~ **5.**664
- Niese~ **4.**977
- Nieswurz~
- – böhmisches **4.**93
- – falsches **4.**93

- Ohm~ **4.**163
- Origani-heracleoticum- **5.**952
- Origanum-syriacum- **5.**959
- Pankoken~ **4.**201
- Passions~ **6.**36
- Passionsblumen~ **1.**662; **6.**36
- Pastinak~ **6.**51
- Perl~ **4.**163
- Petersilien~ **6.**112
- Petroselinum-sativum- **6.**112
- Pfeffer~ **5.**656; **6.**77
- Pfeil~ **6.**537
- Pfennig~ **5.**729
- Pferde~ **6.**758
- Pferdeschwanz~ **5.**66
- Pinguicula-vulgaris- **6.**157
- Plantago-lanceolata- **6.**225
- Plantago-major- **6.**228
- Podagra~ **4.**99
- Podagraria~ **4.**99
- Polei~ **5.**841
- Poleigamander~ **6.**935
- Primula-auricula- **6.**272
- Purpursonnenhut~ **5.**17
- Quellen~ **4.**923f
- Quendel~ **6.**972
- Rauch~ **5.**207
- Rauken~ **6.**719
- Rauten~ **1.**563ff; **6.**511
- Rhododendron-aureum- **6.**442
- Rhododendron-campylocarpum- **6.**444
- Rhododendron-chrysanthum- **6.**442
- Rhododendron-ponticum- **6.**447
- Riesengoldruten~ **6.**755
- Ringelblumen~ **4.**611
- Rispengips~ **5.**359
- rispiges Gips~ **5.**359
- Roberts~ **5.**254
- Roßminzen~ **5.**828
- Rotlaufs~ **5.**254f
- Rudbeckia-hirta- **6.**505
- Rudbeckia-laciniata- **6.**506
- Ruhr~ **5.**525; **6.**589
- rundblättriges Lab~ **5.**225
- Ruprechts~ **5.**254f
- Ruta-chalepensis- **6.**507
- Saathafer~ **4.**441
- Sabi~ **6.**547
- Sabina~ **5.**586
- Sabiner~ **5.**586
- Säckel~ **4.**656
- Sadebaum~ **5.**585
- Sagen~ **6.**1108
- Salbeigamander~ **6.**939
- Salvia-sclarea- **6.**566
- Sanguisorba-ancistroides- **6.**586
- Sanguisorba-minor- **6.**587
- Sanikel~ **6.**596
- St. Lorenz~ **6.**1136
- St. Luzians~ **4.**345, 352
- Santa~ **1.**675
- Sau~ **5.**464; **6.**246, 744
- Säu~ **5.**466
- Scabiosen~ **5.**613
- Schachtelhalm~ **1.**660ff; **5.**66
- Schafgarben~ **1.**588ff; **4.**48
- Schafrippen~ **4.**48
- Schäll~ **4.**836
- Scharbocks~ **4.**923f
- Scharbocksheil~ **4.**923f
- Scharlach~ **6.**547
- Schell~ **4.**836, 839
- Scheuer~ **5.**66
- Schierlings~ **1.**604; **4.**971
- Schill~ **4.**836
- Schind~ **4.**836
- Schinken~ **5.**930
- Schlaf~ **5.**464, 466
- Schlangen~ **4.**616
- Schleier~ **5.**359
- – italienisches **5.**358
- Schleifenblumen~ **5.**504
- Schmalzblumen~ **4.**626
- Schneehuhn~ **4.**1197
- Schöll~ **1.**604ff; **3.**265ff, 1054; **4.**839
- – gemeines **4.**836
- – gewöhnliches **4.**836
- – großes **4.**836
- schönes Johannis~ **5.**493
- Schoß~ **6.**758f
- Schwalben~ **4.**839
- Schwarzblätter~ **5.**429
- schwarzes Bilsen~ **3.**683; **5.**464
- Schwindel~ **4.**996
- Schwulst~ **4.**1179
- Sebenstrauch~ **5.**586
- Sedum-telephium- **6.**655
- seifenartiges Gips~ **5.**365
- Selenicereus-grandiflorus~ **6.**659
- Sellerie~ **4.**296
- – frisches **4.**299
- Senecio-aureus- **6.**663
- Senecio-bicolor- **6.**666
- Senecio-cineraria- **6.**666
- Senf~ **4.**544
- – wildes **6.**719
- Seven~ **5.**586
- Sevi~ **5.**586
- Siegesbeckia-glabrescens- **6.**695
- Siegesbeckia-orientalis- **6.**696
- Siegesbeckia-pubescens- **6.**698
- Siegesbeckien~ **6.**695, 698
- Silber~ **4.**163; **6.**255f
- Silbermantel~ **4.**162
- Silberwurz~ **4.**1198
- Sinau~ **4.**163
- Sisymbrium-officinale- **6.**719
- sizilianisches Gips~ **5.**358
- Skorbut~ **4.**923f
- Sohlen~ **6.**228
- Soldaten~ **6.**197
- Solidago-canadensis- **6.**753
- Sonnentau~ **1.**587
- Sonnenwend~, europäisches **3.**730

- spanisches Gips~ **5**.365
- Spatzen~ **4**.263
- Sperber~ **6**.589
- Sperlings~ **4**.262
- Spier~ **5**.152
- Spigelien~ **6**.772
- Spinnen~ **6**.668
- Spitzwegerich~ **1**.662; **6**.225
- Spritzessig~ **4**.1159
- Stechapfel~ **1**.606; **4**.1144
- Steinpfeffer~ **6**.651
- Stephans~ **3**.397f
- Stern~, gelbes **5**.226
- Sterndistel~ **4**.751
- Sterndolden~ **4**.418
- Sternflockenblumen~ **4**.751
- Sternleber~ **5**.429
- Stich~ **4**.352
- Stiefmütterchen~ **1**.661
- Storchschnabel~ **5**.255
- Straußgips~ **5**.365
- Sumpfdotterblumen~ **4**.626
- Sumpfspier~ **5**.152
- Suppen~ **4**.201
- Tabak~ **6**.1017
- Tannen~ **5**.66
- Täschel~ **4**.656
- – – kleines **5**.75
- Tausendgulden~ **4**.760
- Tausendgülden~ **1**.604ff; **4**.760
- – – echtes **4**.759
- Tausendkrankheits~ **5**.728
- Teichzinn~ **5**.69
- Teucrium-chamaedrys- **6**.931
- Teucrium-marum- **6**.932
- Teucrium-montanum- **6**.934
- Teucrium-polium- **6**.935
- Teucrium-scordium- **6**.938
- Teucrium-scorodonia- **6**.939
- Thymian~ **6**.980
- Thymus-capitatus- **6**.968
- Thymus-citriodorus- **6**.969
- Thymus-serpyllum- **6**.972
- Toll~ **4**.424f, 970f; **5**.464, 466
- – Krainer **3**.1075
- Tollkirschen~ **1**.672; **4**.424
- Totenblumen~ **5**.466
- Trausendgülden~ **1**.658
- Unserer lieben Frauen Milch~ **6**.311
- Verbena-hastata- **6**.1107
- Verbenen~ **5**.690, 692
- Verfang~ **4**.345, 352
- Vernunfts~ **4**.263
- Vinca-herbacea- **6**.1125
- Vinca-major- **6**.1126
- Viola-arvensis- **6**.1142
- Viola-tricolor- **6**.1148
- Vogel~ **4**.263
- Vogelknöterich~ **6**.247
- Vorwitz~ **5**.429
- wahres Benedikten~ **5**.263
- Wald~ **6**.758

- Waldgamander~ **6**.939
- Waldmanns~ **4**.849
- Waldmeister~ **1**.660; **5**.222
- Wanzen~ **4**.1201
- Wasser~ **5**.917
- Wasserbungen~ **6**.1117
- Wasserfloh~ **6**.75
- Wassernabel~ **4**.765
- – – indisches **4**.765
- Wasserpathengel~ **6**.938
- Wasserpfefferknöterich~ **6**.78
- Weg~ **6**.246
- Wegerricht~ **1**.588ff
- Wegrauken~ **6**.719
- Weibergürtel~ **4**.373
- Weidenröschen~ **5**.58
- Wein~ **6**.509
- Weiß~ **4**.554
- weißes Andorn~ **5**.778
- weißes Genip~ **4**.52
- weißes Lab~ **5**.219f
- weißes Wilmas~ **4**.52
- Weißkohl~ **4**.556
- Wermut~ **1**.563ff; **4**.360
- Wetter~ **4**.262
- Wiesenbärenklau~ **5**.436
- Wiesenknopf~ **6**.589
- wildes Senf~ **6**.719
- Wildfräulein~ **4**.52
- Wildnis~ **4**.52
- Wilmas~
- – – goldenes **4**.52
- – – weißes **4**.52
- Windrosen~ **5**.429
- Wintergrün~, doldenförmiges **4**.849
- Winterschachtelhalm~ **5**.70
- Wohlgemut~ **4**.528
- wohlriechendes Meier~ **5**.222
- Wohlverleih~ **4**.352
- Wolfstrapp~ **5**.652
- Wulst~ **4**.836
- Wund~ **4**.289, 345, 586; **5**.728; **6**.758, 1119
- – – Heidnisch **6**.673, 758f
- Wundklee~ **4**.290
- Wurm~ **3**.317, 1019; **4**.360; **5**.148; **6**.772
- Wurmfarn~ **4**.1202
- Wurst~ **5**.952
- Wut~ **4**.262f
- Zaun~ **5**.221
- Zeisig~ **4**.262f
- Ziegen~ **4**.971
- Zigeuner~ **5**.464, 466
- Zigeunerlauch~ **4**.203
- Zinn~ **5**.66, 68
- Zipperlein~ **4**.99
- Zitronen~ **5**.814
- Zittrach~ **6**.157
- Zwergginster~ **4**.806

Kräuteressigessenz **1**.701
Kräuterextrakte **1**.181
Krautfäule, Kartoffel **1**.289
Krautiges Immergrün **6**.1124

Krautrübe **4**.542
Kravanh **4**.246
Krawau **4**.246
Krebse **1**.305
Krebswurz **6**.76
Kreide **7**.613, 615
Kreidenelken **6**.864
Kreienfoot **4**.281
Kreiselwindsichter **2**.588
Kreislauf, enterohepatischer **3**.34, 48ff, 53, 321, 336, 338, 357, 359, 468, 470f, 549, 728, 768, 843, 991, 1012, 1091, 1166
Kreko krervanh **4**.246
Kreko shmol **4**.246
Kren **4**.339f
Krenwurzel **4**.340
Kreosot, Monographie **D08AG 8**.681
Krervanh **4**.247
*m*-Kresol **3**.354; **9**.902
*o*-Kresol **3**.353; **8**.866
*p*-Kresol **3**.355
Kresolseife **1**.643
Kresolseifenlösung **1**.643
Kresse
- breitblättrige **5**.656
- türkische **6**.1006
Kresylechtviolett **1**.550
Kresylechtviolettlösung nach Homberger **1**.550
Kresylsäure **3**.352ff
Kresylviolett **1**.553
Kretischer Diptam **5**.951
Kretischer Dost **5**.951, 957f
Kretischer Fenchel **5**.169f
Kretisches Dostkraut **5**.958
Kretzenkraut **4**.289
Kreuzblume **4**.752
Kreuzdorn **6**.393
- amerikanischer **6**.404
Kreuzdornbeeren **6**.394
- frische **6**.396
Kreuzdornbeerensirup **1**.651
Kreuzdornbeersaft **1**.651
Kreuzdornrinde, amerikanische **6**.405
Kreuzenzian **5**.229
Kreuzerlan **5**.728
Kreuzkraut **6**.676, 718
- gemeines **3**.1036; **6**.675
- goldenes **6**.663
- großes **6**.668
Kreuzkümmel **4**.1079, 1081
Kreuzkümmelöl **4**.1080
- ätherisches **4**.1080
Kreuzraute **6**.509
Kreuzsalbei **6**.568
Krewanh **4**.246
Kribin **6**.817, 819, 841
Kriebelkrankheit, Mutterkornintoxikation **3**.328
Kriechende Gemswurz **4**.1188
Kriechende Quecke **4**.138
Kriechender Günsel **4**.154
Kriechendes Fingerkraut **6**.267
Kriechklee **6**.993

Kriechrheometer **2**.88
Kriechweizen **4**.138
Kriechweizenwurzel **4**.139
Krishna sarathi **6**.913
Kristall *[Amfetaminsulfat]* **7**.171
Kristalle
- Aufbau **2**.62
- Baufehler **2**.62
- Gitter **2**.76, 857
- Gitterstruktur **2**.76, 80
- Habitus **2**.77
- Urinsediment **1**.514
- Wachstum **2**.557
- – Inhibierung in Suspension **2**.929
Kristaller **2**.558
Kristallinitätsgrad **2**.77, 82, 857
Kristallisation
- Plasmafraktionierung **2**.676
- Pulverherstellung **2**.856
- Techniken **2**.549
Kristallkeimbildung **2**.554
Kristallpillen **3**.662
Kristallviolett
- Indikator **2**.353
- als Reagens **1**.550
Kristallviolettlösung
- gesättigte, ethanolische **1**.556
- nach Kühne-Weigert **1**.550
Kristallziehverfahren **2**.550
Kritischer Punkt **2**.1030
Kroitzenbleaml **4**.281
Krokydolith **3**.102
Kronblume, blaue **4**.752
Kronenapfel **5**.751
Kronfißl **4**.281
Kronrhabarberstaude **6**.418
Kronsbeere **6**.1062, 1065
Kronsbeerenblätter **6**.1062
Kropfsalbe **1**.695
Krottenpeterlein **4**.970
Krovar I
- Monographie **3**.715
- Pflanzenschutz **1**.366
Krückenkappen **1**.85
Krückstöcke **1**.84f
Kruidachtige maagdepalm **6**.1124
Krummbeere **6**.746
Krummholzkiefer **6**.163
Krusina slabitel'naja **6**.393
Krusinnik **6**.397
Krustengranulate **2**.723f
Kryolith **3**.42, 601; **7**.139
Kryomagnet, NMR-Gerät **2**.204
Kryoskopie **2**.91ff
Kryoskopische Konstante **2**.91
Kryptoaescin **4**.113
Kryptochlorogensäure **5**.509
Krystallin **3**.75
k-Strophanthidin *[s.a. Strophanthidin]* **3**.1103; **4**.92f; **5**.83, 85f; **7**.1094

k-Strophanthin *[s.a. Strophanthin]* **4**.94; **6**.792, 808
- Monographie C01A, D08AG **6**.674; **9**.674

k-Strophanthol *[s.a. Strophanthol]*
Kua Kung **5**.881
Kubeben **1**.587; **6**.194, 196
Kubebenextrak **1**.587f
Kubebenpfeffer **6**.194
Kubelka-Munk-Funktion **2**.422, 482
Kubikwurzelgesetz **2**.821
Kubusmischer **2**.577, 1027
Küchenkohl **4**.552
Küchenschabe **1**.258
Küchenschelle
- Finger- **6**.318
- gemeine **6**.321
- Heide- **6**.318
- Wiesen- **6**.319

Küchenschellenkraut **6**.323
Küchenzwiebel **4**.184
Kuchla **6**.829
Küchlikrut **4**.529
Kuckucksblume **4**.281
Kuckucksspeichel **1**.309
Kuckucksweck **4**.946
Kudingxiang **4**.1065
Kugelartischocke **4**.1117
Kugelblume **5**.296
Kugelblumenblätter **5**.297
Kugelblumenstrauch **5**.296
Kugelblumenstrauchblätter **5**.297
Kugelcoater **2**.830, 963
Kugelfaden, japanischer **5**.605
Kugelfallviskosimeter **2**.86
Kugelfische **3**.322, 1164
Kugelginster **3**.382
Kugelmühle
- Fliehkraft~ **2**.543
- Kaskadenwirkung **2**.542
- Kataraktwirkung **2**.542
- kritische Drehzahl **2**.542
- Suspensionsherstellung **2**.932

Kugelrohrdestillation **2**.402
Kuhblume **4**.625; **6**.897
Kuhblumenkraut **4**.626
Kuhblumenwurzel **6**.899
Kuhbohnen **6**.996
Kuhdille **4**.286
Kühe **4**.946
Kuheuter **4**.946
Kuhheide **4**.617
Kuhhornklee **6**.994
Kuhhornkleesamen **6**.996
Kühhunger **4**.281
Kühlende Salbe **1**.695
Kühlgrenztemperatur **2**.595
Kühlmittel **7**.861
- für Transformatoren **3**.1136

Kühlsalbe **1**.695; **2**.889
- Identität mit DC **2**.275
- nach Unna **1**.686

Kühlsche Kräuter **1**.658

Kühlsole **7**.617
Kühlungskristallisation **2**.550, 557
Kühlwasser **1**.568
Kuhmilchproteinallergie **1**.238
Kuhschelle **6**.321
- kleine **6**.319
- nickende **6**.319

Kuhschellenkraut **6**.323
Kükenantidermatitisfaktor **7**.637
Kukikipot **5**.912
Kukoamin A **5**.722
Kukol posevnoj **4**.142
Kulti **4**.1103
Kulturhefe **6**.528
Kumal **4**.24
Kumatakenin **4**.409, 417; **5**.251, 314
Kuminum odoratum **4**.1079
Kumis kutjing **5**.966
Kümmel **1**.659ff; **3**.737; **4**.694, 697
- ägyptischer **4**.1079, 1081
- echter **4**.694, 697
- Ersatz durch Bunium-bulbocastanum-Früchte **4**.578
- gemeiner **4**.694
- gewöhnlicher **4**.694, 697
- italienischer **4**.1079, 1081
- polnischer **4**.1079
- römischer **4**.1079, 1081
- spanischer **4**.1079, 1081
- süßer **6**.143
- türkischer **4**.1079, 1081
- Verfälschung durch Bunium-cylindricum-Früchte **4**.578
- welscher **4**.1079

Kümmelbranntwein **1**.705
Kümmelfrüchte, Verwechslung mit Aegopodium podagraria **4**.99
Kümmellikör **1**.706
Kümmelöl **3**.736f; **4**.694
- ätherisches **4**.694
- Identität mit DC **2**.274
- in Zubereitungen **1**.566ff

Kummerfeldsches Waschwasser **1**.622
Kumta **4**.36
Kumulan, Monographie **3**.715
Kumulation **2**.834
Kumulus FL, Monographie **3**.715
Kumulus WG, Monographie **3**.715
Kunchor **4**.1099
Kung Sun Shu **5**.270
Kunjir **4**.1089
Kunstharz-Starrverbände **1**.37
Kunstharz-Stützverbände **1**.38
Künstliche Krebsbutter **1**.697, 701
Künstliche Quellsalze **1**.642f
Künstliches Karlsbader Salz **1**.540ff, 643
Künstliches Meerwasser **1**.570
Künstliches Moorsalz **1**.571
Kunstrum Twisselmann **1**.706
Kunststoffe
- Behältnisse für Parenteralia **2**.770
- Betteinlage **1**.45

- Flammenschutzmittel 3.1213
- Oberflächenprüfung auf Siliconöl, durch IR 2.488
- Permeation für Gase 2.997f
- für Verpackung 2.990
- Weichmacher 3.1213

Kunyet 4.1088f
Kunyiing 4.1088
Kunying 4.1089
Kunyit 4.1088f
Kunzut indijskij 6.688
Kuoxam 1.11
Kupfer 7.1115
- Monographie 3.715
- Antidot 7.1349
- Grenzprüfung 2.305
- ionensensitive Membran 2.492
- Komplexbildungskonstante mit EDTA 2.354
- Nachweis 2.132
- Nachweisgrenze, spektroskopische 2.469
- in Zubereitungen 1.629

Kupfer flüssig 450 FW, Monographie 3.717
Kupfer konz., Monographie 3.717
Kupfer WP 45, Monographie 3.717
Kupfer 50 WP, Monographie 3.717
Kupferacetat 7.1114
- basisches 3.716
Kupferarsenate 3.92
Kupferasenit 7.1114
Kupfer(II)carbonat 7.1115
Kupferchlorid 3.716
- basisches 3.718
Kupferfieber 3.716, 719
Kupferglanz 3.715
Kupferglycinat 9.893
Kupfer(II)hydroxid 7.1115
Kupferkalk Atempo konz., Monographie 3.717
Kupferkalk Bayer, Monographie 3.717
Kupferkalk Ciba Geigy, Monographie 3.717
Kupferkalk Hoechst, Monographie 3.717
Kupferkalk Spiess Urania, Monographie 3.717
Kupferkalk Wacker, Monographie 3.717
Kupferkies 3.715
Kupferkomplexe, als Nachweismethode 2.130, 143
Kupfernaphthenat, Monographie 3.718
Kupferoxichlorid 1.351
- Monographie 3.718
Kupfer(II)oxid 7.1115
Kupferoxidammoniak 1.9, 556
Kupferoxidammoniaklösung 1.9
Kupferspritzmittel Schacht hochprozentig, Monographie 3.720
Kupferstecher 1.336
Kupfersulfat 3.716; 7.1116
- dreibasisches, Monographie 3.720
- als Fungizid 1.351
- pentahydrat, Monographie D08AG, V03AB 8.683
- als Reagens 1.529f; 2.148
Kupfer(II)sulfat-trikupfer(II)hydroxid-hemihydrat 3.720
Kupfertartratlösung, alkalische 1.539

Kupfer(II)trihydroxidchlorid 3.718
Kupfervitriol 7.1116
Kuppler 1.189
Kürbis, gemeiner 4.1073
Kürbiskerne 4.1070, 1073, 1075
Kürbiskernöl 4.1068, 1077
Kürbissamen 4.1070, 1073, 1075
Kürbschsamen 4.1075
Kurcreme 1.181
Kurellapulver 1.640
Kurellasches Brustpulver 1.640
Kurfürstlicher Magenbitter 1.706
Kurkum 4.1088
Kurkuma 4.1088
- javanische 4.1096
Kurkumapapier 1.550
Kurkumawurzel 4.1089
- javanische 4.1096
Kurtuffel 6.746
Kurvenblätter, Basalthemperatur 1.65
Kürwessam 4.1075
Kurzflügler 1.315f
Kurzfühlerschrecken 1.307
Kurzhaarige Seggenwurzel 4.689
Kurzýslad 4.262
Kurzzugbinden
- dauerelastische 1.38
- nichtdauerelastische 1.38
Kusa-Boke 4.795
Kusagenin 5.386
Kusaginin 6.1107, 1110
Kushta 4.1034; 6.620
Kuso-ninjin 4.364
Kuso-noki 4.896
Kusonokinin 4.896
Kust 4.1034; 6.620
Kustam 6.620
Kusunokinol 4.896
Kusunol 4.308
Kusuri ukon 4.1096
Kususöl 4.896
Kut 6.620
Kutera 4.411
Kuth 6.620, 623
Kutiragummi 6.781
Kutschenblume 4.72
Küvetten, für Photometrie 2.175
Küvettenreinigung 2.175
Kuwara 4.1103
KW *[Phencyclidin]* 3.946
Kwiat kupalnika 4.346
Kwo-shan-lung-tang 5.604
Kyanol 3.75
Kyara 4.307

# L

L-8 *[Lypressin]* **8.**776
La hembra **6.**539
La Leontice **4.**741
La menta **5.**828
La plante pour cheveux **6.**1006
Labdan-Hemiacetal **5.**779
Labdatriensäuren **4.**130
Labd-13(*E*)-en-8,15-diol **5.**587
Labenzym **5.**226
Labetalol
– Monographie C07AA, D08AG **8.**685
– hydrochlorid, Monographie C07AA, D08AG **8.**686
Labiatengerbstoffe **6.**550
Labios ardientes **4.**786
Labkraut **5.**220
– echtes **5.**225
– gelbes **5.**225f
– gemeines **5.**219f
– klebendes **5.**221
– kletterndes **5.**220f
– rundblättriges **5.**225
– weißes **5.**219f
Labordatenerfassung **2.**368ff
Labordiagnostik **1.**427
Labstockwurzel **5.**664, 666
Laburnanin **3.**722; **5.**625
Laburnin **3.**382, 722; **5.**625
Laburno cytisus **5.**624
Laburnocytisus adami **5.**623
Laburnum, Monographie **5.**623
Laburnum alpinum **3.**382; **5.**623f
– Monographie **3.**721
Laburnum-alpinum-Samen **5.**624
Laburnum anagyroides **3.**382; **5.**623f, 626, 628
– Monographie **3.**722
Laburnum anagyroides hom. **5.**628f
Laburnum-anagyroides-Blätter **5.**626
Laburnum-anagyroides-Samen **5.**626
Laburnum laburnum **5.**624
Laburnum vulgare **5.**624
Laburnum wateri **5.**623f
Lac Sulfuris **9.**573
Laccainsäure-D-methylester **4.**228
Laccasen **6.**450, 628
Laccole **6.**450
Lachenknoblauch **6.**937
Lachgas **7.**1402
Lachnophyllol
– acetat **5.**441
– angelikat **5.**441
Lachnophyllumester **4.**989

Lachnophyllumlacton  4.989f
Lachnophyllummethylester  4.991
Lacimilen  5.340
Lack  4.832
Lackbenzin  3.161
Lackviolen  4.832
Lacrisert  2.634, 656
β-Lactam-Antibiotika  J01C
β-Lactam-Antibiotikum-Adjuvans  1.745
β-Lactamase-Hemmstoff  7.980
Lactat, Nachweis  2.132
Lactatdehydrogenase  1.481, 486, 488
Lactiflorin  6.2
Lactobacillus acidophilus  4.516, 521
Lactobacillus arabinosus ATCC 8014  2.530
Lactobacillus bifidus  4.514f
Lactobacillus brevis  8.1014
Lactobacillus buchneri  8.1014
Lactobacillus bulgaricus  8.1014
Lactobacillus casei ATCC 7469  2.530
Lactobacillus delbrückii  8.1014
Lactobacillus fermenti ATCC 9598  2.530
Lactobacillus leichmanni  2.530;  8.1014
Lactobacillus parabifidus  4.514
Lactobacillus-casei-factor  8.283
Lactobacterium bifidum  4.514
Lactobazillenflora  1.237
Lactoferrin  1.228, 232
Lactoflavin  4.397;  9.510
Lactol  8.331
Lactone, Nachweis  2.130
Lactose
– Benetzungswinkel  2.103
– Bestimmung d. Wassergehaltes durch NIR  2.485
– Identität mit DC  2.274
– Monohydrat, Monographie D08AG  8.688
– Preßdruck-Tablettenhärte-Diagramm  2.943
– in Pudern  2.860
– als Reagens  1.533ff
– in Tabletten  2.944
– in Zubereitungen  1.638ff
Lactosin  5.358
Lactosum  8.688
Lactuca pratense  6.903
Lactuca sativa  3.723
Lactuca virosa  3.723
Lactucin  4.866ff
– Monographie  3.723
– 4-hydroxyphenylessigsäureester  3.723
Lactucopicrin  4.866ff
– Monographie  3.723
Lactulose, Monographie A06AD, D08AG  8.689
Lactupicrin  3.723;  4.867
Laddok, Monographie  3.724
Ladies bedstraw  5.225f
Ladies hair  4.86
Ladies love  4.358
Ladrosid  6.1119f
Lad's love  4.358
Ladungsverstärker  2.17
Lady  3.333, 1155f
Lady's finger  4.4f, 289

Lady's hair  4.85
Lady's love  4.360
Lady's mantle  4.162
Lady's slipper  4.1123f
LAE [Large area electronics]  2.20
Laetrile  3.68, 70
Laevigatin  4.163f
Laevigatin B  6.262, 264
Laevigatin F  6.262, 264
Laevoabietinsäure  6.168
Laevodopa  8.714
Laevopimarsäure  6.120f, 168, 175, 180
Laevothyroxinum  8.729
Laevulose  8.307
Lagemaß, Statistik  2.1048
Lagerung, Einfluß auf Gleichförmigkeit d. Gehaltes  2.1099
Lagoecia cuminoides  4.694
Lagupo  4.681
Laiche des sables  4.685
Laiteron  6.897
Lakritschny koren  5.314
Lakritze  5.312
Lakritzenwurzel  5.314
Lal mircha  4.664
Lallemantia royleana, Verfälschung von Plantaginis ovatae semen  6.233
LALLS-Detektor [Low angle laser light scattering]-  2.321
Laloi  4.213
LAL-Test [Limulus Amoebocyten Lysat]  2.719, 788, 1038, 1104
Lambdacyhalothrin, Monographie  3.724
Lambert-Beer-(Bouguer)-Gesetz  1.458;  2.471f, 480
– Abweichungen  2.472
Lambertianasäure  6.162
Lambertin  4.491
Lambkill  5.608
Lambraten  8.884
Lamellae  2.634
Lamellarphase  2.689, 878
Lamiid  6.1106
Laminar Flow  2.783, 787
– Validierung  2.1037
Laminaran  5.740, 742
Laminarin  4.393;  5.200f
Laminitol  5.742
Lamium maculatum, Verwechslung mit Ballota nigra  4.454
Lamotrigin, Monographie D08AG, N03AX  8.692
Lamoxactam  8.696, 699
Lampetia equestris  1.320
Lampung-Pfeffer  6.215
Lanadigalonine  4.1172
Lanadoxin  4.1174, 1181
Lanae alcoholum unguentum  1.688
Lanae alcoholum unguentum aquosum  1.688
Lanafolein  4.1174
Lanagitoside  4.1172, 1174
Lanariae radix  5.359
Lanatigonine  4.1172

Lanatigoside  4.1172
Lanatosid  3.469;   4.1171, 1174, 1179
– Identität mit DC  2.275
Lanatosid A, Monographie  3.725
Lanatosid B  3.468f
– Monographie  3.727
Lanatosid C  3.468f;  7.37
– Monographie C01A  3.728;  8.692
Lanatosid D  3.469
Lanatosid E  3.469
Lanatoxin  3.471
Lanceol  6.601
Landassel  1.259
Landbeere  4.326
Landia lappacea  5.615
Landomycin  8.1233
Lanette E  7.826
Lanette N  7.825
Lange Buccoblätter  4.473
Lange Macisnuß  5.865
Lange Muskatnuß  5.865
Langer Gelbwurzelstock  4.1089
Langer Pfeffer  6.199
Langerhanssche Hautzellen  1.135;  3.486
Langermannia gigantea  4.532
Langfühlerschrecken  1.307
Langhorn-Miniermotten  1.316
Langkasa  4.250
Langmuir-Adsorptionsisotherme  2.256
Langschwanzmäuse  1.274
Langue d'oie  6.157
Langue de vache  5.612
Langzeit Rasendünger mit Unkrautvernichter, Monographie  3.730
Langzeitpräparate  2.833
Langzugbinden  1.38f
Lannate 20 L
– Monographie  3.730
– Pflanzenschutz  1.348
Lannate 25 WP
– Monographie  3.730
– Pflanzenschutz  1.348
Lanolimentum diachylon  1.691
Lanolimentum leniens  1.687
Lanolin
– Identität mit DC  2.275
– in Zubereitungen  1.173, 569ff
– Zusammensetzung  1.686;  2.888f
Lanolincreme  1.687
Lanolinstreupulver  1.640
Lanolinum  1.686
(24E)-Lanosta-8,24-dien-3,23-dion-26-säure  4.21
Lanosterin  4.567
Lanosterol  4.1033;  5.718;  6.853
Lantaden  5.687
Lantana origanoides  5.688
Lanthan
– Antidot  2.342
– Nachweisgrenze, spektroskopische  2.469
Lanthanacetat, basisches, als Reagens  2.124
Lanthionin  7.691
Lanugo cellulosi absorbens  1.19

Lanugo gossypii absorbens  1.19;   5.337ff, 345
Lanugo gossypii cellulosi absorbens  1.20
Lanugosin  5.704
Lapachenol  5.687, 689
Lapacho  6.884f
Lapachol  6.885f
Lapis infernalis  9.613
Lappenfarn  4.85
Lärchenschwamm  1.658
Lärchenterpentin  1.700
Lard Faktor  9.506
Large astrantia  4.417
Large blooming cereus  6.658
Large flowered torch thistle  6.658
Large flowering cornel  4.1004
Large Indian cress  6.1006
Large peepal  6.199
Large white water lily  5.926
Large yellow-foxglove  3.468
Laricin  4.8
Lariciresinol  6.120, 122
Larix leptolepis  6.1160
Larix sibirica  6.181, 186
Larizin  7.87
Larmor-Frequenz  2.201
Laroscorbin  7.299
Larranbillo  4.808
Larrea divaricata  5.351
Larreagenin  5.351
Larven  1.304
Laryngotracheitis, Geflügel, Impfung J07BX  1.415
Lasalocid  1.755
– Monographie C01A, P01AX  8.695
Laser-Doppler-Anemometrie  2.47
Laserpitii germanici radix  5.666
Laserstreulichtmessung  2.45
Lasiocarpin  4.714
– Monographie  3.730
Lasius brunneus  1.271
Lasius flavus  1.271
Lasius fuliginosus  1.271
Laspeyresia nigricana  1.324
Lassar's Paste  2.891
Lassarsche Frostsalbe  1.691
Lassarsche milde Resorzinpaste  1.630
Lassarsche ölige Zinkpaste  1.629
Lassarsche rote Salbe  1.697
Lassarsche Schälpaste  1.630
Lassarsche stärkere Resorzinpaste  1.630
Lassarsches Teerliniment  1.617
Lasso
– Monographie  3.731
– Pflanzenschutz  1.364
Lastrea athamantica  4.1200
Lastrea filix-mas  4.1201
Latamoxef
– Monographie C01A, J01DA  8.696
– Dinatriumsalz, Monographie C01A, J01DA  8.699
Latenz  1.302
Latex  2.960
Latic acid  8.1013

Latin-square-design, Bioäquivalenztest 2.1125
Latsche 6.163
Latschenkiefernöl 1.611ff; 6.164
- ätherisches 6.164
Latschenöl 6.164
Latwergen 1.577f
La'au fai lafa 4.703
Laubholzmistel 6.1160
Laubkäfer 1.315
Laubrex II
- Monographie 3.732
- Pflanzenschutz 1.363
Laubrex III
- Monographie 3.732
- Pflanzenschutz 1.366
Laubzellstoff 1.23f
Lauch 4.189
- spanischer 4.189
Lauchgamander 6.937
Lauchhederich 4.180
Lauchkraut 4.180
Lauchmotte 1.317
Laudacon 8.481
Laudanin 3.911
Laudanosin 3.911; 7.313
Laudanum 1.678
Laudicon 8.483
Laufdistel 5.77
Laufkäfer 1.315
Laufquecke 4.138
Laufqueckenwurzel 4.139
Laufrasen 6.246
Laure à vandecamphre 4.896
Laurel 5.608, 881
Laurelia sempervirens 5.881
Laureth 9 9.279
Lauri oleum 1.697; 2.275; 3.351, 395
Lauri unguentum compositum 1.697
Laurier rose 3.864
Laurier rose des alpes 6.444
Laurier de Saint Antoine 5.57
Laurin 4.896
Laurineen-Kampfer 7.649
Laurinsäure 4.605, 900
- hexylester 7.1184
Laurolitisin 4.887, 896
Lauroscholtzin 5.112
Laurus burmani 4.894
Laurus camphora 4.896
Laurus camphorifera 4.896
Laurus cassia 4.887, 900
Laurus cinnamifera 4.900
Laurus cinnamomea 4.900
Laurus cinnamomum 4.887, 899f
Laurus culitlawan 4.897
Laurus dulcis 4.894
Laurus nobilis 3.351, 395
- Verfälschung von Erythroxylum coca 5.91
Laurus persea 6.70
Laurus sassafras 6.610, 617
Laurylbis(2-hydroxyethyl)benzylammoniumchlorid 7.431

Laurylgallat 7.1418
- in Dermatika 2.902
- in Emulsionen 1.581
Laurylpoly(oxyethylene)ether 9.279
Lausblume 5.213
Lausbüschel 5.213
Läuse 1.270f, 280
Läusebaum 6.475
Läuseblume 4.946
Läuseessig 1.563
Läusekörner 3.399
Läusesamen 3.398
Lausfliegen 1.267, 279
Lautarit 8.570
Lauth's Violet(t) 9.881
Lavanda 5.630
Lavanda essenza 5.631
Lavande bâtarde 5.637
Lavande femelle 5.630, 634
Lavande mâle 5.639
Lavande véritable 5.630, 634
Lavander 5.630, 634
Lavandin 5.637
Lavandin Abrial 5.637
Lavandin Grosso 5.637
Lavandin Super 5.637
Lavandinöl 5.638
- ätherisches 5.638
- Verfälschung von Lavandulae aetheroleum 5.631
Lavandula 5.636
- Monographie 5.630
Lavandula angustifolia 5.630, 634, 636
Lavandula angustifolia hom. 5.636
Lavandula angustifolia e floribus siccatis hom. 5.636
Lavandula argentina 5.639
Lavandula aurigerana 5.637
Lavandula burnati 5.637
Lavandula cadevallii 5.642
Lavandula cariensis 5.642
Lavandula delphinensis 5.630
Lavandula dentata 5.637
Lavandula-dentata-Blütenstände 5.637
Lavandula elongata 5.642
Lavandula ferandi 5.637
Lavandula guilloni 5.637
Lavandula hortensis 5.637
Lavandula hybrida 5.637f
Lavandula incana 5.642
Lavandula intermedia 5.637f
- Verfälschung von Lavandulae flos 5.635
Lavandula latifolia 5.639
- Verfälschung von Lavandulae flos 5.635
- Verfälschung von Salviae lavandulifoliae aetheroleum 6.542
Lavandula-latifolia-Blüten 5.639
Lavandula leptostachya 5.637
Lavandula officinalis 5.630
Lavandula pannosa 5.642
Lavandula pyrenaica 5.630
Lavandula senneni 5.637
Lavandula siccata 5.636

Lavandula spica **5.**630, 639
Lavandula stoechadensis **5.**642
Lavandula stoechas **5.**642; **8.**175
Lavandula vera **5.**630
Lavandula vulgaris **5.**630, 639
Lavandulae aetheroleum **5.**631
Lavandulae flos **A02DA, N05CM 5.**634
Lavandulae hybridae aetheroleum **5.**638
Lavandulae oleum **5.**631
Lavandulae romanae flos **5.**642
Lavandulafoliosid **5.**646f
Lavandulol **5.**632, 638; **6.**1081
Lavandulylacetat **5.**632, 635, 638
Lavandulylisovalerianat **6.**1080f
Lavang **4.**898
Lavatera silvestris, Verfälschung von Malvae flos **5.**757
Lavatera thuringiaca
– Verfälschung von Malvae flos **5.**757
– Verfälschung von Althaeae folium **4.**235
Lavendel
– echter **5.**630
– welscher **5.**642
Lavendelblüten **1.**563ff; **5.**634
Lavendelgeist **1.**664
Lavendelheide **3.**72, 1024
Lavendelöl **1.**563ff; **5.**631
– ätherisches **5.**631
– echtes **5.**631
Lavendelspiritus **1.**621, 664; **5.**632
Lavender flower oil **5.**631
Lavender flowers **5.**634
Lavender oil **5.**631
Lawang **4.**898
Lawang bark **4.**898
Lawang-Rinde **4.**898
Lawson **1.**207
Lawsonia inermis **4.**177
Laxantia **1.**729f
Laxantien **A06, A06A**
– antiresorptiv und hydragog wirkende **A06AB**
– Gleitmittel **A06AA**
– Klistiere **A06AG**
– osmotisch wirkende **A06AD**
– Quellstoffe **A06AC**
Laxiergras **5.**670
Laxiflorin **6.**915, 924
Laxmannia ankenda **4.**82
Laxogenin **4.**189
Lazzarin **4.**1043
Lazzarolo **4.**1043
LDA *[Laser-Doppler-Anemometrie]* **2.**47
LDL *[Low density lipoprotein]* **1.**469
LDPE *[Low density polyethylen]* **2.**770
Le Chatelier-Mischungsregel **2.**118
Lead **3.**188
Leaf mustard cabbage **4.**541
Leafy Arnica **4.**343
Leather bergenia **4.**498
Leaves of the shepherdess **6.**540
Lebaycid, Monographie **3.**732
Lebbio **6.**576

Lebeckia linearis **4.**394
Lebende Tote, Tetrodotoxinintoxikation **3.**1165
Lebendimpfstoffe **1.**376, 378, 398; **2.**917
Lebensbaum **3.**1172
– abendländischer **3.**1172ff; **6.**956
– amerikanischer **6.**956
– japanischer **3.**1173f
– morgenländischer **3.**1172ff; **6.**963
– orientalischer **6.**963
Lebensbaumblätter **6.**957
Lebensbaumsamen **6.**965
Lebensbaumspitzen **1.**680; **6.**957
– orientalische **6.**963
Lebensbaumtinktur **1.**680
Lebenselixir **1.**681
Lebensmittel- u. Bedarfsgegenständegesetz
– Kosmetika **1.**132, 139
– Trinkwasser **1.**245
Lebenspillen **1.**634f
Lebensverlängerungswurzel **6.**13
Leberaloe **4.**214
Leberblattl **5.**429
Leberblümchen **5.**429f
Leberblümchenkraut **5.**429
Lebererkrankungen, Klin. Chemie–Diagnostik **1.**485f, 488
Leberfunktion, Diagnostika **V04CE**
Leberkoma **1.**502
Leberkraut **5.**429
Lebermoos **4.**860
Leberstockwurzel **5.**664
Lebertherapeutika **A05B, A05BA**
Lebertran **1.**581ff
Lebertranemulsion **1.**581; **2.**697
– zusammengesetzte **1.**581
Lebertransalbe **1.**695
Lebertranvaselin **1.**695
Lebertranzinkpaste **1.**631; **2.**891
Leberwindblume **5.**429
Lecaniidae **1.**313
Lechoso **4.**621
Lecithin **4.**233; **5.**303; **6.**691
– Monographie **C01A 8.**699
– in Dermatika **2.**902
Lecithin ex ovo **8.**699
Lecithinum ad emulsionem **5.**303
Lecithinum ex soja **B04AX 5.**303
Lecithinum vegetabile **5.**303
Lecitina **5.**303
Leclercia adecarboxylata **5.**98
Lectine **3.**944, 1038, 1042, 1239; **4.**99, 138, 210, 240, 316f, 959f, 1067; **5.**626; **6.**482, 747
Ledeburia pimpinelloides **6.**151
Leder, Allergie **3.**316
Lederschild, krauses **4.**791
Lederzucker **1.**630
Ledger bark **4.**875
Ledger cinchona **4.**874f
Ledum palustre **3.**1024
– Verfälschung von Rosmarini folium **6.**495
Leek **4.**189

Legal-Probe **1.**550; **2.**129, 132
Legföhre **6.**163
Legno dolce **5.**312
Legorizia **5.**312
Lehmblätter **6.**1017
Leib- u. Magenpillen **1.**634
Leichenblume **4.**946
Leim
– flüssiger **1.**709
– weißer **8.**328
Leimmistel **6.**1160
Lein **5.**671
– wilder **5.**670
Leinen- u. Baumwollfasern, Nachweis **1.**538
Leinenfaden, steriler **5.**672
Leinkörnl **5.**676
Leinkuchen **5.**682
Leinkuchenmehl **5.**682
Leinöl **5.**673
– in Dermatika **1.**630ff; **2.**902
– Identität mit DC **2.**275
– Verfälschung von Sandelöl **6.**601
Leinpreßkuchen **5.**682
Leinsamen **1.**573ff; **5.**676
Leinsamenkuchen **5.**682
Leinsamenöl **5.**673
Leinsamenschleim **1.**623
Leinsamenschrot, Citrinin **3.**324
Leinwanzen **5.**676
Leiocarposid **6.**760
Leishmania donovani infantum **7.**1364
Leishmania tropica **8.**863
Leitelektrolyt **2.**501
Leiterl **4.**46
Leitfähigkeit
– Detektion
– – mit chemischer Unterdrückung **2.**448
– – mit elektronischer Unterdrückung **2.**449
– Detektor, HPLC **2.**434
– elektrische **2.**365, 857
– – bei Emulsionen **2.**700
– molare **2.**365
– Tränenflüssigkeit **2.**637
Leitkeime **2.**346
Leitlinienmethode **2.**464
Leitungsanästhesie **1.**733f
Leitwert **2.**365
Lekxala-la-quthing **4.**222
Lelobanidin **6.**652
Lemna, Monographie **5.**644
Lemna gibba, Verwechslung mit Lemna minor **5.**644
Lemna minor **5.**644f
Lemna minor hom. **5.**645
Lemna-minor-Ganzpflanze **5.**644
Lemna vulgaris **5.**644
Lemon balm **5.**811, 814
Lemon balm oil **5.**811
Lemon mint **5.**827
Lemon thyme **6.**969
Lemon verbena **5.**690, 692
Lemonade **3.**662

Lemonade tree **6.**463
Lemonene **3.**179
Lemongras **4.**1110, 1112
Lemongrasöl **4.**1112; **5.**691
– ätherisches **4.**1112
– westindisches **4.**1112
Lemongrass oil **4.**1112
Lemon-wood **6.**641, 647
Len **5.**671
Len setý **5.**671
Lenacil **1.**367
– Monographie **3.**732
Lenha di guaiaco **5.**352
Leño de guayaco **5.**352
Leño de santalo citrino **6.**603
Leno de sassafras **6.**615
Lenosin **3.**259
Lentagran, Monographie **3.**733
Lentagran WP
– Monographie **3.**734
– Pflanzenschutz **1.**366
Lenticcia d'acqua **5.**644
Lenticularia minor **5.**644
Lenticularia monorhiza **5.**644
Lenticularia vulgaris **5.**644
Lenticule **5.**644
Lentille d'eau **5.**644
Lentipur CL 700
– Monographie **3.**734
– Pflanzenschutz **1.**361
Lentisco di Peru **6.**627
Lentrix, Monographie **3.**734
Leocardin **5.**652
Leonosid **5.**646f
Leontice **4.**741
La Leontice **4.**741
Leontice thalictroides **4.**741f
Leonticin **4.**1024
Leontodon officinale **6.**897
Leontodon officinalis **6.**903
Leontodon taraxacum **6.**897, 903
Leontodon vulgare **6.**903
Leontodontis **6.**903
Leontopodii herba **4.**163
Leonuri cardiacae herba **5.**652
Leonuri fructus **5.**649
Leonuri herba C01E, H03B **5.**647, 650, 652
Leonuri heterophylli fructus **5.**649
Leonuri heterophylli herba **5.**650
Leonurid **5.**652; **6.**385
Leonurin **5.**646, 648ff, 653
Leonurus, Monographie **5.**645
Leonurus artemisia **5.**648
Leonurus campestris **5.**647
Leonurus canescens **5.**646f
Leonurus cardiaca **5.**646ff, 651f
Leonurus cardiaca hom. **5.**647f
Leonurus-cardiaca-Kraut **5.**652
Leonurus chaituroides **5.**646
Leonurus deminutus **5.**646
Leonurus glaucescens **5.**646
– Verfälschung von Leonuri herba **5.**652

– Verwechslung mit Leonurus quinquelobatus **5.**651
Leonurus heterophyllus **5.**648, 650
Leonurus-heterophyllus-Kraut **5.**650
Leonurus incanus **5.**646
Leonurus japonicus **5.**646, 648ff
Leonurus-japonicus-Früchte **5.**649
Leonurus-japonicus-Kraut **5.**650
Leonurus kuprijanoviae **5.**646
Leonurus lanatus **5.**646
Leonurus macranthus **5.**646
Leonurus marrubiastrum **5.**646
Leonurus mongolicus **5.**646
Leonurus nuristanicus **5.**646
Leonurus panzerioides **5.**646
Leonurus persicus **5.**646
Leonurus pseudomacranthus **5.**646
Leonurus pseudopanzerioides **5.**646
Leonurus pubescens **5.**646
Leonurus quinquelobatus **5.**646, 651f
Leonurus royleanus **5.**646
Leonurus sibiricus **5.**646, 648
Leonurus tatricus **5.**646
Leonurus tibeticus **5.**646
Leonurus trilobatus **5.**647
Leonurus turkestanicus **5.**646
Leonurus urticifolius **5.**646
Leonurus villosissimus **5.**646
Leonurus villosus **5.**651
Leonurus wutaishanicus **5.**646
Leopard's bane **4.**345, 355, 1188
Leopolds-Quelle, Bad Rippoldsau **1.**248
Lepidii latifolii folium **5.**656
Lepidii sativi herba **5.**657
Lepidii sativi herba (recens) **5.**657
Lepidii sativi oleum **5.**658
Lepidin **5.**657
Lepidio **5.**656
Lepidium, Monographie **5.**655
Lepidium aletes **5.**655
Lepidium bonariense **5.**655
Lepidium bonariense hom. **5.**655
Lepidium bursa-pastoris **4.**656
Lepidium calycium **5.**655
Lepidium campestre, Verwechslung mit Lepidium sativum **5.**657
Lepidium chichicara **5.**655
Lepidium densiflorum, Verwechslung mit Lepidium sativum **5.**657
Lepidium draba, Verwechslung mit Lepidium sativum **5.**657
Lepidium graminifolium, Verwechslung mit Lepidium sativum **5.**657
Lepidium hortense **5.**656
Lepidium latifolium **5.**655f
– Verwechslung mit Lepidium sativum **5.**657
Lepidium mendocinum **5.**655
Lepidium pubescens **5.**655
Lepidium racemosum **5.**655
Lepidium ruderale **5.**655
Lepidium sativum **5.**655f, 658

Lepidium virginicum, Verwechslung mit Lepidium sativum **5.**657
Lepidoptera **1.**316ff
Lepidosaphes ulmi **1.**313
Lepiota brunneo-incarnata **3.**49, 51f
Lepisma saccharina **1.**258f
Lepit Feldmausköder
– Monographie **3.**734
– Pflanzenschutz **1.**371
Lepit Forstpellet
– Monographie **3.**734
– Pflanzenschutz **1.**371
Lepit Konzentrat, Monographie **3.**734
Lepratherapeutika J04B, J04BA
Leptaclin, Monographie C01A, N06BX **8.**700
Leptandra **6.**1122
Leptandra culver's physics **6.**1121
Leptandra virginica **6.**1121, 1123
Leptandra virginica hom. **6.**1123
Leptandrae virginicae radix **6.**1121
Leptandrae virginicae rhizoma **6.**1121
Leptandrawurzel **6.**1121
Leptandra-Wurzelstock **6.**1121
Leptilon candensis **4.**990
Leptinotarsa decemlineata **1.**315
Leptogenin **6.**795
– glykoside **6.**795
Leptosid **6.**795, 814
Leptosidin **5.**963
Leptosphaeria maculans **1.**292
Leptosphaeria nodorum **1.**292
Leptospirose, Hund, Impfung J07AX **1.**403
Lerchensporn **4.**1020
– gefingerter **4.**1022
– gelber **4.**1021
– hohler **4.**1018
Lerchenspornknollen **4.**1018
Lerchenspornwurzel **4.**1018
Leropropoxyphen **8.**725
Lesser burnet **6.**153
Lesser hemlock **4.**123
Lesser periwinkle **6.**1127
Letalitätswert **2.**780
Letaltemperatur **2.**780
Leucanthemi (romani) flos **4.**811
Leucanthemid **6.**956
Leucanthemit **5.**662
Leucanthemum, Monographie **5.**660
Leucanthemum adustum **5.**661
Leucanthemum crassifolium **5.**661
Leucanthemum cuneifolium **5.**661
Leucanthemum delarbrei **5.**661
Leucanthemum heterophyllum **5.**661
Leucanthemum ircutianum **5.**661
Leucanthemum laciniatum **5.**661
Leucanthemum lacustre **5.**661
Leucanthemum leucolepis **5.**661
Leucanthemum maximum **5.**661
Leucanthemum meridionale **5.**661
Leucanthemum odoratum **4.**808
Leucanthemum pallens **5.**661
Leucanthemum pluriflorum **5.**661

Leucanthemum praecox **5.**660f
Leucanthemum subglaucum **5.**661
Leucanthemum sylvaticum **5.**661
Leucanthemum vulgare **5.**660f, 663
– Verwechslung mit Chamomilla recutita **4.**818
Leucanthosid **5.**611f
Leuchtbenzin **3.**161
Leuchtmassen **1.**702
Leuchtpetroleum **3.**162
Leuchtsternwurzel **4.**173
Leucin **4.**506, 702
– FST-Mittel **2.**946
ε-Leucin **7.**184
L-Leucin **4.**635
– Monographie B05XB, C01A **8.**701
6-D-Leucin-9-($N$-ethyl-L-prolinamid)-10-deglycinamid-luteinizing hormone-releasing factor **8.**705
Leucinocain, Monographie C01A, N01BA **8.**703
Leucinum **8.**701
Leucoanthocanidol **8.**704
Leucoanthocyan **4.**616
Leucocianidol, Monographie C01A, C05B **8.**704
Leucocyanidin **4.**111, 147, 164, 616, 896, 1027f; **5.**49; **6.**270, 348; **8.**704
– 3-$O$-β-D-glucosid **4.**244
Leucocyanin **4.**16
Leucodelphinidin **4.**111, 1027f; **5.**49; **6.**257, 270, 348
Leucodin **4.**49
Leucofisetinidin **4.**27
Leucoii lutei flos **4.**833
Leucoji flos **4.**833
Leucoji lutei et vulgaris flos **4.**833
Leucojo giallo **4.**832
Leucojum vernum **3.**748
Leucomycin **8.**680
Leucomycin A$_3$ **8.**639
Leucomycin-V-3,4″-dipropionat **8.**1010
Leuconoster mesenteroides **7.**1234
Leuconostoc mesenteroides **2.**799; **8.**1014
Leucopelargonidin **4.**312, 716; **5.**49; **6.**894
Leucopenin **3.**923
Leucophaea maderae **1.**258
Leucopiper **6.**213
Leucosceptosid A **6.**389f, 1110
Leucosinapis **6.**704
Leucosinapis alba **6.**705
Leucovorin calcium **7.**625
(D-Leu$^6$)-$des$-Gly$^{10}$-LH-RH-ethylamid **8.**705
Leukaemomycin C **7.**1178
– hydrochlorid **7.**1180
Leukämie, Klin. Chemie–Diagnostik **1.**492
Leukart-Wallach-Verfahren **7.**168
Leukocyten
– normale Formen **1.**497f
– Urin **1.**505
– Urinsediment **1.**508
– Zahl **1.**492ff
– Zählung **1.**542
Leukocyteninterferon **8.**560
Leukocytenpipette **1.**490
Leukocytenzylinder, Urinsediment **1.**511

Leukocytosen, Klin. Chemie–Diagnostik **1.**493
Leukocyturie, Klin. Chemie–Diagnostik **1.**503
Leukoflex occlusiv **2.**984
Leukopenien, Klin. Chemie–Diagnostik **1.**493
Leukotriene **1.**787
Leuprolid **8.**705
– acetat **8.**706
Leuprorelin
– Monographie C01A, H01CA **8.**705
– acetat, Monographie C01A, H01CA **8.**706
Leurocristin **3.**1241; **9.**1178
Leu-sung-Kwo **6.**826
Levacecarnin **7.**29
Levadura de cerveza (sêca) **6.**528
Levadura medicinal **6.**528
Levallorphan **1.**726
– Monographie C01A, V03AB **8.**707
– tartrat, Monographie C01A, V03AB **8.**708
Levallorphanium tartaricum **8.**708
Levamisol **1.**769
– Monographie C01A, L03A, P02CE **8.**709
Levan cotton **5.**338
Levant nut **4.**268
Levant Storax **5.**698
Levantelauch **4.**183
Levarterenol **8.**1197
Levinstein-Prozeß **3.**1068
Levisin **3.**682
Levisoprenalin, Monographie C01A, R03AB, R03CB **8.**711
Levistici fructus **5.**665
Levistici herba **5.**665
Levistici radix C03, G04BX **5.**666
Levistici semen **5.**665
Levistico **5.**664
Levisticum, Monographie **5.**664
Levisticum, äthanol. Decoctum **5.**668
Levisticum caucasicum **5.**664
Levisticum levisticum **5.**664
Levisticum officinale **5.**664ff
Levisticum officinale hom. **5.**669
Levisticum officinale, äthanol. Decoctum hom. **5.**668
Levisticum paludapifolium **5.**664
Levisticum persicum **5.**664
Levisticum vulgare **5.**664
Levobunolol
– Monographie C01A, C07AA, S01ED **8.**713
– hydrochlorid, Monographie C01A, C07AA, S01ED **8.**713
Levodopa, Monographie C01A, N04BA **8.**714
Levofacetoperan, Monographie A08AA, C01A, N06AX **8.**719
Levoglutamid **8.**359
Levomenol **6.**1104
Levomethadon **1.**727
– Monographie C01A, N02AC **8.**719
Levomethorphan, Monographie C01A, R05DA **8.**722
Levonordefrin **7.**1095
– hydrochlorid **7.**1096

Levonorgestrel
– Monographie C01A, G03D  8.723
– Bestimmungsmethode, elektrochemische  2.521
Levopimarinol  4.14
Levopropoxyphen
– Monographie C01A, R05DA  8.725
– naphtalin-2-sulfonathydrat  8.726
– napsilat, Monohydrat, Monographie C01A, R05DA  8.726
(*S*)-Levopropylhexedrin, Monographie A08AA, C01A, R01AA  8.727
Levorphanol
– Monographie C01A, N02AF  8.727
– hydrogentartrat, Dihydrat, Monographie C01A, N02AF  8.728
– tartrat  8.728
Levothyroxin
– Monographie C01A, H03AA  8.729
– Natriumsalz, Pentahydrat, Monographie C01A, H03AA  8.733
– Natrium-5-Wasser  8.733
Levure  6.527
Levure médicinale (dessche)  6.528
Lewat  4.542
Lewisit, Monographie  3.734
α-Lewisit  3.734
LH [*luteotropes Hormon*]  1.780
LH-releasing Hormon  8.705;  9.1091
LH-RF [*Gonadorelin*]  8.379
LH-RH [*Gonadorelin*]  8.379
Liao-wei  6.647
Libanese, roter  4.645
Liberationsmodelle, für Suppositorien  2.1010
Liberin  4.931
Liberty cap  6.291
Libido, bei Tieren  1.786
Libo  6.905
Libuga  6.890
Licarin B  5.881
Lichen carrageen (Carragaheen)  4.860
Lichen irlandicus  4.860
Lichen d'Islande  4.791, 794
Lichen islandicus A01AD, A15, R05DB  4.791, 794
Lichenan  4.790, 792
Lichene catartico  4.791, 794
Lichene islandico  4.791, 794
Lichenin  4.440, 792
Lichesterinsäure  4.792
Licht
– linkscirculares  2.154
– natürliches  2.153
– polarisiertes  2.153, 198
– – circular  2.154
– – elliptisch  2.154
– – Erzeugung  2.154
– – linear  2.153
– – rechtscirculares  2.154
Lichtbrechung, Endkontrolle  2.1107
Lichtbrechungsvermögen d. Schmelze  2.67
Lichtexposition  1.201
Lichtgeschwindigkeit  2.149

Lichtlöschung  2.391
Lichtschaden, chronischer  1.201
Lichtschranke  2.20
Lichtschutz  7.445
– Augentropfen  7.67
– Kosmetika  1.200
– natürlicher  1.202
Lichtschutzfaktor  1.202;  7.587
Lichtschutzpräparate  3.802
Lichtschutzsalbe  1.702
Lichtstreudetektor, HPLC  2.434
Lichtstreuung  2.489
Licoarylcumarin  5.318
Licobenzofuran  5.319, 331
Licochalkon  5.318
Licocumaron  5.318
Licodion  5.312
Licoflavanon  5.313
Licoflavon  5.312, 317
Licoflavonol  5.317
Licoisoflavanon  5.317
Licoisoflavon  5.317
Liconeolignan  5.319, 331
Licopyranocumarin  5.318
Licorice  5.312
Licorice root  5.314
Licoricesaponine  5.316f
Licoricidin  5.317
Licoricon  5.317
Licurasid  5.317
Licurosid  5.318
Lidocain  1.733
– Monographie C01A, C01B, C05AD, N01BB  8.735
– hydrochlorid
– – Monographie  C01A, C05AD, D04AB, N01BB, R02AD, S01HA  8.737
– – in Ohrentropfen, Bestimmung durch NIR  2.487
– Kosmetika  1.133, 205, 214
Lidofenin, Monographie C01A, V04CE  8.738
Lidoflazin, Monographie C01A, C01D  8.738
Lidschatten  1.169f
Liebensche Probe  1.544
Liebermann-Buchard-Reaktion  1.469
Liebermanns Reagens  1.550
Lieberöhre  5.664
Liebesapfel  5.726
Liebfrauenstroh  5.226
Liebrecilla  4.752
Liebstengel  5.664
Liebstengelwurzel  5.666
Liebstöckel  5.669
Liebstöckelextrakt  1.605
Liebstöckelfrüchte  5.665
Liebstöckelkraut  5.665
Liebstöckelwurzel  1.605ff;  5.666
Liebstockfrüchte  5.665
Liebstockkraut  5.665
Liebstockwurzel  5.666
Liège  6.352
Lierre à cautère  5.398

Lierre commun **5**.398
Lierre grimpant **5**.398
Lierre des poètes **5**.398
Lierre terrestre **5**.293
Lievito medicinale seccato **6**.528
Lievito secco di birro **6**.528
Life root **6**.663
Light blockage system **2**.793
Light scattering system **2**.795
Lightning **7**.167, 171
Lignan **4**.1195
– β-Glykoside **3**.983
Lignin
– Extraktion **1**.552
– Nachweis **1**.554
– – in Papier **1**.534
Lignocain **8**.735
– hydrochlorid, Monohydrat **8**.737
Lignocerinsäure **4**.5, 15, 317, 683, 834; **5**.853; **6**.121, 896
Lignocerylalkohol **4**.6; **6**.121
Lignocottin **1**.21
Lignum Aloes **4**.307
Lignum Aquilariae Resinatum **4**.310
Lignum Aspalathi **4**.307
Lignum Berberidis aristatae **4**.482
Lignum Buxi **3**.368; **4**.591
Lignum Colubrinum **6**.843
Lignum Floridum **6**.615
Lignum Guajaci **5**.352
Lignum Juniperi **5**.576
Lignum Muira-puama **5**.707
Lignum Pavanum **6**.615
Lignum Santali albi **6**.603
Lignum Santali citrini **6**.603
Lignum Sassafras **6**.615
Lignum Suberinum **6**.352
Ligorizia **5**.312
Ligroin **3**.161
Ligstrosid **5**.188, 937, 945
Liguistilid **4**.298
Ligurizia **5**.312
Ligustici herba **5**.665
Ligustici radix **5**.666
Ligustico **5**.664
Ligusticum bulbocastanum **4**.577
Ligusticum carvi **4**.694
Ligusticum cuminum **4**.1079
Ligusticum divaricatum **5**.157
Ligusticum foeniculum **5**.157
Ligusticum levisticum **5**.664; **6**.105
Ligusticum officinale **5**.664
Ligusticum podagraria **4**.99
Ligusticumlacton **5**.666
Ligustilid **5**.666, 849f; **6**.116
Ligustilidiol **5**.850
Ligustilidol **5**.850
Ligustrosid **5**.937, 945
Ligustrum vulgare
– Verfälschung von Rhamni cathartici fructus **6**.395
– Verfälschung von Vincae minoris folium **6**.1128

Liköre **1**.703f
Likörwein **2**.1024
Lilagenin **6**.998
Lilibitxi **4**.808
Lilienbaum **5**.701
Lilienfeld-Synthese **7**.189
Lilienhähnchen **1**.315
Lilioceris lilii **1**.315
Lilioceris merdigera **1**.315
Liliorum convallium herba **4**.979
Lily of the valley **3**.347; **4**.977
Lily of the valley flowers **4**.978
Lily of the valley leaves **4**.979
Lily of the vally root **4**.984
Limachlor, Monographie **3**.736
Limatox Schneckenkorn, Monographie **3**.736
Limax flavus **1**.303
Limax maximus **1**.303
Limbatree **6**.923
Lime **7**.636
limiting quality **2**.1074
Limocitrin
– 3,7-di-$O$-β-D-glucopyranosid **6**.652
– 7-$O$-β-D-glucopyranosid **6**.652
Limonada purgans cum Magnesio citrico **1**.636
Limonata aerata laxans **1**.636
Limone, wilde **3**.984
Limonella **4**.1159
Limonen **3**.703; **4**.9, 13f, 16ff, 61, 82, 126f, 190, 244, 247f, 252, 367, 371, 378f, 557, 596, 640, 798, 809, 956, 963, 998, 1080, 1086, 1159, 1194; **5**.40, 43, 117, 134, 159, 172, 562, 568, 589, 632, 635, 638, 640, 686, 688, 705, 779, 823f, 828, 831, 836, 840, 869, 905f, 950ff, 955, 958ff; **6**.107, 129, 159, 161, 163, 180, 185, 216, 491, 542, 567, 569, 630, 633, 636, 754f, 759, 789, 858, 871f, 878, 936, 955, 969, 976
– Monographie **3**.736
– Identität mit DC **2**.274
($RS$)-Limonen **3**.736
($R$)-Limonen, Monographie **3**.737
($R$)-(+)-Limonen **3**.736; **4**.128, 131, 296, 298, 468, 472, 695, 697, 924, 990; **6**.159, 186
($S$)-Limonen, Monographie **3**.738
($S$)-(–)-Limonen **3**.736; **5**.691, 843f; **6**.159, 186
D-(–)-Limonen **3**.736; **4**.897
Limonenbaum, chinesischer **6**.641
Limones tinctura **1**.674
Limonin **4**.1160f, 1163
– diosphenol **4**.1161, 1163
Limonis aetheroleum **3**.736f
Limonis sirupus **1**.648
Limosal **7**.509
Limulus-Amoebocyten-Lysat-Test **2**.719, 788, 1038, 1104
Lin **5**.671
Lin sauvage purgatif **5**.670

Linalool **4.**17, 19, 33, 134, 202, 242, 252, 371, 379, 636, 796, 833, 899f, 996f, 999, 1080, 1112; **5.**39, 318, 442, 589, 635, 638, 640, 686, 804, 812, 815, 821f, 824, 827ff, 831, 843, 881, 950ff, 958ff, 962; **6.**491, 539, 542, 566f, 878, 936, 966, 968f, 971f, 975f, 986f
(–)-Linalool **4.**884
(+)-Linalool **4.**468
(*R*)-(–)-Linalool **5.**631
L-Linalool **4.**134
Linaloolmonoxide **4.**636
Linalooloxid **5.**638; **6.**878
*cis*-Linalooloxid **5.**950
Linalylacetat **4.**33, 241, 378; **5.**631, 635, 638, 640, 827, 905, 953, 959; **6.**542, 566f, 569, 969, 971f, 975, 987
Linamarase **5.**677ff, 768
Linamarin **4.**440; **5.**670, 672, 678f, 768, 770; **6.**990
Linas **5.**671
Linase **5.**678
Lincomycin **1.**747
– Monographie C01A, J01FF **8.**740
– hydrochlorid **7.**993
– – Monographie C01A, J01FF **8.**741
Lincosamide, Antibiotika J01F, J01FF
Linctus Chlorali hydrati **1.**624
Lindan **1.**343
– Monographie **3.**738
Lindan 800 SC, Monographie **3.**741
Lindan Stark Feinchemie, Monographie **3.**741
Lindan Staub, Monographie **3.**741
Lindane application **2.**697
Lindane cream **2.**890
Lindenblüten **1.**567ff
Lindenblütenwasser **1.**567
Lindernde Salbe **1.**695
Lindestren **4.**964
Lindex stark, Monographie **3.**741
Lindleyin **6.**412, 415, 424
Linearität
– Definition **2.**303
– IC-System **2.**454
– Klin. Analytik **1.**467
– Validierung **2.**303
Linein **5.**672
Ling **4.**617
Ling flowers **4.**618
Lingonberries **6.**1065
Lingonberry **6.**1062, 1065
Ling-tao **6.**647
Lini cathartici herba **5.**671
Lini farina **5.**682
Lini farina placenta **5.**682
Lini oleum **5.**673
Lini semen A02BX, A06AC, D03 **5.**676
Lini semen pulveratum desoleatum **5.**682
Lini seminis placenta **5.**682
Linimente **1.**615ff; **2.**685, 696f, 924
Linimentum ammoniato-camphoratum **1.**616
Linimentum ammoniatum **1.**616
Linimentum Calcariae **1.**616; **2.**697

Linimentum Capsici compositum **1.**616
Linimentum Gaultheriae compositum **1.**616
Linimentum Piscis Lassar **1.**617
Linimentum restitutorium **1.**617
Linimentum salicylatum compositum **1.**617
Linimentum saponato-camphoratum **1.**617; **2.**890
Linimentum saponato-camphoratum liquidum **1.**617
Linimentum saponatum ammoniatum **1.**617
Linimentum Sinap. Volatile **4.**551
Linimentum Terebinthinae compositum **1.**618
Linin **5.**671
Linksdrehende Substanz **2.**156
Linksverschiebung der Sauerstoffbindungskurve **3.**712
Lino **5.**671
Lino cathartico **5.**670
Lino purgativo **5.**670
Linoéula savonina **5.**670
Linolensäure **4.**4, 7, 263, 540, 543, 545, 559, 579, 652, 655f, 683, 697, 703, 834, 999, 1071, 1073, 1082, 1104; **5.**65, 85f, 304, 306, 312, 462, 496, 525, 670, 951, 953
– Monographie C01A **8.**742
α-Linolensäure **5.**674; **6.**251; **8.**742
γ-Linolensäure **4.**528; **5.**931
(9,12,15)-Linolensäure **8.**742
Linolsäure **4.**4, 7, 24, 102, 181, 233, 240, 257, 263, 294, 314, 317, 397, 440, 529, 540, 543, 545, 559, 578, 581, 628, 652, 655f, 683, 796, 834, 896, 976, 1035, 1066, 1104, 1150; **5.**85f, 304, 306, 312, 340, 414, 532, 670, 674, 754, 953; **6.**251, 777
Linsebaum **4.**959
Linseed **5.**676
Linseed cake **5.**682
Linseed oil **5.**673
Linseed oil cake **5.**682
Linters **1.**10, 12; **5.**346
Linum, Monographie **5.**670
Linum arboreum **5.**670
Linum aroanium **5.**670
Linum austriacum **5.**670
Linum basarabicum **5.**670
Linum bienne **5.**670
Linum caespitosum **5.**670
Linum campanulatum **5.**670
Linum capitatum **5.**670
Linum catharticum **5.**670f
Linum catharticum hom. **5.**671
Linum-catharticum-Kraut **5.**671
Linum decumbens **5.**670
Linum diversifolium **5.**670
Linum dolomiticum **5.**670
Linum elegans **5.**670
Linum euboeum **5.**670
Linum flavum **5.**670
Linum goulimyi **5.**670
Linum hirsutum **5.**670
Linum hologynum **5.**670
Linum leonii **5.**670
Linum leucanthum **5.**670

Linum maritimum 5.670
Linum narbonense 5.670
Linum nervosum 5.670
Linum nodiflurum 5.670
Linum pallasianum 5.670
Linum perenne 5.670
Linum pubescens 5.670
Linum punctatum 5.670
Linum rhodopeum 5.670
Linum setaceum 5.670
Linum spathulatum 5.670
Linum strictum 5.670
Linum suffruticosum 5.670
Linum tauricum 5.670
Linum tenue 5.670
Linum tenuifolium 5.670
Linum thracicum 5.670
Linum trigynum 5.670
Linum ucranicum 5.670
Linum uninerve 5.670
Linum usitatissimum 5.670ff, 676, 682f
Linum usitatissimum hom. 5.683f
Linum-usitatissimum-Samen 5.676
Linum-usitatissimum-Samenöl 5.673
Linum virgultorum 5.670
Linum viscosum 5.670
Linuron 1.361
– Monographie 3.741
Linustatin 5.677ff
Linustatinase 5.677ff
Liothyronin, Monographie C01A, H03AA 8.742
Liotrix, Monographie C01A, H03AA 8.744
Lipämie, Klin. Chemie–Diagnostik 1.449
Lipanor 7.964
Liparol 1.269
Lipase 1.481; 9.1021
Lip-Gloss 1.171, 173
Lipide
– erhöhte 1.521
– Nachweis, chromatographischer 2.147
Lipidsenker B04
– Cholesterol- und Triglyceridsenkend B04A
– – Anionenaustauscher B04AD
– – Fibrate B04AC
– – HMG-CoA-Reduktase-Hemmer B04AB
– – Nicotinsäurederivate B04AE
Lipidspaltende Mikroorganismen 1.177
Lipiferolid 5.701f
Lipobase 2.1005
Lipoclin 7.997
Lipogel 2.880
Lipoidfärbelösung 1.550
(±)-α-Liponsäure, Monographie A10X, C01A 8.744
Lipoperoxide 1.177
Lipopolysaccharide 2.788
Lipoproteine 1.469; 2.673
Lipoptena cervi 1.267
Liposomen 1.163; 2.102, 688, 720, 849, 880, 983; 7.925; 8.700
– Herstellung 2.698, 905
– in Parenteralia 2.800

Lipoxygenase 6.993
Lippenkonturstift 1.173
Lippenpflegemittel 1.171
Lippenpomade 1.573
Lippenstift 1.172
Lippia, Monographie 5.686
Lippia americana 5.686
Lippia berlandieri 5.688
Lippia citriodora oil 5.690
Lippia dulcis 5.687f, 690
Lippia-dulcis-Blätter 5.688
Lippia graveolens 5.688f
Lippia-graveolens-Kraut 5.689
Lippia integrifolia 5.687
Lippia ligustrina 5.689
Lippia lycioides 5.689
Lippia mexicana 5.687f
Lippia mexicana hom. 5.690
Lippia micromera, Verwechslung mit Lippia-graveolens-Kraut 5.689
Lippia rehmannii 5.687
Lippia triphylla 4.232; 5.690f; 6.1107
Lippiae citriodorae folium 5.692
Lippiae dulcis herba 5.688
Lippiae mexicanae herba 5.688
Lippiae triphyllae aetheroleum 5.690
Lippiae triphyllae folium 5.692
Lippienkraut, mexikanisches 5.687f
Lippifoli-1(6)-en-5-on 5.687
Lippion 5.686
Lippstockwurzel 5.666
Liqcoumarin 5.318
Liquen 4.791, 794
Liquen de Islandia 4.791, 794
Liquen islandico 4.791, 794
Liquid lady [Cocain u. Alkohol] 3.333
Liquid Storax 5.698
Liquid tar 6.175
Liquidambar, Monographie 5.696
Liquidambar formosana 5.696f
Liquidambar-formosana-Baumharz 5.697
Liquidambar-formosana-Früchte 5.697
Liquidambar orientalis 5.698f
Liquidambar styraciflua 5.698ff
Liquidambaris fructus 5.697
Liquidambaris resina 5.697
Liquidambin 5.697
Liquidextrakt(e) 1.584ff
– eingestellter
– – Cayennepfeffer~ 1.585; 4.673
– – Kamillen~ 1.590; 4.823
– – Pomeranzen~ 1.585
– – Thymian~ 1.592; 6.982
Liquirazid 5.317
Liquiridiolsäure 5.316
Liquiritia lepidota 5.311
Liquiritia officinalis 5.312
Liquiritia officinarum 5.312
Liquiritiae extractum fluidum 5.319
Liquiritiae extractum liquidum 1.592; 5.319
Liquiritiae pulvis compositus 1.640
Liquiritiae pulvis compositus peroralis 1.640

Liquiritiae radix A02BX, R05CA  5.314, 331
Liquiritiae solutio composita  1.579, 656
Liquiritiae succus depuratus  1.607
Liquiritigenin  5.312f, 317f, 331
– 4'-apiosyl-(1→2)-glucosid  5.317
– 7,4'-diglucosid  5.317
Liquiritin  5.312, 317f
Liquiritinsäure  5.316
Liquirizia  5.312, 314
Liquor Aluminii acetici  1.618
Liquor Aluminii acetico-tartarici  1.619;  7.140
Liquor Ammonii acetici  1.619
Liquor Ammonii anisatus  1.619
Liquor Ammonii aromaticus  1.619
Liquor Ammonii caustici  7.212
Liquor Ammonii caustici spirituosus  1.620
Liquor Burowii  1.619
Liquor Calcii chlorati  1.614
Liquor Calcii sulfurati  1.620
Liquor Carbonis detergens  1.620
Liquor Cresoli saponatus  1.643;  7.1105
Liquor Ferri sesquichlorati  1.620
Liquor Formaldehydi saponatus  1.643
Liquor Hamamelidis  5.370
Liquor Kalii acetici  1.620
Liquor Kalii arsenicosi  1.621
Liquor Kalii carbonici  1.621
Liquor Mindereri  1.619
Liquor Natrii hypochlorosi  8.1106
Liquor pectoralis  1.622
Liquor Plumbi subacetici  1.621
Liquor Tannicus Monsel  1.622
Liquores  1.618, 653
Liquorice  5.312
Liquorice root  5.314
Liquorsäure  5.316
Lirinidin  5.702
Lirinin  5.702
Lirio de los valles  4.977
Liriodendrin  5.298, 704
Liriodendritol  5.702
Liriodendron, Monographie  5.700
Liriodendron chinense  5.700
Liriodendron heterophylla  5.700
Liriodendron integrifolia  5.700
Liriodendron obtusiloba  5.700
Liriodendron procera  5.700
Liriodendron trucnatifolia  5.700
Liriodendron tulipifera  5.700, 702ff
Liriodendron tulipifera hom.  5.705
Liriodendron-tulipifera-Blätter  5.702
Liriodendron-tulipifera-Holz  5.703
Liriodendron-tulipifera-Rinde  5.704
Liriodendronin  5.703
Liriodenin  4.307;  5.703f
Liriodenolide  5.701
Lirioferin  4.1016, 1024;  5.703
Liriolignal  5.701
Lirionol  5.704f
Lirioresinol  6.841
– β-dimethylether  5.701, 703f

Liriosma  6.307
– Monographie  5.706
Liriosma inopiflora  5.706
Liriosma micrantha  5.706
Liriosma ovata  5.706f;  6.307
Liriotulipiferin  5.703
Lis d'eau  5.925
Lis des vallées  4.977
Lisc badanu  4.498
Lisc bergenii  4.498
Lisc macznicy  4.331
Liscie zsalwii  6.548
Liseron épineux  6.727
Lisinciclina  8.773
Lisinopril, Monographie C01A, C02EA  8.745
Listeriose, Schaf, Impfung J07AX  1.411
List'ja toloknjanki  4.331
Lisurid
– Monographie C01A, N02CA  8.747
– hydrogenmaleat, Monographie C01A, N02CA  8.749
Litauischer Balsam  4.505
Lithanthracis oleum  9.659
Lithantracis picis liquor  1.620
Lithauer Balsam  1.584
Lithium
– Bestimmung, ionenchromatographisch  2.454
– ionensensitive Membran  2.493
– Nachweis  2.132
– Nachweisgrenze, spektroskopische  2.469
Lithium carbonicum effervescens  1.637
Lithium citricum effervescens  1.637
Lithiumbromid, in künstlichem Quellsalz  1.642
Lithiumcarbonat
– in Brausepulver  1.637
– als Reagens  1.543
Lithiumchlorid, in künstlichem Quellsalz  1.571ff
Lithiumchlorid-Feuchtesensor  2.27
Lithiumcitrat, in Brausepulver  1.637
Lithiumhydroxid  3.860
– als Reagens  1.559
Lithocarpus benzoin  6.847
Lithospermi radix  4.177
Lithospermum erythrorrhizon  4.177
Lithospermum tinctorium  4.176
Lithraea caustica  5.794
Lithranthracis pyroleum  9.659
Litosomoides carinii  7.1282
Litsea cubeba, Verfälschung von Melissae aetheroleum  5.812
Littorin  5.461;  8.511
Livèche  5.664
Livèche capillaire  5.848
Livelong  6.655
Liver leaves  5.429
Liverwort  5.429
Liverwort leaves  5.429
Lividamin  7.280
Lividomycin, Monographie C01A, J01GB  8.750
Livsträ  6.956
Livsträd  6.956
Lizard arum  3.1059

Lizetan Zierpflanzenspray, Monographie 3.743
Llantén mayor 6.228
Llantén mediano 6.231
Llantén menor 6.224
Lletimó 4.1159
Llevagat 4.598
Llevamá bord 4.598
Llevamal inflabou 4.598
Lligamá 4.598
LMBG *[Lebensmittel- u. Bedarfsgegenstände-gesetz]* 1.132, 139, 245
LM-Potenz 2.745
Loa loa 7.1282
Loajan 4.82
Loba Copal 4.130
Lobadium aromaticum 6.450
Lobaria islandica 4.794
Lobed nightshade 6.742
Lobelanidinglucosid 6.652
Lobelanin 3.743
Lobelia inflata, Monographie 3.743f
Lobeliae tinctura 1.677
Lobelie, aufgeblasene 3.743f
Lobélie inflée 3.743
Lobelienkraut 1.677
Lobelientinktur 1.677
Lobelin 1.727; 3.743f
Lochneram 6.817
Lochnerin 3.259; 6.817
Lochnerinin 6.1125
Lochscheibengranulat 2.723, 730
Lochvinerin 6.1126f
Lochwalzengranulierer 2.828
Lock-Ansatz 1.54
Locke-Lösung 1.613
Loculoascomycetes 1.291f
Loesenerin 5.792
Loewoe Copal 4.130
Lofexidin
– Monographie C02A 8.750
– hydrochlorid, Monographie C02A 8.752
Löffelkraut 1.664; 4.586, 924
– echtes 4.923f
Löffelkrautspiritus 1.609, 664
Löffelkresse 4.923f
Löfflers Methylenblau-Lösung 1.550
Loflucarban, Monographie D01AE, D06BX 8.752
Loganin 4.1009; 6.820, 829, 832
Loganinsäure 5.245; 6.820, 829, 832, 1127, 1129
Logo 6.918
Lojos dos jardins 4.752
Lokalanästhetika N01B
– Hämorrhoidenmittel, zur topischen Anw. C05AD
– Ophthalmologika S01H, S01HA
– Rachentherapeutika R02AD
Lokundjosid 4.980; 6.795, 814
Loliolid 4.602, 611, 1168; 5.792; 6.540
Lolium temulentum, Verfälschung von Lini semen 5.677
Lombardsch linzeboom 4.959

Lomefloxacin, Monographie J01MA 8.752
Lomustin, Monographie L01A 8.755
Lon 5.671
Lonazolac
– Monographie M01AB 8.756
– Calciumsalz, Monographie M01AB 8.758
London-Kräfte 2.281, 291
London-Smog 3.907, 1066
London-van-der-Waals-Kräfte 2.816
Long bladder kelp 5.740
Long buchu 4.473
Long buchu leaves 4.473
Long green 4.5
Long nutmeg 5.865
Long pepper 6.199, 218
Long rooted curcuma 4.1088
Longale 4.44
Long-headed anemone 4.280f
Long-headed thimbleweed 4.280
Longiborneol 5.567
Longifolen 4.20; 5.567; 6.159
β-Longilobin 3.1036
Longin flüssig, Monographie 3.745
Longipinen 4.20
Longispinogenin 4.602; 5.903
Long-leaf pine 6.167, 176
Long-leaf pitch pine 6.167
Long-leaved Indian pine 6.178
Long-stamened orthosiphon 5.966
Long-straw pine 6.167
Lonicera caprifolium, Verfälschung von Dulcamarae stipes 6.738
Lonicera marilandica 6.775
Lonicera racemosa 6.853
Lonicera xylostemum
– Verfälschung von Belladonnae folium 4.425
– Verfälschung von Dulcamarae stipes 6.738
Lontrel 100
– Monographie 3.745
– Pflanzenschutz 1.365
Lonza Rasendünger mit Unkrautvernichter, Monographie 3.745
Lonza Schneckenkorn, Monographie 3.745
Look-up-and-kiss-me 6.1148
Loperamid
– Monographie A07DA 8.758
– hydrochlorid, Monographie A07DA 8.761
Lophophora, Monographie 5.707
Lophophora diffusa 5.707
Lophophora echinata 5.707
Lophophora lewinii 5.707
Lophophora lutea 5.707
Lophophora williamsii 3.775; 5.707, 709f
Lophophora williamsii hom. 5.711
Lophophorin 5.708f
Loprazolam
– Monographie N05CD 8.762
– mesilat, Monohydrat, Monographie N05CD 8.763
– methylsulfat 8.763
Loranthus europaeus 6.1160
Loratidin, Monographie R06A 8.764

Lorazepam, Monographie **N05BA** **8**.765
Lorbeer
– amerikanischer **5**.608
– Rosen~ **3**.891
Lorbeerblätter **1**.701
Lorbeeröl **3**.351, 395
– Identität mit DC **2**.275
– in Zubereitungen **1**.697
Lorbeerrose **3**.72; **5**.608
Lorbeersalbe **1**.697
– zusammengesetzte **1**.697
Lorbeerseidelbast **3**.388
Lorcainid
– Monographie **C01B** **8**.767
– hydrochlorid, Monographie **C01B** **8**.769
Lord Rasendünger mit Moosvernichter, Monographie **3**.746
Lord Spezialrasendünger mit Unkrautvernichter, Monographie **3**.746
Lords and ladies **3**.99
Lorentz-Kraft **2**.21
Lormetazepam **6**.747
– Monographie **N05CD** **8**.769
Los-Angeles-Smog **3**.907
Lösende Mixtur **1**.626
Löslicher Cayennepfeffer Buchheister **1**.700
Lösliches Dover'sches Pulver **1**.640
Lösliches Pentobarbital **9**.72
Lösliches Thiopenton **9**.884
Löslichkeit
– Definition **2**.354
– Einfluß auf Bioverfügbarkeit **2**.841, 1121
– bei Fett **2**.326
– Grenzkurve **2**.552ff
– pH-abhängige **2**.837
– Pulvereigenschaften **2**.77, 856f
– Sättigungs~ **2**.819
– Verbesserung **2**.821
Löslichkeitsprodukt **2**.354
Lost **3**.1067
C-Lost **3**.1067
N-Lost **7**.872; **9**.97
S-Lost **3**.1067
Lostvergiftung, Antidot **8**.1122
Lösungen
– Definition **2**.814ff
– feste **2**.74, 815
– gesättigte **2**.550, 819
– HAB **2**.745
– ideale **2**.817
  Konzentrationsangaben **2**.822
– metastabiler Bereich **2**.554f
– offizinelle, Übersichtstabelle **2**.823ff
– übersättigte **2**.819, 843
– wäßrige, Prüfung auf Natriumhydroxid, -carbonat, -chlorid durch NIR **2**.488
Lösung nach Giemsa **1**.542
Lösungsanomalie **2**.820
Lösungsarten **2**.815
Lösungsgeschwindigkeit
– Bioverfügbarkeit **2**.841f, 1121
– Definition **2**.821

– Endkontrolle **2**.1109
– Pulvereigenschaften **2**.856f
Lösungsmittel
– apolare **2**.818
– Einfluß auf Photometrie **2**.175
– Entgasung **2**.768
– Gegenstromverteilung **2**.412f
– Grenzprüfung in fetten Ölen **2**.330
– Kenngrößen, sicherheitstechnische **2**.121
– Mischbarkeit **2**.413
– nichtpolare **2**.818
– nichtwäßrige, für Parenteralia **2**.767
– polare **2**.818
– Restgehalt **2**.330, 1090
– Selektivitätsdreieck **2**.414
– semipolare **2**.818
– Zersetzungspotentiale, elektrochemische **2**.511
Lösungsmittelschnüffler **3**.1197
Lösungsmittelsystem **2**.412
Lösungspetroleum **3**.162
Lösungssalben **2**.904
Lösungstabletten **2**.939
Lösungsvermittler **7**.818, 1215; **8**.619, 793; **9**.291f
– für Granulate **2**.729
– für Parenteralia **2**.767
Lösungsvorgang
– Definition **2**.820
– endothermer **2**.817
– exothermer **2**.817
Lösungswärme **2**.817
Lotaustralin **5**.672, 678f, 768, 770; **6**.990
Lotio alba aquosa **1**.622
Lotio alba spirituosa **1**.622
Lotio cosmetica **1**.622
Lotio Zinci **1**.622
Lotio Zinci oxydati **1**.622
Lotio Zinci oxydati aethanolica **1**.622
Lotion, Benzyl Benzoate **2**.697
Lotionen **1**.622; **2**.686, 696
– O/W-, Hautpflege **1**.162
– W/O- **1**.162ff
Lotis-Lily **5**.925
Lotrifen, Monographie **G02AX** **8**.771
Lotu-chand **6**.363
Louga **4**.38
Louga Ferlo **4**.38
Louisiana lang pepper **4**.664
Lovage **5**.664
Lovage fruit **5**.665
Lovage root **5**.666
Lovage wort **5**.665
Lovastatin, Monographie **B04AB** **8**.771
Love apple **5**.726
Love drug **3**.809
Love pill **3**.809
Love-and-idle **6**.1148
Lövefod **4**.162
Love-in-idleness **6**.1148
Low angle laser light scattering detector **2**.321
Low bush blueberry **6**.1052
Low chamomile **4**.808

Low density lipoprotein **1.**469
Low density polyethylene **2.**770
Löwenblatt **4.**741
Löwenblattwurzel **4.**741
Löwenschwanzkraut **5.**652
Löwenzahn **1.**606ff; **6.**900
– gemeiner **6.**897
Löwenzahnblätter **6.**898
Löwenzahnextrakt **1.**606
Löwenzahnganzpflanze **6.**900
Löwenzahnkraut **6.**898
Löwenzahnwurzel **1.**659; **6.**899
– Verfälschung von Coffeae semen **4.**931
Löwenzahnwurzel mit Kraut **6.**900
Loxiran Ameisen Streu- und Gießmittel
– Pflanzenschutz **1.**345
– Monographie **3.**746
Loxiran Ameisenfallen, Monographie **3.**746
Loxiran Ameisenspray, Monographie **3.**746
Loxiran Streumittel, Monographie **3.**746
LQ *[Limiting quality]* **2.**1074
LSD *[Lysergidsäurediethylamid]* **3.**750; **8.**778
LSD-25 **3.**750
LSF *[Lichtschutzfaktor]* **1.**202
LSK *[linearer Schwächungskoeffizient]* **2.**79
LT forte Kaltnebel, Monographie **3.**746
Lu wei **4.**213
Lubimin **6.**748
Lucanthonhydrochlorid, Monographie P02BX **8.**773
Lucenin-2 **6.**39f
Lucenine **5.**49, 644, 672
Luchslungenkraut **6.**311
Lucidin **5.**219
– 3-primverosid **5.**219
Lucuma mammosa, Verfälschung von Colae semen **4.**943
Lucyosid-Saponine **5.**712f
Ludipress, Preßdruck-Tablettenhärte-Diagramm **2.**943
Luerssenia cyminum **4.**1079
Luffa **5.**713
– Monographie **5.**712
Luffa acutangula **5.**712
Luffa aegyptiaca **5.**712
Luffa cylindrica **5.**712f
Luffa echinata **5.**712
Luffa forskalii **5.**712
Luffa graveolens **5.**712
Luffa operculata **5.**712ff
Luffa operculata hom. **5.**715f
Luffa-operculata-Früchte **5.**714
Luffa purgans **5.**713, 716
Luffafrüchte **5.**714
Luffaschwamm **5.**713
Luffin **5.**713
Luftfeuchtigkeit, absolute **2.**260
Luftkeimzahl, Prüfung **2.**1088
Luftkissen **1.**49
Luftringe **1.**49f
Luftstrahlmahlung **2.**536
Luftstrahlsieb **2.**51, 1019

Luftstrahlsiebung **2.**588
Lugolsche Lösung **1.**528ff, 655
– verdünnte **1.**551
Lukowiza podsneshnika **5.**215
Luktviol **6.**1143
Lulutong **5.**697
Luma apiculata **5.**131
Luma cheken **5.**131
Luma chequen **5.**133
Lumicolchicin **3.**336, 338
Lumiergometrin **3.**531
Lumiergonovin **8.**61
Lumiprednisonacetat **8.**257
Lumisterin **7.**1082
Lumisterol **7.**1330; **8.**57
Lunaria selvatica **4.**180
Lungenflechte **4.**791, 794
Lungenkraut **6.**311
– echtes **6.**311
Lungenkresse **4.**923f
Lungenmoos **4.**791, 794
Lungenwurmerkrankung, Rind, Impfung J07 **1.**409f
Lunges Reagens **1.**535
Lungeurt **6.**311
Lungwort **6.**311
Lungwort leaves **6.**311
Lunularia cruciata, Verwechslung von Marchantia polymorpha **5.**775
Lunularin **5.**775
Lunularsäure **4.**189; **5.**774f
Lupanin **4.**740, 801ff, 1124ff, 1128, 1131; **5.**624f; **6.**769f
Luparia **4.**79
Lupen **4.**604
Lupenon **5.**554, 793f, 805
3-*epi*-Lupenylacetat **4.**964
Lupeol **4.**16, 146, 326, 502, 534, 605, 691, 727, 748; **5.**189, 313, 642; **6.**308, 343, 348, 441, 476, 766, 770, 777, 781, 1017
Lupeon **4.**964
Lupersol DEL **3.**228
Lupeylacetat **4.**691
Lupeylpalmitat **4.**691
Lupine
– gelbe **3.**1096
– vielblättrige **3.**1096
– weiße **3.**1096
Lupinensamen, Verfälschung von Coffeae semen **4.**931
Lupinidin **3.**1096; **9.**645
Lupinus, Verfälschung von Coffeae semen **4.**931
Lupinus albus **3.**1096
Lupinus luteus **3.**1096; **9.**645
Lupinus polyphyllus **3.**1096
Lupinus trifoliatus **4.**1103
Lupiwighteon **5.**331
Lupolo **5.**447
Luppulo **5.**447
Lupuli glandula **5.**448
Lupuli strobulus N05CM **5.**449
Lupulin **5.**448

Lupulinum 5.448
Lupulinum hom. 5.457
Lupulo 5.447
Lupulon 5.450
Lupulus 5.456
Lupulus communis 5.447
Lupulus humulus 5.447
Lupulus scandens 5.447
Luronase 8.455
Lusitanin 4.801
Lusolo na may 5.805
Lustgarten Reaktion 1.551
Lutein 4.27, 348, 605, 635, 1070, 1076; 5.201, 476; 6.114, 754, 1149
Luteinepoxid 4.84f, 602, 605, 1070; 5.411; 6.898, 1149
Luteoforol 5.182
Luteolin 4.48, 64, 93, 261, 357, 449, 461, 463, 656, 798, 970, 979, 1040, 1079, 1111, 1118, 1192; 5.35, 65, 219, 273, 412, 442, 481, 524, 637, 642, 644, 672, 693, 775, 836, 849, 936, 938, 945, 963; 6.157, 229, 278, 496, 541, 551, 569, 931, 933f, 936, 939, 982, 986, 990, 1117
– 7-apiosylglucosid 4.293, 297f; 6.111, 113
– 7-diglucosid 4.798; 5.294
– 7,3′-di-$O$-β-D-glucuronid 5.775
– 7,4′-di-$O$-β-D-glucuronid 5.775
– 7,3′-dimethylether 4.1160, 1192
– 3′,4′-dimethylether-7-$O$-β-D-methylglucuronid 4.1160
– galactosid 4.297
– glucosid 5.768
– 4′-glucosid 5.936, 945; 6.770
– 4′-$O$-β-D-glucosid 5.939
– 5-$O$-β-D-glucosid 5.67
– 7-glucosid 4.30, 32, 42, 296, 664, 798f, 808, 811; 5.226, 447, 945
– 7-$O$-glucosid 4.147; 5.816, 938, 955
– 7-$O$-β-D-glucosid 4.1042
– glucuronid 5.774
– 7-$O$-glucuronid 4.868
– 7-$O$-β-D-glucuronid 5.775
– 7-glucuronid-3′,4′-dimethylether 4.683
– 7-glucuronosylglucosid 4.1082
– 7-lactat 5.780
– 3′-methylether 4.1160
– 7-methylether 6.541, 1096
– 7-$O$-monoglucosid 4.663
– 7-$O$-pyranoglucosid 4.1082
– 7-rutinosid 4.657, 1119
– 7-$O$-rutinosyl-4′-$O$-glucosid 4.1119
– 7,3′,4′-tri-$O$-β-D-glucuronid 5.775
Luteolosid 5.613
Luteoskyrin 6.59
Luteotropes Hormon 1.780
Luteoxanthin 4.602, 605; 5.476
Lutetium, Nachweisgrenze, spektroskopische 2.469
Lutin Neu Winterspritzmittel, Monographie 3.746
Lutonarin 5.644
Lutrole 9.283
Lutschkapseln 2.812

Lutschtabletten 2.939
Lützener Kammfenchel 5.170
Luxan Gro Stop
– Monographie 3.747
– Pflanzenschutz 1.360
Luxan Maneb 80 % Spritzmittel
– Monographie 3.747
– Pflanzenschutz 1.353
Luxatox DP flüssig, Monographie 3.747
Luxatox Kombi flüssig, Monographie 3.747
Luxusseifen 1.157
Luzernenanbau, Herbizid 3.824
Luzula, Monographie 5.717
Luzula luzulina, Verwechslung mit Luzula pilosa 5.717
Luzula luzuloides, Verwechslung mit Luzula pilosa 5.717
Luzula pilosa 5.717
Luzula vernalis 5.717
Luzule 5.717
LVP [Lypressin] 8.776
$L$-Wert, Sterilisation 2.780
Lwiza 5.690
C-S-Lyasen 4.183
Lycaconitin 4.66, 79
– Monographie 3.747
Lychnis githago 4.142
Lychnopholid 6.1099f
Lychnose 6.690
Lyciet 5.718
Lycii cortex 5.721
Lycii fructus 5.719
Lycii radicis cortex 5.721
Lycium, Monographie 5.718
Lycium barbarum 5.718f, 721
Lycium berberis hom. 5.721
Lycium chinense 5.718, 721, 723
Lycium-chinense-Blätter 5.723
Lycium ciliatum 5.718
Lycium europaeum 5.718
Lycium flaccidum 5.718
Lycium halimifolium 5.718
Lycium rhombifolium 5.721
Lycium subglobosum 5.718
Lycium vulgare 5.718
Lyciumamid 5.722
Lyciumin A 5.722
Lycoctonin 4.66, 79
– Monographie 3.748
Lycopen 6.738
Lycoperdon, Monographie 5.725
Lycoperdon bovista 5.725
Lycopersicon, Monographie 5.725
Lycopersicon esculentum 5.725ff
Lycopersicon esculentum hom. 5.728
Lycopersicon-esculentum-Blätter 5.727
Lycopersicon lycopersicum 5.726
Lycophyll 6.738
Lycopin 4.602, 611, 1069; 5.136, 725f
Lycopodium 1.708
Lycopsamin 4.531
Lycoremin 8.321

Lycorimin **8.**321
Lycorin **4.**526f; **5.**214, 217
– Monographie **3.**748
Lycoxanthin **6.**738
Lyddit **3.**1220
Lyell-Syndrom **8.**905
Lygus pratensis **1.**309
Lymecyclin, Monographie J01AA **8.**773
Lymphoblastenoiden-Interferon **8.**560
B-Lymphocyten **1.**375
Lynenol **8.**774
Lynestrenol, Monographie G03D **8.**774
Lyonetia abrotanifolia **4.**808
Lyonetia clerkella **1.**317
Lyonetiidae **1.**316
Lyoniatoxin **5.**609
Lyoniresinol **6.**341
Lyoniresinolglucosid **4.**892
Lyonisid **6.**341, 766
Lyonol **5.**609
Lyophilisate **2.**720, 856
Lyophilisation **2.**601, 800
– Gerüstbildner **2.**801
Lypressin, Monographie H01BA **8.**776
L-Lys **8.**780
Lysergid, Monographie **8.**778
Lysergidsäurediethylamid **8.**778
Lysergol **5.**537; **6.**1014f
Lysergsäure **4.**911, 913; **8.**61
– amid **4.**911; **5.**548
– diethylamid, Monographie **3.**750
– α-hydroxyethylamid **4.**913
D-Lysergsäureazid **8.**948
Lysicamin **5.**703f
Lysimachia, Monographie **5.**728
Lysimachia chamaenerion **5.**57
Lysimachia guestphalica **5.**730
Lysimachia lutea **5.**730
Lysimachia nemorum **5.**728
Lysimachia nummularia **5.**728f
– Verfälschung von Vincae minoris folium **6.**1128
Lysimachia nummularia hom. **5.**729
Lysimachia paludosa **5.**730
Lysimachia punctata **5.**728
Lysimachia repens **5.**728
Lysimachia rotundifolia **5.**728
Lysimachia suaveolens **5.**728
Lysimachia thyrsiflora **5.**730
Lysimachia tomentosa **5.**730
Lysimachia tyrsiflora **5.**728
Lysimachia vulgaris **5.**728, 730
Lysimachia-vulgaris-Kraut **5.**730
Lysimachia zavadskii **5.**728
Lysimachiae herba **5.**729
Lysimachiae nummulariae herba **5.**729
L-Lysin **5.**768
– Monographie B05XB **8.**780
– amidotrizoat, Monographie B05XB **8.**782
– hydrochlorid, Monographie B05XB **8.**783
– Monohydrat, Monographie B05XB **8.**781
Lysinepitressin **8.**776
*N*-Lysinomethyltetracyclin **8.**773

DL-Lysinsalze, zur Verbesserung d. Bioverfügbarkeit **2.**844
Lysin-Sepharose **2.**716
Lysinum monohydricum **8.**781
L-Lysinvasopressin **8.**776
Lysipressin **8.**776
Lysopressin **8.**776
Lysozym, Monographie R05CB **8.**784
[Lys$^8$]Vasopressin **8.**776
Lysylvasopressin **8.**776
Lytta, Monographie **5.**730
Lytta adspersa, Verwechslung von Cantharides **5.**732
Lytta eucera, Verwechslung von Cantharides **5.**732
Lytta gigas, Verwechslung von Cantharides **5.**732
Lytta syriaca, Verwechslung von Cantharides **5.**732
Lytta vesicatoria **5.**730f
Lytta vesicatoria hom. **5.**736
Lytta vittata, Verwechslung von Cantharides **5.**732
Lzicni bylina **4.**923f
Lzicnik **4.**923f

# M

M 52 DB, Monographie **3.**753
M 46 DP Fluid, Monographie **3.**753
M 52 flüssig, Monographie **3.**753
371 M Granulat, Monographie **3.**753
M 52 Kombi flüssig, Monographie **3.**754
Ma Huang **5.**48
MAA [$^{133}$I] Injection **8.**794
Maackiain **4.**465; **6.**990f
Maackiainglucosid **4.**465
Maalien **5.**913; **6.**1097
Maaliol **5.**913; **6.**1075, 1084
Mäander-Scanner, für DC **2.**424
Maasupol **2.**1005
Mabiancao **6.**1109
Macaglia quebracho **4.**401
Macaglia quebracho-blanco **4.**401
Macarpin **5.**111f
Macassar mace **5.**864
Macassar nutmeg **5.**865
Mace **5.**872
Mace butter **5.**878
Mace oil **5.**868
Macedonsäure **5.**312
Macedonsäure-glucuronopyranosylrhamnopyranosid **5.**312
Macela dourada **4.**808
Macela fetida **4.**286
Macela galega **4.**808
Macelignan **5.**875
Macella **4.**61
Macella do Campo **4.**61
Maceratio Althaeae **1.**623
Maceratio Seminis Lini **1.**623
Macerationes **1.**622f
Maceska polni **6.**1148
Machaerinsäure **5.**712
Machona **3.**1155f
Macidis aetheroleum **5.**868
Macidis flos **5.**872
Macis **5.**872
Macisbohnen **5.**881
Macisnuß, lange **5.**865
Macisöl **5.**868
Macleyin **4.**89, 1018; **5.**112
Maconha **3.**1155f
Macranthogenin **5.**419
Macrisalb [$^{133}$I] Injection **8.**794
Macrocarpium officinale **4.**1008
Macrocarpol **5.**567
Macrocystis, Monographie **5.**739
Macrocystis angustifolia **5.**739
Macrocystis integrifolia **5.**739f

Macrocystis-integrifolia-Thallus 5.740
Macrocystis pyrifera 5.739f
Macrocystis-pyrifera-Thallus 5.741
Macrogol 300
– Monographie 8.789
– glycerol-tris(hydroxystearat), Monographie 8.793
Macrogol 400, Monographie 8.789
Macrogol 600, Monographie 8.789
Macrogol 1000
– Monographie 8.789
– glycerolmonolaurat, Monographie 8.791
– glycerolmonooleat, Monographie 8.792
– glycerolmonostearat, Monographie 8.792
Macrogol 1500
– Monographie 8.790
– glyceroltriricinoleat, Monographie 8.793
Macrogol 1540, Monographie 8.790
Macrogol 3000, Monographie 8.790
Macrogol 4000, Monographie 8.790
Macrogol 5000, Monographie 8.790
Macrogol 6000, Monographie 8.790
Macrogol 20000, Monographie 8.791
Macrogol 35000, Monographie 8.791
Macrogol ointment 2.888
Macrogole
– Monographie 8.787f
– in Dermatika 2.902
– FST-Mittel 2.946
– GC-Trennflüssigkeit 2.282
– Inkompatibilitäten 2.912
– in Kosmetika 1.162ff
– Suppositoriengrundmasse 2.1005
– in Zubereitungen 1.667, 696
Macrogolglycerolhydroxystearat 8.791, 793
– in Dermatika 2.902
Macrogolglycerolmonostearat 2.878; 8.792
Macrogoli unguentum 1.696; 2.888
Macrogolsalben
– Strukturmodell 2.879
– Zusammensetzung 1.696; 2.888
Macrogolstearat 400
– Monographie 8.794
– in Dermatika 2.902
Macrophomina phaseolina 1.293
Macropiper latifolium 6.201
Macropiper methysticum 6.201
[$^{99}$Tc]Macrosalb, Monographie 8.796
[$^{133}$I]Macrosalb-Injektionslösung, Monographie 8.794
Macrosiphus euphorbiae 1.329
Macrotomia cephalotes 4.176
Maculotoxin 3.1164
Macusin A 6.817, 823, 842
Macusin B 6.817, 823, 825, 842
Macusin C 6.817, 823, 842
Madagascar periwinkle 3.259
Madagascar poison nut 4.790
Madagascarin 5.393
Madagascin 5.395
Madagascinanthron 5.395
Madagaskar-Immergrün 3.259
Madar 4.623f

Madar root 4.622
Madasiat(in)säure 4.765; 7.303
Mädchenhaarbaum 5.270
Madecassiasäure 4.765; 7.303
Madecassinsäure 4.765
Madecassol 4.766
Madecassosid 4.766
Madecass-Säure 4.765f; 7.303
Madegassische Muskatnuß 5.881
Madeiraschabe 1.258
Maden 1.318
Mädesüß 5.148
Mädesüßblüten 5.149
Mädesüßkraut 5.152
Madhuca longifolia 6.947
Madhuirika 5.169
Madlan, weiße 4.281
Madnep 6.49
Madorius giganteus 4.621
Madorius procerus 4.624
Madre segal 4.912
Madroño 4.326
Madukaparni 4.764
Mafu Nebelautomat, Monographie 3.754
Magallanesin 4.484
Magarza 4.286
Magavira 4.101f
Magbira 4.101f
Mägdeblume 4.817
Magelhaenscher Zimt 4.1194
Magellanischer Zimt 4.1194
Magen-/Darmmittel A02, A02EA
– Abführmittel A06, A06A
– Antacida A02A
– Antidiarrhoika A07
– – Adsorbentien, intestinale A07B
– – Antiinfektiva, intestinale A07A
– – Entzündungshemmer, intestinale A07E
– – motilitätshemmende A07D, A07DA
– Antiemetika A03F, A03FA, A04, A04A
– Antiflatulentia A02D, A02DA
– Digestiva A09, A09A
– – Enzyme A09AA
– – Säurepräparate A09AB
– Gallentherapeutika A05A
– Laxantien A06, A06A
– – antiresorptiv und hydragog wirkende A06AB
– – Gleitmittel A06AA
– – Klistiere A06AG
– – osmotisch wirkende A06AD
– – Quellstoffe A06AC
– Lebertherapeutika A05B, A05BA
– motilitätsfördernde A03F, A03FA
– Spasmolytika A03
– Ulkustherapeutika A02B
– – H$_2$-Antihistaminika A02BA
– – Prostaglandine A02BB
– – Protonenpumpenhemmer A02BC
– – H$_2$-Rezeptorenblocker A02BA
Magenkraut 4.360
Magenpassagezeit 2.854, 1120

Magensaftresistenz
- Prüfung  2.966
- Tabletten  2.955
Magensekretion, Diagnostika  V04CG
Magensonden  1.97
Magenta I  9.532
Magentee  1.662
Magenverweildauer  2.854, 1120
Magerioga  4.719
Maggerena  4.959
Maggikraut  5.664
Maggio  6.768
Maggio ciondolo  5.624
Maggiorana  5.952
Maggiwurzel  5.666
Magic mushroom  6.291
Magicians rod  5.368
Maginal fern  4.1208
Magma  2.873, 924
Magnarcin  5.214
Magnesia hydrate  8.802
Magnesiabrausepulver  1.638
Magnesialimonade  1.636
Magnesiamixtur  1.551
Magnesii chloridum  8.799
Magnesii hydroxidum  8.802
Magnesio idrossido  8.802
Magnesium
- Grenzprüfung  2.305f, 309
- Komplexbildungskonstante mit EDTA  2.354
- Mineralwässer  1.246
- Nachweis  2.133
- Nachweisgrenze, spektroskopische  2.469
- Säuglingsnahrung  1.229, 241
Magnesium chloratum  8.799
Magnesium citricum effervescens  1.638; 8.800
Magnesium citricum neutrale  8.800
Magnesium glutaminicum  8.802
Magnesium subcarbonicum  8.797
Magnesium sulphate paste  2.892
Magnesiumacetylsalicylat  7.44
Magnesiumaluminiumsilicat, in Dermatika  2.902
Magnesiumbromid  3.207
Magnesiumcarbonat
- Monographie A02A, A06AD  8.797
- basisches, in Brausepulver  1.638
- leichtes basisches
- - in Pulver  1.641
- - Monographie A02A  8.798
- in Pudern  2.860
- schweres basisches
- - als Abführmittel  1.636
- - Monographie  8.799
Magnesiumchlorid
- Hexahydrat, Monographie A12  8.799
- in künstlichem Quellsalz  1.570
- als Reagens  1.551
Magnesiumcitrat, Tetradecahydrat, Monographie A12  8.800
Magnesiumdigluconat, Monographie A12  8.801
Magnesium-D-gluconat  8.801
Magnesiumglutamat, Monographie A12  8.802

Magnesiumhydroxid, Monographie A02A  8.802
Magnesiumlaurylsulfat, FST-Mittel  2.946
Magnesiumoxid
- leichtes, in Mixtur  1.625
- in Pudern  2.860
Magnesiumpalmitat, FST-Mittel  2.946
Magnesiumphosphid, Monographie  3.754
Magnesiumsilicat  3.102
Magnesiumstearat
- Monographie  8.804
- Benetzungswinkel  2.103
- FST-Mittel  2.946
- in Pudern  2.860
Magnesiumsulfat
- in künstlichem Quellsalz  1.570
- Phasenzustandsdiagramm  2.553
Magnetfeld, Sensor  2.21
Magnetorotation  2.157
Magniferin  6.662
Magnoflorin  4.65, 69, 72, 79, 268, 312, 480, 482, 484, 490, 624, 740ff, 836, 844, 1018;  5.111, 425, 747
Magnolialid  6.1099, 1101
Magnussen-Klingman-Test  3.968
Magowela  4.36
Magrath-Synthese  7.190
Maha Pengiri citronella oil  4.1114
Mahagoni-Beize für Holz  1.706
Mahapangiri  4.1114
MAHB  [1-Methoxy-2-amino-4-($\beta$-hydroxyethyl)-aminobenzol]  1.190
Mahjiki  5.648
Mahlen  2.856
Mahle's Rasendünger Sanguano + UV, Monographie  3.755
Mahlhilfsmittel  2.1024
Mahlkörper  2.540f
Mahlprinzipien  2.1019
Mahlung
- Luftstrahl~  2.536
- Naß~  2.536
Mahonia, Monographie  5.745
Mahonia aquifolium  4.480;  5.746ff
- Verfälschung von Berberidis radix  4.492
Mahonia aquifolium hom.  5.748
Mahonia fascicularis, Verwechslung mit Mahoniae radix  5.747
Mahonia fremonti, Verwechslung mit Mahoniae radix  5.747
Mahonia nervosa, Verwechslung mit Mahoniae radix  5.747
Mahonia pinnata, Verwechslung mit Mahonia aquifolium  5.746
Mahonia repens
- Verwechslung mit Mahonia aquifolium  5.746
- Verwechslung mit Mahoniae radix  5.747
Mahoniae radix  5.747
Mahoniawurzel  5.747
Mahonie  5.746
Mahonie à euillez de houx  5.746
Mahonienwurzel, gemeine  5.747
Mährischer Fenchel  5.170

Mahuang 3.522; 5.50
Mahuanggen 5.54
Mahuannin 5.55
Mai hom 4.307
Maiapfel, Podophyllin 3.982ff
Maiblomme 4.477
Maiblü Ameisen Spray, Monographie 3.755
Maiblü Ameisenstaub
– Monographie 3.755
– Pflanzenschutz 1.348
Maiblü Baum- und Wundbehandlungsmittel, Monographie 3.755
Maiblü Blattlaus- und Pflanzenspray, Monographie 3.755
Maiblü Insekten Staub, Monographie 3.756
Maiblü Mehltau Frei
– Monographie 3.756
– Pflanzenschutz 1.358
Maiblü Rasendünger mit Moosvernichter, Monographie 3.756
Maiblü Rasendünger mit Moosvernichter Super Mosskil, Monographie 3.756
Maiblü Rasendünger mit Unkrautvernichter, Monographie 3.756
Maiblü Rasendünger mit Unkrautvernichter Supergro extra, Monographie 3.756
Maiblü Schneckenkorn, Monographie 3.756
Maiblü Total Unkrautfrei gegen Unkräuter auf Wegen und Plätzen, Monographie 3.756
Maiblü Unkrautfrei für den Rasen, Monographie 3.756
Maiblü Wühlmausbrocken, Monographie 3.757
Maiblümel 6.277
Maiblumen 4.977f
Maiblumenkraut 1.674; 4.979
Maiblumentinktur 1.674
Maiblumenwurzel 4.984
Maidenhair 4.85f
Maidenhair fern 4.85, 87
Maidenhair tree 5.270
Maiden's breath 5.359
Maiglöckchen 3.347f, 1103; 4.977
Maiglöckchenblätter 4.979
Maiglöckchenblüten 4.978
Maiglöckchenkraut 1.674; 4.979
Maiglöckchenpulver, eingestelltes 2.1020; 4.980
Maiglöckchentinktur 1.674; 4.980
Maiglöckchenwurzel 4.984
Maikraut 5.222
Maikurtee 1.661
Mailänder Spanischfliegenpflaster 5.736
Maililie 4.977
Maililienblumen 4.978
Maillard-Reaktion 1.208, 242
Maimoos 4.421
Maiombe 5.557
Mairania uva-ursi 4.329
Mais
– Citreoviridin 3.324
– Mykotoxine 3.25
Mais Bentrol, Monographie 3.757
Mais Bentrol GL, Monographie 3.757

Mais Certrol
– Monographie 3.757
– Pflanzenschutz 1.359, 367
Mais Certrol flüssig, Monographie 3.757
Maisanbau, Herbizid 3.105, 235, 365, 440, 822, 1087, 1133, 1186
Maisbeulenbrand 1.297
Maisgriffel 1.589
Maisgriffelfluidextrakt 1.589
Maiskäfer 1.263
Maismehl, Citrinin 3.324
Maisöl
– in Dermatika 2.902
– Identität mit DC 2.275
Maisstärke
– Monographie 8.805
– in Dermatika 2.902
– sterilisierbare 7.256
Maiszünsler 1.317, 332
– asiatischer 1.333
Maitén 5.793
Maitenin 5.798
Maitotoxin 3.321, 889, 1006
Maitrankessenz 1.701, 710
Maiweinextrakt 1.706
Majaufe 5.186
Majdin 6.1124ff, 1128
Májkokörcsin 5.429
Majoran 1.571ff; 5.952
– wilder 5.960f
Majorana 5.957
– Monographie 5.751
Majorana crassa 5.959
Majorana crassifolia 5.959
Majorana cretica 5.952, 957
Majorana dictamnus 5.951
Majorana fragrans 5.952
Majorana hortensis 5.952, 954
Majorana majorana 5.952
Majorana maru 5.959
Majorana mexicana 5.952
Majorana nervosa 5.959
Majorana onites 5.957
Majorana orega 5.957
Majorana oreja 5.957
Majorana ovalifolia 5.952
Majorana scutellifolia 5.959
Majorana smyrnaea 5.957
Majorana suffruticosa 5.952
Majorana syriaca 5.959
Majorana tenuifilia 5.952
Majorana tomentosa 5.951
Majorana vulgaris 5.952
Majoranae aetheroleum 5.953
Majoranae herba 5.954
Majorankraut 1.571ff; 5.954
Majoranöl 1.619ff; 5.953
– ätherisches 5.953
Majoridin 6.1126
Majoroxin 6.1125f
Majorinin 6.1128
Majudin 3.802

Majuschel **5.**961
Majvinin **6.**1126
Maka **5.**35
Makassarcopal **4.**129
Makassar-Macis **5.**864
– Verfälschung von Myristicae arillus **5.**873
Makassarmuskatnuß **5.**865
Make-up-Gas **2.**285
Make-up-Präparate **1.**167, 207
Makosy **4.**101
Makrisalbi[$^{131}$I]injectio **8.**795
Makroaggregiertes, jodiertes [$^{133}$I]-Humanalbumin **8.**794
$\alpha_2$-Makroglobulin **2.**680
Makroklysmen **2.**1011
Makrolide, Antibiotika J01F, J01FA
Makrophagen **1.**375
[$^{131}$I]Makrosalb-Injektionslösung, Monographie **8.**795
[$^{99}$Tc]Makrosalbtechnetat-Injektionssuspension **8.**797
Makrosalb-[$^{99}$Tc]Technetium-Injektionslösung **8.**797
Mal fenu **4.**754
Malabar cardamom **4.**252
Malabar nut leaves **5.**596
Malabar nutmeg **5.**889
Malabar plum tree **6.**877
Malabarcardamomenöl **5.**39
Malabaricandiol **4.**146
Malabaricanol **5.**888
Malabaricol **4.**146
Malabaricone **5.**867, 874, 888
Malabarkardamomen **5.**40
Malabarkardomomen **5.**38
Malabarkino **5.**868
Malabarpfeffer **6.**215
Malabarsamen **5.**40
Malabarspinat **4.**240
Malabarzimt **4.**902
Malaboda **5.**866
Malachit **3.**715
Malachitgrün **2.**353
Malakka Catechu **4.**31
Malande **4.**170
Malariamittel P01B
Malat-Dehydrogenase **1.**486
Malathion, Monographie **3.**757
Malathon **3.**757
Malati **5.**889
Malayan eaglewood tree **4.**307
Malbar nut **5.**595
Maldison **3.**757
Male dogwood **4.**1006
Male fern **4.**1201, 1203, 1207f
Male fern root **4.**1203
Male pimpernel **4.**262
Male speedwell wort **6.**1119
Male Virginian dogwood **4.**1004
Maleat, Nachweis **2.**133
Maleinsäure
– Monographie **8.**806

– mono-[4-(2-thiazolylsulfamoyl)anilid] **8.**806
– UV-Spektrum **2.**173
Maleinsäureanhydrid **7.**345
– Monographie **3.**760
Maleinsäurehydrazid **9.**731
Maleinsäureureid **8.**1241
Maleylsulfathiazol, Monographie J01E **8.**806
Malgif **4.**527
Mali silvestris pericarpium **5.**753
Malic acid **7.**86
Maligne Erkrankungen, Klin. Chemie–Diagnostik **1.**493
Mallotus philippinensis **1.**769
Mallotusinsäure **4.**167; **6.**476
Mallow flower **5.**756
Mallow leaves **5.**759
Malodinitril **9.**1031
Malondialdehyd, Nachweis **2.**144
Malonsäure **4.**748; **6.**595
– dichlorid **8.**918
– diethylester **7.**121, 372, 569; **8.**1065f; **9.**585, 587, 1153
– dinitril **9.**865f
– monomethylestermonoamid **7.**769
Maltobiose **8.**807
Maltodextrin, in Tabletten **2.**945
Maltol **4.**7; **6.**39
Maltose, Monohydrat, Monographie **8.**807
Malus, Monographie **5.**751
Malus communis **5.**751
Malus coronaria **5.**751
Malus domestica **5.**751ff
Malus-domestica-Fruchtschalen **5.**753
Malus fructus **5.**752
Malus japonica **4.**795
Malus orientalis **5.**751
Malus pumila **5.**751
Malus pumila, flos hom. **5.**753
Malus sieboldii **5.**751
Malus sieversii **5.**751
Malus sylvestris **3.**69; **5.**751
Malva, Monographie **5.**753
Malva aegyptia **5.**754
Malva alcea **5.**754
Malva ambigua **5.**755
Malva, äthanol. Infusum hom. **5.**761
Malva cretica **5.**754
Malva elata **5.**755
Malva erecta **5.**755
Malva glabra **5.**755
Malva hispanica **5.**754
Malva involucrata **5.**754
Malva mauritiana **5.**755f, 761
Malva moschata **5.**754
Malva neglecta **5.**754, 759
– Verfälschung von Malvae flos **5.**757
Malva niaceensis **5.**754
Malva obtusa **5.**755
Malva oxyloba **5.**754
Malva parviflora **5.**754
Malva pusilla **5.**754
Malva riondela **5.**755

Malva rosa **4.**159
Malva rotundifolia **5.**754
Malva ruderalis **5.**755
Malva silvestris **5.**761
Malva stipulacea **5.**754
Malva sylvestris **5.**754ff, 759, 761
Malva sylvestris hom. **5.**762
Malva tournefortiana **5.**754
Malva triangulata **5.**754
Malva verticillata **5.**754
Malva vulgaris **5.**754f
Malvaccini **5.**258
Malvaccioni **4.**233
Malvae arboreae flos **4.**159
Malvae arboreae flos cum calycibus **4.**160
Malvae arboreae flos sine calycibus **4.**160
Malvae flos A01AD, R05DB **5.**756
Malvae folium A01AD, R05DB **5.**755, 759
Malvae hiemalis flos **4.**159
Malvae hortensis flos **4.**159
Malvae hortulanae flos **4.**159
Malvae infusum **5.**761
Malvae majoris flos **4.**159
Malvae roseae flos **4.**159
Malvae rubrae flos **4.**159
Malvae Visci herba **4.**234
Malvalialsäure **6.**874
Malvaliasäure **5.**337ff
Malvalsäure **4.**4, 233; **5.**754
Malvavisco **4.**233
Malve
– dunkelviolette **5.**755
– gemeine **5.**754
– mauretanische **5.**755
– schwarze **4.**159
– übersehene **5.**754
– wilde **5.**755
Malvenblätter **1.**573ff; **5.**755, 759
Malvenblüten **1.**662; **5.**756
– wilde **5.**756
Malvenrost **5.**756
Malvenwurzel, weiße **4.**236
Malvetta **5.**754
Malvidin **4.**261; **6.**276, 440, 1051f
– 3,5-diglucosid **4.**160; **5.**754, 758
– 3-glucosid **4.**160
Malvin **5.**754, 758; **6.**270, 272, 276, 447
Malzextrakt mit Kalk **1.**607
Malzextrakt mit Lebertran **1.**607
Malzzucker **8.**807
6-MAM **3.**662
Mamestra brassicae **1.**317
Mamillaria lewinii **5.**708
Mamillaria longimamma, Verwechslung mit Lophophora williamsii **5.**708
Mamillaria pectinifera, Verwechslung mit Lophophora williamsii **5.**708
Mamillaria williamsii **5.**708
Mamiran **4.**1023
Mammalia **1.**320f
Man made pests **1.**323
Maná **5.**196

Managras **4.**1114
Mançanilha **4.**817
Manchurian wildginger **4.**390
Mancozeb **1.**352
– Monographie **3.**761
7-D-Mandelamido-3-[[(1-methyl-1$H$-tetrazol-5-yl)-thio]methyl]-8-oxo-5-thia-1-azabicyclo[4.2.0]oct-2-en-2-carbonsäure **7.**744
Mandelins Reagens **1.**551; **2.**142
Mandelmilch **1.**581
Mandeln **3.**186
– bittere **1.**704; **3.**69f
– Mykotoxine **3.**25
– süße **1.**581
Mandelöl
– in Dermatika **2.**902
– Identität mit DC **2.**275
– Prüfung auf fremde Zusätze **2.**318
– in Zubereitungen **1.**569ff
Mandelölemulsion **1.**582; **2.**696
– gezuckerte **1.**582
Mandelonitril **3.**69
– Monographie **8.**808
Mandelonitril-β-glucosid **3.**69
Mandelsäure **7.**443; **8.**191
– ethylester **9.**45
D-Mandelsäure **3.**886
DL-Mandelsäure **7.**1121
– benzylester **7.**443
Mandelsäurenitril **1.**566; **8.**808
Mandelsäurenitril-β-gentiobiosid **3.**68; **7.**251
Mandibeln **1.**305
Mandioca **5.**768
Mandioca dulcis **5.**768
Mandioca utilissima **5.**768
Mandioka **5.**768
Mandiokawurzel **5.**769
Mandlsche Lösung **1.**655
Mandragora **5.**765
– Monographie **5.**762
Mandragora hom. **5.**767
Mandragora acaulis **5.**765
Mandragora, äthanol. Decoctum hom. **5.**763, 767
Mandragora autumnalis **5.**763f
Mandragora-autumnalis-Blätter **5.**763
Mandragora caulescens **5.**765
Mandragora-caulescens-Wurzel **5.**765
Mandragora chinghaiensis **5.**765
Mandragora-chinghaiensis-Kraut mit Wurzel **5.**765
Mandragora e radice siccato hom. **5.**764, 767
Mandragora foemina **5.**763
Mandragora haussknechtii **5.**763
Mandragora mas **5.**765
Mandragora microcarpa **5.**763
Mandragora officinalis **5.**765
Mandragora officinarum **3.**112, 682, 1073; **5.**763ff, 767
– Monographie **3.**763
Mandragora officinarum hom. **5.**767
Mandragora praecox **5.**765
Mandragora vernalis **5.**765
Mandragorae radix **5.**765

Mandragore 3.763; 5.763
Mandragore coréenne 6.13
Mandragorin 3.763
Mandrake 3.763, 984; 5.763
Mandschurische Aralie 4.322
Mandubinuß 4.319
Maneb 1.353
– Monographie 3.763
Maneb 80 A, Monographie 3.765
Maneb 80 B, Monographie 3.765
Maneb 350 SC
– Monographie 3.765
– Pflanzenschutz 1.353
Maneb Schacht, Monographie 3.765
Maneb 80 Spritzpulver, Monographie 3.765
Maneb 80 wp, Monographie 3.765
Manettia ignita, Verfälschung von Ipecacuanhae radix 4.779
Manex, Monographie 3.765
Mangan 5.67
– Monographie 3.765
– Antidot 2.342
– Komplexbildungskonstante mit EDTA 2.354
– Nachweis 2.133
– Nachweisgrenze, spektroskopische 2.469
Mangan(II)chlorid, Tetrahydrat, Monographie B05XA 8.808
Manganethylen-bis(dithiocarbamat) 3.763
– Pflanzenschutz 1.352f
– Zinksalzkomplex 3.761
Manganit 3.766
Mangankies 3.766
Mangan(IV)oxid, in Spiritus 1.663
Manganspat 3.766
Mangan(II)sulfat
– Monohydrat, Monographie B05XA 8.809
– Tetrahydrat, Monographie B05XA 8.810
Manganum chloratum 8.808
Manganum sulfuricum 8.809f
Mangelgeborene 1.240
Mangifera indica 6.628
Mangiferin 4.277f; 5.229, 231, 248, 474, 476; 6.723
Mangle 5.802
Mangle aguabola 5.802
Mangle rojo 5.802
Mangoldanbau, Herbizid 3.998
Mangoschmierlaus 1.330
Maní 4.316, 319
Manicure 3.1155f
Manidipin, Monographie C08C 8.811
Manihot, Monographie 5.767
Manihot hom. 5.771
Manihot amylum 5.769
Manihot edule 5.768
Manihot esculenta 5.768f
Manihot flabellifolia 5.768
Manihot glaziovii 5.767
Manihot starch 5.769
Manihot utilissima 5.768, 771
Manihotknollen 5.769
Manihotoxin 5.678

Manihotstärke 5.769
Manilacopal 4.129
Manilacopalöl 4.131
Maniladiol 5.903
– (3β,16β-dihydroxyolean-12-en)ester 4.605
Manilahanf 5.859
Manilanüsse 4.129
Manioc 5.768
Manioc root 5.769
Manioc starch 5.769
Manioc tuber 5.769
Maniok 5.768
Maniokschmierlaus 1.330
Maniokstärke 5.769
Maniokwurzel 5.769
Manis djangan 4.894
Manna A06AD 1.612ff; 4.716; 5.196
Manna a cannelo 5.197
Manna calabrina 5.197
Manna cannellata 5.196f
Manna communis 5.197
Manna depurata 5.197
Manna electa 5.197
Manna Gerace 5.197
Manna pinguis 5.197
Manna di Puglia 5.197
Manna sordida 5.197
Manna sugar 8.812
Mannadur Super Rasendünger mit Unkrautvernichter, Monographie 3.767
Mannaesche 5.196
β-(1→4)-Mannan 4.698
Exo-β-Mannanase 4.1104
Mannasirup 1.578, 650
Manne 5.196
Manne en larmes 5.196
Mannetjes-ereprijs 6.1118
Manninotriose 6.389
Mannitol 4.796, 902; 5.200, 296, 409, 936, 938; 8.812
– Monographie C03 8.812
– gefärbtes 1.685
– hexanitrat, Monographie C03 8.815
– für Lyophilisation 2.801
– in Tabletten 2.944
– in Zubereitungen 1.640ff
Mannitolum 8.812
Männliche Farnwurzel 4.1203
Männliche Myrrhe 4.963
Männliches Farnkraut 4.1201
β-D-Mannoheptitol 6.271
Mannoheptulose 6.69f
Mannomustin
– Monographie L01A 8.816
– dihydrochlorid, Monographie L01A 8.816
Mannose 4.698
β-Mannosidase 4.1104
Mannskraft 5.475
Mannstreu 5.77
– flachblätterige(r) 5.80
– Wasser- 5.81
Mannstreukraut 5.77

Mannstreuwurzel **5.**77
Mannucklar **6.**277
Mano **5.**531
Manoyloxid **6.**179
Man's health **6.**31
Mansi **5.**912
Manson I, Manson II **1.**551
Manteau de Notre-Dame **4.**162
Manteca de cacao **6.**946
Mantegazzis Bärenklau **5.**434
Manteiga de cacau **6.**946
Mantelet des dames **4.**162
Manteltabletten
– Definition **2.**940
– Herstellung **2.**950
Manzanilla **4.**817
Manzanilla alemana **4.**817
Manzanilla de Aragón **4.**817, 819
Manzanilla bastarda **4.**285
Manzanilla borde **4.**285
Manzanilla de los campos **4.**285
Manzanilla común **4.**817
Manzanilla dulce **4.**817
Manzanilla hedionda **4.**286
Manzanilla inglesa **4.**808
Manzanilla malagata **4.**286
Manzanilla noble **4.**808
Manzanilla ordinaria **4.**817
Manzanilla de Paris **4.**808
Manzanilla romana **4.**808, 811
Manzanille ordinaria **4.**819
Manzanito **4.**329
Manzetka **4.**162
Manzilla común **4.**819
Mao **7.**167, 171
Mão de onça **4.**458
Maokinin **5.**46, 55
Mao-kon **5.**54
Maozhimu **4.**277
Mapato **5.**615
Mappin **3.**222
Maranham jaborandi **6.**131
Maranhão jaborandi **6.**131f
Marañon **4.**256
Maranta **5.**772
– Monographie **5.**771
Maranta arundinacea **5.**772
Maranta arundinacea hom. **5.**773
Maranta indica **5.**772
Maranta protracta **5.**772
Maranta ramosissima **5.**772
Maranta silvatica **5.**772
Marantae amylum **5.**772
Marantastärke **5.**772
Marante **5.**772
Marapuama **5.**707; **6.**307
Maraschino **1.**704
Maravilla **4.**601
Maravilla de los campos **4.**598
Marcela **4.**61
Marcela hembra **4.**60f
Marcela macho **4.**60

Marcelablüten **4.**61
Marcelakraut **4.**62
Marcelita **4.**61
Marcella **4.**60f
Marcfortin A **6.**60, 63
Marchantia, Monographie **5.**774
Marchantia alpestris **5.**774
Marchantia aquatica **5.**774
Marchantia berteroana **5.**774
Marchantia paleacea **5.**774
Marchantia polymorpha **5.**774, 777
Marchantia polymorpha hom. *HAB 34* **5.**777
Marchantine **5.**775f
Mareksche Krankheit, Geflügel, Impfung J07BX **1.**415
Marenklatte **6.**1160
Marentaken **6.**1160
Margaça das boticas **4.**817
Margarineherstellung **4.**562
Margarita **4.**477
Margaspidin **4.**1208
Margerida **4.**477
Margerite, große **5.**661
Margeritenkraut **5.**661
Margherita **4.**477; **5.**661
Margheritina **4.**477
Marguerite **5.**661
Mari veri herba **6.**932
Maria nökleband **6.**277
Mariblomst **4.**477
Maricape **4.**162
Maricha **6.**213
Mariebluem **4.**281
Marie-Johanna **3.**1155f
Marienbader Salz **1.**642
Marienblömken **4.**477
Mariendistelfrüchte **1.**659ff
Marienglas **7.**640
Marienglöckchen **4.**977
Marienherzwurzel **4.**1155
Marienkäfer **1.**315, 330
Marienkraut **6.**935
Marienrose **4.**601
Marigold **4.**601
Marigold florets **4.**602
Marigold flowers **4.**602
Marihuana **3.**1155; **4.**644
Marijaneh **4.**262
Marijuana **3.**1156; **4.**644
Maritime pine **6.**175
Marjolaine **5.**953f
Marjolaine sauvage **5.**960f
Marjoram **5.**954
Marjoram oil **5.**953
Marjorana syriaca **6.**934
Markandika **4.**704
Markasit **9.**459
Markogenin **4.**278
– 3-timobiosid **4.**278
Markstammkohl **4.**552
Marlinen **4.**477
Marlolaine batarde **5.**961

Marmesin  5.173
Marmor  7.613
Marnis Ratten- und Mäuseköder, Monographie  3.767
Maro  6.932
Marobbio bastardo  4.454
Marobbio fetido  4.454
Maroio negro  4.454
Marokkaner, blonder  4.645
Marokkanisches Kamillenöl  4.827
Maronenbaum  4.726
Maronenbaumblätter  4.728
Marongghi  5.852
Maroserano-Öl  5.853
Marquis Reagens  1.551;  2.140, 142, 148
Marrobiastro  4.454
Marrobio  5.778
Marrobio nero  4.454
Marron  4.727;  6.507
Marronier d'Inde  4.110, 112
Marrube  5.778
Marrube blanc  5.778
Marrube noir  4.454f
Marrube puant  4.454
Marrubenol  5.779
Marrubiagenin  5.646
Marrubiasid  5.646
Marrubii herba  A02DA, A05A, A09A, A15, R05X  5.778
Marrubii nigri herba  4.455
Marrubiin  4.455;  5.779
Marrubin noir  4.454
Marrubio  5.778
Marrubio bastardo  4.454
Marrubio hediondo  4.454
Marrubio negro  4.454
Marrubiol  5.779
Marrubium, Monographie  5.777
Marrubium album  5.778, 781
Marrubium anisodon, Verwechslung mit Marrubii herba  5.779
Marrubium germanicum  5.778
Marrubium incanum, Verfälschung von Marrubii herba  5.779
Marrubium lanatum  5.778
Marrubium nigrum  4.454
Marrubium peregrinum, Verfälschung von Marrubii herba  5.779
Marrubium remotum, Verfälschung von Marrubii herba  5.779
Marrubium vulgare  5.778
– Verfälschung von Ballotae nigrae herba  4.455
Marrubium vulgare hom.  5.781
Marsdenia, Monographie  5.782
Marsdenia amylacea, Verfälschung von Condurango cortex  5.784
Marsdenia angolensis  5.782
Marsdenia condurango  5.789
Marsdenia cundurango  5.782f, 789
Marsdenia cundurango hom.  5.789
Marsdenia erecta  5.782
Marsdenia reichenbachii  5.782

Marsdenia rubicunda  4.1190
Marsdenia tenacissima  5.782
– Verwechslung mit Turpethi radix  5.948
Marsdenia volubilis  4.1191
Marsfiol  6.1143
Marsh marigold  4.625
Marsh mint  5.823
Marshal 25 EC
– Monographie  3.767
– Pflanzenschutz  1.348
Marshmallow  4.233
Marshmallow flowers  4.234
Marshmallow leaves  4.234
Marshmallow roots  4.236
Marshsche Probe  3.93
Martin-Durchmesser  2.42
Martinsche Binde  1.45
Martinscher Tee  1.660
Martynosid  6.389f
Marum syriacum  6.934
Marum verum  6.933f
Marumerizer  2.829
Marumgamander  6.932
Maruta cotula  4.286
Maruta foetida  4.286
Maruta fuscata  4.807
Maruta vulgaris  4.286
Marvel  5.778
Mary  3.1155f
Mary bud  4.601
Marygold herb  4.611
Maryland pink root  6.775
Marylandische Spigelienwurzel  6.775
Märzblümchen  5.429
Märzblume  6.1017
Märzblümli  4.477
Märzenbecher  3.748;  4.281
Märzenblume  4.281
Marzipan, Mykotoxine  3.25
Märzresel  4.477
Märzveigerl  5.429
Märzveilchen  6.1143
Märzwurz(el)  5.263, 265
Mascagna glandulifera  4.460
Mascagna psilophylla  4.460
Mascara  1.169ff
Mascarella  4.912
Mascarocoffea  4.926
Mäsch  4.640
Maschenbildung  1.29
Maschenweite, Sieb~  1.637, 657;  2.584f
Mascula  5.583
Masern
– Impfstoff, attenuierter  J07BB  2.919
– Impfung  J07BD  1.386
Masken  1.161
Maskenbrecher  3.325
Maskengesicht, Methanol  3.788
Maslinsäure  4.54, 760;  5.712, 937f, 945;  6.327, 867
Masonin  5.214
Massa Estarinum  2.1005

Massa guaranae **6**.54
Massaistrauchzweigspitzen **4**.395
Massaitee **4**.395f
Maßanalyse **2**.347
Masse, Endkontrolle **2**.1109
Massebestimmung **2**.2
Massenanteil **2**.826
Massenbruch **2**.826
Massengehalt **2**.826
Massenkonzentration **2**.822
Massenschwächungskoeffizient **2**.79
Massenspektrometer **2**.228
Massenspektrometrie
– DC **2**.233
– Fragmentierungsverhalten **2**.234
– GC **2**.231
– Gehaltsbestimmung **2**.458ff
– Grundlagen **2**.225ff
– Heteroatome **2**.233
– HLPC **2**.231
– hochauflösende **2**.237
– Methoden **2**.227f
– Schlüsselbruchstücke **2**.235
– α-Spaltung **2**.235
– Spektrenbibliothek **2**.235
Massentierhaltung **1**.742
Massenverteilungsverhältnis, GC **2**.289
Massenwechsel, Pflanzenschädlinge **1**.301
Maßliebchen **4**.477
– großes **5**.661
Masslin **6**.1160
Maßlösung **2**.347, 352, 356
Massoi-Rinde **4**.898
Maßzahlen
– Effizienz, Statistik **2**.1049
– Statistik **2**.1048
Mastel **4**.640
Master-Zellbank, für Gentechnologie **2**.711
Mastic thyme **6**.969
Masticadienonsäure **6**.631, 635f
Mastichkraut **6**.932
Masticis solutio composita **1**.656
Mastique américain **6**.628
Mastix **1**.656
– amerikanischer **6**.628
Mastixbaum **6**.627
– indischer **6**.627
Mastixlösung **1**.656
– zusammengesetzte **1**.656
Mastixthymian **6**.969
Mastuerzo de agua **5**.916
Masturzio ortense **5**.656
Matador, Monographie **3**.767
Matapasto **4**.703
Matchbox *[Tetrahydrocannabinol]* **3**.1155f
Mate **5**.508
– Verfälschung durch Maytenus ilicifolia **5**.795
Maté hom. **5**.511
Mate coyote **6**.375
Mate folium **N06BC** **5**.508
Mateblätter **1**.662; **5**.508
Matesaponin **5**.509

Matetee **5**.508
Matico **6**.197
Matico hom. **6**.198
Matico folium **6**.197
Matico herba **6**.197
Matico leaves **6**.197
Maticoblätter **6**.197
Matiko **6**.197
Matikoblätter **6**.197
Matizin **6**.198
Matricaire **4**.817
Matricaire camomille **4**.817
Matricaria **4**.819
– Monographie **5**.791
Matricaria chamomilla **1**.326; **4**.817, 819, 827, 829; **7**.826
Matricaria-chamomilla-Blüten **4**.819
Matricaria coronata **4**.817
Matricaria discoidea
– Verwechslung mit Anthemis cotula **4**.286
– Verwechslung mit Chamomilla recutita **4**.818
Matricaria flowers **4**.819
Matricaria inodora **1**.326
– Verwechslung mit Anthemis cotula **4**.286
Matricaria leucanthemum **5**.660
Matricaria maritima
– Verwechslung mit Anthemis cotula **4**.286
– Verwechslung mit Chamaemelum nobile **4**.809
– Verwechslung mit Chamomilla recutita **4**.818
Matricaria matricarioides **4**.819
– Verwechslung mit Chamomilla recutita **4**.818
Matricaria nobilis **4**.808
Matricaria oil **4**.827
Matricaria perforata, Verwechslung mit Chamomilla recutita **4**.818
Matricaria pusilla **4**.817
Matricaria recutita **4**.817, 819
Matricaria suaveolens **4**.817, 819
Matricariae extractum liquidum normatum **1**.590; **4**.823
Matricariae flos **A01AD, A02BX, A03, C05AX, D03, G02C, R05X** **4**.819
– Ersatz durch Anthemis-cotula-Blüten **4**.286
Matricariae oleum **4**.827
Matricariaethylester **4**.990
Matricariaester **4**.989
Matricarialacton **4**.989, 991
Matricariamethylester **4**.991
Matricarianal **4**.123
Matricarianol **4**.989
Matricin **4**.361, 821
Matrisilvae herba **5**.222
Matrisylviae herba **5**.222
Matrix
– Freisetzungskinetik **2**.834, 837
– – bei TTS **2**.978
– Pellets **2**.828, 831, 837
– Retardarzneiformen **2**.837
– Single-unit- **2**.837
– Tabletten **2**.939
Matrize, Tablettenmaschine **2**.946
Matromycin **8**.1233

Matsbouza  6.641
Matteblom  4.281
Mattenklee  6.992
Matteucinol  6.440
– 7-rhamnosid  4.720
Matto-Grosso-Ipecacuanha  4.777
Mauerandorn  5.778
Mauerassel  1.259, 305
Mauerewig  5.398
Mauernelkenwurz  5.263
Mauerpfeffer  6.654
– scharfer  6.651
Mauerpfefferkraut  6.651
Mauerranke  5.398
Mauerseglerlausfliege  1.267
Mauerträubchen  6.651
Maul- u. Klauenseuche, Rind, Schwein, Impfung J07BX  1.408, 412
Mäule-Reaktion  1.551
Maulwurf, Mittel gegen  3.831
Maulwurfsgrille  1.307
Mäuraku, Monographie  3.754
Maurerekzem  3.316
Mauretanische Malve  5.755
Mausan Giftweizen, Monographie  3.768
Mäuse  1.276, 281
Mäusegiftweizen Schacht, Monographie  3.754
Mäuseklee  6.990
Mäusekorn, Monographie  3.754
Mäuseschierling  4.970
Mäuseschierlingskraut  4.971
Mausex contact, Monographie  3.768
Mausex Duo, Monographie  3.768
Mausex Köder, Monographie  3.768
Mäusezwiebel  6.1037
Mausfibroblasten-Zellkulturen  2.710
Mausholz  6.737
Mauve de chemins  5.754
Mauve comestible  4.4f
Mauve sauvage  5.755f
C-Mavacurin  6.817f, 823, 829, 842
Maxforce Ameisenköder, Monographie  3.768
Maxforce Schabenköder, Monographie  3.768
Maxillen  1.305
Maxima Pflanzenschutz, Monographie  3.768
Maximowiczia amurensis  6.641
Maximowiczia chinensis  6.641
Maximowiczia sinensis  6.641
Maximowitschia japonica  6.641
May apple  3.984;  6.35
May flower  6.35, 318
May lily  4.977
May pop  6.35
May thorn  4.1045, 1058
Mayahari  4.714
Mayblob  4.625
Maydis amylum  8.805
Mayers Reagens  1.551;  2.124
Mayfolin  5.792
May-Grünwald-Lösung  1.494, 551
Maymyrsin  5.792
Maysenin  5.792

Maysin  5.792
Maytanbutin  5.792, 795
Maytanprin  5.792, 795, 806
Maytanside  5.792
Maytansin  5.792, 795, 803, 806
Maytansinoide  5.792
Maytanvalin  5.792
Maytein  5.792
Mayten  5.795
Maytenfoliol  5.792
Maytenfolsäure  5.792
Maytenin  5.792, 799f
Maytenochinon  5.792
Maytenon  5.792
Maytenonsäure  5.799, 804f
Maytensifoline  5.792
Maytenus, Monographie  5.791
Maytenus andongensis  5.794
Maytenus angolensis  5.794
Maytenus austroyunnanensis  5.792
Maytenus berberoides  5.792
Maytenus bilocularis  5.791
Maytenus boaria  5.791, 793
Maytenus-boaria-Blätter  5.793
Maytenus brevipetula  5.794
Maytenus buchananii  5.791f
Maytenus canariensis  5.792
Maytenus chilensis  5.793
Maytenus chuchuhuasca  5.799f
Maytenus colasii  5.800
Maytenus confertiflora  5.792
Maytenus crenulatus  5.793
Maytenus cymosa  5.794
Maytenus disperma  5.791
Maytenus diversifolia  5.792
Maytenus emarginata  5.792
Maytenus esquirolii  5.792
Maytenus goetzeana  5.806
Maytenus graciliramula  5.792
Maytenus guangxiensis  5.792
Maytenus guianensis  5.800
Maytenus heterophylla  5.791, 794f
– Verwechslung mit Maytenus senegalensis  5.794, 804
Maytenus-heterophylla-Blätter  5.794
Maytenus-heterophylla-Rinde  5.795
Maytenus-heterophylla-Wurzeln  5.795
Maytenus hookeri  5.792
Maytenus horrida  5.792
Maytenus huillensis  5.806
Maytenus ilicifolia  5.792, 795, 798, 800
Maytenus-ilicifolia-Blätter  5.795
Maytenus-ilicifolia-Wurzeln  5.798
Maytenus inflata  5.792
Maytenus krukovii  5.800
Maytenus laevis  5.800
Maytenus-laevis-Blätter  5.800
Maytenus-laevis-Rinde  5.800
Maytenus lancifolia  5.806
Maytenus laurifolia  5.806
Maytenus luteola  5.806
Maytenus mossambicensis  5.801

Maytenus-mossambicensis-Blätter 5.801
Maytenus obscura 5.791, 802
Maytenus-obscura-Blätter 5.802
Maytenus ovata 5.791f, 802, 805
Maytenus parviflora 4.730
Maytenus phyllanthoides 5.792, 802
Maytenus-phyllanthoides-Rinde 5.803
Maytenus putterlickioides 5.803
– Verwechslung von Maytenus serrata 5.805
Maytenus-putterlickioides-Wurzel 5.803
Maytenus rothiana 5.792
Maytenus royleana 5.792
Maytenus senegalensis 5.794, 803ff
– Verwechslung mit Maytenus heterophylla 5.794, 804
Maytenus-senegalensis-Blätter 5.804
Maytenus-senegalensis-Rinde 5.804
Maytenus-senegalensis-Wurzel 5.805
Maytenus serrata 5.791f, 805f
Maytenus-serrata-Früchte 5.806
Maytenus texana 5.802
Maytenus undata 5.806f
– Verwechslung mit Maytenus senegalensis 5.804, 806
Maytenus-undata-Wurzeln 5.807
Maytenus variabilis 5.792
Maytenus welwitschiana 5.803
Maytin 5.806
Maytolidin 5.806
Maytolin 5.806
Mayueta 5.182
Mazedonischer Anis 5.169
Mazedonischer Fenchel 5.170
Mazerate 1.622f; 2.1017
Mazeration 2.408, 1024f
Mazerationszeit 2.1027
Mazipredon, Monographie D07A 8.816
MBA [Methyl-bis($\beta$-chlorethyl)amin] 3.1100
Mbambara 4.962
Mbibo 4.254
MBK [Methylbutylketon] 3.669
Mbolo 6.808
Mbom 4.167
Mbum 5.852
MCB [Monochlorbenzol] 3.277
McLafferty-Umlagerung 2.235
MCPA [4-Chlor-2-methyl-phenoxy-essigsäure] 1.363
– Monographie 3.768
MCPA Berghoff, Monographie 3.771
MCPP [2-(4-Chlor-2-methyl)phenoxypropionsäure]- 3.772
2-MCPP 3.772
MCPP Berghoff, Monographie 3.771
MCPP 56 Wacker, Monographie 3.771
McReynolds-Konstante 2.281ff
MDA [Mellow Drug of America] 3.211, 809
MDD [microsealed drug delivery] 2.979
MDE [3,4-Methylendioxy-N-ethylamphetamin] 3.810
MDEA [3,4-Methylendioxy-N-ethylamphetamin] 3.810

4,4'-MDI [Diphenylmethandiisocyanat] 3.499
MDM [3,4-Methylendioxy-N-methylamphetamin] 3.811
MDMA [3,4-Methylendioxy-N-methylamphetamin] 3.811
ME 605 Spritzpulver, Monographie 3.772
Meadow anemone 6.319, 321
Meadow saffron 3.338; 4.946, 954
Meadow saffron flowers 4.948
Meadow saffron root 4.952
Meadow saffron seeds 4.948
Meadowsweet 5.148
Mealy primrose 6.274
Mearnsitrin 4.42
Mearusitrin 6.958
Meat Sugar 8.545
Mebendazol 1.769
– Monographie P02CA 8.817
– Cyclodextrinkomplex 2.849
Mebeverin
– Monographie A03A 8.820
– hydrochlorid, Monographie A03A 8.821
Mebhydrolin
– Monographie R06A 8.822
– napadisilat, Monographie 8.823
– 1,5-naphthalindisulfonat 8.823
Mebubarbital 9.69
Mebumal 9.69
MEC [minimale Wirkstoffkonzentration] 2.1119
Mecca senna 4.718
Mecetroniumetilsulfat, Monographie D08AJ 8.824
Mechlorethamin 3.1100
– hydrochlorid 7.872
Mecillinam, Monographie J01CA 8.825
Meclastin 7.983
Meclocyclin
– Monographie D10AF, J01AA 8.826
– hydrochlorid, Monographie D10AF, J01AA 8.827
– 5-sulfosalicylat, Monographie D10AF, J01AA 8.827
Meclofenaminsäure, Monographie M01AG 8.827
Meclofenoxat, Monographie 8.829
Mecloprodin 7.983
Mecloqualon, Monographie N05CM 8.830
Mecloxamin, Monographie N02CX 8.830
Meclozin
– Monographie R06A 8.831
– dihydrochlorid, Monographie R06A 8.832
Mecobalamin, Monographie A11 8.832
Mecoffaminum 7.592
Meconii tinctura 1.678
Mecoprop 1.363
– Monographie 3.772
Mecrilat, Monographie 8.833
Mecystein
– Monographie R05CB 8.833
– hydrochlorid, Monographie R05CB 8.834
MED [minimale Erythemdosis] 1.201
Medazepam, Monographie N05BA 8.834
Medecamycin 8.1010
Medetka 4.601

Medianwert 2.1048
Mediatoren 1.379
Medicarpin 5.895
Medicinal aloe 4.213
Medicinal rhubarb 6.417
Medicine terminalia fruit 6.921
Medigoxin 8.976
Medikamentenmißbrauch, Klin. Chemie–Diagnostik 1.485
Medikamentöse Aerosole 1.612f
Mediné Gummi 4.38
Medioresinol 5.704
Medipham FL 157, Monographie 3.774
Medizinalrhabarber 6.417f
Medizinalterpentinöl 6.171
Medizinalweine 1.698f; 2.1024
Medizinische Bäder 1.569
Medizinische Hefe 6.528
Medizinische Kohle 1.611; 7.89
Medizinische Seife 1.580, 644
Medizinische Trockenhefe 6.528
Medizinische Weine 1.698; 2.1024
Medrogeston, Monographie G03D 8.835
Medronheiro 4.326
Medrotestron 7.1446
Medroxyprogesteronacetat, Monographie G03D 8.837
Medrylamin
– Monographie D04AA, R06A 8.839
– hydrochlorid, Monographie D04AA, R06A 8.840
Medryson, Monographie S01BA 8.840
Medvedicovy 4.331
Meereiche 5.201
Meeresfischvergiftungen 3.321, 889, 1006
Meerkiefer 6.175
Meermelde 4.420
Meerportulak 4.420
Meerrettich 3.16; 4.339
Meerrettichbaum 5.852
Meerrettichersatz 5.855
Meerrettichwurzel 4.340
– Wiesen- 4.342
Meerschweinchen-Asparaginase 7.304
Meerstrandsdistel 5.79
Meertang 5.201
Meertäubchen 5.46
Meerträubel 5.48
Meerträubelkraut 5.50
Meerwasser, künstliches 1.570
Meerzwiebel 1.564ff; 6.1037, 1039
Meerzwiebelessig 1.564ff
Meerzwiebelextrakt 1.606
Meerzwiebelhonig 1.624
Meerzwiebelpulver, eingestelltes 2.1020; 6.1040
Meerzwiebeltinktur 1.680
Mees'sche Bänder 3.11676
Mefenaminsäure, Monographie M01AG 8.841
Mefenamsäure 8.841
Mefexamid, Monographie N06BX 8.844
Mefloquin
– Monographie P01BA 8.844

– hydrochlorid, Monographie P01BA 8.847
Mefrusid, Monographie C03BA 8.847
MEGA DP, Monographie 3.774
MEGA M, Monographie 3.774
MEGA MD, Monographie 3.774
MEGA PD, Monographie 3.774
Megasea crassifolia 4.497
Megestrol
– Monographie 8.849
– acetat, Monographie G03D, L02A 8.849
Meglucyclin
– Monographie J01AA 8.851
– dihydrochlorid, Monographie J01AA 8.851
Meglumin
– Monographie 8.851
– in Iniectabilia, Bestimmung durch NIR 2.487
– zur Verbesserung d. Bioverfügbarkeit 2.845
Meglumindiatrizoat, in Iniectabilia, Bestimmung durch NIR 2.487
Mehlbanane 5.859f
Mehlbeerbaum 4.1045
Mehlbeere 4.330, 1056
Mehlblüemli 4.281
Mehlblume 4.283
Mehldorn 4.1045, 1047
Mehlige Aletris 4.173
Mehlkäfer 1.263
Mehlkraut 4.421
Mehlmotte 1.264, 317
Mehlmus 4.421
Mehlmutter 4.911
Mehlprimel 6.274
Mehlprimelwurzel 6.275
Mehlschlüsselblume 6.274
Mehltau
– Äpfel 1.291
– echter 1.290f
– falscher 1.289
– Gräser 1.291
– Gurke 1.291
– Hopfen 1.291
– Rüben 1.291
– Tabak 1.289, 291
– Wein 1.289, 291
Mehrfachimpfstoff 1.378
Mehrfachwerkzeuge, Tablettierung 2.950
Mehrglasmethode, HAB 2.745
Mehrjähriges Gänseblümchen 4.477
Mehrkomponentenanalyse
– Matrixverfahren 2.475
– photometrische 2.474
Mehrpunktkalibrierung 2.453
Mehrstufen-Druckkolonnen-Destillation, zur Wasseraufbereitung 2.765
Mei athamantici radix 5.849
Meibom-Drüse 2.636
Meierkraut, wohlriechendes 5.222
Meimendro 5.466
Meimendro negro 5.466
Meisenheimer-Reaktion 2.134, 141
Mejorana 4.136
Mejorana silvestre 6.969

MEK *[Methylethylketon]* 3.226
MEK Peroxid 3.228
Mekkabalsam 4.968
– echter 4.968
Mekkabalsambaum 4.968
MEKP *[Methylethylketonperoxid]* 3.228
Mel depuratum 1.623
Mel foeniculi 1.623; 5.177
Mel rosatum 1.623
Melacacidin 4.27
Melamborinde 4.1195
Melampodii radix 5.422
Melampolid 6.696
Melampsora lini 1.294
Melanin 1.136
Melaninflecken 1.208
Melanosinapis 4.539
Melanosinapis communis 4.544
Melanosinapis nigra 4.544
Melanthesa cernua 4.566
Melanthesa chinensis 4.566
Melanthesa rhamnoides 4.567
Melanthesopsis fruticosa 4.566
Melanthesopsis lucens 4.566
Melão 4.1065
Melaphis chinensis 6.458
Melarsonyl, Monographie P01CD 8.852
Melarsoprol, Monographie P01CD 8.852
Melassez' Lösung 1.552
Melbaerblad 4.331
Melbärrisblade 4.330
Meldenkraut 4.421
Meletin 3.1024
Melibiose 6.180, 185
Melicope conferta 4.82
Melicopin 4.81
Melilotosid 5.223
Melilotsäure 5.635
Melinit 3.1220
Melinonin A 6.817, 823
Melissa 5.811, 814
– Monographie 5.810
Melissa hom. 5.819
Melissa altissima 5.811
Melissa calamintha 4.595
Melissa graveolens 5.811
Melissa officinalis 5.811f, 814, 819
Melissa officinalis hom. 5.820
Melissa oil 5.811
Melissae aetheroleum 5.811
Melissae folium A03, A05A, N05CM 5.814
Melissae oleum 5.811
Melissae oleum indicum 4.1114
Melissae spiritus compositus 1.665
Melisse
– Aufrechte Erfurter 5.811
– Quedlinburger Niederliegende 5.811
Melissenblätter 1.573ff; 5.814
Melissengeist 1.665
Melissenöl 1.566ff; 5.811
– ätherisches 5.811
– indisches 5.812

– ostindisches 4.1114
Melissenspiritus 1.665
Melissinsäure 5.722; 6.898
Melitoxin 7.1270
Melittosid 6.386
Mella praeparatae 1.623f
Mellenkohl 4.421
Mellow drug of America 3.809
Meló 4.1065
Melo agrestis 4.1065
Melo figari 4.1065
Melo orientalis 4.1065
Melo sativus 4.1065
Meloë variegatus, Verwechslung von Cantharides 5.732
Meloë vesicatoria 5.731
Melogranato 6.325
Melograno 6.325
Melolontha hippocastani 1.316
Melolontha melolontha 1.316
Melon 4.1065
Melon seeds 4.1066
Melone 4.1065
– echte 4.1065
Melonenkürbis 4.1069
Melongketcopal 4.129
Melonis semen 4.1066
Melosid 4.1065
Melotoxin 4.1065
Melperon
– Monographie N05AD 8.854
– hydrochlorid, Monographie N05AD 8.854
Melphalan, Monographie L01A 8.854
Membranen
– bioresponsive 2.981
– ionensensitive 2.492
– verholzte, Nachweis 1.551
Membranfilter 2.607, 778
– Rückhaltevermögen 2.607
Membranfilterverfahren, Prüfung, mikrobiologische 2.345
Membranfreisetzungskontrolle, bei TTS 2.978
Membranosmometer 2.94, 1106
Membransystem 2.975
Membrantrennverfahren 2.593
Memel fir 6.180
Memora nodosa 5.555
Memory-Zellen 1.375
Menachinon-1 6.885
Menadiol
– Monographie B02B 8.856
– diacetat, Monographie A11 8.857
– monoacetat 9.198
Menadion, Monographie B02B 8.857
Menaphthon 8.857
Menaquinon 8.857
Menarche 1.220
Menbuton, Monographie A05A 8.859
Mendobi 4.319
Menglytat, Monographie R05DB 8.860
Meningokokken-Impfung, Humanmedizin J07AH 1.393

Menisdaurin **5.**507, 510
Meniskusablesung **2.**349
Meniskuseinstellung **2.**6
Menispermin **4.**269
Menispermum cocculus **4.**268
Menispermum columba **5.**557
Menispermum heteroclitum **4.**268
Menispermum lacunosum **4.**268
Menispermum palmatum **5.**557
Menopausal-Gonadotropin **8.**860
Menotrophin **8.**860
Menotropin **7.**934
– Monographie H01CA **8.**860
Menschenfloh **1.**265
Menschliches Wachstumshormon **9.**630
Menstruationscyclus **1.**220
Menstruum **2.**1021
Menta **5.**835
Menta essenza **5.**830
La menta **5.**828
Menta pepe **5.**828
Menta peperina **5.**828
Menta piperita **5.**835
Mentalun **6.**916
Mentastro **5.**778
Mentha, Monographie **5.**821
Mentha adspersa **5.**827
Mentha agrestis **5.**823
Mentha aquatica **5.**821, 823, 828
Mentha arvensis **5.**823f, 826
Mentha-arvensis-Blätter **5.**826
Mentha-arvensis-Kraut **5.**826
Mentha asiatica **5.**827
Mentha austriaca **5.**823
Mentha calliantha **5.**827
Mentha canadensis **5.**823
Mentha candicans **5.**827
Mentha capensis **5.**827
Mentha cardiaca **5.**842
Mentha citrata **5.**821, 827
Mentha-citrata-Öl **5.**827
Mentha concolor **5.**827
Mentha cordifolia **5.**842
Mentha crispa **5.**823, 842
Mentha crispata **5.**842
Mentha gibraltarica **5.**839
Mentha hamadanensis **5.**827
Mentha haplocalyx **5.**823, 826
Mentha hirsuta **5.**823
Mentha hirtiflora **5.**839
Mentha incana **5.**827
Mentha lapponica **5.**823
Mentha longifolia **5.**821, 827f, 842
Mentha niliaca **5.**842
Mentha odorata **5.**827
Mentha piperita **5.**828, 830, 835, 839
Mentha piperita hom. **5.**839
Mentha pulegioides **5.**839
Mentha pulegium **3.**736, 738; **5.**821, 823, 839, 841f; **6.**932
Mentha pulegium hom. **5.**842
Mentha silvestris **5.**842

Mentha spicata **5.**821, 827f, 842, 844f
Mentha suaveolens **5.**842
Mentha sylvestris **5.**827, 842
Mentha tomentella **5.**839
Mentha tomentosa **5.**839
Mentha viridis **5.**827, 842
Mentha viridis hom. **5.**845
*p*-Mentha-1,8-dien **3.**736ff
1,3-*p*-Menthadien-7-al **4.**1080, 1082
1,4-*p*-Menthadien-7-al **4.**579, 1080, 1082
*p*-Mentha-2,8-dien-2-ol **4.**1110
(*S*)-(+)-*p*-Mentha-6,8-dien-2-on **7.**724
DL-*p*-Mentha-6,8-dien-2-on **7.**723
Menthae aquaticae folium **5.**823
Menthae arvensis aetheroleum A02DA, A05A, M02AX, R05CA **5.**824
Menthae citratae aetheroleum **5.**827
Menthae crispae aetheroleum **5.**842
Menthae crispae folium **5.**844
Menthae crispae tinctura **1.**677; **5.**844
Menthae herba **5.**826
Menthae longifoliae herba **5.**828
Menthae piperitae aetheroleum A01AD, A03, M02AX, R05CA **5.**830
Menthae piperitae folium A03 **5.**835
Menthae piperitae spiritus **1.**665
Menthae piperitae tinctura **1.**677; **5.**837
Menthae viridis oleum **5.**842
*p*-Mentha-3-en-7-al **4.**1080
(1*RS*,3*RS*,4*RS*)-3-*p*-Menthanol **8.**861
1α,4β-4-Menthan-3α-yl-ethoxyacetat **8.**860
*p*-Mentha-1,3,8-trien **6.**106, 113
Menthe anglaise **5.**828
Menthe blanche **5.**827
Menthe chevaline **5.**827
Menthe crépue **5.**842
Menthe douce **5.**842
Menthe poivrée **5.**828, 835
Menthe pouliot **5.**839
Menthe rouge **5.**823
Menthe sauvage **5.**827
Menthe sylvestre **5.**827
Menthe verte **5.**842
*cis*-*p*-Menth-2-en-1-ol **5.**869
*cis*-*trans*-*p*-Menthen-2-ol-1 **5.**955
*trans*-*p*-Menthen-2-ol-1 **5.**955
Menthocubanon **5.**836
Menthofuran **5.**821, 823f, 831, 836, 840; **6.**936
Menthol **4.**468, 596; **5.**824, 826, 829, 831, 836; **8.**860f
– Identität mit DC **2.**276
– Inkomp. mit Campher **7.**647
– racemisches, Monographie **8.**861
– in Zubereitungen **1.**611ff
Mentholbalsam **1.**689
Mentholi pulvis compositus albus **1.**640
Mentholschnupfpulver, weißes **1.**640
Mentholstift **1.**569
Mentholum racemicum **8.**861
Mentholvasoliment **1.**618

Menthon 4.595f; 5.821, 824, 826, 829, 831, 836, 840, 843, 951
(−)-Menthon 5.294
(+)-Menthon 4.468, 472
l-Menthon 6.614
Menthylacetat 5.821, 824, 826, 829, 831, 836
– Identität mit DC 2.276
*p*-Menth-3-yl-ethoxyacetat 8.860
Menthylvalerianat, in Misteltropfen 1.666
Menting 4.719
Menuchon rouge 4.262
Menuet 4.262
Menutil 3.463
Meo 5.848
Meo atamantico 5.848
Meo barbuto 5.848
Méon 5.848
Mepacrin
– Monographie P01AX, P01BA, P02DX 8.863
– dihydrochlorid, Dihydrat, Monographie P01AX, P01BA, P02DX 8.864
– methansulfonat, Monohydrat, Monographie P01AX, P01BA, P02DX 8.865
Mepartricin, Monographie A01AB, D01AA, G01AA, P01AX 8.865
Meperidin 9.94
Mephenesin, Monographie M03B 8.866
Mephenmetrazin 9.111
Mephenoxalon, Monographie M03B 8.867
Mephentermin
– Monographie 3.774; 8.868
– hydrochlorid, Monographie C01CA 8.869
– sulfat 3.774
– – Monographie C01CA 8.870
Mephine 3.774; 8.868
Mephobarbital 8.953
Mephobarbitone 8.953
Mepicyclin 9.218
Mepidon 8.1212
Mepindolol
– Monographie C01CA, C07AA 8.870
– sulfat, Monographie C01CA, C07AA 8.871
Mepivacain 1.733
– Monographie C01CA, N01BB 8.873
– hydrochlorid, Monographie C01CA, N01BB 8.875
Meprobamat, in Zubereitungen, Bestimmung durch IR 2.486
Meproscillarin, Monographie C01A, C01CA 8.875
Meptazinol
– Monographie C01CA, N02AX 8.877
– hydrochlorid, Monographie C01CA, N02AX 8.878
Mepyramin
– Monographie C01CA, R06A 8.879
– hydrogenmaleat, Monographie C01CA 8.880
– maleat 8.880
Mequinol, Monographie C01CA, D11AX 8.881
Mequinolum 8.881
Mequitazin, Monographie C01CA, R06A 8.881
Meractinomycin 7.1169

Meratin 6.1054
Merbromin, Dinatriumsalz, Monographie C01CA, D08AX 8.883
Mercalilla del campo 4.598
Mercamidum 9.946
Mercamin 8.884
Mercaptamin, Monographie C01CA, V03AB 8.884
Mercaptan 3.547
3-Mercapto-L-Alanin 7.1156
Mercaptobenzothiazol 2.993
Mercaptobutandicarbonsäure, Goldnatriumsalz 8.1094
Mercaptodimethur 3.793
Mercaptoessigsäure, zur Depilation 1.213
Mercaptoethanol 9.911
Mercaptoethylamin 8.884; 9.490
Mercaptomethan 3.789
8-Mercapto-*p*-methan-3-on 4.468
(*S*)-1-(3-Mercapto-2-methyl-1-oxopropyl)-L-prolin 7.659
1-[(2*S*)-3-Mercapto-2-methylpropionyl]-L-prolin 7.659
2-Mercapto-6-methyl-4(3*H*)-pyrimidinon 8.966
2-Mercapto-5-methyl-1,3,4-thiadiazol 7.749
*N*-(2-Mercapto-1-oxopropyl)glycin 9.946
3-Mercapto-1,2-propandiol 9.879
*N*-(2-Mercaptopropionamido)essigsäure 9.946
Mercaptopropionsäure 7.873
– zur Depilation 1.213
1-(3-Mercaptopropionsäure)-8-D-arginin-vasopressin 7.1208
(*RS*)-*N*-(2-Mercaptopropionyl)glycin 9.946
*N*-(2-Mercaptopropionyl)glycin 9.946
Mercaptopurin 7.336
– Monohydrat, Monographie C01CA, L01B 8.885
4-Mercapto-1*H*-pyrazolo[3,4-d]pyrimidin 9.953
2-Mercaptopyridine, Nachweisgrenze, voltammetrische 2.509
Mercaptothion 3.757
D-3-Mercaptovalin 9.52
(*R*)-Mercaptursäure 7.33
Mercazolylum 9.862
Mercuric chloride 9.471
Mercurioxid
– gelbes 9.475
– rotes 9.476
Mercurius cyanatus 9.472
Mercurius dulcis 9.470
Mercurius nitricus oxydulatus 9.474
Mercurius vivus 9.467
Mercurothiolat 9.480
Mercury 3.1021
Mercury ivy 6.458
Mérédic 4.339
Meristotropsäure 5.312
Merremia macrocarpa 5.538f
– Verwechslung mit Jalape tuber 5.546
Merremia tuberosa 5.539
Merremia turpethum 5.948
Merryfield-Synthese 9.1091
Mersalyl, Monographie C01CA, C03BC 8.886

(*RS*)-(+)-Merucathin 4.731
(*S*)-(+)-Merucathinon 4.731
Merz Cumarin Fertigköder, Monographie 3.775
Mesaconin 4.66
Mesaconitin 3.15; 4.66, 69, 72, 74
Mesalamine 8.888
Mesalazin, Monographie A07EC, C01CA 8.888
Mescal 5.708
Mescal buttons 3.776; 5.709
Mescalin 5.708f, 883
– Monographie 3.775
Mesembryanthemoidigensäure 4.157; 5.351
Mesicek Zahradnì 4.601
Mesitylen 3.1218
Mesityloxid 3.817
Meskalin 3.775
Mesna, Monographie C01CA, R05CB, V03AF 8.890
Mesoinosit-5-methylether 6.905
Mesoinositol 5.613; 6.160, 185, 349
– hexanitrat 8.546
Mesonitrol 8.546
Mesophasen, kristalline 2.101
Mesotheliom 3.102
Mespilodaphne sassafras, Verfälschung von Sassafras lignum 6.615
Mespilus 6.766
Mespilus aucuparia 6.766
Mespilus azarolus 4.1043
Mespilus cuneata 4.1044
Mespilus elegans 4.1058
Mespilus monogyna 4.1058
Mespilus nigra 4.1059
Mespilus oxyacantha 4.1045
Meßbecher, Dosiergenauigkeit 2.999
Meßgeräte
– Anwendung 2.2ff
– Glas 2.6
– Krankenpflege 1.59
Meßkolben 2.7, 349
Meßlöffel, Dosiergenauigkeit 2.999
Meßpipette 2.349
Meßtechnik, allgemeine 2.1ff
Meßwerterfassung, rechnergestützte 2.368f
Meßzylinder 2.7
Mestanolon 8.1278; 9.655
Mesterolon, Monographie C01CA, G03B 8.891
Mestranol, Monographie C01CA, G03C 8.893
Mestro, Monographie 3.777
Mesulfamid, Monographie C01CA, J01E 8.895
Mesulfen, Monographie C01CA, D04AX, D10AB, P03AA 8.895
Mesulphenum 8.895
Mesurol, Monographie 3.777
Mesurol Combi, Monographie 3.777
Mesurol flüssig, Monographie 3.777
Mesuximid, Monographie C01CA, N03AD 8.896
Mesylchlorid 7.284
1-[3-(2-Mesyl-10-phenothiazinyl)propyl]-4-piperidincarboxamid 8.988
Met 1.707

Metabolisierungsprozesse in der Haut, Einfluß auf dermale Bioverfügbarkeit 2.912
Metaborate 3.200
Metaborsäure 7.511
Metabphos 3.920
Metachlor 3.34
Metacinnabarit 9.467
Metaclazepamhydrochlorid, Monographie C01CA, N05BA 8.898
Metacresol 3.354
Metacyclin, Monographie C01CA, J01AA 8.899
Metahexamid, Monographie A10BB, C01CA 8.900
Metakresol 3.354
Metalaxyl 1.354
– Monographie 3.777
Metaldehyd 1.370
– Monographie 3.778
Metalle
– Packmittel 2.994
– vegetabilisierte, HAB 2.744
Metallibur, Monographie C01CA 8.901
Metallisches Arsen 7.296
Metallkomplexe, als Nachweis 2.143
Metallothionein 3.238f
Metallputzpaste 1.707
Metam Fluid 510 g
– Monographie 3.780
– Pflanzenschutz 1.370
Metamfetamin 7.423; 8.165; 9.411, 953
Metamitron 1.367
Metamizol 1.727
– Monographie C01CA, N02BB 8.901
– Identität mit DC 2.275
– Interferenz, GPT-Aktivitätsbestimmung 1.489
– Natriumsalz, Monohydrat, Monographie C01CA, N02BB 8.902
Metamizolum natricum 8.902
Metam-Natrium 1.370
– Monographie 3.780
Metamorphose 1.306
Metampicillin, Monographie C01CA, J01CA 8.906
Metandriol 8.913
Metaphit 3.947
Metaphylaxe 1.715
Metaproterenolsulfat 8.1236
Metarbital 8.918
Metarhizium anisopliae 1.331, 334
Metastabilität 2.76
Metasystox (i), Monographie 3.781
Metasystox R, Monographie 3.781
Metasystox R Spezial, Monographie 3.781
Metazachlor 1.364
– Monographie 3.781
Metazepium iodid 7.590
Metazid, Monographie C01CA, J04AC 8.906
Metellae nux 6.829
Meteloidin 4.1139f, 1142
Metenolon
– Monographie A14A, C01CA, G03B 8.907

- 17-acetat, Monographie A14A, C01CA, G03B **8.**908
- 17-enantat, Monographie A14A, C01CA, G03B **8.**909

Metetoin, Monographie C01CA, N03AB **8.**909
Meteverin **8.**1049
Metforminhydrochlorid, Monographie A10BA, C01CA **8.**909
Methabenzthiazuron **1.**362
- Monographie **3.**782

Methachlor **3.**34
Methacrylnitril, Antidot **7.**35
Methacrylonitril, Antidot **8.**1122
Methacrylsäure **2.**658; **4.**809; **7.**659; **8.**569
- methylester **3.**815
- - in Filmüberzügen **2.**836

Methadon **1.**727; **7.**1241
- Monographie C01CA, N02AC **8.**911
- hydrochlorid, Monographie C01CA, N02AC **8.**912

Methadontherapie **3.**663, 845
Methaform **7.**877
(S)-(+)-Methamfetamin **7.**423; **8.**165; **9.**411, 593
Methamidophos **1.**347
- Monographie **3.**784

Metham-Natrium **1.**370; **3.**780
Methamphetamin **7.**423; **8.**165; **9.**411, 593
- Monographie **3.**786
- hydrochlorid **3.**787
- UV-Spektrum **2.**176f, 479f

Metham-sodium **3.**780
Methan, überkritischer Zustand, Kennzahlen **2.**1030
Methanal **3.**611; **8.**290
Methanaldehyd **8.**290
Methanamine **3.**839
Methandienon **1.**784
Methandriol
- Monographie A14A, C01CA, G03B **8.**913
- dipropionat, Monographie A14A, C01CA, G03B **8.**914

Methane carboxylic acid **3.**539
Methanethiol **3.**789
Methanol **4.**131
- Monographie **3.**787; **8.**914
- Bestimmung d. Wassergehaltes durch NIR **2.**485
- Dielektrizitätskonstante **2.**511
- Grenzprüfung **2.**309
- Nachweis, in Ethanol **1.**534, 541
- als Reagens **1.**538ff
- Zersetzungspotential, elektrochemisches **2.**511

Methanol-Giftung, Verhinderung durch Ethanol **3.**789
Methanolische Kaliumhydroxidlösung **1.**559
exo-3,4-Methanprolin **4.**108
Methansäure **3.**56; **7.**162
- methylester **3.**812

Methansulfonylchlorid **7.**382; **8.**1002; **9.**639
N-Methansulfonyl-16-phenoxy-17,18,19,20-tetra-norprostaglandin-E$_2$-amid **9.**746

S-(4-Methansulfonyl-N-sulfoxy-butyrimidoyl)-β-D-1-thio-glucopyranose **3.**638
Methantheliniumbromid, Monographie A03A **8.**916
Methanthioalkohol **3.**789
Methanthiol, Monographie **3.**789
Methapyrilen
- Monographie R06A **8.**917
- fumarat, Monographie R06A **8.**917
- hydrochlorid, Monographie R06A **8.**917

Metharbital, Monographie N03AA **8.**918
Metharbitone **8.**918
Methazolamid, Monographie **8.**919
Methdilazin
- Monographie R06A **8.**920
- hydrochlorid, Monographie R06A **8.**920

Methenamin **1.**148
- Monographie G04AA **8.**921

Methenaminium, 1-carboxy-N,N,N-trimethyl-ammonium-chlorid **7.**465
Methenaminodiazepoxid **7.**859
Methenylchlorür **3.**1203
Methetharimide **7.**386
Methexenyl **8.**437
- Natrium **8.**439

Methfuroxam **1.**354
- Monographie **3.**790

Methidathion **1.**346
- Monographie **3.**791

Methimazol **9.**862
Methinchlorid **3.**1203
Methiocarb **1.**371
- Monographie **3.**793

Methiocarbsulfon **3.**794
Methiocarbsulfoxid **3.**794
Methiodal, Natriumsalz, Monographie V08A **8.**922
Methionin, Nachweis **2.**137, 143
L-Methionin **4.**183, 197
Methioninyladenylate **7.**68
N-Methionyl-Interleukin-2 **9.**785
Methisoprinol, Monographie L03A **8.**923
Methitural, Monographie N01AF **8.**924
Methocarbamol, Monographie M03B **8.**924
Methocidin, Monographie D06AX **8.**926
Methodenvalidierung **2.**123
Methohexital, Monographie N01AF **8.**926
Methohexiton **8.**926
Methol **3.**787
Metholon **7.**1446
Methomyl **1.**348
- Monographie **3.**795

Methoprotryn, Monographie **3.**797
Methotrexat
- Monographie L01B **8.**928
- Bestimmungsmethode, elektrochemische **2.**522

Methoxamedrin **8.**931
- hydrochlorid **8.**932

Methoxamin
- Monographie C01CA, R01AA **8.**931
- hydrochlorid, Monographie C01CA, R01AA **8.**932

Methoxon **3.**772
Methoxsalen, Monographie D05A, D05B **8.**933

3-Methoxyacetophenon **8.**1276
3-Methoxy-6-acetyl-7-methyljuglon **5.**143
10-Methoxyakuammilin **6.**1128
6-Methoxy-8-aminochinolin **9.**2
1-Methoxy-2-amino-4-(β-hydroxyethyl)amino-
benzol **1.**190
6α-Methoxy-6β-amino-penicillansäurebenzylester
**9.**796
4-Methoxyamphetamin
– Monographie **3.**798
– hydrochlorid **3.**798
6-Methoxyapigenin **5.**409; **6.**551
Methoxyarbutin **6.**579
Methoxyaucuparin **6.**766
(±)-4-Methoxybenzhydrol **8.**839
(±)-4-Methoxy-benzhydrylchlorid **8.**839
(RS)-2-(4-Methoxybenzhydryloxy)-N,N-dimethyl-
ethylamin **8.**839
Methoxybenzoat **1.**543
6-Methoxy-benzotriazol-5-carbonsäuremethylester
**7.**113
p-Methoxybenzylchlorid **7.**265
N'-(4-Methoxybenzyl)-N,N-dimethyl-N'-(2-pyridyl)-
ethylendiamin **8.**879
N-p-Methoxybenzyl-N',N'-dimethyl-N-2-
pyrimidinylethylendiamin **9.**893
Methoxybenzylglucosinolat **5.**655; **6.**1005, 1007
4-Methoxybenzylisothiocyanat **6.**1005
4-Methoxybenzylmagnesiumchlorid **9.**104
5-(4-Methoxybenzyl)-5-methylhydantoin **8.**140
(±)-1-(4-Methoxybenzyl)-1,2,3,4,5,6,7,8-octahydro-
isochinolin **8.**707
p-Methoxybenzylphenylmalonsäurediethylester
**7.**265
5-Methoxybilobetin **5.**273
1-Methoxycanthin-6-on **4.**147, 150
– 3-N-oxid **4.**150
5-Methoxycanthin-6-on **4.**147
Methoxycarbonylaminobenzimidazol **1.**357
3-Methoxy-carbonyl-amino-phenyl-N-(3-methyl-
phenyl)-carbamat **3.**949
1-Methoxycarbonyl-β-carbolin **4.**147, 150
N-Methoxycarbonyl-2,4-dibrom-6,7-nortropanon
**7.**320
1-Methoxycarbonyl-4-methoxy-β-carbolin **4.**150
(2-Methoxycarbonyl-1-methylvinyl)dimethyl-
phosphat **3.**826
3-(Methoxycarbonyl)-5-nitrobenzoesäurechlorid
**8.**584
3-(Methoxycarbonyl)-5-nitrobenzoylchlorid **8.**576
Methoxycarbonylpropen-2-yldimethylphosphat
**1.**344; **3.**826
3-Methoxycarbonylpropylglucosinolat **5.**84
N-Methoxycarbonylpyrrol **7.**320
Methoxycarbonyl-2-thioureidobenzol **1.**358
N-Methoxycarbonyltropanon **7.**320
N4-(6-Methoxy-8-chinolinyl)-1,4-diaminopentan
**9.**339
N-(6-Methoxy-8-chinolinyl)-N'-(1-methyl)-1,5-di-
aminoheptan **9.**62
Methoxychlor **1.**344
– Monographie **3.**799

Methoxychlor Emulsion, Monographie **3.**800
(8R,9S)-6'-Methoxycinchonan-9-ol **7.**829
(8S,9R)-6'-Methoxycinchonan-9-ol **7.**833
– ethylcarbonat **7.**836
– monohydrochlorid **7.**836
– sulfat **7.**837
6''-Methoxy-(9S)-cinchonan-9-ol **7.**829
6'-Methoxycinchonin **7.**833
8-Methoxycirsilineol **6.**982
8-Methoxycumarsabin **5.**587
10-Methoxydeacetylakuammilin **6.**1128
5-Methoxydehydrodiisoeugenol **5.**873, 881
11-Methoxydiabolin **6.**817, 840f, 843
2-Methoxy-3,6-dichlorbenzoesäure **3.**424
2-Methoxy-3,4-dichlorphenylthienyl-2-keton **9.**928
5-Methoxydictamnin **6.**507
6-Methoxydihydrochelerythrin **4.**838, 845
2-Methoxy-2,3-dihydrohelenanin **5.**407
6-Methoxydihydrosanguinarin **4.**838, 845
o-Methoxy-N,α-dimethyl-benzenethanamin **8.**936
– hydrochlorid **8.**937
5-Methoxy-4-(1,5-dimethyl-1,2-epoxy-4-hexenyl)-1-
oxaspiro[2.5]oct-6-yl-hydrogen(all-E)-2,4,6,8-
decatetraendioat **8.**310
(RS)-2-Methoxy-N,α-dimethylphenethylamin **8.**936
– hydrochlorid **8.**937
7-Methoxy-α,10-dimethylphenothiazin-2-essig-
säure **9.**431
6-Methoxy-1,2-dimethyl-1,2,3,4-tetrahydro-β-carbol-
in **6.**1154f
5-Methoxy-N,N-dimethyltryptamin **6.**1154ff
Methoxydiuron **3.**741
11-Methoxyeburnamonin **6.**1128
2'-Methoxyepipicropodophyllotoxin **5.**587
3-Methoxy-1,3,5-(10)-estradien-16α,17α-diol **8.**44
2-Methoxyethanol, Monographie **3.**800
3-Methoxy-17α-ethinylestadiol **8.**893
[O-[(Methoxy-2-ethoxy)methyl]oxim]-9-(E)-Erythro-
mycin-(10S) **9.**537
N-[5-(2-Methoxyethoxy)-2-pyrimidinyl]benzolsulfon-
amid **8.**376
– Natriumsalz **8.**376
1-[(2'-Methoxyethyl)amino]-2-nitro-4-[di(2'-hydroxy-
ethyl)amino]benzol **1.**190
(RS)-2-Methoxyethyl-1,4-dihydro-5-(isopropoxy-
carbonyl)-2,6-dimethyl-4-(3-nitrophenyl)-3-
pyridincarboxylat **8.**1167
4-(2-Methoxyethyl)phenol **8.**989
(RS)-1-[4-(2-Methoxyethyl)phenoxy]-3-[(1-methyl-
ethyl)amino]-2-propanol **8.**989
Methoxyfluran **1.**728
8-Methoxy-6,7-furanocoumarin **8.**933
2-Methoxyfuranodien **4.**964
2-Methoxyfuranoguaia-9-en-8-on **4.**964
4-Methoxy-7H-furo[3,2-g][1]benzopyran-7-on
**3.**802
9-Methoxy-7H-furo[3,2-g][1]benzopyran-7-on
**8.**933
8-Methoxygenkwanin **6.**982
3'-Methoxyglabridin **5.**317
Methoxyglucobrassicin **6.**704, 707
4-Methoxyglucobrassicin **4.**541, 553f, 923

5-Methoxyglucobrassicin **4.**553
4-Methoxyglucotropaeolin **6.**1005
6-Methoxygossypol **5.**340
8-Methoxygravelliferon **6.**510, 513
6-Methoxyharmalan **6.**1154
6-Methoxyharman **6.**1154
10-Methoxyherbain **6.**1125
10-Methoxy-21-hydrovinorin **6.**1128
12-Methoxy-11-hydroxydiabolin **6.**841
Methoxyhydroxyethane **3.**800
7-Methoxy-4'-hydroxyisoflavon **5.**300
1-(2-Methoxy-6-hydroxyphenyl)-9-(4'-hydroxyphenyl)nonan-1-on **5.**867
1-(2-Methoxy-6-hydroxyphenyl)-9-(3',4'-methylendioxyphenyl)nonan-1-on **5.**867
1-(2-Methoxy-6-hydroxyphenyl)tetradecan-1-on **5.**867
4-Methoxy-3-indolylmethylglucosinolat **4.**923
$N_1$-Methoxy-3-indolylmethylglucosinolat **4.**543, 553, 558
2-Methoxy-3-isobutylpyrazin **4.**666
4-Methoxyisocadalin **5.**441
6-Methoxykämpferol **4.**348
8-Methoxykämpferol **4.**1040f, 1198; **5.**58
– 3-glucosid **4.**1042, 1059
6-Methoxyluteolin **5.**564; **6.**551
– 7-methylether **6.**551
4-Methoxymaackiain **6.**990f
5-Methoxy-2-mercaptobenzimidazol **8.**1234
Methoxymethanol **3.**812
5-Methoxy-2-[[(4-methoxy-3,5-dimethyl-2-pyridinyl)methyl]sulfinyl]-1$H$-benzimidazol **8.**1234
Methoxymethylamin **3.**742
(*RS*)-4'-Methoxy-2-methylaminopropiophenon **8.**935
2-Methoxy-*N*-methylamphetamin **8.**936
– hydrochlorid **8.**937
4-Methoxy-5-methylcumarin **5.**587
3-Methoxymethyldopa **8.**943
3-Methoxy-4,5-methylendioxyamphetamin **3.**854; **5.**883
2-(3-Methoxy-4,5-methylendioxyphenyl)-2,3-dihydro-7-methoxy-3-methyl-5-(1-(*E*)-propenyl)-benzofuran **5.**873
4-Methoxy-7-methyl-5$H$-furo[2]benzo-pyran-5-on **4.**997
3-Methoxy-10-methyl-5,6,7,7a,8,9-hexahydro-4a$H$-8,9c-iminoethanophenan-thro[4,5-bcd]furan-5-ol **7.**1309
7-Methoxy-2-methylisoflavon **5.**317
8-Methoxy-2-methyl-6,7-methylendioxy-1,2,3,4-tetrahydroisochinolin-1-ol **7.**1101
(–)-3-Methoxy-*N*-methylmorphinan **8.**722
(+)-3-Methoxy-*N*-methylmorphinan **7.**1236
– hydrobromid **7.**1239
(9*S*,13*S*,14*S*)-3-Methoxy-17-methylmorphinan-hydrobromid **7.**1239
(+)-6-Methoxy-α-methyl-2-naphthalinessigsäure **8.**1088
3-Methoxy-18-methyl-17-oxo-2,5$^{10}$-estradien **8.**1211

9-Methoxy-7-methyl-5-oxo-5$H$-furo[3,2-g],[1]benzopyran-4-yloxyessigsäure **8.**680
9-Methoxy-7-methyl-5-oxofuro[3,2-g]chromen-4-yloxyessigsäure **8.**680
3-[{4-(5-Methoxymethyl-2-oxo-3-oxazolidinyl)-phenoxy}methyl]-benzonitril **7.**956
7-Methoxy-10-methylphenothiazin-2-malonsäurediethylester **9.**431
(*RS*)-2-(7-Methoxy-10-methyl-2-phenothiazinyl)-propionsäure **9.**431
4-Methoxy-*N*-[2-[2-(1-methyl-2-piperidinyl)ethyl]-phenyl]-benzamid **8.**25
$N^1$-(6-Methoxy-2-methyl-pyrimidin-4-yl)sulfanilamid **9.**717
2-[2-Methoxy-4-(methylsulfinyl)phenyl]-1$H$-imidazo-[4,5-b]pyridin **9.**743
6-Methoxy-2-methyl-1,2,3,4-tetrahydro-β-carbolin **6.**1154f
*N*-[4-(Methoxy-methyl)-1-[2-(2-thienyl)ethyl]-4-piperidinyl]-*N*-phenylpropanamid, 2-Hydroxy-1,2,3-propantricarboxylat **9.**685
2-[3-(4-Methoxy-6-methyl-1,3,5-triazin-2-yl)-ureidosulphenyl]benzoesäureester **1.**362
5-Methoxy-*N*-methyltryptamin **6.**1154f, 1157
16-Methoxyminovincin **6.**1128
11-Methoxyminovincinin **6.**1128
2-Methoxynaphthalin **8.**1088
3-(4-Methoxy-1-naphthoyl)propionsäure **8.**859
6-Methoxy-2-naphthylessigsäure **8.**1088
4-(4-Methoxynaphthyl)-4-oxobuttersäure **8.**859
(*S*)-2-(6-Methoxy-2-naphthyl)propionsäure **8.**1088
DL-2-(6-Methoxy-2-naphthyl)propionsäure **8.**1088
4-Methoxy-2-nitroanillin **9.**339
6-Methoxy-8-nitrochinolin **9.**339
3-Methoxy-19-nor-17α-pregna-1,3,5(10)-trien-20-in-17-ol **8.**893
11-Methoxy-nor-yangonin **6.**202
4-Methoxy-γ-oxo-1-naphthylbuttersäure **8.**859
2-Methoxy-*N*-(2-oxo-1,3-oxazolidin-3-yl)acet-2',6'-xylidid **1.**354; **3.**898
*S*-[(5-Methoxy-2-oxo-1,3,4-thiadiazol-3(2$H$)-yl)-methyl]-*O*,*O*-dimethylphosphorodithioate **3.**791
11-Methoxy-20-oxovincamin **6.**1128
Methoxypectin **9.**43
2-Methoxy-6-pentyl-1,4-benzochinon **6.**276
3-Methoxy-5-pentyl-2-prenylphenol **5.**312
4-Methoxy-6-pentyl-3-prenylsalicylsäure **5.**312
Methoxyphedrin, Monographie C01CA **8.**935
Methoxyphenadrin **8.**936
– hydrochlorid **8.**937
Methoxyphenamin
– Monographie R03CB **8.**936
– hydrochlorid, Monographie R03CB **8.**937
6-Methoxy-4,7-phenanthrolin **9.**98
2-[3-(3-Methoxyphenethyl)methylamino]-2-(3-methoxyphenyl)tetradecannitril **7.**263
3-Methoxy-5-phenethyl-2-prenylphenol **5.**312
4-Methoxy-6-phenethyl-3-prenylsalicylsäure **5.**312
2-Methoxyphenol **8.**388
4-Methoxyphenol **8.**881
*p*-Methoxyphenol **8.**844

(RS)-1-[3-(2-Methoxy-10-phenothiazinyl)-2-methylpropyl]-4-piperidinol **9.**88
(RS)-3-(2-Methoxyphenoxy)-2-hydroxypropylcarbamat **8.**924
3-(o-Methoxyphenoxy)-2-hydroxypropylchlorocarbonat **8.**925
(RS)-5-(2-Methoxyphenoxy)methyl-2-oxazolidinon **8.**867
(RS)-5-(o-Methoxyphenoxymethyl)-2-oxazolidinon **8.**867
(RS)-3-(2-Methoxyphenoxy)-1,2-propandiol **8.**386
– 1-carbamat **8.**924
3-(2-Methoxyphenoxy)-propan-1,2-diol **8.**925
3-(o-Methoxyphenoxy)-1,2-propandiol **8.**386, 867
– 1-carbamat **8.**924
4-Methoxyphenylaceton **8.**140
o-Methoxyphenylaceton **8.**936
3-Methoxy-phenylacetonitril **7.**263
2-(4-Methoxyphenyl)-3-acetoxy-5-(β-dimethylaminoethyl)-2,3-dihydro-1,5-benzothiazepin-4-(5H)-on **7.**1342
1-(2-Methoxyphenyl)-2-aminopropan **8.**936
(RS)-2-(p-Methoxy-α-phenylbenzyloxy)-N,N-dimethylethylamin **8.**839
1-(4-Methoxyphenyl)-3-butanon **7.**1413f
2-(3-Methoxyphenyl)butyronitril **8.**877
3-(4-Methoxyphenyl)-2-epoxy-propionsäuremethylester **7.**1344
Methoxyphenylessigsäure **6.**203
– als Reagens **2.**134
4-Methoxyphenylessigsäure(cyclohexenyl)ethylamid **7.**1237
2-Methoxy-2-phenylethylbromid **8.**53
2-[2-(4'-Methoxyphenyl)ethyl]chromon **4.**308
4-(2-Methoxy-2-phenylethyl)-α-(methoxyphenylmethyl)-1-piperazinethanol **9.**1244
1-(2-Methoxy-2-phenylethyl)piperazin **8.**53
4-(Methoxyphenyl)hydrazinhydrochlorid **8.**538
4-Methoxy-2-phenylhydrozimtsäure-2-diethylaminoethylester **7.**264
1-(o-Methoxyphenyl)isopropyl-2-methylamin **8.**936
– hydrochlorid **8.**937
3-Methoxyphenylmagnesiumbromid **9.**1004
4-Methoxyphenylmagnesiumbromid **7.**1136; **9.**770
DL-1-(2-Methoxyphenyl)-2-methylaminopropan **8.**936
– hydrochlorid **8.**937
1-(4-Methoxyphenyl)-2-methylamino-1-propanon **8.**935
N [(4 Methoxyphcnyl)methyl]-N',N'-dimethyl-N-2-pyridinyl-1,2-ethandiamin **8.**879
N-[(4-Methoxyphenyl)methyl]-N,N'-dimethyl-N-2-pyrimidinyl-1,2-ethandiamin **9.**893
(±)-2-[4-Methoxy-phenyl]-1-methyl-ethylamin **3.**798
1-(o-Methoxyphenyl)-2-nitropropen **8.**936
4-(4-Methoxyphenyl)-2-oxo-2,5-dihydrofuran **7.**400
(RS)-2-[(4-Methoxyphenyl)phenylmethoxy]-N,N-dimethylethylamin **8.**839
3-(p-Methoxyphenyl)-2-phenylpropionsäure **7.**265

6-{3-[4-(2-Methoxyphenyl)-1-piperazinyl]propylamino}-1,3-dimethyl-2,4(1H,3H)-pyrimidindion **9.**1132
6-[[3-[4-(o-Methoxyphenyl)-1-piperazinyl]propyl]amino]-1,3-dimethyluracil **9.**1132
1-p-Methoxyphenylpropanol-(1) **5.**163f
1-p-Methoxyphenylpropanon-(2) **5.**163f
3-(4-Methoxyphenyl)propensäure-(2-ethoxy)ethylester **7.**963
2-(3-Methoxyphenyl)tetradecannitril **7.**263
2,2-bis-(p-Methoxyphenyl)-1,1,1-trichlorethan **1.**344
2'-Methoxypicropodophyllotoxin **5.**587
2'-Methoxypodophyllotoxin **5.**587
1-Methoxy-2-propanol, Monographie **3.**801
(E)-1-Methoxy-4-(1-propenyl)benzen **7.**259
6-Methoxy-N-[[1-(2-propenyl)-2-pyrrolidinyl]-methyl]-1H-benzotriazol-5-carboxamid **7.**113
– hydrochlorid **7.**114
1-p-Methoxypropiophenon **5.**163f
5-Methoxypsoralen **4.**697; **5.**173; **6.**113
– Monographie **3.**802
8-Methoxypsoralen **4.**697; **5.**173, 665; **6.**113; **8.**933
N-(5-Methoxy-2-pyrazinyl)sulfanilamid **1.**761
N¹-(3-Methoxy-2-pyrazinyl)sulfanilamid **9.**706
N¹-(6-Methoxy-3-pyridazinyl)sulfanilamid **9.**716
N-(5-Methoxy-3-pyridazyl)sulfanilamid **1.**762
3-Methoxypyridin **5.**65, 67
4'-Methoxypyridoxin **5.**288
N-(5-Methoxy-2-pyrimidinyl)sulfanilamid **1.**761; **9.**717
8-Methoxyquercetin **4.**1198
7-Methoxyrosmanol **6.**495
3-β-Methoxy-14-serraten-21-on **6.**179
6-Methoxysorigenin-8-O-β-D-glucopyranosid **6.**394
6-Methoxysorinin **6.**394
p-Methoxystyrol **7.**964
11-Methoxytabersonin **6.**1125
16-Methoxytabersonin **6.**1125
11-Methoxytetrahydroalstonin **6.**1126
6-Methoxytetrahydroharman **6.**1154
6-Methoxy-1-tetralon **8.**723
N¹-(4-Methoxy-1,2,5-thiadiazol-3-yl)sulfanilamid **9.**718
12-Methoxytotarol **5.**792
4-Methoxy-1-(2',3',5'-tri-O-benzylfuranosyl)-2-oxodihydropyrimidin **7.**1159
(E)-5-Methoxy-4'-(trifluormethyl)valerophenon-O-(2-aminoethyl)oxim **8.**281
17α-Methoxy-18β-[(3,4,5-trimethoxybenzoyl)oxy]-3β,20α-yohimban-16β-carbonsäuremethylester **7.**1202
6-Methoxytryptamin **4.**458
5-Methoxyvasicin **5.**596
10-Methoxyvellosimin **6.**1126
Methoxyverapamilhydrochlorid **8.**325
11-Methoxyvincamin **6.**1128
11-Methoxyvincarein **6.**1128
4-Methoxy-1-vinyl-β-carbolin **4.**147
11-Methoxy-Wieland-Gumlich-aldehyd **6.**817, 819, 840

11-Methoxyyangonin **6.**202
*o*-Methoxyzimtaldehyd **4.**885, 889, 892, 901
*p*-Methoxyzimtaldehyd **4.**371
*p*-Methoxyzimtsäure **4.**1087
*p*-Methoxyzimtsäureester **4.**994
*p*-Methoxyzimtsäureethylester **4.**1100
4-Methoxyzimtsäure-2-ethylhexylester **1.**204
4-Methoxyzimtsäureisoamylester **1.**204
2-Methoxyzimtsäurepyrrolidid **6.**202
Methscopolaminbromid **8.**961
Methyclothiazid, Monographie C03AA **8.**937
Methycyclothiazid **8.**937
Methylacetat, Monographie **3.**803
4-Methylacetophenon **9.**1089
Methylacetyl **3.**11
Methylacetylen, Monographie **3.**804
Methylacetylsalicylat **7.**1271
Methyl(8Z)-6-acetylthio-12-[*N*-(4-amino-2-methyl-5-pyrimidinylmethyl)formamido]-11-(2-hydroxyethyl)-9,10-dithia-11-tridecanoat **8.**1228
*N*-Methyl-*N*-acetyltryptamin **6.**1156
3-Methylachyroclinopyron **4.**59
Methylaconitin **3.**398
9-Methylacridin **7.**1350
β-Methylacrolein **3.**229
Methylacrylat, Monographie **3.**805
*N*-Methyladrenalin **4.**67
Methylaethin **3.**804
15-Methylagatat **4.**130
Methylajoen **4.**203
4-Methylakuammicinchlorid **6.**1128
Methylaldehyd **3.**611
Methylalkohol **3.**787; **8.**914
Methylalliin **4.**185
2-Methylallylisobutyrat **4.**808
Methyl-(*E*)-(*RS*)-3-[1-(allyloxyimino)butyl]-4-hydroxy-6,6-dimethyl-2-oxocyclohex-3-encarboxylat **3.**39
1-[(α-Methylallyl)thiocarbamoyl]-2-(methylthio-carbamoyl)hydrazin **8.**901
Methylallylthiosulfinat **4.**203
Methylallyltrisulfid **4.**203
Methylalyoxal **7.**116
Methylameisensäure **3.**539
Methylamin **3.**839; **4.**839, 844, 911; **7.**873; **8.**450; **9.**1246
– hydrochlorid **3.**840
Methylaminoacetonitril **8.**1255
2-Methyl-4-amino-5-aminomethylpyrimidin **8.**1172
(Methylamino)-benzene **3.**806
*N*-Methylaminobenzol **3.**806
Methyl-*N*-(4-aminobenzolsulfonyl)carbamat **3.**104
*N*-(4-Methylaminobenzoyl)-L-glutaminsäure **8.**928
2-Methylaminoethanolat **9.**1209
[1-(Methylamino)ethyl]benzenmethanol **3.**521, 1009; **8.**39; **9.**439
(+)-[α-(1-Methylamino)ethyl]benzylalkohol **9.**439
5-Methyl-4-[(2-aminoethyl)thiomethyl]imidazol **7.**953
2-[2-(Methylamino)etyhl]pyridin **7.**462
2-Methylamino-6-hydroxybenzothiazol **3.**783

2-Methylamino-1-(3-hydroxyphenyl)ethanol **3.**956; **8.**138
Methyl-L-2-amino-3-mercaptopropionat **8.**833
*N*-[4-(6-Methylamino-7-nitro-2-thia-5-aza-6-hepten-1-yl)-2-thiazolylmethyl]-*N*,*N*-dimethylamin **8.**1190
Methylamino-1-phenylpropan **1.**740; **3.**521; **8.**39, 727; **9.**439
3-Methylaminopropanol **9.**433
5-(γ-Methylaminopropyl)iminodibenzyl **7.**1204
*N*-(3-Methylaminopropyl)iminodibenzyl **7.**1204
(*RS*)-4-(2-Methylaminopropyl)phenol **9.**189
Methylaminopterin **8.**928
*N*-Methyl-*N*-(3-amino-2,4,6-triiod-phenyl)-glutaramsäure **8.**579
Methylamylketon **6.**858; **9.**1118
*N*-Methylanabasin **6.**652
17α-Methyl-5α-androstano[3,2-c]pyrazol-17-ol **9.**655
Methylandrostendiol **8.**913
3β,17β-17-Methyl-androst-5-en-3,17-diol-dipropanoat **8.**914
*O*-Methylanhalonidin **5.**708
2-Methylanilin, Hämoglobinkonjugate **3.**76
3-Methylanilin **9.**417
*N*-Methylanilin
– Monographie **3.**806
– Hämoglobinkonjugate **3.**76
Methylanilinopentadienal **7.**357
*p*-Methylanisol **6.**1081
3-Methyl-1,8,9-anthracentriol **7.**937
Methylanthranilat **6.**992
3-Methyl-anthranilsäuremethylester **9.**991
*N*-Methylanthranilsäuremethylester **5.**459
Methylarbutin **4.**330; **5.**955
7-Methylaromadendrin **4.**372
Methylarsonsäure **3.**93
Methylaspartylphenylalanat **7.**306
*N*ª-Methylaspidospermin **6.**1128f
*O*-Methylatherolin **5.**703
Methylatropinbromid **7.**318
– Monographie A03B **8.**939
*N*-Methylatropinnitrat **7.**318
8-Methyl-8-azabicyclo[3.2.1]octan-3-ol-benzoat **9.**1100
*N*-Methyl-11-aza-10-deoxo-10-dihydroerythromycin A **7.**346
(*R*,*R*)-7-*O*-Methylbebeerin **4.**853
Methylbellidifolin **4.**759
Methylbenzenamin **3.**65, 806
Methylbenzene **3.**1177
Methylbenzenethanamin **7.**167, 1227
– sulfat **7.**171, 1228
Methylbenzethoniumchlorid, Monographie D08AJ **8.**941
Methylbenzethoniumsalze, Konservans in Impfstoffen **2.**921
1-Methyl-3-benziloyloxychinuclidinium-bromid **7.**991
2-Methylbenzimidazol **7.**875
Methyl-*N*-benzimidazol-2-yl-carbamat **3.**249

13-Methyl[1,3]benzodioxolo[5,6-c]-1,3-dioxolo[4,5-i-]phenantridinium  3.1054
4-Methylbenzoesäuremethylester  9.356
Methylbenzol  3.1177;  9.991
N-Methylbenzolamin  3.806
Methyl-7-benzoloxy-6-butyl-1,4-dihydro-4-oxoquinolin-3-carboxylat  1.755
4-Methylbenzonitril  9.1007
3-Methylbenzophenon  8.672
Methylbenzoquat  1.755
Methyl-2-benzothiazolinhydrazon
– Interferenz, Klin. Chemie  1.471, 477
– als Reagens  1.477
Methyl-5-benzoyl-2-benzimidazolcarbamat  1.769;  8.817
Methyl-3β-benzoyloxy-8-methyl-azabicyclo[3.2.1]-octan-2α-carboxylat  9.438
(–)-Methyl-[3β-benzoyloxy-2β-(1αH,5αH)-tropancarboxylat]  7.1060
N-Methylbenzylamin  5.46, 49, 51
3-(4'-Methyl)benzyliden-bornan-2-on  1.204
1-(3-Methylbenzyl)piperazin  8.831
N-Methyl-N-benzylpropinylamin  9.34
3-N-Methyl-9-benzyl-1,2,3,4-tetrahydro-γ-carbolin  8.822
14-Methyl-3β,20α-bis(methylamino)-4-methylen-9,19-cyclo-5α,9β-pregnan-16α-ol  3.368
N-Methyl-bis(2,4-xylyliminomethyl)amin  3.61;  7.203
Methylbromid  1.370;  3.212
– Antidot  7.35
Methylbromür  3.212
3-Methylbutanal  7.579
2-Methylbutanol-2  3.71
– Monographie  3.807
3-Methylbutanol-1  3.71
– Monographie  3.808
3-Methylbutanol-2  3.71
– Monographie  3.809
[1S-[1α-(R*),3α,7β,8β-(2S*,4S*),8aβ]]-(S)-2-Methyl-butansäure-1,2,3,7,8,8a-hexahydro-3,7-dimethyl-8-[2-(tetrahydro-4-hydroxy-6-oxo-2H-pyran-2-yl)ethyl]-1-naphthalenylester  8.771
Methyl-3-butenoat  7.1061
2-Methyl-3-buten-2-ol  5.450, 482;  6.1065
7-(Methyl-2-butenoyloxy)cumarin  5.434
(Z)-2-Methyl-2-butensäure-(3-hydroperoxy-2-methylidenbutyl)ester  4.814
4-(3-Methyl-2-butenyl)-1,2-diphenyl-3,5-pyrazolidindion  8.201
2 Mcthylbutoxygeranylphloroglucin  4.59
2-Methylbuttersäure  5.89, 186, 537;  6.904
(Z)-2-Methyl-2-buttersäure-(2-hydroperoxy-2-methyl-3-butenyl)ester  4.814
5-(1-Methylbutyl)barbitursäure  7.517;  9.1184
Methyl-5-butyl-2-benzimidazolcarbamat  1.771;  9.32
Methyl-n-butylketon  3.669
2-Methylbutyl-2-methylbutyrat  4.810
(RS)-5-(1-Methylbutyl)-5-[2-(methylthio)ethyl]-2-thiobarbitursäure  8.924

(RS)-5-(1-Methylbutyl)-5-[2-(methylthio)ethyl]-2-thioxo-4,6(1H,5H)-dihydropyrimidindion  8.924
3-Methylbutylnitrit  8.597
(RS)-5-(1-Methylbutyl)-5-(2-propenyl)-2,4,6-(1H,3H,5H)-pyrimidintrion  9.586
– Mononatriumsalz  9.588
5-(1'-Methylbutyl)-5-vinylbarbitursäure  9.1184
α-Methylbutyrylchlorid  9.1187
3'-(α-Methyl-butyryloxy)-4'-acetoxy-3',4'-dihydroseselin  9.1187
$N^3$-Methylbuxen-M  4.590
(–)-cis-N-Methylcanadin  4.1023
Methyl-n-capronat  4.273
Methyl-n-caprylat  4.273
Methylcarbaminsäure-2,3-(dimethylmethylen-dioxy)-phenylester  3.155
Methylcarbimid  3.813
Methylcarbonimid  3.813
Methylcarbonsäure  3.539
17β-(1-Methyl-3-carboxypropyl)etio-cholan-diol  7.1214;  9.1141
Methylcardol  4.257f
Methyl-CCNU [Semustin]  9.596
Methylcellosolve  3.800
Methylcellulose  3.612
– Monographie  8.941
– in Augentropfen  2.646
– in Dermatika  2.902
– in Emulsionen  1.582ff;  2.696
– in Filmüberzügen  2.961
– in Gelen  2.905
– zur Sprüheinbettung  2.846
Methylcelluloseschleim  1.626
Methylchavicol  4.134, 371, 956;  5.515;  6.70, 138, 144, 161
6-Methylchinoxalin-2,3-dithiolcyclocarbonat  3.268
3-O-Methylchiroinositol  5.302
(+)-1-O-Methylchitralin  4.484
Methylchlorbenzene  3.308
α-Methyl-4-chlorbenzhydrol  7.983
2-Methyl-1-(p-chlorbenzyl)benzimidazol  7.875
N-Methyl-bis(2-chlorethyl)amin  3.1100
Methylchlormethylether  8.833
Methylchloroform  9.1039
2-(2-Methyl-4-chlorphenoxy)propionsäure  3.772
Methyl-7-chlor-6,7,8-trideoxy-6-(trans-1-methyl-4-propyl-L-2-pyrrolidin-carboxyamido)-1-thio-L-threo-α-D-galacto-octopyranosid  7.993
– 2-palmitat-hydrochlorid  7.996
(2S-trans)-Methyl-7-chlor-6,7,8-trideoxy-6-[[(1-methyl-4-propyl-2-pyrrolidinyl)carbonyl]-amino]-1-thio-L-threo-α-D-galacto-octopyranosid  7.993
24β-Methyl-cholesta-5,25(27)-dien-3β-ol  4.1070
24β-Methyl-cholesta-7,25(27)-dien-3β-ol  4.1070
24α-Methyl-cholest-5-en-3β-ol  4.1070
24α/β-Methyl-cholest-7-en-3β-ol  4.1070, 1076
24-Methyl-5α-cholest-7-en-3β-ol  5.414
24-Methyl-cholest-7-en-3β-ol  4.570, 573
4α-Methyl-5α-cholest-8(14)-en-3-β-ol  4.666
β-Methylcholinchlorid  7.475
Methylcitronellat  5.812, 815
Methylcobalamin  8.832

Methylcoffanolamin 7.592
Methylconiin 3.345
2-Methylconiin 4.971
N-Methylconiin 4.971
N-Methylcorydalin 4.485
(+)-Methylcorypallin 4.1017
N-Methylcorypallin 4.1013
3-Methylcrotonylpetasol 6.90, 92
N-Methylcrotsparin 5.702f
7-O-Methylcurin 4.853
Methyl-2-cyanacrylat 8.833
Methylcyanid 3.13
24-Methylcycloartanon 5.604
24-Methylcycloartenol 6.71
Methyl-N-cyclohexyl-2,5-dimethylfuran-3-carbohydroxamat 1.354; 3.622
4-Methylcyclohexylisocyanat 9.596
(−)-N-Methyl-2-cyclohexyl-2-propylamin 8.727
Methylcyclothiazid 8.937
O-Methylcyclovirobuxin-D 4.590
Methyl-(R)-cysteinat 8.833
Methylcysteinsulfoxid 4.183, 185, 189, 196, 203, 540, 554
Methylcytisin 3.1227; 4.742
N-Methylcytisin 3.722; 4.461ff, 740f, 804, 1124; 5.624ff; 6.769f
Methyldehydroabietinsäure 4.20
N-α-Methyl-14,15-dehydroaspidospermidin 6.1125
4′-Methyldehydroguaiamonoepoxylignan 5.354
N-Methyldemecolcin 4.946
23-Methyl-6-O-desmethyllauricepyron 4.62f
3-O-Methyl-6-desoxyallose 5.782, 784
3-O-Methyl-dextro-inositol 6.700
N-Methyl-5H-dibenzo[a,d]cyclohepten-5-propylaminhydrochlorid 9.433
Methyl-di-tert.-butylphenol 3.502
α-Methyl-3,4-dichlorbenzylhydrazin 8.1054
N-Methyl-2,2′-dichlordiethylamin 3.1100
Methyl-di(2-chlorethyl)amin 3.1100
Methyl-5-(2,4-dichlor-phenoxy)-2-nitrobenzoat 1.369; 3.177
N-(3-Methyl-2,6-dichlorphenyl)anthranilsäure 8.827
Methyl-16,17-didehydro-19α-methyl-18-oxa-3α,15α,19β,20β-yohimban-16-carboxylat 9.495
(2S-trans)-Methyl-6,8-dideoxy-6-[(1-methyl-4-propyl-2-pyrrolidinyl)carbonyl]amino-1-thio-D-erythro-α-D-galacto-octopyranosid 8.740
Methyl-6,8-didesoxy-6-(1-methyl-4-propyl-2-pyrrolidincarboxamido)-1-thioerythrogalactooctopyranosid 1.747; 8.740
Methyl-2-(2-diethylamino-acetamido)-3-methylbenzoat 9.991
Methyl-2-[2-(diethylamino)acetamido]-m-toluat 9.991
Methyl-2-[[(2-diethylamino)acetyl]amino]-3-methylbenzoat 9.991
β-Methyldigoxin 1.735; 8.976
– 1-aceton 8.978
4‴-O-Methyldigoxin, -aceton 8.978
$N^a$-Methyl-2β,16β-dihydroakuammicin-$N^b$-methosalz 6.1128
3-Methyl-3,7-dihydro-1H-purin-2,6-dion 9.848

2α-Methyl-5α-dihydrotestosteron 7.1446
– 17-propionat 7.1447
(2)-Methyl-6,8-dihydroxyanthrachinon 4.914
(3)-Methyl-6,8-dihydroxyanthrachinon 4.914
Methyl-(2E,11α,13E,15R)-11,15-dihydroxy-16,16-dimethyl-9-oxoprosta-2,13-dien-1-oat 8.331
Methyl-7-[3,5-dihydroxy-2-(3-hydroxy-4-phenoxy-1-butanyl)cyclopentanyl]-4,5-heptadienoat 1.783; 8.194
(±)-Methyl-(13E)-11α,16-dihydroxy-16-methyl-9-oxo-13-prostenat 8.1023
2-Methyl-1,4-dihydroxynaphthalin 8.856
DL-2-Methyl-3-(3,4-dihydroxyphenyl)-alanin 8.946
L-α-Methyl-β-(3,4-dihydroxyphenyl)-alaninethylester, Hydrochlorid 8.946
Methyl-(13E)-11α,15α-dihydroxy-17,18,19,20-tetranor-9-oxo-16-phenoxy-4,5,13-prostatrienoat 8.36
4-Methyl-4-(3,4-dimethoxybenzyl)hydantoin 8.943
(1S,9S)-2-Methyl-6,7-dimethoxy-1-(4′,5′-methylendioxy-phthalidyl-(3))-1,2,3,4-tetrahydroisochinolin 4.89
Methyl-3-(dimethoxyphosphinoyloxy)but-2-enoat 3.826
Methyl-[11,7α-dimethoxy-18β-(3,4,5-trimethoxybenzoyloxy)-3β,20α-yohimban-16β-carboxyla] 9.500
Methyl-11,17α-dimethoxy-18β-(3,4,5-trimethoxycinnamoyloxy)-3β,20α-yohimban-16β-carboxylat 9.499
1-Methyl-3-dimethyl-carbamoyloxypyridiniumbromid 9.451
N-Methyl-N-(2,3-dimethyl-5-oxo-1-phenyl-3-pyrazolin-4-yl)aminomethansulfonsäure 1.727; 8.901
– Natriumsalz 8.902
1-Methyl-2,4-dinitrobenzol 3.489
1-Methyl-2,6-dinitrobenzol 3.489
2-Methyl-4,6-dinitrophenol 1.359
Methyldinoproston 7.291
6-Methyl-3,20-dioxo-4,6-pregnadien-17α-ylacetat 8.849
6α-Methyl-3,20-dioxopregn-4-en-17α-ylacetat 8.837
4-Methyl-N,N-dipropylbenzensulfonamid 7.1410
2-Methyl-1,2-di(3-pyridyl)-1-propanon 8.997
1-Methyl-3-[di(2-thienyl)methylen]-piperidin 9.951
Methyl-1α,2β,3α,4,4aα,5,7,8,13,13bβ,14,14aα-dodecahydro-2α,11-dimethoxy-3β-(3,4,5-trimethoxybenzoyloxy)benz[g]indolo[2,3-a]-chinolizin-1β-carboxylat 9.500
Methyldopa
– Monographie C02A 8.943
– Interferenz, Klin. Chemie 1.471, 474
DL-Methyldopa, Monographie C02A 8.946
L-(−)-α-Methyldopa-hydrazin 7.685f
Methyldopachrom 8.943
Methyldopaethylesterhydrochlorid, Monographie C02A 8.946
N-Methyldopamin 5.708
Methyldopum hydratum 8.943
Methylecgonidin 5.89
D-(−)-α-(Methylenamino)benzylpenicillin 8.906

(2S,5R,6R)-6-[(2R)-2-Methylenamino-2-phenyl-acetamido]-3,3-dimethyl-7-oxo-4-thia-1-azabicyclo-[3.2.0.]heptan-2-carbonsäure  **8**.906
2,2'-Methylenbis(6-brom-4-chlorphenol)  **7**.519
8,8'-Methylenbis[3-[[6-O-(6-desoxy-α-L-mannopyranosyl)]-β-D-glucopyranosyl]oxy]-6-[(diethylamino)methyl]-2-(3,4-dihydroxyphenyl)-5,7-dihydroxy-4H-1-benzopyran-4-on  **9**.543
8,8'-Methylenbis[(6-diethylaminomethyl-rutosid)-diaescin]-rutin  **9**.543
3,3'-Methylen-bis(4-hydroxy-2H-benzopyran-2-on)  **7**.1270
3,3'-Methylen-bis(4-hydroxycumarin)  **7**.1270
Methylen-[N,N'-bis(hydroxymethyl)]-harnstoffpolymer  **9**.288
4,4'-Methylen-bis(3-hydroxy-2-naphthalincarbonsäure)  **7**.407
1,1'-Methylen-bis(4-isocyanato)benzol  **3**.499
3,3'-Methylen-bis(2-naphthalinsulfonsäure), Bis-(phenylquecksilber)-Salz  **8**.461
3,3'-Methylen-bis[naphthalinsulfonsäure(2)]bis-(phenylquecksilber)-Salz  **8**.461
4,4'-Methylenbis(tetrahydro-1,2,4-thiadiazin-1,1-dioxid)  **9**.779
4,4'-Methylenbis[tetrahydro-2H-1,2,4-thiadiazin]-1,1,1',1'-tetraoxid  **9**.779
4,4'-Methylenbis-1,2,4-thiadiazan-1,1-dioxid  **9**.779
Methylenblau  **1**.529ff
Methylenblaulösung  **1**.533ff
– gesättigte, ethanolische  **1**.549, 556
– wasserfreie ethanolische, gesättigte  **1**.550, 556
Methylen-Casein, Tablettierung  **2**.945
Methylenchlorid  **3**.436
Methylenchlorür  **3**.1203
24-Methylen-cholest-5-en-3β-ol  **4**.1076
24-Methylen-7-cholesten-3β-ol  **4**.570, 1070
24-Methylencholesterol  **4**.605
24-Methylencycloartenol  **4**.114;  **6**.691
Methylendichlorid  **3**.436
$N^2,N^{2'}$-Methylendi(isonicotinsäurehydrazid)  **8**.906
Methylendioxyamphetamin  **3**.211
– Monographie  **3**.809
– hydrochlorid  **3**.810
3,4-Methylendioxyanilin  **8**.1266
3,4-Methylendioxybenzaldehyd  **9**.663
1,2-Methylendioxybenzol  **8**.1266
1-(3,4-Methylendioxybenzyl)piperazin  **8**.204
2-[4-(3,4-Methylendioxybenzyl)piperazino]-pyrimidin  **9**.250
Methylendioxy-3,4-cinnamoylidenaceton  **6**.202
3,4-Methylendioxy-N-ethylamphetamin, Monographie  **3**.810
7,8-Methylendioxy-9-methoxycumarin  **4**.373
6,7-Methylendioxy-1-methoxy-4-oxo-1,4-dihydrochinolin-3-carbonsäure  **8**.1015
3,4-Methylendioxy-N-methylamphetamin, Monographie  **3**.811
N-[β-(3,4-Methylendioxyphenyl)isopropyl]-β,3,4-trihydroxyphenethylamin  **9**.432
3,4-Methylendioxyphthalid  **4**.90
Methylendioxypierolid  **6**.192
Methylendioxyzimtsäure  **6**.216

Methylene bichloride  **3**.436
5-Methylen-2(5H)-furanon  **4**.280
4-Methylenglutamin  **4**.317
4-Methylenglutaminsäure  **4**.317
Methylengruppe, aktivierte, Nachweis  **2**.133
16-Methylenhydrocortison  **9**.330
6-Methylen-5-hydroxytetracyclin  **8**.899
γ-Methylen-α-ketoglutarsäure  **6**.896
2-Methylen-3-oxobutylmethacrylat  **4**.808
6-Methylen-5-oxytetracyclin  **8**.899
16-Methylenprednisolon  **9**.329
4-Methylenprolin  **5**.752
24-Methylen-3,4-seco-cycloart-4(28)-en-3-säure  **4**.21
4-Methylen-3-[2-[tetrahydro-7a-methyl-1-(1,4,5-trimethyl-2-hexenyl)-4(3aH)-indanyliden]ethyliden]-cyclohexanol  **8**.56
Methylephedrin  **5**.49f
– Monographie  R03CA  **8**.947
4'-Methyl-(–)-epigallocatechin  **5**.792, 800
O-12'-Methylergocornin  **4**.915
O-12'-Methyl-m-ergocryptin  **4**.915
6-Methyl-ergol-8-en-8-carbonsäure  **4**.913
N-(D-6-Methyl-9-ergolen-8α-yl)-N',N'-diethylharnstoff  **8**.747
Methylergometrin  **8**.970
– Monographie  G02AB  **8**.948
– hydrogenmaleat  **1**.739
– – Monographie  G02AB  **8**.949
Methylergonovinmaleat  **8**.949
4β-Methylergosta-7,24(28)-dien-3β-ol  **4**.605
6-O-Methylerythromycin  **7**.978
Methylesculetin  **4**.372;  **5**.546
Methylester, Grenzprüfung  **2**.309
3-O-Methylestron  **8**.893, 1201
1,1'-[(Methylethandiyliden)dinitrilo]diguanidin  **8**.1025
2,2'-(1-Methyl-1,2-ethanyliden)bis(hydrazincarboximidamid)  **8**.1025
Methylethin  **3**.804
(RS)-1-{[4-[2-(1-Methylethoxy)ethoxy]methyl]-phenoxy}-3-[(1-methylethyl)amino]-2-propanol  **7**.497
– fumarat  **7**.499
N-[[(1-Methylethyl)amino]carbonyl]-4-[(3-methylphenyl)amino]-3-pyridin-sulfonamid  **9**.994
1-[(1-Methylethyl)amino]-3-[(2-methyl-1H-indol-4-yl)oxy]-2-propanol  **8**.870
α-{[(1-Methylethyl)amino]methyl}-2-naphthalinmethanol  **9**.386
(±)-α-{[(1-Methylethyl)amino]methyl}-4-nitrobenzylalkohol  **8**.1157
(RS)-1-[(1-Methylethyl)amino]-3-(1-naphthalenyloxy)-2-propanol  **9**.404
(RS)-1-[(1-Methylethyl)amino]-3-[4-(2-propenyloxy)-phenoxy]-2-propanol  **8**.1268
1-[(1-Methylethyl)amino]-3-[2-(2-propenyl)-phenoxy]-2-propanol  **7**.131
(RS)-(1-Methylethyl)-carbaminsaure-2-[[(aminocarbonyl)oxy]methyl]-2-methyl-pentylester  **7**.710
4-Methyl-24-ethyl-7-cholesten-3β-ol  **4**.570

N-(1-Methylethyl)-4,4-diphenylcyclohexanamin **9.**304
1-Methylethyl-2-[[ethoxy[(1-methylethyl)amino]-phosphinothioyl]oxy]benzoate **3.**698
(E)-1-Methylethyl-4-[[(ethylamino)methoxy-phosphinothioyl]oxy]-2-butenoate **3.**996
3-Methyl-4-ethylhexan **4.**298
4,4'-[(1-Methylethyliden)bis(thio)]bis[2,6-bis(1,1-dimethylethyl)-phenol] **9.**346
4-Methyl-24-ethyliden-7-cholesten-3β-ol **4.**570
Methylethylketon **3.**226
N-(1-Methylethyl)-4-[(2-methylhydrazino)methyl]-benzamid **9.**356
Methylethylpropanol **4.**288
5-(1-Methylethyl)-5-(2-propenyl)-2,4,6-(1H,3H,5H)-pyrimidintrion **7.**285
– Natriumsalz **7.**287
Methyleugenol **4.**378, 389f, 640, 899, 1110; **5.**589, 905; **6.**193, 859, 1097
3-Methylflavon-8-carbonsäure-(2-piperidinoethyl)-ester **8.**206
– hydrochlorid **8.**208
Methyl-5-(4-fluorbenzoyl)-2-benzimidazolcarbamat **1.**767; **8.**219
6α-Methyl-9α-fluorhydrocortison **8.**257
16α-Methyl-9α-fluoroprednisolon **7.**1221
Methylfluorphosphorsäure
– isopropylester **3.**1058
– pinacolylester **3.**1094
16α-Methyl-6α-fluorprednisolon **9.**28
N-Methylformamid **9.**411
Methylformiat, Monographie **3.**812
N-Methyl-N-formyltryptamin **6.**1156
2-Methyl-3-furancarbonsäureanilid **1.**353; **3.**581
2-Methyl-3-furanilide **3.**581
Methylfuroguajacin **5.**354
18-Methylgadesin **4.**66
3-Methylgalangin **4.**619
Methylgentisin **5.**234
4'-O-Methylglabridin **5.**313, 317
4-Methylglucuronsäure **4.**964
β-Methylglutaconsäuremethylester **8.**625
S-Methylglutathion **3.**693
9-O-Methylglyceofuran **5.**300f
N-Methylglycinamid **8.**576
[1-(N-Methylglycin)-5-L-valin-8-L-alanin]-angiotensin II **9.**568
Methylglycol **3.**800
N-[1-[N[N[N[N[N²-[N-Methyl-glycyl]-L-arginyl]-L-valyl]-L-tyrosyl]-L-valyl]-L-histidyl]-L-prolyl]-L-alanin **9.**568
Methylglycyrol **5.**319, 331
Methylglyoxal **8.**1025
Methylglyoxal-bis(guanylhydrazon) **8.**1025
Methylgrün **1.**537f
Methylgrünlösung, gesättigte, wäßrige **1.**537
Methylgrün-Pyronin **1.**556
Methylharnstoff **8.**926
6-Methyl-2-heptanamin **8.**1226
Methylheptanol **4.**1112
Methylheptanon **5.**43
Methylheptenon **4.**1112; **5.**691

2-Methyl-2-hepten-6-on **4.**636; **5.**752
6-Methyl-5-hepten-2-on **5.**812; **6.**1097, 1101
Methylheptylketon **6.**858
Methylhexabital **8.**437
15-Methylhexadec-11-ensäure **4.**1105
7-Methyl-4,6,6a,7,8,9-hexahydroindolchinolin-9-carbonsäurediethylamid **8.**778
Methylhomatropiniumbromid **8.**454
N-Methyl-N-homoveratryl-τ-aminochlorpropan **9.**1163
Methylhydrid **3.**787
Methylhydrosulfid **3.**789
Methylhydroxid **8.**914
8-O-Methyl-7-hydroxyaloin **4.**214
Methyl-2-hydroxybenzoat **8.**959
Methyl-4-hydroxybenzoat
– in Dermatika **2.**902
– Identität mit DC **2.**276
– in Wässern **1.**565ff
Methylhydroxybenzol **3.**352
(–)-α-Methyl-β-hydroxybuttersäure **5.**537
N-Methyl-3-hydroxy-4,5-dimethoxyphenethylamin **5.**708
(RS)-10-[2-Methyl-3-(4-hydroxyethoxyethyl-1-piperazinyl)-propyl]phenothiazin **7.**1412
8-[N-Methyl-N-(2-hydroxyethyl)amino]theophyllin **7.**593
Methylhydroxyethylcellulose
– Monographie **8.**949
– in Dermatika **2.**902
(E)-Methyl-7-[(1R,2R,3R)-3-hydroxy-2-[(E)-(3R)-3-hydroxy-4,4-dimethyl-1-octenyl-]-5-oxocyclopentyl]-2-heptenoat **8.**331
Methyl-7-[(1R*,2R*,3R*)-3-hydroxy-2-[(E)-(3R*)-3-hydroxy-4-phenoxy-1-butenyl]-5-oxocyclopentyl]-4,5-heptadienoat **8.**36
O-Methylhydroxylaminhydrochlorid **7.**797
2-Methyl-5-hydroxy-7-methoxychromon **6.**857
4-Methyl-4-hydroxypenten-2-säure **4.**578
Methylhydroxypropylcellulose
– Monographie **8.**950
– in Dermatika **2.**902
– phthalat, Monographie **8.**951
2-Methyl-3-hydroxy-5-trimethyl-ammoniummethyl-oxolan **3.**849
Methyl-17α-hydroxy-16α-yohimbancarboxylat **9.**1221
β-Methylhypoglycin-A **4.**108
5-Methylimidazol **7.**953
1-Methyl-2-imidazolthiol **9.**862
N,N'-[(Methylimino)dimethylidyne]di-2,4-xylidine **1.**349
2-Methylindolin **8.**534
3-O-Methyl-dextro-inositol **6.**700
Methyliodid **3.**693
Methylis salicylas **8.**959
N-Methylisatin-β-thiosemicarbazon **8.**980
2-Methylisoborneol **4.**938
Methylisobutylenketon **3.**817
Methylisobutylketon, für AAS **2.**466
2-Methylisobutyrat **5.**448
Methylisocyanat **7.**675; **9.**193

– Monographie **3**.813
*N*-Methylisopelletierin **6**.328
1-Methyl-4-isopropenyl-cyclohex-6-en-2-on **7**.723
1-Methyl-2-isopropyl-5-nitroimidazol **1**.755
2-Methyl-3(2*H*)-isothiazolon **1**.149
$N^1$-(3-Methyl-5-isothiazolyl)sulfanilamid **9**.729
Methylisothiocyanat **1**.370; **3**.780; **7**.472; **9**.862
– Monographie **3**.814
(*S*)-Methyl-isothiuroniumsulfat **7**.1183
Methylisovalerianat **4**.273
5-Methylisoxazol-3-carbonsäure **8**.354
– 2-benzylhydrazid **8**.599
– ethylester **8**.599f
– 2-(phenylmethyl)hydrazid **8**.599
5-Methylisoxazol-3-ol **1**.356; **3**.681
*N*-(5-Methyl-3-isoxazolyl)sulfanilamid **1**.761; **9**.713
Methylium aceticum **3**.803
Methylium nicotinicum **8**.952
Methylium salicylicum **8**.959
Methyljasmon **4**.636
γ-Methyl-α-ketoglutarsäure **6**.896
Methylketone, Nachweis **2**.133
(+)-*N*-Methyllaudanidiniumiodid **4**.1023
*N*-Methyllaurotetanin **4**.1016, 1024; **5**.112f, 702f
Methylliberin **4**.931
Methyllinamarin **5**.678
Methyllinolat **4**.58
Methyllomustin **9**.596
6-Methylluteolin **6**.569
7-Methylluteolin **5**.445
Methyllycaconitin **4**.65; **5**.523
*O*-Methylmacusin B **6**.825, 829
Methylmagnesiumbromid **9**.74
Methylmalonsäurediethylester **9**.755
Methylmercaptan **3**.789
1-Methylmercapto-2,4-dinitrobenzol **3**.485
4-Methyl-2-mercaptouracil **8**.966
6-Methyl-2-mercaptouracil **8**.966
Methylmercaptursäure **3**.693
*N*-Methylmescalin **5**.708f
Methylmethacrylat, Monographie **3**.815
Methyl-2-[[[[(4-methoxy-6-methyl-1,3,5-triazin-2-yl)amino]carbonyl]amino]sulfonyl]benzoat **3**.826
*N*-Methyl-2-(3-methoxyphenyl)ethylamin **7**.263
2-Methyl-6-methoxy-1,2,3,4-tetrahydro-β-carbolin **6**.1158
1-Methyl-6-(1-methylallyl)-2,5-dithiobiurea **8**.901
2-Methyl-6-methylamino-2-hepten **8**.607
Methyl-*N*-methylanthranilat **6**.992
1-(Methyl)-5-(4-methylbenzoyl)-2-pyrrolessigsäure **9**.983
Methyl-1-(α-methylbenzyl)-5-imidazolcarboxylat **1**.728
[1*S*-(1α,4α,5α)]-4-Methyl-1-(1-methyl)bicyclo-[3.1.0]-hexan-3-on **3**.1173
[1*S*-(1*a*,4*b*,5*a*)]-4-Methyl-1-(1-methyl)bicyclo[3.1.0]-hexan-3-on **3**.1174
6-Methyl-*N*-(3-methylbutyl)-2-heptenamin **8**.1225
(*S*)-Methyl-*N*-[(methylcarbamoyl)oxy]thio-acetimidat **3**.795

Methyl-3-(3-methyl-carbaniloyloxy)carbanilat **3**.949
(–)-3-(2-Methyl-6,7-methylendioxy-8-methoxy-1-isochinolyl)-6,7-dimethoxyphthalid **8**.1214
(1*S*,9*S*)-2-Methyl-6,7-methylendioxy-1-(4′,5′-methylendioxy-phthalidyl-(3))-1,2,3,4-tetrahydroxoisochinolin **4**.89
α-[[(α-Methyl-3,4-methylendioxyphenethyl)amino]methyl]protocatechuylalkohol **9**.432
1-Methyl-2-(3,4-methylendioxyphenyl)ethylamin **9**.432f
1-Methyl-4-(1-methylethenyl)cyclohexen **3**.736ff
(*S*)-2-Methyl-5-(1-methylethenyl)-2-cyclohexen-1-on **7**.724
2-Methyl-5-(1-methylethenyl)-2-cyclohexen-1-on **7**.723
4-Methyl-1-(1-methylethyl)-bicyclo[3.1.0]hexan-3-on **9**.900f
(1α,2β,5α)-5-Methyl-2-(1-methylethyl)cyclohexanol **8**.861
1-Methyl-4-(1-methylethyl)-2,3-dioxabicyclo[2.2.2]-oct-5-en **7**.298
1-Methyl-2-(1-methylethyl)-5-nitro-1*H*-imidazol **8**.593
2-Methyl-5-(1-methylethyl)-phenol **7**.722
3-Methyl-4-(1-methylethyl)-phenol **1**.149
5-Methyl-2-(1-methylethyl)-phenol **9**.902
*N*-Methyl-*N*-(1-methylethyl)-*N*-[2-[(9*H*-xanthen-9-yl-carbonyl)-oxy]ethyl]-2-propanamminiumbromid **9**.392
3-Methyl-1-[2-[(5-methyl-4-imidazolyl)methylthio]-ethyl]thioharnstoff **8**.972
*N*-Methyl-*N*′-[2-[[5-(methyl-1*H*-imidazol-4-yl)-methyl]thio]ethyl]-thioharnstoff **8**.972
1-Methyl-5-(1-methyl-2-pentinyl)-5-(2-propenyl)-2,4,6-(1*H*,3*H*,5*H*)-pyrimidintrion **8**.926
(±)-(*R**,*R**)-α-Methyl-*N*-(1-methyl-2-phenoxyethyl)-benzenethanamin **9**.485
(±)-α-Methyl-*N*-(1-methyl-2-phenoxyethyl)-phenethylamin **9**.485
(+)-α-Methyl-*N*-(1-methyl-2-phenoxyethyl)-phenethylamin **7**.1236
– hydrochlorid **7**.1236
Methyl-[(*R*)-1-methyl-2-phenylethyl]amin **9**.593
Methyl-[(*S*)-1-methyl-2-phenylethyl]amin **3**.786
9-Methyl-6-(1-methyl-1-phenylethyl)-1,4-dioxaspiro-[4.5]decan-2-on **7**.458
2-Methyl-6-(4′-methylphenyl)heptan-2-ol-3-on **5**.590
2-Methyl-1-(4-methylphenyl)-3-(1-piperidinyl)-1-propanon **9**.989
Methyl-2-methyl-2-propenoat **3**.815
*N*-Methyl-*N*′-(1-methyl-2-propenyl)-1,2-hydrazindicarbothioamid **8**.901
4-Methyl-6-(2-methyl-1-propen-1-yl)-2*H*-pyran-2-on **8**.626
2-Methyl-2-[(2-methylpropyl)amino]-1-propanol-benzoat-hydrochlorid **8**.598
(*RS*)-Methyl-4-methyl-3-[(2-propylamino)-propionamido]-2-thiophencarboxylathydrochlorid **7**.297
α-Methyl-4-(2-methylpropyl)phenylessigsäure **8**.517

N-Methylmethylsulfinylamid **3.**893
4-Methyl-5-[4-(methylthio)benzoyl]-4-imidazolin-2-on **8.**33
2-Methyl-2-(methylthio)propionaldehyd-O-(methylcarbamoyl)oxim **1.**348; **3.**36
Methyl-β-methylthiopropionat **4.**273
(–)-N-Methyl-3-morphinanol **8.**727
(+)-N-Methyl-3-morphinanol **7.**1246
Methylmorphinphosphat **7.**1070
(+)-3-Methyl-4-morpholino-2,2-diphenyl-1-(1-pyrrolidinyl)butanon **7.**1240
– hydrogentartrat **7.**1242
4-Methyl-3-(2-morpholinoethylamino)-6-phenylpyridazin **8.**1018
(RS)-1-Methyl-3-morpholinopropyl-tetrahydro-4-phenyl-2H-pyran-4-carboxylat **8.**168
3'-O-Methylmyricetin-3-O-glucosid **5.**272
3'-O-Methylmyricetin-3-O-rutinosid **5.**273
2-Methyl-1,4-naphthalindiol **8.**856
2-Methyl-1,4-naphthalindion **8.**857
2-Methyl-1,4-naphthalindiyldiacetat **8.**857
2-Methylnaphthochinon **8.**857
2-Methyl-1,4-naphthohydrochinon **8.**856
N-Methyl-N-(1-naphthylmethyl)-amin **8.**1068
N-Methyl-N-(1-naphtylmethyl)-3-phenylpropen-1-amin **8.**1068
7-Methylneoipecosid **4.**780f
Methylnicotinat **8.**1148
– Monographie M02AX **8.**952
4-Methyl-2-nitroanilin **7.**332
Methylnitrobenzen **3.**880, 883
1-Methyl-2-nitrobenzene **3.**881
1-Methyl-4-nitrobenzene **3.**884
4-(1-Methyl-5-nitrobenzimidazol-2-yl)buttersäureethylester **7.**395
Methylnitrobenzol **3.**880
1-Methyl-2-nitrobenzol **3.**881
1-Methyl-3-nitrobenzol **3.**883
1-Methyl-4-nitrobenzol **3.**884
3-Methyl-1-nitrobenzol **3.**883
Methyl-(2-nitrobenzyl)-amin **8.**1193
(RS)-3-Methyl-4-[(5-nitrofurfuryliden)amino]-1,4-thiazin-1,1-dioxid **8.**1164
(2-Methyl-5-nitro)-α-1H-imidazol-1-ethanol **9.**586
2-Methyl-5-nitro-1H-imidazol-1-propanol **9.**813
2-(2-Methyl-5-nitro-1-imidazolyl)ethanol **8.**993
2-(2-Methyl-5-nitroimidazol-1-yl)ethylbenzoat **8.**996
6-(1-Methyl-4-nitro-5-imidazolyl)mercaptopurin **7.**336
1-Methyl-5-nitroimidazol-2-ylmethylcarbamat **1.**757
3-(2-Methyl-5-nitro-1-imidazolyl)propanol **9.**813
6-[(1-Methyl-4-nitro-1H-imidazol-5-yl)thio]-1H-purin **7.**336
(1-Methyl-5-nitro-2-imidazoyl)methylcarbamat **9.**531
(RS)-1-(2-Methyl-5-nitro-1-imidazoyl)-2-propanol **9.**586
2-Methyl-2-nitro-1-phenylpropanol **8.**686
N-Methyl-nitroso-anilin **3.**290

2-Methyl-N-[4-nitro-3-(trifluormethyl)phenyl]-propanamid **8.**279
(–)-erythro-α-Methylnoradrenalin **7.**1095
– hydrochlorid **7.**1096
Methylnorethindron **8.**1211
Methylochlortetracyclin **7.**1027
cis-3-Methyl-4-octanolid **6.**336
Methyl-n-octylketon **5.**448
Methylolpropan **3.**224
Methylorange **2.**352, 356
Methylorange-G **1.**537
Methylorange-G-Lösung, gesättigte, wäßrige **1.**537
α-N-Methylornithin **4.**433
4-Methyloxazol **9.**454
Methyloxidhydrat **8.**914
Methyloxiran **3.**524
(2S,3R)-2-Methyl-3-oxiranylphosphonsäure, Dinatriumsalz **8.**304
Methyloxitol **3.**800
1-(1-Methyl-4-oxo-3,3-diphenylhexyl)piperidinhydrochlorid **7.**1389
2-Methyl-6-oxo-2-hepten **8.**424
3-Methyl-1-(5-oxohexyl)-7-propyl-2,6(1H,3H)-puridinon **9.**395
3-Methyl-1-(5-oxohexyl)-7-propylxanthin **9.**395
3-Methyl-4-oxo-2-phenyl-4H-1-benzopyran-8-carbonsäure-2-(1-piperidinyl)ethylester **8.**206
– hydrochlorid **8.**208
(Z)-(3-Methyl-4-oxo-5-piperidinothiazolidin-2-yliden)essigsäureethylester **8.**156
6β-Methyl-11-oxoprogesteron **8.**840
2-Methyl-4-oxo-3-(2-propenyl)-2-cyclopenten-1-yl-3-(3-methoxy-2-methyl-3-oxo-1-propenyl)-2,2-dimethylcyclopropancarboxylat **7.**116
4-Methyl-3-[[1-oxo-2-(propylamino)propyl]amino]-2-thiophencarbonsäuremethylester **7.**297
6-Methyl-4-oxo-2-thio-1,2,3,4-tetrahydropyrimidin **8.**966
(2S,3S,5R)-3-Methyl-7-oxo-3-(1H-1,2,3-triazol-1-ylmethyl)-4-thia-1-azabicyclo[3.2.0]heptan-2-carbonsäure-4,4-dioxid, Natriumsalz **9.**782
Methyloxybenzol **3.**352
Methyloxyhydrat **3.**787
Methyloxytyramin **4.**1129
Methylpalmitat **4.**58
Methylparathion **3.**920
Methyl-pectin **9.**43
Methyl-pectinat **9.**43
2-Methyl-2-pentenal **4.**189
4-Methylpent-3-en-2-on, Monographie **3.**817
Methylpentosane **6.**767
2-Methyl-6-pentyl-1,4-benzochinon **6.**271
Methylpentyldisulfid **4.**201
(15R)-15-Methyl-PGE$_2$ **7.**291
4-Methyl-α-phenethylalkohol **9.**992
(±)-α-Methylphenethylamin **7.**167
– sulfat **7.**171, 1228
4-[2-[(α-Methylphenethyl)amino]ethyl]morpholin **8.**1038
7-[2-[(α-Methylphenethyl)amino]ethyl]theophyllin **8.**178f

[(α-Methylphenethyl)amino]phenyl-acetonitril 7.170
(±)-3-[(α-Methylphenethyl)amino]propionitril 8.193
– hydrochlorid 8.194
DL-N-(1-Methyl-2-phenethyl)-3,3-diphenylpropylamin 9.333
N-(α-Methylphenethyl)-2-phenyl-glycinonitrile 7.170
N-(1-Methyl-2-phenethyl)-γ-phenyl-phenylpropanamin 9.333
Methylphenidat
– Monographie 3.818
– hydrochlorid 3.818
Methylphenobarbital, Monographie N03AA 8.953
Methylphenol 3.352
2-Methylphenol 3.353; 7.1106
3-Methylphenol 3.354; 7.1106; 8.861
4-Methylphenol 3.355; 7.1107
m-Methylphenol 3.354
o-Methylphenol 3.353
p-Methylphenol 3.355
α-Methyl-3-phenoxy-phenylessigsäure 8.185
3-(2-Methylphenoxy)-1,2-propandiol 8.866
2-Methyl-2-phenylacetaldehyd 7.387
Methyl-N-phenylacetyl-2,6-xylyl-DL-alaninat 1.354; 3.153
N-Methyl-N-phenylamin 3.806
3-Methyl-2-phenyl-3-butanol 9.74
Methylphenylethylamin 3.65; 4.27; 7.1227; 8.179
α-[(1-Methyl-2-phenylethyl)amino]-benzenacetonitril 7.170
(±)-3-[(1-Methyl-2-phenylethyl)amino]propannitril 8.193
– hydrochlorid 8.194
N-(1-Methyl-2-phenylethyl)-4-morpholinethanamin 8.1038
2-Methyl-N-phenylfuramid 3.581
1-Methyl-4-phenylisonipecotinsäureethylester 9.94
5-Methyl-3-phenyl-4-isoxazolcarbonsäurechlorid 8.1245
N-(3'-Methylphenyl)-3-methoxy-carbonylamino-phenyl-carbamat 3.949
(RS)-1-{1-Methyl-2-[2-(phenylmethyl)phenoxy]-ethyl}-piperidin 7.406
– dihydrogenphosphat 7.407
– embonat 7.407
– 4,4'-methylen-bis-(3-hydroxy-2-naphthalincarboxylat) 7.407
– pamoat 7.407
3-Methyl-2-phenyl-morpholin 3.951
(±)2-(3-Methyl-2-phenylmorpholino)ethyl-2-phenyl-butyrat 8.173
4-[(3-Methyl-2-phenylmorpholino)methyl]antipyrin 8.1036
1-Methyl-N-phenyl-N-(phenylmethyl)-4-piperidinamin 7.370
1-Methyl-4-phenylpiperidin-4-carbonsäureethylester 9.94
Methyl-2-phenyl-2-(2-piperidyl)acetat 3.818
Methylphenylpolysiloxan
– GC-Trennflüssigkeit 2.282

– zur Haarbehandlung 1.185
N-[(2-Methylphenyl)-2-propylamino]propanamid 9.337
(R)-(–)-N-Methyl-N-(1-phenyl-2-propyl)-2-propinyl-aminhydrochlorid 9.593
$N^1$-(3-Methyl-1-phenylpyrazol-5-yl)sulfanilamid 9.724
4-{2-[(4-Methyl-6-phenyl-3-pyridazinyl)amino]-ethyl}morpholin 8.1018
N-(4-Methyl-6-phenyl-3-pyridazinyl)-4-morpholinethanamin 8.1018
(RS)-1-Methyl-3-phenyl-2,5-pyrrolidindion 9.153
1-(4-Methylphenyl)-2-(1-pyrrolidinyl)-1-pentanon 9.462
(E)-2-[1-(4-Methylphenyl)-3-(1-pyrrolidinyl)-1-propenyl]pyridin 9.1089
N-Methyl-2-phenylsuccinimid 9.153
Methyl-5-(phenylsulfinyl)-2-benzimidazolcarbamat 1.771; 8.1259
1-Methyl-4-[N-phenyl-N-(2-thienyl)amino]-piperidin 9.846
1-Methyl-N-phenyl-N-(2-thienylmethyl)-4-piperidinamin 9.846
Methyl-5-(phenylthio)-2-benzimidazolcarbamat 8.172
(RS)-N-Methyl-3-phenyl-3-(4-trifluormethylphenoxy)propylamin 8.262
(±)-N-Methyl-3-phenyl-3-[(α,α,α-trifluor-p-tolyl)oxy]propylamin 8.262
3-Methyl-2-phenyl-valeriansäure 9.1146
Methylphenylvinylpolysiloxan, GC-Trennflüssigkeit 2.282
Methylphloracetophenon 9.1144
3-Methylphlorobutyrophenon 4.1200
Methylphosphonofluoridic acid
– 1-methyl-ethyl ester 3.1058
– 1,2,2-trimethyl-propyl ester 3.1094
Methylphosphonothioic acid, S-[2-[bis(1-methyl-ethyl)amino]ethyl], O-ethyl-ester 3.1247
2-Methyl-3-phytyl-1,4-naphthochinon 9.198
4'-O-Methylpiceid 6.423
Methylpicrotoxat 4.269
Methylpinacolyloxyphosphorylfluorid 3.1094
7-O-Methylpinobanksin 6.160
(±)-1-Methyl-2',6'-pipecoloxylidid 8.873
1-Methylpiperazin 7.856; 9.360, 1012
4-Methyl-1-piperazincarbonsäurechlorid 9.1248
9-(4-Methyl-1-piperazinyl)-anthracen 9.1012
3-[[(4-Methyl-1-piperazinyl)imino]methyl]-rifamycin 9.517
N-[γ-(4'-Methylpiperazinyl-1')-propyl]-3-chlorphenothiazin 9.360
cis-9-[3-(4-Methyl-1-piperazinyl)-propyliden]-2-(dimethylsulfonamido)-thioxanthen 9.948
[10-[3-(4-Methyl-1-piperazinyl)propyl]-2-phenothiazinyl]-propyl-keton 7.575
10-[3-(4-Methyl-1-piperazinyl)propyl]-2-(trifluormethyl)phenothiazin 9.1049
Methylpiperbetol 6.193
2-Methylpiperidin 9.234
1-Methyl-piperidin-4-magnesiumchlorid 9.210

Methyl-2-[4-(2-piperidinoethoxy)benzoyl]benzoat **9**.262
(*RS*)-*N*-(1-Methyl-2-piperidinoethyl)-*N*-(2-pyridyl)-propionamid **9**.402
(*RS*)-3-(2-Methylpiperidino)propylbenzoathydrochlorid **9**.234
*N*-Methylpiperidinyl-33-carbonsäureethylester **9**.951
*N*-[1-Methyl-2-(piperidinyl)ethyl]-*N*-2-pyridinylpropanamid **9**.402
1-Methyl-4-piperidon **9**.846
4-Methylpiperidon **7**.370f; **8**.823
9-*N*-Methyl-4'-piperidylen-thioxanthen **9**.210
(+)-2'-[2-(1-Methyl-2-piperidyl)ethyl]-4-anisanilid **8**.25
(*RS*)-10-[(*N*-Methyl-3-piperidyl)methyl]phenothiazin **9**.39
10-[(1-Methyl-3-piperidyl)methyl]phenothiazin **9**.39
(*RS*)-9-[(*N*-Methyl-3-piperidyl)methyl]thioxanthen **8**.981
Methylplumban **3**.1160
Methylprednisolon
– Monographie **D07A, H02AB 8**.955
– 21-acetat, Monographie **H02AB 8**.957
– 21-hydrogensuccinat
– – Monographie **H02AB 8**.958
– – Natriumsalz, Monographie **H02AB 8**.958
16β-Methylprednisolonacetat **7**.468
16α-Methylpregnenolon-3β-acetat **8**.237; **9**.29
2-Methylpropanal **9**.1147
Methylpropanol **3**.226
2-Methylpropanol-1 **3**.225
– Monographie **3**.819
2-Methylpropanol-2 **3**.225
2-Methylpropen **8**.861
Methylpropenoat **3**.805
Methyl-(2-propenyl)disulfid **4**.188, 201
Methyl-(2-propenyl)thiosulfinat **4**.188f
Methyl-(2-propenyl)trisulfid **4**.201
*N*-Methyl-*N*-2-propinylbenzylamin **9**.34
4-Methylpropiophenon **9**.989
Methyl-5-propoxy-2-benzimidazolcarbamat **8**.1261
4-Methyl-3-[[2-propylamino]propionamido]-2-thiophencarbonsäuremethylester **7**.297
(*RS*)-2'-Methyl-2-propylaminopropionanilid **9**.337
Methylpropylcarbinol **3**.809, 932
Methylpropyldisulfid **4**.185, 188f, 201
1-Methylpropylenglykol-2 **3**.801
2-Methylpropylisothiocyanat **5**.857
2-Methyl-2-propyl-1,3-propandiol **7**.710
(*RS*)-2-Methyl-2-propyl-1,3-propandiol-carbamat-isopropyl-carbamat **7**.710
5-(1-Methylpropyl)-5-(2-propenyl)-2,4,6(1*H*,3*H*,5*H*)-pyrimidintrion **9**.766
5-(2-Methylpropyl)-5-(2-propenyl)-2,4,6(1*H*,3*H*,5*H*)-pyrimidintrion **7**.569
Methyl-5-propylthio-2-benzimidazolcarbamat **1**.765; **7**.92
Methylpropylthiosulfinat **4**.188f
Methylpropyltrisulfid **4**.185
Methylproscillaridin **8**.875
Methylprotodioscin **4**.1035

Methylprotopin **4**.1019
*N*-Methyl-*sec*-pseudo-β-colubrin **6**.817, 820, 829, 843
Methylpseudoephedrin **5**.49f
Methylpsychotrin **4**.780f
*N*-Methylputrescin **4**.433
6-Methylpyrazin-3-carbonsäure **8**.352
5-Methylpyrazincarbonsäure-4-oxid **7**.58
Methylpyridin **3**.1020f; **7**.247, 462; **8**.608, 1148; **9**.234
Methyl-3-pyridincarboxylat **8**.952
*N*-Methyl-2-pyridon **9**.303
*N*-Methyl-2-(2-pyridyl)ethylamin **7**.462
1-Methyl-2-(3-pyridyl)pyrrolidin **3**.870; **8**.1146
*N*-(4-Methyl-2-pyrimidinyl)sulfanilamid **1**.760; **9**.710
*N*-(5-Methyl-2-pyrimidinyl)sulfanilamid **1**.762
5-Methylpyrogalloldimethylether **4**.505
*N*-Methylpyrrol-2-carbonsäure **5**.89
*N*-Methylpyrrolidin **4**.426
4-Methyl-3-(1-pyrrolidino)-propiophenon **9**.1089
4-*N*-Methylpyrrolidinylhygrin **4**.1141
1-Methyl-3-pyrrolidinyl-methyl-chlorid **8**.920
(*RS*)-10-[(1-Methyl-3-pyrrolidinyl)methyl]-10*H*-phenothiazin **8**.920
(*S*)-3-(1-Methyl-2-pyrrolidinyl)pyridin **8**.1146
4'-Methyl-2-(1-pyrrolidinyl)valerophenon **9**.462
*N*-Methylpyrrolin **4**.426
α-Methylpyrrylketon **6**.1085
*N*-Methylquebrachamin **6**.1128
Methylquecksilber **3**.1022
3-Methylquercetin **5**.527
5-Methylquercetin **6**.440
4-Methylraucubainchlorid **6**.1128
2-Methylresorcin **9**.1083
Methylripariochromen A **5**.968
Methylrosanilinium chloratum **8**.967
Methylrosaniliniumchlorid **8**.967
Methylrot **2**.352
Methylsalicylat **4**.33, 630, 686, 745; **5**.90; **6**.872, 992
– Monographie **N02BA 8**.959
– Identität mit DC **2**.275
– Nachweis **2**.143
– in Zubereitungen **1**.572ff
Methyl-salicylate ointment **2**.888
Methylsalicylat-Primverosid **4**.500
6-Methylsalicylsäure **6**.59
*N*-Methylscopolaminiumbromid, Monographie **A03B 8**.961
24-Methyl-9,10-secocholesta-5,7,10(19),22-tetraen-3β-ol **8**.56
24-Methyl-9,10-secocholesta-5,7,22-trien-3β-ol **7**.1329
Methylsenföl **3**.814
β-Methylserin **9**.894
*N*-Methylserinsäureamid **8**.584
*O*-Methylsolanocapsin **6**.746
*N*-Methylsolasodin **6**.744
4β-Methylstigmasta-7,24(28)-dien-3β-ol **4**.605
4-Methylstrictaminchlorid **6**.1128
*cis*-*N*-Methylstylopin **4**.1023

Methylstyrol **3.**1107
*N*-(4-Methyl-2-sulfamoyl-Δ²-1,3,4-thiadiazolin-5-yliden)-acetamid **8.**919
6-Methyl-7-sulfamoylthiochroman-1,1-dioxid **8.**975
Methylsulfhydrat **3.**789
Methylsulfinylalkylisothiocyanat **4.**554
4-Methylsulfinylbutylglucosinolat **4.**542, 551, 557; **5.**85
10-Methylsulfinyldecylglucosinolat **4.**656
Methylsulfinylisothiocyanat **4.**553
9-Methylsulfinylnonylglucosinolat **4.**656
5-Methylsulfinylpentylglucosinolat **4.**543, 558
(*R*)-3-Methylsulfinylpropylamin **5.**504
3-Methylsulfinylpropylglucosinolat **4.**539, 551; **5.**85
Methylsulfonylalkylisothiocyanat **4.**553f
Methylsulfonylallylcinnamat **4.**884
4-Methylsulfonylbenzaldehyd **9.**870
3-Methylsulfonylbutan-2-on-*O*-methylcarbamoyloxim **1.**348; **3.**232
4-Methylsulfonylbutylglucosinolat **4.**554; **5.**85
3-Methylsulfonyl-2,5-dihydrofuran **9.**454
6-[(*R*)-2-(3-Methylsulfonyl-2-oxoimidazolidin-1-carboxamido)-2-phenylacetamido]-penicillinsäure **8.**1002
2-Methylsulfonylphenothiazin **8.**988
1-[3-(2-Methylsulfonyl)phenothiazin-10-ylpropyl]isonipecotamid **8.**988
2-[4-(Methylsulfonyl)phenyl]-imidazo[1,2-a]-pyridin **9.**1245
3-Methylsulfonylpropylglucosinolat **5.**85
3-Methylsulfonylpropyl-isothiocyanat **3.**264, 638
3-Methylsulfonylpropyl-thiocyanat **3.**638
DL-*threo*-3-(4-Methylsulfonyl)serin **9.**870
Methylsynephrin **8.**491
Methyltanshinonat **6.**545
Methyltestosteron
- Monographie G03B **8.**963
- Bestimmungsmethode, elektrochemische **2.**521
- Bestimmung in Tabletten, mit MS **2.**461
*N*-(13-Methyltetradecyl)acetamid **4.**666
2-Methyl-1,2,3,4-tetrahydro-β-carbolin **6.**1154ff
1-Methyltetrahydroisochinolin **6.**950
Methyl-1,2,5,6-tetrahydro-1-methylnicotinatbromid **1.**717
Methyltetrahydro-5-methyl-4-oxo-3-thiophencarboxylat **9.**790
1-Methyl-1,2,3,4-tetrahydro-3-nicotinsäuremethylester **7.**292
1-Methyl-1,2,5,6-tetrahydropyridin-3-carbonsäure **3.**89
- methylester **3.**90
1-Methyl-1,2,3,4-tetrahydro-3-pyridincarbonsäuremethylester **7.**292
[*R*-[*R*\*,*R*\*-(*E*)]]-2-Methyl-3-(3,7,11,15-tetramethyl-2-hexadecenyl)-1,4-naphthalendion **9.**198
*N*-Methyl-2,2,6,6-tetramethylpiperidintartrat **9.**46
1-Methyl-1*H*-1,2,3,4-tetrazol-5-thiol **7.**769
γ-Methyltetronsäure **6.**59
1-Methyl-4-*N*-2-thenylanilinopiperidin **9.**846
*N*-[4-(5-Methyl-1,3,4-thiadiazol-2-ylsulfamoyl)-phenyl]-phthalamsäure **9.**192

*N*¹-(5-Methyl-1,3,4-thiadiazol-2-yl)sulfanilamid **9.**711
(6*R*,7*R*)-3-[(5-Methyl-1,3,4-thiadiazol-2-yl)thiomethyl]-8-oxo-7-[2-(1*H*-tetrazol-1-yl)-acetamido]-5-thia-1-azabicyclo[4.2.0]oct-2-en-carbonsäure **7.**752
(6*R*,7*R*)-3-[[(5-Methyl-1,3,4-thiadiazol-2-yl)thio]-methyl]-8-oxo-7-[(1*H*-tetrazol-1-ylacetyl)amino]-5-thia-1-azabicyclo[4.2.0]oct-2-en-2-carbonsäure **7.**752
3-Methyl-1,4-thiazan-5-carbonsäure-1-oxid **4.**185
Methyl-*trans*-5-(2-thienyl)pent-4-in-2-enoat **4.**808
2-Methylthio-acetaldehyd-*O*-(methylcarbamoyl)-oxim **3.**795
*m*-(Methylthio)-anilin **9.**887
3-Methylthio-butan-2-on-*O*-methylcarbamoyloxim **3.**230
4-Methylthiobutylglucosinolat **4.**551; **5.**85
5-Methylthiobutylglucosinolat **4.**558
2-Methylthio-4-ethylamino-6-*tert.*-butylamino-1,3,5-triazin **3.**1133
7-Methylthioheptylglucosinolat **5.**917
1-Methylthio-*O*-(*N*-methylcarbamoyl)acetaldoxim **1.**348; **3.**795
(*RS*)-5-(Methylthiomethyl)-3-(5-nitrofurfurylidenamino)-2-oxazolodinon **8.**1162
9-Methylthiononanonitril **5.**918
8-Methylthiooctanonitril **5.**918
8-Methylthiooctylglucosinolat **5.**917
6-Methyl-2-thioxo-1*H*.2*H*-pyrimidon-(4) **8.**966
5-Methylthiopentylglucosinolat **4.**558
4-Methylthiophenol **8.**976
Methyl-*trans*-(thiophen-2-yl)-pent-4-in-2-enoat **4.**808
3-Methylthiopropylamin **5.**504
3-Methylthiopropylglucosinolat **4.**554
3-Methylthiopropyl-isothiocyanat **4.**833
1-Methyl-3-thiosemicarbazono-2-indolinon **8.**980
5-(Methylthio)-2,4,6-trichlorpyrimidin **8.**595
Methylthiouracil, Monographie H03BA **8.**966
1-Methyl-4-(thioxanthen-9-yliden)piperidin **9.**210
(*RS*)-1-Methyl-3-(9-thioxanthenylmethyl)piperidin **8.**981
4-(Methylthio)-3,5-xylyl-methylcarbamat **3.**793
Methylthiram **3.**1170
Methylthymol **4.**6
Methylthymolblau **2.**354
α-Methyl-DL-thyroxinethylester **8.**140
8-Methyltocol **9.**971
1-Methyl-5-*p*-toluoylpyrrol-2-essigsäure **9.**983
[1-Methyl-5-(4-toluoyl)pyrrol-2-yl]essigsäure **9.**983
(1-Methyl-5-*p*-toluoylpyrrol-2-yl)-essigsäure, Natriumsalz Dihydrat **9.**985
Methyl-3-*m*-tolylcarbamoyloxyphenylcarbamat **1.**360
4-Methyl-4-triethylsilyloxy-*trans*-1-octenyliodid **8.**1024
2-Methyl-3-trifluormethylanilin **8.**245
(±)-*N*-Methyl-8-[4-(trifluormethyl)phenoxy]benzopropanamin **8.**262

2-[[2-Methyl-3-(trifluormethyl)phenyl]amino]-3-pyridincarbonsäure, Megluminsalz **8.**244
2-Methyl-3-(2,4,6-triiodbenzamido)-propionsäurenitril **8.**580
2-Methyl-3-[2,4,6-triiod-3-(1-morpholinoethylidenamino)-benzamido]propionsäure **8.**580
2-Methyl-*N*-{2,4,6-triiod-3-[(1-morpholinoethyliden)-amino]-benzoyl}-β-alanin **8.**580
(±)-1-Methyl-2-(3,4,5-trimethoxy-phenyl)ethyl **3.**1217
*N*-Methyl-3α-tropanol **7.**320
3-(8-Methyl-3α-tropoxyloxo-8-azonia-1α*H*,5α*H*-bicyclo[3.2.1]octan-8-yl)propansulfonat **9.**752
(1*R*,3*R*,5*S*)-8-Methyl-3-[(±)-tropoyloxy]-tropaniumbromid **7.**318; **8.**939
(*RS*)-8-Methyl-3α-tropoyloxy-1α*H*,5α*H*-tropaniumbromid **8.**939
(1*R*,3*R*,5*S*)-8-Methyl-3-[(±)-tropoyloxy]-tropaniumnitrat **7.**318
8-Methyl-3α(*RS*)-tropoyloxy-1α*H*,5α*H*-tropaniumnitrat **7.**318
*N*-Methyltryptamin **4.**27; **6.**1154ff
(+)-α-Methyl-*meta*-tyramin **8.**340
*N*-Methyltyramin **4.**27; **5.**708; **6.**659
4-Methylumbelliferon **8.**510
6-Methyluracil **7.**1396f
(*E*)-8-Methyl-*N*-vanillyl-6-nonenamid **7.**658
*N*ª-Methylvincadifformin **6.**1128f
*N*-Methylvincadin **6.**1128
7-Methyl-5-vinyl-spiro[3,5,8-ethanyliden-perhydropyrano(3,4-c)pyridin-10,3′-indolin]-2′-on **8.**330
Methylviolet 2B **8.**967
Methylviolett, Monographie D01AE, D08AX **8.**967
Methylviolett B **1.**536ff
Methylviolettlösung, gesättigte, ethanolische **1.**549
(*RS*)-1-Methyl-2-(2,6-xyloxy)ethylamin **8.**999
*N*-Methyl-*N*′-2,4-xylyl-*N*-(*N*-2,4-xylylformimidoyl)-formamidin **7.**203
Methylxanthoxylin **6.**871
Methylzedoarondiol **4.**1087
Methylzineb **3.**1260
Methylziram **3.**1260
Methynol **3.**787
Methypranol **8.**978
Methyprylon, Monographie N05CE **8.**968
Methysergid
– Monographie N02CA **8.**970
– hydrogenmaleat, Monographie N02CA **8.**971
Methysticin **6.**202
Metiamid, Monographie A02BA **8.**972
Meticillin
– Monographie J01CF **8.**972
– Natriumsalz, Monohydrat, Monographie J01CF **8.**974
Meticlorpindol **1.**755
Meticortelonacetat **9.**324
Meticran, Monographie C03BA **8.**975
Metildigoxin **1.**735
– Monographie C01A **8.**976
– acetonhaltig, Monographie C01A **8.**978
Metilmerkaptofosoksid **3.**904

Metiltriazotion **3.**126
Metipranolol, Monographie C07AA, S01ED **8.**978

Metiram **1.**353
– Monographie **3.**820
Metisazon, Monographie J05A **8.**980
Metixen
– Monographie A03A **8.**981
– hydrochlorid, Monographie A03A **8.**981
Metobromuron **1.**362
– Monographie **3.**821
Metochalcon, Monographie A05A **8.**982
Metoclopramid
– Monographie A03FA, A04A **8.**982
– dihydrochlorid, Monohydrat, Monographie A03FA, A04A **8.**984
– gastrale Passage **2.**853
– hydrochlorid, Monohydrat, Monographie A03FA, A04A **8.**984
Metocurine jodide **7.**1356
Metolachlor **1.**364
– Monographie **3.**822
Metolazon, Monographie C03BA **8.**986
Metomidat **1.**728
Metopimazin, Monographie A04A, N05AC **8.**988
Metoprolol
– Monographie C07AB **8.**989
– tartrat, Monographie C07AB **8.**989
Metoxuron **1.**362
Metponorthus pruinosus **1.**259
Metrazon **8.**201
Metribuzin **1.**368
– Monographie **3.**824
Metrifonat **7.**582
– Monographie P02BB **8.**991
Metriphonat **3.**1200
Metrizamid, Liposomen **2.**850
Metrizoesäure, Monographie V08A **8.**993
Metronidazol
– Monographie A01AB, D06BX, G01AF, J01X, P01AB **8.**993
– benzoat, Monographie A01AB, D06BX, G01AF, J01X, P01AB **8.**996
– Bestimmungsmethode, elektrochemische **2.**522
– Cyclodextrinkomplex **2.**849
Metrosideros robusta **9.**216
Metsulfuron-Ester **1.**362
Metsulfuron-methyl, Monographie **3.**826
Metubine jodid **7.**1356
Metyrapon, Monographie **8.**997
Meu **5.**848f
Meum, Monographie **5.**848
Meum athamanticum **5.**848f
– Verfälschung von Foeniculi fructus **5.**172
Meum athamanticum hom. **5.**851
Meum foeniculum **5.**157
Meum meum **5.**848
Meum nevadense **5.**848
Meum piperitum **5.**157
Mevalonsäure **4.**874
Mevastatin **9.**308

Mevinolin  6.60;  8.771
Mevinphos  1.344
– Monographie  3.826
Mew  5.848
Mexenon  1.204
– Monographie  D02B  8.999
Mexican brown  3.1155f
Mexican lippia  5.687f
Mexican oregano  5.688f
Mexican Peyote  5.711
Mexican sarsaparilla  6.723
Mexican scammony resin  5.542
Mexican scammony root  5.540
Mexican tea  5.48
Mexican wild sage  5.689
Mexicanin  5.408
Mexico-Jalapoe  5.545
Mexikanische Arnika  4.346;  5.440
Mexikanische Arnikablüten  5.441
Mexikanische Baldrianwurzel  6.1070
Mexikanische Fieberrinde  5.443
Mexikanische Jalape  5.543
Mexikanische Scammoniawurzel  5.540
Mexikanische Winde  5.540
Mexikanischer Baldrian  6.1069
Mexikanischer Oregano  5.688f
Mexikanischer Paprika  4.661
Mexikanisches Jalapenharz  5.544
Mexikanisches Lippienkraut  5.687f
Mexikanisches Skammonia-Harz  5.542
Mexiletin
– Monographie  C01B  8.999
– hydrochlorid, Monographie  C01B  8.1001
Mexyphamin  8.936
– hydrochlorid  8.937
Meyers Reaktion auf Blut  1.552
Mezerein, Monographie  3.829
Mezereo(n)  3.387
Mezlocillin
– Monographie  J01CA  8.1002
– Natriumsalz, Monohydrat, Monographie  J01CA  8.1002
Mezzettoni  4.1142
MFE *[mercury film electrode]*  2.510
Mgwaru  4.1103
Mia do  4.1034
Miazylsulfonamid  9.694
MIBK *[Methylisobutylketon]*  2.466
MIC *[Methylisocyanat]*  3.813
Michay  4.481, 484
Michelalbin  5.703
Micheliella verticillata  4.956
Michel(s)wurz  4.946
Miconazol
– Monographie  A01AB, A07AC, D01AC, G01AF, J02AB  8.1006
– nitrat, Monographie  A01AB, A07AC, D01AC, G01AF, J02AB  8.1007
Microcarrier-Fermentation  2.712
Micrococcus luteus  7.243
Microjet  2.981
Micromonospora echinospora  8.336

Micromonospora lacustris ATCC 21975  9.515
Micromonospora purpurea  1.746;  8.336
Micro-motion-Dosiersystem  2.797
Micropodium  4.539
Micropulverizer  2.540
Microsealed drug delivery system  2.979
Microsporum  1.778
Microtus arvalis  1.320
Mictomersäure  5.635
Midazolam
– Monographie  N05CD  8.1008
– hydrochlorid, Monographie  N05CD  8.1010
– maleat, Monographie  N05CD  8.1010
Midecamycin, Monographie  J01FA  8.1010
Midhosoaragavo  5.852
Midodrin, Monographie  C01CA  8.1010
Miere, rote  4.262
Miesmuschel  3.1061
– mittelländische  3.1061
Mie-Streuung  2.45, 161
Mifepriston, Monographie  G03X  8.1012
Mignonet  6.990
Mignonette  5.75
Migränestift  1.569
Migränetherapeutika  N02C
Migration
– von Konservierungsmitteln  2.910
– von Packmittelbestandteilen  1.152
Mihi  4.460
Mikal MZ, Monographie  3.830
Mikamycin B, Monographie  J01GB  8.1013
Mikamycin $I_N$  8.1013
Mike *[LSD]*  3.750;  8.778
Mikro Permanent '80, Monographie  3.830
Mikrobiologie, Suspension  2.931
Mikrobiologische Reinheit  2.344
Mikrobiologischer Status, Endprodukt  2.1090
Mikroemulsionen
– Definition  2.102, 692
– in Kosmetika  1.161, 163
– Partikelgröße  2.687, 693
– in Therapeutischen Systemen  2.983
Mikroemulsionsgele  2.692, 875
Mikrokapseln  2.803, 828, 983
– Herstellung  2.804, 808
Mikroklysmen  2.1011
Mikromolekulardispers  2.856
Mikronisierung  2.539, 841, 843
– Augenpräparate  2.654
Mikroorganismen
– lipidspaltende  1.177
– Pflanzenkrankheiten  1.284ff
– – Bakterien  1.285f
– – Mycoplasmen u. MLO  1.285f
– – Übertragungsmöglichkeiten  1.285
– – Vermehrung u. Ausbreitung  1.285
– – Viren, Viroide  1.284f
– – Virosen, Landwirtschaft  1.286
Mikros *[LSD]*  3.750;  8.778
Mikroskop, Goniometer-  2.103
Mikroskopische Nachweise, Alte Reagentien  1.554ff

Sachverzeichnis  453

Mikrosphärulen 2.803
Mikrosublimation 2.65
Mikrotalkum, Mahlhilfsmittel 2.1024
Mikroverkapselung
- bei Gentechnologie 2.712
- Herstellung 2.808ff
- Schwefel-Lost 3.1069
Mikrowellentrocknung 2.1024
Milben 1.304
Milch
- Aflatoxin 3.28
- Mykotoxine 3.25
- Säuglingsernährung
- - adaptierte 1.236
- - Halbmilch 1.238
- - Muttermilch 1.232ff
- - teiladaptierte 1.236
Milchauffänger 1.81
Milchblüemli 4.281
Milchkraut 4.161f
Milchpumpen 1.81f
Milchsäure 7.52, 55
- Monographie D11AF, G01AD 8.1013
- Nachweis 2.134
- - im Magensaft 1.537, 546
- in Zubereitungen 1.575
Milchsäurekollodium 1.575
Milchstern, doldiger 3.348, 1103
Milchzucker 8.688
Mild silver protein 9.611
Milde Hustensalbe 1.689
Milenrama 4.46
Milfoil 4.46, 48
Milgo 3.552
Milgo E, Monographie 3.830
Milk gowan 6.897
Milk of magnesia 8.802
Milk vetch root 4.409
Milk weed 4.301
Milk weed root 4.302
Millefeuille 4.46
Millefoglio 4.46
Millefolii flos 4.47
Millefolii herba 4.48
Millefolium 4.48, 50
Millefolium hom. 4.51f
Millerit 3.868
Millersche Mundwasseressenz 1.608
Millkraut, gelbes 4.836
Millon-Base 2.126
Millons Reagens 1.552
Miloxacin, Monographie G04AB 8.1015
Milrinon, Monographie C01CE 8.1015
Milstem, Monographie 3.830
Miltefosin, Monographie L01X 8.1017
Miltiron 6.545
Mimosa adstringens 4.28
Mimosa arabica 4.28
Mimosa catechuoides 4.30
Mimosa farnesiana 4.32
Mimosa leucophloea 4.34
Mimosa nilotica 4.28

Mimosa senegal 4.36
Mimosa senegalensis 4.36
Mimosa sundra 4.30
Mimosablütenöl 4.33
Mimosengummi 4.37
Minaprin, Monographie N06AE 8.1018
Minas-Ipecacuanha 4.777
Mindestfilmbildungstemperatur 2.836, 960
Mindestreißfestigkeit, Verbandmull 1.28
Minecosid 6.1119
Mineral Oil Emulsion 2.696
Mineralien, Säuglingsnahrung 1.229, 240f
Mineralöl 9.22
Mineralöle, Grenzprüfung 2.307
Mineralsäure-Acidose 3.201
Mineralstoffe A12
Mineralwässer, natürliche 1.243, 245
Minierfliegen 1.319
Minimale Erythemdosis 1.201
Minioluteinsäure 6.59
Minocyclin
- Monographie J01AA 8.1018
- hydrochlorid, Monographie J01AA 8.1020
- Identität mit DC 2.276
Minoricein 6.1128
Mimoricin 6.1128
Minovin 6.1128f
(-)-Minovincin 6.1128
(-)-Minovincinin 6.1128
Minoxidil, Monographie C02D 8.1021
Mint oil 5.824
Mintezol 9.908
Mintweed 3.946
Minutim concisus, Zerkleinerungsgrad, Tabelle 2.1018
Minyranthes heterophylla 6.696
Minzblätter 5.826
Minze 5.827
- gelbe 5.525
- grüne 5.842
- japanische 5.823
- Pfälzer 5.828
Minzöl
- ätherisches 5.824
- brasilianisch 5.824
- chinesisch 5.824
- indisch 5.824
Miotika S01E
Miquelianin 4.698, 727
Mira 4.963
Miraa 4.730
Mirabilis jalapa, Verwechslung mit Jalape tuber 5.546
Miramira 4.61
Mirapuama 5.707
Mirasol 5.410
Mirbanessenz 3.873
Mirbanöl 3.873
Miridae 1.309
Mirliton 5.612
Miroir du temps 4.262
Mirra 4.730, 963

Mirtillo **6.**1052
Mirtillo nero **6.**1052
Mirtillo rosso **6.**1062
Mirtillo uliginoso **6.**1061
Mirto **5.**133, 904
Mirungi **4.**730
Miscantheca anacardioides, Verfälschung von Sassafras lignum **6.**616
Miscantheca dukei, Verfälschung von Sassafras lignum **6.**616
Miscella
– Definition **2.**1021
– Einengen **2.**1032
– Reinigung **2.**1031
Mischbarkeit, Lösungsmittel **2.**413
Mischen
– Aufladung, elektrostatische **2.**575
– Feststoffe **2.**565
Mischergranulierung **2.**732
Mischertypen **2.**576, 1027
Mischfehler **2.**571
Mischgelt **6.**1160
Mischgle **6.**1160
Mischgranulator **2.**578
Mischgüte, Einfluß auf Gleichförmigkeit d. Masse **2.**1095
Mischmuster, Probenahme **2.**35, 37
Mischschmelzpunkt **2.**65f
Mischungen
– geordnete **2.**566, 571
– homogene **2.**580
– reale **2.**817
– unvollständige **2.**566, 572
– Zufalls~ **2.**566
Mischungsindex **2.**572
Mischungsregel n. Le Chatelier **2.**118
Mischungswärme **2.**817
Miserotoxin **4.**406
Misoprostol, Monographie A02BB **8.**1023
Mispel
– italienische **4.**1043
– welsche **4.**1043
Misple **6.**1160
Mißbrauch
– Alkohol **1.**485
– Medikamente **1.**485
Missionstee **5.**508
Mist **3.**946
Mistel **1.**298, 589ff; **6.**1160
– Apfelbaum- **6.**1160
– Eichen- **6.**1160
– japanische **6.**1160
– Kiefern- **6.**1160
– Laubholz- **6.**1160
– Pappel- **6.**1160
– Tannen- **6.**1160
Mistele **6.**1160
Mistelfluidextrakt **1.**589, 666; **6.**1164
Mistelkraut **1.**661; **6.**1163, 1165
Mistellectin **6.**1161
Mistelsenker **6.**1160
Misteltinktur **6.**1164
Misteltropfen **1.**666
Mistletoe **6.**1160
MIT *[Methylisothiocyanat]* **3.**814
Mitac
– Monographie **3.**830
– Pflanzenschutz **1.**349
Mitarson **7.**1187
MITC *[Methylisothiocyanat]* **3.**814
Mitcham **5.**828, 836
Mitek wiosenny **4.**93
Mitella **1.**45
Mitesser **1.**216
Mithramycin **9.**271
Mito FOG
– Monographie **3.**830
– Pflanzenschutz **1.**360
Mitoguazon, Monographie L01X **8.**1025
Mitosebeschleunigung **1.**177
Mitosegift, Chelidonin **3.**266
Mitosehemmstoffe **1.**177; **3.**1242; **7.**1080
Mittel
– gegen Frost **1.**707
– gegen Hand- u. Fußschweiß **1.**707
– gegen Handschweiß **1.**707
– gegen Nasenröte, rote Hände **1.**708
– bei unreiner Haut **1.**216
– verbandstoffähnliche
– – Hygiene **1.**41
– – Krankenpflege **1.**41
– zur Haarfarbänderung **1.**142, 185ff
Mittelkettige Triglyceride **1.**628
Mittelländische Miesmuschel **3.**1061
Mittelstrahlurin *[Klinisch-chemische Analysen]* **1.**435
Mittelwert
– arithmetischer **2.**1048
– t-Test **2.**1056
Mittelzugbinden **1.**38f
Mittlerer Wegerich **6.**231
Mixtur, lösende **1.**626
Mixtura acida vegetabilis **1.**624
Mixtura Acidi hydrochlorici **1.**624
Mixtura Acidi tartarici **1.**624
Mixtura alcoholica **1.**624
Mixtura anodyna Liebreich **1.**624
Mixtura antidiarrhoica pro infantibus **1.**624
Mixtura antirheumatica **1.**624
Mixtura Chinini aromatica **1.**625
Mixtura contra decubitum **1.**625
Mixtura diuretica **1.**625
Mixtura gummosa **1.**625
Mixtura Ipecacuanhae **4.**784
Mixtura oleosa **1.**582
Mixtura oleoso-balsamica **1.**625
Mixtura Pepsini **1.**625
Mixtura Pepsini pro infantibus **1.**625
Mixtura salina Riverii **1.**636
Mixtura solvens **1.**626
Mixtura sulfurica acida **1.**626
Mixtura vinosa **1.**624
Mixturae **1.**618, 624ff, 654

Mixturen **1.**624ff; **2.**685
Miyake-Färbung **1.**552
Mizellbildungskonzentration, kritische **1.**155; **2.**101
Mizellen **1.**155; **2.**101, 693, 880
Mjölonrisblad **4.**331
Mkongowe **4.**34, 36, 42
MLO *[mycoplasmenähnliche Organismen]* **1.**285f
Mluziluzi **4.**42
MuLV *[Murine-leukemia-Virus]* **2.**717
MM *[Morphinum muriaticum]* **3.**846
MMA *[Methylmethacrylat]* **3.**815
MMDA *[3-Methoxy-4,5-methylen-dioxy-amphetamin]* **3.**854
Mmorwe **5.**803
MNBK *[Methyl-n-butylketon]* **3.**669
MNDB *[1-[(2'-Methoxyethyl)amino]-2-nitro-4-[di-(2'-hydroxyethyl)amino]benzol]* **1.**190
Mnoa **4.**35
MNPA *[Naproxen]* **8.**1088
Möbelpolitur, weiche **1.**710
Mobile Phase
– DC **2.**256
– HPLC **2.**300, 439
Mobilität, elektrophoretische **2.**240
Mocap 20 G
– Pflanzenschutz **1.**370
– Monographie **3.**830
Mocap 10 GS, Monographie **3.**831
Mocap 20 GS, Monographie **3.**831
Mochkand **5.**35
Moderhinke, Schaf, Impfung J07AX **1.**411
Modifikationen
– Löslichkeit **2.**820
– polymorphe **2.**76, 192
– Umwandlung durch Zerkleinerung **2.**535
Mofebutazon, Monographie M01AA, M02AA **8.**1025
Mofoxim, Monographie R05DB **8.**1027
Mogdad-Kaffee **4.**720
Mohler-Reaktion **2.**141; **3.**899
Mohn, kalifornischer **5.**111
Mohnkraut, kalifornisches **5.**112
Möhre, Naßfäule **1.**287
Möhrenanbau, Herbizid **3.**303, 741, 824
Möhrenblattfloh **1.**310
Möhrenfliege **1.**320
Mohrenmalve **5.**755
Möhrenminierfliege **1.**319
Mohrensalbei **6.**539
Mohrrübe **3.**853
Mohs-Skala **2.**535
Mokko **6.**623
Mokotera **6.**841
Mokutsu **4.**157
Molar, Definition **2.**822f
Mole **6.**627
Molekulardestillation **2.**399
Molekulardispers **2.**814
Molekularsieb, Elektrophorese **2.**247
Molekül-Ion **2.**225
Molekülmasse

– Bestimmung **2.**95, 442
– – massenspektrometrische **2.**233
– – SEC **2.**324
– Gewichtsmittel **2.**324
– mittlere **2.**324
– Proteine **2.**227
– Verteilung **2.**442
– Zahlenmittel **2.**324
– Zentrifugenmittel **2.**324
Molekülspektroskopie **2.**162
Molenbruch **2.**90, 826
Molette de berger **4.**656
Molidae **3.**1164
Molina articulata **4.**448
Molina crispa **4.**450
Molina reticulata **4.**451
Molina trimera **4.**451
Molisch-Reaktion **2.**141
Molkensäure **8.**1240
Molle **6.**627
Molle cortex **6.**634
Molle indiano **6.**627
Molle seed **6.**629
Mollebaum **6.**627
Molleblätter **6.**628
Mollenrinde **6.**634
Mollier-Diagramm **2.**57
Molliharz **6.**628
Mollin **1.**645
Mollis cortex **6.**634
Mollisrinde **6.**634
Mollugosid **5.**220
Mollusca **1.**303f
Molluskizide **4.**422
– Pflanzenschutzmittel, Übersicht **1.**343, 370
Molrelinid **8.**1049
Molsidomin, Monographie C01D **8.**1027
Moltoprenschaumstoff **1.**16
Molukkencopal **4.**129
Molukkennelken **6.**864
Molybdän, Nachweisgrenze, spektroskopische **2.**469
Molybdänschwefelsäure, als Reagens **1.**541
Molybdatophosphorsäure, als Reagens **2.**148
Momordica cylindrica **5.**712
Momordica luffa **5.**712
Momordica operculata **5.**713
Monacolin K **6.**60; **8.**771
Monalazon, Dinatriumsalz, Monographie D08AX **8.**1029
Monascus ruber **8.**771
Monatle **4.**477
Monatsblümle **4.**477
Monceren
– Monographie **3.**831
– Pflanzenschutz **1.**355
Monceren Flüssigbeize, Monographie **3.**831
Mönchskappe **4.**72, 946
Mönchspfeffer **6.**1184
Mönchspfefferfrüchte **6.**1185
Mönchswurz **4.**73
Mondscheinkraut **6.**744

Monensin 1.756
– Monographie P01AX 8.1030
– Natriumsalz, Monographie P01AX 8.1031
Monetit 7.631
Moneyword 5.728
Moneywort 5.729
Mongolicanin 6.345
Monilia cinerea 1.291
Monilia fructigena 1.291
Monilia-Krankheit 1.291
Monkey 3.946
Monkey apple 6.841
Monkey ball 6.841
Monk's head 6.897
Monk's pepper tree 6.1184
Monkshood 4.72, 1156
Monkshood root 4.73
Monmectit 9.628
Monnoyère 5.728
Monoacetylbovochrysoid 4.538
Monoacetylkhellaceton 9.1187
6-Monoacetylmorphin 3.662
Monoaminooxidasehemmer 3.854
Monoamperometrie 2.364
Monoazo 1.167
Monobactam 7.354
Monobactame, Antibiotika J01DF
Monobenzon, Monographie D02B 8.1032
Monobrommethan 3.212
Monobutylamin 3.58
Monocalciumphosphat 7.619
Monocarboxylsäurepolyether-Natrium 1.755
Monochilon cordifolius 6.938
Monochlorbenzol 3.277
– Monographie 3.831
Monochlordifluormethan, Monographie 3.832
Monochlordimethylether, Monographie 3.833
Monochlorhydrin, Grenzprüfung 2.307
Monochlorimipramin 7.1025
Monochlorobenzene 3.277, 831
Monochlorphenamid 7.1013
Monochlortoluole 3.309
Monochromator
– Apertur, relative 2.165
– Doppel~ 2.165
– Gitter~ 2.165, 332
– Prismen~ 2.165
Monocrotalin, Monographie 3.834
Monocrotophos, Monographie 3.836
Monodesmethoxycurcumin 4.1085, 1090
(*RS*) Mono[1 [5 (2,5-dihydro-5-oxo-3-furanyl)-3-methyl-2-benzofuranyl]ethyl]butandisäureester 7.400
(*RS*)-Mono[1-[5-(2,5-dihydro-5-oxo-3-furanyl)-3-methyl-2-benzo[b]furanyl]ethyl]hydrogensuccinat 7.400
Monodora myristica 5.881
Monoethanolamin 1.182
Monofil 1.36
Monofluortrichlormethan 3.1199
Monoglyceride, in Dermatika 2.902
Monogynol 5.89

Monohydroxybenzol 3.952
Monohydroxydodecansäure 5.535
Monohydroxylaurinsäure 5.535
Monohydroxymethan 8.914
Monohydroxyterephthalsäure 4.761
Monoiodmethan 3.693
Monoiodmethansulfonsäure Sergosium, Na-Salz 8.922
Monolinuron 1.362
– Monographie 3.838
Monomelittosid 6.385f
Monomerengehalt, Grenzprüfung 2.309
Monomethylamin, Monographie 3.839
Monomethylanilin 3.806
(*Z*)-Monomethylhinokiresinol 4.278
*N*-Monomethyltryptamin 6.1156
Monomorium pharaonis 1.271ff
Monomycin A 9.35
Mononatriumcitrat 8.1102
Mononitrobenzol 3.873
Mononitromethan 3.875
Mononitronaphthalin 3.876f
Monooleinum 8.367
Monooxytoluol 3.352
Monoperphthalsäure 7.868; 9.29
Monophosphadenin 7.72
Monophosphin 3.964
Monopivalylepinephrin 7.1391
Monopropylenglykolmethylether 3.801
Monostachyae 4.685
Monostearin 8.368
Monosulfiram 9.734
Mono[2,5,7,8-tetramethyl-2-(4,8,12-trimethyltridecyl)-6-chromanyl]succinat 9.964
Monotheamin 9.858
α-Monothioglycerol 9.879
Monothionsäure 3.1069
Monotropein 4.326ff, 330, 849, 1002; 5.220f, 223f, 226, 697; 6.1052, 1054
– methylether 4.326
Monotropeosid 5.698
Monotropie 2.76
Monotropitin 4.500; 5.148f
Monotropitosid 6.1147, 1150
Monster 7.167, 171
Monsun, Monographie 3.841
Montanglykolwachs, Monographie 8.1033
Montanin 6.934f, 938
Monteau royal 4.314
Monuron, Monographie 3.841
Monyarica 6.617
Mook heong 6.620
Moon daisy 5.661
Moorbad 1.570
Moorbeere 6.1061
Moorbirke 4.501
Mooreckel 6.259
Moorerde 1.570
Moorheidelbeere 6.1061
Moorish mallow 4.233
Moorsalz, künstliches 1.571
Moorwurzel 6.49

Moos
- irländisches **4.**860
- isländisches **4.**791, 794
Moos Killer, Monographie **3.**842
Moos KO Neu, Monographie **3.**842
Moos Stop, Monographie **3.**842
Moos Vernichter, Monographie **3.**843
Moos Vertilger Schola, Monographie **3.**843
Moosbeere **4.**330
Moosbeerenblätter **4.**330
Moosewood **4.**1010
Moosuran, Monographie **3.**843
Moosvertilger 'Schacht', Monographie **3.**843
5-MOP **3.**802
Mopidamol, Monographie L01X **8.**1033
Möppelchen **4.**477
Moql **4.**966
Moragues **4.**262
Morangilachi **4.**244
Morangueiro **5.**182
Morantel **1.**770
- Monographie P02CC **8.**1035
- tartrat, Monographie P02CC **8.**1036
Morazon, Monographie N02BB **8.**1036
Morbus Alzheimer, Aluminiumintoxikation **3.**44
Morclofon, Monographie R05DB **8.**1037
Mordigallina **4.**262
Morel **4.**423; **6.**744
Morelle faux piment **6.**746
Morelle furieuse **4.**423
Morelle grimpante **6.**737
Morelle noire **6.**744
Morelle rouge **6.**737
Morestan, Monographie **3.**843
Morfina **8.**1040
Morforex, Monographie A08AA **8.**1038
Morgatchie **6.**928
Morgeline d'été **4.**262
Morgellina **4.**262
Morgenländischer Lebensbaum **3.**1172ff; **6.**963
Morinaga-Epidemie **3.**94
Morinamid, Monographie J04AK **8.**1038
Moringa **5.**852
- Monographie **5.**851
Moringa aptera **5.**857
Moringa arabica **5.**857
Moringa concanensis **5.**852f
Moringa drouhardi **5.**853
Moringa gum **5.**853
Moringa hildebrandtii **5.**853
Moringa nux ben **5.**852
Moringa oleifera **5.**852ff
Moringa-oleifera-Blätter **5.**856
Moringa-oleifera-Wurzelrinde **5.**857f
Moringa peregrina **5.**853, 857
Moringa pterygosperma **5.**852
Moringae gummi **5.**853, 858
Moringae oleum **5.**852f, 858
Moringae radix **5.**854
Moringae semen **5.**855
Moringagummi **5.**853
Moringaöl **5.**853
Moringawurzel **5.**854
Moringin **5.**852
Moringyne **5.**855
Morison's Paste **2.**892
Morkit
- Monographie **3.**843
- Pflanzenschutz **1.**371
Morkit slurry, Monographie **3.**843
Morning glory **5.**534, 536, 547
Moroxydin
- Monographie J05A **8.**1039
- hydrochlorid, Monographie **8.**1039
Morphazin **8.**1038
Morphazinamid **8.**1038
Morphin **3.**662, 911; **7.**1068, 1070, 1309
- Monographie N02AA **3.**843; **8.**1040
- chlorhydrat **8.**1047
- dinicotinatester **8.**1144
- 3-ethylether **8.**127
- First-pass-Effekt **3.**911
- 3-glucuronid **3.**662, 844
- hydrochlorid **1.**613
- - Monographie **3.**846
- - Nachweis **2.**140, 143
- - Trihydrat, Monographie N02AA **8.**1047
- Identität mit DC **2.**274
- 3-methylether **7.**1068
- Nachweis, Vorproben **1.**551
Morphinan-6-on **8.**483
- 4,5-epoxy-3-hydroxy-17-methyl-hydrochlorid **8.**483
Morphinum **3.**843; **8.**1040
Morphium **3.**843
- hydrochlorid **3.**846
Morpholin **7.**1240, 1426; **9.**926
- Monographie **3.**846
4-Morpholincarboximidoylguanidin **8.**1039
Morpholine, fungizide **1.**355f
Morpholino-Anilino-Verfahren **9.**1070
Morpholinobiguanid **8.**1039
1-Morpholino-2-chlorethan **8.**1038
1-(Morpholinoformimidoyl)guanidin **8.**1039
4-(Morpholinomethyl)esculetin **8.**282
4-Morpholinomethylescutol **8.**282
*N*-(Morpholinomethyl)pyrazincarboxamid **8.**1038
D-Morpholylmethyldiphenylbutyrylpyrrolidin **7.**1240
Morphothebain **7.**278
Morriao **4.**262
Morronisid **6.**575, 579
Morronosid **4.**1009; **6.**575
Morron(s) **4.**262
Morse-Gleichung **2.**92
Mörser **2.**540f
Mörsermühle **2.**541
Mortalin Warfarin Fertigköder, Monographie **3.**848
Mortalin Warfarin Streupulver, Monographie **3.**848
Mort-au-chien **4.**946
Mortella **4.**589; **5.**904
Morung elachi **4.**244
Mosca di Spagna **5.**731
Moscada **5.**867

Moscas de España  5.731
Moscata miristica  5.867
Moschi arabici semen  4.3
Moschus  1.198, 632ff
Moschus-Ambra-Tinktur  1.682
Moschuserdbeere  5.182
Moschusiva  4.52
Moschuskernöl  4.3
Moschuskörner  4.3
Moschuskürbis  4.1072
Moschusschafgarbe  4.52
Moschusschafgarbenkraut  1.701;  4.52
Moschustinktur  1.584
Moscino  6.992
Moskachane  6.507
Moskitolarven, Mittel gegen  3.853
Mosskil A, Monographie  3.848
Mostarda  4.545;  6.705
Mostarda branca  6.707
Mostarda negra  4.545
Mostaza  4.545
Mostaza blanca  6.705
Mostaza de los campos  6.713
Mostaza de Chine  4.541
Mostaza negra  4.544
Mostaza roja  4.544
Mostbeere  6.1052
Mostrich  1.708
Motellina  5.904
Mother cloves  6.869
Mother of rye  4.911
Mother of thyme  6.970
Mother-of-thousand  4.1021
Mother's heart  4.656
Motherwort  5.647
Motherwort herb  5.652
Moto-aak  4.621
Motorkolbenbürette  2.371
Motretinid, Monographie  D10AD  8.1049
Motten  1.263f, 278
– Mittel gegen  3.432, 855;  7.645;  8.429
Mottenkugeln  7.1261;  8.1086
Mottenschildläuse  1.310f
Mouche d'Espagne  5.731
Moulon  4.262
Mountain arnica  4.345
Mountain ash  6.766
Mountain ash fruits  6.767
Mountain avens  4.1197
Mountain balsam  4.19
Mountain box  4.330
Mountain cranberry  6.1062
Mountain elm  6.1026
Mountain flax  5.670
Mountain fringe  4.89
Mountain grape  5.746
Mountain laurel  5.609
Mountain tobacco  4.345, 352
Mountain willow  4.1010
Mouron des champs  4.262f
Mouron mâle  4.262
Mouron rouge  4.262

Mousse d'Irlande  4.860
Mousse jaune  6.651
Moutan  6.10
Moutan bark  6.10
Moutan cortex  6.10
Moutan radicis cortex  6.10
Moutarde  4.545
Moutarde des Allemands  4.339
Moutarde blanche  6.705
Moutarde de champs  6.713
Moutarde de Chine  4.541
Moutarde des haies  6.718f
Moutarde jonciforme  4.541
Moutarde noir  4.544
Moutarde de Sarepte  4.541
Moving-average-Verfahren  2.371
Moving belt interface  2.231
Moxaverin
– Monographie  A03A, N07X  8.1049
– hydrochlorid, Monographie  N07X  8.1050
Moxibustion  4.374
Moxisylythydrochlorid, Monographie  C04  8.1051
Mozzevel'nik  5.565
MP Combi Fluid Berghoff, Monographie  3.848
MP D 40 10 Wacker, Monographie  3.848
MP Kombi flüssig, Monographie  3.848
MP 58 konz., Monographie  3.848
MPE *[Monopivalylepinephrin]*  7.1391
Mpota ka saku  4.136
m-RNA *[messanger-]*  2.705, 709
MRT *[mean residence time]*  2.840, 1129
MS *[s. a. Massenspektrometrie]*  2.225, 458
MS-DC  2.233
MS-GC  2.231
MS-HLPC  2.231
Msagasi  4.962
Msasa  4.35
Msewa  4.30
MSK *[Massenschwächungskoeffizient]*  2.79
MSK Fermovac  4.516
Mtulavuha  5.803
MTVO *[Mineral- u. Tafelwasserverordnung]*  1.245
MU *[Monuron]*  3.841
Mu hsiang  6.620
Mu tong  4.157
Mu Xiang  6.623
Mu-T'ae  4.795
Muambangoma  4.703
Mucicarmin-Lösung  1.552
Mucilagines  1.626f;  2.872f
Mucilago antiseptica  1.626
Mucilago Cydoniae  1.626
Mucilago Glycerini  1.626
Mucilago Gummi arabici  1.626;  2.890;  4.39
Mucilago Hydroxyethylcellulosi  2.890
Mucilago Salep  1.627
Mucilago Seminis Lini  1.623
Mucilago Tragacanthae  1.627
Mucinase  8.455
Mücken  1.318
Mückenkraut  5.525

Mückensalbe 1.708
Mucochlorsäure 7.163
Muconaldehyd 3.165
trans,trans-Mucondialdehyd 3.165
Mucopeptidglucohydrolase 8.784
Mucopolysaccharide 1.161
Mucopolysaccharidpolyschwefelsäureester 8.421
Mucous-membranes-Mittel 1.166
Mucuna pruriens 3.871
Mucus 2.636
Mudakattan 4.681
Mudanpi 6.10
Mudar 4.623
Mudarwurzelrinde 4.622
Mudekan
– Monographie 3.848
– Pflanzenschutz 1.361, 365
Muehlenbeckia sagittifolia, Verfälschung von Sarsaparillae radix 6.725
Muérdago 6.1160, 1163
Muggles 3.662, 1155f
Mughala 4.44
Mughetto 3.347; 4.977
Mugo 6.163
Mugua 4.797
Muguet 3.347; 4.977
Muguet des bois 5.222
Mugwort 4.373, 375
Muhemba 4.36
Mühlentypen
– erreichbarer Zerkleinerungsgrad 2.537
– Tabelle 2.1018
Muhulo 4.730
Muira puama 6.307, 309
Muira-puama-Fluidextrakt 1.588
Muira-puama-Holz 1.588
Muira puama lignum 5.707; 6.307, 310
Muira-puama radix 5.707; 6.307
Muira puama root 5.707; 6.307
Muira puama tree 6.307
Muira puama wood 5.707; 6.307
Muira-puamae radix 5.707; 6.307
Muirungi 4.730
Mukolytika R05CB
Mukua-jang 6.647
Mukul myrrh tree 4.966
Mukulol 4.966
Mulaka 4.1034
Muldera multinervis 6.213
Muldera wightana 6.213
Mulinum spinosum 4.485
Mullbinden 1.36
Müllen 6.1184
Müllerblüemli 4.477
Mulli 6.627
Mullkompressen 1.33
Multamat, Monographie 3.848
Multamat 3 G, Monographie 3.849
Multapon
– Monographie 3.849
– Pflanzenschutz 1.346
Multhiomycin 8.1216

Multiflor Rapid, Monographie 3.849
Multiflora Moosvernichter, Monographie 3.849
Multiflora Rosendünger mit Unkrautstop, Monographie 3.849
Multiflora Supergrün Rasendünger mit Moosvernichter, Monographie 3.849
Multiflorin 4.1126
Multikristall-$\gamma$-Zähler 2.392
Multimentha 5.828, 836
multiple unit 2.832ff
– Bioverfügbarkeit 2.1123
Multiplett, NMR-Analyse 2.202
Multi-Tau-Korrelator 2.47
Mumbwe 4.42
Mumienpuppe 1.318
Mumps-Impfung, Humanmedizin J07BE 1.386f
Mund- und Rachentherapeutika A01, A01A
– Antiinfektiva A01AB
– Corticosteroide A01AC
– Kariesprophylaxe A01AA
Mundflora 1.192
Mundhöhle, Aufbau und Funktion 1.137
Mundpastillen 1.632
Mundpflege 1.191ff
Mundpflegemittel 1.583, 590, 602, 608ff, 664
Mundreinigungsmittel 1.192
Mundsprays 1.195
Mundtubus, Beatmungsmasken 1.64
Mundwässer 1.193f
Mundwasseressenz 1.608
Munga arak 5.852
Mungna 5.852
Mungo 1.331
Muntokpfeffer 6.213f
Münzkraut 5.728f
Mupirocin, Monographie D06AX, R01AX 8.1052
Murage 4.262
Murajes 4.262f
Muramidase 8.784
Muramyldipeptide 2.921
Muret 4.832
Murexid 2.139, 354
Murgröna 5.398
Muriatic acid 3.311
Muridae 1.274
Mûrier 4.832
Murine-leukemia-Virus 2.717
Murinna 5.852
Murungai 5.852
Mus musculus 1.276, 281
Musa, Monographie 5.859
Musa acuminata 5.859
Musa balbisiana 5.859
Musa paradisiaca 5.859f, 862
Musa sapientum 5.859
Musa sapientum hom. 5.862
Musa textilis 4.630; 5.859
Musarosid 6.794, 813
Musca domestica 1.260ff
Muscade 5.879
Muscadier 5.867, 879
Muscae hispanicae 5.731

Muscaridin **3**.852
Muscarin, Monographie **3**.849
Muscarinika **2**.636
Muscat sage **6**.565
Muscatel sage **6**.565
Muscatox Streichmittel, Monographie **3**.851
Muscazon **3**.849
– Monographie **3**.851
Muscimol **3**.686, 849
– Monographie **3**.852
Muscin, Monographie **3**.853
Muscina stabulans **1**.261
Musco catartico **4**.791, 794
Musco islandico **4**.791, 794
Musco di terra **4**.791, 794
Muscus Carrageen **4**.860
Musgo de Islandia **4**.791, 794
Musitate **4**.730
Musk mallow **4**.3
Musk melon **4**.1065
Musk milfoil **4**.52
Musk seed **4**.3
Muskaatnoot **5**.879
Muskat **1**.578ff; **5**.879
Muskatbalsam **1**.573; **5**.878
Muskatblüten **1**.683; **5**.872
Muskatbutter **5**.878
Muskatellererdbeere **5**.182
Muskatellerkraut **6**.565f
Muskatellersalbei **6**.565f
Muskatellersalbeiöl **6**.567
– ätherisches **6**.567
Muskatnuß **1**.665; **5**.879
– brasilianische **5**.881
– chilenische **5**.881
– falsche **5**.881
– kalifornische **5**.881
– lange **5**.865
– madegassische **5**.881
– Mykotoxine **3**.25
– wilde **5**.865
Muskatnußbaum **3**.853; **5**.867
Muskatnußbutter **5**.878
Muskatnußöl **1**.573; **3**.736; **5**.878
– ätherisches **1**.572; **5**.868
Muskatöl **5**.868, 870
Muskatsalbei **6**.565
Muskatsamen **5**.879
Muskeladenosin-phosphorsäure **7**.72
Muskeladenylsäure **7**.72
Muskelerkrankungen, Klin. Chemie-Diagnostik **1**.486
Muskelrelaxantien M03
– direkt angreifende M03C
– peripher angreifende M03A
– zentral angreifende M03B
Muskotályszálya-olaj **6**.567
Musongate **5**.806
Musque **5**.867
Musquée **4**.1072
Mussaenosid **6**.1119f
Mussolini **3**.1155f

Mustard gas **3**.1067
Mustard greens **4**.541
Mustard HD **3**.1067
Mustard liniment **4**.551
Mustard plaster **4**.551
Mustard S **3**.1067
Mustard seed **4**.545
Musterziehen **2**.34
Mustin **3**.1100; **7**.872
– hydrochlorid **7**.872
Mu-tan-ken-pi **6**.9
Mutarda **4**.539
Mutarda nigra **4**.544
Mutatoxanthin **4**.605
Mutki **4**.1103
Mutkraut **4**.263
Mutong **4**.158
Mutta-nari **4**.82
Mutter-Anna-Tee **1**.661
Mutterblätter, indische **4**.712
Muttergottesschühli **4**.289
Mutterkorn **1**.292, 589ff; **3**.327, 531f; **4**.911, 915
Mutterkornalkaloide **3**.531; **4**.912
Mutterkornextrakt **1**.607
Mutterkornfluidextrakt **1**.589, 607
Mutterkornpilz **4**.911
Mutterkraut
– chinesisches **5**.648, 650
– fünflappiges **5**.651
Mutterkrautfrüchte, chinesische **5**.649
Mutterkümmel **4**.1079, 1081
Muttermilch
– Aflatoxin **3**.28
– Dioxinbelastung **3**.1139
– Nicotinbelastung **3**.871
– PCB-Belastung **3**.291
– PCDD-Belastung **3**.1139
– TCDD-Belastung **3**.1139
Muttermilchernährung **1**.232ff
Mutternelken **6**.865, 869
Mutternelkenöl **6**.855
Mutterpillen **1**.635
Mutterschutzimpfungen **1**.379
Muttersennesblätter **4**.722
Mutterwurz **4**.352; **5**.647
Mutterzapfen **4**.911
Mutterzimt **4**.890, 895
Muurbloem **4**.832
Muurolen **4**.20, 273; **5**.568
α-Muurolen **6**.120, 195, 754, 1070
γ-Muurolen **6**.1097
Muurolol **5**.589, 959
Muyrapuamin **6**.308
Muzolimin, Monographie C03C **8**.1054
Muzskoj poprotnik **4**.1201
Muzuzu **6**.926
Mwangang'ombe **4**.36
Mwanzi **4**.36
Mwenza **4**.105
Mwerera **4**.42
Mycelien **1**.286ff

Mycobacterium avium **8.**103
Mycoin C$_3$ **3.**923
Mycophenolsäure **6.**59, 63
Mycoplasmen **1.**747ff, 754ff
Mycoplasmenähnliche Organismen **1.**285f
Mycosen **1.**286ff
Mycosphaerella pinodes **1.**291
Mycotoxinbildner **1.**299
Mycotoxine **1.**299; **3.**25, 27ff, 324, 406, 923
Mydecamycin **8.**1010
Mydriatika S01F
Myelosan **7.**565
Mykoporphyrin **8.**514
Mykorrhizierung **1.**337
Mylabris cichorii **5.**732
Mylabris macilaenta **5.**732
Mylabris pustulata **5.**732
Mylabris sidae **5.**732
Myoglobinzylinder, Urinsediment **1.**513
Myoinosit **4.**8
*myo*-Inositmonomethylether **6.**700
Myoinositol **4.**24, 158; **5.**867; **6.**956
Myosotis arvensis **1.**326
Myrcecommunsäure **5.**562, 572
Myrcen **4.**10, 14, 16, 19ff, 134, 242, 244, 248, 252, 296, 365, 371ff, 380, 390, 468, 559, 643, 695, 809, 966, 990, 1112, 1159f; **5.**2, 17, 50, 294, 447f, 451, 562, 566, 568, 579, 638, 686, 689, 705, 824, 828, 831, 840, 843, 950ff, 958, 960, 962; **6.**113, 161, 179f, 216, 491, 542, 566f, 569, 630, 754f, 759, 872, 936, 966, 968, 976, 1081, 1084
Myrcenol **6.**976, 986
Myrceugenella apiculata **5.**131
Myrceugenella chequen **5.**133
Myrceugenia apiculata **5.**131
Myrceugenia luma **5.**131
Myrecetin **4.**633
Myrecitin-3-glucosid **4.**3
Myrianthin **4.**744f
Myriapoda **1.**305
Myricanol **6.**138
Myricetin **4.**233, 332, 500, 619, 728, 1027f; **5.**116, 133, 135, 219, 460, 481, 605, 697f, 729f; **6.**159, 176, 256f, 270, 272, 439, 447, 450, 454, 457, 871, 873
– 3-galactosid **4.**42
– 3-glucosid **5.**368f
– 7-glucosid-3-glycosid **4.**1104
– 3-rhamnoglucosid **4.**1160
– 3-rhamnosid **4.**330, 1028; **5.**368
– 7,3′,4′-trimethylether **4.**112
Myricitrin **4.**330, 500, 728; **5.**58, 61, 135, 368, 698; **6.**454, 457
Myricitrin-3-digalactosid **4.**500
Myristargenole **5.**865
Myristica, Monographie **5.**863
Myristica amboinensis **5.**867
Myristica americana **5.**867
Myristica angolensis **5.**878
Myristica argentea **5.**863f, 873
Myristica-argentea-Arillus **5.**864
Myristica-argentea-Samen **5.**865
Myristica aromatica **5.**867
Myristica beddomei **5.**866
Myristica bicuhyba **5.**878
Myristica ceylanica, Verwechslung mit Myristica dactyloides **5.**866
Myristica contorta **5.**866
Myristica dactyloides **5.**866f, 873, 887
Myristica-dactyloides-Blätter **5.**867
Myristica-dactyloides-Rinde **5.**867
Myristica-dactyloides-Samen **5.**867
Myristica diospyrifolia **5.**866
Myristica fatua **5.**887
Myristica finschii **5.**863
Myristica fragrans **3.**853; **4.**644; **5.**863, 867, 869, 872, 878f, 887
– Verwechslung mit Myristica succedanea **5.**890
Myristica fragrans hom. **5.**886
Myristica guatemalensis **5.**878
Myristica heyneana **5.**866
Myristica impressinerva **5.**863
Myristica iners **5.**863
– Verwechslung mit Myristica malabarica **5.**888
Myristica laurifolia **5.**866
Myristica malabarica **5.**863, 873, 881, 887ff
Myristica-malabarica-Arillus **5.**888
Myristica-malabarica-Samen **5.**889
Myristica-malabarica-Samenfett **5.**889
Myristica malaccensis **5.**863
– Verwechslung mit Myristica malabarica **5.**888
Myristica microcephala **5.**878
Myristica moschata **5.**867
Myristica notha **5.**887
Myristica officinalis **5.**867
Myristica oil **5.**868
Myristica otoba **5.**878
Myristica philippinensis **5.**867
Myristica radja **5.**889
Myristica resinosa **5.**889
Myristica schefferi **5.**889
Myristica sebifera **5.**863, 878; **6.**1156f
Myristica sebifera hom. **6.**1157
Myristica speciosa **5.**878, 881, 889
Myristica succedanea **5.**863, 881, 889f
Myristica-succedanea-Samen **5.**890
Myristica surinamensis **5.**878
Myristica tomentosa **5.**866, 887
Myristica umbellata **5.**863
– Verwechslung mit Myristica malabarica **5.**888
Myristica venezuelensis **5.**878
Myristicae aetheroleum **5.**868
Myristicae arillus **5.**872
Myristicae essentia **5.**868
Myristicae nux **5.**879
Myristicae oleum expressum **5.**878
Myristicae semen **5.**879
Myristica-Kino **5.**868
Myristicanole **5.**875
Myristicin **4.**390, 577f; **5.**159, 436, 514, 868ff, 873, 881, 883; **6.**50f, 106f, 111, 113, 116, 138, 614
– Monographie **3.**853

Myristicinsäure **4.**602; **5.**414; **6.**251, 896
Myristin **5.**863
Myristinsäure **4.**102, 262, 1066, 1104; **5.**340, 532, 869, 881; **6.**874
Myristylalkohol **4.**705
– in Dermatika **2.**902
Myristyllactat **1.**172
Myrj 45 **8.**794
Myrobalan belleric **6.**916
Myrobalan indien **6.**921
Myrobalan noir **6.**920
Myrobalanen **6.**921
Myrobalani chebulae fructus **6.**921
Myrobalani fructus **6.**921
Myrobalanus bellerica **6.**916
Myrobalanus chebula **6.**920
Myrobalanus citrina **6.**922
Myrobalanus gangetica **6.**920
Myrosinase **3.**638; **4.**545, 832ff; **5.**85, 657f, 915; **6.**704, 708, 1005, 1007
Myrospermum balsamiferum **5.**894
Myrospermum pereirae **5.**894
Myrospermum toluiferum **5.**894
Myrothecium verrucaria **4.**448
Myroxylon, Monographie **5.**894
Myroxylon balsamum **5.**894f, 898
Myroxylon pereirae **5.**894
Myroxylon peruiferum **5.**894
Myroxylon toluifera **5.**894
Myrr **4.**963
Myrrh **4.**963
Myrrha **A01AD** **1.**572ff, 677; **4.**963
Myrrha hom. **4.**965
Myrrha Gummiresina **4.**963
Myrrha vera **4.**963
Myrrhae gummi **4.**963
Myrrhae tinctura **1.**677; **4.**964
Myrrhe **1.**572ff; **2.**1015f; **4.**963
– echte **4.**963
– falsche **4.**963, 966
– männliche **4.**963
– rote **4.**963
– süße **4.**962f
Myrrhenbaum **4.**963
Myrrhentinktur **1.**579ff, 677; **4.**964
Myrrhis bulbosum **4.**798
Myrrhis temula **4.**799
Myrrhis temulenta **4.**799
Myrrholsäure **4.**963
Myrsine africana, Verfälschung von Piperis nigri fructus **6.**215
*cis*-Myrtanal **5.**265
*trans*-Myrtanol **5.**265
Myrte **5.**904
– echte **5.**904
Myrtecain, Monographie **N01BX** **8.**1055
Myrtenal **4.**251, 810; **5.**265
Myrtenblätter **5.**907
Myrtenol **4.**809; **5.**125, 905; **6.**1084
Myrtenöl, ätherisches **5.**905
Myrtenylacetat **5.**905
Myrti aetheroleum **5.**905

Myrti folium **5.**907
Myrtille **6.**1052
Myrtille rouge **6.**1062
Myrtilli folium **6.**1052
Myrtilli fructus **A01AD, A07XA** **6.**1056
Myrtillocactus **5.**903
– Monographie **5.**902
Myrtillocactus cochal **5.**902
Myrtillocactus eichlamii **5.**902
Myrtillocactus geometrizans **5.**902f
Myrtillocactus geometrizans hom. **5.**903
Myrtillocactus grandiareolatus **5.**902
Myrtillogensäure **5.**903
Myrtillorum fructus **6.**1056
Myrtillus **6.**1060
Myrtillus exigua **6.**1062
Myrtillus grandis **6.**1061
Myrtillus niger **6.**1052
Myrtillus sylvatica **6.**1052
Myrtin **6.**1054
Myrtle **5.**904
Myrtle leaves **5.**907
Myrtle oil **5.**905
Myrtucommulon **5.**907
Myrtus **4.**82
– Monographie **5.**904
Myrtus brasiliana **5.**133
Myrtus caryophyllus **6.**855
Myrtus cheken **5.**133
Myrtus communis **5.**904f, 907
Myrtus communis hom. **5.**909
Myrtus-communis-Blätteröl **5.**905
Myrtus cumini **6.**870
Myrtus dives **5.**133
Myrtus jambos **6.**877
Myrtus luma **5.**133
Myrtus mucronata **5.**904
Myrtus willdenowii **5.**133
Mytilotoxin **3.**1060
Mytilus californianus **3.**1061
Mytilus edulis **3.**1061
Mytilus galloprovincialis **3.**1061
Myxomatose **1.**270
– Kaninchen, Impfung **J07BX** **1.**417
Myxomycota **1.**287ff
Myzus persicae **1.**312

# N

NAAGA [*N*-(*N*-Acetyl-L-β-aspartyl)-L-glutaminsäure] **9.**640
Naakenhiemdken **4.**281
Naakte Wiewken **4.**281
Naald tea **4.**395
Naba **4.**557
Nabelkraut **4.**586, 849; **6.**1029
Nabidae **1.**309
Nabilon, Monographie **A04A, N05BX 8.**1057
Nabis ferus **1.**309
Nabo del diablo **4.**573
Nachfraktionierung **2.**416
Nachlauf **2.**402
Nachsäulenderivatisierung **2.**436
Nachtflieger **1.**316
Nachtkerze **5.**934
– gemeine **5.**930
Nachtkerzenöl **5.**930
Nachtschatten **6.**745
– bittersüßer **3.**1091, 1093; **6.**737
– gelappter **6.**742
– gelbbeeriger **6.**743
– gelber **5.**930
– schwarzer **3.**1091; **6.**744
– – Kraut **6.**744
– zitzenförmiger **6.**743
– zottiger **6.**743
Nachtschlüsselblume **5.**930
Nachweise, Alte Reagentien **1.**525ff
Nachweisempfindlichkeit **2.**458f
Nachweisgrenze
– Definition **2.**303, 1065
– spektroskopische, f. Elemente **2.**469
– Validierung **2.**303
– voltammetrische **2.**509
Nackte Hure **4.**946
Nackte Jungfer **4.**946
Nacktfliegen **1.**320
Naclobenz-Natrium **8.**1029
NAD [*Nicotinamidadenindinucleotid*] **8.**1058
Nadeldeisken **5.**69
Nadelholzteer **6.**181
Nadelöl
– Abies-alba- **4.**10
– Abies-balsamea- **4.**16
– Abies-cephalonica- **4.**18
– Abies-nordmannia- **4.**20
– Abies-sibirica- **4.**21
– Aleppokiefern~ **6.**162
– Balsamtannen~ **4.**16
– Edeltannen~ **4.**10
– – sibirisches **4.**21

- Fichten~ **3.**736; **4.**10, 13, 16, 18, 20f; **6.**122, 125
- – sibirisches **4.**21
- Gelbkiefern~ **6.**177
- griechisches Tannen~ **4.**18
- kaukasisches Tannen~ **4.**20
- Kiefern~ **1.**689; **6.**162f, 167, 170, 177, 179, 183
- Picea-abies- **6.**122
- Pinus-lambertiana- **6.**163
- Pinus-nigra- **6.**167
- Pinus-ponderosa **6.**177
- Pinus-ponderosa- **6.**177
- Pinus-strobus- **6.**179
- Schwarzfichten~ **6.**125
- sibirisches Edeltannen~ **4.**21
- sibirisches Fichten~ **4.**21
- Tannen~, kaukasisches **4.**20
- Weißtannen~ **4.**10
- Weymouthkiefern~ **6.**179

Nadid, Monographie V03AA **8.**1058
Nadolol, Monographie C07AA **8.**1059
Nadoxolol
- Monographie C07AA **8.**1061
- hydrochlorid, Monographie **8.**1062

NADP *[Nicotinamid-adenin-dinucleotid-phosphat]* **1.**474

Naematoloma caerulescens **6.**288
Nafcillin **1.**748
- Monographie J01CF **8.**1062
- Natriumsalz, Monohydrat, Monographie J01CF **8.**1064

Naftalofos, Monographie P02BB **8.**1065
Naftidrofuryl, Monographie C04 **8.**1065
Naftifin
- Monographie D01AE **8.**1068
- hydrochlorid, Monographie D01AE **8.**1069

Nagananinum **9.**757
Nagasaria **4.**33
Nägel, Finger~ **1.**137
Nägelein **6.**864
Nagelhärtemittel **1.**173
Nagelhautentferner **1.**174
Nägelkraut **5.**75
Nagellack **1.**173f
Nagellackentferner **1.**173f
Nagelpflege **1.**173f
Nagelpoliermittel **1.**174
Nagelweißpräparate **1.**173
Nagertod Fertigköder, Monographie **3.**855
Nagetiere **1.**274, 320
Nagietek lekarski **4.**601
Nagietka **4.**601
Nagietka lekarskiego **4.**601
Nahinfrarot-Spektroskopie **2.**182ff, 480
Nährmedien
- Caseinpepton-Sojabohnenpepton **2.**1103
- Sabouraud **2.**1103
- selektive **2.**345
- Thioglycolat **2.**1103

Nährsalzmischung, Herstellung von Essigsäure n. Pasteur **1.**699

Nailwort **5.**75
Nainibleaml **4.**262
Naked lady **4.**946, 954
Nalbuphin
- Monographie N02AF **8.**1069
- hydrochlorid, Monographie N02AF **8.**1071
Nalco-Verfahren **3.**1160
Nalidixinsäure, Monographie G04AB **8.**1071
Nalorphin
- Monographie V03AB **8.**1074
- hydrobromid, Monographie V03AB **8.**1075
- hydrochlorid, Monographe **8.**1076
Naloxon
- Monographie V03AB **8.**1076
- hydrochlorid, Monographie **8.**1077
Naltrexon
- Monographie V03AB **8.**1080
- hydrochlorid, Monographie **8.**1081
Nam-xoi **5.**604
Nanacatl **6.**288
Nandrolon **1.**784
- Monographie A14A, G03B **8.**1081
Ñangapiri **5.**133
Nangomishi **5.**606
Nani-o-hilo **6.**634
NANM *[Nalorphin]* **8.**1074
Nanocosan **6.**715
Nanokapseln
- Definition **2.**803
- Herstellung **2.**808
Nanshanzh **4.**1044
Nantenin **4.**1016, 1018, 1022, 1024
Nan-wu-wei-zi **6.**647
Nape **4.**460
Napelli radix **4.**73
Napellin **4.**65, 72
Napello **4.**72
Napfschildläuse **1.**313
Naphazolin
- Monographie R01AA, S01GA **8.**1083
- hydrochlorid, Monographie R01AA, S01GA **8.**1084
- nitrat
- – Monographie R01AA, S01GA **8.**1086
- – Nachweis **2.**144
Naphthacylbromid **9.**386
Naphthalen **3.**855
2-Naphthalenamine **3.**857
2-Naphthalenol **8.**1086
1-Naphthalenylmethylcarbamat **7.**675
Naphthalin **5.**941; **6.**181, 858
- Monographie D08AX, P02X **3.**855; **8.**1086
- 1,2-epoxid **3.**856
- Referenzsubstanz f. Thermoanalyse **2.**63
Naphthaline, chlorierte **3.**1143
Naphthammonum **7.**455
2H-Naphth[2′,1′,4,5]indeno[1,2-d]dioxol-pregna-1,4-dien-20-on-acetonid **9.**1028
Naphthoherniarin **6.**514
Naphthol
- als Reagens **1.**551f
- in Schälpaste **1.**630

α-Naphthol **8.**1059
β-Naphthol **8.**1086
– Inkomp. mit Campher **7.**647
1-Naphthol **7.**675; **9.**405
2-Naphthol **9.**986
– Monographie D08AX, P02X **8.**1086
*p*-Naphtholbenzein **2.**353
Naphtholdisulfonsäureamid **1.**538
Naphthol-Schwefelsäure n. Molisch **1.**552
1-Naphthylacetonitril **8.**1084
β-Naphthylalkohol **8.**1086
Naphthylamin **1.**553
β-Naphthylamin **3.**857
1-Naphthylamin **3.**857
2-Naphthylamin **3.**75
– Monographie **3.**857
*O*-2-Naphthyl-*m*,*N*-dimethyl-thiocarbanilat **9.**986
1,5-Naphthylendiisocyanat, Monographie **3.**858
Naphthylessigsäure **1.**370
Naphthylessigsäureamid **1.**370
Naphthylessigsäureester **1.**370
Naphthylethylendiamin
– dihydrochlorid, Nachweis **2.**143
– als Reagens **2.**126
Naphthylisoproterenol **9.**386
1-Naphthylmethylcarbamat **7.**675
*O*-2-Naphthyl-*N*-methyl-*m*-tolylthiocarbamat **9.**986
4-(α-Naphthyloxy)-3-hydroxybutyramidoxim **8.**1061
1-Naphthyloxy-2,3-propandiol **9.**405
3-(1-Naphthyl)-2-(2-tetrahydrofurfuryl)propansäure **8.**1066
Naphthylwasserstoff **3.**855
Naphthyridylmethylketon **6.**1085
Napoleona imperialis, Verfälschung von Colae semen **4.**943
Napomyza carotae **1.**319
Napromid **1.**365
Napropamid, Monographie **3.**859
Naproxen
– Monographie D08AX, M01AE, M02AA, P02X **8.**1088
– Bioverfügbarkeit **2.**844
Napus **4.**539
Napus agriasinapis **6.**713
Napus campestris **4.**542
Napus leucosinapis **6.**705
Napus oleifera **4.**542
Napus oleracea **4.**551
Napus rapa **4.**557
Napus sect. Sinapis **6.**704
Nara **4.**44
Nara plant **4.**44
Narapflanze **4.**44
Naras **4.**44f
Naras seed **4.**45
Narasin **1.**756
Naraspflanze **4.**44
Narcein **3.**911
– Monographie D08AX, P02X, R05DA **8.**1091
– hydrochlorid, Monographie D08AX, P02X, R05DA **8.**1092

Narciclasin **5.**214
Narcissin **4.**123, 599, 606, 727, 1070; **6.**260, 658, 700, 754
Narcotin **3.**911; **7.**1101; **8.**1214
Narcotinum hydrochloricum **8.**1216
Nard **5.**912
Nard américain **4.**323
Nard indien **5.**912
Nard sauvage **4.**379
Narde **5.**639
– amerikanische **4.**323f
– indische **5.**912
Nardenwurzel **5.**265, 912
– wilde **4.**381
Nardi rusticae radix **4.**381
Nardo indico **5.**912
Nardo silvatico **6.**1079
Nardonoxid **5.**912
Nardosinon **5.**912f
Nardostachin **5.**911
Nardostachyos radix **5.**912
Nardostachys, Monographie **5.**911
Nardostachys chinensis **5.**912
Nardostachys gracilis **5.**912
Nardostachys grandiflora **5.**912
Nardostachys jatamansi **5.**911ff
Nardostachys jatamansi radix **5.**912
Nardostachys jatamansi rhizoma **5.**912
Naregamia alata, Verfälschung von Ipecacuanhae radix **4.**779
Naria **4.**106
Naringenin **4.**27, 750; **5.**65, 313, 532, 689; **6.**982, 1137
– 7-glucosid **5.**89
– 7-*O*-neohesperidosid **4.**86
Naringin **4.**84f; **5.**962
Naringin-5-methylether **4.**60
Naristillae **1.**611
Narivengayam **6.**1033
Narkotika N01A
Narrenkappen **4.**313
Narrow leaved coneflower **5.**2
Nartazin **5.**214
Narwedin **5.**214
Narzissenfliege, große **1.**320
Narzissengelber Wulstling **3.**849
Narzissin **3.**748
Nasacata **4.**854
Nasalia **1.**611; **2.**871, 893
– Beeinflussung d. Verfügbarkeit **2.**852
Nasenduschen **1.**90, 92
Nasenkugelassel **1.**305
Nasensalbe **2.**871, 893
Nasenspüler **1.**90, 92
Nasentropfen **1.**611
Nasitort **5.**656
Náslaité kvapioji **6.**1143
Naßabscheider **2.**616, 619
Naßaufschluß, AAS **2.**466
Naßfäule, an Kartoffel, Möhre, Kohl **1.**287
Naßmahlung **2.**536
Nasso **6.**905

Naßsiebung 2.51, 585
Naßvliesstoffe 1.22
Nastuerzo hortense 5.656
Nasturtiastrum latifolium 5.656
Nasturtii aquatici herba 5.917
Nasturtii cardamines herba 5.917
Nasturtii herba R05X 5.917
Nasturtii hortensis herba 5.657
Nasturtiopsis 4.539
Nasturtium 6.1006
– Monographie 5.915
Nasturtium aquaticum 5.921
Nasturtium aquaticum hom. 5.922
Nasturtium armoracia 4.339
Nasturtium bonariense 5.655
Nasturtium bursa-pastoris 4.656
Nasturtium fontanum 5.916
Nasturtium latifolium 5.656
Nasturtium microphyllum 5.915
Nasturtium officinale 5.915ff
Nasturtium officinale hom. 5.921
Nasturtium pubescens 5.655
Nasturtium sativum 5.656
Nasturzio 5.916
Nasturzio acquatico fresco 5.917
NaTA [Natrium-Trichloressigsäure], Monographie 3.860
Natal-Aloe 4.214
(–)-Natalamin 4.485
(–)-Natalin 4.485
Natalorange 6.841
Natamycin 1.779
– Monographie A01AB, A07AA, D01AE, D08AX, G01AA, J02AA, P02X 8.1092
Natema 4.458, 460
NATO-Äquivalenzfaktoren 3.1139
Natrii aurothiomalas 8.1094
Natrii chlorati solutio composita Ringer 1.614
Natrii chloridum 8.1098
Natrii citras 9.1081
Natrii citrici solutio composita 1.614
Natrii fluoridum 8.1103
Natrii hydrogeno citras 8.1102
Natrii iodidum 8.1110
Natrii lactici solutio composita 1.614
Natrii monofluorophosphas 8.1105
Natrii morrhuas 8.1114
Natrii nitroprussias 8.1186
Natrii pentosani polysulfas 8.421
Natrii sulfas 8.1120
Natrii thiosulfas 8.1121
Natrium
– Bestimmung
– – Flammenphotometrie 1.459, 480
– – Ionenchromatographie 1.454
– – ionenselektive Elektroden 1.460, 480; 2.492
– – trägergebundene Reagenzien 1.480
– metallisches 1.536
– Mineralwässer 1.246
– Nachweis 2.134
– Nachweisgrenze, spektroskopische 2.469
– Säuglingnahrung 1.229, 241

Natrium cellulosum trisulfuricum 7.811
Natrium chloratum 8.1098
Natrium citricum 9.1081
Natrium citricum tribasicum 9.1081
Natrium dimethylaminophenazonsulfonicum 8.902
Natrium fluoratum 8.1103
Natrium glycerinophosphoricum granulatum 1.611
Natrium hypochlorosum 8.1106
Natrium hyposulfurosum 8.1121
Natrium jodatum 8.1110
Natrium methylarsonicum 8.1112
Natrium muriaticum 8.1098
Natrium nitrosum 8.1116
Natrium novaminsulfonicum 8.902
Natrium phosphoricum siccatum 7.1367
Natrium subsulfurosum 8.1121
Natrium sulfuricum 8.1120
Natrium sulfuricum decahydricum 8.1120
Natriumacetat
– in Pufferlösung 1.527
– zur Mundhygiene 1.608
Natriumacetatlösung, essigsaure 1.552
Natriumacetessigsäureethylester 9.77
Natriumalginat 5.744
– Monographie D08AX, P02X 8.1093
– in Dermatika 2.902
Natriumalginatsulfat 8.421
Natriumalkansulfat, in Dermatika 2.902
Natrium-5-allyl-5-(1-methylbutyl)-barbiturat 9.588
Natriumamalgam 3.809
Natriumamidotrizoat 7.176
Natrium-4-aminohippurat 7.189
Natrium-6-aminopenicillinat 9.265
Natrium-4-aminosalicylat-2-Wasser 7.198
Natriumapolat 8.421
– Monographie B02B, C05B, D08AX, P02X 8.1094
Natriumaurothiomalat, Monographie D08AX, M01CB, P02X 8.1094
Natriumaurothiosuccinat 8.1094
Natriumbenzoat
– in Dermatika 2.902
– FST-Mittel 2.946
– Konservans 1.467, 646; 2.909
– in Lösung 1.533
Natriumbenzolsulfonat 9.130
Natriumbenzylat 7.439
Natriumbituminosulfonat
– dunkel 8.1097
– hell, Monographie D08AX, D11AX, P02X 8.1096
– Trockensubstanz, Monographie D08AX, D11AX, P02X 8.1097
Natriumbromat 1.182
Natriumbromid 1.571ff
Natrium-2-brommethansulfonat 8.890
Natriumbutyl-4-hydroxybenzoat 7.587
– in Dermatika 2.902
Natriumcalciumedetat, Monographie D08AX, P02X 8.1097
Natriumcaprylat, als Stabilisator f. Virusinaktivierung 2.683

Natriumcarbonat
- Prüfung auf, durch NIR in wäßrigen Lösungen 2.488
- als Reagens 1.529ff
Natriumcarboxymethylamylopectin, in Dermatika 2.902
Natriumcarboxymethylcellulose, in Gelen 2.905
Natriumcarboxymethylstärke, in Tabletten 2.945
Natriumcetylstearylsulfat 7.826
- in Dermatika 1.688ff; 2.902
- in Kosmetika 1.161ff
Natriumcetylsulfat, in Dermatika 2.902
Natriumchlorat 1.358
Natriumchlorat mit 25 % Kochsalz, Monographie 3.860
Natriumchloratgemisch, Monographie 3.860
Natriumchlorid
- Monographie A12, D08AX, P02X 8.1098
- Benetzungswinkel 2.103
- Gefrierpunktserniedrigung 2.761
- Grenzprüfung 2.309
- in künstlichem Quellsalz 1.570ff
- Prüfung auf, durch NIR in wäßrigen Lösungen 2.488
- als Reagens 1.529ff
Natriumchlorid-Äquivalent 2.760
Natriumchlorid-Infusionslösung 1.614
Natrium-5-(p-chlorobenzoyl)-1,4-dimethylpyrrol-2-acetat 9.1247
Natrium-4-chlorphenolat 7.1015
Natriumcitrat 8.1102; 9.1081
- in Lösungen 1.520, 614; 2.671
- als Reagens 1.529
Natriumcitratlösung, zusammengesetzte 1.614
Natriumcromoglicat 7.1109
- Nachweis 2.142
Natriumcyanid 3.187
Natriumcyclamat, Monographie D08AX, P02X, X01 8.1100
Natrium-5-(1-cyclohexen-1-yl)-1,5-dimethylbarbiturat 8.439
Natriumcyclohexylaminsulfonat 8.1100
Natriumcyclohexylsulfamat 8.1100
Natriumcyclotriphosphat 8.399
Natrium-7-desoxycholat 7.1215
Natrium-3,5-diacetamido-2,4,6-triiodbenzoat 7.176
Natriumdibunat, Monographie D08AX, P02X, R05DB 8.1101
Natrium-3,6-di-*tert.*-butylnaphthalin-1-sulfonat 8.1101
Natrium 3,7 di-*tert.*-butylnaphthalin-1-sulfonat 8.1101
Natrium[2-(2,6-dichloranilino)phenyl]acetat 7.1263
Natrium-2,2-dichlorpropanat 3.384
Natriumdihydrogencitrat, Monographie D08AX, P02X 8.1102
Natrium-2,3,4,6-di-*O*-isopropyliden-2-keto-L-gulonat 1.369
Natrium-β-[3-[[(dimethylamino)methylen]amino]-2,4,6-triiodphenyl]propionat 8.1111
Natriumdioctylsulfosuccinat 2.693; 7.1416

Natriumdisulfit
- Antioxidans 1.613; 2.699
- in Fixierlösung 1.539
Natriumdodecylsulfat
- in Dermatika 1.692; 2.902
- zur Mundhygiene 1.193ff
Natriumeisensilicat 3.102
Natrium(ethylendiamintetraacetato)ferrat(III) 8.1102
Natrium-5-ethyl-5-isoamylbarbiturat 7.226
Natrium-5-ethyl-5-isopentylbarbiturat 7.226
Natrium-5-ethyl-5-(1-methylbutyl)barbiturat 9.72
Natriumethylphenylbarbiturat 9.128
Natriumferedetat, Monographie B03A, D08AX, P02X 8.1102
Natrium-(±)-2-(2-fluor-4-biphenylyl)propionat, Dihydrat 8.276
Natriumfluorid, Monographie A01AA, A12, D08AX, M05B, P02X 8.1103
Natrium-(±)-2-fluor-α-methyl-4-biphenylacetat, Dihydrat 8.276
Natriumfluorophosphat, Monographie A01AA, A12, D08AX, P02X 8.1105
Natriumhyaluronat 2.647; 8.458
Natriumhydrogen-4-(carbamoylmethylamino)benzolarsonat 9.1108
Natriumhydrogencarbonat 1.570ff
Natriumhydrogensulfit
- Antioxidans 2.699
- als Reagens 1.534
Natriumhydrogentartratoantimonat(II), Monographie D08AX, P01CB, P02X 8.1106
Natriumhydroperoxid 3.373
Natriumhydroxid
- Monographie 3.860
- in Kosmetika 1.213
- Prüfung auf, durch NIR in wäßrigen Lösungen 2.488
- als Reagens 1.527ff
Natriumhypochlorit, Monographie D08AX, P02X 8.1106
Natriumhypochloritlösung 1.552
Natriumichthosulfonat 8.1096
Natriumichthyolat 8.1096
Natriumiodat 1.146
Natrium[2-[$^{131}$I]iodbenzamido]acetat 8.574
Natriumiodid, Monographie D08AX, H03CA, P02X 8.1110
Natriumiodmethansulfonat 8.922
Natriumiopodat, Monographie D08AX, P02X, V08A 8.1111
Natriumisobutyrat 8.334
Natriumlactat
- in Infusionslösungen 1.613
- in Kosmetika 1.161
Natriumlactatlösung 1.615
- konzentrierte 1.615
- zusammengesetzte 1.614
Natriumlaurylsulfat
- in Dermatika 1.692ff
- FST-Mittel 2.946
- zur Mundhygiene 1.193ff

Natriummandelat **7**.443
Natrium-2-mercaptoethansulfonat **8**.890
Natriummetabisulfit, Konservierungsmittel **2**.1016f
Natriummethylarsonat, Hexahydrat, Monographie
  A08AX, J01X, P02X **8**.1112
Natriummethyldithiocarbamat **1**.370; **3**.780
Natriummethylhexabital **8**.439
Natriummethyl-4-hydroxybenzoat, in Dermatika
  **2**.902
Natrium-(2S,3S,5R)-3-methyl-7-oxo(1H-1,2,3-triazol-
  1-ylmethyl)-4-thia-1-azabicyclo[3.2.0]heptan-2-
  carboxylat-4,4-dioxid **9**.782
Natrium-2α-methyl-2β-(1,2,3-triazol-1-ylmethyl)-
  penam-3α-carbocylat-4,4-dioxid **9**.782
Natriummolybdat **1**.541
Natriummonohydrogenphosphat **7**.1367
– wasserfrei **1**.638ff
– – Monographie  A06AG, D08AX, P02X
  **8**.1113
Natriummorrhuat, Monographie C05B, D08AX,
  P02X **8**.1114
Natriumnaphthochinonsulfonat **1**.540
Natriumnitrit **1**.467
– Monographie V03AB **3**.861; **8**.1116
Natriumoxydhydrat **3**.860
Natriumpentachlorphenolat **3**.929
Natriumpentacyanonitrosylferrat(II) **1**.534, 550
Natriumpentobarbiturat **9**.72
Natriumpentosanpolysulfat **8**.421
Natriumpentothal **9**.884
Natriumpentothiobarbital **9**.884
Natriumperborat **1**.197; **3**.200
Natriumpercarbonat **1**.197
Natriumphenolat **9**.555
Natrium-N-phenylglycylamid-4-arsonat **9**.1108
Natrium-phenylmethylmalonylharnstoff **9**.128
Natriumpicosulfat, Monographie A06AB, V03AB
  **8**.1118
Natriumpropionat
– Monographie D01AE, V03AB **8**.1119
– in Dermatika **2**.902
Natriumpropyl-4-hydroxybenzoat, in Dermatika
  **2**.902
Natriumpyrrolidoncarbonsäure **1**.161
Natriumsalicylat **1**.788; **9**.851
– in Mixtur **1**.624
Natriumsalicylsäuresulfonat **1**.555
Natrium-Schieferölsulfonat **8**.1096
Natriumstannat **3**.1259
Natriumstearat
– in Dermatika **2**.902
– FST-Mittel **2**.946
– in Suppositorien **1**.667
Natriumstearylfumarat, FST-Mittel **2**.946
Natriumstibocaptat **9**.682
Natriumsulfanilat **1**.538
Natriumsulfat **1**.742
– Decahydrat, Monographie A06AD, A12,
  V03AB **8**.1120
– Grenzprüfung **2**.309
– in künstlichem Quellsalz **1**.570ff
– Lösungsanomalie **2**.820

– als Reagens **1**.552
– wasserfreies **1**.564ff
Natriumsulfit
– als Antioxidans **1**.189ff
– als Reagens **1**.541
Natriumtetraborat **1**.530ff; **3**.200
Natriumtheobrominat **9**.851
Natriumthiopental **9**.884
Natriumthiopenton **9**.884
Natriumthiosulfat
– Monographie V03AB **8**.1121
– in Iodtinktur **1**.657
– in Ohrentropfen, Bestimmung durch NIR **2**.487
– als Reagens **1**.539
Natriumtrichloracetat **1**.362; **3**.1124
Natriumwolframat **1**.546
Natrocitral **9**.1081
Natronhydrat **3**.860
Natronkalkglas **2**.989
Natronlauge **1**.644; **3**.860
Natronseife **1**.644
Natronweinstein **8**.654
Natterchrut **5**.728
Natterholz **6**.737
Natterknöterich **6**.76
Natterwurz(el) **6**.76
Natur Insektenschutz, Monographie **3**.863
Natur Insektenspray, Monographie **3**.863
Naturkosmetik **1**.139
Naturon **8**.937
Naturstoffe **1**.139, 322
Nauri lupu ara **4**.106
Nauta-Mischer **2**.1027
Navelwort **6**.1029
Navet **4**.557
Navet du diable **4**.573
Navette **4**.542, 557
Navone **4**.542
Navsari peepal **6**.199
NBD-chlorid *[7-Chlor-4-nitrobenzofurazan]*, für
  DC **2**.425
6'-NBK *[6'-N-Benzyloxycarbonyl-Kanamycin]*
  **7**.177
4-NBP *[4-Nitrobiphenyl]* **3**.875
NBP-Reagens *[4-(4-Nitrobenzyl)-pyridin]* **2**.148
NDI *[1,5-Naphthylendiisocyanat]* **3**.858
NDPE *[Niederdruckpolyethylen]* **2**.991
Neamin **7**.280
Neapolitan crocus **4**.954
Neapolitanische Zeitlose **4**.954
Nébéday **5**.852
Nébédayo **5**.852
Nebel, Pflanzenschutz **1**.342
Nebelpflanze **4**.262
Nebenfehler **2**.1074
Nebenwirkungen, Kosmetika **1**.138
Neb-Neb **4**.28
Nebramin **7**.280
Nebramycin Faktor 6 **9**.959
Nebramycin Faktor 2 **7**.280
Nebramycin-Faktor 2, sulfat **7**.282
Nebraska fern **4**.970

Néucobreday 5.852
Necator americanus 7.456
Necin 3.730, 834, 1036, 1079f, 1118
Necinsäuren 3.730, 834, 1036, 1079f, 1118; 4.175
Nectandra elaiophora 9.217
Nectandrin B 5.875
Nectria galligena 1.291
Nedocromil, Monographie R03BC, V03AB 8.1123
Nefopam
- Monographie N02BG, V03AB 8.1125
- hydrochlorid, Monographie N02BG, V03AB 8.1128
Negal
- Monographie 3.863
- Pflanzenschutz 1.353
Negerkaffee 4.720
Negro-coffee 4.720
Neisser I, II und III 1.552
Nektarine, Mittel zur Reifebeschleunigung 3.385
Nelken 4.631
- Gewürz~ 6.864
Nelkenbalsam 1.572
Nelkenfrüchte 6.869
Nelkenöl 1.563ff; 2.1017; 6.858
- ätherisches 6.858
Nelkenwurz(el) 5.263, 265
- echte 5.263
- japanische 5.260
Nelkenwurzkraut 5.263
Nelumbosid 5.173
Nemathelminthes 1.302ff
Nematizide, Pflanzenschutzmittel, Übersicht 1.343, 370f
Nematocera 1.318f
Nematoden 1.765ff
Nematodenmittel, Anthelmintika P02C
Neminfest
- Monographie 3.863
- Pflanzenschutz 1.361
Nemispor
- Monographie 3.863
- Pflanzenschutz 1.352
Nemopanthes andersonii 5.795
Nemorensin 6.674
Nenninger's Moostod, Monographie 3.864
Nenufar blanco 5.925
Nenufaro bianco 5.925
Nénuphar blanc 5.925
Neoabietinsaure 4.17; 6.122, 168f, 175, 179f
Neo-Acetyldigoxin 4.1174
Neoamygdalin 3.69
Neoanisatin 5.513
Neobifurcose 4.442f
Neochlorogenin 6.736
Neochlorogensäure 4.1119; 5.451, 509, 930; 6.226, 229
Neo-Clerodan-Diterpene 4.154
Neocnidilid 4.296, 298
Neocurdion 4.1087
Neodarutosid 6.695

Neo-Desacetyllanatosid 4.1174
Neo-Digitalinum verum 3.468f; 4.1171, 1174
Neo-Digoxin 4.1174
Neo-Digoxosid 4.1174
Neodihydrocarveol 5.843
Neodym, Nachweisgrenze, spektroskopische 2.469
Neoeserinbromid 8.1132
Neogitogenin 4.278; 6.998
Neogitoxin 4.1184
Neoglucobrassicin 4.543, 553f, 558; 6.704, 714, 717, 719
Neo-Glucodigifucosid 4.1171, 1174
Neoglucoerysimosid 6.796
Neo-Glucoverodoxin 3.468; 4.1174
Neohesperidose 4.1041
Neoipecosid 4.780f
Neoisodihydrocarveol 5.843
Neoiso(iso)pulegol 5.824
Neoisomenthol 5.831
Neoisomenthylacetat 5.824, 831, 840
Neoisothujanol 3.1174f
Neokadsuraninsäure A 5.605
Neokestose 4.442f
Neo-Lanatosid 4.1174
Neolicurosid 5.318
Neolin 4.66f, 69, 72
Neolinustatin 5.677ff
Neolupenol 6.897
Neomenthol 5.824, 829, 831, 836
Neomenthylacetat 5.824
Neomycin 1.748
- Monographie , A01AB, A07AA, D06AX, J01GB, R02AB, S01AA, S02A 8.1128
- sulfat, Monographie , A01AB, A07AA, D06AX, J01GB, R02AB, S01AA, S02A 8.1129
Neomycin B 8.305, 1128
- sulfat 8.306
Neomycin E 9.35
Neomyrtillin 6.1054
Neo-Odorobiosid 3.468; 4.1171, 1174
Neooxedrin 9.168
Neopellin 4.66f, 72
Neopetasin 6.90, 92
Neopetasitenin 6.83
Neopetasol 6.82f, 90, 92
Neophytadien 6.136
Neoplatyphyllin 6.93, 676
Neoprazerigenin 6.242, 244
Neopren 3.280
Neoprotoveratrin 3.1008
Neopynamin, Monographie 3.864
Neosenkirkin 6.83
Neostigmin 1.728
- Monographie N07A, V03AB 8.1130
- bromid
- - Monographie N07A, V03AB 8.1132
- - Nachweis 2.143
- methylsulfat, Monographie N07A, V03AB 8.1134
Neothujasäure 6.956
Neotigogenin 6.722f, 998

Neotocopherol **9**.970
Neovitamin-A-säure **8**.625
Neoxanthin **4**.85, 630, 1069; **5**.201, 753; **6**.114, 1149
Neoyuccagenin **6**.998
Nepal cardamom **4**.244, 251
Nepal-Kardamomen **4**.243f, 251
Nepe **4**.458
Nepeta cataria
– Verfälschung von Melissae aetheroleum **5**.812
– Verfälschung von Melissae folium **5**.814
– Verwechslung mit Marrubium vulgare **5**.778
Nepeta glechoma **5**.293
Nepeta hederacea **5**.293
Nepetin **5**.412, 564, 567; **6**.541, 1110
Nepetin-7-glucosid **5**.564
Nephelometrie **2**.489
Nephrodium athamanticum **4**.1200
Nephrodium filix-mas **4**.1201
Nephrodium marginale **4**.1208
Nephrostomie **1**.124
Nepitrin **5**.524, 564, 567; **6**.496
Neporex, Monographie **3**.864
Neral **4**.1112; **5**.691, 693, 812, 815
Neriifolin **4**.789
Neriin **3**.864
Neriolin **3**.890
Neritte **5**.57
Neritte amplexicaule **5**.61
Nerium odorum **9**.585
Nerium oleander **3**.891, 1106
– Monographie **3**.864
– Verwechslung mit Oleae folium **5**.938
Nernst-Brunner-Gleichung **2**.821, 839
Nernst-Gleichung **2**.94, 256, 355, 404, 490, 842
Nernst-Potential **2**.106ff
Nernst-Stift **2**.193
Nerol **4**.287, 468, 796, 833, 1112; **5**.43, 691, 905; **6**.567, 969
Nerolidol **4**.33, 244, 251f, 630, 809; **5**.134, 526, 691, 896; **6**.195, 601, 789, 972
Neroliöl **3**.736
Nerprun **6**.397
Nerprun purgatif **6**.393
Nerve root **4**.1123
Nerven- u. Kraftwein **1**.699
Nervenblockade **1**.733f
Nervenkraut **5**.664
Nerventee **1**.662
Nervenwurzel **4**.1123
Nervobscurin **6**.1128
Nervonsäure **6**.701
Nerylacetat **5**.632, 691, 905; **6**.972
Nerylisovalerat **4**.808
Nesodaphne obtusifolia, Verfälschung von Sassafras lignum **6**.616
Nesselblättrige Verbene **6**.1115
Neßlers Reagens **1**.553; **2**.126
Netík **4**.85
Netilmicin
– Monographie J01GB, V03AB **8**.1135
– pentasulfat **8**.1136

– sulfat, Monographie J01GB, V03AB **8**.1136
Nettle-leaved vervain **6**.1115
Nettoretentionszeit, GC **2**.289
Netz Schwefelit, Monographie **3**.865
Netzebenenabstand **2**.79
Netzfleckenkrankheit, Gerste **1**.292
Netzmelone **4**.1065
Netzmittel **7**.1416; **8**.793
Netzschlauchverbände **1**.37
Netzschwefel 80, Monographie **3**.865
Netzschwefel 80 H, Monographie **3**.865
Netzschwefel 80 WP, Monographie **3**.865
Netzschwefel Bayer, Monographie **3**.865
Netzschwefel Du Pont, Monographie **3**.865
Netzschwefel 'Schacht', Monographie **3**.865
Netzschwefel Schirm, Monographie **3**.865
Netzschwefel Stulln, Monographie **3**.865
Netzschwefel Sulfoplex, Monographie **3**.866
Neu Guinea kauri **4**.129
Neu SUBSTRAL Rasendünger mit Unkrautvernichter, Monographie **3**.866
Neubauer-Zählkammer **1**.490, 493
Neudo Phosphid, Monographie **3**.866
Neudo Phosphid S
– Monographie **3**.866
– Pflanzenschutz **1**.371
Neudorff's Raupenspritzmittel, Monographie **3**.866
Neudorff's Raupenspritzmittel Neu, Monographie **3**.866
Neudosan, Monographie **3**.866
Neugeborenendiarrhoe, Rind, Impfung J07BX **1**.409
Neugrenada-Ratanhia **5**.617
Neumann-Gleichung **2**.105
Neunerle **4**.262
Neuralgie, Mittel bei **1**.573; **3**.15, 1238
Neurasen Unkraut Ex, Monographie **3**.866
Neurasen Unkraut Ex flüssig, Monographie **3**.866
Neurin **4**.644
Neuroblastome, Mittel bei **3**.1241
Neuroleptika N05A
Neurolidol **4**.896
Neurospora crassa **9**.1134
Neuseeländischer Dammar **4**.127
Neutra Weißteer, Monographie **3**.867
Neutralfette, Fettsäurezusammensetzung **1**.157
Neutralglas **2**.769
Neutralöl **2**.693; **9**.1059
Neutralrot **1**.553; **2**.352
Neutralrotlösung **1**.553
Nevadensin **5**.412, 836
Neveday **5**.852
New England boxwood **4**.1004
New England dogwood **4**.1003
New England pine **6**.179
New Guinea nutmeg **5**.865
New Jersey tea **4**.746f, 749
New Zealand kauri **4**.127
Newcastle Disease, Geflügel, Impfung J07BX **1**.414
Newton-Flüssigkeit **2**.84

Nexagan
- Monographie **3.**867
- Pflanzenschutz **1.**345
Nexion Saatgutpuder
- Monographie **3.**867
- Pflanzenschutz **1.**345
Nexion Stark
- Monographie **3.**867
- Pflanzenschutz **1.**345
Nexion Streumittel, Monographie **3.**867
Nexit flüssig, Monographie **3.**867
Nexit 1.000 flüssig, Monographie **3.**867
Nexit stark
- Monographie **3.**867
- Pflanzenschutz **1.**343
Nexit Staub, Monographie **3.**868
Nhara **4.**44
Nhu't **6.**916
Niacide **3.**592
Niacin **8.**1150
Niacinamid **8.**1148
Nialamid, Monographie V03AB **8.**1136
Niando **4.**170f
Niaprazin, Monographie N05CM, V03AB **8.**1137
Nicametat, Monographie C04, N07X, V03AB **8.**1138
Nicaragua-Ipecacuanha **4.**777
Nicarbazin **1.**756
- Monographie P01AX, V03AB **8.**1139
Nicardipin, Monographie C08C, V03AB **8.**1140
Niccolit **3.**868
Nichtionische hydrophile Creme **1.**693; **2.**890
Nichtionische hydrophile Salbe **1.**693; **2.**878
NICI *[Negativ-Ionen-Chemische-Ionisation]* **2.**227
Nickel
- Monographie **3.**868
- Komplexbildungskonstante mit EDTA **2.**354
- Nachweisgrenze, spektroskopische **2.**469
Nickelcarbonat **3.**869
Nickelchlorid **3.**868
Nickellegierungen **3.**868
Nickeloxid **3.**869
Nickelsulfat **3.**868
Nickelsulfid **3.**869
Nickeltetracarbonyl **3.**868
Nickende Kuhschelle **6.**319
Niclosamid **1.**770
- Monographie P02DA, V03AB **8.**1141
Nicocodin, Monographie R05DA, V03AB **8.**1143
Nicodicodin, Monographie R05DA, V03AB **8.**1144
Nicol-Prisma **2.**155
Nicomethanol **8.**1152
Nicomorphin
- Monographie N02AA, V03AB **8.**1144
- hydrochlorid, Monographie N02AA, V03AB **8.**1145
Nicoteba betonica **5.**600
Nicothiazon, Monographie J04AK, V03AB **8.**1146
Nicotiana rustica **3.**871
Nicotiana tabacum, Monographie **3.**869f
Nicotianamin **5.**723

Nicotiflorin **4.**419, 1069; **5.**256, 312, 442, 718; **6.**342, 754, 760
Nicotil **8.**1150
Nicotin **1.**325; **3.**870; **4.**425, 1144; **5.**35, 65, 67, 69, 71, 89, 91; **8.**1146
- Monographie **3.**870; **8.**1146
- Blut-Milch-Schranke **3.**871
Nicotinaldehyd-thiosemicarbazon **8.**1146
Nicotinamid **4.**273, 298; **5.**861; **6.**113, 251
- Monographie A11 **8.**1148
- in Tabletten, Bestimmung durch IR **2.**486
Nicotinamidadenindinucleotid **8.**1058
Nicotinhydroxymethylamid **8.**497
4-(Nicotinoylamino)antipyrin **8.**1158
6-Nicotinoylcodein **8.**1143
6-Nicotinoyl-dihydrocodein **8.**1144
Nicotinsäure **4.**278, 440; **5.**677; **6.**251; **8.**547, 952
- Monographie B04AE **8.**1150
- benzylester **7.**445
- 2-diethylaminoethylester **8.**1138
- ethylester **8.**499; **9.**951
- hexylester **8.**444
- methylester **8.**499, 952
Nicotinsäureamid **4.**440; **6.**529, 747
Nicotinsäurederivate, Lipidsenker B04AE
Nicotinsäurehydrazid **8.**499
Nicotinsäurehydroxymethylamid **8.**497
Nicotinylalkohol **8.**498
- Monographie B04AE, C04 **8.**1152
Nicotyrin **3.**871
Nicoumalone **7.**14
NIDDM *[non insulin dependent diabetes mellitus]*- **7.**28
Niederdruckpolyethylen **2.**991
Nielle des bles **4.**142
Nielle des champs **4.**142
Niemextrakte **1.**337
Nierenepithelzellen, Urinsediment **1.**509
Nierenfunktion
- Diagnostika V04CH
- Prüfung **1.**471ff, 546
- Störungen, Klin. Chemie–Diagnostik **1.**471
Niereninsuffizienz **1.**477, 479f
Nierentee
- indischer **5.**967
- javanischer **5.**967
Nieseblumen **4.**978
Niesekraut **4.**977
Niespulver **4.**381, 385, 688; **5.**427
Nieswurz **1.**681; **3.**650ff
- böhmische **4.**93
- falsche **4.**93
- grüne **3.**650, 652ff; **5.**424, 427
- schwarze **3.**651; **5.**421, 423
- stinkende **3.**651; **5.**419f
- weiße **3.**1238
Nieswurzkraut
- böhmisches **4.**93
- falsches **4.**93
Nieswurzpulver **3.**652
Nieswurztinktur **1.**681

Nieswurzwurzelstock 5.422
- grüner 5.425
- schwarzer 5.422
Nifedipin
- Monographie C08C 8.1154
- Bestimmungsmethode, elektrochemische 2.520
- Nachweisgrenze, voltammetrische 2.510
Nifenalol
- Monographie C07AA 8.1157
- hydrochlorid, Monographie C07AA 8.1158
Nifenazon, Monographie M01AA 8.1158
Nifluminsäure, Monographie M01AG, M02AA 8.1159
Nifuralid, Monographie J01X 8.1161
Nifuratel, Monographie G01AX, P01AB 8.1162
Nifurprazin, Monographie D06BX 8.1163
Nifurtimox, Monographie P01CC 8.1164
Nifurtoinol, Monographie G04AC 8.1165
Nigaichigosid 6.588, 607
Niga-ichigosid F1 5.261
Nigella damascena, Verfälschung von Stramonii semen 4.1150
Nigella sativa 4.1081; 6.509
- Verfälschung von Stramonii semen 4.1150
- Verwechslung mit Carvi fructus 4.697
Niggerhead 5.2, 13, 16
Night blooming cereus 6.658f
Nigrescigenin 5.83
Nikolsky-Gleichung 2.491
Nikotinsäureamid 8.1148
Nilaparvata lugens 1.323
Nilavakai 4.718
Nilblau A 2.353
Nilsäure 5.537
Nilvadipin, Monographie C08C 8.1166
Nilyph 8.35
Nimodipin, Monographie C08C 8.1167
Nimorazol, Monographie G01AF, P01AB 8.1169
Nimphea branca 5.925
Nimrod
- Monographie 3.873
- Pflanzenschutz 1.358
Nimustin
- Monographie L01A 8.1171
- hydrochlorid, Monographie L01A 8.1172
Ninfea 5.925
Ninfea blanca 5.925
Ninhydrin-Reagens 1.553
Ninsin 6.13
Niob, Nachweisgrenze, spektroskopische 2.469
Niosomen 1.163; 2.689, 880
Niphen 3.878
Nipple nightshade 6.743f
Nira-(negi) 4.202
Niridazol, Monographie P02BX 8.1172
NIR-Photometrie *[Nahinfrarot]* 2.182ff, 480
Nishandyaghni 4.1103
Nisoldipin, Monographie C08C 8.1174
Nissl-Färbung 1.553
Nistle 6.1160
Nitazoxanid, Monographie P02X 8.1175
Nitradisc 2.979

Nitramyl 8.597
Nitrat
- Grenzprüfung 2.309
- ionensensitive Membran 2.493
- Nachweis 1.535, 538; 2.134
Nitratophenylquecksilber 9.178
Nitrazepam
- Monographie N05CD 8.1175
- Nachweis 2.144
- Nachweisgrenze, voltammetrische 2.510
Nitrendipin, Monographie C08C 8.1178
Nitric Acid 3.1052
Nitriergemisch, zum Nachweis von Aromaten 2.126
Nitriersäure 3.873; 9.463
Nitrierung, prächromatographische 2.145
Nitrile, herbizide 1.359f
Nitrilotriessigsäure 2.353, 768
2,2′,2″-Nitrilotrisethanoltrinitrat 9.1096
Nitrinose 8.546
Nitrite 3.862
- Nachweis 1.538, 553; 2.134
- im Urin 1.505
Nitritometrie 2.365
Nitritreagens n. Griess-Ilosvay 1.553
Nitro- u. Nitrosoester, organische, Nachweis 2.134
Nitro- u. Nitrosoverbindungen, Nachweis 2.135
3-Nitroacetophenon 9.168
4-Nitroacetophenon 7.847, 989
Nitroaminophenole 1.187
2-Nitroanilin 7.308
3-Nitroanilin 8.569
m-Nitroanilin 8.579
4-Nitrobenzalaceton 7.14
2-Nitrobenzaldehyd 8.1154
m-Nitrobenzaldehyd 8.1140
Nitrobenzaldehyd-Schwefelsäure 1.530
Nitrobenzene 3.873
4-Nitrobenzoesäure 7.427, 571; 9.348, 355
- butylester 7.571
Nitrobenzol, Monographie 3.873
2-Nitrobenzoylchlorid 8.346; 9.246
4-Nitrobenzoylchlorid 7.566; 8.928; 9.348, 353
2-Nitrobenzylbromid 7.521
p-Nitrobenzylchlorid 8.487
3-Nitrobenzylidenacetessigsäureethylester 8.1178
2-Nitrobenzylidenacetessigsäureisopropylester 8.1174
4-(4-Nitrobenzyl)pyridin, als Reagens 2.148
4-Nitrobiphenyl, Monographie 3.875
p-Nitrobiphenyl 3.875
Nitrocarbol 3.875
Nitrocellulose 1.173; 9.463
Nitrochlorphenol 3.297
Nitrocyclin, Monographie J01AA 8.1180
7-Nitro-6-demethyl-6-deoxytetracyclin 8.1019
Nitroderm 2.978
Nitrodiazepam 8.1175
5-Nitro-1,2-dimethylimidazol 7.1362
Nitrodisc 2.979
Nitro-DUR 2.979

Nitroethan **8**.947
Nitrofural, Monographie **D06BX, S02AA 8**.1180
5-Nitro-2-furalaldehyd-semicarbazon **8**.1180
5-Nitro-2-furancarboxaldehyd-semicarbazon **8**.1180
Nitrofurantoin
– Monographie **G04AC 8**.1182
– Bestimmungsmethode, elektrochemische **2**.522
– Interferenz, Klin. Chemie **1**.469
1-[(5-Nitro-2-furanyl)methylen]amino-2,4-imidazolidindion **8**.1182
3-[(5-Nitro-2-furanyl)methylen]amino-2-oxazolidon **1**.754
2-[(5-Nitro-2-furanyl)methylen]hydrazincarboxamid **8**.1180
5-Nitrofurazon **8**.1180
5-Nitrofurfuralsemicarbazon **8**.1180
(5-Nitro-2-furfurylidenamino)harnstoff **8**.1180
1-(5-Nitro-2-furfurylidenamino)hydantoin **8**.1182
*N*-(5-Nitrofurfuryliden)-1-aminohydantoin **8**.1182
1-(5-Nitrofurfurylidenamino)-2,4-imidazolidindion **8**.1182
3-[(5-Nitrofurfuryliden)amino]-2-oxazolidinon **8**.311
1-(5-Nitro-2-furfuryliden)semicarbazid **8**.1180
(*E*)-6-[2-(5-Nitro-2-furyl)vinyl]-3-pyridazinamin **8**.1163
Nitrogen mustard **3**.1100
Nitrogen mustard one **3**.447
Nitrogen mustard three **3**.1209
Nitrogen mustard two **3**.1100
Nitrogenoxid **7**.1402
Nitroglycerin **8**.369
Nitroglycerol **8**.369
4-Nitro-1-hydroxybenzol **3**.878
4-[2-(5-Nitro-1-imidazolyl)ethyl]morpholin **8**.1169
5-Nitroisophthalsäure
– diisopropylester **3**.879
– dimethylester **8**.578, 584
– methylester **8**.589
Nitromannit **8**.815
Nitromethan, Monographie **3**.875
Nitromethylbenzen **3**.880
Nitromethylbenzol **3**.880
α-Nitronaphthalin **3**.876
β-Nitronaphthalin **3**.877
1-Nitronaphthalin, Monographie **3**.876f
2-Nitronaphthalin, Monographie **3**.877
5-Nitroorotsäure **7**.1396f
Nitropentaerythritolum **9**.56
*p*-Nitrophenacylbromid **8**.1157
4-Nitrophenol **9**.18
– Monographie **3**.878
*o*-Nitrophenol **7**.841
*p*-Nitrophenol **3**.878, 917
4-(4-Nitrophenoxy)phenylisothiocyanat **8**.1189
7-Nitro-5-phenyl-1*H*-1,4-benzodiazepin-2(3*H*)-on **8**.1175
5-Nitro-6-phenylbicyclo[2.2.1]hepten **8**.174
4-Nitrophenyldiazoniumchlorid **7**.1172
Nitrophenylendiamine **1**.187
2-(4-Nitrophenyl)ethylbromid **7**.263
5-(4-Nitrophenyl)-2-furaldehyd **7**.1172
1-[[5-(4-Nitrophenyl)-2-furanyl]methyleneamino]-2,4-imidazolidindion **7**.1172
1-{[5-(4-Nitrophenyl)-furfuryliden]amino}-hydantoin **7**.1172
1-[5-(4-Nitrophenyl)-furfurylidenamino]-2,4-imidazolidindion **7**.1172
Nitrophenylharnstoff **1**.756
Nitrophenylmaltoheptaosid **1**.483;   **7**.252
4-(3-Nitrophenyl)pyridin **9**.534
Nitropropan **8**.102, 868, 1050f;   **9**.154
β-Nitropropionsäure **6**.1147
3-Nitro-4-propoxybenzoesäure **9**.435
Nitroprussidnatrium, Monographie **C02D 8**.1186
4-Nitrosalicylsäuremethylester **9**.404
Nitroscanat, Monographie **P02CX, P02DX 8**.1189
Nitrose Gase **3**.1053
Nitrositol **8**.546
4-Nitrosoantipyrin **7**.191
Nitrosobenzol **3**.76
Nitrosodiphenylamin **3**.497
*N*-Nitrosodiphenylamin **3**.498
*N*-Nitrosomethylharnstoff **3**.1025
4-Nitrosophenol **3**.301
Nitroso-Verbindungen **3**.862
– Nachweis **2**.134
Nitrostygmin **3**.917
ω-Nitrostyrol **8**.174
Nitrothal-isopropyl, Monographie **3**.879
Nitrothiamidazol **8**.1172
1-(5-Nitro-2-thiazolyl)-2-imidazolidinon **8**.1172
1-(5-Nitro-2-thiazolyl)-2-oxotetrahydroimidazol **8**.1172
Nitrotoluene **3**.880, 883
Nitrotoluol, Monographie **3**.880
2-Nitrotoluol **8**.529
– Monographie **3**.881
3-Nitrotoluol, Monographie **3**.883
4-Nitrotoluol **9**.348
– Monographie **3**.884
*m*-Nitrotoluol **3**.883
*o*-Nitrotoluol **3**.881;   **9**.1113
*p*-Nitrotoluol **3**.884
– Referenzsubstanz f. Thermoanalyse **2**.63
7-Nitro-4,5,6-triethoxyphthalid **9**.1093
4-Nitro-3-trifluormethylanilin **8**.279
4′-Nitro-3′-(trifluormethyl)isobutyranilid **8**.279
Nitroverbindungen, herbizide **1**.359
Nitroxynil **1**.771
Niu xi **4**.56
Nivalidin **5**.214
Nivalin **5**.213;   **8**.321
Nivéole **5**.214
Niveusin **5**.412
Nizatidin, Monographie **A02BA 8**.1190
Nkaya bekia kwa nsey **4**.136
NM *[Nitromethan]* **3**.875
NMR
– continuous-wave **2**.203
– Contour-Plot **2**.212
– H-C-COSY *[correlated spectroscopy]* **2**.212
– Homospinentkopplung **2**.209

- INADEQUATE *[incredible natural abundance double quantum transfer experiment]* 2.215
- INEPT *[insensitive nuclei enhancement by polarization transfer]* 2.209
- Panorama-Plot 2.212
- Puls-Fourier-Transform *[free induction decay]*
- – FID 2.205
- – freier Induktionsabfall 2.205
- – Interferogramm 2.205
- – Real- u. Imaginärteil d. Spektren 2.205
- – Spektrenweite 2.205
- 2D-J-RESOLVED 2.214

No effect level 1.141
Nobilin 4.809, 812
Noble chamomile 4.808
Noble pine 4.849
No-Boke 4.795
Nocardia autotrophica canberrica FERM P-6182 9.308
Nocardia bifida 4.514
Nocardia mediterranei 9.522
Nocciolona americana 4.319
Noce di cola 4.942
Noce di galla 6.338
Noce moscata 5.879
Noce moscata essenza 5.868
Noce puzza 4.1142
Noce spinosa 4.1142
Noce vomica 6.828f
Nockenwalzenbrecher 2.537
Noctuidae 1.317
Nodakenetin 4.294
NODS *[novel ophthalmic delivery system]* 2.657
Nogos Pflanzenspray, Monographie 3.886
Nogotki lekarstvennye 4.601
Noirpurn 6.393
Noisetier 4.1027
Noix d'acajou 4.256
Noix de ben oléifère 5.855
Noix de galle 6.338
Noix de galle d'Alep 6.338
Noix de galle de Chine 6.458
Noix igasurique 6.826
Noix de Kola 4.942
Noix de muscade 5.867, 879
Noix de muscade longue 5.865
Noix de muscade mâle 5.865
Noix de terre 4.577
Noix vomique 6.828f
Nombril de Vénus 6.1029
Nomifensin, Monographie N06AD 8.1192
7-α-Nomilylacetat 4.1160
Nomolt, Monographie 3.886
Nonacosan 4.20, 101f, 714, 798; 5.50, 193, 528, 793f
Nonacosandiol 4.16; 6.180
Nonacosanol 4.7, 15, 101f; 6.122, 180
Nonacosan-6-on 4.714
Nonadecantetrol 4.966
Nonadienal 4.1067; 6.1144f
2,6-Nonadien-1-ol 6.1144f
Non-Aerosols 2.628

Nonaethylenglykolmonododecylether 9.279
Nonahydrin 6.60
γ-Nonalacton 5.318; 6.336
Nonandisäure 7.340
1-Nonanol 6.510
2-Nonanol 6.510
2-Nonanon 4.82; 6.508, 510, 514
Nonansäure 8.1193
Nonansäurevanillylamid 8.1193
3,6,9,12,15,18,21,24,27-Nonaoxanonatriacontan-1-ol 9.279
*cis*-3-Nonenal 4.1067
Nonivamid, Monographie M02AB 8.1193
Nonne-Apelts Reagens 1.553
Nonoxinol, Monographie G02B 8.1194
Nonpareille 2.828
Nonpoisonous sumach 6.463
Non-rinse-off-Präparate 1.166
2-Nonylacetat 6.514
Nonylphenoxypolyethylenglykol 8.1194
α-(4-Nonylphenyl)-ω-hydroxypoly(oxyethylen) 8.1194
Nonylsäurevanillylamid 4.673; 7.658
Nootkatin 5.563, 577, 580
Nootkatinol 5.563
Nootkaton 4.364; 5.590
Nootmuskaat 5.867
Nopalea cochenillifera 4.1135
Nopinen 9.216
Nopropiophenon 7.165
(+)-Nor-16α-acetoxybuxabenzamidienin 4.590
Noradrenalin 1.720; 4.65, 72; 5.859, 861; 6.251; 8.1197
- Freisetzungseffekt durch Khat-Genuß 3.260
Noradrenalinethyltheophyllin 9.852
Noramidopyrin 8.902
- Methansulfonsäure 8.901
- – Natriumsalz 8.902
Norandrostenolon 8.1081
5'-Nor-anhydrovinblastin 9.1182
Norargemonin 5.111f
Norarjunolsäure 4.157
Norathyriol 5.485
Noratropin 4.1139; 5.462
Norbaeocystin 6.288
Norboldin 6.614
2-Norbornancarbonsäure-(2'-phenyl-3'-diethylamino)-propylester 7.507
- hydrochlorid 7.508
α-5-Norbornen-2-yl-α-phenyl-1-piperidinpropanol 7.484
Norbuxamin 4.589
Norcardia sulphurea 7.817
Norcinnamolaurin 4.887; 6.614
Norcocain 3.334
Norcycleanin 4.855f
31-Norcycloartenol 6.723
31-Norcyclolaudenon 5.859
Nordamerikanische Spigelie 6.775
Nordamerikanische Wiesenarnika 4.343
2'-Nor-2'-deoxyguanosin 8.325
Nordihydrocapsaicin 4.666, 673; 7.658

Nordihydrotoxiferin **6.**840
Nordmann's fir **4.**19
Nordmannstanne **4.**19
Norephedrane **7.**167
Norephedrin **3.**66, 522; **5.**49f, 804; **7.**593
(±)-Norephedrin **3.**957
(–)-Norephedrin **3.**886
(*RS*)-Norephedrin
– Monographie C01CA, N06BX **8.**1195
– hydrochlorid, Monographie C01CA, N06BX **8.**1196
(*RS*)-(–)-Norephedrin **4.**731
L-Norephedrin **8.**1276
*threo*-Norephedrin **8.**1213
(1*S*,2*S*)-*threo*-Norephedrin **7.**725
– hydrochlorid **7.**726
Norepinephrin **1.**720; **8.**1197
– Monographie C01CA **8.**1197
– hydrochlorid, Monographie C01CA **8.**1199
– (*RR*)-hydrogentartrat, Monohydrat, Monographie C01CA **8.**1200
– Nachweis **2.**142
Norethindron **8.**1201
– acetat **8.**1204
Norethisteron **8.**1205f
– Monographie G03D **8.**1201
– acetat, Monographie G03D **8.**1204
– enanthat, Monographie G03D **8.**1206
Norfenefrin
– Monographie C01CA **8.**1206
– hydrochlorid, Monographie C01CA **8.**1208
Norfloxacin, Monographie G04AG, J01MA **8.**1208
Nor-C-fluorocurarin **6.**1125
Norgestrel, Monographie G03D **8.**1211
D-(–)-Norgestrel **8.**723
Norglaucin **4.**1016, 1024; **5.**703
Norharman **3.**498
30-Norhederagenin **4.**157
19-Nor-17α-hydroxyprogesteron **8.**344
Norhyoscin **4.**1139
Norhyoscyamin **3.**763; **4.**1142
Norimipramin **7.**1204
Norjuziphin **4.**1017, 1023
Norketoagarofuran **4.**308
Norlinolensäure **6.**976
30-Norlupan-3β-ol-20-on **6.**476
Normacusin B **6.**817, 829
Normalbereich, Klin. Chemie **1.**436f
Normallösung **2.**347
Normalpulspolarographie **2.**505
Normaltropfenzähler **2.**102
– Dosiergenauigkeit **2.**999
Normalverteilung **2.**43, 1050ff
– Test nach David **2.**1052
– Test mit Wahrscheinlichkeitspapier **2.**1052
Normalwert, Klin. Chemie **1.**436f
Normaysin **5.**792
Normaytansin **5.**792
Normdichte **2.**54
Normelan **8.**986
Normelinonin B **6.**825, 829

Normethadon
– Monographie R05DA **8.**1212
– hydrochlorid, Monographie N02AC **8.**1212
Normierung, Drogenpulver **2.**1020
Normorphin **3.**844; **8.**1074
Nornicotin **3.**870
Nornuciferin **5.**703
30-Noroleanolsäure **4.**157
Norphenylephrin **8.**1206
19-Norpregna-1,3,5(10)-trien-20-yn-17-ol **9.**480
Norpregneminolon **8.**1201
19-Nor-17α-pregn-4-en-20-in-3β,17-diol **8.**160
– diacetat **8.**160
19-Nor-17α-pregn-4-en-20-in-17-ol **8.**774
Norpseudoephedrin **5.**49f
– hydrochlorid **3.**886
(±)-Norpseudoephedrin **8.**1213
(+)-Norpseudoephedrin **7.**725
– Monographie **3.**886
– hydrochlorid **7.**726
(*S*,*S*)-(+)-Norpseudoephedrin **4.**731
D-*threo*-Norpseudoephedrin **3.**886
DL-Norpseudoephedrin
– Monographie A08AA **8.**1213
– hydrochlorid, Monographie A08AA **8.**1213
(1*RS*,2*RS*)-Norpseudoephedrin **8.**1213
Norpsilocybin **6.**288
Norsanguinarin **4.**1023; **5.**111
Norscopolamin **4.**1142; **5.**461f
*p*-Norsynephrin **8.**1227
19-Nortestosteron **1.**784
11-Nor-THC-9-carbonsäure **3.**1157
Northern brewer **5.**448
Northern magnoliavine fruit **6.**641
Northern pine **6.**179f
Nortron, Monographie **3.**887
Nortron Kombi, Monographie **3.**887
Nortron 500 SC, Monographie **3.**887
Nortropacocain **5.**89
Nortropin **9.**1105
Norushinsunin **5.**703
1-Norvincorin **6.**1128
Norway fir **6.**180
Norway spruce **6.**121
Noscapin **7.**1101; **8.**1091
– Monographie R05DA **8.**1214
– hydrochlorid, Monohydrat, Monographie R05DA **8.**1216
– Identität mit DC **2.**274
Nose candy **3.**333
Nosebleed **4.**46
Nosiheptid, Monographie J01X **8.**1216
Nosoden **1.**378; **2.**744, 748ff
Nosopsyllus fasciatus **1.**266
Nostrale o comune **4.**7
Noutarde sauvage **6.**713
Novacin **6.**817, 820, 825f, 829, 839, 843
Novaminsulfon **1.**727
Novanox M, Monographie **3.**887
Novanox Plus
– Monographie **3.**887
– Pflanzenschutz **1.**367

Novata **2.**1005
Novobiocin
- Monographie J01X **8.**1217
- Calciumsalz, Monographie J01X **8.**1218
- Natriumsalz, Monographie J01X **8.**1218
Novocain **1.**553
Novocainamid **9.**353
Novocainlösung **1.**553
*p*-Novocamidhydrochlorid **9.**355
Novodni oves **4.**438
Novonal, Bestimmung durch NIR in Stärke **2.**485
Nox moos 100, Monographie **3.**887
Noxytiolin, Monographie D01AE, D08AX **8.**1218
Noyer du Japon **5.**270
Noyes-Whitney-Gleichung **2.**821, 839, 842
Noz de galha **6.**338
Noz moscada **5.**867, 879
Noz de moscadeira **5.**879
Noz vomica **6.**829
NPP *[Normalpulspolarographie]* **2.**505
Nri-ewu **4.**136
NSA *[nichtsteroidale Antiinflammatorika]* **2.**846
NTA *[Nitrilotriessigsäure]* **2.**353
NaTa *[Natriumtrichloracetat]* **3.**1124
NaTCA *[Natriumtrichloracetat]* **3.**1124
Nti-si-tho **6.**288
Nuarimol **1.**358
- Monographie **3.**887
Nubien senna plant **4.**721
*cis*-Nuciferol **6.**601
Nucis moschatae oleum **5.**868, 878
Nucis moschatae oleum aethereum **5.**868
Nucis vomicae semen **6.**829
Nucistae nux **5.**879
Nucistae oleum **5.**878
Nucistae semen **5.**879
Nuclear magnetic resonance **2.**200ff
Nuclear-Overhauser-Enhancement-Effekt **2.**217
S1-Nuclease **2.**709
Nucleasen
- in Gentechnologie **2.**709
- zur Abreicherung **2.**716
Nucleate boiling **2.**596
Nuclei cacao **6.**948
Nuclei myristicae **5.**879
Nucleus nucistae **5.**879
Nuevamin **4.**484
Nuez de acaju **4.**256
Nuez de agalla **6.**338
Nuez de Banda **5.**879
Nuez de cola **4.**942
Nuez de especias **5.**879
Nuez de guru **4.**942
Nuez moscada **5.**867, 879
Nuez vómica **6.**829
Nueza **4.**568
Nugge **5.**852
Nujol **2.**195
Nullhypothese, Statistik **2.**1053
Number one **7.**167, 171
Nummulaire **5.**728f
Nummularia centimorbia **5.**728

Nummularia officinalis **5.**728
Nummularia prostrata **5.**728
Nummularia repens **5.**728
Nummulariae herba **5.**729
Nuncital **8.**21
Nuni-Bluemli **4.**262
Nurelle **3.**1205
Nuriya **4.**106
Nuß/Nüsse
- Acajou~ **4.**256
- Areca~ **3.**88
- Banda-Muskat~ **5.**880
- Batjang-Muskat~ **5.**881
- Behen~ **5.**855
- Betel~ **3.**88, 90
- Betelge~ **3.**88
- Bissy~ **4.**942
- Bombay-Muskat~ **5.**881, 887, 889
- brasilianische Muskat~ **5.**881
- Brech~ **1.**596ff; **6.**829
- chilenische Muskat~ **5.**881
- Erd~ **4.**316, 319
- - Citrinin **3.**324
- - Mykotoxine **3.**25f
- falsche Muskat~ **5.**881
- Gall~ **6.**338
- gemeine Hasel~ **4.**1027
- Ginkgo~ **5.**287
- Guru~ **4.**942
- Hasel~ **4.**1027
- - gemeine **4.**1027
- kalifornische Muskat~ **5.**881
- Kaschu~ **4.**256, 259
- Kola~ **4.**942
- lange Macis~ **5.**865
- lange Muskat~ **5.**865
- Macis~, lange **5.**865
- madegassische Muskat~ **5.**881
- Makassarmuskat~ **5.**865
- Mandubi~ **4.**319
- Manila~ **4.**129
- Muskat~ **1.**665; **5.**879
- - brasilianische **5.**881
- - chilenische **5.**881
- - falsche **5.**881
- - kalifornische **5.**881
- - lange **5.**865
- - madegassische **5.**881
- - Mykotoxine **3.**25
- - wilde **5.**865
- Ombenen~ **4.**942
- Otobamuskat~ **5.**881
- Papua~ **5.**865
- Papua-Muskat~ **5.**865
- Penangmuskat~ **5.**880
- Pflaumenmuskat~ **5.**881
- Pichurim~ **5.**881
- Pontiak~ **4.**129
- Rimpel~ **5.**869
- Rizinussamen **3.**1038; **6.**481
- Siauw-Muskat~ **5.**880
- Stachel~ **4.**1142

- Tinten~ **4.**256
- virginische Zauber~ **5.**368
- wilde Muskat~ **5.**865
- Zauber~, virginische **5.**368

Nußlikör Dieterich **1.**704
Nutgalls **6.**338
Nutma **5.**337
Nutmeg **5.**879
Nutmeg butter **5.**878
Nutmeg oil **5.**868, 878
Nutmeg tree **5.**867
Nutsche **2.**608
- Druck~ **2.**609, 613
Nutzen-Risiko-Analyse, Kosmetika **1.**138ff
Nutzholzborkenkäfer **1.**336
Nützlinge **1.**321
Nutzorganismen **1.**325ff
- Ausbringung **1.**331ff
- Bacillus thuringiensis **1.**334f
- Einbürgerung **1.**329
- insektenpathogene Pilze **1.**334
- Insektenviren **1.**333
- Massenzucht **1.**331f
- Saprophyten **1.**328
- Syrphidae **1.**320, 327f
- Trichogramma **1.**332
- Wildpflanzen **1.**325ff
Nux Arecae **3.**88
Nux aromatica **5.**879
Nux Caryophyllata **5.**881
Nux Cocculi **4.**269
Nux Colae **4.**942
Nux Kolae **4.**942
Nux Metella **6.**829
Nux moschata **5.**879, 886
Nux moschata hom. **5.**887
Nux Myristicae **5.**879
Nux Nucistae **5.**879
Nux Sterculiae **4.**942
Nux vomica **6.**828f, 837
Nux vomica hom. **6.**838
Nyagiliwa **4.**105
Nyasol **5.**496
Nyassaland pepper **4.**664
Nyctocereus, Monographie **5.**923
Nyctocereus serpentinus **5.**923f
Nylanders Reagens **1.**553
Nylidrin **7.**551
- hydrochlorid **7.**553
Nylon
- Eigenschaften **1.**15
- Herstellung **1.**14; **3.**245
- Mikroskopie **1.**15
Nylon 66, Filtermaterial **2.**778
Nylonmembran, für Elektrophorese **2.**249
Nymphaea, Monographie **5.**924
Nymphaea alba **5.**924ff
Nymphaea-alba-Blüten **5.**925
Nymphaea-alba-Wurzel **5.**925
Nymphaea candida **5.**924
Nymphaea lotus **5.**924
Nymphaea odorata **5.**926f

Nymphaea odorata hom. **5.**927
Nymphaea officinalis **5.**925
Nymphaea tetragona **5.**924
Nymphaeae albae flos **5.**925
Nymphaeae albae radix **5.**925
Nymphaeae albae rhizoma **5.**925
Nymphaeae odoratae radix **5.**927
Nymphaeae odoratae rhizoma **5.**927
Nymphaein **5.**926
Nymphe **5.**925
Nymphenstadien **1.**304, 308
Nysosid **5.**496
Nystatin, Monographie A07AA, D01AA, G01AA **8.**1219

# O

Oak bark **6.**343
Oak seed **6.**349
Oat kernel **4.**439
Oats **4.**438f
Oats herb **4.**441
Oat-straw **4.**443
Obacunon **4.**1160f, 1163
Obacunonsäure **4.**1160
Obedrin-LA **3.**786
Oberfläche
– Bestimmung
– – durch Kontinuumsströmung **2.**52
– – Permeationsmethode **2.**52
– – photometrische Methode **2.**53
– – Quecksilberintrusionsverfahren **2.**51
– – Sorptionsmethode **2.**53
– spezifische **2.**51, 857
– Vergrößerung **2.**534
Oberflächenaktivität **1.**155
Oberflächendruck, kritischer **2.**106
Oberflächenfilme **1.**155; **2.**105
Oberflächenkontrolle, mikrobiologische **2.**1089
Oberflächenproteine, spezifische **2.**711
Oberflächenrauhigkeit **2.**857
Oberflächenspannung
– Bestimmung **2.**96f
– – Endkontrolle **2.**1107
– – Tränenflüssigkeit **2.**637, 639
Oberflächenvergütung, bei Gläsern **2.**769
Obermayersche Lösung **1.**554
Oberschwingungen **2.**184
Obidoximchlorid, Monographie V03AB **8.**1221
Objektträger-Latex-Agglutinationstest **1.**514
Obregonia denegrii, Verwechslung mit Lophophora williamsii **5.**708
Obstbanane **5.**859
Obstbaumkrebs **1.**291
Obstbaumspinnmilbe **1.**304
Obstinol **9.**22
Ohstmade **1.**318
Obturamenta gossypii absorbentia **1.**34
Obturamenta gossypii et cellulosi regenerati absorbentia **1.**35
Obtusifolin **4.**702
Obtusifoliol **4.**114; **6.**691
Obtusin **4.**702
Occhio d'asino **6.**537
Occhio di bove **5.**661
Occhio di civetta **6.**285
Occidensid **6.**958
Occidentalol **6.**956
Occidol **6.**956

Ochisor 4.262
Ochotensin 4.1020, 1156
Ochratoxin A 3.324; 6.60
Ochsen 4.946
Ochsenaug 4.287
Ochsenbrot 6.758
Ochsenpinsel 4.946
Ochsenzunge, rote 4.176
Ochsenzungenwurzel, rote 4.176
Ocimen 4.134, 371, 543; 5.434; 6.878, 936
cis-Ocimen 4.298, 799, 1159; 5.134, 172, 294, 632, 824; 6.567, 872
cis-β-Ocimen 4.640; 5.635, 638, 705, 811; 6.51
trans-Ocimen 4.798, 990, 1159; 5.134, 836; 6.567, 872
trans-β-Ocimen 4.962; 5.635, 638, 812; 6.51
Ocimum basilicum 5.537
Ocimum grandiflorum 5.966
Oclufol 2.984
Ocote 6.188
Ocotea cymbarum 6.611
(20R)-24ξ$_2$-Ocotillon 5.899
Ocotl 6.188
Octaacetylsucrose 9.545
Octacain, Monographie N01BB 8.1223
Octachlordibenzo-$p$-dioxin 3.929
Octacosan-1,28-dicarbonsäure 5.65
Octacosandiol 4.24
Octacosanol 5.135, 413; 6.781
Octacosansäure 5.852
9,12-Octadecadiensäure 4.1105
trans-5,cis-9-Octadecadiensäure 4.314
Octadecanol 7.824; 9.658
Octadecansäure 4.1105; 9.657
– Magnesiumsalz 8.804
Octadecantetrol 4.966
Octadecatriensäure 4.314, 602, 1105, 1202; 8.742
Octadecenol 6.701
Octadecenolid 4.3
9-Octadecensäure 4.1105
cis-11-Octadecensäure 5.399
cis-6-Octadecensäure 5.398f
9-Octadecinylaminhydrofluorid 7.1184
Octadecyldimethylamin 7.1344
Octadecylhydrogensulfat 7.826
Octafoniumchlorid, Monographie D08AJ 8.1224
[2-(Octahydro-1-azocinyl)ethyl]guanidin 8.393
Octahydrocurcumin 4.1085f
1,2,3,4,6,7,7a,11c-Octahydro-9-methoxy-2-methylbenzofuro[4.5.2.-efg][2]benzazocin-6-ol 8.321
(3S)-2,3,3a,4,5,5a,8,9bβ-Octahydro-3,5aβ,9-trimethylnaphtho[1,2-b]furan-2,8-dion 9.568
Octamethylenbis(iminooctamethylen)diamin 3.645
Octamethylendiamin 3.645
Octamylamin, Monographie A03A 8.1225
Octan 3.161
1,3-Octandiol 5.752
Octanol 4.636; 5.829
– Grenzflächenspannung gegen Wasser 2.97
4-Octanolide 4.636

Octan-2-on 6.858
3-Octanon 5.638
Octansäure 4.15
Octansulfonat 2.447
1′,2,3,3′,4,4′,6,6′-Octa-$O$-sulfo-β-D-fructofuranosyl-α-D-glucopyranosid, Aluminiumhydroxid-hydratsalz 9.683
1,3-Oct-5(Z)-endiol 5.752
Octenidindihydrochlorid, Monographie D08AX 8.1225
1-Octen-3-ol 5.318, 812, 829, 950, 959f
tert.-Octenol 6.1145
Octensäure 6.1145
$n$-Octocosanol 5.89
Octodecactide 7.1065
Octodrin, Monographie R01AA 8.1226
Octopamin 8.1206, 1227
– Monographie C01CA 8.1227
– hydrochlorid, Monographie C01CA 8.1228
Octopus plant 4.210
Octopus vulgaris 8.1227
Octotiamin, Monographie A11 8.1228
Octreotid, Monographie H01CB 8.1230
Octriol 7.431
Octylacrylate 3.563
Octyldodecanol, in Dermatika 2.902
Octylgallat, in Dermatika 2.902
$p$-tert.-Octylphenoxyethyldimethylbenzyl-ammoniumchlorid 7.421
Octylsäure 6.1145
Octyl-β-sitosterylphthalat 6.121
Ocularia 1.628; 2.633
Oculenta 1.627
Oculentum simplex 1.627
Oculobalnea 1.576
Oculoguttae 1.628
Oculostillae Argenti nitrici 1.628
Ocusert 2.634, 655f, 976
Ocyacanthin 5.747
Oczytok 6.651
Odinskopf 5.526
Odinskopfwurzel 5.527
Odoratan 6.244
Odoratin 6.1147
Odorobiosid 4.1171, 1174, 1181, 1184
Odorosid 4.1171, 1174, 1181
Odospirosid 6.243
Odostemon aquifolium 5.746
Oduwantschiki 6.897
Oeciacus hirundinis 1.267
Oeil de boeuf 5.661
Oeil de cheval 5.526
Oeil de vache 4.285
Oenanthe radix 3.853
Oenothera, Monographie 5.929
Oenothera biennis 5.929
Oenothera biennis hom. 5.934
Oenothera communis 5.929
Oenothera graveolens 5.929
Oenotherae biennis oleum 5.930
Oeschen 5.429; 6.1143
Oestradiolum benzoicum 8.82

Oestradiolum dipropionylatum  8.83
Oestriolum  8.87
Oestrophan  7.1037
Officigenin  5.351
Officinal peony  6.7
Offitril  8.1282
OFID *[sauerstoffselektiver Flammenionisationsdetektor]*  2.288
Ofloxacin, Monographie  J01MA  8.1230
Oftanol T
– Monographie  3.889
– Pflanzenschutz  1.352
Ogurec  4.1066
Ohilahito  4.101f
Ohio buckeye  4.109
Ohmblätter  6.1017
Ohmkraut  4.163
Ohrenbinden  1.90, 92
Ohrentropfen  1.611
Ohrschlüsselblume  6.272
Ohrwürmer  1.307
Oignon  4.184
Oil of ambrette  4.3
Oil beetle  5.731
Oil of buchu  4.468
Oil of cade  5.580
Oil of cardamom  5.39
Oil of red cedarwood  5.590
Oil of celery fruits  4.296
Oil of clary sage  6.567
Oil of cumin  4.1080
Oil of fennel  5.161
Oil of guaiac wood  5.350
Oil of lavandin  5.638
Oil of mace  5.868
Oil of muscat sage  6.567
Oil of myrtle  5.905
Oil of nutmeg  5.868
Oil nuts  5.878
Oil of thuja  6.956
Oil of wild marjoram  5.960
Oil of wild thyme  6.971
Oilseed turnip  4.557
Oily cream  2.889
Ointments  2.874
Okadainsäure  3.321
– Monographie  3.889
O'Keefe-Verteilung  2.412
Okklusion  2.984
Okklusivpessare  1.96
Okklusivverband  2.984
Okkultes Blut, Stuhl, Klin. Chemie  1.519
Okote pine  6.188
Okra  4.4
Okrafrüchte  4.5
Okraöl  4.4
Oktagam Neu
– Monographie  3.890
– Pflanzenschutz  1.344
Oktanzahl  3.165, 1161
Oktatriensäure  5.65
Okuezo-saishin  4.389

Okultin CMPP, Monographie  3.890
Okultin Combi, Monographie  3.890
Okultin Combi Salz
– Monographie  3.890
– Pflanzenschutz  1.363
Okultin DP, Monographie  3.890
Okultin DP M Ester, Monographie  3.890
Okultin M, Monographie  3.890
Okultin MP, Monographie  3.890
Öl
– Abies-alba-Nadel~  4.10
– Abies-alba-Zapfen~  4.9
– Abies-balsamea-Nadel~  4.16
– Abies-cephalonica-Nadel~  4.18
– Abies-nordmanniana-Nadel~  4.20
– Acacia-farnesiana-Blüten~  4.33
– Acajou~  4.257
– Aleppokiefernnadel~  6.162
– Ambrette~  4.3
– Anacardium-occidentale-Schalen~  4.258
– Angelika~  1.663
– Anilin~  3.75
– Anis~  5.515; 6.138
– – Identität mit DC  2.276
– – in Zubereitungen  1.619ff
– Aprikosenkern~, in Dermatika  2.901
– Arachis-hypogaea-Samen~  4.317
– Arnika~  4.345, 348
– Arnikablüten~  2.1017; 4.345
– Aroma~, Mundpflegemittel  1.194
– aromatisiertes Rizinus~  6.477
– Arznei~  1.628f
– arzneilich verwendetes  1.628f
– Aspidinolfilizin~  4.1204
– ätherisches  1.565ff, 577
– – Abelmoschus~  4.3
– – Anis~  5.515
– – Arnikablüten~  4.345
– – Baldrian~  6.1073
– – Bergamott~  4.631
– – Cassia~  4.888
– – Citronell~  4.1114
– – Costus-Wurzel-  6.620
– – Edeltannensamen~  4.13
– – Eucalyptus~  5.117, 129
– – Fenchel~  5.161
– – Fenchelholz~  6.611
– – Guajakholz~  5.350
– – Kamillen~  4.827
– – Kampferbaum~  4.896
– – Kardamomen~  5.39
– – Knoblauch~  4.190
– – Koriander~  4.997
– – Krauseminz~  5.842
– – Kreuzkümmel~  4.1080
– – Kümmel~  4.694
– – Latschenkiefern~  6.164
– – Lavandin~  5.638
– – Lavendel~  5.631
– – Lemongras~  4.1112
– – Majoran~  5.953
– – Melissen~  5.811

- – Minz~ 5.824
- – Muskateller-Salbei- 6.567
- – Muskatnuß~ 1.572; 5.868
- – Myrten~ 5.905
- – Nelken~ 6.858
- – Origanum~ 5.960
- – Petersilienfrucht~ 6.107
- – Pfefferminz~ 5.830
- – Poleiminz~ 5.839
- – Quendel~ 6.970f
- – Rauten~ 6.510
- – Rosmarin~ 6.491
- – Sadebaum~ 5.584
- – Salbei~ 6.559
- – Sandel~ 6.601
- – Sassafras~ 6.611
- – Schinus-molle- 6.633
- – Selleriefrucht~ 4.296
- – Spik~ 5.639
- – Thymian~ 6.976
- – Thymus-mastichina- 6.969
- – Verbena~ 5.690
- – Wacholder~ 5.567
- – Zdravetz~ 5.252
- – Zimt~ 4.901
- – Zimtblätter~ 4.906
- – Zitronen~ 3.736f
- Avocado~ 6.71
- – Identität mit DC 2.275
- Baldrian~ 1.663
- Balsamtannennadel~ 4.16
- Barosma-betulina-Blätter~ 4.468
- Baumwollsaat~ 5.340
- Baumwollsamen~ 5.340
- – gehärtetes, FST-Mittel 2.946
- – Grenzprüfung 2.306
- – in Dermatika 2.901
- Behen~ 5.853
- Benzoe~ 1.628
- Benzylsenf~ 5.657f; 6.1005, 1007f; 7.442
- Bergamotte~ 1.584ff; 3.802
- Bernstein~ 1.572
- Bilsenkraut~ 1.629
- – zusammengesetztes 1.629, 689ff
- Birken~ 4.505
- Birkenrindenteer~ 4.505
- Bitterfenchel~ 5.161
- Bittermandel~, falsches 3.873
- brasilianisches Minz~ 5.824
- Buccublätter~ 4.468
- Buccusblätter~ 4.468
- Cajeput~ 1.611f
- Calendula~ 4.606
- Campher~ 1.612ff; 3.736; 4.896; 7.648
- – starkes 1.628; 7.648
- Candeia~ 6.1100
- Cassia~ 4.888
- Cassieblüten~ 4.33
- Cedernholz~ 5.590; 6.601
- Ceylon-Malabar-Cardamomen~ 5.39
- Ceylonzimt~ 4.901
- Ceylonzimtblatt~ 4.906

- Chamomilla-recutita-Blüten~ 4.827
- Chenopodium~ 7.298
- China~ 5.895
- chinesisches Minz~ 5.824
- chinesisches Zimt~ 4.888
- Chloroform 6.601
- Cinnamomum-verum-Blätter~ 4.906
- Citronell~ 1.566ff; 4.1114
- Citronen~ 3.736f
- – Identität mit DC 2.276
- – in Zubereitungen 1.563ff
- Cognac~ 1.701
- Copaivabalsam~ 6.601
- Costuswurzel~ 3.351, 395; 6.620
- Cotton~ 5.340
- Cumin~ 4.1080
- Cymbopogon-winterianus-Kraut~ 4.1114
- dalmatinisches Salbei~ 6.559
- Dill~ 3.736f
- Dosten~ 5.960
- echtes Lavendel~ 5.631
- echtes Verbena~ 5.690
- Edeltannen~ 3.736, 738
- Edeltannennadel~ 4.10
- – sibirisches 4.21
- Edeltannenzapfen~ 4.9
- Empleurum serrulatum- 4.468
- englisches Kamillen~ 4.827
- Erdnuß~ 4.317
- – gehärtetes 1.687ff; 4.319
- – gehärtetes, in Dermatika 2.901
- – Identität mit DC 2.275
- – in Dermatika 2.901
- – in Zubereitungen 1.573ff
- – Prüfung auf fremde Zusätze 2.318
- Estragon~ 1.701
- [$^{131}$I]Ethiodat- 8.115
- Eucalyptus~ 1.617; 5.117, 129
- Felsenstorchschnabel~ 5.252
- Fenchel~ 5.161
- – ätherisches 5.161
- – Identität mit DC 2.276
- – in Zubereitungen 1.566ff
- Fenchelholz~ 6.611
- fettes Kamillen~ 1.629
- Fichtennadel~ 3.736; 4.10, 13, 16, 18, 20f; 6.122, 125
- – sibirisches 4.21
- Filmaron~ 4.1204
- Flachs~ 5.673
- Formosa-Eucalyptus~ 5.117
- Gartenkresse~ 5.658
- Gaultheria~ 1.687; 8.959
- gehärtetes Erdnuß~ 1.687; 4.319
- Gelbkiefernnadel~ 6.177
- gereinigtes Terpentin~ 6.162, 167, 171, 176, 178, 179
- Glanzplätt~ 1.709
- Grün~ 3.79
- Grünminz~ 5.842
- Guajakharz~ 5.350
- Guajakholz~ 5.350; 6.601

# Öl

- Haut~ **1.**163
- Heracleum-lanatum- **5.**433
- Hopfen~, spanisches **6.**967
- hydriertes Rizinus~ **6.**480
- indisches Melissen~ **5.**812
- indisches Minz~ **5.**824
- Ingwer~ **1.**642
- japanisches Pfefferminz~ **5.**824
- Jasmin~ **2.**1017
- Java-Citronell~ **4.**1114
- Java-Oliven~ **6.**777
- Johannis~ **5.**476
- Johannisbeer~ **4.**631
- Johanniskraut~ **2.**1017
- Jojoba~ **6.**701
- Juchten~ **4.**505
- Jungfern~ **5.**940
- Juniperus-virginiana-Holz~ **5.**590
- Kaddig~ **5.**580
- Kade~ **5.**580
- Kaffee~ **4.**931, 938
- Kalmus~ **1.**571; **3.**100f
- Kamillen~ **1.**566ff; **4.**827
- – englisches **4.**827
- – fettes **1.**629
- – marokkanisches **4.**827
- – römisches **4.**810
- Kampfer~ **1.**628; **4.**896
- – starkes **1.**628; **7.**648
- Kampferbaum~ **4.**896
- Kanadabalsam~ **4.**17
- Kapuzinerkressen~ **6.**1008
- Kardamom~ **5.**39
- Kaschuschalen~ **4.**258
- Kassia~ **4.**888
- Kastor~ **6.**476
- kaukasisches Tannennadel~ **4.**20
- Kauricopal~ **4.**128
- Kaurifichten~ **4.**128
- Kiefernnadel~ **1.**689; **6.**162f, 167, 170, 177, 179, 183
- Kien~ **3.**736
- Knoblauch~ **2.**1017
- – Destillat **4.**190
- – Mazerate **4.**192
- Kohlsaat~ **4.**559
- Kokosnuß~, in Dermatika **2.**902
- Koriander~ **4.**997
- Kranewitt~ **5.**580
- Krauseminz~ **1.**567ff; **5.**842
- Kreuzkümmel~ **4.**1080
- Kümmel~ **3.**736f; **4.**694
- – Identität mit DC **2.**274
- – in Zubereitungen **1.**566ff
- Kürbiskern~ **4.**1068, 1077
- Kusus~ **4.**896
- Latschen~ **6.**164
- Latschenkiefern~ **1.**611ff; **6.**164
- Lavandin~ **5.**638
- Lavendel~ **1.**563ff; **5.**631
- – echtes **5.**631
- Lein~ **5.**673; **6.**601

- – Identität mit DC **2.**275
- – in Dermatika **1.**630ff; **2.**902
- Leinsamen~ **5.**673
- Lemongras~ **4.**1112; **5.**691
- – westindisches **4.**1112
- Linum-usitatissimum-Samen~ **5.**673
- Lorbeer~ **3.**351, 395
- – Identität mit DC **2.**275
- – in Zubereitungen **1.**697
- Macis~ **5.**868
- Mais~
- – Identität mit DC **2.**275
- – in Dermatika **2.**902
- Majoran~ **1.**619ff; **5.**953
- Malabarcardamomen~ **5.**39
- Mandel~
- – Emulsion **1.**582; **2.**696
- – Emulsion, gezuckerte **1.**582
- – Identität mit DC **2.**275
- – in Dermatika **2.**902
- – in Zubereitungen **1.**569ff
- – Prüfung auf fremde Zusätze **2.**318
- Manilacopal~ **4.**131
- marokkanisches Kamillen~ **4.**827
- Maroserano- **5.**853
- Medizinalterpentin~ **6.**171
- Melissen~ **1.**566ff; **5.**811
- – indisches **5.**812
- – ostindisches **4.**1114
- Mentha-citrata- **5.**827
- Methylsenf~ **3.**814
- Mimosablüten~ **4.**33
- Mineral~ **9.**22
- – Grenzprüfung **2.**307
- Minz~
- – brasilianisches **5.**824
- – chinesisches **5.**824
- – indisches **5.**824
- Mirban~ **3.**873
- Moringa~ **5.**853
- Moschuskern~ **4.**3
- Muskat~ **5.**868, 870
- Muskatellersalbei~ **6.**567
- Muskatnuß~ **1.**573; **3.**736; **5.**878
- – ätherisches **1.**572; **5.**868
- Mutternelken~ **6.**855
- Myrtus-communis-Blätter~ **5.**905
- Nachtkerzen~ **5.**930
- Nelken~ **1.**563ff; **2.**1017; **6.**858
- – ätherisches **6.**858
- Neroli~ **3.**736
- Neutral~ **2.**693; **9.**1059
- Okra~ **4.**4
- Oliven~ **5.**940
- – Grenzflächenspannung gegen Wasser **2.**97
- – Identität mit DC **2.**275
- – in Dermatika **1.**687; **2.**902
- – in Lippenpomade **1.**573
- – Prüfung auf fremde Zusätze **2.**318
- Origanum~ **5.**960
- – spanisches **6.**967
- – syrisches **5.**959

Öl

- Origanum-syriacum- 5.959
- ostindisches Melissen~ 4.1114
- ostindisches Sandel~ 6.604
- ostindisches Sandelholz~ 6.601
- ostindisches Verbena~ 5.691
- Paraffin~ 6.601
- - Emulsion 1.582
- Petersilien~ 1.567ff
- Petersilienfrucht~ 6.107
- Petitgrain~ 5.631
- Pfefferkraut~ 1.701
- Pfefferminz~ 3.736, 738; 5.830
- - ätherisches 5.830
- - Identität mit DC 2.276
- - in Zubereitungen 1.563ff
- - japanisches 5.824
- - reduzierende Substanzen, Grenzprüfung 2.311
- Pflanzen~, gehärtetes, in Dermatika 2.902
- Picea-abies-Nadel~ 6.122
- Pinus-lambertiana-Nadel~ 6.163
- Pinus-nigra-Nadel~ 6.167
- Pinus-ponderosa-Nadel~ 6.177
- Pinus-strobus-Nadel~ 6.179
- Pinusterpentin~ 6.171
- Polei~ 5.839
- Poleiminz~ 5.839
- Pomeranzenblüten~ 1.566ff
- Pomeranzenschalen~ 1.584ff; 3.736f
- Quendel~ 6.970f
- raffiniertes Rizinus~ 6.477
- Rainfarn~ 7.646
- Raps~ 4.559
- Rauten~ 1.568; 6.510
- Reps~ 4.559
- Rinderfuß~, in Dermatika 2.903
- Rizinus~ 6.476
- - aromatisiertes 6.477
- - gehärtetes, Mahlhilfsmittel 2.1024
- - hydriertes 6.480
- - hydriertes, FST-Mittel 2.946
- - hydriertes, in Dermatika 2.903
- - Identitä mit DC 2.275
- - in Dermatika 2.903
- - in Kosmetika 1.172ff
- - in Zubereitungen 1.575ff
- - Oberflächenspannung 2.97
- - raffiniertes 6.477
- - raffiniertes, in Dermatika 2.903
- - Weichmacher 2.961
- römisches Kamillen~ 4.809
- Rosen~
- - Herstellung 2.1017
- - in Zubereitungen 1.567ff
- Rosmarin~ 1.563ff; 6.491
- Roßkastanien~ 4.112
- rotes Thymian~ 6.976
- Rüb~ 1.645ff; 4.559
- Rübsaat~ 4.559
- Rübsamen~ 4.559
- Sadebaum~ 5.584
- Saflor~

- - Identität mit DC 2.275
- - in Dermatika 2.903
- Salbei~ 1.566ff; 3.1175; 6.559
- - dalmatinisches 6.559
- - Muskateller 6.567
- - spanisches 6.541
- Salvia-sclarea- 6.567
- Sandel~ 6.601, 605
- - ostindisches 6.604
- Sandelholz~, ostindisches 6.601
- Santalum-austro-caledonicum- 6.605
- Santalum-ellipticum- 6.605
- Santalum-freycinetianum- 6.605
- Sassafras~ 6.611
- Schinus-molle- 6.633
- Schwarzkiefern~ 6.167
- Sellerie~ 1.701
- Selleriefrucht~ 4.296
- Selleriesamen~ 4.296
- Senf~ 1.666ff; 3.638; 4.181, 549; 6.1005
- Sesam~ 6.601, 690
- - Identität mit DC 2.275
- - in Dermatika 2.903
- - Nachweis 1.528
- - Nachweis, in Erdnußöl 1.542
- - Prüfung auf fremde Zusätze 2.318
- - zur parenteralen Anwendung 6.691
- Shiu~ 5.631
- sibirisches Edeltannennadel~ 4.21
- sibirisches Fichtennadel~ 4.21
- Silbertannen~ 4.10
- Silicon~ 7.1357
- - auf Glas-, Kunststoff-, Gummioberflächen, Prüfung durch IR 2.488
- - in Emulsionen, Pasten, Bestimmung durch IR 2.486
- - in Kosmetika 1.172ff
- Soja~, in Dermatika 2.903
- Sojabohnen~ 5.306
- Sonnenblumen~ 5.413
- - Identität mit DC 2.275
- Spanisch-Cedern~ 5.580
- spanisches Hopfen~ 6.967
- spanisches Origanum~ 6.967
- spanisches Salbei~ 6.541
- spanisches Thymian~ 6.986
- spanisches Verbena~ 5.690
- Spanischfliegen~ 5.736
- Spik~ 5.639
- Spikenarden~ 5.914
- starkes Campher~ 1.628; 7.648
- Sterculia-foetida-Samen~ 6.777
- Sternanis~ 5.515
- Stinkbaum~ 6.777
- Sulfatterpentin~ 7.259
- Süßfenchel~ 5.161
- syrisches Origanum~ 5.959
- Takus~ 5.580
- Tannennadel~, kaukasisches 4.20
- Templin~ 4.9
- Terminalia-catappa-Samen~ 6.920

– Terpentin~ **1.**572ff; **4.**6; **6.**159
– – Ersatz **3.**161
– – gereinigtes **6.**162, 167, 171, 176, 178, 185
– – peroxidhaltiges **1.**544
– Thuja~ **6.**956
– Thymian~ **1.**616; **6.**976
– – spanisches **6.**986
– – weißes **6.**967
– Thymus-capitatus- **6.**967
– Thymus-mastichina- **6.**969
– Thymus-pulegioides- **6.**970
– Thymus-zygis- **6.**986
– Vanillosmopsis-arborea- **6.**1097
– Vanillosmopsis-erythropappa- **6.**1100
– Vaselin~, gelbes **1.**618
– Veilchen~ **6.**1144
– Veilchenblüten~ **6.**1144
– Verbena~ **5.**690
– – echtes **5.**690
– – ostindisches **5.**691
– – spanisches **5.**690
– Viola-odorata-Blüten~ **6.**1144
– Vitriol~ **3.**1069
– Wacholder~ **1.**563ff; **5.**567
– – ätherisches **5.**567
– Wacholderbeer~ **1.**617; **5.**567
– weißes Thymian~ **6.**967
– Weißfäule, Gehölze **1.**296
– Weißtannennadel~ **4.**10
– Wermut~ **1.**568
– westindisches Lemongras~ **4.**1112
– Weymouthkiefernnadel~ **6.**179
– Wintergrün~ **1.**640; **8.**959
– Zdravetz~ **5.**252
– Zedernholz~ **5.**590
– Zimt~ **1.**563ff; **4.**901
– – chinesisches **4.**888
– Zimtblätter~ **4.**906
– Zink~ **1.**629
– Zinkoxid~ **1.**629
– Zitronen~ **3.**736f
– Zitronengras~ **4.**1112
– Zitronenminz~ **5.**827
– zusammengesetztes Bilsenkraut~ **1.**629, 689ff
Olatkambal **4.**25
Olatkambol **4.**24
Ölbaum **5.**936
Ölbaumblätter **5.**938
Ölbohne **5.**307
Old amy root **4.**303
Old citronella grass **4.**1114
Old man **4.**358
Old worlds pennyroyal **5.**839
Oldwurzel **5.**527
Öle
– ätherische **1.**565ff, 577
– fette
– – Grenzprüfung auf Lösungsmittel **2.**330
– – Nachweis in Perubalsam **1.**532
– – in Pudern **2.**860
– Hautpflege **1.**161

– Prüfung auf alkalisch reagierende Substanzen **2.**305
– Prüfung auf fremde Zusätze **2.**318
Olea, Monographie **5.**936
Olea africana **5.**936
Olea capensis **5.**936
Olea cunninghamii **5.**936
Olea europaea **5.**936, 938, 940
Olea europaea hom. **5.**945
Olea europaea, flos hom. **5.**945
Olea exasperata **5.**936
Olea gallica **5.**936
Olea hispanica **5.**936
Olea lancifolia **5.**936
Olea madagascariensis **5.**936
Olea medicata **1.**628f, 654
Olea officinarum **5.**936
Olea oleaster **5.**936
Olea pallida **5.**936
Olea sativa **5.**936
Olea sylvestris **5.**936
Olea woodiana **5.**936
Oleae folium **5.**938
Oleanan **5.**398
Oleander **3.**864, 891, 1106
Oleanderblätter **5.**938
Oleanderpulver, eingestelltes **2.**1020
Oleandomycin **1.**748
– Monographie J01FA **8.**1233
– acetatester **9.**1095
– 4′,11-dipropanoat **7.**1393
– 4′,11-dipropionat **7.**1393
– phosphat, Monographie J01FA **8.**1233
Oleandri pulvis normatus **2.**1020
Oleandrigenin **3.**890; **4.**1063
– α-L-rhamnosid **4.**1063
– β-D-sarmentosido-β-D-glucosid **4.**1063
Oleandrigen-β-D-sarmentosid **4.**1063
Oleandrin **3.**864, 1106
– Monographie **3.**891
Oleandro **3.**864
Oleandrose **4.**1191; **5.**782, 784; **6.**797
Oleanen **4.**604
Olean-13(18)-en-3-acetat **5.**524
Olean-12-en-28-onsäure **4.**280
Olean-12-en-3β,16α,22α,28-tetraol **6.**270
Oleanolsäure **4.**27, 55, 57, 101, 157, 418, 421, 602, 604, 758, 761, 1009, 1048; **5.**59, 61, 76, 294, 349, 351, 353, 362, 398, 507, 642, 793f, 811, 816, 903, 937f, 945, 950f, 956; **6.**441f, 496, 552, 569, 575, 582, 867, 871, 928, 972, 982, 1052, 1054, 1162
Oleanolsäurederivate **5.**411
Oleanolsäure-3-O-β-D-glucuronopyranosid **4.**422
Oleanolsäureglycosid **4.**597, 599
Oleanolsäurelacton **4.**761
Olei Jecoris aselli emulsio composita **1.**581f
Oleinatum Cocculi **4.**269
Oleo de algodoeiro **5.**340
Oleo de azeitona **5.**940
Oleo de cade **5.**580
Oleo 11 E Du Pont, Monographie **3.**892

Oleo de eucalipto 5.117
Oleo de gergelim 6.690
Oleo Gesaprim 200
– Monographie 3.892
– Pflanzenschutz 1.367
Oleo Gesaprim 400, Monographie 3.892
Oleo de linho 5.673
Óleo de mamona 6.476
Oleo de oliva 5.940
Óleo de ricino 6.476
Oleogele 7.412
– Definition 2.872
– Gelbildner 7.146, 149
– Hautpflege 1.163
Oleoresin 4.19
Oleosid
– 7,11-dimethylester 5.945
– 11-methylester 5.937
Oleosidester 5.937
Oleovitamin A 9.506
Oleracin 6.251
Oleum *[Schwefelsäure]* 3.1070; 9.581
Oleum Abelmoschi 4.3
Oleum Abietis albae 4.10
Oleum Abietis balsameae 4.16
Oleum Abietis cephalonicae 4.18
Oleum Abietis pectinatae 4.10
Oleum Abietis sibiricae 4.21
Oleum Allii sativi 4.190
Oleum Andropogonis citrati 4.1112
Oleum Anethi 3.736f
Oleum Angelicae 1.663
Oleum Anisi 5.515; 6.138
Oleum Anthemidis 4.809
Oleum Apii aetheroleum e fructi 4.296
Oleum Arachidis 4.317
Oleum Arachidis hydrogenatum 4.319
Oleum Arnicae e floribus 4.345
Oleum Avocado 6.71
Oleum benzoatum 1.628
Oleum benzoinatum 1.628
Oleum Bergamottae 1.584ff; 3.802
Oleum Betulae empyreumaticum 1.584; 4.505
Oleum Betulae pyroligneum 4.505
Oleum Betulinum 1.584; 4.505
Oleum Cacao 6.946
Oleum Cadi 5.580
Oleum Cadinum 5.580
Oleum Calami 1.571; 3.100f
Oleum Calendulae 4.606
Oleum Camphorae 1.628; 4.896
Oleum camphoratum 1.628
Oleum camphoratum forte 1.629
Oleum Cantharidis 5.736
Oleum Cardamomi 5.39
Oleum Cari 4.694
Oleum Carui 4.694
Oleum Carvi 4.694
Oleum Carvi aethereum 4.694
Oleum Caryophylli 6.858
Oleum Cassiae 4.888
Oleum Castoris 6.476

Oleum Cedri oxycedri 5.580
Oleum Chamomillae 4.827
Oleum Chamomillae citratum 4.828
Oleum Chamomillae infusum 1.629; 4.823
Oleum Chamomillae romanae 4.809
Oleum Chenopodii anthelmintici 7.298
Oleum Cinnamomi 4.901
Oleum Cinnamomi camphorae 4.896
Oleum Cinnamomi cassiae 4.888
Oleum Cinnamomi ceylanici 4.901
Oleum Citri 3.736f
Oleum Citronellae 4.1114
Oleum Citronellae javanicum 4.1114
Oleum Coriandri 4.997
Oleum Cumini 4.1080
Oleum Erigerontis 4.991
Oleum Eucalypti 5.117
Oleum Foeniculi 5.161
Oleum Gaultheriae 1.640
Oleum Gossypii 5.340
Oleum Guajaci 5.350
Oleum Helianthi 5.413
Oleum Heraclei lanati 5.433
Oleum Hippocastani 4.112
Oleum Hyoscyami 1.629
Oleum Hyoscyami compositum 1.629
Oleum Hyperici 5.476
Oleum Iuniperi 5.567
Oleum Jasmini 2.1017
Oleum Juniperi 5.567
Oleum Juniperi baccarum 5.567
Oleum Juniperi empyreumaticum 5.580
Oleum Lauri 1.697; 2.275; 3.351, 395
Oleum Lavandulae 5.631
Oleum Lavandulae hybridae 5.638
Oleum Lepidii sativi 5.658
Oleum Ligni Cedri 5.590
Oleum Ligni Guajaci 5.350
Oleum Lini 5.673
Oleum Lithanthracis 9.659
Oleum Macidis 5.868
Oleum Majoranae 5.953
Oleum Melissae 5.811
Oleum Melissae indicum 4.1114
Oleum Menthae arvensis 5.824
Oleum Menthae crispae 5.842
Oleum Menthae piperitae 5.830
Oleum Menthae viridis 5.842
Oleum Moringae 5.853
Oleum moscoviticum 1.584; 4.505
Oleum Myristicae 5.868, 878
Oleum Myristicae aethereum 5.868
Oleum Myristicae expressum 5.878
Oleum Myrti 5.905
Oleum nasale 1.611
Oleum nasale cum mentholi 1.611
Oleum neutrale 9.1059
Oleum Nucis moschatae 5.878
Oleum Nucis moschati 5.868
Oleum Nucis moschati aethereum 5.868
Oleum Nucistae 5.878
Oleum Oenotherae biennis 5.930

Oleum Olivae 5.940
Oleum Olivarum 5.940
Oleum Origani 5.960
Oleum oticum 1.612
Oleum Palmae Christi 6.476, 488
Oleum Petroselini 6.107
Oleum Piceae abietis 6.122
Oleum Pini pumilionis 6.164
Oleum Pini sibiricum 4.21
Oleum Pini sylvestris 6.183
Oleum Pruni armeniacae 2.901
Oleum Pulegii 5.839
Oleum Rapae 4.559
Oleum Ricini 6.476
Oleum Ricini hom. 6.488
Oleum Ricini hydrogenatum 6.480
Oleum Ricini raffinatum 6.477
Oleum Roris marini 6.491
Oleum Rosmarini 6.491
Oleum Rusci 1.584; 4.505
Oleum Rutae 6.510
Oleum Sabinae 5.584
Oleum Salviae 6.559
Oleum Salviae lavandulifoliae 6.541
Oleum Salviae officinalis 6.559
Oleum Salviae sclareae 6.567
Oleum Santali 6.601, 604
Oleum Santali hom. 6.604
Oleum Santali indici 6.601
Oleum Santali orientalis 6.601
Oleum Sassafras 6.611
Oleum Seminis Helianthi 5.413
Oleum Serpylli 6.971
Oleum Sesami 6.690
Oleum Sinapis 4.546
Oleum Sinapis expressum 4.545
Oleum Sinapis volatile 4.546
Oleum Sojae 5.306
Oleum Spicae 5.639
Oleum Sterculiae foetidae 6.777
Oleum Tartari per deliquium 1.621
Oleum Templini 4.9
Oleum Terebinthinae hom. 6.174
Oleum Terebinthinae medicinale 6.171
Oleum Terebinthinae rectificatum 6.171
Oleum Theobromatis 6.946
Oleum Thujae 6.956
Oleum Thymi 6.976
Oleum Tropaeoli 6.1008; 7.442
Oleum Valerianae 6.1073
Oleum Vanillosmopsis erythropappae 6.1100
Oleum Verbenae odoratae 5.690
Oleum Violae 6.1144
Oleum Violae odoratae aethereum 6.1144
Oleum viride 1.629
Oleum Zinci 1.629
Oleum Zinci oxydati 1.628
Oleum Zingiberis 1.642
Oleuropein 5.188, 936ff, 941, 945
Oleuropeosid 5.937, 945
6-O-Oleuropeylsaccharose 5.937f, 945
Oleurosid 5.945

Oleylalkohol
– in Dermatika 2.902
– in Kosmetika 1.172
Oleyloleat, in Dermatika 2.902
Ölhypericine 5.477
Ölige Campherlösung 1.628; 7.648
Ölige Kampferlösung 1.628; 7.648
Oligonucleotide 2.709
Oligoplexe 2.752
Oligosporus condimentarius 4.371
Olio di arachidi 4.317
Olio di arachidi idrogenato 4.319
Olio di avocado 6.71
Olio di betulla 4.505
Olio cadino 5.580
Olio di colza 4.559
Olio di girasole 5.413
Olio di lino 5.673
Olio di mirto 5.905
Olio di oliva 5.940
Olio di ricino 6.476
Olio di sesamo 6.690
Olio essenziale di camomilla 4.827
Olio essenziale del pino mugo 6.164
Olio essenziale di salvia 6.559
Olio essenziale di spigo 5.639
Olivae oleum 5.940
Olivarda 5.531
Olivardilla 5.526
Olivardo 5.526
Olive leaves 5.938
Olive oil 5.940
Olive tree 5.936
Oliveira 5.936
Olivenbaum 5.936
Olivenblätter 5.938
Olivenöl 5.940
– in Dermatika 1.687; 2.902
– Grenzflächenspannung gegen Wasser 2.97
– Identität mit DC 2.275
– in Lippenpomade 1.573
– Prüfung auf fremde Zusätze 2.318
Olivier 5.936
Olivil 5.936
Olivin 5.938
Olivin-4′-diglucosid 5.938
Olivo 5.936
Ölkürbis 4.1073
Olmaria 5.148
Olmo 6.1026
Olmo commune 6.1026
Olmo gentile 6.1026
Olmo montano 6.1026
Ölmoringie 5.852
Ololiuqui 5.548
Olpidium brassicae 1.288
Ölraps 4.542
Ölsaatrückstände, Mykotoxine 3.25

Ölsäure **4.**4, 7, 24, 102, 233, 240, 257, 263, 294, 314, 317, 440, 540, 545, 559, 578f, 581, 628, 652, 683, 697, 703, 796, 834, 896, 976, 999, 1035, 1066, 1070, 1073, 1082, 1104; **5.**86, 304, 306, 312, 340, 414, 670, 674, 754, 951, 953; **6.**251, 701
- in Dermatika **1.**616; **2.**902
- Grenzflächenspannung gegen Wasser **2.**97
- Oberflächenspannung **2.**97
Ölsäuredecylester **7.**1184
Ölsäureethylester **8.**130
Ölschiefer **8.**1096
Ölzucker **1.**577
- Citronen~ **1.**636ff
- Fenchel~ **1.**640ff; **5.**168
- Pomeranzenblüten~ **1.**630
Omain **7.**1196
Ombellico di Venere **6.**1029
Ombenennuß **4.**942
Ombilic à fleurs pendants **6.**1029
Ombuin **5.**89
Ombuin-3-rutinosid **5.**89
Omega-Secaline **6.**649
Omeprazol, Monographie A02BC **8.**1234
Omethoat **1.**344; **3.**476
- Monographie **3.**892
O-mi-d'ja **6.**641
Omnium mensium flos **4.**612
Onagra biennis **5.**929
Onagra vulgaris **5.**929
Onagre **5.**930
Önanthsäure **6.**1185
Onchocerca volvulus **7.**1282
Oncostatin K **7.**1169
Onem **5.**889
Onion **4.**184, 188
Oniscus asellus **1.**259, 305
Onites tomentosa **5.**957
Ononin **5.**300, 317
(+)-Ononitol **6.**700
Onosma echioides **4.**176
Onosma emodi **4.**176
Onosma hookeri **4.**176
Onosmae radix **4.**176
Onser Vrowen Melckcruydt **6.**311
Ontianil **1.**779
- Monographie J02AX, P02X **8.**1235
Oodinium **7.**834
Oolongtee **4.**630
Oomyceten **1.**287f
Oosporein **6.**59
Oosporen **1.**288ff
Opaleszenz von Flüssigkeiten, Grenzprüfung **2.**309
Opalwax **6.**480
OPC-Ampulle *[one point cut]* **2.**769
Operationshandschuhe **1.**53
Operculina, Monographie **5.**948
Operculina macrocarpa **5.**538f
Operculina operculata **5.**538
Operculina turpethum **5.**948
- Verwechslung mit Jalape tuber **5.**546
Operculine **5.**539

Operculinolsäure **5.**535, 539, 542, 949
Operculinsäure **5.**535, 539
Operophthera brumata **1.**316
Ophiobolus graminis **1.**335
Ophiopogon japonicus **6.**15
Ophioscorodon ursinum **4.**202
Ophiospermum sinense **4.**309
Ophioxylon obversum **6.**363
Ophioxylon salutiferum **6.**363
Ophioxylon serpentinum **6.**363
Ophthalmic rod **2.**658
Ophthalmologika S01
- Antiallergika S01G
- Antiinfektiva S01A
- antiinflammatorisch wirkende S01B
- chirurgische Hilfen S01K
- Dekongestionsmittel S01G
- - Sympathomimetika S01GA
- Diagnostika S01J
- Glaukommittel S01E
- - Betablocker S01ED
- - Carboanhydrasehemmer S01EC
- - Parasympathomimetika S01EB
- - Sympathomimetika S01EA
- Lokalanästhetika S01H, S01HA
- Mydriatika S01F
- Zykloplegika S01F
Opiate Squill Linctus **6.**1046
Opiate Squill Pastilles **6.**1046
Opiathunger **3.**845
Opiattoleranz **3.**844
Opii pulvis normatus **1.**640; **2.**1020
Opii tinctura benzoica **1.**684
Opii tinctura camphorata **7.**648
Opii tinctura camphorata concentrata **7.**648
Opii tinctura crocata **1.**684
Opii tinctura normata **1.**678
Opii tinctura simplex **1.**678
Opioide N02A
- Antitussiva R05DA
- Hustenblocker R05DA
Opium **3.**912
- eingestelltes **1.**640; **2.**1020
- Identität mit DC **2.**274
Opiumextrakt **1.**595, 601
Opiumpulver **1.**640
- eingestelltes **1.**640; **2.**1020
Opiumtinktur **1.**678, 684
- benzoesäurehaltige **1.**684
- campherhaltige **7.**648
- einfache **1.**678
- konz. campherhaltige **7.**648
- safranhaltige **1.**684
Opiumtrockenextrakt **1.**601, 640ff
Oplopanon **5.**584
Oplopenon **5.**584
Oplukion **5.**718
Opo-Balsambaum **4.**968
Opobalsamum liquidum **5.**895
Opobalsamum verum **4.**968
Opodeldok **1.**617; **2.**890
- flüssiger **2.**697

Opopamax gummiresina  4.962
Opopanaco  4.962
Opopanax  4.32, 962
Opopanaxgummi  4.962
Opopanaxgummiharz  4.962
Oporesinotannol  4.963
Opraflex  2.986
Optal  9.391
Optische Aufheller  1.13
Optische Dichte  2.149
Optische Drehung
– Definition  2.156f
– Endkontrolle  2.1107
– Gehaltsbestimmung  2.463
Optische Reinheit, Prüfung d. HPLC  2.320
Optochemischer Gassensor  2.30
Optometer, digitale  2.20
Opuntia cochinelifera  4.1135
Opuntia decumana, Verfälschung von Selenicereus-grandiflorus-Blüten  6.658
Opuntia ficus-indica  4.1135
– Verfälschung von Selenicereus-grandiflorus-Blüten  6.658
Opuntia labouretiana, Verfälschung von Selenicereus-grandiflorus-Blüten  6.658
Opuntia maxima, Verfälschung von Selenicereus-grandiflorus-Blüten  6.658
Opuntia monocantha, Verfälschung von Selenicereus-grandiflorus-Blüten  6.658
Opuntia tomentosa  4.1135
Opuntia vulgaris, Verfälschung von Selenicereus-grandiflorus-Blüten  6.658
OPV [orale Poliomyelitis-Vaccine] J07BF  1.385
ORAD [ophthalmic rod]  2.658
Orale Antidiabetika
– Alphaglucosidasehemmer A10BF
– Biguanide A10BA
– α-Glucosidasehemmer A10BF
– Sulfonamide, heterocyclische A10BC
– Sulfonylharnstoffe A10BB
Orale Emulsionen  1.581ff
Orale Suspensionen  1.668
Orale Tropfenflüssigkeiten  1.611
Orange  7.167, 171
C-Orange 13  4.667
Orange lily pernel  4.262
Orange Pekoe  4.631
Orange de savatier  6.746
Orangefuchsiger Schleierling  3.350
Orange-G-Lösung, gesättigte, wäßrige  1.537
Orangentinktur, süße  1.579ff
Oranger de brousse  6.841
Orbicusid  4.1039
Orbitaltypen  2.159
Orbitox-Neu  3.841
Orcin  1.530;  4.617
Orcinol-β-D-glucosid  4.617f
Orciprenalinsulfat, Monographie R03AB, R03CB  8.1236
Orcylalanin  4.142f
Orecchio d'abate  6.1029
Orecchio d'asino  5.612

Orecchio d'orso  6.272
Oregano  5.688f, 952, 960f, 963
– mexikanischer  5.688f
Oregon graperoot  5.746f
Oreille d'âne  5.612
Oreille d'homme  4.379
Oreille de lièvre  4.585;  6.224
Oreille d'ours  6.272
Oreillette  4.379
Orelha de Onca  4.853
Orellanin  3.350
– Monographie  3.895
Orellanus-Syndrom  3.350, 895
Orellin  3.895
Oreoherzogia fallax  6.399
Organillo  6.658
Organisationsphase, Wunde  1.29, 32
Organische Substanzen, oxidierbare, Nachweis, chromatographischer  2.148
Organische Zinnverbindungen
– fungizide  1.351
– insektizide  1.350
Organischer Phosphorsäureester  3.917
Organoblei-Verbindungen  3.1154
Organochlor-Verbindungen, cyclische  3.1143
Oriental arbor vitae  3.1172;  6.963
Oriental berries  4.269
Oriental sesame  6.688
Oriental Sweet Gum  5.698
Orientalid  6.696f
Orientalische Lebensbaumspitzen  6.963
Orientalischer Amberbaum  5.698
Orientalischer Lebensbaum  6.963
Orientin  4.395, 640, 660, 690, 692, 802, 1040;  5.138, 359, 409, 644, 672, 955;  6.39f, 696, 894, 1149
Orientin-2″-O-rhamnosid  4.1041
Orientomycin  7.1147
Origan  5.951, 960f
Origan de chypre  5.957
Origan vulgaire  5.960
Origani aetheroleum  5.960
Origani cretici herba  5.958
Origani-heracleoticum-Kraut  5.952
Origani herba  5.961
Origani vulgaris herba  5.961
Origano  5.960
Origano cretico  5.957
Origanum  5.751
– Monographie  5.949
Origanum album  5.957
Origanum anglicum  5.959
Origanum barcense  5.959
Origanum capitatum  5.959
Origanum compactum  5.950
Origanum-compactum-Blätter mit Blüten  5.950
Origanum confertum  5.952
Origanum crassa  5.959
Origanum creticum  5.950, 959
Origanum creticum hom.  5.964
Origanum decipiens  5.959

Origanum denites, Verwechslung mit
  Lippia-graveolens-Kraut 5.689
Origanum dictamnifolium 5.951
Origanum dictamnus 5.951
Origanum dubium 5.952
Origanum elegans 5.959
Origanum floridum 5.959
Origanum glandulosum 5.950
Origanum heracleoticum 5.951f
Origanum hirtum 5.951
Origanum latifolium 5.959
Origanum majorana 5.952f, 957
Origanum majorana hom. 5.957
Origanum majoranoides 5.952
Origanum majus 5.959
Origanum maru 5.959
Origanum nutans 5.959
Origanum odorum 5.952
Origanum oil 5.960; 6.967
Origanum onites 5.957f
Origanum orega 5.957
Origanum orienale 5.959
Origanum pallidum 5.957
Origanum pseudodictamnus 5.951
Origanum pseudo-onites 5.959
Origanum purpurascens 5.959
Origanum saxatile 5.951
Origanum smyrnaeum 5.957
Origanum stoloniferum 5.959
Origanum suffruticosum 5.952
Origanum syriacum 5.959
Origanum-syriacum-Kraut 5.959
Origanum-syriacum-Öl 5.959
Origanum thymiflorum 5.959
Origanum tragoriganum 5.957
Origanum venosum 5.960
Origanum vulgare 5.959ff, 964
 – Verwechslung mit Lippia-graveolens-Kraut
   5.689
Origanum vulgare hom. 5.964
Origanum watsoni 5.960
Origanumöl 5.960
 – ätherisches 5.960
 – spanisches 6.967
 – – ätherisches 6.967
 – syrisches 5.959
Orius minutus 1.309
Orizaba jalap root 5.540
Orizabae radix 5.540
Orizabaharz 5.542
Orizabawurzel 5.540
Orizabine 5.542
Orizabinsäure 5.535, 542
Orme 6.1026
Orme blanc 6.1027
Orme blanc de montagnes 6.1026
Orme champêtre 6.1026
Orme diffus 6.1027
Orme pédonculé 6.1027
Orme rouge 6.1026
Ormenis aurea 4.808
Ormenis fuscata 4.807

Ormenis multicaulis, Verfälschung von Matricariae
  oleum 4.827
Ormenis nobilis 4.808
Ormenis praecox 4.807
Ormetelg 4.1201
Ormo 6.1026
Orné à manne 5.196
Ornidazol, Monographie G01AF, P01AB 8.1237
Orniella 5.196
Ornipressin, Monographie H01BA 8.1239
Ornithin 4.657, 702; 9.377
L-Ornithinsalze, zur Verbesserung
  d. Bioverfügbarkeit 2.844
[8-Ornithin]vasopressin 8.1239
Ornithogalum maritimum 6.1037
Ornithogalum umbellatum 3.348, 1103; 7.1094
Ornithophilus 4.1032
Ornol 6.1129
Ornus europaea 5.196
Orn$^8$-vasopressin 8.1239
Orobanche 1.298
Orobanchin 5.937
Orobol 4.462ff
Oros 2.975, 982
Orotsäure 9.1136
 – Monographie 8.1240
 – Monohydrat, Monographie 8.1242
Orozuz 5.312, 688
Orozuz del pais 5.687
Orpin brulant 6.651
Orpine 6.655
Ortense 6.744
Orthen
 – Monographie 3.896
 – Pflanzenschutz 1.347
Ortho Phaltan 50, Monographie 3.896
Ortho Phaltan 75, Monographie 3.896
Ortho Phaltan flüssig, Monographie 3.896
Orthoameisensäureethylester 8.235
Orthoameisensäuretriethylester 8.914
Orthoborate 3.200
Orthoboratophenylquecksilber 9.176
Orthoborsäure 3.200; 7.510
Orthocid 50, Monographie 3.897
Orthocid 83, Monographie 3.897
Orthocoll 9.735
Orthocresol 3.353
Orthodichlorbenzol 3.428
Orthokresol 3.353
Orthophosphorsäure 3.963; 4.748
Orthosiphole 5.968
Orthosiphon, Monographie 5.966
Orthosiphon aristatus 5.966f
Orthosiphon spicatus 5.966
Orthosiphon stamineus 5.966
Orthosiphonblätter 5.967
 – Identität mit DC 2.274
 – in Zubereitungen 1.660ff
Orthosiphonis folium C03, G04BX 5.967
Ortie morte 4.454
Ortoxenol 7.487
Orvoc pieprzowca 4.664

Orvosi zsályaolaj **6.**559
Oryzaephilus mercator **1.**263
Oryzaephilus surinamensis **1.**263
Osalmid, Monographie A05A **8.**1243
Oscherstrauch **4.**624
Oscorna Insektenschutz, Monographie **3.**897
Osier fleuri **5.**57
Osmium, Nachweisgrenze, spektroskopische **2.**469
Osmiumsäure **1.**540
Osmo Color Holz-Imprägnierung WR, Monographie **3.**897
Osmo Color Holz-Imprägnierung WR farblos, Monographie **3.**897
Osmo Color Holzschutz-Lasur, Monographie **3.**898
Osmogit **2.**982
Osmol **2.**92
Osmolalität
– Definition **2.**92
– Tränenflüssigkeit **2.**637f
Osmometer **2.**1106
Osmophore Gruppe **1.**198
Osmorezeptoren **1.**243
Osmose **2.**91, 593
– umgekehrte **2.**593
Osmotische Pumpe **2.**839
Osmotische Systeme **2.**839
Osmotischer Druck **2.**91ff, 759
– Endkontrolle **2.**1106
Osteodystrophie, Aluminiumintoxikation **3.**43
Osteomalazie, Aluminiumintoxikation **3.**43
Osteopathie, Aluminiumintoxikation **3.**43
Osteoporose, Cadmiumintoxikation **3.**240
Osteosklerose, Fluorintoxikation **3.**602
Osterbleaml **5.**429
Osterbloome **5.**429
Osterblümchen **4.**281
Osterblume **6.**319
– weiße **4.**281
Osterchen **4.**281; **6.**1143
Osterluzeiblättrige Stechwinde **6.**723
Ostermaie **4.**281
Österreichischer Rhabarber **6.**434f
Österreichischer Zwergginster **4.**801
Osterstern **4.**281
Ostertagiose **1.**765
Osterveigerl **6.**1143
Ostfriesische Käsekräuter **1.**708
Osthenol **5.**173
Osthol **6.**50
Ostindische Nelken **6.**864
Ostindische Tamarinde **6.**894
Ostindischer Bablah **4.**28
Ostindischer Rhabarber **6.**417
Ostindisches Drachenblut **1.**706
Ostindisches Melissenöl **4.**1114
Ostindisches Sandelholzöl **6.**601
Ostindisches Sandelöl **6.**604
Ostindisches Verbenaöl **5.**691
Ostrea edulis **3.**1061; **7.**605
Ostreogrycin B **8.**1013
Ostrinia furnacalis **1.**333
Ostrinia nubilalis **1.**317, 332; **5.**805

Ostrolistnaja kassija **4.**721
Östron **6.**327
Ostwald-Miers-Bereich **2.**554f
Ostwald-Miers-Diagramm **2.**819
Ostwald-Reifung, Emulsion **2.**700
Osyris tenuifolia **6.**601
Oszillationsviskosimeter **2.**88
Oszillator **1.**63
Otavit **3.**237
OTC-Produkte *[over the counter]* **2.**998
Other-Milds-Kaffee **4.**931
Other-uses-Stoffe **1.**145
Otiorhynchus sulcatus **1.**315, 334
Otitis externa **1.**775
Otobabutter **5.**878
Otobain **6.**1155
Otobamuskatnuß **5.**881
Otoguttae **1.**611
Otologika S02
– Antiinfektiva S02A, S02AA
– Corticosteroide S02B, S02BA
Otosenin **6.**663, 666
Otterwurz **6.**76
Ouabagenin **6.**795
Ouabagenin-3-L-rhamnosid **8.**1243
Ouabain *[g-Strophanthin]* **1.**735; **3.**1104; **6.**795, 800f, 814; **9.**672f
– Monographie C01A **8.**1243
Ouabaiosid **3.**1104
Ouate depuree **5.**345
Ouate hydrophile **5.**345
Oude-Mannetjes drop **4.**716
Oulema melanopus **1.**330
Ouragoga ipecacuanha **4.**774
Ouratea-Proanthocyanidin **5.**800
Ouret scandens **4.**105
Ouretia lanata **4.**103
Ouricouri-Wachs **4.**994
Ouzo **7.**260
Oval buchu **4.**471
Oval buchu leaves **4.**472
Ovatta di cotone idrofilo per uso sanitário **5.**345
Overkill **2.**782
Over-the-counter-Produkte *[OTC-Produkte]* **2.**998
Oves posevnoj **4.**438
Ovula **1.**610; **2.**1013
Ovula Tannini **1.**610
Ovulationsstimulantien, Hormone G03G
Owd **4.**307
Owd-hindee **4.**307
Owere seeds **5.**881
Owies **4.**438
Owoc kolendry **4.**998
Ox wort **6.**83
Oxabolon, Monographie A14A, G03B **8.**1244
Oxacillin **1.**748
– Monographie J01CF **8.**1245
– in Kapseln, Tropfen, Bestimmung durch IR **2.**487
– Natriumsalz, Monohydrat, Monographie J01CF **8.**1247
2-(1,3,4-Oxadiazol-2-yl)-phenol **8.**171

Oxadixyl **1**.354
- Monographie **3**.898
17α-Oxa-D-homo-1,4-androstadien-3,17-dion **9**.816
Oxalacetat **1**.486f
Oxalat **3**.899
- Antikoagulans **1**.432
- Nachweis **2**.135
Oxalessigsäure **6**.992
Oxalicin A **6**.60
Oxalid **8**.1282
Oxalsäure **4**.58, 421, 474, 748, 1166; **6**.74, 252, 415, 433; **7**.53
- Monographie **3**.899
- diethylester **7**.154, 1108; **9**.427
- dinitril, Monographie **3**.901
- ethylesterchlorid **9**.914
- Grenzprüfung **2**.310
- als Reagens **1**.534, 557
Oxamniquin, Monographie P02BA **8**.1247
Oxamycin **7**.1147
Oxamyl, Monographie **3**.902
Oxantelhydrogenembonat, Monographie P02CC **8**.1248
Oxaphenamid **8**.1243
8-Oxaspiro[4,5]decan-7,9-dion **7**.564
15-Oxasteroidglykoside **6**.1138
Oxatomid, Monographie R06A **8**.1249
Oxazepam **1**.729
- Monographie N03AE, N05BA, N05CD **8**.1250
Oxazolam, Monographie N05BA **8**.1253
Oxazolazepam **8**.1253
Oxazolidindion **9**.1067
Oxazolidinthione **4**.540
trans-Oxazolin-4-carboxamid **9**.894
Oxazoron, Monographie A05A **8**.1254
Oxazylum **7**.154
Oxedrin
- Monographie C01CA **8**.1255
- tartrat, Monographie C01CA **8**.1256
Oxeladin
- Monographie R05DB **8**.1256
- dihydrogencitrat, Monographie R05DB **8**.1257
Oxetacain, Monographie C05AD, N01BB **8**.1258
Oxethazain **8**.1258
Ox-eye **5**.407
Oxeye-daisy **5**.661
Oxeze **8**.35
Oxfendazol **1**.771
- Monographie P02CA **8**.1259
Oxibendazol, Monographie P02CA **8**.1261
Oxibetain, Monographie **8**.1262
Oxicame
- Antiphlogistika M01AC
- Antirheumatika M01AC
Oxiconazol, Monographie D01AC **8**.1262
Oxidasen, Nachweis **1**.544
Oxidation
- gekoppelte **3**.76, 484, 490, 862
- prächromatographische **2**.145
- Schutz **1**.151
Oxidationsinhibitoren **1**.150
Oxidationsmittel, Haarverformung **1**.182

Oxidemeton-methyl **1**.345
Oxidierbare Schwefelverbindungen, Grenzprüfung **2**.310
Oxidierbare Substanzen, wasserlösliche, Grenzprüfung **2**.314
Oxidierende Substanzen, Grenzprüfung **2**.310
Oxidoselina-1,3,7(11)-trien-8-on **5**.134
N-Oxidremerin **5**.702
Oxidronsäure, Monographie M05B **8**.1263
Oxilofrin **8**.491
Oxim-Carbamat **3**.36, 230, 232, 902
Oxime, herbizide **1**.368
Oximether, fungizide **1**.355
Oximonam
- Monographie J01DF **8**.1263
- Natriumsalz, Monographie J01DF **8**.1264
Oxin **7**.841
Oxindol **6**.1125
Oxipaeoniflorin **6**.1
Oxiprocainum **8**.501
Oxiran **3**.435; **9**.762
Oxiranemethanol **3**.641
Oxitetracainum **8**.507
Oxitropiumbromid, Monographie R03BB **8**.1264
Oxlip **6**.273
Oxoaconitin **4**.72
Oxoagarospirol **4**.308
2-Oxo-androst-4-en-17β-yl-heptanoat **9**.823
3-Oxo-4-androsten-17β-yl-propionat **9**.824
2-Oxo-3,3-bis(4-oxy-phenyl)-indolin **8**.1285
(−)-N-(3-Oxobutyl)cytisin **5**.625
4-(3-Oxobutyl)-1,2-diphenyl-3,5-pyrazolidindion **8**.663
3-Oxocapronsäureethylester **9**.413
3-Oxochinuclidin **7**.9, 991
Oxocholestatrien **7**.100f
8-Oxocoptisin **4**.1021
Oxocotarnin **7**.1101
Oxocularin **4**.1023
(3S,7S)-9-Oxo-4,8-diazadecan-1,3,7-tricarbonsäure **9**.640
4-Oxo-9,10-dihydro-4H-benzo[4,5]cyclohepta-[1,2-b]thiophen **8**.674
5-Oxo-10,11-dihydroxo-5H-dibenzo[a,d]cyclohepten **7**.204
2-Oxo-9,10-dimethoxy-(11bβ)-1,3,4,6,7,11b-hexahydro-2H-benzo[a]chinolizin-3β-carbonsäurediethylamid **7**.435
Oxoessigsäure **8**.377
17-Oxo-4-estren **8**.774
Oxofarnesol **4**.896
7-Oxoferruginol **5**.792
Oxoglutarat **1**.473, 478, 486f
3-Oxo-L-gulofuranolacton **7**.299
3-Oxo-L-gulono-1,4-lacton **7**.299
2-Oxo-L-gulonsäure **7**.300
3-Oxoheptadeca-1,9(Z)-dien-4,6-diin **4**.324
17-[(1-Oxoheptyl)oxy]-androst-4-en-3-on **9**.823
2-Oxohexamethylenimin **3**.245
3-Oxo-hexansäureethylester **9**.412
17-[(1-Oxohexyl)oxy]-19-norpregn-4-en-3,20-dion **8**.344

1-(5-Oxohexyl)theobromin  **9.**77
3-Oxo-17α-hydroxy-pregna-4,6-dien-21-carbolacton  **7.**654
6-[(*R*)-2-(2-Oxoimidazolidin-1-carboxamido)-2-phenyl-acetamido]-penicillansäure  **7.**349
3-Oxo-α-Ionol  **5.**752
4-(1-Oxo-2-isoindolinyl)hydratropasäure  **8.**541
(*RS*)-2-[4-(1-Oxo-2-isoindolinyl)phenyl]-propionsäure  **8.**541
Oxokadsuran  **5.**604
Oxolamin
– Monographie R05DB  **8.**1265
– citrat, Monographie R05DB  **8.**1265
4-Oxolaurinsäure  **5.**510
Oxolinsäure, Monographie G04AB  **8.**1266
17-Oxolupanin  **4.**801, 803f, 806, 1131
Oxomethan  **3.**611
4-Oxo-2-methyl-penten-(2)  **3.**817
Oxonerolidol  **4.**896
4-Oxo-*n*-nonansäure  **6.**203
25-Oxo-nor-cholesterolacetat  **7.**596f
3-Oxo-19-nor-17α-pregn-4-en-20-in-17-ylacetat  **8.**1204
3-Oxo-19-nor-17α-pregn-4-en-20-in-17-yl-heptenoat  **8.**1206
23-Oxo-oleanolsäure  **5.**362
Oxophenarsin, Monographie J01X  **8.**1267
3-Oxo-2-phenylbutan  **9.**74
χ-Oxophenylbutazon  **8.**663
12-[(1-Oxo-5-phenyl-2,4-pentadienyl)oxy]-[12*b*-(*E*,*E*)]-daphnetoxin  **3.**829
5-Oxo-Pro-His-Pro-NH$_2$  **9.**429
5-Oxo-L-prolin  **9.**202, 204
5-Oxo-L-prolyl-L-glutaminyl-L-aspartyl-L-tyrosyl-L-threonylglycyl-L-methionyl-L-aspartyl-L-phenyl-alaninamide-4-(hydrogensulfat) (Ester)  **7.**813
5-Oxo-L-prolyl-L-histidyl-L-prolinamid  **9.**429
5-Oxo-L-prolyl-L-histidyl-L-tryptophyl-L-seryl-L-tyrosyl-*O-tert*.-butyl-D-seryl-L-leucyl-L-arginyl-*N*-ethyl-L-prolinamid  **7.**562
– acetat  **7.**563
1-(5-Oxo-L-prolyl-L-histidyl-L-tryptophyl-L-seryl-L-tyrosyl-*O-tert*.-butyl-D-seryl-L-leucyl-L-arginyl-L-prolyl)semicarbazid  **8.**380
5-Oxo-L-prolyl-L-histidyl-L-tryptophyl-L-seryl-L-tyrosyl-glycyl-L-leucyl-L-arginyl-L-prolyl-glycinamid  **8.**379
5-Oxo-L-prolyl-L-histidyl-L-tryptophyl-L-seryl-L-tyrosyl-D-leucyl-L-leucyl-L-arginyl-*N*-ethyl-L-prolinamid  **8.**705
5-Oxo-prolyl-histidyl-tryptophyl-seryl-tyrosyl-D-tryptophyl-leucyl-arginyl-prolyl-glycinamid  **9.**1091
2-Oxopropansäure  **7.**514
5-Oxo-L-propyl-L-glutaminyl-L-aspartyl-L-tyrosyl-L-threonylglycyl-L-tryptophyl-L-methionyl-L-aspartyl-L-phenylaminamid-4-hydrogensulfatester  **7.**812
(6*R*,7*R*)-8-Oxo-3-(pyridiniomethyl)-7-[(2-thienyl)-acetamido]-5-thia-1-azabicyclo[4.2.0]oct-2-en-2-carboxylat  **7.**738
2-Oxo-1-pyrrolidinacetamid  **9.**241
(*S*)-(–)-5-Oxo-pyrrolidin-2-carbonsäure  **9.**202

2-Oxopyrrolidon  **9.**465
6-Oxoritalinsäure  **3.**818
Oxosanguinarin  **4.**1021;  **5.**111
Oxosarcocapnidin  **4.**1023
8-Oxo-α-selinen  **4.**988
17-Oxospartein  **4.**801ff, 806, 1125ff, 1129, 1131
8-Oxotetrahydropalmatin  **4.**268f
2-Oxo-1,7,7-trimethylbicyclo[2.2.1]heptan-2-on  **7.**645
Oxo-Verbindungen, fungizide  **1.**353
22-Oxovincaleukoblastin  **3.**1241;  **9.**1178
20-Oxovincamin  **6.**1128
Oxpentifyllin  **9.**77
Oxprenolol
– Monographie C07AA  **8.**1268
– hydrochlorid, Monographie C07AA  **8.**1269
Oxtriphyllin  **7.**930
Oxyacanthae flos  **4.**1046
Oxyacanthae fructus  **4.**1056
Oxyacanthin  **4.**483, 486, 490;  **5.**745f, 749
Oxybenzene  **3.**952
Oxybenzol  **3.**952;  **9.**130
Oxybenzon  **1.**203
– Monographie D02B  **8.**1270
Oxyberberin  **4.**482f, 486, 488, 491
1,1′-Oxybisbenzol  **3.**498
Oxybis(chloromethane)  **3.**181
2′,2′-Oxybis-(1′,5′-dichlorphenyl-5-chlorphenol)  **9.**1046
1,1′-Oxybis-ethen  **7.**1410
Oxybismethane  **7.**1355
Oxybuprocainhydrochlorid, Monographie D04AB, N01BA, S01HA  **8.**1271
Oxycedri pyroleum  **5.**580
Oxycerotinsäure  **4.**1076
1-Oxy-4-chlorphenol  **3.**301
Oxychlorure de cuivre  **3.**718
4-Oxychrysophanol  **6.**59
Oxyclozanid  **1.**771
– Monographie P02BX  **8.**1272
Oxycodeinon  **8.**1273
Oxycodon
– Monographie N02AA  **8.**1273
– hydrochlorid
– – Monographie  **8.**1274
– – Nachweis  **2.**140
Oxydemeton-methyl, Monographie  **3.**904
*N*,*N*′-Oxydi-acetyl-bis(3-amino-2,4,6-triiodbenzoesäure)  **8.**577
Oxydi-1,2-ethandiylester  **3.**906
Oxydiethylenbis(chlorformiat), Monographie  **3.**906
1,1′-(Oxydimethylen)bis(4-hydroxyiminomethyl-pyridinium)dichlorid  **8.**1221
β,β-Oxydipropionitril, GC-Trennflüssigkeit  **2.**282
Oxyephedrin  **8.**491
L-Oxyfedrinhydrochlorid, Monographie C01D  **8.**1268
Oxymel Scillae  **1.**624;  **6.**1040
Oxymel simplex  **1.**624
Oxymetazolin, Monographie R01AA, S01GA  **8.**1277
Oxymethebanol  **7.**1448

Oxymetholon, Monographie A14A, G03B **8.**1278
Oxymorphinhydrochlorid, Monographie N02AA **8.**1281
Oxymorphon **8.**1079
– Monographie N02AA **8.**1280
Oxypaeoniflorin **6.**4, 10
Oxypendyl, Monographie A04A **8.**1282
Oxypeucedanin **6.**111, 113, 117, 149
Oxyphenbutazon
– Monographie M01AA, M02AA, S01BC **8.**1282
– Nachweis **2.**143
Oxyphenisatin, Monographie A06AB **8.**1285
Oxyphenoniumbromid, Monographie A03A, S01FA **8.**1286
*p*-Oxyphenylbutazon **8.**1282
Oxyphyllin **8.**147
4-Oxyphyscion **6.**59
Oxysanguinarin **4.**845
Oxytetracyclin **7.**1439
– Monographie D06AA, G01AA, J01AA, S01AA **8.**1287
– Calciumsalz, Monographie D06AA, G01AA, J01AA, S01AA **8.**1289
– Dihydrat, Monographie D06AA, G01AA, J01AA, S01AA **8.**1289
– hydrochlorid, Monographie D06AA, G01AA, J01AA, S01AA **8.**1289
Oxytetracyclinsalbe **2.**887
Oxytocin **1.**739
– Monographie H01BB **8.**1290
Oxytoluol **3.**352
β-Oxytriethylamin **3.**457
Oxytril M, Monographie **3.**907
Oxyuris equi **7.**644
Oykaliptus **5.**116
Ozodia foeniculacea **5.**157
Ozokerit **1.**171
Ozon
– Monographie **3.**907
– Nachweis **1.**538
– Pflanzenschädigung **1.**283
Ozonloch **3.**907

# P

PA *[Phosphatidsäure]* **5**.304
Paarbildung **2**.383
Paardebloem **6**.897
PAB *[p*-Aminobenzoesäure] **7**.184
PAB-Cellulose *[p*-Aminobenzyl] **2**.677
Pachalloqe **5**.615
Pachidendron ferox **4**.222
Pachidendron supralaeve **4**.222
Pachybiose **4**.1190
6β,7α,9α,11α-Pachycarpin **9**.645
Pachycoffea **4**.926
Pachypodol **5**.442; **6**.1194
Pachysandra terminalis **3**.368
Pachytichospora transvaalensis **6**.523
(–)-Pacifigorgiol **6**.1084
Packmittel **1**.152; **2**.986ff
– Augensalben **2**.654
– bedrucktes **2**.998
– Probenahme **2**.37
– Prüfkriterien **2**.1002
– Thermoplaste **2**.990
Packungsdichte **2**.1094
Packungsentwicklung, Validierung **2**.1041
Paclobutrazol, Monographie **3**.909
Pacoteure **4**.625
Paczki brzozy **4**.505
Padang cassia **4**.894
Padang cinnamon **4**.895
Padang-Kaneel **4**.895
Padang-Kassie **4**.895
Padang-Zimt **4**.895
Paddy tang **5**.201
Pädenwurzel **4**.139
Padimat, Monographie D02B **9**.1
Paecilomyces variotii **3**.924; **9**.40
Paediatric Ipecacuanha and Squill Linctus **6**.1046
Paediatric Ipecacuanha Emetic Mixture **4**.785
Paediatric Opiate Squill Linctus **6**.1046
Paeonia, Monographie **6**.1
Paeonia-alba-Wurzeln **6**.3
Paeonia albiflora **6**.3
Paeonia arborea **6**.9
Paeonia brewnii **6**.1
Paeonia chinensis **6**.3
Paeonia corallina **6**.5, 7
Paeonia delavayi **6**.1
Paeonia edulis **6**.3
Paeonia feminea **6**.7
Paeonia festiva **6**.7
Paeonia foemina **6**.7
Paeonia lactiflora **6**.3f
Paeonia-lactiflora-Wurzel **6**.4

Paeonia mascula **6.**1, 5ff
Paeonia moutan **6.**9
Paeonia officinalis **6.**1, 6ff
Paeonia officinalis hom. **6.**8f
Paeonia peregrina **6.**7
Paeonia rubra **6.**7
Paeonia sinensis **6.**3
Paeonia suffruticosa **6.**1, 4, 9f
Paeonia-suffruticosa-Wurzelrinde **6.**10
Paeonia veitchii **6.**4, 11
Paeoniae flos **6.**6, 8
Paeoniae radix **6.**6, 8
Paeoniae radix alba **6.**3
Paeoniae radix rubra **6.**4, 10f
Paeoniae semen **6.**8
Paeonidin **5.**297; **6.**440, 1052
- 3,5-diglucosid **6.**6
Paeoniflorigenon **6.**2, 4
Paeoniflorin **6.**1ff, 7ff
Paeonilactone **6.**2, 4
Paeonin **6.**1
Paeonol **6.**2, 4, 9f, 272, 285
- D-apio-β-D-furanosyl-(1→6)-β-D-glucopyranosid **6.**10
- 6-L-arabinosyl-β-D-glucosid **6.**10
- β-glucosid **6.**10
Paeonolid **6.**2, 10
Paeonosid **6.**2, 10
PAF *[prozentuale AUC-Fluktuation]* **2.**1130
PAGGS-Lösung **2.**672
PAGGS-M **2.**669
PAGGS-M-Lösung **2.**672
Paglia d'avena **4.**443
Pai kodakei **6.**928
Paigle **6.**274, 277, 279, 285
Pai-hsien-pi **4.**1161
Paille d'avoine **4.**443
Pain de lin **5.**682
Pain-Expeller **1.**616
Paipazoon **4.**1103
Pai-shao **6.**3f
Pai-shao-yao **6.**3
Paja de avena **4.**443
Pajamariola **4.**719
Pakistanin **4.**485
Pakistanischer Baldrian **6.**1074
Pala **4.**1063
Pala banda **5.**867
Pala maba **5.**889
Pala onin **5.**889
Palantiol **7.**1356
Palastfu **4.**162
Palatin **4.**486
Palaygummi **4.**1063
Pale catechu **4.**31
Pale cinchona **4.**872
Pale coneflower **5.**13
Pale psyllium seeds **6.**232
Paleoconringia **5.**83
Palladium, Nachweisgrenze, spektroskopische **2.**469

Pallinal
- Monographie **3.**910
- Pflanzenschutz **1.**353
Palm of Tromsö **5.**432
Palma Christi **3.**1039; **6.**475
Palma Christi seed **6.**481
Palmae Christi oleum **6.**476, 488
Palmae Christi semen **6.**481
Palmanikkam **5.**866
Palmanin **4.**481
Palmarin **5.**558
Palmatin **4.**268, 484, 486, 488, 490f, 1014, 1017, 1023f; **5.**558; **6.**423
Palmatosid **5.**558f
Palmboompje **4.**589
Palmboompje blad **4.**589
Palme von Tromsö **5.**432
Palmidin **6.**405f, 413, 423
Palmiere de l'Amérique du Nord **6.**680
Palmitin **4.**1019
Palmitinsäure **4.**4, 24, 102, 233, 240, 257, 263, 314, 317, 389f, 440, 543, 545, 559, 581, 605, 628, 683, 697, 703, 796, 834, 1035, 1066, 1070, 1073, 1082, 1104; **5.**86, 304, 306, 312, 340, 414, 441, 532, 754, 951; **6.**251, 777
- FST-Mittel **2.**946
Palmitinsäurechlorid **7.**851
Palmitolacton **4.**1161; **6.**51
Palmitoleinsäure **4.**102; **6.**71, 874
Palmiton **4.**896; **6.**600
Palmitoylascorbinsäure, in Dermatika **2.**902
Palmitylalkohol, FST-Mittel **2.**946
Palmitylchloramphenicol **7.**851
Palmurungai **5.**852
Palo boniato **6.**375
Palo colorado **5.**131
Palo de leche **6.**375
Palosanto **5.**349
Palta **6.**70
Palthé-Senna **4.**715
Palustradien **6.**175
Palustridin **5.**65
Palustrin **5.**65, 67, 69, 71
Palustrinsäure **4.**17; **6.**120, 168f, 179f
Palustrol **4.**14
Palustrolid **4.**626
Palygorskit **7.**322
2-PAM *[2-Pyridinaldoximmethochlorid]* **9.**303
Pamainap **4.**103
Pamaquin
- Monographie P01BA **9.**2
- naphthoat, Monographie P01BA **9.**3
Pamaynap **4.**103
PAMBA *[Aminomethylbenzoesäure]* **7.**189
Pamidronsäure
- Monographie M05B **9.**3
- Dinatriumsalz Pentahydrat, Monographie M05B **9.**4
Pampaiarito **6.**651
Pampe **5.**912
Pampilho **4.**598
Pamprama **4.**1029

Pampulho **4.**598
Pamuk **5.**338
PAN *[Peroxyacetylnitrat]* **1.**283
Pan de cuco **6.**651
Pan au lau **5.**419
Pan de linho **5.**682
Panaeolina foenisecci **3.**1010
Panaeolus **3.**1010
Panaeolus semilanceatus **6.**291
Panais **6.**49
Panama red **3.**1155f
Panama-Ipecacuanha **4.**777
Panam-palka **5.**887
Panax, Monographie **6.**12
Panax americanum **6.**31
Panax ginseng **6.**13, 30
Panax japonicus, Verfälschung von Ginseng radix **6.**15
Panax notoginseng, Verfälschung von Ginseng radix **6.**15
Panax pseudoginseng **6.**13, 30
Panax pseudoginseng hom. **6.**30
Panax quinequefolius, Verfälschung von Ginseng radix **6.**15
Panax quinquefolium hom. **6.**31
Panax quinquefolius **6.**13, 31f
Panax-quinquefolius-Wurzel **6.**31
Panax schinseng **6.**13
Panax sessiliflorum, Verfälschung von Ginseng radix **6.**15
Panaxane **6.**17
Panaxoside **6.**13, 15
Panaxwurzel **6.**13
Panaxydol **6.**16f
Panaxynol **6.**16f
Panaxytriol **6.**16f
Panbeh **4.**408, 411
Pancrelipase **9.**10, 1021
Pancreozymin **7.**923
D-Pancurarinchlorid **4.**855
Pancuroniumbromid, Monographie M03A **9.**5
Pandang cinnamom **4.**894
Pandermit **7.**511
Pandiaka **4.**54
Pandy Reagens **1.**554
Pangamsäure, Monographie A11 **9.**7
Pango Munga **5.**557
Pania **6.**1160
Panicaut aquatique **5.**81
Panicaut à cent têtes **5.**77
Panicaut maritime **5.**78
Paniculatin **4.**65
Paniculogenin **6.**736
Panipenem, Monographie J01DH **9.**8
Pankokenkraut **4.**201
Pankreas-Amylse **7.**252
Pankreasfunktion, Diagnostika V04CK
Pankreatin, Monographie A09AA **9.**10
Pankreatitis, Klin. Chemie **1.**482
Panleukopenie, Veterinärmedizin, Impfung J07BX **1.**405, 418
Panna hom. **4.**1201

Pannae radix **4.**1201
Pannae rhizoma **4.**1201
Pannonischer Salbei **6.**539
Panoctin 35, Monographie **3.**910
Panoctin G Feuchtbeize, Monographie **3.**910
Panoctin GF, Monographie **3.**910
Panoctin Plus TB, Monographie **3.**910
Panoctin Spezial Feuchtbeize
– Monographie **3.**911
– Pflanzenschutz **1.**353
Panoctin Universal Feuchtbeize, Monographie **3.**911
Panoctin Universal Slurry, Monographie **3.**911
Panoctin Universal Trockenbeize, Monographie **3.**911
Panonychus ulmi **1.**304
Panpan **4.**959
Panstrosid **6.**794, 813f
Pansy **6.**1148
Panteptera mollis **6.**916
Panthenol **1.**161ff
Pantherin **3.**852
Pantherinasyndrom **3.**47, 686, 851f
Pantherpilz **3.**222
Pantherpilzvergiftung **3.**852
Pantocain **1.**611ff
Pantoffeln, blaue **4.**72
Pantöffli **4.**289
D-Pantolacton **7.**637; **9.**14
Pantonitril **7.**637
Pantothensäure **4.**278, 440; **5.**677; **6.**529, 747
(*R*)-Pantothensäure, Monographie A11 **9.**14
D-Pantothensäure **9.**14
D-(+)-Pantothenylalkohol **7.**1231
Pantottern **6.**746
Panzèa **6.**1148
Panzerina **5.**718
Panzerina canescens **5.**646
Panzerina lanata **5.**646
Paoea foeli **5.**865
Paofupian **4.**69
Päonie, chinesische **6.**3
Päonienblüten **6.**6
Päoniensamen **6.**8
Päonienwurzel **6.**6
Paowlay **4.**82
Papa **6.**746
Papa del Peru **6.**746
Papai **4.**1063
Papain **4.**273
– Monographie D03 **9.**15
Papainase **9.**15
Papas **5.**337
Papaver rhoeas **3.**1055
Papaver somniferum **3.**844, 846, 912; **7.**1071; **9.**16
– Monographie **3.**911
Papaverin **3.**911f
– Monographie A03A **9.**15
– Bestimmungsmethode, elektrochemische **2.**519
– hydrochlorid, Monographie A03A **9.**17
– Identität mit DC **2.**274

- Nachweis 1.541; 2.142
- Nachweisgrenze, voltammetrische 2.510
Papavero indiano 3.911
Papaverolintetraethylether 8.106
Papayotin 9.15
Papeda 4.129
Paper [LSD] 3.750; 8.778
Papier
- arzneiliche 1.574
- Prüfung auf Siliconbeschichtung, durch NIR 2.488
Papierchromatographie, Aminosäuren 1.540, 553
Papierelektrophorese 2.242
Papierherstellung, Dioxinbelastung 3.1138
Papierkapsel 2.859
PAP-Methode [p-Aminophenazon] 1.469
Papoose root 4.741
Pappelblumen, blaue 5.756
Pappelknospen 1.697
Pappelmistel 6.1160
Pappelrose 4.159
Pappelrosenblüten 4.159
Pappelsalbe 1.697
Pappelzellstoff 1.6
Paprica 4.85
Paprika 4.661, 664, 672
- gemeiner 4.661
- mexikanischer 4.661
Paprika obecná 4.661
Paprikaextrakt 1.604; 4.667
Paprikatinktur 1.673; 4.667
Paprotka samera 4.1201
Papryka 4.661
Papua-Macis 5.864
- Verfälschung von Myristicae arillus 5.873
Papua-Muskatnuß 5.865
Papuan mace 5.864
Papuan nutmeg 5.863, 865
Papuanuß 5.865
Papyrus Ebers 1.131, 169, 185
Paquerette 4.477
Paquette 4.281
Pará 5.769
Para Weiß
- Monographie 3.914
- Pflanzenschutz 1.344
Para-Arrowroot-Stärke 5.769
Para-Aspidin 4.1201, 1204
Parabar 441 3.502
Parabene
- Konservans
- - in Augentropfen 2.644
- - in Kosmetika 1.146
- pH-Wirkungsoptimum 2.910
Parabuxin 4.589
Parabuxinidin 4.589
Paracetamol 7.156, 402
- Monographie N02BE 9.18
- Antidot 7.34
- Beh. d. Glutathionmangels n. Überd. 8.884
- Bestimmungsmethode, elektrochemische 2.519
- Identität mit DC 2.275f

- in Tabletten, Bestimmung durch NIR 2.487
Paracide 3.432
Paracresol 3.355
Paracurare 4.854
Paradiesapfel 5.726
Paradion 9.27
Paradise wood 4.307
Paradoxe Reaktionen 1.723
Paraffin 5.531; 8.414
- dickflüssiges
- - Monographie A06AA 9.22
- - in Dermatika 1.687; 2.902
- - in Emulsionen 1.582f
- - Veterinärmedizin 1.742
- dünnflüssiges
- - Monographie 9.23
- - in Dermatika 1.687; 2.902
- - in Nasalia 1.611
- flüssiges
- - in Dermatika 1.687
- - in Emulsionen 1.582f; 2.696
- - FST-Mittel 2.946
- - in Kosmetika 1.162ff
- hartes, in Dermatika 2.902
- weiches, in Dermatika 2.902
Paraffin and magnesium hydroxide emulsion 2.696
Paraffin ointment 2.887
Paraffine, chlorierte 3.293
Paraffinemulsion 1.582; 2.696
Paraffin-Fango-Packungen 1.42
Paraffini liquidi emulsio orales 1.582
Paraffinöl, Verfälschung von Sandelöl 6.601
Paraffinöl-Emulsion 1.582
Paraffinsalbe 1.691, 696
Paraffinum durum 8.414
Paraffinum liquidum 9.22
Paraffinum perliquidum 9.23
Paraffinum solidum 8.414
Paraffin-Xylol 1.554
Paraflutizid, Monographie C03AA 9.23
Paraform 9.24
Paraformaldehyd 1.146; 3.611; 9.335, 926, 1047, 1066
- Monographie X03 9.24
Paraguay-Jaborandi 6.133
Paraguaytee 5.508, 511
Parakresol 3.355
Parakristalle 2.82
Paral Ameisenköder, Monographie 3.914
Paral Fliegenköder, Monographie 3.914
Paral gegen Insekten, Monographie 3.914
Paral Insekten Spray, Monographie 3.914
Paral Insekten Strip, Monographie 3.914
Paral o san Pflanzenschutz Zäpfchen, Monographie 3.914
Paral Spritzmittel gegen Insekten an Obst, Gemüse und Zierpflanzen., Monographie 3.914
Paraldehyd 8.1150
- Monographie N03AX, N05CC 9.25
- Nachweis 2.124
- in Zubereitungen 1.615ff
Paralytic shellfish poison 3.1060

Paramelaconit **7.**1115
Paramenispermin **4.**269
Parametason **8.**239
Paramethadion, Monographie N03AC **9.**27
Paramethason
- Monographie H02AB **9.**28
- acetat **9.**29f
Paramoth **3.**432
Paramunisierung, Impfstoffe **1.**379
Paranaphthalene **3.**79
Paranatee **5.**508
Paranox 441 **3.**502
Paraoxon **3.**918
- Monographie S01EB **9.**30
Paraoxon-methyl **3.**921
Parapetalifera betulina **4.**467
Parapetalifera odorata **4.**472
Parapetalifera serrata **4.**473
Paraphos **3.**917
Paraphysen **4.**911
Paraquat
- Monographie **3.**915
- chlorid **3.**915
- dichlorid **3.**915
Pará-Ratanhia **5.**617
Parascaris equorum **7.**644
Parasiten **1.**301
Parasitie **1.**284
Parasorbinsäure **6.**767; **8.**658
Parasorbosid **6.**767
Parasympathomimetika N07A
- Glaukommittel S01EB
Parathiazinhydrochlorid, Monographie A07DA, R06A **9.**30
Parathion **1.**345, 370
- Monographie **3.**917
Parathion forte, Monographie **3.**920
Parathion forte Agrotec
- Monographie **3.**920
- Pflanzenschutz **1.**345, 370
Parathion P O X konzentriert
- Monographie **3.**920
- Pflanzenschutz **1.**345
Parathion-ethyl **3.**917
Parathion-methyl **3.**918
- Monographie **3.**920
Parathormon **9.**31
Parathyrin, Monographie H05AA, V04CJ **9.**31
Parathyroidhormon **9.**31
Parathyroidhormone H05A, H05AA
Paravespula germanica **1.**273
Paravespula vulgaris **1.**273
Parawin **3.**1148
Paraxanthin **4.**931
Parazene **3.**432
Parbendazol **1.**771
- Monographie P02CA **9.**32
Parcellana **6.**250
Pardalianchol **4.**1188f
Pardanthus chinensis **6.**15
Pareira **4.**858
Pareira brava **4.**853f

Pareira brava hom. **4.**857f
Pareirae bravae radix **4.**853
Parenteralia **1.**613ff; **2.**758ff
- Beeinflussung d. Verfügbarkeit **2.**851
- Prüfung auf Schwebstoffe **2.**793ff
Parexan, Monographie **3.**923
Parexan Pflanzenspray, Monographie **3.**923
Parfenac **7.**541
Parfüm, Rosen~ **3.**499
Parfümallergie **3.**351
Parfumes **1.**198ff
Parfumierung, Konzentrationen **1.**152
(+)-Parfumin **4.**1023
Pargylin
- Monographie C02K **9.**34
- hydrochlorid, Monographie C02K **9.**34
Parillin **6.**725
Pariser Weiß **7.**615
Park extra, Monographie **3.**923
Park Rasendünger + UV neu, Monographie **3.**923
Parkeol **4.**114
Parkettzellen, Fenchel **5.**171
Parmon **6.**1144
Parodontitis, Mundhygiene **1.**191
Parodontose, Mundhygiene **1.**191
Paromomycin
- Monographie A07AA, J01GB **9.**35
- sulfat, Monographie A07AA, J01GB **9.**36
Parotitis, Klin. Chemie **1.**482
Parsalmid, Monographie N02BA **9.**36
Parsley **3.**946; **6.**105
Parsley fruit **6.**110
Parsley fruit oil **6.**107
Parsley herb **6.**112
Parsley root **6.**116
Parsley seed **6.**110
Parsley seed oil **6.**107
Parsnip **6.**49, 52
Parthenium integrifolium
- Verfälschung von Echinaceae pallidae radix **5.**14
- Verfälschung von Echinaceae purpureae radix **5.**26
- Verwechslung mit Echinaceae angustifoliae radix **5.**4
Parthenolecanium corni **1.**313
Parthenothrips dracaenae **1.**308
Partialglycerida mediocatenalia **9.**37
Partialglyceride
- mittelkettige
- - Monographie **9.**37
- - Hilfsstoffe f. Dermatika **2.**902
Particle beam interface **2.**231
Partikelgröße
- bei Aerosolen **2.**631
- Endkontrolle **2.**1107ff
Partricin **8.**866
- methylester **8.**865
Paruthi **5.**338
Paruttikkottai ennai **5.**340
Parvoviren **2.**683

Parvovirose
- Hund, Impfung J07BX **1.**403
- Schwein, Impfung J07BX **1.**412
Pas d'âne **6.**1017
Pascal-Dreieck, NMR-Analyse **2.**202
Pascua **6.**1014
Pasiflora **6.**35
Pasiniazid, Monographie J04AC **9.**38
Pasionaria **6.**35
PAS-Natrium *[Para-Aminosalicylsäure]*, Identität mit DC **2.**276
Paspalsäure **4.**913
Pasque flower **6.**319, 321
Passe-velours **6.**321
Passiflora **6.**35f
- Monographie **6.**34
Passiflora caerulea, Verfälschung von Passiflorae herba **6.**38
Passiflora edulis **6.**35
- Verfälschung von Passiflorae herba **6.**38
Passiflora foetida, Verfälschung von Passiflorae herba **6.**38
Passiflora incarnata **6.**35, 37, 47
- Verfälschung von Sarsaparillae radix **6.**725
Passiflora incarnata hom. **6.**47
Passiflora kerii **6.**35
Passiflora roja **6.**35
Passiflorae herba N05CM **6.**36
Passiflorae incarnatae extractum fluidum **6.**39
Passiflore **6.**35f
Passiflorin **6.**34
Passion flower **6.**35
Passionsblume, fleischfarbene **6.**35
Passionsblumenkraut **1.**662; **6.**36
Passionskraut **6.**36
Pasta antipsoriatica Lassar **1.**630
Pasta Boli glycerolata **1.**572, 630
Pasta Cacao **6.**950
Pasta Cacao aromatica **1.**701
Pasta contra comedones Unna **1.**630
Pasta exsiccans **1.**630
Pasta Guarana **6.**54
Pasta de guaraña **6.**54
Pasta Gummosa **1.**630
Pasta Naphtholi Lassar **1.**630
Pasta Oesipi **1.**630
Pasta Resorcini fortior Lassar **1.**630
Pasta Resorcini Lassar **1.**630
Pasta Resorcini mitis Lassar **1.**630
Pasta salicylica Lassar **1.**631
Pasta Seminum Paulliniae **6.**54
Pasta Silicea **1.**572, 630
Pasta Urethralis Soolard **1.**569
Pasta Urethralis Unna **1.**569
Pasta Zinci **1.**631; **2.**891
Pasta Zinci cum Oleo Jecoris Aselli **1.**631; **2.**891
Pasta Zinci mollis **1.**631; **2.**891
Pasta Zinci mollis Unna **1.**631
Pasta Zinci oleosa Lassar **1.**629
Pasta Zinci oxydati **1.**631
Pasta Zinci oxydati cum acido salicylico **1.**631

Pasta Zinci salicylata **1.**631; **2.**891
Pastae **1.**629ff
Pasten **1.**629ff
- Arzneibuchzubereitungen, Übersichtstabelle **2.**881ff
- Definition **2.**871
- Herstellung **2.**906
Pastenade **6.**49
Pastenaque **6.**49
Pasteurellose
- Schaf, Impfung J07AX **1.**410f
- Schwein, Impfung J07AX **1.**413
Pasteurisierung, Säfte **2.**1016
Pastillen **1.**632; **2.**939
Pastillenmischung **1.**632
Pastilli **1.**632
Pastilli Acidi benzoici **1.**632
Pastilli Ambrae **1.**632
Pastilli Ammonii chlorati **1.**632
Pastinaca **6.**49
- Monographie **6.**49
Pastinaca opaca **6.**49
Pastinaca pratiensis **6.**49
Pastinaca sativa **6.**49ff
- Verfälschung von Pimpinellae radix **6.**149
- Verwechslung von Pimpinella major **6.**147
Pastinaca sativa hom. **6.**52
Pastinacae fructus **6.**50
Pastinacae herba **6.**51
Pastinacae radix **6.**51
Pastinacae semen **6.**50
Pastinace Opoponax **4.**962
Pastinak **6.**49
- gemeiner **6.**49
Pastinakfrüchte **6.**50
Pastinakkraut **6.**51
Pastinakwurzel **6.**51
Pataca **5.**416
Patade **6.**746
(+)-Patagonin **4.**485
Patata **6.**746
Patata de Cana **5.**416
Patata die Canadà **5.**416
Patate **3.**1094; **6.**746
Patätschen **6.**746
Patchoulen **4.**273; **6.**1070, 1075
Patchoulialkohol **6.**1070, 1075, 1085
Patella vulgata **7.**464
Patenais **6.**49
Patentblau VF **9.**721
Paternostererbse **3.**5
Patijaneha **4.**262
Patoran
- Monographie **3.**923
- Pflanzenschutz **1.**362
Patoran CB
- Monographie **3.**923
- Pflanzenschutz **1.**362
Patriciani **6.**49
Patrinia jatamansi **5.**912
Patte de lapin **4.**162
Patthapanu **5.**866

Patthiri **5**.887
Patuletin-7-*O*-β-D-glucopyranosid **4**.288
Patulin **6**.59, 63
– Monographie **3**.923
Patulitrin **4**.288; **5**.523f
Pau d'arco **6**.884f
Pau de Candeia **6**.1098
Paullinia, Monographie **6**.52
Paullinia accuminata **6**.53
Paullinia angusta **6**.58
Paullinia capreolata **6**.53
Paullinia coriaceae **6**.53
Paullinia cupana **6**.53f, 57
Paullinia macrophylla **6**.53
Paullinia meliaefolia **6**.53
Paullinia nitida **6**.58
Paullinia pinnata **6**.53, 58
Paullinia pinnata hom. **6**.58
Paullinia pterophylla **6**.53
Paullinia sorbilis **6**.53, 57
Paullinia sorbilis hom. **6**.57
Paullinia spicata **6**.53
Paullinia tomentosa **6**.53
Paullinia triantennata **6**.53
Paullinia weinmanniaefolia **6**.53
Paullinia yoco **6**.53
Paumpe **5**.912
Paunsia **4**.103
Pausinystalia pachyceras **4**.1029
Pausinystalia yohimba **3**.31; **9**.1222f
Pavanne **6**.615
Pavia glabra **4**.109
Pavia lutea **4**.119
Pavia ohioensis **4**.109
Pavia pallida **4**.109
Pavia rubra **4**.120
Pavia watsoniana **4**.109
Pavot de Californie **5**.111
Pavot des jardins **3**.911
Pavy-Lösung **1**.554
Pa-yüeh-cha **6**.647
PC *[Phosphatidylcholin]* **5**.303
PCB *[polychlorierte Biphenyle]* **3**.291, 1138
PCB-Belastung, Muttermilch **3**.291
PCBs *[polychlorinated Biphenyls]* **3**.291
PCDD *[polychlorierte Dibenzodioxine]* **3**.1137
– Muttermilchbelastung **3**.1139
PCDD-Belastung, Muttermilch **3**.1139
PCDF *[polychlorierte Dibenzofurane]* **3**.1137
P-Cellulose *[Phosphat Cellulose]* **2**.677
PCP *[1-Phenyl-(1-cyclohexyl)piperidin]* **3**.929, 945
PCS *[Photonenkorrelationsspektroskopie]* **2**.46
PD *[Plasmadesorption]* **2**.225
PD 5
– Monographie **3**.924
– Pflanzenschutz **1**.344
PD-MS **2**.227
PDA *[Phasen-Doppler-Anemometrie]* **2**.47
PDB *[p-Dichlorbenzol]* **3**.432
PDCB *[p-Dichlorbenzol]* **3**.432
PE *[Polyethylen]* **2**.991
PE *[Phosphatidylethanolamin]* **5**.303

Peach **7**.167, 171
PeaCePill **3**.946
Peagle **6**.274, 277, 279
Peakauflösung **2**.438, 451
Peakbreite **2**.437
Peakfläche **2**.437, 451
Peakhöhe **2**.437, 451
Peakmaximum **2**.437
Peaksymmetrie **2**.442
Peak-trough-Fluktuation, prozentuale **2**.1130
Peanut **4**.316, 319
Peanut oil **4**.317
Pearl moss **4**.860
Pea-tree **5**.624
Pecazin
– Monographie N05AC **9**.39
– hydrochlorid, Monographie N05AC **9**.39
Peccia **6**.121
Pechblende **3**.168
Pecilocin, Monographie D01AA **9**.39
Pecocyclin, Monographie J01AA **9**.40
Pecotot Schneckenkorn Feingranulat, Monographie **3**.924
Pecotot Schneckenkorn Feingranulat mit VPA
– Monographie **3**.925
– Pflanzenschutz **1**.370
Pectin **4**.579; **9**.43
Pectinsäure **4**.220; **9**.43
Pectolinarigenin **4**.346, 352; **5**.693; **6**.990
Pectoral flowers **4**.529
Pedaliin **6**.690
Pedalitin **6**.1110
Peddayelaki **4**.251
Pediculus cucumis **4**.1065
Pediculus humanus capitis **1**.270, 280
Pediculus humanus corporis **1**.270f, 280
Pedipalpen **1**.304
Pédiveau vénéneux **4**.1165
Pedunculagin **4**.726, 728; **5**.184, 261f; **6**.262, 264, 326, 336ff, 345, 348, 857
Peduncularisin **6**.1194
Pedunculate oak **6**.342
Pefloxazin, Monographie J01MA **9**.40
PEG *[Polyethylengycol, s. a. Macrogol]* **1**.162ff, 667, 696; **2**.282, 675, 902, 912, 946, 1005
PEG-7-glyceryl-trishydroxystearat **8**.793
PEG-7-hydrogenated Castor Oil **8**.793
PEG-8 Stearat **8**.794
PEG-20 Glycerollaurat **8**.791
PEG-20 Glycerololeat **8**.792
PEG-20 Glycerolstearat **8**.792
Pegaglina **4**.289
Peganum harmala **5**.537
Pegomyia hyoscyami **1**.319
Pegu **4**.31
Pegu Catechu **4**.31
Peh tau **6**.603
Pei Kuo **5**.270
Peikthingat **4**.714
Peinecillo **6**.912
Peking garlic **4**.190
Pekoe **4**.631

Pekoe Souchong 4.631
Pektin 1.181; 2.1015; 5.752; 6.767
− Monographie A07BC 9.43
− in Dermatika 2.902
Pektinase 1.651
Pelang 4.34
Pelargonidin 4.312, 474, 796; 5.837; 6.314, 440, 1052
− 3-galactosid 4.796, 1007
− 3-glucosid 5.182
− 3-glykosid 5.186
− 3-rhamnosylgalactosid 4.1007
− 3-(6″-succinyl-glucosyl)-5-glucosid 4.752
Pelargonidinglucoside 4.313
Pelargonsäure 8.1193
Pelecyphora aselliformis, Verwechslung mit Lophophora williamsii 5.708
Pellagri-Reagens 2.142
Pellets
− Eigenschaften 2.831
− Herstellung 2.828ff
− Kristall~ 2.563
− Matrix~ 2.837
− aus Watte 1.21
Pellicle 1.191
Pellistor 2.30
Pellitorin 4.389; 6.216
Pellote 3.775
Pellotin 5.707ff
Peloncuáhuitl 6.627
Peltatine 3.981, 983f
Peltatinglucosid 3.984
Peltatinmethylether 5.587
Peltier-Element 2.25, 93
Pemazine 9.83
Pembe Jara 3.665
Pemolin, Monographie N06BB 9.45
Pemphigidae 1.312
Pemphigus bursarius 1.312
Pempidintartrat, Monographie C02B 9.46
Pen ts'ao 6.641
Penaldinsäure 7.446
Penaldsäure 7.241
Penamecillin 1.749
Penangmuskatnuß 5.880
Penangpfeffer 6.215
Penantin 3.923
Penbutolol
− Monographie C07AA 9.47
− sulfat, Monographie C07AA 9.48
Pençeli ahtere 4.89
Penchlorol 3.929
Pencil violett 2B 8.967
Penconazol 1.357
− Monographie 3.925
Pencycuron 1.355
− Monographie 3.925
Pendimethalin 1.365
− Monographie 3.926
Pendiron, Monographie 3.927
Pendiron flüssig
− Monographie 3.927

− Pflanzenschutz 1.365
Pendoring 5.794
Penduletin 4.357, 988; 5.442; 6.1184f
Pendunculagin 4.163
Peneme
− Antibiotika J01DH
− mit Enzyminhibitoren, Antibiotika J01DH
Penethacillin, Monographie J01CE 9.49
Penethamathydroiodid 9.49
Penetration, Bioverfügbarkeit 2.911
Penetrationsförderer 8.619
Penetrationsgeschwindigkeit, TTS 2.977
Penetrometer 2.906f
Penetrometrie 2.88
Penflutizid, Monographie C03AA 9.49
Pengitoxin, Monographie C01A 9.50
Penicidin 3.923
D-Penicillamin 7.446
− Monographie M01CC 9.52
− hydrochlorid, Monographie M01CC 9.54
Penicillansäure-1,1-dioxid 9.748
Penicillin 7.241f
Penicillin-6-Kalium 7.451
Penicillin G 6.61; 7.446
Penicillin-G-Natrium 1.744; 7.453
Penicillin V 9.143
Penicillin-V-Benzathin 9.147
Penicillin-V-Kalium 9.148
− Gehaltsbestimmung, mikrobiologische 2.530
Penicillin-V-$S$-oxid 7.783
Penicilline 6.60
− Antibiotika J01C
− Bestimmung
− − des Wassergehaltes durch NIR 2.485
− − massenspektrometrische 2.227
− Breitspektrum~, Antibiotika J01CA
− β-Lactamase-empfindliche, Antibiotika J01CE
− β-Lactamase-Inhibitoren, Antibiotika J01CG
− in Komb. mit β-Lactamase-Inhibitoren, Antibiotika J01CR
− β-Lactamase-resistente, Antibiotika J01CF
− Nachweisgrenze, voltammetrische 2.509
Penicillium, Monographie 6.59
Penicillium aromaticum 6.60, 63
Penicillium atro-viride 6.63
Penicillium atro-viridum 6.63
Penicillium aurantio-brunneum 6.62
Penicillium aurantiogriseum 6.59f
Penicillium baculatum 6.60
Penicillium bialowiezense 6.59
Penicillium biourgeii 6.63
Penicillium brevicompactum 6.59f
Penicillium brunneo-rubrum 6.60
Penicillium brunneum 6.59
Penicillium camemberti 6.60
Penicillium camerunense 6.60
Penicillium candido-fluvum 6.62
Penicillium canescens 3.324; 6.60
Penicillium charlesii 6.59
Penicillium chlorophaeum 6.60
Penicillium chrysogenum 6.60ff; 7.446; 9.143
Penicillium-chrysogenum-Kulturen 6.61

Penicillium cinerascens **6.**59
Penicillium citreo-nigrum **6.**60
Penicillium citreo-roseum **6.**60
Penicillium citreo-viride **3.**324; **6.**60
Penicillium citrinum **3.**324; **6.**60
Penicillium clavatus **3.**924
Penicillium claviforme **3.**324, 924; **6.**59
Penicillium columnare **6.**62
Penicillium commune **6.**60
Penicillium concentricum **6.**60
Penicillium crustosum **6.**60
Penicillium cyaneo-fulvum **6.**60
Penicillium cyclopium **6.**60
Penicillium expansum **3.**324, 924; **6.**59f
Penicillium fellutanum **3.**324
Penicillium flavi-dorsum **6.**62
Penicillium fluitans **6.**62
Penicillium frequentans **6.**62
Penicillium frequentans hom. **6.**62
Penicillium-frequentans-Kulturen **6.**62
Penicillium giganteus **3.**924
Penicillium glabrum **6.**62
Penicillium gorgonzola **6.**63
Penicillium griseo-fulvum **3.**924; **6.**59f
Penicillium griseo-roseum **6.**60
Penicillium hirsutum **6.**60
Penicillium implicatum **3.**324
Penicillium islandicum **6.**59f
Penicillium janczewskii **6.**60
Penicillium janthinellum **6.**60
Penicillium jenseni **3.**324
Penicillium leucopus **3.**924
Penicillium lividum **3.**324
Penicillium meleagrinum **6.**60
Penicillium miczynskii **3.**324; **6.**60
Penicillium nalgiovense **6.**60
Penicillium notatum **3.**324; **6.**60; **7.**446; **9.**143, 148
Penicillium notatum hom. **6.**62
Penicillium ochrosalmoneum **3.**324
Penicillium oledzkii **6.**62
Penicillium oxalicum **6.**60
Penicillium palitans **3.**324
Penicillium patulinum **6.**59
Penicillium pfefferianum **6.**62
Penicillium purpurescens **6.**60
Penicillium purpurogenum **6.**60
Penicillium raistrickii **6.**60
Penicillium roqueforti **3.**324; **6.**59f, 63, 65, 68
Penicillium roqueforti hom. **6.**68
Penicillium-roqueforti-Kulturen **6.**63
Penicillium roseo-citreum **6.**60
Penicillium rubens **6.**60
Penicillium rubrum **6.**60
Penicillium rugulosum **6.**59
Penicillium simplicissimum **6.**59f
Penicillium sinicum **6.**62
Penicillium spinulosum **3.**324
Penicillium steckii **3.**324
Penicillium stilton **6.**63
Penicillium stoloniferum **6.**59
Penicillium suaveolens **6.**63

Penicillium tardum **6.**59
Penicillium terrestre **6.**59
Penicillium terreus **3.**924
Penicillium toxicarium **3.**324
Penicillium urticae **6.**59
Penicillium variabile **6.**59
Penicillium velutinum **3.**324
Penicillium verrucosum **6.**60
Penicillium vesiculosum **6.**63
Penicillium viridicatum **3.**324; **6.**60
Penicilliumtoxin **3.**324
Penicilloaldehyd **7.**241
Penicillosäure **7.**241, 446
Penicillsäure **6.**59, 63; **7.**241
Penilloaldehyd **7.**446
Penillosäure **7.**241, 446
Penillsäure **7.**446
Penimepicyclin, Monographie J01AA **9.**54
Penimocyclin, Monographie J01AA **9.**55
Penitreme **6.**60
Penncozeb, Monographie **3.**928
Penniclavin **5.**537
Pennogenin **6.**242
Pennsylvania dogwood **4.**1010
Pennsylvania sumach **6.**454
Pennyroyal **5.**839, 841
Pennyroyal oil **5.**839
Pennywort **6.**1029
Penoctoniumbromid, Monographie D01AE **9.**55
Penoxalin **3.**926
Pensée **6.**1148
Pensée des Alpes **6.**1142
Pensée des champs **6.**1148
Pensée à long éperon **6.**1142
Pensée sauvage **6.**1148
Pensieri odorosi **6.**1142
Penta **3.**929
Pentaacetylgitoxin **9.**50
Pentabromrosaniliniumsalz **2.**128
Pentac
– Monographie **3.**928
– Pflanzenschutz **1.**343
Pentacarbonyleisen **3.**517
Penta-CDD **3.**1144
Pentachlorbenzol **3.**665
Pentachlor-carboxymethylthiobutadien **3.**667
Pentachlordibenzo-$p$-dioxin **3.**929
3,3′,5,5′,6-Pentachlor-2,2′-dihydroxybenzanilid **8.**1272
Pentachlorethan **3.**1146
Pentachlornaphthalene **3.**928
Pentachlornaphthalin, Monographie **3.**928
Pentachlorphenol **3.**1138
– Monographie **3.**929
Pentachlorthiophenol **3.**664f
Pentacin **7.**642; **9.**66
Pentacosan **4.**20
$n$-Pentacosansäure **4.**1105
Pentadeca-8-4n-2-on **5.**19
Pentadecadien **5.**4, 13f
$n$-Pentadecadienal **4.**14

Pentadeca-2E,9Z-dien-12,14-diinsäureisobutylamid **5.**6
Pentadeca-8Z,13Z-dien-11-in-2-on **5.**14
Pentadeca-8Z,11Z-dien-2-on **5.**14
3-(Pentadeca-8′,11′-dienyl)brenzcatechin **3.**1232
Pentadeca-8Z-en-2-on **5.**14
1-Pentadecan **5.**4, 14
n-Pentadecansäure **4.**1105
3-(Pentadeca-8′,11′,14′-trienyl)brenzcatechin **3.**1232
3-(8-Pentadecenyl)brenzcatechin **3.**1182
6-Pentadecylsalicylsäure **6.**457
Pentadesma butyraceum, Verfälschung von Colae semen **4.**943
(Z,Z)-4,4′-(1,4-Pentadien-1,5-diyl)diphenol **5.**274
Pentaerythrit **9.**55, 68
Pentaerythritol
– Monographie A06AD **9.**55
– allylether **7.**696f
Pentaerythrityltetranitrat, Monographie C01D **9.**56
2,3,4,5,6-Pentafluorbenzyl-(1R,3S)-3-(2,2-dichlorvinyl)-2,2-dimethylcyclopropancarboxylat **8.**182
2-(2,3,4,5,6,-Pentafluorobenzoyl)-3-ethoxyacrylat **9.**642
Pentaformylgitoxin **8.**345
β-Penta-O-galloylglucose **9.**772
1,2,3,4,6-Penta-O-galloyl-β-D-glucose **6.**326
Pentagastrin, Monographie V04CG **9.**58
(2R,6S)1,2,3,6,7-Pentahydro-1-methoxy-2,6-di-isopropenylimidazo(1,2-α)imidazol **4.**170
1β,5,11α,14,19-Pentahydro-3β-(α-L-rhamnopyranosyloxy)-5β,14β-card-20(22)-enolid **8.**1243
1β-5,11α,14,19-Pentahydroxy-3β-(6-deoxy-α-L-mannopyranosyloxy)-5β,14β-card-20(22)-enolid **8.**1243
3,4,7,8-Pentahydroxyflavan **4.**716
3,5,7,8,4′-Pentahydroxyflavanon-8-O-glucosid **4.**617
3,3′,4′,5,7-Pentahydroxyflavon **3.**1024
– dihydrat **9.**478
– 3-rutinosid, Trihydrat **9.**540
3,7,2′,3′,4′-Pentahydroxyflavon-3-O-neohesperidosid **5.**554
(12Z,14E,24E)-5,6,9,17,19-Pentahydroxy-23-methoxy-2,4,12,16,18,20,22-heptamethyl-1,11-dioxo-2,7-(epoxypentadeca-1,11,13-trienimino)naphthol[2,1-b]furan-21-yl-acetat **9.**522
2β,3β,16α,23,24-Pentahydroxy-olean-12-en-28-carbonsäure **6.**240
1β,5,11α,14,19-Pentahydroxy-3β-(α-L-rhamnopyranosyloxy)-5β,14β-card-20(22)enolid **3.**1104
Pentahydroxy-3β-(α-rhamnopyranosyloxy)-5β,14β-cardenolidhydrat **1.**735
Pentainen **4.**1189
Pentakis(N-sulfomethyl)polymyxin B **9.**737
Pentaliquin **8.**1189
Pentamagnesiumtetracarbonatdihydroxidtetrahydrat **8.**797
1,1′-Pentamethylen-bis(1-methylpyrrolidinium)-bis-(hydrogentartrat) **9.**73
4,4′-(Pentamethylendioxy)dibenzamidin **9.**58
β,β-Pentamethylen-γ-hydroxybuttersäure **8.**430
Pentamethylentetrazol **1.**729

1,2,2,6,6-Pentamethylpiperidintrat **9.**46
Pentamidae **1.**309
Pentamidin
– Monographie P01CX **9.**58
– di[2-hydroxyethansulfonat] **9.**60
– diisethionat, Monographie P01CX **9.**60
– dimesilat, Monographie P01CX **9.**61
– dimethansulfonat **9.**61
Pentamidini dimethylsulfonas **9.**61
Pentamylon **8.**597, 612
Pentan, Oberflächenspannung **2.**97
Pentanatrium-bis(3,5-disulfonatobrenzcatechin)-antimonat(III)-7-Wasser. **9.**660
1,5-Pentandial **3.**640
1,5-Pentandiol **7.**312
1,5-Pentandion **3.**640
2,4-Pentandion **7.**29
1,1′-(1,5-Pentandiyl)-[bis-(1-methyl-pyrrolidinium)]-bis(hydrogentartrat) **9.**73
2,2′-[1,5-Pentandiylbis[oxy(3-oxo-3,1-propandiyl)]]-bis[1-[(3,4-dimethoxyphenyl)methyl]-1,2,3,4-tetrahydro-6,7-dimethoxy-2-methylisochinolinium]-dibenzensulfonat **7.**312
Pentanitrin **9.**56
Pentanol **3.**931f; **4.**539; **5.**318
Pentanol-1 **3.**71
– Monographie **3.**931
Pentanol-2 **3.**71
– Monographie **3.**932
Pentanolis nitris **8.**612
2-Pentanon **9.**427
Pentansäure **9.**1146
Pentaptera coriacea **6.**926
Pentaptera crenulata **6.**926
Pentaptera macrocarpa **6.**926
Pentaptera maradu **6.**926
Pentaptera tomentosa **6.**926
Pentaquin
– Monographie P01BA **9.**62
– dihydrochlorid, Monographie P01BA **9.**62
– hydrochlorid, Monographie P01BA **9.**62
– monophosphat, Monographie P01BA **9.**63
Pentarkane **2.**752
Pentatriacontan **6.**192
Pentatriacontansäure **4.**567
Pentazocin, Monographie N02AD **9.**63
4-Pentenylglucosinolat **4.**543, 558
Pentetinsäure, Calcium-trinatriumsalz **7.**642
Pentetrazol **1.**729
Pentetsäure
– Monographie V03AB, V08C **9.**66
– Calciumtrinatriumsalz **9.**66
– Trinatriumcalciumsalz, Monographie V03AB, V08C **9.**66
– Trinatriumzinksalz, Monographie V03AB, V08C **9.**67
Penthiobarbital **9.**882
Penthrichloral, Monographie N05CM **9.**68
Pentifyllin, Monographie N07X **9.**68
R-Pentine **3.**375
Pentlandit **3.**868

Pentobarbital **1.**729
– Monographie N05CA **9.**69
– lösliches **9.**72
– Natriumsalz, Monographie N05CA **9.**72
Pentobarbiton **9.**69
– Natriumsalz **9.**72
Pentobarbitursäure **9.**69
Pentole **3.**375
Pentoloniumtartrat, Monographie C02B **9.**73
Pentorex, Monographie A08AA **9.**74
Pentosen
– Nachweis **1.**530
– – im Urin **1.**554
Pentostatin, Monographie L01X **9.**75
Pentothal **9.**882
– Natrium **9.**884
Pentoxifyllin, Monographie C04 **9.**77
Pentoxyverin
– Monographie R05DB **9.**79
– dihydrogencitrat, Monographie R05DB **9.**80
– hydrochlorid, Monographie R05DB **9.**80
Pentritol **9.**56
Pentylalkohol **3.**70, 807, 931
*m*-Pentylbromid **8.**507
Pentylcyclohexadien **5.**666
Pentyl-4-dimethylaminobenzoat **9.**1
*N*-(3-Pentyl)-3,4-dimethyl-2,6-dinitroanilin **1.**365; **3.**926
Pentylharnstoff, Monographie N05CM **9.**81
Pentylhydroflumethiazid **9.**49
Pentylurea **9.**81
5-(2-Pentyl)-5-vinylbarbitursäure **9.**1184
Peonia-maschia **6.**5
Peonia-salvatica **6.**7
Peonidin **5.**963
Peony **6.**4f, 9
Peony flowers **6.**6
Peony root **6.**4, 6
Peony seed **6.**8
Pepe d'aqua **6.**77
Pepe del Brasile **6.**634
Pepe cornuto **4.**661
Pepe cubebe **6.**194
Pepe del Peru **6.**627
Pepe rosa **6.**635
Pepe rosso **4.**661
Pepe selvatico **6.**627
Peperone **4.**661
Pépins de citrouille **4.**1075
Pepita de San Ignacio **6.**825
Pepo eximius **4.**1072
Pepo macrocarpus **4.**1069
Pepo maximus **4.**1069
Pepo melopepo **4.**1073
Pepo moschatus **4.**1072
Pepo potiro **4.**1069
Pepo verrucosus **4.**1073
Pepo vulgaris **4.**1073
Pépon **4.**1073
Pepone **4.**1065
Peponensamen **4.**1075
Peposterol **4.**1076

Pepper **6.**213
Pepper gas **3.**279
Pepper gras **5.**656
Peppermint **5.**828
Peppermint emulsion **2.**697
Peppermint leaves **5.**835
Peppermint oil **5.**830
Pepsin
– Monographie A09AA **9.**81
– flüssiges **1.**625
– mit Pepton **1.**625
– pflanzliches **9.**15
– Wertbestimmung, Alte Reagentien **1.**527, 538
Pepsini essentia **1.**699
Pepsinwein **1.**699
Peptide
– Bestimmung, massenspektrometrische **2.**227
– Nachweis **1.**530ff; **2.**143
Peptidkartierung **2.**718
Peptidoglykan-*N*-acetylmuramoylhydrolase **8.**784
Peptisation **2.**109, 927
Peptone
– Bestimmung d. Wassergehaltes durch NIR **2.**485
– Nachweis, im Magensaft **1.**530
Per **3.**1148
Peracetic acid **3.**936
Perawin **3.**1148
Perazin
– Monographie N05AB **9.**83
– bis(hydrogenmalonat), Monographie N05AB **9.**85
Perborat **3.**200
Perbutyl H **3.**236
Percefeuille **4.**586
Perce-neige **5.**214
Perce-neige de Voronow **5.**217
Perce-pierre **4.**162
Perchlorat, ionensitive Membran **2.**493
Perchlor-1,1'-bicyclopenta-2,4-dien **3.**456
Perchlorbutadien **3.**666
Perchlorethan **8.**429
Perchlorethylen **3.**1148; **9.**832
– Grenzprüfung, in fetten Ölen **2.**330
Perchlormethan **3.**1150
Perchlorobenzene **3.**664
Perchloro-1,1'-bicyclopenta-2,4-diene **1.**343; **3.**456
Perchlorsäure, Klin. Chemie **1.**475
Percortenpivalat **7.**1218
Peregrinol **5.**779
Perejil **6.**105
Perelam **4.**251
Perennial Inidan hemp **4.**24
Perennial worm grass **6.**775
Peressigsäure **3.**936; **8.**78
Perfektan Fluid, Monographie **3.**933
Perfekthion
– Monographie **3.**933
– Pflanzenschutz **1.**346
Perfekthion Pflanzenspray, Monographie **3.**933
Perfekthion Pflanzenspray Neu, Monographie **3.**933
Perfonon laurifolium **6.**404

Perforation 2.403f
Perfumed bdellium 4.962
Perfusionsbesteck 1.58
Pergeijeren 6.152
Pergolato 5.219
Perhexilin, Monographie C01D 9.85
[2-(Perhydro-1(2H)-azocinyl)ethyl]guanidin 8.393
1-[2-(Perhydroazocin-1-yl)ethyl]guanidinsulfat 8.393
(2S,3aS,7aS)-Perhydro-1-{(2S)-N-[(S)-1-ethoxy-carbonylbutyl]alanyl}-2-indolcarbonsäure 9.89
Pericarpium Piri mali 5.753
Periciazin, Monographie N05AC 9.87
Pericyazin 9.87
Perideraea fuscata 4.808
Peridinin 5.200
Peril 7.1227f
Perilen 5.941
Perillaaldehyd 6.871
Perillaldehyd 4.1080
Perimavara 5.866
Perimetazin, Monographie N05AC 9.88
Perindopril
- Monographie C02EA 9.89
- tert.-Butylammoniumsalz, Monographie C02EA 9.90
Periodat-positive-Substanz 4.223
Periodischer Suchtfall, Opiate 3.845
Periplaneta americana 1.258f
Periploca cochinchinensis 4.621
Periplocin 6.794, 810
Periplocymarin 6.794, 807, 810
Periplogenin 4.94f, 977, 979; 5.83; 6.794
Periplogeninglykoside 6.794
Peristerian wort 6.1108
Periston 9.294
Perithecien 1.290f
Peritonealdialyse 2.800
Periyayelam 4.251
Perkinsche Zimtsäuresynthese 4.383
Perkin-Synthese 7.1113
Perklone 3.1148
Perkolation 2.403, 408, 1028f
- Tinkturen 2.1024, 1026
Perkolationsschwelle, bei Feststoffmischungen 2.567, 1094
Perkolationstheorie, bei Mischungen 2.568
Perlglanzmittel
- Augenpflege 1.169
- Haarbehandlung 1.175
- Lippenpflege 1.171
Perlit 7.148
Perlka, Monographie 3.933
Perlkraut 4.163
Perlmoos 4.860
Perlon
- Eigenschaften 1.15
- Herstellung 1.14
- Mikroskopie 1.15
Perlpolymerisation 2.837
Perlweiß 7.492
Perma fog Kaltnebel, Monographie 3.933

Perma forte, Monographie 3.933
Perma Konzentrat, Monographie 3.934
Permanent Spray, Monographie 3.934
Permanentfärbemittel, Haar 1.189
Permanganat, Nachweis 2.135
Permeabilitätskoeffizient 2.94
Permeation, Bioverfügbarkeit 2.911
Permethrin 1.349, 776
- Monographie P03AC 3.934; 9.91
Pernambuco-Jaborandi 6.129
Pernazin 9.83
Perniziöse Anämie, Klin. Chemie 1.521
Pernod 7.260
Peronospora 1.288
Peronospora parasitica 1.290
Peronospora pisi 1.290
Peronospora schachtii 1.290
Peronospora tabacina 1.289
Peronosporaceae 1.289
Peronosporales 1.288
Peropal
- Monographie 3.935
- Pflanzenschutz 1.350
Peropal flüssig, Monographie 3.936
Peroralia, Freigabebeschleunigung 2.851
Peroxidasen 1.469ff; 2.526; 5.837
- Nachweis 1.544
Peroxide
- anorganische, Nachweis 2.135
- Grenzprüfung 2.310
- Nachweis 1.558
- - in organischen Substanzen 2.135
- Zersetzungsprodukte 1.150
Peroxidzahl 2.328
Peroxoessigsäure 3.936
Peroxyacetylnitrat 1.283
- Smog 3.907
Peroxyessigsäure, Monographie 3.936
Peroxyferolid 5.701
Perphenazin, Monographie N05AB 9.92
Perrottetin 5.775f
Persaille 4.123
Persalin Fluid, Monographie 3.937
Persalin Konzentrat, Monographie 3.937
Persalin Multimat, Monographie 3.937
Persalin Spray, Monographie 3.937
Persea, Monographie 6.69
Persea americana 6.69ff
Persea americana hom. 6.73
Persea camfora 4.896
Persea drymifolia 6.70
Persea dulcis 4.894
Persea gratissima 6.70, 72f
Persea nubigena 6.69f
Persea persea 6.70
Persea sassafras 6.610
Perseae folium 6.72
Perseitol 6.69f, 72
Persia gentile 5.957
Persicaire acre 6.77
Persicaire brulante 6.77
Persicaria, Monographie 6.74

Persicaria acris **6.**77
Persicaria affine **6.**74
Persicaria amoenum **6.**76
Persicaria amphibia **6.**74f
Persicaria-amphibia-Rhizom **6.**75
Persicaria amplexicaule **6.**74
Persicaria bistorta **6.**74, 76
Persicaria campanula **6.**74
Persicaria campanulata **6.**74
Persicaria chinensis **6.**74
Persicaria ellipticum **6.**76
Persicaria filiformis **6.**74
Persicaria fluitans **6.**75
Persicaria hydropiper **6.**74, 77f, 80
Persicaria hydropiperis herba **6.**78
Persicaria lapathifolia **6.**74
Persicaria minus **6.**74
Persicaria peduncularis **6.**74
Persicaria polystacha **6.**74
Persicaria runcinata **6.**74
Persicaria senegalensis **6.**74
Persicaria sieboldii **6.**74
Persicaria tripterocarpa **6.**74
Persicaria urens **6.**77
Persicaria vaciniifolium **6.**74
Persicaria virginiana **6.**74
Persicaria viviparum **6.**74
Persicaria weyrichii **6.**74
Persicariae urentis herba **6.**78
Persicarin **6.**79
Persil **6.**105
Persil arabe **4.**996
Persil des fous **4.**123
Perso **6.**121
Personalhygiene **2.**1086
Persozsche Lösung **1.**554
Perspiratio insensibilis **1.**137
Perspiratio sensibilis **1.**137
Pertir **3.**1220
Pertussis, Humanmedizin, Impfung J07AJ **1.**383f
Perú **6.**627
Peru biberi **6.**627
Peruanischer Balsam **5.**895
Peruanischer Pfeffer **6.**629
Peruanischer Pfefferbaum **6.**627
Peruanischer 'Rosa Pfeffer' **6.**629
Perubalsam **1.**569ff; **2.**1016; **5.**895
Perubalsambaum **5.**894
Perubalsampulverseife nach Eichhoff **1.**644
Perubalsamsalbe **1.**689
Perubalsamsirup **1.**647
Perückenstrauch **3.**1024
Perumbulai **4.**101f
Perumpoolai **4.**101f
Peruran
– Monographie **3.**937
– Pflanzenschutz **1.**361
Peruran flüssig, Monographie **3.**937
Peruran flüssig Konzentrat, Monographie **3.**937
Peru-Ratanhia **5.**615
Perusse **4.**15
Peruvian balsam **5.**895

Peruvian bark **4.**875, 877
Peruvian mastix tree **6.**627
Peruvian pepper tree **6.**627
Peruvian rhatany **5.**615
Peruvian tobacco **5.**90
Peruvosid, Monographie C01A **9.**93
Pervenche grande **6.**1126
Pervenche herbacée **6.**1124
Pervenche de Madagascar **3.**259
Pervenche majeure **6.**1126
Pervenche mineure **6.**1127
Pervinca erbacea **6.**1124
Pervinca maggiore **6.**1126
Pervinca major **6.**1126
Pervinca menor **6.**1127
Pervinca minor **6.**1127
Pervinca procumbens **6.**1127
Pervitin **3.**786
Perz właściwy **4.**138
Pesez-Reaktion **2.**138
Pessare **1.**93ff
Pesse **6.**121
Pest **1.**275
Pestessig **1.**563
Pestfloh **1.**266
Pestilence **6.**83
Pestilent wort **6.**83
Pestilenzwurz **6.**83
Pestizide **7.**116
– in Drogen **2.**318, 1015
Pestwurz, gemeine **6.**83
Pestwurzblätter **6.**85
– Identität mit DC **2.**276
Pestwurzwurzelstock **6.**88
PET *[Polyethylenterephthalat]* **2.**991
PET *[Positronen-Emissions-Computertomographie]*- **2.**389, 395
Petacciola **6.**228
Petain **5.**532
Petasalbin **6.**83
Petasin **6.**82, 87, 90, 92
Petasinin **6.**83
Petasinosid **6.**83
Petasite **6.**83
Petasite vulgaire **6.**83
Petasitenin **6.**83, 93
Petasites **6.**102
– Monographie **6.**81
Petasites albus **6.**82
Petasites fragrans **6.**82
Petasites hybridus **3.**1079; **6.**82f, 85, 88, 102f
Petasites hybridus hom. **6.**102
Petasites japonicus **6.**82
Petasites kablikianus **6.**82
Petasites niveus **6.**82
Petasites officinalis **6.**83
Petasites ovatus **6.**83
Petasites paradoxus **6.**82
– Verfälschung von Petsitidis folium **6.**87
Petasites petasites **6.**83
Petasites radix **6.**88
Petasites spurius **6.**82

Petasites vulgaris **6.**83
Petasitidis folium **6.**85
Petasitidis radix **6.**88
Petasitidis rhizoma **G04BD 6.**88
Petasol **6.**82, 90, 92
Petchora fir **6.**180
Peteou-ko **4.**245
Peterblümchen **4.**477
Peterchen **6.**105
Peterleinsamen **6.**110
Peterling **6.**105
Petersbart **4.**1197
Peterschlüssel **6.**277
Petershiljen **6.**105
Petersil, welscher **6.**49
Petersilie **3.**853; **6.**105
– Hunds~ **3.**23f, 343
– wilde **4.**122
Petersilienapiol **5.**159; **6.**198
Petersiliencampher **7.**276
Petersilienfrüchte **1.**660ff; **6.**110
Petersilienfruchtöl **6.**107
– ätherisches **6.**107
Petersilienkraut **6.**112
Petersilienöl **1.**567ff
Petersiliensamen **6.**110
Petersilienwasser **1.**567ff
Petersilienwurzel **1.**660; **6.**116
Petersillig **6.**105
Pethidin
– Monographie **N02AB 9.**94
– hydrochlorid, Monographie **N02AB 9.**97
– nitril **9.**97
Petit boucage **6.**153
Petit bouquetin **6.**153
Petit chiedent **4.**138
Petit muguet **5.**222
Petit persil de bouc **6.**153
Petit porreau **4.**201
Petit souci **4.**598
Petit sureau **6.**576
Petit thymélée **3.**386
Petite angélique **4.**99
Petite centaurée **4.**759f
Petite ciguë **4.**123
Petite joubarbe **4.**651
Petite marguerite **4.**477
Petite mauve **5.**754
Petite pervenche **6.**1127
Petite pimprenelle **6.**153
Petitgrainöl **5.**631
Pétole **5.**712
Petricciolo **4.**162
Petrol **3.**161
Petrolatum **2.**886; **9.**1158
Petrolatum white **2.**886
Petrolether (DIN 51630) **3.**161
Petroselidinsäure **4.**585
Petroselini aetheroleum e fructibus **6.**107
Petroselini fructus **6.**110
Petroselini herba **C03, G04BX 6.**112
Petroselini radix **C03, G04BX 6.**116

Petroselini semen **6.**110
Petroselino **6.**105
Petroselinsäure **4.**294, 577ff, 585, 697, 999, 1082; **5.**173, 398, 434; **6.**50, 106, 111, 137, 144
Petroselinum **6.**117
– Monographie **6.**105
Petroselinum crispum **3.**802, 853; **6.**105, 110, 112, 116ff
– Verwechslung mit Aethusa cynapium **4.**123
Petroselinum crispum hom. **6.**117
Petroselinum-crispum-Früchte **6.**110
Petroselinum hortense **6.**105
Petroselinum macedonicum **6.**105
Petroselinum petroselinum **6.**105
Petroselinum romanum **6.**105
Petroselinum sativum **6.**105, 118
Petroselinum sativum hom. **6.**118
Petroselinum-sativum-Kraut **6.**112
Petroselinum-sativum-Wurzel **6.**116
Petroselinum segetum **6.**105
Petroselinum vulgare **6.**105
Petrosella **6.**105
Petrusstab **6.**758
Petschenotschnitsa **5.**429
Petty morrel **4.**323
Petunidin **5.**758; **6.**440, 1052
– 3,5-diglucosid **4.**160, 244
– 3-glucosid **4.**160
Peucedanum sativum **6.**49
Peumus Boldus **7.**506
Peyophorin **5.**708
Peyote **3.**775; **5.**708
Peyote buttons **5.**709
Peyotekaktus **5.**708
Peyotekopf **5.**709
Peyotekult **5.**710
Peyotillos **5.**708
Peyotin **5.**708
Peyotismus **5.**710
Peyotl **3.**775; **5.**708
Peyotlkaktus **5.**708
Peyrones Salz **7.**971
Pezzo **4.**7
Pfaffendistel **6.**897
Pfaffenhütchen **3.**570ff
Pfaffenröhrlein **6.**897
Pfälzer Minze **5.**828
Pfeffer **6.**213
– brasilianischer **6.**199, 635
– deutscher **3.**387
– indischer **4.**661, 664
– langer **6.**199
– peruanischer **6.**629
– rosa **6.**629, 635
– roter **4.**661; **6.**629, 635
– schwarzer **1.**584ff; **6.**214, 218
– spanischer **1.**584ff; **4.**661, 664, 672
– türkischer **4.**661, 664
– weißer **6.**213
– wilder **6.**627
Pfefferbaum
– amerikanischer **6.**627

- brasilianischer **6.**634
- falscher **6.**627
- peruanischer **6.**627
Pfefferknöterich **6.**77
Pfefferkraut **5.**656; **6.**77
Pfefferkrautöl **1.**701
Pfefferminzblätter **5.**835
- Identität mit DC **2.**276
- in Zubereitungen **1.**563ff
Pfefferminze **5.**828, 835
Pfefferminzgeist **1.**665
Pfefferminzlikör **1.**704
Pfefferminzöl **3.**736, 738; **5.**830
- ätherisches **5.**830
- Identität mit DC **2.**276
- japanisches **5.**824
- reduzierende Substanzen, Grenzprüfung **2.**311
- in Zubereitungen **1.**563ff
Pfefferminzplätzchen **1.**642; **5.**835
Pfefferminzspiritus **1.**608ff, 665
Pfefferminztinktur **1.**612, 677; **5.**837
Pfefferminzwasser **1.**567, 655ff
Pfefferstrauch **3.**387; **6.**627
Pfefferwurz(el) **4.**340; **6.**148, 153
Pfeffer-Zelle **2.**91
Pfeico Stäubemittel, Monographie **3.**938
Pfeilgift **3.**16, 148; **4.**270, 854, 857, 1031; **6.**1159
Pfeilgift-Frosch, kolumbianischer **3.**148
Pfeilkraut **6.**537
Pfeilwurz(el) **5.**772
- brasilianische **5.**769
Pfeilwurzelmehl, westindisches **5.**772
Pfennigkraut **5.**729
Pferdeblume **6.**897
Pferdebohne **3.**1239
Pferdefuß **6.**1017
Pferdehusten, Impfung J07BX **1.**407
Pferdeinfluenza, Impfung J07BX **1.**406
Pferdekastanie **4.**110
Pferdekraut **6.**758
Pferdelausfliege **1.**267
Pferdemuskat **5.**865
Pferdeschwanz **5.**65
Pferdeschwanzkraut **5.**66
Pferdlein **4.**72
Pferdsblume **4.**754
Pfingstrose
- echte **6.**7
- Garten- **6.**7
- großblättrige **6.**5
- großblumige **6.**7
- strauchige **6.**9
Pfingstrosenblüte **6.**6, 8
Pfingstrosensamen **6.**8
Pfingstrosenwurzel **1.**641; **6.**6, 8
- rote **6.**4, 11
- weiße **6.**3
Pfirsich **3.**69, 186
- Mittel zur Reifebeschleunigung **3.**385
Pfirsichblattlaus, Grüne **1.**312
Pfirsichsamen **3.**70

Pflanzen Paral für Balkonpflanzen, Monographie **3.**938
Pflanzen Paral für Gartenpflanzen, Monographie **3.**938
Pflanzen Paral für Gartenpflanzen neu, Monographie **3.**938
Pflanzen Paral für Topfpflanzen, Monographie **3.**938
Pflanzen Paral gegen Blattläuse an Zierpflanzen, Monographie **3.**938
Pflanzen Paral gegen Blattläuse an Zierpflanzen Neu, Monographie **3.**938
Pflanzen Paral gegen Blattläuse Neu, Monographie **3.**938
Pflanzen Paral gegen Blattläuse und Pilzkrankheiten an Balkonpflanzen, Monographie **3.**939
Pflanzen Paral gegen Blattläuse und Pilzkrankheiten an Rosen, Monographie **3.**939
Pflanzen Paral gegen Blattläuse und Pilzkrankheiten an Zierpflanzen, Monographie **3.**939
Pflanzen Paral gegen Pilzkrankheiten
- Monographie **3.**939
- Pflanzenschutz **1.**358
Pflanzen Paral gegen Pilzkrankheiten an Balkonpflanzen, Monographie **3.**939
Pflanzen Paral gegen Pilzkrankheiten an Rosen, Monographie **3.**939
Pflanzen Paral gegen Pilzkrankheiten an Zierpflanzen Neu, Monographie **3.**939
Pflanzen Paral gegen Schädlinge an Topfpflanzen, Monographie **3.**939
Pflanzen Paral gegen Unkräuter und Moose, Monographie **3.**940
Pflanzen Paral Pflanzenschutz Zäpfchen gegen Blattläuse und Spinnmilben
- Monographie **3.**940
- Pflanzenschutz **1.**348
Pflanzen Paral Pflanzenschutzzäpfchen, Monographie **3.**940
Pflanzen Paral Schneckenkorn, Monographie **3.**940
Pflanzen Paral Schühschutz gegen Pilzkrankheiten, Monographie **3.**940
Pflanzen Paral Spritzmittel gegen Pflanzenschädlinge, Monographie **3.**940
Pflanzen Paral Sprühschutz gegen Blattläuse, Monographie **3.**940
Pflanzen Paral Universal Sprühschutz gegen Pflanzenschädlinge, Monographie **3.**940
Pflanzen Schädlings frei, Monographie **3.**941
Pflanzenallergen **3.**35, 38, 79, 249, 317, 351, 395, 417, 650, 698, 723, 1019
Pflanzenextrakte
- Hautpflege **1.**161
- Mundpflege **1.**193
Pflanzenfreund Rasendünger mit Unkrautvernichter, Monographie **3.**941
Pflanzeninhaltsstoffe, Pflanzenschutz **1.**336f
Pflanzenkrankheiten
- Auswirkungen **1.**298
- biologische Bekämpfung **1.**335
- Entwicklung **1.**296
- Mikroorganismen **1.**284ff

- Umweltfaktoren
- – abiotische  1.281f, 301
- – biotische  1.301
Pflanzenläuse  1.309ff
Pflanzenlecithin  5.303
Pflanzenöl, gehärtetes, in Dermatika  2.902
Pflanzensäfte  2.1015
Pflanzenschädlinge
- Populationsdynamik  1.301, 323
- tierische  1.300ff
Pflanzenschutz
- biologischer  1.321ff
- gesetzliche Grundlagen  1.321f
- induzierte Resistenz  1.337
- integrierter  1.321, 339
- Nutzorganismen  1.325ff
- Pflanzeninhaltsstoffe  1.336
- Unterglasanbau  1.333
- Viruspräparate  1.324f
Pflanzenschutzmittel
- biologische, biotechnische  1.322
- chemische  1.338ff
Pflanzensekrete  2.1016
Pflanzenspray Hortex, Monographie  3.941
Pflanzenwespen  1.314
Pflanzenwuchsmittel  7.431
Pflanzenzubereitungen  2.1015
Pflaster
- arzneiliche  1.579f;  2.872, 880ff, 885, 984
- Heft~  1.35
- Wund~  1.36
Pflasterbinden  1.40
Pflasterkäfer  5.731
Pflaume  3.69
Pflaumenmus  1.577
Pflaumenmusgewürz Dieterich  1.709
Pflaumenmuskatnuß  5.881
Pflaumensägewespe  1.314
Pflaumensamen  3.70
Pflaumenwickler  1.318
Pflugscharmischer  2.578, 1027
Pfriemenblüten  4.1127
Pfriemenginster  6.768
Pfriemenginsterblüten  4.1127
Pfriemenstrauch  4.1126
PFT-NMR-Spektrometer *[Puls-Fourier-Transform]-* 2.204
PGE$_1$ *[Prostaglandin E$_1$]*  7.133
PGE$_2$  7.1372
PGF$_{2\alpha}$ *[Prostaglandin F$_{2\alpha}$]*  7.1368
PGF$_{2\alpha}$THAM-Salz  7.1372
pH
- Definition  2.351
- Einfluß
- – auf Bioverfügbarkeit  2.844
- – auf magensaftresistente Überzüge  2.951
- – auf UV-Spektren  2.176
- Elektrode  2.491
- Endkontrolle  2.1106f
- Gradienten f. Elektrophorese  2.251
- Indikatorenbreich  2.352
- Optimum f. Konservierungsmittel  2.909

- Stat-Titration  2.374
- Tränenflüssigkeit  2.637f, 640
- Urinanalyse  1.504
Phaca alpina  4.409
Phaca macrostachys  4.415
Phaca membranacea  4.409
Phaeophytin  6.690
Phakopsora pachyrhizi  1.293f, 296
Phaligawar  4.1103
Phallisin  3.48
- Monographie  3.941
Phalloides-Syndrom  3.50
Phalloidin  3.48
- Monographie  3.942
- Bestimmung, massenspektrometrische  2.227
Phalloin  3.48
- Monographie  3.943
Phallotoxine  3.48f, 51, 941ff
Phanquinon, Monographie  P01AX  9.98
Phäochromocytome  3.294
Pharaoameise  1.271ff
Pharbitidis semen  5.536
Pharbitin  5.537
Pharbitinsäure  5.535, 537
Pharbitis hederacea  5.536
Pharbitis nil  5.536
Pharbitis seeds  5.536
PharmaBetrV  1.3
Pharmaceutical Manufacturers Association  2.1032, 1042
Pharmakokinetik, Kenngrößen  2.1119
Pharmazeutische Inspektions-Convention  2.35
Phase
- disperse  2.923
- innere  2.923
- kohärente  2.923
- kontinuierliche  2.923
- mobile  2.256, 439
- – HPLC  2.300
- stationäre
- – chirale  2.282
- – Gaschromatographie  2.281
- – HPLC  2.256, 300, 319, 438
Phasen-Doppler-Anemometrie  2.47
Phasenhäufigkeitstest, nach Wallis-Moore  2.1069
Phaseninversion  2.692
Phaseninversionstemperatur, Einfluß auf Tenside  2.692
Phasenlage
- Emulsionen  2.701
- Salbe  2.875
Phasentrennung, bei Emulsionen  2.698
Phasentrennverfahren  2.808
Phasenumwandlung, Gel  2.878
Phasenverhältnis, GC  2.290
Phasenvolumenverhältnis, bei Emulsionen  2.687
Phasenzustandsdiagramm  2.552ff
Phaseollinisoflavan  5.313, 317f
Phaseolunatin  5.678
Phaseolus coccineus  3.944
Phaseolus max  5.300

Phaseolus radiatus, Verfälschung von Piperis nigri fructus **6**.215
Phaseolus sordidus **5**.300
Phaseolus vulgaris **3**.944
Phasin **5**.308
- Monographie **3**.944
PHB-Ester
- Konservierungsmittel
- - Augentropfen **2**.644
- - Kosmetika **1**.146
- - optimaler pH-Bereich **2**.910
Phe [L-*Phenylalanin*] **9**.160
Pheasant's eye **4**.93, 98
Phegopolin **6**.496
Phegopyrum esculentum **5**.137
Phellandren **4**.18, 21, 897; **5**.129; **6**.185
α-Phellandren **4**.19, 21, 468, 695, 1085, 1090, 1097, 1160; **5**.115, 869, 950f, 958f; **6**.216, 614, 629f, 633, 635, 936
β-Phellandren **4**.10, 14, 16ff, 1159; **5**.159, 579, 665f, 705, 950, 958; **6**.161, 163, 179, 614, 629f, 633, 636, 754f, 759
Phellinus spp. **1**.296
Phellogensäure **4**.502
Phellonsäure **4**.502
Phellopterin **5**.434, 437
Phe$^3$-Lys$^8$-oxytocin **8**.776
Phenacainhydrochlorid Monohydrat, Monographie S01HA **9**.99
Phenacemid, Monographie N03AX **9**.100
Phenacetin
- Monographie N02BE **9**.100
- Nachweis **2**.142
- Referenzsubstanz f. Thermoanalyse **2**.63
- in Tabletten, Bestimmung durch NIR **2**.487
- Thermoanalyse **2**.73
α-Phenacetylharnstoff **9**.100
α-Phenacetylurea **9**.100
Phenacoccus manihoti **1**.330
Phenacyl chloride **3**.271
Phenadonum **8**.912
Phenador-x **3**.179
DL-Phenamine sulfate **7**.171
Phenamyliniumchlorid **7**.1419
Phenanthren **3**.79; **5**.941
- Monographie **3**.944
- Referenzsubstanz f. Thermoanalyse **2**.63
4,7-Phenanthrolin-5,6-dion **9**.98
Phenarsazinchlorid **3**.21
Phenazocin
- Monographie N02AD **9**.104
- hydrobromid, Monographie N02AD **9**.105
Phenazon **8**.902, 1037
- Monographie N02BB **9**.105
- Chloralhydrat, Monographie N02BB **9**.109
- Coffeincitrat, Monographie N02BB **9**.109
- Identität mit DC **2**.274f
- Inkomp. mit Campher **7**.647
- Nachweis **2**.143
- in Ohrentropfen **1**.611
- - Bestimmung durch NIR **2**.487
- als Reagens **1**.531

Phenazopyridin **1**.469
- Monographie G04AG, G04BX **9**.110
- hydrochlorid, Monographie G04AG, G04BX **9**.110
Phencyclidin **3**.948
- Monographie **3**.946
- hydrochlorid, Monographie **3**.948
Phencyclopeptine **4**.744
Phendimetrazin
- Monographie A08AA **3**.948; **9**.111
- bitartrat **9**.112
- hydrochlorid **3**.949
- hydrogentartrat, Monographie A08AA **9**.112
- tartrat **9**.112
Phenedrine **7**.167
Phenelzin
- Monographie N06AF **9**.113
- hydrogensulfat, Monographie N06AF **9**.113
- sulfat **9**.113
Phenemalum **9**.124
Phenethanol **9**.171
Phenethylalkohol **5**.318; **9**.171
Phenethylazocin **9**.104
2-(2-Phenethyl)benzoesäure **7**.1199
1-Phenethylbiguanid **9**.117
- monohydrochlorid **9**.117
Phenethylen **3**.1107
Phenethyllinhydrochlorid **8**.179
8-Phenethyl-1-oxa-3,8-diazaspiro[4,5]decan-2-on **8**.195
(RS)-α-(p-Phenethylphenyl)-imidazolyl-1-ethanol **7**.1197
N-(1-Phenethyl-4-piperidyl)propionanilid **1**.725; **8**.195
Pheneticillin
- Monographie J01CE **9**.114
- Kaliumsalz, Monographie J01CE **9**.115
Phenetidin **9**.100f
- Hämoglobinkonjugate **3**.76
Pheneturid, Monographie N03AX **9**.117
Phenformin
- Monographie A10BA **9**.117
- hydrochlorid, Monographie A10BA **9**.117
Phenglutarimid
- Monographie N04AA **9**.118
- hydrochlorid, Monographie N04AA **9**.119
Phenhydropyxylat **8**.168
Phenic acid **3**.952
Phenilon **9**.45
Phenindamin
- Monographie R06A **9**.119
- (R,R)-hydrogentartrat, Monographie R06A **9**.120
Pheniodol, Monographie V08A **9**.121
Pheniramin
- Monographie R06A **9**.121
- aminosalicylat, Monographie R06A **9**.123
- hydrogenmaleat, Monographie R06A **9**.123
Phenmedipham **1**.360
- Monographie **3**.949
Phenmedipham Biochemicals, Monographie **3**.951
Phenmedipham FL 157, Monographie **3**.951

Phenmetrazin **8.**1037
- Monographie **3.**951
- hydrochlorid **3.**951
Phenobamat **8.**167
Phenobarbital **7.**372
- Monographie N03AA, N05CA **9.**124
- Natriumsalz, Monographie N03AA, N05CA **9.**128
- Thermoanalyse **2.**72
- in Zubereitungen **1.**634
Phenobarbiton **9.**124
Phenobarbitural **9.**124
Phenobenzorphan **9.**104
Phenobutiodil, Monographie V08A **9.**129
Phenol **4.**505; **9.**180, 402, 552
- Monographie D08AE, X02 **3.**952; **9.**130
- in Dermatika **1.**568, 692; **2.**902
- Inkomp. mit Campher **7.**647
- Konservans in Impfstoffen **2.**921
- Nachweis **2.**135
- - chromatographischer **2.**146
- als Reagens **1.**528ff
- UV-Spektrum **2.**176
- verflüssigtes **1.**692
- in Zubereitungen **1.**568ff
*o*-Phenolase **5.**837
Phenol-Gangrän **3.**953
Phenolhaltige Bleipflastersalbe **1.**692
Phenol-Indophenol-Reaktion **2.**135
Phenolisatin **8.**1285
Phenollösung **1.**568
Phenolphthalein
- Monographie A06AB **9.**134
- als Indikator **2.**352
- als Reagens **1.**533
- Referenzsubstanz f. Thermoanalyse **2.**63
Phenolphthaleinlösung **1.**24
- ethanolische **1.**552
Phenolphthalol, Monographie A06AB **9.**136
Phenolrot **2.**352; **9.**136
Phenolsulfonphthalein, Monographie V04CH **9.**136
4-Phenolsulfonsäure, Monographie D08AE **9.**137
Phenolwasser **1.**568
Phenoperidin
- Monographie N01AH, N02AB **9.**138
- hydrochlorid, Monographie N01AH, N02AB **9.**139
Phenopyridine **7.**841
Phenosafranin **2.**355
Phenothiazin **7.**111, 1412; **8.**881, 920; **9.**365, 381, 872f
- Monographie P02X **9.**139
- Nachweis **2.**142
- Nachweisgrenze, voltammetrische **2.**510
10*H*-Phenothiazin-10-carbonsäure-2-[2-(dimethyl-amino)ethoxy]ethylester **7.**1353
Phenothiazine **1.**772
10*H*-Phenothiazin-10-propanamin **8.**160
(*RS*)-2-(2-{4-[3-(10-Phenothiazinyl)-2-methyl-propyl]-1-piperazinyl}ethoxy)ethanol **7.**1412
Phenotrin, Monographie P03AC **9.**139
Phenoxalin **3.**926

Phenoxazol **9.**45
Phenoxazolin **8.**189
(6*R*)-6-(2-Phenoxyacetamido)penicillansäure **9.**143
Phenoxyaceton **7.**1236; **9.**485
Phenoxybenzamin
- Monographie C02C **9.**140
- hydrochlorid, Monographie C02C **9.**142
Phenoxybenzol **3.**498
*m*-Phenoxybenzylalkohol-2,2-dimethyl-3-(2-methyl-propenyl)cyclopropancarboxylat **9.**139
3-Phenoxybenzyl-(1*RS*)-*cis*,*trans*-crysanthemat **9.**139
3-Phenoxybenzyl-[3-(2,2-dichlorvinyl)-2,2-dimethyl]-cyclopropancarboxylat **1.**776; **9.**91
2-Phenoxybuttersäure **9.**397
6-(α-Phenoxybutyramido)penicillansäure **9.**395
Phenoxycarbonylphenol **9.**180
6-(2-Phenoxycarbonyl-2-phenylacetamido)penicillan-säure **7.**707
1-Phenoxy-2,3-epoxypropylether **8.**167
Phenoxyethanol **1.**148
(1-Phenoxyethyl)penicillin **9.**114
*m*-Phenoxyhydratropasäure **8.**185
2-Phenoxymethylbenzoesäure **7.**1428
- ethylester **7.**1428
Phenoxymethyloxiran **7.**557
Phenoxymethylpenicillin **1.**749
- Monographie J01CE **9.**143
- Benzathinsalz, Monographie J01CE **9.**147
- Dibenzylethylendiamin **9.**147
- Kaliumsalz, Monographie J01CE **9.**148
4-[3-(4-Phenoxymethylphenyl)propyl]morpholin **8.**288
*N*-[3-(4-Phenoxymethylphenyl)propyl]morpholin **8.**288
2-(3-Phenoxyphenyl)propionsäure **8.**185
- Calciumsalz, Dihydrat **8.**186
Phenoxypropanol **7.**406; **9.**142
2-Phenoxypropionsäure **9.**114
6-(α-Phenoxypropionylamino)-penicillansäure **9.**114
(1-Phenoxypropyl)penicillin **9.**395
Phenoxytrin **9.**139
Phenoxyverbindungen, herbizide **1.**363f
Phenpipramid **8.**191
Phenprobamat, Monographie M03B **9.**149
Phenprocoumon, Monographie B01AA **9.**150
Phensuximid, Monographie N03AD **9.**153
Phentermin
- Monographie A08AA **3.**954; **9.**154
- hydrochlorid **3.**954
- - Monographie A08AA **9.**155
Phentolamin
- Monographie C02C **9.**156
- hydrochlorid, Monographie C02C **9.**157
- mesilat, Monographie C02C **9.**157
- Nachweis **2.**144
*N*-Phenyl **3.**497
Phenylacetaldehyd **9.**158
*N*-Phenylacetamid **7.**21
(6*R*)-6-(2-Phenylacetamido)penicillansäure **6.**61
6-(Phenylacetamido)penicillansäure-(2-diethylamino-ethyl)ester-hydroiodid **9.**49

Phenylaceton 3.66; 7.167, 1351; 8.179
Phenylacetonitril 5.656f; 7.1399; 8.596; 9.79, 118, 122, 124
3α-Phenylacetoxytropan 4.426, 433
6-(Phenylacetylamino)penicillansäure 7.446
– Natriumsalz 1.744
3-(α-Phenyl-β-acetylethyl)-4-hydroxycumarin 1.371
4-Phenylacylbromid 8.199
Phenylacylchlorid 3.271
Phenylalanin 4.290, 702, 1105; 8.511
β-Phenylalanin 9.160
(RS)-Phenylalanin 9.157
DL-Phenylalanin, Monographie 9.157
L-Phenylalanin, Monographie B05XB 9.160
Phenylalanindipeptid 4.716
2-(Phenylalanin)-8-lysin-Vasopressin 8.170
D-Phenylalanyl-L-cysteinyl-L-phenylalanyl-D-tryptophyl-L-lysyl-L-threonyl-N-[(1R,2R)-2-hydroxy-(hydroxymethyl)-propyl]-L-cysteinamidocyclisches(2→7)disulfid 8.1230
Phenylalkohol 3.952
Phenylamin 3.75
2-N-Phenylaminonaphthalen 5.630
Phenylaminopropansulfat 7.171
N-Phenylanilin 3.497
p-Phenylanilin 3.60
3-Phenylazopyridin-2,6-diamin 9.110
N-Phenylbenzeneamine 3.497
α-Phenyl-benzenessigsäure-1-ethyl-3-piperidinylester 9.233
4-Phenylbenzhydrol 7.481
1-(4-Phenylbenzhydryl)imidazol 7.481
2-Phenylbenzimidazol-5-sulfonsäure 1.203
– Monographie D02B 9.163
Phenylbenzol 3.179
4-Phenylbenzophenon 7.481
Phenylbenzylatropiniumbromid 9.1211
4-Phenylbenzylbromid 9.1211
DL-8(4-Phenylbenzyl)tropasäuretropylester-bromid 9.1211
β-Phenyl-α-brompropionsäure 9.158
1-Phenyl-3-butanon 7.551
2-Phenylbutansäure-2-(3-methyl-2-phenyl-4-morpholinyl)-ethylester 8.173
Phenylbutazon 1.730
– Monographie M01AA, M02AA 9.163
– Identität mit DC 2.275
– Reinheitsprüfung, mit MS 2.459
Phenylbutoxyhexylbromid 9.561
2-Phenylbuttersäure 7.576; 9.117
– chlorid 7.572
2-Phenylbutyronitril 7.186
2-Phenylbutyroylharnstoff 9.117
2-Phenylcarbamoyloxy-N-ethylpropionamid 3.251
Phenylcarbamoyloxyphenylcarbaminsäure-ethylester 3.404
Phenylcarbinol 7.438
Phenylchlorid 3.277
Phenylchlormethylketon 3.271
1-Phenyl-3-(4-chlorphenyl)-4-pyrazolcarboxaldehyd 8.756
1-Phenyl-5-chlortetrazol 9.160

N-Phenylcyclohexylamin 3.374
1-Phenyl-(1-cyclohexyl)piperidin 3.945
– hydrochlorid 3.948
1-Phenylcyclopentan-1-carbonsäure-N,N-diethylaminoethanolester 7.663f
(±)-trans-2-Phenylcyclopropanaminsulfat 9.1010
(±)-trans-2-Phenylcyclopropylamin 9.1008
5-Phenyl-2,4-diaminothiazol 7.202
N-Phenyl-2,6-dichloranilin 7.1263
N-Phenyldiethylamin 3.459
1-Phenyl-3-(O,O-diethylthionophosphoryl)-1,2,4-triazol 1.346; 3.1189
Phenyldimazon 8.1212
Phenyldimethylpyrazolon 7.191
4,4′-[p-Phenylenbis(methylenamino)]-bis-3-isoxazolidinon 9.811
4,4′-[1,4-Phenylen-bis(methylidinnitrilo)]bis (3-isoxazolidinon) 9.811
Phenylendiamin 1.187, 190
– hydrochlorid 1.539
1,2-Phenylendiamin, Monographie 3.955
1,3-Phenylendiamin 3.485
– Hämoglobinkonjugate 3.76
o-Phenylendiamin 3.955; 7.405, 985; 9.790
p-Phenylendiamin 9.881
o-Phenylendiol 7.513
Phenylephrin 8.138
– Monographie , C01CA, R01BA, S01FB, S01GA 3.956; 9.168
– hydrochlorid 3.956
– – Monographie C01CA, R01BA, S01FB, S01GA 9.170
Phenylessigsäure 5.89; 6.203; 7.1139
1-Phenyl-1,2-ethandiol 9.680
– 2-carbamat 9.680
2-Phenylethanol 6.992
– Monographie D08AE 9.171
Phenylethen 3.1107
Phenylether 3.498
2-Phenylethylacetat 6.992
Phenylethylalkohol 4.395, 636; 6.878
– in Dermatika 2.902
– Konservans in Augentropfen 2.644, 646
Phenylethylamin 3.560; 4.27, 914; 8.150
Phenylethylbarbitursäure 9.124
– Natriumsalz 9.128
2-(2-Phenylethyl)benzoesäure 7.1152
Phenylethylbromid 7.263; 9.113
D-N-Phenyl-1-(ethylcarbamo-1-yl)ethylcarbamat 1.360; 3.251
Phenylethylcarbinol 9.179
2-Phenylethylcyanid 5.658
N-(1-Phenylethyl)3,3-diphenylpropylamin 8.177
Phenylethylen 3.1107
2-Phenylethylformiat 6.992
2-Phenylethylglucosinolat 4.542, 544f, 551, 557; 5.657f
β-Phenylethylhydrazin 9.113
2-Phenylethylhydrazin 9.113
(R)-1-(1-Phenylethyl)-1H-imidazol-5-carbonsäureethylester 8.150
Phenylethylmalonsäurediethylester 9.124

Phenylethylmalonylharnstoff **9.**124
(*RS*)-*N*-{β-[4-(β-Phenylethyl)phenyl]-hydroxyethyl}-imidazol-hydrochlorid **7.**1198
β-Phenylethylsenföl **4.**340
2-(2-Phenylethyl)-5,6,7,8-tetrahydroxy-5,6,7,8-tetrahydrochromon **4.**308
D-Phenylglycin **7.**240; **8.**42
D-(−)-CbO-Phenylglycin **7.**241
D-(−)-α-Phenylglycinchloridhydrochlorid **7.**240
Phenylglycin-isopentylester **7.**651
(*R*)-(−)-2-Phenylglycinol **9.**1149
Phenylglyoxyl-nitril-oxim-*O*,*O*-diethylphosphorothionat **9.**191
Phenylglyoxylsäuremethylester **8.**374f
1-Phenyl-2,4-hexadiin-1-ol **4.**372
Phenylhydrargyri boras **9.**176
Phenylhydrargyri nitras **9.**178
Phenylhydrargyrum aceticum **9.**172
Phenylhydrat **3.**952
Phenylhydrazin **1.**534f; **7.**163; **8.**1025f; **9.**106, 415, 723
– hydrochlorid **1.**534
Phenylhydroxid **9.**130
Phenyl-2-hydroxybenzoat **9.**180
Phenylhydroxylamin **3.**76
1-Phenyl-2-hydroxy-nitropropan **8.**1195, 1213
1-Phenyl-1-hydroxy-propan **9.**179
Phenylhydroxytriazol **3.**1189
1,4-Phenylidendiamin, Hämoglobinkonjugate **3.**76
Phenylisopropylamin **7.**167, 1227
*N*-(β-Phenylisopropyl)-α-aminophenylacetonitril **7.**170
Phenylkabrylaminchlorid **3.**279
Phenylmagnesiumbromid **7.**1012, 1440; **9.**1089
Phenylmaleinsäureanhydrid **9.**153
Phenylmalonsäurebenzylesterchlorid **7.**681
Phenylmalonsäurediethylester **7.**265
2-(2-Phenylmercaptoethyl)malonsäurediethylester **9.**731
Phenylmercuriacetat, Monographie D08AK, S01AX, X02 **9.**172
Phenylmercuriborat, Monographie D08AK, S01AX, X02 **9.**176
Phenylmercurinitrat, Monographie D08AK, S01AX, X02 **9.**178
Phenylmethan **3.**1177
4-(Phenylmethoxy)phenol **8.**1032
*N*-Phenylmethylamin **3.**806
1-Phenyl-2-methyl-2-aminopropan **3.**954
2-(Phenylmethyl)-1*H*-benzimidazol **7.**396
– hydrochlorid **7.**397
Phenylmethylbenzoat **7.**439
Phenylmethyldiketon **8.**39
1-Phenyl-3-methyl-5-pyrazolon **1.**190
2-Phenyl-3-methyl-tetrahydro-1,4-oxazin **3.**951
2-Phenyl-3-methyl-valeronitril **9.**1146
8-(4-Phenylphenacyl)-3α-[(−)-tropoyl-oxy]-1α*H*,5α*H*-tropanium-bromid **8.**199
Phenylphenol **1.**146; **7.**487
γ-Phenyl-*N*-(1-phenylethyl)benzenpropanamin **8.**177

α-Phenyl-α-(1-phenylisopropyl)aminoacetonitril **7.**170
*N*-Phenyl-*N*-(phenylmethyl)-1-pyrrolidinethanamin **8.**449
Phenylphosphatase **4.**1104
1-Phenylpiperazin **7.**1446
(*RS*)-3-(4-Phenyl-1-piperazinyl)-1,2-propandiol **7.**1446
4-Phenylpiperidin-4-carbonsäureethylester **7.**1385; **9.**138
α-Phenyl-D-piperidinessigsäure **3.**818
– methylester **3.**818
(*R*\*,*R*\*)-(−)-α-Phenyl-2-piperidinmethanolacetat (ester) **8.**719
5-Phenyl-5-piperidino-barbitursäure **7.**379
5-Phenyl-5-piperidino-1,3-bis[2-piperidinoethyl]-barbitursäure **7.**379
– citrat **7.**379
L-*threo*-Phenyl-(2-piperidinyl)methylacetat **8.**719
1-Phenyl-1-(2′-piperidyl)-1-acetoxymethan **8.**719
L-*threo*-1-Phenyl-1-(2-piperidyl)-1-acetoxymethan **8.**719
α-Phenyl-α-(4-piperidyl)benzylalkohol **9.**238
Phenylpiperon **7.**1389
1-Phenylpropan-1,2-dion **8.**95
1-Phenylpropanol, Monographie A05A **9.**179
3-Phenylpropanol **6.**878; **9.**149
Phenylpropanolamin **3.**463, 522; **8.**1195
– Monographie **3.**957
– hydrochlorid **3.**957
3-Phenyl-1-propanolcarbamat **9.**149
3-Phenylpropionitril **5.**658, 918
3-Phenyl-propionsäure-[3,20-dioxo-pregn-4-en-17-yl]ester **7.**1217
Phenylpropylalkohol **5.**699; **9.**179
Phenylpropylamin **3.**65; **7.**167, 1227
4-[2-(1-Phenyl-2-propylamino)ethyl]morpholin **8.**1038
3-Phenylpropylcarbamat **9.**149
3-Phenylpropylchlorid **7.**150
Phenylpropylcinnamat **5.**700
4-[(3-Phenyl-2-propyliden)amino]benzolsulfonamid **9.**693
Phenylpropyl-Khatamine **3.**259
1-Phenylpropylmalonester **9.**150
5-Phenylpseudohydantoin **9.**45
*N*-(1-Phenylpyrazol-5-yl)sulfanilamid **1.**763; **9.**723
α-Phenyl-α-(2-pyridyl)acetonitril **7.**1399
1-Phenyl-2-(2-pyridylamino)ethanol **8.**200
– hydrochlorid **8.**201
(*RS*)-1-Phenyl-1-(2-pyridyl)ethanol **7.**1440
Phenylquecksilberacetat **9.**172, 176, 178
Phenylquecksilberborat **9.**176
Phenylquecksilbernitrat **9.**178
– hydroxid (1:1) **9.**178
Phenylquecksilberverbindungen
– Konservans
– – in Augentropfen **2.**644, 646
– – in Dermatika **1.**169; **2.**909
– Übersicht **1.**147

(*RS*)-Phenyl-[(*RS*)-(2)-piperidyl]-essigsäuremethylester  3.818
Phenylsalicylat  1.608ff
– Monographie  D02B, D08AE, G04AD, M02AC  9.180
– Inkomp. mit Campher  7.647
Phenylsäure  3.952
Phenylsulfinsäurechlorid  8.502
5-(Phenylsulfinyl)-2-carbomethoxyaminobenzimidazol  8.1259
3-Phenylsulfonyloxy-chinuclidin  9.484
(*RS*)-4-Phenyltetrahydro-2*H*-pyran-4-carbonsäure-1-methyl-3-morpholinopropylester  8.168
5-Phenyl-2,4-thiazoldiamin  7.202
1-Phenyl-1-(2-thienyl)-3-(*N*-methyl-morpholino)-propanoliodid  9.926
Phenyltoloxamin
– Monographie  R06A  9.181
– dihydrogencitrat, Monographie  R06A  9.182
4-Phenyl-1,2,4-triazolin-3,5-dion  7.100
Phenyltrimethylammoniumhydroxid  8.722
Phenylzinn  3.589f
Phenyracillin, Monographie  J01CE  9.182
Phenyramidol  8.200
– hydrochlorid  8.201
Phenytoin
– Monographie  N03AB  9.183
– Nachweis  2.143
– Natriumsalz, Monographie  N03AB  9.187
Pheromone  1.335f;  3.508
Pheromonfallen  1.334
Philaenus spumarius  1.309
Philippinencopal  4.129
Philodendron crassinervium, Verfälschung von Sarsaparillae radix  6.725
Philostigminbromid  8.1132
Phlegma  2.590
Phlein  4.138
Phlobaphene  4.162, 879;  5.617
– kolarote  4.941
Phloiòs Kinnamomou  4.890
Phloretamid  5.752
Phloretin  5.751
Phloretin-4-glucosid  5.751
Phloretinsäure  4.1104
Phloridzin  5.609, 751
Phlorobutyrophenon  4.1200
Phloroglucin  1.544, 554;  4.185;  5.262
Phloroglucin-Derivate  1.769
Phloroglucindimethyletherglucosid  6.907
Phloroglucinlösung  1.554
– ethanolische  1.24
Phlorotannine  5.201
Phloxin  1.539
Phoenicin  6.59
Pholcodin
– Monographie  R05DA  9.187
– Monohydrat, Monographie  R05DA  9.188
Pholedrin
– Monographie  C01CA  9.189
– sulfat, Monographie  C01CA  9.190
Pholiotina cyanopus  3.1010

Phoma lingam  1.292
Phoma medicaginis  1.295
Phosalen  3.958
Phosalon  1.347
– Monographie  3.958
Phosgen  3.254;  7.349, 1404
Phosphamidon  1.344
– Monographie  3.960
Phosphan  3.964
Phosphatase  4.1104
– alkalische  2.526
Phosphatcellulose  2.677
Phosphate
– Grenzprüfung  2.310
– insektizide  1.343f
– Nachweis  1.551;  2.136
– – chromatographischer  2.146
– – im Urin  1.552
Phosphatester, Nachweis  2.136
Phosphatide  5.303
Phosphatidylcholin  4.4, 559;  5.303, 413;  8.699
Phosphatidylethanolamin  4.557;  5.303, 413
Phosphatidylinositol  4.557;  5.303f
Phosphatidylserin  4.4;  5.303f
Phosphatierte Stärke  7.256
Phosphatpufferlösung, Gefrierpunktserniedrigung  2.761
Phosphenantasid  7.72
Phosphin  3.964
Phosphinat, Nachweis  2.131
2,2′-Phosphinicobis[2-hydroxypropionsäure]  8.301
2,2′-Phosphinicodimilchsäure  8.301
Phosphodiesterasehemmer, Herztherapeutika  C01CE
Phosphoenolpyruvat  1.481
Phosphoestrolum-Natrium  8.301
Phospholipide  5.303, 308
– in Blutserum, Prüfung durch IR  2.488
Phosphonate
– fungizide  1.351
– herbizide  1.359
– insektizide  1.347
Phosphonoameisensaures Natrium  8.299
9-(5-*O*-Phosphono-β-D-arabinofuranosyl)adenin  9.1171
9-(5-*O*-Phosphono-β-D-arabinofuranosyl)-9*H*-purin-6-amin  9.1171
Phosphonomethylglycin  1.359;  3.642
Phosphonomycin-Dinatrium  8.304
2-Phosphonooxyacrylsäure  9.1137
1-(3-*O*-Phosphono-β-D-ribofuranosyl)-2,4-(1*H*,3*H*)-pyrimidindion  9.1135
1-(5-*O*-Phosphono-β-D-ribofuranosyl)-2,4-(1*H*,3*H*)-pyrimidindion  9.1136
$O^{2'}$-Phosphono-uridin  9.1135
$O^{3'}$-Phosphono-uridin  9.1135
$O^{5'}$-Phosphono-uridin  9.1136
Phosphor
– Nachweisgrenze, spektroskopische  2.469
– rot oder violett, Monographie  3.962
– Säuglingsnahrung  1.229, 241
Phosphoracidchlorid  3.965

Phosphoreszenz 2.162
Phosphorhydrid 3.964
Phosphoric acid 3.963
Phosphorit 7.276
Phosphor-Kiefernekrose 3.1163
Phosphororganische Verbindungen, insektizide 1.343f
Phosphorous oxychloride 3.965
Phosphoroxidchlorid 3.965; 7.1141; 9.481
Phosphoroxidchlorür 3.965
Phosphoroxidtrichlorid 3.965
Phosphoroxychlorid 3.965; 7.1141; 9.481
Phosphoroxytrichlorid 3.965
Phosphorpentachlorid 3.966
5-Phosphorribosyl-1-pyrophosphat 9.1136
Phosphorsäure 7.54
– Monographie 3.963
– Antioxidans-Synergist 2.699
– als Reagens 1.546
– im Sirup 1.646
Phosphorsäurediethylesterchlorid 8.3
Phosphorsäurediethyl-4-nitrophenylester 9.30
Phosphorsäuretrichlorid 3.965
Phosphorsäuretriethylester 3.1213
Phosphorsäuretris(2-chlorethyl)ester 3.1221
Phosphortribromid 3.966
Phosphortrichlorid 3.966
Phosphorwasserstoff, Monographie 3.964
Phosphorylchlorid 9.1044, 1136
– Monographie 3.965
$O$-Phosphoryl-4-hydroxy-$N,N$-dimethyltryptamin 3.1010; 6.288; 9.443
$O$-Phosphoryl-4-hydroxy-$N$-methyltryptamin 6.288
$O$-Phosphoryl-4-hydroxytryptamin 6.288
4-Phosphoryloxy-$N,N$-dimethyltryptamin 3.1010; 9.443
Phostoxin Pellets, Monographie 3.966
Phostoxin Prepacs, Monographie 3.967
Phostoxin Tabletten, Monographie 3.967
Phostoxin WM
– Monographie 3.967
– Pflanzenschutz 1.371
Photoakustik 2.197
Photochemie 2.163
Photochemischer Smog 3.907
Photocitral 5.691
Photodioden 2.8, 166
Photoeffekt 2.383
Photoelement 2.8
Photohalbleiter 2.10
Photoionisationsdetektor 2.288
Photometer
– Diodenarray 2.169
– Einstrahlgerät 2.168
– Funktionsprinzip 1.458
– Zweistrahlgerät 2.168
Photometrie
– apparative Einflußgrößen 2.171f, 177
– Farbreaktionen, Auswertung 2.474
– Gehaltsbestimmung 2.471
– Grundlagen 1.458f; 2.158
– IR- 2.480

– Lichtquellen 2.164
– Lösungsmitteleinfluß 2.175
– Mehrkomponentenanalyse 2.474
– NIR- 2.480
Photomultiplier
– Head-on- 2.166
– Side-on- 2.166
Photonenkorrelationsspektroskopie 2.46, 929
Photo-Oxygenierungsreaktion 1.145
Photophobie, dimethylsulfat 3.482
Photosedimentometer 2.48
Photostrom 2.9
Photosystem 1, Beeinflussung durch Orellanin 3.895
Phototransistor 2.9
Photovoltaik 2.9
Phoxim 1.347, 777
– Monographie P03AA 3.967; 9.191
PHPH [Biphenyl] 3.179
Phrenotropin 9.426
Phtalophos 8.1065
Phthalaldehyd 1.479
Phthalat, Nachweis 2.136
1,4-Phthalazindiylhydrazin
– methansulfonat 7.1306
– sulfat 7.1306
– – 2,5-hydrat 7.1309
1($2H$)-Phthalazinonhydrazon 8.458
1-Phthalazinylhydrazin 8.458
$N$-Phthalglycylchlorid 8.588
Phthalhydrochinon 7.513
Phthalid 7.1042
3-Phthalimidoglutarimid 9.843
2-Phthalimidoglutarsäure 9.843
2-Phthalimidoglutarsäureanhydrid 9.844
Phthalol 9.136
Phthalsäure 3.415; 4.748
– dibutylester 7.1260
– dimethylester 6.1146; 7.1381
Phthalsäureanhydrid 7.912; 8.255, 309, 458f, 674; 9.268, 843
Phthalsäureester 1.173
Phthalsulfamethizol, Monographie J01E 9.192
Phthalylsulfanilacetamid, Monographie A07AB, J01E 9.192
Phthirus pubis 1.271, 280
Phüllon arctocomaro 4.331
Phuta 4.307
Phycoxanthin 5.201
Phyla scaberrima 5.687f
Phyllanthus cermuus 4.566
Phyllanthus cinerascens 4.567
Phyllanthus emblica, Verfälschung von Myrobalani fructus 6.921
Phyllanthus introductus 4.566
Phyllanthus oblongifolius 4.567
Phyllanthus rhamnoides 4.567
Phyllanthus sepiarius 4.567
Phyllanthus tinctorius 4.567
Phyllanthus tristis 4.567
Phyllanthus turbinatus 4.566
Phyllanthus vitis ideae 4.567

Phyllochinon  9.198
Phyllophora pseudoceranioides, Verwechslung mit Chondrus crispus  4.860
Phyllotreta atra  1.315
Phyllotreta nemorum  1.315
Phyllotreta nigripes  1.315
Phyllotreta undulata  1.315
Phylobates aurotaenia  3.148
Physalien  5.720
Physalis alkekengii, Verfälschung von Belladonnae folium  4.425
Physcion  4.701, 716, 720;  5.143, 145, 395;  6.392ff, 398, 405, 412, 419, 423
Physcionanthron  6.423
Physciondianthron  6.413, 423
Physcion-8-$O$-β-D-glucosid  5.143
Physcionin  6.423
Physiologische Kochsalzlösung  1.614
Physiologische Lösung n. Ringer  1.614
Physochlain  4.959
Physostigma venenosum  9.193
Physostigmin  1.730
– Monographie N07A  9.193
– salicylat
– – Monographie  N07A  9.196
– – Identität mit DC  2.275
– – Nachweis  2.142
– sulfat, Monographie N07A  9.197
Phytan  5.201
Phyteuma japonicum, Verfälschung von Ginseng radix  6.15
Phythaemagglutine  5.626
Phytin  4.546
Phytinsäure  4.440
Phyto Atrazin FL 500, Monographie  3.969
Phyto CCC, Monographie  3.969
Phyto IPU FL 500, Monographie  3.969
Phyto IPU WP, Monographie  3.970
Phyto MP, Monographie  3.970
Phyto PMP, Monographie  3.970
Phyto Pyrazol, Monographie  3.970
Phyto Pyrazol WP, Monographie  3.970
Phyto Simazin FL 500, Monographie  3.970
Phyto Toluron FL 500, Monographie  3.970
Phytoalexine  1.298;  4.874
Phytofluin  5.136
Phytol  4.751;  5.201, 639;  9.198
– Monographie  9.198
(±)-Phytol  9.198, 965
($E$)-(7$R$,11$R$)-Phytol  9.965
Phytolacca americana
– Verfälschung von Belladonnae folium  4.425
– Verfälschung von Belladonnae radix  4.433
Phytolacca decandra, Verfälschung von Belladonnae radix  4.433
Phytomedizin  1.281
Phytomenadion, Monographie B02B  9.198
Phytomyza atricornis  1.319
Phytomyza ilicis  1.319
Phytonadion  9.198
Phytopharmaka  2.1015
Phytophthora  1.289

Phytophthora infestans  1.289;  6.747, 750
Phytophthora megasperma  5.300
Phytoseiidae  1.305
Phytoseiulus persimilis  1.305, 333
Phytoseiulus-Raubmilben  1.331
Phytosterin  4.611
Phytosterol  5.35, 359;  6.121
Phytotoxine  1.298
Phytotuberin  6.748
Phytox 80, Monographie  3.970
Phytox M, Monographie  3.970
Phytox Staub, Monographie  3.971
Phytox Super
– Monographie  3.971
– Pflanzenschutz  1.353
Phytox + Ultraschwefel, Monographie  3.971
Phytyl  9.198
PI [Phosphatidylinositol]  5.304
Piantaggine  6.225, 228
Piasal  6.926
PIC [Pharmazeutische Inspektions-Convention]  2.35
– Basic-Standards  2.1032
Picapoll  4.262
Piccolo assenzio  4.373
Picea, Monographie  6.119
Picea abies  6.119, 121f, 124f
Picea-abies-Nadelöl  6.122
Picea albertiana  6.120
Picea balsamea  4.15
Picea brevifolia  6.125
Picea cephalonica  4.18
Picea engelmannii  6.120
Picea excelsa  6.121
Picea fraseri  4.19
Picea glauca  6.120
Picea glehnii  6.120
Picea mariana  6.119, 125f
Picea nigra  6.125
Picea nordmanniana  4.19
Picea obovata  4.21
Picea pectinata  4.7
Picea pichta  4.20
Picea pungens  6.120
Picea rubens  6.120
Picea vulgaris  6.121
Piceae abietis aetheroleum  6.122
Piceae aetheroleum M02AX, R05CA  4.10, 13, 16, 18, 20f;  6.122, 125
Piceae marianae aetheroleum  6.125
Piceae nigrae aetheroleum  6.125
Piceae turiones recentes M02AX, R05CA  4.8;  6.124
Piceatannol  6.121f, 414, 423
Piceid  4.6;  5.143f;  6.121
Picein  6.121f, 185
Piceol  6.121
Piceosid  4.327, 332
Pichifluidextrakt  1.587
Pichizweigspitzen  1.587
Pichurimnüsse  5.881
Pickering-Emulsion  2.687

Pickpurse 4.656
Piclopastin, Monographie 9.200
Picloram 1.365
– Monographie 3.971
Picloxydin, Monographie D08AC 9.201
α-Picolin 9.252
Picolinsäure 5.751
Picosulfol-dinatriumsalz 8.1118
Picrasan 4.149
Picrasan-16-on 4.146
Picric acid 3.1220
Picrinin 6.1128
Picris hieracioides, Verfälschung von Arnicae flos 4.347
Picrisid B 4.866
Picrohelenin 5.407f
Picronitric acid 3.1220
Picropodophyllin 3.981, 983
Picropodophyllotoxin 5.587
Picropolin 6.935
Picropolinol 6.935
Picrotin 4.269; 9.201
Picrotoxin 3.319; 4.268f
– Monographie R07AB 9.201
Picrotoxinin 4.269; 9.201
PID [Photoionisationsdetektor] 2.288
L-Pidolsäure, Monographie 9.202
Pidorubicin 8.49
– hydrochlorid 8.51
Piè d'asino 4.180
Pie di diavolo 5.421
Piè di gallo 6.255
Pie di lepre 6.990
Pie plant 6.432, 434
Piece 3.1155f
Pied d'aigle 4.99
Pied d'Alouette 3.398
Pied de bouc 4.99; 6.153
Pied de chèvre 4.99
Pied de cornielle 5.252
Pied de griffon 3.651; 5.419
Pied de lièvre 6.990
Pied de lion 4.162
Pied de purlain 6.1017
Piel 6.537
Pieprz turecki 4.661
Pierestupien 4.568
Pieridae 1.317
Pieris brassicae 1.317
Pieris japonica 3.1024
Pieris rapae 1.317
Pierosid 6.440
Pierwiosnek 6.277
Pierwocwiet 6.277
Piezoaufnehmer, Tablettenpresse 2.948
Piezoelektrischer Effekt 2.10, 16
Piezoelektrischer Gassensor 2.30
Piezoresistiver Effekt 2.12, 18
Pigment Blue 27 8.15
Pigment-Dispersion, Hautpflege 1.166
Pigmente 1.167
Pigmentierungstyp 1.202

Pig's ear 4.1038
Pigweed 6.250
Pig-wrack 4.860
Pijp-Cassia 4.716
Pikringelb 3.1220
Pikrinit 3.1220
Pikrinsäure 3.1220
– als Reagens 1.472, 539ff
Pikrinsäurelösung 1.554
Pikrinschwefelsäurelösung 1.527
Pikroglobularin 5.298
Pikrosalvin 6.495, 551
Pikrotoxin 3.369
Pilang 4.34
Pilang bark 4.35
Pilangrinde 4.35
Pileocalyx elegans 4.1069
Pillarzo 3.34
Pillen
– Definition 1.633; 2.940
– Hilfsstoffe 1.633
– Prüfung
– – Gleichförmigkeit d. Masse 1.634
– – Zerfallszeit 1.634
– stark abführende 1.636
– Überzüge 1.633f
Pilocarpi foliola 6.129
Pilocarpidin 6.128f
Pilocarpin 6.128f, 132
– Monographie N07A, S01EB 3.972; 9.204
– hydrochlorid, Monographie N07A, S01EB 3.974; 9.207
– Identität mit DC 2.274
– IR-Spektrum 2.191
– nitrat, Monographie N07A, S01EB 3.974; 9.208
Pilocarpinum hydrochloricum, Monographie N07A, S01EB 9.209
Pilocarpus, Monographie 6.127
Pilocarpus hom. 6.131, 133f
Pilocarpus cearensis 6.128
Pilocarpus goudotianus 6.134
Pilocarpus guaynensis 6.134
Pilocarpus heterophyllus 6.134
Pilocarpus insularis 6.134
Pilocarpus jaborandi 3.973; 6.128f, 131
Pilocarpus-jaborandi-Blätter 6.129
Pilocarpus latifolius 6.134
Pilocarpus laurifolius 6.134
Pilocarpus longipes 6.134
Pilocarpus microphyllus 3.973; 6.129, 131f; 9.204
Pilocarpus-microphyllus-Blätter 6.132
Pilocarpus officinalis 6.128
Pilocarpus pauciflorus 6.134
Pilocarpus pennatifolius 3.973; 6.129, 131, 133
Pilocarpus-pennatifolius-Blätter 6.133
Pilocarpus pinnatifolius 6.133
Pilocarpus pinnatus 6.133
Pilocarpus racemosus 3.973; 6.134
Pilocarpus selloanus 6.133
Pilocarpus simplex 6.133

Pilocarpus trijugatus **6.**133
Pilosin **6.**129
(+)-Pilosin **6.**128, 132
Pilulae **1.**633ff
Pilulae aloeticae **1.**634
Pilulae aloeticae ferratae **1.**634; **4.**225
Pilulae ante cibum **1.**634
Pilulae antihypertonicae **1.**634
Pilulae Argenti nitrici **1.**635
Pilulae asiaticae **1.**635
Pilulae Chinini cum Ferro **1.**635
Pilulae Ferri arsenicosi **1.**635
Pilulae Ferri carbonici Blaudii **1.**635
Pilulae ferrosae **1.**635
Pilulae Helveticae **1.**635
Pilulae laxantes **1.**635
Pilulae laxantes fortes **1.**636
Pilulae longae vitae **1.**634
Pilulae Rhei Kneipp **1.**636
Pilulae tannicae Frerichs **1.**636
Pilulae vitae Belzer **1.**634
Pilzatropin **3.**852
Pilze
– insektenpathogene **1.**334
– pflanzenpathogene **1.**286ff
Pilzfrei Saprol, Monographie **3.**975
Pima cotton **5.**337
Pimaradien **6.**180
Pimara-8(14),15-dien **4.**324; **6.**166
(–)-Pimara-8(14),15-dien-19-onsäure **4.**324
Pimarinal **6.**180
Pimarinol **6.**180
Pimarsäure **6.**168, 179
Pimeclon
– Monographie N07A, R07AB, S01EB **9.**209
– hydrochlorid, Monographie N07A, R07AB, S01EB **9.**210
Pimelic ketone **3.**371
Piment **1.**583ff
Piment annuel **4.**661
Piment de cayenne **4.**661, 664
Piment de jardins **4.**661
Piment rouge **4.**664
Pimenta **6.**213
Pimenta branco **6.**213
Pimenta cubeba **6.**194
Pimenta longa **6.**199
Pimenta negra **6.**214
Pimentao **4.**664
Pimenteira bastarda **6.**627
Pimentero falso **6.**627
Pimentoa cornicabra **4.**664
Piments **4.**671f
Pimethixen, Monographie N07A, R06A, S01EB **9.**210
Pimienta de Brasil **6.**634
Pimienta de muros **6.**651
Pimiento **4.**661, 664
Pimiento del diablo **6.**627
Pimiento rojo **4.**664
Pimozid, Monographie N05AG, N07A, S01EB **9.**211

Pimpernel **4.**262
Pimpernel root **6.**148
Pimpernell **6.**147
Pimpernelle **6.**587
Pimpernellwurzel **6.**148
Pimpernelwortel **6.**148
Pimpinel **6.**153
Pimpinell, weiße **6.**147
Pimpinella **4.**262; **6.**151
– Monographie **6.**135
Pimpinella alba hom. **6.**151, 154
Pimpinella alpestris **6.**153
Pimpinella angelicaefolia **4.**99
Pimpinella angustifilia **6.**147
Pimpinella anisum **4.**694; **5.**515; **6.**136ff, 143, 146f; **7.**259
Pimpinella anisum, äthanol. Decoctum hom. **6.**146
Pimpinella anisum cultum **6.**137
Pimpinella bulbocastanum **4.**577
Pimpinella carvi **4.**694
Pimpinella dissecta **6.**153
Pimpinella dumetorum **6.**147
Pimpinella glabella **6.**151
Pimpinella glabra **6.**147
Pimpinella hirtella **6.**151
Pimpinella hispida **6.**151
Pimpinella laconica **6.**153
Pimpinella magna **6.**147, 151
Pimpinella major **6.**136, 147f, 151
Pimpinella media **6.**147
Pimpinella minor **6.**587
Pimpinella nigra **6.**153
Pimpinella officinalis **6.**589
Pimpinella peregrina **6.**136, 151f
– Verfälschung von Pimpinellae radix **6.**149
Pimpinella-peregrina-Wurzel **6.**152
Pimpinella podagraria **4.**99
Pimpinella rosea **6.**147
Pimpinella saxifraga **6.**136, 147f, 151, 153f
Pimpinella saxifraga hom. **6.**154
Pimpinella saxifraga major **6.**147
Pimpinella spinosa **6.**607
Pimpinella taurica **6.**151
Pimpinella tragium **6.**151
Pimpinellae albae radix **5.**435; **6.**148
Pimpinellae franconiae radix **5.**435
Pimpinellae italicae minoris herba **6.**587
Pimpinellae italicae minoris radix **6.**588
Pimpinellae radix R05CA **6.**148, 154
Pimpinellae rhizoma **6.**148
Pimpinellae spuriae radix **5.**435
Pimpinellae tinctura **1.**678; **6.**149
Pimpinelle **6.**153
Pimpinelle blanche **6.**147
Pimpinelle épineuse **6.**607
Pimpinellin **5.**432ff, 436f; **6.**50, 149
Pimpinellwurzel **6.**148
Pimprenelle blanche **6.**153
Pimp's drug **3.**333
Pin d'Auvergne **6.**180
Pin blanc d'Autriche **6.**180

Pin de Brianconnais **6.**163
Pin à crochets **6.**163
Pin d'Ecosse **6.**180
Pin de Genève **6.**180
Pin de Hagenau **6.**180
Pin à Mature **6.**180
Pin de montagne **6.**163
Pin noir **6.**166
Pin sauvage **6.**180
Pin sylvestre **6.**180
Piña **4.**273
Pinaceae pix **6.**170, 176, 181
Pinacoloxymethylphosphorylfluorid **3.**1094
Pinacolylmethyl-fluorphosphat **3.**1094
Pinacolylmethyl-phosphonofluoridat **3.**1094
(S)-Pinandiol-alkyl-boronester **9.**1150
Pinangpalme **3.**88
Pinaster **6.**175
Pincheri de legnaiuoli **5.**70
Pinde **4.**460
Pindiconda **4.**103
Pindi-kai **5.**887, 889
Pindikumda **4.**103
Pindolol, Monographie C07AA, N07A, S01EB **9.**213
Pine cones **6.**185
Pine needle oil **6.**164
Pine oil **4.**21
Pine tar **6.**181
Pineapple **4.**273
Pinen **6.**193, 754f, 759, 858, 871f, 936, 1073, 1081, 1184f
α-Pinen **3.**703; **4.**9, 13f, 16ff, 49, 61, 82, 126ff, 131, 134, 241, 244, 247f, 251f, 288, 296, 364, 367, 371f, 378f, 390, 468, 596, 640, 765, 798, 809, 811, 896, 899, 956, 962f, 998, 1080, 1084, 1099, 1159, 1194; **5.**17, 43, 89, 115, 117, 125, 129, 133, 159, 172, 294, 394f, 562, 566, 568, 579, 589, 632, 638, 640, 666, 705, 779, 824, 831, 836, 840, 843, 868f, 881, 905f, 950ff, 958ff, 962; **6.**120, 159, 161, 163, 179f, 186, 195, 441, 491, 539, 542, 550, 567, 569, 630, 633, 636, 966, 968f, 971, 987, 1075, 1101; **7.**645; **9.**215f
(±)-α-Pinen, Monographie M02AX, N07A, S01EB **9.**215
(+)-α-Pinen **6.**159, 162
– Monographie M02AX, N07A, S01EB **9.**216
(–)-α-Pinen **6.**159, 163, 185
– Monographie M02AX, N07A, S01EB **9.**216
DL-α-Pinen **6.**878
β-Pinen **4.**10, 14, 16ff, 49, 82, 131f, 134, 242, 244, 246, 248, 251f, 296, 298, 365, 367f, 371ff, 380, 390, 452, 596, 642, 810, 812, 900, 956f, 963, 990, 999, 1080, 1159ff, 1195; **5.**17, 125, 294, 562, 566, 568, 637f, 640, 666, 705, 824, 828, 831, 836, 840, 843, 869, 881, 905, 950ff, 958ff; **6.**51, 120, 159, 161, 179f, 216, 539, 542, 550, 567, 569, 630, 633, 636, 969, 976, 987; **9.**215f
(±)-β-Pinen, Monographie M02AX, N07A, S01EB **9.**216

(+)-β-Pinen **6.**159
– Monographie M02AX, N07A, S01EB **9.**217
(–)-β-Pinen **6.**159, 163, 186
– Monographie M02AX, N07A, S01EB **9.**217
(±)-Pinen **9.**216
(1R)-Pin-2-en **9.**216
(1R)-Pin-2(10)-en **9.**217
(1S)-Pin-2-en **9.**216
(1S)-Pin-2(10)-en **9.**217
2-Pinen **9.**215
2(10)-Pinen **9.**216
Pinenchlorid **7.**646
(Z)-(1S,5R)-β-Pinen-10-yl-β-vicianosid **6.**4
Pingstwuttel **6.**509
Pinguicola **6.**157
Pinguicula, Monographie **6.**156
Pinguicula vulgaris **6.**157
Pinguicula-vulgaris-Kraut **6.**157
Pinguiculae herba **6.**157
Pinhole Inspector **2.**793
Pini aetheroleum M02AX, R05CA **6.**162ff, 167, 170, 177, 179, 183
Pini halepensis aetheroleum **6.**162
Pini ligni nodi tumorisati **6.**188
Pini ponderosae aetheroleum **6.**177
Pini pumilionis aetheroleum **6.**164
Pini pyroleum **6.**181
Pini sibiricae aetheroleum **4.**21
Pini sylvestris oleum **6.**183
Pini turiones M02AX, R05CA **6.**185
Pinicrin **6.**185
(–)-Pinidinol **6.**120
Pinien **6.**955
Pinifolsäure **6.**180
Pinipicrin **3.**702
Piñique-piñique **6.**375
Pinit **4.**8, 705
Pinitol **5.**302, 358; **6.**160, 163, 179f, 185, 700, 956, 1138, 1162
Pink berries **6.**635
Pink centaury **4.**759
Pink pepper **6.**635
Pink peppercorns **6.**635
Pink root **6.**772, 775
Pink wedge [LSD] **3.**750; **8.**778
Pinkwurzel **6.**775
Pino albar **6.**180
Pino d'Austria **6.**166
Pino essenza **6.**164
Pino nano **6.**163
Pino nero **6.**166
Pino real **6.**188
Pino di Scozia **6.**180
Pino selvatico **6.**180
Pino silvestre **6.**180
Pinobanksin **6.**160ff, 167, 175f, 179f
Pinocamphon **4.**810; **5.**294
Pinocarveol **4.**808, 810, 812
Pinocarvon **4.**809, 812; **5.**125
Pinocembrin **5.**312f, 689; **6.**160ff, 166f, 175f, 179f
Pinolhydrat **4.**14

Pinomyricetin **6.**159, 176
Pinoquercetin **6.**159, 176
Pinoresinol **5.**704f, 936; **6.**120, 122, 160
Pinostrobin **6.**160, 162, 179
Pinosylvin **5.**526; **6.**160f, 163, 166, 175f, 179f
Pinotes **4.**319
Pinselin **4.**719
Pinselungen, Mund-, Rachenraum **1.**508
Pinserose **6.**5, 7
Pinuco **4.**1063
Pinus, Monographie **6.**158
Pinus abasica **6.**161
Pinus abchasica **6.**161
Pinus abies **4.**7, 18f; **6.**121
Pinus abies hom. **6.**125
Pinus alba **6.**179
Pinus alepensis **6.**161
Pinus arabica **6.**161
Pinus australis **6.**161, 167
Pinus austriaca **6.**166
Pinus balsamea **4.**15
Pinus beardsleyi **6.**176
Pinus benthamiana **6.**176
Pinus bessereriana **6.**188
Pinus borussica **6.**180
Pinus brachyptera **6.**176
Pinus brigantiaca **6.**180
Pinus canadensis **6.**179
Pinus caramanica **6.**166
Pinus carpatica **6.**180
Pinus catalaunica **6.**180
Pinus cavendishiana **6.**187
Pinus cebennensis **6.**166
Pinus cephalonica **4.**18
Pinus colchica **6.**161
Pinus craigiana **6.**176
Pinus dammara **4.**128
Pinus echinata **6.**163
Pinus elliottii **6.**158, 161, 168, 171
Pinus engadinensis **6.**180
Pinus fraseri **4.**19
Pinus funebris **6.**187
Pinus genuensis **6.**161
Pinus georgica **6.**167
Pinus haguenensis **6.**180
Pinus halepensis **6.**158, 161f, 168, 171; **9.**215
Pinus hamiltonii **6.**175
Pinus henryi **6.**187
Pinus hercynica **6.**180
Pinus heterophylla **6.**161
Pinus hierosolymitiana **6.**161
Pinus hispanica **6.**161
Pinus iberica **6.**180
Pinus illyrica **6.**180
Pinus lambertiana **6.**158, 162f
Pinus lambertiana hom. **6.**163
Pinus-lambertiana-Nadelöl **6.**163
Pinus laricio **6.**166
Pinus leucosperma **6.**187
Pinus longifolia **6.**167, 178
Pinus mariana **6.**125
Pinus maritima **6.**161, 175; **8.**704

Pinus massoniana **6.**188
Pinus microcarpa **6.**188
Pinus minor **6.**161
Pinus monspeliensis **6.**166
Pinus montana **6.**163
Pinus mughus **6.**163
Pinus mugo **6.**158, 163f, 183
Pinus mulleriana **6.**188
Pinus nevadensis **6.**180
Pinus nigra **6.**125f, 158, 166f, 171, 180, 183
Pinus-nigra-Nadelöl **6.**167
Pinus nigricans **6.**166
Pinus nootkatensis **6.**176
Pinus nordmanniana **4.**19
Pinus pallasiana **6.**166
Pinus palmeri **6.**167
Pinus palustris **6.**158, 167f, 170f, 175, 181
Pinus pannonica **6.**180
Pinus parolinii **6.**161
Pinus parryana **6.**176
Pinus parviflora **6.**158
Pinus pectinata **4.**7
Pinus peninsularis **6.**176
Pinus persica **6.**161
Pinus picea **4.**7
Pinus pichta **4.**20
Pinus pinaster **6.**158, 168, 171, 175f, 181, 183
Pinus ponderosa **6.**158, 171, 176ff
Pinus-ponderosa-Kolophonium **6.**176
Pinus-ponderosa-Nadelöl **6.**177
Pinus pumilo **6.**163
Pinus pyrenaica **6.**180
Pinus resinosa **6.**176
Pinus rhodopaea **6.**180
Pinus romanica **6.**180
Pinus roxburghii **6.**168, 171, 178f
Pinus rubra **6.**180
Pinus salzmanni **6.**166
Pinus sarmatica **6.**180
Pinus scotica **6.**180
Pinus septentionalis **6.**180
Pinus serenageusis **6.**178
Pinus serotina **6.**167
Pinus sibirica **4.**20
Pinus silvestris **6.**186
Pinus silvestris hom. **6.**186
Pinus sinclairiana **6.**176
Pinus sinclairii **6.**176
Pinus sinensis **6.**187
Pinus strobus **6.**158, 179
Pinus-strobus-Nadelöl **6.**179
Pinus-strobus-Zweige **6.**179
Pinus succinifera **9.**683
Pinus sylvestris **6.**158, 161, 168, 171, 180f, 183, 185ff
Pinus sylvestris hom. **6.**187
Pinus sylvestris flos, hom. **6.**187
Pinus tabulaeformis **6.**187f
Pinus taeda **6.**161
Pinus tatarica **6.**161
Pinus tenuifolia **6.**179
Pinus teocote **6.**158, 188

Pinus teocote hom. 6.188
Pinus vilmoriniana 6.188
Pinus vindelica 6.180
Pinus vocontiana 6.180
Pinus wilsonii 6.187
Pinusterpentinöl 6.171
Piny 6.7
Pinyin 5.270
Pinzetten 1.68
Pion 6.5, 7
Pipacyclin, Monographie J01AA, N07A, S01EB 9.218
Pipal 6.199
Pipamazin, Monographie A04A, N07A, S01EB 9.218
Pipamperon, Monographie N05AD, N07A, S01EB 9.219
Pipandiwik 5.69
Pipazetathydrochlorid, Monographie N07A, R05DB, S01EB 9.220
Pipebuzon, Monographie M01AA, N07A, S01EB 9.221
Pipemidsäure, Monographie G04AB, N07A, S01EB 9.221
Pipenzolat
– bromid, Monographie A03A, N07A, S01EB 9.223
– methylbromid 9.223
Piper, Monographie 6.191
Piper aduncum, Verfälschung von Matico folium 6.198
Piper album 6.213
Piper angustifolium 6.197f
Piper aromaticum 6.213
Piper betle 3.88; 6.192f
Piper-betle-Blätter 6.193
Piper brasiliense 4.664
Piper caudatum 6.194
Piper cayennense 4.664
Piper chaba 6.218
Piper clusii, Verfälschung von Piperis nigri fructus 6.215
Piper cubeba 6.194, 196f
Piper elongatum 6.197f
Piper fadyenii 6.192
Piper famechonii, Verfälschung von Piperis nigri fructus 6.215
Piper hispanicum 4.664
Piper hispanicum solubile 1.700
Piper hookeri 6.192
Piper indicum 4.664
Piper inebrians 6.201
Piper latifolium 6.199
Piper longum 6.199, 218
Piper-longum-Früchte 6.199, 218
Piper malamiris 6.192
Piper methysticum 6.192, 201, 212f
Piper methysticum hom. 6.212f
Piper nigrum 6.213f, 218
Piper nigrum hom. 6.218
Piper officinarum 6.218
Piper pinguispicum 6.192
Piper purpurascens 6.197
Piper retrofractum 6.199, 218
Piper rubrum 4.664
Piper sanctum 6.192
Piper sarmentosum 6.199
Piper siriboa 6.192
Piper trioicum 6.213
Piper turcicum 4.664
Piperacetazin, Monographie N05AC, N07A, S01EB 9.224
Piperacillin 1.471, 474
– Monographie J01CA, N07A, S01EB 9.226
– Natriumsalz, Monographie J01CA, N07A, S01EB 9.228
Piperamine 7.370
Piperanin 6.216
Piperazidin 9.250
Piperazin 1.772; 8.52; 9.236, 801
– Monographie N07A, P02CB, S01EB 9.229
– adipat, Monographie N07A, P02CB, S01EB 9.231
– Calciumedetat, Monographie N07A, P02CB, S01EB 9.231
– $N$-carbonsäureethylester 7.537
– citrat, Monographie N07A, P02CB, S01EB 9.232
– Hexahydrat, Monographie N07A, P02CB, S01EB 9.231
– Phenylbutazonsalz 9.449
1,1'-[1,4-Piperazindiyl-bis(iminocarbonyl)]-bis [3-($p$-chlorphenyl)]guanidin 9.201
$N,N'$-1,4-Piperazindiyl-bis(2,2,2-trichlorethylen)-bis-formamid 1.353; 3.1216
2-Piperazinyl-6,7-dimethoxy-4-aminochinazolin 9.801
Piperbetol 6.193
Pipercid 6.199f, 216
Piperein 6.199
Piperettin 6.192, 200
Piperettinsäure 6.192
Piperidin 1.559; 4.644; 6.192; 9.238, 335, 536f
– 2-carbonsäurechlorid 7.554
– hydrochlorid 9.989
Piperidinalkaloid 3.743f; 6.651
2-Piperidinethanol
– 2-aminobenzoat 9.252
– anthranilat 9.252
($RS$)-2-Piperidino-1-(2-benzylphenoxy)propan 7.406
4-Piperidino-1-(3,3-diphenyl-3-cyanpropyl)-4-carbamoylpiperidin 9.254
2-(2-Piperidinoethoxy)ethanol 9.220
2-(2-Piperidinoethoxy)ethyl-1-azaphenothiazin-10-yl-carboxylathydrochlorid 9.220
2-(2-Piperidinoethoxy)ethyl-10$H$-pyrido[3,2-b][1,4]-benzothiazin-10-carboxylathydrochlorid 9.220
α-(2-Piperidinoethyl)-benzhydrol 9.335
2-Piperidinoethyl-bicyclohexan-1-carboxylat 7.1305
– hydrochlorid 7.1305
2-Piperidinoethylchlorid 9.262

2-Piperidinoethyl-1-cyclohexylcyclohexancarboxylat **7**.1305
2-Piperidinoethyl-3-methyl-4-oxo-2-phenyl-4*H*-1-benzopyran-8-carboxylat **8**.206
– hydrochlorid **8**.208
2-Piperidinoethyl-3-methyl-4-oxo-2-phenyl-4*H*-chromen-8-carboxylat **8**.206
– hydrochlorid **8**.208
2-Piperidinomethyl-1,4-benzodioxan **9**.235
(*RS*)-2-(Piperidinomethyl)-cyclohexanon **9**.209
*N*-{-3[3-(Piperidinomethyl)phenoxy]propyl}-glycolamid **9**.535
$\Delta^5$-Piperidin-2-on **6**.192
4-Piperidino-piperidin-4-carboxamid **9**.219
3-Piperidino-1,2-propandiol
– dicarbamidsäureester, Monohydrat **7**.1380
– dicarbanilat **7**.1380
3-Piperidinopropionsäureester **9**.332
3-(1-Piperidino)propiophenon **9**.1060
3-Piperidino-4′-propoxypropiophenonhydrochlorid **9**.401
6-Piperidino-2,4-pyrimidindiamin-3-oxid **8**.1021
2,2′,2″,2‴-[(4-Piperidinopyrimido[5,4-d]pyrimidin-2,6-diyl)dinitrilo]tetraethanol **8**.1033
*N*-{-3[(α-Piperidino-*m*-tolyl)oxy]propyl}-glycolamid **9**.535
(*RS*)-*erythro*-α-(2-Piperidinyl)-2,8-bis(trifluormethyl)-4-chinolin-methanol **8**.844
2-[4-[2-(1-Piperidinyl)ethoxy]benzoyl]methylbenzoat **9**.262
2-(1-Piperidinyl)ethyl[1,1′-bicyclohexyl]-1-carboxylat-hydrochlorid **7**.1305
(*RS*)-2-(1-Piperidinylmethyl)-cyclohexanon **9**.209
3-(1-Piperidinyl)-1,2-propylendicarbanilat **7**.1380
Piperidolat
– Monographie A03A, N07A, S01EB **9**.233
– hydrochlorid, Monographie A03A, N07A, S01EB **9**.233
Piperidylamidon **7**.1389
α-(2-Piperidyl)benzhydrol **9**.238
1-(4-Piperidyl)-2-benzimidazolon **7**.405
(–)-α-(2-Piperidyl)benzacetat **8**.719
L-*threo*-[α-(2-Piperidyl)benzyl]acetat **8**.719
2-(2-Piperidyl)ethyl-anthranilat **9**.252
Piperidylmethadon **7**.1389
3-Piperidyl-1-(3′-methoxy-4′,5′-methylendioxy-phenyl)-1-propanon **3**.854
*N*-(2-Piperidylmethyl)-2,5-bis(2,2,2-trifluorethoxy)-benzamid **8**.209
*N*-{3-[3-(1-Piperidylmethyl)oxy]propyl}acetoxyacetamid-hydrochlorid **9**.536
Piperin **6**.192, 199f, 216
Piperis albi fructus **6**.213
Piperis betle folium **6**.193
Piperis longi fructus **6**.199
Piperis methystici rhizoma **6**.201
Piperis nigri fructus **6**.214
Piperisa **5**.656
Piperitenon **5**.821, 824, 836, 840
Piperitenonoxid **4**.596
Piperitol **5**.955
Piperiton **4**.19, 468, 1110; **5**.115, 686, 824, 831

Piperitonoxid **4**.596; **5**.828
Piperlongumin **6**.192, 199f
Piperlonguminin **6**.192, 199f
Pipermethysticin **6**.201
Pipernonalin **6**.199
Piperocainhydrochlorid, Monographie N01BC, N07A, S01EB **9**.234
Piperol **6**.193
Piperolein **6**.216
Piperolid **6**.192
Piperonylacrolein **6**.614
Piperonylbutoxid **1**.351
– Monographie P03AX **3**.975; **9**.234
2-(4-Piperonyl-1-piperazinyl)pyrimidin **9**.250
Piperoxan, Monographie C02K, V04CX **9**.235
Pipersäure **6**.192
Piperundecalidin **6**.199f
Piperylin **6**.216
Pipetten **2**.6, 348
– Blutzählung **1**.490
Piplartin **6**.192, 199f
Piposulfan, Monographie L01A **9**.236
Pipotiazinpalmitat, Monographie N05AC **9**.236
Pipoxid **6**.192, 213
Pipoxidchlorhydrin **6**.213
Pipoxolan
– Monographie A03A **9**.237
– hydrochlorid, Monographie A03A **9**.237
Pippali **6**.199
Pipperidge bush **4**.488
Pipperidge root bark **4**.490
Pipperidge treebark **4**.488
Pipradol, Monographie N06 **9**.238
Pipratecol, Monographie C04 **9**.239
Piprazidin **9**.250
Piprinhydrinat, Monographie R06A **9**.239
Piproctanyl **1**.370
– bromid, Monographie **3**.976
Piprozolin, Monographie A05A **9**.240
Piprz wodny **6**.77
Pipsissewa **4**.849, 852
Piptadenia peregrina **3**.222
Piptostegia gomesii **5**.538
Pipulmul **6**.199
Pique à l'âne **5**.77
Piracetam, Monographie N06BX **9**.241
Piramdinocillin **9**.265
Pirantel **9**.445
Pirarubicin, Monographie L01D **9**.242
Pirbuterol
– Monographie R03AC, R03CC **9**.244
– acetat, Monographie R03AC, R03CC **9**.245
– dihydrochlorid, Monographie R03AC, R03CC **9**.245
Pirenoxin, Monographie S01XA **9**.246
Pirenzepin
– Monographie A02BX **9**.246
– dihydrochlorid Monohydrat, Monographie A02BX **9**.247
Piretanid, Monographie C03C **9**.248
Pirfenoxon **9**.246
Pirglutargin **7**.294

Piri mali fructus **5.**752
Piribedil
- Monographie C04, N07X **9.**250
- mesilat, Monographie C04, N07X **9.**252
Piribenzilmethylsulfat **7.**476
Piridocain, Monographie N01BA **9.**252
Piridoxilat, Monographie N07X **9.**253
Piriglutin **9.**456
Pirimicarb **1.**348
- Monographie **3.**977
Pirimiphos-methyl **1.**346
- Monographie **3.**979
Pirimor Granulat zum Auflösen in Wasser
- Monographie **3.**981
- Pflanzenschutz **1.**348
Pirimor Räucherdose
- Monographie **3.**981
- Pflanzenschutz **1.**348
Pirinitramid **9.**254
Piriquita **5.**508
Pirisudanol, Monographie N06BX **9.**253
Piritramid
- Monographie N02AC **9.**254
- bishydrogentartrat, Monographie N02AC **9.**255
- hydrogentartrat, Monographie N02AC **9.**255
Pirkle Phasen **2.**321
Pirlindolhydrochlorid, Monographie N07X **9.**255
Piroctone-olamine **1.**177
Pirola umbellata **4.**849
Pirolae herba **4.**849
Pirosító **4.**176
Piroxicam, Monographie M01AC, M02AA, S01BC **9.**256
Pirprofen, Monographie M01AE **9.**260
Piru **6.**627
Pirul **6.**627
Pirus **6.**766
Pirus aucuparia **6.**766
Pisacho-gonjai **4.**25
Pisang **5.**859
Pisangwachs **5.**859
Pisatin **6.**990f
Pishshi **4.**262
Pismarum **6.**507
Pißblume **6.**900
Pissenlit **6.**897
Pißranke **6.**737
Pistachio nut **5.**368
Pistacho de tierra **4.**319
Pistacia terebinthus **5.**555
Pistazien, Mykotoxine **3.**25
Pistill **2.**540
Pistocain **9.**279
Piszidiafluidextrakt **1.**588
Piszidiawurzelrinde **1.**588
PIT *[Phaseninversionstemperatur]* **2.**692
Pita chandana **6.**603
Pitanga **5.**135
Pitanga amarella **5.**135
Pitangin **5.**134
Pitangueira **5.**133
Pitch pine **6.**167, 176

Pitofenon
- Monographie A03A **9.**262
- hydrochlorid, Monographie A03A **9.**262
Pityogenes chalcographus **1.**336
Pityriasis simplex capilitii **1.**176
Piule **5.**548; **6.**1014
Pivalinsäurechlormethylester **9.**264f
Pivaloyloxymethyl-(2$S$,5$R$,6$R$)-6-[(2$R$)-2-amino-2-phenylacetamido]-3,3-dimethyl-7-oxo-4-thia-1-azabicyclo[3.2.0]heptan-2-carboxylat **9.**262
Pivaloyloxymethyl-(2$S$,5$R$,6$R$)-6-[(1-azepanylmethylen)amino]-3,3-dimethyl-7-oxo-4-thia-1-azabicyclo-[3.2.0]heptan-2-carbonsäure **9.**265
Pivampicillin
- Monographie J01CA **9.**262
- hydrochlorid, Monographie J01CA **9.**264
Pivmecillinam
- Monographie J01CA **9.**265
- hydrochlorid, Monographie J01CA **9.**267
Pivoine officinale **6.**7
Pivoine-mâle **6.**5
Pivonka lekarska **6.**7
Piwonja lekarska **6.**7
Pix Abietarum **6.**181
Pix Abietinarum **6.**181
Pix Betulae **1.**584; **4.**505
Pix Betulina **1.**584; **4.**505
Pix Cadi **5.**580
Pix Carbonis **9.**659
Pix Juniperi liquida **5.**580
Pix liquida **6.**175, 181
Pix liquida hom. **6.**175, 186f
Pix liquida Betulae **4.**505
Pix Lithanthracis **9.**659
Pix mineralis **9.**659
Pix Oxycedri **5.**580
Pix pinaceae **6.**181
Pixie cap **6.**291
Pixies **7.**167, 171
Pizotifen
- Monographie N02CX **9.**268
- hydrogenmalat, Monographie N02CX **9.**270
Pizotylin **9.**268
Placenta Seminis Lini **5.**682
Planipennia **1.**314
Planococcus citri **1.**313
Plansiebe **2.**583
Plant pin, Monographie **3.**981
Plantaginis angustifoliae herba **6.**225
Plantaginis folium **6.**225
Plantaginis lanceolatae folium **6.**225
Plantaginis lanceolatae herba A01AD, D03, R05DB **6.**225
Plantaginis latifoliae herba **6.**228
Plantaginis majoris herba **6.**228
Plantaginis montanae flos **4.**346
Plantaginis ovatae semen A06AC, A07XA **6.**232
Plantaginis ovatae testa A06AC, A07XA **6.**235
Plantago, Monographie **6.**221
Plantago afra **6.**222
Plantago-afra-Samen **6.**222
Plantago afrum **6.**222

Plantago arenaria  **6.**222, 224
Plantago-arenaria-Samen  **6.**222
Plantago asiatica  **6.**228
Plantago atratum  **6.**222
Plantago brunnea  **6.**232
Plantago concinna  **6.**231
Plantago cynops  **6.**222
Plantago decumbens  **6.**232
Plantago divaricata  **6.**222
Plantago durandoi  **6.**222
Plantago fastigiata  **6.**232
Plantago flexuosa  **6.**224
Plantago gooddingii  **6.**232
Plantago incana  **6.**231
Plantago indica  **6.**222, 224
Plantago-indica-Samen  **6.**222
Plantago insularis  **6.**232
Plantago ispagula  **6.**232
Plantago lanata  **6.**232
Plantago lanceofolia  **6.**224
Plantago lanceolata  **6.**224f, 228
Plantago lanceolata hom.  **6.**228
Plantago-lanceolata-Kraut  **6.**225
Plantago latifolia  **6.**228
Plantago leiocephala  **6.**232
Plantago longistipes  **6.**224
Plantago major  **6.**228ff
Plantago major hom.  **6.**231
Plantago-major-Blätter  **6.**230
Plantago-major-Kraut  **6.**228
Plantago-major-Samen  **6.**230
Plantago media  **6.**231
– Verfälschung von Belladonnae folium  **4.**425
Plantago media hom.  **6.**232
Plantago microcephala  **6.**232
Plantago minima  **6.**232
Plantago officinarum  **6.**228, 231
Plantago ovata  **6.**222, 232, 235
Plantago ovata hom.  **6.**236
Plantago-ovata-Samenschalen  **6.**235
Plantago parviflora  **6.**222
Plantago psyllium  **6.**222, 224
Plantago-psyllium-Samen  **6.**222
Plantago scabra  **6.**224
Plantago scabrum  **6.**224
Plantago seed  **6.**222
Plantago sicula  **6.**222
Plantago squalida  **6.**222
Plantago stricta  **6.**222
Plantago strictum  **6.**222
Plantago sylvatica  **6.**224
Plantago trichophylla  **6.**232
Plantago villosa  **6.**232
Plantain  **5.**859; **6.**228, 231
Plantain banana pulp  **5.**860
Plantain à grandes feuilles  **6.**228
Plantain herb  **6.**225
Plantain des Indes  **6.**224
Plantain intermédiaire  **6.**231
Plantain lancéolé  **6.**224
Plantain des sables  **6.**224
Plantain seed  **6.**222

Plantamajosid  **6.**229
Plantanier  **5.**859
Plantarenalosid  **6.**222, 224
La plante pour cheveux  **6.**1006
Plante fleurie de scordium  **6.**938
Planten  **5.**859
Plantenomycin $B_1$  **8.**1010
Planteose  **5.**631, 811, 953;  **6.**690, 976
Plantex, Monographie  **3.**981
Plaque  **1.**191f
Plaque-Anfärbetabletten  **1.**195
Plasma
– induktiv gekoppeltes  **2.**467
– Klin. Chemie  **1.**430f
– – Lagerung  **1.**435
Plasmadesorption, MS  **2.**227
Plasmaersatz  **B**05, **B**05AA
Plasmaexpander  **2.**799
Plasmafackel  **2.**468
Plasmafraktionierung
– chromatographische Verfahren  **2.**681f
– Cohn-Verfahren  **2.**678f
– Fällungstechniken  **2.**674ff
– Hitze-Ethanol-Technik  **2.**680
Plasmapherese  **2.**920
Plasmaproteine  **2.**673
Plasmaproteinlösung, Reinheitskontrolle mit Elektrophorese  **2.**254
Plasmaspiegel
– intraindividuelle Einflüsse  **2.**853
– Korngrößeneinfluß  **2.**534
– maximaler  **2.**840
Plasmaspiegelkurve  **2.**840
Plasmaveraschung  **2.**466
Plasmide  **2.**708
Plasmidvektoren  **2.**708f
Plasmin  **2.**719
Plasminogen  **2.**719
Plasminogen activator  **9.**1138
Plasminogen-human-Aktivator  **9.**999
Plasmodiophora brassicae  **1.**288f;  **6.**704
Plasmodiophoromycetes  **1.**287
Plasmodium berghei  **8.**845
Plasmodium falciparum  **7.**834, 885, 901;  **8.**845, 863
Plasmodium malariae  **7.**834, 885;  **8.**845, 863
Plasmodium ovale  **7.**834, 885;  **8.**845, 863
Plasmodium vivax  **7.**834, 885;  **8.**845, 863
Plasmopara  **1.**289
Plasmopara viticola  **1.**289f
Plaster of Paris  **7.**641
Plastisches Fließverhalten  **2.**85
Plateauzeit, Retardpräparate  **2.**1129
Platin
– Meßwiderstand, Kennlinie  **2.**24
– Nachweisgrenze, spektroskopische  **2.**469
Platinum chloratum  **7.**50
Platinum metallicum, Monographie  **9.**271
Platte-Kegel-Meßeinrichtung  **2.**88
Plattenepithelzellen, Urinsediment  **1.**509
Plattenmizelle  **2.**877
Platten-Tensiometer n. Wilhelmy  **2.**98

Platte-Platte-Meßeinrichtung  2.88
Plättflüssigkeit  1.709
Plattsaad  6.246
Platycladus orientalis  6.955, 963
Platycodi radix  6.239
Platycodigenin  6.240
Platycodin  6.240
Platycodon  6.239
– Monographie  6.239
Platycodon autumnale  6.239
Platycodon chinense  6.239
Platycodon glaucum  6.239
Platycodon grandiflorum  6.239f
– Verfälschung von Ginseng radix  6.15
Platycodon Maiessi hort.  6.239
Platycodon root  6.239
Platycodon sinense  6.239
Platycogensäure B  6.240
Platycodonwurzel  6.239
Platycogensäure A  6.240
Platycogensäuren  6.240
Platyconin  6.239
Platycosid  6.240
(+)-(R)-Platydesminium  6.512
Platyedra malvella  5.755
Platykodon wielkokwiatowy  6.239
Platyparea poeciloptera  1.320
Platyphyllin  6.93, 674
Plectomycetes  1.290f
Pleiocarpinidin  6.1128f
Plenolin  5.407
Pleomorphismus, hepatozellulärer, Ethylendiamin-Intoxikation  3.418
Pleuropterus cuspidatus  5.142
Pleuropterus multiflora  5.144
Plicamycin, Monographie L01D  9.271
Plinia pedunculata  5.133
Plinia rubra  5.133
Plodia interpunctella  1.264f
PLOT-Säule *[porous layer open tubular]*  2.285
Ploughman's spikenard  5.525f
PLP *[Pyridoxal-5'-phosphat]*  7.1065
PLR-Virus *[potato leaf roll]*  1.286
Plumbago  8.383
Plumbane, tetramethyl  3.1160
Plumbate  3.188
Plumbi emplastri unguentum cum acido salicylico  1.692
Plumbi emplastrum  1.580
Plumbi emplastrum unguentum  1.691
Plumbum aceticum, Monographie  9.273
Plumbum aceticum crudum  9.273
Plumbum metallicum, Monographie  9.275
Plumbum subaceticum solutum  1.621
Plumperskern  4.1075
Pluronic  2.693;  9.283
Pluronic 65, für Parenteralia  2.767
Pluronic F 68, für Parenteralia  2.767
Plutella xylostella  1.317
Plutellidae  1.317
Plutonium, Antidot  2.342

PMA *[Pharmaceutical Manufacturers Association]*-  2.1032, 1042
PMA *[Methoxyamphetamin]*  3.798
PMMA *[Polymethylmethacrylat]*  8.337
PMP *[1-Phenyl-3-methyl-5-pyrazolon]*  1.190
PMP Stefes, Monographie  3.981
PNB *[p-Nitrobiphenyl]*  3.875
Pneumokokken-Impfung, Humanmedizin J07AL  1.392
Pneumokoniose  3.83, 102, 133, 332
Pneumonanthe asclepiadea  5.229
Pneumonanthe punctata  5.243
Pneumothorax, Aluminiumintoxikation  3.43
PNP *[p-Nitrophenol]*  3.878
Pó de Abutúa  4.853
Poacynum  4.301
Poaia  4.774, 777
Po-d'arco  4.167
Poaya de flor azul  4.779
Pocken-Impfstoff J06BB07, J07BX  2.919
Pockenwurzel  6.728
Pockholz  5.349, 352
Pockholzrinde  5.350
Pockwood bark  5.350
Pod pepper  4.661
Podagraire  4.99
Podagrakraut  4.99
Podagraria  4.99
Podagraria aegopodium  4.99
Podagraria erratica  4.99
Podagrariae herba  4.99
Podagrariakraut  4.99
Podalyria tinctoria  4.463
Podléska  5.429
Podlesnik  6.595
Podocarpus zamiaefolius  4.127
Podocarpusflavon A  5.768
Podofillo  3.984
Podofilox  9.277
Podophylle  3.984
Podophyllin  3.983
– Monographie G02C  3.981;  9.276
Podophyllotoxin  3.981;  5.563, 584, 587, 590
– Monographie D06BB, G02C  3.983;  9.277
Podophyllotoxinglucosid  3.984
Podophyllum emodi  3.983;  9.277
Podophyllum peltatum  3.982ff;  9.276f
Podophyllumharz  9.276
Podorhizol  5.587
Podorozhnik indijskij  6.224
Podosphaera leucotricha  1.291
Podsneshnik Woronowa  5.217
Pohanka  5.138
Poilet  6.970
Poireau  4.189
Poirette  4.189
Poirier en ombelle  4.849
Poirier du Japon  4.795f
Pois de coeur  4.681
Poise  2.84
Poison Arum  4.1165
Poison ash  6.458, 464

Poison elder  6.464
Poison fools parsley  4.970
Poison hemlock  4.970
Poison irg  3.1182
Poison ivy  6.455, 458
Poison nut  6.829, 838
Poison nut-tree  6.828
Poison oak  3.1182;  6.458
Poison oak leaves  6.459
Poison parsley  4.970
Poison Prevention Packaging Act  2.999
Poison sumach  6.458, 464
Poison tobacco  5.464
Poison vine  6.458, 808
Poisonous American Arum  4.1165
Poisonous Pediveau  4.1165
Poisson-Verteilung  2.568
Poivre  6.213
Poivre blanc  6.213
Poivre de Cayenne  4.661, 672
Poivre cubébe  6.194
Poivre d'eau  6.77
Poivre d'Espagne  4.661
Poivre de Guinée  4.661
Poivre d'Indre  4.661, 664
Poivre long  6.199
Poivre long de Java  6.218
Poivre de muraille  6.651
Poivre noire  6.214
Poivre à queue  6.194
Poivre rose  6.629, 635
Poivre sauvage  6.1184
Poivrier d'Amérique  6.627
Poivrier du Brézil  6.634
Poivrier du Pérou  6.627
Poivron  4.671f
Pökelsalz  3.861
Pokon Mehltau Spray
– Monographie  3.985
– Pflanzenschutz  1.351
Pokon Pflanzenspray Neu, Monographie  3.985
Polacrilin-Kalium, in Tabletten  2.945
Polarimetrie
– Detektor, HPLC  2.434
– Grundlagen  2.462
Polarisation
– induzierte  2.816
– Molekül-  2.160
Polarisationsebene  2.153
Polarisationsfilter  2.155
Polarisationsrichtung  2.153
Polarisator  2.462
Polarisierbarkeit  2.816
Polarographie
– Adsorptionsströme  2.502
– bestimmbare Stoffklassen  2.515
– Differentialpuls~  2.506
– Gleichspannungs~  2.501
– Grundlagen  2.500ff
– kapazitive Ströme  2.502
– katalytische Ströme  2.502

– Kathodenstrahl~  2.503
– kinetische Ströme  2.502
– Normalpuls~  2.505
– oxidierbare funktionelle Gruppen  2.515
– Puls~  2.505
– reduzierbare funktionelle Gruppen  2.515
– Tast~  2.503
– Wechselstrom~  2.507
Poldinmetilsulfat, Monographie A03A  9.278
Polecat-bush  6.450
Polei  5.839
Poleigamander  6.935
Poleigamanderkraut  6.935
Poleikraut  5.841
Poleiminze  3.736, 738;  5.839
Poleiminzöl  5.839
– ätherisches  5.839
Poleiöl  5.839
Poley  6.935
Policaria  6.224
Polidocanol, Monographie C05B, D04AB  9.279
Polieren, Dragierung  2.964
Poliermittel, Zahnpflege  1.192
Polierschachtelhalm  5.70
Poligeenan, Monographie A02BX  9.280
Polihexanid, Monographie D08AC  9.281
Polii erecti herba  6.935
Polii herba  6.935
Polio  6.935
Polioencephalitis haemorrhagica superior Wernicke, Ethanolintoxikation  3.545
Polioencephalitis Wernicke, Pyridinintoxikation  3.1021
Polioencephalopathie Wernicke, Ethanolintoxikation  3.545
Poliomyelitis
– Impfschemata  1.385
– Impfstoff J07BF  1.385;  2.919
Polish fir  6.180
Polishing rush  5.70
Polium erectum  6.935
Polium montanum  6.934
Poliumosid  6.936
Polividon, in Dermatika  2.902
Pollinastanol  6.723
Pollux Forstköder, Monographie  3.985
Polmonaria  6.311
Polna ruta  5.207
Polnischer Fenchel  5.170
Polnischer Kümmel  4.1079
Polo  4.167
Polonium, Antidot  2.342
Poloxamer
– Monographie  9.282
– in Dermatika  2.902
– in Mikroemulsionen  2.693
– Schmelzeinbettung  2.847
Poloxamer 188, Monographie  9.283
Poloxamer 407, Monographie  9.284
Polpa di tamarindo  6.894
Polpala  4.103f

Polpunonsäure 5.799
Polsterwatte 1.21
Polvo de ipecacuana 4.774
Polvo de raiz de ipecacuana 4.774
Poly Plant Combi Düngerstächen, Monographie 3.985
Poly Plant Combi Pflanzenschutz Dünger Stäbchen., Monographie 3.985
Polyacrylamid
– in Augentropfen 2.647
– in Gel f. Elektrophorese 2.244
Polyacrylate
– in Augentropfen 2.647
– in Dermatika 2.902
– in Gelen 2.885
– – Herstellung 2.905
– – isopropylalkoholhaltiges 2.891
– – wasserhaltiges 2.890
– in Inserten 2.658
– in Kosmetika 1.173ff
Polyacrylathaftgel 2.914
Polyacrylsäure 7.695ff
Polyaethylenglycola 8.787
Polyalkohole 1.161ff
Polyamide
– Chromatographie 2.260
– Eigenschaften 1.15
– Fasern 1.14
– Filtermaterial 2.778
– Gaspermeation 2.997
– Herstellung 1.14ff
– Mikroskopie 1.15
Poly(1→3')[3,6-anhydro-4-$O$-β-D-galactopyranosyl-α-D-galactopyranose-2,4'-bis(kalium/natriumsulfat)] 9.280
Polyäthylenglykolsalbe 1.696; 2.888
Poly[1,3-bis(hydroxymethyl)]ureidomethylen 9.288
Polycarbonat, Gaspermeation 2.997
Polycarbophil, Monographie A06AD 9.284
Poly(1-carboxyethylen) 7.695
Polycarpa maximowiczia 6.641
Polychlor-$n$-alkane 3.293
Polychlorbiphenyle 3.291
Polychlorierte Biphenyle 3.291, 1138
Polychlorierte Dibenzodioxine 3.929f, 1137
Polychlorierte Dibenzofurane 3.291, 1137
Polychlorinated biphenyls 3.291
Polycythämie
– Cobaltintoxikation 3.332
– Hämatologie 1.491
Poly(2,4-diimino-1,3,5-triazaundecamethylenhydrochlorid) 9.281
Poly-(1,5-dimethyl-1,5-diazaundecamethylendimethobromid) 8.430
Poly(dimethylsiloxan) 7.1357
Polydispersität 2.324
Polyen-Fettsäuren 5.201
Polyestradiolphosphat, Monographie L02A 9.285
4-$bis$-(Polyethoxy)-aminobenzoesäure-polyethoxyethylester 1.203
Polyethylen
– FST-Mittel 2.946

– Gaspermeation 2.997
– IR-Spektren 2.193
– Packmittel 2.991
– für Parenteralia-Behältnisse 2.770
Polyethylene glycol ointment 2.888
Polyethylenglycerolum hydroxystearinicum 7 8.793
Polyethylenglycol 8.787
– in Dermatika 2.902
– FST-Mittel 2.946
– GC-Trennflüssigkeit 2.282
– Inkompatibilitäten 2.912
– in Kosmetika 1.162ff
– monododecylether 9.279
– monomethylether, in Dermatika 2.888, 902
– stearat, in Dermatika 2.902
– Suppositoriengrundmasse 2.1005
– in Zubereitungen 1.667, 696
– zur Plasmafraktionierung 2.675
Polyethylenglycol(1000)
– glycerolmonolaurat 8.791
– glycerolmonooleat 8.792
– glycerolmonostearat 8.792
– monohexadecylether 7.818
Polyethylenglycol 300 8.789
Polyethylenglycol 400 8.789
– monostearat 8.794
Polyethylenglycol 600 8.789
Polyethylenglycol 1000 8.789
Polyethylenglycol 1500 8.790
Polyethylenglycol 1540 8.790
Polyethylenglycol 3000 8.790
Polyethylenglycol 4000 8.790
Polyethylenglycol 5000 8.790
Polyethylenglycol 6000 8.790
Polyethylenglycol 20000 8.791
Polyethylenglycol 35000 8.791
Polyethylenglycolsalben 1.696; 2.888
Polyethylennatriumsulfonat 8.1094
Polyethylenoxid 8.787
Polyethylenpolypropylenglycol 9.282
Poly(ethylensulfonsäure) 8.421
Polyethylenterephthalat 2.991
Polyethylmethacrylat 2.658
Polyformaldehyd 9.24
Polyfructosane 6.239
Polyfurosid 6.243f
Polygala caracasana, Verfälschung von Ipecacuanhae radix 4.779
Polygala violacea, Verfälschung von Ipecacuanhae radix 4.779
Polygalacturonsäuremethylester 9.43
Polygalacturonsäuresulfat(methylester-methylglycosid) 8.421
Polygalae extractum siccum normatum 1.602
Polygalae sirupus 1.652
Polygalasäure 4.477; 6.240
Polyglobulie 1.500f
Polygoacetophenosid 5.145f
Polygodial 4.1194f; 6.78f
Polygonal 6.78f
Polygonati odorati rhizoma 6.244
Polygonati radix 6.243

Polygonati rhizoma  **6.**243
Polygonatum, Monographie  **6.**242
Polygonatum majale  **4.**977
Polygonatum multiflorum  **6.**242
Polygonatum-multiflorum-Rhizom  **6.**242
Polygonatum odoratum  **6.**243f
– Verwechslung mit Convallariae herba  **4.**980
Polygonatum-odoratum-var.-multiflorum-Rhizom  **6.**244
Polygonatum officinale  **6.**243
Polygoni avicularis herba A01AD, R05X  **6.**247
Polygoni bistortae radix  **6.**76
Polygoni cuspidati rhizoma  **5.**143
Polygoni herba  **6.**247
Polygoni hydropiperis herba  **6.**78
Polygoni multiflori caulis  **5.**146
Polygoni multiflori radix  **5.**145
Polygonolid  **6.**78
Polygonon  **6.**78f
Polygonsäure  **6.**79
Polygonum, Monographie  **6.**245
Polygonum afromontanum  **6.**245
Polygonum amphibium  **6.**75
Polygonum amphibium hom.  **6.**75
Polygonum arenastrum  **6.**246
Polygonum aviculare  **6.**245ff
Polygonum aviculare hom.  **6.**248
Polygonum bistorta  **6.**76
Polygonum calcatum  **6.**246
Polygonum californicum  **6.**245
Polygonum cereale  **5.**137
Polygonum cuspidatum  **5.**142
Polygonum douglasii  **6.**245
Polygonum fagopyrum  **5.**137
Polygonum glandulosum  **6.**77
Polygonum glaucum  **6.**248
Polygonum gracile  **6.**77
Polygonum heterophyllum  **6.**246
Polygonum hydropiper  **6.**77, 80
Polygonum litorale  **6.**248
Polygonum maritimum  **6.**245, 248f
Polygonum maritimum hom.  **6.**249
Polygonum monspeliense  **6.**246
Polygonum multiflorum  **5.**144ff
Polygonum neglectum  **6.**246
Polygonum oxpsermum  **6.**245
Polygonum parvifolium  **6.**248
Polygonum procumbens  **6.**246
Polygonum purpureum  **6.**75
Polygonum rurivagum  **6.**246
Polygonum scoparium  **6.**245
Polygonum undulatum  **6.**245
Polyhexamethylendiguanid  **1.**148
Polyhydroxyethylmethacrylat  **2.**658
Polyhydroxypolyphenylether  **5.**201
Poly(iminoimidocarbonyliminoimidocarbonyl-iminohexamethylen-monohydrochlorid)  **9.**281
Polyine  **3.**23, 319
Polyisobutylen  **2.**985
Poly-(D-mannuronsäure, L-guluronsäure)  **7.**109
Polymannuronsäuresulfat  **8.**421
Polymerase  **2.**707

Polymere
– biodegradable *[biologisch abbaubare]*  **2.**981
– hydrophile, zur Emulsionsstabilisierung  **2.**687, 695
– Taktizität, IR-Spektrum  **2.**192
Polymethylen-Sulfathiazol  **8.**567
Polymethylmethacrylat  **2.**658
– Thermoanalyse  **2.**75
Polymethylsiloxan, aktiviertes  **9.**622
Polymorphie  **2.**62, 65f, 76, 857
– Bioverfügbarkeit  **2.**843, 1122
– IR  **2.**192
– Löslichkeit  **2.**820
– Tablettierung  **2.**941ff
Polymyxa betae  **1.**286, 288
Polymyxa graminis  **1.**286
Polymyxin B  **1.**749
– Monographie A07AA, D06AX, J01X, S01AA, S02AA  **9.**286
Polymyxin-B, sulfat, Monographie A07AA, D06AX, J01X, S01AA, S02AA  **9.**287
Polymyxin E  **7.**1091
Polynoxylin, Monographie A01AB, D01AE, D08AX  **9.**288
Polynucleotid-Kette  **2.**704
Polyole  **1.**175ff
Poly-[1-(2-oxo-1-pyrrolidin)ethylen]  **9.**294
Poly-[1-(2-oxo-1-pyrrolidinyl)ethylen]-Verbindung mit Iod  **9.**295
Poly(oxy-1,2-ethandiyl)-$\alpha$-hydro-$\omega$-hydroxy  **8.**787
Polyoxyethylen
– laurylether  **9.**279
– 8-monostearat  **8.**794
Poly(oxyethylen)  **8.**787
Polyoxyethylen sorbitan monoester  **9.**289
Polyoxyethylen 20 sorbitan monolaurat  **9.**290
Polyoxyethylen 20 sorbitan monooleat  **9.**292
Polyoxyethylen 20 sorbitan monopalmitat  **9.**291
Polyoxyethylen 20 sorbitan monostearat  **9.**291
Polyoxyethylenglycerolum monolaurinicum  **8.**791
Polyoxyethylenglycerolum monooleinicum  **8.**792
Polyoxyethylenglycerolum monostearinicum  **8.**792
Polyoxyethylenglycerolum triricinoleinicum 35  **8.**793
Polyoxyethylen-polyoxypropylen-Blockcopolymer  **9.**282
Polyoxyl-7-hydriertes Rizinusöl  **8.**793
Polyoxyl-7-hydrogenated Castor Oil  **8.**793
Polyoxyl-10-oleylether, in Dermatika  **2.**902
Polyoxyl-20-cetostearylether, in Dermatika  **2.**902
Polyoxyl-35-Castor Oil  **8.**793
Polyoxyl-35-Ricinusöl  **8.**793
– in Dermatika  **2.**902
Polyoxyl-40-Gehärtetes Rizinusöl, in Dermatika  **2.**902
Polyoxyl-40-hydroxygenated Castor Oil  **8.**791
Polyoxyl-40-Stearat, in Dermatika  **2.**902
Poly(oxymethylen)  **9.**24
Polypeptide, in Inserten  **2.**658
Polyphosphate  **1.**197
Polyploidie  **3.**336
Polypodin  **6.**1184

Polypodium filix-mas 4.1201
Polyprenole 5.271
Polypropylen
– Behältnisse f. Blutzubereitungen 2.669
– Behältnisse f. Parenteralia 2.770
– Filtermaterial 2.778
– Gaspermeation 2.997
– Packmittel 2.991
Polypropylenglycol, GC-Trennflüssigkeit 2.282
Polypropylenglycolnitroterephthalat, GC-Trennflüssigkeit 2.282
Polyram Combi
– Monographie 3.985
– Pflanzenschutz 1.353
Polysaccharid-polyschwefelsäureester, Trinatriumsalz 7.811
Polysilane 7.1357
Polysiloxane für GC 2.282
Polysorbat, Monographie 9.289
Polysorbat 20
– Monographie 9.290
– in Dermatika 2.903
Polysorbat 40
– Monographie 9.291
– in Dermatika 2.903
Polysorbat 60
– Monographie 9.291
– in Dermatika 1.693; 2.903
Polysorbat 80
– Monographie 9.292
– in Dermatika 1.620ff; 2.903
Polystachosid 6.442
Polystichum filix-mas 4.1201
Polystyrol
– Behältnisse f. Blutzubereitungen 2.669
– Gaspermeation 2.997
– Inkompatibilität mit mittelkettigen Partialglyceriden 9.38
– Packmittel 2.992
Polytanol, Monographie 3.985
Polyterephthalsäureester, Gaspermeation 2.997
Polytetrafluorethylen
– Folie 2.985
– FST-Mittel 2.946
Polythiazid 1.737
– Monographie C03AA 9.292
Polytox, Monographie 3.985
Polytoxikomanie, Opiate 3.663, 845
Polytrichum commune 4.85
Polytrifluorchlorethylen, Gaspermeation 2.997
Polyurethane
– Adhäsivverbände 2.985
– Eigenschaften 1.16
– Film 2.986
– Herstellung 1.16
Polyurethan-Elastomerfäden
– Eigenschaften 1.16
– Herstellung 1.16
Polyurethan-Schaumstoffe 3.187
Polyvidon, Monographie B05AA 9.294
Polyvidon Iod, Monographie D08AG, G01AX 9.295

Polyvidon-[$^{131}$I]Iod, Monographie V04CX 9.299
Polyvinylacetatphthalat, pH-Löslichkeit 2.955
Polyvinylalkohole
– in Augentropfen 2.647
– in Dermatika 2.903
– in Inserten 2.658
Polyvinylchlorid
– Gaspermeation 2.997
– Packmittel 2.992
– Stabilisator 3.237
Polyvinylidenchlorid 3.434
– Gaspermeation 2.997
Polyvinylidenfluorid, Filtermaterial 2.775ff
Poly-$N$-vinylactam 9.294
Polyvinylpyrrolidon
– Monographie B05AA 9.294
– in Augentropfen 2.647
– zu Einbettungen 2.846
– in Filmüberzügen 2.961
– vernetztes, Tablettierung 2.945
Polyvinylpyrrolidon-Iod-Komplex 9.295
Poly(1-vinyl-2-pyrrolidon)-[$^{131}$I]Iod-Komplex 9.299
Polyvinylpyrrolidon-Vinylacetat 1.184
Polyvinylpyrrolidon-Vinylacetat-Mischungen 1.181
Poly-(1→4)β-D-Xylan-2,3-bis(hydrogensulfat), Natriumsalz 8.421
Pomade 1.180
Pomarrosa 6.877
Pomarsol forte
– Monographie 3.986
– Pflanzenschutz 1.352
Pomarsol Kartoffelbeize, Monographie 3.986
Pomegranate 6.325
Pomegranate root bark 6.328, 331
Pomeranzen, unreife 1.584ff
Pomeranzenblüten 1.566ff
Pomeranzenblütenöl 1.566ff
Pomeranzenblütenölzucker 1.630
Pomeranzenblütensirup 1.647
Pomeranzenblütenwasser 1.566
Pomeranzenelixir 1.578
Pomeranzenextrakt 1.603
Pomeranzenfluidextrakt 1.585
Pomeranzenliquidextrakt, eingestellter 1.585
Pomeranzenschalen 1.579ff; 3.736f
Pomeranzenschalenextrakt 1.603
Pomeranzenschalenfluidextrakt 1.585
Pomeranzenschalenöl 1.584ff; 3.736f
Pomeranzenschalensirup 1.647
Pomeranzensirup 1.647
Pomeranzentinktur 1.647, 671
Pomeranzentinkur, aus unreifen Früchten 1.671
Pomi di terra 6.746
Pommades 2.874
Pomme 5.752
Pomme de diable 4.1142
Pomme epineuse 4.1142, 1152
Pomme d'or 5.726
Pomme de terre 3.1094; 6.746
Pommelière 5.424
Pommier 5.751
Pommier rose 6.877

Pomodoro **5.**726
Pomolsäure **5.**816;  **6.**552
3-epi-Pomolsäure-28-β-D-glucopyranosylester  **6.**263
Pompoen **4.**1073
Ponceau-S, Färbung, Elektrophorese  **2.**249
Ponderosa pine  **6.**176
Pongapin **6.**457
Pongelion glandulosum  **4.**147
Ponnam-panau **5.**887
Pontiaknüsse **4.**129
Ponticaepoxid **4.**358, 867;  **5.**2, 4, 14, 17, 27
Pontische Alpenrose  **6.**446
Pontischer Honig  **3.**73
Pontischer Rhabarber  **6.**435
Poondy oil  **5.**889
Poor man's pepper  **6.**651
Poor man's weather glass  **4.**262f
Pootjaj **4.**202
Popinac **4.**32
Poplar bark  **5.**704
Popotillo **5.**48
Poppya operculata  **5.**713
Populage **4.**625
Populaginis herba  **4.**626
Populin **4.**312
Populnin **5.**430
Porapak **2.**281
Porcellio scaber  **1.**259f, 305
Porcfu **6.**246
Porenbildner **2.**836
Porengröße, Membranfilter  **2.**607
Porenweite/Bubble-Point-Korrelation  **2.**778
Porg **4.**528
Porich **4.**528
Poriferasterol **5.**400
Porosität **2.**52, 55f, 857
– Filter **2.**606
Porost islandzki  **4.**791, 794
porous layer open tubular  **2.**285
Porphyria cutanea tarda  **3.**43, 541, 664, 1137
Porree **4.**189
Porreeanbau, Herbizid  **3.**741
Porret **4.**189
Porrina **4.**189
Porro **4.**189
Porrum ascalonicum  **4.**183
Porrum cepa  **4.**184
Porrum commune  **4.**189
Porrum sativum  **4.**189f
Porrum schoenoprasum  **4.**201
Porrum sectile  **4.**189
Porter-Silver-Reaktion **7.**471
Portlandia pterosperma  **5.**443
Portlands Gichttee  **1.**658
Portugiesische Arnika  **4.**347
Portulaca, Monographic  **6.**249
Portulaca oleracea  **6.**250
Portulaca-oleracea-Frischpflanze  **6.**250
Portulak **6.**250
Positron Emission Tomographie  **2.**395
Positronen **2.**382
Positronen-Emissions-Computertomographie  **2.**389

Posthumolon **5.**450
Posthumulen **5.**448
Pot **3.**1155f;  **4.**644
Pot marigold  **4.**601
Pot marjoram  **5.**957
Potato **3.**1094;  **6.**746
Potato starch  **6.**748
Potency wood  **6.**307
Potentilla **6.**260
– Monographie  **6.**254
Potentilla anserina  **6.**255f, 258
Potentilla anserina hom.  **6.**258
Potentilla argentina  **6.**255
Potentilla aurea  **6.**254, 258f
Potentilla aurea hom.  **6.**259
Potentilla erecta  **6.**259f, 266f
Potentilla erecta hom.  **6.**266
Potentilla erecta, äthanol. Decoctum hom.  **6.**267
Potentilla halleri  **6.**258
Potentilla officinalis  **6.**259
Potentilla reptans  **6.**267
Potentilla reptans hom.  **6.**267
Potentilla silvestris  **6.**259
Potentilla tetrapetala  **6.**259
Potentilla tormentilla  **6.**259
Potentilla viscosa  **6.**254
Potentillae anserinae herba  **6.**256
Potentillae argentinae herba  **6.**256
Potentillanin **6.**254
Potentillin **5.**261f
Potentiometrie
– ionenselektive **2.**490
– Titration **2.**358
Potentiostat **2.**29
Potenzbaum **6.**307
Potenzholz **5.**706f;  **6.**307
Potenzierung, HAB  **2.**744
Poterii spinosi radicis cortex  **6.**607
Poteriosid **6.**588
Poterium, Monographie  **6.**269
Poterium ancistroides  **6.**586
Poterium lasiocarpum  **6.**587
Poterium magnolii  **6.**587
Poterium muricatum  **6.**587
Poterium officinale  **6.**589
Poterium polygamum  **6.**587
Poterium rupicolum  **6.**587
Poterium sanguisorba  **6.**587
Poterium spinosum  **6.**269, 607
Poterium-Wurzelrinde **6.**607
Potio citri  **1.**636
Potio effervescens  **1.**636
Potio Riverii  **1.**636
Potiones **1.**636, 654
Potiron **4.**1069
Po-tow-kow **4.**245
Pott **3.**1155f
Potus laxans  **1.**636
Poulacedy **4.**103
Poulette **4.**1018
Pouliot **6.**935
Pouliot de montagne  **6.**934

Pourpier potager **6.**250
Povidon **9.**294
Powdered cellulose **7.**810
Powdered coriander **4.**998
Powdered digitalis **4.**1183
Powdered ipecac **4.**774
Powdered squill **6.**1040
Poya branca **4.**779
Poya preta **4.**779
Poyawein **4.**780
PP *[Polypropylen]* **2.**991
PP 140 F, Monographie **3.**986
PPA *[Phenylpropanolamin]* **3.**957
PPSB, Prothrombin-Komplex **2.**681ff
Präcalciferol$_2$ **8.**57
Präcalciferol$_3$ **7.**1082, 1330
Prächtige Quitte **4.**796
Prachtlilie **3.**336
Practolol, Monographie C07AB **9.**300
Prädatoren **1.**301
Pradone Kombi
– Monographie **3.**986
– Pflanzenschutz **1.**360
Praecoxin D **5.**261
Praeneoplastische Inseln, Dichlorethen **3.**435
Praeparationes pharmaceuticae in vasis cum pressu **1.**612f
Praestekrage **5.**661
Prähumulon **5.**450
Prairie anemone **6.**318
Prairie-smoke **6.**318
Prajmaliumbitartrat, Monographie C01B **9.**301
Prajmaliumbromid **9.**301
Pralidoximchlorid, Monographie V03AB **9.**303
Prallbrecher **2.**539
Prallmühle **2.**539
Prälupulon **5.**450
Pramiverin
– Monographie A03A **9.**304
– hydrochlorid, Monographie A03A **9.**305
Pramocainhydrochlorid, Monographie C05AD **9.**305
Pramoxinhydrochlorid **9.**305
Pramprama **4.**1029
Pranosal, Monographie N02BA **9.**306
Präsenzdiagnostik **1.**454ff
Praseodym, Nachweisgrenze, spektroskopische **2.**469
Prasii herba **5.**778
Prasium marrubium **5.**778
Prasteron, Monographie A14A, G03B, G03C **9.**306
Pratensin **6.**990f
Pratoletin **6.**990
Pratolina **4.**477
Pravastatin, Monographie B04AB **9.**308
Prazepam, Monographie N05BA **9.**309
Prazerigenin **6.**242
Präzipitat, weißes **9.**470
Präzipitation, Plasmafraktionierung **2.**674
Präzipitatsalbe
– gelbe **2.**889

– weiße **1.**693; **2.**889
Praziquantel **1.**773
– Monographie P02BA **9.**311
Präzision
– Analysenverfahren **2.**1067
– Definition **2.**303
– IC-System **2.**454
– unter Wiederholungsbedingungen **2.**1067
– Validierung **2.**303
Präzisionskontrolle **1.**441, 443
Prazosin
– Monographie C02C **9.**314
– hydrochlorid, Monographie C02C **9.**315
Precision, day to day **2.**1067
Precocen II **4.**135
Predicentrin **4.**1018, 1022; **5.**703
Prednicarbat, Monographie D07A **9.**317
Prednimustin, Monographie L01A **9.**319
Prednisolon **1.**787; **9.**318f, 325ff
– Monographie A07EA, C05AA, D07A, H02AB, R01AD, S01BA, S02BA **9.**321
– 21-acetat, Monographie C05AA, H02AB, S01BA, S02BA **9.**324
– acetonid **7.**1211
– chlorambucilester **9.**319
– 21-dihydrogenphosphat, Monographie C05AA, H02AB **9.**325
– hemisuccinat **9.**326
– 21-hydrogensuccinat, Monographie C05AA, H02AB **9.**326
– Identität mit DC **2.**274
– 21-pivalat, Monographie C05AA, H02AB **9.**327
– 21-trimethylacetat **9.**327
Prednison **7.**1168
– Monographie A07EA, H02AB **9.**327
– Identität mit DC **2.**274
Prednyliden
– Monographie H02AB **9.**329
– 21-diethylaminoacetathydrochlorid, Monographie H02AB **9.**331
Prefix G, Monographie **3.**986
Pregeijeren **4.**1161; **6.**136ff, 149, 154, 510
9β,10α-Pregna-4,6-dien-3,20-dion **7.**1449
17α-Pregna-2,4-dien-20-ino[2,3-*d*]isoxazol-17-ol **7.**1171
Pregnancy-urine Hormone **7.**934
Pregnant Mare Serum Gonadotropin **7.**935
Pregnen-3,20-dion **1.**784; **9.**368
– 21-acetat **7.**1216
4-Pregnen-17α-ol-3,20-dion **8.**501
Pregnenolon **7.**1216; **9.**368f
– acetat **9.**307
Pregnitex **1.**514
Pregnitube **1.**515
Prehispanolon **5.**650
Preiselbeerblätter **6.**1062
Preiselbeere **6.**1062, 1065
Preisocalamenediol **6.**629
Prêle **5.**66
Prêle de champs **5.**65
Prêle d'hiver **5.**70
Prelunularsäure **5.**774f

Premarrubiin 5.779
Premuscimol 3.686
Prenalterol, Monographie C07AB 9.331
Prenazon 8.201
Prenol-45 6.259
Prenoxdiazin
– Monographie R05DB 9.332
– hydrochlorid, Monographie R05DB 9.333
Prenylamin, Monographie C01D, C08E 9.333
Prenyleugenol 5.513
5′-Prenyllicodion 5.312
S-Prenylthioisobutyrat 4.132, 134
Préparations Homéopathiques 2.755
Prepared ipecacuanha 4.774
Prepared Storax 5.699
Prerotundifuran 6.1184
Preseloak 4.201
Preshave-Präparate
– Lotio 1.215
– Puderstick 1.214
Preskimmianin 4.1161
Preßdruck-Tablettenhärte-Diagramm 2.943
Pressentypen 2.611ff
Preßgranulat 2.723, 730
Preßkraftmessung, Rundlaufpressen 2.949
Preßsäfte 1.646; 2.1015
Preßwerkzeuge
– Tablettierung 2.946, 950
– – Einfluß auf Oberflächenqualität 2.942
Presuolo 5.225
Pretazettin 5.214f
Preventol I 3.1205
Previcur N
– Monographie 3.986
– Pflanzenschutz 1.352
Previtexilacton 6.1184
Prezzemolo 6.105
Prezzemolo selvatico 4.123
Prickled poppy herb 4.839
Prickly box 5.718
Prickwood 4.1011
Prideweed 4.990
Pridinol, Monographie M03B 9.335
Pries(e)lauch 4.201
Priest's pintle 4.72
Prifinium 1.721
– bromid, Monographie A03A 9.336
Prilocain
– Monographie N01BB 9.337
– hydrochlorid, Monographie N01BB 9.338
Prilukskaja 5.828
Primaquin
– Monographie P01BA 9.339
– diphosphat, Monographie P01BA 9.341
Primäremulsion 2.698
Primärpackmittel
– Inkompatibilität 2.997
– IR-Qualitätskontrolle 2.193
– für Parenteralia 2.769
Primärpulverteilchen 2.856
Primatol forte, Monographie 3.986
Primatol S 80, Monographie 3.986

Primavera 6.273, 277, 285
Primelextrakt 1.588, 601, 651ff; 6.281
Primelfluidextrakt 1.588; 6.281
Primelgift 6.276
Primelsirup 1.651; 6.281
Primeltinktur 6.281
Primelwurzel 1.577ff; 6.274, 279
Primerolle 6.277
Primetin 6.271
Primevère 6.277
Primevère farineuse 6.274
Primevère à grandes fleurs 6.285
Primextra, Monographie 3.987
Primextra Neu
– Monographie 3.987
– Pflanzenschutz 1.364
Primidon, Monographie N03AA 9.342
PR-Imin 6.60, 63
Primin 6.271, 276, 285
Primola farinacea 6.274
Primola inodorifera 6.273
Primrose 6.275, 285
Primrose flowers 6.277
Primrose root 6.274, 279
Primula, Monographie 6.269
Primula acaulis 6.270, 284
Primula alpicola 6.270
Primula alpina 6.272
Primula auranthiaca 6.270
Primula auricula 6.269, 272, 274
Primula-auricula-Kraut 6.272
Primula-auricula-Wurzel 6.272
Primula auriculata 6.269f
Primula chungensis 6.270
Primula clarkei 6.270
Primula clusiana 6.271
Primula cockburniana 6.270
Primula coronaria 6.277
Primula crenata 6.272
Primula denticulata 6.269ff
Primula deorum 6.271
Primula elatior 6.269ff, 273f, 277, 279, 285
Primula-elatior-Blüten 6.273
Primula-elatior-Wurzel 6.274
Primula farinosa 6.269, 274f
Primula-farinosa-Wurzel 6.275
Primula floribunda 6.271
Primula florindae 6.270
Primula glaucescens 6.271
Primula glutinosa 6.271
Primula grandiflora 6.284
Primula heterochroma 6.271
Primula hybrida 6.284
Primula integrifolia 6.271
Primula ioessa 6.270
Primula japonica 6.269f
Primula kaufmanniana 6.270
Primula kitaibeliana 6.271
Primula knorringiana 6.270
Primula longipes 6.270
Primula lutea 6.272
Primula macrocalyx 6.270

Primula malacoides **6.**271
Primula megasaefolia **6.**270
Primula mistassinica **6.**271
Primula montana **6.**277
Primula nivalis **6.**274
Primula obconica **6.**269ff, 275ff
Primula obconica hom. **6.**276f
Primula odorata **6.**277
Primula officinalis **6.**277, 284
Primula poculiformis **6.**275
Primula praeniteus **6.**271
Primula rosea **6.**270
Primula sieboldii **6.**270
Primula sikkimensis **6.**270
Primula sylvestris **6.**284
Primula uniflora **6.**284
Primula veris **6.**269ff, 274, 277, 279, 284f
Primula veris hom. **6.**284
Primula-veris-Blüten **6.**277
Primula-veris-Wurzel **6.**279
Primula vernalis **6.**284
Primula viali **6.**270
Primula vulgaris **6.**269ff, 277, 285f
Primula vulgaris hom. **6.**285
Primula-vulgaris-Wurzel **6.**285
Primula waltonii **6.**270
Primula warshenewskiana **6.**270
Primula wilsonii **6.**271
Primulae decoctum **1.**577
Primulae flos cum calycibus R05CA **6.**273, 277
Primulae flos sine calycibus **6.**279
Primulae radix R05CA **6.**274, 279, 285
Primulae rhizoma **6.**274, 279, 285
Primulae rhizoma cum radicibus **6.**274, 279
Primulae tinctura **1.**678; **6.**281
Primulae vulgaris radix **6.**285
Primulagenin **6.**270, 281, 285
Primulaverin **6.**273f, 281, 285
Primverase **6.**271
Primverin **6.**273f, 281
Primverose **5.**228; **6.**273, 392
Prinadol **9.**104
Prince's pine **4.**849
Printanière **6.**273
Prinzessin der Nacht **6.**658
Prismenmonochromator **2.**165, 332
Pristan **5.**201; **6.**551
Pristimerin **4.**730; **5.**792f, 799f, 804
Pristinamycin I$_A$ **8.**1013
Priverogenin **6.**281
Priverogenin-B-22-acetat **4.**263f
Priverogenin-A-monoacetat **6.**281
Pro *[Prolin]* **9.**377
PRO LIMAX, Monographie **3.**987
PRO LIMAX Schneckenband, Monographie **3.**987
Proacacipetalin **4.**27
Pro-Amid **3.**1007
Proanthocyanidin **4.**716; **6.**894
Proapigenidin **5.**49
Proazulen, Nachweis **2.**141
Proben
– Klin. Chemie

– – Stabilität **1.**434
– – Transport **1.**433
– – Vorbereitung **1.**433
Probenahme
– Drogen **2.**34
– Eingangsprüfung **2.**36
– Fertigarzneimittel **2.**37
– Inprozeß-Kontrolle **2.**37
– Mischmuster **2.**35, 37
– Packmittel **2.**37
– Plan **2.**34
– Prozeßvalidierung **2.**37
– Validierung **2.**35
Probenecid, Monographie M04AB **9.**344
Probenmaterial, Aufbewahrung **1.**434
Probenwechsler **2.**371
Probstmayria vivipara **7.**644
Probucol, Monographie B04AX **9.**346
Procain **1.**734
– Monographie C05AD, N01BA, S01HA **9.**348
– Benzylpenicillin **1.**750
– borat, Monographie N01BA, S01HA **9.**350
– dihydrogenphosphat **9.**352
– hydrochlorid
– – Monographie C05AD, N01BA, S01HA **9.**351
– – Identität mit DC **2.**275
– Nachweis **1.**532
– nitrat, Monographie C05AD, N01BA, S01HA **9.**352
– phosphat, Monographie C05AD, N01BA, S01HA **9.**352
Procainamid
– Monographie C01B, N01BA **9.**353
– hydrochlorid, Monographie C01B, N01BA **9.**355
Procamid **9.**353
Procarbazin **7.**1168
– Monographie L01X **9.**356
– hydrochlorid, Monographie L01X **9.**357
Procaterol
– Monographie R03AC, R03CC **9.**358
– hydrochlorid
– – Monographie R03AC, R03CC **9.**359
– – Hemihydrat, Monographie R03AC, R03CC **9.**360
Procerin **5.**563
Procesterol **4.**621
Prochloraz **1.**356
– Monographie **3.**987
Prochlorperazin
– Monographie N05AB **9.**360
– hydrogenmaleat, Monographie N05AB **9.**361
Procinolol, Monographie C07AA **9.**361
Prockly chaff flower duke **4.**54
Proconvertin **2.**684
Procumbid **5.**385f
Procurcumenol **4.**1087, 1100
Procyanidin **4.**1198; **5.**49, 394f, 448, 564, 567; **6.**345, 590f, 608, 1054, 1057, 1065
Procyanidin A$_2$ **4.**887, 892, 903
Procyanidin B$_1$ **4.**886

Procyanidin $B_2$ **4**.618, 886, 1202; **5**.483
– 6-C-β-D-glucopyranosid **4**.887
– 8-C-β-D-glucopyranosid **4**.887
Procyanidin $B_3$ **5**.184; **6**.262, 958
Procyanidin $B_5$ **4**.886
Procyanidin $B_6$ **6**.262
Procyanidin $B_7$ **4**.886
Procyanidin $D_1$ **4**.617ff
Procyanidino-(–)-epicatechin **4**.114
Procyclidin
– Monographie N04AA **9**.362
– hydrochlorid, Monographie N04AA **9**.364
Procymat, Monographie N05CM **9**.365
Procymidon **1**.355
– Monographie **3**.988
Prodelphinidin **5**.448; **6**.958
Prodromin **9**.187
Prodrugs **2**.657, 846, 983
Profenamin
– Monographie N04AA **9**.365
– hydrochlorid, Monographie N04AA **9**.366
Profenveramin **9**.1168
Profilprüfung, sensorische Prüfung **2**.41
Proflavin, Monographie D08AA **9**.367
Progabid, Monographie N03AX **9**.367
Progestasert **2**.980
Progesteron **1**.779ff, 784; **4**.976, 978; **7**.102; **9**.816
– Monographie G03D **9**.368
– Bestimmungsmethode, elektrochemische **2**.521
Proglumetacin
– Monographie M01AB **9**.371
– dimaleat, Monographie M01AB **9**.372
Proglumid **9**.371
– Monographie A02BX **9**.373
Progoitrin **4**.539f, 543, 553f, 558
Proguanil
– Monographie P01BB **9**.374
– hydrochlorid, Monographie P01BB **9**.375
Prokain **9**.348
Proketazine **7**.708
Prolactininhibitoren G02CB
Prolamine **4**.438
Proliferationsphase, Wunde **1**.29, 32
Proligeston **1**.785
– Monographie G03D **9**.376
Prolin **4**.656, 701; **5**.751; **6**.921
– Monographie B05XB **9**.377
– benzylester **8**.22
– *tert*-butylester **7**.660
– hydrochlorid **9**.377
Prolixinenanthat **8**.268
Proloniumiodid, Monographie H03CA **9**.380
Promazin
– Monographie N05AA **9**.381
– hydrochlorid, Monographie N05AA **9**.382
Promecarb **1**.347
– Monographie **3**.989
Promedos **2**.982
Promedos E1 **2**.981
Promethazin
– Monographie R06A **9**.383

– hydrochlorid, Monographie D04AA, R06A **9**.384
– methylchlorid **9**.872
– Nachweis **2**.142
Promethium, Antidot **2**.342
Pronetalol **9**.386
Pronethalol, Monographie C07AA **9**.386
Prontox Wühlmausgas, Monographie **3**.991
Pronymphe **1**.308
Propachlor **1**.364
– Monographie **3**.991
Propafenonhydrochlorid
– Monographie C01B **9**.387
– Kristallisation **2**.562
– Löslichkeitsgrenze **2**.553
Propallylonal **7**.515
Propamidin
– Monographie D08AC **9**.390
– isethionat, Monographie D08AC **9**.390
Propaminodiphen **9**.304
Propamocarb **1**.352
– Monographie **3**.992
Propan **3**.11
– Treibmittel **2**.626
– überkritischer Zustand, Kennzahlen **2**.1030
1-Propanal **4**.189
(RS)-1,2-Propandiol **9**.409
1,2-Propandiol-3-(p-chlorophenoxy)-carbamat **7**.897
Propandiol-(1,3)-on(2) **7**.1331
Propanocain, Monographie N01BC **9**.390
1-Propanol, Monographie D08AX **9**.391
2-Propanolaminonitrobenzol **7**.1419
Propanolum **9**.391
2-Propanon **3**.11
Propansäure **9**.399
Propan-1,3-sulton **9**.752
Propanthelinbromid, Monographie A03A, G04BD **9**.392
1,2,3-Propantriol **8**.366
1,2,3-Propantrioltriacet **9**.1020
1,2,3-Propantriyltrinitrat **8**.369
Proparacainhydrochlorid **9**.435
Propargylbromid **8**.432; **9**.37
Propatylnitrat, Monographie C01D **9**.394
Propazin, Monographie **3**.993
Propelargonidin **4**.1198
Propellant 12 **3**.433
Propenal, Monographie **3**.994
2-Propenal **3**.994
Propenamide **3**.18
2-Propennitril **3**.19
2-Propenoic acid
– butylester **3**.234
– ethylester **3**.557
Propenoic acid amide **3**.18
Propenoxid **3**.524; **7**.406
2-Propensäure
– butylester **3**.234
– ethylester **3**.557
Propensäuremethylester **3**.805
2-Propen-1-sulfino-thiolsäure-S-2-propenylester **7**.116

2-Propen-1-sulfinthiosäure-S-2-propenylester  3.38
Propentofyllin, Monographie C04  9.395
4-Propenylanisol  7.259
2-Propenylcysteinsulfoxid  4.189
trans-1-Propenylcysteinsulfoxid  4.183
trans-S-(1-Propenyl)-L-(+)-cysteinsulfoxid  4.185
1-Propenyldisulfid  4.185
2-Propenylglucosinolat  4.539
17-(2-Propenyl)-morphinan-3-ol  8.707
2-(2-Propenyl)-$\Delta^1$-piperidein  6.327
1-Propenyl-(2-propenyl)thiosulfinat  4.189
(1-Propenyl)propyldisulfid  4.201
(2-Propenyl)propylthiosulfinat  4.188
1-Propenylpropylthiosulfinat  4.189
1-Propenyltrisulfid  4.185
Propericiazin  9.87
Propetamfos  3.996
Propetamphos  1.777
– Monographie  3.996
Propham  1.360
– Monographie  3.998
Propicillin
– Monographie J01CE  9.395
– Kaliumsalz, Monographie J01CE  9.396
Propiconazol  1.357
– Monographie  3.1000
Propin  3.804
Propineb  1.353
– Monographie  3.1001
1-(2-Propinyl)cyclohexylcarbamat  8.431
β-Propiolacton, für Virusinaktivierung  2.683
Propiomazin
– Monographie N05CM  9.397
– hydrochlorid, Monographie N05CM  9.398
Propionaldehyd  7.259
– diethylacetat  5.752
– Nachweis  2.124
Propionsäure  1.146ff;  6.1145
– Monographie X02  9.399
– methylester  9.457
– Natriumsalz  8.1119
Propionsäureanhydrid  9.824
Propionsäurederivate
– Antiphlogistika M01AE
– Antirheumatika M01AE
S-(Propionsäuremethylester)mercaptursäure  3.995
1-Propionyl-β-carbolin  4.150
Propionylchlorid  8.109;  9.481
16-Propionylgitoxigenin  4.1063
2-Propionylphenothiazin  7.708
N-Propionyl-2-(1-piperidinoisopropyl)aminopyridin  9.402
Propionylpromazin  1.731
Propionylpromethazin  9.397
– hydrochlorid  9.398
N-Propionyl-N-(2-pyridiyl)-1-piperidino-2-aminopropan  9.402
Propionylsäure  4.1202
Propiophenon  7.165, 1240, 1242;  8.173, 909
Propipocainhydrochlorid, Monographie N01BX  9.401
Propiram, Monographie N02AX  9.402

Propitocain  9.337
Propofol, Monographie N01AX  9.402
Proportionalzählrohr  2.384
Propoxur  1.347
– Monographie  3.1002
4-Propoxybenzoesäure  9.435
Propoxycainhydrochlorid, Monographie N01BX  9.404
5-Propoxy-2-(carbomethoxyamino)benzimidazol  8.1261
Propoxyphennapsylat  7.1245
Propranolol
– Monographie C07AA  9.404
– hydrochlorid, Monographie C07AA  9.406
$N^4$-Propylajmaliniumhydrogentartrat  9.301
Propylalkohol  9.391
Propylalliin  4.185
n-Propylamin  4.914
(RS)-2-(Propylamino)-o-propionotoluidid  9.337
n-Propylbenzol  3.1107
n-Propylbromid  7.1410;  9.1153
Propylcarbinol  3.224
N-Propyl-N'-(p-chlorophenylsulfonyl)harnstoff  7.905
N-Propyl-N'-p-chlorphenylsulfonylcarbamid  7.905
Propylcysteinsulfoxid  4.185, 189, 196
6-Propyl-3,4-dihydro-2H-pyran-2,4-dion  4.1200
Propyl-3-(dimethylamino)propylcarbamat-hydrochlorid  1.352;  3.992
N-Propyl-4-(2,6-dinitro-4-chlorbenzyl)-chinolinethansulfonat  1.478
Propyldisulfid  4.185
Propylen  9.402
– überkritischer Zustand, Kennzahlen  2.1030
Propylenaldehyd  3.229
Propylencarbonat
– Dielektrizitätskonstante  2.511
– Zersetzungspotential, elektrochemisches  2.511
Propylendiamin  3.1002
Propylendichlorid  3.444
Propylenglycol
– Monographie  9.409
– alginat, in Dermatika  2.903
– in Dermatika  2.903
– diacetat, in Dermatika  2.903
– in Kosmetika  1.160ff
– monomethylether  3.801
– monostearat, in Dermatika  2.903
– octanoatdecanoat, in Dermatika  2.903
– als Reagens  1.539ff
– in Zubereitungen  1.654ff
Propylenglykol
– Monographie  9.409
– monomethylether  3.801
Propylenoxid  3.524;  9.437
Propylenthioharnstoff  3.1002
Propylgallat
– Monographie X04  9.410
– in Dermatika  2.903
– in Zubereitungen  1.564
Propylhexedrin, Monographie C01CA  3.1004;  9.411

(–)-Propylhexedrin 7.372
Propyl-4-hydroxybenzoat
– in Dermatika 2.903
– Identität mit DC 2.276
– in Zubereitungen 1.564ff
14,17-Propylidendioxy-4-pregnen-3,20-dion 9.376
Propylidentris(methylnitrat) 9.394
Propylisocyanat 7.905
2-Propylisonicotinsäureethylester 9.427
2-Propylisonicotinthioamid 9.427
2-Propylisothiocyanat 5.857
Propylium gallicum 9.410
Propylmethanol 3.224
19-Propylorvinol 8.154
2-Propylpentansäure 9.1153
8-Propyl-10-phenyllobeliolon 6.652
2-Propylpiperidin 3.343
2-Propyl-4-pyridincarbothioamid 9.427
6-Propyl-2-pyridon-4-carbonsäure 9.427
5-Propylpyrogalloldimethylether 4.505
2-Propyl-4-thiocarbamoylpyridin 9.427
2-Propylthioisonicotinamid 9.427
6-Propyl-2-thio-2,4(1$H$,3$H$)-pyrimidindion 9.412
Propylthiouracil, Monographie H03BA 9.412
1-$N$-Propyl-$N$-[2-(2,4,6-trichlorophenoxy)ethyl]-
  carbamoylimidazol 1.356
$N$-Propyl-$N$-[2-(2,4,6-trichlorphenoxy)ethyl]imidazol-
  1-carboxamid 3.987
Propyl-3,4,5-trihydroxybenzoat 9.410
Propyltrisulfid 4.185
2-Propylvaleriansäure 9.1153
3-Propylxanthin 8.35
Propyn 3.804
1-(2-Propynyl)cyclohexanolcarbamat 8.431
Propyphenazon
– Monographie N02BB 9.415
– Identität mit DC 2.275
Propyzamid 1.364
– Monographie 3.1005
Proquazon, Monographie M01AX 9.417
Prorocentrolid 3.321, 889
– Monographie 3.1006
Prosapogenin 6.240
Proscillaridin 6.1032, 1034f, 1040f; 9.418
– Monographie C01A 9.418
– 4'-methylether 8.875
Prospaltella perniciosi 1.330
Prostaglandin 1.782ff
Prostaglandin F$_{2\alpha}$ 1.782
– Agonist 1.781
Prostaglandin E$_1$ 7.133
Prostaglandin E$_2$ 7.1372
Prostaglandin F$_{2\alpha}$ 7.1368
– Trometamin 7.1372
Prostaglandine, Ulkustherapeutika A02BB
Prostaniol 1.786
Prosulfocarb, Monographie 3.1007
Protacin 9.372
Protalba 3.1007
Protamin
– hydrochlorid, Monographie V03AB 9.421
– sulfat, Monographie V03AB 9.422

Protargin, strong 9.610
Proteinbedarf, Säuglinge 1.227, 240
Proteine
– Ausfällung durch organische Lösungsmittel
  2.714
– gentechnol. hergestellte 2.706
– Konzentrierung
– – durch Ausfällen 2.714
– – durch Aussalzen 2.714
– Molekulargewichtsbestimmung 2.227
– Nachweis 1.530ff
– Reinigung 2.713, 715
– Stabilisierung 2.719
– Synthese, gentechnologische 2.711
– Urinanalyse 1.504
Protektiva D02, D02A
– UV-Strahlung D02B
Protheobromin, Monographie C01CX 9.425
Prothesenreinigungsmittel 1.197
Prothiaden 7.1424
Prothipendyl 1.731
– hydrochlorid Monohydrat, Monographie
  N05AX 9.426
Prothrombin-Komplex, PPSB-Konzentrat 2.681,
  683f
Protionamid, Monographie J04AD 9.427
Protirelin, Monographie V04CJ 9.429
Protizinsäure, Monographie M01AE 9.431
Protoaescigenin 4.113f
Protoanemonin 3.653; 4.280, 625; 5.420f,
  428, 430; 6.314ff, 319, 321, 323
Protoberberin-Alkaloide 4.1014f, 1019, 1023
Protocatechuoylcalleryanin 4.62
6-Protocatechuoylcatalpol 6.1119
Protocatechusäure 4.168, 185, 257, 329, 332, 599,
  619, 698, 761, 892, 903, 1086, 1104; 5.49,
  143, 193, 274, 442, 451, 635, 937, 941, 956,
  963; 6.773, 1054
Protocetrarsäure 4.792
Protodioscin 4.1035
Protoemetin 4.780f
Protofagopyrin 5.138
4'-Protogenkwaninglucosid 5.65
Protohypericin 5.481
Protokylol
– Monographie R03CC 9.432
– hydrochlorid, Monographie R03CC 9.433
Protolichesterinsäure 4.792
Protonenbrücken 2.817
Protonen-Kohlenstoff-Verschiebungskorrelation, bei
  NMR-Spektren 2.211
Protonenpumpenhemmer, Ulkustherapeutika
  A02BC
Protopanaxadiol 6.16, 31
Protopanaxatriol 6.16
Protopektin 4.796
Protopin 3.911, 1054; 4.89, 484, 625, 836, 839,
  844, 1013, 1017f, 1020f, 1023f, 1155, 1157f;
  5.111f, 208
Protopin-Alkaloide 4.1013, 1019, 1023
Protoporphyrin IX 3.190
Protoprimulagenin 6.270, 281

Protopseudohypericin 5.481
Protostrychnin 6.817, 819, 825, 829
Protoveratrin A, Monographie 3.1007
Protoveratrin B, Monographie 3.1008
Protozoenmittel P01, P01A, P01C
– Malariamittel P01B
Protriptylinhydrochlorid, Monographie N06AA 9.433
Protrombovit 8.856
Prourokinase, rekombinante 9.570
Proustit 9.607
Provitamin A 5.401; 6.747; 7.715f
Provitamin $D_3$ 7.1082
Proxibarbal, Monographie N02CX 9.434
Proxymetacainhydrochlorid, Monographie S01HA 9.435
Proxyphyllin, Monographie R03DA 9.437
Prozentangaben DAB
– (m/m) 2.826
– (m/V) 2.826f
– (V/m) 2.826f
– (V/V) 2.826f
Prozeßrefraktometer 2.153
Prozeßvalidierung 2.1085
– Probenahme 2.37
PR-Toxin 6.60, 63, 65
Prüfkeime 2.1103
Prüfungen
– attributive 2.1074
– beschreibende 2.41
– bewertende 2.41f
– Grenzprüfungen 2.304ff
– messende 2.1074
– mikrobiologische
– – Wasser 2.344
– – Zubereitungen, aseptische 2.1103
– – Zubereitungen, nichtsterile 2.1103
– – Zubereitungen, sterile 2.1102ff
– sensorische
– – audititve 2.39
– – DIN-Normen 2.38
– – Dreiecksprüfung 2.40
– – Duo-Test 2.40
– – gustatorische 2.39
– – haptische 2.39
– – olfaktorische 2.38
– – organoleptische 2.38
– – visuelle 2.38
– Verbandstoffe 1.533
Prüfverfahren, sensorische 2.39ff
Prunasin 3.69, 186; 4.27; 6.34, 579, 582f, 766f
Prunetin 5.313
Pruni armeniacae oleum 2.901
Prunkwinden 5.534
Prunus armenica 3.69
Prunus domestica 3.69
Prunus dulcis 3.69
Prunus mahaleb, Verfälschung von Frangulae cortex 6.399
Prunus padus
– Verfälschung von Frangulae cortex 6.399

– Verfälschung von Rhamni purshiani cortex 6.405
Prunus persica 3.69
Prunus spinosa, Verfälschung von Crataegi folium cum flore 4.1048
Prunus-Arten 3.186
– Verfälschung von Thea folium 4.631
Prussite 3.901
Przelaszczka 5.429
Przywrotnik 4.162
PS [Polystyrol] 2.992
PS [Phospahtidylserin] 5.304
PS-40 3.936
PSD [position sensitive detector] 2.21
PSE-Fleisch [pale, soft, exsudative] 1.726
Psellismus mercurialis 3.1023
Pseudaconitin 4.70f
Pseudanthium 3.99
Pseudoanisatin 5.513
Pseudoaspidinol 4.1200
Pseudobandenaufspaltung 2.174
Pseudobaptigenin 4.464f; 6.990f
– 7-methylether 6.958
– rhamnoglucosid 4.465
Pseudobaptisin 4.465
Pseudobatrachotoxin 3.149
Pseudobrucin 6.817f, 825, 829, 843
Pseudocapsaicin 8.1193
Pseudoccidae 1.313
Pseudocercosporella herpotrichoides 1.295
Pseudochelerythrin 3.1054; 5.112
Pseudocinchona, Monographie 6.287
Pseudocinchona africana 4.1029
Pseudocinchona pachyceras 4.1029
Pseudocinchonae africanae cortex 4.1030; 6.287
Pseudococain, Monographie N01BC, S01HA 9.438
Pseudococcus cacti 4.1133
Pseudocolubrin 6.817f
Pseudoconhydrin 3.345; 4.971
Pseudocubebin 6.192
Pseudodigitoxin 3.636
Pseudoephedrin 5.46, 49f
– Monographie N06BX, R01AA, R01BA 3.1009; 9.439
– hydrochlorid 3.1010
– – Monographie N06BX, R01AA, R01BA 9.441
– sulfat, Monographie N06BX, R01AA, R01BA 9.442
Pseudofructus iuniperi 5.571
Pseudofumaria maior 4.1018
Pseudoginsenosid 6.31
Pseudoguaianolid 3.650
Pseudohypericin 5.393, 476, 481f, 493
Pseudoisoeugenol 6.136
Pseudoisoeugenyl-2-methylbutyrat 6.138, 144, 152
Pseudojervin 3.1238
Pseudolatex 2.960
Pseudomarsdenia cundurango 5.782
$(S,S)$-(–)-Pseudomerucathin 4.731

Pseudomonas aeruginosa
- Nachweis 2.346
- als Prüfkeim 2.910, 1103
Pseudomonas fluorescens 8.1053
Pseudomonas lachrymans 1.286
Pseudomonas phaseolica 1.286
Pseudomonas syringae 1.286, 335; 5.300
Pseudomoninsäure 8.1052
Pseudopelletierin 6.328f
Pseudoperonospora humuli 1.290
Pseudophase 1.155
Pseudopinen 9.216
Pseudoplastisches Fließverhalten 2.85, 931
Pseudopolymorphic 2.76, 843
Pseudorabies-Virus 2.717
Pseudostrophantin 6.807
Pseudostrychnin 6.817f, 825, 829, 839, 843
Pseudotaraxasterol 4.813
Pseudothecien 1.290ff
Pseudotropin 4.433, 1140; 9.442
- benzilat
- - Monographie A03B 9.442
- - hydrochlorid, Monographie A03B 9.443
Pseudourea 8.412
Psila rosae 1.320
Psilanthus 4.926
Psilidae 1.320
Psilio 6.222, 224
Psillio seme 6.222
Psillo 6.224
Psilocin 6.288ff, 292
Psilocybe, Monographie 6.287
Psilocybe callosa 6.287
Psilocybe cubensis 6.287ff
Psilocybe-cubensis-Fruchtkörper 6.289
Psilocybe cyanescens 6.287
Psilocybe fimetaria 6.287
Psilocybe liniformans 6.287
Psilocybe mexicana 3.1010; 6.287, 290f; 9.443
Psilocybe-mexicana-Fruchtkörper 6.291
Psilocybe pelliculosa 6.287
- Verwechslung mit Psilocybe semilanceata 6.291
Psilocybe semilanceata 3.1010; 6.287, 291f
Psilocybe-semilanceata-Fruchtkörper 6.292
Psilocybe serbica 6.287
Psilocybe silvatica 6.287
Psilocybin 6.288, 290, 292
- Monographie 3.1010; 9.443
Psilolum octopetalum 4.1197
Psilostachyin 4.373f
Psoraderm 3.802
Psoralea linearis 4.394
Psoralea tetragonoloba 4.1103
Psoralen 4.1160; 5.173, 433, 437, 665f; 6.51, 111, 113, 117, 513
Psoralenreaktion 1.200
Psoriasis borica 3.200
Psorin 2.750
PSP *[Phenolsulfonphthalein]* 9.136
Psychoanaleptika N06
Psycholeptika N05

Psychopharmaka N05, N06
Psychostimulantien N06B
Psychotonika N06B
Psychotria 4.771
Psychotria acuminata 4.772
Psychotria barcellana 4.772
Psychotria carthaginensis 4.460
Psychotria emetica 4.773f
Psychotria humboldtiana 4.773
Psychotria ipecacuanha 4.774
Psychotria poeppigiana 4.786
Psychotria viridis 4.460
Psychotrin 4.780
- Identität mit DC 2.274
Psychrometer 2.27
Psylla buxi 1.310
Psylla mali 1.310
Psylla pyri 1.310, 323
Psylla pyricola 1.310
Psylla pyrisuga 1.310
Psylla seed 6.232
Psyllii semen A06AC 6.222, 224
Psyllina 1.309f
Psyllium 6.232
- blondes 6.232
- indisches 6.232
Psyllium arenarium 6.224
Psyllium erectum 6.222
Psyllium husk 6.232
Psyllium parviflorum 6.222
Psyllium seed 6.222
Psytomin 9.83
Ptaquilosid 6.297, 301
Ptarmica moschata 4.52
Ptarmicae flos 4.346
Ptarmiganbeery leaves 4.331
Ptelatoside 6.297f, 300
Ptelea trifoliata, Verwechslung mit Toxicodendri folium 6.459
Pteridium, Monographie 6.295
Pteridium aquilinum 6.295f, 305
- Verfälschung von Capilli Veneris herba 4.86
- Verfälschung von Sarsaparillae radix 6.725
Pteridium-aquilinum-Blätter 6.296
Pteridium-aquilinum-Rhizom 6.305
Pteridium arachnoideum 6.296
Pteridium esculentum 6.296
Pteris aquilina 6.295
Pterocarpus marsupium 5.868, 888
Pterocarpus santalinus 6.601
Pterodon pubescens, Verfälschung von Ignatii semen 6.826
Pteronides ribesii 1.314
Pterophyllus salisburiensis 5.270
Pteroside 6.295
Pterosin B 6.297ff
Pterosine 6.295
Pterosteron 6.1184
Pteroylglutaminsäure 8.283
Pterygospermin 5.852
PTF *[Peak-trough-Fluktuation]* 2.1130
PTFE *[Polytetrafluorethylen]*, Filtermaterial 2.775

PTH [Parathormon] **9.**31
PTH [Propylisonicotinthioamid] **9.**427
Pt-Meßwiderstand, Kennlinie **2.**24
PTS [prozentualer Swing] **2.**1130
PTU [Propylenthioharnstoff] **3.**1002
Ptyalin **7.**252
Ptychopetali lignum **6.**307
Ptychopetalum, Monographie **6.**307
Ptychopetalum hom. **6.**309f
Ptychopetalum olacoides **5.**707; **6.**307, 309
Ptychopetalum uncinatum **6.**307, 309
PU [Polyurethane] **1.**16
PU [Pregnancy-urine Hormone] **7.**934
Puar-puar **4.**246
Puberulin **4.**135
Puberulonsäure **6.**59
Puberulsäure **6.**59
Pubescin **6.**1125f
Pubetalin **6.**697f
Puccinia coronata **1.**294
Puccinia graminis **1.**296
Puccinia hordei **1.**296
Puccinia malvacearum **5.**756
– Minderqualität von Althaeae folium **4.**235
Puccinia recondita **1.**296
Puccinia striiformis **1.**296
Puchai **4.**202
PUC-Mühle **2.**544
Pudding grass **5.**839
Pudding pipe tree **4.**716
Pudding stick **4.**716
Puder **1.**637; **2.**858f
Pudercremes **1.**167, 169
PUE [Polyurethan-Elastomer] **1.**16
Puffball **4.**681; **6.**897
Puffbohne **3.**1239
Pufferfische, Intoxikation **3.**1164
Puffglockenblume **6.**239
Pulchelloside **6.**1106
Puleggio **5.**839
Pulegii aetheroleum **5.**839
Pulegii herba **5.**841
Pulegii hortensis herba **5.**841
Pulegium **5.**841
Pulegium erectum **5.**839
Pulegium vulgare **5.**839
Pulegon **4.**468, 472, 595f; **5.**134, 294, 821, 824, 831, 840f, 951; **6.**936
Pulex irritans **1.**265f
Pulfrich-Refraktometer **2.**151, 1107
Pulicaire **6.**222
Pulicaria dysenterica, Verfälschung von Arnicae flos **4.**347
Pulicaria germanica **5.**525
Pulicariae semen **6.**222
Pulmonaire **6.**311
Pulmonaria **6.**311
– Monographie **6.**310
Pulmonaria affinis **6.**310
Pulmonaria angustifolia **6.**310
Pulmonaria filalarszkyana **6.**310
Pulmonaria maculosa **6.**311
Pulmonaria montana **6.**310
Pulmonaria officinalis **6.**310f, 313
Pulmonaria officinalis hom. **6.**313
Pulmonaria rubra **6.**310
Pulmonaria saccharata **6.**310
Pulmonaria vulgaris **6.**313
Pulmonariae herba **6.**311
Pulpa Cassiae extractum **4.**717
Pulpa dentis **1.**138
Pulpa Tamarindi cruda **6.**894
Pulpa Tamarindorum cruda **6.**894
Pulpa Tamarindorum depurata **1.**578
Pulpe de tamarine **6.**894
Pulsatilla **6.**319ff
– Monographie **6.**313
Pulsatilla hom. **6.**320, 324
Pulsatilla albana **6.**314
Pulsatilla alpina **6.**313
Pulsatilla ambigua **6.**313ff
Pulsatilla amoena **6.**321
Pulsatilla bogenhardiana **6.**321
Pulsatilla breynii **6.**319
Pulsatilla campanella **6.**314
Pulsatilla cernua **6.**313ff
Pulsatilla chinensis **6.**313, 315
Pulsatilla-chinensis-Wurzel **6.**314f, 317, 321
Pulsatilla dahurica **6.**313ff
Pulsatilla-Frischpflanze **6.**321
Pulsatilla hirsutissima **6.**317
Pulsatilla intermedia **6.**321
Pulsatilla koreana **6.**315, 317
Pulsatilla latifolia **6.**318
Pulsatilla montana **6.**314
Pulsatilla nemorosa **4.**281
Pulsatilla nigricans **6.**315, 317
Pulsatilla nuttalliana **6.**313, 317ff
Pulsatilla nuttalliana hom. **6.**318f
Pulsatilla patens **6.**313, 317ff
Pulsatilla pratensis **6.**313, 317, 319f, 323
Pulsatilla pratensis hom. **6.**319
Pulsatilla pulsatilla **6.**321
Pulsatilla recta **6.**321
Pulsatilla reflexa **6.**319
Pulsatilla regeliana **6.**314
Pulsatilla turczaninovii **6.**313, 315, 320
Pulsatilla vulgaris **6.**313, 320f, 323f
Pulsatillae herba **6.**323
Pulsatillae radix **6.**315
Pulsatille **6.**321
Pulsation, Pumpen~ **2.**432
Puls-Feld-Gelelektrophorese **2.**245
Pulsfog K
– Monographie **3.**1011
– Pflanzenschutz **1.**360
Puls-Fourier-Transform-Spektroskopie, NMR **2.**204ff
Pulsfrequenz **1.**69
Pulshöhenanalyse **2.**80
Pulspolarographie **2.**505
Pulsuhren **1.**69
Pulszcz **5.**398
Pultiformsalben **2.**904

Pulver *[Amphetaminsulfat]* 7.171
Pulver
- abgeteilte 2.859
- Adonis~, eingestelltes 2.1020; 4.95
- alkalisches 1.638
- Aluminium~ 3.42, 44
- – phlegmatisiert 3.42, 44
- Apollo~ 1.702
- Arten 2.857
- Aufsaugvermögen 2.60
- Back~ 1.700; 7.79, 219, 221, 630
- Belladonna~, eingestelltes 2.1020
- Beruhigungs~ 1.641
- Bleich~ 7.633
- Borax~ 3.200
- Brause~ 1.637ff
- – abführendes 1.638
- – englisches 1.638
- – gemischtes 1.641
- – Karlsbader 1.638
- Brechnuß~ 6.832
- Brechnußsamen~, eingestelltes 6.832
- Brust~ 1.640
- – Kurellasches 1.640
- Cellulose~
- – Tablettierung 2.945
- – Trockenbinder 2.726
- Curry~ 1.700; 4.1096
- Digitalis-lanata-, eingestelltes 2.1020; 4.1178
- Digitalis-purpurea-, eingestelltes 2.1020; 4.1183
- Doversches 1.640; 4.777
- – lösliches 1.640
- Eigenschaften 2.856f
- einfache 1.637; 2.857
- eingestellte 1.637; 2.859
- eingestelltes
- – Adonis~ 2.1020; 4.95
- – Belladonna~ 2.1020
- – Brechnußsamen~ 6.832
- – Digitalis-lanata~ 2.1020; 4.1178
- – Digitalis-purpurea~ 2.1020; 4.1183
- – Hyoscyamus~ 2.1020
- – Ipecacuanha~ 2.1020; 4.774
- – Maiglöckchen~ 2.1020; 4.980
- – Meerzwiebel~ 2.1020; 6.1040
- – Oleander~ 2.1020
- – Opium~ 1.640; 2.1020
- – Rauwolfia~ 6.366
- – Stramonium~ 2.1020; 4.1145
- Eisen~ 1.648
- Fließeigenschaften 2.58f
- gemischte 1.637; 2.857
- Glas~, Brechungsindices 2.67
- Guadi~ 4.1066
- Güldenherz~ 1.641
- Gummi~, zusammengesetztes 1.639
- Haft~, Gebisse 1.702
- Hufelandsches Kinder~ 1.639
- Hyoscyamus~, eingestelltes 2.1020
- Ipecacuanha~ 4.774
- – eingestelltes 2.1020; 4.774
- Karlsbader Brause~ 1.638
- Kennzahlen 2.42f
- Kinder~ 1.640
- – Hufelandsches 1.639
- kohäsive, Einfluß auf Gleichförmigkeit d. Masse 2.1093
- Kurella~ 1.640
- Lanolinstreu~ 1.640
- Magnesiabrause~ 1.638
- Maiglöckchen~, eingestelltes 2.1020; 4.980
- Meerzwiebel~, eingestelltes 2.1020; 6.1040
- Mentholschnupf~, weißes 1.640
- nicht abgeteilte 2.859
- Nies~ 4.381, 385, 688; 5.427
- Nieswurz~ 3.652
- Oleander~, eingestelltes 2.1020
- Opium~ 1.640
- – eingestelltes 2.1020
- orale 2.859
- Rauwolfia~, eingestelltes 6.366
- Reibungswinkel 2.1093
- Rhinitis~ 4.1066
- Salicylstreu~ 1.641
- Schnupf~ 3.1008; 5.422, 427; 6.1158
- Schwefel~ 1.702
- Seidlitz~ 1.638
- Seifen-Zahnputz~ 1.638
- Stramonium~, eingestelltes 2.1020; 4.1145
- Wismutstreu~, gelbes 1.639
- Zahn~ 1.192, 194, 638f
- – Hahnemannsches 1.639
- Zahnputz~, kampferhaltiges 1.639
- Zink~ 3.1257f
- Zinkstreu~ 1.639
- zur Herstellung von Flüssigkeiten 2.859
- zur Herstellung von Parenteralia 2.859
- zusammengesetzte 1.637; 2.858

Pulveraerosole 2.812
Pulverbläser 1.90, 92
Pulverbrief 2.859
Pulverdiffraktometrie 2.76ff
Pulveres 1.637ff
Pulveres adspergendi 1.637
Pulveres aerophori 1.637
Pulveres compositi 1.637
Pulveres conspergendi 1.637
Pulveres effervescentes 1.639
Pulveres mixti 1.637
Pulveres normati 1.637
Pulveres parenterales 2.859
Pulveres titrati 1.637
Pulverholz 6.397
Pulverholzrinde 6.398
Pulverisette 2.541
Pulverschere 2.859
Pulverschorf, Kartoffel 1.288
pulvis, Zerkleinerungsgrad, Tabelle 2.1018
Pulvis Adonidis normatus 2.1020; 4.95
Pulvis aerophorus 1.638
Pulvis aerophorus anglicus 1.638
Pulvis aerophorus Carolinensis 1.638
Pulvis aerophorus cum magnesia 1.638

Pulvis aerophorus laxans 1.638
Pulvis aerophorus mixtus 1.638
Pulvis alcalinus 1.638
Pulvis alcalinus peroralis 1.638
Pulvis aromaticus 4.900
Pulvis Belladonnae normatus 2.1020
Pulvis Convallariae normatus 2.1020; 4.980
Pulvis dentifricius 1.638
Pulvis dentifricius cum camphora 1.638
Pulvis dentifricius cum sapone 1.638
Pulvis dentifricius Hahnemannii 1.639
Pulvis digestivus Kleinii 1.641
Pulvis Digitalis lanatae normatus 2.1020; 4.1178
Pulvis Digitalis purpureae normatus 2.1020; 4.1183
Pulvis Doveri 1.640
Pulvis effervescens 1.638
Pulvis expectorans 1.638
Pulvis exsiccans 1.638
Pulvis gummosus 1.638
Pulvis Hyoscyami normatus 2.1020
Pulvis infantium 1.640
Pulvis infantium Hufeland 1.639
Pulvis inspersorius 1.641
Pulvis inspersorius cum bismuto subgallico 1.638
Pulvis inspersorius lanolinatus Dieterich opiatus 1.640
Pulvis inspersorius zinci oxydati 1.638
Pulvis Ipecacuanha normatus 2.1020; 4.774
Pulvis Ipecacuanhae normatus 2.1020; 4.774
Pulvis Ipecacuanhae opiatus 1.640; 4.777
Pulvis Ipecacuanhae opiatus peroralis 1.640
Pulvis Ipecacuanhae opiatus solubilis peroralis 1.640
Pulvis Ipecacuanhae radicis 4.774
Pulvis Liquiritiae compositus 1.640
Pulvis Liquiritiae compositus peroralis 1.640
Pulvis Magnesiae cum rheo 1.640
Pulvis Mentholi compositus albus 1.640
Pulvis Oleandri normatus 2.1020
Pulvis Opii normatus 1.640; 2.1020
Pulvis pectoralis 1.640
Pulvis pectoralis Wedel 1.641
Pulvis Rauwolfiae radix normatus 6.366
Pulvis Rhei tartarisatus 1.641
Pulvis salicylicus cum Talco 1.641
Pulvis Scillae normatus 2.1020; 6.1040
Pulvis Secalis standardisatus 4.915
Pulvis sternutatorius Scheeberg 1.709
Pulvis stomachicus 1.641
Pulvis Stramonii normatus 2.1020; 4.1145
Pulvis Strychni normatus 6.832
Pulvis stypticus Unna 1.641
Pulvis Visci compositus 1.641
Pumachucu 5.615
Pumakkachu 5.615
Pumilio pine oil 6.164
Pumpa 4.1073
Pumpen
– HPLC 2.432
– implantierbare 2.981
– osmotische 2.839

– Pulsation 2.432
Pumpkin 4.1069, 1072f
Pumpkin pine 6.179
Pumpkin seeds 4.1070, 1075
Pumsa 6.746
Pungenigenin 6.121
Pungenin 6.121
Punica, Monographie 6.325
Punica florida 6.325
Punica granatum 6.325, 328, 331f
Punica granatum hom. 6.331
Punica multiflora 6.325
Punica nana 6.325
Punica protopunica 6.325
Punica spinosa 6.325
Punicacortein 6.326f
Punicafolin 6.326
Punicagalin 6.911, 913
Punicalagin 6.326, 919, 921
Punicalin 6.326, 913, 919f
Punicinsäure 6.327
Punigluconin 6.326
(–)-Punjabin 4.486
Punkt, kritischer 2.1030
Punkttablette, Herstellung 2.950
Punsch-Royalessenz 1.705
Puntarenin 4.485
Pupavka krasilnaja 4.287
Puppe 1.308
Puppenstadium 1.306
Purg 4.528
Purga-huasca 4.458
Purgarol, Monographie 3.1011
Purgen 2.629
Purgierbeeren 6.394
Purgierflachs 5.670
Purgierkassie 4.716
Purgierkörner 6.481
Purgierkreuzdorn 6.393
Purgierlein 5.670
Purgiermoos 4.791, 794
Purgierwurzel 5.545
Purging buckthorn 6.393
Purging cassia 4.716
Purging flax 5.670
Purified cotton 5.345
Purified water 9.1195
6-Purinthiolmonohydrat 8.885
Purin-2,6,8-triol 7.58
Purlanoside 4.1184
Puroverin 3.1238
Purple broom 4.804
Purple clover 6.992
Purple coneflower 5.16
Purple foxglove 3.470; 4.1179
Purple glove 4.1179
Purpureagitosid 4.1180f
Purpureaglykosid 3.469, 1012, 1014; 4.1171, 1174, 1181, 1184
– Identität mit DC 2.275
Purpureaglykosid A, Monographie C01A 3.1012; 9.444

Purpureaglykosid B, Monographie  3.1013
Purpureasid A  6.385, 390
Purpureasid B  6.385, 390
Purpureasid C  6.387, 389f
Purpurfarbene Kegelblume  5.16
Purpurfarbener Igelkopf  5.16
Purpurfarbener Sonnenhut  5.16
Purpurner Enzian  5.243
Purpurogenin  4.1170
Purpurroter Enzian  5.243
Purpurschnecke  3.207
Purpursonnenhutkraut  5.17
Purpursonnenhutwurzel  5.26
Purpurzwergginster  4.804
Purret  4.189
Purshiana-bark  6.405
Purslane  6.250
Purvian  6.1107
Pushkara  4.1034
Push-pull-System  2.839
Pusteblume  6.897
Pusumi  5.605
Putrescin  4.911;  5.861
Putterlickia verrucosa  5.795, 806
Putzbenzin  3.161
Putzosta  4.959
PUVA-Therapie  3.802
PVC *[Polyvinylchlorid]*  2.992
– Weichmacher  3.461
PVDF *[Polyvinylidenfluorid]*  2.775, 778
PVDF-Membran, für Elektrophorese  2.249
PVP *[Polyvidon]*  9.294
– Injektionslösung, [$^{131}$I]iodierte  9.299
Pygmaein  5.563, 577
Pyknidien  1.293
Pyknometer  2.4, 7, 55
Pyknosporen  1.293f
Pyoctaninum coeruleum  8.967
Pyoktanin  1.554;  8.967
Pyoktaninlösung nach Ljubinski  1.554
Pyradex TF, Monographie  3.1015
Pyralidae  1.317
Pyramin  3.289
– Monographie  3.1015
– Pflanzenschutz  1.366
Pyramin FL, Monographie  3.1015
Pyramin WG, Monographie  3.1015
Pyranocumarin  9.1188
Pyrantel  1.773
– Monographie  P02CC  9.445
– embonat, Monographie  P02CC  9.447
– pamoat  9.447
Pyrargyrit  9.607
Pyrasanonum  9.449
Pyrathiazinhydrochlorid  9.30
Pyrazidol  9.255
Pyrazinamid  8.1038
– Monographie  J04AK  9.447
Pyrazincarbazolhydrochlorid  9.256
2-Pyrazincarboxamid  9.447
2,3-Pyrazindicarbonsäureanhydrid  9.1248
Pyrazinobutazon, Monographie  M01AA  9.449

Pyrazinsäureamid  9.447
Pyrazol WG, Monographie  3.1015
Pyrazolon-Derivate, Kosmetika  1.189ff
Pyrazolone, Analgetika  N02BB
1*H*-Pyrazolo[3,4-d]pyrimidin-4-ol  7.118
1*H*-Pyrazolo[3,4-d]pyrimidin-4-thiol  9.953
Pyrazolylalanin  4.1066, 1076
Pyrazon  3.289
Pyrazophos  1.351
– Monographie  3.1015
Pyrene  3.1150;  5.941
Pyrenomycetes  1.291f
Pyrenophora graminea  1.291
Pyrenophora teres  1.292
Pyreth, Monographie  3.1016
Pyrethri tinctura  1.678
Pyrethrine  1.350
– Monographie  3.1017
Pyrethroide  1.775f
– insektizide  1.349f
Pyrethrosin, Monographie  3.1019
Pyrethrum  1.350;  3.317, 1017, 1019
Pyrethrum cinerariaefolium  3.1017
Pyrethrum-Blüten  3.317, 1019
Pyrethrum-Extrakte  1.336
Pyridat  1.366
– Monographie  3.1019
Pyridazine, herbizide  1.366
Pyridin  4.426;  7.1376f
– Monographie  3.1020
2-Pyridinaldehyd  7.488
Pyridin-4-aldoxim  8.1221
2-Pyridinaldoximmethochlorid  9.303
4-Pyridincarbohydrazid  8.608
Pyridin-2-carbonsäurechlorid  7.554
Pyridin-3-carbonsäure  8.1150
– benzylester  7.445
– 2-[2-(4-chlorphenoxy)-2-methyl-1-oxopropoxy]-
   ethylester  8.145
– 2-(diethylamino)ethylester  8.1138
– hexylester  8.444
– methylester  8.952
– *N*-methylolamid  8.497
– phenylmethylester  7.445
Pyridin-4-carbonsäure
– hydrazid  9.38
– – [(4-amino-2-hydroxy)benzoat]  9.38
– 2,2′methylendihydrazid  8.906
– 2-(1-methylethyl)hydrazid  8.593
– 2-[3-oxo-3[(phenylmethyl)amino]propyl]-
   hydrazid  8.1136
Pyridin-3-carbonsäureamid  8.1148
Pyridin-3-carboxamid  8.1148
Pyridine
– Dielektrizitätskonstante  2.511
– herbizide  1.365f
– Zersetzungspotential, elektrochemisches  2.511
Pyridin-2-ethanamin  7.462
Pyridin-3-methanol  8.498
Pyridinmethylaminobuttersäure  3.871
Pyridinyl-cyanpyridon  7.248
Pyridinyldimethyl-aminoacrolein  7.248

2-(3-Pyridinylmethylen)hydrazincarbothioamid **8.**1146
Pyridion **9.**462
10*H*-Pyrido[3,2-b][1,4]benzothiazin **8.**1282; **9.**426
2-[4-[3-(10*H*-Pyrido[3,2-b][1,4]benzothiazin-10-yl)propyl]-1-piperazin-yl]ethanol **8.**1282
Pyridoncarbonsäure **7.**248
Pyridostigminbromid, Monographie N07A **9.**451
Pyridoxal
- Monographie A11 **9.**453
- Gehaltsbestimmung, mikrobiologische **2.**530
- 5-monophosphorsäureester **7.**1065
- 5′-phosphat **7.**1065
Pyridoxin **6.**529
- Monographie A11 **9.**454
- hydrochlorid, Monographie A11 **9.**455
- oxoglutarat, Monographie A11 **9.**456
Pyridoxol **9.**454
(*RS*)-α-[(2-Pyridylamino)methyl]benzenmethanol **8.**200
(*RS*)-α-[(2-Pyridylamino)methyl]benzylalkohol **8.**200
- hydrochlorid **8.**201
Pyridylcarbinol **8.**498, 1152
Pyridylessigsäure **3.**871; **9.**645
3-Pyridylmethanol **8.**1152
4,4′-(2-Pyridylmethylen)bisphenoldiacetat **1.**742; **7.**488
4,4′-(2-Pyridylmethylen)bisphenylhydrogensulfat, Dinatriumsalz **8.**1118
Pyridylmethylendiphenoldiacetat **1.**742; **7.**488
4,4′-(2-Pyridylmethylen)diphenoldischwefelsäurehalbester, Dinatriumsalz **8.**1118
4,4′-(2-Pyridylmethylen)di(phenylacetat) **7.**488
2-[(3-Pyridylmethyl)thio]pyrimidin **9.**776
4-Pyridyl-pyridinium-chlorid **7.**1376
5-[4-[(2-Pyridyl)sulfamoyl]phenylazo]-salicylsäure **9.**726
5-[*p*-[(2-Pyridyl)sulfamoyl]phenylazo]-salicylsäure **9.**726
4-Pyridylthioessigsäurechlorid **7.**748
Pyrifolidin **4.**402
Pyrilaminmaleat **8.**880
Pyrilentartrat **9.**46
Pyrimethamin, Monographie P01BD **9.**457
Pyrimidindione, herbizide **1.**367
Pyrimidine, fungizide **1.**358
8-[4-[4-(2-Pyrimidinyl)-1-piperazinyl]butyl]-8-azaspiro[4.5]decan-7,9-dion **7.**563
*N*-[4-[4-(Pyrimidinyl)-1-piperazinyl]butyl]-1,1-cyclopentan-diacetimid **7.**563
1-[4-[4-(2-Pyrimidinyl)-1-piperazinyl]butyl]piperidin-4-spirocyclopentan-2,6-dion **7.**563
Pyrimidinylsulfanilamid **1.**758; **9.**695
Pyrimido[5,4-d]pyrimidin **7.**1396
1-(2″-Pyrimidyl)-4-(methylen-3′,4′-dioxybenzyl)-piperazin **9.**250
1-(2-Pyrimidyl)piperazin **7.**564
1-(2-Pyrimidyl)-4-piperonylpiperazin **9.**250
Pyrinsuccideanol **9.**253
Pyrit, Monographie **9.**459

Pyrithion
- Monographie D11AC **9.**460
- Zinksalz, Monographie **9.**461
Pyrithiondisulfid-Magnesiumsulfataddukt **1.**177
Pyrithyldion, Monographie D11AC, N05CE **9.**462
Pyroacetic ether **3.**11
Pyrocatechin-Gerbstoffe **4.**498
Pyrocatechol **7.**513
- Inkomp. mit Campher **7.**647
Pyrocatechusäure **4.**761; **6.**1129
Pyrodifeniumbromid **9.**336
Pyroessigether **3.**11
Pyrogallol **4.**505
- in Dermatika **2.**903
- Inkomp. mit Campher **7.**647
- trimethylether **9.**1066
Pyrogallolgerbstoffe **4.**498
Pyrogenprüfung
- am Kaninchen **2.**719, 788, 1104
- Limulus-Test **2.**719, 788, 1104
L-Pyroglutaminsäure **9.**202, 377
L-Pyroglutamyl-L-histidyl-L-prolinamid **9.**429
L-Pyroglutamyl-L-histidyl-L-tryptophyl-L-seryl-L-tyrosyl-*O-tert.*-butyl-D-seryl-L-leucyl-L-arginyl-*N*-ethyl-L-prolinamid **7.**562
- acetat **7.**563
Pyroglutamyl-Lysyl-Leucyl-Arginal-Agarose **2.**716
Pyroibotensäure **3.**852
Pyrola carymbosa **4.**849
Pyrolae umbellatae herba **4.**849
Pyrole ombellée **4.**849
Pyroleum Betulae **4.**505
Pyroleum Juniperi **5.**580
Pyroleum Lithranthracis **9.**659
Pyroleum Oxycedri **5.**580
Pyroleum Pini **6.**181
Pyrolusit **3.**766
Pyrolyse, chlorierende **3.**1148
Pyrolyse-Gaschromatographie **2.**198, 277
γ-Pyron **3.**923
Pyrophosphorsäure **4.**748
Pyrosid **6.**1064
Pyrosulfite, als Stabilisatoren **2.**768
Pyrovaleron, Monographie N06BX **9.**462
Pyroxylin, Monographie D02A **9.**463
Pyroxylinum **1.**575
Pyrrobutamin
- Monographie R06A **9.**463
- phosphat, Monographie R06A **9.**464
Pyrrol, Nachweis **2.**133
Pyrrolamidol **7.**1240
Pyrrolidin **4.**644; **7.**987; **9.**377, 464
2-Pyrrolidincarbonsäure **9.**377
4-Pyrrolidinobutyronitril **7.**542
*N*-(β-Pyrrolidinoethyl)phenothiazinhydrochlorid **9.**30
3-Pyrrolidinomethylrifamycin SV **9.**518
Pyrrolidinomethyltetracyclin **9.**530
(2*S*)-5-Pyrrolidinon-2-carbonsäure **9.**202
2-Pyrrolidino-1-*p*-tolyl-1-pentanon **9.**462
α-Pyrrolidinovalerophenon **9.**462
2-(1-Pyrrolidin)propiophenon **9.**362

(3-Pyrrolidinyl)diphenylacetonitril  **7.**1426
10-[2-(1-Pyrrolidinyl)ethyl]-10*H*-phenothiazinhydrochlorid  **9.**30
3-Pyrrolidinyl-1-(3′-methoxy-4′,5′-methylendioxyphenyl)-1-propanon  **3.**854
$N^2$-(Pyrrolidin-1-ylmethyl)tetracyclin  **9.**530
(*E*)-2-[3-(1-Pyrrolidinyl)-1-(*p*-tolyl)-1-propenyl]-pyridin  **9.**1089
*trans*-2-[3-(1-Pyrrolidinyl)-1-*p*-tolylpropenyl]-pyridin  **9.**1089
4-(1-Pyrrolidinyl)-1-(2,4,6-trimethoxyphenyl)-1-butanon  **7.**542
– hydrochlorid  **7.**544
2-Pyrrolidon  **9.**241
– Monographie  **9.**465
1-Pyrrolin-1-oxid  **7.**1061
Pyrrolizidinalkaloide  **3.**730, 834, 1036, 1079f, 1118;  **4.**714;  **6.**664f
Pyrrolsäure  **5.**89
Pyrus  **6.**766
Pyrus aucuparia  **6.**766
Pyrus japonica  **4.**795
Pyrus malus  **5.**751
Pyrus maulei  **4.**795
Pyrus ussuriensis  **6.**1160
Pyruvatkinase  **1.**481;  **6.**476
Pyrvinium
– chlorid Dihydrat, Monographie  **P02CX**  **9.**465
– embonat, Monographie  **P02CX**  **9.**465
– iodid  **9.**466
– pamoat  **9.**465
Pythium  **1.**288
Pythium debaryanum  **1.**289
PY-Virus *[potato Y]*  **1.**286
PZ *[Pancreozymin]*  **7.**923

# Q

Qahwa  **4.**927
Qat  **4.**730
Qian niu zi  **5.**536
Qinghao  **4.**364
Qinghaosu  **4.**365
Q-Potenz  **2.**745
Quabageninglykoside  **6.**795
Quack grass  **4.**138
Quadernuzza  **6.**1118
Quadrangulosid  **6.**35
Quadraspidiotus perniciosus  **1.**313, 330
Quadratsäurediethylester  **8.**677
Quadrupolfilter, Bestimmung, massenspektrometrische  **2.**227
Quadrupolmassenfilter  **2.**229
Quakers button  **6.**829, 838
Qualifizierung, Validierung  **2.**1033, 1035, 1041
Qualitätskontrolle
– durch IR, bei Primärpackmitteln  **2.**193
– Klin. Chemie  **1.**438ff
– Probenahme  **2.**35
– Statistik  **2.**1048ff
– Stichprobenplan  **2.**1074
– Validierung  **2.**1066
Qualitätsnorm  **2.**1074
Qualitätssicherung
– Inprozeß-Kontrolle  **2.**1085
– Klin. Chemie  **1.**440
– Probenahme  **2.**34
Qualitenon  **6.**457
γ-Quanten  **2.**382
Quarantänestatus  **2.**36
Quarkblume  **4.**281
Quartäre Ammoniumverbindungen
– herbizide  **1.**365
– Kosmetika  **1.**179ff
Quarz  **7.**147;  **9.**618, 620
Quasiemulgatoren  **2.**687, 695
Quasiviskosität  **2.**85
Quassia amara  **1.**336
Quassiae tinctura  **1.**678
Quassiaholz  **1.**596, 658
Quassiaholzextrakt  **1.**596
Quassiaholztinktur  **1.**678
Quassinoide  **4.**146ff
Quats  **1.**156, 184
Quattrinella  **5.**728
Quebec pine  **6.**179
Quebrachamin  **4.**402f
Quebrachidin  **4.**402;  **6.**1125
Quebrachin  **4.**402;  **9.**1221
Quebrachit  **4.**111, 120

Quebrachitol **4.**681; **5.**448; **6.**1162
Quebracho **4.**401f, 404
– weißer **4.**401f
Quebracho hom. **4.**404
Quebracho bark **4.**402
Quebracho blanco **4.**401f
Quebracho cortex **4.**402
Quebracho tinctura **1.**678; **4.**403
Quebrachoextrakt **1.**606
Quebrachol **9.**626
Quebrachorinde **1.**606ff; **4.**402
Quebrachorindenfluidextrakt **4.**403
Quebrachorindentrockenextrakt **4.**403
Quebrachosäure **9.**1225
Quebrachotinktur **1.**678; **4.**403
Quecke
– gemeine **4.**138
– Herbizid **3.**62, 384, 1124
– kriechende **4.**138
– rote **4.**685
Queckenwurzel **4.**139
– rote **4.**686
Queckenwurzelextrakt **1.**607, 636
Queckenwurzelstock **1.**607ff; **4.**139
Quecksilber
– Monographie D08AK **3.**1021; **9.**467
– Antidot **2.**342; **7.**40, 1348f
– Grenzflächenspannung gegen Wasser **2.**97
– Komplexbildungskonstante mit EDTA **2.**354
– Nachweis **2.**136
– Nachweisgrenze, spektroskopische **2.**469
– Oberflächenspannung **2.**97
– als Reagens **1.**552
– in Salben **1.**694
Quecksilber-Diuretika C03BC
Quecksilber(II)acetat, Monographie D08AK **9.**468
Quecksilber(II)amidochlorid **1.**694
– Monographie D08AK **9.**469
Quecksilberamidochloridsalbe **1.**693; **2.**889
Quecksilber(II)bromid, Monographie D08AK **9.**470
Quecksilber(I)chlorid
– Monographie D08AK **9.**470
– Grenzprüfung **2.**311
Quecksilber(II)chlorid **1.**527ff, 655
– Monographie D08AK **9.**471
– Lösung **1.**655
Quecksilberchlorür **9.**470
Quecksilber(II)cyanid
– Monographie D08AK **9.**472
– basisches, Monographie D08AK **9.**472
Quecksilberelektrode **2.**511
Quecksilberfilmelektrode **2.**510
Quecksilberfreie Thermometer **1.**63
Quecksilberintrusionsverfahren **2.**54
Quecksilber(II)iodid **1.**548, 553
– Monographie D08AK **9.**473
Quecksilber-Ionen, Grenzprüfung **2.**311
Quecksilber(I)nitrat Dihydrat, Monographie D08AK **9.**474
Quecksilber(II)nitrat Monohydrat, Monographie D08AK **9.**475
Quecksilberoxid, gelbes **1.**534

Quecksilber(II)oxid
– gelbes, Monographie X05 **9.**475
– rotes, Monographie D08AK **9.**476
Quecksilber(II)oxidcyanid **9.**472
Quecksilberoxidsalbe **1.**695
– gelbe **1.**694
Quecksilberoxycyanid **1.**626
Quecksilberpräzipitat
– Salbe **1.**208, 693; **2.**889
– – weiße **1.**693
– weißes **9.**469
Quecksilbersalbe **1.**694
– graue **1.**694
Quecksilbersulfatlösung, basische **1.**543
Quecksilber(II)sulfatlösung **1.**534
Quecksilbersulfid, rotes **1.**697; **9.**477
Quecksilber(II)sulfid
– rotes **9.**1243
– – Monographie D08AK **9.**477
Quecksilberthermometer **1.**61
Quecksilber-Tropf-Elektrode **2.**501
Quecksilbertropfen, hängender **2.**510
Quecksilberverbindungen, Konservans in Impfstoffen **2.**921
Quecksilberwurzel **4.**139
Quedlinburger Niederliegende Melisse **5.**811
Queen of meadows **5.**148
Queen of the Pinks **5.**458
Queensgate whiting **7.**615
Queen-weed **6.**49
Quellehrenpreis **6.**1117
Quellender Tee **1.**660
Quellenkraut **4.**923f
Quellflüssigkeit **2.**599
Quellmittel **7.**700
Quellsalze, künstliche **1.**642
Quellstoffe, Laxantien A06AC
Quellwasser **1.**243, 247
Quenching **2.**391
Quendel **1.**571ff; **6.**970, 974
– echter **6.**970
Quendelkraut **6.**972
Quendelöl **6.**970f
– ätherisches **6.**970f
Quercetagenin **4.**64; **6.**271
Quercetagetin **6.**443
– 3,6-dimethylether **4.**1160
– 3,6,7,4′-tetramethylether **6.**1183
Quercetagitrin **5.**523
Quercetin **4.**4, 30f, 59f, 62, 111, 147, 157, 164, 168, 183f, 233, 243, 257, 261, 264, 291, 332, 358, 382, 418, 421, 426, 450, 452, 462f, 500, 586, 605, 618f, 633, 657, 698, 727f, 750, 764, 798f, 849, 896, 977, 980, 989, 1027, 1041, 1060, 1104, 1198f; **5.**89, 116, 125, 133, 135, 181, 184, 219, 313, 377, 440, 442, 445, 460, 481, 524, 527, 603, 605, 697, 718, 729f, 751, 852, 936f, 945; **6.**3, 74, 166, 176, 180, 257, 259, 267, 270, 278, 312, 348, 439, 443, 450f, 454, 588, 754, 756, 760, 770, 871, 873f, 1054, 1149
– Monographie **3.**1024

- 3-arabinofuranosid **4.**327, 850; **5.**61
- 3-arabinopyranosid **4.**168
- 3-arabinosid **4.**617; **5.**145, 394
- 7-O-arabinosid **4.**989
- 3-(O-caffeoyl)-glucosid **4.**698
- 3-caffeoylsophorosyl-7-glucosid **5.**420
- 3,7-diglucosid **4.**470; **5.**226
- Dihydrat, Monographie C05B **9.**478
- 7,4′-dimethyether **5.**89
- 3,7-dimethylether **4.**64
- 3-galactodirhamnosid **4.**980
- 3-O-β-D-galactopyranosyd **4.**168
- 3-galactosid **4.**207, 327, 332, 386, 599, 617, 980; **5.**145, 519, 930
- 3-galactosido-rhamnosid **4.**979f
- 3-galactosido-rhamnosido-4′-arabinosid **4.**979
- 3-β-D-6-O-galloyl-galactosid **4.**332
- gentiobiosid **6.**278
- 3-β-D-glucofuranosid **5.**340
- 3-O-β-D-glucopyranosid **4.**606
- 4′-O-β-D-glucopyranosid **4.**185; **5.**149
- 3-O-(6-O-β-D-glucopyranosyl)-β-D-galactopyranosid **4.**418
- 3-gluco-7-rhamnosid **4.**833; **5.**504
- glucosid **5.**768
- 3-glucosid **4.**85, 189, 293, 332, 386, 419, 599, 697, 1202; **5.**67, 125, 226, 337, 368, 430, 519, 816
- 4′-glucosid **4.**32; **5.**368f
- 4-β-D-glucosid **4.**1059
- 5-glucosid **4.**286
- 7-glucosid **5.**69, 226, 338, 430, 653
- 3-glucosido-7-rhamnosid **4.**833; **5.**504
- 3-β-glucuronid **4.**85, 698, 727, 868, 996; **5.**58, 61ff, 430, 442
- 3-glycosylgalactosid **4.**207
- 3-O-(6″-malonyl)-galactosid **4.**86
- 3-methylether **4.**59f, 64
- 3-methylether-7-glucosid **4.**64
- 3-O-monoglycosid **4.**573
- 3-O-β-rhamninosid **6.**395
- 3-O-rhamnoglucosid **5.**930
- 3-rhamnoglucosylrhamnosid **4.**747
- 3-O-[O-α-L-rhamnopyranosyl-(1→2)-]-β-D-glucopyranosid **4.**606
- 3-O-[(O-α-L-rhamnopyranosyl-(1→2))-O-α-L-rhamnopyranosy-l(1→6)-]-β-D-glucopyranosid **4.**605
- 3-rhamnosid **4.**327, 330; **5.**272, 368, 460, 519
- 7-rhamnosid **4.**833
- rhamnosidoarabosid **4.**546
- 3-O-β-(6-O-α-L-rhamnosyl)-D-glucosid **4.**599
- 3-rutinosid **4.**85, 419, 469, 798f, 1103; **5.**89, 272f, 519
- – Trihydrat **9.**540
- 3-O-rutinosido-7-O-glucosid **5.**718
- 3-sambubiosyl-7-glucosid **5.**420
- 3-sophorosid **4.**28; **5.**338
- 7-triglucosid **5.**527
- 3,7′,3′-trimethylether **4.**475
- 3-xylosid **5.**394
4′-O-Quercetin-3-methyletherglucosid **4.**60

7-O-Quercetin-3-methyletherglucosid **4.**60
Quercia **6.**341
Quercia commune **6.**342
Quercia corteccia **6.**343
Quercia corteccia per uso veterinario **6.**347
Quercilicosid **6.**337
Quercimeritrin **5.**256, 340, 430, 523; **6.**75
Quercimetrin **5.**338
Querciola **6.**930
L-Quercit **5.**662
Quercitol **6.**336, 338, 342, 348f, 352
Quercitrin **4.**30f, 147, 157, 327, 330, 395, 474, 500, 502, 726, 728, 746; **5.**58, 61ff, 89, 125, 135, 138, 184, 272, 338, 368, 377, 394, 481, 653, 698, 751, 785, 945; **6.**257, 348, 451, 454, 457, 476, 754, 756, 789, 956, 1054, 1137
- Identität mit DC **2.**275
Quercus, Monographie **6.**335
Quercus acutissima **6.**336
Quercus alba **6.**335f
Quercus-alba-Rinde **6.**336
Quercus albae cortex **6.**336
Quercus alpestris **6.**337
Quercus, äthanol. Decoctum hom. **6.**341, 350
Quercus bivoniana **6.**351
Quercus cerris **6.**335ff, 347, 349
Quercus-cerris-Blätter **6.**337
Quercus coccifera **4.**1134; **6.**338
Quercus cortex A01AD, A07XA, C05AX, D03, G02C **6.**341ff
Quercus cortex ad usum veterinarium **6.**341f, 347
Quercus crinita **6.**336
Quercus e cortice **6.**343
Quercus e cortice hom. **6.**341, 351
Quercus e glandibus hom. **6.**351
Quercus echinata **6.**336
Quercus femina **6.**342
Quercus folium **6.**337, 341, 347
Quercus fructipendula **6.**342
Quercus germanica **6.**342
Quercus glauca **6.**336
Quercus ilex **6.**338
Quercus infectoria **6.**335, 337f, 340
Quercus intercedens **6.**341
Quercus lanuginosa **6.**341
Quercus lusitanica **6.**337
Quercus malacophylla **6.**342
Quercus marina **5.**201
Quercus mongolica **6.**336
Quercus pedunculata **6.**342
Quercus petraea **6.**335, 341, 344, 347, 349ff
Quercus pubescens **6.**335, 341, 344, 347
Quercus robur **6.**335, 341f, 344, 347, 349ff
Quercus robur hom. **6.**351
Quercus robur, flos hom. **6.**351
Quercus semen **6.**337, 341, 349
Quercus semen tostum **6.**341, 350
Quercus sessiliflora **6.**341, 351
Quercus sessilis **6.**341
Quercus suber **4.**534; **6.**335, 351f
Quercus suberis cortex **6.**352
Quercus suberosa **6.**351

Quercus thirkeana  6.337
Quercuslacton  6.336
Querempfindlichkeit, bei Detektoren  2.332
Querstromfiltration  2.608
Quervernetzung
– Formaldehyd  3.612
– intermolekulare  3.612
– intramolekulare  3.612
Questin  5.143
Questinol  5.143
Quetschflaschen  2.629
Queue de renard  4.990
Quiabo  4.4
Quick grass root  4.139
Quick-beam  6.766
Quicken  4.138
Quillaiae tinctura normata  1.679
Quillajasäure  4.143; 5.358
Quilled Copalchi  5.444
Quina  4.877
Quina do campo  6.840
Quina vermelha  4.877
Quinacrine  8.863
Quinacrin, hydrochlorid  8.864
Quinalbarbital  9.586
Quinalbarbiton  9.586
– Natrium  9.588
Quinaprilhydrochlorid, Monographie C02EA  9.479
Quinatic acid  4.157
Quinatoside  4.157
Quinestrol, Monographie G03C  9.480
Quinethazon, Monographie C03AA  9.481
Quinidine  7.829
Quinidine bisulphate  7.832
Quinine sulfate  7.837
Quinisocain
– Monographie D04AB  9.482
– hydrochlorid, Monographie D04AB  9.483
Quinol  8.463
8-Quinolinol  7.841
p-Quinone  3.163
Quinoxalinylsulfanilamid  1.763
Quinpi  5.190, 198f
Quinquagintamillesimalpotenz  2.745
Quinquelosid  5.653
Quinquenoside  6.31
Quinquina  4.877
Quinquina rouge  4.877
Quinupramin, Monographie N06AA  9.484
Quiritox
– Monographie  3.1025
– Pflanzenschutz  1.371
Quitch  4.138
Quitch grass  4.138
Quitch grass root  4.139
Quitte
– japanische  4.796
– prächtige  4.796
Quittenbaum, wilder  4.795
Quittenlikör Allenstein  1.704
Quittensamen  1.626
Quittenschleim  1.626

Quizalofop, Monographie  3.1025
Q-Zahl  2.1002

# R

R 11   **3.**1199
R 113   **3.**1210
R-Pentine   **3.**375
Râ   **4.**101f
RA C9 Unkrautvertilger, Monographie   **3.**1027
RA 2000 Granulat, Monographie   **3.**1027
RA 15 Neu, Monographie   **3.**1027
RA 17 Neu, Monographie   **3.**1027
Rabanillo   **6.**718f
Rábano   **6.**356f
Rábano forte   **4.**339f
Rábano picante   **4.**339f
Rábão   **6.**357
Racefemin
– Monographie **G02C**   **9.**485
– hydrogenfumarat, Monographie **G02CA**   **9.**486
Racemat
– Bildung bei Mahlung   **2.**536
– Definition   **2.**156
Racemischer Campher   **7.**645
Racemisierung, Prüfung auf   **2.**463
Racemous flowered St. Peter's wort   **6.**853
Racepinefrin   **8.**47
Racer, Monographie   **3.**1028
Rachentherapeutika **R02, R02A**
– Antibiotika **R02AB**
– Antiseptika **R02AA**
– Lokalanästhetika **R02AD**
Rachentubus nach Güdel   **1.**64, 66
Racine d'aconit   **4.**73
Racine d'alcanna   **4.**176
Racine d'althée   **4.**236
Racine d'alun   **5.**253
Racine d'apocyn chanvrin   **4.**303
Racine d'arnicque   **4.**352
Racine d'asaret   **4.**381
Racine d'asclépiade   **6.**1137
Racine d'asperge   **4.**397
Racine d'aunée   **5.**527
Racine de baptisie   **4.**464
Racine de baume du cheval   **4.**957
Racine de bec-de-grue tacheté   **5.**253
Racine de belladonne   **4.**431
Racine bénite   **5.**265
Racine de benoîte d'eau   **5.**262
Racine de berbéride   **5.**747
Racine de bistorte   **6.**76
Racine blanche   **6.**49
Racine de boucage   **6.**148
Racine de bryone   **4.**569, 573
Racine de cabaret   **4.**381
Racine de carline   **4.**691

Racine de carline acaule **4.**692
Racine de chicorée **4.**869
Racine de chiedent rouge **4.**686
Racine de Chine **6.**728
Racine du coeur de Marie **4.**1155
Racine de colchique **4.**952
Racine de colombo **5.**557
Racine de corydale **4.**1018
Racine de curcuma **4.**1089
Racine de dent de lion **6.**899
Racine de dictamne blanc **4.**1161
Racine douce **5.**312, 314
Racine d'éclaire **4.**844
Racine du fraisier **5.**185
Racine de fraxinelle **4.**1161
Racine de genêt **4.**1131
Racine de ginseng chinois **6.**13
Racine giroflée **5.**265
Racine à la gravelle **4.**957
Racine de guérit tout **4.**957
Racine de guimauve **4.**236
Racine d'hellébore noir **5.**422
Racine de hieble **6.**577
Racine d'ipéca **4.**777
Racine d'ipécacuanha **4.**777
Racine d'ipomoea orizabensis **5.**540
Racine de leptandra **6.**1121
Racine de livèche **5.**666
Racine de muguet **4.**984
Racine d'orcanette **4.**176
Racine de panicaut **5.**77
Racine de peone **6.**6
Racine de persil **6.**116
Racine de pimprenelle **6.**148
Racine de pissenlit **6.**899
Racine de pivoine **6.**6
Racine de poivre enivrant **6.**201
Racine de primevère **6.**274, 279
Racine de raifort **4.**340
Racine de ratanhia **5.**616
Racine de réglisse **5.**314
Racine de rhapontic **6.**435
Racine de rhubarbe **6.**420
Racine de rhubarbe de la Chine **6.**420
Racine de salsepareille d'Allemagne **4.**686
Racine de saponaire blanche **5.**360
Racine de sarsapareille **6.**723
Racine de scammonée **5.**540
Racine de serpentine **6.**365
Racine de sureau **6.**583
Racine tubercule de jalap **5.**545
Racine de turbith végétal **5.**948
Racine de valériane **6.**1082
Racine de véronique de verinie **6.**1121
Raco Flüssig 8.501, Monographie **3.**1028
Racobotano **4.**1159
Raconol Holzgrund FB 8.224 pigmentiert, Monographie **3.**1028
Racumin Fertigköder, Monographie **3.**1028
Racumin Pulver, Monographie **3.**1029
Radam 30, Monographie **3.**1029
Rade **4.**142

Rademachersche Schöllkrauttinktur **1.**673
Rademachersche Stechkörnertinktur **1.**673
Radendistel **5.**77
Radex, Monographie **3.**1029
Radi **6.**357
Radicchio **4.**867
Radice di altea **4.**236
Radice di asaro **4.**381
Radice di belladonna **4.**431
Radice di cicoria **4.**869
Radice di colombo **5.**557
Radice dolce **5.**312
Radice d'ebolo **6.**577
Radice di frágola **5.**185
Radice di lanaria **5.**360
Radice di levistico **5.**666
Radice di pimpinella **6.**148
Radice di ratania **5.**616
Radice di sambuco **6.**583
Radice di saponaria **5.**360
Radice di tarassaco **6.**899
Radice di valeriana **6.**1082
Radicula nasturtium **5.**916
Radim-el-bint **5.**35
Radioaktive Stoffe
– Dekontamination **2.**340
– Dekorporation **2.**341
– Inkorporierung **2.**338f
– Kontaminationsgrenzwerte **2.**340
– offene **2.**337
Radioaktivität
– gesetzliche Regelung **2.**337
– Messung **2.**382
Radiodiagnostika **2.**860
Radiogardase-Cäsium **2.**342
Radioimmonoassay **2.**524
Radionuclide
– Antidot **2.**342
– Cyclotron- **2.**865
– Herstellung **2.**863
– Positronen **2.**382
– Reaktor- **2.**864
– Toxizitätsklassen **2.**340
– Zerfall **2.**397
Radiopharmaka **2.**860ff
– Herstellung **2.**866
– Tabelle **2.**863
– Tc-markierbare **2.**868
Radiotherapeutika **2.**860
Radis **6.**356f
Radish **6.**356
[$^{226}$Ra]Radium, Monographie **9.**486
[$^{224}$Ra]Radiumchlorid, Monographie **9.**486
Radix Abelmoschi **4.**2
Radix Achyranthis bidentatae **4.**56
Radix Aconiti **4.**73
Radix Aconiti lateralis praeparata **4.**69
Radix Agropyri **4.**139
Radix Alhennae **4.**177
Radix Alkannae **4.**176
Radix Alkannae spuriae **4.**176
Radix Alkannae syriaca **4.**176

Radix Alkannae vera **4.**177
Radix Althaeae **4.**236
Radix Althaeae ad usum veterinarium **4.**236
Radix Anchusae **4.**176
Radix Anchusae luteae **4.**176
Radix Anchusae rubrae **4.**176
Radix Anchusae tinctoriae **4.**176
Radix Anemonae **6.**315
Radix Apii graveolentis **4.**298
Radix Apocyni androsaemifolii **4.**302
Radix Apocyni cannabini **4.**303
Radix Apri **4.**692
Radix Arenariae **4.**686
Radix Aristolochiae cavae **4.**1018
Radix Aristolochiae rotundae **4.**1018
Radix Armoraciae **4.**340
Radix Armoraciae recens **4.**340
Radix Armoraciae rusticanae **4.**340
Radix Armoraciae sisymbrioides **4.**342
Radix Arnicae **4.**352
Radix Asari **4.**381
Radix Asari canadensis **4.**378
Radix Asiasari **4.**389, 391
Radix Asparagi **4.**397
Radix Astragali **4.**409
Radix Baptisiae leucanthae **4.**463
Radix Baptisiae tinctoriae **4.**464
Radix Belladonnae **4.**431
Radix Berberidis **4.**492
Radix Berberidis aquifolii **5.**747
Radix Berberidis aristatae **4.**483
Radix Bismalvae **4.**236
Radix Bryoniae **4.**569, 573
Radix Bupleuri **4.**580
Radix Callae palustris **4.**616
Radix Calumbae **5.**557
Radix Cardopatiae **4.**692
Radix Caricis **4.**686
Radix Caricis arenariae **4.**686
Radix Carlinae **4.**692
Radix Carthami silvestris **4.**755
Radix Caryophyllatae aquaticae **5.**262
Radix Caryophyllati **5.**265
Radix Castaliae **5.**927
Radix Caulophylli **4.**741
Radix Chamaeleontis albae **4.**692
Radix Chelidonii **4.**844
Radix Chinae **6.**728
Radix Chondrodendri **4.**853
Radix Cichorii **4.**869
Radix Colchici **4.**952
Radix Collinsoniae **4.**956
Radix Colombo **5.**557
Radix Contrajervae germanicae **4.**73
Radix Convallariae **4.**984
Radix Corydalis cavae **4.**1018
Radix Costus **6.**623
Radix Cynagrostis **4.**139
Radix Cynanchi atrati **6.**1135
Radix Cypripedii **4.**1123
Radix Cytisi scoparii **4.**1131
Radix Dauci **3.**853

Radix Dentis leonis **6.**899
Radix Dictamni **4.**1161
Radix Doronicae **4.**236
Radix Doronici germanici **4.**352
Radix Dracunculi palustris **4.**616
Radix Dregeae rubicundae **4.**1190
Radix Ebuli **6.**577
Radix Echinaceae angustifoliae **5.**3
Radix Echinaceae pallidae **5.**13
Radix Echinaceae purpureae **5.**26
Radix Enulae **5.**527
Radix Ephedrae **5.**54
Radix Eryngii **5.**77
Radix Eryngii maritimi **5.**79
Radix Eryngii plani **5.**81
Radix Filicis maris **4.**1202
Radix Foeniculi ursini **5.**849
Radix Fragariae **5.**185
Radix Fraxinellae **4.**1161
Radix Gei urbani **5.**265
Radix Genistae scopariae **4.**1131
Radix Genistae scoparii **4.**1131
Radix Gentianae **5.**231
Radix Gentianae scabrae **5.**244
Radix Ginseng **6.**13
Radix Glycyrrhizae **5.**314
Radix Graminis albi **4.**139
Radix Graminis arvensis **4.**139
Radix Graminis canini **4.**139
Radix Graminis majoris **4.**686
Radix Graminis officinarum **4.**139
Radix Graminis repentis **4.**139
Radix Graminis rubrae **4.**686
Radix Graminis vulgaris **4.**139
Radix Gypsophilae **5.**359
Radix Harpagophyti **5.**385
Radix Helenii **5.**527
Radix Helianthi tuberosi **5.**416
Radix Hellebori nigri **5.**422
Radix Hellebori viridis **5.**425
Radix Heraclei **5.**435
Radix Heraclei sphondylii **5.**435
Radix Hibisci **4.**236
Radix Hippocratis **5.**422
Radix Hirundinariae **6.**1137
Radix Hypoxidis **5.**497
Radix Intybi **4.**869
Radix et Folia Intybi **4.**868
Radix Inulae **5.**527
Radix Ipecacuanhae **4.**777
– falsche **4.**779f
Radix Ipecacuanhae alba **4.**779
Radix Ipecacuanhae annulatae **4.**777
Radix Ipecacuanhae flava **4.**779
Radix Ipecacuanhae glycyphloeae **4.**773
Radix Ipecacuanhae grisae **4.**777
Radix Ipecacuanhae lignosa **4.**779
Radix Ipecacuanhae nigrae striatae **4.**773
Radix Ipecacuanhae pulverata **4.**774
Radix Ipecacuanhae striata major **4.**773
Radix Ipecacuanhae striata minor **4.**779
Radix Ipecacuanhae titrata **4.**774

Radix Ipomoea  5.540, 545
Radix Jaceae nigrae  4.755
Radix Jalapae  5.545
Radix Jalapae brasiliensis  5.539
Radix Jalapae fibrosae  5.540
Radix Jalapae fusiformis  5.540
Radix Jalapae levis  5.540
Radix Jalapae mexicanae  5.540
Radix Kava-Kava  6.201
Radix Kava-Kavae  6.201
Radix Lanariae  5.359
Radix Laserpitii germanici  5.666
Radix Leptandrae virginicae  6.1121
Radix Levistici  5.666
Radix Ligustici  5.666
Radix Liquiritiae  5.314
Radix Lithospermi  4.177
Radix Mahoniae aquifolii  5.747
Radix Mandragorae  5.765
Radix Mei  5.849
Radix Mei athamantici  5.849
Radix Melampodii  5.422
Radix Moringae  5.854
Radix Muira-puama  5.707;  6.307
Radix Napelli  4.73
Radix Nardi rusticae  4.381
Radix Nardostachyos  5.912
Radix Nardostachys jatamansi  5.912
Radix Nymphaeae albae  5.925
Radix Nymphaeae odoratae  5.927
Radix Oenanthe  3.853
Radix Onosmae  4.176
Radix Orizabae  5.540
Radix Paeoniae  6.6
Radix Paeoniae lactiflorae  6.4
Radix Paeoniae lactiflorae alba  6.3
Radix Pannae  4.1201
Radix Pareirae bravae  4.853
Radix Pastinacae  6.51
Radix Petasites  6.88
Radix Petasitidis  6.88
Radix Petroselini  6.116
Radix Pimpinellae  6.148
Radix Pimpinellae albae  5.435;  6.148
Radix Pimpinellae franconiae  5.435
Radix Pimpinellae italicae  6.590
Radix Pimpinellae spuriae  5.435
Radix Platycodi  6.239
Radix Polygonati  6.243
Radix Polygoni bistortae  6.76
Radix Polygoni multiflori  5.145
Radix Primulae  6.274, 279
Radix Primulae vulgaris  6.285
Radix Pulsatillae  6.315
Radix Raphani  6.357
Radix Ratanhiae  5.616
Radix Rauwolfiae  6.365
Radix Rauwolfiae canescentis  6.377
Radix Rauwolfiae tetraphyllae  6.377
Radix Rauwolfiae vomitoriae  6.378
Radix Rehmanniae  6.385
Radix Rhabarbari  6.420

Radix Rhabarbi nigri  5.545
Radix Rhapontici  6.435
Radix Rhei  6.420
Radix Rhei austriaci  6.435
Radix Rhei chinensis  6.420
Radix Rhei pontici  6.435
Radix Rhei rhapontici  6.435
Radix Rhei sibirici  6.435
Radix Rhei sinensis  6.420
Radix Rosae benedictae  6.6
Radix Salviae miltiorrhiza  6.544
Radix Sambuci  6.583
Radix Sambuci ebuli  6.577
Radix Sanamundae  5.265
Radix Sanguinariae  5.259
Radix Sanguisorbae majoris  6.590
Radix Sanguisorbae pratensis  6.588
Radix Saponariae alba  5.359
Radix Sarothamni scoparii  4.1131
Radix Sarsae  6.723
Radix Sarsaparillae  6.723, 731, 733
Radix Sarsaparillae germanicae  4.686
Radix Sarsaparillae Honduras  6.731
Radix Sarsaparillae indigenae  6.728
Radix Saussureae  6.623
Radix Scammoniae mexicanae  5.540
Radix Sigilli Salomonis  6.243
Radix Smilacis  6.723
Radix Smilacis chinae  6.728
Radix Spartii scoparii  4.1131
Radix Strychni spinosae  6.842
Radix Tabernanthe  6.891
Radix Taraxaci  6.899
Radix Taraxaci cum herba  6.900
Radix Tormentillae  6.260
Radix Tritici repentis  4.139
Radix Turpethi  5.948
Radix Uncomocomo  4.1201
Radix Uragogae ipecacuanhae  4.777
Radix Valerianae  6.1082
Radix Valerianae indicae  6.1074
Radix Valerianae japonicae  6.1073
Radix Valerianae mexicanae  6.1070
Radix Vincetoxici  6.1137
Radix Violae odoratae  6.1146
Radula  1.303
Raffiniertes Rizinusöl  6.477
Raffinose  4.578;  5.265
Rafix, Monographie  3.1029
Raflo mit UV, Monographie  3.1029
Rafoxanid  1.773
Ragweed  6.669
Ragwort  6.669
Rahmenfilterpresse  2.611
Raiffeisen Rasendünger mit Moosvernichter, Monographie  3.1029
Raiffeisen Rasendünger mit Moosvernichter spezial, Monographie  3.1029
Raiffeisen Spezial Rasendünger mit Unkrautvernichter, Monographie  3.1029
Raifort  4.340;  6.357
Raifort frais  4.340

Raifort sauvage **4**.339
Rainfarn **3**.1173f
Rainfarnöl **7**.646
Rais de ipecacuanha **4**.777
Raisin de mare **6**.472
Raisin de mer **5**.46, 48
Raisin d'ours **4**.330
Raisinet **6**.472
Raisins des bois **6**.1052
Raiz de aconito **4**.73
Raiz de alteia **4**.236
Raiz de apio **4**.298
Raiz de arnica **4**.352
Raiz de belladona **4**.431
Raiz del cardo-corredor **5**.77
Raiz de chicória **4**.869
Raiz da curcuma **4**.1089
Raiz de dente de leão **6**.899
Raiz de dente de leon **6**.899
Raíz diabólica **5**.708
Raiz de eleboro negro **5**.422
Raiz de escamonea **5**.540
Raiz de espargo **4**.397
Raiz de espàrrago **4**.397
Raíz espicanardi **4**.323
Raiz de grama **4**.139
Raiz de Helecho macho **4**.1202
Raiz de ipecacuanha **4**.777
Raiz de jalapa **5**.545
Raiz de levistico **5**.666
Raiz de malvavisco **4**.236
Raiz de morangueiro **5**.185
Raiz de peonia **6**.6
Raiz de pimpinela **6**.148
Raiz de primavera **6**.274, 279
Raiz de ratania **5**.616
Raiz de sabugueiro **6**.583
Raiz de saponaria blanca **5**.360
Raiz de sauco **6**.583
Raiz de turbuit **5**.948
Raiz de zarzaparilla **6**.724
Raiz da zedoaria **4**.1099
Rajania cordata, Verfälschung von Sarsaparillae radix **6**.725
Rajania quinata **4**.157
Rajapruk **4**.716
RAK 1 Pheromon Einbindinger Traubenwickler, Monographie **3**.1030
Rakampf Spezial Frischköder, Monographie **3**.1030
Rakitnik **5**.624
Rakkio k'iu t'au **4**.188
Rakkyo **4**.188
Raktazole **6**.277
Rame **4**.1089
Ramerino **6**.490
Ramerino montano **6**.934
Ramerino di monte **6**.934
Rami sengat **4**.24
Ramifenazon
– Monographie N02BB **9**.486
– hydrochlorid, Monographie N02BB **9**.487

Ramipril, Monographie C02EA **9**.487
Ramno catartico **6**.393
Ramolaccio **6**.357
Ramolaccio fresco **4**.340
Rampatri **5**.888
Rampelblätter **5**.399
Ramphal **5**.889
Ramrod
– Monographie **3**.1030
– Pflanzenschutz **1**.364
Ramsell **4**.202
Ramsons **4**.202
Ramstad-Reaktion **4**.840
Ramuli arboris vitae **6**.957
Ramuli Sabinae **5**.585
Ramulus Breyniae fruticosae **4**.566
Ramulus cinnamomi **4**.894
Ranavara **4**.714
Rancesnàk **4**.180
Rangordnungsprüfung **2**.41
Rangsumme **2**.41
Rangzahl **2**.41
Ranhalada **4**.1086
Ranitidin
– Monographie A02BA **9**.490
– hydrochlorid, Monographie A02BA **9**.492
Ranjaiphal **5**.887
Rank vejsenneb **6**.718
Ranke der Seele **4**.460
Rankende Adlumie **4**.89
Rankender Sumach **6**.455
Rankenefeu **5**.398
Ranuncosid **3**.651; **5**.420f, 425
Ranunculi albi herba **4**.282
Ranunculi nemorosi herba **4**.282
Ranunculin **3**.653; **4**.280, 625; **5**.419, 425, 430; **6**.314, 317, 319, 321
Ranunculosid **3**.651; **5**.425
Ranunculus ficaria, Verfälschung von Cochleariae herba **4**.924
Raoult-Gesetz **2**.90, 92, 589, 814
Rapa **4**.539, 557
Rapa napus **4**.542
Rapaccini **6**.713
Rapaccio **4**.542
Rapae oleum **4**.544, 559
Rapamycin, Monographie L04A **9**.492
Rape **4**.542
Rape oil **4**.559
Rape seed **4**.542
Rapeseed oil **4**.559
Raphani sativi radix A05A, R05X **6**.357
Raphanis magna **4**.339
Raphanus **6**.360
– Monographie **6**.355
Raphanus albus **6**.705
Raphanus arvensis **6**.713
Raphanus Brassica officinalis **4**.551
Raphanus junceus **4**.541
Raphanus napus **4**.542
Raphanus officinalis **6**.356

Raphanus raphanistrum **6**.355f
– Verwechslung mit Sinapis arvensis **6**.714
Raphanus sativus **6**.355ff, 359
Raphanus sativus hom. **6**.360
Raphanus sativus niger hom. **6**.359f
Raphanus sinapis-officinalis **4**.544
Raphanusol B **6**.356
Raphiden **3**.455, 899
Rapicello **6**.705
Rapid Ex, Monographie **3**.1030
Raps **4**.542
– Stengelhalsfäule **1**.292
– Wurzelhalsfäule **1**.292
Rapsanbau, Herbizid **3**.1186
Rapsöl **4**.559
Rapsschwärze **1**.295
Rapunzel, gelbe **5**.930
Rapunzelsalat **6**.250
Raputia heterophylla **6**.134
Rasana plus M, Monographie **3**.1030
Rasana plus U, Monographie **3**.1030
Rasaut **4**.483
Raschig-Ringe **2**.402
Rasen Banvel, Monographie **3**.1030
Rasen Certrol
– Monographie **3**.1030
– Pflanzenschutz **1**.363
Rasen Floranid mit Unkrautvernichter, Monographie **3**.1030
Rasen Floranid Rasendünger mit Moosvernichter, Monographie **3**.1031
Rasen Hedomat
– Monographie **3**.1031
– Pflanzenschutz **1**.369
Rasen Kap Horn mit Moosvernichter, Monographie **3**.1031
Rasen Kap Horn mit Unkrautvernichter, Monographie **3**.1031
Rasen RA 5, Monographie **3**.1031
Rasen Spritzmittel Rasenstolz, Monographie **3**.1031
Rasen Terlavan, Monographie **3**.1031
Rasen Unkraut frei Spritz- und Gießmittel, Monographie **3**.1031
Rasen Unkrautspray, Monographie **3**.1032
Rasen Utox, Monographie **3**.1032
Rasen Utox flüssig, Monographie **3**.1032
Rasendünger Hoechst mit UV, Monographie **3**.1032
Rasendünger Mannadur mit Moosvernichter, Monographie **3**.1032
Rasendünger mit Moosvernichter Neu, Monographie **3**.1032
Rasendünger mit Moosvernichter Spiess, Monographie **3**.1032
Rasendünger mit Unkrautvernichter, Monographie **3**.1032
Rasendünger plus Moosvernichter, Monographie **3**.1033
Rasendünger plus Unkrautvernichter, Monographie **3**.1033

Rasendünger Rasokur mit Unkrautvernichter, Monographie **3**.1033
Rasendünger spezial mit Unkrautvernichter, Monographie **3**.1033
Rasendünger Spiess mit Unkrautvernichter, Monographie **3**.1033
Rasenkorn Rasendünger mit Moosvernichter, Monographie **3**.1033
Rasenschmiele, Mittel gegen **3**.384
Rasenunkraut Vernichter, Monographie **3**.1033
Rasenwurz **5**.464
Rasewurz **4**.423
Rasierhilfsmittel **1**.214f
– Cremes **1**.215f
– Schaumaerosol **1**.216
– Seifen **1**.215f
– Wasser **7**.1336
Rasierverletzungen **1**.145
Rastrococcus invadens **1**.330
Ratak, Monographie **3**.1033
Ratanha **5**.615
Ratanhia **5**.615, 620
– brasilianische **5**.617
Ratanhia hom. **5**.620f
Ratanhia du Perou **5**.615
Ratanhia tinctura normata **1**.679; **5**.618
Ratanhiae extractum siccum normatum **1**.602; **5**.618
Ratanhiae radix A01AD **5**.616
Ratanhiae tinctura **5**.617
Ratanhiae tinctura normata **1**.679; **5**.618
Ratanhiaextrakt **1**.596
Ratanhiaphenole **5**.617
Ratanhia-Proanthocyanidine **5**.617
Ratanhiarot **5**.617
Ratanhiatinktur **1**.609, 679; **5**.617
– eingestellte **1**.679; **5**.618
Ratanhiatrockenextrakt **1**.602, 632ff
– eingestellter **1**.602; **5**.618
Ratanhiawurzel **1**.596ff; **5**.616
Ratania **5**.615
Ratten **1**.274, 281
Ratten Tränkegift TL, Monographie **3**.1034
Ratten- und Mäusetöter W 67 Fertigköder, Monographie **3**.1034
Rattenbekämpfungsmittel Grün Rot, Monographie **3**.1034
Rattenex, Monographie **3**.1034
Rattenfloh, Europäischer **1**.266
Rattengifttropfen, Monographie **3**.1034
Rattenriegel Knax, Monographie **3**.1034
Rattensucht, Monographie **3**.1034
Rattentod, Monographie **3**.1034
Rattenzwiebel **6**.1037
Rattex, Monographie **3**.1034
Rattex Cuma, Monographie **3**.1034
Rattex 33 flüssig, Monographie **3**.1035
Rattle bush **4**.463
Rattle snake master **5**.81
Rattle snake weed **5**.2
Rattlebush root **4**.464
Rattomix Fertigköder, Monographie **3**.1035

Rattus norvegicus **1.**274, 281
Rattus rattus **1.**276
Raubasin **3.**30; **6.**361, 366f
– Monographie C02A **9.**495
– hydrochlorid, Monographie C02A **9.**496
Raubasinin **6.**1125f
Raubmilbe **1.**323, 329, 333
Rauch **2.**924
Rauchende Schwefelsäure **9.**581
Rauchentwöhnung V03AJ
Raucherbein **3.**870
Räucherdosen **1.**342
Raucherentwöhnung, Mittel zur **3.**382
Räucherstäbchen **6.**604
Raucherzähne **1.**193
Rauchkraut **5.**207
Rauchsalbei **6.**547
Raufloricin **6.**1128
Raugallin **7.**87
Rauhbirke **4.**501
Rauhhaariger Sonnenhut **6.**504
Rauhimbin **4.**1030; **6.**361, 366
Rauhkopf, goldgelber **3.**350
Rauhzahniger Schachtelhalm **5.**70
Raukenkraut **6.**719
Raumdesinfektion **2.**787; **7.**509; **9.**25
Raumitorin **6.**380f
Raunescin **6.**378
Rauniticin **6.**1126
Raupenfliegen **1.**320
Raupin **6.**361, 366
– Monographie C02A **9.**496
Rauschbeere **6.**1061
Rauschbeerfrüchte **6.**1061
Rauschbrand, Rind, Impfung J07AX **1.**409
Rauschhanf **4.**644
Rauschpfeffer **6.**201
Rauschrat **7.**297
Rautenblätter **6.**511
Rautenkraut **1.**563ff; **6.**511
Rautenöl **1.**568; **6.**510
– ätherisches **6.**510
Rauvanin **6.**380f
Rauvolfia, Monographie **6.**361
Rauvolfia canescens **6.**375
Rauvolfia congolana **6.**378
Rauvolfia heterophylla **6.**375
– Verfälschung von Rauwolfiae radix **6.**365
Rauvolfia hirsuta **6.**375
Rauvolfia molissima **6.**375
Rauvolfia obversa **6.**363
Rauvolfia odontophora **6.**375
Rauvolfia senegambiae **6.**378
Rauvolfia serpentina **6.**361, 363, 365
Rauvolfia stuhlmannii **6.**378
Rauvolfia subpubescens **6.**375
Rauvolfia tetraphylla **6.**361, 375, 377
Rauvolfia tomentosa **6.**375
Rauvolfia trifoliata **6.**363
Rauvolfia vomitoria **6.**361, 378
Rauvoxin **6.**378, 380
Rauvoxinin **6.**378, 380

Rauwolfia **6.**361, 375
– afrikanische **3.**32
Rauwolfia-canescens-Wurzel **6.**377
Rauwolfia root **6.**365
Rauwolfia serpentina **3.**31f; **7.**87, 1202; **9.**495f, 499f, 1223
Rauwolfia serpentina hom. **6.**375
Rauwolfia-tetraphylla-Wurzel **6.**377
Rauwolfia vomitoria **3.**32
Rauwolfia-vomitoria-Wurzel **6.**378
Rauwolfiae canescentis radix **6.**377
Rauwolfiae radix **6.**365
Rauwolfiae radix pulvis normatus **6.**366
Rauwolfiae tetraphyllae radix **6.**377
Rauwolfiae vomitoriae radix **6.**378
Rauwolfiapulver, eingestelltes **6.**366
Rauwolfiawurzel **6.**365
Rauwolfin **3.**32; **6.**362; **7.**87
Rauwolscin **6.**361, 377
Ravanello **6.**713
Ravanello nero **6.**356
Rave **4.**557; **6.**357
Ravenelle jaune **4.**832
Ravensara aromatica **5.**881
Raviac Fertigköder H, Monographie **3.**1035
Raviac Fertigköder R + H, Monographie **3.**1035
Raviac Konzentrat, Monographie **3.**1035
Ravizzone **4.**557
Ravonette **6.**356f
Rayed knapweed **4.**754
Rayleigh-Streuung **2.**45, 79, 161, 489
Raymond-Reaktion **3.**471
Raynaudsches Syndrom, Vinylchlorid **3.**1244
RCA$_{II}$ [Ricin] **3.**1038
RCL [Ricin] **3.**1038
Rdesno hadi koren **6.**76
Rdesno obojzivelné **6.**75
Rdesno peprnik **6.**77
Rdesno ptaci **6.**246
Rdest lakowy **6.**76
Rdest ostrogorzki **6.**77
Rdest wezownik **6.**76
Rdest ziemnowodny **6.**75
Reagentien
– älterer Arzneibücher **1.**525ff
– Entsorgung **1.**465f
– trägergebundene **1.**452f
Reaktant-Ionen **2.**226
Reaktion
– endotherme **2.**70
– exotherme **2.**70
Reaktionschromatographie **2.**273
Reaktionsenthalpie, Lösung **2.**817
Reaktionsentropie, Lösung **2.**817
Reaktionskinetik **2.**1111
Reaktionsordnung **2.**1112
Reaktionstyp **2.**1112
Realgar **3.**92; **7.**297
Realkristall **2.**62
Rebaudiosid **6.**789
Rebong pengajoh **4.**24
Rebound-Effekte, Opiate **3.**845

Rebwachs WF, Monographie 3.1035
Rechner
- Bus-Interface 2.368
- Interface 2.368
- Systemvalidierung 2.1043
- A/D-Wandler 2.368
- D/A-Wandler 2.368
Rechtsdrehende Substanz 2.156
Reckeweg, Homotoxinlehre 2.751
Reckhölderle 3.386
Recombinant Pro-Urokinase 9.570
Recordspritzen 1.73
Recozit Mäusetod Fertigköder, Monographie 3.1035
Recozit Pflanzenspray, Monographie 3.1035
Recozit Rattentod Fertigköder, Monographie 3.1035
Recozit Rattentod Fertigköder (Flockenfertigköder), Monographie 3.1035
Recozit Rattentod Frischköder, Monographie 3.1036
Rectalia, Beeinflussung d. Verfügbarkeit 2.852
Rectalkapseln 2.813, 1003, 1011
Rectalkatheter 1.46f
Rectaltampons 2.1003
Rectiolen 2.1011
Red acuuba 6.1156
Red bark 4.877
Red beery 4.330
Red berry 6.13, 31
Red bilberries 6.1065
Red bryony 3.220; 4.573
Red bush tea 4.395
Red cedar 5.589
Red cedarwood oil 5.590
Red chickweed 4.262
Red cinchona 4.874, 876
Red cinchona bark 4.877
Red clover 6.992
Red clover flowers 6.992
Red currant 6.472
Red currant berries 6.473
Red deal 6.180
Red elm bark 6.1028
Red gall-nut tree 6.457
Red ginseng 6.544
Red gum 5.699
Red juniper 3.703; 5.589
Red kauri 4.127
Red mustard 4.544f
Red oak bark 6.343
Red osier 4.1003
Red pepper 4.661, 664
Red peppercorns 6.635
Red pimpernel 4.262
Red pine 6.176
Red rod 4.1003
Red root 4.746f
Red-root-bark tree 4.746
Red sage 6.547
Red shank 5.254
Red spruce 6.125

Red sunflower 5.16
Red tea 4.395
Red tides 3.1060
Red whortleberry 6.1062
Red willow 4.1003
Redbeeried trailing Arbutus 4.330
Redispergierbarkeit, Endkontrolle 2.1108
Redoxkatalysator 1.535
Redoxtitration
- Grundlagen 2.355
- Maßlösungen 2.356
Redoxverfahren, Haarverformung 1.182
Reduktion, prächromatographische 2.145
Reduzierende Substanzen
- Grenzprüfung 2.304, 311f, 314
- Nachweis
- - Alte Reagentien 1.539
- - chromatographischer 2.147
- Pfefferminzöl, Grenzprüfung 2.311
Redwood 6.180
Reefer 3.1155f
Referenzelektrode 2.493f
Referenzintervall, Klin. Chemie 1.436f
Referenzspektrum 2.185
Referenzsubstanzen, für Thermoanalyse 2.63
Referenzwert, Klin. Chemie, Nomenklatur 1.436f
Refined olive oil 5.940
Refined olive-residue oil 5.941
Reflektometer 1.463, 475
Reflektometrie 1.452; 2.422
Reflexionsgrad 2.472
Reflexionsspektroskopie 1.452; 2.422
Reflotron 1.455, 457
Refraktometrie 2.150, 1107
Refrigerant 12. 3.433
Regalicia 5.312
Régalisse 5.312
Regaliz de Cuba 5.687
Regamo 5.960
Regenblom 4.262
Regenblume 4.601
Regenon 3.463
Regensburger Zwergginster 4.805
Reginae prati flos 5.149
Reginae prati herba 5.152
Réglisse 5.312, 314
Réglisse sauvage 6.737
Reglizia 5.312
Reglone
- Monographie 3.1036
- Pflanzenschutz 1.365
Regolizia 5.312
Regression
- lineare 2.1060ff
- nichtlineare 2.1065
Regressionsgerade
- Achsenabschnitt, statistische Signifikanz 2.1062
- Steigung, Überprüfung der Richtigkeit 2.1062
- Streumaße 2.1061
- Vertrauens- u. Vorhersagebereich 2.1063
Regressionsparameter, Prüfung auf Signifikanz 2.1062

Regulus antimonii 7.267
Rehkörner 6.996
Rehmaglutin 6.386f, 389
Rehmaionosid 6.387
Rehmannia, Monographie 6.384
Rehmannia chinensis 6.384
– Verfälschung von Ginseng radix 6.15
Rehmannia glutinosa 6.384f
Rehmannia-glutinosa-Wurzel 6.385
Rehmannia sinensis 6.384
Rehmannia-Wurzel 6.385
Rehmanniae radix 6.385
Rehmanniae rhizoma 6.385
Rehmanniosid 6.386, 388
Rehmannsäure 5.687
Rehmapicrosid 6.387
Reibschale 2.540
Reibschnitzler 2.736
Reibungswinkel, innerer, bei Pulvern 2.1093
Reichenhaller Mutterlaugensalz 1.571
Reifebeschleunigung
– Mittel zur
– – Kirsche 3.385
– – Nektarine 3.385
– – Pfirsich 3.385
Reihe
– eluotrope 2.413
– – modifizierte 2.414
Reina de las flores 6.658
Reina gigante 6.658
Reina de la noche 5.923; 6.658
Reine des bois 5.222
Reine des prés 5.148
Reinheit
– mikrobiologische 2.344
– Verfahrensvalidierung 2.1044
Reinheitsprüfung
– AAS 2.336f
– DC 2.277, 314ff
– Endprodukt 2.1089f
– GC 2.317
– MS 2.459
– thermoanalytische 2.72
Reinigung
– Drogen 2.1017
– Verfahrensvalidierung 2.1039, 1042
Reinigungslotion 1.162
Reinrose 4.1197
Reißbaumwolle 1.12
Reis
– Citreoviridin 3.324
– Mykotoxine 3.25
Reiseimpfungen 1.380, 392
Reiseirrigator 1.55
Reiskäfer 1.263
Reismehlkäfer, Rotbrauner 1.262
Reißbeeren 4.489
Reißblei 8.383
Reisstärke
– Bestimmung d. Wassergehaltes durch NIR 2.485
– in Dermatika 2.903
Reiszikade, Braunrückige 1.323

Reiterkappe 4.72
Rektifikation 2.399, 402, 590
– Vakuum~ 2.591
– Wasserdampf~ 2.591
Rektifikationskolonne 2.401
Relative Luftfeuchtigkeit 2.260
Relaxation 2.85
Releasing-Hormon 1.780
Remazeration 2.408, 1027
Remerin 5.702ff
Remijia amazonica, Verfälschung von Ipecacuanhae radix 4.778, 780
Remission, DC 2.422
Remissionsgrad-Ortskurve, bei DC 2.421
Renardin 3.1080
Renatidinhydrochlorid, in Tabletten, Bestimmung durch NIR 2.487
Renella 4.379
Renga 4.1088
Rengyol 6.688
Renifolin 4.850
Renin-Angiotensin-System
– ACE-Hemmer, Antihypertensiva C02EA
– Conversions-Enzym-Hemmer, Antihypertensiva C02EA
Renouée amphibie 6.75
Renouée des oiseaux 6.246
Renouée poivre d'eau 6.77
Renouée Sarrasin 5.138
Renshen 6.13
Re-pa 5.604
Repellent 3.1260
Repellentien P03B
Reperkolation 2.409, 1029
Replikationsprozeß 2.705
Reponsol 6.990
Reprise 6.655
Reproduzierbarkeit, Analysenverfahren 2.1067
Reproterolhydrochlorid, Monographie R03AC, R03CC 9.497
Reps 4.542
Repsöl 4.559
Repto, Monographie 3.1036
Reptosid 5.652; 6.939
Rere 4.719
Resah 4.249f
Rescinnamin 6.361, 366
– Monographie C02A 9.499
Resen 4.14
Reserpidin 6.378
Reserpilin 6.380
Reserpin 6.361, 366, 378, 380, 1128
– Monographie C02A 9.500
– Bestimmungsmethode, elektrochemische 2.519
– Nachweis 2.141f
Reserpinin 6.366, 1124ff
Reserpinsäure 9.501
– methylester 9.501
Reservecellulose 4.698
Residualkonzentration, Retardpräparate 2.1129
Resin of Jalap 5.544
Resina de Aroeira 6.628, 635

Resina Benzoe Sumatra 6.847
Resina Benzoes 6.852
Resina Colophonium 6.168
Resina Copal 4.129
Resina Draconis 1.706
Resina de guaiaco 5.353
Resina Guajaci 5.353
Resina de Guayaco 5.353
Resina Ipomoeae 5.542
Resina Jalapae Vera Cruz 5.544
Resina de lenha santo 5.353
Resina Liquidambaris 5.697
Resina de Molle 6.628
Resina Orizabae 5.542
Resina Orizabensis 5.542
Resina Piceae 6.125
Resina Piceae hom. 6.125
Resina Podophylli 3.981; 9.276
Resina Scammoniae mexicanae 5.542
Résine de gaiac 5.353
Résine de jalap 5.544
Résine de jalap d'Orizaba 5.542
Résine de scammone du Mexique 5.542
Resistenz, induzierte 1.337
Resistivität 2.365
Resocyanin 8.510
Resomat 2.95
Resonanzfrequenz 2.160
Resonanzsignale, bei NMR-Analyse 2.202
Resorcin 7.693; 8.255; 9.156, 950
- Monographie D08AE, D10AX 9.505
- Inkomp. mit Campher 7.647
- in Kosmetika 1.208ff
- Nachweis 2.133
- als Reagens 1.533ff, 559
Resorcinol Ointment 2.887
Resorcin-Salzsäure 1.554
β-Resorcylsäure 5.298
Resorption
- Beschleunigung 2.849
- Bioverfügbarkeit 2.1120
- Geschwindigkeit
- - relative 2.842
- - saure Arzneistoffe 2.853
- Verbesserung 2.840
Resorptionsfenster 2.833
Resorptionsförderer 8.619
Resorptionsmodelle 2.95
Resorptionsverbesserung 7.1214
Respirationsstimulantien R07AB
Respirid 8.195
Response-Faktoren 2.453
- relative molare 2.429
Restitutionsfluid 1.617
Restlösungsmittel
- Granulate 2.741
- Tablette 2.954
Restriktionsenzyme 2.708
Resveratrol 4.6; 5.143f; 6.121, 414, 423
Retamin 4.1125
Retardarzneiformen 2.832ff
- Adhäsiv- 2.839

- auflösungskontrollierte 2.839
- Bioäquivalenztest 2.1129
- Erosions- 2.838
- Hydrokolloid- 2.837
- Ionenaustausch- 2.838
- matrixkontrollierte 2.837
- Schwimm- 2.839
- überzogene 2.835
Retardeffekt, Verlängerung 2.839
Reten 6.181
Retentina 4.136
Retention, relative, GC 2.295
Retentionsindex 2.295
Retentionsvolumen
- GC 2.290
- korrigiertes, GC 2.290
- spezifisches, GC 2.291
Retentionswerte, GC, Auswertung 2.294
Retentionszeit
- GC 2.289
- HPLC 2.437, 451
Reticulin 4.887, 896; 6.614
Retinnaphta 3.1177
13-cis-Retinoesäure 8.625
Retinol 7.459
- Monographie A11, D10AD, R01AX, S01XA 9.506
- acetat, Monographie A11, D10AD, R01AX, S01XA 9.508
- palmitat 9.1017
- - Monographie A11, D10AD, R01AX, S01XA 9.509
Retinopathie, Schwefelkohlenstoff 3.710
all-E-Retinsäure 9.1017
all-trans-Retinsäure 9.1017
Retinsäureethylester 9.1017
Retinyl-(phenyl)sulfon 7.459
Retro-Diels-Alder-Spaltung 2.235
Retronecin 4.175; 6.662
Retrorsin 6.666, 669, 671, 676
- Monographie 3.1036
Rettich 6.357
- echter 6.357
- Garten- 6.356f
- Winter~ 6.357
Retulin 6.817
Retusin 5.251f, 442
Reuter-Centrifugal-Sampler 2.1088
Reuzenkalebas 4.1069
Revalidierung 2.1033
Revatrin 9.1168
Reverse Fourier Optik 2.46
Reverse osmoses 2.763
Reversed phase
- Chromatographie 2.438
- DC 2.259
Reye-Syndrom 3.26
Reynold-Zahl 2.47
Reynosin 6.1097, 1099, 1101
Reynoutria japonica 5.142
Reynoutria multiflora 5.144
Reynoutria sachalinensis 1.337

H₂-Rezeptorenblocker, Ulkustherapeutika **A02BA**
Rf-Wert **2.256**
- hRf- **2.257**
- korrigierter **2.258**
RGP-Linsen *[rigid gaspermeable]* **2.659**
Rhabarbari radix **6.420**
Rhabarbarum **6.411**
Rhabarbarum palmatum **6.418**
Rhabarbarum rhaponticum **6.434**
Rhabarbarum verum **6.420**
Rhabarber **1.651**; **6.432ff**
- chinesischer **6.417, 420**
- echter **6.420**
- edler **6.420**
- falscher **6.435**
- französischer **6.435**
- handlappiger **6.418**
- krauser **6.432**
- österreichischer **6.434f**
- ostindischer **6.417**
- pontischer **6.435**
- schwarzer **5.545**
- sibirischer **6.434**
- südchinesischer **6.417**
- tangutischer **6.418**
- türkischer **6.417**
Rhabarberanbau, Herbizid **3.303**
Rhabarberblattstiele **6.433**
Rhabarberextrakt **1.596ff, 602**; **6.424**
Rhabarberpillen nach Pfarrer Kneipp **1.636**
Rhabarbersirup **1.651**
Rhabarbertinktur **1.684**
- wäßrige **1.684**
- weinhaltige **1.685**
- zusammengesetzte **1.684**
Rhabarbertrockenextrakt **1.602, 684**
- eingestellter **1.602**
Rhabarberwurzel **1.579ff**; **6.420**
- chinesiche **6.420**
Rhabarbi nigri radix **5.545**
Rhagoletis cerasi **1.320**
Rhamnazin **4.112**; **5.251**; **6.1162**
- 3-rhamninosid **6.398**
- 3-*O*-rutinosid **4.1074**
Rhamnetin **4.291**
- 3-*O*-β-rhamninosid **6.395**
Rhamni americanae cortex **6.405**
Rhamni catharticae fructus recentes **6.396**
Rhamni cathartici fructus **A06AB** **6.394**
Rhamni cathartici fructus recentes **6.396**
Rhamni frangulae cortex **6.398**
Rhamni purshiani cortex **A06AB** **6.405**
Rhamnicogenol **6.392**
Rhamnicosid **6.392**
Rhamninose **6.392**
Rhamnoarabinogalactane **4.606**
Rhamnocitrin **4.112, 372**; **5.816**
- heterotriosid **6.398**
- 3-*O*-β-rhamnosid **6.395**
Rhamnoconvulvulinsäure **5.535, 539**
Rhamnoisoliquiritin **5.318**
Rhamnol **9.626**

Rhamnoliquiritin **5.317**
[*O*-α-L-Rhamnopyranosyl-(1→4)-*O*-β-D-gluco-pyranosyl-(1→6)-*O*-β-D-glucopyranosyl]-2α,3β,23-trihydroxy-12-ursen-28-oat **7.303**
3-*O*-α-L-Rhamnopyranosyl-(1→2)-β-D-glucurono-pyranosyl-(1→2)-β-D-glucuronopyranosyl-22β-acetoxy-3β-hydroxyolean-12-en-30-säure **5.317**
Rhamnose **4.94**; **6.797**
- Identität mit DC **2.274**
2″-*O*-Rhamnosylorientin **4.1060**
4-(α-L-Rhamnosyloxy)benzylglucosinolat **5.854**
4-(α-L-Rhamnosyloxy)benzylisothiocyanat **5.854f**
Rhamnus **6.404**
- Monographie **6.392**
Rhamnus alnifolius **6.392, 404**
Rhamnus alpinus, Verfälschung von Frangulae cortex **6.399**
Rhamnus anonaefolia **6.404**
Rhamnus californica **6.393**
Rhamnus californica hom. **6.393**
Rhamnus caliphornica **6.393**
Rhamnus cathartica **6.397**
- Verfälschung von Cubebae fructus **6.195**
Rhamnus cathartica hom. **6.397**
Rhamnus catharticus **6.393f, 397**
Rhamnus frangula **6.392, 397f, 403f**
Rhamnus frangula hom. **6.403f**
Rhamnus humboldtiana **6.393**
Rhamnus korolkowii **6.397**
Rhamnus nemoralis **6.397**
Rhamnus pentapetala **6.397**
Rhamnus purshiana **6.404, 408f**
Rhamnus purshiana hom. **6.409**
Rhamnus purshianus **6.392, 404f, 408f**
Rhamnus sanguino **6.397**
Rhamnus wicklia **6.393**
Rhamnus wikkor **6.393**
Rhamnus willdenowiana **6.393**
Rhamnusbast **6.398**
Rhamphospermum **6.704**
Rhamphospermum album **6.705**
Rhamphospermum arvense **6.713**
Rhapontic rhubarb **6.435**
Rhapontic root **6.435**
Rhapontici radix **6.435**
Rhapontici rhizoma **6.435**
Rhaponticin **6.412, 414, 417, 423, 433, 435**
Rhaponticosid **6.412, 414, 417, 423, 435**
Rhaponticum calcitrapa **4.751**
Rhaponticum jacea **4.754**
Rhapontigenin **6.414, 423, 435**
Rhapontik **6.434**
Rhapontikrhabarber **6.435**
Rhapontikwurzel **6.435**
Rhapontin **5.145**
Rhatannin **6.415, 424**
Rhatany **5.615, 621**
Rhatany root **5.616**
Rhazimol **6.1128**
Rhazinilam **4.402**
Rhei austriaci radix **6.435**
Rhei chinensis radix **6.420**

Rhei extractum **1.**602
Rhei extractum compositum **1.**602
Rhei extractum siccum normatum **1.**602; **6.**424
Rhei infusum **1.**612
Rhei infusum alcalinum **1.**612
Rhei pontici radix **6.**435
Rhei radix A06AB **6.**418, 420
Rhei rhapontici radix **6.**435
Rhei rhizoma **6.**420
Rhei sibirici radix **6.**435
Rhei sinensis radix **6.**420
Rhei tinctura **1.**684
Rhei tinctura aquosa **1.**684; **6.**429
Rhei tinctura composita **1.**684
Rhei tinctura vinosa **1.**685; **6.**429
Rheidin **4.**707; **6.**413, 423
Rhein **4.**701, 703, 716, 718ff; **5.**145; **6.**412, 419, 423
– dianthron **6.**423
– glucosid **4.**716
– 8-glucosid **4.**704
Rheinosid **6.**412, 414, 423
Rhenium, Nachweisgrenze, spektroskopische **2.**469
Rheodestruktion **2.**85
Rheogramm **2.**84
Rheologie **2.**84
Rheopexie **2.**85
Rheum, Monographie **6.**411
Rheum hom. **6.**418, 431
Rheum acuminatum **6.**411
Rheum alexandrae **6.**411
Rheum altaicum **6.**411
Rheum australe **6.**416
Rheum compactum **6.**411, 434
Rheum cordatum **6.**411
Rheum coreanum **6.**411
Rheum delavayi **6.**411
Rheum emodi **6.**411, 416
Rheum-emodi-Wurzel **6.**416
Rheum esculentum **6.**434
Rheum forrestii **6.**411
Rheum franzenbachii **6.**411, 432
Rheum globulosum **6.**411
Rheum inopinatum **6.**411
Rheum kialense **6.**411
Rheum laciniatum **6.**418
Rheum muricatum **6.**432
Rheum nobile **6.**411
Rheum officinale **6.**411, 417, 420, 431f
Rheum officinale hom. **6.**418, 432
Rheum palmatum **6.**411, 418, 420, 431f; **9.**597
Rheum pumilum **6.**411
Rheum racemiferum **6.**411
Rheum reticulatum **6.**411
Rheum rhabarbarum **6.**411, 432ff
Rheum rhaponticum **6.**411, 432ff
Rheum ribes **6.**411
Rheum rotundatum **6.**434
Rheum rubrifolium **6.**418
Rheum scaberrimum **6.**411
Rheum sibiricum **6.**434
Rheum spiciforme **6.**411

Rheum subacaule **6.**411
Rheum tanguticum **6.**418
Rheum tataricum **6.**411
Rheum undulatum **6.**411, 432, 434
Rheum uninerve **6.**411
Rheum webbianum **6.**411, 436
Rheum-webbianum-Wurzel **6.**436
Rheum wittrockii **6.**411
Rheum yunnanense **6.**411
Rheumatism weed **4.**849
Rheumemodin **6.**412
Rhinanthin **6.**226
Rhinitis, Veterinärmedizin, Impfung J07AX **1.**413
Rhinitis-Pulver **4.**1066
Rhinoguttae **1.**611
Rhinologika R01
– zur systemischen Anw. R01B
– – Sympathomimetika R01BA
– zur topischen Anw. R01A
– – Antiallergika R01AC
– – Corticosteroide R01AD
– – Sympathomimetika R01AA
Rhinopneumonitis, Veterinärmedizin, Impfung J07BX **1.**407
Rhinotracheitis, Veterinärmedizin, Impfung J07BX **1.**409
Rhipicephalus sanguineus **1.**268; **7.**676, 1162, 1366
Rhizoctonia solani **1.**296
Rhizoma Agropyri **4.**139
Rhizoma Anemarrhenae **4.**277
Rhizoma Aristolochiae cavae **4.**1018
Rhizoma Arnicae **4.**352
Rhizoma Asari **4.**381, 386
Rhizoma Asari canadensis **4.**378
Rhizoma Asari cum herba **4.**386
Rhizoma Aspidii athamantici **4.**1201
Rhizoma Bergeniae **4.**498
Rhizoma Bistortae **6.**76
Rhizoma Callae palustris **4.**616
Rhizoma Caricis **4.**686
Rhizoma Caricis arenariae **4.**686
Rhizoma Caricis distichae **4.**688
Rhizoma Caricis hirtae **4.**689
Rhizoma Caryophyllatae **5.**265
Rhizoma Caryophyllatae aquaticae **5.**262
Rhizoma Chelidonii **4.**844
Rhizoma Chinae **6.**728
Rhizoma Collinsoniae canadensis **4.**956
Rhizoma Convallariae **4.**984
Rhizoma Corydalis **4.**1018
Rhizoma Curcumae **4.**1089
Rhizoma Curcumae amarae **4.**1096
Rhizoma Curcumae javanicae **4.**1096
Rhizoma Curcumae longae **4.**1089
Rhizoma Curcumae xanthorrhizae **4.**1096
Rhizoma Cypripedii **4.**1123
Rhizoma di felce maschio **4.**1202
Rhizoma Filicis **4.**1202, 1208
Rhizoma Filicis marginalis **4.**1208
Rhizoma Filicis maris **4.**1203
Rhizoma Fragariae **5.**185

Rhizoma Graminis **4.**139
Rhizoma Graminis italici, Verfälschung von
 Agropyri repentis rhizoma **4.**140
Rhizoma Helenii **5.**527
Rhizoma Helleborasti **5.**420
Rhizoma Hellebori **5.**422
Rhizoma Hellebori foetidi **5.**420
Rhizoma Hellebori nigri **5.**422
Rhizoma Hellebori viridis **5.**425
Rhizoma Heraclei **5.**435
Rhizoma Hypoxidis **5.**497
Rhizoma Kavae **6.**201
Rhizoma Kava-Kava **6.**201
Rhizoma Leptandrae virginicae. **6.**1121
Rhizoma Nardostachyos **5.**912
Rhizoma Nymphaeae albae **5.**925
Rhizoma Nymphaeae odoratae **5.**927
Rhizoma Pannae **4.**1201
Rhizoma Petasitidis **6.**88
Rhizoma Pimpinellae **6.**148
Rhizoma Piperis methystici **6.**201
Rhizoma Polygonati **6.**243
Rhizoma Polygonati odorati **6.**244
Rhizoma Polygoni cuspidati **5.**143
Rhizoma Primulae **6.**274, 279, 285
Rhizoma Primulae cum radicibus **6.**274, 279
Rhizoma Rehmanniae **6.**385
Rhizoma Rhapontici **6.**435
Rhizoma Rhei **6.**420
Rhizoma Sanguisorbae et Radix **6.**590
Rhizoma Sigilli Salomonis **6.**243
Rhizoma Smilacis chinae **6.**728
Rhizoma Tormentillae **6.**260
Rhizoma Tritici **4.**139
Rhizoma Valerianae **6.**1082
Rhizoma Valerianae indicae **6.**1074
Rhizoma Vincetoxici **6.**1137
Rhizoma Violae **6.**1146
Rhizoma Violae odoratae **6.**1146
Rhizoma Zedoariae **4.**1099
Rhizome d'arnique **4.**352
Rhizome d'aunée officinal **5.**527
Rhizome de chiedent **4.**139
Rhizome de curcuma **4.**1089
Rhizome de fougère male **4.**1202
Rhizome d'hellébore **5.**422
Rhizome de sceau de Salomon **6.**243
Rhizome of snakewort **6.**76
Rhizome de tormentille **6.**260
Rhizome de zédoaire **4.**1099
Rhizopon B 01, Monographie **3.**1037
Rhizopon B 02, Monographie **3.**1037
Rhizopon B Tabletten, Monographie **3.**1037
Rhizopus arrhizus **9.**1021
Rhizopus nigricans **7.**102; **8.**310
Rhodanid **3.**187
Rhodeasapogenin **4.**976f
Rhoden Spritzpulver
– Monographie **3.**1037
– Pflanzenschutz **1.**347
Rhodeodendrin **4.**500
Rhodexin **4.**1063

Rhodiatox Kombi.
– Monographie **3.**1037
– Pflanzenschutz **1.**346
Rhodium, Nachweisgrenze, spektroskopische **2.**469
Rhodochrosit **3.**766
Rhododendri campylocarpi herba **6.**444
Rhododendri ferruginei folium **6.**445
Rhododendri herba **6.**442
Rhododendri pontici herba **6.**447
Rhododendrin **4.**498; **6.**440, 442, 445, 447
Rhododendrol **6.**440, 442
Rhododendron
– Monographie **6.**439
– sibirischer **6.**441
Rhododendron hom. **6.**442, 444
Rhododendron aureum **6.**439, 441f
Rhododendron-aureum-Kraut **6.**442
Rhododendron baeticum **6.**446
Rhododendron campylocarpum **6.**439, 442ff
Rhododendron-campylocarpum-Kraut **6.**444
Rhododendron chrysanthemum **6.**443
Rhododendron chrysanthemum hom. **6.**443
Rhododendron chrysanthum **6.**441
Rhododendron-chrysanthum-Kraut **6.**442
Rhododendron ferrugineum **6.**439, 444ff
Rhododendron ferrugineum hom. **6.**445f
Rhododendron-ferrugineum-Blätter **6.**445
Rhododendron ferrugineux **6.**444
Rhododendron flavum **6.**441
Rhododendron jaune doré **6.**441
Rhododendron lancifolium **6.**446
Rhododendron luteum **3.**73
Rhododendron officinale **6.**441
Rhododendron ponticum **3.**73; **6.**439, 446f
Rhododendron-ponticum-Kraut **6.**447
Rhododendron speciosum **6.**446
Rhodomollein **6.**440f
Rhodomycelin **6.**59
Rhodotorula glutinis **9.**1129
Rhodotoxin **3.**72; **5.**608; **6.**440
Rhodoxanthin **4.**85f
Rhois aromaticae radicis cortex **6.**450
Rhois fructus **6.**454
Rhois tinctura aromatica **1.**679
Rhois toxicodendri herba **6.**459
Rhombifolin **4.**461; **5.**625; **6.**769f
Rhönradmischer **2.**577
Rh-Tinktur **2.**747
Rhubarb **6.**83
Rhubarb root **6.**420
Rhubarb stalks **6.**433
Rhubarbe d'Autriche **6.**435
Rhubarbe de France **6.**435
Rhus, Monographie **6.**450
Rhus aromatic bark **6.**451
Rhus aromatica **6.**450f
Rhus aromatica hom. **6.**453
Rhus cacodendron **4.**147
Rhus canadense **6.**454, 463
Rhus canadensis **6.**450
Rhus carolinianum **6.**454
Rhus chinensis **6.**457f

Rhus copallina, Verfälschung von Toxicodendri folium  6.459
Rhus coriaria  6.453
– Verfälschung von Toxicodendri folium  6.459
Rhus-coriaria-Blätter  6.453
Rhus cotinus, Verfälschung von Toxicodendri folium  6.459
Rhus diversiloba hom.  6.463
Rhus elegans  6.454
Rhus glabra  6.454
Rhus glabra hom.  6.455
Rhus-glabra-Früchte  6.454
Rhus gracilis  6.463
Rhus hirta  6.463
Rhus humilis  6.458
Rhus hypselodendrum  6.454
Rhus javanica  6.457f
Rhus laevicaulis  6.454
Rhus osbeckii  6.457
Rhus potaninii  6.458
Rhus punjabensis  6.458
Rhus quercifolia  6.458
Rhus radicans  6.455ff
Rhus radicans hom.  6.457
Rhus semialata  6.454, 457
Rhus-semialata-Gallen  6.458
Rhus suaveolens  6.450
Rhus toxicodendron  3.1232;  6.455ff, 461ff
Rhus toxicodendron hom.  6.461ff
Rhus typhia  6.463
Rhus typhina  3.1232;  6.463
– Verfälschung von Toxicodendri folium  6.459
Rhus-typhina-Blätter  6.463
Rhus venenata  6.464f
Rhus venenata hom.  6.464
Rhus vernicifera  6.464
Rhus vernix  6.464f
Rhus vernix hom.  6.465
Rhus verucosa  6.458
Rhus viridiflora  6.454, 463
Rhusdermatitis  3.1183
Rhusgift  3.1182
Rhyacionia buoliana  1.324
Rhynchosporium secalis  1.295
Rhynchota  1.308
Rhyolit  7.148
Rhythmus, circadianer  2.855
RIA [radioimmunochemische Assays]  2.524f, 867
– Festphasen-  2.525
Riacon  8.884
(–)-(S)-Ribalinidin  6.512
Ribalinium  6.512
Ribasin  4.1013
Ribes, Monographie  6.466
Ribes domesticum  6.472
Ribes nero  6.467, 470
Ribes nigrum  6.466f, 470
Ribes nigrum hom.  6.472
Ribes olidum  6.467
Ribes rosso  6.472
Ribes rubrum  6.466, 472f
Ribes sativum  6.472
Ribes sylvestre  6.472
Ribes uva-crispa  6.466
Ribes vulgare  6.472
Ribgrass  6.224, 228
Ribia nigra  6.470
Ribia rubra  6.473
Ribinol
– Monographie  3.1038
– Pflanzenschutz  1.349
Ribis nigri folium  6.467
Ribis nigri fructus  6.470
Ribis rubri fructus  6.473
Ribisel  6.473
Ribitol  4.93
Riboazauracil  7.339
Ribocytidin
– 3'-monophosphat  7.1164
– 5'-monophosphat  7.1164
Riboflavin  6.529
– Monographie A11  9.510
– 5'-dihydrogenphosphat  9.513
– Gehaltsbestimmung, mikrobiologische  2.530
– Nachweisgrenze, voltammetrische  2.510
– 5'-phosphat
– – Monographie  A11  9.513
– – Mononatriumsalz Dihydrat, Monographie A11  9.513
1-(β-D-Ribofuranosyl)cytosin  7.1162
9-(β-D-Ribofuranosyl)guanin  8.398
9-(β-D-Ribofuranosyl)hypoxanthin  8.544
1-(β-D-Ribofuranosyl)-2,4-(1H,3H)-pyrimidindion  9.1134
2-(β-D-Ribofuranosyl)-1,2,4-triazin-3,5-(2H,4H)-dion  7.339
2-(β-D-Ribofuranosyl)-as-triazin-3,5-(2H,4H)-dion  7.339
2-(β-D-Ribofuranosyl)-1,2,4-triazin-3,5(2H,4H)-dion-2',3',5'-triacetat  7.334
1-β-D-Ribofuranosyluracil  9.1134
– 5'-phosphat  9.1136
D-Ribonsäurelacton  9.510
Ribonucleinsäure  2.705
D-Ribose  9.510
Ribose-1-phosphat  9.1134
Ribosomen  2.705
Ribostamycin
– Monographie J01GB  9.514
– sulfat, Monographie J01GB  9.514
Ribwort plantain  6.224
Riccardin  5.775f
Richardsonia brasiliensis, Verfälschung von Ipecacuanhae radix  4.779
Richardsonia pilosa, Verfälschung von Ipecacuanhae radix  4.779
Richardsonia scabra, Verfälschung von Ipecacuanhae radix  4.779
Richtigkeit
– Analysenverfahren  2.1067
– Definition  2.303
– Validierung  2.303
Richtigkeitskontrolle, Klin. Chemie  1.441, 443
Rich-weed  4.956

Ricin  6.475, 481f
- Monographie  3.1038f
Ricini oleum  6.476, 488
Ricini oleum hydrogenatum  6.480
Ricini oleum raffinatum  6.477
Ricini semen  6.481
Ricinin  3.1039;  6.475
Ricino  3.1039;  6.475
Ricinoleinsäure  9.515
Ricinolsäure  6.476f;  9.1129
- Monographie A06AB  9.515
Ricinus, Monographie  6.474
Ricinus africanus  6.475
Ricinus communis  3.1038f;  6.475f, 480f, 487f
Ricinus communis hom.  6.487f
Ricinus-communis-Agglutinin  6.482, 485f
Ricinus inermis  6.475
Ricinus laevis  6.475
Ricinus lividus  6.475
Ricinus persicus  6.475
Ricinus speciosus  6.475
Ricinus spectabilis  6.475
Ricinus viridis  6.475
Ricinus vulgaris  6.475
Ricinusölsäure  9.515
Rickamicin  9.625
Rickelchen  6.272
Riddellin  6.669, 671, 676
Ridomil, Monographie  3.1039
Ridomil 25, Monographie  3.1040
Ridomil 50, Monographie  3.1040
Ridomil combi, Monographie  3.1040
Ridomil Granulat
- Monographie  3.1040
- Pflanzenschutz  1.354
Ridomil MZ
- Monographie  3.1040
- Pflanzenschutz  1.354
Ridomil MZ Super
- Monographie  3.1040
- Pflanzenschutz  1.352
Ridomil plus, Monographie  3.1040
Ridomil TK, Monographie  3.1040
Riechfläschchen  1.563
Riechfläschchengeist, englischer  1.584
Riechsalz  7.219
Riechstoffe
- Konzentrationen  1.152
- natürliche  1.198
- synthetische  1.199
Riedgras  4.685
Riedgraswurzel  4.686
Riemenblatt  3.748
Rieselfähigkeit  2.1093f
Riesenbärenklau  3.802;  5.434
Riesengoldrute  6.754
Riesengoldrutenkraut  6.755
Riesenkiefer  6.162
Riesenkürbis  4.1069
Rifabutin, Monographie J04AB  9.515
Rifaldazin  9.517
Rifamoicinum  9.517

Rifampicin  7.1176
- Monographie J04AB  9.517
- Bestimmungsmethode, elektrochemische  2.520
- Interferenz, Klin. Chemie  1.469, 474
- Nachweis  2.142
Rifampicin SV  9.518
Rifampin  9.517
Rifamycin
- Monographie J04AB, S01AA  9.522
- Nachweis  2.142
- Natriumsalz, Monographie J04AB, S01AA  9.523
Rifamycin AMP  9.517
Rifamycin B  9.518
Rifamycin O  9.518
- Bestimmung durch IR  2.485
Rifamycin S  9.518
Rifamycin SV  9.518, 522
Rifomycin SV  9.522
Riga fir  6.180
rigid gaspermeable  2.659
Rigimesh-Filter  2.775
Riglisse  5.312
rIL-2 [rekombiniertes Interleukin-2]  9.785
Riminophenazine  7.1009
Rimpelnüsse  5.869
Rimskaja romaska  4.808
Rinal Giftkörner, Monographie  3.1041
Rinal Insekten Strip, Monographie  3.1041
Rinal Mäuseköder, Monographie  3.1041
Rinal 'mausetod', Monographie  3.1041
Rinal Mottenhexe, Monographie  3.1041
Rinal Ratten Fischköder, Monographie  3.1041
Rinchão  6.718f
Rinde
- Aalhorn~  6.579
- Abroma-augusta-Wurzel~  4.25
- Acacia-albida-  4.28
- Acacia-arabica-  4.29
- Acacia-farnesiana-  4.33
- Acacia-kirkii-Stamm~  4.34
- Acacia-kirkii-Wurzel~  4.34
- Acacia-leucophloea-  4.35
- Acacia-mellifera-Stamm~  4.35
- Acacia-xanthophloea-Stamm~  4.43
- Acronychia-pedunculata-  4.83
- Acronychia-pedunculata-Wurzel~  4.83
- Akazien~  4.29
- Alchornea-floribunda-Stamm~  4.171
- Alcornoco-  4.534
- Alnus-glutinosa-  4.207
- Alnus-incana-  4.208
- Alnus-japonica-  4.208
- amerikanische Faulbaum~  6.405
- amerikanische Kreuzdorn~  6.405
- Angostura~  1.583ff
- Apotheker-  4.874, 877
- Aspidosperma-quebracho-blanco-  4.402
- Bablah-  4.29
- Badamier~  6.920
- Baumwoll(wurzel)~  1.587;  5.342
- Berberis-jamesonii-  4.486

Rind

- Berberis-vulgaris- **4**.490
- Berberitzen(wurzel)~ **4**.490
- Birken~ **4**.502
- bittere Zimt~ **4**.898
- Bocksdorn~ **5**.721
- Bowdichia-virgilioides- **4**.534
- Buxus-wallichiana- **4**.592
- Calisaya-China~ **4**.874f
- Cascara~ **1**.586, 594
- Cassia-auriculata- **4**.715
- Cerbera-manghas- **4**.789
- Ceylonzimt~ **4**.902
- Chabarro~ **4**.534
- Chaparra~ **4**.534
- China~ **1**.577ff; **4**.875, 877
- – gelbe **4**.874f
- – rote **4**.874, 877
- chinesische Zimt~ **4**.890
- Condurango~ **1**.577ff, 674; **5**.783
- Copalchi- **5**.443
- Cornus-florida- **4**.1005
- Corylus-avellana- **4**.1028
- Corynanthe-pachyceras- **4**.1030
- Culilawan~ **4**.898
- Dictamnus-albus-Wurzel~ **4**.1163
- echte Winters~ **4**.1194
- Eichen~ **1**.609ff; **6**.343
- Elmen~ **6**.1027
- Eschen~ **5**.193
- Fabrik~ **4**.874
- Faulbaum~ **1**.587ff
- – amerikanische **6**.405
- Fenchelholz~ **6**.613
- Fieber~ **4**.877
- – mexikanische **5**.443
- Flieder~ **6**.579
- Franzosenholz~ **5**.350
- Fraxinus-chinensis- **5**.190
- Fraxinus-excelsior- **5**.193
- Fraxinus-rhynchophylla- **5**.198
- Fraxinus-stylosa- **5**.199
- gelbe China~ **4**.874f
- gelbe Königs~ **4**.874f
- Gelbholz~ **6**.398
- Gewürzsumach(wurzel)~ **1**.589; **6**.450
- Götterbaum~ **4**.148
- Granat~ **1**.587ff; **6**.328
- Granatbaum~ **6**.328
- Granatwurzel~ **6**.331
- Hamamelis~ **1**.567ff; **5**.372
- Haronga~ **5**.391, 394
- Hartriegel~ **4**.1005
- Harungana~ **5**.394
- Harungana-madagascariensis- **5**.394
- Haselnuß~ **4**.1028
- Heiligenholz~ **5**.350
- Hintonia-latiflora~ **5**.443
- Holder~ **6**.579
- Holler~ **6**.579
- Holunder~ **6**.579
- Hornstrauch~ **4**.1005
- Jambul~ **6**.872

- Justicia-adhatoda- **5**.600
- Kadsura-scandens- **5**.608
- Kaskarill~ **1**.673
- Kondurango~ **5**.783
- Königs~, gelbe **4**.874f
- Königschina~ **4**.874f
- Korkeichen~ **6**.352
- Koto~ **1**.586, 675
- Kreuzdorn~, amerikanische **6**.405
- Lawang- **4**.898
- Liriodendron-tulipifera- **5**.704
- Massoi- **4**.898
- Maytenus-heterophylla- **5**.795
- Maytenus-laevis- **5**.800
- Maytenus-phyllanthoides- **5**.803
- Maytenus-senegalensis- **5**.804
- Melambo~ **4**.1195
- mexikanische Fieber~ **5**.443
- Mollen~ **6**.634
- Mollis~ **6**.634
- Moringa-oleifera-Wurzel~ **5**.857f
- Mudarwurzel~ **4**.622
- Myristica-dactyloides- **5**.867
- Paeonia-suffruticosa-Wurzel~ **6**.10
- Pilang~ **4**.35
- Piszidiawurzel~ **1**.588
- Pockholz~ **5**.350
- Poterium-Wurzel~ **6**.607
- Pulverholz~ **6**.398
- Quebracho~ **1**.606ff; **4**.402
- Quercus-alba- **6**.336
- Roßkastanien~ **4**.118
- rote China~ **4**.874, 877
- Rotulmen~ **6**.1028
- Rüster~ **6**.1027
- Sagrada~ **6**.405
- Sarcopoterium-spinosum-Wurzel~ **6**.607
- Sassafraswurzel~ **6**.613
- Sauerdornwurzel~ **4**.490
- Schinus-molle- **6**.634
- Schinus-terebinthifolius- **6**.638
- Schlangenholz~ **5**.350
- Seifen~ **1**.620ff
- Simaruba(wurzel)~ **1**.589
- Sterculia-rhinopetala- **6**.780
- Sterculia-setigera- **6**.780
- Stinkbuschwurzel~ **6**.450
- Sumach(wurzel)~ **6**.450f
- Syzygium~ **1**.589; **6**.872
- Syzygium-cumini- **6**.872
- Syzygium-jambolanum- **6**.872
- Tabebuia- **6**.885
- Tabernanthewurzel~ **6**.891
- Terminalia-amazonia- **6**.913
- Terminalia-arjuna- **6**.914
- Terminalia-avicennoides- **6**.915
- Terminalia-bellirica- **6**.917
- Terminalia-brevipes- **6**.918
- Terminalia-catappa- **6**.920
- Terminalia-chebula- **6**.922
- Terminalia-citrina- **6**.922
- Terminalia-glaucescens- **6**.923

- Terminalia-ivorensis- **6**.923
- Terminalia-macroptera- **6**.924
- Terminalia-nigrovenulosa- **6**.925
- Terminalia-orbicularis- **6**.925
- Terminalia-tomentosa- **6**.927
- Terminalia-travancorensis- **6**.928
- Ulmen~ **6**.1027
- Ulmus-rubra- **6**.1028
- Viburnum~ **1**.589
- virginische Zaubernuß~ **5**.372
- Virola-calophylla- **6**.1155
- Virola-calophylloidea- **6**.1155
- Virola-elongata- **6**.1156
- Virola-sebifera- **6**.1156
- Virola-theiodora- **6**.1157
- Weiden~ **1**.659
- weiße Zimt~ **4**.1035
- Weißeichen~ **6**.336
- Winters~, echte **4**.1194
- Wünschelruten~ **5**.372
- Zauberhasel~ **5**.372
- Zaubernuß~ **5**.372
- Zauberstrauch~ **5**.372
- Zimt~ **1**.578ff; **4**.902
- – bittere **4**.898
- – chinesische **4**.890
- – weiße **4**.1035

Rinderfußöl, in Dermatika **2**.903
Rinderinsulin **8**.549
Rinderserumalbumin **1**.481
Rindertalg **1**.564
Rindervasopressin **9**.1159
Rindosid **5**.245
Rindsauge **4**.287
Ringblomst **4**.601
Ringelblume **4**.601, 612; **6**.897
- Identität mit DC **2**.275
- kleine **4**.598
- Pflanzenschutz **1**.327
- wilde **4**.598
Ringelblumenblüten **1**.661; **4**.602, 610
Ringelblumenkraut **4**.611
Ringelrose **4**.601
Ringeltaube **1**.320
Ringerlaktatlösung **1**.614
Ringerlösung **1**.531ff, 614
Ringfäule, Kartoffel **1**.287
Ringing-Gele **2**.875, 880
Ringpessare **1**.93f
Ring-Tensiometer n. Lecomte du Noüy **2**.97
Ringversuche **1**.443
Ringversuchsstandardabweichung **2**.1067
Ringworm bush **4**.703
Ringworm bush leaves **4**.703
Rini **4**.34
Rinse-off-Produkte **1**.143, 166
Rio arrowroot starch **5**.769
Rio-Huallaga-Curare **6**.854
Rio ipecac **4**.774
Rio-Ipecacuanha **4**.777
Rioprostil, Monographie **A02BB** **9**.523
Ripcord 10
- Monographie **3**.1041
- Pflanzenschutz **1**.349
Ripcord 40
- Monographie **3**.1041
- Pflanzenschutz **1**.349
Rishitin **6**.748
Rishitinol **6**.748
Risin **3**.1039
Risolex
- Monographie **3**.1042
- Pflanzenschutz **1**.351
Risolex flüssig
- Monographie **3**.1042
- Pflanzenschutz **1**.351
Rispengipskraut **5**.359
Rispenhafer **4**.438
Rispiges Gipskraut **5**.359
Rißpilz
- kegeliger **3**.850
- ziegelroter **3**.850
Ritalin **3**.818
Ritalinsäure **3**.818
Ritamycin **1**.750
Ritipenem, Natriumsalz, Monographie **J01DH** **9**.524
Ritodrin
- Monographie **G02C** **9**.527
- hydrochlorid, Monographie **G02CA** **9**.529
Rittersporn
- Feld- **3**.748
- Garten- **3**.346
- hoher **3**.398
Ritterstern **3**.748
Ritzhärte **2**.535
Rive leaved panax root **6**.13
Rivea corymbosa **5**.548; **6**.1014
Rivièrescher Trank **1**.636
Rizinusöl **6**.476
- aromatisiertes **6**.477
- in Dermatika **2**.903
- gehärtetes, Mahlhilfsmittel **2**.1024
- hydriertes **6**.480
- – in Dermatika **2**.903
- – FST-Mittel **2**.946
- Identität mit DC **2**.275
- in Kosmetika **1**.172ff
- Oberflächenspannung **2**.97
- raffiniertes **6**.477
- – in Dermatika **2**.903
- Weichmacher **2**.961
- in Zubereitungen **1**.575ff
Rizinusölemulsion **1**.582; **2**.697
Rizinussamen **3**.1038; **6**.481
Rizolipase **9**.1021
Rizoma de China **6**.728
Rizoma de cúrcuma **4**.1089
Rizoma di curcuma longa **4**.1089
Rizoma di zedoaria **4**.1099
Rmen slicny **4**.808
RMR *[Response-Faktoren]* **2**.429
RNA *[Ribonucleinsäure]* **2**.705
m-RNA *[messanger-]* **2**.705, 709

t-RNA *[transfer-]* 2.705
RO *[reverse osmoses]* 2.763
Ro Naat Stauffer
– Monographie 3.1042
– Pflanzenschutz 1.361
Ro Neet
– Monographie 3.1042
– Pflanzenschutz 1.361
Road dope 7.167, 171
Roasted oak seed 6.350
Robenidin 1.757
Robertiani herba 5.255
Robertium macrorrhizum 5.251
Robertskraut 5.254
Robert-Verdampfer 2.598
Robin, Monographie 3.1042
Robin run the hedge 5.220
Robinetin 4.27
Robinia amara 6.15
Robinia pseudoacacia 3.722, 944, 1042
– Verfälschung von Crataegi folium cum flore 4.1048
Robinie 3.944, 1042
Robinin 6.1129
Robinson-Verfahren 3.112
Roburin 6.343
Robusta(s) 4.937
Robustin 4.1161, 1163
Rocha 5.296
Roche-Friabilator 2.741
Rochelle salt 8.654
Rochon-Prisma 2.155
Rock 3.333
Rock poppy 4.836
Rockbeery 4.330
Rock-cranberry 6.1062
Rockenbolle 4.190
Rockenmutter 4.911
Rocket fuel 3.946
Rocket-Technik, Elektrophorese 2.250
Rock-lily 6.318
Rock-weed 4.956
Rod whortleberries 6.1065
Roda 6.507
Rodalthaias anthe 4.159
Rode Guichelheil 4.262
Rodentia 1.320
Rodentizide, Pflanzenschutzmittel, Übersicht 1.343, 371
RODEX Rattenblock, Monographie 3.1043
Rododendro 6.444
Rodolia cardinalis 1.330
Rodschiedia bursa-pastoris 4.656
Rody
– Monographie 3.1043
– Pflanzenschutz 1.349
Rofficeron 6.496
Roggen 6.649
– Citrinin 3.324
– Mutterkornbefall 3.533
– Wachstumsregler 3.295
Roggenblom 4.752

Roggenbrand 4.911
Roggenkörner, Verfälschung von Coffeae semen 4.931
Roggenmischbrot, Citrinin 3.324
Roggenstengelbrand 1.296
Rogo cervone 6.727
Rogor
– Monographie 3.1043
– Pflanzenschutz 1.346
Rogor 401, Monographie 3.1043
Rogor 40 L, Monographie 3.1043
Rohbromelain 4.273f
Rohdichte 2.55
Rohes Tamarindenmus 6.894
Rohfilicin 1.599
Rohopium 1.678; 3.912
Rohrelektrofilter 2.618f
Röhrenkassie 4.716
Röhrenläuse 1.311f
Röhrenmanna 5.196
Röhrentrommel 2.602f
Röhrenzentrifuge 2.603
Rohrschneider-Konstante 2.281
Rohrwurzel 4.692
Rolandsdistel 5.77
Roliike 4.46
Rolitetracyclin, Monographie J01AA 9.530
Rollassel, Gemeine 1.305
Rolled oats 4.440
Rollenpflaster 1.35
Rollhafer 4.440
Romã 6.325
Rómaikamilla 4.808
Roman chamomile 4.808, 815
Roman chamomile flowers 4.811
Roman chamomile oil 4.810
Roman vitriol 8.683
Romarin 6.490
Romãzeira 6.325
Romeira 6.328, 331
Roméro 6.490
Romershausens Augenessenz 1.675
Romershausensches Augenwasser 1.576
Romerske cameelblomster 4.808
Romicil 8.1233
Römische Bohne 6.475
Römische Hundskamille 4.808
Römische Kamille 1.683; 4.808, 811
Römischer Fenchel 5.169
Römischer Kümmel 4.1079, 1081
Römischer Thymian 6.974
Römisches Kamillenöl 4.809
Rommersk kommen 4.1081
Rön 6.766
Ronabea emetica 4.773
Ronde kardemom 4.246
Ronde Zedoar 4.1098
Ronde zedoar wortel 4.1099
Rondelle 4.379
Rondotte 5.293
Ronidazol 1.757
– Monographie P01AB 9.531

Ronilan
- Monographie 3.1044
- Pflanzenschutz 1.355
Ronilan FL
- Monographie 3.1044
- Pflanzenschutz 1.355
Ronilan WG, Monographie 3.1044
Röntgendichte 2.54
Röntgendiffraktometrie 2.76f
Röntgenfluoreszenzanalyse 2.78
Röntgenkontrast-Verbandstoffe 1.33
Röntgenröhre, Fenstermaterial 3.173
Röntgensedimentometer 2.49, 929
Röntgenspektrum 2.78
Röntgenstrahlung 2.383
- Eindringtiefe 2.79
Rooi tea 4.395
Rooibos tea 4.395
Rooibosch tea 4.395
Rooibostee 4.395f
Rooimur 4.262
Roomse kamille 4.808
Rooperol 5.496f
Root 7.167, 171
Root bark of poterium spinosum 6.607
Roquefort, Mykotoxine 3.25
Roquefortin 6.60f, 63
Rorer-Einheiten 4.274
Roripa armoracia 4.339
Roripa rusticana 4.339
Rorippa nasturtium 5.916
Rorippa nasturtium-aquaticum 5.916
Roris marini oleum 6.491
Rosa Beeren 6.629, 635
Rosa delle alpi 6.444
Rosa di Natale 5.421
Rosa Pfeffer 6.629, 635
Rosae benedictae flos 6.6
Rosae benedictae radix 6.6
Rosagenin 3.864
Rosamultin 6.587, 607
Rosanilin
- acetat 1.541
- hydrochlorid 1.541
Rosaniliniumchlorid, Monographie D08AX 9.532
Rose colored passion flower 6.35
Rose laurel 3.864; 5.609
Rose mallow flowers 4.159
Rose de Noël 3.651; 5.421
Rose de serpent 5.419
Rose de Siberie 6.441
Rose tremière 4.159
Rose Water Ointment 2.889
Rose willow 4.1003
Rose-apple 6.877
Rosebay 5.57; 6.441
Rosebay herb 5.58
Rosemary 6.490
Rosemary leaves 6.494
Rosemary oil 6.491
Rosemary pine 6.167
Rosen EC 200, Monographie 3.1044

Rosen Myctan kombiniert, Monographie 3.1044
Rosen Spray, Monographie 3.1044
Rosen Spritz S
- Monographie 3.1044
- Pflanzenschutz 1.353
Rosen- und Zierpflanzenspray Spiess-Urania, Monographie 3.1044
Rosenapfel 6.877
Rosenblütenblätter 1.567ff
Rosenfenchel 5.170
Rosengallwespe 1.314
Rosenhaar 4.1197
Rosenhonig 1.623
Rosenkohl 4.552
Rosenlorbeer 3.864, 891
Rosenöl
- Herstellung 2.1017
- in Zubereitungen 1.567ff
Rosenpappel 4.159
Rosenparfüm 3.499
Rosensalbe 1.686
Rosenspray 119, Monographie 3.1045
Rosenspray Combi plus, Monographie 3.1045
Rosenspray Saprol, Monographie 3.1045
Rosenspray Spiess Urania, Monographie 3.1045
Rosenspritzmittel P, Monographie 3.1045
Rosenspritzmittel Saprol, Monographie 3.1045
Rosenthaler-Reaktion 2.142; 4.215, 224
Rosenwasser 1.567
Rosenzikade 1.309
Roseosid 4.504
Rosin 6.168
Rosinin 6.270
Rosins Jod-Lösung 1.555
Rosmadial 6.495f
Rosmanol 6.495f
Rosmarichinon 6.495f
Rosmaricin 6.495
Rosmaridiphenol 6.495f
Rosmarin 6.490, 494
- wilder 6.934
Rosmarina essenza 6.491
Rosmarinblätter 1.571ff; 6.494
Rosmarinheide 3.72
Rosmarini aetheroleum 6.491
Rosmarini folium A02DA, A03, A05A, M02AX 6.494
Rosmarini unguentum compositum 1.697
Rosmarino 6.490
Rosmarino foglie 6.494
Rosmarinöl 1.563ff; 6.491
- ätherisches 6.491
- Verfälschung mit Eucalypti aetheroleum 5.117
Rosmarinsalbe 1.697
Rosmarinsäure 4.153, 418, 957; 5.77, 294, 635, 760, 811, 815, 836, 844, 956, 963, 968; 6.312, 490, 496, 539, 541, 545, 550f, 566, 569, 595ff, 967, 982
Rosmarinseidelbast 3.386, 388, 829
Rosmarinspiritus 1.665; 6.491
Rosmarinus, Monographie 6.490
Rosmarinus angustifolius 6.490

Rosmarinus eriocalyx  6.490
Rosmarinus flexuosus  6.490
Rosmarinus latifolius  6.490
Rosmarinus laxiflorus  6.490
Rosmarinus officinalis  6.490f, 494, 500f;  7.649
Rosmarinus officinalis hom.  6.500f
Rosmarinus officinalis e foliis recentibus hom.  6.501
Rosmarinus officinalis spag. ZIMPEL hom.  6.501
Rosmarinus recens  6.501
Rosmarinus tomentosus  6.490
Rosmarinus tournefortii  6.490
Rosolsäure  1.555
Rosolsäurelösung  1.555
Rosoni  4.159
Rosoxacin, Monographie J01MB  9.533
Rospin
- Monographie  3.1045
- Pflanzenschutz  1.346
Roßkastanie  4.110
- gemeine  4.110
- weiße  4.110
Roßkastanienblätter  4.112
Roßkastanienblüten  4.119f
Roßkastanienöl  4.112
Roßkastanienrinde  4.118
Roßkastaniensamen  4.112
Roßminze  5.821, 827
- grüne  5.842
Roßminzenkraut  5.828
Roßpappel  5.755
Roßpappelblüten  5.756
Roßrübe  4.572
Roßwurzel, weiße  4.692
Rostblättrige Alpenrose  6.444
Rostellaria procumbens  5.601
Rostfarbene Alpenrosenblätter  6.445
Rostkrankheiten  1.293ff
Rostrum ciconiae herba  5.255
Rostsiebe  2.583
Röstverfahren, Kaffee  4.932
Rotalge  3.1060
Rotameter  2.86
Rotationsautoklav  2.787
Rotationsdispersion
- magnetische  2.157
- optische  2.156f, 462
Rotationsschwingungsspektrum  2.183
Rotationsverdampfer  2.402, 598
Rotationsviskosimeter  2.87
Rotbeerblätter  5.183
Rotbeerige Zaunrübe  3.221;  4.572
Rotbeerwurzel  5.185
Rotbleierz  9.275
Rotdorn  4.1058
Rote-Beete-Anbau, Herbizid  3.949, 998
Rote Bibernellwurzel  6.590
Rote Chinarinde  4.874, 877
Rote Fetthenne  6.655
Rote Heidelbeere  6.1065
Rote Hundsbeere  6.737
Rote Johannisbeere  6.472f

Rote Miere  4.262
Rote Myrrhe  4.963
Rote Ochsenzunge  4.176
Rote Ochsenzungenwurzel  4.176
Rote Pfingstrosenwurzel  6.4, 11
Rote Präzipitatsalbe  1.695
Rote Quecke  4.685
Rote Queckenwurzel  4.686
Rote-Rüben-Anbau, Herbizid  3.367
Rote Sandelholztinktur  1.679
Rote Sonnenblume  5.16
Rote Wurzel  4.176
Rote Zaunrübe  3.220, 357ff;  4.572
Rote Zeder  5.589
Rotebackepillen  1.634
Röteln-Impfung J07BJ  1.387f
Rotenol Emulsion, Monographie  3.1045
Rotenol Staub
- Monographie  3.1046
- Pflanzenschutz  1.351
Roter Aurin  4.760
Roter-Busch-Tee  4.395
Roter Chinarindenbaum  4.874, 876
Roter Fingerhut  3.470f, 636, 1012f, 1106;  4.1179
Roter Gauchheil  4.262
Roter Ginseng  6.14
Roter Hartriegel  4.1011
Roter Hornstrauch  4.1011
Roter Hühnerdarm  4.262
Roter Keulenkopf  3.327;  4.911
Roter Kollaps, Borsäureintoxikation  3.200
Roter Libanese  4.645
Roter Pfeffer  4.661;  6.629, 635
Roter Senf  4.544f
Roter Sonnenhut  5.16
Rotes Frauenhaar  4.85
Rotes Grundheil  4.262
Rotes Mercurioxid  9.476
Rotes Quecksilbersulfid  9.477
Rotes Quecksilber(II)sulfid  9.1243
Rotes Sandelholz  1.579ff
Rotes Thymianöl  6.976
Rotes Windwasser  1.566
Rotfärbewurzel  4.176
Rotfäule, Gehölze  1.296
Rotföhre  6.180
Rotfrüchtige Zaunrübe  4.573
Roti Henna-Aeugli  4.262
Rotierendes Thermometer  2.68
Rotkiefer  6.180
Rotklee  6.992
Rotkohl  4.552
Rotkupfererz  3.715
Rotlauf, Veterinärmedizin, Impfung J07AX  1.412
Rotlaufskraut  5.254f
Roto-Coil  2.829
Rotormühle  2.544
Rotorsiebe  2.584
Rotor-Stator-Zerkleinerungsgeräte  2.543f, 698
Rotor-Wirbelschichtgeräte  2.731, 830, 963
Rotrüster  6.1026f

Rotta **6.**509
Rottal G, Monographie **3.**1046
Rottanne **6.**121
Rotulae **1.**641f
Rotulae aromaticae **1.**641
Rotulae Citri Dieterich **1.**642
Rotulae Menthae piperitae **1.**642; **5.**835
Rotulae Zingiberis Dieterich **1.**642
Rotulme **6.**1027
Rotulmenrinde **6.**1028
Rotundifuran **6.**1184
Rotundiogenine **4.**586
Rotundioside **4.**586
Rotverschiebung **2.**176
Rotwein-Punschessenz **1.**705
Rotwurzsalbeiwurzel **6.**544
Rotzinkerz **9.**1237
Roue **6.**509
Rouges **1.**167f
Rough chervil **4.**799
Rougui **4.**890
Round buchu **4.**467
Round cardamom **4.**246
Round dogwood **4.**1010
Round Siam cardamom **4.**246
Round-leaved consumption cure **4.**849
Round-leaved cornel **4.**1010
Round-leaved dogwood **4.**1010f
Round-leaved laurel **5.**609
Round-lobed hepatica **5.**429
Roundup
– Monographie **3.**1046
– Pflanzenschutz **1.**359
Roupellia grata **6.**798
Rouvre **6.**342
Rovere **6.**341
Rovero **6.**342
Rovral
– Monographie **3.**1046
– Pflanzenschutz **1.**355
Rovral UFB
– Monographie **3.**1046
– Pflanzenschutz **1.**357
Rovral UTB
– Monographie **3.**1046
– Pflanzenschutz **1.**355
Rowan berries **6.**767
Roxatidin
– Monographie A02BA **9.**535
– acetathydrochlorid, Monographie A02BA **9.**536
Roxion
– Monographie **3.**1046
– Pflanzenschutz **1.**346
Roxithromycin, Monographie J01FA **9.**537
Royal white light **7.**615
Royleanon **6.**548
Rozchodnik ostry **6.**651
Rozchodnik prudky **6.**651
Rozdreb **5.**116
Rozwar wielkokwiatowy **6.**239
RPA-Lectine **3.**1042
RP-Chromatographie-Platten *[reverse phase]* **2.**259

R-Pentine **3.**375
RRSB-Körnungsnetz *[Rosin, Rammler, Sperling, Bennett]* **2.**43, 52, 740
RTK Mäuraku, Monographie **3.**1046
Rubbed thyme **6.**980
Rubbelcremes **1.**164f
Rubber vine **4.**1063
Rubbish cassia **4.**719
Rubbish cassia leaves **4.**720
Rübe
– bayrische **4.**542
– Blattfleckenkrankheit **1.**295
– falscher Mehltau **1.**290f
– Rost **1.**294
– viröse Vergilbung **1.**286
– weiße **4.**557
– Wurzelbärtigkeit **1.**286, 288
– Wurzelbrand **1.**289
Rubellin **6.**1048
Rübenanbau, Herbizid **3.**289, 367, 732, 949, 998, 1087, 1124, 1186
Rübenfliege **1.**319
Rübenkälberkropf **4.**798
Rübenkerbel **4.**798
Rübenreps **4.**557
Rübenunkrautmittel, Monographie **3.**1047
Rübenunkrautmittel flüssig, Monographie **3.**1047
Rübenwurzel **5.**930
Rubi idaei sirupus **1.**651
Rubiadin **4.**714; **5.**219
Rubiadin-1-methylether **5.**219
Rubiadinprimveroseid **5.**226
Rubiae tinctorum radicis tinctura **1.**538
Rubichlorsäure **5.**219
Rubidazon **9.**1250
Rubidium
– Antidot **2.**342
– Nachweisgrenze, spektroskopische **2.**469
Rubidiumnitratlösung **1.**702
Rubidomycin **7.**1178
– hydrochlorid **7.**1180
Rubigan
– Monographie **3.**1047
– Pflanzenschutz **1.**358
Rubigan SC, Monographie **3.**1047
Rubigen **9.**827
Rubijervin **3.**1238
Rubinschwefel **7.**297
Rubitox flüssig
– Monographie **3.**1047
– Pflanzenschutz **1.**347
Rubitox Spritzpulver, Monographie **3.**1047
Rubixanthin **4.**611; **5.**136
Rubobrassicin **4.**540
Rüböl **1.**645ff; **4.**559
Rubomycin C **7.**1178
– hydrochlorid **7.**1180
Rubratoxin **6.**60
Rubreserin **9.**193
Rubrocurcuminkomplex **4.**1091
Rubrosteron **4.**57
Rübsaat **4.**557

Rübsaatöl **4.**559
Rübsamenöl **4.**559
Rübsen **4.**557
Ruche **6.**713
Ruchettone **6.**705
Rückdehnung, elastische, Tablettierung **2.**941
Ruckerl **4.**477
Rückhaltevermögen, Membranfilter **2.**607
Rückstandsanalytik, GC **2.**318
Rückstandssummenfunktion, Siebung **2.**43
Rückstreuungseffekt **2.**382
Rücktitration **2.**349, 374
Ruda **6.**507, 509
Ruda antillana **6.**507
Ruda común **6.**509
Ruda de españa **6.**507
Ruda de la tierra **6.**507
Ruda tropical **6.**507
Rudbeckia, Monographie **6.**503
Rudbeckia bicolor **6.**504
Rudbeckia brittonii **6.**504
Rudbeckia gracilis **6.**504
Rudbeckia hirta **6.**504f
Rudbeckia hirta hom. **6.**505
Rudbeckia-hirta-Kraut **6.**505
Rudbeckia hispida **5.**16
Rudbeckia laciniata **6.**505f
Rudbeckia-laciniata-Kraut **6.**506
Rudbeckia pallida **5.**13
Rudbeckia purpurea **5.**16
Rudbeckia serotina **5.**16; **6.**504
Rudbeckia strigosa **6.**504
Rudbeckianon **6.**505
Rudbeckiolid **6.**505
Rue **6.**509
Rue ailée fétides des antilles **6.**507
Rue d'Alep **6.**507
Rue foetide **6.**509
Rue des jardins **6.**509
Rue leaves **6.**511
Rue oil **6.**510
Rue puante **6.**509
Rugosin D **5.**153
Rugosinon **4.**484
Rugulosin **6.**59
Ruheenergieumsatz, Säuglinge **1.**227
Rührflügelfüllschuh, Tablettenpresse **2.**947
Ruhrkraut **5.**525; **6.**589
Ruhrkrautblüten **1.**662
Rührmischer **2.**1027
Rührreaktor, zur Kristallisation **2.**558
Rührwerksmühle **2.**934
Ruhrwurz(el) **4.**774, 777; **6.**259f
Rumancekovy kvet **4.**819
Rumänischer Fenchel **5.**170
Rumessenz **1.**706
Rumetan Wühlmaus Köder, Monographie **3.**1047
Rumex acetosa, Oxalatgehalt **3.**899
Rumex alpinus, Verfälschung von Gentianae radix **5.**232
Rumex crispus, Oxalatgehalt **3.**899
Rumi papatya **4.**808

Rumianek rzymski **4.**808
Rundblättrige Kornel **4.**1010
Rundblättriger Hartriegel **4.**1010
Rundblättriger Hornstrauch **4.**1010
Rundblättriges Hasenohr **4.**586
Rundblättriges Labkraut **5.**225
Runde Kardamomen **4.**245, 250
Rundlaufpresse, Schema Arbeitsablauf **2.**946
Rundlochsiebe **2.**584
Runzelwurzel **4.**173
(+)-Rupancamin **4.**481
Ruperti herba **5.**255
Rupicolin **4.**49
Ruprechtskraut **5.**254f
Rus aromatico **6.**451
Rusci essentia **1.**584
Rusci oleum **1.**584; **4.**505
Rusci tinctura Hebra **1.**685
Ruscogenin **4.**183
– Monographie C05B **9.**538
Ruscus aculeatus **9.**539
Ruscus hyrcanus **9.**539
Rush broom **6.**768
Rüsselkäfer **1.**315
Russian belladonna **3.**1075
Russian fly **5.**731
Russischer Allasch **1.**706
Russischer Balsam **4.**505
Russischer Fenchel **5.**170
Russischer Klee **4.**289
Russischer Knöterichtee **6.**247
Russischer Spiritus **1.**666
Russisches Süßholz **5.**312, 314
Rüster **6.**1026
– glatte **6.**1027
Rüsterrinde **6.**1027
Rüsterstaude **5.**148
Rustica Netzschwefel, Monographie **3.**1047
Rusty-leaved alpenrose **6.**444
Ruta **6.**509
– Monographie **6.**506
Ruta angustifolia **6.**506f
Ruta bracteosa **6.**507f
Ruta chalepensis **6.**506f
Ruta-chalepensis-Kraut **6.**507
Ruta corsica **6.**506
Ruta divaricata **6.**509
Ruta erba **6.**511
Ruta graveolens **3.**802; **6.**506ff, 512, 518f; **9.**540
Ruta graveolens hom. **6.**518f
Ruta hortensis **6.**509
Ruta montana **6.**506, 510
Ruta sfrangiata **6.**507
Ruta sudab **6.**509
Rutabaga **4.**542
Rutacridon **6.**510, 512f
Rutacridonepoxid **6.**510, 512f
Rutacultin **6.**513
Rutae aetheroleum **6.**510
Rutae graveolentis herba **6.**511
Rutae herba **6.**511

Rutae hortensis herba **6.**511
Rutae sativae herba **6.**511
Rutae vulgaris herba **6.**511
Rutaevin **4.**1160
Rutalinium **6.**512
Rutalpinin **6.**507
Rutamarin **6.**513
Rutamarinalkohol **6.**513
Rutaretin **4.**294; **6.**513
Rutarin **6.**513
Rutaverin **6.**512
Rutenkohl **4.**541
Rutensenf **4.**541
Ruthenium, Nachweisgrenze, spektroskopische **2.**469
Rutin **4.**27, 30, 33, 35, 37, 42, 49, 85f, 176, 239, 261, 329, 359, 397, 418, 423, 470, 500, 580, 586, 599, 657, 727f, 747, 997, 1012, 1047f, 1059, 1070, 1104, 1160; **5.**13, 49, 89, 116, 125, 137ff, 184f, 272, 338, 448, 451, 461, 467, 519, 653, 718, 785, 852, 945; **6.**435, 597, 1125, 1149
– Identität mit DC **2.**275
Rutinaescin **7.**490
Rutinescinum **9.**543
Rutosid **4.**85f, 123, 176, 264, 474, 580, 747, 1104; **5.**49, 116, 125, 184f, 193, 338, 442, 481, 519, 564, 653, 697, 729f, 751, 849; **6.**476, 514, 658, 754, 756, 760, 1149; **9.**540, 1106
– aescinat, Monographie C05B **9.**543
– Nachweis **2.**144
– Trihydrat, Monographie C05B **9.**540
Rvotnyi orech **6.**828
Ryania speciosa **1.**336
Rye **6.**649
Rye ergot **4.**921
Rye smut **4.**911

# S

S1-Nuclease **2.**709
Saatgras **4.**138
Saatgraswurzel **4.**139
Saathafer **4.**438
Saathaferkraut **4.**441
Saatrübe **4.**557
Sabadillessig **1.**563
Sabadillsamen **1.**563
Sabal fructus G04BX **6.**680
Sabal serrulata **6.**680, 686
Sabal serrulata hom. **6.**686
Sabal serrulatum **6.**680, 685
Sabalfrucht **6.**680
Sabalis fructus **6.**680
Sabbara **4.**213
Saber **4.**213
Sabikraut **6.**547
Sábila **4.**213
Sabina **3.**702; **5.**582, 586, 588
Sabina officinalis **5.**582
Sabinae aetheroleum **5.**584
Sabinae cacumina **5.**585
Sabinae herba **5.**585
Sabinae ramuli **5.**585
Sabinae summitates **5.**585
Sabinae turiones **5.**585
Sabinakraut **5.**586
Sabinasäure **6.**166, 185, 956, 963
Sabine **3.**702; **5.**582, 586
Sabinen **3.**702f, 1172; **4.**20, 242, 244, 359, 365, 543, 1080, 1090, 1159f; **5.**43, 562, 566, 568, 583f, 589, 779, 824, 828, 831, 840, 843, 869, 953, 955; **6.**195, 216, 636, 955f, 969, 986, 1075, 1081, 1185
– Hydrat **4.**1080; **5.**831, 836, 843, 869, 950, 952f, 955, 959
*cis*-Sabinenhydrat **6.**976
– acetat **5.**955
*trans*-Sabinenhydrat **6.**975
Sabinerkraut **5.**586
Sabino **5.**582
Sabinol **5.**562
Sabinylacetat **3.**702; **4.**360f; **5.**562, 583f; **6.**542
Sabir suqutri **4.**227
Sabouraud-Medium **2.**1103
Sabr **4.**213
Sabugueiro **6.**579
Sabugueiro de Canada **6.**575
Sacapeos **6.**669
Saccharin
– in Mundwasser **1.**608

- Natrium **9.**257
- Referenzsubstanz f. Thermoanalyse **2.**63
Saccharogenamylase **7.**253
Saccharomyces, Monographie **6.**523
Saccharomyces aceti **6.**527
Saccharomyces bayanus **6.**527
Saccharomyces boulardii **6.**527, 530
Saccharomyces capensis **6.**527
Saccharomyces carlsbergensis **2.**530; **6.**527
Saccharomyces castellii **6.**523
Saccharomyces cerevisiae **6.**523, 527f, 530f; **7.**68, 238
Saccharomyces-cerevisiae-Kultur **6.**528
Saccharomyces chevalieri **6.**527
Saccharomyces coreanus **6.**527
Saccharomyces dairensis **6.**523
Saccharomyces diastaticus **6.**527
Saccharomyces ellipsoideus **6.**527
Saccharomyces exiguus **6.**523
Saccharomyces globosus **6.**527
Saccharomyces heterogenicus **6.**527
Saccharomyces hienipiensis **6.**527
Saccharomyces intermedius **6.**527
Saccharomyces inusitatus **6.**527
Saccharomyces kluyveri **6.**523
Saccharomyces lactis **6.**523
Saccharomyces medicinalis **6.**528
Saccharomyces mongolicus **6.**523
Saccharomyces norbensis **6.**527
Saccharomyces oleaceus **6.**527
Saccharomyces oleaginosus **6.**527
Saccharomyces porispora hiltus **7.**280
Saccharomyces prostoserdovii **6.**527
Saccharomyces rouxii **6.**523; **9.**895
Saccharomyces sake **6.**527
Saccharomyces servazzii **6.**523
Saccharomyces siccatum **6.**528
Saccharomyces silvestris **6.**523
Saccharomyces smittii **6.**523
Saccharomyces steineri **6.**527
Saccharomyces telluris **6.**523
Saccharomyces transvaalensis **6.**523
Saccharomyces unisporus **6.**523
Saccharomyces uvarum **6.**523, 527
Saccharopin **5.**138
Saccharose **9.**684
- Allylether **7.**696
- in Emplastrum **1.**574
- Grenzprüfung **2.**311
- hydrogensulfat, Verbindung mit Aluminiumhydroxid **9.**683
- Identität mit DC **2.**274
- Lösungen, Siedepunkte **2.**960
- für Lyophilisation **2.**801
- monopalmitat, FST-Mittel **2.**946
- monostearat, FST-Mittel **2.**946
- Nachweis **2.**145
- - in Lactose **1.**533
- octaacetat, Monographie **9.**545
- in Tabletten **2.**944
Saccharum lactis **8.**688
Sacchiphantes viridis **1.**312

Sacha-ajo **4.**772
Sachalin-Staudenknöterich **1.**337
Sachet **2.**722
Säckelblume **4.**746
Säckelblumenblätter **4.**746
Säckelkraut **4.**656
Sacred bark **6.**405
Sada chandan **6.**603
Sadab **6.**507
Saddle tree **5.**703
Sadebaum **3.**702; **5.**582
Sadebaumextrakt **1.**606
Sadebaumkraut **5.**585
Sadebaumöl **5.**584
- ätherisches **5.**584
Sadebaumspitzen **1.**606; **5.**586
Sadolin Base Holzschutzgrundierung, Monographie **3.**1049
Sadolin Bläueschutz, Monographie **3.**1050
Sadolin Classic, Monographie **3.**1050
Sadolin Extra, Monographie **3.**1050
Sadolin Sadokill Holzwurmtod, Monographie **3.**1051
Sadolin Sadosol Zaun-Lasur, Monographie **3.**1051
Sadolin Sadotect Holzschutzimprägnierung, Monographie **3.**1052
Saduri **4.**621
Safar-Tubus **1.**64, 66
Safed chandan **6.**603
Saflor, wilder **4.**755
Safloröl
- in Dermatika **2.**903
- Identität mit DC **2.**275
Saframycine, Bestimmungsmethode, elektrochemische **2.**520
Safran **1.**572ff
Safran des Indes **4.**1089
Safranhaltige Opiumtinktur **1.**684
Safrantinktur **1.**579ff, 675, 701
Safrol **4.**389f, 884, 896, 898, 906, 1192; **5.**514, 589, 869f, 873, 881; **6.**193, 195, 611, 614, 616, 1097
Safrotin 50 EC, Monographie **3.**1052
Säfte, Pflanzen~ **2.**1015
Sage **6.**547
Sage leaves **6.**548
Sage oil **6.**559
- Dalmatian type **6.**559
- Spanish type **6.**541
Sagenkraut **6.**1108
Sägepalme **6.**680
Sägepalmenfrucht **6.**680
Sägetang **5.**200
Sägezahnpalme **6.**680
Sagittaria, Monographie **6.**537
Sagittaria aquatica **6.**537
Sagittaria edulis **6.**537
Sagittaria heterophylla **6.**537
Sagittaria major **6.**537
Sagittaria sagittifolia **6.**537f
Sagittaria sagittifolia hom. **6.**538
Sagittaria vulgaris **6.**537

Sagittariol **6**.538
SAG-M-Lösung **2**.671, 699
Sagradabark **6**.405
Sagradafluidextrakt **1**.586
Sagradarinde **6**.405
Sagradatrockenextrakt **1**.594
Sagu **5**.772
Sahajana **5**.852
Sahara Nr. 1 **3**.1155f
Sahlis Reagens **1**.555
Saigon cassia **4**.899
Saigon cinnamon **4**.899
Saigonzimt **4**.899
Saiko **4**.580
Saikodiine **4**.581
Saikogenine **4**.585
Saikosaponine **4**.581, 585
Sai-ng'ang-fan-fün **5**.607
Sainjna **5**.852
St. Bartholomew's tea **5**.508
St. Bennet's herb **4**.970
St. George's herb **6**.1079
St. Ignatius bean **6**.825, 828
St. Ignaz bean **6**.826
St. James's wort **6**.668f
St. John's plant **4**.373
Saint John's word **5**.475
St. Vincent-Arrowroot **5**.772
Sajina **5**.852
Sajna **5**.852
Sajna gum **5**.853
Sakaguchi-Reaktion **2**.131, 142
Sakarat, Monographie **3**.1052
Sakunaretin **5**.793
Sakuranetin **6**.982, 1162
Sal alkalinum compositum **1**.642
Sal anticatarrhale compositum **1**.643
Sal Carolinum factitium **1**.643
Sal de Merck **7**.1062
Sal polychrestum **8**.659
Sal purgans compositum **1**.643
Sal sedativum Hombergi **7**.510
Sal volatile **7**.219
Salacetamid, Monographie N02BA **9**.546
Salacia colasii **5**.800
Salad burnet **6**.587
Salade de chouette **6**.1117
Salasperiminsäure **5**.799
Salat, Lactucopicrin **3**.723
Salatblume **6**.1006
Salatgurke **4**.1067
Salatkresse **6**.1006
Salatwurzellaus **1**.312
Salazosulfapyridin **9**.726
Salazosulfathiazol, Monographie J01E **9**.547
Salbe *[s. a. Salben]*
– Althee~ **1**.693
– Aluminiumacetotartrat~ **1**.688
– anionenaktive hydrophile **1**.692
– aromatische **2**.886
– gegen Aufliegen **1**.690
– Bleipflaster~ **1**.691; **2**.892
– – carbolsäurehaltige **1**.692
– – phenolhaltige **1**.692
– – salicylsäurehaltige **1**.692
– Bleipflaster-Lanolin~ **1**.691
– Bleistearat~ **1**.696
– Bleitannat~ **1**.696
– Bor~ **1**.687; **2**.886
– Borsäure~ **1**.687
– Bronchial~ **1**.689
– Calendula~ **4**.606
– Campher~ **1**.691; **7**.648
– carbolsäurehaltige Bleipflaster~ **1**.692
– Cayennpfeffer~ **1**.690; **2**.887
– Cetyl~ **1**.694
– – wasserhaltige **1**.688
– einfache **1**.697
– emulgierende **1**.692; **2**.888
– euphorbiumhaltige Spanischfliegen~ **5**.736
– Frost~, Lassarsche **1**.691
– gelbe **1**.693
– gelbe Quecksilberoxid~ **1**.694; **2**.889
– Gerbsäure~ **1**.688
– Glycerin~ **1**.626, 693
– Glycerol~ **1**.626ff, 690, 693
– graue Quecksilber~ **1**.694
– grüne **1**.697
– Hamamelis~ **1**.693
– Hamburger **1**.696
– Harz~ **1**.689
– Hebra~ **1**.691
– Husten~ **1**.689
– – milde **1**.689
– hydrophile **1**.692; **2**.888
– – Monographie **9**.547
– jodhaltige Kaliumjodid~ **1**.695
– Kaliumjodid~ **1**.695
– – jodhaltige **1**.695
– Kampfer~ **1**.689; **7**.648
– Königs~ **1**.689
– Krätze~ **1**.691
– Kropf~ **1**.695
– Kühl~ **1**.695; **2**.889
– – Identität mit DC **2**.275
– – nach Unna **1**.686
– kühlende, kühlende **1**.695
– Lassarsche Frost~ **1**.691
– Lassarsche rote **1**.697
– Lebertran~ **1**.695
– Lichtschutz~ **1**.702
– lindernde **1**.695
– Lorbeer~ **1**.697
– – zusammengesetzte **1**.697
– Milde Husten~ **1**.689
– Mücken~ **1**.708
– Nasen~ **2**.871, 893
– nichtionogene hydrophile **1**.693
– Oxytetracyclin~ **2**.887
– Pappel~ **1**.697
– Paraffin~ **1**.691, 696
– Perubalsam~ **1**.689
– phenolhaltige Bleipflaster~ **1**.692
– Polyäthylenglykol~ **1**.696; **2**.888

**Salb**

- Präzipitat~
- – gelbe **2.**889
- – rote **1.**695
- – weiße **1.**693; **2.**889
- Quecksilber~ **1.**694
- – graue **1.**694
- Quecksilberamidochlorid~ **1.**693; **2.**889
- Quecksilberoxid~ **1.**695
- – gelbe **1.**694
- Quecksilberpräzipitat~ **1.**208, 693; **2.**889
- – weiße **1.**693
- Rosen~ **1.**686
- Rosmarin~ **1.**697
- rote, Lassarsche **1.**697
- rote Präzipitat~ **1.**695
- Salicyl~, zusammengesetzte **1.**687
- Salicylsäure~ **1.**687
- salicylsäurehaltige Bleipflaster~ **1.**692
- schwarze **1.**688
- Schwefel~, zusammengesetzte **1.**691; **2.**886
- Schwimmers Brand~ **1.**690
- Silbernitrat~, zusammengesetzte **1.**688
- Spanischfliegen~ **5.**736
- – euphorbiumhaltige **5.**736
- Terpentin~ **1.**689
- Tugend~ **6.**547
- Wachs~ **1.**690
- – zusammengesetzte **1.**690
- wasserhaltige Cetyl~ **1.**688
- wasserhaltige emulgierende **1.**692
- wasserhaltige hydrophile **1.**692
- – Gelstruktur **2.**876
- wasserhaltige Wollwachsalkohol~ **1.**688; **2.**888f
- weiche **1.**688, 695
- weiße Präzipitat~ **1.**693
- weiße Quecksilberpräcipitat~ **1.**693
- Wilsonsche **1.**697
- Wollwachsalkohol~
- – Identität mit DC **2.**275
- – in Dermatika **1.**631; **2.**877, 887, 903
- – wasserhaltige **1.**688; **2.**888f
- Zink~ **1.**697; **2.**892
- Zinkoxid~ **1.**697; **2.**892
- zusammengesetzte Lorbeer~ **1.**697
- zusammengesetzte Salicyl~ **1.**687
- zusammengesetzte Schwefel~ **1.**691
- zusammengesetzte Silbernitrat~ **1.**688
- zusammengesetzte Wachs~ **1.**690

Salbei
- dalmatinischer **6.**547f
- dreilappiger **6.**568
- echter **3.**1173f; **6.**547
- edler **6.**547
- griechischer **3.**1173f; **6.**568
- klebriger **6.**539
- Muskateller **6.**565f
- pannonischer **6.**539
- spanischer **6.**541

Salbeiblätter **1.**563ff; **6.**548
- griechische **6.**568

Salbeiblättriger Gamander **6.**938

Salbeifluidextrakt **1.**588; **6.**552
Salbeigamanderkraut **6.**939
Salbeiöl **1.**566ff; **3.**1175; **6.**559
- ätherisches **6.**559
- dalmatinisches **6.**559
- – ätherisches **6.**559
- Muskateller **6.**567
- spanisches **6.**541
Salbeitinktur **1.**609, 679; **6.**552
Salbeiwasser **1.**567, 609
Salben [s. a. Unguentum]
- ambiphile **2.**875
- Definition **2.**871
- Geltheorie **2.**875
- Grundlagen
- – Absorptions~ **2.**872
- – abwaschbare **2.**872
- – wasserlösliche **2.**872
- Herstellung **2.**893ff
- – Validierung **2.**1036
- Hilfsstoffe in Arzneibüchern **2.**901ff
- hydrophile **2.**872
- hydrophobe **2.**872
- Inkompatibilitäten **2.**912
- Konservierung **2.**909
- Konsistenzprüfung **2.**906
- Stabilitätsbeeinflussung **2.**1115
- Strukturvorstellungen **2.**875
- Teilchengröße **2.**871
- wasseraufnehmende **2.**872
- wasserfreie, Systematik **2.**874
- wasserhaltige, Systematik **2.**875
- Zubereitungen **1.**686ff; **2.**871ff
- – Absorptionsbasen O/W **2.**888
- – Absorptionsbasen W/O **2.**887
- – mit dispergierten Feststoffen **2.**891
- – Hydrogele **2.**890
- – Kohlenwasserstoffgele **2.**886
- – Macrogol- **2.**888
- – pflasterhaltige **1.**691f; **2.**892
- – O/W-Systeme **2.**889
- – W/O-Systeme **2.**888
- – Triglyceridgele **2.**886
Salbutamol **1.**741
- Monographie R03AC, R03CC **9.**548
- Nachweis **2.**142
- sulfat, Monographie R03AC, R03CC **9.**551
Salcatonin **7.**601
Sale **6.**547
Salebreida Gummi **4.**38
Salep **1.**627
- westindischer **5.**772
Salep decoctum **1.**627
Salepschleim **1.**624, 627, 656ff
Salfej muskatnyi **6.**565
Salia thermarum factitia **1.**642f
Salicin **1.**548
$O$-Salicoylsalicylsäure **9.**564
Salicylaldehyd **4.**744; **5.**149, 153; **7.**419, 1113
Salicylalkohol, Monographie M02AC, N01BX, N02BA **9.**552
Salicylamid **7.**917; **8.**110; **9.**546

- Monographie N02BA  9.552
- Bestimmung d. Wassergehaltes durch NIR  2.485
- Identität mit DC  2.275
- in Tabletten, Bestimmung durch IR  2.486

Salicylamid-*O*-essigsäure  7.674
4-Salicylamidophenazon, Monographie N02BA  9.554
Salicylamin  5.138
Salicylat, Nachweis  2.137
Salicylate, Analgetika N02BA
Salicylcollodium  1.575
Salicylic acid ointment  2.887
Salicylliniment, zusammengesetztes  1.617;  2.697
*N'*-Salicyloyl-*p*-aminophenol  8.1243
Salicylsalbe, zusammengesetzte  1.687
Salicylsäure  4.27, 37, 220, 502, 685, 698, 892, 1104;  5.184f, 298, 458, 956;  6.993, 1054; 7.55, 1113;  8.495, 888;  9.180, 564
- Monographie D01AE, N02BA  9.555
- amid  9.552
- benzylester  7.454
- Cyclodextrinkomplex  2.849
- ethylester  8.131
- 2-ethylhexylester  1.204
- Grenzprüfung  2.311
- hydrazid  8.171
- Identität mit DC  2.275
- Inkomp. mit Campher  7.647
- in Kosmetika  1.146, 217
- methylester  5.148f;  6.1146f, 1150;  7.14; 8.959;  9.548, 552, 561
- phenylester  9.180
- als Reagens  1.527ff
- UV-Spektrum  2.476, 479

DL-Salicylsäurebornylester  7.509
Salicylsäurederivate, Antirheumatika M02AC
Salicylsäurehaltige Bleipflastersalbe  1.692
Salicylsäuresalbe  1.687
Salicylseifenpflaster  1.580;  2.892
Salicylstreupulver  1.641
Salicyltalg  1.565
Salicylvaselin  1.687
- hartes  1.687
Salicylvasoliment  1.618
Salicyl-Zinkoxidpaste  1.631
Salicyl-Zinkpaste  1.631;  2.891
Salidrosid  4.1002f;  6.829, 1064
- 6'-xylosid  6.829
Salie  6.547
Saligenin  9.552
Saligenol  9.552
Salikha  4.890
Salinomycin
- Monographie P01AX  9.559
- Natrium  1.757
Salisburia adiantifolia  5.270
Salisburia macrophylla  5.270
Salix caprea  6.1160
Salix-Arten, Verfälschung von Thea folium  4.631
Sällerli  4.292
Salmeterol, Monographie R03AC  9.561
Salmiak  7.219
Salmiakgeist  3.64;  7.212, 215
Salmiakpastillen  1.632
Salmiaktabletten  1.632
Salmonella species, Nachweis  2.346
Salmonella typhi, Typ-21a-Impfstoff  2.919
Salmonella typhimurium  5.98
Salmonellose, Impfung J07AX  1.409, 411
Salol  9.180
- Inkomp. mit Campher  7.647
Salol-Mundwasseressenz  1.608
Salomonsiegelwurzel  6.243
Salomonssiegel  6.243
Saloop  6.610
Salophen, Referenzsubstanz f. Thermoanalyse  2.63
Salpetergeist  3.1052
Salpeterpapier  1.574
Salpetersäure
- Monographie  3.1052
- konzentrierte, Monographie  9.563
- Nachweis, in Wein u. Milch  1.536
- als Reagens  1.531ff
- salpetrige Säure enthaltend  1.543
Salpetersäure-Wasser-Gemisch, Siedelinie  2.591
Salpetrige Säure  3.862
Salpetrigsäureester des Gärungsamylalkohols  8.612
Salpetrigsäureisoamylester  8.597, 612
Salpetrigsäure-3-methylbutylester  8.612
Salpetrigsaures Natrium  3.861;  8.1116
Salsalat, Monographie N02BA  9.564
Salsalatum  9.564
Salsapariglia  6.723
Salsaparilha  6.724
Salsepareille  6.723
Salsepareille d'Allemagne  4.685
Salsepareille d'Europe  6.727
Salsolidin  4.801f, 805, 1125ff
Salsolinol  4.69;  6.950
Salt rock moss  4.860
Saltatoria  1.307
Salut
- Monographie  3.1054
- Pflanzenschutz  1.345
Salva  6.547
Salvadorbalsam  5.895
Salva-esclarea  6.565
Salvastrella  6.587
Salvej  6.547
Salvej aptecnyi  6.547
Salven  6.550
Salvetta  6.547
Salvia  6.547, 564
- Monographie  6.538
Salvia aegyptica, Verfälschung von Plantaginis ovatae semen  6.233
Salvia aethiopis  6.539
Salvia de Aragon  6.547
Salvia argentea  6.539
Salvia austriaca  6.539
Salvia bracteata  6.565
Salvia candidissima  6.539
Salvia chromatica  6.547
Salvia cretica  6.547

Salvia divinorum  6.539f
Salvia-divinorum-Blätter  6.540
Salvia esclarea  6.565
Salvia esclarea hierba  6.566
Salvia essenza di dalmatia  6.559
Salvia essenza di Spagna  6.541
Salvia fina  6.541
Salvia fruticosa  6.568
Salvia glutinosa  6.539
Salvia de Granada  6.541
Salvia grandiflora  6.547
Salvia hians  6.539
Salvia hispanorum  6.541
Salvia hoja  6.548
Salvia horminum  6.539
Salvia interrupta  6.539
Salvia lanata  6.539
– Verfälschung von Saussurea-costus-Wurzel  6.623
Salvia lavandulaefolia  6.541
Salvia lavandulifolia  6.541f
Salvia lobryana  6.568
Salvia macrophylla  6.539
Salvia maior  6.547
Salvia medicinal  6.547
Salvia miltiorrhiza  6.544
Salvia-miltiorrhiza-Wurzel  6.544
Salvia minor  6.547
Salvia montanina  6.541
Salvia nemorosa  6.539
Salvia nivea  6.541
Salvia official  6.547
Salvia officinalis  3.1173f;  6.539, 541, 547f, 559, 564f, 568
Salvia officinalis hom.  6.564f
Salvia papillosa  6.547
Salvia pisidica  3.1173f
Salvia plebeia  6.539
Salvia pogonocalyx  6.544
Salvia pratensis  6.539
Salvia przewalskii, Verwechslung von Salvia-miltiorrhiza-Wurzel  6.545
Salvia real  6.547
Salvia romana  6.565
Salvia rosmarinus  6.490
Salvia scabiosifolia  6.539
Salvia sclarea  6.539, 565ff
Salvia-sclarea-Kraut  6.566
Salvia-sclarea-Öl  6.567
Salvia of the seers  6.539
Salvia simsiana  6.565
Salvia sylvestris  6.539
Salvia tomentosa  6.547
Salvia trijuga, Verwechslung von Salvia-miltiorrhiza-Wurzel  6.545
Salvia triloba  3.1173f;  6.568;  7.646
– Verfälschung von Salviae folium  6.549
Salvia-triloba-Blätter  6.568
Salvia trilobata  6.568
Salvia verbenaca  6.539
Salvia viridis  6.539
Salviae aetheroleum  6.559
Salviae extractum fluidum  6.552
Salviae folium A01AD, D11AA  6.548
Salviae herba  6.548
Salviae lavandulifoliae aetheroleum  6.541
Salviae miltiorrhizae radix  6.544
Salviae officinalis aetheroleum  6.559
Salviae officinalis folium  6.548
Salviae oleum  6.559
Salviae sclareae aetheroleum  6.567
Salviae sclareae herba  6.566
Salviae sclareae oleum  6.567
Salviae tinctura  6.552
Salviae trilobae folium  6.568
Salvianolsäure  6.545
Salvie  6.547
Salvieblad  6.548
Salvigenin  5.693, 968;  6.541, 569, 936, 982
Salvigenin-5-methylether  6.551
Salvin  6.551
Salvinorin  6.540
Salviol  6.539, 545
Salvon  3.1173f
Salzbad  1.571
Salzburg Vitriol  8.683
Salzgeist, versüßter  1.584
Salzhaushalt, Störungen  1.480
Salzkrautblatt  5.365
Salzsäure  3.311
– Klin. Chemie  1.467
– Nachweis, im Magensaft  1.558
– als Reagens  1.527ff
– in Zubereitungen  1.577ff
Salzsäure, konzentrierte, Monographie  9.565
Salzsäurealkohol  1.528
Salzsäuregas  3.311
Salzsäure-Sekretion, Anregung  1.533
Salzschlirfer Salz  1.642
Samalkiefer  6.180
Samarium
– Antidot  2.342
– Nachweisgrenze, spektroskopische  2.469
Samballan  4.1112
Sambang tjalak  4.106
Sambarin
– Monographie  3.1054
– Pflanzenschutz  1.357
Sambuchella  6.576
Sambuci cortex  6.579
Sambuci ebuli fructus  6.577
Sambuci ebuli radix  6.577
Sambuci flos R05X  6.580
Sambuci folium  6.582
Sambuci fructus  6.582
Sambuci interioris cortex  6.579
Sambuci nigrae cortex  6.579
Sambuci nigrae flos  6.580
Sambuci radix  6.583
Sambuci siccati fructus  6.582
Sambuci succus inspissatus  1.666
Sambuco  6.579
Sambuco di Canada  6.575
Sambucus  6.584

– Monographie **6**.574
Sambucus arborescens **6**.579
Sambucus bipinnata **6**.575
Sambucus canadensis **6**.575
Sambucus canadensis hom. **6**.575
Sambucus e cortice hom. **6**.584
Sambucus ebulus **6**.575ff
Sambucus ebulus hom. **6**.579
Sambucus glauca **6**.575
Sambucus humilis **6**.575
Sambucus medullina **6**.579
Sambucus nigra **6**.575, 579f, 582ff
Sambucus nigra hom. **6**.584f
Sambucus oreopola **6**.575
Sambucus vulgaris **6**.579
Sambucyanin **6**.583
Sambul **5**.912
Sambunigrin **6**.579f, 582f
SAMe *[(S)-Adenosyl-L-methionin]* **7**.68
Samen
– Abelmoschus~ **4**.3
– Acacia-giraffae- **4**.33
– Acanthosicyos-horridus- **4**.45
– Akelei~ **4**.314
– Amomum~ **4**.252
– Amomum-aromaticum- **4**.244
– Amomum-subulatum- **4**.244
– Aprikosen~ **3**.70
– Arachis~ **4**.319
– Arachis-hypogaea- **4**.319
– Bauernrosen~ **6**.8
– Baumwoll~ **5**.343
– behaarte Strophanthus~ **6**.805, 808
– Bilsenkraut~ **5**.471
– Bisamkürbis~ **4**.1075
– blonder Floh~ **6**.232
– Bockshorn~ **1**.572ff; **6**.996
– Breitwegerich~ **6**.230
– Cardiospermum-halicacabum- **4**.683
– Cassia-auriculata- **4**.715
– Cassia-occidentalis- **4**.720
– Castor~ **6**.481
– Cerbera-manghas- **4**.789
– Cola~ **1**.591, 674; **4**.942
– Cucumis-melo- **4**.1066
– Cucurbita-maxima- **4**.1070
– Cucurbita-moschata- **4**.1073
– Cucurbita-pepo- **4**.1075
– Dregea-volubilis- **4**.1191
– englischer Senf~ **6**.707
– Flachs~ **5**.676
– Flachsdotter~ **5**.676
– Floh~ **1**.660; **6**.222, 224
– – blonder **6**.232
– – indischer **6**.232
– gelbe Strophanthus~ **6**.799
– gelber Senf~ **6**.707
– Gichtkraut~ **5**.471
– Gichtrosen~ **6**.8
– Ginkgo~ **5**.287
– Ginkgo-biloba- **5**.287
– Goldlack~ **4**.834

– Goldregen~ **5**.626
– griechische Heu~ **6**.996
– Hanf~ **4**.652
– Herbstzeitlosen~ **1**.563ff; **4**.948, 955
– Herkules~ **4**.1075
– Heu~ **6**.222
– – griechische **6**.996
– Hispidus~ **6**.805
– Hor~ **5**.676
– Hornklee~ **6**.996
– Hyacinthus-orientalis~ **5**.459
– Hyazinthen~ **5**.459
– Hyoscyamus~ **5**.471
– indischer Floh~ **6**.232
– Ispaghula~ **6**.232
– Jambul~ **6**.873
– kahle Strophanthus~ **6**.799
– Kakao~ **6**.948
– Kaladana~ **5**.536
– Kardamomen~ **5**.40
– Kokkel~ **4**.269
– Kola~ **4**.942
– Kombé~ **6**.808
– Kombé-Strophanthus~ **6**.808
– Korallen~ **6**.8
– Koriander~ **4**.998
– Kornrade~ **4**.142
– – Getreideverunreinigung **3**.635
– Kuhhornklee~ **6**.996
– Kürbis~ **4**.1070, 1073, 1075
– Kürbsch~ **4**.1075
– Laburnum-alpinum- **5**.624
– Laburnum-anagyroides- **5**.626
– Läuse~ **3**.398
– Lebensbaum~ **6**.965
– Lein~ **1**.573ff; **5**.676
– Linum-usitatissimum- **5**.676
– Lupinen~ **4**.931
– Malabar~ **5**.40
– Muskat~ **5**.879
– Myristica-argentea- **5**.865
– Myristica-dactyloides- **5**.867
– Myristica-malabarica- **5**.889
– Myristica-succedanea- **5**.890
– Päonien~ **6**.8
– Peponen~ **4**.1075
– Peterlein~ **6**.110
– Petersilien~ **6**.110
– Pfingstrosen~ **6**.8
– Pfirsich~ **3**.70
– Pflaumen~ **3**.70
– Plantago-afra- **6**.222
– Plantago-arenaria- **6**.222
– Plantago-indica- **6**.222
– Plantago-major- **6**.230
– Plantago-psyllium- **6**.222
– Quitten~ **1**.626
– Rizinus~ **3**.1038; **6**.481
– Roßkastanien~ **4**.112
– Sabadill~ **1**.563
– Saubohnen~ **5**.471
– Schlaf~ **5**.471

- Schleifenblumen~ **5.**502
- schwarzer Senf~ **1.**574ff; **4.**542, 545
- Schwindelkraut~ **4.**998
- Senf~ **4.**545
- - englischer **6.**707
- - gelber **6.**707
- - schwarzer **1.**574ff; **4.**542, 545
- - weißer **1.**571ff; **6.**707
- Soja~ **5.**307
- Stechapfel~ **1.**680; **4.**1150
- Stinkdill~ **4.**998
- Stramonium~ **4.**1150
- Strophanthus~ **1.**680; **6.**799
- - behaarte **6.**805, 808
- - kahle **6.**799
- Strophanthus-gratus- **6.**799
- Strophanthus-kombé- **6.**808
- Strophanthus-sarmentosus- **6.**815
- Syzygium~ **6.**873
- Syzygium-cumini- **6.**873
- Tamarinden~ **6.**896
- Terminalia-bellirica- **6.**917
- Tollkraut~ **5.**471
- Trichterwinden~ **5.**536
- Turbina-corymbosa- **6.**1014
- Virola-sebifera- **6.**1156
- Wanzendill~ **4.**998
- weißer Senf~ **6.**707
- Wurm~ **4.**368
- Zeitlosen~ **4.**948
- Ziegen~ **6.**996
- Zigeunerkraut~ **5.**471
- Zitwer~ **4.**368f
- Zuckermelonen~ **4.**1066

Samenemulsion **1.**581
Samenhanf **4.**640
Samenkäfer **1.**315
Samgh hashsháb **4.**36
Sammelgel, Elektrophorese **2.**246
Sammelurin *[Klinisch-chemische Analysen]* **1.**436
Sammetpappel **4.**233
Samo-phi-phek **6.**916
Samorost **6.**651
Sampsuchi herba **5.**954
Samwurzel **6.**13
Sana hini **4.**716
Sana makki **4.**721
Sanaehindi **4.**704
Sanagran Wundverschluß, Monographie **3.**1054
Sanamundae radix **5.**265
Sancyclinhydrochlorid Hemihydrat, Monographie J01AA **9.**567
Sand Carex root **4.**686
Sandades **4.**752
Sandal tree **6.**600
Sandalbaum **6.**600
Sandalwood **6.**603
Sandaracopimaradienol **4.**128
Sandaracopimarsäure **4.**128, 130; **5.**562, 567, 587; **6.**179
Sandarakharz **1.**710
Sandbeere **4.**326, 330

Sandbirke **4.**501
Sandblätter **4.**330
Sandblume **6.**1017
Sandelbaum **6.**600
Sandelholz **6.**603
- rotes **1.**579ff
Sandelholzöl, ostindisches **6.**601
Sandelholztinktur, rote **1.**608, 679, 701
Sandel-hout **6.**603
Sandelöl **6.**601, 605
- ätherisches **6.**601
- ostindisches **6.**604
Sanderswood **6.**603
Sandofan M
- Monographie **3.**1054
- Pflanzenschutz **1.**354
Sandriedgras **4.**685
Sandriedgraswurzel **4.**686
Sandriedgraswurzelstock **4.**686
Sandsäcke **1.**69
Sandsegge **4.**685
Sandthymian **6.**970
Sandvaalboom **6.**926
Sandwegerich **6.**224
Sandwich-Enzym-Immuno-Assay **1.**516
Sandy sagerose **6.**291
Sane-Kadsura **5.**605
Sangel **6.**595
Sangle **6.**713
Sanguan Spezial Rasendünger mit Moosvernichter, Monographie **3.**1054
Sanguan UV Spezialrasendünger mit Unkrautvernichter und Langzeitwirkung, Monographie **3.**1054
Sangüeño **4.**1011
Sanguiin **6.**589f, 592
Sanguiin H-4 **5.**261
Sanguiin H-6 **5.**262
Sanguina **4.**1011
Sanguinaire **5.**258
Sanguinalis herba **6.**247, 1109
Sanguinaria **5.**258
Sanguinaria bistorta **6.**76
Sanguinaria canadensis **3.**265, 1055
Sanguinariae herba **5.**258
Sanguinariae radix **5.**259
Sanguinaria-Tee **6.**247
Sanguinarin **3.**267; **4.**836, 839, 844, 1021; **5.**111f
- Monographie **3.**1054
- Bestimmungsmethode, elektrochemische **2.**519
Sanguinary **4.**46
Sanguine **4.**1011
Sanguinho **4.**1011
Sanguino **4.**1011
Sanguiñuelo **4.**1011
Sanguisorba, Monographie **6.**586
Sanguisorba ancistroides **6.**586
Sanguisorba-ancistroides-Kraut **6.**586
Sanguisorba annua **6.**586
Sanguisorba dictyocarpa **6.**587
Sanguisorba dodecandra **6.**586

Sanguisorba gaillardotii **6.**587
Sanguisorba garganica **6.**587
Sanguisorba hybrida **6.**586
Sanguisorba lasiocarpa **6.**587
Sanguisorba magnolii **6.**587
Sanguisorba major **6.**589
Sanguisorba menendezii **6.**586
Sanguisorba minor **6.**586ff
– Verwechslung von Pimpinella major **6.**148
Sanguisorba-minor-Kraut **6.**587
Sanguisorba-minor-Wurzel **6.**588
Sanguisorba moquiniana **6.**586
Sanguisorba muricata **6.**587
Sanguisorba officinalis **6.**586, 589f
Sanguisorba officinalis hom. **6.**593
Sanguisorba polygama **6.**589
Sanguisorba rupicola **6.**587
Sanguisorba spinosa **6.**607
Sanguisorbae herba **6.**589
Sanguisorbae majoris radix **6.**590
Sanguisorbae pratensis radix **6.**588
Sanguisorbae rhizoma et radix **6.**590
Sanguisorbin **6.**589f
Sanicle **6.**595, 599
Sanicle commun **6.**595
Sanicle femelle **4.**417
Sanicle mâle **6.**595
Sanicle de montagne **4.**417
Sanicola **6.**595
Sanicula **6.**595
– Monographie **6.**594
Sanicula europaea **6.**595f, 598
– Verwechslung mit Astrantia major **4.**417f
Sanicula europaea hom. **6.**598
Sanicula marilandica **6.**595, 598
Sanicula-marilandica-Wurzel **6.**599
Sanicula officinalis **6.**595
Sanicula officinarum **6.**595
Sanicula trilobata **6.**595
Sanicula vulgaris **6.**595
Saniculae herba R05CA **6.**596
Saniculoside **6.**596
Saniculu **6.**595
Sanikel, schwarzer **4.**417
Sanikelkraut **6.**596
San-José-Schildlaus **1.**313, 330
Sankt Ignatiusbohne **6.**825
St. Lorenzkraut **6.**1136
St. Lorenzkrautwurzel **6.**1137
St. Luzianskraut **4.**345, 352
Sankt-Antonius-Feuer **3.**328, 534; **4.**920
Sannicola **6.**595
Sanquinaire **5.**258
San-Sam **6.**13
Sanshuyu **4.**1008
Sansibarnelken **6.**864
Santakraut **1.**675
Santakrauttinktur **1.**675
Santal citrin **6.**603
Santal vrai **6.**603
Santalal **6.**601
Santalbinsäure **6.**599f

Santalen **4.**962, 991; **6.**601
Santalholz **6.**603
Santali aetheroleum **6.**601
Santali albi lignum G04AG, G04BD **6.**603
Santali indici oleum **6.**601
Santali oleum **6.**601, 604
Santali orientalis oleum **6.**601
Santali rubri tinctura **1.**679
Santalol **6.**601, 605f
Santalum, Monographie **6.**599
Santalum album **6.**600f, 603ff
Santalum album hom. **6.**604
Santalum austro-caledonicum **6.**605
Santalum-austro-caledonicum-Öl **6.**605
Santalum ellipticum **6.**605
Santalum-ellipticum-Öl **6.**605
Santalum freycinetianum **6.**605
Santalum-freycinetianum-Öl **6.**605
Santalum insulare **6.**605
Santalum myrtifolium **6.**600
Santalum pyrularium **6.**605
Santalwood **6.**603
Santamarin **4.**808; **6.**1099, 1101
Santavy's Substanz F **7.**1196
Santelbaum **6.**600
Santelholz **6.**603
Santen **4.**10, 16, 19; **6.**120, 159, 601
Santgummi **4.**29
Santheose **9.**847
Santiagonamin **4.**484
Santobrite **3.**929
Santochlor **3.**432
Santolina chamaecyparissus, Verfälschung von Rosmarini folium **6.**495
Santolina rosmarinifolia, Verfälschung von Rosmarini folium **6.**495
Santonica **3.**98
Santonici semen **4.**369
Santonin **1.**548; **3.**1056; **4.**369
– Monographie P02X **3.**1056; **9.**568
Sanukapashi **4.**24
Sanukapasi **4.**24
Saponaretin **4.**1041
Sapecron flüssig
– Monographie **3.**1057
– Pflanzenschutz **1.**344
Sapecron Granulat
– Monographie **3.**1058
– Pflanzenschutz **1.**344
Sapide **1.**153
Sapin **4.**7
Sapin du Canada **4.**15
Sapin pectiné **4.**7
Sapin rouge **6.**121
Sapin rouge du Nord **6.**180
Sapling pine **6.**179
Sapo Balsami peruviani pulvinaris **1.**644
Sapo Cresoli **1.**643
Sapo durus **1.**644
Sapo glyzerinatus liquidus **1.**644
Sapo jalapinus **1.**644
Sapo kalinus **1.**644

Sapo medicatus  1.644
Sapo Picis liquidus  1.645
Sapo unguinosus  1.645
Sapoalbin  5.362
Saponaire d'Egypt  5.360
Saponaire d'orient  5.360
Saponaretin  5.313, 409;  6.894, 1149
Saponaria fastigiata  5.359
Saponaria officinalis, Verfälschung von Saponariae alba radix  5.361
Saponaria paniculata  5.359
Saponariae alba radix  R05CA  5.359, 365f
Saponarin  4.181;  5.229, 644, 785;  6.39f, 1149
Sapones medicati  1.643ff
Saponin  4.611
Saponinintoxikation, Helleborus  3.650
Saponinteer  1.620
Saponinum album  5.362
Sapopiro do campo  4.533
Sapotoxin  4.143
Saprol
– Monographie  3.1058
– Pflanzenschutz  1.353
Saprophyten, Aktivierung  1.328
Saprophytie  1.284
Sapsap  5.852
Sapupira  4.533
Sapupiro  4.533
Saragavo  5.852
Saralasin
– Monographie  C02EX  9.568
– acetat, wasserhaltig, Monographie  C02EX  9.570
Sarawakpfeffer  6.214
Sarcina lutae ATCC 9341  7.781
Sarcocarpon scandens  5.607
Sarcopoterium, Monographie  6.607
Sarcopoterium spinosum  6.607
Sarcopoterium-spinosum-Wurzelrinde  6.607
1-L-Sarcosin-5-L-valin-8-L-alanin-angiotensin II  9.568
Sarea-Samenpillen, Monographie  3.1058
Sarepta mustard  4.541
Sarepta-Senf  4.541
Sargaco-vesiculoso  5.201
Sargazo vejigoso  5.201
Sargenosid  6.794, 815
Sarhamnolosid  6.795, 800, 814
Sarin, Monographie  3.1058
Sarkosin  1.472f
Sarkosyl-arginyl-valyl-tyrosyl-valyl-histidyl-prolyl-alanin  9.570
Särläka  6.595
Sarmentocymarin  6.794, 813
Sarmentogenin  4.977, 979;  5.83;  6.794
Sarmentogeninglykoside  6.794
Sarmentologenin  4.977, 980;  6.795
Sarmentologeninglykoside  6.795
Sarmentolosid  6.795, 800, 814
β-D-Sarmentose  6.797
Sarmentosid  6.800, 814
Sarmentosid A  6.796
Sarmentosid-A-säure  6.796, 814

Sarmentosid E  6.797
Sarmentosigenin  4.977, 980
Sarmentosigenin A  6.796
Sarmentosigenin-A-Glykoside  6.796
Sarmentosigenin-A-säure  6.796
Sarmentosigenin E  6.797
Sarmentosigenin-E-Glykoside  6.797
Sarmutogenin  6.794
Sarmutogeninglykoside  6.794
Sarmutosid  6.794, 813
Sarnovid  6.794, 800, 813
Sarodesmin  4.1125
Sarothamni scoparii flos  4.1127
Sarothamni scoparii herba  4.1128
Sarothamni scoparii radix  4.1131
Sarothamnosid  4.1129
Sarothamnus, Monographie  6.610
Sarothamnus baeticus  4.1124
Sarothamnus cantabricus  4.1124
Sarothamnus commutatus  4.1124
Sarothamnus ericetorum  4.1126
Sarothamnus grandiflorus  4.1124
Sarothamnus junceus  6.768
Sarothamnus malacitanus  4.1124
Sarothamnus obtusatus  4.1126
Sarothamnus patens  4.1125
Sarothamnus purgans  4.1124
Sarothamnus reverchonii  4.1125
Sarothamnus rotundatus  4.1124
Sarothamnus scoparius  3.1096;  4.1126;  6.610;  9.645
Sarothamnus virgatus  4.1124
Sarothamnus vulgaris  4.1126
10,17-Sarpagandiol  9.496
Sarpaghanda  6.365
Sarpagin  6.361f, 366f, 1126;  9.496
Sarracin  6.674
Sarrasin  5.138
Sarsa  6.723
Sarsa da praia  4.685
Sarsapareille du Mexique  6.724
Sarsapariglia  6.724
Sarsaparilla  6.723, 729, 731, 733
– deutsche  4.685f
– wilde  4.323
Sarsaparilla hom.  6.726f, 729, 731, 733
Sarsaparilla root  6.723
Sarsaparillabkochung  1.577
Sarsaparillae decoctum compositum  1.577
Sarsaparillae germanicae radix  4.686
Sarsaparillae honduras radix  6.731
Sarsaparillae indigena radix  6.728
Sarsaparillae radix  6.723, 729, 731, 733
Sarsaparillae tinctura  1.680;  6.732
Sarsaparillawurzel  6.723
Sarsaparille  1.589ff;  6.726, 731
Sarsaparillenfluidextrakt  1.589
Sarsaparillextrakt  1.606;  6.732
Sarsaparillfluidextrakt  6.732
Sarsaparillosid  6.725
Sarsaparilltinktur  1.680;  6.732
Sarsaparillwurzel  6.723

Sarsapogenin 4.278; 6.722f, 998f
Sarsapogeningalactosid 4.1005
Sarsapogeninglucosylgalactosid 4.1005
Sarsapogeninxylosylgalactosid 4.1005
Sarsasapogenin 4.278, 397; 6.724
Sarsasapogenin-3-β-D-galactopyranosid 4.278
Sarsasapogenin-3-timobiosid 4.278
Saruplase, Monographie B01AD 9.570
Sarverogenin 6.794
Sarverogeninglykoside 6.794
Sarverosid 6.794, 813
Sassafras, Monographie 6.610
Sassafras hom. 6.617
Sassafras aetheroleum 6.611
Sassafras albidum 6.610f, 613, 615, 617
Sassafras bark 6.617
Sassafras cortex 6.613
Sassafras lignum 6.615
Sassafras officinale 6.610, 617; 7.649
Sassafras officinale hom. 6.617
Sassafras oil 6.611
Sassafras radicis cortex 6.613
Sassafras randaiense 6.610
Sassafras root 6.615
Sassafras root bark 6.613
Sassafras sassafras 6.610
Sassafras tzumu 6.610
Sassafras variifolium 6.610
Sassafrasholz 1.661; 6.615
Sassafrasöl 6.611
– ätherisches 6.611
Sassafraswurzel 6.615
Sassafraswurzelholz 6.615
Sassafraswurzelrinde 6.613
Sassafraz 6.615
Sassolin 7.511
Sassolit 3.200
Satari 6.507
Sati 4.1098f
Sättigungsgrenze 2.819
Sättigungskonzentration 2.819
Saturatio citrica 1.636
Saturatio simplex 1.654
Saturationen 1.636
Satureja calamintha 4.595
Satureja capitata 6.967
Saubohne 3.1239
Saubohnensamen 5.471
Sauce alone 4.180
Sauco 6.579
Sauco de Canada 6.575
Saudzette 6.547
Sauerampfer, Wiesen-, Oxalatgehalt 3.899
Sauerdorn 4.488, 493
Sauerdornbeeren 4.489
Sauerdornfrüchte 4.489
Sauerdornwurzel 4.492
Sauerdornwurzelrinde 4.490
Sauerhonig 1.624
Sauerkrautwurz 5.664, 666
Säuerlinge 1.248

Sauerstoff
– Inhalationsgeräte 1.69
– Permeation, Kunststoffe 2.997f
– Singulett- 1.145
– Triplett- 1.145
Sauerstoffbindungskurve, Linksverschiebung durch Kohlenmonoxid 3.712
Sauge 6.547
Sauge de bois 6.938
Sauge d'Espagne 6.541
Sauge de Jerusalem 6.311
Sauge officinale 6.547
Sauge sclarée 6.565
Sauge trilobée 6.568
Sauge à trois lobes 6.568
Sauger 1.82
Säugetiere, Pflanzenschutz 1.320f
Saugfähigkeit, Verbandstoffe 1.31
Saugkapazität, Wundauflagen 1.31
Säuglingsernährung
– Abstillen 1.235
– Ballaststoffe 1.228
– Breinahrung 1.235
– Ende 1. Lebensjahr 1.239
– Energiebedarf 1.227, 240
– Fertignahrung 1.237, 242
– Fettbedarf 1.228, 240
– Frühgeborene, Mangelgeborene 1.240ff
– Gewichtszunahme 1.235
– hypoallergene Nahrung 1.239
– industriell hergestellte Nahrung 1.236
– Kohlenhydratbedarf 1.228, 241
– Mineralien 1.229, 241
– mit Muttermilch 1.232ff
– Neugeborene 1.232
– Proteinbedarf 1.227, 240
– selbsthergestellte Nahrung, 1. Lebensjahr 1.238
– Vitaminbedarf 1.230f, 241
– Wasserbedarf 1.227
– Zwiemilchherstellung 1.236
Säuglingspflegeartikel 1.80
Säuglingsshampoo 1.175
Saugras 6.246
Saukraut 5.464; 6.246, 744
Säukraut 5.466
Säulenmaterial
– Festphasenextraktion 2.410
– HPLC 2.300, 433
Säulenofen 2.434
Saunickel 6.595
Sauniegel 6.595
Saurachbeeren 4.489
Säure
– Definition nach Brönstedt 2.350
– Definition nach Lewis 2.350
– LSD 3.750; 8.778
Saure aromatische Tinktur 1.682
Säure-Basen-Haushalt 1.479
Säurehydrazide, Nachweis 2.131
Säurepräparate, Digestiva A09AB
Saures sulfosalicylsaures Natrium 1.555
Säurespat 7.624

Säurezahl 2.327
Sauromate 3.1059
Sauromatum venosum, Monographie 3.1059
Saussurea, Monographie 6.619
Saussurea arenaria 6.15
Saussurea costus 6.619f, 623
Saussurea-costus-aetheroleum 3.351, 395; 6.620
Saussurea-costus-Wurzel 6.623
Saussurea lappa 3.351, 395; 6.620
– Verfälschung von Inula-racemosa-Wurzel 5.531
– Verwechslung mit Costus-speciosus-Rhizom 4.1035
Saussureae radix 6.623
Saussureal 6.621
Saussureamin 6.623
Saussurin 6.623
Sautod 6.744
Sauvage 4.233
Sauwurzel 4.569, 573
Savanilla-Ratanhia 5.616
Savin 3.702; 5.582, 586
Savin oil 5.584
Savin tops 5.586
Savinin 3.702; 5.563, 577, 587; 6.510
Saw palmetto 6.680
Saw palmetto berries 6.680
Saxidomus giganteus 3.1061
Saxifraga crassifolia 4.497
Saxifraga cuneifolia 4.497
Saxifraga sibirica 4.497
Saxifrage 6.153
Saxifrage blanche 6.153
Saxifrax 6.610
Saxitoxin, Monographie 3.1060
Scabieuse 5.612
Scabieuse des champs 5.612
Scabiosa arvensis 5.612
Scabiosae arvensis herba 5.613
Scabiosae herba 5.613
Scabiosae vulgaris herba 5.613
Scabiosenkraut 5.613
Scabish 5.930
Scabrasid 5.245
Scabwort 5.526
Scag 3.662
Scallion 4.183
Scalogno 4.183
Scammonée du Mexique 5.540
Scammoniae mexicanae radix 5.540
Scammoniae mexicanae resina 5.542
Scammoniawurzel, mexikanische 5.540
Scammonin 5.542
Scammoniumharz 1.598
Scammoniumwurzel 5.540
Scammony resin 5.542
Scammony root 5.540
Scandium
– Antidot 2.342
– Nachweisgrenze, spektroskopische 2.469
Scandix bulbocastanum 4.577
Scandix nutans 4.799
Scandix temula 4.799

Scandorona 6.565
Scandosid 5.219f, 223, 226
Scanner, für DC 2.423ff
Scanteiuta 4.262
Scarabaeidae 1.315
Scaritoxin 3.321, 889, 1006
Scarlea 6.565
Scarleggia 6.565
Scarlet berry 6.737
Scarlet pimperhel 4.263
Scarlet pimpernel 4.262, 266
Scavanger 3.422, 1137
Sceau de Salomon 6.243
Scented plantain 6.231
SCF-IR *[Chromatographie mit superkritischen Flüssigkeiten]* 2.198
Schaap linseboom 4.959
Schaben 1.257f, 277
Schabenmotten 1.317
Schachtelhalm 5.65
– Acker~ 5.65
– bunter 5.70
– Polier- 5.70
– rauhzahniger 5.70
– Schlamm~ 5.69
– Sumpf~ 5.65
– – Oxalatgehalt 3.899
– Teich~ 5.69f
– Winter~ 5.70
Schachtelhalmauszüge 1.337
Schachtelhalmkraut 1.660ff; 5.66
Schadensentstehung, Kulturpflanzen 1.302
Schädlings Vernichter Decis
– Monographie 3.1062
– Pflanzenschutz 1.349
Schädlingsbekämpfung 1.255
Schädlingsfrei Parexan, Monographie 3.1062
Schädlingsfrei Parexan N, Monographie 3.1062
Schafabort, Impfung J07AX 1.411
Schafblüemli 4.477
Schafblümchen 4.281
Schafgarbe 1.328; 4.46
– gemeine 1.327
Schafgarbenblüten 4.47
Schafgarbenextrakt 1.605
Schafgarbenfluidextrakt 1.588
Schafgarbenkraut 1.588ff; 4.48
Schafglocke 4.283
Schafheu 5.65
Schaflinse 4.959
Schafrippe 4.46
Schafrippenkraut 4.48
Schafstroh 5.65
Schafszähn 4.289
Schaftlose Schlüsselblume 6.285
Schaftosid 4.48, 419, 692; 5.312f, 317; 6.39f
Schafzunge 4.46; 6.76
Schalenpessare 1.95
Schällkraut 4.836
Schalotte 4.183f
Schalottlauch 4.183
Schälrohr 2.603

Schannelke 4.752
Scharbocksheilkraut 4.923f
Scharbockskraut 4.923f
Scharfer Knöterich 6.77
Scharfer Mauerpfeffer 6.651
Scharlach, Ausstrich 1.551
Scharlachkraut 6.547
Scharlachquitte 4.795
Scharlach-R 1.555
Scharlach-R-Lösung 1.555
Scharlachsalbei 6.539
Scharlachsumach 6.454
Scharlei 6.547, 565
Schärnikel 6.595
Scharpruss 5.70
Schaukelklima, Suspension 2.936
Schaum, Blähmittel 3.436, 832
Schaumaerosol 2.624
Schaumann Fertigköder Neu, Monographie 3.1062
Schaumbad 1.160
Schaumgummi 7.219
Schaumstoffkompressen 1.35
Schaumzikaden 1.309
Schawrusch 5.70
Schawrüske 5.70
Scheelbleierz 9.275
Scheeles Grün 7.1114
Scheibenmühle 2.543
Scheiblers Mundwasser 1.608
Scheidepresse 2.612
Scheidetrichter 2.403
Scheidewasser 3.1052
Scheinmyrte, indische 4.268
Schleierkraut, italienisches 5.358
Schellack, pH-Löslichkeit 2.955
Schellbach-Streifen 2.348
Schellkraut 4.836, 839
Scherbelkrautwurzel 4.381
Scherbenkobalt 3.92
Scheren 1.69
Scherer-Verfahren 2.807
Schergeschwindigkeit 2.84
Scherkraft 2.536
Schermaus 1.276
Scheuergras 5.65
Scheuerkraut 5.66
Schichtenfilter 2.614
Schichtkristallisation 2.550
Schichttabletten 2.940
– Herstellung 2.949
Schienen 1.87
Schierling
– gefleckter 3.343, 345; 4.970
– kleiner 4.122
– stinkender 4.970
– Verfälschung von Anisi fructus 6.143
Schierlings-Caladium 4.1165
Schierlingsextrakt 1.604
Schierlingskraut 1.604; 4.971
Schierlingstanne 4.15
Schießbaumwolle 9.463
Schießzellen 3.455, 899

Schietbeere 4.1012
Schiffs Base 2.124
Schiffs Reagens 1.541; 2.125, 138
Schildblättriger Windenknöterich 5.142
Schilddrüsenfunktion, Diagnostika V04CJ
Schilddrüsenhormon-Agonist, TCDD 3.1141f
Schilddrüsenhormone H03AA
Schilddrüsenpräparate H03A
Schilddrüsenstoffwechsel 7.370
Schilddrüsen-Szintigramm 2.394
Schilddrüsentherapeutika H03
Schildläuse 1.312f
Schildwanzen 1.309
Schillkraut 4.836
Schimose 3.1220
Schindkraut 4.836
Schindler-Reaktion 4.841
Schini mollis aetheroleum 6.633
Schini mollis fructus 6.629
Schini terebinthifolii cortex 6.638
Schinkenkraut 5.930
Schino 6.627
Schinol 6.636
Schinsengwurzel 6.13
Schinus, Monographie 6.627
Schinus antiarthriticus 6.634
Schinus areira 6.627
Schinus mellisii 6.634
Schinus molle 6.627ff, 633f
– Verfälschung von Piperis nigri fructus 6.215
Schinus molle hom. 6.634
Schinus-molle-Blätter 6.628
Schinus-molle-Früchte 6.629
Schinus-molle-Öl 6.633
– ätherisches 6.633
Schinus-molle-Rinde 6.634
Schinus mucronulata 6.634
Schinus terebinthifolius 6.627, 634f, 638
Schinus-terebinthifolius-Früchte 6.635
Schinus-terebinthifolius-Rinde 6.638
Schinusfrüchte 6.629, 635
Schinuspfeffer 6.627, 629
Schirokokolokolchik krupnocvetkovy 6.239
Schisandra, Monographie 6.640
Schisandra chinensis 5.606; 6.641, 647
Schisandra-chinensis-Früchte 6.641
Schisandra fruit 6.641
Schisandra sphenanthera 6.647
Schisandra-sphenanthera-Früchte 6.647
Schisandrae fructus 5.606; 6.641, 647
Schisandrafrüchte, unechte 5.606
Schisandrin 6.640, 643, 647
Schisandrol 6.643
Schisandron 6.647
Schisanhenol 6.643
Schisantherin 6.643, 647
Schizandra axillaris 5.607
Schizandra chinensis 6.641
Schizandra crassifolia 5.604
Schizandra hanceana 5.604
Schizandra japonica 5.605; 6.641
Schizandra ovalifolia 5.607

Schizandra sphenanthera **6.**647
Schizandrae fructus **6.**641, 647
Schizandrafrüchte **6.**641
Schizobasopsis volubilis **4.**537
Schlafkraut **5.**464, 466
Schlafmittel **N05C**
Schlafmohn **3.**911f
Schlafmützchen **5.**111
Schlafsamen **5.**471
Schlagaderabbinder **1.**45
Schlagkreuzmühle **2.**539
Schlämmkreide **1.**707
Schlammschachtelhalm **5.**69
Schlangenblume **4.**281
Schlangencereus **6.**658
Schlangengiftimmunsera **2.**920
Schlangenholz **5.**349, 352; **6.**363, 843
Schlangenholzrinde **5.**350
Schlangenkaktus **6.**658
Schlangenknoblauch **4.**190
Schlangenknöterich **6.**76
Schlangenkraut **4.**616
Schlangenminiermotte **1.**317
Schlangen-Otter-Krut **5.**728
Schlangenwurz(el) **1.**658; **3.**31f, 510; **4.**616; **5.**526f, 728; **6.**76
– indische **6.**365
– kanadische **4.**378
Schlanker Trichterling **3.**849
Schlauchverbände
– gewirkte **1.**36
– Kettwirkschlauchverbände **1.**36
– Netzschlauchverbände **1.**37
Schlauchwürmer **1.**302f
Schlehdornblüten **1.**661
Schleierkraut **5.**359
Schleierling, orangefuchsiger **3.**350
Schleifenblume **5.**502
– bittere **3.**357ff
Schleifenblumenkraut **5.**504
Schleifenblumensamen **5.**502
Schleifendiuretika **C03C**
Schleime **1.**626f; **2.**872; **4.**2, 4, 140, 159f, 233ff, 529, 531, 616, 892; **5.**852f
– Nachweis, mikroskopischer **1.**557
Schleimfäden, Urinsediment **1.**514
Schleimlösende Mixtur **1.**626
Schleimrüster **6.**1027
Schleimstoffe **1.**184, 626
Schleimwurzel **4.**236
Schlesingers Reagens **1.**555
Schleuderfaktor **2.**602
Schlichten **1.**26
Schließgraswurzel **4.**139
Schließmuskeltraining **1.**108f
Schlirfs Farblösungen **1.**556
Schlitzblättriger Sonnenhut **6.**505
Schloß Frisia Ameisenfrei, Monographie **3.**1062
Schloß Frisia Insektenfrei, Monographie **3.**1062
Schloß Frisia Schneckenfrei, Monographie **3.**1062
Schlotte **4.**183
Schlotterhose **4.**313

Schlupfwespen **1.**314, 330
Schlüsselblume
– blaue **5.**429; **6.**311
– hohe **6.**273
– Ohr- **6.**272
– weiße **6.**273
Schlüsselblumenblüten **6.**277
Schlüsselblumenblüten ohne Klech **6.**279
Schlüsselblumentinktur **1.**678; **6.**281
Schlüsselblumenwurzel **6.**274, 279
Schlutte **4.**183
Schmalblättrige Kegelblume **5.**2
Schmalblättrige Sonnenhutwurzel **5.**3
Schmalblättriger Igelkopf **5.**2
Schmalblättriger Sonnenhut **5.**2
Schmalblättriges Weidenröschen **5.**57
Schmale Buccoblätter **4.**473
Schmaltzia aromatica **6.**450
Schmaltzia glabra **6.**454
Schmaltzia hirta **6.**463
Schmalzblume **4.**625
Schmalzblumenkraut **4.**626
Schmalzglöggli **4.**281
Schmeck **3.**662
Schmelze, Lichtbrechungsvermögen **2.**67
Schmelzeinbettung **2.**841, 847
Schmelzenthalpie **2.**73
Schmelzerstarrungsgranulat **2.**724, 726
Schmelzextrusion **2.**837
Schmelzgranulierung **2.**837
Schmelzpunkt
– Depression **2.**73, 858
– Kapillare **2.**267
– Kapillarmethode **2.**63
– – offene **2.**64
– Misch~ **2.**65
– Sofort~ **2.**64
Schmelztemperatur
– Bestimmung **2.**62
– Endkontrolle **2.**1108
Schmelzverhalten, Endkontrolle **2.**1109
Schmelzvertropfung **2.**830
Schmelzwärme **2.**62
Schmetterlinge **1.**316ff
Schmiedberg's Digitalin **7.**1297
Schmierläuse **1.**313
Schmiermittel
– für Granulate **2.**728
– in Tabletten **2.**945f; **7.**640; **8.**369, 805
Schminke
– Fettschminke **1.**709
– flüssige **1.**709
– Puder **1.**167, 709
Schminkweiß **7.**492
Schminkwurz(el) **4.**176; **6.**243
Schnabelkerfe **1.**308
Schnabeltassen **1.**48
Schnaken **1.**319
Schnapskopf **3.**775
Schnecken **1.**303f
Schnecken frei, Monographie **3.**1063
Schnecken Lösung Limagard, Monographie **3.**1063

Schneckenkorn, Monographie 3.1063
Schneckenkorn Baur, Monographie 3.1063
Schneckenkorn Baur Feingranulat, Monographie 3.1063
Schneckenkorn Collavert, Monographie 3.1063
Schneckenkorn Degro, Monographie 3.1063
Schneckenkorn Dehner, Monographie 3.1063
Schneckenkorn Helarion (Feinkorn)
– Monographie 3.1063
– Pflanzenschutz 1.370
Schneckenkorn Hoechst, Monographie 3.1063
Schneckenkorn Limex, Monographie 3.1064
Schneckenkorn Mesurol
– Monographie 3.1064
– Pflanzenschutz 1.371
Schneckenkorn Schnecktex, Monographie 3.1064
Schneckenkorn Spiess-Urania
– Pflanzenschutz 1.370
– Monographie 3.1064
Schneckenkorn W, Monographie 3.1064
Schneckenkorn Wülfel, Monographie 3.1064
Schneckenpresse 2.615, 1030
Schneckentod, Monographie 3.1064
Schneckentod Schacht, Monographie 3.1064
Schneckokorn, Monographie 3.1064
Schnecktex, Monographie 3.1065
Schnee 3.333, 662
Schneeball, wilder 4.746
Schneebeere 6.853
Schneeberger Schnupftabak 1.709
Schneegacke 4.281
Schneegalle 4.281
Schneeglöckchen 3.748
– gemeines 5.213
– kaukasisches 5.217
– kleines 5.213
– Woronows 5.217
Schneeglöckchenzwiebel 5.215
Schneeglöckerl 5.213
Schneeglöckl 4.281
Schneeguckerchen 5.213
Schneehuhnkraut 4.1197
Schneekaderl 4.281; 5.429
Schneekater 5.213
Schneerose 5.421
– gelbe 6.441
– sibirische 6.441
Schneerosenwurzel 5.422
Schneetröpferl 5.213
Schneidemühle 2.544
Schnellengras 5.670
Schnellkäfer 1.315
Schnellteste 1.451
Schnex Schneckentod, Monographie 3.1065
Schnittlauch 4.201
Schnittlauchanbau, Herbizid 3.303
Schnittlauchblätter 4.201
Schnittling 4.201
Schnittsellerie 4.292
Schnittzwiebel 4.201
Schnüffeln 3.162, 1196
Schnupfpulver 3.1008; 5.422, 427; 6.1158

Schnupftabak 3.652; 4.387
Schnupftabaksblume 4.345
Schnurbaum, japanischer 3.382
Schnürgras 4.138
Schock 1.479
Schoenoprasum vulgare 4.201
Schokoladeblume 4.283
Schola Rasendünger mit Unkrautvernichter, Monographie 3.1065
Schola Unkrautvertilger, Monographie 3.1065
Schöllkraut 1.604ff; 3.265ff, 1054; 4.839
– gemeines 4.836
– gewöhnliches 4.836
– großes 4.836
Schöllkrautextrakt 1.604
Schöllkrauttinktur, Rademachersche 1.673
Schöllkrautwurzel 4.844
Schönbein-Alménsche Probe 1.544
Schönes Johanniskraut 5.493
Schöniger-Verbrennung 7.345
Schopflavendel 5.642
Schoppenkrud 4.292
Schoßhalm 4.138
Schoßkraut 6.758f
Schotendotter, grauer 5.85
Schotenpfeffer 4.661, 664
Schöterich, grauer 5.85
Schousboea cordifolia 4.167
Schouteten-Reaktion 4.215, 224
Schröpfköpfe 1.71
Schroten 2.541, 1019
Schrotschußkrankheit, Steinobst 1.293
Schrozberger (WLZ) Giftweizen, Monographie 3.1065
Schubspannung, Viskosität 2.84, 87
Schucken 6.746
Schuhcreme 1.709
Schülpen 2.735
Schultz 1041 9.987
Schuppen
– Beseitigung 1.177
– Bildung 1.176
Schuppenflechte, Mittel bei 1.576; 3.336, 802
Schurkrut 5.70
Schüttdichte 2.55f, 1095
Schüttelgranulat 2.723, 730
Schüttelmischer 2.578
Schüttelmixturen 1.622; 2.924
Schüttschichtfilter 2.616f
Schüttvolumen
– Endkontrolle 2.1109
– Granulate 2.739
Schutzgas
– für Parenteralia 2.768
– zur Minderung d. Explosionsgefahr 2.114
Schutzimpfungen [s. Impfungen] 1.375ff
Schutzkolloide 2.928; 7.110
Schwab Ex ban, Monographie 3.1065
Schwab Ex fluid, Monographie 3.1065
Schwab Ex fog, Monographie 3.1065
Schwab Ex kill, Monographie 3.1066
Schwab Ex spray, Monographie 3.1066

Schwächungskoeffizient, linearer 2.79
Schwalbenkraut 4.839
Schwalbenwanze 1.267
Schwalbenwurz(el) 4.836; 6.1136f
Schwalbenwurzenzian 5.229
Schwamm
– Gehölze 1.296
– vegetabilischer 5.713
Schwammgurke 5.712f
Schwammkürbis 5.712
Schwangerschaftstest 1.514; 2.527
Schwanke-Presse 2.612
Schwannzelldegeneration, Bleiintoxikation 3.191
Schwanzpfeffer 6.194
Schwärblüte 4.281
Schwarzbeerblätter 6.1052
Schwarzbeere 6.1052, 1056
Schwarzbeerige Zaunrübe 4.568
Schwarzbeinigkeit
– Getreide 1.292, 335
– Kartoffel 1.287
Schwarzber 4.423
Schwarzblätterkraut 5.429
Schwarzdorn 4.1059
Schwarze Christwurzel 5.422
Schwarze Ipecacuanhawurzel 4.773, 779
Schwarze Johannisbeere 6.467, 470
Schwarze Malve 4.159
Schwarze Nieswurz 3.651; 5.421, 423
Schwarze Salbe 1.688
Schwarze Stränze 4.417
Schwarze Träuble 6.467
Schwarzer Afghane 4.645
Schwarzer Agar 4.307
Schwarzer Andorn 4.454
Schwarzer Holunder 6.579
Schwarzer Johannisbeerlikör 1.704
Schwarzer Nachtschatten 3.1091; 6.744
Schwarzer Nieswurzwurzelstock 5.422
Schwarzer Pfeffer 6.214, 218
Schwarzer Rhabarber 5.545
Schwarzer Sanikel 4.417
Schwarzer Senf 4.544f
Schwarzer Senfsamen 1.574ff; 4.542, 545
Schwarzer Tee 4.630
Schwarzerle 4.207
Schwarzes Bilsenkraut 3.683; 5.464
Schwarzfichte 6.125
Schwarzfichtennadelöl 6.125
Schwarzföhre 6.166
Schwarzfrüchtige Zaunrübe 4.568
Schwarzfruchtweißdorn 4.1059
Schwarzkiefer 6.166
Schwarzkiefernöl 6.167
Schwarzkopf 4.911
Schwarzkümmel 4.1142
Schwarznessel 4.454
Schwarzrettichwurzel 6.357
Schwarzrost, Getreide 1.296
Schwarzwurz 4.379
Schwarzwurzelanbau, Herbizid 3.303
Schwebfliegen 1.320, 326ff

Schwebstoffe
– Endkontrolle 2.1106
– Prüfung bei Parenteralia 2.794f
Schwedenbitter 4.225
Schwedenkräuter 4.225
Schwedenpunsch Dieterich 1.705
Schwedentrunk 4.225
Schwedische Kräuter 1.658
Schwedisches Grün 7.1114
Schwefel
– Monographie D10AB 9.572
– feinverteilter 9.573
– gefällter, Monographie D10AB 9.573
– gereinigter, Monographie D10AB 9.574
– gewaschener 9.574
– kolloidaler 1.622
– – Monographie D10AB 9.576
– Nachweisgrenze, spektroskopische 2.469
– Pflanzenschutz 1.351
– sublimierter, Monographie D10AB 9.576
– Thermoanalyse 2.71
– in Zubereitungen 1.620ff
Schwefelbad 1.570
Schwefelblumen 9.576
– gewaschene 9.574
Schwefelblüte 9.576
Schwefeldioxid 7.57
– Monographie X02 3.1066; 9.577
Schwefelkalklösung 1.620
Schwefelkies 9.459
Schwefelkohlenstoff 3.709
– Monographie P03BX 9.578
Schwefelleber 1.570
– Monographie P03AA 9.579
Schwefel-Lost, Monographie 3.1067
Schwefellotio, Akne 1.217
Schwefelmilch 9.573
Schwefel(IV)oxid 3.1066
Schwefelpulver 1.702
Schwefelsalbe, zusammengesetzte 1.691; 2.886
Schwefelsäure 7.57
– Monographie 3.1069
– Dielektrizitätskonstante 2.511
– nach Kjeldahl 1.556
– rauchende 9.581
– als Reagens 1.529ff
– – auf organische Substanzen 2.148
– Zersetzungspotential, elektrochemisches 2.511
– in Zubereitungen 1.626f
Schwefelsäure, konzentrierte, Monographie 9.579
Schwefelsaure Tonerde 7.148
Schwefelsäureanhydrid 3.1070
Schwefelsäuredikaliumsalz 8.659
Schwefelsäuredimethylester 3.481
Schwefeltrioxid, Monographie 3.1070
Schwefelverbindungen
– Grenzprüfung 2.312
– organische, Nachweis 2.137
– oxidierbare, Grenzprüfung 2.310
Schwefelwasserstoff 3.709
– Monographie 3.1072
Schweflige Säure 7.57

Schwefligsäureanhydrid **3.**1066
Schweigrohr **4.**1165f
– Dieffenbachie **3.**455
Schweine, Mykotoxine **3.**25
Schweinefett **1.**564
– konserviertes **1.**564
Schweineinfluenza, Impfung J07BX **1.**413
Schweineinsulin **8.**549
Schweinepest, Impfung J07BX **1.**412
Schweineschmalz, in Dermatika **1.**564; **2.**886, 903
Schweinetang **5.**201
Schweinevasopressin **8.**776
Schweinfurter Grün **3.**92
Schweinsohr **4.**616
Schweißdrüsen
– apokrine **1.**137
– ekkrine **1.**137
Schweißtreibender Tee **1.**659
Schweizer Brustkuchen **1.**632
Schweizer Pillen **1.**635
Schweizers Reagens **1.**11, 556
Schweizertee **4.**1199
Schwerkraftsichter **2.**50
Schwerkraftverfahren, Autoklav **2.**783
Schwermetalle, Grenzprüfung **2.**305, 312
Schwerspat **7.**377
Schwimmarzneiformen **2.**839
Schwimmers Brandsalbe **1.**690
Schwimmseifen **1.**158
Schwindelheidelbeere **6.**1061
Schwindelkörner **4.**998; **6.**194
Schwindelkraut **4.**996
Schwindelkrautsamen **4.**998
Schwingsiebe **2.**583, 1019
Schwingungsbanden, IR **2.**183f
Schwinnwart **4.**836
Schwulstkraut **4.**1179
Sciadopitysin **5.**273; **6.**907
SCIC *[single column ion chromatography]* **2.**449
Scilla **6.**1039, 1046
Scilla alba, äthanol. Digestio **6.**1046
Scilla coromandeliana **6.**1033
Scilla cundria **6.**1033
Scilla denudata **6.**1033
Scilla hispanica **6.**1037
Scilla indica **6.**1033, 1035
Scilla maritima **6.**1037; **9.**418f
Scilla maritima hom. **6.**1047
Scilla siccata **6.**1039
Scillabol **6.**1039
Scillae bulbus C01A **6.**1039
Scillae pulvis normatus **2.**1020; **6.**1040
Scillae tinctura **1.**680
Scillaren A **6.**1032, 1034f, 1038, 1040f; **9.**419
Scillarenin **6.**1032f, 1035, 1038, 1040
Scillarenin-3β-rhamnosid **9.**418
Scillaridin **6.**1032
Scille **6.**1037
Scille maritime **6.**1037
Scilliazurosid **6.**1040
Scillicoelosid **6.**1040

Scillicyanogenin **6.**1035
Scillicyanosid **6.**1038, 1040f
Scillicyanosidin **6.**1035
Scilliglaucosid **6.**1038, 1040f
Scilliglaucosidin **4.**538; **6.**1031, 1033, 1035
Scillikryptosid **6.**1040
Scilliphäosid **6.**1035, 1038, 1040f
Scillirosid **6.**1038
Scillirubrosid **6.**1038
Scillirubrosidin **6.**1038
Scirpus maritimus, Verfälschung von Caricis rhizoma **4.**687
Sclarea **6.**565
Sclarea vulgaris **6.**565
Sclarée **6.**565
Sclareol **6.**566f
Sclerotinia **1.**292
Sclerotinia fructigena **1.**291
Sclerotinia fuckeliana **1.**295
Sclerotinia laxa **1.**291
Sclerotinia sclerotiorum **1.**291ff; **4.**297
Sclerotinia trifoliorum **1.**291
Scoaggine **6.**1160
Scolymosid **4.**1119
Scolytidae **1.**316
Scolytus spec. **1.**335
Scoparii cacumina **4.**1128
Scoparii genistae summitates **4.**1128
Scoparii summitates **4.**1128
Scoparin **4.**371, 1127f; **5.**173; **6.**1149
Scoparium **4.**1128
Scoparon **4.**357, 367, 372; **5.**196, 936
Scopin **3.**1074; **5.**462
– hydrochlorid **9.**581
Scopoderm TTS **2.**978
Scopolamin **3.**390, 683, 763, 1073; **4.**424ff, 432, 1138ff, 1144, 1150; **5.**461ff, 465, 467, 471, 765f
– Monographie A04A, S01FA **3.**1073; **9.**581
– bromid **8.**1264
– butylbromid **1.**718; **7.**588
– ethobromid **8.**1264
– hydrobromid
– – Identität mit DC **2.**274
– – in Injektion **1.**613
– – Nachweis **2.**141
– – Trihydrat, Monographie A04A, S01FA **9.**584
– methobromid **8.**961
Scopoletin **3.**1076; **4.**52, 110, 298, 358, 371f, 424f, 439, 461, 463f, 602, 660, 811, 867, 998, 1140, 1144, 1159; **5.**173, 194, 196, 433, 546, 718, 723, 937; **6.**149, 260, 747, 781
– (2′,3′-epoxy-3′-methylbutyl-1′)-ether **4.**989f
– 7-O-glucosid **4.**462, 813; **9.**584
– Identität mit DC **2.**274
Scopolia **3.**1075
Scopolia carniolica **3.**112, 682; **9.**581, 585
– Monographie **3.**1075
– Verfälschung von Belladonnae folium **4.**425
– Verfälschung von Belladonnae radix **4.**433
– Verfälschung von Stramonii folium **4.**1145

Scopolia datora  5.461
Scopolia japonica  3.1073;  9.585
Scopolia mutica  5.461
Scopolie  3.1075
Scopolin  3.1074;  4.111, 120, 426, 1145; 5.399, 401, 460
Scopolosid  4.813
– Monographie B01AA  9.584
Scops styracina  5.698
Scorbute-grass  4.923f
Scordii vulgaris herba  6.938
Scordio erba aglio  6.937
Scordion germandrée aquatique  6.937
Scordium hom.  6.938
Scorodonia heteromalla  6.938
Scorodonia sylvestris  6.938
Scorodoniae herba  6.939
Scortisiora  4.891
Scorzonera humilis, Verfälschung von Arnicae flos  4.347
Scotch broom tops  4.1128
Scotch elm  6.1026
Scotch fir  6.180
Scotch pine  6.180
Scotch spearmint  5.842
SCOT-Säule [support coated open tubular]  2.284
Scoulerin  4.1015, 1017, 1019, 1023;  5.208
Scouring rush  5.65, 70, 72
Scuffle  3.946
Sculerin  5.110
Scurry root  5.3, 13
Scurvy grass  4.923f
Scutellarein  6.157, 229
– 6,4'-dimethylether  5.955
– 7-O-β-D-glucopyranosyl-(1→4)-O-α-L-rhamno- pyranosid  6.972
– tetramethylether  5.968
Scutellarin  5.554
Scutellarin-7-glucuronid  5.554
Scutellum  1.308
Scutigerella immaculata  1.305
scyllo-Inositol  6.348f
SDC [Sampling-DC]  2.503
SDS-Elektrophorese [Sodium dodecyl sulfate]  2.247
SDS-Gelelektrophorese  2.718
SDS-PAGE  2.718
Sea-bridge  5.612
Sea-bucku  4.132
Sea holly  5.78f
Sea island cotton  5.337
Sea kelp  5.201, 740
Sea oak  5.201
Sea onion  6.1037
Sea sedge  4.686
Sea ware  5.201
Sea wrack  5.201
Seaside pine  6.175
Seba praeparata  1.564
Sebacinsäurediisopropylester  7.1336
5,5'-Sebacoyldiaminobis(2,4,6-triiod-N-methyl- isophthalamsäure)  8.583

Sebenbaum  5.582
Sebenstrauchkraut  5.586
Seborrhoe  1.160, 163
Sebostase  1.160, 163
Sebum benzoatum  1.565
Sebum bovinum  1.564
Sebum ovile  1.564
Sebum salicylatum  1.565
Sebuthylazin, Monographie  3.1076
SEC [size exclusion chromatography]  2.301, 321, 442
– Detektor  2.321
– Trennprinzip  2.322
Secale, Monographie  6.648
Secale aestivum  6.649
Secale arundinaceum  6.649
Secale cereale  6.649f
– Verfälschung von Coffeae semen  4.931
Secale cereale hom.  6.650
Secale compositum  6.649
Secale cornutum G02C  3.327, 531;  4.915; 7.1322;  8.60
Secale cornutum hom.  4.920f
Secale cornutum desoleatum titratum  4.915
Secale creticum  6.649
Secale hybernicum  6.649
Secale strictum  6.649
Secale triflorum  6.649
Secale turkestanicum  6.649
Secale vernum  6.649
Secalealkaloide  4.912
Secalin  6.649
Secalonsäure  3.530;  4.913
Secbubarbital  9.585
Secbumeton, Monographie  3.1077
Secbutabarbital, Monographie N05CA  9.585
Secbutobarbiton  9.585
SE-Cellulose [Sulfoethyl]  2.677
Seckelblume  4.746
Seckelblumenblätter  4.746
Seckelstrauch  4.746
– amerikanischer  4.746
Secnidazol, Monographie P01AB  9.586
Secoabeopicrasan  4.149
Secobarbital
– Monographie N05CA  9.586
– Natriumsalz, Monographie N05CA  9.588
Secobarbiton  9.586
– Natrium  9.588
(5Z,7E)-9,10-Seco-cholesta-5,7,10(19)-trien-1α,3β- diol  7.100
(5Z,7E)-9,10-Seco-cholesta-5,7,10(19)-trien-3β,25- diol  7.596
– Monohydrat  7.597
9,10-Seco-cholesta-5,7,10,(19)-trien-3β-ol  7.1082
(5Z,7E)-9,10-Seco-cholesta-5,7,10(19)-trien- 1α,3β,25-triol  7.601
Secodammaran-Triterpensäure  4.207
Secodeshydroabietinsäure  6.175
B-seco-Dihydroergocristin  7.1314
(3β,5Z,7E,22E)-9,10-Seco-ergosta-5,7,10(19),22- tetraen-3-ol  8.56

(5*E*,7*E*,10α,22*E*)-9,10-Seco-ergosta-5,7,22-trien-3β-
   ol  7.1329
Secogaliosid  5.220
Secoisolariciresinol  6.122, 906
Secologanin  4.1003, 1008;  6.773, 829, 853f
Seco-Neokadsuraninsäure A  5.605
Seconidoresedasäure  4.988
Secopregnan  6.1138
3,4-Secotriterpenoid  4.596
Secowithametelin  4.1142
Secretin
– Monographie V04CK  9.590
– hydrochlorid, Monographie V04CK  9.593
Secu Bläuesperrgrund, Monographie  3.1078
Sedacoron  7.199
Sedacrin  6.652
Sedacriptin  6.652
Sedamin  6.652
Sedanenolid  5.850
Sedano  4.292
Sedano dei prati  5.435
Sedanolid  4.296
Sedativa N05C
Sederin  6.652
Sedge  4.685
Sedi acris herba  6.651
Sedi telephii herba  6.655
Sedien  6.652
Sediment
– Urin  1.505ff
– – Bakterien  1.514
– – Epithelzellen  1.508
– – Epithelzylinder  1.512
– – Erythrocyten  1.507
– – Erythrocytenzylinder  1.511
– – Fett  1.514
– – Fettzylinder  1.512
– – Granulierte Zylinder  1.510
– – Hämoglobin-, Myoglobinzylinder  1.513
– – Hyaline Zylinder  1.510
– – Kristalle  1.514
– – Leukocyten  1.508
– – Leukocytenzylinder  1.511
– – Nieren-, Tubulusepithelzellen  1.509
– – Plattenepithelzellen  1.509
– – Schleimfäden  1.514
– – Spermien  1.514
– – Trichomonaden  1.514
– – Wachszylinder  1.512
– – Zylinder  1.510
– – Zylinderoide  1.513
Sedimentation  2.700, 924
– absetzende  2.926
– aufsteigende  2.925
– Endkontrolle  2.1108
Sedimentationsanalyse  2.47
Sedimentationsgeschwindigkeit  2.602, 925
Sedimentationsverhalten  2.925
Sedimentationswaage  2.49
– nach Cahn  2.929
Sedimentieren, Trennen  2.594
Sedinen  4.896

Sedinin  6.652
Sedinon  6.652
Sedocaulin  6.651
Sedocitrin  6.651
Sedoflorin  6.651
Sedoheptulose  6.650, 654, 656
Sedridin  6.328f, 652
Sedum, Monographie  6.650
Sedum acre  6.651, 654
Sedum acre hom.  6.654
Sedum alpestre  6.654
Sedum fabaria  6.655
Sedum maximum  6.655
Sedum purperascens  6.655
Sedum repens  6.654
Sedum repens hom.  6.654
Sedum rubens  6.654
Sedum saxatile  6.654
Sedum telephium  6.655f
Sedum telephium hom.  6.656
Sedum-telephium-Kraut  6.655
Sedum vulgare  6.655
Seeanemone  3.523, 527
Seeanemonengift  3.527f
Seedoxin
– Monographie  3.1078
– Pflanzenschutz  1.348
Seedoxin FHL, Monographie  3.1078
See-Eiche  5.201
Seegras  4.685
Seegraswurzel  4.686
Seekiefer  6.161
Seemannstreu  5.78
Seemoos  4.860
Seerose
– weiße  5.925
– wohlriechende  5.926f
Seerosenblüten  5.925
Seerosenwurzel, wohlriechende  5.927
Seestrandkiefer  6.175
Seestrandmannstreu  5.78
Segala alloglioto  4.912
Segale  6.649
Segale cornuto  4.915
Segetan Giftweizen, Monographie  3.1078
Segge  4.685
– behaarte  4.688
Seggenwurzel  4.686
– kurzhaarige  4.689
Segmente  1.50
Segno serpentino  6.363
Segra  5.852
Segregation  2.574
Seicherwurzel  6.899
Seidelbast
– Berg~  3.389
– gemeiner  3.387ff, 829
– gestreifter  3.388f
– Lorbeer~  3.388
– Rosmarin~  3.829
Seidelpflanze, syrische  3.871
Seiden  1.298

Seidlitzpulver 1.638
Seifen
- Einteilung 1.157
- medizinische 1.580, 644
Seifenartiges Gipskraut 5.365
Seifenbad 1.571
Seifenblätter 1.158
Seifenlösung 1.556
Seifenpflaster 1.580; 2.892
Seifenrinde 1.620ff
Seifenrindentinktur 1.581ff, 679
- eingestellte 1.679
Seifenspiritus 1.571ff, 645
Seifenstein 3.860
Seifenwurz(el) 5.359
- italienische 5.358
- sizilianische 5.358
Seifen-Zahnputzpulver 1.638
Seigle 6.649
Seigle ergotisé 4.911
Seignettesalz 8.654
Seiherpresse 2.612
Sekrete, Pflanzen~ 2.1016
Sekundärelektronenvervielfacher 2.385
Sekundärkontamination 2.1102
Sekundärschädlinge 1.323
Sekundärszintillator 2.391
Sekundärvergiftung bei Laburnum anagyroides 3.722
Sekundärwelle, optische 2.161
Selas lanceolatum 4.82
Selbstbräunungsmittel 1.207f
Selbstmordinhibitor 7.980
Selbststeuerndes Therapeutisches System 2.982
Selderei 4.292
Seldereij 4.292
(R)-Selegilinhydrochlorid, Monographie N04BD 9.593
Selektionsmarker 2.710f
Selektivität
- Definition 2.303
- Validierung 2.303
Selektivitätsdreieck, Lösungsmittel 2.414
Selektivitätskoeffizient 2.491
- GC 2.292
Selen
- Monographie D11AC 9.595
- Nachweisgrenze, spektroskopische 2.469
Selendisulfid 1.177
- Monographie D01AE, D11AC 9.595
Selenicerei grandiflori flos 6.658
Selenicerei grandiflori herba 6.659
Selenicereus, Monographie 6.657
Selenicereus bonplandii 5.73
Selenicereus grandiflorus 6.657ff
Selenicereus grandiflorus hom. 6.660
Selenicereus-grandiflorus-Blüten 6.658
Selenicereus-grandiflorus-Kraut 6.659
Selenicereus hamatus, Verfälschung von Selenicereus-grandiflorus-Blüten 6.658

Selenicereus pteranthus 6.657f
- Verfälschung von Selenicereus-grandiflorus-Blüten 6.658
Selenicereus setaceus 6.657
Selenium 9.595
Selenium coriandrum 4.996
Seleno tedesco 4.292
Seleno del Tivolo 4.292
Selen(IV)sulfid 9.595
Selenum 9.595
Seler 4.292
Selina-4(14),7(11)-dien 5.135f
Selinan-5,11-diol 4.380
Selina-1,3,7(11)-trien-8-on 5.134
Selinen 5.447
α-Selinen 4.251; 5.590
β-Selinen 4.293, 296, 810; 5.134; 6.754
γ-Selinen 6.1097, 1101
Selin-11-en-4α-ol 5.134
4$S$,5$S$,10$S$-Selin-6-en-4-ol 4.14
Selin-5(6)-en-11-ol 4.380
Selinon 4.292
Selinum anisum 6.137
Selinum bulbocastanum 4.577
Selinum carvi 4.694
Selinum conium 4.970
Selinum cuminum 4.1079
Selinum cynapium 4.122
Selinum foeniculum 5.157
Selinum graveolens 4.292
Selinum pastinacae 6.49
Selinum petroselinum 6.105
Selinum pimpinelloides 6.147
Selinum podagraria 4.99
Selinum temulum 4.799
Selinum vaginatum, Verfälschung von Nardostachy-jatamansi-Rhizom 5.913
Seliwanoff-Nachweis 1.555
Seliwanoff-Reaktion 2.145
Selkar
- Monographie 3.1078
- Pflanzenschutz 1.361
Sellerie 4.292
- echter 4.292
Sellerieanbau, Herbizid 3.741
Selleriefrüchte 4.293
Selleriefruchtöl 4.296
- ätherisches 4.296
Selleriekraut 4.296
- frisches 4.299
Sellerieöl 1.701
Selleriesalz 1.709
Selleriesamenöl 4.296
Selleriewurzel 4.298
- frische 4.299
Sellero 4.292
Sellino 4.292
Sello de Salomon 6.243
Seme di cola 4.942
Seme di coriandolo 4.998
Seme di lino 5.676
Seme della piantaggine indiana 6.232

Seme di psillio **6.**222
Seme di ricino **6.**481
Seme di stramonio **4.**1150
Seme di strofanto **6.**799
Semecarpus anacardium **4.**254
Semen Abelmoschi **4.**3
Semen Absinthii dulce **6.**143
Semen Agni casti **6.**1185
Semen Agrostemmae **4.**142
Semen Alceae moschatae **4.**3
Semen Amomi **4.**244, 252
Semen Anisi **6.**143
Semen Apii graveolentis **4.**293
Semen Aquilegiae **4.**314
Semen Arachidis **4.**319
Semen Arecae **3.**88; **7.**292
Semen Biotae **6.**965
Semen Bombacis **5.**343
Semen Cacao **6.**948
Semen Cacao tostum **6.**948
Semen Cannabis **4.**652
Semen de carvalho **6.**349
Semen Carvi **4.**697
Semen Carvi aegyptiaci **4.**1081
Semen Carvi romani **4.**1081
Semen Castaneae equinae **4.**112
Semen Cataputiae majoris **6.**481
Semen Cerberae manghas **4.**789
Semen Cheiranthi **4.**834
Semen Cheiri **4.**834
Semen Cinae **4.**369
Semen Coffeae **4.**930
Semen Colae **4.**942
Semen Colchici **4.**948
Semen Colchici autumnalis **4.**948
Semen Colchico **4.**948
Semen Croci pratensis **4.**948
Semen Cubebae **6.**194
Semen Cucumeris melonis **4.**1066
Semen Cucurbitae **4.**1070, 1073, 1075
Semen Cucurbitae peponis **4.**1075
Semen Cumini **4.**1081
Semen Cumini pratensis **4.**697
Semen Cymini **4.**1081
Semen Cytisi laburnum **5.**626
Semen Daturae **4.**1150
Semen Digitalis **4.**1184
Semen Dregeae volubilis **4.**1191
Semen Erucae **6.**707
Semen Foeni gracci **6.**996
Semen Foeniculi germanici majoris **5.**169
Semen Foenugraeci **6.**996
Semen Ginkgo **5.**287
Semen Githaginis **4.**142
Semen Gossypii **5.**343
Semen Helianthi **5.**413
Semen Hippocastani **4.**112
Semen Hyacinthi **5.**459
Semen Hyoscyami **5.**471
Semen Iberidis **5.**502
Semen Ignatii **6.**826
Semen Ispaghulae **6.**232

Semen Levistici **5.**665
Semen Lini **5.**676
Semen Lini pulveratum desoleatum **5.**682
Semen Melonis **4.**1066
Semen Moringae **5.**855
Semen Moschi arabici **4.**3
Semen Myristicae **5.**879
Semen Myristicae 'Papua' **5.**865
Semen Nucis vomicae **6.**829
Semen Nucistae **5.**879
Semen Paeoniae **6.**8
Semen Palmae Christi **6.**481
Semen Pastinacae **6.**50
Semen Petroselini **6.**110
Semen Pharbitis **5.**536
Semen Plantaginis ovatae **6.**232
Semen Psyllii **6.**222
Semen Pulicariae **6.**222
Semen Quercus **6.**349
Semen Quercus tostum **6.**350
Semen Ricini **6.**481
Semen Sinapeos **4.**545
Semen Sinapis **4.**545
Semen Sinapis albae **6.**707
Semen Sinapis nigrae **4.**542, 545
Semen Sinapis viridis **4.**545
Semen Sojae **5.**307
Semen Stramonii **4.**1150
Semen Strophanthi **6.**799
Semen Strophanthi grati **6.**799
Semen Strophanthi hispidi **6.**805
Semen Strophanthi kombé **6.**808
Semen Strychni **6.**829
Semen Strychni pulvis **6.**832
Semen Strychni pulvis standardisatus **6.**832
Semen Syzygii cumini **6.**873
Semen Tamarindorum **6.**896
Semen Theobromae **6.**948
Semen Trigonellae **6.**996
Semence d'anis vert **6.**143
Semence de cacao **6.**948
Semence de carvi **4.**697
Semence de céleri **4.**293
Semence de chanvre **4.**652
Semence de cola **4.**942
Semence de colchique **4.**948
Semence de cumin **4.**1081
Semence d'Iberide **5.**502
Semence du jambolanier **6.**874
Semence de jusquiame **5.**471
Semence de lin **5.**676
Semence du melon sucré **4.**1066
Semence de moutarde blanche **6.**707
Semence de moutarde noire **4.**545
Semence de peone **6.**8
Semence de pivoine **6.**8
Semence des puces **6.**222
Semence de stramoine **4.**1150
Semence de strophanthus **6.**799
Semencine **4.**368
Semencune **3.**98
Semenocarpus anacardium **4.**254

Sementes de apio  4.293
Sementes colchico  4.948
Sementes de estramonio  4.1150
Sementes de linho  5.676
Sementes de meimendro  5.471
Sementes de zaragatma  6.222
Semenzina  4.368
Semeron 25
– Monographie  3.1079
– Pflanzenschutz  1.367
Semicarbazidoessigsäure  8.1183
Semilla de abelmosco  4.3
Semilla de apio  4.293
Semilla de beleño  5.471
Semilla de cacao  6.948
Semilla de café  4.930
Semilla de castor  6.481
Semilla de cataputia mayor  6.481
Semilla de coco levantino  4.269
Semilla di cola  4.942
Semilla de colchico  4.948
Semilla de cubeba  6.194
Semilla de estramonio  4.1150
Semilla de estrofanto  6.799
Semilla de hinojo commun  5.169
Semilla de jambul  6.874
Semilla de linaza  5.676
Semilla de lino  5.676
Semilla de mostaza  4.545
Semilla de mostaza blanca  6.707
Semilla de mostaza negra  4.545
Semilla de la Virgen  6.1014
Semilla de zarragatona  6.222
Semina Coffeae  4.930
Seminis Lini decoctum  1.623
Semipermamente Färbemittel, Haar  1.187, 190
(+)-Semperviramidin  4.590
(–)-Semperviron  4.590
Sempervive  4.213
Sempervivum  4.213
Semustin, Monographie L01A  9.596
Sen  4.704, 721
Sena  4.704
Sena falsa  5.296f
Sena di Levante  4.721
Sena di Provenza  5.296f
Senaar Gummi  4.38
Senabaharuy  4.718
Senacia maytenus  5.793
Senahagazy  4.718
Senapa  4.545
Senapa bianca  6.705, 707
Senapa blanca  6.705
Senapa dei campi  6.713
Senapa vera  4.544
Senapaccia selvatica  6.718
Senape nera  4.545
Senapino  6.713
Senarmont-Prisma  2.155
Senbusin  4.66f, 69, 72
Sencor WG
– Monographie  3.1079
– Pflanzenschutz  1.368
Sene  4.704, 721
Séné d'Alexandrie  4.721
Séné arabe  5.296
Sene bastardo  4.959
Séné indigène  4.959f
Séné de Khartoum  4.721
Séné du pays  4.959
Séné de Provence  5.296f
Séné sauvage  5.296f
Séné du Sénégal  4.718
Séné de Tinnevelly  4.705
Senebiera pinnatifida  5.655
Senecio, Monographie  6.661
Senecio aureus  6.663f, 666
Senecio aureus hom.  6.664, 666
Senecio-aureus-Kraut  6.663
Senecio bayonnensis  6.673
Senecio bicolor  6.666ff
Senecio-bicolor-Kraut  6.666
Senecio cacaliaster  6.673
Senecio ciliatus  4.990
Senecio cineraria  6.666
Senecio-cineraria-Kraut  6.666
Senecio doronicum, Verfälschung von Arnicae flos  4.347
Senecio fuchsii  6.673
Senecio germanicus  6.673
Senecio hercynicus  6.673
Senecio jacobaea  6.668f, 672
Senecio jacobaea hom.  6.672
Senecio maritimus  6.666
Senecio nemorensis  6.673
Senecio ovatus  6.673f
Senecio sarracenicus  6.673
Senecio stabianus  6.673
Senecio vulgaris  3.1036, 1079;  6.675f
Senecionin  6.92f, 662, 666, 669, 671, 674, 676, 1019
– Monographie  3.1079
Senecionis herba  6.674
Senecionis jacobaeae herba  6.669
Senecionis vulgaris herba  6.676
Seneciphyllin  6.83, 662, 666, 669, 671, 676
Seneciverin  6.676
Senecivernin  6.669, 671
Sénecon  6.663
Sénecon commun  6.675
Sénecon Jacobée  6.668
Senegae decoctum  1.577
Senegae tinctura  1.680
Senegaextrakt  1.596
Senegafluidextrakt  1.589
Senegalgummi  4.37
Senegal senna  4.718
Senegasirup  1.652
Senegatinktur  1.579ff, 680
Senegatrockenextrakt  1.602
– eingestellter  1.602, 652ff
Senegawurzel  1.577ff
Senegré  6.994
Sénévé noir  4.544

Senevra 4.544
Senf
- echter 6.705
- englischer 6.705
- französischer 4.544f
- grüner 4.544f
- holländischer 4.544f
- indischer 4.541
- roter 4.544f
- schwarzer 4.544f
- weißer 6.705
- wilder 6.713, 718
Senfbad 1.571
Senfgas 3.1067
Senfkraut 4.544
- wildes 6.719
Senföl 1.666ff; 3.638; 4.181, 549; 6.1005
Senfölglykoside 5.852, 854; 6.355, 357, 704
Senföl-Reaktion 2.125
Senfpapier 1.574; 4.551
Senfsamen 4.545
- englischer 6.707
- gelber 6.707
- schwarzer 1.574ff; 4.542, 545
- weißer 1.571ff; 6.707
Senfspiritus 1.666; 4.551
Seng kham 6.924
Senido 4.292
Senkirkin 6.83, 93, 1019
- Monographie 3.1080
Senkyonolid 4.298
Senkyunolid 6.116
Senna 4.705, 712f, 721f, 724
- falsche 4.960
- indische 4.704
- syrische 4.718
Senna hom. 4.713f, 723f
Senna acutifolia 4.721, 724
Senna alata 4.703
Senna alexandrina 4.704, 721, 724
Senna angustifolia 4.704
Senna auriculata 4.714
Senna leaves 4.705, 721
Senna liquid extract 4.713
Senna obovata 4.718
Senna obtusa 4.718
Senna occidentalis 4.719
Senna officinalis 4.704
Senna pods 4.712
Senna Tinnevelly frutto 4.712
Sennabalja 4.712, 722
Sennablad 4.705, 721
Sennabladje 4.705, 721
Sennae folium A06AB 4.705, 721
Sennae fructus 4.712, 722
Sennae fructus acutifoliae A06AB 4.722
Sennae fructus angustifoliae A06AB 4.712
Sennae infusum compositum 1.612
Sennae Tinnevelly folium totum 4.706
Sennafluidextrakt 4.707
Sennalatwerge 1.578
Sennapeulen 4.712, 722

Sennasirup 1.652; 4.707
Sennavrucht 4.712, 722
Sennenbälglein 4.712
Sennencassie 4.721
Sennesbaelg 4.722
Sennesbälge 4.722
- indische 4.712
Sennesbälglein 4.712, 722
Sennesblätter 1.578ff; 4.705, 713, 721
- ägyptische 4.721
- Alexandrinische 4.721
- indische 4.705
Sennesblätterfluidextrakt 4.707
Sennesblättersirup 4.707
Sennesfrüchte 1.647ff
Sennesfrüchtefluidextrakt 4.713
Sennespflanze, italienische 4.718
Sennesschoten 4.722
- indische 4.712
Sennesstrauch, ägyptischer 4.721
Sennidin 4.718; 6.413, 423
Sennosid A, Monographie A06AB 9.597
Sennosid B, Monographie A06AB 9.600
Sennoside 4.704, 707, 713, 716ff, 722; 6.414, 423; 9.597
Sensibilisierungspotential 1.189
Sensor
- Beschleunigung 2.22
- chemischer 2.28ff
- Drehmoment 2.19ff
- Drehzahl 2.22
- Druck 2.18ff
- Durchfluß 2.22ff
- Einmal- 2.498
- Feldplatte 2.21
- Feuchte 2.26
- Gas 2.28ff
- Geschwindigkeit 2.22
- Hall-Generator 2.21
- IR-Strahlung 2.10
- Kraft 2.12
- LAE 2.20
- Licht 2.8
- Magnetfeld 2.21
- optoelektronischer 2.8
- potentiometrischer 2.20
- PSD 2.21
- pyroelektrischer 2.10
- Strömung 2.22ff
- Temperatur 2.23ff
- Weg 2.20ff
- Winkel 2.20ff
Separatortrommel 2.602
Sephacryl S 2.677
Septomyxa affinis 8.257
Septopal 2.981
Septoria nodorum 1.292
Septoria tritici 1.293
Septumulcera, durch Chromintoxikation 3.315
Sequenzanalyse n. Wald, Statistik 2.1058
Sequoiaflavon 6.907
Sequoyit 4.8; 6.905f

Sequoyitol 6.160, 180, 956, 1138
Ser 9.601
Sera, Immun~ 2.915
Serai dapur 4.1110
Seralyzer 1.455ff
D-Ser(Bu$^t$)$^6$Azgly$^{10}$-LH-RH 8.380
D-Ser(Bu$^t$)$^6$Azgly$^{10}$-luliberin 8.380
[D-Ser(Bu$^t$)$^6$]Gn-RH(1-9)nonapeptid-ethylamid 7.562
– acetat 7.563
[D-Ser(Bu$^t$)]$^6$-LH-RH(1-9)nonapeptid-ethylamid 7.562
– acetat 7.563
D-Ser(tert.-butyl)$^6$-ethylamid$^{10}$LH-RH 7.562
– acetat 7.563
Seredin 6.380
Sereh betoel 4.1111
Serehgras 4.1111
Serenaeae fructus 6.680
Serenoa, Monographie 6.680
Serenoa repens 6.680f, 685f
Serenoa repens hom. 6.685
Serenoa serrulata 6.680, 686
Serenoae repentis fructus 6.680
Serialu 6.547
Sericum adhaesivum 1.574
Serin 4.701, 1105; 5.507
DL-Serin, Monographie 9.600
L-Serin, Monographie B05XB 9.601
(RS)-Serinhydrazid 7.408
1-D-Serin-17-L-Lysin-18-L-Lysinamid-α$^{1-18}$-corticotropin 7.1065
(RS)-Serin-2′-(2,3,4-trihydroxybenzyl)hydrazid 7.408
– hydrochlorid 7.409
DL-Serin-2-[(2,3,4-trihydroxyphenyl)methyl]-hydrazid 7.408
– monohydrochlorid 7.409
Serjania curassavica 6.58
Serlaiu 6.547
Sermaka-Folie 2.984
Sernyl 3.945
Sernylan 3.945
Seroalbumimi humani iodinati [$^{131}$I] injectio 8.455
Seroalbuminmi humani iodinati [$^{125}$I]injectio 8.455
Serotonin 5.340, 859, 861
– Monographie 9.603
Serpacurare 4.854
Serpent cactus 5.923
Serpentaire 3.510; 6.76
Serpentaria 3.510
Serpentidin 6.366
Serpentin 6.361, 363, 366f, 376, 817, 1126
Serpentina 6.76
Serpentine 3.102
Serpentine root 6.365
Serpentinin 6.361, 366f
Serpillo 6.970
Serpin 6.378
Serpinin 6.362
Serpolet 6.970
Serpylli aetheroleum 6.971

Serpylli herba R05CA 6.972
Serpyllum 6.974
Serrapeptase, Monographie B01AD 9.604
Serrapeptidase 9.604
Serrated wrack 5.200
Serratia marcescens 9.604, 896
Serratia-Protease 9.604
Serratiopeptidase 9.604
Serum
– heterologes 2.920
– Klin. Chemie 1.430f
– – Lagerung 1.435
Serumgonadotropin 7.935
Serumhepatitis 2.682
Serumlabilitätsprobe 1.520
Servencia 5.296
$N^1$-[(RS)-Seryl]-$N^2$-[(2,3,4-tribenzyloxy)benzal]-hydrazid 7.408
$N^1$-[(RS)-Seryl]-$N^2$-(2,3,4-trihydroxybenzyl)-hydrazin 7.408
– hydrochlorid 7.409
Sesam 6.688
Sesame 6.688
Sesame oil 6.690
Sesami oleum 6.690
Sesamin 4.358, 966, 1195; 5.270; 6.616, 688, 690
Sesamo 6.688
Sesamol 6.689f
Sesamöl 6.690
– in Dermatika 2.903
– Identität mit DC 2.275
– Nachweis 1.528
– – in Erdnußöl 1.542
– Prüfung auf fremde Zusätze 2.318
– Verfälschung von Gossypii oleum 5.340
– Verfälschung von Sandelöl 6.601
Sesamöl zur parenteralen Anwendung 6.691
Sesamolin 6.688ff
Sesamolinol 6.688f
Sesamose 6.690
Sesamum, Monographie 6.687
Sesamum africanum 6.688
Sesamum brasiliense 6.688
Sesamum indicum 6.688
Sesamum luteum 6.688
Sesamum malabaricum 6.688
Sesamum oleiferum 6.688
Sesamum orientale 6.688, 690
Sesamum trifoliatum 6.688
Sesangolin 6.688
Sesano 4.292
Sesartemin 6.1156
Seseli aegopodium 4.99
Seseli carum 4.694
Seseli carvi 4.694
Seseli graveolens 4.292
Seselin 4.294; 5.173
Sesquicaren 6.640, 643
β-Sesquiphellandren 6.116, 137, 152, 754, 1097, 1101
β-Sesquiphellandren-9-on 6.754

Sesquiterpenlacton  **3.**35, 79, 249, 317, 351, 395, 650, 698, 723, 1019
Sessile oak  **6.**341
Sessile-drop-Methode  **2.**102
Sethoxydim  **1.**369
– Monographie  **3.**1081
Setter wort  **3.**651; **5.**419
Setting-Gel, Frisierhilfe  **1.**180
Setwell  **6.**1079
Seu  **6.**579
Sevenkraut  **5.**586
Sevesogift  **3.**1137
Sevibaum  **3.**702; **5.**582
Sevikraut  **5.**586
Sevofluran, Monographie N01AB  **9.**605
Sexangularetin  **4.**1198; **5.**58
– 3-glucosido-7-rhamnosid  **5.**340
Sexualhormone G03
– Androgene G03B
– Estrogene G03C
– Gestagene G03D
Sexuallockstoffdichte  **1.**336
Sexualpheromone  **1.**316
Seychellenzimt  **4.**903
Sfenize  **5.**57
Sha tang mu  **4.**82
Shabonrokai  **4.**228
Shade pine  **6.**162
Shagara al rauwaq  **5.**852
Shagara zaki al moya  **5.**852
Shajen  **4.**248
Shajmah  **5.**852
Shajna  **5.**852
Shajrat-ol-kafur  **4.**808
Shaking flask method  **2.**95
Shaku-yaku  **6.**3f
Shallot  **4.**183f
Shamanismus  **4.**460
Shambara  **6.**913
Shampoo
– Antischuppen~  **1.**177f
– für Echthaarperücke  **1.**176
– Säuglings~  **1.**175f
– Trocken~  **1.**175f
Shampoos, medizinische D11AC
Shan-chu-yü  **4.**1008
Shang-ti-hwang  **6.**385
Shanzhuyu  **4.**1008
Shaoyao  **6.**4
Sharen  **4.**248
Shathi  **4.**1098
Shave grass  **5.**65, 70
She  **3.**333
She balsam fir  **4.**19
Sheabutter  **6.**947
Sheep-laurel  **5.**609
Shell Atrazin flüssig, Monographie  **3.**1082
Shell CMPP, Monographie  **3.**1082
Shell CMPP I, Monographie  **3.**1082
Shell 2,4-D, Monographie  **3.**1082
Shell DD-Super  **3.**445
– Monographie  **3.**1082

Shell DP, Monographie  **3.**1083
Shell DP I, Monographie  **3.**1083
Shell Kombi I, Monographie  **3.**1083
Shell Phosdrin 50
– Monographie  **3.**1083
– Pflanzenschutz  **1.**344
Shell Torque
– Monographie  **3.**1083
– Pflanzenschutz  **1.**350
Shell Torque flüssig
– Monographie  **3.**1083
– Pflanzenschutz  **1.**350
Shell U Forst flüssig, Monographie  **3.**1083
Shell U Forst Spritzpulver, Monographie  **3.**1083
Sheltuschnik seryj  **5.**85
Shengdihuang  **6.**385
Shenghaishen  **6.**14
Shepherd's calendar  **4.**262
Shepherd's clock  **4.**262
Shepherd's delight  **4.**262
Shepherd's dial  **4.**262
Shepherd's glass  **4.**262
Shepherd's hourglass  **4.**262
Shepherd's purse  **4.**656, 660
Shepherd's purse herb  **4.**656
Shepherd's sprout  **4.**656
Shepherd's sundial  **4.**262
Shepherd's thyme  **6.**970
Shepherd's warning  **4.**262
Shepherd's watch  **4.**262
Sherpa  **7.**1150
Shevgi  **5.**852
Shia-zeera  **4.**1081
Shidomi  **4.**795
Shihunin  **4.**458
Shikimi fructus  **5.**513
Shikimi fruits  **5.**513
Shikimibaum  **5.**513
Shikimifrüchte  **5.**513
Shikimisäure  **4.**7, 85, 871; **5.**274, 514, 697f; **6.**60, 160, 180, 476, 921
(*R*)-(+)-Shikonin  **4.**175
– β,β-dimethylacrylat  **4.**175
Shimaichamantipu  **4.**808
Shimedapu  **4.**808
Shimifrüchte  **5.**513
Shin leaf  **4.**849
Shingle wood tree  **6.**923
Shingoo Jeera  **4.**577
Shinjudilacton  **4.**149f
Shinjuglykosid  **4.**147, 149
Shinjulacton  **4.**148ff
Shinjulacton-A-glucosid  **4.**147
Shirakawa-bushi  **4.**69
Shit  **3.**1155f; **4.**644
Shiuöl  **5.**631
Shivamallaka  **6.**913
Shobhanjana  **5.**852
Sho-Jio  **6.**385
Sholi  **4.**1086
Shop lungwort  **6.**311
Shop peony flowers  **6.**6

Shop sage **6.**547
Shore-Härte **2.**994
Short buchu **4.**467
Shoti **4.**1098f
Shotimehl **4.**1101
Shou wu teng **5.**146
Shoudihuang **6.**385
Shrub palmetto **6.**680
O-shu **4.**1098
Shub-ti-hwang **6.**385
Shumake **6.**454
Shu-mien **5.**337
Shuri-fisopa **4.**458
Siam bean **4.**1103
Siam-Benzoe **6.**847, 849
Siam-Kardamomen **4.**245
α-Siaresinolsäure **6.**849
Siauw-Muskatnuß **5.**880
Si-ba-duu **6.**916
Siberian fir needle oil **4.**21
Siberian fir oil **4.**21
Siberian Rhododendron **6.**441
Sibirian fir **4.**20
Sibirian silver fir **4.**20
(±)-Sibiricin **4.**1023
Sibirische Edeltanne **4.**20
Sibirische Gichtrose **6.**441
Sibirische Schneerose **6.**441
Sibirischer Rhabarber **6.**434
Sibirischer Rhododendron **6.**441
Sibirisches Edeltannennadelöl **4.**21
Sibirisches Fichtennadelöl **4.**21
Sibutol, Monographie **3.**1084
Sibutol Combi Slurry, Monographie **3.**1084
Sibutol Flüssigbeize
– Monographie **3.**1084
– Pflanzenschutz **1.**356f
Sibutol Morkit Flüssigbeize
– Monographie **3.**1084
– Pflanzenschutz **1.**356, 371
SIC *[suppressed ion chromatography]* **2.**448
Sichelblättriges Hasenohr **4.**585
Sichelwanzen **1.**309
Sicherheits-Beatmungsmaske **1.**67
Sicherheits-Beatmungstubus **1.**67
Sicherheitsnadeln **1.**71
Sichtkontrolle, Parenteralia **2.**793
Sicilian sumach **6.**453
Siderin **5.**564, 587
Siderit, Monographie **9.**606
Sideritoflavon **6.**982
Sideroxylin **5.**609
Siebanalyse **2.**50
Siebbandpresse **2.**1030
Siebenpunkt **1.**315
Siebolds Apfel **5.**751
Siebpessare **1.**95
Siebung
– Siebboden **2.**583
– Siebfläche **2.**584
– Siebgüte **2.**584
– Siebleistung **2.**584

– Siebweitenangaben
– – Drogenzerkleinerung **1.**576
– – Tabelle n. DAB 9 **2.**585
– – Vergleichstabelle internat. Reihen **2.**586ff
– – Zerkleinerungsgrad n. DAB **1.**637, 657
Siebzentrifuge **2.**611
Siedediagramm **2.**401
Siedegrenzbenzin (DIN 51631) **3.**161f
Siedelinie **2.**591
Siedepunkt **2.**68, 90
Siedepunktserhöhung **2.**90, 92
Siedesteinchen **2.**402, 595
Siedetemperatur **2.**69, 595
Siedeverzug **2.**402, 595
Siegesbeckia, Monographie **6.**695
Siegesbeckia brachyata **6.**696
Siegesbeckia formosana **6.**695
Siegesbeckia glabrescens **6.**695
Siegesbeckia-glabrescens-Kraut **6.**695
Siegesbeckia glutinosa **6.**696
Siegesbeckia orientalis **6.**695ff
Siegesbeckia orientalis hom. **6.**697
Siegesbeckia-orientalis-Kraut **6.**696
Siegesbeckia orientalis f. pubescens **6.**697
Siegesbeckia pubescens **6.**695, 697f
Siegesbeckia-pubescens-Kraut **6.**698
Siegesbeckiae herba **6.**695f, 698
Siegesbeckiasäure **6.**698
Siegesbeckie **6.**696
Siegesbeckienkraut **6.**695, 698
Siegesbeckiol **6.**698
Siegesbeckiosid **6.**698
SI-Einheiten
– Meßsystem, Klin. Chemie **1.**427
– Umrechnungsfaktoren **1.**522
Siemprenjuta **5.**296
Sievers Apfel **5.**751
Sievert-Einheit **2.**398
Sigilli Salomonis radix **6.**243
Sigilli Salomonis rhizoma **6.**243
Sigmoidin B **5.**331
Sigru **5.**852
Sikkens Cetol Filter 7, Monographie **3.**1084
Sikkens Cetol HLS, Monographie **3.**1084
Sikkens Cetol THB, Monographie **3.**1085
Sikkens Imprägnierung, Monographie **3.**1085
Sikkens Imprägnierung M farblos, Monographie **3.**1086
Sikkens Imprägnierung S schnelltrocknend, Monographie **3.**1086
Silanolgruppe **2.**259
Silaum silaus, Verfälschung von Mei athamantici radix **5.**850
Silber **7.**293
– Monographie D08AL **9.**607
– Antidot **7.**1349
– citronensaures **9.**610
– ionensensitive Membran **2.**492
– kolloidal, Monographie D08AL **9.**608
– Komplexbildungskonstante mit EDTA **2.**354
– Nachweis **2.**137
– Nachweisgrenze, spektroskopische **2.**469

Silberacetat, Monographie D08AL, S01AX,
  V03AJ  9.609
Silberamalgam  3.1021
Silberaprikose  5.270
Silberblattsalbei  6.539
Silberchlorid, Monographie D08AL, S01AX,
  V03AJ  9.610
Silbercitrat, Monographie D08AL, S01AX,
  V03AJ  9.610
Silbercochenille  4.1135
Silberdiamminnitratlösung  1.556
Silberdistel  4.691
Silberdistelwurz  4.692
Silbereiweiß, Monographie S01AX  9.610
Silbereiweiß-Acetyltannat
– Monographie A07XA  9.611
– boraxhaltiges, Monographie A07XA  9.612
Silber-Eiweiß-Komplex  9.610
Silberfischchen  1.258f, 277
Silberglanz  7.292
Silberkraut  4.163; 6.255f
Silberlösung, ammoniakalische  1.556
Silbermantel  4.161
Silbermantelkraut  4.162
Silbernitrat  1.568ff; 7.293
– Monographie D08AL, D11AF, S01AX  9.613
– Lösung  1.540ff
– – ammoniakalische  1.556
– – nach Mohr  1.556
Silbernitratsalbe, zusammengesetzte  1.688
Silberoxid  7.679
Silbersulfat, Monographie  9.615
Silbersulfid, Monographie  9.615
Silbertanne  4.7
Silbertannenöl  4.10
Silberwurz  4.1197
Silberwurzkraut  4.1198
Silibinin  9.621
– Monographie A05BA, V03AB  9.615
Silibinin-C-2′,3-dihydrogensuccinat,
  C-2′,3-dihydrogensuccina,
  Monographie A05BA, V03AB  9.617
Silica  9.618
Silica hydrica  9.618
Silicagel  9.618
Silicat, Nachweis  2.137
Silicea  7.56; 9.618
Silicium, Nachweisgrenze, spektroskopische
  2.469
Silicium dioxidatum  9.618
Siliciumdioxid  7.290
– gefälltes, Monographie  9.618
– hochdisperses
– – Monographie  9.620
– – in Dermatika  2.903
– Hydrat  9.618
Silicon-Antischaum-Emulsion  1.592ff
Siliconbeschichtung, auf Papier,
  Prüfung durch NIR  2.488
Siliconelastomer  2.979
Siliconkautschuk-Schlauch  1.46

Siliconöl  7.1357
– auf Glas-, Kunststoff-, Gummioberflächen,
  Prüfung durch IR  2.488
– in Emulsionen, Pasten, Bestimmung durch IR
  2.486
– in Kosmetika  1.172ff
Siliqua arabica  6.893
Si-ljao-jia  4.323
Silk cotton tree  5.337
Silky cornel  4.1003
Silky cornus  4.1003
Silky-leaved dogwood  4.1003
Silofutter, Konservierung  3.1066
Silver birch  4.501
Silver fir  4.7, 19
Silver grain  4.1135
Silver pine  4.15
Silver protein, strong  9.610
Silver terminalia  6.926
Silver-leaf mallee  5.128
Silverweed  6.255f
Silybin  9.617f, 620f
Silybindihemisuccinat  9.617f
Silybinin  9.621
Silybum marianum  9.616ff, 621
Silychristin  9.617, 620f
Silydianin  9.617, 620f
Silylierung, GC  2.294
Silymarin  9.617f
– Monographie A05BA, V03AB  9.620
Simarubafluidextrakt  1.589
Simaruba(wurzel)rinde  1.589
Simazin  1.367
– Monographie  3.1087
Simazin FL Stefes, Monographie  3.1089
Simazin flüssig Spiess-Urania, Monographie
  3.1089
Simazin 500 flüssig Spiess-Urania, Monographie
  3.1089
Simazin 2 G, Monographie  3.1089
Simazin 2 G Schering, Monographie  3.1089
Simazin Granulat, Monographie  3.1089
Simazin Granulat Rustica, Monographie  3.1089
Simazin Granulat Spiess-Urania, Monographie
  3.1090
Simazin 2 Granulat Spiess-Urania, Monographie
  3.1090
Simazin 50 Rustica, Monographie  3.1090
Simazin 500 SC, Monographie  3.1090
Simazin 500 Schering, Monographie  3.1090
Simazin Spiess-Urania, Monographie  3.1090
Simazin 50 Spiess-Urania, Monographie  3.1090
Simazin 50 Spritzpulver, Monographie  3.1090
Simazin 50 WP, Monographie  3.1090
Simazin 50 WP Schering, Monographie  3.1091
Simbo
– Monographie  3.1091
– Pflanzenschutz  1.355, 357
Simethicon, Monographie A02DA  9.622
Simiarenol  6.441f, 635
Simmondsia, Monographie  6.699
Simmondsia californica  6.699

Simmondsia chinensis  6.699, 701
Simmondsia chrysophylla  6.699
Simmondsia pabulosa  6.699
Simmondsiae cera liquida  6.701
Simmondsiawachs  6.701
Simmondsin  6.700
Simmondsinferulat  6.700
Simon-Awe-Reaktion  2.124
Simple ointment  2.887
Simpler's joy  6.1107
Simpson weed  4.1142
Simultanprophylaxe  1.375f
Simvastatin, Monographie B04AB  9.623
Sinactin  4.1022f
Sinai mekke  4.721
Sinalbin  4.539, 543;  6.704, 706, 708, 714
Sinalost  3.1209
Sinameki  4.721
Sinapin  3.264;  4.181, 540, 543, 546, 559, 655f, 832, 923;  5.85, 655, 657, 916;  6.705, 707f, 714, 718
Sinapinglucosid  4.181
Sinapinsäure  4.381, 386, 539, 544, 551, 697, 760, 890;  5.193, 294, 298, 635, 768, 956;  6.982, 1146
– methylester  5.657
Sinapis, Monographie  6.703
Sinapis alba  6.704f, 707, 713
– Verwechslung mit Sinapis nigrae semen  4.546
Sinapis alba hom.  6.713
Sinapis albae semen M02AX, R05X  6.707
Sinapis arvensis  6.704, 713, 715
– Verwechslung mit Sinapis nigrae semen  4.546
Sinapis arvensis flos hom.  6.715
Sinapis cernua  4.541
Sinapis cuneifolia  4.541
Sinapis hispida  6.705
Sinapis incana  4.544
Sinapis integrifolia  4.541
Sinapis japonica  4.541
Sinapis juncea  4.541
Sinapis kaber  6.713
Sinapis lanceolata  4.541
Sinapis napus  4.542
Sinapis nigra  4.544f, 551
Sinapis nigra hom.  4.551
Sinapis nigrae semen  4.542, 545
Sinapis oleum  4.546
Sinapis oleum expressum  4.545
Sinapis oleum volatile  4.546
Sinapis orientalis  6.713
Sinapis patens  4.541
Sinapis polymorpha  6.713
Sinapis ramosa  4.541
Sinapis rapa  4.557
Sinapis rugosa  4.541
Sinapis schkuhriana  6.713
Sinapis semen  4.545
Sinapis tetraedra  4.544
Sinapis viridis semen  4.545
Sinapistrum  6.704
Sinapistrum album  6.705

1-Sinapoylglucose  6.356
Sinapylaldehyd  6.603
Sinau, echter  4.162
Sinaukraut  4.163
Sincalid, Monographie V04CX  9.625
(+)-Sindamin  4.486
Sinenfuranal  4.310
Sinenfuranol  4.310
β-Sinensal  4.418
Sinensetin  5.968
β-Sinensol  4.418
β-Sinensylacetat  4.418
Singapore almond tree  6.918
Singapurcopal  4.129
Singapurpfeffer  6.215
Single-chain urokinase-type plasminogen activator  9.570
Single column ion chromatography  2.449
Single photon emission computed tomography  2.395
Single pine  4.15
Single sweep voltammetry  2.503
Single unit  2.832f
– Bioverfügbarkeit  2.1123
– Matrix  2.837
Singulett-Sauerstoff  1.145
Sinigrin  4.181, 340, 539ff, 543f, 546, 553f, 656;  5.657;  6.356, 704, 714, 717, 720
Sinin  5.188
Sinistrin  6.1039
Sink-Bedingungen  2.835
Sinkgeschwindigkeit  2.602
Sinkle bible  4.213
Sinngrün
– großes  6.1126
– kleines  6.1127
Sinngrünblätter  6.1128
Sinnviole  6.1148
Sintergranulat  2.723
Sinterung, Tablettierung  2.941
Sinum vulgare  4.99
Sinuron  3.741
SIP [sterilization in place]  2.713, 790, 1042
Sipo timbo  6.58
Sirium myrtifolium  6.600
Sirup
– einfacher  1.652
– weißer  1.652
Sirupe
– aromatische  2.1017
– Konservierung  1.646;  2.1017
– Zubereitungen  1.645ff
Sirupi  1.645ff, 654
Sirupulai  4.103
Sirupus Acidi phosphorici  1.646
Sirupus Acidi tannici  1.646
Sirupus Allii  1.646
Sirupus Allii sativi  1.646
Sirupus Althaeae  1.646
Sirupus Anisi  1.647
Sirupus Aurantii  1.646
Sirupus Aurantii amari  1.647

Sirupus Aurantii Corticis **1.**647
Sirupus Aurantii flavedinis **1.**647
Sirupus Aurantii Floris **1.**647
Sirupus Aurantii Florum **1.**647
Sirupus Balsami peruviani **1.**647
Sirupus Balsami Tolutani **5.**899
Sirupus Caricae compositus **1.**647
Sirupus Cepae **1.**648
Sirupus Cerasi **1.**648
Sirupus Cerasorum **1.**648
Sirupus Cinnamomi **1.**648; **4.**894, 906
Sirupus Citri **1.**648
Sirupus emeticus **4.**785
Sirupus Ferri chlorati **1.**648
Sirupus Ferri jodati **1.**648
Sirupus Ferri oxydati **1.**649
Sirupus Foeniculi **1.**649; **5.**177
Sirupus Ipecacuanhae **1.**650
Sirupus Ipecacuanhae compositus **1.**650; **4.**784
Sirupus Kalii guajacolsulfonici **1.**650
Sirupus Kalii sulfoguajacolici **1.**650
Sirupus Limonis **1.**648
Sirupus Liquiritiae **1.**650
Sirupus Mannae **1.**650
Sirupus Menthae crispae **5.**844
Sirupus pectoralis **1.**650
Sirupus Plantaginis **1.**651; **6.**228
Sirupus Polygalae **1.**652
Sirupus Primulae **1.**651; **6.**281
Sirupus Rhamni catharticae **1.**651
Sirupus Rhei **1.**651
Sirupus Rhoeados **1.**651
Sirupus Rubi idaei **1.**651
Sirupus Sacchari **1.**652
Sirupus Senegae **1.**652
Sirupus Sennae **1.**652; **4.**707
Sirupus simplex **1.**652
Sirupus Thymi **1.**653
Sirupus Thymi compositus **1.**653
Sirupus Violae **6.**1145
Sisalagenin **6.**736
Sisaustricin **6.**718
Sisomicin
– Monographie J01GB **9.**625
– sulfat, Monographie J01GB **9.**626
Sison anisum **6.**137
Sison podagraria **4.**99
Sison ruta **4.**292
Sisymbrii herba **6.**719
Sisymbriin **6.**718
Sisymbrium, Monographie **6.**717
Sisymbrium alliaria **4.**180
Sisymbrium austria **6.**717
Sisymbrium leiocarpum **6.**718
Sisymbrium officinale **6.**717ff, 721
Sisymbrium officinale hom. **6.**721
Sisymbrium-officinale-Kraut **6.**719
Sisymbrium ruderale **6.**718
Sisymbrium strictissimum **6.**717
Sisymbrium supinum **6.**717
Sitkafichtenlaus **1.**312
Sitoindosid **5.**861

Sitona lineatus **1.**315
Sitophilus granarius **1.**262f, 278
Sitophilus oryzae **1.**263, 278
Sitophilus zea-mais **1.**263
β-Sitostenon **5.**852
Sitosterin **4.**4, 24, 100, 108, 207, 255, 502, 567, 903, 1027f; **5.**551, 674, 849, 945
β-Sitosterin **6.**308, 1027
– Monographie B04AX **9.**626
– β-D-glucosid **4.**4
– 3-$O$-glucosid **4.**418
Sitosterol **4.**101, 114, 207, 540, 559, 578, 602, 799, 1070, 1076; **5.**50, 274, 312, 400, 414, 718, 836, 945; **6.**192, 723, 1027
– β-D-glucosid **4.**58, 157, 716, 1034; **5.**59, 64, 497; **6.**327
– 3-glucosid **5.**524
– palmitat **4.**101, 104f; **5.**59, 64
β-Sitosterol **4.**1, 16, 58, 64, 102, 104f, 146, 154, 157f, 220, 261, 263f, 297, 323, 440, 559, 605, 619, 657, 683, 703, 714ff, 746, 748, 761, 813, 850, 962, 964, 1033, 1035f; **5.**58ff, 64, 85f, 135, 189, 193, 306, 319, 409, 434, 496f, 507, 528, 554, 635, 642, 690, 722, 730, 794, 804, 837, 859, 941; **6.**4, 192f, 257, 335f, 343, 347, 476, 538, 575, 577, 580, 681, 707, 723, 770, 777, 871, 873, 906, 914, 1017, 1129, 1137f, 1145; **9.**626
– caprat **5.**59, 64
– caproat **5.**59, 64
– caprylat **5.**59, 64
– 3-$O$-β-D-glucopyranosid **6.**777
– 6′-$O$-palmitoyl-β-D-glucosid **5.**59, 64
– propionat **5.**59, 64
– 6′-$O$-stearyl-β-D-glucosid **5.**59, 64
γ-Sitosterol **5.**528
Sitosterolglucosid **4.**101f, 727f; **5.**274, 496, 528
Sitosterolin **6.**723
Sitosterylpalmitat **6.**915
Sitotroga cerealella **1.**332
Sium apium **4.**292
Sium bulbocastanum **4.**577
Sium carum **4.**694
Sium carvi **4.**694
Sium conium **4.**970
Sium graveolens **4.**292
Sium latifolium, Verfälschung von Foeniculi fructus **5.**172
Sium ninsi **6.**15
Sium oppositifolium **6.**105
Sium podagraria **4.**99
Sivapputtutti **4.**24f
Siya-zirah **4.**577
Size exclusion chromatography **2.**301, 321, 442
Sizilianische Seifenwurz **5.**358
Sizilianischer Sumach **6.**453
Sizilianisches Gipskraut **5.**358
Ska pastora **6.**540
Skabiesmittel P03A
Skalpelle **1.**71
Skammonia-Harz, mexikanisches **5.**542
Skammonium-Harz **5.**542

Skatka korica **4**.902
Skedeknä **6**.246
Skelettmuskelerkrankungen, Klin. Chemie-Diagnostik **1**.484
Skimmianin **4**.81ff, 1159ff, 1163; **6**.507f, 510, 512
Skimmin **5**.433
Sklerotien **4**.911
Sklerotium **1**.292; **3**.327, 531
Skolex **1**.765
Skorbutkraut **4**.923f
Skoricovnik ceylonsky **4**.900
Skov-sanikel **6**.595
Skraupsche Synthese **7**.841
Škumpa jedovatá **6**.458
Sladkij ukrop **5**.157
Slaked lime **7**.633
Slangkop **6**.1031
Slapmutjekruid **5**.112
Slapmutsje **5**.111
Slash pine **6**.161
Slippery elm **6**.1027
Slippery elm bark **6**.1028
S-Lost **3**.1067
Small chamomile **4**.808, 817
Small peepal **6**.199
Small round China cardamom **4**.248
Small upright St. John's wort **5**.493
Small yellow fox-glove **3**.469
Smallage parsley **4**.292
SMDE *[static mercury drop electrode]* **2**.503
Smectit, Monographie **9**.628
Smilace **6**.727
Smilacis chinae radix **6**.728
Smilacis chinae rhizoma **6**.728
Smilacis radix **6**.723
Smilagenin **6**.242, 722f, 998f
Smilax **6**.729, 731, 733
– Monographie **6**.722
Smilax aristolochiifolia **6**.723f, 726f, 729
Smilax-aristolochiifolia-Wurzel **6**.723
Smilax aspera **6**.722, 727f
Smilax-aspera-Wurzel **6**.728
Smilax balbisiana, Verfälschung von Chinae rhizoma **6**.729
Smilax bona-nox **6**.722
Smilax brasiliensis, Verfälschung von Chinae rhizoma **6**.729
Smilax ceylanica, Verfälschung von Chinae rhizoma **6**.729
Smilax china **6**.722, 728
Smilax cordifolia **6**.723, 727, 729
Smilax febrifuga **6**.723, 729
Smilax-febrifuga-Wurzel **6**.729
Smilax ferox **6**.728
Smilax glabra **6**.728, 730
Smilax-glabra-Rhizom **6**.730
Smilax glycyphylla **6**.723
Smilax grandifolia **6**.731
Smilax herbacea **6**.722
Smilax japicanga, Verfälschung von Chinae rhizoma **6**.729

Smilax japonica **6**.728
Smilax maculata **6**.727
Smilax mauritanica **6**.727
Smilax medica **6**.722f, 726f
Smilax mexicana **6**.722
Smilax milleri **6**.723
Smilax officinalis **6**.722, 726f, 730f
Smilax-officinalis-Wurzel **6**.731
Smilax ornata **6**.723, 731
Smilax pseudochina, Verfälschung von Chinae rhizoma **6**.729
Smilax pseudosyphilitica **6**.722
Smilax purhampuy **6**.729
Smilax regelii **6**.723, 726, 729, 731f
Smilax saluberrima **6**.731f
Smilax sarsaparilla **6**.727
Smilax syphilitica **6**.722
Smilax syringoides, Verfälschung von Chinae rhizoma **6**.729
Smilax tenuifolia, Verfälschung von Chinae hizoma **6**.729
Smilax tonduzii **6**.723, 733
Smilax-tonduzii-Wurzel **6**.733
Smilax utilis **6**.726, 731f
Smilaxin **6**.729
Smog
– London- **3**.907, 1066
– Los-Angeles- **3**.907
– photochemischer **3**.907
– Schadwirkung auf Pflanzen **1**.284
Smoltblome **4**.281
Smoluchowski-Gleichung **2**.107
SMON *[Subacute myeloopticoneuropathy]* **7**.1262
Smooth leaved horse chestnut **4**.109
Smooth loofah **5**.712
Smooth Strophanthus **6**.798
Smooth sumach **6**.454
Smyrna galls **6**.338
Smyrnium laterale **4**.292
Snak mon **6**.926
Snake cactus **5**.923
Snake milk **4**.303
Snake root **6**.76, 775
Snake weed **6**.76
Snake wood **6**.363, 843
Snapping hazelnut **5**.368
Sneezing gas **3**.325
Snek Vetyl, Monographie **3**.1091
Snek Vetyl Neu, Monographie **3**.1091
Snellius-Gesetz **2**.149, 161
Snip Streugranulat, Monographie **3**.1091
Snow berry **6**.853
Snowdrop **5**.213
S1-Nuclease **2**.709
So Xa m'i **4**.248
Soap aloe **4**.228
Soap root **5**.360
Soapwort root **5**.360
Sobr **4**.227
Socotra-Aloe **4**.227
Socotrine Aloes **4**.227
Soda Lime **7**.595f

Sodener Salz **1**.642
SODI *[soluble ophthalmic drug insert]* **2**.657
Sodium *[s. Natrium]* **3**.860f, 929; **8**.1103
Sodiumdodecylsulfat-Polyacrylgelelektrophorese
 *[SDS-PAGE]* **2**.718
Sodom apple **4**.624; **6**.736
Sodothiol **8**.1121
Soffione **6**.897
Sofortschmelzpunkt **2**.64
Soft pine **6**.179
Software **2**.372
Sohlenkraut **6**.228
Sohn vorm Vater **5**.429
Soja angustifolia **5**.300
Soja hispida **5**.300
Soja japonica **5**.300
Soja max **5**.300
Soja soja **5**.300
Sojabohne **1**.294; **5**.307
Sojabohnenanbau, Herbizid **3**.822, 824
Sojabohnenöl **5**.306
Sojabohnenrost **1**.293, 296
Sojae oleum **5**.306
Sojae semen **5**.307
Sojalecithin **5**.303; **8**.699
Sojaöl
– in Dermatika **2**.903
– Verfälschung von Arachidis oleum **4**.317
Sojasamen **5**.307
Sojasapogenole **5**.308
Sojasaponin **5**.308f
Sok brzozowy **4**.506
Sokotra-Aloe **4**.227
Sokotrina-Aloe **4**.228
Sol, disperses System **2**.924
Sol particle immuno assay **1**.516
Solacapin **6**.735, 746
Solacasin **6**.746
Soladulcidin **3**.1093; **6**.735
Soladulcidinglykoside **6**.737
Soladulcidintetraosid **6**.735, 737
Solagenin **6**.736
Solamargin **3**.1092f; **6**.735ff, 742ff
Solamarin **6**.735, 737, 747
Solandrin **3**.763
Solani amylum **6**.748
Solani laciniati herba **6**.742
Solani nigri herba **6**.744
Solani tuberosi tuber recens **6**.749
5β-Solanidan-2α-ol **6**.747
Solanidin **3**.1092, 1094; **4**.661; **6**.735
Solanin **4**.660; **5**.725f
α-Solanin **3**.1094; **6**.735, 747
– Monographie **3**.1091
β-Solanin **6**.747
γ-Solanin **6**.747
Solano nero **6**.744
Solano ortense **6**.744
Solanocapsin **6**.735, 744, 746
Solanum, Monographie **6**.734
Solanum aculeatissimum **6**.736
Solanum alatum **6**.737

Solanum alpinum **6**.744
Solanum americanum **6**.744
Solanum anacamptocarpum **6**.744
Solanum arrebenta hom. **6**.736
Solanum aviculare **6**.734, 742f
Solanum carolinense **6**.736f
Solanum carolinense hom. **6**.736f
Solanum dulcamara **3**.1091; **6**.734, 737f, 741f
– Monographie **3**.1093
– Verfälschung von Sarsaparillae radix **6**.725
Solanum dulcamara hom. **6**.741
Solanum fistulosum **6**.744
Solanum grossedentatum **6**.744
Solanum hermanii **6**.736
Solanum hortense **6**.744
Solanum incertum **6**.744
Solanum judaicum **6**.744
Solanum khasianum **6**.743
Solanum laciniatum **6**.734, 742
Solanum laxum **6**.737
Solanum luteum **6**.737, 743
Solanum lycopersicum **5**.726
Solanum lycopersicum hom. **5**.727
Solanum lyratum **6**.737
Solanum malacoxylon **6**.736
Solanum mammosum **6**.734, 743f
Solanum mammosum hom. **6**.743f
Solanum maniacum **4**.1152
Solanum marginatum **6**.743
Solanum melanocerasum **6**.744
Solanum morella **6**.744
Solanum nigrum **6**.734, 744ff
– Verfälschung von Dulcamarae stipes **6**.738
– Verfälschung von Stramonii folium **4**.1145
Solanum nigrum hom. **6**.745f
Solanum nodiflorum **6**.744
Solanum oleraceum **6**.744
Solanum plebeium **6**.744
Solanum pseudocapsicum **6**.746
Solanum pseudocapsicum hom. **6**.746
Solanum retroflexum **6**.744
Solanum rhinocerotis **6**.744
Solanum rubrum **6**.744
Solanum rumphii **6**.744
Solanum scandens **6**.737
Solanum sparsipilum **6**.746
Solanum stenopetalum **6**.744
Solanum stenotomum **6**.746
Solanum suffruticosum **6**.744
Solanum triangulare **6**.744
Solanum tuberosum **3**.1091; **6**.734, 746, 748, 750
– Monographie **3**.1094
Solanum tuberosum aegrotans hom. **6**.750
Solanum uliginosum **6**.744
Solanum verbascifolium **6**.736
Solanum villosissimum **6**.736, 743
Solanum villosum **6**.743
Solanum villosum hom. **6**.743
Solanum viscidissimum **6**.744
Solanum vulgare **6**.744
Solanum vulgatum **6**.744

Solanum xanthocarpum  6.743
Solanum-Alkaloide  3.1091, 1094
Solapson  9.628
Solaradinin  6.742
Solaradixin  6.742
Solashabanin  6.742
Solasodin  3.1092f;  6.735, 743, 746
Solasodinglykoside  6.736f
Solasonin  6.735ff, 742ff
Solästin  3.436
Solasulfon, Monographie J04BA  9.628
Solatro  6.744
Solatunin  3.1091
Solavetivon  6.748
Solavillin  6.743
Solbad  1.571
Soldado herba  6.197
Soldatenkraut  6.197
Soldier's cap  4.1156
Sole, Wässer  1.248
Solfac flüssig, Monographie  3.1094
Solidaginis giganteae herba  6.755
Solidaginis herba C03, G04BX  6.753, 757
Solidaginis virgae aureae herba  6.759
Solidaginis virgaureae herba  6.759
Solidago  6.763
– Monographie  6.752
Solidago alpestris  6.758
Solidago canadensis  6.752f
Solidago-canadensis-Kraut  6.753
Solidago cantonensis  6.758
Solidago decurrens  6.758
Solidago gigantea  6.752ff
Solidago glabra  6.754
Solidago graminifolia  6.752
Solidago graveolens  5.526
Solidago minuta  6.758
Solidago multiradiata  6.753
Solidago serotina  6.754
Solidago virga aurea hom.  6.763
Solidago virga-aurea  6.758
Solidago virgaurea  3.1024;  6.752, 758f, 763f
– Verfälschung von Arnicae radix  4.352
– Verfälschung von Belladonnae folium  4.425
Solidago virgaurea hom.  6.763f
Solidago viscosa  5.531
Solis herba  5.479
Solis sponsa  4.612
Solodka ural'skaja  5.331
Solomon's seal  6.242
Solseginum aureum  4.612
Solubilisat  2.693
Solubilisierung  2.822
Solubisierungsmittel  7.1416;  8.794
Solutio Acidi borici  1.654
Solutio Acidi formicici spirituosa  1.664;  7.163
Solutio Aetheris spirituosa  1.663
Solutio Aluminii acetico-tartarici  1.619;  7.140
Solutio Ammoniae concentrata  7.213
Solutio Ammoniae diluta  7.212
Solutio Ammonii benzoici 1=5  1.654
Solutio anticoagulans  1.614

Solutio Arning  1.654
Solutio Benzaldehydcyanhydrini  1.654
Solutio Calcii hydroxidati  1.565
Solutio Calcii sulfurati  1.620
Solutio Camphorae aethanolica  1.664
Solutio Camphorae oleosa  1.628
Solutio Camphorae spirituosa  1.664
Solutio Chlumsky  1.655
Solutio conservans  1.565
Solutio Cresoli saponata  1.643
Solutio Electolytorum composita  1.614
Solutio Ferri aromatica  1.653
Solutio Ferri chlorati  1.620
Solutio Ferri hydroxydati saccharosati  1.649
Solutio Formaldehydi saponata  1.643
Solutio Hydrargyri bichlorati  1.655
Solutio Hydrogenii peroxydati concentrata  9.1203
Solutio Hydrogenii peroxydati diluta  9.1199
Solutio Iodi aethanolica  1.657
Solutio Iodi glycerolata 5 % Mandl  1.655
Solutio Jodi  1.655
Solutio Jodi aquosa  1.655
Solutio Jodi spirituosa  1.657
Solutio Kalii acetici  1.620
Solutio Kalii acetici composita  1.656
Solutio Kalii arsenicosi  1.621
Solutio Liquiritiae composita  1.579, 656
Solutio Mandl  1.655
Solutio Masticis  1.656
Solutio Masticis composita  1.656
Solutio Natrii chlorati composita Ringer  1.614
Solutio Natrii chlorati isotonica  1.614
Solutio Natrii chlorati physiologica  1.614
Solutio Natrii citrici composita  1.614
Solutio Natrii lactici composita  1.614
Solutio Natrii lactici concentrata  1.615
Solutio Natrii lactici isotonica  1.615
Solutio Paraldehydi gummosa  1.656
Solutio Phenoli  1.568
Solutio physiologica Ringer  1.614
Solutio Picis Lithanthracis  1.620
Solutio Plumbi subacetici  1.568, 621
Solutio Saponis Kalini spirituosa  1.645
Solutio Saponis spirituosa  1.645
Solutio Tannini  1.656
Solutiones  1.618, 653
Solutiones medicinales  1.653ff
Solutiones ophthalmicae  1.576
Solvatation  2.817
Solvay-Verfahren  7.219
Solventextraktion  2.1020
Solvetivenon  6.748
Somali-Myrrha  4.963
Somali-tea  4.730
Soman, Monographie  3.1095
Somatostatin, Monographie H01CB  9.629
Somatotropin  9.630
Somatropin, Monographie H01AC  9.630
Sombra de toro  5.795
Sombrerete  6.912
Sommaco  6.453
Sommeradonisröschen  3.22

Sommereiche 6.342
Sommerklee 4.289
Sommersprossen 1.208
Sommerweizenanbau, Herbizid 3.1186
Sommerzwiebel 4.184
Sommite fleurie de bourache 4.530
Sonajas 4.959
Sonbrera 6.85
Sonchus arvensis 1.327
Sonchusid 4.866ff
Song-jie 6.188
Songoramin 4.65, 73
Songorin 4.65, 69, 73
Sonnenbaden 1.201
Sonnenblume
– gewöhnliche 5.410
– knollige 5.416
– rote 5.16
Sonnenblumenanbau, Herbizid 3.821f
Sonnenblumenblätter 5.412
Sonnenblumenblütchen 5.411
Sonnenblumenblütenblätter 5.411
Sonnenblumenfrüchte 5.413
Sonnenblumenkerne 5.413
Sonnenblumenöl 5.413
– Identität mit DC 2.275
Sonnenbrand 1.201
Sonnenfische, Intoxikation 3.1164
Sonnenhut 6.505
– blasser 5.13
– purpurfarbener 5.16
– rauhhaariger 6.504
– roter 5.16
– schlitzblättriger 6.505
– schmalblättriger 5.2
Sonnenhutwurzel 5.3, 13, 26
– schmalblättrige 5.3
Sonnenrose 5.410
Sonnenschutz
– Faktor 1.202
– Präparate 1.205ff
– Substanzen 1.203f; 7.67, 586f, 963
Sonnentaufluidextrakt 1.587
Sonnentaukraut 1.587
Sonnenwendkraut, europäisches 3.730
Sonnwendblume 4.601
Sont 4.28
Sonting 4.703
Sontol 4.1110
SOP *[standard operating procedure]* 2.1088
Sophora angustifolia, Verfälschung von Ginseng radix 6.15
Sophora japonica 3.382; 9.540
Sophora tinctoria 4.463
Sophoretin 3.1024
Sophorin 3.382
3-*O*-β-Sophorosyl-7-*O*-β-D-(2-*O*-feruloyl)glucosyl-kämpferol 4.202
3-*O*-β-Sophorosylkämpferol 4.202
Sorbastrella 6.589
Sorbi aucupariae fructus 6.767
Sorbicillin 6.59

Sorbier 6.634
Sorbier des oiseleurs 6.766
Sorbifolin 6.1110
Sorbinsäure 6.767
– Monographie X02 9.634
– in Dermatika 2.903
– Konservans in Dermatika 2.909
– in Kosmetika 1.146
– in Zubereitungen 1.626ff
Sorbit 4.796f; 7.300; 9.636
Sorbitanmonolaurat, in Dermatika 2.903
Sorbitanmonooleat, in Dermatika 2.903
Sorbitanmonopalmitat, in Dermatika 2.903
Sorbitanmonostearat
– in Dermatika 2.903
– FST-Mittel 2.946
Sorbitansesquioleat, in Dermatika 2.903
Sorbitantrioleat 85, in Dermatika 2.903
Sorbitantrioleat GOT, in Dermatika 2.903
Sorbitol 4.92, 796f; 5.751f; 6.766f; 7.299
– Monographie A06AG, X01 9.636
– in Dermatika 1.693; 2.903
– in Emulsionen 1.582
– Lösung, nichtkristallisierende 1.693
– in Tabletten 2.944
Sorbo degli uccellatori 6.766
Sorbo peloso 4.326
Sorbo selvatico 6.766
Sorborum fructus 6.767
L-Sorbose 7.300
Sorbus, Monographie 6.766
Sorbus arbutifolia 6.766
Sorbus aria 6.766
Sorbus aucuparia 6.766f
– Verfälschung von Crataegi folium cum flore 4.1048
Sorbus chamaemespillus 6.766
Sorbus cuspidata 6.766
Sorbus domestica 6.766
Sorbus melanocarpa 6.766
Sorbus suecica 6.766
Sorbus torminalis 6.766
Sorexa, Monographie 3.1096
Sorexa Rot, Monographie 3.1096
Sorghumanbau, Herbizid 3.822
Sorigenin-8-*O*-primverosid 6.394
Sorinin 6.394
Sorption
– chemische 2.599
– physikalische 2.599
Sorptionsisotherme 2.599
– Einfluß auf Fließverhalten 2.726
– Filmtablette 2.956
– Tabletten 2.969
Sorptionsmittel
– für DC 2.258
– – Kennzahlen 2.258
– für Festphasenextraktion 2.410
– GC, Tabelle 2.281
– für HPLC 2.300, 433
Sorptionsvermittlung
– Einfluß auf dermale Bioverfügbarkeit 2.912

- durch Tenside 2.849
Sortieren 2.588
Soshin-kakke 3.324
Sotalol
- Monographie C07AA 9.637
- hydrochlorid, Monographie C07AA 9.639
Souchet des Indes 4.1088
Souchet long 4.1088
Souchet odorant 4.1088
Souchong 4.631
Souci 4.601
Souci des champs 4.598
Souci d'eau 4.625
Souci des jardins 4.601
Souci des marais 4.625
Souci des près 4.598
South African holly 5.806
South American arrow poison 6.822
South Indian squill 6.1033
Southern balsam fir 4.19
Southern hard pine 6.167
Southern pitch pine 6.167
Southern wood 4.358, 360
Southern yellow pine 6.167
Southwellia tragacantha 6.780
Soxhlet-Extraktion 2.403
Soya 5.300
Soya oil 5.306
Soya plant 5.300
Soy(a)bean 5.307
Soy(a)bean oil 5.306
Soyasaponin 4.409
Soybean plant 5.300
Sozoiodolsäure Trihydrat, Monographie D08AG 9.640
Sozojodnatrium 1.640
Spaanse Vlieg 5.731
Spadices Piperis longi 6.199
Spagluminsäure, Monographie R06A 9.640
Spagyrik 2.751
Spallidamin 4.1024
Spalthomogenisator 2.698
Spaltrohrkolonne 2.403
Spaltscanner, für DC 2.423
Spaltvaccinen 1.378
Spanisch Cedernöl 5.580
Spanische Fliege 5.731
Spanische Ginsterblüten 6.770
Spanische Kapuzinerkresse 6.1006
Spanische Zeder 5.579
Spanischer Ginster 3.382; 6.768
Spanischer Hopfen 5.957f
Spanischer Kümmel 4.1079, 1081
Spanischer Lauch 4.189
Spanischer Pfeffer 1.584ff; 4.661, 664, 672
Spanischer Pfriemen 6.768
Spanischer Salbei 6.541
Spanischer Spinat 4.421
Spanischer Thymian 6.986
Spanisches Gipskraut 5.365
Spanisches Hopfenöl 6.967
Spanisches Origanumöl 6.967
Spanisches Salbeiöl 6.541
Spanisches Spiköl, Verfälschung von Salviae lavandulifoliae aetheroleum 6.542
Spanisches Süßholz 5.312, 314
Spanisches Thymianöl 6.986
Spanisches Verbenaöl 5.690
Spanischfliegenkollodium 1.575; 5.736
Spanischfliegenöl 5.736
Spanischfliegenpflaster 5.735f
- immerwährendes 5.736
- Mailänder 5.736
Spanischfliegensalbe 5.736
- euphorbiumhaltige 5.736
Spanischfliegentinktur 1.672
Spanischpfefferliniment, zusammengesetztes 1.616
Spanischpfeffertinktur 1.616, 673; 4.667
Spanish broom 6.768
Spanish chestnut 4.726
Spanish fly 5.731
Spanish marjoram 6.969
Spanish marjoram oil 6.969
Spanish oregano 5.689; 6.967
Spanish origanum 6.967
Spanish origanum oil 6.967
Spanish pepper 4.661, 664
Spanish psyllium seed 6.222
Spanish radish 6.357
Spanish red thyme oil 6.986
Spanish sage 6.541
Spanish sage oil 6.541
Spanner 1.316
Spannweite, Statistik 2.1048
Spanplatten, Formaldehydbelastung 3.611
Spansk peber 4.664
Spansk peppar 4.664
Spanskflue 5.731
Sparadrapum Collae piscium 1.574
Sparagio 4.397
Sparattosperma leucanthum 5.555
Sparattosperma lithontripticum 5.555
Sparfloxacin, Monographie J01MA 9.641
Spargel 4.397
Spargelanbau, Herbizid 3.105, 505, 741, 824, 838
Spargelfliege 1.320
Spargelwurzel 4.397
Spartein 3.1096; 4.463, 465, 801ff, 836, 839, 1124f, 1127ff, 1131; 5.625; 6.769; 9.645
- Monographie C01B 3.1096; 9.645
- sulfat Pentahydrat, Monographie C01B 9.647
Spartianthus junceus 6.768
Spartii juncei flos 6.770
Spartii scoparii flos 4.1127
Spartii scoparii herba 4.1128
Spartii scoparii radix 4.1131
Spartio genista 6.768
Spartioidin 6.669, 671, 676
Spartium, Monographie 6.768
Spartium angulosum 4.1126
Spartium decumbens 4.1124
Spartium glabrum 4.1126
Spartium junceum 3.382; 6.768, 770
- Verwechslung mit Cytisus scoparius 4.1126

Spartium-junceum-Blüten 6.770
Spartium scoparium 4.1126, 1131
Spasmolytika
- Magen-/Darmmittel A03
- Urologika G04BD
Spata 3.99
Spätblühende Goldrute 6.754
Spateisenstein 9.606
Spatel 1.71
Spathiphyllum cannifolium 6.1158
β-Spathulen 6.630
Spathulenol 4.360, 819; 5.134, 687; 6.759, 939
Spatzenkraut 4.263
Spawn 4.911
Speading branched elm 6.1027
Spearmint 5.842
Spearmint leaves 5.844
Spearmint oil 5.842
Spearmintblätter 5.844
Spechtwurz 4.1159, 1161
Species 1.657ff
Species ad gargarisma 1.609
Species ad longam vitam 1.658
Species Althaeae 4.236, 238
Species amarae Kühl 1.658
Species Amaricantes 1.658
Species amaro-aromaticae 1.658
Species antiarthriticae Portland 1.658
Species antiarthriticae Wolf 1.658
Species antiarthriticae Wunder 1.658
Species anticystiticae 1.662
Species Antifebriles 1.659
Species carminativae 1.659
Species cholagogae 1.659
Species deflatulentes 1.659
Species diaphoreticae 1.659
Species diureticae 1.660
Species diureticae Wunderlich 1.660
Species emollientes 1.573
Species gelosa 6.224
Species gelosae 1.660
Species germanicae 1.660
Species gynaecologicae Martin 1.660
Species herbarum ad balnea 1.571
Species herbarum nach Kneipp 1.660
Species hydragogae 1.660
Species infantum 1.660
Species laxantes 1.661
Species laxantes Hamburgensis 1.661
Species laxantes Kneipp 1.661
Species laxantes Schrammii 1.661
Species Majales 1.661
Species matris Anna 1.661
Species nervinae 1.662
Species pectorales 1.662
Species pectorales Burow 1.662
Species pectorales Kneipp 1.662
Species pectorales laxantes Wegschneider 1.662
Species placantes 1.660
Species resolventes 1.573
Species St. Germain 1.661

Species sedativae 1.662
Species stomachicae 1.662
Species stomachicae Dietl 1.662
Species sudorificae 1.659
Species tussiculares 1.662
Species urologicae 1.662
Specific pathogen free (spf) Tiere 2.721
Specimen 1.427
Speciosin 4.946
Speckblume 4.281
Speckstein 9.768
SPECT [singel photon emission computed tomography] 2.395
Spectinomycin 1.750
- Monographie J01FA 9.647
- hydrochlorid Pentahydrat, Monographie J01FA 9.648
- sulfat Dihydrat, Monographie J01FA 9.648
Speed 3.65, 786
Speedball, Cocain u. Heroin 3.333
Speedwell 6.1118
Speedwell wort 6.1117
Speichelamylase 7.252
Speichelrollen 1.21
Speicherfilter 2.616
Speichermodul, bei DMA 2.74
Speik 5.639
- kleiner 5.630
Speiserhabarber 6.432f, 436
Speisesenf 6.705
Speisezwiebel 4.184
Speitungsgeschwindigkeit 2.105
Speiwurzel 4.774, 777
Spektralphotometer 2.464
2D-Spektren, NMR-Analyse 2.211
Spektrenbibliothek, Massenspektrometrie 2.235
Spektrol 3.1150
Spektrometrie 2.158
- apparative Einflußgrößen 2.171f, 177
- photometrische Richtigkeit 2.172
γ-Spektrometrie 2.386
Spektropolarimeter 2.157
Spektroskopie
- ATR- 2.161
- IR- 2.182
- Molekül~ 2.162
- Nachweisgrenze für Elemente 2.469
- Photonenkorrelations~ 2.46, 929
- UV/Vis~ 2.157
Speld tea 4.395
Spenderseifen 1.158
Sperberkraut 6.589
Sperlingskraut 4.262
Sperma, Nachweis 1.540
Spermidin 4.1027, 1067; 5.861
Spermien, Urinsediment 1.514
Spermin 5.752
Spermiogramm-Veränderung, Ethylenbromidintoxikation 3.423
Spermostrychnin 6.817
Sperone di gallo 4.912
Speronella 5.220

Sperry-Schönheimer, Digitonin-Lösung 1.535
Spezial Kalkstickstoff, Monographie 3.1098
Spezial Kiepenkerl Rasendünger mit Unkraut-
 vernichter, Monographie 3.1098
Spezial Rasendünger mit Moosvernichter,
 Monographie 3.1098
Spezial Rasendünger mit Unkrautvernichter,
 Monographie 3.1098
Spezial Rasendünger mit Unkrautvernichter VGC,
 Monographie 3.1098
Spezial Unkrautvernichter Weedex
– Monographie 3.1098
– Pflanzenschutz 1.359
Spezialunterwäsche 1.112f
Spezialverbandstoffe 1.40
SPF [sun protecting factor] 1.202
spf-Tiere [specific pathogen free] 2.721
Sphaerococcus crispus 4.860
Sphaeromat 2.829
Sphaerostemma blumiana 5.604
Sphaerostemma japonicum 6.641
Sphaerotheca fuliginea 1.291, 335
Sphaerotheca humuli 1.291
Spheroidin 3.1164
Spheroniser 2.829
Sphingomyelin 3.523
Sphondin 5.432ff, 436f; 6.50, 149
Sphondylium branca 5.435
Sphondylium branca-ursi 5.435
Sphondylium giganteum 5.432
Sphondylium pyrenaicum 5.432
Sphondylium villosum 5.432
α-Spiasterin 4.114
Spic 5.639
Spicae aetheroleum 5.639
Spicae flos 5.634
Spicanard 5.912
Spiculisporsäure 6.59
Spiegelbaum 4.943
Spierblumen 1.659; 5.149
Spierkraut 5.152
Spierstaude 5.152
Spierstaudenblüten 5.149
Spießampulle 2.769
Spießglanz, schwarzer 7.271
Spießglanzmetall 7.267
Spigelia 6.772, 774
– Monographie 6.772
Spigelia hom. 6.775
Spigelia anthelmia 6.772ff
Spigelia anthelmia hom. 6.774f
Spigelia marilandica 6.775
Spigelia marilandica hom. 6.776
Spigelia-marilandica-Wurzelstock 6.775
Spigelia multispica 6.772
Spigelia nervosa 6.772
Spigelia oppositifolia 6.775
Spigeliae herba 6.772
Spigelie 6.772
– nordamerikanische 6.775
Spigélie du Maryland 6.775
Spigelienkraut 6.772

Spigelienwurzel 6.775
– marylandische 6.775
Spigelin 6.775
Spignel 5.848f
Spignet 4.323
Spigo 5.634, 639
Spigo nardo 5.639
Spike 5.639
Spike lavender 5.639
Spike lavender oil 5.639
Spiked willow herb 5.57f
Spikenard 4.323, 325; 5.912
Spikenard root 4.323
Spikenarde 5.639
Spikenardenöl 5.914
Spiklavendel 5.639
– Verfälschung von Lavandulae flos 5.634
Spiköl 5.639
– ätherisches 5.639
Spikpflanze 5.639
Spillbaum 6.397
Spilocaea pomi 1.292
Spina cervina 6.393
Spina santo 6.393
Spinacia oleracea, Oxalatgehalt 3.899
Spina-Cristi 5.718
Spinae albae fructus 4.1056
Spinasterin 4.240, 1065ff
Spinasterol 4.112, 114, 241, 580, 585, 1034,
 1070, 1076; 5.358, 362, 400, 793f; 6.240
α-Spinasterol-3-glucosid 4.263
α-Spinasteryl-β-D-glucopyranosid 6.240
Spinasteryl-3β-D-O-glucosid 5.362
Spinat
– Oxalatgehalt 3.899
– spanischer 4.421
– wilder 4.421
Spinatanbau, Herbizid 3.367, 732
Spindelapparat, Desaggregation durch Vincristin
 3.1242
Spindelblume 4.946
Spindelstrauch 3.570
Spindletree 3.570
Spingel 5.157
Spinnblume 4.946
Spinnenkraut 6.668
Spinnentiere 1.304f
Spinning-drop-Tensiometer 2.100
Spinnmilben 1.304, 323
Spinnvliesstoffe 1.22
Spino merlo 6.393
Spinoporci 6.607
α-Spinosterol 4.143
Spin-Spin-Kopplung, NMR-Analyse 2.202
Spinulosin 6.59
Spiraea ulmaria 5.148, 154
Spiraea ulmaria ex herba ferm 34c 5.155
Spiraeae flos 5.149
Spiraeae herba 5.152
Spiraeae ulmariae flos 5.149
Spiraeae ulmariae herba 5.152
Spiraein 5.148, 150

Spiraeosid 4.185, 1059, 1129; 5.149, 256, 368f
Spiralstrahlmühle 2.539
Spiramycin 1.751
– Monographie J01FA 9.648
– Identität mit DC 2.276
Spirito di ginepro 5.571
Spiritol 3.787
Spirituosa medicata 1.654, 663f
Spiritus, zusammengesetzter aromatischer 1.665
Spiritus acetico-aethereus 1.663
Spiritus ad balnea 1.571
Spiritus Aethereus 1.663
Spiritus Aetheris acetici 1.663
Spiritus Aetheris chlorati 1.663
Spiritus Aetheris nitrosi 1.663
Spiritus Ammonii anisatus 1.619
Spiritus Angelicae compositus 1.663
Spiritus Anisi compositus 1.619; 6.142
Spiritus Anodynus vegetabilis 1.663
Spiritus aromaticus 1.663ff
Spiritus aromaticus compositus 1.665
Spiritus Camphorae 1.664
Spiritus camphoratus 1.664
Spiritus Citronellae compositus 1.665
Spiritus Cochleariae 1.664
Spiritus coloniensis 1.702
Spiritus contra perniones 1.707
Spiritus Dzondii 1.620
Spiritus Foeniculi 5.168
Spiritus Formicarum 1.664; 7.163
Spiritus Iuniperi 5.571
Spiritus Jodi concentratus 1.656
Spiritus Jodi dilutus 1.656
Spiritus Juniperi 1.664; 5.570
Spiritus Lavandulae 1.664; 5.632
Spiritus Ligni 8.914
Spiritus Medicati 1.663ff
Spiritus Melissae compositus 1.665
Spiritus Menthae 1.665
Spiritus Menthae piperitae 1.665
Spiritus Mindereri 1.619
Spiritus Nitri dulcis 1.663
Spiritus ophthalmicus Pagenstecher 1.665
Spiritus ophthalmicus Visbadensis 1.665
Spiritus Peruvianus 1.665
Spiritus Picis lithanthracis 1.665
Spiritus Rosmarini 1.665; 6.491
Spiritus russicus 1.666
Spiritus saponatus 1.645
Spiritus Saponis kalini 1.645
Spiritus Saponis kalini Hebra 1.645
Spiritus Sinapis 1.666; 4.551
Spiritus Theriacalis 1.663
Spiritus Vini gallici 1.666
Spiritus Visci compositus 1.666
Spirke 6.163
Spirodela polyrrhiza, Verwechslung mit Lemna minor 5.644
Spiroether 4.822; 7.1272f
Spiroketalenolether 4.360; 7.1272f
Spironolacton 1.738
– Monographie C03DA 9.650

– Cyclodextrinkomplex 2.849
Spirosantalol 6.601
Spirosta-5,25(27)-dien-1$\beta$,3$\beta$,11$\alpha$-triol 5.419, 421f
Spirosta-5,25(27)-dien-1$\beta$,3$\beta$,11$\alpha$-triolglykoside 5.424
Spirostanolsaponosid A 6.242
(1$\beta$,3$\beta$,25$R$)-Spirost-5-en-1,3-diol 9.538
(25$R$)-Spirost-5-en-1$\beta$,3$\beta$-diol 9.538
Spitalwatte 1.21
Spitzgras 4.138
Spitzkegeliger Kahlkopf 6.291
Spitzwegerich 6.224
Spitzwegerichblätter 1.651; 6.225
Spitzwegerichfluidextrakt 6.228
Spitzwegerichkraut 1.662; 6.225
Spitzwegerichsirup 1.651
Spivias 7.167, 171
Splim 3.1155f
Splißbildung 1.178
Spofa 8.778
Spogel seed 6.232
Spogel seed plantain 6.232
Spondylus americanus 3.1061
Spondylus butleri 3.1061
Spondylus ducalis 3.1061
Sponge gourd 5.713
Sponge tree 4.32
Spongoadenosin 9.1169
Spongospora subterranea 1.288
Spontankristallisation 2.562
Spoonbunch 5.609
Spoonwood 5.609
Spoonwort 4.923f
Sporangien 1.288ff
Sporen 1.286ff
Sporkenhoutbast 6.398
Spornveilchen 6.1142
Sportak
– Monographie 3.1098
– Pflanzenschutz 1.356
Sportak alpha
– Monographie 3.1099
– Pflanzenschutz 1.356
Sporysz 6.246
Spotted alderstriped alder 5.368
Spotted cranesbill 5.252
Spotted geranium 5.252
Spotted hemlock 4.970
Spotted parsley 4.970
Sprays
– Deosprays 1.210f
– Fußsprays 1.164f
– Insect Repellents 1.220
– Mundsprays 1.195
– Zubereitungen 1.613
Spreading dog's-bane 4.301, 303
Spreading Factor 8.455
Spreithilfsmittel 7.1184
Spreitung 2.96
Spreitungsbenetzung 2.104
Spreitungskoeffizient 2.105
Spreitungswaage 2.105

Spreitungswinkel 2.105
Sprengmittel
- für Granulate 2.727
- in Tabletten 2.942, 945;  7.110
Sprengstoff 7.433
Spring Adonis 4.93
Spring cowslip 6.285
Springauf 4.977
Springgurke 3.357f
Springschrecken 1.307f
Springschwänze 1.306f
Springwurz 4.1159, 1161; 6.243
Sprintillamin 3.652; 5.422, 426
Sprintillin 3.652; 5.422, 426
Spritol 3.787
Spritzen 1.72
- automatische 1.75
Spritzessigkraut 4.1159
Spritzgußtechnik 2.837
Spritzverfahren, Pflanzenschutz 1.341
Spruce fir 6.121
Spruce pine 6.125
Sprühcharakteristik 2.630
Sprüheinbettung 2.841, 846
Sprüherstarrung 2.830, 837
Sprühgetrocknetes Arabisches Gummi 4.41
Sprühkopf 2.625f
Sprühtrocknung 2.600f;  7.1235
- Einflußgrößen 2.1023
- Funktionsschema 2.732
- Tees 2.1023
Sprühtrocknungsprodukte, Untersuchungen 2.1023
Sprühverdampfer 2.402
Sprühverfahren, Pflanzenschutz 1.341
Spruzit flüssig, Monographie 3.1099
Spruzit Gartenspray
- Monographie 3.1099
- Pflanzenschutz 1.351
Spruzit Puder, Monographie 3.1099
Spruzit Staub
- Monographie 3.1099
- Pflanzenschutz 1.351
Spruzit Zierpflanzenspray, Monographie 3.1099
Spruzit Zimmerpflanzenspray, Monographie 3.1099
Spuckbecher 1.76f
Spuckflasche 1.76f
Spunlaced Vliesstoffe 1.22
Spur 4.911
Spurenelemente, Säuglingsnahrung 1.230, 241
Spurenverunreinigungen, MS 2.459
Spurge olive 3.387
Spurred rye 4.921
Squalane
- in Dermatika 2.903
- GC-Trennflüssigkeit 2.282
- NF XVII 2.886
Squalen 4.59, 751, 1075;  5.89, 201, 308, 836, 938, 941
Squash cushaw 4.1072
Squaw root 4.741
Squaw weed 6.663
Squill 6.1037, 1039

Squill Liquid Extract 6.1035
Squill Oxymel 6.1040
Squill Syrup 6.1040
Squill Tincture 6.1035
Squill Vinegar 6.1035
Squilla 6.1037
Squilla maritima 6.1037
Squilla numidica 6.1037
Squilla pancration 6.1037
Squina 6.728
Squine 6.728
Squirrel corn 4.1155
Squirrel corn root 4.1155
SRAT [*slow release artificial tears*] 2.657
Ssantbaum 4.28
SSF [*Sonnenschutzfaktor*] 1.202
Stäbchen
- Arznei~
- - elastische feste 1.568
- - elastische weiche 1.568
- - harte 1.568
- Pflanzenschutz 1.342
Stabilan, Monographie 3.1099
Stabilisator 8.493
- Polyvinylchlorid 3.237
Stabilisatoren, für Parenteralia 2.768
Stabilisatorlösungen 2.671
Stabilisierung, Emulsionen 7.110
Stabilität
- Probenmaterial, Klin. Chemie 1.434
- Salbe 2.1115
- Streß-Test 2.720, 1117
- Suspension 2.1115
- Tabletten 2.1115
Stabilitätsvorhersage 2.1118
Stachelbeerblattwespe, Gelbe 1.314
Stachelbeere 6.466
Stachelige Kardamomen 4.252
Stachelmohn 3.265, 1055
Stachelnuß 4.1142
Stachydrin 4.49, 455; 5.648, 650, 653, 778
Stachyose 4.454, 726, 1073; 5.265, 344, 386, 647f, 778; 6.385, 389, 1108
Stachyosid 6.936
Stachys germanicus, Verwechslung mit Marrubium vulgare 5.778
Stachys officinalis, Verfälschung von Melissae folium 5.814
Stachys palustris, Verfälschung von Melissae folium 5.814
Stachys sylvatica, Verfälschung von Melissae folium 5.814
Stafisagria 3.398
Staggerwort 6.668
Staghorn sumach 6.463
Stalagmometer n. Traube 2.99
Stalinon 3.1260
Stallfliegenmittel Spiess Urania, Monographie 3.1099
Stammemulsion 2.698
Stampfdichte
- Definition 2.55f

– Granulate 2.739
Stampfvolumen
– Endkontrolle 2.1109
– Granulate 2.739
Standard
– externer 2.1073
– – bei DC 2.425
– – bei GC 2.429
– interner 2.464
– – bei DC 2.425
– – bei GC 2.429
Standard operating procedures 2.1088
Standardabweichung
– Intralaboratoriums~ 2.1067
– Normalverteilung 2.43
– relative 2.1048
– Ringversuchs~ 2.1067
– F-Test 2.1054
Standardarbeitsanweisung 2.1088
Standardfehler, Statistik 2.1048
Standardisierung, Drogen 2.1020
Standardlösung 2.347
Standardnormalpotential 2.355
Standardnormalverteilung 2.1051
Standardzulassung, Teedrogen 2.1019
Stangenpfeffer 6.199
Stange-Poole-Gleichung 2.567
Stannan 3.1259
Stannin 3.1259
Stanolol, 5α-Dihydrotestosteron 7.257
Stanolol, 17B-Hydroxy-5α-androstan-3-on 7.257
Stanozolol, Monographie A14A 9.655
Staphisagrin 3.397f
Staphisagroin 3.399
Staphisin 3.399
Staphylinidae 1.315f
Staphylococcus aureus 7.178; 9.666
– Nachweis 2.346
– als Prüfkeim 2.910, 1103
Staphylococcus thermophilus 4.516
Staphylokinase 9.666
Staphysaigre 3.398
Star, Pflanzenschutz 1.320
Star anise 5.515
Star anise fruit 5.519
Star anise oil 5.515
Star bloom 6.775
Star grass 4.173, 175
Star grass root 4.174
Star thistle 4.751
Starane 180, Monographie 3.1100
Starane Combi
– Monographie 3.1100
– Pflanzenschutz 1.363
Starcek obecny 6.675
Starch 8.805
Starch gum 7.1235
Stärke
– dünnkochende 9.654
– in Gelen 2.905
– Grenzprüfung 2.312f
– 2-hydroxyethylester 8.497

– als Indikator 2.356
– löslich, Monographie 9.654
– lösliche 1.548
– – Grenzprüfung 2.314
– nicht quellbare 7.255
– in Pasten 1.630
– phosphatierte 7.256
– in Pudern 2.860
– sterilisierbare 7.256
– in Tabletten 2.945
Starke abführende Pillen 1.636
Stärkegel, für Elektrophorese 2.243
Stärkegranulose 7.255
Stärkekapseln 1.572; 2.803
Stärkekleister, als Granulierflüssigkeit 2.736
Stärkekörner, Nachweis 1.532
Starkes Campheröl 1.628; 7.648
Stärkesirup, Dragierung 2.958
Stärkezucker 8.355
Starrverbände 1.37
Star-spangled powder 3.333
Start-Codon 2.706
Starterkorn 2.828
Starter-t-RNA 2.706
Starwort 4.173
Starzec 6.675
Static mercury drop electrode 2.503
Stationäre Phase
– DC 2.256
– GC 2.281
– HPLC 2.299, 319, 438
Statistik 2.1048
– Ereignisprognose 2.1059
– Phasenhäufigkeitstest n. Wallis-Moore 2.1069
– Qualitätskontrolle 1.438
– Trend 2.1068
Statt jäten Granulat, Monographie 3.1100
Staub 2.924
Stäubeverfahren 1.342
Staubexplosion 2.539
Staublungenerkrankung, Asbest 3.102
Staudenguckerl 5.429
Staudenmajoran
– echter 5.959
– falscher 5.951
Staudenmelde 4.420
Staudensellerie 4.292
Staugurt 1.45f
Staupe, Impfung J07BX 1.403, 418
Stavesacre 3.398
Steady state 2.94
– Retardpräparate 2.1130
Steal-Effekt 7.73, 1338
Steapsin 9.1021
Stearatcreme 2.879
Stearin 1.709
Stearinpalmitinsäure 9.657
Stearinsäure 4.4, 24, 102, 257, 314, 317, 545, 559, 683, 697, 1035, 1066, 1070, 1073, 1104; 5.86, 304, 306, 340, 414, 532, 951; 6.251
– Monographie 9.657
– in Dermatika 2.903

- FST-Mittel **2.**946
- in Suppositorien **1.**667
Stearolsäure **6.**600, 777f
Stearolum **7.**824
Stearylalkohol
- Monographie **9.**658
- in Dermatika **2.**903
- emulgierender **7.**825
- FST-Mittel **2.**946
Stearylsulfamid, Monographie **9.**658
Steatit **9.**768
Steca **5.**642
Steccioni **4.**754
Stechapfel **4.**1152
- gemeiner **3.**390; **4.**1142
- großer **4.**1140
- weißer **4.**1142
Stechapfelblatt, eingestelltes **4.**1145
Stechapfelblätter **4.**1144
Stechapfelextrakt **1.**606
Stechapfelkraut **1.**606; **4.**1144
Stechapfelsamen **1.**680; **4.**1150
Stechapfelsamentinktur **1.**680
Stechbecken **1.**76ff
Stechdorn **6.**393
Stecheichenblätter **5.**506
Stechginster **3.**382
- europäischer **3.**1226
Stechkörner **1.**673
Stechkörnertinktur, Rademachersche **1.**673
Stechmücken **1.**269f, 280
Stechpalme **5.**506f
Stechpalmenblätter **5.**506
Stechwinde **6.**727
- osterluzeiblättrige **6.**723
Stechwindenwurzel **6.**723
Steckrübe **4.**542
Stedmodersblomst **6.**1148
Stedmorsblomst **6.**1148
Steffensia elongata **6.**197
Steffimycin
- Monographie J01AA **9.**659
- 4'-methylether **9.**659
Steffisburgensimycin **9.**659
Stegobium paniceum **1.**262, 278
Steichrürere **4.**1197
Steigern **7.**271
Steinbeeren **6.**1065
Steinbeerenblätter **4.**330; **6.**1062
Steinbibernelle **6.**153
Steinbrand, Weizen **1.**297
Steinbrechbibernelle **6.**153
Steineiche **6.**341
Steiner, R. **2.**752
Steinesche **5.**191
Steinklee **1.**573ff
Steinkohlenteer **1.**620ff; **3.**168
- Monographie D05A **9.**659
Steinkohlenteerkampfer **3.**855
Steinkohlenteerkreosot **3.**952
Steinkohlenteerlösung **1.**620
Steinkohlenteerspiritus **1.**665

Steinobstanbau, Herbizid **3.**62, 741
Steinpfeffer **6.**651
Steinpfefferkraut **6.**651
Steinraute **4.**86
Steinröschen **3.**388, 829
Steinsalz **8.**1098
Steinwurz(el) **4.**956
Stelha puklerky islandske **4.**791, 794
Stellaria media, Verwechslung mit Anagallis arvensis **4.**263
Stellaris scilla **6.**1037
Stellatogenin **5.**903
Stembok buchu **4.**134
Stemless carlina root **4.**691f
Stemless caroline **4.**691
Stempel, Tablettenmaschine **2.**946
Stempor Granulat, Monographie **3.**1100
Stempor Granulat zum Auflösen in Wasser, Monographie **3.**1100
Stengelblatt **4.**741
Stengelfäule **1.**291, 293
Stengelhalsfäule, Raps **1.**292
Stengelkohl **4.**552
Stengellose Eberwurz **4.**691f
Stengelmanna **5.**196
Stenocalyx michelii **5.**133
Stenocalyx-michelii-Blätter **5.**134
Stenocalyx-michelii-Früchte **5.**135
Stenocalyx pitanga **5.**133
Stenocalyx uniflora **5.**133
Stenocalyx-uniflora-Blätter **5.**134
Stenophyllanin **6.**345
Stephani-Kaffee **4.**720
Stephanit **9.**607
Stephanskörner **3.**399
Stephanskraut **3.**397f
Stepnaja malina **5.**46
Steppergang, Fenthion **3.**587
Steranijs **5.**515
Sterculia, Monographie **6.**776
Sterculia acuminata **4.**941
Sterculia appendiculata **6.**777, 781
Sterculia brown **6.**779
Sterculia foetida **6.**777, 781
Sterculia-foetida-Früchte **6.**777
Sterculia-foetida-Samenöl **6.**777
Sterculia gum **6.**781
Sterculia nitida **4.**941
Sterculia obovata **6.**780
Sterculia pubescens **6.**780
Sterculia quinqueloba **6.**777, 779, 781
Sterculia rhinopetala **6.**777, 779ff
Sterculia-rhinopetala-Rinde **6.**780
Sterculia setigera **6.**777, 780f
Sterculia-setigera-Rinde **6.**780
Sterculia tomentosa **6.**780
Sterculia tragacantha **6.**777, 780
Sterculia-tragacantha-Blätter **6.**780
Sterculia urens **4.**412; **6.**777, 780f
Sterculia villosa **4.**412; **6.**777, 781, 786
Sterculiae foetidae oleum **6.**777

Sterculiae gummi **4.**38; **6.**777, 779ff, 786
- Verfälschung von Tragacantha **4.**412
Sterculiae nux **4.**942
Sterculiasäure **4.**4, 233; **5.**337ff, 754; **6.**777, 874
Stercurensin **6.**781
Sterebin **6.**789
Stereum purpureum **1.**296
Steriler Leinenfaden **5.**672
Steriler Leinenfaden im Fadenspender **5.**673
Sterilfiltration
- Verfahren **2.**775
- Verfahrensvalidierung **2.**1037
Sterilisationsmittel **8.**292
Sterilisationsverfahren **2.**780; **3.**330
Sterilisationszeit **2.**780
Sterilisierbare Maisstärke **7.**255
Sterilisierbarkeit, Wundauflagen **1.**32
Sterilitätsprüfung
- Direktverimpfung **2.**1102
- Membranfiltermethode **2.**1102
Sterilizable starch **7.**255
Sterilization in place **2.**713, 790, 1042
Sternanis
- chinesischer **5.**519
- echter **5.**515
- japanischer **5.**513
Sternanisfrüchte **1.**579ff
Sternanisöl **5.**515
Stern von Bethlehem **3.**348
Sternblömken **4.**281
Sternblume **4.**417
- karolinische **6.**775
Sterndistel **4.**751
Sterndistelkraut **4.**751
Sterndoldenkraut **4.**418
Sterneli **4.**281
Sternflockenblume **4.**751
Sternflockenblumenkraut **4.**751
Sternkiefer **6.**175
Sternkraut, gelbes **5.**226
Sternleberkraut **5.**429
Sternlebermoos **5.**774
Sternorrhyncha **1.**309ff
Stern-Schicht **2.**107, 927
Sternutatorii flos **4.**978
Sternwurzel **4.**173f
Steroide
- Anabolika **A14A**
- Bestimmungsmethode, elektrochemische **2.**521
- Nachweis, chromatographischer **2.**147
Steroidsaponine **3.**650, 653
Sterole
- Bestimmungsmethode, elektrochemische **2.**521
- Nachweis, chromatographischer **2.**147
Sterolon **9.**321
Stertagiose **1.**765
Stettin fir **6.**180
Stevia, Monographie **6.**788
Stevia rebaudiana **6.**788f
Stevia-rebaudiana-Blätter **6.**789
Steviae rebaudianae folium **6.**789

Steviosid **6.**789
Stiban **3.**84
Stibin **3.**82, 84
Stibium arsenicicum **7.**269
Stibium arsenicosum **7.**269
Stibium metallicum **7.**267
Stibium sulfuratum aurantiacum **7.**271
Stibium sulfuratum nigrum **7.**271
Stibnit **7.**268
Stibophen, Natriumsalz Heptahydrat, Monographie P01CB **9.**660
Stibosamin, Monographie P01CB **9.**662
Stichkraut **4.**352
Stichprobe **2.**1048
Stichprobenkontrolle, attributive **2.**1081
Stichprobenpläne
- doppelte u. mehrfache **2.**1077
- einfache **2.**1074, 1076
- Qualitätskontrolle **2.**1074
Stichprobenvergleich, Statistik **2.**1054
Stichprobenziehung, Zufallszahl **2.**1083
Stichwurz(el) **4.**345, 352
Stick **3.**1155f
Stick-Immuno-Assay **3.**322
Stickoxide **1.**283; **3.**1053
- Smog **3.**907
- Tabakrauch **3.**870
Stickoxydul **7.**1402
Stickstoff
- Permeation, Kunststoffe **2.**997f
- überkritischer Zustand, Kennzahlen **2.**1030
Stickstoffdioxid **3.**1052
- Smog **3.**907
Stickstoff-Lost **3.**447, 1209
- Monographie **3.**1100
Stickstoffregel, Bestimmung, massenspektrometrische **2.**233
Stiefmütterchen **6.**1148
- gelbes **6.**1143
Stiefmütterchenkraut **1.**661
Stieleiche **6.**342
Stielpfeffer **6.**194
Stielsellerie **4.**292
Stiff gentian **5.**249
Stiftmühle **2.**543ff
$\Delta 7,22$-Stigmastadienol **4.**1065ff
$\Delta 7,24(25)$-Stigmastadienol **5.**414
$\Delta 7,24(28)$-Stigmastadienol **5.**414
$\Delta 7,25$-Stigmastadienol **4.**1065ff
$5\alpha$-Stigmastan 3,6 dion **5.**722
$\Delta 7,22,25$-Stigmastatrienol **4.**1065ff
$\Delta 7,9(11),24(28)$-Stigmastatrienol **5.**414
$24(R/\alpha)$-Stigmast-22-en-$3\beta$-$D$-$O$-glucosid **5.**362
Stigmastenol **4.**585
$\Delta^7$ Stigmastenol **4.**1065ff; **5.**414; **6.**240, 577
$\Delta 7$-Stigmasten-3-$\beta$-ol **4.**440
$5\alpha$-Stigmast-7-en-$3\beta$-ol **5.**400
$5\alpha$-Stigmast-9(11)-en-$3\beta$-ol **4.**1035
5-Stigmasten-$3\beta$-ol **9.**626
Stigmasten-3-on **4.**114
Stigmasterin **4.**24, 255; **5.**674; **8.**914

Stigmasterol **4.**58, 112, 157, 215, 262f, 296, 440, 580, 585, 601f, 681, 683, 703, 760, 1032, 1070, 1075; **5.**35, 188, 312, 400, 414, 507, 523, 528, 635, 690, 718, 730, 775, 859, 941; **6.**336, 476, 575, 577, 697, 723, 839, 1027
Stigmasterol-β-D-glucosid **4.**58
Stilbamidinisethionat, Monographie P01CX **9.**662
Stilbenderivat **4.**207
4,4′-Stilbendicarboxamidinisethionat **9.**662
Stilbene **9.**1076
Stilbericosid **4.**326
Stilbestroldipropionat **7.**1287
Stilboestrol **7.**1284
Stillhindernisse **1.**235
Stillprobe **1.**234
Stink weed **4.**1142, 1152
Stinkandorn **4.**454
Stinkbaltes **6.**1079
Stinkbaumöl **6.**777
Stinkbusch **6.**450
Stinkbuschwurzelrinde **6.**450
Stinkdill **4.**996
Stinkdillsamen **4.**998
Stinkende Hundskamille **3.**79; **4.**286
Stinkende Nieswurz(el) **3.**651; **5.**419f
Stinkender Schierling **4.**970
Stinkender Storchschnabel **5.**254
Stinkerli **4.**601
Stinkfliegen **1.**314
Stinking chamomile **4.**286
Stinking hellebore **3.**651; **5.**419
Stinking horehound **4.**454
Stinking mayweed **4.**286
Stinking roger **5.**464
Stinking weed **4.**719
Stinking weed leaves **4.**720
Stinkkamille **4.**286
Stinkwacholder **3.**702; **5.**582
Stip **7.**167, 171
Stipitatonsäure **6.**59
Stipitatsäure **6.**59
Stipites Chrysanthi **6.**442
Stipites Dulcamarae **6.**738
Stipites Jalapae **5.**540
Stiripentol, Monographie N03AX **9.**663
Stizolphin **4.**752
Stockholm tar **6.**181
Stockkapseln **1.**85
Stockmalve **4.**159
Stockrose, chinesische **4.**159
Stockrosenblüten **1.**662; **4.**159
Stodiek Rasendünger mit Moosvernichter, Monographie **3.**1102
Stodiek Spezial Rasendünger mit Unkrautvernichter, Monographie **3.**1102
Stoechados arabicae flos **5.**642
Stoechados purpureae flos **5.**642
Stoechas arabica **5.**642
Stoechas arabique **5.**642
Stoechas officinarium **5.**642
Stoechas pedunculata **5.**642
Stoechasblumen **5.**642

Stoerks Eisenhut **4.**68
Stoff **3.**1155f
Stoffmengenanteil **2.**826
Stoffmengenkonzentration **2.**822
Stoichactis helianthus **3.**523
Stokes-Einstein-Gleichung **2.**94
Stokes-Gesetz **2.**47, 84, 86f, 700, 925
Stokessche Flüssigkeit **1.**556
Stokessche Lösung **1.**556
Stokes-Tornado-Mill **2.**540
Stoletnik **4.**210
Stolones graminis **4.**139
Stolzer Heinrich **5.**930
Stoma
– Arten **1.**116f
– Definition **1.**114
– Indikationen **1.**114, 116
– Komplikationen **1.**118f
– Versorgungssysteme **1.**120ff; **2.**985f
– – Übersicht **1.**125
Stomakappen **1.**122
Stomatologika A01, A01A
– Antiinfektiva A01AB
– Corticosteroide A01AC
– Kariesprophylaxe A01AA
Stominal **2.**985
Stomoxys calcitrans **1.**261f
Stomp
– Monographie **3.**1102
– Pflanzenschutz **1.**365
Stomp B, Monographie **3.**1103
Stomp 45 WP, Monographie **3.**1103
Stone-root **4.**956, 958
Stop-Codon **2.**705, 707
Stoppelrübe **4.**557
Stoppioni **4.**754
Stopsloch **4.**586
Storace purificato **5.**699
Storax **5.**698f
Storaxbalsam **5.**698
Storaxbaum **5.**698
Storchebluem **4.**281
Storchenblume **4.**283
Storchschnabel **5.**252
– düsterer **5.**251
– gefleckter **5.**252
– stinkender **5.**254
Storchschnabelkraut **5.**255
Storchschnabelwurzel **5.**253
Storesin **5.**700
Störfaktoren **1.**448
Storksbill **5.**252
Storm, Monographie **3.**1103
Stößel **2.**540
Stovain **7.**255
STP *[2,5-Dimethoxy-4-methyl-amphetamin]* **3.**479
Straccia-brache **6.**727
Strahlenexposition
– externe **2.**339
– interne **2.**339
Strahlenschutz, gesetzliche Regelung **2.**337
Strahlenschutzmaßnahme **2.**343

Strahlenschutzverordnung 2.337
Strahlensterilisation 3.330
Strahlensterilisator, Verfahrensvalidierung 2.1038
Strahlmühle 2.539
Strahlprallmühle 2.539
γ-Strahlung 2.397
Strahlungsdetektor 2.384
Strahlungstrockner 2.599
Stramentum Avenae 4.443
Stramoine 3.390; 4.1142
Stramoine odorante 3.391
Stramonia 4.1152
Stramonii folium 4.1144
Stramonii folium titratum 4.1145
Stramonii herba 4.1144
Stramonii pulvis normatus 2.1020; 4.1145
Stramonii semen 4.1150
Stramonii seminis tinctura 1.680
Stramonio 3.390; 4.1142, 1144
Stramonium 4.1144, 1151
Stramonium fastuosa 4.1141
Stramonium foetidum 4.1142, 1152
Stramonium leaves 4.1144
Stramonium majus album 4.1152
Stramonium seed 4.1150
Stramonium e seminibus 4.1150
Stramonium spinosum 4.1142, 1152
Stramonium tatula 4.1142
Stramonium vulgatum 4.1142, 1152
Stramoniumblätter 4.1144
Stramoniumpulver, eingestelltes 2.1020; 4.1145
Stramoniumsamen 4.1150
Strandbeifuß 3.1056
Stranddistel 5.78
Strandkiefer 6.161, 175
Strandl#ög 6.1037
Stränze, schwarze 4.417
Strasbourg turpentine 4.14
Straßburger Terpentin 4.14
Stratum corneum 1.135, 137
Stratum corneum disjunctum 2.911
Strauchige Becherblume 6.607
Strauchige Pfingstrose 6.9
Strauchkohl 4.552
Strauchpäonie 6.9
Straußgipskraut 5.365
Strauss-Kanüle 1.60
Strawberry tree 4.326
Streifenkrankheit
   Gerste 1.291
 – Mittel gegen 3.622
Strepidin-4-α-streptobiosaminosid 9.667
Streptamin, substituiertes 1.743
Streptocaulon cochinchinensis 4.621
Streptocidum 9.722
Streptococcal fibrinolysin 9.664
Streptococcus faecalis 2.530; 7.781, 977
Streptococcus haemolyticus 9.663f
Streptodornase 9.666
 – Monographie B01AD 9.663
Streptogramin B 8.1013
Streptokinase, Monographie B01AD 9.664

Streptomyces 1.285, 752
Streptomyces actuosus 8.1217
Streptomyces albogriseolus 8.1128
Streptomyces albus 9.559
Streptomyces ambofaciens 1.751; 9.649
Streptomyces antibioticus 1.748; 7.1170; 8.1233; 9.75, 1095, 1169f
Streptomyces archidaceus 7.1147
Streptomyces aurens 8.1219
Streptomyces aureofaciens 7.915f, 1117, 1195, 1197; 8.865; 9.836
Streptomyces avermitilis 3.121
Streptomyces azureus 9.891
Streptomyces canis 7.172
Streptomyces capreolus 7.656
Streptomyces cattleya 8.525
Streptomyces chattanoogensis 8.1092
Streptomyces chrysomallus 7.1170
Streptomyces cinnamonensis 8.1031
Streptomyces clavuligerus 7.979f
Streptomyces coeruleorubidus 7.1178, 1180
Streptomyces decaris 8.306
Streptomyces elgreteus 9.659
Streptomyces erythreus 1.746; 8.70, 75
Streptomyces floridae 9.1186
Streptomyces fradiae 1.748, 752; 8.304, 306, 1128
Streptomyces galilaeus 7.60, 62
Streptomyces garyphalus 7.1147
Streptomyces griseus 7.652, 1117; 9.668
Streptomyces humidus 7.1327
Streptomyces hygroscopicus NRRL 5491 9.493
Streptomyces jumojinensis 7.979
Streptomyces kanamyceticus 8.661
Streptomyces katsurahamanus 7.979
Streptomyces kitasatoensis 1.747
Streptomyces kitasatolinis 8.681
Streptomyces lactamdurans 7.775
Streptomyces lasaliensis 8.695
Streptomyces lavendulae 7.1147; 8.305
Streptomyces lincolnensis 8.740
Streptomyces lividus 8.750
Streptomyces mediterranei 9.518, 522
Streptomyces mitakaensis 8.1013
Streptomyces mycarofaciens 8.1010
Streptomyces narbonensis 8.639
Streptomyces natalensis 8.1092
Streptomyces niveus 8.1217
Streptomyces nodosus 7.237
Streptomyces noursei 8.1219
Streptomyces olivaceus 7.1117
Streptomyces olivoreticuli 7.457
Streptomyces orientalis 9.1156
Streptomyces peuceticus 7.1178, 1180, 1432, 1435
Streptomyces pseudogriseolus 9.193
Streptomyces punicens 9.1186
Streptomyces ribosidificus 9.514
Streptomyces rimosus 8.1287; 9.35
Streptomyces roseochromogenes 7.1211
Streptomyces scabies 1.287
Streptomyces sp. 1.331
Streptomyces sp. AH-4 9.193

Streptomyces spectabilis **1.**750; **9.**647, 1104
Streptomyces spheroides **8.**1217
Streptomyces steffisburgensis **9.**659
Streptomyces tanashiensis **9.**271
Streptomyces tenebrarius **7.**280, 282; **9.**959
Streptomyces thermoflavus **9.**514
Streptomyces tsukubaensis **8.**205
Streptomyces venzuelae **7.**847
Streptomyces verticillus **7.**502, 504f
Streptomyces virginiae **9.**1187
Streptomyces viridifaciens **9.**836
Streptomycin **1.**751
– Monographie A07AA, J01GA **9.**667
– isonicotinoylhydrazon **9.**670
– Nachweisgrenze, voltammetrische **2.**510
– D-panthothenat, Monographie A07AA, J01GA **9.**669
– sulfat
– – Monographie A07AA, J01GA **9.**669
– – Bestimmung d. Wassergehaltes durch NIR **2.**485
Streptomycine, Antibiotika J01GA
Streptoniazid, Monographie J04AC **9.**670
Streptonicozid **9.**670
Streptonivicin **8.**1217
– Natrium **8.**1218
Streptothenat **9.**669
Streß-Test, Stabilitätsprüfung **2.**720, 1117
Streufähigkeit, von Pudern **2.**859
Streukügelchen **1.**610; **2.**828
Streulichtintensität **1.**201; **2.**489
Streulichtmeßverfahren **2.**795
Streumaß, Statistik **2.**1048
Streunex Granulat
– Monographie **3.**1103
– Pflanzenschutz **1.**343
Streupuder **1.**637; **2.**858f
Streuquant **2.**383
Streuung
– inkohärente **2.**79
– kohärente **2.**79
– Mie- **2.**161
– optische **2.**161
– Rayleigh- **2.**161
Striatan **8.**21
Strictamin **6.**1128
Strictinin **6.**326, 857, 878
Strictinsäure **4.**988
Strictosamid **6.**1126
Strictosidin **6.**820
Strictosidinlactam **6.**1126
Striga **1.**298
Strigal **5.**340
Stripping-Voltammetrie **2.**509
Strips, Augenpräparate **2.**658
Strobal **6.**179
Strobili humili **5.**449
Strobili lupuli **5.**449
Strobobanksin **6.**160, 162
Strobochrysin **6.**160
Strobol **6.**179
Strobopinin **6.**160, 162, 179

Strobuli lupuli **5.**449
Strobus lambertiana **6.**162
Strobus strobus **6.**179
Strobus weymouthiana **6.**179
Strofanto **6.**799
Strofanto seme **6.**799
Strogogenin **6.**797
Strogogeninglykoside **6.**797
Strogosid **6.**797, 800
Strohfenchel **5.**170
Strohzellstoff **1.**6
Stroma **2.**635
Strombocatus disciformis, Verwechslung mit Lophophora williamsii **5.**708
Stromklassierung **2.**588
Strömung
– laminare **2.**84
– Sensor **2.**22
– turbulente **2.**84
Strömungsgeschwindigkeit **2.**86
Strongyliden **1.**765ff
Strongyloides ransomi **7.**644
Strongyloides stercoralis **7.**93
Strongyloides westeri **7.**644
Strontium
– Komplexbildungskonstante mit EDTA **2.**354
– Nachweisgrenze, spektroskopische **2.**469
[$^{90}$Sr]Strontium, Monographie **9.**670
Strontium bromatum **9.**671
Strontiumbromid, Monographie D11AX, N05CM **9.**671
Strontiumcarbonat **1.**702
Strontiumchlorid **1.**642
[$^{85}$Sr]Strontiumchloridlösung, Monographie **9.**671
[$^{89}$Sr]Strontiumchloridlösung, Monographie **9.**672
Strontiumoxid **1.**702
Strontiumsulfid, Enthaarungsmittel **1.**213, 700
Strophades **5.**83
Strophadogenin **4.**94f
Strophallosid **5.**84
Strophanthi grati semen **6.**799
Strophanthi hispidi semen **6.**805
Strophanthi kombé semen **6.**808
Strophanthi semen **6.**799
Strophanthi tinctura **1.**680; **6.**801
Strophanthidin **4.**95, 304, 832, 977f, 980; **6.**796, 810
– Monographie **3.**1103
– allomethylosido-rhamnosid **4.**980
– 19-carbonsäure **6.**796
– 19-carbonsäureglykoside **6.**796
– 3-$O$-β-D-cymarosid **4.**94
– β-D-digitoxosid **4.**834
– β-D-digitoxosido-β-D-glucosid **4.**832, 834
– β-D-digitoxosido-β-D-glucosido-β-D-glucosid **4.**832, 834
– glykoside **6.**796
– gulomethylosid **3.**347; **4.**980
– β-D-gulomethylosido-β-D-glucosid **4.**832, 834
– rhamnosid **4.**980
– α-L-rhamnosid **3.**348
– β-L-rhamnosid **3.**347

- rhamnosido-glucosid **4.**980
g-Strophanthidin-3-L-rhamnosid **8.**1243
k-Strophanthidin **3.**1103; **4.**92f; **5.**83, 85f
- 3-acetyldigitoxosyl-D-glucosid **5.**84, 87
- D-allomethylosid **5.**84
- D-allomethylosyl-D-glucosid **5.**84, 87
- D-boivinosid **5.**84
- D-boivinosyl-D-glucosid **5.**84, 87
- 2-desoxy-D-galactosyl-D-glucosid **5.**84, 87
- D-digitoxosid **5.**84
- D-digitoxosyl-D-glucosid **5.**84, 86
- D-digitoxosyl-D-glucosyl-D-glucosid **5.**84
- D-glucomethylosid **5.**86
- D-glucomethylosyl-D-glucosid **5.**87
- D-glucosid-D-digitoxosid **5.**86
- D-gulomethylosid **5.**84
- D-gulomethylosyl-D-glucosid **5.**84
- α-L-rhamnosid **7.**1094
Strophanthidol **4.**93f, 977, 979; **5.**83; **6.**795
- D-digitoxosyl-D-glucosid **5.**84
- D-digitoxosyl-D-xylosid **5.**84
- glykoside **6.**795
- gulomethylosid **4.**980
- rhamnosid **3.**347; **4.**980
Strophanthigenin **6.**801, 807, 810
g-Strophanthin **6.**795, 800f, 814; **8.**1243; **9.**672f
- Monographie **3.**1104
- Octahydrat, Monographie C01A **9.**672
h-Strophanthin **6.**796, 807
k-Strophanthin **4.**94; **6.**810
- Monographie C01A **9.**674
k-Strophanthin-α **6.**796
k-Strophanthin-β **4.**94; **6.**796, 810
k-Strophanthin-γ **6.**796
Strophanthinsäure **6.**797, 801, 807, 810
k-Strophanthol-β **6.**795, 810
k-Strophanthol-γ **6.**795, 810
k-Strophanthosid **4.**94, 304; **6.**796, 807, 810; **9.**674
Strophanthus **6.**804
- Monographie **6.**792
Strophanthus bariba **6.**805
Strophanthus boivinii **6.**793, 797
Strophanthus caudatus **6.**792
Strophanthus courmontii **6.**797
Strophanthus divaricatus **6.**797
Strophanthus gratus **3.**1105; **6.**792, 797ff, 804, 808; **9.**672
Strophanthus gratus hom. **6.**804
Strophanthus-gratus-Samen **6.**799
Strophanthus hispidus **3.**1105; **6.**792, 797, 799, 805, 808
Strophanthus hispidus hom. **6.**808
Strophanthus kombé **3.**1105; **6.**792, 797ff, 808, 813; **9.**674
Strophanthus kombé hom. **6.**813
Strophanthus-kombé-Samen **6.**808
Strophanthus laurifolius **6.**813
Strophanthus ogovensis **6.**813
Strophanthus paroissei **6.**813
Strophanthus pendulus **6.**813

Strophanthus petersianus **6.**792, 797
Strophanthus puberulus **6.**792
Strophanthus punctiferus **6.**813
Strophanthus sarmentosus **6.**792, 797, 813, 815
Strophanthus sarmentosus hom. **6.**815
Strophanthus-sarmentosus-Samen **6.**815
Strophanthus scandens **6.**798
Strophanthus seeds **6.**799
Strophanthus senegambiae **6.**813
Strophanthus speciosus **6.**793
Strophanthus tchabé **6.**805
Strophanthus thierreanus **6.**805
Strophanthus vanderijstii **6.**793
Strophanthus welwitschii **6.**797
Strophanthussamen **1.**680; **6.**799
- kahle **6.**799
Strophanthussamen kombé **6.**808
Strophanthussamen, behaarte **6.**805, 808
Strophanthustinktur **1.**680; **6.**801
Stropharia cubensis **6.**288
Stropharia cyanescens **6.**288
Stropharia subcyanescens **6.**288
Strospesid **3.**864; **4.**1171, 1174, 1179, 1181
- Monographie **3.**1106
Strozzalupo **4.**79
Strukturregeneration **2.**85
Strukturviskosität **2.**85ff
Struthium gypsophila **5.**365
Strychni extractum fluidum **6.**832
Strychni extractum normatum **6.**832
Strychni extractum siccum normatum **1.**603; **6.**832
Strychni potatorum fructus **6.**839
Strychni pseudo-quinae cortex **6.**840
Strychni pulvis normatus **6.**832
Strychni semen **6.**829
Strychni spinosae folium **6.**841
Strychni spinosae fructus **6.**841
Strychni spinosae radix **6.**842
Strychni tinctura **1.**680; **6.**832
Strychni wallichianae lignum **6.**843
Strychnidin-10-on **9.**676
Strychnin **1.**548, 558; **6.**817f, 825f, 828f, 831, 839, 843
- Monographie N06BX **9.**676
Strychninbaum **6.**828
Strychninnitrat **6.**832
- Monographie N06BX **9.**678
Strychnin-$N^b$-oxid **6.**825, 829, 839, 843
Strychninum nitricum **6.**832
- Monographie **9.**679
Strychnos, Monographie **6.**816
Strychnos balansae **6.**825
Strychnos beccarii **6.**825
Strychnos blay-hitam **6.**825
Strychnos bourdillonii **6.**842
Strychnos buettneri **6.**840
Strychnos cardiophylla **6.**840
Strychnos carvalhoi **6.**840
Strychnos castelnaeana **4.**854; **6.**822
Strychnos castelnaei **6.**816, 822
Strychnos cinnamomifolia **6.**842

Strychnos colubrina  **6.**828, 842
Strychnos courteti  **6.**840
Strychnos crevauxii  **6.**822
Strychnos cuneifolia  **6.**840
Strychnos cuspidata  **6.**825
Strychnos djalonis  **6.**840
Strychnos dulcis  **6.**840
Strychnos emarginata  **6.**840
Strychnos euryphylla  **6.**840
Strychnos flacurtii  **6.**840
Strychnos gaultheriana  **6.**842f
Strychnos gauthierana  **6.**842
Strychnos gilletii  **6.**840
Strychnos gracillima  **6.**840
Strychnos guianensis  **6.**816, 822
Strychnos hainanensis  **6.**825
Strychnos harmsii  **6.**840
Strychnos heterdoxa  **6.**839
Strychnos icaja  **6.**816, 822
Strychnos ignatii  **6.**816, 825ff;   **9.**676
Strychnos ignatii hom.  **6.**826
Strychnos javanensis  **6.**842
Strychnos jobertiana  **6.**816, 822
Strychnos krabiensis  **6.**825
Strychnos lanceolaris  **6.**825
Strychnos laxa  **6.**840
Strychnos leiosepala  **6.**840
Strychnos lokua  **6.**840
Strychnos lucida  **6.**816, 828
– Verwechslung mit Strychnos nux-vomica  **6.**829
Strychnos macrophylla  **6.**816, 822
Strychnos malaccensis  **6.**842, 844
Strychnos melanocarpa  **6.**840
Strychnos miniungansamba  **6.**840
Strychnos minor  **6.**816
Strychnos mitscherlichii  **6.**816, 822
Strychnos nux-blanda  **6.**816
– Verwechslung mit Strychnos nux-vomica  **6.**829
Strychnos nux-vomica  **6.**816, 828f, 837f;   **9.**676
Strychnos nux-vomica hom.  **6.**837
Strychnos omphalocarpa  **6.**840
Strychnos ovalifolia  **6.**825
Strychnos philippensis  **6.**825
Strychnos pierriana  **6.**842
Strychnos pluvialis  **6.**840
Strychnos potatorum  **6.**816, 839
Strychnos pseudo-quina  **6.**816, 840
Strychnos pseudo-tieuté  **6.**825
Strychnos radiosperma  **6.**840
Strychnos rheedei  **6.**842
Strychnos rhombifolia  **6.**841
Strychnos sansibariensis  **6.**841
Strychnos schweinfurthii  **6.**841
Strychnos seed  **6.**829
Strychnos soelimoesana  **6.**816, 822
Strychnos spinosa  **6.**816, 840ff
Strychnos spinosa sensu  **6.**841
Strychnos spireana  **6.**828
Strychnos stuhlmanii  **6.**839
Strychnos syntoxica  **6.**842
Strychnos tetankotta  **6.**839
Strychnos tieuté  **6.**825

Strychnos tomentosa  **6.**816, 822
Strychnos tonga  **6.**841
Strychnos toxifera  **6.**816, 822, 842
Strychnos tubiflora  **6.**842
Strychnos urari-üva  **6.**822
Strychnos usambariensis  **6.**816
Strychnos vanprukii  **6.**816
Strychnos volkensii  **6.**841
Strychnos vomica  **6.**828
Strychnos vontac  **6.**841
Strychnos vuntac  **6.**841
Strychnos wallichiana  **6.**816, 842ff
Strychnossame  **6.**829
C-Strychnotoxin I  **6.**823
Stryspinolacton  **6.**841
sTS *[selbststeuerndes Therapeutisches System]*  **2.**982
Stuart-Prower-Faktor  **2.**684
Stubenfliege, kleine  **1.**262
Stubenfliegen  **1.**260ff
Studemunds Reagens  **1.**556
Studentenblume  **1.**327;   **4.**601
Stufenmazeration  **2.**408
Stuhlentleerungstraining  **1.**109
Stuhlzäpfchen  **1.**667f
Stülpfilterzentrifuge  **2.**612
Stumpf gelappter Weißdorn  **4.**1045
Stupénon  **8.**1273
Sturmhut  **4.**72
– blauer  **4.**68
– echter  **3.**15
– feinblättriger  **4.**68
– gelber  **4.**68
– wilder  **4.**70
Sturmhutknollen  **4.**73
Sturnus vulgaris  **1.**320
Stutenabort, Impfung J07BX  **1.**407
Stutenserumhormon  **7.**935
Stützbinden  **1.**40
Stützpessare  **1.**93ff
Stützstrümpfe  **1.**40
Stützverbände  **1.**37
Stuzio  **5.**365
STX *[Saxitoxin]*  **3.**1060
Styli caustici  **1.**568
Styli resinosi Unna  **1.**569
Styling-Gel, Haarpflege  **1.**180
Stylophorin  **3.**266
Stylophorum diphyllum  **3.**266
Stylopin  **4.**836ff, 845, 1015, 1017, 1019, 1021, 1023f
(+)-α-Stylopinmethohydroxid  **4.**1019
Stylosin  **5.**190, 199
Stylus Mentholi  **1.**569
Stypticin  **7.**1101
Styptika  **1.**741
Styracin  **5.**700;   **6.**848
Styracinepoxid  **5.**697
Styramat, Monographie M03B  **9.**680
Styrax  **5.**698
– amerikanischer  **5.**699
– gereinigter  **5.**699

- Monographie 6.846
Styrax benjoin 6.847
Styrax benzoe 6.847
Styrax benzoides 6.847, 852
Styrax benzoin 6.847ff
Styrax calamita 5.698
Styrax calamitus 5.698
Styrax crudus 5.698
Styrax depuratus 5.699
Styrax liquide 5.698
Styrax liquidus 5.698
Styrax macrothyrsus 6.849
Styrax macrothyrum 6.847
Styrax paralleloneurum 6.847f
Styrax paralleloneurus 6.848
Styrax purifie 5.699
Styrax sumatranus 6.848
Styrax tonkinensis 6.847, 849, 851f
Styrax vulgaris 5.698
Styraxbalsam 1.572
Styren 3.1107
Styrenoxid 8.200
Styrol 5.699f; 6.181; 7.1088; 8.53
- Monographie 3.1107
Styrol-7,8-oxid 3.1108
Styvmorsviol 6.1148
Suavissimosid F1 5.261
Subanal 2.1005
Subaqua-Sterilisationsverfahren 2.780f, 786
Subathizon, Monographie J04AD 9.680
Subcutin 1.609
Subcutis 1.136; 2.911
Subendazol, Monographie P02CA 9.681
Suber 6.352
Suber Quercinum 6.352
Suber sardoa 6.351
Suber variabilis 6.351
Suberin 6.343, 352
Suberindiol 6.352
Suberis cortex 6.352
Sublimat 3.1022; 9.471
Sublimation 2.66, 598, 856
Sublimationsgeschwindigkeit 2.601
Sublimatlösung 1.557
Sublimatprobe nach Jolles 1.557
Sublingualtablette 2.939
Submarine 7.1227f
Substanzen
- fremde, Definition 2.301
- oxidierbare, Grenzprüfung 2.310
- oxidierbare wasserlösliche, Grenzprüfung 2.314
- oxidierende, Grenzprüfung 2.310
- reduzierende, Grenzprüfung 2.304, 311f, 314
- ungesättigte, Grenzprüfung 2.313
Substitutionstitration 2.349
Substral Ameisen Vernichter
- Monographie 3.1109
- Pflanzenschutz 1.347
Substral Blattlausfrei, Monographie 3.1109
Substral Garten Kalkstickstoff mit Unkrautstop, Monographie 3.1109

Substral Pflanzenschutz Spray, Monographie 3.1109
Substral Pflanzenschutz Spray neu, Monographie 3.1109
Substral Pflanzenschutzstäbchen, Monographie 3.1110
Substral Rasendünger, Monographie 3.1110
Substral Rasendünger mit Moosvernichter, Monographie 3.1110
Substral Rasendünger mit Unkrautvernichter, Monographie 3.1110
Substral Rosen Spray, Monographie 3.1110
Substral Rosen Spray neu, Monographie 3.1110
Substral Schnecken Frei, Monographie 3.1110
Substral Unkraut weg, Monographie 3.1110
Subulin 4.244
Subunitvaccinen 1.378
Subupira 4.534
Succi 1.666
Succimer, Monographie V03AB 9.681
Succindialdehyd 8.450
($RS$)-2-[1-(Succinoyloxy)ethyl]-3-methyl-5-(2-oxo-2,5-dihydro-4-furyl)benzo[b]furan 7.400
Succinum, Monographie 9.682
Succinylcholinchlorid 9.762
Succinylcyanin 4.750, 752f, 755
Succisulfon, Monographie D06BX 9.683
Succory 4.867
Succory leaves and root 4.868
Succory root 4.869
Succus Abromae 4.25
Succus Betulae 4.506
Succus Catechu 4.31
Succus Citri 1.666
Succus Juniperi inspissatus 1.666
Succus Liquiritiae depuratus 1.607
Succus Sambuci inspissatus 1.666
Suchtfall, periodischer, Opiate 3.845
Suchtpotenz, Heroin 3.663
Sucralfat, Monographie A02BX 9.683
Sucrose 4.579
Sucupira 4.533f
Sudachitin 5.955
Sudan III 1.557
Sudan III u. IV 2.353
Sudan-III-Lösungen 1.534, 557
Sudanblau 1.549
Sudansennesblätter 4.718
Südchinesischer Rhabarber 6.417
Südlicher Wein 1.698
Sufentanilcitrat, Monographie N02AB 9.685
Suffis 6.163
Suffix, Monographie 3.1110
Suffix Plus, Monographie 3.1111
Sufran Netzschwefel, Monographie 3.1111
Sufran S, Monographie 3.1111
Sufran Z, Monographie 3.1111
Sugan Rattenköder, Monographie 3.1111
Sugan Streumittel, Monographie 3.1111
Suganril 8.1282
Sugar pine 6.162
Sugar pine of Oregon 6.162

Sughera  6.352
Sugiol  5.562, 577, 722, 792
Suis-Präparate  2.751
Sukupira  4.534
Sukupira Parda  4.533
Sulbactam  9.748
– Monographie J01CG  9.687
– Natriumsalz, Monographie J01CG  9.690
Sulconazolnitrat, Monographie D01AC, J02AB  9.691
Sulfacetamid  1.690
Sulfachinoxalin, Monographie  3.1111
Sulfachlorpyrazin  1.757;  9.694
Sulfachlorpyridazin, Monographie J01E  9.692
Sulfachlozin  1.757
Sulfachrysoidin, Monographie J01E  9.692
Sulfacinnamin, Monographie D06BA  9.693
Sulfaclomid, Monographie J01E  9.693
Sulfaclozin, Monographie J01E  9.694
Sulfadiasulfon, Monographie J01E  9.694
Sulfadiazin  1.758
– Monographie J01E  9.695
– Bestimmungsmethode, elektrochemische  2.520
– Silbersalz, Monographie D06BA, J01E  9.698
Sulfadiazin-Trimethoprim-Mischung  7.1102
Sulfadimerazinum  9.699
Sulfadimethoxin  1.758
– Monographie J01E  9.698
Sulfadimezinium  9.699
Sulfadimidin  1.759
– Monographie J01E  9.699
– Bestimmung d. Wassergehaltes durch NIR  2.485
– N,N-bis(1-ethansulfonsäure), Dinatriumsalz, Monographie J01E  9.701
– Natriumsalz, Monographie J01E  9.701
Sulfadoxin, Monographie J01E, P01BX  9.701
Sulfaethoxypyridazin  1.759
Sulfafenazol  9.723
Sulfafurazol  1.760
– Monographie J01E, S01AB  9.704
– Diolaminsalz, Monographie J01E, S01AB  9.705
Sulfaguanidin  1.760
– Bestimmung d. Wassergehaltes durch NIR  2.485
Sulfaguanol, Monographie A07AB, J01E  9.705
Sulfalen  1.761
– Monographie J01E, P01BX  9.706
Sulfaloxinsäure  1.760
– Monographie J01E  9.709
– Calciumsalz Pentahydrat, Monographie J01E  9.709
Sulfamerazin  1.760
– Monographie J01E  9.710
Sulfameter  9.717
Sulfamethazin  1.759;  9.699
– Natrium  9.701
Sulfamethizol, Monographie D06BA, J01E, S01AB  9.711
Sulfamethoxazol  1.761;  7.1103
– Monographie J01E  9.713
– in Infusionslösung, Bestimmung durch IR  2.486
Sulfamethoxin  1.761

Sulfamethoxydiazin  1.761
Sulfamethoxypyrazin  1.761
Sulfamethoxypyridazin  1.762
– Monographie J01E  9.716
Sulfamethoxypyrimidin  1.761
Sulfamethylphenazol  1.763
Sulfametomidin, Monographie J01E  9.717
Sulfametopyrazin  9.706
Sulfametoxydiazin, Monographie J01E  9.717
Sulfametrol, Monographie J01E  9.718
Sulfamide, fungizide  1.354
4-Sulfaminoantipyrin  7.191
Sulfamoxol, Monographie J01E  9.719
(4-Sulfamoylanilino)methansulfonsäure  8.895
4-Sulfamoylbenzoesäure  7.724
p-Sulfamoylphenylcinnamylidenimin  9.693
2-(4-Sulfamoylphenyl)-1,2-thiazinam-1,1-dioxid  9.750
N-(5-Sulfamoyl-1,3,4-thiadiazol-2-yl)acetamid  7.23
Sulfan  3.1070
Sulfanblau, Monographie V04CX  9.721
Sulfanilacetamidum phthalylatum  9.192
Sulfanilamid  1.762;  9.702, 750
– Monographie D06BA, J01E  9.722
– Referenzsubstanz f. Thermoanalyse  2.63
N-Sulfaniloctadecanamid  9.658
N-(4-Sulfanilphenyl)glycin  7.11
Sulfanilsäure  1.467, 546, 553
N-Sulfanilstearylamid  9.658
4'-Sulfanilsuccinanilinsäure  9.683
4-Sulfanilylanilinoessigsäure  7.11
N-Sulfanilyl-N'-butylharnstoff  7.703
Sulfanoyl-1,3,4-thiadiazol-2-ylacetamid  1.736
Sulfaperin  1.762
Sulfaphenazol  1.763
– Monographie J01E  9.723
Sulfaphenylpyrazol  1.763
Sulfapirazol  9.724
Sulfapyrazol  1.763
– Monographie J01E  9.724
Sulfapyridin, Referenzsubstanz f. Thermoanalyse  2.63
Sulfapyrimidin  1.758;  9.695
Sulfaquinoxalin  1.763
– Monographie J01E  9.724
– Natriumsalz, Monographie J01E  9.725
Sulfarsphenamin, Dinatriumsalz, Monographie J01X  9.725
Sulfasalazin  1.469
– Monographie A07EC  9.726
Sulfasomizol, Monographie J01E  9.729
Sulfasuccinamid, Monographie J01E  9.730
Sulfat
– Grenzprüfung  2.313
– Nachweis  2.137
Sulfatasche  2.326
– Grenzprüfung  2.313
Sulfathiazol  1.764
– Interferenz, Klin. Chemie  1.468
Sulfatroxazol, Monographie J01E  9.730
Sulfatterpentinöl  7.259
Sulfat-Wässer  1.248

Sulfazamet **9.**724
Sulferalin **5.**407f
Sulfethoxypyridazin, Monographie J01E **9.**731
Sulfid
– Grenzprüfung **2.**313
– Nachweis **2.**137
Sulfinpyrazon, Monographie M04AB **9.**731
Sulfiram, Monographie P03AA **9.**734
Sulfisomezol **9.**713
Sulfisomidin, Nachweis **2.**143
Sulfisoxazol **9.**704
Sulfisoxazoldiolamin **9.**705
Sulfit
– Grenzprüfung **2.**313
– in Kosmetika **1.**146ff
– Nachweis **2.**138
– – Alte Reagentien **1.**548
– als Stabilisatoren **2.**768
3-(4'-Sulfo)benzyliden-bornan-2-on **1.**204
Sulfobernsteinsäuremonoester **1.**159
4,4'-(3-Sulfo-4,4'-biphenylenbiazo)bis(3-amino-2,7-naphthalindisulfonsäure), Pentanatriumsalz **9.**1108
2-Sulfoethylamin **9.**776
Sulfoethylcellulose **2.**677
Sulfoform **9.**1088
S-Sulfoglutathion **4.**185
Sulfoguaiacol **1.**650
– Monographie R05CA **9.**735
Sulfoguajakol **1.**650; **9.**735
Sulfoguajakolsirup **1.**650
Sulfomyxin, Monographie J01X **9.**737
C$_{40}$-Sulfon **7.**459
Sulfonal, Monographie N05CM **9.**737
Sulfonalon **9.**737
Sulfonamide **1.**752ff, 758
– Antiinfektiva J01E
– – intestinale, Antidiarrhoika A07AB
– Diuretika C03BA
– heterocyclische, Orale Antidiabetika A10BC
– Säuglingsernährung **1.**233
Sulfonamid-Formaldehyd-Harze **1.**173
4-Sulfonamidobenzoesäure **7.**724
3-Sulfonamido-4-phenoxy-5-amino-benzoesäuremethylester **9.**248
Sulfonazo III **2.**354
Sulfondichloramid **1.**656
Sulfonmethan **9.**737
1,1'-[Sulfonylbis(*p*-phenylenamino)]bis[3-phenyl-1,3-propandisulfonsäure], Tetranatriumsalz **9.**628
4,4'-Sulfonyldianiline **7.**1175
Sulfonylharnstoffe, Orale Antidiabetika A10BB
N'-(Sulfonyl-*p*-methylbenzol)-N'-*n*-butylharnstoff **9.**979
D-(–)-α-Sulfophenylessigsäurechlorid **7.**784
8-(3-Sulfopropyl)atropiniumhydroxid-Zwitterion **9.**752
Sulfosalicylsäure, als Reagens **2.**130
Sulfosalicylsäurelösung **1.**555
Sulfotep, Monographie **3.**1112
Sulfotepp **1.**345; **3.**1112
Sulfothiorine **8.**1121

4,4'-Sulfoyldianilin-N,N-di(dextrose-natriumsulfonat) **8.**357
Sulfur **9.**572
– Monographie **9.**738
Sulfur colloidale **9.**576
Sulfur depuratum **9.**574
Sulfur dispersissimum **9.**573
Sulfur jodatum, Monographie **9.**738
Sulfur lotum **9.**574
Sulfur Mustard **3.**1067
Sulfur Ointment **2.**886
Sulfur praecipitatum **9.**573
Sulfur sublimatum **9.**576
Sulfur sublimatum crudum **9.**576
Sulfurated hydrogen **3.**1072
Sulindac, Monographie M01AB **9.**739
Sulisobenzon **1.**204
Sulkowitsch Reagens **1.**557
Sulmazol, Monographie C01CE **9.**743
Sulphental **9.**136
Sulphontal **9.**136
Sulpirid, Monographie N05AL, N07CA **9.**743
Sulproston, Monographie G02AD **9.**746
Sultamicillin
– Monographie J01CR **9.**748
– tosilat Dihydrat, Monographie J01CR **9.**750
Sultiam, Monographie N03AX **9.**750
Sultroponium, Monographie A03B **9.**752
Sumac **6.**454
Sumac amarante **6.**463
Sumac berries **6.**454
Sumac de Chine **6.**457
Sumac des corroyeurs **6.**453
Sumac odorant **6.**450
Sumac vénéneux **3.**1182; **6.**458
Sumac de Virginie **6.**463
Sumach **6.**454
– amerikanischer **6.**463
– duftender **6.**450
– Efeu~ **3.**1232
– Gift- **3.**1182, 1232; **6.**458, 461, 464
– glatter **6.**454
– italienischer **6.**453
– kahler **6.**454
– kanadischer **6.**463
– kletternder **3.**1232; **6.**455
– rankender **6.**455
– sizilianischer **6.**453
– süßer **6.**450
– virginischer **6.**463
– wohlriechender **6.**450
– Wurzel- **6.**458
Sumachbaum, chinesischer **6.**457
Sumachgallen **6.**458
Sumach(wurzel)rinde **6.**450f
Sumagre **6.**453
Sumak jadowity **6.**458
Sumak wonny **6.**450
Sumaresinolsäure **6.**848
Sumatra-Benzoe **6.**847f
Sumatra-benzoin **6.**847
Sumatriptansuccinat, Monographie N02CX **9.**752

Sumialpha, Monographie 3.1114
Sumicidin 10, Monographie 3.1114
Sumicidin 30, Monographie 3.1114
Sumidades de sabina 5.586
Sumisclex
- Monographie 3.1115
- Pflanzenschutz 1.355
Sumisclex WG
- Monographie 3.1115
- Pflanzenschutz 1.355
Summer 4.681
Summer squash 4.1073
Summitates Absinthii 4.360
Summitates Biotae 6.963
Summitates Cannabis 4.644
Summitates Centaurii 4.760
Summitates Centaurii minoris 4.760
Summitates Hyperici 5.479
Summitates Sabinae 5.585
Summitates Scoparii 4.1128
Summitates Scoparii Genistae 4.1128
Summitates Thujae 6.957
Summitates Virgae aureae 6.759
Sumpfdotterblume 4.625
Sumpfdotterblumenkraut 4.626
Sumpfdrachenwurz 4.616
Sumpfeberich 5.62
Sumpfheidelbeere 6.1061
Sumpfkiefer 6.167
Sumpfkornel 4.1003
Sumpfnelkenwurz 5.262
Sumpfporst 3.1024
Sumpfschachtelhalm 3.871
- Oxalatgehalt 3.899
Sumpfschmirgel 4.625
Sumpfspierblüten 5.149
Sumpfspierkraut 5.152
Sumpfspirä 5.148
Sumpfweidenröschen 5.62
Sun rose 5.410
Sundrop 5.930
Sunflower oil 5.413
Sunflower seed 5.413
Sung-chieh 6.188
Sunsumpate 4.136
Suntgummi 4.29
Suocere 5.612
Supella longipalpa 1.258
Super absorber 1.25, 41
Super Greenkeeper, Monographie 3.1115
Super Herbogil
- Monographie 3.1115
- Pflanzenschutz 1.359
Super Mooskil A, Monographie 3.1115
Super Rasendünger mit Moosvernichter, Monographie 3.1115
Super Rasendünger mit Moosvernichter neu, Monographie 3.1115
Super Schachtox, Monographie 3.1115
Super Secu geruchsschwach, Monographie 3.1116
Super Secu Grund 120, Monographie 3.1116
Super Secu Holzschutzmittel, Monographie 3.1116

Super Secu Nr. 2 Holzschutzmittel 3.1116
Supergo Extra, Monographie 3.1117
Supergo Extra 305, Monographie 3.1117
Supergo Extra 308, Monographie 3.1117
Superna 5.35
Supersäure 7.67
Superweed 3.946
Supinidin 4.531
Suppenkraut 4.201
Suppenlauch 4.189, 201
Suppenlob 5.664
Suppenpillen 1.634
Suppocire 2.1005
Suppo-Kap 2.1011
Support coated open tubular 2.284
Suppositoria 1.667f; 2.1003ff
Suppositoria antihaemorrhoidalia 1.668
Suppositoria Glycerini cum Gelatina parata 1.667
Suppositoria Glycerini Gelatina alba parata 1.667
Suppositoria Glycerini Sapone parata 1.667
Suppositoria Glyceroli 1.667
Suppositoria haemorrhoidalia 1.668
Suppositoria Hamamelidis 1.668
Suppositoria Ichthyoli 1.668
Suppositoria Ichthyoli composita 1.668
Suppositoria styptica 1.668
Suppositoriengrundmassen 1.667; 8.414
Suppositorien-Zerfallstester 2.1010
Suppressed ion chromatography 2.448
Suppressorsäulen 2.448
Supra Haftstaub, Monographie 3.1117
Supravesicale Harnableitung
- bei Erwachsenen 1.123
- bei Kindern 1.122f
Suprofen, Monographie M01AE 9.754
Suqunqul 4.716
Suramin
- Monographie P01CX 9.755
- Natriumsalz, Monographie P01CX 9.757
Surati-sonomukhi 4.718
Sureau 6.579
Sureau de Canada 6.575
Surelease 2.961
Surface active agent 1.153
Surfactants 1.153
Surfer 3.946
Surinam cherry 5.133, 135
Surinamensin 6.1154
Sus 6.579
Sushaka 4.1103
Sushami 4.252
Suso 4.61
Susokal N Unkrautvernichter, Monographie 3.1117
Suspensionen 1.668; 2.923ff
- Arzneibuchanforderungen 2.937
- Biopharmazie 2.936
- Eigenschaften 2.924f
- Elektrolyteinfluß 2.927
- Herstellung 2.932
- Stabilisierung 7.110, 700; 8.505, 943, 951
- Stabilität 2.1115
- Teilchengrößenverteilung 2.929

Suspensiones 1.668; 2.923ff
Suspensiones orales 1.668
Suspensionsaerosol 2.624
Suspensionsarzneiformen, Einfluß auf Gleichförmigkeit d. Gehaltes 2.1097
Suspensionsaugentropfen 2.649
Suspensionsemulsion 2.687
Suspensionsfermentation 2.712
Suspensionssalben 2.904
Suspensionstypen 2.924
Suspensorien 1.101
Süße Myrrhe 4.962f
Süße Orangentinktur 1.671
Süßer Asant 6.849
Süßer Fenchel 5.169
Süßer Kümmel 6.143
Süßer südlicher Wein 1.698
Süßer Sumach 6.450
Süßfenchel 5.169
– bulgarischer 5.170
Süßfenchelöl 5.161
Süßholz 1.601, 658ff; 6.737
– chinesisches 5.331
– deutsches 5.312
– gemeines 5.312
– russisches 5.312, 314
– spanisches 5.312, 314
Süßholzextrakt 1.601; 5.319
– dickflüssiger 1.579ff
Süßholzfluidextrakt 1.579, 592, 626; 2.1025; 5.319
Süßholzliquidextrakt 1.592; 5.319
Süßholzlösung, zusammengesetzte 1.579, 656
Süßholzsaft 1.579
– gereinigter 1.607, 626
Süßholzsirup 1.650
Süßholzwurzel 1.592ff; 5.314
– weiße 4.236
Süßkartoffel 5.534
Süßstoff 7.20, 306; 8.1101
Süßstoffe X01
Süßstoffpflanze 6.788
Süßungsmittel 7.1121; 8.813, 1101
Süßwein, südlicher 1.698ff
Sustane BHT 3.502
Sutan, Monographie 3.1117
Sutilain, Monographie D03 9.758
Sutoprofen 9.754
Suxamethoniumbromid, Monographie M03A 9.759
Suxamethoniumchlorid
– Dihydrat, Monographie M03A 9.762
– wasserfrei, Monographie M03A 9.761
Suxibuzon, Monographie M01AA 9.763
Suzu-ran 4.976
SV 40 2.717
Svalnicek 6.651
Swallow root 6.1137
Swallow wort 4.621, 624; 6.1136
Swamp dogwood 4.1003f
Swamp sassafras 4.1010
Swamp spruce 6.125
Swart tea 4.395

Swede 4.542
Swedish turnip 4.542
Sweet acacia 4.32
Sweet acacia oil 4.33
Sweet balm 5.814
Sweet bdellium 4.962
Sweet birch oil 4.500; 8.959
Sweet chestnut 4.726
Sweet elder 6.575
Sweet fennel 5.169
Sweet fennel fruit 5.169
Sweet (fragant) sumach bark 6.451
Sweet fragrant 6.450
Sweet gum 5.698f
Sweet herb 5.687f
Sweet lucy 3.1155f
Sweet marjoram 5.952
Sweet marjoram oil 5.953
Sweet potatoe 5.534
Sweet purple violet flowers 6.1144
Sweet root 5.314
Sweet-scented 5.222
Sweet-scented colt's foot 6.83
Sweet-scented violet 6.1143
Sweet-scented water lily 5.926
Sweet sumach 6.450
Sweet violet flowers 6.1144
Sweet woodruff 5.222
Sweet wormwood 4.364
Sweet wormwood herb 4.364
Sweet wort 5.312
Swerchirin 4.758
Swerosid 4.756, 758, 760, 1008; 5.232
Swertia lutea 5.230
Swertiajaponin 5.611f
Swertiamarin 4.756, 759f; 5.228
Swertiaperenin 4.758
Swertisin 4.49
Swet chandan 6.600, 603
Swing
– Monographie 3.1117
– prozentualer 2.1130
Swiss pine 4.7
Swizzle stick tree 6.378
Syagrus coronata, Verfälschung von Cera carnauba 4.994
Syansuhdari 4.1103
Sylpin 6.159, 180
Sylvin 8.645
Sylvopinol 6.180
Symbiose 1.301
Symmetriefaktor, asymmetrische Peaks 2.427
β-Sympatholytika C07, C07A
Sympathomimetika
– Dekongestionsmittel, Ophthalmologika S01GA
– Glaukommittel S01EA
– Herztherapeutika C01CA
– Rhinologika R01AA
– zur Inhalation
– – Antiasthmatika R03A
– – Antiasthmatika [α- und β-Agonisten] R03AA

- – Antiasthmatika /β-Agonisten, nicht-selektive] R03AB
- – Antiasthmatika /β₂-Agonisten, selektive] R03AC
- zur systemischen Anw.
- – Antiasthmatika R03C
- – Antiasthmatika /α- und β-Agonisten] R03CA
- – Antiasthmatika /β-Agonisten, nicht-selektive] R03CB
- – Antiasthmatika /β₂-Agonisten, selektive] R03CC

Symphoria racemosa **6.**853
Symphoricarpos, Monographie **6.**853
Symphoricarpos albus **6.**853f
Symphoricarpos-albus-Früchte **6.**853
Symphoricarpos racemosa **6.**853
Symphoricarpos rivularis **6.**853
Symphoricarpus racemosus **6.**854
Symphoricarpus racemosus hom. **6.**854
Symphorine à grappes **6.**853
Symphyla **1.**305
Symphyta **1.**314f
Symphytin, Monographie **3.**1118
Symphytum officinale **3.**730, 1118
Symphytum peregrinum **3.**1118
Symphytum uplandicum **3.**1118
Synärese, bei Salben **2.**906
Synchrocept-B **8.**194
Synchytrium endobioticum **1.**288
Syndetikon **1.**709
Syndets **1.**153
Syndet-Stücke **1.**158
T-Syndrom **3.**40, 375, 379, 538, 583, 591, 1017
Synechie **1.**730
Synephrin **8.**1255; **9.**168
Synephrinium tartaricum **8.**1256
Synthetic capsaicin **8.**1193
Synthetischer Campher **7.**645
Syreniotoxin **5.**84
Syrian majoran **5.**959
Syrian marjoram oil **5.**959
Syrian mastiche **6.**932
Syrian rue **6.**507
Syrian sumach **6.**453
Syringaaldehyd **5.**704; **6.**603, 614
Syringaresinol **4.**480, 484f, 890; **5.**703ff; **6.**1162
- dimethylether **5.**703
Syringasäure **4.**599, 619, 656, 697, 747, 760, 890, 1084; **5.**193, 600, 635, 941, 956, 963; **6.**982, 1057
- methylester **5.**705
Syringetin-3-*O*-rutinosid **5.**272f
Syringin **5.**188, 190, 199, 298; **6.**1162
Syringinsäure **4.**1104
Syringosid **6.**1162
Syringoxid **5.**193
$N^3$-Syringoyldihydrocyclomicrophyllin-F **4.**590
Syrische Alkanna **4.**176
Syrische Seidelpflanze **3.**871
Syrische Senna **4.**718

Syrische Zwiebel **4.**183
Syrisches Origanumöl **5.**959
Syrphidae **1.**320
Syrphus ssp. **1.**327
Sysimbrium nasturtium **5.**916
Sysimbrium nasturtium-aquaticum **5.**916
Sysimbrium nigrum **4.**544
Syspuderm **2.**985
Systeme
- disperse **2.**814
- therapeutische, s. a. TS **2.**839, 974ff
Systemische Pflanzenschutzwirkstoffe **1.**339
Systemische Wirkung, bei TTS **2.**977
Systemschutz D, Monographie **3.**1119
Systemschutz D, Garten und Hydrokultur, Monographie **3.**1119
Systemschutz T, Monographie **3.**1119
Syzygii cumini cortex A01AD, A07XA, D03 **6.**872
Syzygii cumini semen **6.**873
Syzygii jambolani cortex **6.**872
Syzygium, Monographie **6.**854
Syzygium aromaticum **6.**855, 858, 864, 869f
Syzygium aromaticum hom. **6.**870
Syzygium cumini **6.**870, 872, 874, 876f
Syzygium cumini hom. **6.**876
Syzygium cumini e cortice hom. **6.**877
Syzygium-cumini-Rinde **6.**872
Syzygium-cumini-Samen **6.**873
Syzygium jambolana **6.**870
Syzygium jambolanum **6.**870
Syzygium jambolanum hom. **6.**877
Syzygium jambolanum e cortice **6.**877
Syzygium-jambolanum-Rinde **6.**872
Syzygium jambos **6.**877, 879
Syzygiumrinde **1.**589; **6.**872
Syzygiumrindenfluidextrakt **1.**589
Syzygiumsamen **6.**873
Szalwia **6.**547
Szasz-Test **1.**485f
Szczodrzeniec **5.**624
Szintigraphie **2.**393
Szintillationszähler **2.**384f, 391
Szu-nien-huang **4.**262

# T

T-Effektor-Zellen **1.**375
T-Syndrom **3.**40, 375, 379, 538, 583, 591, 1017
t-Test **2.**1056, 1058
Taba-àhas **4.**103f
Tabac des montagnes **4.**352
Tabac de Virginie **3.**869
Tabac des Vosges **4.**352
Tabacco Virginia **3.**869
Tabacksblom **4.**752
Tabacso pepper **4.**672
Tabak **3.**869
– Bauern~ **3.**871
– Indianer- **3.**743
– Nicotinabtrennung **2.**408
– virginischer **3.**869f
Tabakanbau
– Herbizid **3.**821
– Mittel zur Larvenbekämpfung **3.**812
Tabakblasenfuß **1.**308
Tabakblume **4.**345
Tabakkraut **6.**1017
Tabaksblaume **4.**752
Tabebuia, Monographie **6.**883
Tabebuia avellanedae **6.**883
Tabebuia impetiginosa **6.**883, 885
Tabebuia nicaraguensis **6.**883
Tabebuiae cortex **6.**885
Tabebuia-Rinde **6.**885
Tabernaemontana coffeoides **5.**397
Tabernanthe, Monographie **6.**890
Tabernanthe bocca **6.**890
Tabernanthe iboga **6.**890f
Tabernanthe mannii **6.**890
Tabernanthe pubescens **6.**890
Tabernanthe radicis cortex **6.**891
Tabernanthe radix **6.**891
Tabernanthe subsessilis **6.**890
Tabernanthe tenuiflora **6.**890
Tabernanthe vateriana **6.**890
Tabernanthewurzel **6.**891
Tabernanthewurzelrinde **6.**891
Tabernanthin **6.**890
Tabersonin **6.**1125
Tabletten
– Definition **1.**669
– Entwicklung **2.**968
– Größe, Einfluß auf Gleichförmigkeit
  d. Gehaltes **2.**1099
– Herstellung **2.**940, 951
– – Einfluß maschineller Gegebenheiten auf
    Gleichförmigkeit d. Masse **2.**1095
– mit modifizierter Wirkstofffreisetzung **2.**939

- Prüfung **2.**951
- Stabilität **2.**1115
- Systematik **2.**939
- überzogene **2.**954

Tablettenausstoßkräfte **2.**941
Tablettenentstaubung **2.**949
Tablettengranulat **2.**723
Tablettenpresse
- Exzenter~ **2.**940
- instrumentierte **2.**15
- Rundlauf~ **2.**946
- Validierung **2.**1036

Tablettensprengmittel **7.**1088f
Tablettenüberzüge, Hilfsstoffe **2.**960
Tablettenzerfall **2.**942
Tablettierbarkeit, Einflußgrößen **2.**942
Tablettierung
- Bindungsmechanismen **2.**941
- Direkt~ **2.**943
- elastische Rückdehnung **2.**941
- Elastizität **2.**941
- Herstellungskomplikationen **2.**952
- Kleben **2.**941
- Kraft-Weg-Kurve **2.**941
- plastische Deformation **2.**941
- Plastizität **2.**941
- Polymorphieumwandlung **2.**943
- Prozeßüberwachung **2.**948
- Sinterung **2.**941

Tablettierwerkzeuge **2.**950
Tablettose **8.**688
- Preßdruck-Tablettenhärte-Diagramm **2.**943

Taboon A **3.**1119
Tabouret **4.**656
Tabulettae **1.**669
Tabun, Monographie **3.**1119
Tachhydrit **8.**799
Tachigaren
- Monographie **3.**1121
- Pflanzenschutz **1.**356

Tachigaren 70 WP, Monographie **3.**1121
Tachinidae **1.**320
Tachiosid **6.**578f
Tachmalin **3.**32
Tachyrol **7.**1329
Tachysterin$_3$ **7.**1082
Tachysterol **7.**1330
Tachysterol$_2$ **8.**57
Tachysterol$_3$ **7.**1330
Tachystol **7.**1329
Tacrolimus *[FK-506]*, Monographie **L04A** **8.**204; **9.**765
Taenia-Species **1.**717
Tafelsenf **6.**705
Tafeltee **4.**631
Tafelwasser **1.**243, 247
Taffetas adhaesivum **1.**574
Tag- und Nachtveigerl **6.**1148
Tagetes patula **1.**327
Tagflieger **1.**316
Tagueda **5.**531
Taheebo **6.**884f

Tahi **4.**167
Ta-huang **6.**420
Tai meo **4.**24
Taifin **6.**507
Tailed pepper **6.**194
Taillenwespe **1.**314
Taiwanin-B **5.**563
Takata-Ara-Reaktion **1.**557
Takata-Reagens nach Mancke-Sommer **1.**557
Taks **6.**905
Takstrae **6.**905
Taktizität, Polymere, IR-Spektrum **2.**192
Takusöl **5.**580
Talastin
- Monographie **R06A** **9.**765
- hydrochlorid, Monographie **R06A** **9.**766

Talatisamin **4.**66f, 69
Talblume **4.**977
Talbutal, Monographie **N05CA** **9.**766
Talcord
- Monographie **3.**1121
- Pflanzenschutz **1.**349

Talcord 5, Monographie **3.**1121
Talcum **9.**768
Talg **1.**564
Talgdrüsen **1.**136
Talgmuskatnußbaum **6.**1156
Talgzubereitungen **1.**564
Talinolol, Monographie **C07AB** **9.**767
Talisai **6.**918
Talk **1.**565, 633ff; **2.**859; **9.**768
Talkheh **4.**407
Talkum
- Monographie **9.**768
- in Dermatika **2.**903
- FST-Mittel **2.**946
- in Kosmetika **1.**158ff, 205ff

Tall cone-flower **6.**505
Tall gypsophyll **5.**359
Tall speedwell **6.**1121
Tall veronica **6.**1121
Tallo de muerdago **6.**1163
Talo branco **5.**508
Talo roxo **5.**508
α-L-Talomethylose **6.**797
α-L-Talose **6.**797
Talpan, Monographie **3.**1121
Talpan Giftpulver
- Monographie **3.**1121
- Pflanzenschutz **1.**371

Talpan Unkrauvernichtungsmittel, Monographie **3.**1121
Talpan Wühlmausbrocken, Monographie **3.**1121
Talstern **4.**417
Tam **9.**1097
Tam Elam **4.**252
Tamarind **6.**893f
Tamarind pulp **6.**894
Tamarinde **6.**893
- ostindische **6.**894

Tamarindenlatwerge, zusammengesetzte **1.**578
Tamarindenmus **1.**577f; **6.**894

Tamarindensamen **6.**896
Tamarindi fructus **6.**894
Tamarindi pulpa cruda **6.**894
Tamarindorum Cassiae depurata **1.**578
Tamarindorum electuarium compositum **1.**578
Tamarindorum pulpa cruda **6.**894
Tamarindorum semen **6.**896
Tamarindus, Monographie **6.**893
Tamarindus hom. **6.**896
Tamarindus indica **6.**893f, 896
Tamarindus officinalis **6.**893
Tamarine **6.**893
Tamarinier **6.**893
Tamarixetin **4.**60, 62, 64; **6.**1096
Tamaron
– Monographie **3.**1122
– Pflanzenschutz **1.**347
Tambula **6.**192
Tammelin-Ester **3.**1248
Tamoxifen
– Monographie L02B **9.**770
– dihydrogencitrat, Monographie L02B **9.**771
Tamponadebinden
– Baumwolle **1.**34f
– Baumwolle, Viskose **1.**35
– Fadenzahl **1.**34
– Flächenmasse **1.**34
Tampons **1.**220f
Tan **4.**7
Tanaceton **3.**1173f; **6.**539; **9.**900f
Tanacetum cinerariifolium **3.**317, 1019
Tanacetum leucanthemum **5.**660
Tanacetum parthenium, Verwechslung mit Chamomilla recutita **4.**818
Tanacetum vulgare **3.**1173f; **7.**646
Tanbismut **7.**496
Tandem Pack, Monographie **3.**1122
Tandem-Icon II **1.**518
Tandem-Massenspektrometrie **2.**237, 459
Tandex 80, Monographie **3.**1122
Tandex 4 Granulat, Monographie **3.**1122
Taneda **4.**52
Tang **4.**393; **5.**201
Tang Fucus **5.**201
Tanghinia venenifera **4.**788ff
Tanghinia venenifera hom. **4.**790
Tanghinin **4.**789
Tanghiningenin **4.**789f
– α-L-acetylthevetosid **4.**789
– β-D-glucosido-D-glucosid **4.**789
– α-L-thevetosid **4.**789
Tanghinosid **4.**789
Tangutischer Rhabarber **6.**418
Tan-jin **6.**544
Tannalbin **9.**774
Tanne **4.**7
– griechische **4.**18
– kaukasische **4.**19
Tannenklee **4.**289
Tannenkraut **5.**66
Tannenmistel **6.**1160
Tannennadelöl, kaukasisches **4.**20

Tannenzweigspitzen **4.**8
Tanner's cassia **4.**714
Tanner's cassia bark **4.**715
Tanner's cassia seed **4.**715
Tanner's senna **4.**714
Tanner's senna bark **4.**715
Tanner's senna seed **4.**715
Tannin **1.**528, 542, 571ff; **4.**16, 105, 1044, 1061; **6.**339, 458
– Monographie A07XA, D11AA **9.**772
– türkisches **6.**339
Tannineiweiß, Monographie A07XA **9.**774
Tanninsäure **9.**772
Tanninum albuminatum **9.**774
Tännling **4.**7
Tan-shen **6.**544
Tanshinone **6.**545
Tanshinon **6.**545
Tansy **4.**46
Tansy ragwort **6.**668
Tantal, Nachweisgrenze, spektroskopische **2.**469
Ts'ao kuo **4.**244
Tapes **1.**35f
Tapesia yallundae **1.**295
Taphrina deformans **1.**290
Taphrospermum brachycarpum **4.**180
Taphrospermum caucasicum **4.**180
Tapioca **5.**768
Tapioca starch **5.**769
Tapioka **5.**768
Tapiokastärke **5.**769
– in Dermatika **2.**903
Tapogomea elata **4.**773
Tapogomea tomentosa **4.**786
Tar **6.**181
Taraxaci folium **6.**898
Taraxaci herba **6.**898
Taraxaci herba cum radice **6.**900
Taraxaci radix **6.**899
Taraxaci radix cum herba A05A, A15, C03 **6.**900
Taraxaco **6.**897
Taraxacolid-1′-β-D-glucopyranosid **6.**901
Taraxacosid **6.**901
Taraxacum **6.**902
– Monographie **6.**897
Taraxacum dens leonis **6.**897, 903
Taraxacum dens leonis hom. **6.**903
Taraxacum leaf **6.**898
Taraxacum officinale **6.**897ff, 902f
– Verfälschung von Arnicae flos **4.**347
– Verfälschung von Coffeae semen **4.**931
Taraxacum officinale hom. **6.**902f
Taraxacum-officinale-Blatt **6.**898
Taraxacum-officinale-Ganzpflanze **6.**900
Taraxacum officinale radix hom. **6.**903
Taraxacum-officinale-Wurzel **6.**899
Taraxacum root **6.**899
Taraxacum vulgare **6.**897, 903
Taraxanthin **5.**411; **6.**754
Taraxasterol **4.**602, 604f, 751; **5.**523; **6.**901, 1017
4-Taraxasterolacetat **5.**532

Taraxen 4.604
Taraxerol 4.24, 114, 850, 1027f; 5.768; 6.343, 348, 901
Taraxerylacetat 4.24, 691
Taraxerylpalmitat 4.691
Taraxinsäure-1'-O-β-D-glucopyranosid 6.898
Taraxinsäure-β-D-glucosid 6.901
Taraxol 6.901
Targa, Monographie 3.1122
Targesin 9.612
Targeting
- aktives 2.800
- passives 2.800
Taricha granulosa 3.1164
Taricha rivularis 3.1164
Taricha torosa 3.1164
Tarichatoxin 3.1164
Taroda 4.714
Tarolupenol 6.897
Tarragon 4.371
Tarsol
- Monographie 3.1122
- Pflanzenschutz 1.353
Tarsonemidae 1.305
Tarsonemus pallidus 1.305
Tartago 6.475
Tartar root 6.13, 31
Tartarus cum rheo 1.641
Tartarus emeticus 7.270
Tartarus natronatus 8.654
Tartarus stibiatus 7.270
Tartarus vitriolatus 8.659
Tartoufle 6.746
Tartrat
- Nachweis 2.138, 141
- als Reagens 1.467
Tartrazin, Monographie 9.775
Tartschenflechte 4.791, 794
Tartufo di Canna 5.416
Tartufolo 6.746
Tarval 4.714
Tarwar 4.714
TAS-Verfahren, DC 2.272
Täschelkraut 4.656
- kleines 5.75
Taschenknieper 4.656
Taschenpfeffer 4.664
Tasmanian blue-gum 5.116
Tasnik pospolity 4.656
Taspin 4.740
Tassel'ra 5.296
Tasso 6.905
Tastpolarographie 2.503
Tasuldin, Monographie R05CB 9.776
Tatarvirag 5.502
Tatou 5.300
Tau des Todes 3.734
Tau muh 6.603
Taubeere 6.1052
Taubenkopf 4.1018
Taubenkröpferl 4.289
Taubenzecke 1.267

Taublatt 4.162
Tauchrohr, Dragierung 2.958, 964
Tauchschwert, Dragierung 2.958, 964
Taulinie 2.591
Taumelkerbel 4.799
Taumelmischer 2.1027
Taumelsieb 2.1019
Tauphon 9.776
Taupunkt 2.56
- Hygrometer 2.27
- Messung 2.57
Taurin, Monographie A16A 9.776
Taurinamid 9.779
Taurocholsäure, Monographie A05A 9.778
Taurolidin, Monographie J01X, J02AX 9.779
Taurultam 9.779
- Monographie J01X, J02AX 9.780
Tauschüsselchen 4.162
Tausendblatt 4.46
Tausendfüßler 1.305
Tausendguldenkraut 4.760
Tausendgüldenkraut 1.604ff; 4.760
- echtes 4.759
Tausendgüldenkrautextrakt 1.604; 4.761
Tausendkrankheitskraut 5.728
Tausendschön 4.477
Taveda 5.531
Tavoy cardamom 4.252
Tawan dong 4.268
Taxadientetraol 6.906
Taxagifin 6.904, 907
Taxbaum 6.905
Taxicatin 6.907
Taxifolin 4.619, 1192; 5.532; 6.159, 175f, 180, 963, 982
- 3-O-xylosid 5.138
Taxilamin 4.483
Taxin 6.904f, 907
- Monographie 3.1122
Taxinin 6.904
Taxis 6.905
Taxodion 6.490
Taxol 6.904ff
- Monographie L01C 9.781
Taxus, Monographie 6.904
Taxus baccata 3.522, 1123; 6.904ff, 908f
- Verfälschung von Rosmarini folium 6.495
Taxus baccata hom. 6.908f
Taxus-baccata-Blätter 6.906
Taxus brevifolia 6.904; 9.781
Taxus canadensis 6.904
Taxus celebica 6.904
Taxus chinensis 6.904
Taxus cuspidata 6.904
Taxus cuspidita 9.781
Taxus floridana 6.904
Taxus globosa 6.904
Taxus mairei 6.904
Taxus media 6.904
Taxus speciosa 6.904
Taxus tardiva 6.904
Taxus wallichiana 6.904

Tazettin  5.214f, 217
Tazobactam, Natriumsalz, Monographie  J01CG
 9.782
TBHP *[tert.*-Butylhydroxyperoxid]  3.236
TCA *[Trichloressigsäure]*  1.362
TCA AAtrichon, Monographie  3.1124
TCA-Na *[Trichloressigsäure-Natriumsalz]*,
 Monographie  3.1124
TCD *[thermal conductivity detector]*  2.286
2,3,7,8-TCDD *[Dioxin]*  3.1137
TCDD, als Schilddrüsenhormon-Agonist  3.1141f
TCDD-Belastung, Muttermilch  3.1139
TCDD-Rezeptor  3.1142
TCDO *[Tetrachlordecaoxid]*  7.893
TCGF *[T-Zellen-Wachstumsfaktor]*  8.566
Tchabuli gorki  5.803
2,4,5-TCP *[Trichlorphenol]*  3.1205
TDCA *[2,4-Thiazolidindicarbonsäure]*  9.925
TE *[Toxizitätsäquivalente]*  3.1139
Té  4.629f
Tè de Giava  5.967
Tea  3.1155f;  4.630
Tea plant  4.628;  5.718
Tea tree  5.718
Teaberry oil  8.959
TEAE-Cellulose *[Triethylaminoethyl-Cellulose]*
 2.677
Teamster's tea  5.48
Tebu  4.1034
Tebuconazol, Monographie  3.1125
Tebutam, Monographie  3.1126
Teceleukin  8.566
– Monographie L03A  9.785
[$^{99}$Tc]Technetii macrosalbi suspensio iniectabilis
 8.797
[$^{99}$Tc]Technetium aggregated albumin  8.796
[$^{99}$Tc]Technetium Albumin Aggregated Injektion
 8.796
[$^{99}$Tc]Technetium-Succimer-Injektionslösung
 9.682
Tecoma adenophylla  6.883
Tecoma avellanedae  6.883
Tecoma dugandii  6.883
Tecoma eximia  6.883
Tecoma heptaphylla  6.883
Tecoma impetiginosa  6.883
Tecoma integra  6.883
Tecoma ipe  6.883
Tecoma palmeri  6.883
Tecoma schunkevigoi  6.883
Tecomin  6.885
Tecoplanin  9.787
Tecto flüssig
– Monographie  3.1127
– Pflanzenschutz  1.358
Tectochinon  6.884
Tectochrysin  6.160, 162, 179
Tectoldimethylether  5.687
Tectona grandis  5.687
Tectorigenin  4.464
Tecuna-Curare  4.854
Tedy Baptisie barvirská  4.463

Tee  4.630
– abessinischer  4.730, 732
– Abführ~  1.661
– abführender  1.661
– aromatischer  1.571
– Aufgußbeutel  2.1019;  4.631
– beruhigender  1.662
– Beruhigungs~  1.660
– Bitter~  1.658
– bitter-aromatischer  1.658
– blähungstreibender  1.659
– blähungswidriger  1.659
– Blasen~  1.662
– Blasen- u. Nieren~  1.662
– Brust~  1.662
– Burowscher  1.662
– deutscher Kräuter~  1.660
– Dietls Magen~  1.662
– Dreifaltigkeits~  6.1148
– Eibisch~  4.236, 238
– Eisenkraut~  5.693
– Fieber~  1.659
– Flieder~  6.582
– Freisam~  6.1148
– Gallen~  1.659
– galletreibender  1.659
– Goldrosen~  4.609
– Gölling~  4.599
– grüner  4.630
– Hamburger  1.661
– harntreibender  1.660
– Homeriana-  6.247
– Husten~  1.662
– indischer Nieren~  5.967
– Instant-  2.1022
– Java~  5.967
– javanischer Nieren~  5.967
– Jesuiten~  5.508
– Kaiser~  4.1199
– Kakao~  6.945
– Kaneel-  4.631
– Khat-  4.732
– Kinderberuhigungs~  1.660
– Kneipps Blutreinigungs~  1.661
– Kneipps Husten~  1.662
– Kneippscher Frühstücks~  1.660
– Knöterich~, russischer  6.247
– kopnischer  5.58, 60, 62
– Krampel~  4.791, 794
 Magen~  1.662
– Maikur~  1.661
– Martinscher  1.660
– Massai~  4.395f
– Mate~  5.508
– Mischungen  1.657ff
– Missions~  5.508
– Mutter-Anna-  1.661
– Nerven~  1.662
– Nieren~
– – indischer  5.967
– – javanischer  5.967
– Oolong~  4.630

- Paraguay~ **5.**508, 511
- Parana~ **5.**508
- Portlands Gicht~ **1.**658
- quellender **1.**660
- Rooibos~ **4.**395f
- Roter-Busch- **4.**395
- russischer Knöterich~ **6.**247
- Sanguinaria-Tee **6.**247
- schwarzer **4.**630
- schweißtreibender **1.**659
- Schweizer~ **4.**1199
- sprühgetrocknet **2.**1023
- Standardzulassung **2.**1019
- Tafel~ **4.**631
- tassenfertige **2.**1023
- Teeblatt **4.**630
- Teestrauch **4.**629
- Teetrockenextrakt **4.**636
- Verbena~ **5.**692
- Weidemannscher **6.**247
- Weidenröschen~ **5.**58
- windtreibender **1.**659
- Wolfs Gicht~ **1.**658
- Wunderscher Gicht~ **1.**658
- Wundklee~ **4.**290
- Ziegel~ **4.**631
- Zitronenstrauch~ **5.**692f
- zu aromatischen Bädern **1.**571
- zum Gurgeln **1.**609
- zum Kräuterbad **1.**571

Teeblatt **4.**630
Teel oil **6.**690
Teepunschessenz Dieterich **1.**705
Teerfarbstoffe, Nachweis, im Wein **1.**543
Teestrauch **4.**629
Teetrockenextrakt **4.**636
Tefazolin, Monographie R01AA **9.**786
T-Effektor-Zellen **1.**375
Teflon, Filtermaterial **2.**775
Teflubenzuron, Monographie **3.**1127
Tegafur, Monographie L01B **9.**786
Téguments des graines de plantain de l'Inde **6.**235
Teichmannsche Häminkristalle **1.**542, 552
Teichomycin **9.**787
Teichomycin $A_2$ **9.**787
Teichrose, weiße **5.**925
Teichschachtelhalm **5.**69f
Teichzinnkraut **5.**69
Teicoplanin, Monographie J01X **9.**787
Teicoplanin $A_2$ **9.**787
Teiladaptierte Milch **1.**236ff
$\beta$-Teilchen **2.**382
Teilchenanzahl **2.**44
Teilchenanzahlanteil **2.**826
Teilchengröße
- Augenpräparate **2.**641
- Bestimmung **2.**44
- Bioverfügbarkeit **2.**841f
- Einfluß bei Suspensionssalben **2.**904
- Endkontrolle **2.**1108
- Mikroemulsionen **2.**687
- Mikrokapseln **2.**812

- Nanokapseln **2.**812
- Pulver **2.**42
- Pulverdiffraktometrie **2.**83
- Salben **2.**871
- Systeme, disperse **2.**814
Teilchengrößenverteilung **2.**42
- Suspension **2.**929
Teilchenzahlbestimmung **2.**489
Teilchenzahlkonzentration **2.**822
Tein **4.**631
Teint **1.**136
Teinture d'aubépine **4.**1047
TEL *[Tetraethyllead]* **3.**1153
Tela gossypii absorbens **1.**28
Telekia speciosa **3.**35, 698
Telekie **3.**35, 698
Telenzepin, Monographie A02BX **9.**789
Telepathin **4.**458
Telephinon **6.**655
Teleutosporen **1.**293f
Telidal **8.**1282
Teliomycetes **1.**293
Telis foenum-graeca **6.**994
Telkar 50 WP
- Monographie **3.**1128
- Pflanzenschutz **1.**361
Tellertrommel **2.**602f
Tellicherypfeffer **6.**215
Tellimagrandin **5.**59, 261f; **6.**336f, 348, 855, 857
Tellimosid **6.**337, 342
Tellur, Nachweisgrenze, spektroskopische **2.**469
Telogenstadium **1.**136
Telone 2.000 **3.**445
Telone 2 000
- Monographie **3.**1128
- Pflanzenschutz **1.**371
Telvar **3.**841
Temafloxacin, Monographie J01MA **9.**790
Temazepam, Monographie N05CD **9.**791
Temik 5 G
- Pflanzenschutz **1.**371
- Monographie **3.**1128
Temik LD
- Monographie **3.**1128
- Pflanzenschutz **1.**348, 371
Temocillin
- Monographie J01CA **9.**793
- Dinatriumsalz, Monographie J01CA **9.**795
Temoe lawak **4.**1096
Temoé lawaq **4.**1096
Temoe poetih **4.**1099
Tempelbaum **5.**270
Temperatur
- Curie **2.**11
- eutektische **2.**66, 801
- ferroelektrische **2.**11
- kritische **2.**1030
- Sensor **2.**23ff
Temperaturkoeffizient
- Lösung **2.**817
- negativer **2.**24

– positiver  2.23
Temperaturkurvenblätter  1.65
Tempern  2.62
Templini oleum  4.9
Templinöl  4.9
Temporäre Färbemittel, Haar  1.188
Temu kuning  4.1098
Temu labak  4.1096
Tému lawak  4.1096
Tému lawas  4.1096
Temu Potre  4.1086
Temu puteh  4.1098
Temu Puteri  4.1086
Temu raya  4.1096
Ten weeks stock  4.832
Tenamene 3  3.502
Tenax  2.281
Tender
– Monographie  3.1128
– Pflanzenschutz  1.359
Tenebrio mauretanicus  1.263
Tenebrio molitor  1.263f
Tengkawang-Fett  6.947
Teniposid, Monographie L01C  9.797
Tennecetin  8.1092
Tennu lawak  4.1096
Tennu lawas  4.1096
Tenoran
– Monographie  3.1128
– Pflanzenschutz  1.361
Tenorit  3.715
Tenosynovitis, Geflügel, Impfung J07BX  1.415
Tenox BHT  3.502
Tenoxicam, Monographie M01AC  9.798
Tensammetrie  2.500, 509
Tenside
– anionische, Inkomp. mit Cetylpyridiniumchlorid  7.824
– Assoziate  2.880
– Augentropfen  2.643
– effektive, nach Rosen  2.101
– effiziente, nach Rosen  2.101
– Kosmetika  1.153ff
– – Amphotenside  1.154ff, 175
– – anionische  1.154ff, 175
– – kationische  1.154ff, 175
– – nichtionische  1.154ff, 175
– Reizeffekt  2.639
– Suspension  2.930
   Systematik  1.154
– Übersicht  1.156
Tensidtitration  2.357
Tensiometer
– Blasendruck-  2.98
– Kapillarsteighöhen-  2.98
– Methode hängender Tropfen  2.98
– Methode liegender Tropfen  2.99
– Methode Spinning-drop  2.100
– Methode n. Traube  2.99
– Platten-  2.98
– Ring-  2.97
Tensiometrie  2.97

Ten-Tab  3.463
Tenuate  3.463
Tenucap  3.463
Tenulin  5.408
Tenylidon, Monographie A05BA  9.800
Teocote  6.188
Teonanacatl  3.1010;  6.288;  9.443
Tepanil  3.463
Tepopote  5.48
Terabol
– Monographie  3.1129
– Pflanzenschutz  1.370
Teracacidin  4.27
Teraspic  5.502
Terauchia anemarrhenaefolia  4.277
Terazosin, Monographie C02C  9.801
Terbinafinhydrochlorid, Monographie D01AE, D01BA  9.802
Terbium, Nachweisgrenze, spektroskopische  2.469
Terbufos  1.346
– Monographie  3.1129
Terbumeton  1.368
– Monographie  3.1131
Terbutalin  1.741
– Monographie R03AC, R03CC  9.804
– Bestimmung mit MS  2.461
– sulfat, Monographie R03AC, R03CC  9.807
Terbuthylazin  1.368
– Monographie  3.1132
Terbutryn  1.368
– Monographie  3.1133
Terbutryn 50 Du Pont, Monographie  3.1134
Terbutryn 500 flüssig, Monographie  3.1134
Terbutryn flüssig Du Pont
– Monographie  3.1134
– Pflanzenschutz  1.368
Terbutryn flüssig Rustica, Monographie  3.1134
Terbutryn Rustica flüssig, Monographie  3.1135
Terchebulin  6.911, 921
Terchebulinsäure  6.910
Terconazol, Monographie D01AC, G01AG  9.808
Terebenthen  9.215f
Térébenthine d'Alsace  4.14
Térébenthine du Canada  4.17
Térébenthine de Strasbourg  4.14
Térébenthine de Vosges  4.14
Terebinthifolsäure  6.635
Terebinthina alsatica  4.14
Terebinthina argentoratensis  4.14
Terebinthina canadensis  4.17
Terebinthina Chio  6.188
Terebinthinae aetheroleum rectificatum M02AX, R05CA  6.161f, 167, 171, 176, 178, 185
Terebinthinae linimentum compositum  1.618
Terebinthinae oleum medicinale  6.171
Terebinthon  6.636
Terebrantia  1.308
Teremis  5.718
Terfenadin, Monographie R06A  9.809
Terflavin  6.911f, 919, 921
Tergallagin  6.919f
Tergallussäure  6.910

Teridox, Monographie 3.1135
Terivalidin 9.811
Terizidon, Monographie J04AB 9.811
Terlipressin
- Monographie H01BA 9.812
- acetat Pentahydrat, Monographie H01BA 9.813
Terminalia, Monographie 6.910
Terminalia alata 6.926
Terminalia amazonia 6.912f
Terminalia-amazonia-Rinde 6.913
Terminalia angustifolia 6.916, 928
Terminalia arjuna 6.913f
Terminalia-arjuna-Rinde 6.914
Terminalia aruta 6.920
Terminalia attenuata 6.916
Terminalia avicennoides 6.915
Terminalia-avicennoides-Blätter 6.915
Terminalia-avicennoides-Gallen 6.915
Terminalia-avicennoides-Rinde 6.915
Terminalia-avicennoides-Wurzel 6.915
Terminalia balladellii 6.918
Terminalia bellirica 6.910, 916f
- Verfälschung von Myrobalani fructus 6.921
Terminalia-bellirica-Früchte 6.916
Terminalia-bellirica-Rinde 6.917
Terminalia-bellirica-Samen 6.917
Terminalia biticaria 6.916
Terminalia brevipes 6.918
Terminalia-brevipes-Blätter 6.918
Terminalia-brevipes-Rinde 6.918
Terminalia-brevipes-Wurzel 6.918
Terminalia catappa 6.910, 918ff
Terminalia-catappa-Blätter 6.919
Terminalia-catappa-Rinde 6.920
Terminalia-catappa-Samenöl 6.920
Terminalia chebula 6.910, 920ff
Terminalia-chebula-Rinde 6.922
Terminalia chevalieri 6.923
Terminalia citrina 6.922
Terminalia-citrina-Rinde 6.922
Terminalia comintana 6.920
Terminalia coriacea 6.926
Terminalia crenulata 6.926
Terminalia dyctioneura 6.915
Terminalia eglandulosa 6.916
Terminalia gangetica 6.920
Terminalia gella 6.916
Terminalia glaucescens 6.922f
Terminalia-glaucescens-Blätter 6.923
Terminalia-glaucescens-Rinde 6.923
Terminalia-glaucescens-Wurzel 6.923
Terminalia hainanensis 6.924
Terminalia ivorensis 6.923
Terminalia-ivorensis-Rinde 6.923
Terminalia javanica 6.916
Terminalia latifolia 6.918
Terminalia laurinoides 6.916
Terminalia lecardii 6.915
Terminalia macrocarpa 6.926
Terminalia macroptera 5.804; 6.910, 923f
Terminalia-macroptera-Blätter 6.924
Terminalia-macroptera-Rinde 6.924

Terminalia-macroptera-Wurzel 6.924
Terminalia mauritiana 6.918
Terminalia mollis 6.916
Terminalia mollucana 6.916
Terminalia moluccana 6.918
Terminalia multiflora 6.920
Terminalia myrobalana 6.918
Terminalia nigrovenulosa 6.924f
Terminalia-nigrovenulosa-Früchte 6.925
Terminalia-nigrovenulosa-Rinde 6.925
Terminalia obliqua 6.924
Terminalia obovata 6.912
Terminalia odontoptera 6.912
Terminalia orbicularis 6.925
Terminalia-orbicularis-Früchte 6.925
Terminalia-orbicularis-Rinde 6.925
Terminalia ovata 6.926
Terminalia paniculata 6.910
Terminalia parviflora 6.920
Terminalia pentaptera 6.913
Terminalia praecox 6.925
Terminalia procera 6.918
Terminalia punctata 6.916
Terminalia reticulata 6.920
Terminalia ruspolii 6.925
Terminalia sericea 6.926
Terminalia-sericea-Blätter 6.926
Terminalia-sericea-Wurzel 6.926
Terminalia subcordata 6.918
Terminalia tomentella 6.920
Terminalia tomentosa 6.910, 926f
- Verfälschung von Terminalia-arjuna-Rinde 6.914
Terminalia tomentosa bark 6.927
Terminalia-tomentosa-Rinde 6.927
Terminalia travancorensis 6.928
Terminalia-travancorensis-Früchte 6.928
Terminalia-travancorensis-Rinde 6.928
Terminalia triptera 6.924
Terminalia tripteroides 6.924
Terminalia zeylanica 6.920
Terminaliae arjunae cortex 6.914
Terminaliae fructus 6.921
Terminaliae tomentosae cortex 6.927
Termininsäure 6.913
Terminolsäure 4.765f; 6.912, 915, 918, 923f
Termiten, Mittel gegen 3.929
Ternatin 4.475
Ternidazol, Monographie P01AB 9.813
Terodilin, Monographie G04BD 9.813
Terpacid 8.175
Terpal C
- Monographie 3.1135
- Pflanzenschutz 1.365
Terpentin 1.572ff; 4.6, 14; 6.159
- kanadisches 4.17
- kontinentales 4.14
- Straßburger 4.14
Terpentinliniment 2.697
- zusammengesetztes 1.618
Terpentinöl 1.572ff; 4.6; 6.159
- gereinigtes 6.162, 167, 171, 176, 178, 185
- peroxidhaltiges 1.544

Terpentinölersatz **3.**161
Terpentinsalbe **1.**689
Terpinen **4.**242, 244, 247, 596; **5.**134
α-Terpinen **4.**19, 242, 648, 1159; **5.**562, 568, 831, 843, 950, 952f, 955, 958ff, 962; **6.**976, 1081; **7.**298
β-Terpinen **4.**242; **5.**562
γ-Terpinen **3.**703; **4.**19, 367, 799, 810, 999, 1080, 1159; **5.**125, 824, 831, 836, 869, 950ff, 955, 958ff, 962; **6.**872, 966ff, 970f, 976, 982, 987
Terpinen-4-ol **4.**19, 373, 390, 468; **5.**50, 318, 562, 566, 568, 589, 632, 635, 638, 869, 951ff, 955, 958ff, 962; **6.**216, 968f, 975, 986f
Terpinen-4-ylacetat **5.**869
Terpineol **4.**33, 53, 241, 244, 251, 1161; **5.**804, 824, 881
α-Terpineol **4.**17, 19, 246f, 296, 368, 379, 390, 636, 796, 895, 900, 1080, 1161; **5.**39, 50, 318, 568, 638, 640, 689, 840, 843, 905, 950ff, 955, 959f; **6.**159, 161, 193, 491, 567, 872, 878, 955, 968f, 972, 975, 986f, 1081
β-Terpineol **5.**50
γ-Terpineol **5.**395
Terpinhydrat **6.**171
Terpin-4-ol **6.**936
Terpinolen **4.**16, 19, 21, 1159f; **5.**159, 579, 705, 779, 824, 831, 869, 950, 953, 955, 959; **6.**51, 180, 199, 636, 872, 1081
Terpinylacetat **4.**19, 21, 242, 244; **5.**39, 43, 665, 905; **6.**193, 969, 972, 975, 986, 1185
Terra Catechu **4.**31
Terra giapponica **4.**31
Terra japonica **4.**31
Terraklene B, Monographie **3.**1135
Terrasan Ameisentod, Monographie **3.**1135
Terrasan Moosentferner, Monographie **3.**1135
Terrasan Rasen Unkrautvernichter flüssig, Monographie **3.**1135
Terrasan Rasendünger mit Unkrautvernichter, Monographie **3.**1135
Terrasan Rasendünger + Moosvernichter, Monographie **3.**1136
Terrasan Rasenrein, Monographie **3.**1136
Terrasan Rattentod, Monographie **3.**1136
Terrasan Schneckentod, Monographie **3.**1136
Terrasan Schneckentod gekörnt, Monographie **3.**1136
Terre-mérite **4.**1089
Terrestrinsäure **6.**59
Terribilis herba **5.**297
Tertatolol, Monographie C07AA **9.**814
B-Test color **1.**516f
F-Test **2.**1054, 1058
t-Test **2.**1056, 1058
Testa Plantaginis ovatae **6.**235
Testae Cacao **6.**945
Testbenzin (DIN 51632). **3.**161
Testolacton, Monographie L02B **9.**816
Testor wasserlöslich, Monographie **3.**1136
Testosteron **1.**779ff, 786; **7.**1043, 1447; **9.**822ff

– Monographie G03B, L02A **9.**818
– Bestimmungsmethode, elektrochemische **2.**521
– cipionat, Monographie G03B, L02A **9.**822
– cyclopentanpropionat **9.**822
– enanthat, Monographie G03B, L02A **9.**823
– Nachweisgrenze, voltammetrische **2.**510
– propionat
– – Monographie G03B, L02A **9.**824
– – Identität mit DC **2.**274
– UV-Spektrum **2.**477, 479
Teststreifen **1.**451f, 463, 475
Testverfahren, statistische **2.**1053ff
Tetan Rattenköder, Monographie **3.**1136
Tetanus **3.**321
– Humanmedizin, Impfung J06AA, J06BB, J07AM **1.**382f
– Pferd, Schwein, Impfung J06AA, J06BB, J07AM **1.**407, 412
– Schutzimpfung J06AA, J06BB, J07AM **1.**382f, 407, 412
– Toxoid-Impfstoff, Herstellung **2.**916
Tetard **4.**754
Tête de moineau **4.**754
Tetilla de gallina **4.**598
Tetra **3.**1150
Tetra Olive N 26 **3.**79
Tetraacetylbromglucose **9.**585
1,3,4,6-Tetra-*O*-acetyl-β-D-fructofuranosyl-α-D-glucopyranosid-tetraacetat **9.**545
Tetraacetyluteolin **4.**683
1,2,3,5-Tetraacetyl-D-ribose **7.**1163
(2,3,4,6,-Tetra-*O*-acetyl-1-thio-β-D-glucopyranosato-*s*) (triethylphosphin) gold **7.**323
2,2',4,4'-Tetraaminodiphenylmethan **7.**64
Tetraaminopyrimidine **1.**189; **8.**928
Tetraarsentetrasulfid **7.**297
1,3,5,7-Tetraazaadamantan **8.**921
1,3,5,7-Tetraazatricyclo[3.3.1.1$^{3,7}$]decan **8.**921
Tetrabarbital, Monographie N05CA **9.**827
Tetrabenazin, Monographie N05AK **9.**827
Tetrabiguanid **8.**389
Tetraborate **3.**200
Tetraborsäure **7.**511
α,α,α',α'-Tetrabromaceton **7.**320
Tetrabrombrenzcatechin **7.**480
Tetrabromobrenzcatechinwismut **7.**479
Tetrabutylzinn **3.**1259
Tetracain
– Monographie C05AD, N01BA, S01HA **9.**828
– hydrochlorid
– – Monographie C05AD, N01BA, S01HA **9.**830
– – Identität mit DC **2.**275
– – in Zubereitungen **1.**690
– – steriles, Monographie N01BA, S01HA **9.**832
1,2,4,5-Tetrachlorbenzol **3.**665
Tetrachlorbenzyltoluol, Monographie **3.**1136
Tetrachlordecaoxid **7.**893
2,3,7,8-Tetrachlordibenzo[b,e][1,4]dioxin **3.**1137
2,3,7,8-Tetrachlordibenzo-*p*-dioxin **3.**277, 929
– Monographie **3.**1137

Tetrachlordiphenylmethan 3.1136
Tetrachlorethan
- Grenzprüfung, in fetten Ölen 2.330
- symmetrisches 3.1146
1,1,1,2-Tetrachlorethan 3.1195
- Monographie 3.1146
1,1,2,2-Tetrachlorethan 3.1196
Tetrachlorethen 3.438, 666, 1146
- Monographie 3.1148
Tetrachlorethylen 3.1148
- Monographie P02X 9.832
N-(1,1,2,2-Tetrachlor-ethylthio)-3,6,7,8-tetra-hydrophthalimid 3.247
Tetrachlor-1,4-hydrochinon 3.930
Tetrachlorisophthalonitril 3.307
Tetrachlorkohlenstoff 3.1150; 7.697
- Monographie P02X 9.832
Tetrachlormethan 3.666, 1203; 9.832
- Monographie 3.1150
Tetrachlorodibenzyltoluene 3.1136
2,3,7,8-Tetrachloro-1,4-dioxin 3.1137
Tetrachloroethane 3.1146
Tetrachloroisophthalonitril (I) 1.352
Tetrachloromethane 3.1150
2′,3′,4′,5′-Tetrachlor-6-(6-oxido-2,4,5,7-tetraiod)-fluoreszein-Dinatrium 7.401
Tetrachlorphenol 3.665
2,4,6,8-Tetrachlorpyrimido[5,4-d]pyrimidin 7.1397
2′,3′,4′,5′-Tetrachlor-(2,4,5,7-tetraiod-3-oxo-2H-xanthen-9-yl)benzoat-Dinatrium 7.401
Tetracosactid, Monographie H01AA 9.834
Tetracosanol 4.6; 5.413
Tetracosansäure 4.834, 1105
Tetracosenol 6.701
Tetracosensäure 6.701, 709
Tetracyclin 1.751; 8.390
- Monographie A01AB, D06AA, J01AA, S01AA, S02AA 9.836
- Bestimmungsmethode, elektrochemische 2.520
- hydrochlorid
- - Monographie A01AB, D06AA, J01AA, S01AA, S02AA 9.838
- - Bestimmung d. Wassergehaltes durch NIR 2.485
- - Reinheitsprüfung mit DC 2.316
- Identität mit DC 2.276
- Interferenz, Klin. Chemie 1.478
Tetracycline, Antibiotika J01A, J01AA
Tetracyclin-L-methylenlysin 8.773
Tetradeca-8Z-en-11,13-diin-2-on 5.14
n-Tetradecansäure 4.1105
Tetradecansäure-(1-methyl)ethylester 8.619
5-Tetradecen-14-olid 4.3
Tetradontidae 3.1164
Tetraedermischer 2.1027
2-endo-3-exo-N,N,N′,N′-Tetraethyl-bicyclo[2.2.1]-hept-5-en-2,3-dicarboxamid 8.26
Tetraethylblei 3.161
- Monographie 3.1153
Tetraethyldithiopyrophosphat 1.345; 3.1112
Tetraethylenglycoldimethacrylat 2.658
Tetraethylenglykol 8.587

Tetraethylenpentamin 7.1085f
Tetraethyllead 3.1153
(1R,2R,3R,4S)-N,N,N′,N′-Tetraethyl-5-norbornen-2,3-dicarboxamid-trans-N,N,N′,N′-tetraethyl-8,9,10-trinor-5-bornen-2,3-dicarboxamid 8.26
Tetraethylplumban 3.1153
Tetraethylthiodicarbonsäurediamid 9.734
Tetraethylthiodiphosphate 3.1112
Tetraethylthioperoxydicarbonsäurediamid 7.1405
Tetraethylthiuramidisulfid 7.1405
Tetraethylthiurammonosulfid 9.734
Tetraethylzinn 3.1259
Tetrafinol 3.1150
Tetraform 3.1150
Tetrafuroguajacin 5.354
1,2,4,6-Tetra-O-galloyl-β-D-glucose 6.326
Tetrahydroalantolacton 5.528
Tetrahydroamentoflavon 6.636
Tetrahydrobenzene 3.373
Tetrahydrobenzol 3.373
Tetrahydroberberin 4.1017, 1019, 1023f
Tetrahydrocannabinol, Nachweis 2.141
$\Delta^8$-Tetrahydrocannabinol, Monographie 3.1155
$\Delta^9$-Tetrahydrocannabinol 3.1155f, 1174f; 4.642
(−)-$\Delta^8$-trans-Tetrahydrocannabinol 4.641
(−)-$\Delta^9$-trans-Tetrahydrocannabinol 4.641
(3S)-1,2,3,4-Tetrahydro-β-carbolin-3-carbonsäure 4.202
(−)-Tetrahydrocolumbamin 4.1015, 1024
Tetrahydrocoptisin 4.1017, 1024
Tetrahydrocorysamin 4.1015, 1017, 1019, 1022
α-Tetrahydrocorysaminmethohydroxid 4.1019
1,2,23,24-Tetrahydrocucurbitacin 4.570, 573
Tetrahydro-1H-1,4-diazepin-1,4(5H)-dipropanol-3,4,5-trimethoxybenzoat(diester) 7.1337
Tetrahydro-1H-1,4-diazepin-1,4(5H)-diyldi-3,1-propandiyl-3,4,5-trimethoxybenzoesäureester 7.1337
(S)-5,6,6a,7-Tetrahydro-1,10-dimethoxy-6-methyl-4H-dibenzo[de,g]chinolin-2,9-diol 7.506
(1S,9S)-6-(1,2,3,4-Tetrahydro-6,7-dimethoxy-2-methyl-1-isochinolinyl)furo[3,4-e]-1,3-benzodioxol-8-(6H)-on 4.89
Tetrahydro-3,5-dimethyl-2H-1,3,5-thiadiazin-2-thion 1.370; 3.392
Tetrahydro-1,4-dioxin 3.495
1,2,3,6-Tetrahydro-2,6-dioxo-4-pyrimidincarbonsäure 8.1240
- (2-hydroxyethyl)trimethylammoniumsalz 7.929
- Monohydrat 8.1242
Tetrahydrofuran-2-carbonsäure 9.801
(2-Tetrahydrofurfuryl)malonsäurediethylester 8.1066
Tetrahydrofurfurylthiamindisulfid 8.315
Tetrahydrogriseofulvin 8.384
Tetrahydrohalstonin 3.259
Tetrahydroharmin 4.458
Tetrahydrohelenalin 4.352
(±)-2′,3′,8′,8a′-Tetrahydro-6′-hydro-5′-methoxy-1′-methylspiro-(2,5-cyclohexadien,1,7′[1′H]cyclopent[i,j]isochinolin)-4-on 8.347

(5S,5aR,8aS,9R)-5,8,8a,9-Tetrahydro-5-(4-hydroxy-3,5-dimethoxyphenyl)-9-(4,6-O-thenyliden-β-D-glucopyranosyloxy)isobenzofuro[5,6-f][1,3]benzodioxol-6(5aH)on **9**.797
[5R-[5α,5aβ,8aα,9β(R*)]]-5,8,8a,9-Tetrahydro-5-(4-hydroxy-3,5-dimethoxyphenyl)-9-[[4,6-O-(2-thienylmethyl)-β-D-gluco-pyranosyl]oxy]furo-[3′,4′:6,7]naphtho[2,3-d]-1,3-dioxol-6(5aH)on **9**.797
6,7,8,14-Tetrahydro-7α-(1-hydroxyl-1-methylbutyl)-6,14-endo-etheno-oripavin **8**.154
2,3,6a,9a-Tetrahydro-9a-hydroxy-4-methoxycyclopenta-[c]furo[3′,2′:4,5]furo[2,3-h][1]benzopyran-1,11-dion **3**.28
2-(1,2,3,6-Tetrahydro-3-hydroxy-1-methyl-6-oxo-5H-indol-5-yliden)-hydrazincarboxamid **7**.678
2,3,5,6-Tetrahydro-9-hydroxy-1H-pyrido(1,2,3-l,m)β-carbolin **4**.1150
Tetrahydro-4-hydroxy-N,N,N-5-tetramethyl-2-furanmethanaminium **3**.849
[5R-(5α,5aα,8aα,9α)]-5,8,8a,9-Tetrahydro-9-hydroxy-5-(3,4,5-trimethoxyphenyl)-furo[3′,4′:6,7]-naphtho[2,3-d]-1,3-dioxol-6(5aH)-on **9**.277
5,8,8a,9-Tetrahydro-9-hydroxy-5-(3,4,5-trimethoxyphenyl)furo[3′,4′:6,7]naphtho[2,3-d]-1,3-dioxol-6-(5aH)on **3**.983
Tetrahydroisochinolin **7**.1183
1,2,3,4-Tetrahydro-isochinolin-2-carboxamidin **7**.1182
1,2,3,4-Tetrahydro-2-[(isopropylamino)methyl]-7-nitro-6-chinolinmethanol **8**.1248
1,2,3,4-Tetrahydro-2-[(isopropylamino)methyl]-7-nitro-6-methylchinolin **8**.1248
1,2,3,4-Tetrahydro-1,4-methano-6-naphthol **9**.982
O-1,2,3,4-Tetrahydro-1,4-methano-6-naphthyl-N,3-dimethylthiocarbanilat **9**.982
O-(1,2,3,4-Tetrahydro-1,4-methano-6-naphthyl)-N,3′-dimethylthiokohlensäureanilid **9**.982
2,3,6aα,9aα-Tetrahydro-4-methoxycyclopenta[c]furo[3′,2′:4,5]furo[2,3-h][1]benzopyran-1,11-dion **3**.25, 29
(2R)1,2,3,7-Tetrahydro-1-methoxy-7,7-dimethyl-2-isopropenyl-imidazo(1,2-α)pyrimidin **4**.170
3,4,7aα,10aα-Tetrahydro-5-methoxy-1H,12H-furo-[3′,2′:4,5]furo[2,3-h][1]pyrano[3,4-c][1]benzopyran-1,12-dion **3**.27
5,6,7,8-Tetrahydro-4-methoxy-6-methyl-1,3-dioxolo-[4,5-g]isochinolin-5-ol **7**.1101
(6aR)-5,6,6a,7-Tetrahydro-6-methyl-4H-dibenzo-[d,e,g]chinolin-10,11-diol **7**.277
– hydrochlorid **7**.277, 279
Tetrahydro-6-methyl-4H-dibenzochinolin-10,11-diol-hydrochlorid **1**.721
5,6,7,8-Tetrahydro-6-methyl-1,3-dioxolo[4,5-g]isochinolinium-5-ol-chlorid **8**.463
(1S,9S)-6-(5,6,7,8-Tetrahydro-6-methyl-1,3-dioxolo-[4,5-g]isochinolin-5-yl)furo[3,4-e]-1,3-benzodioxol-8(6H)-on **4**.89
4a,5,7a,8-Tetrahydro-12-methyl-9H-9,9c-iminoethano-phenanthro[4,5-bcd]furan-3,5-diol **3**.843
– hydrochlorid **3**.846

(E)-1,4,5,6-Tetrahydro-1-methyl-2-[2-(3-methyl-2-thienyl)vinyl]pyrimidin **8**.1035
trans-1,4,5,6-Tetrahydro-1-methyl-2,2-(3-methyl-2-thionyl)-vinylpyrimidintartrat **1**.770
(RS)-3,4,5,6-Tetrahydro-5-methyl-1-phenyl-1H-2,5-benzoxazocin **8**.1125
(RS)-2,3,4,9-Tetrahydro-2-methyl-9-phenyl-1H-indeno[2,1-c]pyridin **9**.119
1,2,3,4-Tetrahydro-2-methyl-4-phenyl-8-isochinolinamin **8**.1192
2,3,4,5-Tetrahydro-2-methyl-5-(phenylmethyl)-1H-pyrido-[4,3-b]indol **8**.822
Tetrahydro-3-methyl-2-phenyl-1,4-oxazin **3**.951
1,2,5,6-Tetra-hydro-1-methyl-3-pyridincarbonsäure-methylester **3**.90
(E)-3-[2-(1,4,5,6-Tetrahydro-1-methyl-2-pyrimidinyl)ethenyl]phenol-4,4′-methylen-bis[3-hydroxy]-2-naphthylcarbonsäuresalz **8**.1248
(E)-1,4,5,6-Tetrahydro-1-methyl-2-[2-(2-thienyl)-ethenyl]pyrimidin **9**.445
1,4,5,6-Tetrahydro-1-methyl-2-(trans-2-(thienyl)-vinyl)pyrimidin **9**.445
Tetrahydro-α-(1-naphthalenylmethyl)-2-furanpropansäure-2-(diethylamino)ethylester **8**.1065
(±)-1,2,3,4-Tetrahydro-1-naphthalincarbonsäure-methylester **9**.842
5,6,7,8-Tetrahydro-1-naphthylamin **9**.1006
2-(5,6,7,8-Tetrahydro-1-naphthylamino)-2-imidazolin **9**.1006
5,6,7,8-Tetrahydro-1-naphthylessigsäure **9**.786
1-(1,2,3,4-Tetrahydro-1-naphthyl)imidazol-5-carbonsäure-ethylester **8**.152
(RS)-2-(1,2,3,4-Tetrahydro-1-naphthyl)-2-imidazolin **9**.842
2-[(5,6,7,8-Tetrahydro-1-naphthyl)methyl]-2-imidazolin **9**.786
2-(1,2,3,4-Tetrahydro-5-naphthylmethyl)-2-imidazolin **9**.786
Tetrahydro-1,4-oxazin **3**.846
1,4,5,6-Tetrahydro-6-oxo-3-pyridazincarbonsäure **8**.359
cis-Tetrahydro-2-oxothieno(3,4)imidazolin-4-valeriansäure **7**.482
(RS)-N-(Tetrahydro-2-oxo-3-thionyl)acetamid **7**.974
Tetrahydropalmatin **4**.1015, 1017, 1019, 1021ff
Tetrahydrophenylimidazolthiazol **1**.769
(±)-2,3,5,6-Tetrahydro-6-phenylimidazo[2,1-b]-thiazol **9**.839
(–)-2,3,5,6-Tetrahydro-6-phenylimidazo[2,1-b]-thiazol **8**.709
2,3,5,6-Tetrahydro-6-phenyl-(S)-imidazo[2,1-b]-thiazol **8**.709
3,4,5,6-Tetrahydrophthalimido-methyl(1RS)-cis,trans-chry santhemat **3**.1158
4′-O-(Tetrahydropyranyl)adriamycin **9**.242
Tetrahydrorhombifolin **4**.1125ff, 1131
4α,15,11β,13-Tetrahydroridentin B **6**.901
Tetrahydroserpentin **9**.495
3a,4,7,7a-Tetrahydro-2[(1,1,2,2-tetrachlorethyl)thio]-1H-isoindol-1,3(2H)-dion **3**.247

(S)-N-(5,6,7,9-Tetrahydro-1,2,3,10-tetramethoxy-9-oxobenzo[a]heptalen-7-yl)acetamid **3.**336; **7.**1079
Tetrahydro-2H-1,2,4-thiadiazin-1,1-dioxid **9.**780
4-(Tetrahydro-2H-1,2-thiazin-2-yl)benzolsulfonamid-S,S-dioxid **9.**750
p-(Tetrahydro-2H-1,2-thiazin-2-yl)benzolsulfonamid-S,S-dioxid **9.**750
4,5,6,7-Tetrahydrothieno[3,2-c]pyridin **9.**922
3a,4,7,7a-Tetrahydro-2-[(trichlormethyl)thio]-1H-isoindol-1,3(2H)-dion **3.**248
1,2,3,6-Tetrahydro-N-(trichlormethylthio)-phthalimid **3.**248
(3S)-3a,5,5a,9bβ-Tetrahydro-3α,5aβ,9-trimethyl-naphtho[1,2-b]furan-2,8-(3H,4H)dion **9.**568
[(3S,5aS,9bS)-3a,5,5a,9b-Tetrahydro-3,5a,9-trimethyl-naphto[1,2-b]furan-2,8(3H)dion&] **3.**1056
6a,7,10,10a-Tetrahydro-6,6,9-trimethyl-3-pentyl-6H-dibenzo[b,d]pyran-1-ol **3.**1155
6a,7,8,10a-Tetrahydro-6,6,9-trimethyl-3-pentyl-6H-dibenzo[b,d]pyran-1-ol **3.**1156
2,3,4,6-Tetrahydroxyacetophenon-3-O-β-D-glucosid **5.**145
2',4',6',4-Tetrahydroxychalkon-4',6'-O-diglucosid **4.**386
4,4',5,5'-Tetrahydroxy-2,2'-dimethyl-1,1'-dianthrachinon **4.**720
5,7,3',4'-Tetrahydroxyflavan-3,4-diol **4.**899f
(2R,3R)-3,5,7,4'-Tetrahydroxyflavanon **5.**950
5,7,3',4'-Tetrahydroxyflavonol-3-rhamnoglucosid Trihydrat **9.**540
7,3',4',5'-Tetrahydroxyisoflavon **4.**465
6,3',4',5'-Tetrahydroxy-4-methoxyauron-rhamnosylglucosid **4.**245
3,5,7,3'-Tetrahydroxy-4'-methoxyflavon **6.**1096
3,5,3'4'-Tetrahydroxy-7-methoxyflavon-3-O-(2''-rhamnosylglucosid) **4.**719
Tetrahydroxy-olean-12-en-28-carbonsäure **4.**477; **6.**240
Tetrahydroxy-olean-12-en-24,28-dicarbonsäure **6.**240
3,4',5,7-Tetrahydroxy-3'-prenylflavon **5.**317
2,3,5,4'-Tetrahydroxystilben
– 2-O-glucosid **5.**145
– 2-O-β-D-glucosid **5.**143f
3,5,3',4'-Tetrahydroxystilben **6.**121
$O^{5'}$-Tetrahydroxytriphosphonyl-uridin **9.**1137
1,3,6,7-Tetrahydroxyxanthon **5.**476, 485
Tetrahydrozolin **9.**842
Tetraiodfluorescein **2.**355
(RS)-3,3',5,5'-Tetraiod-α-methyl-DL-thyroninethylester **8.**140
D-3,3',5,5'-Tetraiodthyronin **7.**1246
DL-3,3',5,5'-Tetraiodthyronin **9.**907
L-3,3',5,5'-Tetraiodthyronin, Natriumsalz, Pentahydrat **8.**733
Tetraisopropyldichlormethylendiphosphonsäure **7.**1008
Tetraisopropylmethylendiphosphonat **8.**1263
Tetralex **3.**1148
Tetralin **3.**1148
Tetralysal **8.**773

Tetramagnesiumtricarbonatdihydroxidhydrat **8.**797
Tetramalum **9.**827
2,3,4,5-Tetramethoxyallylbenzol **6.**106
6',7',10,11-Tetramethoxyemethan **8.**18
2',4',5,7-Tetramethoxyflavon **6.**913
3,5,7,8-Tetramethoxyflavon **4.**62
1,2,9,10-Tetramethoxyoxaporphin **5.**703
5,6,7,4'-Tetramethoxyscutellarein **6.**551
(+)-6,6',7',12'-Tetramethoxy-2,2,2',2'-tetramethyl-tubocuraranium diiodide **7.**1356
Tetramethrin, Monographie **3.**1158
Tetramethylbenzidin **1.**470, 475
Tetramethylblei, Monographie **3.**1160
4-(1,1,3,3-Tetramethylbutyl)phenol **7.**421
p-(1,1,3,3-Tetramethylbutyl)phenol **9.**1125
Tetramethylendi(methansulfonat) **7.**565
Tetramethylfisetin **6.**457
($2E,7R^*,11R^*$)-3,7,11,15-Tetramethyl-2-hexadecen-1-ol **9.**198
N,N,N',N'-Tetramethylhexamethylendiamin **7.**1404
N,N',1,1'-Tetramethyl-3,3''-[hexamethylendi(carbamoyloxy)]dipyridinium-bromid **7.**1404
Tetramethyllead **3.**1160
(RS)-N,N,N,α-Tetramethyl-10H-phenothiazin-10-ethanaminium-chlorid **9.**872
Tetramethylpyrazin **5.**318
2,3,5,6-Tetramethylpyrazin **5.**46, 49, 51
Tetramethylsilan, als Standard für NMR-Analyse **2.**202
2,4,6,8-Tetramethyl-1,3,5,7-tetraoxacyclooctan **1.**370; **3.**778
Tetramethylthiuramdisulfid **1.**352; **3.**1170
(all-E)-3,7,12,16-Tetramethyl-1,18-bis-(2,6,6-trimethyl-1-cyclohexen-1-yl)-1,3,5,7,9,11,13,15,17-octadecanonaen **7.**459
2,5,7,8-Tetramethyl-2-(4',8',12'-trimethyltridecyl)-6-chromanol **9.**964, 968
– acetat **9.**972
2,5,7,8-Tetramethyl-2-(4,8,12-trimethyltridecyl)-6-chromanyl-nicotinat **9.**974f
Tetramethylzinn **3.**1259
Tetramisol **1.**769; **8.**709
Teramisol **8.**709
Tetramisol **9.**839
– Monographie P02CX **9.**839
Tetramyl **8.**773
Tetranitromethan, Monographie **3.**1161
Tetranychidae **1.**304
Tetranychus urticae **1.**304, 323
Tetraoxan **3.**611
Tetraphenylborat-Natrium **1.**479
Tetraphenylzinn **3.**1259
Tetraphosphor, Monographie **3.**1162
Tetraphyllicin **6.**362
2,3,4,6-Tetra-O-pivaloyl-β-D-galactopyranosylamin **9.**1150
Tetrapteris methystica **4.**460
Tetrapteris mucronata **4.**460
Tetrasol **3.**1150
Tetratriacontan **4.**102; **5.**193
Tetravec **3.**1148
Tetrazepam, Monographie N05CD **9.**839

Tetrazolinoessigsäure 7.752
Tetridin 9.462
Tetrodon rubripes 3.1164
Tetrodotoxin 3.1060
– Monographie 3.1164
Tetropil 3.1148
Tetroxoprim, Monographie J01E 9.841
Tetryzolin
– Monographie R01AA, S01GA 9.842
– hydrochlorid, Monographie R01AA, S01GA 9.843
Tetterwort 4.836, 839
Tetterwort root 4.844
Teubotrin 6.934
Teuchamaedryn 6.931
Teucjaponin 6.935
Teucrein 6.932
Teucrii chamaedryos herba 6.931
Teucrii herba 6.932, 934f
Teucrii mari herba 6.932
Teucrii polii herba 6.935
Teucrii scordii herba 6.938
Teucrii scorodoniae herba 6.939
Teucrin 6.931, 935, 938
Teucriosid 6.931
Teucrium, Monographie 6.929
Teucrium arenarium 6.937
Teucrium chamaedrys 6.930ff
Teucrium-chamaedrys-Kraut 6.931
Teucrium commune 6.935
Teucrium maritimum 6.932
Teucrium marum 6.930, 932ff
Teucrium marum hom. 6.933f
Teucrium-marum-Kraut 6.932
Teucrium montanum 6.930, 932, 934f
– Verfälschung von Rosmarini folium 6.495
Teucrium-montanum-Kraut 6.934
Teucrium officinale 6.930
Teucrium palustre 6.937
Teucrium polium 6.930, 932, 934f
Teucrium-polium-Kraut 6.935
Teucrium prostratum 6.934
Teucrium reptans 4.154
Teucrium salviaefolium 6.938
Teucrium scordium 6.930, 937f
Teucrium-scordium-Kraut 6.938
Teucrium scorodonia 6.930, 938ff
Teucrium scorodonia hom. 6.939f
Teucrium-scorodonia-Kraut 6.939
Teucrium sylvestre 6.938
Teucroxid 6.931, 938
Teucvidin 6.931
Teufelsapfel 4.1142
Teufelsauge 4.93, 423
Teufelsberi 4.423
Teufelsbrot 4.946
Teufelsgückle 4.423
Teufelskirsche 4.423
Teufelsklaue 4.379, 1203
Teufelskralle 5.384
Teufelskrallenwurzel 5.385
Teufelsrübe 4.573

Teufelswurz 4.72f, 946; 5.464
Teufelszwirn 5.718
Teuflidin 6.931
Teuflin 6.931, 939
Teugin 6.931, 938
Teulamifin 6.935
Teumarin 6.932f
Teuorit 7.1115
Teupolin 6.935, 939
Teuscordinon 6.938
Teuscorodal 6.939
Teuscorodin 6.939
Teuscorodol 6.939
Teuscorodonin 6.939
Teuscorolid 6.939
Teuvincenon 6.935
Teuvincentin 6.935
Texas long-leaf pine 6.167
Texas tea 3.1155f
Texas yellow pine 6.167
Texasin-7-O-glucosid 4.1104
Texas-Ratanhia 5.617
Textilische Produkte, Verbandstoffe 1.17ff
Textureffekt, bei Pulverdiffraktometrie 2.83
Texturierte Garne 1.36
TG [Thermogravimetrie] 2.70
TGA-IR [Thermogravimetrieanalyse] 2.198
(+)-Thalictricavin 4.1015, 1019
Thalidomid, Monographie J04BA, L04A, N05CE 9.843
Thalifendin 4.484
Thaliporphin 4.1016, 1024; 5.703
Thalleiochin-Reaktion 2.142; 4.880
Thallium
– Antidot 2.342; 8.15
– Komplexbildungskonstante mit EDTA 2.354
– Nachweisgrenze, spektroskopische 2.469
[201Tl]Thalliumchlorid-Injektionslösung, Monographie 9.844
Thalliumsulfat, Monographie 3.1166
[201Tl]Thallosi Chloridi Solutio Injectabilis 9.844
Tham 9.1097
Thanatephorus cucumeris 1.296
Thankuninsäure 4.765
Thankunisid 4.765
Tharattin, Monographie 3.1167
THC [Tetrahydrocannabinol] 3.1155f
$\Delta^8$-THC [$\Delta^8$-Tetrahydrocannabinol] 4.641
$\Delta^9$-THC [$\Delta^9$-Tetrahydrocannabinol] 4.641
Thé 4.630
Thé arabe 5.692
Thé d'Europe 6.547, 1118
Thé de France 6.547
Thé de Grece 6.568
Thé de Java 5.967
Thé de Jersey 4.746
Thé du Paraguay 5.508
Thé suisse 4.1197
Thé svizzero 6.1118
Thea bohea 4.628
Thea cantonens 4.628
Thea chinensis 4.628

Thea chinensis hom. **4.**638
Thea cochinchinensis **4.**628
Thea grandiflora **4.**628
Thea macrophylla **4.**628
Thea oleosa **4.**628
Thea parviflora **4.**628
Thea sinensis **4.**628
Thea sinensis hom. **4.**639
Thea stricta **4.**628
Thea viridis **4.**628
Theacrin **4.**931f; **6.**942
Theae folium **4.**630
Theae nigrae folium **4.**630
Theae viridis folium **4.**630
Theaflavin **4.**634f
Theaflavindigallat **4.**634
Theaflavingallat **4.**634
Theaflavinsäuren **4.**634
Theafoliasaponine **4.**635
Theamin **9.**858
Theanin **4.**628f, 635
Theaphylla assamica **4.**628
Theaphylla cantonensis **4.**629
Theaphylla lanceolata **4.**629
Theaphylla laxa **4.**629
Theaphylla viridis **4.**629
Thearubigene **4.**635
Theasapogenol **4.**635
Theaspiron **4.**636
Thebacon
– Monographie R05DA **9.**845
– hydrochlorid, Monographie R05DA **9.**845
Thebaica tinctura **1.**678
Thebain **3.**911; **7.**277; **8.**155, 470, 1078, 1273, 1280
Thecodin **8.**1273
Théier **4.**629
Thein **4.**631
Thelagapindi koora **4.**103
Themisalum **9.**851
Thenalidin
– Monographie R06A **9.**846
– tartrat, Monographie R06A **9.**846
(3-Thenoyl)-4-dichlor-2,3-phenol **9.**928
4-(2-Thenoyl)hydratropasäure **9.**754
(RS)-2-[4-(2-Thenoyl)phenyl]propionsäure **9.**754
3-Thenylbromid **9.**847
Thenyldiamin
– Monographie R06A **9.**847
– hydrochlorid, Monographie R06A **9.**847
Thenylpyramin
– fumarat **8.**917
– hydrochlorid **8.**917
Theobroma, Monographie **6.**941
Theobroma augusta **4.**24
Theobroma cacao **6.**942f, 945f, 948, 954; **9.**848
Theobroma caribaea **6.**943
Theobroma grandiflorum **6.**942
Theobroma interregima **6.**943
Theobroma kalagua **6.**943
Theobroma leiocarpa **6.**943
Theobroma oil **6.**946

Theobroma pentagona **6.**943
Theobroma saltzmanniana **6.**943
Theobroma sapidum **6.**943
Theobroma sativa **6.**943
Theobroma seed **6.**948
Theobroma sphaerocarpa **6.**943
Theobroma subincanum **6.**942, 1158
Theobromatis oleum **6.**946
Theobromatis semen **6.**948
Theobromin **4.**631, 633, 931, 940ff; **5.**509; **6.**54f, 942, 944, 946, 950; **7.**1073, 1332
– Monographie C01CX, C03BD, R03DA **9.**847
– Calciumsalicylat, Monographie C01CX, C03BD **9.**849
– Identität mit DC **2.**274
– Natrium **9.**77
– Natriumbenzoat, Monographie C01CX, C03BD, R03DA **9.**850
– Natriumsalicylat, Monographie C01CX, C03BD, R03DA **9.**851
Theodorea costus **6.**620
Theodrenalin
– Monographie C01CA **9.**852
– hydrochlorid, Monographie C01CA **9.**853
Theo-dur **2.**982
Theogallin **4.**633
Theophyllin **4.**631, 633, 931, 938; **5.**509; **6.**54f, 944, 950; **7.**192, 194, 594, 1344, 1393, 1395; **9.**437, 497, 859
– Monographie C01CX, C03BD, R03DA **9.**853
– Ethanolamin, Monographie C01CX, C03BD, R03DA **9.**858
– Identität mit DC **2.**274
– Lysinsalz, Monographie C01CX, C03BD, R03DA **9.**858
– Magnesiumacetat, Monographie C01CX, C03BD, R03DA **9.**858
– Megluminsalz, Monographie C01CX, C03BD, R03DA **9.**859
– Methylglucamin **9.**859
– Monoethanolamin **9.**858
– Monohydrat, Monographie C01CX, C03BD, R03DA **9.**857
– Natriumacetat, Monographie C01CX, C03BD, R03DA **9.**859
– Natriumglycinat, Monographie C01CX, C03BD, R03DA **9.**859
– Olamin **9.**858
7-Theophyllinethanol **8.**147
3-(7-Theophyllinyl)-1,2-propondiyldinitrat **7.**1396
Theoretische Bodenzahl **2.**401
Theosalicinum **9.**849
Theosalvose **9.**847
Theosten **9.**847
Theosterol **6.**946
Therapeutische Systeme [s. a. TS] **2.**839, 974ff, 1011
Theriak **1.**658
Theriakwurz(el), weiße deutsche **6.**148, 153
Thériaque d'Angleterre **6.**937
thermal conductivity detector **2.**286
Therme **1.**248

Thermisches Verhalten, Endkontrolle 2.1111
Thermistor 2.24
Thermoanalyse
- Referenzsubstanzen 2.63
- Verfahren 2.62ff
Thermodynamik, Grenzflächen- 2.100
Thermoelektret 2.11
Thermoelement 2.25
Thermogelierung 2.960
Thermogravimetrie
- TG-IR 2.198
- Verfahren 2.70
Thermokompression, zur Wasseraufbereitung 2.764
Thermometer, rotierendes 2.68
Thermomikro-Abtrenn-Transfer- u. Auftrageverfahren n. Stahl 2.272
Thermoplaste, Packmittel 2.990
Thermopsin 4.462; 6.769
Thermospannung 2.25
Thermospray-Ionisation 2.225
Thermospray-Verfahren 2.231f
Thesal 9.847
Thesinin 4.529, 531
Thesit 9.279
Thevetia nerafolia 9.94
Thevetia neriifolia 9.94
Thevetia peruviana 9.94
Thevetin 4.789
- Monographie C01A 9.860
L-Thevetose 4.790
[2S-[2α,5α,6β($S^*$)]]-4-Thia-1-azabicyclo[3.2.0]-heptan-2-carboxylsäure-6-[(amino-phenylacetyl)-amino]-3,3-dimethyl-7-oxo-1-[(ethoxycarbonyl)-oxy]ethylester-monohydrochlorid 7.360
Thiabendazol 1.358; 9.908
- Monographie 3.1167
Thiabutazid 7.578
Thiacetarsamid, Monographie P01AR, P02X 9.860
Thiactin 9.890
1,2,4-Thiadiazan-1,1-dioxid 9.780
Thiadrinthiocyanat, Monographie R05DB 9.861
Thialbarbital, Monographie N01AF 9.861
Thialbarbiton 9.861
Thialpenton 9.861
Thiamazol, Monographie H03BB 9.862
Thiambutosin, Monographie J04BA 9.864
Thiamin 6.529; 8.316; 9.864ff
- Monographie A11 9.864
- chlorid 8.1229
- - hydrochlorid 7.399, 410
- - hydrochlorid-dihydrogenphosphat 7.399
- chloridhydrochlorid, Monographie A11 9.867
- diphosphat 7.1064
- diphosphorsäureester-chlorid 7.1064
- disulfid, Monographie A11 9.868
- Gehaltsbestimmung, mikrobiologische 2.530
- 1,5-naphthalindisulfonat, Monographie A11 9.869
- nitrat, Monographie A11 9.869
- pyrophosphat 7.1064
- tetrahydrofurfuryldisulfid 8.315

Thiamphenicol, Monographie J01BA 9.870
Thiamylal 1.731
- Monographie N01AF 9.871
Thianosan M
- Monographie 3.1168
- Pflanzenschutz 1.352
Thianthol 8.895
Thianthrol 8.895
γ-Thiaprolin 9.940
Thiarubrin 6.504f
Thiazidanaloge, Diuretika C03A
Thiazide, Diuretika C03A, C03AA
Thiazinamiumchlorid, Monographie R06A 9.872
Thiazinamiummetilsulfat, Monographie R06A 9.872
4-Thiazolidincarbonsäure 9.940
1,3-Thiazolidin-2,4-dicarbonsäure 9.925
2,4-Thiazolidindicarbonsäure 9.925
2-(1,3-Thiazol-4-yl)benzimidazol 1.358
2-(Thiazol-4-yl)benzimidazol 1.774; 3.1167
2-(Thiazol-4-yl)-1$H$-benzimidazol 9.908
2-(4-Thiazolyl)-1$H$-benzimidazol 9.908
2-(4-Thiazolyl)-5-benzimidazolcarbamidsäureisopropylester 7.644
2-(4-Thiazolyl)-5-isopropoxycarbonylaminobenzimidazol 7.644
5-{4-[(2-Thiazolyl)sulfamoyl]phenylazo}-salicylsäure 9.547
$N$-[4-(2-Thiazolylsulfamoyl)phenyl]maleamsäure 8.806
$N$-(2-Thiazolyl)sulfanilamid 1.764
Thiazosulfon, Monographie J04BA 9.873
Thielepape, Durchflußextraktor 2.409
Thienamycin 8.525
7-(2-Thienylacetamido)-cephalosporan-4-nitrobenzylester 7.729f
2-Thienylacetylchlorid 7.741
3-(2-Thienyl)-acrylamid 9.445
3-(2-Thienyl)-acrylnitril 9.445
4-(2-Thienylcarbonyl)-2,3-dichlorphenoxy-essigsäure 9.927
2-Thienylessigsäure 8.674; 9.268
2-(2-Thienyl)ethylamin 9.922
2-(2-Thienylethyl)benzoesäure 8.674; 9.268
2-Thienylmagnesiumbromid 9.951
3-Thienylmalonsäure 9.921
3-(2-Thienylmethylen)phthalid 8.674
Thiethylperazin
- Monographie A04A, N05AB, R06A 9.874
- malat, Monographie A04A, N05AB, R06A 9.874
- maleat, Monographie A04A, N05AB, R06A 9.875
Thimbles 4.752
Thioacetazon, Monographie J04AD, J04BA 9.875
Thioalkohol 3.547
Thioallopurinol 9.953
Thioamide, Nachweisgrenze, voltammetrische 2.509
Thioanilide, Nachweisgrenze, voltammetrische 2.509

2-Thiobarbiturate, Nachweisgrenze, voltammetrische  2.509
2,2'-Thiobis(4-chlorphenol)  8.199
1,1,'-Thiobis(*N,N*-diethyl)methanthioamid  9.734

Thiobutabarbital
– Monographie N01AF, N05CA  9.876
– Natriumsalz, Monographie N01AF, N05CA  9.877
Thiobutabarbiton  9.876
Thiocarbamat  3.367, 526, 1007, 1186
– Verwendung als Herbizid  1.360f
Thiochroman-8-ol  9.814
Thiocol  9.735
Thiocolchicosid, Monographie M03B  9.878
DL-6,8-Thioctsäure  8.744
Thiocyanat  3.13
– Nachweis  2.139
Thiocyclam-Hydrogenoxalat, Monographie  3.1169
Thiodan  3.520
Thiodan 35 flüssig
– Monographie  3.1169
– Pflanzenschutz  1.343
Thiodan 35 Spritzpulver, Monographie  3.1170
Thiodan Staub, Monographie  3.1170
Thiodiglycolsäure  3.435
Thiodiphenylamin  1.772;  3.280;  9.139
Thiodipropionsäure, als Stabilisator  2.769
Thioessigsäure  7.660;  9.681
Thioethanol  3.547
Thioethanolamin  8.884
Thioether, Nachweis  2.137
(1-Thio-β-D-glucopyranosato) (triethylphosphin) gold 2,3,4,6-tetraacetat  7.323
Thioglucosid-glucohydrolase E.C.3.2.3.1.  5.85
1-Thioglycerin  9.879
Thioglycerol, Monographie X04  9.879
Thioglycolat, Nährmedien  2.1103
Thioglycolsäure  3.435
– in Kosmetika  1.182, 213
– als Reagens  2.130
Thioguanin  9.945
Thioharnstoff  7.202, 772;  8.164;  9.412f, 877, 882
Thioharnstoff-Derivate, Antituberkulotika J04AD
Thiokohlensäurenaphthylester  9.986
Thiola  9.946
Thiomebumal  9.882
– Natrium  9.884
Thiomersal
– Monographie D08AK, X02  9.879
– Konservans
– – in Augentropfen  2.644, 646
– – in Dermatika  1.147;  2.909
– – in Impfstoffen  2.921
– Natriumsalz, Monographie D08AK, X02  9.880
Thiomethanol  3.789
2-Thio-6-methyluracil  8.966
6-Thio-4-methyluracil  8.966
Thiomilchsäure
– in Kosmetika  1.182, 213
– als Stabilisator  2.769

Thiomorpholinoncarbonsäure  7.691
Thiomucase  8.455
Thionaphthen  3.855
Thionin  1.557
– Monographie V03AB  9.881
Thionine *[Viscotoxine]*  6.1162
Thioninlösung  1.557
Thionylchlorid  7.882
Thionyl-*bis*-imidazol  7.481
Thiopental  1.732
– Monographie N01AF  9.882
– Natriumsalz, Monographie N01AF  9.884
Thiopentobarbital  9.882
Thiopentobarbiton  9.882
Thiopentobarbitursäure  9.882
Thiopenton  9.882
– lösliches  9.884
Thiopentymal  9.882
Thioperoxydicarbonsäurediethylester  7.1411
Thiophanat-methyl  1.358
Thiophen  9.914, 927
7-(2-Thiophenacetamido)cephalosporansäure  7.741
Thiophen-2-carbonsäurechlorid  9.927
Thiophen-2-carboxaldehyd  9.445
Thiophenderivat  4.808
Thiophenlösung, ethanolische  1.546
Thiophenol  7.794;  8.1259
Thiophos  3.917
Thiophosphate
– fungizide  1.351
– insektizide  1.344f
Thiophosphorsäure  3.917
– *O,O*-dimethyl-*O*-(4-sulfamoylphenyl)ester  7.1162
– esterchlorid  7.1103
Thiophosphorylchlorid  8.3;  9.891
Thiopronin  9.946
(Z)-Thiopropanal-S-oxid  4.185
Thiopropazat
– Monographie N05AB  9.885
– dihydrochlorid, Monographie N05AB  9.886
Thio-2-propen-1-sulfinsäure-*S*-allylester  3.38
Thioperazin, Monographie N05AB  9.886
Thiopurinol  9.953
Thioquinalbarbiton  9.871
Thioridazin
– Monographie N05AC  9.887
– hydrochlorid, Monographie N05AC  9.889
Thiosalicylsäure  8.773;  9.880
4-(Thiosemicarbazonmethyl)-acetanilid  9.875
Thiostrepton  1.752
– Monographie J01X  9.890
Thiosulfat
– Grenzprüfung  2.313
– Nachweis  2.139
Thiotepa
– Monographie L01A  9.891
– zur Injektion, Bestimmung durch IR  2.486
Thiotetrabarbital, Monographie N01AF  9.892
Thiotetramalum  9.892
Thiothal  9.882
– Natrium  9.884
2-Thiothiazolidin-4-carboxylsäure  3.710

4-Thiovanilloyl-morpholin **9.**1157
Thiovit 'Sandoz', Monographie **3.**1170
Thioxanthen **8.**981
9-Thioxanthenon **9.**210
Thiozinamiummethylsulfat **9.**872
Thiram **1.**352, 371
– Monographie **3.**1170
Thitseiu **6.**916
Thiuram **3.**1170
Thixotropie **2.**85, 931
Thjopsenal **5.**590
Thlaspi amarum **5.**502
Thlaspi blanc **5.**502
Thlaspi bonariense **5.**655
Thlaspi bursa pastoris **4.**656, 659
Thlaspi bursa pastoris hom. **4.**660
Thlaspi multifidum **5.**655
Thlaspi nasturtium **5.**656
Thlaspi polymorphum **4.**656
Thlaspi sativum **5.**656
Thlaspidium sativum **5.**656
Thollätosid **6.**796, 800, 814
Thollodiolidosid **6.**814
Thollosid **6.**796, 800, 814
Thollosidsäure **6.**796, 814
Thonzylamin
– Monographie **R06A** **9.**893
– hydrochlorid, Monographie **R06A** **9.**893
Thorium
– Antidot **2.**342
– Nachweisgrenze, spektroskopische **2.**469
Thorn apple **3.**390; **4.**1142, 1152
Thorn apple leaves **4.**1144
Thorn apple seed **4.**1150
Thorn-burnet **6.**607
Thousand seal **4.**46
Three-leaved ivy **6.**458
Three-lobed sage **6.**568
Threitol **4.**24
L-Threitol-1,4-dimethansulfonat **9.**1016
Threonin **4.**203, 289, 1105; **5.**768
DL-Threonin Hemihydrat, Monographie **9.**893
L-Threonin, Monographie **B05XB** **9.**894
L-Threoninamid **7.**355
Threonsäure **7.**300
$N^2$-[1-($N^2$-L-Threonyl-L-lysyl)-L-prolyl]-L-arginin **9.**1121
Thrips simplex **1.**308
Thrips tabaci **1.**308
Thripse **1.**307f
Thrombin, Monographie **B02B** **9.**898
Thrombocytenkonzentrat, Herstellung **2.**672
Thrombocytenzählung **1.**552f
Thrombocytin **9.**603
Thrombozytenaggregationshemmer **B01AC**
Thuia **3.**1172; **6.**956
Thuja **6.**962
– Monographie **6.**955
Thuja koraiensis **6.**955
Thuja occidentalis **6.**955ff, 962f
– Monographie **3.**1172f
Thuja occidentalis hom. **6.**962f

Thuja orientalis **6.**955, 963ff
– Monographie **3.**1172ff
Thuja plicata **3.**1173f; **6.**955
Thuja standishii **3.**1173f; **6.**955
Thuja sutchunensis **6.**955
Thujae aetheroleum **6.**956
Thujae occidentalis herba **6.**957
Thujae orientalis herba **6.**963
Thujae summitates **6.**957
Thujae tinctura **1.**680
Thujan **4.**358
Thujanol **3.**1174f; **5.**568, 958; **6.**975
3-Thujanon **3.**1173f; **9.**900f
Thujaöl **6.**956
Thujaplicin **5.**563, 577; **6.**955f, 963
Thujasäure **6.**955f, 963
Thujen **4.**390, 468, 962, 990; **5.**950, 958f; **6.**199, 216
Thujol **3.**1173f; **6.**550
Thujon **3.**702, 1172ff; **4.**53, 358, 360f, 372f; **6.**539, 542, 569, 614, 955ff
– Monographie **A09A** **9.**900
α-Thujon **3.**1173; **4.**360f; **6.**550, 963; **9.**900f
– Monographie **A09A** **3.**1173f; **9.**901
β-Thujon **3.**1173f; **6.**550; **9.**900f
– Monographie **A09A** **9.**901
Thujopsen **5.**562, 576, 590, 775; **6.**955f, 963
Thujylalkohol **6.**956
Thulium
– Antidot **2.**342
– Nachweisgrenze, spektroskopische **2.**469
Thuoc ruoc **6.**3
Thurberin **4.**605
Thuricide HP, Monographie **3.**1176
Thuris cortex **5.**698
Thuya **6.**955, 962
Thuya de Chine **3.**1172; **6.**963
Thuya d'occident **3.**1172; **6.**956
Thuya occidentalis **6.**956, 962
Thuya orientalis **6.**963
Thya **6.**955
Thyia **6.**955
Thylakoidmembran **3.**895
Thym **6.**974, 980
Thym blanc **6.**934
Thym rouge d'Espagne **6.**986
Thymbra capitata **6.**967
Thyme **6.**980, 986
Thyme of the ancients **6.**967
Thyme lemon oil **5.**691
Thyme oil **6.**976
Thymen **6.**976
Thymi aetheroleum **6.**976
Thymi extractum fluidum **1.**592; **6.**982
Thymi extractum liquidum normatum **1.**592; **6.**982
Thymi folium **6.**980
Thymi herba **R05CA** **6.**980
Thymi sirupus compositus **1.**653
Thymiamatis cortex **5.**698
Thymian **1.**592; **6.**980, 986
– echter **6.**974

**Thym**

- gemeiner  6.974
- römischer  6.974
- spanischer  6.986
- wilder  6.970
Thymianblätter  6.980
Thymianextrakt  1.624
Thymianfluidextrakt  1.592, 653ff; 2.1025;  6.982
Thymianhustensaft  1.653
Thymiankampher  9.902
Thymiankraut  6.980
Thymianliquidextrakt, eingestellter  1.592;  6.982
Thymianöl  1.616;  6.976
- ätherisches  6.976
- spanisches  6.986
- - ätherisches  6.986
- Verfälschung mit Eucalypti aetheroleum  5.117
- weißes  6.967
Thymiansirup  1.653
- mit Natriumbromid  1.653
- zusammengesetzter  1.653
Thymidin  4.977
- Monographie V03AF  9.902
Thymier  6.766
Thymin-2-desoxyribosid  9.902
Thymus jankae  6.968
Thymohydrochinon  5.261, 564, 950
Thymol  4.5, 139, 344, 595f, 998;  5.686, 689, 950ff, 955, 959f, 962;  6.966f, 970ff, 975f, 981, 986f, 1070
- Monographie D08AE  9.902
- Identität mit DC  2.276
- Inkomp. mit Campher  7.647
- in Kosmetika  1.210
- Nachweis fremder Phenole  2.143
- als Reagens  1.557
- in Zubereitungen  1.608ff
Thymolacetat  5.686
Thymolblau  2.352
Thymolmethylether  4.17;  6.976, 982
Thymolmundwasseressenz  1.608
Thymolphthalein  2.352
Thymolpufferlösung nach MacLagan  1.557
Thymonin  5.828, 844, 955, 959;  6.967, 982
Thymopentin, Monographie L03A  9.904
Thymopoietin II-(32-36)  9.904
32-36-Thymopoietin  9.904
Thymopoietin-pentapeptid  9.904
Thymoxaminhydrochlorid  8.1051
Thymus, Monographie  6.966
Thymus aestivus  6.974
Thymus angustifolius  6.970
Thymus calamintha  4.595
Thymus capitatus  6.966ff
- Verwechslung mit Lippia-graveolens-Kraut  5.689
Thymus-capitatus-aetheroleum  6.967
Thymus-capitatus-Kraut  6.968
Thymus-capitatus-Öl  6.967
Thymus chamaedrys  6.970
Thymus citriodorus  6.968f
Thymus-citriodorus-Kraut  6.969
Thymus comptus  6.968
Thymus drucei  6.971

Thymus durius  6.974
Thymus glaber  6.970
Thymus glandulosa  4.595
Thymus hyemalis, Verfälschung von Lippiae triphyllae aetheroleum  5.691
Thymus ilerdensis  6.974
Thymus lacaitae, Verwechslung von Thymus zygis  6.986
Thymus lanuginosus  6.968
Thymus mastichina  6.969
- Verfälschung von Thymi herba  6.981
Thymus-mastichina-aetheroleum  6.969
Thymus-mastichina-Öl  6.969
- ätherisches  6.969
Thymus melissa  5.811
Thymus niger  6.974
Thymus odoratus  6.974
Thymus origanum  5.960
Thymus ovatus  6.970
Thymus piperella  6.967
Thymus pulegioides  6.969f
Thymus-pulegioides-aetheroleum  6.970
Thymus-pulegioides-Öl  6.970
Thymus sabulicola  6.986
Thymus satureioides  6.976
Thymus serpyllum  6.968, 970ff, 974
Thymus serpyllum hom.  6.974
Thymus-serpyllum-Kraut  6.972
Thymus sylvestris  6.986
Thymus ucrainicus  6.970
Thymus valentinus  6.974
Thymus vulgaris  6.969, 974, 976, 980, 986
Thymus vulgaris hom.  6.986
Thymus-vulgaris-Blätter  6.980
Thymus webbianus  6.974
Thymus zygis  6.976, 980, 986f
Thymus-zygis-aetheroleum  6.986
Thymus-zygis-Öl  6.986
Thymusin  5.959;  6.967, 982
Thyreocalcitonin  7.598
Thyreostatika  H03B, H03C
Thyreotropes Hormon  9.906
Thyreotropin  9.906
Thyreotropin-Releasing-Faktor  9.429
Thyrocalcitonin  7.598
Thyroliberin  9.429
Thyrotrophin, Monographie H01AB, V04CJ  9.906
D-Thyroxin  7.1246
DL-Thyroxin, Monographie H03AA  9.907
L-Thyroxin  8.729
Thyroxin-Natrium  8.733
Thysanoptera  1.307f
Ti sene  4.718
Tiabendazol  1.774
- Monographie D01AC, P02CA  9.908
Tiadenol, Monographie B04AX  9.910
Tiamenidin
- Monographie C02A  9.911
- hydrochlorid, Monographie C02A  9.912
Tiamulin
- Monographie J01FA  9.912
- hydrogenfumarat, Monographie J01FA  9.913

Tianguadi 4.1065
Tiaprofensäure, Monographie M01AE 9.914
Tiaprost
- Monographie G02AD 9.916
- Trometamolsalz, Monographie G02AD 9.917
Ticarcillin
- Monographie J01CA 9.918
- Dinatriumsalz, Monographie J01CA 9.921
T'ich keng hait'ang 4.796
Ticlopidin
- Monographie B01AC 9.922
- hydrochlorid, Monographie B01AC 9.922
Ticrynafen 9.927
Ticuna-Curare 4.854
TID [thermionischer Detektor] 2.286f
Tidiacic, Monographie A05BA 9.925
Tiefenfilter 2.616, 778
Tiefenfiltration 2.605
Tiefziehpackung 2.994
Tiefziehpackungsanlage, Qualifizierung 2.1041
Tieh kio hai tang 4.796
Tiemannit 3.1021
Tiemoniumiodid, Monographie A03A 9.926
Tiemoniummethylsulfat, Monographie A03A 9.927
Tienilsäure, Monographie C03C, M04AB 9.927
Tierarzneimittel 1.711ff
- gesetzliche Grundlagen 1.715f
Tierimpfstoffe 1.396ff
Tierimpfstoff-Verordnung 1.397
Tierkohle 7.689
- Monographie A07BA, V03AB 9.930
Tierschutzgesetz 1.142
Tierseuchenbekämpfung
- Aujeszkysche Krankheit 1.420
- Bovine Virusdiarrhoe 1.420
- Bovines Herpesvirus 1.420
- Brucellose 1.419
- Geflügelpest 1.421
- gesetzliche Grundlagen 1.396f
- Infektiöse Anämie 1.421
- Leukose 1.420
- Maul- u. Klauenseuche 1.419
- Newcastle Disease 1.421
- Pseudowut 1.420
- Rinderpest 1.420
- Schweinepest 1.420
- Tollwut 1.419
- Tuberkulose 1.419
Tierversuche 1.141ff
Tifenamil
- Monographie A03A 9.931
- hydrochlorid, Monographie A03A 9.931
Tigemonam, Monographie 9.931
Tiges de chelidonine 4.839
Tiglinsäure 4.809, 811; 5.76, 80f, 89, 537; 6.904
- ethylester 4.796
- hexylester 4.288
Tigloidin 5.461
8α-Tigloxy-10-epi-artabsin 4.49
21-O-Tigloyl-22-O-angeloyl-R1-barringenol 4.114
3-O-Tigloylcarolenalin 5.408

3-O-Tigloylcarolenalon 5.408
O-Tigloylcyclovirobuxein-B 4.590
4-O-Tigloyl-11,13-dihydroautumnolid 5.408
Tigloylmeteloidin 4.1145
6α-Tigloyloxychaparrinon 4.146
13-Tigloyloxylupanin 4.1125, 1131
3-Tigloyloxynortropan-6β-ol 4.1139
Tigloyloxytropan 5.461
3-Tigloyloxytropan 5.766
Tigogenin 4.1033, 1035f, 1170, 1173, 1180; 6.722f, 736f, 744, 998
Tigonin 4.1172, 1174, 1180f, 1184
Ti-hwang 6.385
Tikszem 4.262
Tiletamin
- Monographie N01AX 9.932
- hydrochlorid, Monographie N01AX 9.933
Tilgin Unkrautvertilgungsmittel, Monographie 3.1176
Tilidat 9.933
- hydrochloridhemihydrat 9.935
Tilidin
- Monographie N02AX 9.933
- hydrochlorid Hemihydrat, Monographie N02AX 9.935
Tiliphora athmatica, Verfälschung von Sarsaparillae radix 6.724
Tilirosid 4.727; 6.337, 342
Tilletia caries 1.295, 297
Tilletia contraversa 1.297
Tillmanns Reagens 1.558; 2.130
Tilt, Monographie 3.1176
Tilting-plate-Methode 2.103
Timbo sipo 6.58
Timbrel 3.1212
Timerfonat, Monographie X02 9.935
Timo 6.974, 980, 986
Timo essenza 6.976
Timo serpillo 6.970
Timobiose 4.278
(S)-Timolol
- Monographie C07AA, S01ED 9.936
- hydrogenmaleat, Monographie C07AA, S01ED 9.937
(S)-Timolol-(Z)-2-butendioat 9.937
Timonacic, Monographie A05BA, D05B, D10B, L01X 9.940
Timosaponin 4.278
Tin 3.1259
Tinctorin 5.624f; 6.769
Tinctura Absinthii 1.670
Tinctura Absinthii composita 1.669
Tinctura Aconiti 1.670
Tinctura Aconiti ex Herba recente 1.670
Tinctura Adonidis 1.670
Tinctura Alcannae acida 1.669
Tinctura Alcannae alkalina 1.669
Tinctura Alii sativi 1.670
Tinctura Aloes 1.670; 4.224
Tinctura Aloes composita 1.681
Tinctura Aloes crocata 1.579
Tinctura Aloes cum Myrrha 1.579

Tinctura Aloetica alkalina 1.579
Tinctura amara 1.669, 681
Tinctura amara acida 1.682
Tinctura Ambrae 1.682
Tinctura Ambrae cum Moscho 1.682
Tinctura Ambrae kalina Hoffmann 1.682
Tinctura Ambrae moschata 1.682
Tinctura Angelicae 1.670
Tinctura Angosturae 1.670
Tinctura anticholerica Krüger 1.682
Tinctura antigingivitica 1.609
Tinctura Arnicae 1.670; 4.348
Tinctura Arnicae destillatae 1.671
Tinctura aromatica 1.682
Tinctura aromatica acida 1.682
Tinctura aromatica amara 1.682
Tinctura Asa foetida 1.671
Tinctura Asari 4.386
Tinctura Aurantii 1.671
Tinctura Aurantii amari 1.671
Tinctura Aurantii dulcis 1.671
Tinctura Aurantii fructus immaturi 1.671
Tinctura Balsami tolutani aetherea 1.682
Tinctura balsamica 1.572
Tinctura Belladonnae 1.671f
Tinctura Belladonnae ex Herba recente 1.672
Tinctura Belladonnae normata 1.672
Tinctura Benzoes 1.672, 682
Tinctura Benzoes aetherea 1.672
Tinctura Benzoes composita 1.682
Tinctura Calami 1.672
Tinctura Camphorae benzoica 1.683
Tinctura Cantharidis 1.672
Tinctura Cantharidum 1.672
Tinctura Capsici 1.673; 4.667
Tinctura Capsici normata 1.673; 4.673
Tinctura Carbonis detergens 1.620
Tinctura Cardamomi 1.673
Tinctura Cardui Mariae Rademacher 1.673
Tinctura carminativa 1.683
Tinctura Caryophylli 1.673
Tinctura Caryophyllorum 1.673
Tinctura Cascarillae 1.673
Tinctura Castorei 1.672
Tinctura Catechu 1.673; 4.31
Tinctura Chamomillae 1.673; 4.823
Tinctura Chelidonii Rademacher 1.673
Tinctura Chinae 1.673
Tinctura Chinae composita 1.683
Tinctura Cinchonae 1.674
Tinctura Cinchonae composita 1.683
Tinctura Cinnamomi 1.674; 4.892
Tinctura Cinnamomi composita 1.682
Tinctura Citri 1.674
Tinctura Coccionellae 1.674
Tinctura Cocculi 4.269
Tinctura Colae 1.674; 4.943
Tinctura Colchici 1.674; 4.949
Tinctura Colocynthidis 1.674
Tinctura Colombo 1.674; 5.559
Tinctura Condurango 1.674
Tinctura contra gingivitum 1.609

Tinctura contra perniones 1.707
Tinctura Convallariae 1.674
Tinctura Coto 1.675
Tinctura Crataegi 4.1047
Tinctura Croci 1.675
Tinctura Cucumis 4.1067
Tinctura Curcumae 1.550
Tinctura Digitalis 1.675
Tinctura Digitalis ex herba recente 1.675
Tinctura Digitalis lanatae 1.675
Tinctura Digitalis purpureae 1.675
Tinctura dulcis 1.584
Tinctura Ephedrae 1.675
Tinctura Eriodictyonis 1.675
Tinctura Eucalypti 1.675; 5.125
Tinctura febrifuga Warburg 1.683
Tinctura Ferri aromatica 1.653
Tinctura Ferri chlorati aetherea 1.656
Tinctura Ferri pomati 1.683
Tinctura Foeniculi 1.675; 5.177
Tinctura Foeniculi composita 1.675; 5.177
Tinctura Fumariae 1.676
Tinctura Galangae 1.676
Tinctura Gallae 1.676; 6.339
Tinctura Gallarum 1.676; 6.339
Tinctura Gelsemii 1.676
Tinctura Gentianae 1.676; 5.234
Tinctura Gentianae normata 1.676
Tinctura Graminis e Rhiz. 4.140
Tinctura Guajaci Ligni 1.676
Tinctura Guajaci Resinae 1.676
Tinctura Hamamelidis 5.374
Tinctura Hyoscyami 1.676
Tinctura Ipecacuanhae 1.676f
Tinctura Jaborandi 1.676
Tinctura Jalapae Resinae 1.676
Tinctura Jalapae Tuberis 1.676
Tinctura Jodi 1.656
Tinctura Jodi decolorata 1.657
Tinctura Kino 1.677
Tinctura Limones 1.674
Tinctura Lobeliae 1.677
Tinctura Meconii 1.678
Tinctura Menthae crispae 1.677; 5.844
Tinctura Menthae piperitae 1.677; 5.837
Tinctura Myrrhae 1.677
Tinctura Myrrhe 4.964
Tinctura odontalgica 1.611
Tinctura Opii 1.678
Tinctura Opii benzoica 1.684
Tinctura Opii camphorata 7.648
Tinctura Opii camphorata concentrata 7.648
Tinctura Opii crocata 1.684
Tinctura Opii normata 1.678
Tinctura Opii simplex 1.678
Tinctura Pimpinellae 1.678; 6.149
Tinctura Primulae 1.678; 6.281
Tinctura Pyrethri 1.678
Tinctura Quassiae 1.678
Tinctura Quebracho 1.678; 4.403
Tinctura Quillaiae 1.679
Tinctura Quillaiae normata 1.679

Tinctura Quillaiae titrata **1**.679
Tinctura Ratanhia normata **1**.679
Tinctura Ratanhiae **1**.679; **5**.618
Tinctura Ratanhiae normata **1**.679; **5**.618
Tinctura Rhei **1**.684
Tinctura Rhei aquosa **1**.684; **6**.429
Tinctura Rhei composita **1**.684
Tinctura Rhei vinosa **1**.685; **6**.429
Tinctura Rhois aromatica **1**.679
Tinctura Rubiae tinctorum radicis **1**.538
Tinctura Rusci Hebra **1**.685
Tinctura Sacchari tosti **1**.685
Tinctura Salviae **1**.679; **6**.552
Tinctura Santali rubri **1**.679
Tinctura Sarsaparillae **1**.680; **6**.732
Tinctura Scillae **1**.680
Tinctura Senegae **1**.680
Tinctura stomachica **1**.685
Tinctura Stramonii Seminis **1**.680
Tinctura Strophanthi **1**.680; **6**.801
Tinctura Strychni **1**.680; **6**.832
Tinctura Thebaica **1**.678
Tinctura Thujae **1**.680
Tinctura Tolutana aetherea **1**.682
Tinctura Tormentillae **1**.680
Tinctura Urticae **1**.701
Tinctura Valerianae **1**.680
Tinctura Valerianae aetherea **1**.681
Tinctura Valerianae composita **1**.685
Tinctura Vanillae **1**.681
Tinctura Veratri **1**.681
Tinctura Visci **6**.1164
Tinctura Zingiberis **1**.681
Tincturae **1**.669ff
Tingenon **5**.792, 798ff, 804
Tiniaria japonica **5**.142
Tinidazol, Monographie J01X, P01AB **9**.940
Tinkal **7**.511
Tinktur
– Adonis~ **1**.670
– Alkanna~ **1**.701
– Aloe~ **1**.579ff; **4**.224
– – zusammengesetzte **1**.681
– Ambra~ **1**.682
– Angelika~ **1**.670
– Angostura~ **1**.670
– apfelsaure Eisen~ **1**.683
– Arnika~ **1**.570ff; **4**.348
– – destillierte **1**.671
– aromatisch-bittere **1**.682
– aromatische **1**.646ff, 682
– aromatische Eisen~ **1**.653
– Asant~ **1**.671
– Baldrian~ **1**.596ff, 680
  etherische **1**.681
– – zusammengesetzte **1**.685
– Benzoe~ **1**.574ff, 672; **6**.849
– – etherische **1**.628, 672
– – zusammengesetzte **1**.682
– benzoesäurehaltige Kampfer~ **1**.683
– benzoesäurehaltige Opium~ **1**.684
– Bertramwurzel~ **1**.678

– Bibergeil~ **1**.673
– Bibernell~ **1**.678
– Bilsenkraut~ **1**.676
– Birkenteer~, Hebrasche **1**.685
– Bischofs~ **1**.584
– bittere **1**.669, 681ff
– blähungstreibende **1**.683
– Boehmers Hämatoxylin~ **1**.527
– Brechnuß~ **1**.680; **6**.832
– Brechwurzel~ **1**.676f
– Brennessel~ **1**.701
– campherhaltige Opium~ **7**.648
– Cayennepfeffer~ **1**.673; **4**.667, 673
– China~ **1**.673f
– – zusammengesetzte **1**.624, 683
– Chloreisen~, etherische **1**.565
– Citronen~ **1**.636ff
– Curcuma~ **1**.550
– destillierte Arnika~ **1**.671
– einfache Opium~ **1**.678
– eingestellte
– – Ratanhia~ **1**.679; **5**.618
– – Seifenrinden~ **1**.679
– eingestellte Ratanhia~ **1**.679; **5**.618
– eingestellte Seifenrinden~ **1**.679
– Eisenhut~ **1**.670
– – aus frischer Pflanze **1**.670
– Enzian~ **1**.676; **5**.234
– Ephedra~ **1**.675
– Erdrauch~ **1**.676
– etherische Baldrian~ **1**.681
– etherische Benzoe~ **1**.628
– etherische Chloreisen~ **1**.565
– Eucalyptus~ **1**.608, 675; **5**.125
– farblose Jod~ **1**.657
– Fenchel~ **1**.675; **5**.177
– – zusammengesetzte **1**.576, 623, 675; **5**.177
– Fieber~, Warburgsche **1**.683
– Fingerhut~ **1**.675
– – aus frischer Pflanze **1**.675
– Galgant~ **1**.676
– Galläpfel~ **1**.676
– Gelsemium~ **1**.676
– Gewürznelken~ **1**.673
– Guajakharz~ **1**.676
– Guajakholz~ **1**.676
– Hebrasche Birkenteer~ **1**.685
– Ingwer~ **1**.681
– Ipecacuanha~ **1**.650, 677; **4**.781
  Jaborandi **1**.676
– Jalapen~ **1**.676
– Jalapenharz~ **1**.676
– Jod~ **1**.656
– – farblose **1**.657
– Kalmus~ **1**.570, 672, 684ff
– Kamillen~ **1**.673; **4**.823
– Kampfer~, benzoesäurehaltige **1**.683
– Kardamomen~ **1**.673
– Kaskarill~ **1**.673
– Katechu~ **1**.609, 673; **4**.31
– Kino~ **1**.677
– Knoblauch~ **1**.646, 670

- Kochenille~ **1.**674, 701
- Kola~ **1.**674
- Kolombo~ **1.**674; **5.**559
- Koloquinthen~ **1.**674
- Kondurango~ **1.**674
- konzentrierte campherhaltige Opium- **7.**648
- Koto~ **1.**675
- Krappwurzel~ **1.**538
- Krauseminz~ **1.**677; **5.**844
- Lebensbaum~ **1.**680
- Lobelien~ **1.**677
- Maiblumen~ **1.**674
- Maiglöckchen~ **1.**674; **4.**980
- Meerzwiebel~ **1.**680
- Mistel~ **6.**1164
- Moschus~ **1.**584
- Moschus-Ambra- **1.**682
- Myrrhen~ **1.**579ff, 677; **4.**964
- Nieswurz~ **1.**681
- Opium~ **1.**678, 684
- – benzoesäurehaltige **1.**684
- – campherhaltige **7.**648
- – einfache **1.**678
- – konz. campherhaltige **7.**648
- – safranhaltige **1.**684
- Orangen-, süße **1.**579ff
- Paprika~ **1.**673; **4.**667
- Pfefferminz~ **1.**612, 677; **5.**837
- Pomeranzen~ **1.**647, 671
- Primel~ **6.**281
- Quassiaholz~ **1.**678
- Quebracho~ **1.**678; **4.**403
- Rademachersche Schöllkraut~ **1.**673
- Rademachersche Stechkörner~ **1.**673
- Ratanhia~ **1.**609, 679; **5.**617
- – eingestellte **1.**679; **5.**618
- Rh- **2.**747
- Rhabarber~ **1.**684
- – wäßrige **1.**684
- – weinhaltige **1.**685
- – zusammengesetzte **1.**684
- rote Sandelholz~ **1.**679
- Safran~ **1.**579ff, 675, 701
- safranhaltige Opium~ **1.**684
- Salbei~ **1.**609, 679; **6.**552
- Sandelholz~, rote **1.**608, 679, 701
- Santakraut~ **1.**675
- Sarsaparill~ **1.**680; **6.**732
- saure aromatische **1.**682
- Schlüsselblumen~ **1.**678; **6.**281
- Schöllkraut~, Rademachersche **1.**673
- Seifenrinden~ **1.**581ff, 679
- – eingestellte **1.**679
- Senega~ **1.**579ff, 680
- Spanischfliegen~ **1.**672
- Spanischpfeffer~ **1.**616, 673; **4.**667
- Stechapfelsamen~ **1.**680
- Stechkörner~, Rademachersche **1.**673
- Strophanthus~ **1.**680; **6.**801
- süße Orangen~ **1.**671
- Tollkirschen~ **1.**671
- – aus frischer Pflanze **1.**672
- Tolubalsam~ **5.**899
- Tormentill~ **1.**608, 680
- Ur~
- – – HAB **2.**745
- – – HAB, Herstellung **2.**746
- Vanille~ **1.**653ff, 681
- Warburgsche Fieber~ **1.**683
- wäßrige Rhabarber~ **1.**684
- weinige Rhabarber~ **1.**685
- Wermut~ **1.**670, 681ff
- – – zusammengesetzte **1.**669
- Zahn~ **1.**572
- – – nach Wundram **1.**611
- Zeitlosen~ **1.**674
- Zimt~ **1.**649ff, 674; **4.**892, 903
- Zitronen~ **1.**648, 674
- zusammengesetzte Aloe~ **1.**681
- zusammengesetzte Baldrian~ **1.**685
- zusammengesetzte Benzoe~ **1.**682
- zusammengesetzte China~ **1.**625
- zusammengesetzte Fenchel~ **1.**576, 623, 675; **5.**177
- zusammengesetzte Rhabarber~ **1.**684
- zusammengesetzte Wermut~ **1.**669

Tinkturen
- Arzneibuchmonographien, Übersichtstabelle **1.**670ff
- Lagerzeit **2.**1024
- Rh- **2.**747

Tinkturenpresse **2.**612
Tinnevellin-6-$O$-β-D-glucopyranosid **4.**707
Tinnevellinglucosid **4.**707
Tinnevelly senna **4.**705
Tinnevelly senna fruit **4.**712
Tinnevelly senna plant **4.**704
Tinnevelly-Mutterblätter **4.**712
Tinnevelly-Sennesblätter **4.**705
Tinnevelly-Sennesfrüchte **4.**704, 712
Tinte, unsichtbare **7.**1056
Tintenbad nach Unna **1.**571
Tintenbeer **4.**423
Tintennüsse **4.**256
Tinya **4.**262
Tiocarlid, Monographie **J04AD** **9.**942
Tioclomarol, Monographie **B01AA** **9.**943
Tioconazol, Monographie **D01AC, G01AF** **9.**944
Tioguanin, Monographie **L01B** **9.**945
Tiomesteron, Monographie **A14A** **9.**946
Tiopronin, Monographie **A05BA, V03AB** **9.**946
Tiotixen, Monographie **N05AF** **9.**948
Tioxolon, Monographie **D10AB** **9.**950
Tipepidin
- Monographie **R05DB** **9.**951
- citrat Monohydrat, Monographie **R05DB** **9.**951
- hibenzat, Monographie **R05DB** **9.**952

Tipula oleracea **1.**319
Tipula paludosa **1.**318
Tipulidae **1.**319
Tiron **2.**354
Tiropramid, Monographie **A03A, G04BD** **9.**952
5-α-Tirucalla-8,23-dien-3β-ol **4.**114
Tis **6.**905

TISAB *[total ionic strength adjusting buffer]* **2.**495
Tisopurin, Monographie M04AB **9.**953
Tissieria bifida **4.**514
Tissue-Zellstoff **1.**25
Tiszafa **6.**905
Titan, Nachweisgrenze, spektroskopische **2.**469
Titandioxid
– Monographie **9.**954
– in Dermatika **2.**903
– in Kosmetika **1.**205
– in Pudern **2.**860
Titanium Dioxide Paste **2.**891
Titer **2.**347
Titrand **2.**347
Titration
– amperometrische **2.**364
– Auswertung **2.**350, 359f
– – Approximationsverfahren **2.**359, 362
– – Endpunkttitration **2.**359f
– – Gran-Verfahren **2.**361
– – Interpolationsverfahren **2.**359f
– – Keller-Richter-Verfahren **2.**361
– – mathematisches Verfahren **2.**359, 361
– – Regressionsanalyse **2.**362
– coulometrische **2.**366f
– direkte **2.**349
– diskontinuierliche **2.**358
– dynamische **2.**373
– Fällungs~ **2.**354
– indirekte **2.**349
– inverse **2.**349
– Komplexbildungs~ **2.**353
– konduktometrische **2.**365
– kontinuierliche **2.**358
– nach Mohr **2.**355
– nitritometrische **2.**357
– potentiometrische **2.**358
– pH-Stat- **2.**374
– rechnergestützte **2.**369
– Redox- **2.**355
– Säure-Base- **2.**350
– Substitutions~ **2.**349
– Tensid~ **2.**357
– nach Volhard **2.**355
– wasserfreie **2.**351
– Zweiphasen~ **2.**349
Titrationsablaufsteuerung **2.**372
Titrationssysteme, rechnergesteuerte **2.**368
Titrator **2.**347
Tiwaco-mariri **4.**458
Tixit
– Monographie **3.**1176
– Pflanzenschutz **1.**360
Tixocortol
– Monographie A07EA, R01AD **9.**955
– 21-pivalat, Monographie R01AD **9.**956
Tizanidin
– Monographie M03B **9.**956
– hydrochlorid, Monographie M03B **9.**959
Tjibodas-Cassia **4.**895
Tlatlancuaya **5.**550
Tlatlancuayin **5.**551

TMA *[Trimethoxyamphetamin]* **3.**1217
TML *[Tetramethyllead]* **3.**1160
TMPEA *[Trimethoxyphenetylamin]* **3.**775
TMTD *[Thiram]* **3.**1170
TMTDS *[Tetramethylthiuramdisulfid]* **3.**1170
TNBP *[Tri-(n-Butyl)phosphat]*, für Virusinaktivierung **2.**683
Toadpipe **5.**65
Toastbrot, Citrinin **3.**324
Tobacco wood **5.**372
Tobramycin **7.**280
– Monographie J01GB, S01AA **9.**959
– sulfat, Monographie J01GB, S01AA **9.**961
Tocainid
– Monographie C01B, N01BB **9.**961
– hydrochlorid, Monographie C01B, N01BB **9.**963
Tocamphyl, Monographie A05A **9.**964
Tochillies **4.**664
Tochter-Ionen **2.**237
Tocofersolan, Monographie A11 **9.**964
Tocopherol **4.**1082; **5.**303; **6.**71; **9.**968
– Antioxidans **1.**151f; **2.**699
– als Stabilisatoren **2.**768
α-Tocopherol **5.**945; **9.**964, 968
– in Dermatika **2.**903
D-α-Tocopherol
– Monographie A11 **9.**968
– nicotinat, Monographie A11 **9.**975
DL-α-Tocopherol
– Monographie A11 **9.**964
– nicotinat, Monographie C04 **9.**974
β-Tocopherol **4.**1076
– Monographie A11 **9.**970
δ-Tocopherol, Monographie A11 **9.**971
γ-Tocopherol **4.**1076
– Monographie A11 **9.**971
ζ-2-Tocopherol **4.**1035
α-Tocopherolacetat, in Dermatika **2.**903
DL-α-Tocopherolacetat, Monographie A11 **9.**972
α-Tocopherylchinon **4.**1035; **9.**965
(2R,4'R,8'R)-α-Tocopherylpoly(oxymethylen)-succinat **9.**964
Tocotriene **4.**1082
Tocotrienol **5.**173
Tocoyena longiflora, Verfälschung von Ipecacuanhae radix **4.**778, 780
Toddalin **3.**264; **5.**112
Todes-Strick **4.**460
Tofisopam
– Monographie N05CD **9.**975
– Cyclodextrinkomplex **2.**849
Tofu **5.**310
Toilettenseifen **1.**157
Tök **4.**1073
Tokolytika, Gynäkologika G02CA
Tolazamid, Monographie A10BB **9.**976
Tolazolin
– Monographie C02C **9.**977
– hydrochlorid, Monographie C02C **9.**979
– Nachweis **2.**144
Tolazul **9.**987

Tolbutamid
- Monographie A10BB  9.979
- Natriumsalz, Monographie A10BB  9.982
- UV-Spektrum  2.478f
Tolciclat, Monographie D01AE  9.982
Tolclofos-methyl  1.351
- Monographie  3.1176
Toleranzentwicklung, Opiate  3.844
Tolkan flo, Monographie  3.1177
Tolkan Fox
- Monographie  3.1177
- Pflanzenschutz  1.361, 369
Tolkan Super, Monographie  3.1177
Tollbeere  4.423
Tollkerbel  4.970
Tollkirsche  3.111;  4.423
Tollkirschenblätter  1.597;  4.424
Tollkirschenextrakt  1.597
- dicker  1.604
Tollkirschenkraut  1.672;  4.424
Tollkirschentinktur  1.671
- aus frischer Pflanze  1.672
Tollkirschenwurzel  4.431
Tollkorn  4.911
Tollkraut  4.424f, 970f;  5.464, 466
- Krainer  3.1075
Tollkrautblätter  4.424
Tollkrautsamen  5.471
Tollrübe  3.1075;  4.569, 573
Tollwut
- Katze, Impfung J07BG  1.406
- Pferd, Impfung J07BG  1.407
- Rind, Impfung J07BG  1.409
- Schaf, Impfung J07BG  1.411
Tollwut-Impfung, Humanmedizin J07BG  1.391
Tolmetin
- Monographie M01AB  9.983
- Natriumsalz Dihydrat, Monographie M01AB  9.985
Tolnaftat, Monographie D01AE  9.986
Toloknianka  4.330
Tolonidin, Monographie C02A  9.987
Toloniumchlorid, Monographie V03AB  9.987
Tolperison
- Monographie M03B  9.989
- hydrochlorid, Monographie M03B  9.989
Tolpropamin
- Monographie R06A  9.989
- hydrochlorid, Monographie R06A  9.990
Tolubalsam  1.564, 682;  5.898
Tolubalsambaum  5.894
Tolubalsamsirup  5.899
Tolubalsamtinktur  5.899
Toluchinol  6.59
Toluene  3.1177;  9.991
Toluidin  1.534;  9.156, 337, 532
- Hämoglobinkonjugate  3.76
Toluidinblau  9.987
Toluifera balsamum  5.894
Toluifera pereirae  5.894
Toluol  6.181;  9.721
- Monographie  3.1177;  9.991

- in Kosmetika  1.173
- als Reagens  1.559
Toluol-2,4-disulfonsäure  9.721
$p$-Toluolsulfonamid  7.1410;  9.976
Toluolsulfonsäure  1.469;  7.1107
Toluol-4-sulfonsäureamid  7.724
$p$-Toluolsulfonsäuremethylester  7.64
$p$-Toluolsulfonylchlorid  7.1252
$p$-Toluolsulfonylethylurethan  8.350
1-$O$-($p$-Toluolsulfonyl)-2,3,-$O$-isopropyl-iden-L-glycerol  7.1395
Toluron 500 Stefes, Monographie  3.1179
Tolutana tinctura aetherea  1.682
$p$-Toluylchlorid  7.500
Toluylendiamin  1.189
- Hämoglobinkonjugate  3.76
$N$-($p$-Toluylsulfonyl)-$N'$-hexamethyl-eniminoharnstoff  9.976
Tolycain, Monographie N01BB  9.991
Tolylchlorid  3.170
1-($p$-Tolyl)ethanol, Monographie A05A  9.992
Tolylfluanid, Monographie  3.1179
$p$-Tolylmethylcarbinol  4.1097;  9.992
($RS$)-3-(2-Tolyloxy)propan-1,2-diol  8.866
Tolylsulfonylbutylharnstoff  9.979
Tolynol  9.992
Tolypocladium inflatum  7.946
Tom pimpernowl  4.262
Tomate  5.725f
- Welkekrankheit  1.286
Tomatenanbau, Herbizid  3.824
Tomatidenol  3.1093;  6.744
Tomatid-5-en-3β-ol  6.735, 737, 747
Tomatidenolglykoside  6.737
Tomatidin  3.1093;  6.735
Tomatin  5.725f;  6.735
Tomentocurin  4.855
Tomentosasäure  6.912, 927
Tomentosolsäure  6.590
Tomilho  6.980
Tomillo  6.974, 980
Tomillo blanco  6.969
Tomographie  2.389, 395
Ton  3.42
- roter  1.639ff
- weißer  1.572ff
- - Monographie  A07BC  9.992
- - in Dermatika  2.903
Tonawanda pine  6.179
Tonerde  7.139
Tonerdehydrat  7.106
Tonikum  2.1024
Tonizität
- Augenpräparate  2.638, 640
- Endkontrolle  2.1107
Tonkabohnencampher  7.1112
Tonkin cassia  4.899
Tonzoniumbromid, Monographie X05  9.993
Toot  3.333
Tooth-Ache-Drops  1.611
TOP Albal 2G, Monographie  3.1180

TOP Borkenkäfermittel
– Monographie **3.**1180
– Pflanzenschutz **1.**347
TOP Borkenkäfermittel Schering
– Monographie **3.**1180
– Pflanzenschutz **1.**347
TOP Dendrocol 17, Monographie **3.**1180
TOP Moosvernichter, Monographie **3.**1180
TOP Netzschwefel Schering, Monographie **3.**1181
Topanol C **3.**502
Topas
– Monographie **3.**1181
– Pflanzenschutz **1.**357
Topfcurare **6.**822
Töpfers Reagens **1.**558
Topinambur **5.**416
Topogard 3623
– Monographie **3.**1181
– Pflanzenschutz **1.**368
Topogard 3626, Monographie **3.**1181
Topogranulator **2.**733
Torachryson-8-O-glucosid **6.**412, 415
Torachryson-8-O-D-glucosid **5.**143; **6.**424
Torak
– Monographie **3.**1181
– Pflanzenschutz **1.**346
Torasemid, Monographie C03C **9.**994
Toray-Verfahren **8.**780
Torch **2.**468
Torch pine **6.**163, 188
Torch plant **4.**210
Tordon 22 K
– Pflanzenschutz **1.**365
– Monographie **3.**1181
Toremifen
– Monographie L02B **9.**996
– citrat, Monographie L02B **9.**997
Torilis tuberculata **6.**151
Tormentill **6.**259f
Tormentilla **6.**259, 266f
Tormentilla hom. **6.**267
Tormentilla, äthanol. Decoctum **6.**267
Tormentilla erecta **6.**259
Tormentilla officinalis **6.**259
Tormentillae radix **6.**260
Tormentillae rhizoma A01AD, A07XA **6.**260
Tormentillae tinctura **1.**680
Tormentille **6.**259
Tormentillin **6.**262
Tormentillsäure **5.**61; **6.**263
Tormentilltinktur **1.**608, 680
Tormentillwurzel **1.**609; **6.**260
Tormentillwurzelstock **1.**680
Tormentinsäure **6.**586ff, 607f
Tormentinsäure-28-O-β-D-glucopyranosid **6.**587ff, 607f
Tormentol **6.**254f, 263
Tormentosid **4.**1199; **5.**751; **6.**254f, 263, 587, 607
Toronjil **5.**811
Torreya californica **5.**881
Torsemid **9.**994

Torsionsisomere, IR **2.**191
Torsionsscherzelle **2.**1093
Tortelle **6.**718
Tortricidae **1.**317
Torula alactosa **6.**523
Torula holmii **6.**523
Torulopsis bovina **6.**523
Torulopsis holmii **6.**523
Torulopsis pintolepesis **6.**523
Torulopsis utilis **6.**528
Torulopsis-Arten **1.**778
Torvogenin **6.**736
Tosylchloramid, Natriumsalz Trihydrat, Monographie D08AX **9.**997
(R)-3-Tosyloxy-1,2-propandiol-1,2-acetonid **7.**6
Total Ex, Monographie **3.**1181
Total Ex Super
– Monographie **3.**1181
– Pflanzenschutz **1.**366
Total Granulat Rustica, Monographie **3.**1182
total ionic strength adjusting buffer **2.**495
Total Unkrautvernichter, Monographie **3.**1182
Total Unkrautvernichter Ektorex, Monographie **3.**1182
Totalherbizid **3.**62, 105, 384, 426, 505, 841, 971, 993, 1087
Totalreflektometer **2.**150
Totalreflexion **2.**161
Totarol **5.**562, 567
Totazin **7.**1091
Totenblume **4.**601
Totenblumenkraut **5.**466
Totenkräutel **6.**509
Totenranke **5.**398
Totentraube **4.**1012
Totimpfstoffe **1.**378
Totvolumen **2.**436
Totzeit
– GC **2.**289
– HPLC **2.**437
Toú-K'oúhúa **5.**38
Tou-k'ouko **4.**245
Tournesol **5.**410
Tourtreau **5.**682
Toute venue **6.**675
Tox Vetyl Fertigköder, Monographie **3.**1182
Tox Vetyl Streupulver, Monographie **3.**1182
Toxalbumin **3.**944, 1039
Toxaphen **7.**645
Toxicodendri folium **6.**459
Toxicodendrin **3.**1182, 1232
Toxicodendrol **3.**1182, 1232
Toxicodendron **6.**456
Toxicodendron altissimum **4.**147
Toxicodendron coriaria **6.**453
Toxicodendron glabrum **6.**454
Toxicodendron pubescens **6.**458
Toxicodendron quercifolium **3.**1232; **6.**458, 461
– Monographie **3.**1182
Toxicodendron radicans **3.**1232; **6.**455, 457
Toxicodendron toxicarium **6.**458
Toxicodendron toxicodendron **6.**458

Toxicodendron typhinum **6.**463
Toxicodendron verniciflua **3.**1232
Toxicodendron vernix **3.**1232; **6.**464f
Toxicodendron vulgare **6.**455
Toxicodendronsäure **3.**1182, 1232
C-Toxiferin I **6.**818, 821, 823, 842
C-Toxiferin II **6.**823
Toxiferin IX **6.**818, 820, 823
Toxilinsäure **8.**806
Toxin **2.**916
Toxizität
– anormale, Prüfung **2.**1105
– Prüfung bei Kosmetika **1.**140ff
Toxizitätsäquivalente **3.**1139
Toxizitätseinheiten **3.**1139
Toxizitätsklassen, Radionuclide **2.**340
Toxocara canis **7.**1282
Toxocara cati **7.**1282
Toxogonin **8.**1221
Toxoid-Impfstoffe
– Definition **1.**378
– Tetanus J07AM01 **2.**916
Toywort **4.**656
TP 5 *[Thymopentin]* **9.**904
TPA *[Tissue plasminogen activator]* **9.**999
t-PA *[Tissue plasminogen activator]*, Monographie B01AD **9.**999
TPP *[Thiaminpyrophosphat]* **7.**1064
Trachealtubus **1.**97
Tracheomycose **1.**293
Trachomitum **4.**301
Trachomitum sarmatiense **4.**301
Trachyloban-Diterpene **5.**411
Trachyspermum copticum **6.**976
– Verfälschung von Petroselini fructus **6.**111
Tragacanth **4.**411
Tragacantha **4.**407ff, 411
Tragacantha indica **6.**781
Tragacantha indica gummi **6.**781
Tragacantha microcephala **4.**411
Tragacantha pycnophylla **4.**411
Tragacanthae gummi **4.**411
Tragacanthin **4.**412
Tragacanthsäure **4.**412
Tragacanto **4.**411
Tragant **4.**407ff, 411
– in Dermatika **2.**903
– in Emulsion **2.**696f
– indischer **4.**412
– in Kosmetika **1.**181ff, 581ff
Traganth **4.**411
Tragantschleim **1.**627
Trägerampholyte, für Elektrophorese **2.**251
Trägergas **2.**278
Trägergasgeschwindigkeit, GC **2.**292
Trägergebundene Reagentien, Klin. Chemie **1.**452
Trägermaterial
– DC **2.**258
– GC, Tabelle **2.**281, 283
– HPLC **2.**300, 433
Tragium anisum **6.**137
Tragium hirtellum **6.**151

Tragium maius **6.**147
Tragium peregrinum **6.**151
Tragium tauricum **6.**151
Trägon **4.**1201
Tragonrot **4.**1202
Tragopogon pratensis, Verfälschung von Arnicae flos **4.**347
Tragoselino becchino **6.**153
Tragoselino lappolino **6.**151
Tragoselino maggiore **6.**147
Tragoselinum angelica **4.**99
Tragoselinum magnum **6.**147
Trailing sumach **6.**458
Trainasse **6.**246
Trainelle **6.**993
Tramadol
– Monographie N02AX **9.**1002
– hydrochlorid, Monographie N02AX **9.**1004
Tramat
– Monographie **3.**1183
– Pflanzenschutz **1.**369
Tramat 500, Monographie **3.**1183
Tramazolin
– Monographie R01AA **9.**1006
– hydrochlorid Monohydrat, Monographie R01AA **9.**1007
Trampelklette **5.**384
Trampgrass **6.**246
Trämpsen **4.**752
Tränendrüsen **2.**636
Tränenfaktor **4.**185
Tränenflüssigkeit
– künstliche **2.**634
– physiologische Werte **2.**637
– Zusammensetzung **2.**636
Tränengas **3.**244, 271
Tränensekretion **2.**636
Tranexamsäure, Monographie B02A **9.**1007
Tränke **1.**636
Tranportproteine **2.**673
Tranquilizer N05B
Tranquillantien N05B
Transdermales Therapeutisches System **2.**977
Transferase, terminale **2.**708
Transferrin **2.**675
Transformatoren, Kühlmittel **3.**1136
Transkriptase, reverse **2.**709
Transkription **2.**705
Translation **2.**705
Transmission **2.**472
Transmissionsgrad **2.**472
Transparentseifen **1.**157
Tranylcypromin
– Monographie N06AF **9.**1008
– sulfat, Monographie N06AF **9.**1010
Trapex 40
– Monographie **3.**1184
– Pflanzenschutz **1.**370
Trapidil, Monographie C01D **9.**1011
Traton, Monographie **3.**1184
Traubeneiche **6.**341
Traubenkardamomen **4.**245

Traubenkerbel  5.207
Traubenwickler  1.333
Traubenzucker  8.355
Traubes Reagens  1.558
Traube-Synthese  7.1073
Trauma  1.29
Traumanase  7.521
Traumaticin  1.575f
Traumaticin cum Chrysarobino  1.575
Traumaticinum  1.576
Trausendgüldenkraut  1.658
Trawa sheltuschnika serogo  5.86
Trazitilin, Monographie R06A  9.1011
Trazodon
– Monographie N06AD  9.1012
– hydrochlorid, Monographie N06AD  9.1014
Tree cotton  5.337
Tree of gold  6.175
Tree of heaven  4.147, 151
Tree-of-heaven bark  4.148
Tree of life tips  6.957
Tree peony (of China)  6.9
Tree primrose  5.930
Tree stramonium  4.1140
Trèfle blanc  6.993
Trèfle pourpre  6.992
Trèfle des prés  6.992
Trèfle rampant  6.993
Trèfle rouge  6.992
Trefoil  5.429
Trehalase  6.1007
Treibgas
– druckverflüssigtes  2.623
– Eigenschaften  2.627
– komprimiertes  2.623f
Treibgas 11  2.627
Treibgas 12  2.627
Treibgas 22  2.627
Treibgas 114  2.627
Treibgas 123  2.627
Treibgas 134a  2.627
Treibgas 142  2.627
Treibgas 152  2.627
Treibmittel  2.622, 626;  3.433, 832, 1199, 1210;  7.861
Trematodenmittel, Anthelmintika P02B
Trementina essenza medicale  6.171
Trementino de abeto  4.14
Trementino de Alsacia  4.14
Tremisse  4.752
Tremolit  3.102
Tremor mercurialis  3.1023
Trenbolon, Monographie A14A  9.1015
Trend, Statistik  2.1068
Trendtest
– durch lineare Regression  2.1070
– mit Residuen  2.1071
– nach Von Neumann  2.1068
– nach Wallis-Moore  2.1069
Trengguli bark  4.35
Trennen
– fest-flüssig  2.594f

– fest-gasförmig  2.616
– von Feststoffen  2.583
– von Flüssigkeiten  2.589
Trennfaktor
– Flüssig-flüssig-Extraktion  2.405
– GC  2.291
– idealer, bei Destillation  2.400
Trennflüssigkeit, GC, Tabelle  2.282
Trenngel, Elektrophorese  2.246
Trenngrad, bei Abscheidern  2.616
Trenngrenze, Zyklon  2.616
Trennleistung
– chromatographische  2.323
– GC  2.291
Trennmedium, für Elektrophorese  2.252
Trennsäule
– Gaschromatographie  2.280
– gepackte  2.280
Trennsäulenschaltung  2.296
Trennstufen
– Höhe, GC  2.292
– Zahl
– – Destillation  2.401
– – GC  2.284, 292
Trenntrommel  2.604
Trennverfahren
– mechanische  2.589
– thermische  2.589
Treosulfan, Monographie L01A  9.1016
Tretamin, Monographie L01A  9.1017
Tretinoin, Monographie D05A, D10AD  9.1017
Tretorrhiza cruciata  5.229
Trevespan, Monographie  3.1184
Trevespan DP
– Monographie  3.1184
– Pflanzenschutz  1.363
TRF [Thyreotropin-Releasing-Faktor]  9.429
TRI [Trichlorethylen]  3.1196
112-Tri  3.1195
Triacantol  5.50
Triacetin  3.570
– Monographie D01AE  9.1020
1,8,9-Triacetoxyanthracen  7.1410
1,2,3-Triacetoxybenzol  8.282
ent-3β,17,19-Triacetoxy-16β-(–)-kauran  5.312
Triacetylapigenin  4.683
Triacetylchrysoeriol  4.683
Triacetyloleandomycin  9.1095
Triaconazol  9.808
Triacontan  4.567;  5.956;  6.635, 1129
Triacontanol  5.89, 413
Triacontansäure  4.567
Triacontol  6.192
Triacylglycerol-Acylhydrolase  9.1021
Triacylglycerollipase, Monographie A09AA  9.1021
Triadimefon  1.357
– Monographie  3.1184
Triadimenol  1.357
– Monographie  3.1185
Triadimenolsäure  3.1186
Triakontan  4.112, 114

Trialeurodes vaporariorum 1.311, 333
Triallat 1.361
– Monographie 3.1186
Triamcinolon 1.787; 7.161; 9.1028
– Monographie A01AC, D07A, H02AB, S01BA 9.1023
– acetatcyclopentanonid 7.161
– acetonid 9.1030
– – Identität mit DC 2.274
– 16α,17α-acetonid 9.1028
– – Monographie A01AC, D07A, H02AB 9.1028
– acetonid-21-*tert.*-butlyacetat 9.1030
– Cyclodextrinkomplex 2.849
– 16α,21-diacetat, Monographie A01AC, H02AB 9.1029
– hexacetonid, Monographie A01AC, H02AB 9.1030
– Identität mit DC 2.274
Triamteren, Monographie C03DB 9.1031
Triangularin 4.177; 6.674
2,4,6-Trianilin-*p*-(carbo-2'-ethylhexyl-1'-oxi)-1,3,5-triazin 1.205
Tri-*p*-anisylchloroethylen 7.891
Triapenthenol, Monographie 3.1188
Triarylmethane 1.167
Triarylmethanfarbstoffe, als Nachweis 2.140
4,4'-(Triazen-1,3-diyl)bisbenzamidin, Acetylglycinsalz 7.1363
Triazine 3.105
– fungizide 1.356
– herbizide 1.367f
Triazolam, Monographie N05CD 9.1034
Triazole
– fungizide 1.356
– herbizide 1.366
Triazolidinthioncarbonsäure 3.428
Triazolobenzodiazepin 7.130
1,2,4-Triazolo[4,3-a]pyridin-3(2*H*)-on 9.1012
Triazol-3-ylamin 1.366; 3.62
Triazophos 1.346, 371
– Monographie 3.1189
Triazothion 3.124
Triazure 7.334
Tribenosid, Monographie C05B 9.1035
Tri-*O*-benzoyl-β-D-ribofuranosylazid 9.1134
2,3,5-Tri-*O*-Benzyl-arabinofuranosyl-1-chlorid 7.1159
Tribolium castaneum 1.262, 278
Tribrissen 7.1102
Tribromboran 3.201
2,2,2-Tribromethanol, Monographie N01AB 9.1037
Tribrommethan 7.529
Tribromphenolbismut, Monographie A02BX, D03 9.1038
Tribulus terrestris 9.539
Tribunil, Monographie 3.1191
Tribunil Combi
– Monographie 3.1191
– Pflanzenschutz 1.362
Tribunil Combi WG, Monographie 3.1191

Tribunil WG
– Monographie 3.1191
– Pflanzenschutz 1.362
Tributalamine 3.1192
Tributylamin, Monographie 3.1192
Tributyl(2,4-dichlorobenzyl)phosphonium 1.359
Tri-(*n*-Butyl)phosphat, für Virusinaktivierung 2.683
Tributylzinn
– acetat 3.1259f
– benzoat 3.1259
– chlorid 3.1259
– naphthenat 3.1259
– oxid 3.1259f
Tributyrase 9.1021
1,4,5-Tri-Caffeoylchinasäure 4.348
Tricalciumdicitrat-4-Wasser 7.618
Tricerma crassifolium 5.802
Trichera arvensis 5.612
Trichinella spiralis 7.92
Trichite 2.875
Trichlopyr 1.366
Trichloracetaldehyddiethylacetal 7.843
Trichloracetaldehydrat 7.843
*S*-2,3,3-Trichlor-allyl-*N,N*-diisopropyl-thiocarbamat 1.361; 3.1186
1,2,4-Trichlorbenzol 3.429
– Monographie 3.1193
Trichlorboran 3.202
α,α,α-Trichlor-*tert.*-butylalkohol 7.877
Trichlorcarbanilid 1.210; 9.1042
2,2,2-Trichlor-1,1-bis(4-chlorophenyl)ethanol 1.343; 3.453
Trichlordibenzo-*p*-dioxin 3.1140
Trichloressigsäure 3.1149
– Natriumsalz 3.1124
– als Reagens 1.472, 540
– in Zubereitungen 1.654
β-Trichlorethan 3.1195
1,1,1-Trichlorethan 3.438, 1195
– Monographie 9.1039
1,1,2-Trichlorethan, Monographie 3.1195
Trichlorethandiol 1.723; 7.843, 845; 9.109
Trichlorethanol 3.1149; 9.1044
– dihydrogenphosphat 9.1044
Trichlorethen 3.438, 1146; 9.1041
– Monographie 3.1196
Trichlorethoxycarbonylchlorid 7.775
2,2,2-Trichlorethyl-dihydrogenphosphat 9.1044
Trichlorethylen 3.1196; 9.1041
Trichlorfluormethan, Monographie 3.1199
Trichlorfon 1.347, 774; 7.582
– Monographie 3.1200
Trichlorhydrin 3.1206
Trichlor-2'-hydroxydiphenylether 1.210; 9.1046
7-[2-(2,2,2-Trichlor-1-hydroxy-ethoxy)ethyl]-theophyllin 9.1045
(2,2,2-Trichlor-1-hydroxyethyl)-*O,O*-dimethylphosphonat 3.1200; 7.582
2,2,2-Trichlor-1-hydroxyethyl-phosphonsäuredimethylester 8.991
3,5,6-Trichlor-2-hydroxypyridin 3.305

1,2,4-Trichlor-5-(3-iod-2-propinyloxy)-benzol **8.**407
Trichlormethan **7.**879f
– Monographie **3.**1203
Trichlormethiazid **1.**738
– Monographie **C03AA 9.**1040
Trichlormethine **3.**1209
1,1,1-Trichlor-2,2-bis(4-methoxyphenyl)ethan **3.**799
2-Trichlormethyl-1,3-dioxan-5,5-di-methanol **9.**68
1,1,1-Trichlor-2-methyl-2-propanol **7.**877
$N$-(Trichlormethylthio)phthalimid **3.**610
$N$-Trichlormethylthio-3,6,7,8-tetrahydrophthalimid **3.**248
4,5,7-Trichlor-2-((3-(methylthio)-1,2,4-thiadazol-5-yl)thio)-1$H$-benzimidazol **9.**681
Trichlormonofluormethan, als Treibgas **2.**627
1,2,4-Trichlorobenzene **3.**1193
2,2,2-Trichloro-1-(dimethoxyphosphinyl)ethyl-butanoat **7.**582
Trichloroethene **3.**1196
Trichloroethylen, Monographie **N01AB 9.**1041
Trichloroform **7.**879
Trichloromethane **3.**1203
3,5,6-Trichloro-2-pyridyloxyessigsäure **1.**365
Trichloro-Stibin **7.**268
Trichlorphenol **3.**439
2,3,5-Trichlorphenol **3.**1193
2,4,5-Trichlorphenol **3.**1193; **8.**408
– Monographie **3.**1205
2,4,6-Trichlorphenol **3.**438
2,4,5-Trichlorphenyl-γ-iodpropargylether **8.**408
Trichlorphon **3.**1200
1,2,3-Trichlorpropan **3.**284
– Monographie **3.**1206
3,5,6-Trichlor-2-pyridyloxyessigsäure **3.**1212
3,5,6-Trichlor-2-pyridylphosphat **3.**305
2,4,6-Trichlor-1,3,5-triazin **7.**136; **9.**1017
– Monographie **3.**1207
2,2′,2″-Trichlortriethylamin **3.**448, 1102
– Monographie **3.**1209
1,1,2-Trichlor-1,2,2-trifluorethan, Monographie **3.**1210
Trichocereus **3.**775
Trichoderma polysporum **7.**946
Trichoderma spp. **1.**331, 335
Trichoderma viride **1.**335
Trichogramma, Eiparasiten **1.**331ff
Trichogramma evanescens **1.**314, 331ff
Tricholincitrat **7.**927
Trichomonaden, Urinsediment **1.**514
Trichophyton **1.**778
Trichoplusia ni **3.**131
Trichostrongulus **1.**766
Trichostrongylus axei **7.**644
Trichothecene, tetracyclische **3.**406
Trichterampulle **2.**769
Trichterling
– bleiweißer **3.**849
– Feld- **3.**849
– schlanker **3.**849
– wachsstieliger **3.**849
Trichterwindensamen **5.**536

Tricin **4.**442, 687, 689; **6.**1116
– 4′-$O$-β-L-arabinosid **4.**442
– 7-fructosylglucosid **5.**459
– 4′-β-D-glucosid **4.**442
– 7-$O$-rhamnohexosid **4.**442
– 7-rutinosyl-4-glucosid **5.**459
Tricindiglucoside **5.**459
Tricintriglucoside **5.**459
Triclocarban **1.**147
– Monographie **D08AX 9.**1042
Triclofos
– Monographie **N05CM 9.**1044
– Natriumsalz, Monographie **N05CM 9.**1044
Triclofyllin, Monographie **R03DA 9.**1045
Triclophyllin **9.**1045
Triclopyr, Monographie **3.**1212
Triclosan **1.**148, 217
– Monographie **D08AE 9.**1046
Tricontan **4.**578
Tricontanol **4.**578
Tricosan **4.**20
$n$-Tricosansäure **4.**1105
Tricresol **3.**352; **7.**1104, 1107
Tricyclen **4.**10, 16, 19; **6.**550
Tricyclo[3.3.1.1$^{3,7}$]decan **7.**67
Tricyclo[3,3,1,1$^{3,7}$]decan-1-amin **7.**150
$N$-(Tricyclo[3.3.1.1$^{3,7}$]decyl-2-(2-dimethylaminoethoxy)acetamid **9.**1097
Tricyclohexyl-(1,2,4-triazol-1-yl)zinn **1.**350; **3.**129
Tricyclohexylzinnhydroxid **1.**350; **3.**129
($RS$)-1-(Tricyclo[2.2.1.0$^{2,6}$]-hept-3-yl)-1-phenyl-3-piperidino-1-propanol **9.**1087
Trideca-5,11-dien-7,9-diin-4-ol **3.**23
Trideca-2$E$,7$Z$-dien-10,12-diinsäureisobutylamid **5.**5, 27
Trideca-1-en-3,5,7,9,11-pentain **5.**2, 4, 14
2-Tridecanon **6.**132, 510
Trideca-2,8,10-trien-4,6-diin **3.**23f; **6.**138
Trideca-2,8,10-trien-4,6-diin-1-ol **3.**23
Tridecen-(2)-al **4.**996
2-(12-Tridecen)furan **6.**70
Tridecen-(1)-pentain-(3,5,7,9,11) **4.**348, 353
2-(12-Tridecin)furan **6.**70
Tridemorph **1.**356
– Monographie **3.**1212
Tridihexethylchlorid, Monographie **A03A 9.**1047
Tridymit **9.**618, 620
Trienbolon **9.**1015
Triethanolamin **9.**1096
– in Dermatika **2.**903
– trinitrat **9.**1096
4,5,6-Triethoxy-7-amino-3-(8-methoxy-2-methyl-6,7-methylen-dioxy-1,2,3,4-tetrahydro-1-isochinolinyl)-phthalid **9.**1093
Triethylaminoethylcellulose **2.**677
Triethylblei **3.**1153
$N,N′,N″$-Triethylenthiophosphorsäuretriamid **9.**891
Tri-2-Ethylhexyltrimellitat **2.**669
Triethyl-(2-hydroxyethyl)ammoniumbromid-dicyclopentylacetat **7.**1392
Triethylphosphat, Monographie **3.**1213

Triethylzinn 3.1260
– acetat 3.1260
– chlorid 3.1259
Triflocin, Monographie C03C 9.1048
Trifloculosid 6.1099, 1101
Triflorosid 5.245
Trifluoperazin
– Monographie N05AB 9.1049
– dihydrochlorid, Monographie N05AB 9.1051
– Nachweis 2.142
2,3,4-Trifluoranilin 8.212
Trifluorboran 3.203
Trifluorchlorbrompropan 1.725
1,1,2-Trifluor-2-chlorethylen 8.409
2,2,2-Trifluorethyl-difluor-methylether 8.603
2,2,2-Trifluorethylthioacetaldehyd 9.293
6α-Trifluormethyl-17α-acetoxyprogesteron 8.235
m-Trifluormethylanilin 8.1159; 9.1048
4-m-Trifluormethylanilinonicotinsäure 9.1048
1,3-Trifluormethylbenzoesäure 3.581
5-(Trifluormethyl)deoxyuridin 9.1057
4-Trifluormethyl-2,6-dinitro-N,N-dipropylanilin 3.1215
m-Trifluormethylhippursäure 3.581
6α-Trifluormethyl-17α-hydroxyprogesteron 8.234
2-Trifluormethyl-10-[3-(1-methylpiperazin-4-yl)-propyl]phenothiazin 9.1049
α,α,α-Trifluor-2-methyl-4′-nitro-m-propionotoluidid 8.279
Trifluormethylphenothiazin 9.1051
4-[3-(2-Trifluormethylphenothiazin-10-yl)propyl]-1-piperazin-ethanol 8.264
1-(3-Trifluormethylphenyl)aceton 8.180
2-[[3-(Trifluormethyl)phenyl]amino]benzoesäure 8.231
– 2-(2-hydroxyethoxy)ethylester 8.143
4-[3-(Trifluormethyl)phenyl]amino-3-pyridincarbonsäure 9.1048
3′-Trifluormethyl-N-phenylanthranilsäure 8.231
Trifluormethylpromazin 9.1054
5-Trifluormethyluracil 9.1058
2,3,4-Trifluornitrobenzol 8.1230
4-[3-(Trifluoromethyl)anilino]nicotinsäure 9.1048
2-[4-(5-Trifluoromethyl-2-pyridyloxy)phenoxy-]propionsäurebutylester 1.363
Trifluorpropylmethylpolysiloxan, GC-Trennflüssigkeit 2.282
α,α,α-Trifluorthymidin 9.1057
2-(α,α,α-Trifluor-m-toluidin)nicotinsäure 8.1159
4-(α,α,α-Trifluor-m-toluidin)nicotinsäure 9.1048
N-(α,α,α-Trifluor-m-tolyl)-anthranilsäure-2-(2-hydroxyethoxy)ethylester 8.143
2-[4-(α,α,α-Trifluor-3-tolyl)-1-piperazinyl]ethyl-N-(7-trifluor-methyl-4-chinolyl)anthranilat 7.272
Trifluortrichlorethan 3.1210
Trifluperidol
– Monographie N05AD 9.1052
– hydrochlorid, Monographie N05AD 9.1053
Triflupromazin
– Monographie N05AA 9.1054
– hydrochlorid, Monographie N05AA 9.1056
Trifluralin 1.365

– Monographie 3.1215
Trifluridin, Monographie S01AD 9.1057
Trifoglio bianco 6.993
Trifoglio rosso 6.992
Trifolet 6.993
Trifolian 6.990f
Trifolii pratensis flos 6.992
Trifolin 5.442, 697, 785
Trifolirhizin 4.465
Trifolium, Monographie 6.990
Trifolium arvense 6.990f
Trifolium arvense hom. 6.991
Trifolium nigrescens 6.993
Trifolium pratense 6.992
Trifolium pratense hom. 6.992
Trifolium-pratense-Blüten 6.992
Trifolium purpureum 6.992
Trifolium repens 6.993
Trifolium repens hom. 6.993
Trifonazol 7.481
Triforin 1.353
– Monographie 3.1216
Trifosfamid 9.1094
1,2,3-Tri-O-galloyl-β-D-glucose 5.261
1,2,3-Tri-O-galloyl-4,6-(S)-hexahydroxydiphenoyl-β-D-glucose 4.726; 5.153
1,2,3-Tri-O-galloyl-4,6-(S)-hexahydroxydiphenyol-β-D-glucose 4.728
1,2,3-Tri-O-galloyl-4,6-(S)-HHDP-β-D-glucose 4.728
Triglobe 7.1102
Triglochinin 3.99; 4.312, 314, 1165f
Triglyceride
– Bestimmung
– – enzymatische UV-Methode 1.481
– – GPO-PAP-Methode 1.481
– – trägergebundene Reagentien 1.482
– in Blutserum, Prüfung durch IR 2.488
– Fettsäurezusammensetzung 1.157
– mittelkettige 1.628
– – Monographie 9.1059
– – in Dermatika 2.903
Triglyceridhyrolase 9.1021
$N^\alpha$-Triglycyl-8-lysin-vasopressin 9.812
– acetat-5-wasser 9.813
$N^\alpha$-Triglycylpressin 9.812
– acetat-5-wasser 9.813
Trigofoenosid 6.999f
Trigoforin 6.995
Trigonella, Monographie 6.994
Trigonella foenum-graecum 6.994, 996, 1003
Trigonella foenum-graecum hom. 6.1003
Trigonella graeca 6.994
Trigonella jemenensis 6.994
Trigonellae semen 6.996
Trigonellagenin 6.998
Trigonellin 4.644, 652, 931f, 1162; 6.798, 801, 807, 810, 1000
Trigonotheca serrata 4.730
Trigonox A-75 3.236
Trigonox M 50 3.228
Trihexyphenidyl
– Monographie N04AA 9.1060

- hydrochlorid, Monographie N04AA 9.1062
1,4,5-Trihydroxyanthrachinon 4.719
2,3,4-Trihydroxybenzoesäure 4.1104
3,4,5-Trihydroxy-benzoesäuredodecylester 7.1418
3α,5,14-Trihydroxycard-20(22)-enolid 4.94
3β,14β,16β-Trihydroxy-5β-card-20(22)-enolid-16-acetat-3-(tetraacetyltridigitoxosid) 9.50
3β,12β,14β-Trihydroxy-5β-14β-card-20(22)-enolid-3-(4'''-O-methyltridigitoxosid) 8.976
– ' -Aceton 8.978
3β,12β,14-Trihydroxy-5β-card-20(22)-enolid-3-tridigitoxoglucosid 7.1207
3β,12β,14β-Trihydroxy-5β-card-20(22)-enolid-3-tridigitoxosid 7.1301
3α,7α,12α-Trihydroxy-5β-cholan-24-säure 7.931
– Calciumsalz 7.933
5,7,4'-Trihydroxy-8,3'-dimethoxyflavanon 4.64
4',5,7-Trihydroxy-3,6-dimethoxyflavon 4.755
5,6,4'-Trihydroxy-7,8-dimethoxyflavon 6.982
3,4,5-Trihydroxy-2,2-dimethyl-6-chromanacrylsäure-δ-lacton-4-acetat-3-(2-methylbutyrat) 9.1187
11β,17,21-Trihydroxy-6,16α-dimethyl-2'-phenyl-2'H-pregna-2,4,6-trieno[3,2-c]pyrazol-20-on-21-acetat 7.1100
15,16,17-Trihydroxy-ent-labda-7(8),13E-diene 4.59
3,16α,17α-Trihydroxy-1,3,5,(10)-estratrien 8.44
3',4',7 Tri-O-(β-hydroxyethyl)rutosid 9.1106
3',4',7'-Trihydroxyflavon 4.462
1,2,4-Trihydroxy-16-heptadecen 6.70
1,2,4-Trihydroxy-16-heptadecin 6.70
3,5,7-Trihydroxy-2-[3-(4-hydroxy-3-methoxyphenyl)-2-(hydroxymethyl)-1,4-benzodioxan-6-yl]-4-chromanon 9.615
7,2',4'-Trihydroxyisoflavan 4.291
3β,16β,28-Trihydroxylup-20(29)-en 4.605
2,4,4'-Trihydroxy-6'-methoxychalkon 4.60
3',5',7-Trihydroxy-5-methoxy-4',6-diprenylisoflavon 5.317
5,7,4'-Trihydroxy-3'-methoxyflavon-7-O-β-D-glucosid 5.939
5,7,8-Trihydroxy-3-methoxyflavon 4.60
3',5,7-Trihydroxy-4'-methoxyflavon-7-[6-O-(6-deoxy-α-L-mannopyranosyl)]-β-D-glucopyranosid 7.1376
2',4',7-Trihydroxy-5-methoxy-2-oxo-6-prenylisoflavan-3-en 5.317
5,3',4'-Trihydroxy-7-methoxy-4-phenylcumarin 5.444f
1,2,3-Trihydroxy-5-methoxyxanthon 4.761
Trihydroxymethylaminomethan 9.1097
1,3,8-Trihydroxy-2-methylanthrachinon 4.703
4aβ,7β,9α-Trihydroxy-2α-methyl-6β,8β-bis(methylamino)-5α,9aα,10aβ-perhydropyrano[2,3-b][1,4]-benzodioxin-3-on 9.647
11β,17,21-Trihydroxy-16-methylenpregna-1,4-dien-3,20-dion 9.329
1,4,5-Trihydroxy-3-methyl-7-methoxyanthrachinon 4.720
11β,17,21-Trihydroxy-6α-methyl-1,4-pregnadien-3,20-dion 8.955
(13E)-1,11α,16-Trihydroxy-16-methyl-13-prosten-9-on 9.523

Trihydroxymyristinsäure 5.535, 539
3,11,16-Trihydroxy-29-nor-8α,9β,13α,14β-dammara-17(20),24-dien-21-säure-16-acetat 8.317
12,15,16-Trihydroxy-cis-9,trans-13-octadecadiensäure 4.570
9,12,13-Trihydroxy-trans-10,cis-15-octadecadiensäure 4.570
3β,16β,28-Trihydroxyolean-12-en 4.605
3β,16β,28-Trihydroxyolean-13(18)-en 4.605
2α,3β,23-Trihydroxyolean-12-en-28-säure 4.157
2β,3β,23-Trihydroxyolean-12-en-28-säure 4.477
9,10,18-Trihydroxyölsäure 4.4
3β,5,14-Trihydroxy-19-oxo-5β,14β-card-20(22)-enolid 3.1103
2-[[(3α,5β,7α,12α)-3,7,12-Trihydroxy-24-oxo-cholan-24-yl]amino]ethansulfonsäure 9.778
7-[3-[(β,3,5-Trihydroxy-phenethyl)amino]propyl]-theophyllin 9.497
(±)-7-[2-[(β,3,4-Trihydroxyphenylethyl)amino]ethyl]-theophyllin 9.852
11β,17,21-Trihydroxy-1,4-pregnadien-3,20-dion 9.321
– 21-acetat 9.324
– 21-(4-{4-[bis(2-chloroethyl)amino]phenyl}-butyrat) 9.319
– 17α-ethylcarbonat-21-propionat 9.317
– 21-pivalat 9.327
11β,17,21-Trihydroxy-4-pregnen-3,20-dion 8.473
– 17-butyrat-21-propionat 8.479
(5Z,13E)-(8R,9S,11R,12R,15S)-9,11,15-Trihydroxyprosta-5,13-diensäure 7.1368
(5Z,9α,11α,13E,15S)-9,11,15-Trihydroxyprosta-5,13-dien-1-säure 7.1368
– 2-Amino-2-(hydroxymethyl)-1,3-propandiol-Salz 7.1372
9,11,15-Trihydroxyprosten-5,13-dien-1-oic-Säure 1.782
3,6a,9-Trihydroxypterocarpan 5.300
3,5,4'-Trihydroxystilben 5.143
– 3-O-D-glucosid 5.143
3β,16β,22-Trihydroxytarax-20-en 4.605
3β,16β,28-Trihydroxytarax-20-en 4.605
3β,16β,28-Trihydroxytarax-20(30)-en 4.605
Trihydroxytetradecansäure 5.535
3S,24S,25-Trihydroxytirucall-7-en 4.146
5,3',4'-Trihydroxy-6,7,8-trimethoxyflavon 6.982
5,6,4'-Trihydroxy-7,8,3'-trimethoxyflavon 6.982
5,7,4'-Trihydroxy-3,6,3'-trimethoxyflavon-7-O-(2''-rhamnosylglucosid) 4.719
1,6,8-Trihydroxy-3,5,7-trimethoxyxanthon 4.761
3,16,21-Trihydroxyurs-12-en 4.605
2α,3β,23-Trihydroxy-urs-12-en-28-säure-O-α-L-rhamnopyranosyl-(1→4)-O-β-D-glucopyranosyl-(1→6)-O-β-D-glucopyranosylester 7.303
2,4,6-Triiod-5-acetylamino-isophthalsäure-monomethylamid 8.584
β-[2,4,6-Triiod-3-aminophenyl]propionsäure 8.1111
4-[2,4,6-Triiod-3-(morpholinocarbonyl)phenoxy]-buttersäure 8.569
N-[2,4,6-Triiod-3-(1-morpholinoethyliden)amino-benzoyl]-2-methyl-β-alanin 8.580
2-(2,4,6-Triiodphenoxy)buttersäure 9.129

L-3,3',5-Triiodthyronin **8.**742
Trikaliumcitrat-1-Wasser **8.**648
Triketocholansäure **7.**1188
Trillekamin **3.**1209
Trilobinol **6.**568
Trilobinon **6.**568
Trilon 46 **3.**1058
Trilon 83 **3.**1119
Trilopus **5.**367
Trilopus dentata **5.**368
Trilopus estivalis **5.**368
Trilopus parvifolia **5.**368
Trilostan, Monographie **9.**1063
Trimagnesiumdicitrat-14-Wasser **8.**800
Trimangol, Monographie **3.**1217
Trimangol 80, Monographie **3.**1217
Trimangol 80 ICI, Monographie **3.**1217
Trimartol **4.**358
Trimazosin
– Monographie C02C **9.**1063
– hydrochlorid Monohydrat, Monographie C02C **9.**1064
Trimebutin
– Monographie A03A **9.**1064
– hydrogenmaleat, Monographie A03A **9.**1065
Trimenonkoliken **1.**237f
Trimeprazin **7.**111
– tartrat **7.**112
Trimercaptopropan **7.**1347
Trimetaphancamsilat, Monographie C02B **9.**1065
Trimetazidin, Monographie C01D **9.**1066
Trimethadion, Monographie N03AC **9.**1067
Trimethobenzamid
– Monographie A04A **9.**1068
– hydrochlorid, Monographie A04A **9.**1069
Trimethoprim **1.**764; **7.**1102f
– Monographie J01E **9.**1069
– in Infusionslösung, Bestimmung durch IR **2.**486
3,4,5-Trimethoxyamphetamin **5.**883
– Monographie **3.**1217
2,4,5-Trimethoxybenzaldehyd **4.**382
Trimethoxybenzoesäure **4.**382; **5.**89
3,4,5-Trimethoxybenzoesäure
– (3'-chlorpropyl)ester **7.**1337
– 2-(dimethylamino)-2-phenylbutylester **9.**1064
– methylester **9.**1064
1,2,3-Trimethoxybenzol **9.**1066
3,4,5-Trimethoxybenzolethanamin **3.**775
3,4,5-Trimethoxybenzoylchlorid **7.**1337
4-(3,4,5-Trimethoxybenzoyl)morpholin **9.**1072
3α-(3,4,5-Trimethoxybenzoyloxy)nortropan **5.**89
3α-(3,4,5-Trimethoxybenzoyloxy)nortropan-6β-ol **5.**89
18-(3,4,5-Trimethoxybenzoyl)reserpinsäure **9.**501
N-(3,4,5-Trimethoxybenzoyl)tetrahydro-1,4-oxazin **9.**1072
2,4,6-Trimethoxybenzylaceton **6.**857
2,3,4-Trimethoxybenzylchlorid **9.**1066
1-(2,3,4-Trimethoxybenzyl)piperazin **9.**1066
2',4,4'-Trimethoxychalcon **8.**982

(1α,6α,14α,16β)-1,6,16-Trimethoxy-4-(methoxymethyl)-20-methylaconitan-8,13,14-triol-8-acetat-14-benzoat **3.**397
3,4,5-Trimethoxyphenethylamin **3.**775; **5.**708
3,4,5-Trimethoxy-[N-(1-(phenoxymethyl)-2-pyrrolidinyl)ethyl]benzamid **8.**202
3,4,5-Trimethoxy-N-(1-phenoxy-3-(1-pyrrolidinyl)-2-propyl)benzamid **8.**202
3,4,5-Trimethoxyphenylacetonitril **8.**324
3,4,5-Trimethoxyphenylessigsäure **3.**775
2-(3,4,5-Trimethoxyphenyl)-3-methyl-butyronitril **8.**324
1-[(2,3,4-Trimethoxyphenyl)methyl]piperazin **9.**1066
5-[(3,4,5-Trimethoxyphenyl)methyl]-2,4-pyrimidinamin **9.**1069
(3,4,5-Trimethoxy-phenyl)-2-propylamin **3.**1217
1,2,4-Trimethoxy-5-(E)-1-propenylbenzol **3.**100
1,2,4-Trimethoxy-5-(Z)-1-propenylbenzol **3.**101
2',4',6'-Trimethoxy-4-(1-pyrrolidinyl)butyrophenon **7.**542
– hydrochlorid **7.**544
1,3,7-Trimethoxyxanthon **5.**234
Trimethoxyzimtsäure **5.**89; **6.**192
Trimethylacetylchlorid **9.**327
Trimethylamin **4.**727, 914; **7.**714, 925, 1183
Trimethylammoniumacetat **7.**464
3-(4'-Trimethylammonium)benzyliden-bornan-2-on **1.**203
Trimethylanilin, Hämoglobinkonjugate **3.**76
Trimethylarsoniumlactat **5.**742
Trimethyl-benzenethanamin **3.**774; **7.**1351; **8.**868; **9.**74
– hydrochlorid **7.**1351
1,3,5-Trimethylbenzol, Monographie **3.**1218
endo-1,7,7-Trimethyl-bicyclo[2.2.1]-heptan-2-ol **7.**508
– acetat **7.**509
(1R,4R)-1,7,7-Trimethyl-bicyclo[2.2.1]-heptan-2-on **7.**649
(1RS,4RS)-1,7,7-Trimethylbicyclo[2.2.1]-heptan-2-on **7.**645
(1S)-1,3,3-Trimethyl-bicyclo[2.2.1]-heptan-2-on **8.**175
2,6,6-Trimethylbicyclo[3.1.1]hept-2-en **9.**215
3,7,7-Trimethylbicyclo[3.1.1]-2-hepten **6.**132
(1S,4R)-(+)-1,3,3-Trimethyl-2-bornanon **8.**175
5,7,4'-O-Trimethyl-(+)-catechin **4.**886
Trimethylchlorsilan **2.**294
3,4,7-Trimethylcumarin **6.**995
cis-3,3,5-Trimethylcyclohexanol **7.**1121
3,3,5-Trimethylcyclohexanol-α-phenyl-α-hydroxyacetat **7.**1121
3,3,5-Trimethylcyclohexylmandelat **7.**1121
3,3,5-Trimethylcyclohexylphenylglyoxylat **7.**1122
1,2,2-Trimethyl-1,3-cyclopentandicarbonsäure **7.**650
Trimethyllellagsäure **6.**915
4,4'-(Trimethylendioxy)dibenzamidin **9.**390
4,4'-(Trimethylendioxy)diphenylcarboximidamid **9.**390
Trimethylene **7.**1146

1,10-Trimethylen-8-methyl-1,2,3,4-tetrahydro-
  pyrazino[1,2-a]indol-hydrochlorid **9.**255
Trimethylenpropantrimethylacrylat **2.**658
1,3,5-Trimethylenzene **3.**1218
5,7,3′-O-Trimethyl-(−)-epicatechin **4.**885
2,5,9-Trimethyl-7H-furo[3,2-g][1]benzopyran-7-on
  **9.**1083
2,5,9-Trimethyl-7H-furo[3,2-g]chromen-7-on
  **9.**1083
Trimethylglycin **7.**464
Trimethylguanidin **7.**472
Trimethylhesperidinchalkon, Monographie C05B
  **9.**1072
(RS)-N,1,5-Trimethyl-4-hexenyl-amin **8.**607
Trimethylhydrochinon **8.**979; **9.**965, 968
(RS)-N,N,N-Trimethyl-N-[1-methyl-2-(10-pheno-
  thiazinyl)-ethyl]ammoniumchlorid **9.**872
D-1,3,3-Trimethyl-2-norcamphanon **8.**175
2,6,6-Trimethyl-norpin-2-en **9.**215
Trimethylolaminomethan **9.**1097
1,3,3-Trimethyl-2-oxabicyclo[2.2.2]octan **7.**959
3,5,5-Trimethyl-2,4-oxazolidindion **9.**1067
(6a,R)-6,6,9-Trimethyl-3-pentyl-(6ar,10at)-
  6a,7,10,10a-tetra-hydro-6H-benzo(c)chromen-1-
  ol **3.**1155
(6a,R)-6,6,9-Trimethyl-3-pentyl-(6ar,10at)-
  6a,7,8,10a-tetra-hydro-6H-benzo(c)chromen-1-ol
  **3.**1156
p-(2,4,4-Trimethyl)-2-pentyl-phenol **8.**1224
Trimethyl-phenethylamin **3.**774; **7.**1351;
  **8.**868; **9.**74
– hydrochlorid **7.**1351
N,N,α-Trimethyl-10H-phenothiazin-10-ethanamin
  **9.**383
(RS)-N,N,β-Trimethyl-10H-phenothiazin-10-propan-
  amin **7.**111
– tartrat **7.**112
2,4,5-Trimethyl-N-phenyl-3-furancarboxamid
  **1.**354; **3.**790
(RS)-N,N,4-Trimethyl-γ-phenyl-phenylpropanamin
  **9.**989
(RS)-1,2′,6′-Trimethylpiperidin-2-carboxanilid
  **1.**733; **8.**873
1,2,2-Trimethylpropyl-methylphosphonofluoridat
  **3.**1094
4,5′,8-Trimethylpsoralen **4.**297; **9.**1083
1,3,7-Trimethyl-2,6(1H,3H)purindion **7.**1073, 1075
(RS)-N,N,α-Trimethyl-10H-pyrido[3,2-b][1,4]benzo-
  thiazin-10-ethanamin **8.**624
Trimethylsilylacetamid **7.**791
α-(Trimethylsilyl)-ω-methylpoly[oxy(dimethyl-
  silan)], vermischt mit Siliciumdioxid **9.**622
Trimethylsilyltetradeuteropropionsäure, als Standard
  für NMR-Analyse **2.**202
(Trimethylsilyl)-Trifluoracetamid **2.**294
Trimethyltetradecylammoniumbromid **7.**818
2,4,4-Trimethyl-1,2,3,4-tetrahydroisochinolin-1,3-
  dion **8.**353
Trimethylthioessigsäure **9.**956
D-5,7,8-Trimethyltocol **9.**968
DL-5,7,8-Trimethyltocol **9.**964

DL-2,5,8-Trimethyl-2-(4,8,12-trimethyltridecyl)-6-
  chromanol **9.**970
DL-2,7,8-Trimethyl-2-(4,8,12-trimethyltridecyl)-6-
  chromanol **9.**971
2,4,6-Trimethyl-1,3,5-trioxan **9.**25
1,3,7-Trimethylxanthin **4.**931; **7.**1073
Trimetozin, Monographie N05CM **9.**1072
Trimetrexat, Monographie J01X **9.**1073
Trimipramin
– Monographie N06AA **9.**1076
– hydrochlorid, Monographie N06AA **9.**1079
– hydrogenmaleat, Monographie N06AA **9.**1080
– mesilat, Monographie N06AA **9.**1081
– methansulfonat **9.**1081
Trimustine **3.**1209
Trimyristin **5.**863
Trinatriumcitrat **9.**1081
– Dihydrat, Monographie B05XA **9.**1081
– 2-Wasser **9.**1081
Trinitatis herba **6.**1148
Trinitrin **8.**369
Trinitroglycerol **8.**369
2,4,6-Trinitrophenol, Monographie **3.**1220
Trinkbecher **1.**48
Trinkgranulat **2.**724
– Rezepturbeispiel **2.**968
Trinkkur **1.**248
Trinkwasser **1.**243f; **2.**818
– abgefülltes **1.**245
Trinkwasserverordnung **1.**245
Trioctyl[³²P]phosphat, Monographie **9.**1083
Triodontidae **3.**1164
Triosteum perfoliatum, Verfälschung von
  Ipecacuanhae radix **4.**779
1,3,5-Trioxacyclohexan **3.**611
Trioxan **3.**611; **9.**391
Trioximethylen **3.**611
3,7,12-Trioxo-5β-cholan-24-säure **7.**1188
3,11,20-Trioxo-5α-pregnan **7.**102
Trioxsalen **9.**1083
Trioxygen **3.**907
Trioxysalen, Monographie D05A, D05B **9.**1083
Trioza viridula **1.**310
Triparanol, Monographie B04AX **9.**1085
Tripelennamin
– Monographie R06A **9.**1085
– citrat, Monographie R06A **9.**1086
– hydrochlorid, Monographie R06A **9.**1086
Tripelquadrupolmassenspektrometer **2.**237
Triperiden
– Monographie N04AA **9.**1087
– hydrochlorid, Monographie N04AA **9.**1088
Triphensäure **4.**727
Triphenyl-antimon(V)sulfid **9.**1088
2,6,6-Triphenyl-3-azahexan **8.**177
Triphenylstibinsulfid, Monographie D01AE **9.**1088
Triphenyltin(IV)hydroxide **3.**589
Triphenylzinn
– acetat **1.**351; **3.**588
– (IV)hydroxid **3.**589
Triphosadenin **7.**75
– Dinatriumsalz **7.**75

Triphosphorsäure-1-uridin-5'-ylester **9.**1137
Triplett-Sauerstoff **1.**145
Triplettzustand **2.**162
Tripoli senna **4.**718
Tripolium **5.**948
Tripolus nigra **5.**368
Tripolus rotundifolia **5.**368
Tripolus virginica **5.**368
Trippa di dama **6.**565
Tripperspritzen **1.**73
Triprolidin
- Monographie R06A **9.**1089
- hydrochlorid
- - Monographie R06A **9.**1090
- - Monohydrat, Monographie R06A **9.**1090
Triptorelin
- Monographie L02A **9.**1091
- acetat, Monographie L02A **9.**1092
Tris **9.**1097
Tris Amino **9.**1097
Trisamine **9.**1097
Tris(amminzinkethylenbis-(dithiocarbamat))tetra-
  hydro-1,2,4,7-dithiadiazocin-3,8-di-thio-Polymer
  **3.**820
Trisauerstoff **3.**907
Tris(aziridin-1-yl)phosphinsulfid **9.**891
2,4,6-Tris(1-aziridinyl)-1,3,5-triazin **9.**1017
Tris-*n*-butylamin **3.**1192
Tris(2-chlorethyl)phosphat **3.**1221
- Monographie **3.**1221
*N,N*,3-Tris(2-chlorethyl)tetrahydro-2*H*-1,3,2-oxaza-
  phosphorin-2-amin-2-oxid **9.**1094
2,4,6-Tris(dimethylamino)-1,3,5-triazin **7.**136
Tris(dimethyldithiocarbamato)eisen **3.**592
Trisflavaspidsäure **4.**1201
7,3',4'-Tris[*O*-(2-hydroxyethyl)]rutin **9.**1106
Tris(hydroxyethyl)rutosid **9.**1106
Tris[(2-hydroxyethyl)trimethylammonium]citrat
  **7.**927
Tris(hydroxymethyl)aminomethan **9.**1097
1,1,1-Tris(hydroxymethyl)methanamin **9.**1097
Tris(hydroxymethyl)methylamin **9.**1097
1,1,2-Tris-(2-methoxyethoxy)ethan **8.**376
Tris(*p*-methoxyphenyl)chloroethylen **7.**891
Tris(methylolamino)methan **9.**1097
Tris-Puffer **2.**905; **9.**1097
Trissagine **6.**930
Tristar, Monographie **3.**1222
1,3,5-Tris-(thienylethyl)thiazin **9.**922
Tris(2,4,6-tribromphenoxy)bismutin **9.**1038
Triterpensaponine **4.**602, 604
(*E*/*Z*)-4,5,9-Trithiadeca-1,6-11-dien-9-oxid **4.**203
(*E*/*Z*)-4,5,9-Trithiaocta-1,6-dien-9-oxid **4.**203
Trithiocarbamatsäure **3.**710
Tritici repentis radix **4.**139
Tritici rhizoma **4.**139
Triticin **4.**138f
Tritico flüssig Spiess Urania, Monographie **3.**1222
Triticol Spiess Urania, Monographie **3.**1222
Triticol WDG Spiess Urania
- Monographie **3.**1222
- Pflanzenschutz **1.**357

Triticum aestivum **6.**649
Triticum arundinaceum **4.**138
Triticum cereale **6.**649
Triticum durum **6.**649
Triticum repens **4.**138, 141
Triticum repens hom. **4.**141
Triticum secale **6.**649
Triticum sepium **4.**138
Tritoqualin, Monographie R06A **9.**1093
Tritriacontan **4.**102
- 16,18-dion **5.**125
Triturationen **1.**637, 685; **2.**858
- HAB **2.**744
Triturus alpestris **3.**1164
Triturus cristatus **3.**1164
Triturus marmoratus **3.**1164
Triturus vulgaris **3.**1164
t-RNA *[transfer-]* **2.**705
Trochisci **1.**632
Trochisci Acidi benzoici **1.**632
Trochisci Liquiritae **1.**632
Trockenbindemittel **7.**808
- für Granulierung **2.**726
Trockenextrakt
- Aloe~ **1.**593
- - eingestellter **1.**597
- Baldrian~ **1.**596
- Baldrianwurzel~ **6.**1085
- Belladonna~ **1.**597, 672ff
- - eingestellter **1.**597, 672
- Brechnuß~ **1.**603
- - eingestellter **1.**603
- Brechwurzel~ **1.**600, 640ff
- Buccoblätter~ **4.**470
- China~ **1.**579ff, 598
- - eingestellter **1.**598; **4.**880
- eingestellter
- - Aloe~ **1.**597
- - Belladonna~ **1.**597, 672
- - Brechnuß~ **1.**603
- - China~ **1.**598; **4.**880
- - Enzian~ **1.**600, 676
- - Faulbaumrinden~ **1.**599
- - Ipecacuanha~ **1.**600
- - Ratanhia~ **1.**602; **5.**618
- - Rhabarber~ **1.**602
- - Senega~ **1.**602, 652ff
- - Weißdorn~ **1.**599; **4.**1048
- Enzian~ **1.**600
- - eingestellter **1.**600, 676
- Faulbaum~ **1.**595, 635
- Faulbaumrinden~ **1.**599
- - eingestellter **1.**599
- Hefe~ **6.**529
- Hydrastis~ **1.**595
- Ipecacuanha~ **1.**650, 677
- - eingestellter **1.**600
- Opium~ **1.**601, 640ff
- Quebrachorinden~ **4.**403
- Ratanhia~ **1.**602, 632ff
- - eingestellter **1.**602; **5.**618
- Rhabarber~ **1.**602, 684

– – eingestellter 1.602; 6.424
– Sagrada~ 1.594
– Senega~ 1.602
– – eingestellter 1.602, 652ff
– Tee~ 4.636
– Weißdorn~ 1.599
– – eingestellter 1.599; 4.1048
Trockenextrakte 1.593ff; 2.1022ff
– Einstellen 2.1032
Trockengranulation 2.723, 726, 734, 967
– feuchteaktivierte 2.734
Trockengranulierer 2.537
Trockenhefe A07F, D10B 1.599, 633; 6.530
Trockenmilch, Aflatoxin 3.28
Trockenpistole 2.601
Trockensaftgranulat 2.724
Trockenschrank 2.600
– Vakuum~ 2.601
Trockenshampoos 1.175f
Trockenveraschung 2.466
Trockenvliesstoffe 1.22
Trocknertypen 2.599
Trocknung
– Einfluß auf Gleichförmigkeit d. Gehaltes 2.1098
– Granulate 2.725, 736
– Grundlagen 2.598f
– Instant-Tees 2.1023f
Trocknungsverlauf 2.599
Trocknungsverlust
– Definition 2.325
– Granulate 2.740
– Tabletten 2.953
Trofosfamid, Monographie L01A 9.1094
Troleandomycin, Monographie J01FA 9.1095
Trollius europaeus
– Verfälschung von Hellebori nigri rhizoma 5.422
– Verwechslung mit Hellebori viridis rhizoma 5.426
Trolnitrat, Monographie C01D 9.1096
Tromantadinhydrochlorid, Monographie D06BB 9.1097
Trometamol 2.905
– Monographie B05XX 9.1097
Tromethamin 2.845; 9.1097
Tromethane 9.1097
Trommelmischer 2.577
Trommelmühle 2.541
Trommsdorf Reagens 1.558
Tronchudakohl 4.552
Tropaalkaloide, Nachweis 1.559
Tropacocain 5.89
– Monographie N01BC 9.1100
– hydrochlorid, Monographie N01BC 9.1100
Tropaeoli oleum 6.1008; 7.442
Tropaeolum, Monographie 6.1004
Tropaeolum boliviense 6.1005
Tropaeolum cochambambae 6.1005
Tropaeolum elatum 6.1006
Tropaeolum hjertingii 6.1005
Tropaeolum longiflorum 6.1005
Tropaeolum maius 6.1006
Tropaeolum majus 6.1005ff, 1012

Tropaeolum majus hom. 6.1012
Tropaeolum-majus-Frischpflanze G04AG, M02AX, R05X 6.1007
Tropaeolum minus 6.1005
Tropaeolum peltrophorum 6.1005
Tropaeolum peregrinum 6.1005
Tropaeolum repandifolium 6.1006
Tropaeolum schillingii 6.1006
Tropaeolum seemannii 6.1005
Tropaeolum speciosum 6.1005
Tropaeolum tricolor 6.1005
Tropaeolum tuberosum 6.1005
Tropan-Alkaloide 3.391
Tropanol 4.924; 7.417; 9.1100, 1103
$3\alpha$-($1\alpha H,5\alpha H$)-Tropanylbenzilat 9.1103
$3\beta$-($1\alpha H,5\alpha H$)-Tropanylbenzilat 9.442
$3\beta$-Tropanyl-benzoat 9.1100
$3\alpha$-Tropanyl-magnesiumbromid 9.1101
$1\alpha H,5\alpha H$-Tropan-$3\alpha$-yl-($RS$)-mandelat 8.450
(–)-($1R,3R,5S$)-Tropan-3-yl-($S$)-tropat 8.511
($1R,3R,5S$)-Tropan-3-yl($\pm$)-tropat 3.112
$3\alpha(1\alpha H,5\alpha H)$-Tropanyl-($RS$)-tropat 7.315
$3\alpha(1\alpha H,5\alpha H)$-Tropanyl-($S$)-(–)-tropat 3.682; 8.511
$3\alpha(1\alpha H,5\alpha H)$-Tropanyl-DL-tropat 3.112
Tropasäure 3.112
– tropinester 3.112, 682; 8.511
L-Tropasäure-6,7-epoxytropylester 3.1073
Tropatepin, Monographie N04AA 9.1101
Tropfen 1.611f
Tropferstarrung 2.837
Tropfflüssigkeiten 1.611f
Tropfgeräte 1.611
Tropfpunkt
– Methode 2.63
– Thermometer n. Ubbelohde 2.67
Tropfwasser 2.58
Trophoblasttumoren, Diagnostik, Klin. Chemie 1.514
Tropicamid, Monographie S01FA 9.1101
Tropin 3.112; 4.425, 432, 923f, 1140, 1142; 5.89, 461f, 465
– benzhydrilether-mesilat 7.418
– benzilat
– – Monographie A03B 9.1103
– – hydrochlorid, Monographie A03B 9.1104
Tropinmandelsäureester 8.450
Tropinon 4.426, 433
Tropinondicarbonsäure 8.450
Tropin-L-tropat 3.682; 8.511
Tropinum tropaicum 3.112
($RS$)-Tropinyltropat 3.112; 7.315
Tropolonalkaloide 4.946
L-O-Tropoylscopin 3.1073
$3\beta$-Tropylbenzilat 9.442
$3\alpha$-Tropylmandelat 8.450
DL-Tropyl-tropat 3.112
L-Tropyl-tropat 3.682
Trospectomycin, Monographie J01GB 9.1104
Trospiumchlorid, Monographie A03B, G04BD 9.1105
Trousseausche Probe 1.558

Troxerutin, Monographie C05B  9.1106
Troxidon  9.1067
Trp *[Tryptophan]*  9.1112, 1115
[D-Trp⁶]Gn-RH  9.1091
D-Trp⁶-gonadorelin  9.1091
D-Trp⁶-gonadorelinacetat  9.1092
D-Trp⁶-LHRH  9.1091
Trübe  2.602
Trübstoffe  2.1016
Trübungskoeffizient  2.472
Trübungsmeßsonde  2.560
Trübungsstandard  2.490
True chamomile  4.817
True cowslip  6.273
True lavender  5.630
True mustard  4.544f
True nutmeg  5.879
True sage leaves  6.548
True cardamon of Java  4.245
Trumpf Rasendünger + Unkrautvernichter, Monographie  3.1223
Trunkelbeere  6.1061
Truxillin  5.91
Truxillsäure  5.89
Trypaflavin  1.609
Trypanosoma brucei  7.1364
Trypanosoma brucei brucei  7.1364
Trypanosoma brucei gambiense  7.1364
Trypanosoma brucei rhodesiense  7.1364
Trypanosoma congolense  7.1364
Trypanosoma cruzi  7.426
Trypanosoma equinum  7.1364
Trypanosoma evansi  7.1364
Trypanosoma simiae  7.1364
Trypanosoma vivax  7.1364
Trypanrot, Monographie P01CX  9.1108
Tryparsamid, Natriumsalz, Monographie P01CD  9.1108
Trypetidae  1.320
Trypodendron lineatus  1.336
Trypsin  1.559;  9.1109
– Monographie B06A, D03  9.1109
Trypsin-Inhibitor  4.1105;  7.287
Trypsin-Kallikrein-Inhibitor  7.287
Tryptamin  4.27;  5.859;  6.1154, 1156
Tryptaminalkaloide  4.458
Tryptophan  4.1066;  5.507, 751
DL-Tryptophan, Monographie N05CM, N06AX  9.1112
L-Tryptophan, Monographie B05XB, N05CM, N06AX  9.1115
6-D-Tryptophan-LH-RH *[releasing factor]*  9.1091
6-D-Tryptophan-luteinizing hormone-releasing factor  9.1091
TS *[Therapeutisches System]*
– Auge  2.976
– Haut  2.977
– intrauterines  2.980
– perorales  2.982
– selbststeuerndes  2.982
– transdermales  2.977
Tsao-ko  4.245

Tsaoko fructus  4.243
Tschat  4.730
Tschilla Schneckenkorn, Monographie  3.1223
Tschi-mu  4.277
Tseng kwa  4.1066
TSH *[thyreoidea stimulating hormon]*  9.906
Tshiphandwa  5.803
TSH-Releasing-Hormon  9.429
Tsilanin  6.817
Tsuga canadensis  4.17
Tsukinukisaiko  4.586
T-Syndrom  3.40, 375, 379, 538, 583, 591, 1017
TTCA *[Trithiocarbamatsäure]*  3.710
TTC-Reaktion *[Triphenyltetrazoliumchlorid]*  2.130
TTE *[Trichlortrifluorethan]*  3.1210
t-Test  2.1056, 1058
TTS *[transdermales Therapeutisches System]*  2.977
– matrixdiffusionskontrolliertes  2.978
– membrankontrolliertes  2.978
– mikroreservoirlösungskontrolliertes  2.978
TTX *[Tetrodontoxin]*  3.1164
TUADS *[Thiram]*  3.1170
Tuaminoheptan
– Monographie R01AA  9.1118
– sulfat, Monographie R01AA  9.1118
Tubadil  4.855
Tubarin  4.855;  9.1119
TUBBS-Auswerteverfahren *[n. C.F. Tubbs]*  2.358
Tubee-kura  5.604
Tuben
– Augensalben  2.654
– Beschichtung  2.994
Tuber(a) Aconiti  4.73
Tubera Aristolochiae cavae  4.1018
Tubera Chinae  6.728
Tubera Chinae ponderosae  6.728
Tubera Colchici  4.952
Tuber(a) Corydalidis  4.1017, 1021, 1023f
Tubera Harpagophyti  5.385
Tubera Jalapae  5.545
Tubera Jalapae brasiliensis  5.539
Tubera Solani tuberosi  6.749
Tubercule d'aconit  4.73
Tubercule de griffe du diable  5.384
Tuberculinspritzen  1.75
Tuberculo de aconito  4.73
Tuberculo colchici  4.952
Tuberculo de jalapa  5.545
Tuberkelbazillen
– Anreichern  1.529
– Nachweis  1.548
Tuberkulose
– Rinder, Impfung J07AN  1.420
– Zootiere, Impfung J07AX  1.418
Tuberkulose-Impfstoff J07AN  2.919
Tuberkulose-Impfung, Humanmedizin J07AN  1.380f
Tubero di aconito  4.73
Tuber-root  4.946, 954
Tubocurare  4.854
Tubocurarin  4.855

– chlorid **9.**1119
– – hydrochlorid Pentahydrat **9.**1119
– – Nachweis **2.**143
– – Pentahydrat, Monographie M03A **9.**1119
Tubulifera **1.**308
Tubulin **3.**337
Tue moutons **5.**728
Tüfelsmilch **4.**836
Tüffeln **6.**746
Tuftsin, Monographie L03A **9.**1121
Tugendsalbe **6.**547
Tuja **6.**956
Tukuna-Curare **4.**854
Tulabij **5.**340
Tuliferolin **5.**701
Tulip tree **5.**701
Tulipier **5.**701
Tulipinolid **5.**701
Tulirinol **5.**702
Tulobuterol
– Monographie R03AC, R03CC **9.**1123
– hydrochlorid, Monographie R03AC **9.**1125
Tulpenbaum **5.**701
Tulpenbaumholz **5.**703
Tulpenholz **5.**703
Tultulhi **5.**803
Tumorerkrankungen **1.**491f
Tumorigenität, von Zellinien **2.**711
Tumornekrosefaktor **2.**715
Tumorzellinien **2.**719
Tuna de tierra **5.**708
Tungress **6.**246
Tüpfelenzian **5.**243
Tüpfelhartheu **5.**475, 479
Tupfer **1.**35
Turagil Pulver, Monographie **3.**1223
Turbankürbis **4.**1069
Turbidimetrie **2.**489, 530
Turbina, Monographie **6.**1013
Turbina corymbosa **6.**1014
Turbina-corymbosa-Samen **6.**1014
Turbinicarpus lophophoroides **5.**707
– Verwechslung mit Lophophora williamsii **5.**708
Turbith **5.**296, 948
Turbith blanc **5.**296
Turbith blanco **5.**296
Turbitobaum **6.**634
Turboextraktion **2.**1027
Turbomazeration **2.**1027
Turbula **2.**1027
Turicin **5.**653
Turiones Piceae recentes **4.**8; **6.**124
Turiones Pini **4.**8; **6.**185
Turiones Sabinae **5.**585
Türkischer Fenchel **5.**170
Türke, grüner **4.**645
Turkey corn **4.**1155
Turkey corn root **4.**1155
Turkey oak **6.**336
Turkey rhubarb **6.**418
Türkische Kresse **6.**1006
Türkischer Honig **3.**73

Türkischer Kümmel **4.**1079, 1081
Türkischer Pfeffer **4.**661, 664
Türkischer Rhabarber **6.**417
Türkisches Tannin **6.**339
Turkish oregano **5.**689, 958
Turkish origanum **5.**957
Turkish sage **6.**568
Türks Reagens **1.**542
Türksche-Lösung **1.**493
Turma di la India **6.**746
Turmeric plant **4.**1088
Turmeric root **4.**1089
Turmérico **4.**1088f
Turmeron **4.**1085, 1087, 1090, 1097
Turmsterilisation **2.**787
Turnip **4.**557
Turnip rape **4.**557
Turnip-rooted chervil **4.**798
Turpentine oil **6.**171
Turpentine pine **6.**167
Turpeth root **5.**948
Turpethi radix **5.**948
Turpethin **5.**948
Turpethinsäure **5.**535, 949
Turpetholsäure **5.**949
Turpethum **5.**948
Turpethwurzel **5.**948
Turpinia aromatica **6.**450
Turpitwurzel **5.**948
Tusendfryd **4.**477
Tusilago **6.**1017
Tusindfryd **4.**477
Tussilage **6.**1017
Tussilagem **6.**1017
Tussilagin **4.**342, 344, 346; **5.**2, 6, 28; **6.**1019
Tussilagine maggiore **6.**83, 85
Tussilaginis flos **6.**1017
Tussilaginis folium **6.**1018
Tussilago, Monographie **6.**1016
Tussilago farfara **3.**1079f; **6.**1016ff, 1022
– Verfälschung von Arnicae flos **4.**347
– Verfälschung von Petasitidis folium **6.**87
Tussilago hybrida **6.**83
Tussilago petasites **6.**83, 103
Tussilago petasites hom. **6.**103
Tussilagon **6.**1017
Tuta RR, Monographie **3.**1223
Tuta Super P Unkrautvertilger, Monographie **3.**1223
Tuta Super W Unkrautvertilger, Monographie **3.**1223
Tuta SV Schneckenvertilger, Monographie **3.**1223
Tuta total Unkrautvertilger, Monographie **3.**1223
Tutakorn Streuunkrautvertilger, Monographie **3.**1223
Tutakorn ZG, Monographie **3.**1224
Tutan TMTD, Monographie **3.**1224
Tuto **4.**24
Tutoplast-Duro **2.**985
Tvevreden Pileurt **6.**76
Twema **4.**1029
Twisted-leaved pine **6.**188

Twitch gras **4.**138
Twotooth achyranthes root **4.**56
Tykva **4.**1069, 1073
Tyledosid **4.**1039
Tylophora asthmatica, Verfälschung von Ipecacuanhae radix **4.**780
Tylophora indica, Verfälschung von Ipecacuanhae radix **4.**780
Tylophorin **6.**1135, 1137f
Tylose H **8.**492, 949
Tylose MHB **8.**949
Tyloseschleim **1.**624
Tylosin **1.**752
Tyloxapol, Monographie D03, R05CB **9.**1125
Tyndall-Effekt **2.**489, 693
Typ-I-Syndrom **3.**40, 375, 379, 538, 583, 591, 1017
Typ-II-Syndrom **3.**40, 375, 379, 538, 583, 591, 1017
Typhlodromus pyri **1.**305, 323, 329
Typhula incarnata **1.**296
Typhulafäule, Getreide **1.**296
Typhus-Impfstoff, attenuierter J07AP01 **2.**919
Typhus-Impfung, Humanmedizin J07AP **1.**393
Tyramin **4.**27, 840, 845, 1125, 1127, 1129, 1140; **5.**708, 859, 861; **6.**659; **7.**477, 1421
– Monographie C01CA **9.**1126
– hydrochlorid, Monographie C01CA **9.**1126
Tyrodelösung **1.**615
Tyrosin **4.**289, 397, 702, 1105, 1129
DL-Tyrosin **9.**952f
L-Tyrosin **4.**202; **7.**410; **8.**714, 729, 734; **9.**160
– Monographie B05XB **9.**1126
L-Tyrosinbetain **5.**46, 55
Tyrosol **5.**937
Tyrothricin **8.**382
– Monographie D06AX, R02AB, S01AA **9.**1128
Tzopelic-xihuitl **5.**688

# U

U 46 Combi Fluid, Monographie **3.**1225
U 46 D Fluid, Monographie **3.**1225
U 46 DP Fluid, Monographie **3.**1225
U 46 KV Combi Fluid, Monographie **3.**1226
U 46 KV Fluid, Monographie **3.**1226
U 46 M Fluid, Monographie **3.**1226
U 46 D Fluid, Pflanzenschutz **1.**363
Uabano **6.**53
Uaraná **6.**54
Ubbelohde
– Tropfpunktthermometer **2.**67
– Viskosimeter **2.**86
Ubebo **4.**167
Überfettungsmittel **7.**1184
Überkorn **2.**583
Überlebenskurve **2.**782
Überlöslichkeit **2.**554
Übersättigung **2.**550, 558
Übersehene Malve **5.**754
Überzogene Tabletten **2.**954
Überzüge, magensaftresistente, pH-Abhängigkeit **2.**955
Ubichinon $Q_6$ **6.**526
Ubipitanga **5.**135
Ubirá-ro-puütá **4.**401
Ubube **4.**167
Ucesol, Monographie **3.**1226
Ucesol 720, Monographie **3.**1226
Uchunti **4.**136
Ucuhybafett **5.**878
Ucuúbabutter **6.**1156
UDP [Uridin-5-diphosphat] **9.**1137
Ufernelkenwurz **5.**262
Uffelmanns Reagens **1.**558
Uggor **4.**307
Ugilec 141 **3.**1136
Ugna d'asino **6.**1017
Ugna di cavallo **6.**1017
Uguirizia **5.**312
Ukan **4.**1089
Ukavau, Monographie **3.**1226
Ukavau Super, Monographie **3.**1226
Ulatkambal **4.**24f
Ulei de anason **5.**161
Ulex europaeus **3.**382
– Monographie **3.**1226
Ulexin **3.**382
Ulexit **7.**511
Uliginosi fructus **6.**1061
Ulivo **5.**936
Ulkustherapeutika A02B
– $H_2$-Antihistaminika A02BA

- Prostaglandine A02BB
- Protonenpumpenhemmer A02BC
- H₂-Rezeptorenblocker A02BA

Ulmaire **5.**148
Ulmaria palustris **5.**148
Ulmaria pentapetala **5.**148
Ulmariae flos **5.**149
Ulme, gewöhnliche **6.**1026
Ulmenrinde **6.**1027
Ulmensplintkäfer **1.**335
Ulmensterben **1.**291, 335
Ulmi cortex **6.**1026f
Ulmi fulvae cortex **6.**1028
Ulmus, Monographie **6.**1025
Ulmus americana **6.**1027
Ulmus campestris **6.**1026
- Verfälschung von Belladonnae folium **4.**425
Ulmus campestris hom. **6.**1026
Ulmus carpinifolia **6.**1026f
Ulmus coritana **6.**1026
Ulmus diversifolia **6.**1026
Ulmus effusa **6.**1027
Ulmus foliacea **6.**1026
Ulmus fulva **6.**1027
Ulmus glabra **6.**1026
Ulmus laevis **6.**1027
Ulmus minor **6.**1025
Ulmus montana **6.**1026
Ulmus nitens **6.**1026
Ulmus procera **6.**1026
Ulmus pubescens **6.**1027
Ulmus rubra **6.**1027f
Ulmus-rubra-Rinde **6.**1028
Ulmus scabra **6.**1026
Ultacron
- Monographie **3.**1227
- Pflanzenschutz **1.**346
Ultima DP, Monographie **3.**1227
Ultima MP, Monographie **3.**1227
Ultima plus, Monographie **3.**1227
Ultipor **2.**778
Ultra-Asept-Spritzen **1.**74
Ultracid 20 Ciba-Geigy, Monographie **3.**1227
Ultracid 40 Ciba-Geigy
- Pflanzenschutz **1.**346
- Monographie **3.**1228
Ultracid 400 Ciba-Geigy, Monographie **3.**1228
Ultrafiltration
- Plasmafraktionierung **2.**676
- Verfahren **2.**593f, 608
Ultraschall, zur Homogenisierung **2.**698
Ultraschallextraktion **2.**1028
Ultraschallvernebler **2.**629
Ultra-Turrax **2.**546
Ultraviolettbereich, Einteilung n. Wellenlänge **1.**201
Ulutkambal **4.**24
Umbelliferon **3.**387; **4.**602, 867, 998, 1144, 1159; **5.**173, 318, 433, 442, 635, 637, 665f, 785; **6.**50, 149, 260, 747, 958
Umbelliferose **4.**99; **5.**160; **6.**149
Umbelliprenin **5.**436

Umbilicus, Monographie **6.**1028
Umbilicus pendulinus **4.**1038; **6.**1029f
Umbilicus rupestris **6.**1029f
Umbrella leaves **6.**85
Umfallkrankheit, Kohl **1.**288
Umhlaba **4.**222
Umkehrosmose
- Verfahren **2.**593f
- zur Wasseraufbereitung **2.**763
Umkehrphase
- Chromatographie **2.**259
- Ionenpaarchromatographie **2.**447
Umlenkwurzel **5.**527
Umnetzung **2.**104
Umnetzungsspannung **2.**104
UMP [*Uridin-5'-monophosphat*] **9.**1136
Umwandlung
- enantiotrope **2.**76
- monotrope **2.**76
- radioaktive **2.**397
Umwandlungsgeschwindigkeit **2.**76
Umwandlungstemperatur **2.**76
Una de caballa **6.**85
Uña de caballo **6.**1017
Uncaria gambir **4.**31
Uncinula necator **1.**291
Uncomocomo radix **4.**1201
Uncum **6.**663
Undeca-2E,4Z-dien-8,10, diinsäureisobutylamid **5.**27
Undeca-2E,4Z-dien-8,10-diinsäure, methylbutylamid **5.**27
Undeca-2E,4E-dien-8,10-diinsäureisobutylamid **5.**5
Undeca-2Z,4E-dien-8,10-diinsäureisobutylamid **5.**27
Undeca-2Z,4Z-dien-8,10-diinsäureisobutylamid **5.**5
Undeca-2E-en-8,10-diinsäureisobutylamid **5.**5
Undeca-2Z-en-8,10-diinsäureisobutylamid **5.**6
Undeca-2Z-en-8,10-diinsäure-2-methylbutylamid **5.**6
Undecanolamidum **9.**1131
Undecanon **5.**451; **6.**129, 506, 508, 510, 1144
1-(*E,Z,Z*)-3,5,8-Undecatetraen **4.**273
1-(*E,Z*)-3,5-Undecatrien **4.**273
10-Undecensäure **9.**1129
2-Undecylacetat **6.**514
Undecylensäure **1.**147; **9.**1130f
- Monographie D01AE **9.**1129
- diethanolamid, Monographie D01AE **9.**1130
- [di(β-hydroxyethyl)]amid **9.**1130
- ethylester **8.**575
- (β-hydroxyethyl)-amid **9.**1131
- monoethanolamid, Monographie D01AE **9.**1131
Unden flüssig
- Monographie **3.**1228
- Pflanzenschutz **1.**347
Unden Spritzpulver
- Monographie **3.**1228
- Pflanzenschutz **1.**347
Under-cup-Verfahren **2.**629
Undulatin **4.**527f
Unechte Schisandrafrüchte **5.**606

Unedid **4.**326f
Unedo edulis **4.**326
Unedosid **4.**326f
Ungarischer Fenchel **5.**170
Ungesättigte Substanzen, Grenzprüfung **2.**313
Ungeziefer Köder Nexa Lotte Spezial, Monographie **3.**1228
Ungeziefer Mittel Jacutin flüssig F, Monographie **3.**1228
Ungeziefer Puder Jacutin, Monographie **3.**1228
Ungeziefer Puder Jacutin F, Monographie **3.**1228
Ungeziefer Spray Nexa Lotte Spezial, Monographie **3.**1228
Unghia cavallina **6.**1017
Unguenta *[s. a. Salben]* **1.**686ff; **2.**871
Unguenta ophthalmica **1.**627
Unguentine cactus **4.**213
Unguentum Acidi borici **1.**687; **2.**886
Unguentum Acidi salicylici **1.**687
Unguentum Acidi tannici **1.**688
Unguentum Adipis lanae **1.**686
Unguentum Adipis suilli **2.**888
Unguentum Alcoholum lanae **1.**688; **2.**887
Unguentum Alcoholum lanae aquosum **1.**688; **2.**889
Unguentum Aluminii acetici **1.**688
Unguentum Aluminii aceticotartarici **1.**688
Unguentum anaestheticum **1.**688
Unguentum Argenti nitrici compositum **1.**688
Unguentum Argenti nitrici nigrum **1.**688
Unguentum aromaticum **1.**697; **2.**886
Unguentum Balsami peruviani **1.**689
Unguentum Basilicum **1.**689
Unguentum broncho-resorbens **1.**689
Unguentum Camphorae **1.**689
Unguentum camphoratum **1.**689
Unguentum camphoratum vaselinatum **1.**689
Unguentum Cantharidis **5.**736
Unguentum Cantharidis cum Euphorbio **5.**736
Unguentum Cantharidum pro usus veterinario **5.**736
Unguentum Capsici compositum **1.**690
Unguentum cereum **1.**690
Unguentum cereum compositum **1.**690
Unguentum Cetacei **1.**695
Unguentum cetylicum **1.**688; **2.**887
Unguentum cetylicum cum aqua **1.**688; **2.**889
Unguentum Cocculi **4.**269
Unguentum contra combustiones **1.**690
Unguentum contra decubitum **1.**690
Unguentum contra perniones **1.**691, 707
Unguentum contra perniones Lassar **1.**691
Unguentum contra scabiem **1.**691
Unguentum contra scabiem Hebrae **1.**691
Unguentum contra tussim **1.**689
Unguentum contra tussim mite **1.**689
Unguentum crinale cum Chinino **1.**691
Unguentum Diachylon **1.**691; **2.**892
Unguentum Diachylon carbolisatum Lassar **1.**692
Unguentum Diachylon phenolatum **1.**692
Unguentum Diachylon salicylatum **1.**692
Unguentum durum **1.**696

Unguentum emolliens **1.**695
Unguentum Emplastri plumbi **1.**691; **2.**892
Unguentum emulsificans **1.**692; **2.**888; **9.**547
Unguentum emulsificans aquosum **1.**692; **2.**889
Unguentum emulsificans nonionicum aquosum **1.**693
Unguentum Flavum **1.**693
Unguentum Glycerini **1.**693
Unguentum Glyceroli **1.**693
Unguentum Hamamelidis **1.**693
Unguentum Hamburgense **1.**696
Unguentum Hydrargyri **1.**694
Unguentum Hydrargyri album **1.**693; **2.**889
Unguentum Hydrargyri chlorati amidati **1.**693; **2.**889
Unguentum Hydrargyri cinereum **1.**694
Unguentum Hydrargyri flavi **1.**627
Unguentum Hydrargyri flavum **1.**694; **2.**889
Unguentum Hydrargyri oxydati flavi **1.**694; **2.**889
Unguentum Hydrargyri oxydati flavum **1.**694
Unguentum Hydrargyri praecipitati album **1.**693
Unguentum hydrophilicum **1.**692f
Unguentum hydrophilicum anionicum **1.**692; **2.**889
Unguentum hydrophilicum non ionogenicum **1.**693; **2.**890
Unguentum Jodi **1.**695
Unguentum Kalii jodati **1.**695
Unguentum Kalii jodati cum Jodo **1.**695
Unguentum Lanalcoli **1.**688; **2.**887
Unguentum Lanalcoli aquosum **1.**688; **2.**889
Unguentum Lauri compositum **1.**697
Unguentum leniens **1.**695; **2.**889
Unguentum leniens cum adipe lanae paratum **1.**695
Unguentum Mercuriale **1.**694
Unguentum molle **1.**695; **2.**889
Unguentum nasale **2.**889
Unguentum nasale cum Mentholo **2.**887
Unguentum neapolitanum **1.**694
Unguentum nervinum **1.**697
Unguentum nigrum **1.**688
Unguentum Olei Jecoris **1.**695
Unguentum ophthalmicum **1.**627
Unguentum ophthalmicum emulsificans **1.**627
Unguentum ophthalmicum simplex **1.**627
Unguentum Paraffini **1.**696
Unguentum Plumbi oxydati **1.**691; **2.**892
Unguentum Plumbi stearinici **1.**696
Unguentum Plumbi tannici **1.**696
Unguentum Polyaethylenglycoli **1.**696; **2.**888
Unguentum Pomadinum Hebra **1.**689
Unguentum Pomadinum Unna **1.**696
Unguentum Populi **1.**697
Unguentum potabile rubrum **1.**697
Unguentum Praecipitati albi **2.**889
Unguentum refrigerans **1.**131, 695
Unguentum refrigerans cum Aqua Calcis Unna **1.**686
Unguentum refrigerans Unna **1.**686
Unguentum Resinae **1.**689

Unguentum Resinosum  1.689;  2.886
Unguentum rosatum  1.686
Unguentum Rosmarini compositum  1.697
Unguentum rubrum sulfuratum Lassar  1.697
Unguentum salicylicum compositum  1.687; 2.887
Unguentum simplex  1.697
Unguentum simplex Unna  1.697
Unguentum stearinicum  2.890
Unguentum sulfuratum compositum  1.691;  2.886
Unguentum sulfuratum rubrum  1.697
Unguentum Tanno-chinatum  1.691
Unguentum Terebinthinae  1.689
Unguentum Wilkinsonii  1.691
Unguentum Wilson  1.697
Unguentum Zinci  1.697
Unguentum Zinci oxydati  1.697;  2.892
Unha de asno  6.1017
Unha de cavalo  6.1017
Uniacin  9.1144
Unicorn root  4.173
Unilette  1.73
Unipyranamid  9.447
Universal Insekten Spritzmittel, Monographie  3.1229
Universalmühle  2.544
Universalpillen  1.635
Unkraut Ende, Monographie  3.1229
Unkraut Ex, Monographie  3.1229
Unkraut Ex frappant, Monographie  3.1229
Unkraut Ex 'frappant' 3, Monographie  3.1229
Unkraut frei Vetyl, Monographie  3.1229
Unkraut Tod, Monographie  3.1229
Unkraut Tod Spezial, Monographie  3.1229
Unkräuter
– Sommergetreide  1.299
– Wintergetreide  1.299
Unkrautfrei, Monographie  3.1229
Unkrautstab, Monographie  3.1229
Unkrauttod Istalin, Monographie  3.1230
Unkrautvernichter Simazin Granulat, Monographie  3.1230
Unkrautvernichtungsmittel, Monographie  3.1230
Unkrautvernichtungsmittel 371, Monographie  3.1230
Unkrautvernichtungsmittel 372, Monographie  3.1230
Unkrautvernichtungsmittel 373, Monographie  3.1230
Unkrautvernichtungsmittel 374, Monographie  3.1230
Unkrautvernichtungsmittel 371 DB, Monographie  3.1230
Unkrautvernichtungsmittel 447-68 DBS, Monographie  3.1230
Unkrautvernichtungsmittel 371 M, Monographie  3.1231
Unkrautvernichtungsmittel 313 T, Monographie  3.1231
Unkrautvertilger 4196, Monographie  3.1231
Unkrautvertilger Tuta Super I, Monographie  3.1231

Unkrautvertilger Tuta Super P, Monographie  3.1231
Unkrautvertilger UV 75, Monographie  3.1231
Unkrautvertilger Waldschütz, Monographie  3.1231
Unkrautvertilgungsmittel, Monographie  3.1231
Unkrautvertilgungsmittel Vlinsora, Monographie  3.1231
Unkrautweg Dom Samen, Monographie  3.1232
Unnas Methylenblau  1.558
Unnasche Pomade  1.696
Unnasche weiche Zinkpaste  1.631
Unreife Pomeranzen  1.584, 671
Unserer lieben Frauen Milchkraut  6.311
Unsererliebenfrauenhandschuh  4.1179
Unterarmkrücken  1.86
Unterbromige Säure  3.207
Unterchlorige Säure  3.270
Unterglasanbau  1.333
Untergrundstrahlung  2.82
Unterkohlrabi  4.542
Unterkorn  2.583
Unterlagen
– Bett~  1.45
– für Inkontinente  1.41
Unterstrahlverfahren  1.454
Untersuchungsfingerlinge  1.49
Untersuchungsmaterial
– Klin. Chemie
– – Blut  1.428
– – Entsorgung  1.465f
– – Gewinnung  1.427f
– – Kapillarblut  1.432f
– – Plasma  1.430f
– – Serum  1.430f
– – Stabilität  1.434f
– – Störfaktoren  1.428
– – Urin  1.435, 502
– – Venenblut  1.429
Untrogel AcA  2.677
Unverseifbare Anteile  2.327
Uomol  6.1160
Úpakúnchika  5.38
Upas tieuté hom.  6.827
Operation, Säfte  2.1016
Upland cotton  5.340
Upland Georgian  5.340
Upland sumach  6.454
Uplant cranbeery  4.330
Uppers  3.65, 786
Upright sumach  6.458
Upside-down-Ventil  2.625
Upstart  4.946, 954
Uracil  8.226, 258;  9.1134
4-Uracilcarbonsäure  8.1240
Uracil-6-carbonsäure  8.1240
Uracil-Derivate, Bestimmungsmethode, elektrochemische  2.522
Uracil-(3)-ribosid  9.1134
Uragoga acuminata  4.772
Uragoga emetica  4.774
Uragoga granatensis  4.772
Uragoga ipecacuanha  4.774

Uragoga punicea 4.773
Uragogae ipecacuanhae radix 4.777
Uralensäure 5.316
Uralsaponine 5.317
Uramustin, Monographie L01A 9.1131
Uran
– Antidot 2.342
– Nachweisgrenze, spektroskopische 2.469
Uranà 6.53
Urapidil, Monographie C02C 9.1132
Urea 8.412
Ureaperhydrat 8.412
Urease 1.478; 4.1104
Uredinales 1.293
Uredosporen 1.293
4-Ureidobenzolarsonsäure 7.676
5-Ureidohydantoin 4.601; 7.115
5-Ureido-imidazolidin-2,4-dion 7.115
L-(+)-δ-Ureidonorvalin 7.976
Urethan
– Monographie L01X 9.1133
– Inkomp. mit Campher 7.647
Urethralstäbchenmasse 1.569
Urethraltablette 2.940
m,m'-Ureylen-bis{8-[m-(benzamido)-p-toluamido]-
  naphthalin-1,3,5-trisulfonsäure} 9.755
Urginea 4.1192; 6.1034
– Monographie 6.1030
Urginea altissima 6.1031
Urginea-altissima-Zwiebel 6.1031
Urginea amboensis 6.1033
Urginea aphylla 6.1037
Urginea burkei 6.1031f
Urginea-burkei-Zwiebel 6.1032
Urginea capitata 6.1032
Urginea-capitata-Blätter und Zwiebel 6.1032
Urginea coromandeliana 6.1033
Urginea epigea 6.1032f
Urginea-epigea-Zwiebel 6.1033
Urginea govindappae 6.1033
Urginea hesperia 6.1037
Urginea indica 6.1033ff
– Verwechslung mit Scillae bulbus 6.1040
Urginea-indica-Zwiebel 6.1034
Urginea maritima 6.1037, 1039, 1046f
Urginea maritima agg. 6.1037
Urginea maritima var. alba, äthanol. Digestio
  hom. 6.1046
Urginea maritima var. rubra hom. 6.1046
Urginea maura 6.1037
Urginea nagarjunae 6.1033
Urginea numidica 6.1037, 1046
Urginea pancration 6.1037
– Verwechslung mit Scillae bulbus 6.1040
Urginea physodes 6.1030
Urginea rubella 6.1047
Urginea-rubella-Zwiebel 6.1047
Urginea sanguinea 6.1031
Urginea scilla 6.1037
Urginea senegalensis 6.1033
Urginea wightiana 6.1033
Uricase 1.475

Uricostatika M04AA
Uricosurika M04AB
Uricury-Wachs 4.994
Uridin 9.1136
– Monographie 9.1134
– 2'-dihydrogenphosphat 9.1135
– 3'-dihydrogenphosphat 9.1135
– 5'-dihydrogenphosphat 9.1136
– 2'-monophosphat, Monographie 9.1135
– 3'-monophosphat, Monographie 9.1135
– 5'-monophosphat, Monographie 9.1136
– 5'-tetrahydrogentriphosphat 9.1137
– 5'-triphosphat, Monographie 9.1137
– 5'-triphosphorsäure 9.1137
Uridylsäure 9.1135ff
Urin [Klinisch-chemische Analysen]
– Konservierungsmittel 1.436
– Untersuchungsmaterial 1.435f
Urinanalyse
– qualitative
– – Erythrocyten 1.504
– – Färbung 1.502
– – Glucose 1.504
– – Hämoglobin 1.504
– – Leukocyten 1.505
– – Nitrit 1.505
– – Protein 1.504
– – pH-Wert 1.504
– – Sediment 1.505f
Urinflaschen 1.78
Urinflaschenbetthalter 1.78f
Urininkontinenz
– pflegerische Maßnahmen 1.110
– Ursachen
– – bei Erwachsenen 1.105
– – bei Kindern 1.104
Urinprobebecher 1.78
Urinsammelgefäß 1.79
Urinsekten 1.306
Urinstatus 1.503ff
Urinvase 1.79
Uriplus 1.45
Urobilin, Nachweis 1.532ff
Urobilinogen
– Nachweis, im Urin 1.537
– Reagens 1.558
Urocholecystokinin 7.923
Urocit-Kalium 8.648
Urocystis cepulae 1.296
Urocystis occulta 1.296
Urofollitropin 7.934
– Monographie G03G 9.1137
Urokinase 2.716
– Monographie B01AB 9.1138
Urologika G04
– Antiinfektiva G04A
– Harnansäuerung G04BA
– Harnantiseptika G04A
– Harnkonkrementauflösung G04BC
– Spasmolytika G04BD
Uromyces appendiculatus 1.294, 296
Uromyces betae 1.294

Uromyces pisi-sativi 1.294
Uromyces viciae-fabae 1.294
Uromycin 7.915
Urostomien 1.122f
Urotropin 8.921
Ursadiol-(3β,16β-dihydroxyolean-13(18)-en)ester 4.605
Ursatriol 4.605
Ursen 4.604
Ursocyclin 8.1287
Ursode(s)oxycholsäure, Monographie A05A 9.1141
Ursodiol 9.1141
Ursolsäure 4.323, 326, 328, 330, 489, 596, 619, 726, 849, 1008, 1048, 1056, 1060; 5.59, 193, 294, 507, 554, 612f, 635, 637, 642, 653, 811, 816, 950f, 956; 6.263, 327, 441, 445, 551f, 569, 575, 580, 582, 587ff, 607f, 766, 972, 982, 1052, 1054, 1061, 1125, 1129, 1162
- 3-$O$-[β-D-glucopyranosyl-(1→3)-α-L-arabinopyranosyl]-(28→1)-β-D-glucopyranosylester 5.509
Ursonsäure 6.193
Urtica dioica 1.327; 9.603
Urticae tinctura 1.701
Urtinktur
- HAB 2.745
- - Herstellung 2.746
Urtiter 2.347
Urushenol 3.1182
Urushiol 6.464
Urushiole 3.1182; 6.450, 456, 459f
- Monographie 3.1232
Urushiolschnelltest 6.459
Urzo do monte 4.617
Usaramin 6.669, 671, 676
Uscharidin 4.622, 624
Uscharin 4.624
Usnea barbata 9.1144
Usnein 9.1144
Usninsäure 4.792
- Monographie D08AX 9.1144
Usno 9.1144
Usruq 4.718
Ustilaginales 1.295
Ustilago avenae 1.297
Ustilago hordei 1.297
Ustilago kolleri 1.296
Ustilago nuda 1.295, 297
Ustilago scitaminea 1.296
Ustilago zeae 1.297
Ustilan, Monographie 3.1233
Ustilan GW 20, Monographie 3.1233
Ustilan NK 25, Monographie 3.1233
Ustilan T6 Granulat, Monographie 3.1233
Ustinex BHF
- Monographie 3.1233
- Pflanzenschutz 1.362
Ustinex CN Streumittel, Monographie 3.1233
Ustinex F
- Monographie 3.1233
- Pflanzenschutz 1.361
Ustinex GL, Monographie 3.1234

Ustinex T Granulat, Pflanzenschutz 1.366
Ustinex KR, Monographie 3.1234
Ustinex MS Granulat, Monographie 3.1234
Ustinex NG Streumittel, Monographie 3.1234
Ustinex PA flüssig, Monographie 3.1234
Ustinex PA WG
- Monographie 3.1234
- Pflanzenschutz 1.366
Ustinex PD
- Monographie 3.1234
- Pflanzenschutz 1.362
Ustinex T Granulat, Monographie 3.1234
Ustinex Unkrautfrei
- Monographie 3.1235
- Pflanzenschutz 1.361
Ustinex WS, Monographie 3.1235
Ustinex Z, Monographie 3.1235
Ustinex Z Granulat, Monographie 3.1235
Usuba-saisin 4.390
Uterotonikum 1.739
Utox CMPP, Monographie 3.1235
Utox CMPP Spiess Urania, Monographie 3.1235
Utox DP, Monographie 3.1235
Utox DP Spiess Urania, Monographie 3.1235
Utox KV Combi Fluid, Monographie 3.1236
Utox KV Combi Fluid Spiess Urania, Monographie 3.1236
Utox M, Monographie 3.1236
Utox Super DPD
- Monographie 3.1236
- Pflanzenschutz 1.363
UTP [Uridin-5'-triphosphat] 9.1137
Utu-Balsam 4.968
Uucuba 6.1156
Uva marina 5.46, 48
Uva orsina 4.331
Uva d'orso 4.330
Uva ursi 4.336
Uva ursi hom. 4.337
Uva ursina 4.330
UV-Absorber, in Kosmetika 7.1332
Uva-de-cão 6.651
Uvae ursi decoctum 1.577
Uvae ursi folium G04AG 4.330f
Uvaespim 4.488
Uvaol 4.328, 330; 5.507, 937, 945, 951; 6.441f
Uvaria heteroclita 5.604
Uvaria japonica 5.605
Uva-ursi buxifolia 4.329
Uva-ursi procumbens 4.329
UV-Filter 1.134, 152; 3.318; 7.431, 963
- Augenpflegemittel 1.169
- Depigmentierungsmittel 1.209
- Haarreinigungsmittel 1.175
- Haarverformungsmittel 1.185
- Hautpflegemittel 1.161
- Lichtschutz 1.202ff
- Lippenpflegemittel 1.171f
- Tabelle 1.203f
UV-Licht, für Virusinaktivierung 2.683
UVS 99 Ex, Monographie 3.1236

UV-Schutz  7.461
UV-Spektrum
– Fehlstrahlungsanteil  2.173
– Lösungsmitteleinfluß  2.175
– pH-Abhängigkeit  2.176
UV-Strahlung  1.201
UV-Vis-Detektor, HPLC  2.434
UV-Vis-Spektroskopie  2.157, 471
Uzarigenin  4.832;  5.83;  6.797
– β-D-fucosido-β-D-glucosid  4.832, 834
– D-fucosyl-D-glucosid  5.84
Uzkolistnaja kassija  4.704

# V

Vaalboom  6.926
Vaccinen *[s.a. Impfstoffe]*
– Definition, AMG  2.915
– Kombinationsvaccinen  1.378
– monovalente  1.378
– polyvalente  1.378
– stallspezifische  1.378
– Subunitvaccinen  1.378
Vacciniin  6.1052, 1065
Vaccinium, Monographie  6.1051
Vaccinium angulosum  6.1052
Vaccinium ciliatum  6.1061
Vaccinium montanum  6.1052
Vaccinium myrtillus  3.1024;  6.1051f, 1056, 1060f
– Verfälschung von Uvae ursi folium  4.331
Vaccinium myrtillus hom.  6.1060f
Vaccinium rubrum  6.1061f
Vaccinium uliginosum  6.1051, 1061
– Verfälschung von Myrtilli fructus  6.1057
– Verfälschung von Uvae ursi folium  4.331
Vaccinium-uliginosum-Früchte  6.1061
Vaccinium vitis-idaea  6.1051, 1062, 1065
– Verfälschung von Myrtilli fructus  6.1057
– Verfälschung von Uvae ursi folium  4.331
Vachai  5.595
Vachellia farnesiana  4.32
Vaginalkapseln  1.610;  2.813, 1013f
Vaginalkugeln  1.610;  2.1013
Vaginaltabletten  1.610;  2.940, 1013f
Vaginaltampons  2.1013f
Vaginidiol  5.433
Vahnini  5.912
Vainillo  4.719
Vairantak  6.913
Vakrashimbi  4.1103
Vakuumbandtrocknung  2.1023
Vakuumcoater  2.963
Vakuumdestillation  2.399, 590
Vakuumexsikkator  2.601
Vakuumrektifikation  2.591
Vakuumtrockenschrank  2.601
Vakuumtrocknen, adiabates  2.599
Vakuumtrocknung, Granulate  2.738
Vakuumverdampfung  2.596
Vakuumwalzentrockner  2.601
Valdetamid, Monographie N05CM  9.1145
(+)-Valdivianin  4.485
Valdiviolid  4.1195;  6.79
Valechlorin  6.1085
Valenzschwingungen  2.183
Valepotriate  6.1068, 1070, 1073ff, 1084f

Valeranal  6.1081
Valeranol  5.698;  6.1081
Valeranon  4.809;  5.698, 912f;  6.1073, 1084f
Valerenal  6.1070, 1084
Valerenol  6.1084
Valerensäure  6.1084
Valerenylacetat  6.1084
Valerenylaldehyd  5.125
Valerenylisovalerat  6.1084
Valerian root  6.1082
Valeriana  6.1079
– Monographie  6.1067
Valeriana alliariifolia  6.1068
Valeriana altissima  6.1079
Valeriana cardamines  6.1068
Valeriana celtica  6.1068
Valeriana collina  6.1079, 1081
Valeriana dioica  6.1068
Valeriana edulis  6.1067, 1069f
Valeriana-edulis-Wurzel  6.1070
Valeriana elongata  6.1068
Valeriana exaltata  6.1079
Valeriana fauriei  6.1067, 1073
Valeriana hardwickii  6.1074
Valeriana jatamansi  5.912;  6.1067, 1074
Valeriana kilimandscharica  6.1068
Valeriana leschenaultii  6.1074
Valeriana mexicana  6.1069
Valeriana mexicanae radix  6.1070
Valeriana montana  6.1068
Valeriana multiceps  6.1079
Valeriana nipponica  6.1073
Valeriana officinalis  6.1067f, 1073, 1079, 1082, 1092
– Verfälschung von Asari rhizoma  4.382
Valeriana officinalis hom.  6.1092
Valeriana palustris  6.1079
Valeriana phu  6.1068
Valeriana pratensis  6.1080
Valeriana procurrens  6.1080
Valeriana provisa  6.1079
Valeriana repens  6.1080
Valeriana saliunca  6.1068
Valeriana sambucifolia  6.1080
Valeriana saxatilis  6.1068
Valeriana silvestre  6.1079
Valeriana spica  6.1074
Valeriana supina  6.1068
Valeriana tripteris  6.1068
Valeriana wallichii  6.1074
Valerianae aetheroleum  6.1073
Valerianae extractum siccum  6.1085
Valerianae indicae radix  6.1074
Valerianae indicae rhizoma  6.1074
Valerianae japonicae radix  6.1073
Valerianae radix  N05CM  6.1082
Valerianae rhizoma  6.1082
Valerianae tinctura  1.681
Valerianae tinctura aetherea  1.681
Valerianae tinctura composita  1.685
Valériane  6.1079
Valerianin  6.1085

Valeriansäure  4.288, 810;  5.537;  6.1080
– Monographie  N05CM  9.1146
– bornylester  7.510
Valeridin  6.1085
Valerin  6.1075
Valerophenon  9.462
Valerosidatum  6.1085
Valethamatbromid, Monographie  A03A  9.1146
Validierung
– Bereichsgrenze  2.303
– Bestimmungsgrenze  2.303
– Chromatographie  2.319
– von Ergebnissen  2.123
– Fermentationsprozeß  2.713
– Gehaltsbestimmung  2.303
– Herstellungsverfahren  2.1032ff
– HPLC  2.443
– Kalibrierung  2.1072
– konstruktive  2.1067
– Linearität  2.303
– von Methoden  2.123
– Nachweisgrenze  2.303
– Präzision  2.303
– prüfende  2.1067
– Qualitätskontrolle  2.1066
– Richtigkeit  2.303
– Selektivität  2.303
– Sterilisation  2.780f
– Verfahrens~  2.1033, 1043
– Vergleichbarkeit  2.303
Validierungsplan  2.1035
Validierungstransfer  2.1033, 1044
Valin  4.290, 657, 702, 1105;  5.507
DL-Valin  9.1149
– Monographie  9.1147
L-Valin, Monographie  B05XB  9.1149
5-L-Valin-angiotensin-II,β-amid  7.261
Valisneria bulbosa  6.537
Valproinsäure, Monographie  N03AG  9.1153
Valsa leucostoma  1.291
Valse kamille  4.285
Valtrat  6.1069f, 1073ff, 1085
Vanadin
– Antidot  2.342
– Nachweisgrenze, spektroskopische  2.469
Vanadin-Schwefelsäure  1.558
Vanahaladi  4.1086
Vanapalandam  6.1033
Vancomycin
– Monographie  A07AA, A11, J01X  9.1155
– hydrochlorid, Monographie  A07AA, A11, J01X  9.1157
van-Deemter-Gleichung  2.292
van-der-Waals-London-Dispersionskräfte  2.927
Vand-Pileurt  6.75
Vanilla saccharata  1.710
Vanillae tinctura  1.681
Vanille  1.583ff;  4.631
Vanilleessenz  1.705
Vanilletinktur  1.653ff, 681
Vanillezucker  1.710

Vanillin **4.**372, 397; **5.**224, 699f, 704, 852; **6.**603, 848f, 885f, 1144; **8.**714f
– Nachweis **2.**143
– als Reagens **1.**544, 559
– Referenzsubstanz f. Thermoanalyse **2.**63
– in Zubereitungen **1.**581ff
Vanillinglucosid **4.**440
Vanillinlösung **1.**559
Vanillin-Salzsäure **1.**559
Vanillinsäure **4.**502, 656, 697, 747, 760, 890, 998, 1084, 1103; **5.**49, 193, 274, 445, 451, 600, 635, 723, 804, 937, 941, 956, 963; **6.**588, 773, 885f
Vanillosma glomerata **6.**1098
Vanillosmin **6.**1099
Vanillosmopsis, Monographie **6.**1095
Vanillosmopsis arborea **6.**1095ff
Vanillosmopsis-arborea-Öl **6.**1097
Vanillosmopsis brasiliensis **6.**1095
Vanillosmopsis capitata **6.**1095f
Vanillosmopsis discolor **6.**1095
Vanillosmopsis elaeagna **6.**1098
Vanillosmopsis erythropappa **6.**1095, 1098, 1100
Vanillosmopsis-erythropappa-Öl **6.**1100
Vanillosmopsis erythropappae oleum **6.**1100
Vanillosmopsis pohlii **6.**1095
Vanillosmopsis polycephala **6.**1095
Vanillosmopsis ramospatana **6.**1095
Vanillosmopsis weberbaueri **6.**1095
$N^4,N^4$-Vanillyden-bis-sulfanilamid **9.**1158
$N$-Vanillylnonanamid **8.**1193
Vanitiolid, Monographie A05A **9.**1157
Vanobid **7.**652
van't Hoff-Gesetz **2.**73, 92
van't Hoff-Koeffizient **2.**759
Vanyldsulfamid, Monographie J01E **9.**1158
Vanyldsulfanilamid **9.**1158
VAP strip 100, Monographie **3.**1237
Vaprole **8.**597
Varech vésiculeux **5.**201
Vareck vésiculeux **5.**201
Varenwortel **4.**1202
Vareque vesiculoso **5.**201
Variabilin **6.**990f
Variaminblau B **2.**356
Varianz
– Statistik **2.**1048
– F-Test **2.**1054
Varianzen-Gleichheit **2.**1061
Variationskoeffizient **2.**1048
Varicellen-Impfung J07BK **1.**390
Vario-KS-Kammer **2.**261, 272
Varnavati **4.**1088
Varnish swamp sumach **6.**464
Varnish tree **6.**464
Vasa **4.**789
Vasaka **5.**595f
Vasakablätter **5.**596
Vasavasi **5.**872
Vaselin
– gelbes
– – Monographie D11AX **9.**1158

– – in Dermatika **2.**903
– in Pudern **2.**860
– weißes **2.**886
– – Monographie D11AX **9.**1158
– – in Dermatika **2.**903
– in Zubereitungen **1.**573ff
Vaselinöl, gelbes **1.**618
Vaselinum album **2.**886; **9.**1158
Vaselinum flavum **2.**886; **9.**1158
Vaselinum Olei jecoris aselli **1.**695
Vaselinum salicylatum **1.**687
Vaselinum salicylatum durum **1.**687
Vasicin **5.**595f, 599f
Vasicinol **5.**600
Vasicinolon **5.**600
Vasicinon **5.**596f, 600
Vasicol **5.**600
Vasicolin **5.**595f
Vasicolinon **5.**595f
Vaso de oro **6.**759
Vasodilatatoren
– glattmuskulär wirksame, Antihypertensiva C02D
– koronare, Herztherapeutika C01D
– periphere C04
Vasoliment **1.**618
– dickes **1.**618
Vasolimentum **1.**618
Vasolimentum Acidi salicylici **1.**618
Vasolimentum Ichthyoli **1.**618
Vasolimentum jodaethylatum **1.**618
Vasolimentum jodatum **1.**618
Vasolimentum Jodoformii **1.**618
Vasolimentum Mentholi **1.**618
Vasolimentum spissum **1.**618
Vasopressin, Monographie H01BA **9.**1159
Vasopressin-8-lysin **8.**776
Vasoprotektiva C05
– Antivarikosa C05B
– Hämorrhoidenmittel, zur topischen Anw. C05A
– – Corticosteroide C05AA
– – Lokalanästhetika C05AD
Vassoura **4.**448
Vaterit **7.**613
Vatikanpillen **1.**634
Vebicyclysal **8.**773
Vebrasid **6.**1106f
Vecuroniumbromid, Monographie M03A **9.**1160
Vedbend **5.**398
Vedovella campestre **5.**612
Vedovina campestre **5.**612
Veegum **7.**411
Veganer **1.**242
Vegetabilischer Schwamm **5.**713
Vegetabilisches Arsenik **3.**337
Vegetable sponge **5.**712
Vegetarische Ernährung **1.**242
Vehikel **2.**923
Veilchen **6.**1143, 1147
– dreifarbiges **6.**1148
– wohlriechendes **6.**1143
Veilchenblätter **6.**1145
Veilchenblätteraldehyd **6.**1144

Veilchenblüten  6.1144
Veilchenblütenöl  6.1144
Veilchenemetin  6.1147
Veilchenöl  6.1144
Veilchenwurzel  1.608ff
– echte  6.1146
Veilleuse  4.946
Vej-Pileurt  6.246
Velar  6.718
Vélar alliaire  4.180
Veldode  4.244
Veld-schurftkruid  5.613
Veleño negro  5.464
Velpar, Monographie  3.1237
Velpar K 4, Monographie  3.1237
Velutin  4.746
Venalstonin  6.1125
Venecurin  6.817, 823
Venenblut
– Aufnahmegefäße  1.430
– Untersuchungsmaterial  1.429f
Veneniferin  4.789
Veneno  6.375
Venenpunktionsbesteck  1.58, 60
Venenpunktionskanülen  1.57, 59
Venenum americanum  6.822
Venetianischer Hundstod  4.303
Venezuela-Aloe  4.214
Venkel  5.157
Venkel olie  5.161
Venkelfrucht  5.169
Venoterpin  6.1126f
Ventox  3.19
Ventraltubus  1.306
Venturia inaequalis  1.291ff
Venturi-Rohr  2.86
Venturi-Wäscher  2.618f
Venus hair  4.85, 87
Venushaar  4.85
Venushaar mit Wurzeln  4.87
Venusnabel  6.1029
Venusol  6.1029
Venuswäglein  4.72
Venzar
– Monographie  3.1237
– Pflanzenschutz  1.367
Veracruz Jalape  5.543f
Veracruz Jalapoe  5.545
Veracruz-Sarsaparille  6.723
Verapamil
– Monographie C08D  9.1163
– hydrochlorid, Monographie C08D  9.1167
Veratetrin  3.1008
Vératre blanc  3.1238
Veratri tinctura  1.681
Veratrin  1.548;  3.632
Veratro bianco  3.1238
Veratrol  6.874
Veratroylpseudaconin  4.70
Veratrum album  3.632
– Monographie  3.1238
– Verfälschung von Valerianae radix  6.1084

– Verwechslung mit Gentiana lutea  5.230
Veratrum luteum, Verfälschung von Ipecacuanhae radix  4.780
Veratrumaldehyd  6.885f
Veratrumessig  3.1238
Veratrumsäure  3.1238;  6.885f
Verbandgewebe  1.25ff
Verbandgewirke  1.25, 28
Verbandmull
– Baumwolle  1.28
– Fadenzahl  1.28
– Flächenmasse  1.28
– Herstellung  1.25ff
– Identitätsprüfung  1.28
– Mindestreißfestigkeit  1.28
– nicht portionierte Einheiten  1.33
– Reinheitsprüfung  1.28
– Reinigung u. Verarbeitung  1.27
– Wundauflagen  1.33
Verbandscheren  1.70
Verbandstoffe
– Anwendung  1.29
– atraumatische  1.32ff
– Prüfmethoden  1.4
– Rohstoffe  1.5
– röntgenkontrastfähige  1.33
– Sterilisierbarkeit  1.32
– Systematik  1.30
– Untersuchung  1.533
– Verunreinigungen, ungewöhnliche  1.4
Verbandwatte
– Baumwolle  1.19f;  5.345
– Baumwolle, Viskose  1.20
– Herstellung  1.17f
– Prüfung  1.19
– Viskose  1.19f
Verbandzellstoff
– Herstellung  1.22
– Hochgebleichter  1.24
– Watten  1.25
Verbascose  4.454;  6.385, 389
Verbascosid  5.2, 13, 386, 554, 646, 937, 939, 945;  6.384f, 387, 389f, 688, 936, 1107, 1110
Verbena  6.1108f
– Monographie  6.1106
Verbena bipinnatifida  6.1106
Verbena bonariensis  6.1106
Verbena brasiliensis  6.1106
Verbena canadensis  6.1106
Verbena cidrada  5.692
Verbena citriodora  5.690
Verbena commune  6.1108f
Verbena diffusa  6.1115
Verbena domingensis  6.1108
Verbena elegans  6.1106
Verbena hastata  6.1106f
Verbena hastata hom.  6.1107
Verbena-hastata-Kraut  6.1107
Verbena hispida  6.1106
Verbena ligustrina  5.689
Verbena litoralis  6.1106
Verbena maschia  6.718

Verbena medicinal  6.1108f
Verbena officinalis  6.1106, 1108f, 1114
Verbena officinalis hom.  6.1114
Verbena officinalis, flos hom.  6.1114
Verbena oil  5.690
Verbena olorosa  5.690
Verbena pulchella  6.1106
Verbena sororia  6.1108
Verbena spuria  6.1108
Verbena stricta  6.1106
Verbena supina  6.1106
Verbena tenera  6.1106
Verbena triphylla  5.690
Verbena urticaefolia  6.1115
Verbena urticaefolia hom.  6.1115
Verbena urticifolia  6.1106, 1115
Verbenae herba  6.1109
Verbenae odoratae herba  5.692
Verbenae odoratae oleum  5.690
Verbenae triphyllae aetheroleum  5.690
Verbenalin  4.1005;  6.1106ff, 1110, 1115
Verbenaöl  5.690
– ätherisches  5.690
– echtes  5.690
– ostindisches  5.691
– spanisches  5.690
Verbenatee  5.692
Verbene
– blaue  6.1107
– echte  5.690
– nesselblättrige  6.1115
– weiße  6.1115
Verbenenblätter, echte  5.692
Verbenenkraut  5.690, 692
Verbenon  4.379f, 539;  5.134, 568;  6.491
Verbesina alba  5.34
Verbesina prostrata  5.34
Verbrennungen, Klin. Chemie  1.480, 492
Verbrennungsrückstände  2.325
Verbundfolien  2.994
Verdampfen, Trennen  2.595ff
Verdampfer  2.402, 596ff, 1031
Verdauungsflüssigkeit  1.559
Verderb
– mikrobieller  1.144
– oxidativer  1.145, 151
– UV-bedingter  1.152
Verdet-Konstante  2.157
Verdickungsmittel  7.109, 111;  8.505, 943, 951
– für Granulate  2.729
– Haarpflege  1.175, 185
Verdochromogen  3.1072
Verdolago  6.250
Verdorbenheit, Grenzprüfung  2.314
Verdrängungsfaktor, für Suppositorien  2.1007
Verdrängungsspannung  2.104
Verdünnte Ameisensäure  7.162
Verdünnte Lugolsche Lösung  1.551
Verdünnter Jodspiritus  1.656
Verdünntes Bittermandelwasser  1.566
Verdünnungsgrad, HAB  2.744
Verdunsten, Trennen  2.595ff

Verek-Akazie  4.36
Veresterung, prächromatographische  2.146
Verfahrenskontrolle, Meßgrößen  1.442
Verfahrensvalidierung
– Dampfsterilisator  2.1033, 1037
– Herstellung  2.1037
– prospektive  2.1033, 1043
– retrospektive  2.1033, 1043f
– Strahlensterilisator  2.1038
Verfangkraut  4.345, 352
Verflüssigte Trichloressigsäure  1.654
Verfügbarkeit
– biologische  2.840
– pharmazeutische  2.840
Verga aurea  6.758
Verga sanguigna  4.1011
Vergällungsmittel, Ethanol  3.229;  9.546
Vergatsäure  5.642
Verge d'or  6.758
Vergerette du Canada  4.990
Vergiftungen, Klin. Chemie  1.492
Vergleichbarkeit
– Definition  2.303
– Validierung  2.303
Vergleich von Fertigarzneimitteln  2.1123
Verholzte Membranen, Nachweis  1.551
Verhütungspessare  1.96
Verindal Ultra, Monographie  3.1238
Verisan
– Monographie  3.1239
– Pflanzenschutz  1.355
Verkohlende Substanzen, Nachweis  2.139
Verlust, dielektrischer  2.75
Verlustfaktor, bei DMA  2.74
Verlustmodul, bei DMA  2.74
Vermiculaire brulante  6.651
Verminosid  6.1119
Vermitox Rattenköder, Monographie  3.1239
Vermont snake-root  4.378
Vernadigin  4.95
Vernamycin $B_a$  8.1013
Vernichtungsstrahlung  2.382
Vernis de Japon  4.147
Vernolsäure  4.35, 167;  6.874
Vernonia arborea  6.518
Vernonia glomerata  6.1098
Vernonia hirsuta  3.395
Vernunft-und-Verstand  4.262
Vernunftskraut  4.263
Verodoxin  4.1174, 1179, 1181
Veronica  6.1120f
– Monographie  6.1116
Veronica allionii, Verfälschung von Veronicae herba  6.1119
Veronica alpina  6.1116
Veronica anagallis-aquatica  6.1116
– Verwechslung mit Veronica beccabunga  6.1117
Veronica arvensis  6.1116
Veronica beccabunga  6.1116ff
Veronica beccabunga hom.  6.1118
Veronica chamaedrys, Verfälschung von Veronicae herba  6.1119

Veronica fruticulosa **6.**1116
Veronica gentianoides **6.**1116
Veronica officinalis **6.**1116, 1118ff
Veronica officinalis hom. **6.**1120
Veronica officinalis, äthanol. Decoctum hom. **6.**1121
Veronica spicata **6.**1116
Veronica virginica **6.**1121ff
Veronica virginica hom. **6.**1122
Veronicae herba **6.**1119
Veronicastrum virginicum **6.**1121
Veronicosid **6.**1119f
Véronique beccabunga **6.**1117
Véronique officinale **6.**1118
Verordnungen
– Mineral-, Quell- u. Tafelwasser **1.**245
– über kosmetische Mittel **1.**134, 166ff
– Veterinärmedizin **1.**715f
Verpackung
– Auswahlkriterien **2.**986ff
– kindergesicherte **2.**999
– originalitätsgesicherte **2.**998
– Validierung **2.**1041
Verpackungsmaterialien, Kosmetika **1.**152
Verprosid **6.**1119f
Verreibungen **1.**685; **2.**858
– HAB, Herstellung **2.**746
Verrucaria **4.**612
Verrucosidin **6.**60
Verrucosin **5.**875
Verruculogen **6.**60
Verschlüsse f. Parenteraliabehältnisse **2.**774
Verschreibungspflicht, HAB, Grenzprüfung **2.**749
Verschreibungspflichtige Stoffe, in Kosmetika **1.**133
Verschüttelung, maschinelle, HAB **2.**750
Verseifungszahl **2.**327
Versüßter Salpetergeist **1.**663, 665ff
Versüßter Salzgeist **1.**663
Vertebrata **1.**320f
Verteilung
– Chromatographie **2.**256
– multiplikative **2.**411
– Statistik **2.**42, 1045ff
– Stofftransport **2.**94
Verteilungschromatographie **2.**281
Verteilungsdichtekurve **2.**42
Verteilungsfunktion, Statistik **2.**1049
Verteilungskoeffizient
– Bestimmungsmethoden **2.**95, 414
– scheinbarer **2.**94
– wahrer **2.**94
Verteilungssummenkurve **2.**42
Verteilungsverfahren, nach van Dyk u. Jantzen **2.**412
Verteilungszahl **2.**405
Verticillium lecanii **1.**329, 331f
Vertimec, Monographie **3.**1239
Verträglichkeit kosmetischer Mittel **1.**139
Verunreinigungen
– äußere **2.**474
– Definition **2.**301

– Endprodukt **2.**1090
– fäcale **2.**345
– innere **2.**474
– molare **2.**73
– produktionsspezifische **2.**302
– Prüfung auf bekannte, HPLC **2.**318
– Prüfung auf unbekannte, HPLC **2.**319
– toxische **2.**301
– unbekannte **2.**302
Vervain **5.**690, 692; **6.**1108
Vervain herb **6.**1107
Vervain oil **5.**690
Verven herb **6.**1109
Verveine **6.**1109
Verveine citronelle **5.**690, 692
Verveine commune **6.**1108
Verveine des Indes **4.**1110
Verveine odorante **5.**690, 692
Verveine officinelle **6.**1108
Verveine à trois feuilles **5.**692
Verwachsener Frauenmantel **4.**162
Verweilzeit, mittlere, bei Retardpräparaten **2.**1129
Very low density lipoprotein **1.**469
Vescalagin **4.**726ff; **6.**343, 345
Vescalin **4.**727
Vescicaria **4.**959
Vescovaggine **6.**1160
Vesikel
– multilamellare **2.**688, 880
– aus Tensiden **2.**102
Vespa crabro **1.**273f
Vespidae **1.**273, 314
Vestersche Proteine **6.**1161
Vestibulum oris **1.**137
Veterinärmedizin *[s. a. Tierarzneimittel]* **1.**711ff
Vetiveria zizanioides **5.**912
Vetrabutin
– Monographie **G02CA 9.**1168
– hydrochlorid, Monographie **G02CA 9.**1169
Vianol **3.**502
Viarespan **8.**195
Viborilla **6.**375
Vibrationssieb **2.**740
Vibrationsvertropfung **2.**831
Vibriomycin **7.**1327
Viburnin **6.**1128
L-Viburnit **5.**662
Viburnumfluidextrakt **1.**589
Viburnumrinde **1.**589
Vicenin-1 **5.**49, 644, 672
Vicenin-2 **4.**27, 31, 33, 35, 37, 42, 49, 455, 661; **5.**49, 312, 671, 780, 949, 955; **6.**39f, 1149
Vicenin-3 **5.**49
Vichy-Bad **1.**570
Vichy-Salz, Grande Grille **1.**642
Vicia faba **8.**715
– Monographie **3.**1239
Vicia sativa, Verfälschung von Piperis nigri fructus **6.**215
Vicia tetrasperma, Verfälschung von Colchici semen **4.**949
Vicianose **5.**260, 265

Vicianosyl-β-pinen-10-ol **6.**2
Vicilin **4.**320
Vicin **3.**1239
Vidarabin
– Monographie J05A, S01AD **9.**1169
– phosphat, Monographie J05A, S01AD **9.**1171
Vielblättrige Lupine **3.**1096
Vielblütige Weißwurz **6.**242
Vielblütiger Knöterich **5.**144
Vielstufenextraktion **2.**411
Vierge à grandes fleurs **6.**658
Vierräuberessig **1.**563
Viersäftelehre **2.**743
Vierspursystem, Elektrophorese **2.**245
Vietnam cassia **4.**899
Viez **4.**7
Vigabatrin, Monographie N03AG **9.**1172
Vigil
– Monographie **3.**1240
– Pflanzenschutz **1.**356
Vigna d'orso **6.**1062
Vigne des Judas **6.**737
Vigne du nord **5.**447
Vignea arenaria **4.**685
Vignea intermedia **4.**688
Vigor Kill Rat Fertigköder, Monographie **3.**1240
Vigreux-Kolonne **2.**402
Vikariation **2.**751
Vilayati **4.**1063
Vill primula **4.**262
Villous amomum fruit **4.**248
Vilor **8.**204
Viloxazin
– Monographie N06AB **9.**1174
– hydrochlorid, Monographie N06AB **9.**1175
Vilsmeier-Haack-Reaktion **7.**248
Vin Mariani **5.**94
Vina medicata **1.**698f
Vina medicinalia **1.**698
Vinaigre anglais **1.**563
Vinaigrier **6.**463
Vinblastin **3.**259; **9.**1181
– Monographie L01C **9.**1176
– sulfat, Monographie L01C **9.**1177
Vinca, Monographie **6.**1123
Vinca bottae **6.**1124
Vinca difformis, Verwechslung von Vinca major **6.**1126
Vinca ellipticifolia **6.**1127
Vinca erecta **6.**1124
Vinca grandiflora **6.**1126
Vinca hausknechti **6.**1124
Vinca herbacea **6.**1124f
– Verwechslung von Vinca minor **6.**1127
Vinca-herbacea-Kraut **6.**1125
Vinca humilis **6.**1127
Vinca lancea **6.**1123
Vinca libanotica **6.**1124
Vinca major **6.**1126
– Verfälschung von Vincae minoris folium **6.**1128
Vinca-major-Kraut **6.**1126
Vinca minor **6.**1127f, 1132f

Vinca minor hom. **6.**1132f
Vinca mixta **6.**1124
Vinca ovatifolia **6.**1126
Vinca pumila **6.**1124
Vinca pusilla **6.**1123
Vinca rosea **6.**1123; **9.**1176, 1178
Vinca sessilifolia **6.**1124
Vinca-Alkaloide **3.**259
(-)-Vincadifformin **6.**1128
Vincadin **6.**1128
Vincae minoris folium **6.**1128
Vincaherbin **6.**1125
Vincain **9.**495
Vincaleukoblastin **9.**1176
Vincamajin **6.**1124ff
Vincamajinin **6.**1126
Vincamajorein **6.**1126
Vincamajoridin **6.**1125f
Vincamedin **6.**1126
Vincamidin **6.**1128
Vincamin **6.**1124ff, 1128
Vincaminin **6.**1128
Vincaminorein **6.**1128
Vincaminoridin **6.**1128
Vincaminorin **6.**1128
Vincamon **6.**1128
Vincanin **6.**1125
Vincanorin **6.**1128
Vincapervinca herbácea **6.**1124
Vincapervinca mayor **6.**1126
Vincapervinca menor **6.**1127
Vincarein **6.**1128
Vincarin **6.**1125
Vincarpin **6.**1126
Vincarubin **6.**1128f
(-)-Vincatin **6.**1128
Vincein **9.**495
Vinceten **6.**1137
Vincetogenin **6.**1138
Vincetossico **6.**1136
Vincetoxici radix **6.**1137
– Verfälschung von Primulae radix **6.**1137
– Verfälschung von Valerianae radix **6.**1137
Vincetoxici rhizoma **6.**1137
Vincetoxicosid **6.**1137
Vincetoxicum **4.**1117; **6.**1139
– Monographie **6.**1134
Vincetoxicum acuminatum **6.**1135
Vincetoxicum album **6.**1136
Vincetoxicum atratum **6.**1135
Vincetoxicum-atratum-Wurzel **6.**1135
Vincetoxicum hirundinaria **6.**1135ff, 1139f
– Verfälschung von Primulae radix **6.**280
Vincetoxicum hirundinaria hom. **6.**1139
Vincetoxicum mandshuricum **6.**1140
Vincetoxicum officinale **6.**1136
– Verfälschung von Primulae radix **6.**280
Vincetoxicum versicolor **6.**1135, 1140
Vincetoxicum-versicolor-Wurzel **6.**1140
Vincetoxicum vincetoxicum **6.**1136
Vincetoxicum vulgare **6.**1136
Vincetoxin **6.**1137f

Vincetoxisterin 6.1137
Vincin 6.1128
Vincinin 6.1128
Vincit, Monographie 3.1240
Vincit LS, Monographie 3.1240
Vinclozolin 1.355
– Monographie 3.1240
Vincoblastin 9.1176
Vincoridin 6.1128
Vincorin 6.1128f
Vincosid 6.1129
Vincristin 3.259; 7.1168
– Monographie L01C 3.1241; 9.1178
– sulfat, Monographie L01C 9.1180
Vindesin 3.259
– Monographie L01C 9.1181
– sulfat, Monographie L01C 9.1182
Vindolin 3.259
Vinegar acid 3.539
Vinervinin 6.1126
Vinettier 4.488
Vinin 6.1125
Vinorelbin, Monographie L01C 9.1182
Vinorin 6.1128
Vinoxin 6.1128
Vinpocetin, Cyclodextrinkomplex 2.849
Vinum camphoratum 1.698
Vinum Chinae 1.698
Vinum Chinae ferratum 1.698
Vinum Cinchonae 1.698
Vinum Colae 4.943
Vinum Colombo 5.559
Vinum Condurango 1.698
Vinum Cynarae 4.1120
Vinum liquorosum 2.1024
Vinum meridianum dulce 1.698
Vinum Myrtilli Dieterich 1.702
Vinum Pepsini 1.699
Vinum stomachicum 1.699
Vinum tonicum 1.699
Vinum Valerianae 1.699
Vinuran WS, Monographie 3.1243
Vinuron, Monographie 3.1243
Vinylacetat 7.1094
– zur Haarbehandlung 1.184ff
Vinylbarbital 9.1184
Vinylbarbiton 9.1184
Vinylbenzol 3.1107; 5.700
Vinylbital, Monographie N05CA 9.1184
Vinylbiton 9.1184
N-Vinylbutyrolactam 9.294
Vinylchlorid 3.434; 8.109
– Monographie 3.1243
Vinylcyanid 3.19
2-Vinyl-(4H)-1,3-dithiin 4.191, 196, 203
3-Vinyl-(4H)-1,2-dithiin 4.191, 196, 203
Vinylether 7.1410
γ-Vinyl-GABA 9.1172
4-Vinylguajacol 5.752
Vinylidenchlorid 3.434
Vinyl-β-ionol 9.507, 1017
1-Vinylmenth-4(8)-en 5.827

5-Vinyl-5-(1-methylbutyl)barbitursäure 9.1184
2-Vinyl-2-methyl-5-(1-hydroxy-1-methylethyl)tetrahydrofuran 6.878
4′-Vinyl-2′-methyl-spiro-{indol-3(2H),12′-(8′-oxa-2′-azatetracyclo-[5.3.2.0$^{4',11'}$.0$^{5',10'}$]dodecan)}-2-on 8.330
Vinyloxazolidin-2-thion 4.554, 558
1-Vinyl-2-pyrrolidinon-Vinylacetat-Copolymerisat 7.1094
N-Vinylpyrrolidon
– für Kontaktlinsen 2.658
– zur Haarbehandlung 1.184
Vinyltoluol 3.1107
Vinyltrichlorid 3.1195
Vinymalum 9.1184
Viol 6.1143
Viola, Monographie 6.1141
Viola alba 6.1141
Viola arborescens 6.1141
Viola arvensis 1.326; 6.1141f
Viola-arvensis-Kraut 6.1142
Viola biflora 6.1141
Viola calcarata 6.1141f
Viola-calcarata-Blüten 6.1143
Viola canina 6.1141
Viola ciocca 4.832
Viola de ciocche 4.832
Viola delphinantha 6.1141
Viola gialla 4.832
Viola grandiflora 6.1143
Viola hirta 6.1141
Viola itoubou, Verfälschung von Ipecacuanhae radix 4.779
Viola lutea 6.1141, 1143f
Viola-lutea-Blüten 6.1143
Viola mammola 6.1143
Viola maritima 6.1148
Viola odorata 6.1141, 1143ff
– Verfälschung von Asari rhizoma 4.382
Viola odorata hom. 6.1147
Viola-odorata-Blütenöl 6.1144
Viola palustris 6.1141
Viola del pensiero 6.1148
Viola polychroma 6.1148
Viola pumila 6.1141
Viola rupestris 6.1141
Viola saxatilis 6.1148
Viola sudetica 6.1144
Viola di tre colori 6.1148
Viola tricolor 6.1141ff, 1148, 1151f
Viola tricolor hom. 6.1151f
Viola-tricolor-Kraut 6.1148
Viola tricolore 6.1148
Viola uliginosa 6.1141
Viola zala 4.832
Viola zopa 6.1143
Violacciocco 4.832
Violaciocca gialla 3.264
Violae odoratae aetheroleum 6.1144
Violae odoratae flos R05CA 6.1143f
Violae odoratae folium 6.1145
Violae odoratae herba 6.1146

Violae odoratae radix **6.**1146
Violae odoratae rhizoma **R05CA 6.**1146
Violae oleum **6.**1144
Violae rhizoma **6.**1146
Violae tricoloris herba **D11 6.**1142, 1148
Violaemetin **6.**1145ff
Violanin **6.**1145, 1150
Violanthin **6.**1149
Violaxanthin **4.**85, 602, 611, 630, 664, 1069; **5.**201, 476, 625, 753; **6.**114, 1149
Viölchen **5.**429
Violen, gelbe **4.**832
Violeoxanthin **6.**1149
Violet de méthyle **8.**967
Violeta da la bruja **6.**1127
Violette **6.**1144
Violette de carême **6.**1143
Violette de cochon **5.**293
Violette des haies **6.**1143
Violette de mars **6.**1143
Violette odorante **6.**1143
Violette pear **6.**70
Violette de Saint George **4.**832
Violetto di genziana **8.**967
Violier jaune **4.**832
Violin **6.**1145ff
Violin wood **6.**121
Violine d'acqua **5.**57
Violine di palude **5.**61
Violka trojbarevná **6.**1148
Violka vonná **6.**1143
Violutin **6.**1150
Violutosid **6.**1142, 1150
Viomycin
– Monographie **J04AB 9.**1185
– sulfat, Monographie **J04AB 9.**1186
Vipyrnium Embonat **9.**465
Vira **4.**63; **6.**913
Viravira **4.**61, 63
Viravriksha **6.**913
Viren
– bovine **2.**713
– Inaktivierung mit Formaldehyd **2.**917
– Pflanzenschutz **1.**284
Virgae aureae summitates **6.**759
Virgate wormwood herb **4.**367
Virgatol **6.**568
Virgaureae herba **6.**759
Virgaureasaponin **6.**760
Virgaureosid **6.**760
Virgin cedar **3.**703; **5.**589
Virgin olive oil **5.**940
Virginia cedar **5.**589
Virginia dogwood **4.**1004
Virginia red cedar **5.**589
Virginia red cedarwood oil **5.**590
Virginia speedwell **6.**1121
Virginiamycin, Monographie **D06AX, J01X 9.**1186
Virginian waterleaf **5.**460
Virginianischer Ehrenpreis **6.**1121
Virginische Kornelkirsche **4.**1004

Virginische Zaubernuß **5.**368
Virginische Zaubernußrinde **5.**372
Virginische Zeder **3.**703; **5.**589
Virginischer Ehrenpreis **6.**1121
Virginischer Sumach **6.**463
Virginischer Tabak **3.**869f
Virginischer Wacholder **5.**589
Virginischer Zauberstrauch **5.**368
Virginisches Wasserblatt **5.**460
Viriden **5.**850
Viridicatin **6.**60
Viridicatumtoxin **6.**60
Viridiflorol **5.**115, 134, 823, 831, 836, 843; **6.**542, 550, 569
Viridoflorol **5.**580
Virilisierung **1.**780
Virionen **1.**333
Viroide **1.**284
Virola **6.**1156
– Monographie **6.**1154
Virola albidiflora **6.**1154
Virola bicuhyba **5.**878; **6.**1154
Virola caducifolia **6.**1154
Virola calophylla **6.**1154f, 1157
Virola-calophylla-Rinde **6.**1155
Virola calophylloidea **6.**1154f
Virola-calophylloidea-Rinde **6.**1155
Virola carinata **6.**1154
Virola cerebrinervia **6.**1154
Virola cuspidata **6.**1154, 1156
Virola decorticans **6.**1154
Virola divergens **6.**1154
Virola duckei **6.**1154
Virola elongata **6.**1154, 1156ff
Virola-elongata-Rinde **6.**1156
Virola fat **6.**1156
Virola flexuosa **6.**1154
Virola gardneri **6.**1154
Virola glaziovii **6.**1154
Virola guatemalensis **5.**878; **6.**1154
Virola koschnyi **6.**1154
Virola loretensis **6.**1154, 1158
Virola macrocarpa **6.**1154
Virola melinonii **6.**1154
Virola minutiflora **6.**1154
Virola mollissima **6.**1154
Virola multicostata **6.**1154
Virola multiflora **6.**1154
Virola multinervia **6.**1154
Virola nobilis **6.**1154
Virola officinalis **6.**1154
Virola oleifera **6.**1154
Virola parviflora **6.**1154
Virola pavonis **6.**1154, 1158
Virola peruviana **6.**1154
Virola rufula **6.**1156
Virola rugulosa **6.**1154
Virola sebifera **5.**863, 878; **6.**1154, 1156f
Virola-sebifera-Rinde **6.**1156
Virola-sebifera-Samen **6.**1156
Virola sessilis **6.**1154
Virola subsessilis **6.**1154

Virola surinamensis **5.**878;   **6.**1154, 1158
Virola theiodora   **6.**1154, 1157f
Virola-theiodora-Rinde   **6.**1157
Virola urbaniana   **6.**1154
Virola venezuelensis   **5.**878
Virola venosa   **6.**1154
Virola weberbaueri   **6.**1154
Virolan   **6.**1154
Virolin   **6.**1154
Viröse Vergilbung, Rübe   **1.**286
Virotoxine   **3.**48f, 51, 941f
Virtuell sichere Dosis, Dioxin   **3.**1142, 1146
Virusabreicherung, Plasmafraktionierung   **2.**683
Virus-Antigen   **2.**917
Virusdiarrhoe, Veterinärmedizin, Impfung J07BX **1.**409
Virus-Impfstoff, Herstellung   **2.**917
Virusinaktivierung, Plasmafraktionierung   **2.**683
Viruskontaminanten, Entfernung aus gentechn. Produkten   **2.**716f
Viruspräparate, Pflanzenschutz   **1.**324f
Virustatika J05, J05A
Vischio   **6.**1160
Visci albi herba L01X, M05   **6.**1163
Visci albi herba recens   **6.**1165
Visci caulis   **6.**1163
Visci herba   **6.**1163
Visci pulvis compositus   **1.**641
Visci spiritus compositus   **1.**666
Visci tinctura   **6.**1164
Viscin   **6.**1162
Visco   **6.**1160, 1163
α-Viscol   **6.**1162
Viscotoxine   **6.**1161
Viscum   **1.**298
– Monographie   **6.**1160
Viscum abietis   **6.**1160
Viscum album   **6.**1160, 1163, 1165
Viscum album hom.   **6.**1178f
Viscum-album-Agglutinin   **6.**1161
Viscum alniformosanae   **6.**1160
Viscum austriacum   **6.**1160
Viscum coloratum   **6.**1160
Viscum laxum   **6.**1160
Viscum stellatum   **6.**1160
Viscumamid   **6.**1162
Viscumin   **6.**1161
Viscumitol   **6.**1162
Viscumsäure   **6.**1162
Vision-System   **1.**456f
Viskoelastisches Fließverhalten   **2.**85
Viskose
– Eigenschaften   **1.**8
– Faserfeinheit   **1.**9
– Herstellung   **1.**7;   **3.**709
– Mattierung   **1.**8
Viskosimeter
– nach Höppler   **2.**87
– Kapillar~   **2.**86
– Kugelfall~   **2.**86
– Oszillations~   **2.**88
– Rotations~   **2.**87

– nach Ubbelohde   **2.**86
Viskosität
– dynamische   **2.**84
– Endkontrolle   **2.**1107f
– kinematische   **2.**84
– Suspension   **2.**931
– Tränenflüssigkeit   **2.**637, 639
Viskositätserhöhende Stoffe
– in Arzneibuchmonographien   **2.**695
– in Augentropfen   **2.**646
– in Dermatika, Übersichtstabelle   **2.**894ff
Viskowaage   **2.**87
Visnadin, Monographie C01D   **9.**1187
Vitali-Morin-Reaktion   **2.**141;   **3.**113, 683, 1074; **4.**427, 433, 1146, 1151
Vitali Reagens   **1.**559
Vitamin, antihämorrhagisches   **9.**198
Vitamin A   **4.**181, 553;   **5.**136, 417;   **6.**251; **9.**506
– acetat   **9.**508
– Alkohol   **9.**506
– Bestimmungsmethode, elektrochemische   **2.**522
– Hautpflege   **1.**161
– Nachweis, in Lebertran   **1.**532
– palmitat   **9.**509
– Säure   **1.**209, 217;   **8.**625;   **9.**1017
Vitamin $B_1$   **4.**185, 273, 298, 340, 440, 553, 930;   **5.**417, 677, 861;   **6.**251, 747;   **9.**864
Vitamin $B_2$   **4.**273, 298, 440;   **5.**417, 677, 861; **6.**251, 747;   **9.**510
Vitamin $B_3$   **8.**1148
Vitamin $B_4$   **7.**69
Vitamin $B_5$   **7.**639;   **9.**14
– Calciumsalz   **7.**637
Vitamin $B_6$   **4.**440;   **5.**677;   **6.**251, 747;   **9.**454
– phosphat   **7.**1065
Vitamin $B_7$   **7.**482
Vitamin $B_8$   **7.**72, 74
Vitamin $B_{10}$   **8.**283
Vitamin $B_{11}$   **8.**283
Vitamin $B_{12}$   **7.**1060, 1117
– Stoffwechseluntersuchung   **7.**1120
Vitamin $B_{12a}$   **8.**485
Vitamin $B_{13}$   **8.**1240
Vitamin $B_{15}$   **9.**7
Vitamin $B_c$   **8.**283
Vitamin $B_T$   **7.**713
Vitamin $B_w$   **7.**482
Vitamin C   **4.**181, 185, 189, 241, 255, 298, 339, 341f, 553, 657, 663, 1061;   **5.**221, 401, 417, 862, 918, 960;   **6.**113, 251, 747, 766;   **7.**299
Vitamin D   **4.**442, 444;   **5.**417, 837;   **7.**1082
– Monographie A11   **9.**1188
– Bestimmungsmethode, elektrochemische   **2.**521
– Prophylaxe   **1.**193
Vitamin $D_2$   **8.**56
Vitamin E   **4.**439f, 726, 795, 1075;   **5.**401, 677; **6.**251;   **9.**964, 968
– acetat   **9.**972
– Hautpflege   **1.**161
– nicotinat   **9.**975
– pyridin-3-carboxylat   **9.**975

Vitamin G  9.510
Vitamin H  5.417;  7.184, 482
Vitamin H$_3$  9.348
Vitamin K  4.652;  8.857
– Bestimmungsmethode, elektrochemische  2.522
– Blutstillungsmittel  B02B
– Nachweisgrenze, voltammetrische  2.510
Vitamin K-Antagonisten, Antikoagulantien  B01AA
Vitamin K-EBEWE  8.856
Vitamin K$_1$  4.440;  6.747;  9.198
Vitamin K$_3$, reduziertes  8.856
Vitamin K$_4$  8.856
Vitamin M  8.283
Vitamin P  8.425;  9.540
Vitamin P$_4$  9.1106
Vitamin PP  8.1148
Vitaminbedarf, Säuglinge  1.230, 241
Vitamine  A11
Vitamingehaltsbestimmung, mikrobiologische  2.530
Vitaminisierungen  1.185
Vite idea  6.1062
Vite di monte  6.1062
Vitex, Monographie  6.1183
Vitex agnus-castus  6.1183ff, 1192ff
– Verfälschung von Piperis nigri fructus  6.215
Vitex agnus-castus hom.  6.1192
Vitex-agnus-castus-Blätter  6.1192
Vitex lucens  6.1183
Vitex megapotamica  6.1183
Vitex negundo  6.1183
Vitex peduncularis  6.1192, 1194
Vitex-peduncularis-Blätter  6.1194
Vitex pseudo-negundo  6.1183
Vitex rehmanni  6.1183
Vitex rotundifolia  6.1183
Vitex sereti  6.1183
Vitex trifolia  6.1183
Vitex verticillata  6.1184
Vitexicarpin  6.1183
Vitexilacton  6.1184
Vitexin  4.27, 31, 35, 95, 147, 644, 661, 691f, 803, 1041, 1047f, 1057;  5.138, 300, 312f, 409, 447, 642, 644, 672, 780, 955;  6.39f, 74, 984, 1149, 1194
– 2″-O(4′-O-acetyl)rhamnosid  4.1041
– 7-O-methyl-2″-O-α-L-rhamnosid  4.442
Vitexinrhamnosid  4.442, 1041, 1045, 1047f, 1056;  5.300
Viticis folium  6.1192, 1194
Viticosteron-E  6.1184
Vitis idaea punctata  6.1062
Vitis idaea punctifolia  6.1062
Vitis idaeae folium  6.1062
Vitis idaeae fructus  6.1065
Vitispiran  5.698
Vitreosole  2.924
Vitriolöl  3.1069
Viuda silvestre  5.612
VLDL [very low density lipoprotein]  1.469
Vlemingkxsche Lösung  1.620;  7.642
Vliesbildung  1.17, 22

Vliesstoffe  1.22
Vliesstoffkompressen  1.34
Voacangin  6.890
Voacryptin  6.890
Voaphyllin  6.890
Vögel, Pflanzenschutz  1.320
Vogelbeerbaum  6.766
Vogelbeeren  6.767
Vogelbrot  6.651
Vogelchrut  6.1160
Vogelflöhe  1.266
Vogelfraß, Mittel zur Verhütung  1.372
Vogelkläb  6.1160
Vogelknöterich  6.246
Vogelknöterichkraut  6.247
Vogelkraut  4.263
Vogellim  6.1160
Vogelmilben  1.776f
Vogelmistel  6.1160
Vogelrepellent  3.81, 793
Vogeltod  4.970
Vogesenstiefmütterchen  6.1143
Volatile mustard oil  4.546
Volemitol  6.271, 281, 285
Volet blanc  5.925
Volkameria orientalis  6.688
Volkameria sesamoides  6.688
Vollblutkonserve  2.669
Vollmantelschneckenzentrifuge  2.605
Vollmantelzentrifuge  2.602
Vollparasiten  1.299
Vollpipette  2.348
Voloduska kozlecevolistnaja  4.586
Volompotsy  4.101
Voltammetrie
– Adsorptions-  2.510
– Differentialpuls-  2.506
– Grundlagen  2.500
– hydrodynamische  2.503
– Invers-  2.509
– Stripping-  2.509
Volumenbestimmung  2.6
Volumenfaktor  2.405
Volumenkonzentration  2.822
Volumetrie  2.347
Volumitol  5.740
Vomicin  6.817, 820, 825f, 829, 839, 843
(+)-Vomifoliol  4.1076
Vondio  4.167
Vorfilter  2.778
Vorlagen, geformte  1.113
Vorlauf  2.402
Voronow's snowdrop  5.217
Vorox (i) 630, Monographie  3.1246
Vorox (i) Granulat, Monographie  3.1246
Vorox (i) Granulat 371 Streumittel, Monographie  3.1246
Vorox Plus
– Monographie  3.1246
– Pflanzenschutz  1.366
Vorox Plus extra, Monographie  3.1246
Vorox Plus flüssig, Monographie  3.1246

Vorox Plus flüssig Konzentrat, Monographie 3.1246
Vorox Plus WDG, Monographie 3.1246
Vorox (s) Neu, Monographie 3.1247
Vorox Unkrautvertilger, Monographie 3.1247
Vorpuppe 1.308
Vorratsschädlinge 1.262ff
Vorsäulenderivatisierung 2.436
Vorsorgeuntersuchungen 1.491
Voruscharin 4.624
Vorwitzelche 5.429
Vorwitzerchen 5.429
Vorwitzkraut 5.429
Vschoj pravy 6.13
Vuilboombast 6.398
Vulgarol 5.779
Vulneraire 4.289
Vulneraria 4.289
Vulneraria heterophylla 4.289
Vulnerariae cum calice flos 4.290
Vulnerariae flos 4.290
Vulracin 4.491
Vulvovaginitis, Rind, Impfung J07BX 1.409
VX *[Kampfstoff]*, Monographie 3.1247
Vydate L, Monographie 3.1248

# W

W. W. Rasendünger mit Moosvernichter, Monographie **3.**1248
Waage
- Eichfehler **2.**3
- Eichrecht **2.**2
- Fehlerarten **2.**3
- Fein~ **2.**2
- Kraftvergleich **2.**2
- Massevergleich **2.**2
- Präzisions~ **2.**3
- Verkehrsfehler **2.**3
- Wägegenauigkeit **2.**4
Wacholder **5.**565
- virginischer **5.**589
Wacholderbeeren **1.**660; **5.**571
Wacholderbeeröl **1.**617; **5.**567
Wacholderbranntwein **1.**706
Wacholdergeist **1.**664
Wacholderholz **1.**660; **5.**576
Wacholderholzteer **5.**580
Wacholdermus **1.**666
Wacholderöl **1.**563ff; **5.**567
- ätherisches **5.**567
Wacholderspiritus **1.**664; **5.**570
Wacholderteer **5.**580
Wacholderzweigspitzen **1.**661
Wachs **4.**685
- dickflüssiges, in Dermatika **2.**903
- dünnflüssiges, in Dermatika **1.**692; **2.**903
- emulgierendes **7.**825
- flüssiges, in Dermatika **2.**903
- gebleichtes
- - in Dermatika **1.**569ff; **2.**903
- - als Reagens **1.**549ff
- gelbes
- - in Dermatika **1.**569ff; **2.**903
- - als Reagens **1.**536ff
Wachspalme **4.**993
Wachssalbe **1.**690
- zusammengesetzte **1.**690
Wachsstieliger Trichterling **3.**849
Wachstumsfaktor, epidermaler **3.**1142
Wachstumsgeschwindigkeit, von Kristallen **2.**557
Wachstumsregler **3.**177, 295, 385, 548
- als Herbizide **1.**339, 358ff
- Pflanzenschutzmittel, Übersicht **1.**343, 385ff
Wachszylinder, Urinsediment **1.**512
Wacker 83, Monographie **3.**1249
Wacker 83 v, Monographie **3.**1249
Wacker Maneb, Monographie **3.**1249
Wacker MP D, Monographie **3.**1249
Wacker Netzschwefel, Monographie **3.**1249

Wadenstecher  1.261f
Wägefüller, Dosiersystem  2.798
Wahlenbergia grandiflora  6.239
Wahres Benediktenkraut  5.263
Wahrscheinlichkeitsfunktionen  2.1049
Wahrscheinlichkeitspapier  2.1052
Wahrscheinlichkeitsverteilung  2.1049
– stetige  2.1049
Wai din  4.268
Walddolde  4.849
Waldehrenpreis  6.1118
Walderdbeerblätter  5.183
Walderdbeere  5.182
Walderdbeerwurzel  5.185
Waldfarn  4.1201
Waldföhre  6.180
Waldgamanderkraut  6.939
Waldglöckchen  4.1179
Waldglöggli  4.281
Waldkiefer  6.180
Waldklette  6.595
Waldknecke  6.595
Waldknoblauch  4.202
Waldkraut  6.758
Waldlauch  4.202
Waldmaikäfer  1.316
Waldmalvenblüten  5.756
Waldmangold  4.849
Waldmannskraut  4.849
Waldmeister  5.222
– echter  5.222
– falscher  4.180
Waldmeisteressenz  1.710
Waldmeisterextrakt Dieterich  1.706
Waldmeisterkraut  1.660;  5.222
Waldnachtschatten  4.423
Waldnachtschattenblätter  4.424
Waldnachtschattenstiele  6.738
Waldquendel  4.596
Waldröschen  4.281;  5.57
Waldröschenwurzel  5.60
Waldsalbei  6.938
Waldsanikel  6.595
Waldschäden  1.284
Waldschelle  4.1179
Waldvaichala  5.429
Waldwindröschen  4.283
wall coated open tubular  2.283
Wallflower  3.264;  4.832f
Wallow-wort  4.836
Wall-pepper  6.651
Walnußblätter  1.662
Walnußblätterextrakt  1.605
Walnußschalen  1.207, 605
Walnußschalenextrakt  1.605
Walrat
– in Dermatika  2.903
– künstlicher  7.820
– Lippenpflege  1.172
– in Zubereitungen  1.573ff
Walratcerat  1.573
Walzenbrecher  2.537

Walzenkompaktierung  2.734
Walzenmühle  2.537f
Walzentrocknung  2.600, 1024
– Vakuum~  2.601
Wälzmischer  2.577
Wälzmühlen  2.540
Wälzsiebe  2.583
Wambunzila  4.167
Wanderheuschrecken  1.307
Wandering milkweed  4.301
Wanderratte  1.274
Wan-ngu  4.1088
Wanzen  1.266f, 279, 308
Wanzenbeerblätter  6.467
Wanzenbeere  6.467
Wanzendill  4.996
Wanzendillsamen  4.998
Wanzenkraut  4.1201
Waran piseng  4.268
Warburganal  6.78f
Warburgsche Fiebertinktur  1.683
Waremokonin  6.590
Warfarin  1.371
– Monographie B01AA  3.1249;  9.1189
– Natriumsalz, Monographie B01AA  9.1194
Wärme, spezifische  2.72
Wärmeausdehnung  2.74
Wärmekapazität  2.71
Wärmeleitfähigkeitsdetektor, GC  2.286
Wärmeleitfähigkeitszelle  2.30
Wärmeleitung  2.596
Warmemulgierverfahren  2.905
Wärme-T-Packs  1.52
Wärmestrahlung  2.596
Wärmestrom  2.596
Wärmetherapeutika  1.42
Wärmetherapie  1.50f
Wärmetönungssonde  2.30
Wärmeübergang  2.595f
Wärmeübergangskoeffizient  2.596
Wärmflaschen  1.52
Warngrenze  1.440
Wartezeit, Tierarzneimittel  1.716
Warzenkollodium  1.575
Warzenkrautwurzel  4.844
Warzenmittel D11AF
Wasawasi  5.872
Waschaktive Substanzen  1.153
Wäscheglanz nach Dieterich  1.709
Waschen, Trennen  2.595
Wäscher, Trennen  2.616
Waschmittel, Perborate  3.200
Waschnachbehandlungsmittel  1.156
Waschpasten  1.158
Waschrohstoffe  1.159
Waschungen  1.622
Washburn-Gleichung  2.103
Wasicky-Reaktion  3.113
Wasser  9.1195
– Aufbereitung
– – Destillation  2.764
– – Ionenaustausch  2.762

– – Mehrstufen-Druckkolonnen-Destillation 2.765
– – Thermokompression 2.764
– – Umkehrosmose 2.763
– destilliertes, Verfahrensvalidierung 2.1038
– Dichte, temperaturabhängige 2.349
– Dielektrizitätskonstante 2.511
– für Injektionszwecke, Monographie 9.1198
– gereinigtes, Monographie 9.1195
– für HPLC 2.440
– für Injektionszwecke 2.762
– konserviertes 1.565
– – Monographie 9.1197
– in Lyophilisaten, Bestimmung durch NIR 2.486
– Oberflächenspannung 2.97
– Qualität, mikrobiologische 2.344
– Trinkwasser 1.243f
– Zersetzungspotential, elektrochemisches 2.511
Wässer 1.565
– aromatische 1.565
Wasseraktivität 2.58
Wasseraufnahme, Bestimmung der intrakapillären 1.9
Wasseraufnahmevermögen, von Salben 2.908
Wasserbedarf, Kinder 1.227
Wasserbenediktenwurzel 5.262
Wasserblatt, virginisches 5.460
Wasserbunge 6.1117
Wasserbungenkraut 6.1117
Wasserdampfdestillation 2.399, 590
Wasserdampfpartialdruck 2.56
Wasserdampfrektifikation 2.591
Wasserfester Gummilack 4.41
Wasserflohkraut 6.75
Wasserfreies Eucerin 1.688ff
Wasserfreies Natriummonohydrogenphosphat 1.642
Wassergamander 6.937
Wassergehalt
– Bestimmung
– – durch Destillation 2.339
– – n. Karl-Fischer 2.329
– – durch NIR 2.485
– – in Salben durch azeotrope Destillation 2.908
– – durch Trocknung 2.329
– Bestimmungmethoden 2.58
– Definition 2.57
– Granulate 2.740
– Tabletten 2.953
Wasserhaltevermögen, Watten 1.4, 19
Wasserhaltige Cetylsalbe 1.688
Wasserhaltige emulgierende Salbe 1.692
Wasserhaltige hydrophile Salbe 1.692; 2.889
– Gelstruktur 2.876
Wasserhaltige Wollwachsalkoholsalbe 1.688; 2.888f
Wasserhaltiges Wollwachs 1.564, 686; 2.888
Wasserhaushalt, Störungen, Klin. Chemie-Diagnostik 1.480, 501
Wasserkissen 1.50f
Wasserklette 6.83
Wasserknoblauch 6.937f
Wasserknöterich 6.75
Wasserkraut 5.917

Wasserkräutel 5.664
Wasserkresse 5.916f
Wasserlauch 6.938
Wasserlinse, kleine 5.644
Wassermannstreu 5.81
Wasserminzenblätter 5.823
Wassernabel 4.764; 6.1029
– asiatischer 4.764
– indischer 4.764
Wassernabelkraut 4.765
– indisches 4.765
Wassernelkenwurz 5.262
Wasserpathengelkraut 6.938
Wasserpfefferknöterich 6.77
Wasserpfefferknöterichkraut 6.78
Wasserqualität, mikrobiologische 2.344
Wasserratte 1.276
Wasserrübe 4.557
Wasserrüster 6.1027
Wassersalat 6.1117
Wasserschierling 3.319
– giftiger 3.320
Wasserstoffbrücken, in Kieselgel 2.259
Wasserstoffbrückenbindung 2.817
Wasserstoffperoxid 1.182ff
Wasserstoffperoxidlösung 1.542
– konzentrierte 9.1203
– verdünnte 9.1199
Wasserstoffperoxidlösung 3 %, Monographie A01AB, D08AX, S02AA 9.1199
Wasserstoffperoxidlösung 30 %, Monographie 9.1203
Wasserstoffphosphid 3.964
Wasserstrahlpumpe 2.597
Wasserwelle 1.182
Wasserwellfixativ 1.182
Wasserzahl, von Salben, Bestimmungsmethode 2.908
Wäßrige Drogenauszüge 1.576, 612, 622
Wäßrige Iodlösung 1.655
Wäßrige Rhabarbertinktur 1.684
Wäßriger Chinaextrakt 1.591
Wäßriger Condurangoextrakt 1.591
Water arum 4.616
Water avens 5.262
Water avens root 5.262
Water cabbage 5.926
Water cress 5.916f
Water eryngo 5.81
Water germander 6.937f
Water hemlock 3.319
Water lily 5.926
Water mint 5.823
Water nymph 5.926
Water pepper 6.77
Water rose 5.925
Water snakeroot 5.81
Water throat root 5.262
Waternagel wortel 5.262
Waterpiel 5.537
Wattakaka volubilis 4.1191
Watteblume 4.289

Wattekrempel **1.**17
Watten
– geleimte **1.**21
– hydrophobe **1.**21
– Kosmetik, Hygiene **1.**20
– medizinische Zwecke **1.**12, 17, 20
– Mischwatten, Herstellung **1.**18
– Polsterzwecke **1.**20
Wattevlies **1.**17ff
Wattle bark **4.**29
Waybread **6.**228
Waythorn **6.**393
Waywort **4.**262
WCOT-column *[wall coated open tubular]* **2.**283
Weather glass **4.**262
Weaver's broom **6.**768
Wechseldruckmatratze **1.**50f
Wechselstrompolarographie **2.**507
Weckbröselchen **4.**601
Wedelolacton **5.**35
Wedelsches Brustpulver **1.**641
Weed **3.**1155f
Weedazol, Monographie **3.**1251
Weedex, Monographie **3.**1251
Weedoprol, Monographie **3.**1251
Weedoprol DP, Monographie **3.**1251
Weeping pepper tree **6.**627
Weg, Sensor **2.**20ff
Wegaufnehmer
– Grundlagen **2.**20
– Tablettenpresse **2.**948
Wegdorn **6.**393
– glatter **6.**397
Wegdornbeeren **6.**394
Wege Unkraut frei, Monographie **3.**1251
Wegebreit **6.**228
Wegedoornbessen **6.**394
Wegerich **6.**231
– breiter **6.**228
– großer **6.**228
– mittlerer **6.**231
Wegerichfluidextrakt **1.**588
Wegerichtkraut **1.**588ff
Wegetred **6.**246
Weggras **6.**246
Wegit Unkrautvertilgungsmittel, Monographie **3.**1251
Wegkraut **6.**246
Wegmalve **5.**754
Wegrauke **6.**718
Wegraukenganzpflanze **6.**719
Wegraukenkraut **6.**719
Wegschnecken **1.**303
Wegsenf **6.**718
Wegtritt **6.**228
Weguran, Monographie **3.**1251
Wegwarte, gewöhnliche **4.**867
Wegwartenblätter **4.**868
Wegwartenwurzel **4.**869
Wehenfördernde Mittel **G02A**
Wehenhemmende Mittel **G02CA**
Weibergürtelkraut **4.**373

Weiberkappen **4.**313
Weiche Möbelpolitur **1.**710
Weiche Salbe **1.**688, 695
Weiche Zinkoxidpaste **1.**631
Weiche Zinkpaste **1.**631; **2.**891
Weicher Glyzerinleim **1.**609
Weicher Zinkleim **1.**609
Weichharze, Hopfen **5.**449
Weichhautmilben **1.**305
Weichkapseln **1.**572; **2.**802ff
Weichmacher **7.**1284, 1336; **9.**347
– Filmüberzüge **2.**836, 960f; **7.**1416
– Kosmetika **1.**173, 184
– Kunststoffe **3.**1213
– für PVC **3.**461
Weichtiere **1.**303f
Weichwanzen **1.**309
Weidemannscher Tee **6.**247
Weidenrinde **1.**659
Weidenröschen **5.**57
– kleinblütiges **5.**63
– schmalblättriges **5.**57
– zottiges **5.**61
Weidenröschenkraut **5.**58
Weidenröschentee **5.**58
Weigerts Haematoxylin **1.**543
Weigertsche Lösung **1.**559
Weihrauch **1.**572
Weihrauchblätter **6.**957
Wein, süßer, südlicher **1.**698
Weinbau
– Herbizid **3.**62, 105, 365, 395, 505, 666, 741, 1087
– Mittel zur Verbesserung d. Fruchtansatzes **3.**385
Weinbergstern **4.**262
Weinblume **5.**930
Weinbrand **1.**578
Weine, medizinische **1.**698; **2.**1024
Weinessigessenz **1.**701
Weingeist **3.**541
Weingeistige Ammoniakflüssigkeit **1.**584ff, 620
Weingeistige Jodlösung **1.**555
Weingeistiger Chinaextrakt **1.**594
Weinige Rhabarbertinktur **1.**685
Weinkraut **6.**509
Weinraute **6.**509
Weinrautenblätter **6.**511
Weinsäure **4.**298, 797, 1061
– Monographie **9.**1205
– Antioxidans-Synergist **2.**699
– als Reagens **1.**534ff
– in Zubereitungen **1.**585ff, 619ff
(*RR*)-Weinsäure **7.**58
L-Weinsäure, Kaliumnatriumsalz, Tetrahydrat **8.**654
L-(+)-Weinsäure **9.**1205
Weinsäuremischung **1.**639
Weinsteinsäure **9.**1205
Weinwurzel **5.**265
Weißasbest **3.**102
Weißbirke **4.**501
Weißbleierz **9.**275

Weißdorn  4.1045, 1058
- chinesischer  4.1060
- eingriffeliger  4.1058
- großer chinesischer  4.1060
- japanischer  4.1044
- stumpf gelappter  4.1045
- zweigriffeliger  4.1045
Weißdornbeeren  4.1056, 1059
Weißdornblätter mit Blüten  4.1044, 1047, 1059f
Weißdornblüten  1.587ff;  4.1044, 1046, 1059f
Weißdornfluidextrakt  1.587
Weißdornfrüchte, japanische  4.1044, 1060
Weißdorntrockenextrakt  1.599
- eingestellter  1.599;  4.1048
Weiße Arquebusade  1.568
Weiße Aschwurz  4.1159
Weiße Baptisiawurzel  4.463
Weiße Bibernell  6.147
Weiße deutsche Theriakwurz(el)  6.148, 153
Weiße Esche  5.189
Weiße Fliegen  1.310, 333
Weiße Frucht  5.270
Weiße Lupine  3.1096
Weiße Madlan  4.281
Weiße Malvenwurzel  4.236
Weiße Nieswurz  3.1238
Weiße Osterblume  4.281
Weiße Pfingstrosenwurzel  6.3
Weiße Pimpinell  6.147
Weiße Präzipitatsalbe  1.693
Weiße Quecksilberpraecipitatsalbe  1.693
Weiße Roßkastanie  4.110
Weiße Roßwurzel  4.692
Weiße Rübe  4.557
Weiße Schlüsselblume  6.273
Weiße Schwalbenwurz  6.1136
Weiße Seerose  5.925
Weiße Seerosenwurzel  5.925
Weiße Seifenwurzel  5.359
Weiße Süßholzwurzel  4.236
Weiße Teichrose  5.925
Weiße Verbene  6.1115
Weiße Zaunrübe  3.220f, 357ff;  4.568
Weiße Zimtrinde  4.1035
Weißei  1.574
Weißeiche  6.336
Weißeichenrinde  6.336
Weißer Andorn  5.778
Weißer Arsenik  7.295
Weißer Dammar  4.127
Weißer Dictam  4.1159
Weißer Dorant  5.778
Weißer Gathau  4.1197
Weißer Germer  3.632, 1007f, 1238
Weißer Ginseng  6.13f
Weißer Kohlrabi  4.552
Weißer Leim  8.328
Weißer Pfeffer  6.213
Weißer Phosphor  3.1162
Weißer Quebracho  4.401f
Weißer Senf  6.705
Weißer Senfsamen  6.707

Weißer Sirup  1.652
Weißer Stechapfel  4.1142
Weißer Wiesenklee  6.993
Weißer Zwergginster  4.801
Weißerle  4.208
Weißes Andornkraut  5.778
Weißes Genipkraut  4.52
Weißes Hundsveilchen  4.281
Weißes Labkraut  5.219f
Weißes Mentholschnupfpulver  1.640
Weißes Präzipitat  9.470
Weißes Quecksilberpräzipitat  9.469
Weißes Sandelholz  6.603
Weißes Thymianöl  6.967
Weißes Wilmaskraut  4.52
Weißesche  5.188, 196
Weißfäule, Gehölze  1.296
Weißheckdorn  4.1045, 1047
Weißklee  6.993
Weißkohl  4.552, 554
Weißkohlkraut  4.556
Weißkraut  4.554
Weißlinge  1.317
Weißpigmente  1.167, 173
Weißrüster  6.1027
Weißtanne  4.7
Weißtannennadelöl  4.10
Weißtöner  1.13
Weißwein  1.698
Weißwurz(el)  4.236
- gemeine  6.243
- vielblütige  6.242
Weizen
- Blattdürre  1.292
- Blattfleckenkrankheit  1.293
- Braunspelzigkeit  1.292
- Citrinin  3.324
- Flugbrand  1.295, 297
- Schwarzrost  1.293
- Steinbrand  1.295, 297
- Wachstumsregler  3.295
- Zwergsteinbrand  1.297
Weizenbrot, Citrinin  3.324
Weizenkleie  1.570
Weizenstärke
- in Dermatika  2.903
- in Zubereitungen  1.635ff
Weizenthrips  1.308
Wellblattrhabarber  6.432
Wellenvektor  2.153
Welsch Linsen  4.959
Welsche Kamille  4.808
Welsche Mispel  4.1043
Welscher Kümmel  4.1079
Welscher Lavendel  5.642
Welscher Petersil  6.49
Welschlauch  4.189
Weltgesundheitsorganisation, Infektionen  1.377
Welt-Klimazonen  2.1118
Weltmannsche Reaktion  1.559
Wermut, Thujongehalt  3.1175
Wermutextrakt  1.578, 604

Wermutkraut **1.**563ff; **4.**360
Wermutöl **1.**568
Wermuttinktur **1.**670, 681ff
– zusammengesetzte **1.**669
Wersah **4.**249
Wesah **4.**250
Wespen **1.**273, 280; **6.**1160
Wespex Depot, Monographie **3.**1251
Wespex Quick, Monographie **3.**1251
West Indian blackthorn **4.**32
West Indian lemon grass **4.**1110
Westafrikanische Kola **4.**943
Westergren-Methode **1.**520
Westerhof-Buismann-Verfahren **7.**1330
Western yellow pine **6.**176
Westindian arrowroot **5.**772
Westindien-Kola **4.**943
Westindische Aloe **4.**214
Westindische Elefantenlaus **4.**256, 259
Westindischer Salep **5.**772
Westindisches Arrowroot **5.**772
Westindisches Lemongrasöl **4.**1112
Westindisches Pfeilwurzelmehl **5.**772
Wet point **2.**103
Wet-Look-Gel **1.**180
Wetterblume **4.**262
Wetterdistel **4.**691
Wetterdistelwurz **4.**692
Wetterkraut **4.**262
wetting tension **2.**104
Weymouthkiefer **6.**179
Weymouthkiefernnadelöl **6.**179
Wheatstone-Brücke **2.**14
Whey factor **8.**1240
Whig plant **4.**808
White **3.**786
White ash **5.**188
White ash-herb **4.**99
White broom **4.**801
White bryony **3.**220; **4.**568
White candytuft **5.**502
White cedar **3.**1172
White clover **6.**993
White cornel **4.**1004
White crosses **3.**65
White daisy **5.**661
White deal **4.**7
White fir **6.**121
White fraxinella **4.**1159, 1164
White girl **3.**333
White heather **4.**617
White horehound **5.**778
White horehound wort **5.**778
White ironbark **5.**129
White kauri **4.**127
White lady **3.**333
White leaf **4.**849
White lightening *[LSD]* **3.**750; **8.**778
White mallow **4.**233
White mint **5.**828
White mistletoe **6.**1163
White murda **6.**913

White mustard **6.**705
White mustard seed **6.**707
White oak **6.**336
White oak bark **6.**336
White ointment **2.**886
White passion flower **6.**35
White pepper **6.**213
White pine **6.**121, 162
White pond lily **5.**926
White pond lily rhizome **5.**927
White quebracho **4.**402
White soft paraffin **2.**886
White squill **6.**1037
White sumach **6.**454
White thorn **4.**1045, 1058
White thyme **6.**970
White top **5.**129
White vervain **6.**1115
White water-lily **5.**925
White weed **5.**661
White wood **5.**703
White zira **4.**1081
White birch of Europe **4.**501
Whiteflowered veratrum **3.**1238
Whites **3.**65, 786
White's Tar Paste **2.**891
Whitewood **6.**180
Whitlow grass **5.**75
Whortleberry **6.**1052
Whortleberry fruit **6.**1056
Whortleberry leaves **6.**1052
Wickelwurzblatt **4.**498
Wickelwurz(el) **4.**498
Wickler **1.**317
Widdren **6.**955f
Widdrol **5.**562, 576, 590, 775
Wide-bore-Kapillare **2.**284
Widerstand, spezifischer **2.**365
Widerstandsthermometer **2.**23
Widringtoniasäure **5.**562
Widuri **4.**621
Widy-Phänomen **3.**11676
Wieland-Gumlich-Aldehyd **7.**96
Wiener Balsam **1.**572
Wiener Trank **1.**612
Wiesbadener Augengeist **1.**665
Wiesbadener Salz, Kochbrunnen **1.**642
Wiesenalant **5.**523
Wiesenarnika, nordamerikanische **4.**343
Wiesenbaldrian **6.**1080
Wiesenbärenklau **3.**802; **5.**435
Wiesenbärenklaukraut **5.**436
Wiesendermatitis **3.**803
Wiesenflockenblume **4.**754
Wiesengeißbart **5.**148
Wiesenklee **6.**992
– weißer **6.**993
Wiesenknopf
– großer **6.**589
– kleiner **6.**587
Wiesenknopfkraut **6.**589
Wiesenknöterich **6.**76

Wiesenkönigin  5.148
Wiesenküchenschelle  6.319
Wiesenkümmel  4.694, 697
Wiesenlattich  6.897
Wiesenlein  5.670
Wiesenlilie  4.946
Wiesenmeerrettichwurzel  4.342
Wiesensafran  4.946
Wiesensalbei  6.539
Wiesensauerampfer, Oxalatgehalt  3.899
Wiesenschaumzikade  1.309
Wiesenschlüsselblume  6.277
Wiesenschwingel, Mittel gegen  3.782
Wiesensilau  5.850
Wiesenspierstaude  5.148
Wiesenwanze, gemeine  1.309
Wiesenwucherblume  5.661
Wikstroemia candolleana, Verfälschung von Aquilaria-malaccensis-Holz  4.308
Wild celery  4.292
Wild chamomile  4.285f, 817
Wild chicory  4.867
Wild cotton  4.303
Wild cranesbill  5.252
Wild crocus  6.318
Wild ginger  4.378f
Wild hops  4.568
Wild hyssop  6.1107
Wild indigo  4.463, 467
Wild indigo root  4.464
Wild lavender  6.1184
Wild lemon  3.984
Wild liquorice  6.723
Wild mace  5.888
Wild marjoram  5.960f
Wild masterword  4.99
Wild mustard  6.713
Wild nard  4.379, 386
Wild passion flower  6.35
Wild pine  6.180
Wild quince  6.926
Wild saffron  4.946, 954
Wild senna  5.296
Wild Siam cardamom  4.252
Wild Siamese cardamom  4.252
Wild snake-root  4.378
Wild strawberry  5.182
Wild strawberry leaves  5.183
Wild strawberry root  5.185
Wild thyme  6.970, 972
Wild turmeric  4.1086
Wild turnip  4.378
Wild wormwood  4.373
Wildapfel  5.751
Wilde Aurikel  6.272
Wilde Gelbwurz  4.1086
Wilde Goldrute  6.758
Wilde goudsbloem  4.598
Wilde Indigowurzel  4.464
Wilde Kamille  4.809
Wilde Kardamomen  4.252
Wilde Kastanie  4.110

Wilde Limone  3.984
Wilde Malve  5.755
Wilde Malvenblüten  5.756
Wilde Muskatnuß  5.865
Wilde Nardenwurzel  4.381
Wilde Petersilie  4.122
Wilde Ringelblume  4.598
Wilde Sarsaparilla  4.323
Wilde Zichorie  4.867
Wilder Buchsbaum  4.330
Wilder Chnobloch  4.180
Wilder Fenchel  5.169
Wilder Gamander  6.938
Wilder Hanf  4.990
Wilder Indigo  3.382; 4.463, 466
Wilder Knoblauch  4.202
Wilder Krapp  5.219
Wilder Lein  5.670
Wilder Majoran  5.960f
Wilder Pfeffer  6.627
Wilder Quittenbaum  4.795
Wilder Rosmarin  6.934
Wilder Saflor  4.755
Wilder Schneeball  4.746
Wilder Senf  6.713, 718
Wilder Spinat  4.421
Wilder Sturmhut  4.70
Wilder Thymian  6.970
Wildes Senfkraut  6.719
Wildfräuleinkraut  4.52
Wildfräuli-Chrut  4.52
Wildi Kest(ene)  4.110
Wildi Schneeglöggli  4.281
Wildniskraut  4.52
Wildsafran  4.946
Wildschäden, Mittel zur Verhütung  1.372
Wildunger Salz
– Georg Victorquelle  1.642
– Helenenquelle  1.642
Wilelaiki  6.634
Wilforin  5.792, 805
Wilkonit  7.411
Willesche Lösung  1.534
Willmes-Presser  2.612, 615
Willow herb  5.57f
Willow rose  4.1003
Willstätter-Verfahren  3.112
Wilmaskraut
– goldenes  4.52
– weißes  4.52
Wilsonsche Salbe  1.697
Wimperntusche  1.169ff
Wincopipe  4.262
Wind flower  6.318f, 321
Windblume, blaue  5.429
Winde
– brasilianische  5.538
– japanische  5.536
– mexikanische  5.540
Windeli  4.281
Windelslips  1.113
Windenknöterich, schildblättriger  5.142

Windhövel Super Rasendünger mit Unkrautvernichter, Monographie 3.1252
Windpiel 6.537
Windröschen
- echtes 4.281
- gelbes 4.283
- großes 4.283
Windrosenkraut 5.429
Windsichter 2.588, 1019
Windsichtung 2.50, 588
Windtreibender Tee 1.659
Windwasser 1.566
- rotes 1.566
Wine plant 6.432, 434
Winged leaved paullinia 6.58
Winkel, Sensor 2.20ff
Wink-a-peep 4.262
Winter bast 4.1194
Winter bloom 5.368
Winter cherry 4.681; 6.746
Winter squash 4.1069
Wintera aromatica 4.1192
Wintera granadensis 4.1195
Winteranus aromaticus cortex 4.1194
Winteranus verus cortex 4.1194
Winterblüte 3.1024
Wintereiche 6.341
Winterendivie 4.865
Wintergetreideanbau, Herbizid 3.310
Wintergreen oil 8.959
Wintergrün 5.398; 6.1160
- doldenförmiges 4.849
- doldiges 4.849
Wintergrünkraut, doldenförmiges 4.849
Wintergrünliniment 1.616; 2.697
Wintergrünöl 1.640; 8.959
Winterhaube 4.946
Winterhauch 4.946
Winteri cortex 4.1194
Winterianae cortex 4.1194
Winterin 4.1195
Winterlauch 4.189
Winterlieb 4.849
- doldiges 4.849
Winterrapsanbau, Herbizid 3.1124
Winterrettich 6.357
Winterroggenanbau, Herbizid 3.1186
Winters bark 4.1194
Winters Gewürzrindenbaum 4.1192
Winter's grass 4.1114
Wintersaateule 1.317
Winterschachtelhalm 5.70f
Winterschachtelhalmkraut 5.70
Winterschwebfliege, Gemeine 1.320
Wintersrinde, echte 4.1194
Wirbelextraktion 2.1027
Wirbelschicht
- Geräte 2.830, 963
- - Qualifizierung 2.1040
- Granulat 2.730
- Trockner 2.601, 738

Wirbelschichtgranulierung, Einfluß auf Gleichförmigkeit d. Gehaltes 2.1098
Wirbeltiere, Schädlingsbekämpfung 1.320
Wirkkonzentration, minimale 2.1119
Wirkstofffreigabe, modifizierte 2.832ff
Wirkung von Kosmetika 1.138ff
Wirkungsverstärkung 2.840
Wirkware 1.28
Wirsingkohl 4.552
Wischengold 5.728
Wismut 3.182; 7.490
- Antidot 7.1349
Wismutcarbonat, basisches 7.491
Wismut(III)-(RS)-lactat Heptahydrat 7.494
Wismutnitrat, basisches 7.495, 497
Wismutsalicylat, basisches 7.496
Wismutstreupulver, gelbes 1.639
Wismutsubsalicylat 7.496
Wismuttetrabromopyrocatechinat 7.479
Wispel 6.1160
Wispen 6.1160
Wißföhre 6.180
Witch gowan 6.897
Witch hazel 5.368
Witch hazel bark 5.372
Witch hazel leaves 5.376
Witch hazel water 5.370
Witches-bells 4.752
Witepsol 2.1005
Withametelin 4.1142
Withania sonnifera, Verfälschung von Rauwolfiae radix 6.366
Withanolide 4.1139; 5.723
Withastramonolid 4.1145
Witherit 3.133
- Monographie 9.1206
Wittdann 4.7
Witwenblume 5.612
WLD [Wärmeleitfähigkeitsdetektor] 2.286
Wofatox 3.920
Wöhler, Harnstoffsynthese 8.412
Wohlgemutkraut 4.528
Wohlriechende Seerose 5.926f
Wohlriechende Seerosenwurzel 5.927
Wohlriechender Asant 6.849
Wohlriechender Sumach 6.450
Wohlriechendes Meierkraut 5.222
Wohlriechendes Veilchen 6.1143
Wohlschmeckende Chininmixtur 1.625
Wohlverleih 4.345
Wohlverleihblätter 4.352
Wohlverleihblüten 4.346
Wohlverleihkraut 4.352
Wohlverleihwurzel 4.352
Wolf Unkrautvernichter mit Rasendünger, Monographie 3.1252
Wolfram, Nachweisgrenze, spektroskopische 2.469
Wolfs Gichttee 1.658
Wolfsbane 4.72
Wolfsbane root 4.73
Wolfsbast 3.387
Wolfsbeere 4.423

Wolfsbeerenblätter **4.**330, 424
Wolfsblume **4.**281
Wolfsblüten **4.**346
Wolfsbohne **3.**1096
Wolfseisenhut **3.**17; **4.**79
Wolfskirsche **4.**423
Wolfskirschenblätter **4.**424
Wolfstrapp **5.**647
Wolfstrappkraut **5.**652
Wolfstraube **4.**330
Wolfswurz(el) **4.**72f, 79
– blaue **4.**68
Wolfszahn **4.**911
Wollaston-Prisma **2.**155
Wollblumen **1.**659ff
Wolliger Bärenklau **5.**433
Wolliger Fingerhut **3.**468, 725, 727f; **4.**1171
Wollklee **4.**289
Woll-Läuse **1.**313
Wollwachs
– in Dermatika **1.**564ff; **2.**887, 903
– in Pudern **2.**860
– rohes, in Dermatika **2.**903
– wasserhaltiges **1.**564, 686
Wollwachsalkohole **1.**688
Wollwachsalkoholsalbe
– in Dermatika **1.**631; **2.**877, 887, 903
– Identität mit DC **2.**275
– wasserhaltige **1.**688; **2.**888f
Wolly fox-glove **3.**468
Wonder bulb **4.**946
Wong kwa **4.**1066
Wood alcohol **3.**787; **8.**914
Wood anemone **4.**281
Wood avens **5.**265
Wood creosote **8.**681
Wood droof **5.**222
Wood germander **6.**938
Wood sage **6.**938
Wood sanicle **6.**595
Woodbind **5.**398
Woodruff-asperule **5.**222
Woodrush **5.**717
Wood'sches Metall **7.**491
Woody nightshade **3.**1093; **6.**737
Wool alcohols ointment **2.**887
Wool fat **2.**887
Wool spider **5.**384
Woolly foxglove **4.**1173
Worm grass **6.**775
Wormseed **3.**98; **4.**368, 371
Wormwood **4.**360
Woronows Schneeglöckchen **5.**217
Wösp **6.**1160
Woulf-Flasche **2.**597
Woundwort **4.**46
Wresah **4.**249f
Wringed cardamom **4.**243f
Wruke **4.**542
WSG *[Wirbelschichtgranulator]* **2.**830, 962f
Wubeizi **6.**458
Wuchereria bancrofti **7.**1282

Wühl Ex, Monographie **3.**1252
Wühl Ex Maulwurf Vergrämungsmittel, Monographie **3.**1252
Wühler **1.**320
Wühlmaus, große **1.**276, 320
Wühlmaus Köder Arrex, Monographie **3.**1252
Wühlmaus Pille
– Monographie **3.**1252
– Pflanzenschutz **1.**371
Wühlmaus raus, Monographie **3.**1252
Wühlmausköder Wülfel, Monographie **3.**1252
Wühlmaustod Arvicol
– Monographie **3.**1253
– Pflanzenschutz **1.**371
Wulfesblaume **4.**345
Wulfsblom **4.**345
Wulfsblöme **4.**345
Wulstkraut **4.**836
Wulstling, narzissengelber **3.**849
Wundauflagen
– antimikrobielle Ausrüstung **1.**41
– antiseptische Behandlung **1.**41
– arzneistoffhaltige **1.**40
– Blutstillung **1.**41
– Collagen **2.**985
– Förderung der Wundheilung **1.**41
– Naßfestigkeit **1.**33
– okklusive **2.**984
– poröse **2.**984
– Reinigung **1.**41
– Reizlosigkeit **1.**31
– Sterilisierbarkeit **1.**31
– Verbandmull **1.**33
Wundbalsam, indianischer **5.**895
Wunde
– Behandlung **1.**29f
– Heilung **1.**29f
– Schutz **1.**31
Wunderbaum **3.**1038f; **6.**475, 487
Wundererbse **4.**681
Wunderscher Gichttee **1.**658
Wundklee **4.**289
Wundkleeblüten **4.**290
Wundkleekraut **4.**290
Wundkleetee **4.**290
Wundkraut **4.**289, 345, 586; **5.**728; **6.**758, 1119
– Heidnisch **6.**673, 758f
Wundnadeln **1.**79f
Wundsanikel **6.**595
Wundschnellverbände **1.**36
Wundstäbchen **1.**568
Wundwegerich **6.**224
Wünschelrutenblätter **5.**376
Wünschelrutenrinde **5.**372
Würfelpessare **1.**95
Wurfsiebe **2.**583
Würgerenzian **5.**229
Würgling **4.**72
Wurmfarn
– amerikanischer **4.**1208
– gemeiner **4.**1201

Wurmfarnextrakt 1.607
Wurmfarnkraut 4.1202
Wurmfarnrhizom 4.1202
– amerikanisches 4.1208
Wurmfarnwurzel 4.1202
– amerikanische 4.1208
Wurmfarnwurzelstock 4.1202
Wurmgraswurzel 6.775
Wurmkraut 3.317, 1019; 4.360; 5.148; 6.772
Wurmsamen 4.368
Wurmtreibende Spigelie 6.772
Wurster-Gerät 2.963
Wurstkraut 5.952
Wurzel
– Abelmoschus~ 4.2
– Abroma-augusta- 4.24
– Acacia-brevispica- 4.30
– Acacia-kirkii- 4.34
– Acacia-mellifera- 4.35
– Acacia-pentagona- 4.36
– Acacia-robusta- 4.36
– Acacia-stuhlmannii- 4.42
– Acacia-tortilis- 4.42
– Acacia-xanthophloea- 4.43
– Achyranthes-aspera- 4.55
– Achyranthes-bidentata- 4.56
– Achyranthes-fauriei- 4.58
– Achyranthis- 4.56
– Ackergras~ 4.139
– Adlerfarn~ 6.305
– Aerva-javanica- 4.103
– Aerva-lanata- 4.105
– Aerva-persica- 4.103
– Aerva-sanguinolenta- 4.106
– Aerva-tomentosa- 4.103
– afrikanische Teufelskrallen~ 5.385
– Ageratum-conyzoides- 4.137
– Alant~ 5.527
– Alaun~ 5.253
– Alchornea-cordifolia- 4.167
– Alchornea-floribunda- 4.170
– Alet~ 5.527
– Alkanna~ 1.669; 4.176
– – japanische 4.177
– Alkermes~ 4.176
– Alt~ 5.527
– Alter-Thee- 4.236
– Althee~ 4.236
– Amaranthus-spinosus- 4.241
– amerikanische Frauenschuh~ 4.1123
– amerikanische Ginseng~ 6.13, 31
– amerikanische Hanf~ 4.303
– amerikanische Wurmfarn~ 4.1208
– Anemone-chinensis- 6.315
– Anemone-cylindrica- 4.281
– Angelika~ 1.563ff
– Apium-graveolens- 4.299
– Aralia~ 4.323
– Aralia-mandshurica- 4.322
– Aralia-racemosa- 4.323
– Armoracia-sisymbrioides- 4.342

– Arnika~ 1.671; 4.352
– Artischocken~ 4.692
– Asarum-europaeum- 4.381
– Asparagus-ascendens- 4.396
– Asparagus-falcatus- 4.397
– Asparagus-racemosus- 4.399
– Astragalus~ 4.409
– Attich~ 1.661; 4.692; 6.577
– Augen~ 6.1082
– Aurikel~ 6.272
– Balderbacken~ 6.1082
– Baldrian~ 1.589ff; 6.1082
– – indische 6.1074
– – mexikanische 6.1070
– Baptisia~ 4.464
– – weiße 4.463
– Baptisia-lactea- 4.463
– Barbara~ 6.420
– Bären~ 5.849
– Bärenfenchel~ 5.849
– Bärenklau~ 5.435
– Bauernrosen~ 6.6
– Bayer~ 4.139
– Behen~ 5.854
– Belladonna~ 4.431
– Benedikten~ 5.265
– Berberis-amurensis- 4.482
– Berberis-asiatica- 4.484
– Berberis-flexuosa- 4.485
– Berberis-heteropoda- 4.486
– Berberis-lycium- 4.486
– Berberis-orientalis- 4.487
– Berberis-ruscifolia- 4.487
– Berberis-sibirica- 4.487
– Berberis-thunbergii- 4.488
– Berberitzen~ 4.492
– Bergwohlverleih~ 4.352
– Bertram~ 1.678
– Besenginster~ 4.1131
– Bibernell~ 1.606ff; 6.148
– – falsche 6.590
– – italienische 6.590
– – rote 6.590
– Bismalva~ 4.236
– Bitter~ 5.231
– Blockzitwer~ 4.1086
– Bocca~ 6.891
– Brachdistel~ 5.77
– brasilianische Pfeil~ 5.769
– Breitglocken~ 6.239
– Bryonia-alba- 4.569
– Bryonia-cretica- 4.573
– Cassava~ 5.769
– Chaerophyllum-bulbosum- 4.798
– Chaerophyllum-villosum- 4.799
– Chenopodium~ 1.658
– China~ 6.728
– chinesische Ginseng~ 6.13
– chinesische Hasenohr~ 4.580
– chinesische Rhabarber~ 6.420
– Christ~ 5.423
– – schwarze 5.422

- Christrosen~ 5.422
- Collinsonia~ 4.956
- Collinsonia-canadensis- 4.956
- Colombo~ 5.557
- Corydalis-govaniana- 4.1020
- Costus~, indische 6.623
- Dictamnus-albus- 4.1161, 1163
- Diptam~ 4.1161
- Donavar~ 5.527
- Doronicum-pardalianches- 4.1189
- Dregea-rubicunda- 4.1190
- Drianten~ 4.236
- Eber~ 4.692
- Echinacea~ 5.3, 13, 26
- Echinacea-angustifolia- 5.3
- Echinacea-pallida- 5.13
- echte Veilchen~ 6.1146
- Edelherz~ 5.527
- Eibisch~ 1.623ff; 4.236
- Eisenhutseiten~ 4.69
- Enzian~ 1.583ff; 5.231
- – japanische 5.244
- Ephedra~ 5.54
- Epilobium-angustifolium- 5.60
- Eppich~ 6.577
- Erbel~ 5.185
- Erdbeer~ 5.182, 185, 187
- Erdholler~ 6.577
- Eryngium-maritimum- 5.79
- Eryngium-planum- 5.81
- Escher~ 4.1161
- Faden~ 5.527
- Fallkraut~ 4.352
- falsche Bibernell~ 6.590
- Färberkraut~ 1.669; 4.176
- Farn~ 1.607; 4.1202
- – männliche 4.1203
- Farnkraut~ 4.1202
- Feg~ 4.139
- Feldmannstreu~ 5.77
- Feuer~ 5.925
- Feuerkraut~ 5.60
- Fieber~ 5.231
- Fliegenfänger~ 4.302
- Frauenschuh~ 4.1123
- – amerikanische 4.1123
- Frauenwurz~ 4.741
- frische Sellerie~ 4.299
- Galium-rotundifolium- 5.225
- Gebärmutter~ 5.666
- Gelbfrauenschuh~ 4.1123
- Gelbsucht~ 4.1089
- Gelsemium~ 1.676
- gemeine Mahonien~ 5.747
- gemeine Wegwarten~ 4.869
- Gentiana-asclepiadea~ 5.229
- Gentiana-pannonica- 5.243
- Gentiana-punctata- 5.243
- Gentiana-purpurea- 5.244
- Geranium-maculatum- 5.253
- Geranium-sanguineum- 5.259
- Gichtrosen~ 6.6

- Gichtstock~ 5.666
- Gift~ 4.73; 6.1137
- Gilb~ 4.1089
- Ginseng~ 6.13
- – amerikanische 6.13
- Ginster~ 4.1131
- Gipskraut~ 5.359
- Gras~ 4.139
- Grieß~ 4.956
- – kanadische 4.956
- Grind~ 6.728
- Hand~ 5.527
- Hanf~
- – amerikanische 4.303
- – kanadische 4.303
- Haselwurz~ 4.381
- Hasenohr~, chinesische 4.580
- Hauhechel~ 1.660ff
- Heimisch~ 4.236
- Helenenkraut~ 5.527
- Heracleum-lanatum- 5.433
- Hibiscus~ 4.2
- Hoch~ 5.231
- Holler~ 6.583
- Holunder~ 6.583
- Hundskürbis~ 4.569, 573
- Iboga~ 6.891
- Igelkraut~ 5.265
- Indigo~, wilde 4.464
- indische Baldrian~ 6.1074
- indische Costus~ 6.623
- indische Kostus~ 6.620
- indische Schlangen~ 6.365
- Inula-racemosa- 5.531
- Ipecac~ 4.777
- Ipecacuanha~ 4.777
- – Identität mit DC 2.274
- – mehlige 4.779
- – schwarze 4.773, 779
- – weiße 4.779
- – Zubereitungen 1.588ff
- Ipecacuanha-tomentosa- 4.786
- italienische Bibernell~ 6.590
- Jägerbrot~ 4.692
- Jalapen~ 1.676; 5.545
- japanische Alkanna~ 4.177
- japanische Enzian~ 5.244
- javanische Kurkuma~ 4.1096
- Justicia-adhatoda~ 5.600
- Justicia-engleriana- 5.601
- Kadsura-coccinea~ 5.604
- Kadsura-longipedunculata- 5.607
- Kadsura-scandens- 5.608
- Kalumbe~ 5.557
- kanadische Blut~ 3.265, 1055
- kanadische Grieß~ 4.956
- kanadische Hanf~ 4.303
- Karlsdistel~ 4.692
- Katzen~ 6.1082
- Kawa~ 6.212
- Kegelblumen~ 5.13
- Kesso~ 6.1073

- Knotengras~ **4.**139
- Knöterich~ **6.**76
- Kolombo~ **1.**586, 674
- Kolumbo~ **5.**557
- Königsrosen~ **6.**6
- Kostus~, indische **6.**620
- Kren~ **4.**340
- Kriechweizen~ **4.**139
- Kuhblumen~ **6.**899
- Kurkuma~ **4.**1089
- – javanische **4.**1096
- kurzhaarige Seggen~ **4.**689
- Labstock~ **5.**664, 666
- Lakritzen~ **5.**314
- Laufquecken~ **4.**139
- Lebensverlängerungs~ **6.**13
- Leberstock~ **5.**664
- Leptandra~ **6.**1121
- Lerchensporn~ **4.**1018
- Leuchtstern~ **4.**173
- Liebstengel~ **5.**666
- Liebstock~ **5.**666
- Liebstöckel~ **1.**605ff; **5.**666
- Lippstock~ **5.**666
- Löwenblatt~ **4.**741
- Löwenzahn~ **1.**659; **4.**931; **6.**899
- – mit Kraut **6.**900
- Maggi~ **5.**666
- Mahonia~ **5.**747
- Mahonien~, gemeine **5.**747
- Maiblumen~ **4.**984
- Maiglöckchen~ **4.**984
- Malven~, weiße **4.**236
- Mandioka~ **5.**769
- Mandragora-caulescens- **5.**765
- Maniok~ **5.**769
- männliche Farn~ **4.**1203
- Mannstreu~ **5.**77
- Marienherz~ **4.**1155
- marylandische Spigelien~ **6.**775
- Maytenus-heterophylla- **5.**795
- Maytenus-ilicifolia- **5.**798
- Maytenus-putterlickioides- **5.**803
- Maytenus-senegalensis- **5.**805
- Maytenus-undata- **5.**807
- Meerrettich~ **4.**340
- – Wiesen- **4.**342
- Mehlprimel~ **6.**275
- mexikanische Baldrian~ **6.**1070
- mexikanische Scammonia~ **5.**540
- Moor~ **6.**49
- Moringa~ **5.**854
- Narden~ **5.**265, 912
- – wilde **4.**381
- Nerven~ **4.**1123
- Nymphaea-alba- **5.**925
- Ochsenzungen~, rote **4.**176
- Odinskopf~ **5.**527
- Old~ **5.**527
- Orizaba~ **5.**540
- Päden~ **4.**139
- Paeonia-alba- **6.**3
- Paeonia-lactiflora- **6.**4
- Panax~ **6.**13
- Panax-quinquefolius- **6.**31
- Päonien~ **6.**6
- Pastinak~ **6.**51
- Petersilien~ **1.**660; **6.**116
- Petroselinum-sativum- **6.**116
- Pfingstrosen~ **1.**641; **6.**6, 8
- – – rote **6.**4, 11
- – – weiße **6.**3
- Pimpernell~ **6.**148
- Pimpinell~ **6.**148
- Pimpinella-peregrina- **6.**152
- Pink~ **6.**775
- Platycodon~ **6.**239
- Pocken~ **6.**728
- Primel~ **1.**577ff; **6.**274, 279
- Primula-auricula- **6.**272
- Primula-elatior- **6.**274
- Primula-farinosa- **6.**275
- Primula-veris- **6.**279
- Primula-vulgaris- **6.**285
- Pulsatilla-chinensis- **6.**314f, 317, 321
- Purgier~ **5.**545
- Purpursonnenhut~ **5.**26
- Quecken~ **4.**139
- – rote **4.**686
- Quecksilber~ **4.**139
- Ratanhia~ **1.**596ff; **5.**616
- Rauwolfia~ **6.**365
- Rauwolfia-canescens- **6.**377
- Rauwolfia-tetraphylla- **6.**377
- Rauwolfia-vomitoria- **6.**378
- Rehmannia- **6.**385
- Rehmannia-glutinosa- **6.**385
- Rhabarber~ **1.**579ff; **6.**420
- – chinesiche **6.**420
- Rhapontik~ **6.**435
- Rheum-emodi- **6.**416
- Rheum-webbianum- **6.**436
- Riedgras~ **4.**686
- Rohr~ **4.**692
- Roß~, weiße **4.**692
- Rotbeer~ **5.**185
- rote **4.**176
- rote Bibernell~ **6.**590
- rote Ochsenzungen~ **4.**176
- rote Pfingstrosen~ **6.**4, 11
- rote Quecken~ **4.**686
- Rotfärbe~ **4.**176
- Rotwurzsalbei~ **6.**544
- Rüben~ **5.**930
- Runzel~ **4.**173
- Saatgras~ **4.**139
- Salomonsiegel~ **6.**243
- Salvia-miltiorrhiza- **6.**544
- Sam~ **6.**13
- Sandriedgras~ **4.**686
- Sanguisorba-minor- **6.**588
- Sanicula-marilandica- **6.**599
- St. Lorenzkraut~ **6.**1137
- Sarsaparill~ **6.**723

- Sarsaparilla~ **6.**723
- Sassafras~ **6.**615
- Sau~ **4.**569, 573
- Sauerdorn~ **4.**492
- Saussurea-costus- **6.**623
- Scammonia~, mexikanische **5.**540
- Scammonium~ **5.**540
- Scherbelkraut~ **4.**381
- Schinseng~ **6.**13
- Schleim~ **4.**236
- Schließgras~ **4.**139
- Schlüsselblumen~ **6.**274, 279
- schmalblättrige Sonnenhut- **5.**3
- Schneerosen~ **5.**422
- Schöllkraut~ **4.**844
- schwarze Christ~ **5.**422
- schwarze Ipecacuanha~ **4.**773, 779
- Schwarzrettich~ **6.**357
- Seegras~ **4.**686
- Seerosen~, wohlriechende **5.**927
- Seggen~ **4.**686
- – kurzhaarige **4.**689
- Seicher~ **6.**899
- Sellerie~ **4.**298
- – frische **4.**299
- Senega~ **1.**577ff
- Smilax-aristolochiifolia- **6.**723
- Smilax-aspera- **6.**728
- Smilax-febrifuga- **6.**729
- Smilax-officinalis- **6.**731
- Smilax-tonduzii- **6.**733
- Sonnenhut~ **5.**3, 13, 26
- – schmalblättrige **5.**3
- Spargel~ **4.**397
- Spei~ **4.**774, 777
- Spigelien~ **6.**775
- – marylandische **6.**775
- Stechwinden~ **6.**723
- Stern~ **4.**173f
- Storchschnabel~ **5.**253
- Süßholz~ **1.**592ff; **5.**314
- – weiße **4.**236
- Tabernanthe~ **6.**891
- Taraxacum-officinale- **6.**899
- Terminalia-avicennoides- **6.**915
- Terminalia-brevipes- **6.**918
- Terminalia-glaucescens- **6.**923
- Terminalia-macroptera- **6.**924
- Terminalia-sericea- **6.**926
- Teufelskrallen~ **5.**385
- Tollkirschen~ **4.**431
- Tormentill~ **1.**609; **6.**260
- Turpeth~ **5.**948
- Turpit~ **5.**948
- Umlenk~ **5.**527
- Valeriana-edulis- **6.**1070
- Veilchen~ **1.**608ff
- – echte **6.**1146
- Vincetoxicum-atratum~ **6.**1135
- Vincetoxicum-versicolor~ **6.**1140
- Walderdbeer~ **5.**185
- Waldröschen~ **5.**60

- Warzenkraut~ **4.**844
- Wasserbenedikten~ **5.**262
- Wegwarten~ **4.**869
- Wein~ **5.**265
- weiße Baptisia~ **4.**463
- weiße Malven~ **4.**236
- weiße Pfingstrosen~ **6.**3
- weiße Roß~ **4.**692
- weiße Seerosen~ **5.**925
- weiße Seifen~ **5.**359
- weiße Süßholz~ **4.**236
- Wiesenmeerrettich~ **4.**342
- wilde Indigo~ **4.**464
- wilde Narden~ **4.**381
- wohlriechende Seerosen~ **5.**927
- Wohlverleih~ **4.**352
- Wurmfarn~ **4.**1202
- – amerikanische **4.**1208
- Wurmgras~ **6.**775
- Wurzel, rote **4.**176
- Zauber~ **5.**765
- Zichorien~ **4.**868f, 931
- Zitter~ **4.**1099
- Zitwer~ **1.**563ff; **4.**1099
- Zuckerrüben~ **4.**931
- Zwergdistel~ **4.**692
- Zwergholunder~ **6.**577

Wurzelbärtigkeit, Rübe **1.**286, 288
Wurzelbrand, Rübe **1.**289
Wurzelfäule **1.**291, 293
Wurzelfix, Monographie **3.**1253
Wurzelhalsfäule, Raps **1.**292
Wurzelkropf **1.**335
- Kernobst **1.**287

Wurzelrinde
- Abroma-augusta- **4.**25
- Acacia-kirkii- **4.**34
- Acronychia-pedunculata- **4.**83
- Baumwoll~ **1.**587; **5.**342
- Berberitzen~ **4.**490
- Dictamnus-albus- **4.**1163
- Gewürzsumach~ **1.**589; **6.**450
- Granat~ **6.**331
- Moringa-oleifera- **5.**857f
- Mudar~ **4.**622
- Paeonia-suffruticosa- **6.**10
- Piszidia~ **1.**588
- Poterium- **6.**607
- Sarcopoterium-spinosum- **6.**607
- Sassafras~ **6.**613
- Sauerdorn~ **4.**490
- Simaruba~ **1.**589
- Stinkbusch~ **6.**450
- Sumach~ **6.**450f
- Tabernanthe~ **6.**891

Wurzelschwamm, Gehölze **1.**296
Wurzelstock
- Alant~ **1.**605
- Bergenia~ **4.**498
- Curcuma~ **1.**550, 693; **4.**1089
- Curcuma-aromatica- **4.**1086
- Dryopteris-athamantica- **4.**1201

**Wurz**

- Dryopteris-filix-mas- **4.**1202
- Dryopteris-marginalis- **4.**1208
- Frauen~ **4.**741
- Frauenschuh~ **4.**1123
- Gelb~ **4.**1089
- – javanischer **4.**1096
- – langer **4.**1089
- grüner Nieswurz~ **5.**425
- Haselwurz~ **4.**381
- javanischer Gelb~ **4.**1096
- Kavakava~ **1.**588; **6.**201
- langer Gelb~ **4.**1089
- Leptandra- **6.**1121
- Nieswurz~ **5.**422
- – grüner **5.**425
- – schwarzer **5.**422
- Pestwurz~ **6.**88
- Quecken~ **1.**607ff; **4.**139
- Sandriedgras~ **4.**686
- schwarzer Nieswurz~ **5.**422
- Spigelia-marilandica- **6.**775
- Tormentill~ **1.**680
- Wurmfarn~ **4.**1202
- Zimizifuga~ **1.**586

Wurzelsumach **6.**458
Wutkraut **4.**262f
Wütrich **4.**970
Wu-wei-tzu **6.**641, 647
Wuweizisu-C **5.**604
Wuzi-Yanzong-Wan ChinP IX **6.**647
Wyamine **3.**774
Wych elm **6.**1026
Wydleria portoricensis **6.**105

# X

100x *[4-Brom-2,5-dimethoxy-amphetamin]* **3.**210
X-Thuhuy-xin **5.**688
Xamoterol, Monographic C01CX **9.**1207
Xanthacridin **7.**66
Xanthacridinum **7.**64
Xanthangummi, in Dermatika **2.**903
Xanthanolid **3.**249
Xanthat **1.**8
Xanthen **1.**167; **9.**392
Xanthen-9-carbonsäure **8.**916; **9.**392
Xanthin **7.**1073
– Nachweis **2.**139
Xanthin-Derivate, Diuretika C03BD
Xanthine, Antiasthmatika R03DA
Xanthinsäure **3.**710
Xanthioid cardamom **4.**252
Xanthium strumarium, Verfälschung von Stramonii folium **4.**1145
Xanthocilline **6.**60
Xanthogenat-Reaktion **2.**125
Xanthohumol **5.**448, 451
Xanthomegnin **6.**60
Xanthomicrol **5.**836; **6.**982, 986
Xanthomonas campestris **1.**286
Xanthomycin A **8.**389
Xanthon **9.**392
Xanthone **4.**757
(+)-Xanthoperol **5.**577
Xanthophyll **4.**288, 605, 661; **5.**476
Xanthoprotein **3.**1053
Xanthopsie **3.**1057
Xanthorhamnin **6.**395
Xanthorrhizol **4.**1085, 1097
Xanthotoxin **4.**297, 698, 971, 1160; **5.**178, 433ff; **6.**50f, 111, 113, 117, 513f; **8.**933
Xanthotoxol **6.**50
Xanthyletin **6.**510, 513
Xantinolnicotinat, Monographie B04AE, C04 **9.**1209
Xaramago **6.**718
Xerba **6.**718
Xenene **3.**179
[$^{133}$Xe]Xenon, Monographie **9.**1210
Xenopsylla cheopis **1.**266
Xenylamin **3.**60
Xenytropiumbromid, Monographie R03BB **9.**1211
Xerba **6.**718
Xereswein **1.**578ff
Xerogel, für rectale Applikation **2.**1005
Xhosa **4.**222
Xiandihuang **6.**385
Xiaohuixiang **5.**169
Xiaoqinglong Heji ChinP IX **6.**647

Xibornol, Monographie J01X  9.1212
Xierba  6.718
Xinene  6.70
Xipamid, Monographie C03BA  9.1212
Xixin  4.390
XTC [3,4-Methylendioxy-N-methylamphetamin]  3.811
Xuanfuhua  5.524
Xunh-xe  5.604
Xylabrillant Holzveredelung, Monographie  3.1253
Xyladecor, Monographie  3.1253
Xylamon Echtbraun, Monographie  3.1254
Xylamon Farblos, Monographie  3.1254
Xylamon Grundierung, Monographie  3.1255
Xylamon Holzwurm-Tod, Monographie  3.1255
D-Xylane  6.221
Xylan-poly(hydrogensulfat), Natriumsalz  8.421
Xylazin  1.732
- Monographie N01AX, N05CM  9.1215
Xyleborus dispar  1.316
2,5-Xylenol  5.510
Xylenolorange  2.354
2,4-Xylidin, Hämoglobinkonjugate  3.76
2,6-Xylidin  8.132
(2,6-Xylidino)carbonylmethylnitrilodiessigsäure  8.738
2-(2,6-Xylidino)-5,6-dihydro-1,3-thiazin  1.732
Xylidylblau  2.354
Xyligen B  3.622
Xylit  9.1216
Xylitol, Monographie A06AD  9.1216
Xylitolum  9.1216
L-Xylo-Ascorbinsäure  7.299
Xylobalsamum  4.968
Xylogalactomannan  5.308
Xyloglucan  6.896
Xyloidon  6.885
Xylole  1.529, 548;  3.1107;  6.181
- IR-Spektren  2.190
Xylometazolin
- Monographie R01AA, S01GA  9.1217
- hydrochlorid, Monographie R01AA, S01GA  9.1218
- Nachweis  2.144
Xylo-pentanpentol  9.1216
Xylopia aethiopica, Verfälschung von Piperis nigri fructus  6.215
Xylose  4.93;  5.83f, 200, 604
6-C-Xylosyl-8-C-glucosylapigenin  5.49
6-C-Xylosyl-8-C-glucosylluteolin  5.49
Xylotenin  6.510, 513
o-Xylotocopherol  9.971
p-Xylotocopherol  9.970
N-(2,3-Xylyl)anthranilsäure  8.841
Xynthoxylon bungei, Verfälschung von Piperis nigri fructus  6.215

# Y

Ya Chio **5.**270
Yagé **4.**458, 460
Yagé del monte **4.**458
Yagé sembrado **4.**458
Yagein **4.**458
Yajé **4.**460
Yalan biber ag **6.**627
Ya-la-po-mien **5.**338
Yama **4.**167; **5.**671
Yamogenin **4.**398; **6.**242, 722f, 728, 736f, 998
Yanfuzi **4.**69
Yang chun sha **4.**251
Yang chun sharen **4.**248
Yangambin **6.**192, 1156
Yangonin **6.**201f
Yanhu **4.**1024
Yanhuso **4.**1024
Yanhusuo **4.**1024
Yarnigbei **4.**136
Yarrow **4.**46, 48
Yateycaá **4.**61
Ybe **6.**905
Ye jiao teng **5.**146
Yeble **6.**576
Yellow bark **4.**875; **6.**405
Yellow bedstraw **5.**225
Yellow broom **4.**463
Yellow chamomile **4.**287
Yellow cinchona **4.**874
Yellow cinchona bark **4.**875
Yellow clover broom root **4.**464
Yellow cross liquid **3.**1067
Yellow daisy **6.**504
Yellow deal **6.**180
Yellow foxglove **4.**1170
Yellow fumitory **4.**1021
Yellow galium **5.**225f
Yellow gentian **5.**230
Yellow gowan **6.**897
Yellow indigo **4.**463
Yellow indigo root **4.**464
Yellow lady's-slipper **4.**1122
Yellow moccasin-flower **4.**1122
Yellow mustard seed **6.**707
Yellow ointment **2.**886
Yellow peril **7.**1227f
Yellow pine **4.**127; **6.**176, 179f
Yellow poplar **5.**701, 703
Yellow snow rose **6.**441
Yellow soft paraffin **2.**886
Yellow sunshine *[LSD]* **3.**750; **8.**778
Yellow terminalia **6.**923

Yellow wolf's bane **3.**17; **4.**79
Yellow zedoary **4.**1086
Yellow-flowered rhododendron **6.**441
Yelunjooj **4.**307
13-*epi*-Yenhusomin **4.**1020
Yen-hu-suo **4.**1024
Yerba de alchemilla **4.**163
Yerba d'avena **4.**441
Yerba de berro **5.**917
Yerba de chiro **4.**61
Yerba de coclearia **4.**923f
Yerba de cola de caballo **5.**66
Yerba de cutia **6.**133
Yerba dulce **5.**687f
Yerba d'equiseto invernal **5.**70
Yerba hemostastica **4.**136
Yerba de Hiedra Terrestre **5.**293
Yerba de levistico **5.**665
Yerba de Maria **6.**539
Yerba de maro **6.**932
Yerba mate **5.**508
Yerba de milefolio **4.**48
Yerba de ruda **6.**511
Yerba de sabina **5.**586
Yerba de San Juan **4.**373
Yerba de las serpientes **6.**1014
Yerba soldado **6.**197
Yerba de soldado **6.**197
Yerba del toro **5.**795
Yerba de ulmaria **5.**152
Yerba de verbena **6.**1108f
Yerba de la virgaureae **6.**759
Yerba de la Virgen **6.**1014
Yerbabaum **5.**508
Yerkum **4.**624
Yersinia pestis **1.**278
Yew **6.**909
Yew-tree **6.**905
Yeyuhualacton **3.**74, 98
Yimucao **5.**650
Yinchen **4.**367, 372
Yinnidoukou **4.**247
Ylangen **4.**82, 273, 896; **6.**640, 643, 858
Yodo-boke **4.**796
Yohimban **6.**361f, 366
3β,20α-Yohimban-16β-carboxylic acid, 18β-hydroxy-17α-methoxy-, methylester, 3,4,5-trimethoxybenzoate **7.**1202
Yohimbe **3.**31
Yohimbin **4.**402f; **6.**376
– Monographie C02C **9.**1221
– hydrochlorid, Monographie C02C **9.**1224
α-Yohimbin **4.**1030; **6.**376, 378
β-Yohimbin **4.**1030
δ-Yohimbin **3.**30; **9.**495
(+)-Yohimbin **6.**361
Yohimbinsäure, Monographie C02C **9.**1225
Yohimboasäure **9.**1225
– methylester **9.**1221
Yoltes **6.**576
Yoshu-Intoxikation **3.**292
Young-Gleichung **2.**103

Young-Verfahren **3.**542
Ypadu **5.**89
Yperit **3.**1067
Yponomeuta malinellus **1.**318
Ysander **3.**368
Ysop **5.**959
Ytterbium, Nachweisgrenze, spektroskopische **2.**469
Yttrium
– Antidot **2.**342
– Nachweisgrenze, spektroskopische **2.**469
Yu zhu **6.**244
Yuanamid **4.**1024f
Yuandoukou **4.**247
Yuanhu **4.**1024
Yuanhunin **4.**1015, 1024
Yuca **5.**768
Yuccagenin **4.**183; **6.**998
Yü-chin **4.**1088
Y-Virus-Mosaik, Kartoffel **1.**286

# Z

Zaatar **5.**950
Zábila **4.**213
Zacate lemón verba Luisa **4.**1110
Zaccatilla **4.**1135
Zackengallen **6.**458
Zadi-phu-apoen **5.**872
Zadwar **4.**1098f
Zafferano selvatico **4.**946
Zähflüssige Extrakte **1.**603ff
Zahlenmittel, Molekülmasse **2.**324
Zählkammer, nach Neubauer **1.**490, 493
Zählrohr **2.**80
Zähnblöcker **4.**289
Zahnbürsten **1.**145, 195
Zähne, Gelbverfärbung durch Chrom **3.**315
Zahnersatz
– Haftmittel **1.**197
– Pflegemittel **1.**196
Zahnfäule **1.**191
Zahnheilkunde, Abdruckmaterial **4.**131
Zahnkitt **1.**710
Zahnkörner **6.**8
Zahnpasta **1.**192ff;  **7.**107
Zahnperlen **6.**8
Zahnpflege **1.**191ff
Zahnpulver **1.**192, 194, 638f
Zahnradphänomen, Methanol **3.**788
Zahnscheibenmühle **2.**543
Zahnschmelz **1.**138, 191
Zahnspangenreinigungsmittel **1.**197
Zahnstein **1.**191
Zahntinktur **1.**572
– nach Wundram **1.**611
Zahntropfen Boehm **1.**611
Zahntropfen Dieterich **1.**611
Zahnwalzenkompaktor **2.**828
Zahnwatterollen **1.**21
Zak-Bruns
– Alkohol-Aceton-Gemisch **1.**528
– Digitoninlösung **1.**535
Zambuco **6.**579
Zampino **6.**121
Zangeblume **4.**46
Zaniggeli **6.**595
Zankiel **6.**595
Zantedeschia aethiopica **4.**616
Zanykl **6.**595
Zapania citrodora **5.**690
Zapania scaberrima **5.**687
Zapekierung **5.**508
Zäpfchen **1.**667f;  **2.**1003
Zapfenholz **6.**397

Zapfenkorn **4.**911
Zaragatona **6.**222
Zaragota **6.**222
Zarcilla **4.**484
Zarsud **4.**1088
Zarzaparilla **6.**724, 730
Zauberhasel **5.**368
Zauberhaselblätter **5.**376
Zauberhaselrinde **5.**372
Zaubernuß, virginische **5.**368
Zaubernußrinde **5.**372
Zauberstrauch **5.**368
Zauberstrauchblätter **5.**376
Zauberstrauchrinde **5.**372
Zauberwurzel **5.**765
Zaunkleber **5.**221
Zaunkraut **5.**221
Zaunrübe
– rotbeerige **4.**572
– rote **3.**220f, 357ff; **4.**572
– rotfrüchtige **4.**573
– schwarzbeerige **4.**568
– schwarzfrüchtige **4.**568
– weiße **3.**220f, 357ff; **4.**568
Zdravetzöl **5.**252
– ätherisches **5.**252
Zearalenon **9.**1228
Zearin **3.**105
Zeaxanthin **4.**85, 602, 1069; **5.**201
– diepoxid **6.**1149
– dipalmitat **5.**720
Zecken **1.**267f, 279
Zeder
– rote **5.**589
– spanische **5.**579
– virginische **3.**703; **5.**589
Zedernholzöl **5.**590
– Verfälschung von Cinnamomi cassiae aetheroleum **4.**889
Zederon **4.**1100
Zedesa, Monographie **3.**1256
Zedesa Blausäure, Monographie **3.**1256
Zedesa Methylbromid
– Monographie **3.**1256
– Pflanzenschutz **1.**370
Zedesa Pellets, Monographie **3.**1256
Zedesa Tabletten, Monographie **3.**1256
Zédoaire **4.**1098
Zédoaire bulbeux **4.**1099
Zédoaire longue et ronde **4.**1099
Zedoaria **4.**1098
Zedoaria amarella **4.**1086
Zedoariae rhizoma **4.**1099
Zedoarie **4.**1098
Zedoaron **4.**1100
Zedoarondiol **4.**1087
Zedoary **4.**1098
Zedoary root **4.**1099
Zédoire **4.**1098
Zeera **4.**1081
Zeetang **5.**201
Zehnibluemli **4.**262

Zeiland **3.**387
Zeisigkraut **4.**262f
Zeiss-Drüse **2.**636
Zeitfüller, Dosiersystem **2.**797
Zeitlose, neapolitanische **4.**954
Zeitlosenblüten **4.**948
Zeitlosenessig **1.**563
Zeitlosenknollen **4.**952
Zeitlosensamen **4.**948
Zeitlosensamenextrakt **1.**604
Zeitlosentinktur **1.**674
Zelderie **4.**292
Zeller **4.**292
Zellerich **4.**292
Zellerie **4.**292
Zellinien, für Gentechnologie **2.**711
Zellkulturen, für Gentechnologie **2.**710
Zellstoff
– Fichten~ **1.**23
– Gewinnung u. Eigenschaften **1.**5
– Herstellung, Dioxinbelastung **3.**1138
– Holzschliff **1.**23f
– Kiefern~ **1.**23
– Laub~ **1.**23f
– Verband~ **1.**22
Zellstoffprodukte **1.**41
Zellstofftupfer **1.**35
Zellstoffwatten
– Eigenschaften **1.**23
– Herstellung **1.**22
Zellwände, Nachweis, mikroskopischer **1.**557
Zellwasser **2.**58
Zellwolle **1.**7
Zellzählungen, Blut **1.**490
Zeltrusznik **6.**675
Zement, Allergie **3.**316
Zementierung, Suspension **2.**108
Zemljanoj orech **4.**316
Zenèver **5.**565
Zenkosid **6.**814
Zen-Szen **6.**13
Zentraltropfer **2.**1000
– Dosiergenauigkeit **2.**999
Zentrifugalmühle **2.**544
Zentrifugalschichtchromatographie **2.**273
Zentrifugentypen **2.**602f
Zentrifugieren, Trennen **2.**602
Zeolith **1.**192
– Monographie **9.**1227
Zeparox, Preßdruck-Tablettenhärte-Diagramm **2.**943
Zera-CCC, Monographie **3.**1256
Zera Chlortoluron 700 flüssig, Monographie **3.**1256
Zera-Gram, Monographie **3.**1256
Zera Muscazid, Monographie **3.**1257
Zera Rübenfix, Monographie **3.**1257
Zera-Terbutryn 500 flüssig, Monographie **3.**1257
Zera-Trifluralin, Monographie **3.**1257
Zeranol, Monographie A14B **9.**1227
Zerav zapadni **6.**956
Zerbeißkapseln **2.**812

Zerfall, radioaktiver  2.397
Zerfallsbeschleuniger  7.700
– für Granulate  2.727
– Tablettierung  2.945
Zerfallstester, für Suppositorien  2.1010
Zerfallszeit
– Arzneibuchforderung, Tabletten  2.965
– Brausetabletten  2.954
– Endkontrolle  2.1110
– Granulate  2.741
– Tabletten  2.953
– ungenügende, Tablettierung  2.952
Zerkleinern  2.534
Zerkleinerung, Drogen  2.1017
Zerkleinerungsgrad, erreichbarer, bei Mühlentypen  2.537, 1018
Zerkleinerungsgrade, von Drogen  1.576, 637, 657f
Zerreiche  6.336
Zerreichenblätter  6.337
Zerrgras  6.246
Zersetzungspotentiale, von Lösungsmitteln  2.511
Zersetzungsprodukte, Grenzprüfung  2.314
Zerstäuberpumpen  2.628
Zerstäubungstrocknung  2.601
Zerteilende Kräuter  1.573
Zeta-Potential  2.96, 106, 700, 927f
Zetteln, Garnherstellung  1.26
Zgasievka  6.295
Zha zi  4.796
Zhimu  4.277
Zhimurou  4.277
Zibet  1.198
Zichorie  4.867
– Lactucopicrin  3.723
– wilde  4.867
Zichorienblätter  4.868
Zichorienkaffee  4.870
Zichorienwurzel  4.868f
– Verfälschung von Coffeae semen  4.931
Zick-Zack-Sichter  2.50, 588
Zidovudin, Monographie J05A  9.1229
Ziegelroter Rißpilz  3.850
Ziegeltee  4.631
Ziegenbart  5.148
Ziegenblaume  4.281
Ziegendill  4.970
Ziegenkraut  4.971
Ziegensamen  6.996
Ziegentod  4.72
Ziehl-Neelsensche Karbolfuchsinlösung  1.528, 548, 559
Ziehlsche Lösung  1.528
Ziela mierznicy czarnej  4.455
Ziele dymnicy  5.207
Ziele glistnika  4.839
Ziele kopytnika z korceniami  4.381
Zierin  6.582f
Zierquitte, japanische  4.795
Zieve-Syndrom, Ethanol, chron. Toxizität  3.544
Zigeunerkraut  5.464, 466
Zigeunerkrautsamen  5.471
Zigeunerlauch  4.202

Zigeunerlauchkraut  4.203
Zig-zag-Scanner, für DC  2.424
Zikaden  1.309
Zimeldin
– Monographie N06AB  9.1231
– dihydrochlorid Monohydrat, Monographie N06AB  9.1231
Zimizifugafluidextrakt  1.586
Zimizifugawurzelstock  1.586
Zimmermann-Reaktion  7.1373
Zimmerpflanzenspray N
– Monographie  3.1257
– Pflanzenschutz  1.344
Zimmerpflanzenspray Parexan, Monographie  3.1257
Zimt  4.631, 895
– chinesischer  4.890
– echter  4.902
– englischer  4.890
– gemeiner  4.890
– indischer  4.890
– magelhaenscher  4.1194
– magellanischer  4.1194
Zimtaldehyd  4.884, 887ff, 895, 899ff, 906, 963; 5.459;  6.878
Zimtaldehydglycerol-1,3-acetal  4.885
Zimtalkohol  4.884, 890, 901, 906; 5.458, 699; 6.878;  9.1244
Zimtbaum  4.887, 900
– ceylonischer  4.900
– chinesischer  4.887
Zimtblätteröl  4.906
– ätherisches  4.906
Zimtblüten  4.888
Zimterdbeere  5.182
Zimtfrüchte  4.888
Zimtkassia  4.890
Zimtkassie  4.887
Zimtkelche  4.888
Zimtnägelein  4.888
Zimtnagerl  4.888
Zimtöl  1.563ff;  4.901
– ätherisches  4.901
– chinesisches  4.888
Zimtrinde  1.578ff;  4.902
– bittere  4.898
– chinesische  4.890
– weiße  4.1035
Zimtsäure  4.257, 579, 635, 726, 892, 901, 1085; 5.49, 89, 184f, 699f, 899, 941, 963;  6.203, 848
– Synthese, Perkinsche  4.383
(E)-Zimtsäure  5.186
trans-Zimtsäure  4.885
– benzylester  7.441
Zimtsäureacetat  4.899, 906
Zimtsäureamid  4.884
Zimtsäurecinnamoylester  6.848
Zimtsäurepyrrolidid  6.202
Zimtsirup  1.648;  4.894, 906
Zimtstrauch, chinesischer  4.887
Zimttinktur  1.649ff, 674;  4.892, 903

Zimtwasser **1.**566, 581ff;   **4.**902
Zinc and castor oil ointment **2.**892
Zinc and coal tar paste **2.**891
Zinc and ichthammol cream **2.**891
Zinc and salicylic acid paste **2.**891
Zinc cream **2.**891
Zinc oxide ointment **2.**892
Zinchokain-hydrochlorid **7.**958
Zinci acetas basicum **9.**1234
Zinci chloridum **9.**1235
Zinci gelatina **1.**609
Zinci oxidi lotio **1.**622
Zinci oxidi oleum **1.**629
Zinci oxidi pasta mollis **1.**631
Zinci oxidum **9.**1237
Zinci oxydum **9.**1237
Zinci pasta **1.**631
Zinci pasta mollis **1.**631
Zinci sulfas **9.**1239
Zinci unguentum **1.**697;   **2.**892
Zincke-Aldehyd **7.**357
Zincum aceticum **9.**1233
Zincum chloratum **9.**1235
Zincum metallicum, Monographie **9.**1231
Zincum oxydatum **9.**1237
Zincum phosphoricum, Monographie **9.**1232
Zincum sulfuricum **9.**1239
Zindava evropská **6.**595
Zineb **1.**353
Zineb-ethylen-bis(thiramdisulfid)-Mischpräzipitat **3.**820
Zingiber minus **4.**245
Zingiberen **4.**1085, 1087, 1090, 1097, 1100; **6.**1097, 1101, 1144
Zingiberis oleum **1.**642
Zingiberis tinctura **1.**681
Zingiberol **4.**1085
Zink **9.**1231
– Monographie **3.**1257;   **9.**1233
– Antidot **2.**342
– Grenzprüfung **2.**314
– Komplexbildungskonstante mit EDTA **2.**354
– Nachweis **2.**139
– Nachweisgrenze, spektroskopische **2.**469
Zinkacetat **1.**555
– basisches, Monographie A12, D10AX **9.**1234
– Dihydrat, Monographie A12, D10AX **9.**1233
Zinkacetatlösung **1.**555
Zink-Bacitracin **1.**744
Zink-bis(N,N-dimethyldithiocarbamat) **3.**1260
Zink-bis(2-pyridinylthiol)-N,N'-dioxid **9.**461
Zinkblende **3.**1257;   **9.**1232f
Zinkblüte **9.**1237
Zinkchlorid **1.**528ff;   **3.**1258
– Monographie D08AX **9.**1235
Zinkchlorid-Ameisensäurelösung **1.**9
Zinkchloridlösung, iodhaltige **1.**16
Zink(II)chloridlösung, jodhaltige **1.**533
Zinkchloridnebel **3.**1258
Zinkchromat **3.**316, 1258
Zinkdiacetat-2-Wasser **9.**1233
Zinkdimethyldithiocarbamat **1.**371;   **3.**1260

Zinkdivalerat, Monographie **9.**1236
Zinkethylen-bis(dithiocarbamat) **1.**353
Zinkfeile **1.**547
Zinkfieber **3.**1258
Zinkit **9.**1237
Zinkkautschukpflaster **1.**574
Zinkleim **1.**609;   **2.**892
– harter **1.**609
– weicher **1.**609
Zinkleimverbände **1.**38
Zink-Mangan-ethylen-bis(dithiocarbamat)-Komplex **3.**761
Zinköl **1.**629
Zinkosit **9.**1241
Zinkoxid
– Monographie D02A **9.**1237
– in Dermatika **1.**574ff;   **2.**903
– in Kosmetika **1.**205
– in Pudern **2.**860
Zinkoxidgelatine **1.**609
Zinkoxidlotion **1.**622
– ethanolhaltige **1.**622
Zinkoxidöl **1.**629
Zinkoxidpaste **1.**631
– weiche **1.**631
Zinkoxidrauch **3.**1258
Zinkoxidsalbe **1.**697;   **2.**892
Zinkoxidschüttelmixtur **1.**622
Zinkpaste **1.**631;   **2.**891
– weiche **1.**631;   **2.**891
Zinkphosphat **9.**1232
Zinkphosphid **1.**371;   **3.**1258
Zinkpropylen-bis(dithiocarbamat) **1.**353;   **3.**1001
Zinkpulver **3.**1257f
Zinkpyrithion **1.**146, 177
Zink-Rizinoleat **1.**211
Zinksalbe **1.**697;   **2.**892
Zinksalicylsäurepaste **1.**631
Zinksalz der Pentansäure **9.**1236
Zinkspat **3.**1257;   **9.**1232f
Zinkstaub **3.**1257f
Zinkstearat
– FST-Mittel **2.**946
– in Pudern **2.**860
Zinkstreupulver **1.**639
Zinksulfat **1.**544ff, 690;   **3.**1258;   **9.**1239
– Heptahydrat, Monographie A12 **9.**1239
– Monohydrat, Monographie A12 **9.**1240
– wasserfrei, Monographie A12 **9.**1240
Zinkundecylenat, Monographie D01AE, V04CX **9.**1241
Zinkvalerat **9.**1236
Zinkvitriol **9.**1239
Zinn
– Monographie **3.**1259;   **9.**1242
– Grenzprüfung **2.**314
– Nachweis **2.**140
– Nachweisgrenze, spektroskopische **2.**469
Zinn(II)chlorid **3.**1259
Zinn(IV)chlorid **3.**1259
Zinngras **5.**65
Zinnhydrid **3.**1259

Zinnkraut 5.66, 68
Zinnober 3.1021; 9.467
- Monographie 9.1243
Zinnoxid 3.1259
Zinnstein 9.1242
Zinnwasserstoff 3.1259
Zipeprol
- Monographie R05DB 9.1244
- dihydrochlorid, Monographie R05DB 9.1245
Zipfelblättriger Bärenklau 5.432
Zipolle 4.184
Zippel 4.184
Zipperleinkraut 4.99
Zira 4.1081
Zira khar 4.578
Ziram 1.371
- Monographie 3.1260
Zirkonium, Nachweisgrenze, spektroskopische 2.469
Zitronengras 4.1111
Zitronengrasöl 4.1112
Zitronenkraut 5.814
Zitronenmelisse 5.811, 814
Zitronenminze 5.827
Zitronenminzöl 5.827
Zitronenöl 3.736f
- ätherisches 3.736f
Zitronenquendel 6.969
Zitronenschale 1.674
Zitronensirup 1.648
Zitronenstrauch 5.690
Zitronenstrauchtee 5.692f
Zitronenthymian 6.969
Zitronentinktur 1.648, 674
Zitrusfrüchte, Konservierungsmittel 7.487
Zitterschrift, Quecksilber 3.1023
Zitterwurzel 4.1099
Zittmanni decoctum 1.577
Zittmannsche Abkochung 1.577
Zittrachkraut 6.157
Zitwer 3.98, 1056; 4.1098
Zitwerbeifuß 4.368
Zitwerblüten 4.369f
Zitwersamen 4.368f
Zitwerwurzel 1.563ff; 4.1099
Zitzenförmiger Nachtschatten 6.743
Ziyu-Glykosid 6.589
Zizyphus mucronata 5.805
Zlaty dest 5.624
Zlotnik 4.836
Zlutak 4.625
Zocollada 5.296
Zogalagandi 5.852
Zolazepamhydrochlorid, Monographie N01AX 9.1245
Zolimidin, Monographie A02BX 9.1245
Zoliridin 9.1245
Zombie-Phänomen, Tetrodotoxinintoxikation 3.1165
Zombi-Gifte 4.1147
Zomepirac
- Monographie M01AB 9.1246
- Dinatriumsalz Dihydrat, Monographie M01AB 9.1247
Zonendetektion 2.458
Zonenelektrophorese 2.250
Zonenschmelzverfahren 2.550
Zonismaid, Monographie N03AX 9.1247
Zoocumarin 3.1249
Zoomarinsäure 6.71
Zoosporen 1.288, 290
Zopiclon, Monographie N05CF 9.1248
Zorubicin
- Monographie L01D 9.1250
- hydrochlorid, Monographie L01D 9.1251
Zottiger Bärenklau 5.432
Zottiger Nachtschatten 6.743
Zottiges Weidenröschen 5.61
Zoxazolamin, Monographie M03B 9.1251
Zsálya 6.547
Zu Suge 4.289
Zubereitungen
- in Druckbehältnissen 1.612f
- feste
- - Endkontrolle 2.1108ff
- - Verfahrensvalidierung 2.1030
- flüssige, Endkontrolle 2.1106ff
- halbfeste
- - in Arzneibüchern, Übersichtstabelle 2.881ff
- - Endkontrolle 2.1107ff
- - Hilfsstoffe in Arzneibüchern 2.901ff
- - Verfahrensvalidierung 2.1038
- nichtpharmazeutische Anwendung 1.699ff
- nichtsterile, mikrobiologische Prüfung 2.1103
- parenterale Anwendung 1.613f
- sterile, Verfahrensvalidierung 2.1037
- streichfähige 2.871ff
- - Struktur der Systeme 2.875ff
- topische, mikrobiologische Prüfung 2.1103
- zur Applikation auf Schleimhäute 2.913
Zucca 4.1069, 1073
Zucca commune 4.1073
Zucca di spaqua 4.1072
Zucchinis 4.1068
Zucker
- fremde, Grenzprüfung 2.314
- Grenzprüfung 2.314
- Nachweis, chromatographischer 2.146
- reduzierende, Grenzprüfung 2.311
Zuckeraustauschstoff 9.1217
Zuckercouleur 1.584ff, 685
Zuckerdragierung 2.958
Zuckerfarbe 1.685
Zuckerkiefer 6.162
Zuckerlösungen 1.184
Zuckermelone 4.1065
Zuckermelonensamen 4.1066
Zuckerplätzchen 1.641
Zuckerrohranbau, Herbizid 3.365
Zuckerrohrbrand 1.296
Zuckerrübe, Pillierungsmittel für Saatgut 3.681
Zuckerrübenanbau, Herbizid 3.367, 732, 949, 1124, 1186

Zuckerrübenwurzel, Verfälschung von Coffeae semen **4.**931
Zuckersirup **1.**566ff, 652
Zuckertäfelchen **1.**641
Zuclopenthixol
– Monographie N05AF **9.**1252
– decanoat, Monographie N05AF **9.**1253
– dihydrochlorid, Monographie N05AF **9.**1253
Zufallsmischung, binäre **2.**566
Zufallsvariable, Statistik **2.**1049
Zumaque **6.**453
Zumischmethode, GC **2.**430
Zündfähigkeit **2.**119, 121
Zündtemperatur **2.**118f
Zünsler **1.**317
Zusammengesetzte Aloetinktur **1.**681
Zusammengesetzte Baldriantinktur **1.**685
Zusammengesetzte Benzoetinktur **1.**682
Zusammengesetzte Chinatinktur **1.**625
Zusammengesetzte Elektrolytlösung **1.**614
Zusammengesetzte Fencheltinktur **1.**576, 623, 675; **5.**177
Zusammengesetzte Ichthyolzäpfchen **1.**668
Zusammengesetzte Ivaessenz **1.**584, 699
Zusammengesetzte Kaliumacetatlösung **1.**656
Zusammengesetzte Lebertranemulsion **1.**581
Zusammengesetzte Lorbeersalbe **1.**697
Zusammengesetzte Mastixlösung **1.**656
Zusammengesetzte Natriumcitratlösung **1.**614
Zusammengesetzte Natriumlaktatlösung **1.**614
Zusammengesetzte Rhabarbertinktur **1.**684
Zusammengesetzte Salicylsalbe **1.**687
Zusammengesetzte Schwefelsalbe **1.**691
Zusammengesetzte Silbernitratsalbe **1.**688
Zusammengesetzte Süßholzlösung **1.**579, 656
Zusammengesetzte Tamarindenlatwerge **1.**578
Zusammengesetzte Wachssalbe **1.**690
Zusammengesetzte Wermuttinktur **1.**669
Zusammengesetzter Anisspiritus **1.**619; **6.**142
Zusammengesetzter aromatischer Spiritus **1.**665
Zusammengesetzter Citronellgeist **1.**665
Zusammengesetzter Engelwurzspiritus **1.**663
Zusammengesetzter Feigensirup **1.**647
Zusammengesetzter Koloquinthenextrakt **1.**598
Zusammengesetzter Rhabarberextrakt **1.**602
Zusammengesetzter Thymiansirup **1.**653
Zusammengesetztes Bilsenkrautöl **1.**629, 689ff
Zusammengesetztes Gummipulver **1.**639
Zusammengesetztes Salicylliniment **1.**617
Zusammengesetztes Spanischpfefferliniment **1.**616
Zusammengesetztes Terpentinliniment **1.**618
Zustand, überkritischer **2.**1030
Zwangsmischer **2.**576
Zwarte peper **6.**214
Zweckenholz **6.**397
Zweckgras **4.**138
Zweifelhafter Fuchsschwanz **4.**239
Zweiflügler **1.**318ff
Zweiggrind **1.**292
Zweigriffeliger Weißdorn **4.**1045
Zweigsterben bei Kirschen **1.**291
Zwei-Kammer-Druckpackung **2.**625

Zweikernweißdorn **4.**1045
Zweiphasenaerosol **2.**624
Zweiphasentitration **2.**349
Zweipunktkäfer **1.**315
Zweipunktkalibrierung **2.**1073
Zweischichtensuppositorien **2.**1011
Zwergdistelwurzel **4.**692
Zwergfüßler **1.**305
Zwergginster
– behaarter **4.**803
– kahler **4.**803
– Kopf- **4.**805f
– österreichischer **4.**801
– Purpur- **4.**804
– Regensburger **4.**805
– weißer **4.**801
Zwergginsterkraut **4.**806
Zwergholunder **6.**575
Zwergholunderbeeren **6.**577
Zwergholunderblätter **6.**576
Zwergholunderwurzel **6.**577
Zwergpalme **6.**680
Zwergpalmenfrucht **6.**680
Zwergrost, Gerste **1.**296
Zwergskolopender **1.**305
Zwergsteinbrand, Weizen **1.**297
Zwergzikaden **1.**309
$z$-Wert, Sterilisation **2.**780
Zwetschenlikör **1.**706
Zwetschge **3.**186
Zwiebel **1.**648; **4.**184
– askalonische **4.**183
– Bärlauch~ **4.**203
– Boophane-disticha- **4.**527
– Bowiea-kilimandscharica- **4.**536
– Bowiea-volubilis- **4.**538
– Fächer~ **4.**527
– Haus~ **4.**184
– Knoblauch~ **1.**670; **4.**191, 195
– – getrocknete **4.**195
– Küchen~ **4.**184
– Mäuse~ **6.**1037
– Meer~ **1.**564ff; **6.**1037, 1039
– Ratten~ **6.**1037
– Schneeglöckchen~ **5.**215
– Schnitt~ **4.**201
– Sommer~ **4.**184
– Speise~ **4.**184
– syrische **4.**183
– Urginea-altissima- **6.**1031
– Urginea-burkei- **6.**1032
– Urginea-capitata-, und Blätter **6.**1032
– Urginea-epigea- **6.**1033
– Urginea-indica- **6.**1034
– Urginea-rubella- **6.**1047
Zwiebelanbau, Herbizid **3.**303
Zwiebelblasenfuß **1.**308
Zwiebelbrand **1.**296
Zwiebelfliege **1.**319
Zwiebelsaft **1.**648
Zwiemilchernährung **1.**236
Zwikker-Reaktion **2.**126, 143

Zwikkers Reagens **1.**559
Zwillingsginster **4.**805
Zwingerhusten, Hund, Impfung J07C **1.**404
Zwischenelektrolyt **2.**494
Zwischenmazeration **2.**1028
Zwischenraumkapillarwasser **2.**58
Zwyczajna **4.**1073
Zyankali **8.**649
Zyclodest **2.**765
Zygosaccharomyces rouxii **6.**523
Zygoten **1.**288
Zyklohexenylaethylbarbitursäure **7.**1127
Zyklon **2.**539, 616
Zykloplegika, Ophthalmologika S01F
Zyklopropan **7.**1146
Zylinder, Urinsediment **1.**510
Zylinderoide, Urinsediment **1.**513
Zytostatika L01
- Alkaloide, pflanzliche L01C
- Alkylantien L01A
- Antibiotika, zytotoxische L01D
- Antimetabolite L01B
- Hormonantagonisten L02B
- Hormone L02A
- Naturprodukte L01C
Zytostatikatherapie, Entgiftungsmittel V03AF
Zytostatische Therapie, Klin. Chemie **1.**475
Zytröseli **6.**1017

# Indikations- und Stoffgruppenregister

Bearbeitet von
U. HOFFMANN-SCHOLLMAYER und W. REUß

Das nachfolgende Indikations- und Stoffgruppenregister beinhaltet die in den Textbänden beschriebenen Drogen bzw. Stoffe, geordnet nach Indikationsgebieten und Stoffklassen.

Grundlage dieser Einteilung bildet die ATC Classification der WHO in der Fassung von 1994, die im übrigen auch die Basis des ABDA-Warengruppenschlüssels stellt. ATC steht hierbei für „Anatomical Therapeutical Chemical", d.h., daß die Untergliederung primär nach anatomischen, sekundär nach therapeutischen und schließlich nach chemischen Gesichtspunkten erfolgt. Im vorliegenden Register wurden Substanzen mit verschiedenen Indikationen entsprechend mehrfach zugeordnet. Von der Einteilung der ATC Classification abweichende Substanzklassen wurden mit einem'*' gekennzeichnet, nicht mehr aktuelle Einteilungen aus früheren Jahren mit '†'.

Als Basis für die Einteilung dienten für die Drogen neben der ATC Classification v.a. der Hager selbst und die Aufbereitungsmonographien der Kommission E (Phyto-Therapie) des Bundesinstituts für Arzneimittel und Medizinprodukte (Stand 2.8.1994). Für die Zuordnung der Stoffe wurden neben der ATC Classification und dem Hager hauptsächlich der Martindale[1], die Rote Liste[2] und der European Drug Index[3] herangezogen.

Die Einteilung der Drogen erfolgte im allgemeinen bis zur dritten, die der Stoffe in der Regel bis zur dritten oder vierten der insgesamt maximal fünf Ebenen der ATC Classification. Die Untergliederung der ATC Classification nach chemisch-strukturellen Gesichtspunkten wurde in den Fällen übernommen, in denen es hinsichtlich der Beurteilung von Wirkungen bzw. unerwünschten Wirkungen sinnvoll erschien.

Nach der Einteilung gemäß ATC Classification in die verschiedenen Substanzklassen werden in dem vorliegenden Register die einzelnen Stoff- bzw. Drogenbezeichnungen zusammen mit der entsprechenden Bandnummer und Seitenzahl in der gewohnten Weise aufgeführt.

Stoffe, die nur bzw. auch veterinärmedizinisch verwendet werden, sind mit 'vet.' gekennzeichnet.

Salze und Basen, die keine eigene pharmakologische Beschreibung im Hager besitzen, sondern nur einen Querverweis auf den entsprechenden pharmakologischen Monographieteil ihrer Wirkkomponente, wurden wie diese Basen bzw. Salze eingeordnet.

**Literatur**
1. Reynolds JEF (Hrsg.) (1982–1993) Martindale, The Extra Pharmacopeia, 28th-30th Edition, The Pharmaceutical Press, London
2. Bundesverband der Pharmazeutischen Industrie (1993), Rote Liste 1993, Editio Cantor, Aulendorf
3. Muller NF, Dessing RP (Hrsg.) (1994), European Drug Index, 3rd Edition, Deutscher Apotheker Verlag, Stuttgart

# Indikations- und Stoffgruppen-Übersicht

| | |
|---|---|
| **A** | Ernährung, Verdauung, Stoffwechsel |
| **A01** | Mund- und Rachentherapeutika |
| **A02** | Antacida, Antiflatulentia und Ulkustherapeutika |
| **A03** | Spasmolytika, Anticholinergika und motilitätsfördernde Substanzen |
| **A04** | Antiemetika und Mittel gegen Reisekrankheit |
| **A05** | Gallen- und Lebertherapeutika |
| **A06** | Laxantien |
| **A07** | Antidiarrhoika, intestinale Entzündungshemmer/Antiinfektiva |
| **A08** | Antiadiposita, ausgenommen Diätprodukte |
| **A09** | Digestiva, incl. Enzyme |
| **A10** | Antidiabetika |
| **A11**\* | Vitamine und Derivate |
| **A12** | Mineralstoffe |
| **A14** | Anabolika, systemische |
| **A15** | Appetitanregende Pharmaka |
| **A16** | Sonstige Produkte des alimentären Systems und Stoffwechsels |
| **B** | Blut und Blutbildung beeinflussende Pharmaka |
| **B01** | Blutgerinnungshemmende Stoffe |
| **B02** | Blutstillungsmittel |
| **B03** | Antianämika |
| **B04** | Lipidsenker |
| **B05** | Plasmaersatzmittel und Infusionslösungen |
| **B06** | Sonstige hämatologische Stoffe |
| **C** | Cardiovasculäres System |
| **C01** | Herztherapeutika |
| **C02** | Antihypertensiva |
| **C03** | Diuretika |
| **C04** | Periphere Vasodilatatoren [Mittel bei peripheren Durchblutungsstörungen] |
| **C05** | Vasoprotektiva |
| **C07** | β-Rezeptorenblocker |
| **C08** | Calciumantagonisten |
| **D** | Dermatotherapeutika |
| **D01** | Antimykotika |
| **D02** | Emollentia und Protektiva |
| **D03** | Therapeutika bei Wunden und Geschwüren |
| **D04** | Antipruriginosa, incl. Antihistaminika, Anästhetika etc. |
| **D05** | Antipsoriatika |
| **D06** | Antibiotika und Chemotherapeutika, dermatologisch verwendet |
| **D07** | Corticosteroide in Dermatotherapeutika |
| **D08** | Antiseptika, Desinfektionsmittel |
| **D10** | Aknetherapeutika |
| **D11** | Sonstige Dermatologika |
| **G** | Urogenitalsystem und Sexualhormone |
| **G01** | Gynäkologische Antiinfektiva und Antiseptika |
| **G02** | Gynäkologika, sonstige |
| **G03** | Sexualhormone und Modulatoren des Genitalsystems |
| **G04** | Urologika |
| **H** | Hormonales System, ausgenommen Sexualhormone |
| **H01** | Hypophysen-/Hypothalamushormone |
| **H02** | Corticosteroide, systemische |
| **H03** | Schilddrüsentherapeutika |
| **H05** | Calcium-Homöostase-Therapeutika |
| **J** | Antiinfektiva, systemische |
| **J01** | Antibakterielle Substanzen, systemische |
| **J02** | Antimykotika, systemische |
| **J04** | Antimykobakterielle Substanzen |
| **J05** | Antivirale Pharmaka, systemische |
| **J06** | Immunsera und Immunglobuline |
| **J07** | Impfstoffe |
| **L** | Antineoplastika und Immunmodulatoren |
| **L01** | Zytostatika |
| **L02** | Endokrine Therapeutika |
| **L03** | Immunmodulatoren |
| **L04** | Immunsuppressiva |
| **M** | Muskel- und Skelettsystem |
| **M01** | Antiphlogistika und Antirheumatika |
| **M02** | Substanzen bei Gelenk- und Muskelschmerzen, topische |
| **M03** | Muskelrelaxantien |
| **M04** | Gichtmittel |
| **M05** | Therapeutika bei Knochenerkrankungen |
| **M09** | Sonstige Pharmaka für das Muskel- und Skelettsystem |
| **N** | Nervensystem |
| **N01** | Anästhetika |
| **N02** | Analgetika |
| **N03** | Antiepileptika |
| **N04** | Antiparkinsonmittel |
| **N05** | Psycholeptika |
| **N06** | Psychoanaleptika |
| **N07** | Sonstige Pharmaka des Nervensystems |
| **P** | Parasitenmittel, Insektizide und Repellentien |
| **P01** | Protozoenmittel |
| **P02** | Anthelmintika |
| **P03** | Ektoparasitenmittel, Skabiesmittel, Insektizide und Repellentien |
| **R** | Respiratorisches System |
| **R01** | Rhinologika |
| **R02** | Rachentherapeutika |
| **R03** | Antiasthmatika |
| **R05** | Pharmaka bei Husten und Erkältungskrankheiten |
| **R06** | Antihistaminika ($H_1$), systemische |
| **R07** | Sonstige das Respirationssystem beeinflussende Pharmaka |
| **S** | Sinnesorgane |
| **S01** | Ophthalmologika |
| **S02** | Otologika |
| **V** | Verschiedene Gruppen |
| **V03** | Weitere Therapeutika |
| **V04** | Diagnostika |
| **V08** | Kontrastmittel |
| **X**\* | Weitere wirksame Substanzen für die Rezeptur [nicht in der offiziellen ATC-Klassifizierung] |
| **X01**\* | Süßstoffe |
| **X02**\* | Konservierungsmittel |
| **X03**\* | Desinfektionsmittel |
| **X04**\* | Antioxidantien |
| **X05**\* | Antiseptika |
| **X06**\* | Adstringentia |

**A   Ernährung, Verdauung, Stoffwechsel**
**A01   Mund- und Rachentherapeutika**
**A01A   Mund- und Rachentherapeutika**
**A01AA Mittel zur Kariesprophylaxe**
  Calciumfluorid   7.624
  Dectaflur   7.1184
  Fluorit   8.256
  Natriumfluorid   8.1103
  Natriumfluorophosphat   8.1105

**A01AB Antiinfektiva [lokal applizierte]**
  Acriflaviniumchlorid   7.64
  Acriflaviniumdichlorid   7.66
  Amphotericin B   7.237
  Benzoxoniumchlorid   7.431
  Cetylpyridiniumbromid   7.821
  Cetylpyridiniumchlorid   7.821
  Cetylpyridiniumchlorid Monohydrat   7.824
  8-Chinolinol   7.841
  Chinolinsalicylat   7.842
  8-Chinolinsulfat-Kaliumsulfat   7.842
  Chlorhexidin   7.863
  Chlorhexidindiacetat   7.867
  Chlorhexidindigluconat   7.868
  Chlorhexidinhydrochlorid   7.868
  Chlorthymol   7.919
  Eugenol   8.161
  Fusafungin   8.316
  Hexetidin   8.433
  Kaliumpermanganat   8.657
  Mepartricin   8.865
  Metronidazol   8.993
  Metronidazolbenzoat   8.996
  Miconazol   8.1006
  Miconazolnitrat   8.1007
  Natamycin   8.1092
  Neomycin   8.1128
  Neomycinsulfat   8.1129
  Polynoxylin   9.288
  Tetracyclin   9.836
  Tetracyclinhydrochlorid   9.838
  Wasserstoffperoxid-Lösung 3 %   9.1199

**A01AC Corticosteroide [lokal applizierte]**
  Dexamethason   7.1221
  Hydrocortison   8.473
  Hydrocortison-21-acetat   8.477
  Hydrocortison-17-butyrat-21-propionat   8.479
  Hydrocortison-21-hydrogensuccinat   8.479
  Hydrocortisonphosphat, Dinatriumsalz   8.480
  Hydrocortison-17-valerat   8.480
  Triamcinolon   9.1023
  Triamcinolon-16α,17α-acetonid   9.1028
  Triamcinolon-16α,21-diacetat   9.1029
  Triamcinolonhexacetonid   9.1030

**A01AD Weitere Pharmaka [lokal applizierte]**
  Adrenalon   7.80
  Adrenalonhydrochlorid   7.81
  *Althaea / Althaeae folium*   4.234
  *Althaea / Althaeae radix*   4.236
  *Arnica / Arnicae flos*   4.343

  *Calendula / Calendulae flos*   4.602
  *Cetraria / Lichen islandicus*   4.791
  *Chamomilla / Matricariae flos*   4.819
  *Coffea / Coffeae carbo*   4.928
  *Commiphora / Myrrha*   4.963
  (*R*)-Epinephrin   8.45
  (*RS*)-Epinephrin   8.47
  Epinephrinhydrogentartrat   8.48
  *Krameria / Ratanhiae radix*   5.616
  *Malva / Malvae flos*   5.756
  *Malva / Malvae folium*   5.759
  *Mentha / Menthae piperitae aetheroleum*   5.830
  *Plantago / Plantaginis lanceolatae herba*   6.225
  *Polygonum / Polygoni avicularis herba*   6.247
  *Potentilla / Anserinae herba*   6.256
  *Potentilla / Tormentillae rhizoma*   6.260
  *Quercus / Quercus cortex*   6.343
  *Salvia / Salviae folium*   6.548
  *Syzygium / Caryophylli flos*   6.864
  *Syzygium / Syzygii cumini cortex*   6.872
  *Tussilago / Farfarae folium*   6.1018
  *Vaccinium / Myrtilli fructus*   6.1056

**A02   Antacida, Antiflatulentia und Ulkustherapeutika**
**A02A   Antacida**
  Algeldrat   7.106
  Aluminiumbismutcarbonat, basisches   7.141
  Aluminiumhydroxid-Magnesiumcarbonat-Gel   7.144
  Aluminium-Magnesium-Silikathydrat   7.146
  Aluminiumphosphat   7.147
  Calciumcarbonat   7.613
  Calciumsilicat   7.639
  Hydrotalcit   8.484
  Magnesiumcarbonat   8.797
  Magnesiumcarbonat, leichtes basisches   8.798
  Magnesiumhydroxid   8.802

**A02B   Ulkustherapeutika**
**A02BA H$_2$-Rezeptorenblocker**
  Cimetidin   7.953
  Cimetidinhydrochlorid   7.955
  Famotidin   8.163
  Metiamid   8.972
  Nizatidin   8.1190
  Ranitidin   9.490
  Ranitidinhydrochlorid   9.492
  Roxatidin   9.535
  Roxatidinacetathydrochlorid   9.536

**A02BB Prostaglandine**
  Arbaprostil   7.291
  Enprostil   8.36
  Misoprostol   8.1023
  Rioprostil   9.523

**A02BC Protonenpumpenhemmer**
  Omeprazol   8.1234

**A02BX Andere Ulkustherapeutika**
  *Althaea / Althaeae radix*   4.236

Bismut(III)citrat-hydroxid-Komplex  7.492
Bismutnitrat, basisches  7.495
Bismutsalicylat, basisches  7.496
Carbenoxolon  7.683
Carbenoxolon, Dinatriumsalz  7.685
*Chamomilla / Matricariae flos*  4.819
Dextranomer  7.1234
Enoxolon  8.34
Ftaxilid  8.309
*Glycyrrhiza / Liquiritiae radix*  5.314
*Linum / Lini semen*  5.676
Pirenzepin  9.246
Pirenzepindihydrochlorid Monohydrat  9.247
Poligeenan  9.280
Proglumid  9.373
Sucralfat  9.683
Telenzepin  9.789
Tribromphenolbismut  9.1038
Zolimidin  9.1245

### A02D  Mittel gegen Blähungen
### A02DA  Mittel gegen Blähungen
*Carum / Carvi aetheroleum*  4.694
*Carum / Carvi fructus*  4.697
Carvon  7.723
(+)-Carvon  7.724
*Cinchona / Cinchonae cortex*  4.877
*Cinnamomum / Cinnamomi chinensis cortex*  4.890
*Cinnamomum / Cinnamomi cortex*  4.902
*Coriandrum / Coriandri fructus*  4.998
*Curcuma / Curcumae rhizoma*  4.1089
*Curcuma / Curcumae xanthorrhizae rhizoma*  4.1096
*Elettaria / Cardamomi fructus*  5.40
*Gentiana / Gentianae radix*  5.231
*Lavandula / Lavandulae flos*  5.634
*Marrubium / Marrubii herba*  5.778
*Mentha / Menthae arvensis aetheroleum*  5.824
*Rosmarinus / Rosmarini folium*  6.494
Simethicon  9.622

### A02E  Reflux-verhindernde Mittel
### A02EA  Reflux-verhindernde Mittel
Alginsäure  7.109

### A03  Spasmolytika, Anticholinergika und motilitätsfördernde Substanzen
*Achillea / Achillea millefolium*  4.46
*Carum / Carvi aetheroleum*  4.694
*Carum / Carvi fructus*  4.697
*Chamomilla / Matricariae flos*  4.819
*Chelidonium / Chelidonii herba*  4.839
*Cinnamomum / Cinnamomi chinensis cortex*  4.890
*Cinnamomum / Cinnamomi cortex*  4.902
*Coriandrum / Coriandri fructus*  4.998
*Fumaria / Fumariae herba*  5.207
*Illicium / Anisi stellati fructus*  5.519
*Melissa / Melissae folium*  5.814
*Mentha / Menthae piperitae aetheroleum*  5.830
*Mentha / Menthae piperitae folium*  5.835

*Pimpinella / Anisi fructus*  6.143
*Rosmarinus / Rosmarini folium*  6.494

### A03A  Synthetische Spasmolytika und Anticholinergika
Adiphenin  7.76
Adipheninhydrochlorid  7.77
Alverin  7.150
Ambucetamid  7.158
Ambutoniumbromid  7.159
Benactyzin  7.388
Benactyzinhydrochlorid  7.389
Benzyloniumbromid  7.425
Benzylmandelat  7.443
Bevoniummetilsulfat  7.476
Butinolin  7.577
Butinolindihydrogenphosphat  7.578
Buzepidmetiodid  7.590
Camylofin  7.651
Chlorbenzoxamin  7.854
Chlorbenzoxamindihydrochlorid  7.854
Ciclotropiumbromid  7.948
Clidiniumbromid  7.991
Dicycloverin  7.1273
Dicycloverinhydrochlorid  7.1275
Difemerin  7.1288
Difemerinhydrochlorid  7.1288
Dihexyverin  7.1305
Dihexyverinhydrochlorid  7.1305
Diisopromin  7.1335
Diisoprominhydrochlorid  7.1335
Dimevamid  7.1363
Dimevamidsulfat  7.1363
Diponiumbromid  7.1392
Droclidiniumbromid  7.1441
Drofenin  7.1442
Drofeninhydrochlorid  7.1443
Fenpipramid  8.191
Fenpipramidhydrochlorid  8.193
Fentoniumbromid  8.199
Glycopyrroniumbromid  8.374
Isopropamidiodid  8.617
Mebeverin  8.820
Mebeverinhydrochlorid  8.821
Methantheliniumbromid  8.916
Metixen  8.981
Metixenhydrochlorid  8.981
Moxaverin  8.1049
Octamylamin  8.1225
Oxyphenoniumbromid  8.1286
Papaverin  9.15
Papaverinhydrochlorid  9.17
Pipenzolatbromid  9.223
Piperidolat  9.233
Piperidolathydrochlorid  9.233
Pipoxolan  9.237
Pipoxolanhydrochlorid  9.237
Pitofenon  9.262
Pitofenonhydrochlorid  9.262
Poldinmetilsulfat  9.278
Pramiverin  9.304
Pramiverinhydrochlorid  9.305

Prifiniumbromid *vet*  9.336
Propanthelinbromid  9.392
Tiemoniumiodid  9.926
Tiemoniummethylsulfat  9.927
Tifenamil  9.931
Tifenamilhydrochlorid  9.931
Tiropramid  9.952
Tridihexethylchlorid  9.1047
Trimebutin  9.1064
Trimebutinhydrogenmaleat  9.1065
Valethamatbromid  9.1146

**A03B  Belladonnaalkaloide und Derivate**
*Atropa / Belladonnae folium*  4.424
Atropin *vet*  7.315
Atropinmethobromid *vet*  7.318
Atropinmethonitrat *vet*  7.318
Atropinsulfat *vet*  7.320
Butylscopolaminiumbromid  7.588
Hyoscyamin  8.511
Hyoscyaminhydrobromid  8.513
Hyoscyaminsulfat  8.513
*Hyoscyamus / Hyoscyami folium*  5.466
Methylatropiniumbromid  8.939
*N*-Methylscopolaminiumbromid  8.961
Pseudotropinbenzilat  9.442
Pseudotropinbenzilathydrochlorid  9.443
Sultroponium  9.752
Tropinbenzilat  9.1103
Tropinbenzilathydrochlorid  9.1104
Trospiumchlorid  9.1105

**A03F  Motilitätsfördernde Substanzen**
**A03FA  Motilitätsfördernde Substanzen**
Alizaprid  7.113
Alizapridhydrochlorid  7.114
Bromoprid  7.529
Bromopridhydrochlorid  7.531
Cisaprid  7.968
Domperidon  7.1419
Domperidonacetat  7.1421
Metoclopramid  8.982
Metoclopramiddihydrochlorid Monohydrat  8.984
Metoclopramidhydrochlorid Monohydrat  8.984

**A04  Antiemetika und Mittel gegen Reisekrankheit**
**A04A  Antiemetika und Mittel gegen Reisekrankheit**
Alizaprid  7.113
Alizapridhydrochlorid  7.114
Bromoprid  7.529
Bromopridhydrochlorid  7.531
Cyclizin  7.1124
Cyclizinhydrochlorid  7.1126
Cyclizinlactat  7.1126
Dimenhydrinat  7.1346
Domperidon  7.1419
Domperidonacetat  7.1421
Flualamid  8.219
Iprozilamin  8.595
Metoclopramid  8.982

Metoclopramiddihydrochlorid Monohydrat  8.984
Metoclopramidhydrochlorid Monohydrat  8.984
Metopimazin  8.988
Nabilon  8.1057
Oxypendyl  8.1282
Pipamazin  9.218
Scopolamin  9.581
Scopolaminhydrobromid Trihydrat  9.584
Thiethylperazin  9.874
Thiethylperazindimalat  9.874
Thiethylperazindimaleat  9.875
Trimethobenzamid  9.1068
Trimethobenzamidhydrochlorid  9.1069

**A05  Gallen- und Lebertherapeutika**
**A05A  Gallentherapeutika**
*Achillea / Achillea millefolium*  4.46
*Artemisia / Absinthii herba*  4.360
Azintamid  7.345
Boldin  7.506
Boldinhydrochlorid  7.507
Chenodeoxycholsäure  7.827
Cholsäure  7.931
*Cichorium / Cichorium intybus*  4.867
*Curcuma / Curcumae rhizoma*  4.1089
*Curcuma / Curcumae xanthorrhizae rhizoma*  4.1096
*Cynara / Cynarae folium*  4.1118
Cynarin  7.1149
Dehydrocholsäure  7.1188
*Elettaria / Cardamomi fructus*  5.40
Febuprol  8.167
*Harpagophytum / Harpagophyti radix*  5.385
*Harungana / Harunganae madagascariensis cortex et folium*  5.391
*Marrubium / Marrubii herba*  5.778
*Melissa / Melissae folium*  5.814
Menbuton  8.859
*Mentha / Menthae arvensis aetheroleum*  5.824
Metochalcon  8.982
Osalmid  8.1243
Oxazoron  8.1254
1-Phenylpropanol  9.179
Piprozolin  9.240
*Raphanus / Raphani sativi radix*  6.357
*Rosmarinus / Rosmarini folium*  6.494
*Taraxacum / Taraxacum radix cum herba*  6.900
Taurocholsäure  9.778
Tocamphyl  9.964
1-(*p*-Tolyl)ethanol  9.992
Ursodeoxycholsäure  9.1141
Vanitiolid  9.1157

**A05B  Lebertherapeutika**
**A05BA  Lebertherapeutika**
Cholinchlorid  7.925
Cholincitrat  7.927
Cholindihydrogencitrat  7.927
Cholinhydrogentartrat  7.928
Cholinorotat  7.929
*Cichorium / Cichorium intybus*  4.867
Citiolon  7.974

Cynarin **7.**1149
Silibinin **9.**615
Silibinin-*C*-2′,3-dihydrogensuccinat **9.**617
Silymarin **9.**620
Tenylidon **9.**800
Tidiacic **9.**925
Timonacic **9.**940
Tiopronin **9.**946

**A06 Laxantien**
**A06A Laxantien**
**A06AA Gleitmittel, Erweichungsmittel**
Docusat, Natriumsalz **7.**1416
Paraffin, dickflüssiges *vet* **9.**22

**A06AB Antiresorptiv und hydragog wirkende Laxantien**
*Aloe / Aloe barbadensis* **4.**214
*Aloe / Aloe capensis* **4.**223
Aloin **7.**125
Aloin A **7.**127
Aloin B **7.**128
Bisacodyl *vet* **7.**488
*Cassia / Cassia angustifolia / Sennae folium* **4.**705
*Cassia / Cassia senna / Sennae folium* **4.**721
*Cassia / Sennae fructus acutifoliae* **4.**722
*Cassia / Sennae fructus angustifoliae* **4.**712
Dantron *vet* **7.**1174
Natriumpicosulfat **8.**1118
Oxyphenisatin **8.**1285
Phenolphthalein **9.**134
Phenolphthalol **9.**136
*Rhamnus / Frangulae cortex* **6.**398
*Rhamnus / Rhamni cathartici fructus* **6.**394
*Rhamnus / Rhamni purshiani cortex* **6.**405
*Rheum / Rhei radix* **6.**420
Ricinolsäure **9.**515
Sennosid A **9.**597
Sennosid B **9.**600

**A06AC Quellstoffe**
Carboxymethylcellulose **7.**699
Carboxymethylcellulose, Calciumsalz **7.**699
Carboxymethylcellulose, Natriumsalz **7.**700
*Linum / Lini semen* **5.**676
*Plantago / Plantaginis ovatae semen* **6.**232
*Plantago / Plantaginis ovatae testa* **6.**235
*Plantago / Psyllii semen* **6.**222

**A06AD Osmotisch wirkende Laxantien**
*Fraxinus / Manna* **5.**196
Kaliumnatrium-(*RR*)-tartrat Tetrahydrat **8.**654
Kaliumsulfat **8.**659
Lactulose **8.**689
Magnesiumcarbonat **8.**797
Natriumsulfat Decahydrat **8.**1120
Pentaerythritol **9.**55
Polycarbophil **9.**284
Xylitol **9.**1216

**A06AG Klistiere [für Klistiere verwendete Substanzen]**
Bisacodyl **7.**488
Docusat, Natriumsalz **7.**1416
Glycerol **8.**366
Natriummonohydrogenphosphat, wasserfrei **8.**1113
Sorbitol **9.**636

**A06AX Andere Laxantien**
Arecolin **7.**292
*Bryonia / Bryonia-alba-Wurzel* **4.**569
*Bryonia / Bryonia-cretica-Wurzel* **4.**573

**A07 Antidiarrhoika, intestinale Entzündungshemmer/Antiinfektiva**
**A07A Intestinale Antiinfektiva**
**A07AA Antibiotika**
Amphotericin B **7.**237
Colistin A *vet* **7.**1091
Colistinsulfat *vet* **7.**1092
Kanamycin *vet* **8.**661
Kanamycinhydrogensulfat **8.**661
Kanamycinmonosulfat **8.**662
Natamycin **8.**1092
Neomycin *vet* **8.**1128
Neomycinsulfat *vet* **8.**1129
Nystatin **8.**1219
Paromomycin **9.**35
Paromomycinsulfat **9.**36
Polymyxin B *vet* **9.**286
Polymyxin-B-sulfat *vet* **9.**287
Streptomycin **9.**667
Streptomycin-D-panthothenat **9.**669
Streptomycinsulfat **9.**669
Vancomycin **9.**1155
Vancomycinhydrochlorid **9.**1157

**A07AB Sulfonamide**
Phthalylsulfanilacetamid **9.**192
Sulfaguanol **9.**705

**A07AC Imidazolderivate**
Miconazol **8.**1006
Miconazolnitrat **8.**1007

**A07AX Andere intestinale Antiinfektiva**
Acetarsol **7.**22
Furazolidon *vet* **8.**311

**A07B Intestinale Adsorbentien**
**A07BA Kohlepräparate**
Aktivkohle **7.**89
*Coffea / Coffeae carbo* **4.**928
Tierkohle **9.**930

**A07BB Bismutverbindungen**
Bismutsalicylat, basisches **7.**496

**A07BC Andere intestinale Adsorbentien**
Attapulgit **7.**322
Pektin **9.**43

Ton, weißer **9.**992
**A07D Motilitätshemmende Substanzen**
**A07DA Motilitätshemmende Substanzen**
Difenoxin **7.**1289
Difenoxinhydrochlorid **7.**1290
Diphenoxylat **7.**1385
Diphenoxylathydrochlorid **7.**1387
Loperamid **8.**758
Loperamidhydrochlorid **8.**761
Parathiazinhydrochlorid **9.**30

**A07E Intestinale Entzündungshemmer**
**A07EA Glucocorticoide**
Betamethason **7.**466
Betamethason-21-dihydrogenphosphat, Dinatriumsalz **7.**469
Betamethason-17,21-dipropionat **7.**470
Budesonid **7.**539
Hydrocortison **8.**473
Hydrocortison-21-acetat **8.**477
Prednisolon **9.**321
Prednison **9.**327
Tixocortol **9.**955

**A07EB Antiallergika, ausgenommen Glucocorticoide**
Cromoglicinsäure **7.**1108
Cromoglicinsäure, Dinatriumsalz **7.**1109

**A07EC Aminosalicylate**
Mesalazin **8.**888
Sulfasalazin **9.**726

**A07F Antidiarrhoisch wirkende Mikroorganismen**
**A07FA Antidiarrhoisch wirkende Mikroorganismen**
*Saccharomyces / Trockenhefe aus Saccharomyces cerevisiae* **6.**530

**A07X Sonstige Antidiarrhoika**
**A07XA Sonstige Antidiarrhoika**
*Alchemilla / Alchemillae herba* **4.**163
*Plantago / Plantaginis ovatae semen* **6.**232
*Plantago / Plantaginis ovatae testa* **6.**235
*Potentilla / Anserinae herba* **6.**256
*Potentilla / Tormentillae rhizoma* **6.**260
*Quercus / Quercus cortex* **6.**343
Silbereiweiß-Acetyltannat **9.**611
Silbereiweiß Acetyltannat, boraxhaltiges **9.**612
*Syzygium / Syzygii cumini cortex* **6.**872
Tannin **9.**772
Tannineiweiß **9.**774
*Vaccinium / Myrtilli fructus* **6.**1056

**A08 Antiadiposita, ausgenommen Diätprodukte**
**A08A Antiadiposita, ausgenommen Diätprodukte**
**A08AA Zentral wirksame Antiadiposita**
Amfepramonhydrochlorid **7.**166
Amfetamin **7.**167
Amfetaminil **7.**170
Amfetaminsulfat **7.**171

Cathin **7.**725
Cathinhydrochlorid **7.**726
Dexamfetamin **7.**1227
Dexamfetaminsulfat **7.**1228
Dexfenfluramin **7.**1231
Fenfluramin **8.**180
Fenfluraminhydrochlorid **8.**181
Fenproporex **8.**193
Fenproporexhydrochlorid **8.**194
Flucetorex **8.**220
Hydroxyamfetamin **8.**487
Hydroxyamfetaminhydrobromid **8.**488
Levofacetoperan **8.**719
(*S*)-Levopropylhexedrin **8.**727
Morforex **8.**1038
DL-Norpseudoephedrin **8.**1213
DL-Norpseudoephedrinhydrochlorid **8.**1213
Pentorex **9.**74
Phendimetrazin **9.**111
Phendimetrazinhydrogentartrat **9.**112
Phentermin **9.**154
Phenterminhydrochlorid **9.**155

**A09 Digestiva, incl.Enzyme**
**A09A Digestiva, incl.Enzyme**
*Artemisia / Absinthii herba* **4.**360
*Centaurium / Centaurii herba* **4.**760
*Cichorium / Cichorium intybus* **4.**867
*Cinchona / Cinchonae cortex* **4.**877
*Cynara / Cynarae folium* **4.**1118
*Gentiana / Gentianae radix* **5.**231
*Harungana / Harunganae madagascariensis cortex et folium* **5.**391
*Marrubium / Marrubii herba* **5.**778
Thujon **9.**900
α-Thujon **9.**901
β-Thujon **9.**901

**A09AA Enzympräparate**
α-Amylase **7.**252
β-Amylase **7.**253
Cellulase **7.**806
Pankreatin **9.**10
Pepsin **9.**81
Triacylglycerollipase **9.**1021

**A09AB Säurepräparate**
Citronensäure Monohydrat **7.**975
Citronensäure, wasserfrei **7.**975
L-Glutaminsäure **8.**360

**A10 Antidiabetika**
**A10A Insuline**
**A10AA Insuline**
Insulin **8.**548
Insulin, humanes **8.**554
Insulin-Dalanat **8.**554
Insulin-Defalan vom Rind **8.**554
Insulin-Defalan vom Schwein **8.**555
Insulin-Injektionslösung **8.**555
Insulin-Isophan **8.**556
Insulin-Zink-Globin-Injektion **8.**557

A10B

Insulin-Zink-Injektionssuspension, amorphe **8.557**
Insulin-Zink-Injektionssuspension, gemischte **8.558**
Insulin-Zink-Injektionssuspension, kristalline **8.559**
Insulin-Zink-Protamin-Injektion **8.560**

## A10B  Orale Antidiabetika
### A10BA  Biguanide
Buformin **7.544**
Buformintosylat **7.545**
Metforminhydrochlorid **8.909**
Phenformin **9.117**
Phenforminhydrochlorid **9.117**

### A10BB  Sulfonylharnstoffe
Acetohexamid **7.27**
Carbutamid **7.703**
Chlorpropamid **7.905**
Glibenclamid **8.347**
Glibornurid **8.350**
Gliclazid **8.351**
Glipizid **8.352**
Gliquidon **8.353**
Glisoxepid **8.354**
Glyclopyramid **8.372**
Metahexamid **8.900**
Tolazamid **9.976**
Tolbutamid **9.979**
Tolbutamid, Natriumsalz **9.982**

### A10BC  Sulfonamide, heterocyclische
Glymidin **8.376**
Glymidin, Natriumsalz **8.376**

### A10BF  α-Glucosidasehemmer
Acarbose **7.1**

### A10BX  Andere orale Antidiabetika
Ciglitazon **7.949**

## A10X  Sonstige Antidiabetika
(±)-α-Liponsäure **8.744**

## A11*  Vitamine und Derivate
Acetiamin **7.26**
Acetiaminhydrochlorid Monohydrat **7.26**
Alfacalcidol **7.100**
Ascorbinsäure **7.299**
Benfotiamin **7.399**
Bentiamin **7.409**
Betacaroten **7.459**
Biotin **7.482**
Calcifediol **7.596**
Calcifediol Monohydrat **7.597**
Calcitriol **7.601**
Calciumfolinat **7.625**
Calciumpantothenat **7.637**
Calcium-DL-pantothenat **7.639**
Carotin **7.715**
Cobamamid **7.1058**

Cocarboxylase **7.1064**
Codecarboxylase **7.1065**
Colecalciferol **7.1082**
Dexpanthenol **7.1231**
Dihydrotachysterol **7.1329**
Ergocalciferol **8.56**
Fursultiamin **8.315**
Mecobalamin **8.832**
Menadioldiacetat **8.857**
Nicotinamid **8.1148**
Octotiamin **8.1228**
Pangamsäure **9.7**
($R$)-Pantothensäure **9.14**
Pyridoxal **9.453**
Pyridoxin **9.454**
Pyridoxinhydrochlorid **9.455**
Pyridoxinoxoglutarat **9.456**
Retinol **9.506**
Retinolacetat **9.508**
Retinolpalmitat **9.509**
Riboflavin **9.510**
Riboflavin-5'-phosphat **9.513**
Riboflavin-5'-phosphat, Mononatriumsalz Dihydrat **9.513**
Thiamin **9.864**
Thiaminchloridhydrochlorid **9.867**
Thiamindisulfid **9.868**
Thiamin-1,5-naphthalindisulfonat **9.869**
Thiaminnitrat **9.869**
Tocofersolan **9.964**
β-Tocopherol **9.970**
δ-Tocopherol **9.971**
γ-Tocopherol **9.971**
D-α-Tocopherol **9.968**
DL-α-Tocopherol **9.964**
α-Tocopherolacetat **9.972**
D-α-Tocopherolnicotinat **9.975**
Vancomycin **9.1155**
Vancomycinhydrochlorid **9.1157**
Vitamin D **9.1188**

## A12  Mineralstoffe
Calciumcarbonat, leichtes **7.615**
Calciumcarbonat, rohes **7.615**
Calciumchlorid Dihydrat **7.616**
Calciumchlorid Hexahydrat **7.617**
Calciumchlorid, wasserfrei **7.618**
Calciumcitrat Tetrahydrat **7.618**
Calciumdihydrogencitrat **7.619**
Calciumdihydrogenphosphat Monohydrat **7.619**
Calciumdilactat Pentahydrat **7.620**
Calciumdilactat Tetrahydrat **7.621**
Calciumdilactat Trihydrat **7.621**
Calciumdilactobionat Dihydrat **7.622**
Calciumdilactobionat Pentahydrat **7.622**
Calciumdinatriumtrilactat Tetrahydrat **7.623**
Calciumglucoheptonat **7.627**
Calciumgluconat Monohydrat **7.627**
Calciumglycerinophosphat Dihydrat **7.629**
Calciumhydrogenphosphat **7.631**
Calciumhydrogenphosphat Dihydrat **7.631**
Kaliumchlorid **8.645**

Magnesiumchlorid Hexahydrat **8.**799
Magnesiumcitrat Tetradecahydrat **8.**800
Magnesiumdigluconat **8.**801
Magnesiumglutamat **8.**802
Natriumchlorid **8.**1098
Natriumfluorid **8.**1103
Natriumfluorophosphat **8.**1105
Natriumsulfat Decahydrat *vet* **8.**1120
Zinkacetat, basisches **9.**1234
Zinkacetat Dihydrat **9.**1233
Zinksulfat **9.**1240
Zinksulfat Heptahydrat **9.**1239
Zinksulfat Monohydrat **9.**1240

**A14 Anabolika, systemische**
**A14A Anabole Steroide**
Androstanolon **7.**257
Chlordehydromethyltestosteron **7.**857
Clostebol **7.**1043
Clostebolacetat **7.**1045
Drostanolon **7.**1446
Drostanolonpropionat **7.**1447
Metenolon **8.**907
Metenolon-17-acetat **8.**908
Metenolon-17-enantat **8.**909
Methandriol **8.**913
Methandrioldipropionat **8.**914
Nandrolon **8.**1081
Oxabolon **8.**1244
Oxymetholon **8.**1278
Prasteron **9.**306
Stanozolol **9.**655
Tiomesteron **9.**946
Trenbolon *vet* **9.**1015

**A14B Sonstige Anabolika**
Zeranol *vet* **9.**1227

**A15 Appetitanregende Pharmaka**
*Achillea / Achillea millefolium* **4.**46
*Allium / Allii cepae bulbus* **4.**184
*Artemisia / Absinthii herba* **4.**360
*Centaurium / Centaurii herba* **4.**760
*Cetraria / Lichen islandicus* **4.**791
*Cichorium / Cichorium intybus* **4.**867
*Cinchona / Cinchonae cortex* **4.**877
*Cinnamomum / Cinnamomi chinensis cortex* **4.**890
*Cinnamomum / Cinnamomi cortex* **4.**902
*Coriandrum / Coriandri fructus* **4.**998
*Cynara / Cynarae folium* **4.**1118
*Gentiana / Gentianae radix* **5.**231
*Harpagophytum / Harpagophyti radix* **5.**385
*Marrubium / Marrubii herba* **5.**778
*Marsdenia / Condurango cortex* **5.**783
*Saccharomyces / Faex medicinalis* **6.**528
*Taraxacum / Taraxacum radix cum herba* **6.**900
*Trigonella / Foenugraeci semen* **6.**996

**A16 Sonstige Produkte des alimentären Systems und Stoffwechsels**
**A16A Sonstige Produkte des alimentären Systems und Stoffwechsels**
Ceruletid **7.**812
Ceruletid, Tris(diethylamin)-Salz Trihydrat **7.**813
*Harungana / Harunganae madagascariensis cortex et folium* **5.**391
Taurin **9.**776

**B Blut und Blutbildung beeinflussende Pharmaka**
**B01 Blutgerinnungshemmende Stoffe**
**B01A Antithrombotisch wirksame Pharmaka**
**B01AA Vitamin K-Antagonisten**
Acenocoumarol **7.**14
Clorindion **7.**1041
Dicoumarol **7.**1270
Ethylbiscoumacetat **8.**125
Phenprocoumon **9.**150
Scopolosid **9.**584
Tioclomarol **9.**943
Warfarin **9.**1189
Warfarin, Natriumsalz **9.**1194

**B01AB Heparine**
Heparin **8.**414
Heparin, Calciumsalz **8.**417
Heparin, Magnesiumsalz **8.**419
Heparin, Natriumsalz **8.**419
Heparin, Natriumsalz, niedermolekular **8.**421
Heparin, niedermolekular **8.**419
Heparinoide **8.**421
Hirudin **8.**445
Hirudin-Peptid, gereinigtes **8.**446
Urokinase **9.**1138

**B01AC Thrombozyten-Aggregationshemmer, ausgenommen Heparine**
Acetylsalicylsäure **7.**40
Carbocromen **7.**693
Carbocromenhydrochlorid **7.**694
Dipyridamol **7.**1396
Ticlopidin **9.**922
Ticlopidinhydrochlorid **9.**922

**B01AD Enzyme [Fibrinolytika]**
Alteplase **9.**999
Ancrod **7.**256
Batroxobin **7.**380
Saruplase **9.**570
Serrapeptase **9.**604
Streptodornase **9.**663
Streptokinase **9.**664

**B01AX Andere antithrombotisch wirkende Substanzen**
Aminocapronsäure **7.**184
Carbacyclin **7.**669

**B02 Blutstillungsmittel**
*Capsella / Bursae pastoris herba* **4.**656

### B02A  Antifibrinolytika
Aminomethylbenzoesäure  7.189
Aprotinin  7.287
Cotarnin  7.1101
Cotarninchlorid  7.1101
Tranexamsäure  9.1007

### B02B  Vitamin K und andere Hämostatika
Adrenalon  7.80
Adrenalonhydrochlorid  7.81
Calciumdobesilat Monohydrat  7.624
Carbazochrom  7.678
Cer(III)sulfanilat  7.812
Diphenadion  7.1381
Etamsylat, Diethylaminsalz  8.98
Menadiol  8.856
Menadion  8.857
Natriumapolat  8.1094
Phytomenadion  9.198
Thrombin  9.898

### B03  Antianämika
### B03A  Eisenpräparate
Eisen(II)fumarat  8.11
Eisen(II)gluconat Dihydrat  8.13
Eisen(III)hydroxid-Dextrin-Komplex  8.16
Natriumferedetat  8.1102

### B03B  Vitamin B$_{12}$ und Folsäure
Cyanocobalamin  7.1117
Folinsäure  8.283
Folsäure  8.283
Hydroxocobalamin  8.485

### B03X  Andere Antianämika
Cobalt(II)chlorid Hexahydrat  7.1056

### B04  Lipidsenker
### B04A  Cholesterol- und Triglyceridsenkende Stoffe
### B04AB  HMG-CoA-Reduktase-Hemmer
Fluvastatin  8.280
Lovastatin  8.771
Pravastatin  9.308
Simvastatin  9.623

### B04AC  Fibrate
Aluminiumclofibrat  7.142
Bezafibrat  7.477
Ciprofibrat  7.964
Clinofibrat  7.997
Clofibrat  7.1014
Clofibrid  7.1017
Clofibrinsäure  7.1018
Etofibrat  8.145
Etofyllinclofibrat  8.148
Fenofibrat  8.183
Gemfibrozil  8.334

### B04AD  Anionenaustauscher
Colestipol  7.1085
Colestipolhydrochlorid  7.1087

Colestyramin  7.1088

### B04AE  Nicotinsäure und Derivate
Acipimox  7.58
Inositolnicotinat  8.546
Nicotinsäure  8.1150
Nicotinylalkohol  8.1152
Xantinolnicotinat  9.1209

### B04AX  Andere Cholesterol- und Triglyceridsenkende Stoffe
*Allium / Allii cepae bulbus*  4.184
*Allium / Allii sativi bulbus*  4.191
Dextrothyroxin  7.1246
Dextrothyroxin, Natriumsalz  7.1249
Etiroxat  8.140
*Glycine / Lecithinum ex soja*  5.303
Probucol  9.346
β-Sitosterin  9.626
Tiadenol  9.910
Triparanol  9.1085

### B05  Plasmaersatzmittel und Infusionslösungen
### B05A  Blut und blutverwandte Produkte
### B05AA  Plasma-Ersatz
Hydroxyethylstärke  8.497
Polyvidon  9.294

### B05X  Intravenöse Zusatzlösungen
### B05XA  Elektrolyte
Calciumchlorid, wasserfrei  7.618
Mangan(II)chlorid Tetrahydrat  8.808
Mangan(II)sulfat Monohydrat  8.809
Mangan(II)sulfat Tetrahydrat  8.810
Trinatriumcitrat Dihydrat  9.1081

### B05XB  Aminosäuren
L-Alanin  7.91
L-Argininhydrochlorid  7.294
D-Carnitin  7.713
L-Carnitin  7.713
DL-Carnitinchlorid  7.715
L-(+)-Citrullin  7.976
L-Citrullinhydrochlorid  7.978
L-Cystein  7.1156
L-Cysteinhydrochlorid Monohydrat  7.1157
L-Cystin  7.1158
L-Glutamin  8.359
L-Glutaminsäure  8.360
L-Isoleucin  8.605
L-Leucin  8.701
L-Lysin  8.780
L-Lysin Monohydrat  8.781
L-Lysinamidotrizoat  8.782
L-Lysinhydrochlorid  8.783
L-Phenylalanin  9.157
L-Prolin  9.377
L-Serin  9.601
L-Threonin  9.894
L-Tryptophan  9.1115
L-Tyrosin  9.1126

L-Valin **9.**1149

**B05XX Andere Zusatzlösungen zur intravenösen Applikation**
Trometamol **9.**1097

**B06 Sonstige hämatologische Stoffe**
**B06A Sonstige hämatologische Stoffe**
Bromelain **7.**521
Chymotrypsin **7.**940
Hyaluronidase **8.**455
Trypsin **9.**1109

**C Cardiovasculäres System**
**C01 Herztherapeutika**
**C01A Herzglykoside**
Acetyldigoxin **7.**36
α-Acetyldigoxin **7.**37
β-Acetyldigoxin **7.**38
*Adonis / Adonis vernalis* **4.**93
*Convallaria / Convallariae herba* **4.**979
Convallatoxin **7.**1094
Deslanosid **7.**1207
Digitalin **7.**1297
Digitoxin **7.**1298
Digitoxinum **7.**1301
Digoxin *vet* **7.**1301
Gitoformat **8.**345
Lanatosid C **8.**692
Meproscillarin **8.**875
Metildigoxin *vet* **8.**976
Metildigoxin, acetonhaltig *vet* **8.**978
Ouabain *[g-Strophantin]* **8.**1243
Pengitoxin **9.**50
Peruvosid **9.**93
Proscillaridin **9.**418
Purpureaglykosid A **9.**444
g-Strophanthin Octahydrat *vet* **9.**672
k-Strophanthin *vet* **9.**674
Thevetin **9.**860
*Urginea / Scillae bulbus* **6.**1039

**C01B Antiarrhythmika (Klasse I und III)**
Adenosin **7.**70
Adenosindiphosphat **7.**72
Ajmalin **7.**87
Amiodaron **7.**199
Amiodaronhydrochlorid **7.**201
Aprindin **7.**282
Aprindinhydrochlorid **7.**284
Chinidin **7.**829
Chinidinhydrogensulfat **7.**832
Chinidinhydrogensulfat Tetrahydrat **7.**832
Chinidinpolygalacturonat **7.**832
Chinidinsulfat Dihydrat **7.**833
Detajmiumhydrogentartrat **7.**1220
Disopyramid **7.**1399
Disopyramiddihydrogenphosphat **7.**1401
Encainid **8.**25
Fepromid **8.**202
Flecainid **8.**209
Flecainidacetat **8.**211
Lidocain **8.**735
Lorcainid **8.**767
Lorcainidhydrochlorid **8.**769
Mexiletin **8.**999
Mexiletinhydrochlorid **8.**1001
Prajmaliumbitartrat **9.**301
Procainamid **9.**353
Procainamidhydrochlorid **9.**355
Propafenonhydrochlorid **9.**387
Spartein **9.**645
Sparteinsulfat Pentahydrat **9.**647
Tocainid **9.**961
Tocainidhydrochlorid **9.**963

**C01C Andere positiv inotrope Stoffe, ausgenommen Herzglykoside**
*Crataegus / Crataegi folium cum flore* **4.**1047

**C01CA Sympathikomimetika (adrenerge und dopaminerge Substanzen)**
Adrenalon **7.**80
Adrenalonhydrochlorid **7.**81
Ameziniummetilsulfat **7.**163
Cafedrin **7.**593
Cafedrinhydrochlorid **7.**594
Corbadrin **7.**1095
Corbadrinhydrochlorid **7.**1096
Dobutamin **7.**1413
Dobutaminhydrochlorid **7.**1415
Dopamin **7.**1421
Dopaminhydrochlorid **7.**1423
Ephedrin, wasserfrei *vet* **8.**39
Ephedrinhydrochlorid *vet* **8.**41
DL-Ephedrinthiocyanat *vet* **8.**42
(*R*)-Epinephrin **8.**45
(*RS*)-Epinephrin *vet* **8.**47
Epinephrinhydrogentartrat *vet* **8.**48
Etifelmin **8.**136
Etifelminhydrochlorid **8.**137
Etilefrin *vet* **8.**138
Etilefrinhydrochlorid *vet* **8.**138
Gepefrin **8.**340
4-Hydroxyephedrin **8.**491
4-Hydroxyephedrinhydrochlorid **8.**492
Isoetarin **8.**601
Isoetarinhydrochlorid **8.**602
Isoetarinmesilat **8.**602
Mephentermin **8.**868
Mephenterminhydrochlorid **8.**869
Mephenterminsulfat **8.**870
Methoxamin **8.**931
Methoxaminhydrochlorid **8.**933
Methoxyphedrin **8.**935
Midodrin **8.**1010
(*RS*)-Norephedrin **8.**1195
(*RS*)-Norephedrinhydrochlorid **8.**1196
Norepinephrin *vet* **8.**1197
Norepinephrinhydrochlorid *vet* **8.**1199
Norepinephrin-(*RR*)-hydrogentartrat Monohydrat *vet* **8.**1200
Norfenefrin **8.**1206
Norfenefrinhydrochlorid **8.**1208

C01CE

Octopamin **8.**1227
Octopaminhydrochlorid **8.**1228
Oxedrin **8.**1255
Oxedrintartrat **8.**1256
(*R*)-Phenylephrin **9.**168
(*R*)-Phenylephrinhydrochlorid **9.**170
Pholedrin **9.**189
Pholedrinsulfat **9.**190
Propylhexedrin **9.**411
Theodrenalin **9.**852
Theodrenalinhydrochlorid **9.**853
Tyramin **9.**1126
Tyraminhydrochlorid **9.**1126

### C01CE  Phosphodiesterasehemmstoffe
Amrinon **7.**247
Dihydroxypropyltheobromin **7.**1332
Enoximon **8.**33
Milrinon **8.**1015
Sulmazol **9.**743

### C01CX  Weitere Herzstimulantien
Aminophyllin **7.**192
Aminophyllin Dihydrat **7.**194
Diprophyllindinitrat *vet* **7.**1396
Heptaminol **8.**423
Heptaminolhydrochlorid **8.**424
Protheobromin **9.**425
Theobromin **9.**848
Theobromin Natriumbenzoat **9.**850
Theobromin-Calciumsalicylat **9.**849
Theobromin-Natriumsalicylat **9.**851
Theophyllin **9.**853
Theophyllin Ethanolamin **9.**858
Theophyllin, Lysinsalz **9.**858
Theophyllin Magnesiumacetat **9.**858
Theophyllin, Megluminsalz **9.**859
Theophyllin Monohydrat **9.**857
Theophyllin Natriumacetat **9.**859
Theophyllin Natriumglycinat **9.**859
Xamoterol **9.**1207

### C01D  Koronare Vasodilatatoren [Angina pectoris]
Adenosinmonophosphat **7.**72
Adenosinmonophosphat, Dinatriumsalz **7.**74
Adenosintriphosphat **7.**75
Adenosintriphosphat, Dinatriumsalz **7.**75
Aminophyllin **7.**192
Aminophyllin Dihydrat **7.**194
Benfurodilhemisuccinat **7.**400
Carbocromen **7.**693
Carbocromenhydrochlorid **7.**694
Dilazep **7.**1337
Dilazepdihydrochlorid Monohydrat **7.**1339
Dipyridamol **7.**1396
Etafenon **8.**96
Etafenonhydrochlorid **8.**96
Glyceroltrinitrat **8.**369
Hexobendin **8.**440
Imolamin **8.**532
*myo*-Inositolhexanitrat **8.**546

Isoamylnitrit **8.**597
Isopentylnitrit **8.**612
Isosorbiddinitrat **8.**620
Isosorbidmononitrat **8.**622
Khellin **8.**677
Khellincarbonsäure **8.**680
Lidoflazin **8.**738
Molsidomin **8.**1027
L-Oxyfedrinhydrochlorid **8.**1276
Pentaerythrityltetranitrat **9.**56
Perhexillin **9.**85
Prenylamin **9.**333
Propatylnitrat **9.**394
Trapidil **9.**1011
Trimetazidin **9.**1066
Trolnitrat **9.**1096
Visnadin **9.**1187

### C01E  Andere Herztherapeutika
*Leonuris / Leonuri herba* **5.**652

### C02  Antihypertensiva
### C02A  Antiadrenerge Stoffe, zentral wirksame
Clonidin **7.**1029
Clonidinhydrochlorid **7.**1031
Deserpidin **7.**1202
Dihydroergocornin **7.**1312
Dihydroergocristin **7.**1313
Dihydroergocristinmethansulfonat **7.**1314
α-Dihydroergocryptin **7.**1315
β-Dihydroergocryptin **7.**1316
Dihydroergotoxin **7.**1322
Dihydroergotoxinmesilat **7.**1326
Guanabenz **8.**390
Guanabenzacetat **8.**392
Guanfacin **8.**396
Guanfacinhydrochlorid **8.**397
Lofexidin **8.**750
Lofexidinhydrochlorid **8.**752
Methyldopa **8.**943
DL-Methyldopa **8.**946
Methyldopaethylesterhydrochlorid **8.**946
Raubasin **9.**495
Raubasinhydrochlorid **9.**496
Raupin **9.**496
Rescinnamin **9.**499
Reserpin **9.**500
Tiamenidin **9.**911
Tiamenidinhydrochlorid **9.**912
Tolonidin **9.**987

### C02B  Antiadrenerge Stoffe, Ganglienblocker
Pempidintartrat **9.**46
Pentoloniumtartrat **9.**73
Trimetaphancamsilat **9.**1065

### C02C  Antiadrenerge Stoffe, peripher wirksam
Betanidin **7.**472
Betanidinsulfat **7.**472
Debrisoquin **7.**1182
Debrisoquinsulfat **7.**1182
Guanethidin **8.**393

Guanethidinsulfat **8.**393
Indoramin **8.**542
Indoraminhydrochlorid **8.**544
Phenoxybenzamin **9.**140
Phenoxybenzaminhydrochlorid **9.**142
Phentolamin **9.**156
Phentolaminhydrochlorid **9.**157
Phentolaminmesilat **9.**157
Prazosin **9.**314
Prazosinhydrochlorid **9.**315
Terazosin **9.**801
Tolazolin **9.**977
Tolazolinhydrochlorid **9.**979
Trimazosin **9.**1063
Trimazosinhydrochlorid Monohydrat **9.**1064
Urapidil **9.**1132
Yohimbin **9.**1221
Yohimbinhydrochlorid **9.**1224
Yohimbinsäure **9.**1225

**C02D** **Vasodilatatoren, glattmuskulär wirksam**
Diazoxid **7.**1255
Dihydralazinmesilat **7.**1306
Dihydralazinsulfat **7.**1306
Dihydralazinsulfat, wasserhaltig **7.**1309
Endralazin **8.**26
Endralazinmesilat **8.**27
Hydralazin **8.**458
Hydralazinhydrochlorid **8.**460
Minoxidil **8.**1021
Nitroprussidnatrium **8.**1186

**C02E** **Renin-Angiotensin-System beeinflussende Pharmaka**
**C02EA** **Conversions-Enzym-Hemmer**
Benazepril **7.**390
Benazeprilhydrochlorid **7.**391
Captopril **7.**659
Cilazapril **7.**951
Delapril **7.**1192
Delaprilhydrochlorid **7.**1193
Enalapril **8.**22
Enalaprilhydrogenmaleat **8.**23
Lisinopril **8.**745
Perindopril **9.**89
Perindopril, *tert.*-Butylammoniumsalz **9.**90
Quinaprilhydrochlorid **9.**479
Ramipril **9.**487

**C02EX** **Andere Pharmaka mit Wirkung auf das Renin-Angiotensin-System**
Angiotensinamid **7.**261
Saralasin **9.**568
Saralasinacetat Monohydrat **9.**570

**C02K** **Andere Antihypertensiva**
Adenosin **7.**70
Adenosindiphosphat **7.**72
Pargylin **9.**34
Pargylinhydrochlorid **9.**34
Piperoxan **9.**235

**C03** **Diuretika**
*Agropyron / Agropyri repentis rhizoma* **4.**139
*Apiol* **7.**276
*Asparagus / Asparagi radix* **4.**397
*Betula / Betulae folium* **4.**502
*Equisetum / Equiseti herba* **5.**66
*Levisticum / Levistici radix* **5.**666
Mannitol **8.**812
D-Mannitolhexanitrat **8.**815
*Orthosiphon / Orthosiphonis folium* **5.**967
*Petroselinum / Petroselini herba* **6.**112
*Petroselinum / Petroselini radix* **6.**116
*Solidago / Solidaginis herba* **6.**753
*Taraxacum / Taraxacum radix cum herba* **6.**900

**C03A** **Diuretika, Thiazide**
**C03AA** **Thiazide**
Bemetizid **7.**387
Bendroflumethiazid *vet* **7.**397
Benzthiazid **7.**436
Butizid *vet* **7.**578
Chlorothiazid **7.**890
Cyclopenthiazid **7.**1138
Cyclothiazid **7.**1148
Hydrochlorothiazid *vet* **8.**464
Methyclothiazid **8.**937
Paraflutizid **9.**23
Penflutizid **9.**49
Polythiazid *vet* **9.**292
Quinethazon **9.**481
Trichlormethiazid *vet* **9.**1040

**C03B** **Diuretika, Thiazidanaloge**
**C03BA** **Sulfonamide**
Chlortalidon **7.**912
Clofenamid **7.**1013
Clopamid **7.**1032
Clorexolon **7.**1040
Indapamid **8.**534
Mefrusid **8.**847
Meticran **8.**975
Metolazon **8.**986
Xipamid **9.**1212

**C03BC** **Quecksilber-Diuretika**
Mersalyl **8.**886

**C03BD** **Xanthin-Derivate**
Theobromin **9.**848
Theobromin Natriumbenzoat **9.**850
Theobromin-Calciumsalicylat **9.**849
Theobromin-Natriumsalicylat **9.**851
Theophyllin **9.**853
Theophyllin Ethanolamin **9.**858
Theophyllin, Lysinsalz **9.**858
Theophyllin Magnesiumacetat **9.**858
Theophyllin, Megluminsalz **9.**859
Theophyllin Monohydrat **9.**857
Theophyllin Natriumacetat **9.**859
Theophyllin Natriumglycinat **9.**859

### C03C Schleifendiuretika
Azosemid 7.353
Bumetanid 7.547
Etacrynsäure 8.91
Etozolin 8.156
Furosemid *vet* 8.312
Muzolimin 8.1054
Piretanid 9.248
Tienilsäure 9.927
Torasemid 9.994
Triflocin 9.1048

### C03D Kaliumsparende Diuretika
### C03DA Aldosteron-Antagonisten
Canrenoinsäure 7.652
Canrenon 7.654
Kaliumcanrenoat 8.644
Spironolacton *vet* 9.650

### C03DB Andere kaliumsparende Diuretika
Amiloridhydrochlorid Dihydrat 7.181
Chlorazanil 7.852
Chlorazanilhydrochlorid 7.853
Triamteren 9.1031

### C04 Periphere Vasodilatatoren [Mittel bei peripheren Durchblutungsstörungen]
Adenosindiphosphat 7.72
Alprostadil 7.133
Bamethan 7.367
Bamethansulfat 7.368
Bencyclan 7.392
Bencyclanhydrogenfumarat 7.395
Bendazol 7.396
Bendazolhydrochlorid 7.397
Benfurodilhemisuccinat 7.400
Buflomedil 7.542
Buflomedilhydrochlorid 7.544
Buphenin 7.551
Bupheninhydrochlorid 7.553
Butalamin 7.568
Butalaminhydrochlorid 7.569
Cyclandelat 7.1121
Ethaverin 8.106
Ethaverinhydrochlorid 8.108
*Ginkgo / nur best.Trockenextrakte* 5.274
Isoxsuprin *vet* 8.630
Isoxsuprinhydrochlorid *vet* 8.631
Kallidinogenase 8.660
Moxisylythydrochlorid 8.1051
Naftidrofuryl 8.1065
Nicametat 8.1138
Nicotinylalkohol 8.1152
Pentoxifyllin 9.77
Pipratecol 9.239
Piribedil 9.250
Piribedilmesilat 9.252
Propentofyllin 9.395
DL-α-Tocopherolnicotinat 9.974
Xantinolnicotinat 9.1209

### C05 Vasoprotektiva
### C05A Hämorrhoidenmittel, topische
### C05AA Corticosteroide
Betamethason 7.466
Dexamethason 7.1221
Fluocinolonacetonid 8.245
Fluocinonid 8.249
Fluocortolon 8.251
Fluocortolon-21-hexanoat 8.254
Fluocortolon-21-pivalat 8.254
Fluorometholon 8.256
Hydrocortison 8.473
Hydrocortison-21-acetat 8.477
Hydrocortison-17-butyrat-21-propionat 8.479
Hydrocortison-21-hydrogensuccinat 8.479
Hydrocortisonphosphat, Dinatriumsalz 8.480
Hydrocortison-17-valerat 8.480
Prednisolon 9.321
Prednisolon-21-acetat 9.324
Prednisolon-21-dihydrogenphosphat 9.325
Prednisolon-21-hydrogensuccinat 9.326
Prednisolon-21-pivalat 9.327

### C05AD Lokalanästhetika
Benzocain 7.426
Cinchocain 7.956
Cinchocainhydrochlorid 7.958
Lidocain 8.735
Lidocainhydrochlorid 8.737
Oxetacain 8.1258
Pramocainhydrochlorid 9.305
Procain 9.348
Procainhydrochlorid 9.351
Procainnitrat 9.352
Procainphosphat 9.352
Tetracain 9.828
Tetracainhydrochlorid 9.830

### C05AX Weitere topische Hämorrhoidenmittel
*Chamomilla / Matricariae flos* 4.819
*Hamamelis / Hamamelidis cortex* 5.372
*Hamamelis / Hamamelidis folium* 5.376
*Myroxylon / Balsamum peruvianum* 5.895
*Quercus / Quercus cortex* 6.343

### C05B* Antivariköse Therapeutika und kapillarstabilisierende Stoffe Venenmittel und Vasoprotektiva]
Aescin 7.82
Aesculin 7.83
*Aesculus / Hippocastani semen* 4.112
*Arnica / Arnicae flos* 4.343
Benzaron 7.415
Bis(diethylaminomethylrutin)aescinat 7.490
Calciumdobesilat Monohydrat 7.624
Diosmin 7.1376
Etamsylat, Diethylaminsalz 8.98
Folescutol 8.282
*Hamamelis / Hamamelidis cortex* 5.372
*Hamamelis / Hamamelidis folium* 5.376
Hesperidin 8.425
Hesperidinmethylchalkon 8.426

O-(β-Hydroxyethyl)rutosid **8.**494
Leucocianidol **8.**704
Natriumapolat **8.**1094
Natriummorrhuat **8.**1114
Polidocanol **9.**279
Quercetin Dihydrat **9.**478
Ruscogenin **9.**538
Rutosid Trihydrat **9.**540
Rutosidaescinat **9.**543
Tribenosid **9.**1035
Trimethylhesperidinchalkon **9.**1072
Troxerutin **9.**1106

**C07** **β-Rezeptorenblocker**
**C07A** **β-Rezeptorenblocker**
**C07AA β-Rezeptorenblocker, nicht-selektiv**
Alprenolol **7.**131
Alprenololhydrochlorid **7.**132
Befunolol **7.**385
Befunololhydrochlorid **7.**385
(S)-Befunololhydrochlorid **7.**386
Bunitrolol **7.**549
Bunitrololhydrochlorid **7.**550
Bupranolol **7.**556
Bupranololhydrochlorid **7.**557
(R)-Carazolol vet **7.**666
(RS)-Carazolol vet **7.**664
(S)-Carazolol vet **7.**666
(RS)-Carazololhydrochlorid vet **7.**666
(RS)-Carteolol **7.**717
(R)-Carteololhydrochlorid **7.**719
(RS)-Carteololhydrochlorid **7.**719
(S)-Carteololhydrochlorid **7.**720
Labetalol **8.**685
Labetalolhydrochlorid **8.**686
Levobunolol **8.**713
Levobunololhydrochlorid **8.**713
Mepindolol **8.**870
Mepindololsulfat **8.**871
Metipranolol **8.**978
Nadolol **8.**1059
Nadoxolol **8.**1061
Nifenalol **8.**1157
Nifenalolhydrochlorid **8.**1158
Oxprenolol **8.**1268
Oxprenololhydrochlorid **8.**1269
Penbutolol **9.**47
Penbutololsulfat **9.**48
Pindolol **9.**213
Procinolol **9.**361
Pronethalol **9.**386
Propranolol **9.**404
Propranololhydrochlorid **9.**406
Sotalol **9.**637
Sotalolhydrochlorid **9.**639
Tertatolol **9.**814
(S)-Timolol **9.**936
(S)-Timololhydrogenmaleat **9.**937

**C07AB β-Rezeptorenblocker, kardioselektiv**
Acebutolol **7.**3
Acebutololhydrochlorid **7.**5
Atenolol **7.**309
Betaxolol **7.**473
Betaxololhydrochlorid **7.**475
Bisoprolol **7.**497
Bisoprololfumarat **7.**499
(R)-Celiprolol **7.**802
(RS)-Celiprolol **7.**802
(S)-Celiprolol **7.**803
(RS)-Celiprololhydrochlorid **7.**804
Metoprolol **8.**989
Metoprololtartrat **8.**989
Practolol **9.**300
Prenalterol **9.**331
Talinolol **9.**767

**C08** **Calciumantagonisten**
**C08C** **Selektive Calciumantagonisten mit vorwiegend vaskulären Effekten**
(R)-Amlodipin **7.**208
(S)-Amlodipin **7.**209
Amlodipinbenzensulfonat **7.**210
Amlodipinmaleat **7.**211
Felodipin **8.**169
Isradipin **8.**632
Manidipin **8.**811
Nicardipin **8.**1140
Nifedipin **8.**1154
Nilvadipin **8.**1166
Nimodipin **8.**1167
Nisoldipin **8.**1174
Nitrendipin **8.**1178

**C08D** **Selektive Calciumantagonisten mit direkten kardialen Effekten**
Anipamil **7.**263
Diltiazem **7.**1342
Diltiazemhydrochlorid **7.**1343
Gallopamil **8.**323
Gallopamilhydrochlorid **8.**325
Verapamil **9.**1163
Verapamilhydrochlorid **9.**1167

**C08E** **Nicht-selektive Calciumantagonisten**
Cinnarizin **7.**960
Fendilin **8.**177
Flunarizin **8.**240
Flunarizindihydrochlorid **8.**241
Prenylamin **9.**333

**D** **Dermatotherapeutika**
**D01** **Antimykotika**
**D01A** **Antimykotika, topische**
**D01AA Antibiotika**
Flucytosin **8.**226
Mepartricin **8.**865
Nystatin **8.**1219
Pecilocin **9.**39

**D01AC Imidazolderivate**
Bifonazol **7.**481
Butoconazol **7.**581
Butoconazolnitrat **7.**582

Clotrimazol 7.1047
Econazol 8.1
Econazolnitrat 8.2
Enilconazol *vet* 8.30
Etisazol *vet* 8.142
Isoconazol 8.601
Ketoconazol 8.668
Miconazol 8.1006
Miconazolnitrat 8.1007
Oxiconazol 8.1262
Sulconazolnitrat 9.691
Terconazol 9.808
Tiabendazol 9.908
Tioconazol 9.944

**D01AE Andere topische Antimykotika**
Amorolfin 7.230
Buclosamid 7.538
Chlorphenesin 7.897
Chlorphenesincarbonat 7.897
Ciclopirox 7.944
Ciclopiroxolamin 7.944
Dimazol 7.1345
Ethyl-4-hydroxybenzoat 8.126
Fenticlor 8.199
Fenticlordiacetat 8.199
Flucytosin 8.226
Haloprogin 8.407
Halquinol 8.411
Hexamidin 8.431
Hexamidindiisetionat 8.431
Loflucarban 8.752
Methylviolett 8.967
Naftifin 8.1068
Naftifinhydrochlorid 8.1069
Natamycin *vet* 8.1092
Natriumpropionat 8.1119
Noxytiolin 8.1218
Penoctoniumbromid 9.55
Polynoxylin 9.288
Salicylsäure 9.555
Selendisulfid 9.595
Terbinafinhydrochlorid 9.802
Tolciclat 9.982
Tolnaftat 9.986
Triacetin 9.1020
Triphenylstibinsulfid 9.1088
Undecylensäure 9.1129
Undecylensäurediethanolamid 9.1130
Undecylensäuremonoethanolamid 9.1131
Zinkundecylenat 9.1241

**D01B Antimykotika, systemische**
**D01BA Antimykotika, systemische**
Griseofulvin *vet* 8.384
Terbinafinhydrochlorid 9.802

**D02 Emollentia und Protektiva**
**D02A Emollentia und Protektiva**
Dimeticon 7.1357
Pyroxylin 9.463
Zinkoxid 9.1237

**D02B Protektiva gegen UV-Strahlung**
Actinoquinol 7.67
Actinoquinol, Natriumsalz 7.67
Butylmethoxydibenzoylmethan 7.586
Cinoxat 7.963
Mexenon 8.999
Monobenzon 8.1032
Oxybenzon 8.1270
Padimat 9.1
2-Phenylbenzimidazol-5-sulfonsäure 9.163
Phenylsalicylat 9.180

**D03 Therapeutika bei Wunden und Geschwüren**
Alcloxa 7.96
Aldioxa 7.98
Allantoin 7.115
Ammoniumbituminosulfonat 7.216
Ammoniumbituminosulfonat hell 7.218
Asiaticosid 7.303
Bucrilat 7.539
*Calendula / Calendulae flos* 4.602
*Chamomilla / Matricariae flos* 4.819
Clostridium histolyticum Collagenase 7.1045
Dextranomer 7.1234
*Echinacea / Echinaceae purpureae herba* 5.17
*Equisetum / Equiseti herba* 5.66
*Hamamelis / Hamamelidis cortex* 5.372
*Hamamelis / Hamamelidis folium* 5.376
*Hypericum / Hyperici herba* 5.479
*Linum / Lini semen* 5.676
*Myroxylon / Balsamum peruvianum* 5.895
Papain 9.15
*Plantago / Plantaginis lanceolatae herba* 6.225
*Quercus / Quercus cortex* 6.343
*Solanum / Dulcamarae stipes* 6.738
Sutilain 9.758
*Syzygium / Syzygii cumini cortex* 6.872
Tribromphenolbismut 9.1038
*Trigonella / Foenugraeci semen* 6.996
Trypsin 9.1109
Tyloxapol 9.1125

**D04 Antipruriginosa, incl. Antihistaminika, Anästhetika etc.**
**D04A Antipruriginosa, incl., Antihistaminika, Anästhetika etc.**
**D04AA Antihistaminika, topische**
Isoprenalin 8.614
Isoprenalinhydrochlorid 8.615
Isoprenalinsulfat Dihydrat 8.616
Medrylamin 8.839
Medrylaminhydrochlorid 8.840
Promethazinhydrochlorid 9.384

**D04AB Anästhetika, topische**
Benzocain 7.426
Butamben 7.571
Cinchocain 7.956
Cinchocainhydrochlorid 7.958
Lidocainhydrochlorid 8.737
Oxybuprocainhydrochlorid 8.1271

Polidocanol **9.**279
Quinisocain **9.**482
Quinisocainhydrochlorid **9.**483

**D04AX Andere Antipruriginosa**
Arnica / *Arnicae flos* **4.**343
Avena / *Avenae stramentum* **4.**443
Crotamiton **7.**1111
Harnstoff **8.**412
Mesulfen **8.**895

**D05 Antipsoriatika**
**D05A Antipsoriatika, topische**
Dithranol **7.**1408
Dithranoltriacetat **7.**1410
Fumarsäure **8.**310
Methoxsalen **8.**933
Steinkohlenteer **9.**659
Tretinoin **9.**1017
Trioxysalen **9.**1083

**D05B Antipsoriatika, systemische**
Azaribin **7.**334
Azauridin **7.**339
Etretinat **8.**158
Methoxsalen **8.**933
Timonacic **9.**940
Trioxysalen **9.**1083

**D06 Antibiotika und Chemotherapeutika, dermatologisch verwendet**
**D06A Antibiotika, topische**
**D06AA Tetracycline und Derivate**
Chlortetracyclin **7.**915
Chlortetracyclinhydrochlorid **7.**916
Demeclocyclin **7.**1195
Demeclocyclinhydrochlorid **7.**1195
Oxytetracyclin **8.**1287
Oxytetracyclin, Calciumsalz **8.**1289
Oxytetracyclin Dihydrat **8.**1289
Oxytetracyclinhydrochlorid **8.**1289
Tetracyclin **9.**836
Tetracyclinhydrochlorid **9.**838

**D06AX Andere topische Antibiotika**
Amfomycin **7.**172
Bacitracin **7.**363
Bacitracin Zink *vet* **7.**364
Chloramphenicol *vet* **7.**847
Chloramphenicolhydrogensuccinat *vet* **7.**850
Chloramphenicolpalmitat *vet* **7.**851
Colistin A **7.**1091
Colistinsulfat **7.**1092
Fusidinsäure **8.**317
Gentamicin *vet* **8.**336
Gentamicinsulfat *vet* **8.**338
Gramicidin **8.**382
Methocidin **8.**926
Mupirocin **8.**1052
Neomycin **8.**1128
Neomycinsulfat **8.**1129
Polymyxin B **9.**286

Polymyxin-B-sulfat **9.**287
Tyrothricin **9.**1128
Virginiamycin **9.**1186

**D06B Chemotherapeutika, topische**
**D06BA Sulfonamide**
Sulfacinnamin **9.**693
Sulfadiazin, Silbersalz **9.**698
Sulfamethizol **9.**711
Sulfanilamid **9.**722

**D06BB Antivirale Mittel**
Aciclovir **7.**44
Aciclovir, Natriumsalz **7.**46
Idoxuridin **8.**521
Podophyllotoxin **9.**277
Tromantandinhydrochlorid **9.**1097

**D06BX Andere Chemotherapeutika**
Loflucarban **8.**752
Metronidazol **8.**993
Metronidazolbenzoat **8.**996
Nifurprazin **8.**1163
Nitrofural **8.**1180
Succisulfon **9.**683

**D07 Corticosteroide in Dermatotherapeutika**
**D07A Corticosteroide**
Alclometason **7.**94
Alclometason-17,21-dipropionat **7.**95
Amcinonid **7.**161
Beclometason **7.**382
Betamethason **7.**466
Betamethason-17-benzoat **7.**469
Betamethason-21-dihydrogenphosphat, Dinatriumsalz **7.**469
Betamethason-17,21-dipropionat **7.**470
Betamethason-17-valerat **7.**471
Budesonid **7.**539
Clobetasol **7.**1000
Clobetasol-17-propionat **7.**1001
Clobetason **7.**1002
Clobetason-17-butyrat **7.**1003
Clocortolon **7.**1005
Clocortolon-21-hexanoat **7.**1005
Clocortolon-21-pivalat **7.**1006
Desonid **7.**1211
Desoximethason **7.**1212
Diflorason-17,21-diacetat **7.**1290
Diflucortolon **7.**1292
Diflucortolon-21-valerat **7.**1293
Fludroxycortid **8.**230
Flumetason **8.**236
Flumetason-21-pivalat **8.**238
Fluocinolonacetonid **8.**245
Fluocinonid **8.**249
Fluocortinbutyl **8.**250
Fluocortolon **8.**251
Fluocortolon-21-hexanoat **8.**254
Fluocortolon-21-pivalat **8.**254
Fluorometholon **8.**256
Flupredniden **8.**270

Fluprednidenacetat **8.**271
Halcinonid **8.**401
Halometason **8.**404
Halometason Monohydrat **8.**405
Hydrocortison **8.**473
Hydrocortison-21-acetat **8.**477
Mazipredon **8.**816
Methylprednisolon **8.**955
Prednicarbat **9.**317
Prednisolon **9.**321
Triamcinolon **9.**1023
Triamcinolon-16α,17α-acetonid **9.**1028

**D08 Antiseptika, Desinfektionsmittel**
**D08A Antiseptika, Desinfektionsmittel**
**D08AA Acridin-Derivate**
Acriflaviniumchlorid **7.**64
Acriflaviniumdichlorid **7.**66
Ethacridinlactat **8.**100
Proflavin **9.**367

**D08AC Biguanide und Amidine**
Ambazon **7.**153
Chlorhexidin **7.**863
Chlorhexidindiacetat **7.**867
Chlorhexidindigluconat **7.**868
Chlorhexidinhydrochlorid **7.**868
Hexamidin **8.**431
Hexamidindiisetionat **8.**431
Picloxydin **9.**201
Polihexanid **9.**281
Propamidin **9.**390
Propamidinisethionat **9.**390

**D08AD* Borsäure und ihre Salze**
Borsäure **7.**510

**D08AE Phenol und Derivate**
2-Biphenylol **7.**487
Chlorocresol **7.**878
4-Chlorphenol **7.**899
Chlorthymol **7.**919
Chlorxylenol **7.**921
Clorofen **7.**1042
Cresol **7.**1104
*m*-Cresol **7.**1106
*o*-Cresol **7.**1106
*p*-Cresol **7.**1106
Cresol, rohes **7.**1107
Dichlorophen **7.**1262
Eugenol **8.**161
Phenol **9.**130
4-Phenolsulfonsäure **9.**137
2-Phenylethanol **9.**171
Phenylsalicylat **9.**180
Resorcin **9.**505
Thymol **9.**902
Triclosan **9.**1046

**D08AG Iod-Zubereitungen**
Iod **8.**570
Polyvidon Iod **9.**295

Sozoiodolsäure Trihydrat **9.**640

**D08AH Chinolin-Derivate**
Aminoquinurid **7.**194
Aminoquinuriddihydrochlorid **7.**195
Aminoquinuriddihydrochlorid Heptahemihydrat **7.**196
8-Chinolinol **7.**841
Chinolinsalicylat **7.**842
8-Chinolinsulfat-Kaliumsulfat **7.**842
Chlorquinaldol **7.**911
Clioquinol **7.**997
Dequaliniumacetat **7.**1200
Dequaliniumchlorid **7.**1200
Halquinol **8.**411

**D08AJ Quartäre Ammoniumverbindungen**
Benzalkoniumchlorid **7.**412
Benzethoniumchlorid **7.**421
Benzododeciniumchlorid **7.**429
Cetalkoniumchlorid **7.**814
Cetrimid **7.**818
Cetylpyridiniumbromid **7.**821
Cetylpyridiniumchlorid **7.**821
Cetylpyridiniumchlorid Monohydrat **7.**824
Dofamiumchlorid **7.**1419
Mecetroniumetilsulfat **8.**824
Methylbenzethoniumchlorid Monohydrat **8.**941
Octafoniumchlorid **8.**1224

**D08AK Quecksilber-Zubereitungen**
Hydrargaphen **8.**461
Phenylmercuriacetat **9.**172
Phenylmercuriborat **9.**176
Phenylmercurinitrat **9.**178
Quecksilber **9.**467
Quecksilber(II)acetat **9.**468
Quecksilber(II)amidchlorid **9.**469
Quecksilber(II)bromid **9.**470
Quecksilber(I)chlorid **9.**470
Quecksilber(II)chlorid **9.**471
Quecksilber(II)cyanid **9.**472
Quecksilber(II)cyanid, basisches **9.**472
Quecksilber(II)iodid **9.**473
Quecksilber(I)nitrat Dihydrat **9.**474
Quecksilber(II)nitrat Monohydrat **9.**475
Quecksilber(II)oxid, rotes **9.**476
Quecksilber(II)sulfid, rotes **9.**477
Thiomersal **9.**879
Thiomersal, Natriumsalz **9.**880

**D08AL Silberverbindungen**
Silber **9.**607
Silber, kolloidal **9.**608
Silberacetat **9.**609
Silberchlorid **9.**610
Silbercitrat **9.**610
Silbernitrat **9.**613

**D08AX Andere Antiseptika und Desinfektionsmittel**
Benzoesäure **7.**429

Benzylalkohol 7.438
Bismutgallat, basisches 7.493
Bismutnitrat, basisches 7.495
Bismutsalicylat, basisches 7.496
Borneol 7.508
Bromchlorophen 7.519
3-Chlorcarvacrol 7.855
5-Chlorcarvacrol 7.855
Clorindanol 7.1041
Dibromdihydroxybenzil 7.1259
Formaldehyd 8.290
Glyoxylsäure 8.377
Hexetidin 8.433
N-(Hydroxymethyl)sarcosin 8.500
Kaliumpermanganat 8.657
Merbromin, Dinatriumsalz 8.883
Methylviolett 8.967
Monalazon, Dinatriumsalz 8.1029
Naphthalin 8.1086
Natriumhypochlorit 8.1106
Noxytiolin 8.1218
Octenidindihydrochlorid 8.1225
Polynoxylin 9.288
1-Propanol 9.391
Rosaniliniumchlorid 9.532
Tosylchloramid, Natriumsalz Trihydrat 9.997
Triclocarban 9.1042
Usninsäure 9.1144
Wasserstoffperoxid-Lösung 3 % 9.1199
Zinkchlorid 9.1235

**D10 Aknetherapeutika**
**D10A Aknetherapeutika, topische**
**D10AB Schwefelhaltige Zubereitungen**
Ammoniumbituminosulfonat 7.216
Ammoniumbituminosulfonat hell 7.218
Mesulfen 8.895
Schwefel 9.572
Schwefel, gefällter 9.573
Schwefel, gereinigter 9.574
Schwefel, kolloidaler 9.576
Schwefel, sublimierter 9.576
Tioxolon 9.950

**D10AD Retinoide, topische [Aknetherapie]**
Motretinid 8.1049
Retinol 9.506
Retinolacetat 9.508
Retinolpalmitat 9.509
Tretinoin 9.1017

**D10AE Peroxide**
Benzoylperoxid 7.432

**D10AF Antiinfektiva zur Aknetherapie**
Chloramphenicol 7.847
Chloramphenicolhydrogensuccinat 7.850
Chloramphenicolpalmitat 7.851
Clindamycin 7.993
Clindamycindihydrogenphosphat 7.995
Clindamycinhydrochlorid Monohydrat 7.995
Clindamycinpalmitathydrochlorid 7.996

Erythromycin *vet* 8.70
Erythromycinestolat *vet* 8.73
Erythromycinethylsuccinat *vet* 8.74
Erythromycingluceptat *vet* 8.74
Erythromycinstearat *vet* 8.75
Meclocyclin 8.826
Meclocyclinhydrochlorid 8.827
Meclocyclin-5-sulfosalicylat 8.827

**D10AX Andere topische Aknetherapeutika**
Aluminiumchlorid 7.141
Azelainsäure 7.340
Calciumsulfid 7.642
Resorcin 9.505
Zinkacetat, basisches 9.1234
Zinkacetat Dihydrat 9.1233

**D10B Aknetherapeutika, systemische**
Isotretinoin 8.625
*Saccharomyces / Faex medicinalis* 6.528
*Saccharomyces / Trockenhefe aus Saccharomyces cerevisiae* 6.530
Timonacic 9.940

**D11 Sonstige Dermatologika**
*Viola / Viola arvensis / Violae tricoloris herba* 6.1142
*Viola / Viola tricolor / Violae tricoloris herba* 6.1148

**D11A Sonstige Dermatologika**
**D11AA Antihydrotika**
Agaricinsäure 7.86
Agaricinsäure Sesquihydrat 7.87
Aluminiumchlorid 7.141
Aluminiumchlorid Hexahydrat 7.142
Aluminiumformiat 7.143
*Salvia / Salviae folium* 6.548
Tannin 9.772

**D11AC Medizinische Shampoos**
Pyrithion 9.460
Pyrithyldion 9.462
Selen 9.595
Selendisulfid 9.595

**D11AF Warzen- und Hühneraugenmittel**
Milchsäure 8.1013
Silbernitrat 9.613

**D11AX Weitere Dermatologika**
DL-Campher 7.645
Cantharidin 7.655
Cholesterol 7.925
Chymotrypsin 7.940
Ciclosporin 7.945
Estradiol 8.79
Hydrochinon 8.463
Mequinol 8.881
Natriumbituminosulfonat, hell 8.1096
Natriumbituminosulfonat, Trockensubstanz 8.1097

Strontiumbromid **9.**671
Vaselin, gelbes **9.**1158
Vaselin, weißes **9.**1158

**G** **Urogenitalsystem und Sexualhormone**
**G01** **Gynäkologische Antiinfektiva und Antiseptika**
**G01A** **Antiinfektiva/Antiseptika [ohne Corticosteroide]**
**G01AA** **Antibiotika**
Amphotericin B **7.**237
Candicidin **7.**652
Carfecillin **7.**707
Chloramphenicol **7.**847
Chloramphenicolhydrogensuccinat **7.**850
Chloramphenicolpalmitat **7.**851
Clindamycin **7.**993
Clindamycindihydrogenphosphat **7.**995
Clindamycinhydrochlorid Monohydrat **7.**995
Clindamycinpalmitathydrochlorid **7.**996
Mepartricin **8.**865
Natamycin **8.**1092
Nystatin **8.**1219
Oxytetracyclin **8.**1287
Oxytetracyclin, Calciumsalz **8.**1289
Oxytetracyclin Dihydrat **8.**1289
Oxytetracyclinhydrochlorid **8.**1289

**G01AB** **Arsenverbindungen**
Acetarsol **7.**22

**G01AC** **Chinolin-Derivate**
Chlorquinaldol **7.**911
Clioquinol **7.**997
Dequaliniumacetat **7.**1200
Dequaliniumchlorid **7.**1200
5,7-Diiodo-8-hydroxyquinolin **7.**1333

**G01AD** **Organische Säuren**
Essigsäure **8.**77
Milchsäure **8.**1013

**G01AF** **Imidazol-Derivate**
Clotrimazol **7.**1047
Econazol **8.**1
Econazolnitrat **8.**2
Isoconazol **8.**601
Ketoconazol **8.**668
Metronidazol **8.**993
Metronidazolbenzoat **8.**996
Miconazol **8.**1006
Miconazolnitrat **8.**1007
Nimorazol **8.**1169
Ornidazol **8.**1237
Tioconazol **9.**944

**G01AG** **Triazol-Derivate**
Fluconazol **8.**224
Terconazol **9.**808

**G01AX** **Andere Antiinfektiva und Antibiotika**
Ciclopirox **7.**944

Furazolidon **8.**311
Nifuratel **8.**1162
Polyvidon Iod **9.**295

**G02** **Gynäkologika, sonstige**
**G02A** **Wehenfördernde Mittel**
**G02AB** **Ergotalkaloide**
Ergometrin **8.**60
Ergometrinhydrogenmaleat **8.**61
Methylergometrin *vet* **8.**948
Methylergometrinhydrogenmaleat *vet* **8.**949

**G02AD** **Prostaglandine**
Cloprostenol *vet* **7.**1037
Cloprostenol, Natriumsalz *vet* **7.**1038
Dinoprost *vet* **7.**1368
Dinoprost Trometamin *vet* **7.**1372
Dinoproston **7.**1372
Fenprostalen *vet* **8.**194
Gemeprost **8.**331
Sulproston **9.**746
Tiaprost *vet* **9.**916
Tiaprost, Trometamolsalz *vet* **9.**917

**G02AX** **Andere wehenfördernde Mittel**
Dextrofemin **7.**1236
Dextrofeminhydrochlorid **7.**1236
Lotrifen *vet* **8.**771

**G02B** **Kontrazeptiva, topische [=lokal appliziert**
Nonoxinol **8.**1194

**G02C** **Sonstige Gynäkologika**
*Achillea / Achillea millefolium* **4.**46
*Capsella / Bursae pastoris herba* **4.**656
Carzenid **7.**724
*Chamomilla / Matricariae flos* **4.**819
*Claviceps / Secale cornutum* **4.**915
Podophyllin **9.**276
Podophyllotoxin **9.**277
*Potentilla / Anserinae herba* **6.**256
*Quercus / Quercus cortex* **6.**343
Racefemin **9.**485
Racefeminhydrogenfumarat **9.**486
*Vitex / Agni casti fructus* **6.**1185

**G02CA** **Wehehemmende Mittel**
Buphenin **7.**551
Bupheninhydrochlorid **7.**553
Fenoterol **8.**186
Fenoterolhydrobromid **8.**189
Ritodrin **9.**527
Ritodrinhydrochlorid **9.**529
Vetrabutin **9.**1168
Vetrabutinhydrochlorid **9.**1169

**G02CB** **Prolactin-Inhibitoren**
Bromocriptin **7.**524
Bromocriptinmesilat **7.**527

## G03 Sexualhormone und Modulatoren des Genitalsystems

### G03B Androgene
Mesterolon **8.**891
Metenolon **8.**907
Metenolon-17-acetat **8.**908
Metenolon-17-enantat **8.**909
Methandriol **8.**913
Methandrioldipropionat **8.**914
Methyltestosteron **8.**963
Nandrolon *vet* **8.**1081
Oxabolon **8.**1244
Oxymetholon **8.**1278
Prasteron **9.**306
Testosteron *vet* **9.**818
Testosteroncipionat *vet* **9.**822
Testosteronenanthat *vet* **9.**823
Testosteronpropionat *vet* **9.**824

### G03C Estrogene
Chlorotrianisen **7.**891
Dienestrol **7.**1276
Dienestroldiacetat **7.**1277
Diethylstilbestrol **7.**1284
Diethylstilbestroldimethylether **7.**1286
Diethylstilbestroldipropionat **7.**1287
Diethylstilbestroldisulfat **7.**1288
Epimestrol **8.**44
Equilin **8.**53
Equilin-3-hydrogensulfat, Natriumsalz **8.**54
Estradiol *vet* **8.**79
Estradiolbenzoat *vet* **8.**82
Estradiolcypionat *vet* **8.**83
Estradioldipropionat *vet* **8.**83
Estradiolundecylat *vet* **8.**84
Estradiolvalerat *vet* **8.**84
Estriol **8.**87
Estriolsuccinat **8.**89
Estron **8.**90
Ethinylestradiol **8.**113
Fosfestrol, Tetranatriumsalz **8.**301
Hexestrol **8.**432
Mestranol **8.**893
Prasteron **9.**306
Quinestrol **9.**480

### G03D Gestagene
Allylestrenol **7.**122
Altrenogest **7.**136
Chlormadinon **7.**868
Chlormadinonacetat **7.**868
Delmadinon **7.**1193
Desogestrel **7.**1209
Dienogest **7.**1278
Dydrogesteron **7.**1449
Ethisteron **8.**118
Etynodiol **8.**160
Etynodioldiacetat **8.**160
Gestaclon **8.**341
Gestoden **8.**341
Gestonoron **8.**343
Gestonoroncaproat **8.**344

Hydroxyprogesteron **8.**501
Hydroxyprogesteronacetat **8.**502
Hydroxyprogesteroncaproat **8.**503
Levonorgestrel **8.**723
Lynestrenol **8.**774
Medrogeston **8.**835
Medroxyprogesteronacetat **8.**837
Megestrolacetat **8.**849
Norethisteron **8.**1201
Norethisteronacetat **8.**1204
Norethisteronenanthat **8.**1206
Norgestrel **8.**1211
Progesteron *vet* **9.**368
Proligeston *vet* **9.**376

### G03G Gonadotropine und sonstige Ovulationstimulantien
Clomifen **7.**1022
Clomifencitrat **7.**1022
Cyclofenil **7.**1136
Urofollitropin **9.**1137

### G03H Antiandrogene
### G03HA Antiandrogene
Cyproteron **7.**1153
Cyproteronacetat **7.**1154
Delmadinon **7.**1193
Flutamid **8.**279

### G03X Sonstige Sexualhormone und Modulatoren des Genitalsystems
Danazol **7.**1171
Mifepriston **8.**1012

## G04 Urologika
### G04A Harnantiseptika und Antiinfektiva
### G04AA Urotropin-Zubereitungen
Methenamin **8.**921

### G04AB Chinolon-Zubereitungen
Cinoxacin **7.**962
Flumequin **8.**236
Miloxacin **8.**1015
Nalidixinsäure **8.**1071
Oxolinsäure **8.**1266
Pipemidsäure **9.**221

### G04AC Nitrofuran-Derivate
Nifurtoinol **8.**1165
Nitrofurantoin **8.**1182

### G04AD Salicylate
Phenylsalicylat **9.**180

### G04AG Weitere Harnantiseptika und Antiinfektiva
*Arctostaphylos / Uvae ursi folium* **4.**330
*Armoracia / Armoraciae radix* **4.**340
Norfloxacin **8.**1208
Phenazopyridin **9.**110
Phenazopyridinhydrochlorid **9.**110
*Santalum / Santali albi lignum* **6.**603

*Tropaeolum / Tropaeolum-majus-Frischpflanze*
  6.1007

**G04B  Sonstige Urologika, Spasmolytika**
**G04BA  Mittel zum Ansäuern des Harnes**
  Kaliumcitrat Monohydrat  8.648

**G04BC  Mittel zum Lösen von Harnkonkrementen**
  Citronensäure Monohydrat  7.975
  Citronensäure, wasserfrei  7.975

**G04BD  Spasmolytika der ableitenden Harnwege**
  Ambucetamid  7.158
  Benzylmandelat  7.443
  Carzenid  7.724
  Dicycloverinhydrochlorid  7.1275
  Diethylaminsalicylat  7.1280
  Drofenin  7.1442
  Drofeninhydrochlorid  7.1443
  Emeproniumbromid  8.16
  Emeproniumcarrageenat  8.17
  Flavoxat  8.206
  *Petasites / Petasitidis rhizoma*  6.88
  Propanthelinbromid  9.392
  *Santalum / Santali albi lignum*  6.603
  Terodilin  9.813
  Tiropramid  9.952
  Trospiumchlorid  9.1105

**G04BX  Andere Urologika**
  *Agropyron / Agropyri repentis rhizoma*  4.139
  Arbutin  7.291
  *Asparagus / Asparagi radix*  4.397
  *Betula / Betulae folium*  4.502
  *Cucurbita / Cucurbitae peponis semen*  4.1075
  *Echinacea / Echinaceae purpureae herba*  5.17
  *Equisetum / Equiseti herba*  5.66
  Finasterid  8.203
  *Levisticum / Levistici radix*  5.666
  *Orthosiphon / Orthosiphonis folium*  5.967
  *Petroselinum / Petroselini herba*  6.112
  *Petroselinum / Petroselini radix*  6.116
  Phenazopyridin  9.110
  Phenazopyridinhydrochlorid  9.110
  *Serenoa / Sabal fructus*  6.680
  *Solidago / Solidaginis herba*  6.753

**H  Hormonales System, ausgenommen Sexualhormone**
**H01  Hypophysen-/Hypothalamushormone**
**H01A  Hypophysenvorderlappenhormone**
**H01AA  Adrenocorticotrope Hormone (ACTH)**
  Codactid  7.1065
  Corticotrophin  7.1097
  Corticotrophin-Zinkhydroxid  7.1097
  Tetracosactid  9.834

**H01AB  Thyrotrophin (thyreotropes Hormon)**
  Thyrotrophin  9.906

**H01AC  Somatotropin und Analoge**
  Somatropin  9.630

**H01B  Hypophysenhinterlappenhormone**
**H01BA  Vasopressin und Analoge**
  Argipressin  7.295
  Desmopressin  7.1208
  Desmopressinacetat Trihydrat  7.1208
  Desmopressindiacetat  7.1209
  Felypressin  8.170
  Lypressin  8.776
  Ornipressin  8.1239
  Terlipressin  9.812
  Terlipressinacetat Pentahydrat  9.813
  Vasopressin  9.1159

**H01BB  Oxytocin und Derivate**
  Oxytocin *vet*  8.1290

**H01C  Hypothalamushormone**
**H01CA  Gonadotropin-releasing-Hormone**
  Gonadorelin  8.379
  Goserelin  8.380
  Goserelinacetat  8.382
  Leuprorelin  8.705
  Leuprorelinacetat  8.706
  Menotropin  8.860

**H01CB  Wachstumshemmende Hormone**
  Octreotid  8.1230
  Somatostatin  9.629

**H02  Corticosteroide, systemische**
**H02A  Corticosteroide, systemische**
**H02AA  Mineralocorticoide**
  Aldosteron  7.98
  Desoxycorton  7.1215
  Desoxycortonacetat  7.1216
  Desoxycorton-(3-phenylpropionat)  7.1217
  Desoxycortonpivalat  7.1218
  Fludrocortison  8.228
  Fludrocortisonacetat  8.229

**H02AB  Glucocorticoide**
  Betamethason  7.466
  Betamethason-21-acetat  7.468
  Betamethason-17-benzoat  7.469
  Betamethason-21-dihydrogenphosphat, Dinatriumsalz  7.469
  Betamethason-17,21-dipropionat  7.470
  Betamethason-17-valerat  7.471
  Cortison  7.1098
  Cortisonacetat  7.1099
  Cortisuzol  7.1100
  Cortivazol  7.1100
  Dexamethason *vet*  7.1221
  Dexamethason-21-acetat *vet*  7.1223
  Dexamethason-21-hydrogensulfat, Natriumsulfat *vet*  7.1224
  Dexamethason-21-isonicotinat *vet*  7.1225
  Dexamethason-21-phosphat, Dinatriumsalz *vet*  7.1226

Dexamethason-21-(3-sulfobenzoat), Natriumsalz
  *vet* **7.**1226
Fludroxycortid **8.**230
Fluocortolon **8.**251
Fluocortolon-21-hexanoat **8.**254
Fluocortolon-21-pivalat **8.**254
Hydrocortison **8.**473
Hydrocortison-21-acetat **8.**477
Hydrocortison-17-butyrat-21-propionat **8.**479
Hydrocortison-21-hydrogensuccinat **8.**479
Hydrocortisonphosphat, Dinatriumsalz **8.**480
Hydrocortison-17-valerat **8.**480
Methylprednisolon **8.**955
Methylprednisolon-21-acetat **8.**957
Methylprednisolon-21-hydrogensuccinat **8.**958
Methylprednisolon-21-hydrogensuccinat, Natriumsalz **8.**958
Paramethason **9.**28
Prednisolon **9.**321
Prednisolon-21-acetat **9.**324
Prednisolon-21-dihydrogenphosphat **9.**325
Prednisolon-21-hydrogensuccinat **9.**326
Prednisolon-21-pivalat **9.**327
Prednison **9.**327
Prednyliden **9.**329
Prednyliden-21-diethylaminoacetathydrochlorid **9.**331
Triamcinolon **9.**1023
Triamcinolon-16α,17α-acetonid **9.**1028
Triamcinolon-16α,21-diacetat **9.**1029
Triamcinolonhexacetonid **9.**1030

**H03    Schilddrüsentherapeutika**
**H03A   Schilddrüsenpräparate**
**H03AA  Schilddrüsenhormone**
Levothyroxin **8.**729
Levothyroxin, Natriumsalz Pentahydrat **8.**733
Liothyronin **8.**742
Liotrix **8.**744
DL-Thyroxin **9.**907

**H03B    Thyreostatika**
  *Leonurus / Leonuri herba* **5.**652

**H03BA  Thiouracile**
Methylthiouracil **8.**966
Propylthiouracil **9.**412

**H03BB Schwefelhaltige Imidazol-Derivate**
Carbimazol **7.**687
Thiamazol **9.**862

**H03BC Perchlorate**
Kaliumperchlorat **8.**655

**H03BX Weitere Thyreostatika**
Diiodtyrosin **7.**1334

**H03C    Iodtherapeutika**
**H03CA   Iodtherapeutika**
Ammoniumiodid **7.**223
Natriumiodid **8.**1110

Proloniumiodid **9.**380

**H05    Calcium-Homöostase-Therapeutika**
**H05A   Parathyroidhormone**
**H05AA  Parathyroidhormone**
Parathyrin **9.**31

**H05B   Antiparathyroidhormone**
**H05BA  Calcitoninpräparate**
Calcitonin **7.**598
Calcitonin vom Lachs **7.**601

**J      Antiinfektiva, systemische**
**J01    Antibakterielle Substanzen, systemische**
**J01A   Tetracycline**
**J01AA  Tetracycline**
Amicyclin **7.**173
Apicyclin **7.**276
Cetocyclin **7.**817
Chlortetracyclin **7.**915
Chlortetracyclinhydrochlorid **7.**916
Clomocyclin **7.**1027
Demeclocyclin **7.**1195
Demeclocyclinhydrochlorid **7.**1195
Demecyclin **7.**1197
Doxycyclin **7.**1436
Doxycyclin Monohydrat **7.**1438
Doxycyclinfosfatex **7.**1440
Doxycyclinhyclat **7.**1438
Doxycyclinhydrochlorid **7.**1439
Etamocyclin **8.**98
Guamecyclin **8.**389
Guamecyclindihydrochlorid **8.**389
Lymecyclin **8.**773
Meclocyclin **8.**826
Meclocyclinhydrochlorid **8.**827
Meclocyclin-5-sulfosalicylat **8.**827
Meglucyclin **8.**851
Meglucyclindihydrochlorid **8.**851
Metacyclin **8.**899
Minocyclin **8.**1018
Minocyclinhydrochlorid **8.**1020
Nitrocyclin **8.**1180
Oxytetracyclin **8.**1287
Oxytetracyclin, Calciumsalz **8.**1289
Oxytetracyclin Dihydrat **8.**1289
Oxytetracyclinhydrochlorid **8.**1289
Pecocyclin **9.**40
Penimepicyclin **9.**54
Penimocyclin **9.**55
Pipacyclin **9.**218
Rolitetracyclin **9.**530
Sancyclinhydrochlorid Hemihydrat **9.**567
Steffimycin **9.**659
Tetracyclin *vet* **9.**836
Tetracyclinhydrochlorid *vet* **9.**838

**J01B    Amphenicole**
**J01BA   Amphenicole**
Azidamfenicol **7.**342
Chloramphenicol **7.**847
Chloramphenicolhydrogensuccinat **7.**850

Chloramphenicolpalmitat 7.851
Thiamphenicol 9.870

## J01C  Betalactam-Antibiotika, Penicilline
### J01CA  Breitspektrum-Penicilline
Amoxicillin *vet* 7.232
Amoxicillin, Natriumsalz 7.234
Amoxicillin Trihydrat 7.235
Ampicillin *vet* 7.240
Ampicillin, Natriumsalz *vet* 7.245
Ampicillin Trihydrat *vet* 7.246
Apalcillin 7.272
Apalcillin, Natriumsalz 7.275
Azlocillin 7.349
Azlocillin, Natriumsalz 7.352
Bacampicillin 7.359
Bacampicillinhydrochlorid 7.360
Carbenicillin 7.679
Carbenicillin, Dinatriumsalz 7.681
Carfecillin 7.707
Carindacillin, Natriumsalz 7.708
Epicillin 8.42
Epicillin, Natriumsalz 8.43
Hetacillin 8.427
Mecillinam 8.825
Metampicillin 8.906
Mezlocillin 8.1002
Mezlocillin, Natriumsalz Monohydrat 8.1002
Piperacillin 9.226
Piperacillin, Natriumsalz 9.228
Pivampicillin 9.262
Pivampicillinhydrochlorid 9.264
Pivmecillinam 9.265
Pivmecillinamhydrochlorid 9.267
Temocillin 9.793
Temocillin, Dinatriumsalz 9.795
Ticarcillin 9.918
Ticarcillin, Dinatriumsalz 9.921

### J01CE  Beta-Lactamase-empfindliche Penicilline
Azidocillin 7.343
Azidocillin, Natriumsalz 7.344
Benzylpenicillin *vet* 7.446
Benzylpenicillin, Benethaminsalz *vet* 7.449
Benzylpenicillin, Benzathinsalz *vet* 7.449
Benzylpenicillin, Kaliumsalz *vet* 7.451
Benzylpenicillin, Natriumsalz *vet* 7.453
Ciclacillin 7.942
Clometocillin 7.1022
Penethacillin 9.49
Pheneticillin 9.114
Pheneticillin, Kaliumsalz 9.115
Phenoxymethylpenicillin *vet* 9.143
Phenoxymethylpenicillin, Benzathinsalz 9.147
Phenoxymethylpenicillin, Kaliumsalz 9.148
Phenyracillin 9.182
Propicillin 9.395
Propicillin, Kaliumsalz 9.396

### J01CF  Beta-Lactamase-resistente Penicilline
Cloxacillin *vet* 7.1049
Cloxacillin, Natriumsalz Monohydrat *vet* 7.1051
Dicloxacillin 7.1267
Dicloxacillin, Natriumsalz Monohydrat 7.1269
Flucloxacillin 8.220
Flucloxacillin, Natriumsalz Monohydrat 8.223
Meticillin 8.972
Meticillin, Natriumsalz Monohydrat 8.974
Nafcillin *vet* 8.1062
Nafcillin, Natriumsalz Monohydrat *vet* 8.1064
Oxacillin 8.1245
Oxacillin, Natriumsalz Monohydrat 8.1247

### J01CG  Beta-Lactamase-Inhibitoren
Clavulansäure *vet* 7.979
Clavulansäure, Kaliumsalz *vet* 7.982
Sulbactam 9.687
Sulbactam, Natriumsalz 9.690
Tazobactam, Natriumsalz 9.782

### J01CR  Penicilline in Kombination mit Beta-Lactamase Inhibitoren
Sultamicillin 9.748
Sultamicillintosilat Dihydrat 9.750

## J01D  Sonstige Betalactam-Antibiotika
### J01DA  Cephalosporine und verwandte Substanzen
Cefacetril 7.728
Cefaclor Monohydrat 7.729
Cefadroxil Monohydrat 7.729
Cefalexin Monohydrat 7.734
Cefalexinhydrochlorid Monohydrat 7.736
Cefaloglycin Dihydrat 7.737
Cefaloridin 7.738
Cefalotin 7.741
Cefalotin, Natriumsalz 7.744
Cefamandol 7.744
Cefamandolformiat, Natriumsalz 7.747
Cefapirin 7.748
Cefapirin, Natriumsalz 7.748
Cefazedon 7.748
Cefazedon, Natriumsalz 7.751
Cefazolin 7.752
Cefazolin, Natriumsalz 7.754
Cefixim Trihydrat 7.755
Cefmenoxim 7.757
Cefodizim 7.760
Cefoperazon 7.762
Cefoperazon, Natriumsalz 7.765
Cefotaxim 7.765
Cefotaxim, Natriumsalz 7.768
Cefotetan 7.769
Cefotetan, Dinatriumsalz 7.771
Cefotiam 7.772
Cefoxitin 7.775
Cefoxitin, Natriumsalz 7.777
Cefpodoxim Proxetil 7.778
Cefradin Monohydrat 7.780
Cefroxadin 7.783
Cefsulodin 7.784
Cefsulodin, Natriumsalz 7.786
Ceftazidim 7.787
Ceftazidim Pentahydrat 7.790

Ceftizoxim **7.**791
Ceftizoxim, Natriumsalz Sesquihydrat **7.**793
Ceftriaxon **7.**794
Ceftriaxon, Dinatriumsalz Semiheptahydrat **7.**796
Cefuroxim **7.**797
Cefuroxim, Natriumsalz **7.**799
Cefuroxim-Axetil **7.**800
Cephacetril, Natriumsalz **7.**728
Flomoxef **8.**216
Latamoxef **8.**696
Latamoxef, Dinatriumsalz **8.**699

### J01DF Monobactame
Aztreonam **7.**354
Carumonam **7.**721
Gloximonam **8.**355
Oximonam **8.**1263
Oximonam, Natriumsalz **8.**1263

### J01DH* Peneme, inclusive Enzyminhibitoren
Cilastatin **7.**949
Cilastatin, Natriumsalz **7.**950
Imipenem **8.**525
Imipenem Monohydrat **8.**527
Panipenem **9.**8
Ritipenem, Natriumsalz **9.**524

### J01E Sulfonamide und Trimethoprim
Cotrimazin *[Fixe Kombination aus Trimethoprim und Sulfadiazin]* **7.**1102
Cotrimoxazol *[Fixe Kombination aus Trimethoprim und Sulfamethoxazol]* **7.**1103
Intraformazol **8.**567
Maleylsulfathiazol **8.**806
Mesulfamid **8.**895
Phthalsulfamethizol **9.**192
Phthalylsulfanilacetamid **9.**192
Salazosulfathiazol **9.**547
Sulfachlorpyridazin **9.**692
Sulfachrysoidin **9.**692
Sulfaclomid **9.**693
Sulfaclozin *vet* **9.**694
Sulfadiasulfon **9.**694
Sulfadiazin *vet* **9.**695
Sulfadiazin, Silbersalz **9.**698
Sulfadimethoxin *vet* **9.**698
Sulfadimidin *vet* **9.**699
Sulfadimidin, Natriumsalz *vet* **9.**701
Sulfadimidin-*N,N*-bis(1-ethansulfonsäure), Dinatriumsalz *vet* **9.**701
Sulfadoxin **9.**701
Sulfafurazol *vet* **9.**704
Sulfafurazol, Diolaminsalz *vet* **9.**705
Sulfaguanol **9.**705
Sulfalen **9.**706
Sulfaloxinsäure *vet* **9.**709
Sulfaloxinsäure, Calciumsalz Pentahydrat *vet* **9.**709
Sulfamerazin *vet* **9.**710
Sulfamethizol **9.**711
Sulfamethoxazol *vet* **9.**713
Sulfamethoxypyridazin *vet* **9.**716
Sulfametomidin **9.**717
Sulfametoxydiazin **9.**717
Sulfametrol **9.**718
Sulfamoxol **9.**719
Sulfanilamid *vet* **9.**722
Sulfaphenazol *vet* **9.**723
Sulfapyrazol *vet* **9.**724
Sulfaquinoxalin *vet* **9.**724
Sulfaquinoxalin, Natriumsalz *vet* **9.**725
Sulfasomizol **9.**729
Sulfasuccinamid **9.**730
Sulfatroxazol **9.**730
Sulfethoxypyridazin **9.**731
Tetroxoprim **9.**841
Trimethoprim *vet* **9.**1069
Vanyldisulfamid **9.**1158

### J01F Makrolide und Lincosamide
### J01FA Makrolide
Azithromycin **7.**346
Clarithromycin **7.**978
Erythromycin **8.**70
Erythromycinestolat **8.**73
Erythromycinethylsuccinat **8.**74
Erythromycingluceptat **8.**74
Erythromycinstearat **8.**75
Josamycin **8.**639
Josamycinpropionat **8.**640
Kitasamycin *vet* **8.**680
Kitasamycintartrat *vet* **8.**681
Midecamycin **8.**1010
Oleandomycin *vet* **8.**1233
Oleandomycinphosphat *vet* **8.**1233
Roxithromycin **9.**537
Spectinomycin *vet* **9.**647
Spectinomycinhydrochlorid Pentahydrat *vet* **9.**648
Spectinomycinsulfat Dihydrat *vet* **9.**648
Spiramycin *vet* **9.**648
Tiamulin *vet* **9.**912
Tiamulinhydrogenfumarat *vet* **9.**913
Troleandomycin **9.**1095

### J01FF Lincosamide
Clindamycin **7.**993
Clindamycindihydrogenphosphat **7.**995
Clindamycinhydrochlorid Monohydrat **7.**995
Clindamycinpalmitathydrochlorid **7.**996
Lincomycin *vet* **8.**740
Lincomycinhydrochlorid *vet* **8.**741

### J01G Aminoglycoside
### J01GA Streptomycine
Dihydrostreptomycin **7.**1327
Dihydrostreptomycinsulfat **7.**1328
Streptomycin *vet* **9.**667
Streptomycin-D-panthothenat *vet* **9.**669
Streptomycinsulfat *vet* **9.**669

### J01GB Weitere Aminoglycoside
Amikacin **7.**177

Amikacin-bis(hydrogensulfat) **7.**181
Apramycin *vet* **7.**280
Apramycinsulfat *vet* **7.**282
Dibekacin **7.**1258
Dibekacinsulfat **7.**1259
Framycetin **8.**305
Framycetinsulfat **8.**306
Gentamicin **8.**336
Gentamicinsulfat **8.**338
Kanamycin **8.**661
Kanamycinhydrogensulfat *vet* **8.**661
Kanamycinmonosulfat *vet* **8.**662
Lividomycin **8.**750
Mikamycin B **8.**1013
Neomycin **8.**1128
Neomycinsulfat **8.**1129
Netilmicin **8.**1135
Netilmicinsulfat **8.**1136
Paromomycin **9.**35
Paromomycinsulfat **9.**36
Ribostamycin **9.**514
Ribostamycinsulfat **9.**514
Sisomicin **9.**625
Sisomicinsulfat **9.**626
Tobramycin **9.**959
Tobramycinsulfat **9.**961
Trospectomycin **9.**1104

**J01M    Chinolone**
**J01MA  Fluorchinolone**
Ciprofloxacinhydrochlorid Monohydrat **7.**968
Ciprofloxacinlactat **7.**968
Ciprofloxazin **7.**965
Enoxacin **8.**30
Enrofloxacin *vet* **8.**38
Fleroxacin **8.**212
Lomefloxacin **8.**752
Norfloxacin **8.**1208
Ofloxacin **8.**1230
Pefloxazin **9.**40
Sparfloxacin **9.**641
Temafloxacin **9.**790

**J01MB  Andere Chinolone, ausgenommen
        Harnantiseptika [→ G04AB]**
Rosoxacin **9.**533

**J01X   Andere antibakterielle Substanzen**
Acediasulfonsäure **7.**11
Benzylisothiocyanat **7.**442
Fosfomycin, Dinatriumsalz **8.**304
Fosmidomycin **8.**305
Fumagillin **8.**310
Fusidinsäure **8.**317
Metronidazol **8.**993
Metronidazolbenzoat **8.**996
Natriummethylarsonat Hexahydrat **8.**1112
Nifuralid **8.**1161
Nosiheptid *vet* **8.**1216
Novobiocin **8.**1217
Novobiocin, Calciumsalz **8.**1218
Novobiocin, Natriumsalz **8.**1218

Oxophenarsin **8.**1267
Polymyxin B **9.**286
Polymyxin-B-sulfat **9.**287
Sulfarsphenamin, Dinatriumsalz **9.**725
Sulfomyxin **9.**737
Taurolidin **9.**779
Taurultam **9.**780
Teicoplanin **9.**787
Thiostrepton *vet* **9.**890
Tinidazol **9.**940
Trimetrexat **9.**1073
Vancomycin **9.**1155
Vancomycinhydrochlorid **9.**1157
Virginiamycin **9.**1186
Xibornol **9.**1212

**J02    Antimykotika, systemische**
**J02A   Antimykotika, systemische**
**J02AA  Antibiotika**
Amphotericin B **7.**237
Natamycin **8.**1092

**J02AB  Imidazol-Derivate**
Chlormidazol **7.**875
Chlormidazolhydrochlorid **7.**876
Etonam **8.**152
Ketoconazol **8.**668
Miconazol **8.**1006
Miconazolnitrat **8.**1007
Sulconazolnitrat **9.**691

**J02AC  Triazol-Derivate**
Fluconazol **8.**224
Itraconazol **8.**633

**J02AX  Andere systemische Antimykotika**
Flucytosin **8.**226
Ontianil *vet* **8.**1235
Taurolidin **9.**779
Taurultam **9.**780

**J04    Antimykobakterielle Substanzen**
**J04A   Antituberkulotika**
**J04AA  Aminosalicylsäure und Derivate**
4-Aminosalicylsäure **7.**196
Aminosalicylsäure, Natriumsalz Dihydrat **7.**198

**J04AB  Antibiotika**
Capreomycin **7.**656
Capreomycin A **7.**657
Capreomycin B **7.**657
Capreomycinsulfat **7.**658
Cycloserin **7.**1147
Dihydrostreptomycin **7.**1327
Dihydrostreptomycinsulfat **7.**1328
Rifabutin **9.**515
Rifampicin **9.**517
Rifamycin **9.**522
Rifamycin, Natriumsalz **9.**523
Terizidon **9.**811
Viomycin **9.**1185
Viomycinsulfat **9.**1186

**J04AC Hydrazide**
Crotoniazid 7.1112
Glyconiazid 8.374
Isoniazid 8.608
Metazid 8.906
Pasiniazid 9.38
Streptoniazid 9.670

**J04AD Thioharnstoff-Derivate**
Ethionamid 8.115
Protionamid 9.427
Subathizon 9.680
Thioacetazon 9.875
Tiocarlid 9.942

**J04AK Andere Substanzen zur Tuberkulosetherapie**
Ethambutol 8.101
Ethambutoldihydrochlorid 8.104
Morinamid 8.1038
Nicothiazon 8.1146
Pyrazinamid 9.447

**J04B Lepratherapeutika**
**J04BA Lepratherapeutika**
Clofazimin 7.1009
Dapson 7.1175
Glucosulfon, Natriumsalz 8.357
Solasulfon 9.628
Thalidomid 9.843
Thiambutosin 9.864
Thiazosulfon 9.873
Thioacetazon 9.875

**J05 Antivirale Pharmaka, systemische**
**J05A Direktwirkende Virustatika**
Aciclovir 7.44
Aciclovir, Natriumsalz 7.46
Amantadin 7.150
Amantadinhydrochlorid 7.152
Amantadinsulfat 7.152
Cyclaradin 7.1123
Edoxudin 8.6
Foscarnet, Natriumsalz Hexahydrat 8.299
Ganciclovir 8.325
Guanosin-2'-monophosphat 8.399
Idoxuridin 8.521
Metisazon 8.980
Moroxydin 8.1039
Vidarabin 9.1169
Vidarabinphosphat 9.1171
Zidovudin 9.1229

**J06 Immunsera und Immunglobuline**
**J06A Immunsera**
**J06AA Immunsera**
Diphtherie-Antitoxin 1.381f
Pasteurellose [Schwein] 1.413
Salmonellose [Rind] 1.409
Salmonellosen [Schaf] 1.411
Schlangengift-Antiserum 2.920
Tetanus-Antitoxin [auch vet.] 1.382f

Tetanus-Antitoxin [auch vet.] 1.382f, 407, 412

**J06B Immunglobuline**
**J06BB Spezifische Immunglobuline**
Diphtherie-Immunglobulin 1.381f
FSME 1.388
Hepatitis B-Immunglobulin 1.389f
Pocken-Immunglobulin 2.919
Tetanus-Immunglobulin [auch vet.] 1.382f, 407, 412

**J07 Impfstoffe**
Lungenwurm [Rind] 1.409

**J07A Bakterielle Impfstoffe**
**J07AE Cholera-Impfstoffe**
Cholera [Totimpfstoff, Ganzkeim] 1.392

**J07AF Diphtherie-Impfstoffe**
Diphtherie-Toxoid 1.381f

**J07AH Meningokokken-Impfstoffe**
Meningokokken [gereinigtes Polysaccharid-Antigen, bivalent] 1.393

**J07AJ Keuchhusten-Impfstoffe**
Pertussis [Totimpfstoff, Ganzkeim] 1.383f

**J07AL Pneumokokken-Impfstoffe**
Pneumokokken [gereinigtes Polysaccharid-Antigen] 1.392
Polyomyelitis [Lebendimpfstoff, attenuiert, trivalent, oral] 2.919

**J07AM Tetanus-Impfstoffe**
Tetanus-Toxoid [auch vet.] 2.916

**J07AN Tuberkulose-Impfstoffe**
BCG [Tuberkulose, Lebendimpfstoff, attenuiert] 1.380f

**J07AP Typhus-Impfstoffe**
Typhus [Lebendimpfstoff, attenuiert, oral] 2.919

**J07AX Sonstige bakterielle Impfstoffe**
Botulismus [Nerz] 1.417f
Clostridien-Infektionen [Schaf] 1.411
Clostridien-Infektionen [Schwein] 1.412
Coli-Infektionen [Schwein] 1.412
CRD [Huhn] 1.415
Druse [Pferd] 1.407
Fohlenlähme [Pferd] 1.407
Geflügelcholera [Huhn] 1.415
Geflügelschnupfen [Huhn] 1.415
Leptospirose [Hund] 1.403
Listeriose [Schaf] 1.411
Moderhinke [Schaf] 1.411
Neugeborenendiarrhoe [Rind] 1.409
Pasteurellose [Schaf] 1.410f
Pasteurellose [Schwein] 1.413
Rauschbrand [Rind] 1.409
Rhinitis [Schwein] 1.413

Rotlauf *[Schwein]* 1.412
Salmonellose *[Tiere]* 1.409, 411
Salmonellose *[Rind]* 1.409
Salmonellosen *[Schaf]* 1.411
Schafabort *[Schaf]* 1.411
Tuberkulose *[Rind]* 1.420

**J07B Virus-Impfstoffe**
**J07BA Encephalitis-Impfstoffe**
FSME *[Totimpfstoff]* 1.388

**J07BB Grippe-Impfstoffe**
Grippe *[Totimpfstoff]* 1.388
Grippe *[gereinigtes Antigen]* 1.388

**J07BC Hepatitis-Impfstoffe**
Hepatitis *[gereinigtes Antigen]* 1.389f
Hepatitis A *[gereinigtes Antigen]* 1.389f
Hepatitis B *[gereinigtes Antigen]* 1.389f

**J07BD Masern-Impfstoffe**
Masern *[Lebendimpfstoff, attenuiert]* 2.919

**J07BE Mumps-Impfstoffe**
Mumps *[Lebendimpfstoff, attenuiert]* 1.386f

**J07BF Poliomyelitis-Impfstoffe**
Poliomyelitis *[Totimpfstoff, trivalent]* 1.385
Poliomyelitis 2.919

**J07BG Tollwut-Impfstoffe**
Tollwut *[Totimpfstoff]* 1.391
Tollwut *[Hund]* 1.405
Tollwut *[Katze]* 1.406
Tollwut *[Pferd]* 1.407
Tollwut *[Rind]* 1.409
Tollwut *[Schaf]* 1.411

**J07BJ Röteln-Impfstoff**
Röteln *[Lebendimpfstoff, attenuiert]* 1.387f

**J07BK Varicellen-Impfstoff**
Varicellen *[Lebendimpfstoff, attenuiert]* 1.390

**J07BL Gelbfieber-Impfstoff**
Gelbfieber *[Lebendimpfstoff, attenuiert]* 1.392

**J07BX Sonstige Virus-Impfstoffe**
Arthritis *[Huhn]* 1.415
Aujeszkysche Krankheit *[Schwein]* 1.412
Bronchitis *[Huhn]* 1.414
Bronchopneumonie *[Rind]* 1.409
Bursitis *[Huhn]* 1.415
Egg-Drop-Syndrom *[Huhn]* 1.415
Encephalomyelitis *[Huhn]* 1.414
Feline Leukämie *[Katze]* 1.405
Hepatitis contagiosa canis *[Hund]* 1.403
Hepatitis *[Hund]* 1.403
Hühnerpocken *[Huhn]* 1.415
Katzenschnupfen *[Katze]* 1.405
Laryngotracheitis *[Huhn]* 1.415
Mareksche Krankheit *[Huhn]* 1.415
Maul- u.Klauenseuche *[Rind]* 1.408
Maul- u.Klauenseuche *[Schwein]* 1.412
Myxomatose *[Kaninchen]* 1.417
Neugeborenendiarrhoe *[Rind]* 1.409
Newcastle Disease *[Huhn]* 1.414
Panleukopenie *[Katze]* 1.405
Panleukopenie *[Ozelot]* 1.418
Paramyxovirose *[Tauben]* 1.416
Parvovirose *[Hund]* 1.403
Parvovirose *[Schwein]* 1.412
Pferdehusten *[Pferd]* 1.407
Pferdeinfluenza *[Pferd]* 1.406
Pocken 2.919
Rhinopneumonitis *[Pferd]* 1.407
Rhinotracheitis *[Rind]* 1.409
Schweineinfluenza *[Schwein]* 1.413
Schweinepest *[Schwein]* 1.412
Staupe *[Hund]* 1.403
Staupe *[Nerz]* 1.417f
Stutenabort *[Pferd]* 1.407
Taubenpocken *[Tauben]* 1.416
Tenosynovitis *[Huhn]* 1.415
Virusdiarrhoe, Mucosal Disease *[Rind]* 1.409
Virusenteritis *[Nerz]* 1.417f
Vulvovaginitis *[Rind]* 1.409

**J07C Kombinationen aus bakteriellen und Virus-Impfstoffen**
Zwingerhusten *[Hund]* 1.404

**L Antineoplastika und Immunmodulatoren**
**L01 Zytostatika**
**L01A Alkylierende Substanzen**
Azathioprin 7.336
Bendamustin 7.395
Bendamustinhydrochlorid 7.396
Busulfan 7.565
Carmustin 7.711
Chlorambucil 7.845
Chlormethin 7.872
Chlormethinhydrochlorid 7.872
Chlornaphazin 7.876
Chlorozotocin 7.894
($R$)-Cyclophosphamid 7.1145
($S$)-Cyclophosphamid 7.1145
Cyclophosphamid Monohydrat 7.1141
Defosfamid 7.1187
Estramustin 8.84
Estramustin-17β-dihydrogenphosphat, Dinatriumsalz 8.85
Ifosfamid 8.523
Lomustin 8.755
Mannomustin 8.816
Mannomustindihydrochlorid 8.816
Melphalan 8.854
Nimustin 8.1171
Nimustinhydrochlorid 8.1172
Piposulfan 9.236
Prednimustin 9.319
Semustin 9.596
Thiotepa 9.891
Treosulfan 9.1016

Tretamin  **9.**1017
Trofosfamid  **9.**1094
Uramustin  **9.**1131

**L01B  Antimetabolite**
Azaribin  **7.**334
Azauridin  **7.**339
Cytarabin  **7.**1159
Cytarabinhydrochlorid  **7.**1161
Floxuridin  **8.**217
Fluorouracil  **8.**258
*erythro*-Hydroxynonyladenin  **8.**500
Mercaptopurin Monohydrat  **8.**885
Methotrexat  **8.**928
Tegafur  **9.**786
Tioguanin  **9.**945

**L01C  Pflanzliche Alkaloide und sonstige Naturprodukte**
Demecolcin  **7.**1196
Etoposid  **8.**152
Taxol  **9.**781
Teniposid  **9.**797
Vinblastin  **9.**1176
Vinblastinsulfat  **9.**1177
Vincristin  **9.**1178
Vincristinsulfat  **9.**1180
Vindesin  **9.**1181
Vindesinsulfat  **9.**1182
Vinorelbin  **9.**1182

**L01D  Zytotoxische Antibiotika und verwandte Substanzen**
Aclarubicin  **7.**60
Aclarubicinhydrochlorid  **7.**62
Bleomycin  **7.**501
Bleomycinhydrochlorid  **7.**504
Bleomycinsulfat  **7.**505
Dactinomycin  **7.**1169
Daunorubicin  **7.**1178
Daunorubicinhydrochlorid  **7.**1180
Doxorubicin  **7.**1431
Doxorubicinhydrochlorid  **7.**1434
Epirubicin  **8.**49
Epirubicinhydrochlorid  **8.**51
Esorubicin  **8.**76
Esorubicinhydrochlorid  **8.**77
Pirarubicin  **9.**242
Plicamycin  **9.**271
Zorubicin  **9.**1250
Zorubicinhydrochlorid  **9.**1251

**L01X  Sonstige Zytostatika**
Altretamin  **7.**136
Amsacrin  **7.**250
Asparaginase  **7.**304
Carboplatin  **7.**697
Cisplatin  **7.**971
Dacarbazin  **7.**1167
Dacarbazincitrat  **7.**1169
Miltefosin  **8.**1017
Mitoguazon  **8.**1025
Mopidamol  **8.**1033
Pentostatin  **9.**75
Procarbazin  **9.**356
Procarbazinhydrochlorid  **9.**357
Timonacic  **9.**940
Urethan  **9.**1133
*Viscum / Visci albi herba*  **6.**1163

**L02  Endokrine Therapeutika**
**L02A  Hormone und verwandte Stoffe**
Buserelin *vet*  **7.**562
Buserelinacetat *vet*  **7.**563
Chlormadinon  **7.**868
Chlormadinonacetat  **7.**868
Chlorotrianisen  **7.**891
Diethylstilbestrol  **7.**1284
Diethylstilbestroldimethylether  **7.**1286
Diethylstilbestroldipropionat  **7.**1287
Diethylstilbestroldisulfat  **7.**1288
Drostanolon  **7.**1446
Drostanolonpropionat  **7.**1447
Megestrolacetat  **8.**849
Polyestradiolphosphat  **9.**285
Testosteron  **9.**818
Testosteroncipionat  **9.**822
Testosteronenanthat  **9.**823
Testosteronpropionat  **9.**824
Triptorelin  **9.**1091
Triptorelinacetat  **9.**1092

**L02B  Hormonelle Antagonisten und verwandte Stoffe**
(*R*)-Aminoglutethimid  **7.**187
(*RS*)-Aminoglutethimid  **7.**186
(*S*)-Aminoglutethimid  **7.**188
Cyproteron  **7.**1153
Cyproteronacetat  **7.**1154
4-Hydroxyandrostendion  **8.**489
Tamoxifen  **9.**770
Tamoxifendihydrogencitrat  **9.**771
Testolacton  **9.**816
Toremifen  **9.**996
Toremifencitrat  **9.**997

**L03  Immunmodulatoren**
**L03A  Immunstimulantien**
Bestatin  **7.**457
GM-CSF  **8.**377
Interferon α  **8.**560
Interferon γ  **8.**565
Interleukin 2  **8.**566
Levamisol *vet*  **8.**709
Methisoprinol  **8.**923
Teceleukin  **9.**785
Thymopentin  **9.**904
Tuftsin  **9.**1121

**L04  Immunsuppressiva**
**L04A  Immunsuppressiva**
Azathioprin  **7.**336
Ciclosporin  **7.**945
FK-506 *[Tacrolimus INN]*  **8.**204

Rapamycin **9.**492
Tacrolimus *[FK-506]* **9.**765
Thalidomid **9.**843

**M Muskel- und Skelettsystem**
**M01 Antiphlogistika und Antirheumatika**
**M01A Antiphlogistika/Antirheumatika, nichtsteroidale**
**M01AA Butylpyrazolidine**
  Azapropazon **7.**331
  Bumadizon **7.**545
  Bumadizon, Calciumsalz Hemihydrat **7.**546
  Clofezon **7.**1014
  Famprofazon **8.**165
  Feprazon **8.**201
  Kebuzon **8.**663
  Mofebutazon **8.**1025
  Nifenazon **8.**1158
  Oxyphenbutazon **8.**1282
  Phenylbutazon *vet* **9.**163
  Pipebuzon **9.**221
  Pyrazinobutazon **9.**449
  Suxibuzon **9.**763

**M01AB Essigsäure- und Acetamid-Derivate**
  Acemetacin **7.**11
  Alclofenac **7.**94
  Bufexamac **7.**541
  Diclofenac, Natriumsalz **7.**1263
  Fenclofenac **8.**176
  Flunixin, Megluminsalz **8.**244
  Flurbiprofen **8.**275
  Flurbiprofen, Natriumsalz Dihydrat **8.**276
  Indometacin **8.**538
  Lonazolac **8.**756
  Lonazolac, Calciumsalz **8.**758
  Proglumetacin **9.**371
  Proglumetacindimaleat **9.**372
  Sulindac **9.**739
  Tolmetin **9.**983
  Tolmetin, Natriumsalz Dihydrat **9.**985
  Zomepirac **9.**1246
  Zomepirac, Natriumsalz Dihydrat **9.**1247

**M01AC Oxicame**
  Isoxicam **8.**629
  Piroxicam **9.**256
  Tenoxicam **9.**798

**M01AE Propionsäure-Derivate**
  Benoxaprofen **7.**403
  Carprofen **7.**716
  Fenoprofen **8.**185
  Fenoprofen, Calciumsalz Dihydrat **8.**186
  Ibuprofen **8.**517
  Indoprofen **8.**541
  Ketoprofen **8.**671
  Naproxen **8.**1088
  Pirprofen **9.**260
  Protizinsäure **9.**431
  Suprofen **9.**754
  Tiaprofensäure **9.**914

**M01AG Fenamate**
  Etofenamat **8.**143
  Flufenaminsäure **8.**231
  Meclofenaminsäure **8.**827
  Mefenaminsäure **8.**841
  Nifluminsäure **8.**1159

**M01AX Andere nichtsteroidale Antiphlogistika und Antirheumatika**
  *Ananas / Bromelainum crudum* **4.**273
  Benzydamin **7.**436
  Benzydaminhydrochlorid **7.**438
  *Betula / Betulae folium* **4.**502
  *Guaiacum / Guaiaci lignum* **5.**352
  *Harpagophytum / Harpagophyti radix* **5.**385
  Proquazon **9.**417

**M01C Spezifische Antirheumatika**
**M01CA Chinoline**
  Chloroquindiphosphat **7.**885
  Hydroxychloroquin **8.**489

**M01CB Goldzubereitungen**
  Auranofin **7.**323
  Aurothioglucose **7.**326
  Aurothiopolypeptid **7.**327
  Natriumaurothiomalat **8.**1094

**M01CC Penicillamin und ähnliche Stoffe**
  D-Penicillamin **9.**52
  D-Penicillaminhydrochlorid **9.**54

**M01D˙ Andere Antirheumatika**
  Ademetionintosilat-bis(sulfat) **7.**68
  Chondroitinsulfat A **7.**933
  Chondroitinsulfat B **7.**933
  Chondroitinsulfat C **7.**934
  Chondroitinsulfat-Gemische, Natriumsalz **7.**934

**M02 Substanzen bei Gelenk- und Muskelschmerzen, topische**
**M02A Substanzen bei Gelenk- und Muskelschmerzen, topische**
**M02AA Antiphlogistische Zubereitungen, topisch, nichtsteroidal**
  Benzydamin **7.**436
  Benzydaminhydrochlorid **7.**438
  Bufexamac **7.**541
  Clofezon **7.**1014
  Diclofenac, Natriumsalz **7.**1263
  Etofenamat **8.**143
  Feprazon **8.**201
  Ibuprofen **8.**517
  Ketoprofen **8.**671
  Mofebutazon **8.**1025
  Naproxen **8.**1088
  Nifluminsäure **8.**1159
  Oxyphenbutazon **8.**1282
  Phenylbutazon **9.**163
  Piroxicam **9.**256

**M02AB Capsicum-Zubereitungen**
Capsaicin **7.**658
*Capsicum / Capsici fructus* **4.**664
*Capsicum / Capsici fructus acer* **4.**672
Nonivamid **8.**1193

**M02AC Zubereitungen mit Salicylsäurederivaten**
Phenylsalicylat **9.**180
Salicylalkohol **9.**552

**M02AX Weitere topische Zubereitungen bei Gelenk- und Muskelschmerzen**
*Abies / Abies-alba-Sprossen* **4.**8
*Armoracia / Armoraciae radix* **4.**340
*Arnica / Arnicae flos* **4.**343
Benzylnicotinat **7.**445
Bornylacetat **7.**509
Bornylsalicylat **7.**509
Bornylvalerat **7.**510
(−)-Bornylvalerat **7.**510
(+)-Bornylvalerat **7.**510
*Eucalyptus / Eucalypti aetheroleum* **5.**117
Hexylnicotinat **8.**444
*Hypericum / Hyperici herba* **5.**479
*Juniperus / Juniperi fructus[Balneotherapie]* **5.**571
*Mentha / Menthae arvensis aetheroleum* **5.**824
*Mentha / Menthae piperitae aetheroleum* **5.**830
Methylnicotinat **8.**952
*Picea / Picea abies / Piceae aetheroleum* **6.**122
*Picea / Picea mariana / Piceae aetheroleum* **6.**125
*Picea / Piceae turiones recentes* **6.**124
(±)-α-Pinen **9.**215
(+)-α-Pinen **9.**216
(−)-α-Pinen **9.**216
(±)-β-Pinen **9.**216
(+)-β-Pinen **9.**217
(−)-β-Pinen **9.**217
*Pinus / Pini turiones* **6.**185
*Pinus / Pinus halepensis / Pini aetheroleum* **6.**162
*Pinus / Pinus halepensis / Terebinthinae aetheroleum* **6.**162
rectificatum
*Pinus / Pinus lambertiana / Pini aetheroleum* **6.**163
*Pinus / Pinus nigra / Pini aetheroleum* **6.**167
*Pinus / Pinus nigra / Terebinthinae aetheroleum rectificatum* **6.**167
*Pinus / Pinus palustris / Pini aetheroleum* **6.**170
*Pinus / Pinus palustris / Terebinthinae aetheroleum* **6.**171
rectificatum
*Pinus / Pinus pinaster / Terebinthinae aetheroleum* **6.**176
rectificatum
*Pinus / Pinus ponderosa / Pini aetheroleum* **6.**177
*Pinus / Pinus ponderosa / Terebinthinae aetheroleum* **6.**178
rectificatum
*Pinus / Pinus roxburghii / Terebinthinae aetheroleum* **6.**178
rectificatum
*Pinus / Pinus strobus / Pini aetheroleum* **6.**179
*Pinus / Pinus sylvestris / Pini aetheroleum* **6.**183
*Pinus / Pinus sylvestris / Terebinthinae aetheroleum* **6.**185
rectificatum
*Rosmarinus / Rosmarini folium* **6.**494
*Sinapis / Sinapis albae semen* **6.**707
*Tropaeolum / Tropaeolum-majus-Frischpflanze* **6.**1007

**M03 Muskelrelaxantien**
**M03A Muskelrelaxantien, peripher angreifende**
Alcuroniumchlorid **7.**96
Atracuriumbesilat **7.**312
Decamethoniumbromid **7.**1183
Decamethoniumiodid **7.**1184
Dimethyltubocurarindiiodid **7.**1356
Hexacarbacholinbromid **8.**428
Pancuroniumbromid **9.**5
Suxamethoniumbromid **9.**759
Suxamethoniumchlorid Dihydrat **9.**762
Suxamethoniumchlorid, wasserfrei **9.**761
Tubocurarinchlorid Pentahydrat **9.**1119
Vecuroniumbromid **9.**1160

**M03B Muskelrelaxantien, zentral angreifende**
Baclofen **7.**364
Carisoprodol **7.**710
Chlormezanon **7.**873
Chlorzoxazon **7.**921
Cyclarbamat **7.**1124
Cyclobenzaprin **7.**1132
Cyclobenzaprinhydrochlorid **7.**1132
Fenyramidol **8.**200
Fenyramidolhydrochlorid **8.**201
Mephenesin **8.**866
Mephenoxalon **8.**867
Methocarbamol **8.**924
Phenprobamat **9.**149
Pridinol **9.**335
Styramat **9.**680
Thiocolchicosid **9.**878
Tizanidin **9.**956
Tizanidinhydrochlorid **9.**959
Tolperison **9.**989
Tolperisonhydrochlorid **9.**989
Zoxazolamin **9.**1251

**M03C Muskelrelaxantien, direkt angreifende**
Dantrolen **7.**1172
Dantrolen, Natriumsalz wasserhaltig **7.**1174

**M04 Gichtmittel**
**M04A Gichtmittel**
**M04AA Urikostatika**
Allopurinol **7.**118

**M04AB Urikosurika**
Benzbromaron 7.419
Ditolamid 7.1410
Probenecid 9.344
Sulfinpyrazon 9.731
Tienilsäure 9.927
Tisopurin 9.953

**M04AC Gichtmittel ohne Effekt auf den Harnsäurestoffwechsel**
Colchicin 7.1079
*Colchicum / Colchicum autumnale* 4.946

**M05 Therapeutika bei Knochenerkrankungen**
Chymopapain 7.938
Chymotrypsin 7.940
*Viscum / Visci albi herba* 6.1163

**M05B Den Mineralhaushalt beeinflussende Pharmaka**
Ammoniumfluorid 7.222
Clodronsäure 7.1007
Clodronsäure, Dinatriumsalz Tetrahydrat 7.1009
Edetinsäure 8.5
Equilin 8.53
Ergocalciferol 8.56
Estradiol 8.79
Etidronsäure 8.133
Etidronsäure, Dinatriumsalz 8.136
Natriumfluorid 8.1103
Oxidronsäure 8.1263
Pamidronsäure 9.3
Pamidronsäure, Dinatriumsalz Pentahydrat 9.4

**M09 Sonstige Pharmaka für das Muskel- und Skelettsystem**
**M09A Sonstige Pharmaka für das Muskel- und Skelettsystem**
Bromelain 7.521
Chymopapain 7.938
Hyaluronsäure 8.458
Hyaluronsäure, Natriumsalz 8.458

**N Nervensystem**
**N01 Anästhetika**
**N01A Narkotika**
**N01AA Ether**
Divinylether 7.1410

**N01AB Halogenkohlenwasserstoffe**
Chloroform 7.879
Desfluran 7.1203
Enfluran 8.28
Halothan *vet* 8.409
Isofluran 8.603
Sevofluran 9.605
2,2,2-Tribromethanol 9.1037
Trichloroethylen 9.1041

**N01AF Barbiturate**
Hexobarbital 8.437
Hexobarbital, Natriumsalz 8.439
Methitural 8.924
Methohexital 8.926
Thialbarbital 9.861
Thiamylal *vet* 9.871
Thiobutabarbital 9.876
Thiobutabarbital, Natriumsalz 9.877
Thiopental *vet* 9.882
Thiopental, Natriumsalz *vet* 9.884
Thiotetrabarbital 9.892

**N01AH Opioidanästhetika**
Alfentanil 7.103
Alfentanilhydrochlorid 7.105
Alfentanilhydrochlorid Monohydrat 7.106
Anileridin 7.262
Fentanyl 8.195
Phenoperidin 9.138
Phenoperidinhydrochlorid 9.139

**N01AX Andere Narkotika**
Alfaxalon 7.102
Chloralhydrat 7.843
Cyclopropan 7.1146
Distickstoffoxid 7.1402
Droperidol 7.1444
Etomidat 8.150
Etomidathydrochlorid 8.151
Etomidathydrogensulfat 8.152
Hydroxydionsuccinat 8.490
Ketaminhydrochlorid *vet* 8.665
Propofol 9.402
Tiletamin *vet* 9.932
Tiletaminhydrochlorid *vet* 9.933
Xylazin *vet* 9.1215
Zolazepamhydrochlorid 9.1245

**N01B Lokalanästhetika**
**N01BA Aminobenzoesäureester**
Benzocain 7.426
Butacain 7.566
Butacainsulfat 7.567
Butamben 7.571
Chloroprocainhydrochlorid 7.882
Dimethocainhydrochlorid 7.1352
Hydroxyprocain 8.501
Hydroxytetracain 8.507
Leucinocain 8.703
Oxybuprocainhydrochlorid 8.1271
Piridocain 9.252
Procain *vet* 9.348
Procainamid 9.353
Procainamidhydrochlorid 9.355
Procainborat *vet* 9.350
Procainhydrochlorid *vet* 9.351
Procainnitrat *vet* 9.352
Procainphosphat *vet* 9.352
Tetracain 9.828
Tetracainhydrochlorid 9.830
Tetracainhydrochlorid, steriles 9.832

**N01BB Amide**
Articainhydrochlorid 7.297

(R)-Bupivacainhydrochlorid  7.553
Bupivacainhydrochlorid Monohydrat  7.554
Butanilicain *vet*  7.574
Butanilicainphosphat *vet*  7.574
Cinchocain  7.956
Cinchocainhydrochlorid  7.958
Etidocainhydrochlorid  8.131
Hydroxyzindihydrochlorid  8.510
Lidocain *vet*  8.735
Lidocainhydrochlorid  8.737
Mepivacain *vet*  8.873
Mepivacainhydrochlorid *vet*  8.875
Octacain  8.1223
Oxetacain  8.1258
Prilocain  9.337
Prilocainhydrochlorid  9.338
Tocainid  9.961
Tocainidhydrochlorid  9.963
Tolycain  9.991

### N01BC  Benzoesäureester
Amylocainhydrochlorid  7.254
Cocain  7.1060
Cocainhydrochlorid  7.1062
Cocainnitrat Dihydrat  7.1063
Hexylcainhydrochlorid  8.443
Isobucainhydrochlorid  8.598
Isobutamben  8.599
Piperocainhydrochlorid  9.234
Propanocain  9.390
Pseudococain  9.438
Tropacocain  9.1100
Tropacocainhydrochlorid  9.1100

### N01BX  Weitere Lokalanästhetika
Chlorethan  7.861
Diperodon  7.1380
Diperodonhydrochlorid  7.1381
Dycloninhydrochlorid  7.1448
Fomocain  8.288
Fomocainhydrochlorid  8.290
Myrtecain  8.1055
Propipocainhydrochlorid  9.401
Propoxycainhydrochlorid  9.404
Salicylalkohol  9.552

### N02  Analgetika
### N02A  Opioide [Opiat-Antagonisten → V03AB]
### N02AA  Natürliche Opium-Alkaloide und Derivate
Diacetylmorphin  7.1249
Diacetylmorphinhydrochlorid  7.1251
Dihydrocodein  7.1309
Dihydrocodeinhydrochlorid  7.1311
Dihydrocodeinhydrogentartrat  7.1311
Hydromorphon  8.481
Hydromorphonhydrochlorid  8.483
Morphin  8.1040
Morphinhydrochlorid Trihydrat  8.1047
Nicomorphin  8.1144
Nicomorphinhydrochlorid  8.1145
Oxycodon  8.1273
Oxymorphon  8.1280
Oxymorphonhydrochlorid  8.1281

### N02AB  Phenylpiperidin-Derivate
Alfentanil  7.103
Alfentanilhydrochlorid  7.105
Alfentanilhydrochlorid Monohydrat  7.106
Anileridin  7.262
Fentanyl *vet*  8.195
Pethidin  9.94
Pethidinhydrochlorid  9.97
Phenoperidin  9.138
Phenoperidinhydrochlorid  9.139
Sufentanilcitrat  9.685

### N02AC  Diphenylpropylamin-Derivate
Dextromoramid  7.1240
Dextromoramidhydrogentartrat  7.1242
Dextropropoxyphen  7.1242
Dextropropoxyphenhydrochlorid  7.1244
Dextropropoxyphennapsilat Monohydrat  7.1245
Dipipanon  7.1389
Dipipanonhydrochlorid  7.1389
Levomethadon *vet*  8.719
Methadon  8.911
Methadonhydrochlorid  8.912
Normethadonhydrochlorid  8.1212
Piritramid  9.254
Piritramidbishydrogentartrat  9.255
Piritramidhydrogentartrat  9.255

### N02AD  Benzomorphan-Derivate
Pentazocin  9.63
Phenazocin  9.104
Phenazocinhydrobromid  9.105

### N02AE  Oripavin-Derivate
Buprenorphin  7.558
Buprenorphinhydrochlorid  7.560
Etorphin  8.154

### N02AF  Morphinan-Derivate
Butorphanol  7.583
Butorphanoltartrat  7.584
Levorphanol  8.727
Levorphanolhydrogentartrat Dihydrat  8.728
Nalbuphin  8.1069
Nalbuphinhydrochlorid  8.1071

### N02AX  Weitere Opioide
Meptazinol  8.877
Meptazinolhydrochlorid  8.878
Propiram  9.402
Tilidin  9.933
Tilidinhydrochlorid Hemihydrat  9.935
Tramadol  9.1002
Tramadolhydrochlorid  9.1004

### N02B  Sonstige Analgetika, Antipyretika
### N02BA  Salicylsäure und Derivate
Acetylsalicylsäure  7.40
Acetylsalicylsäure, Calciumsalz Dihydrat  7.43

Acetylsalicylsäure, Magnesiumsalz 7.44
Aloxiprin 7.128
Aluminium-bis-(acetylsalicylat)-hydroxid 7.137
Benorilat 7.402
Benzylsalicylat 7.454
2-Carbamoylphenoxyessigsäure 7.674
Carbasalat, Calciumsalz 7.678
Cholinsalicylat 7.929
Diethylaminsalicylat 7.1280
Diflunisal 7.1294
Ethenzamid 8.109
Ethylsalicylat 8.131
Gentisinsäure 8.340
2-Hydroxyethylsalicylat 8.495
Methylsalicylat 8.959
Parsalmid 9.36
Pranosal 9.306
Salacetamid 9.546
Salicylalkohol 9.552
Salicylamid 9.552
4-Salicylamido-phenazon 9.554
Salicylsäure 9.555
Salsalat 9.564

### N02BB Pyrazolone
Aminophenazon 7.190
Metamizol *vet* 8.901
Metamizol, Natriumsalz Monohydrat *vet* 8.902
Morazon 8.1036
Phenazon 9.105
Phenazon Chloralhydrat 9.109
Phenazon Coffeincitrat 9.109
Propyphenazon 9.415
Ramifenazon 9.486
Ramifenazonhydrochlorid 9.487

### N02BE Anilide
Acetanilid 7.21
Bucetin 7.537
Paracetamol 9.18
Phenacetin 9.100

### N02BG Sonstige Analgetika, Antipyretika
Antrafenin 7.272
Chlorthenoxazin 7.917
Floctafenin 8.215
Flupirtin 8.268
Glafenin 8.346
Nefopam 8.1125
Nefopamhydrochlorid 8.1128

### N02C Migränetherapeutika
### N02CA Ergotalkaloide
Dihydroergotamin 7.1316
Dihydroergotaminmesilat 7.1320
Dihydroergotamintartrat 7.1321
Ergocristin 8.59
Ergotamin 8.64
Ergotamintartrat 8.68
Lisurid 8.747
Lisuridhydrogenmaleat 8.749
Methysergid 8.970

Methysergidhydrogenmaleat 8.971

### N02CB Corticosteroide
Flumedroxon 8.234
Flumedroxonacetat 8.235

### N02CX Weitere Migränetherapeutika
Cyproheptadin 7.1152
Cyproheptadinhydrochlorid Sesquihydrat 7.1153
Domperidon 7.1419
Domperidonacetat 7.1421
Isomethepten 8.607
Isomepthenhydrochlorid 8.607
Mecloxamin 8.830
Pizotifen 9.268
Pizotifenhydrogenmalat 9.270
Proxibarbal 9.434
Sumatriptansuccinat 9.752

### N03 Antiepileptika
### N03A Antiepileptika
### N03AA Barbiturate und Derivate
Barbexaclon 7.371
Metharbital 8.918
Methylphenobarbital 8.953
Phenobarbital 9.124
Phenobarbital, Natriumsalz 9.128
Primidon 9.342

### N03AB Hydantoin-Derivate
Doxenitoin 7.1428
Ethotoin 8.122
Metetoin 8.909
Phenytoin 9.183
Phenytoin, Natriumsalz 9.187

### N03AC Oxazolidin-Derivate
Paramethadion 9.27
Trimethadion 9.1067

### N03AD Succinimid-Derivate
Ethosuximid 8.119
Mesuximid 8.896
Phensuximid 9.153

### N03AE Benzodiazepin-Derivate
Clonazepam 7.1027
Diazepam 7.1252
Oxazepam *vet* 8.1250

### N03AF Carboxamid-Derivate
Carbamazepin 7.669

### N03AG Fettsäure-Derivate
Valproinsäure 9.1153
Vigabatrin 9.1172

### N03AX Weitere Antiepileptika
Beclamid 7.381
Denzimol 7.1197
Denzimolhydrochlorid 7.1198
Lamotrigin 8.692

Paraldehyd **9.**25
Phenacemid **9.**100
Pheneturid **9.**117
Progabid **9.**367
Stiripentol **9.**663
Sultiam **9.**750
Zonisamid **9.**1247

**N04 Antiparkinsonmittel**
**N04A Anticholinergika**
**N04AA Tertiäre Amine**
Biperiden **7.**484
Biperidenhydrochlorid **7.**486
Biperidenlactat **7.**487
Bornaprin **7.**507
Bornaprinhydrochlorid **7.**508
Phenglutarimid **9.**118
Phenglutarimidhydrochlorid **9.**119
Procyclidin **9.**362
Procyclidinhydrochlorid **9.**364
Profenamin **9.**365
Profenaminhydrochlorid **9.**366
Trihexyphenidyl **9.**1060
Trihexyphenidylhydrochlorid **9.**1062
Triperiden **9.**1087
Triperidenhydrochlorid **9.**1088
Tropatepin **9.**1101

**N04AC Tropin- oder Tropinderivat-Ether**
Benzatropin **7.**417
Benzatropinmesilat **7.**418

**N04AX* Antimuskarinisch wirkende Substanzen**
Caramiphen **7.**663
Caramiphenedisilat **7.**663
Caramiphenhydrochlorid **7.**664
Cycrimin **7.**1148
Cycriminhydrochlorid **7.**1149
Diethazin **7.**1279
Diethazinhydrochlorid **7.**1279

**N04B Dopaminerge Stoffe**
**N04BA Dopa und Dopa-Derivate**
Levodopa **8.**714

**N04BB Adamantan-Derivate**
Amantadin **7.**150
Amantadinhydrochlorid **7.**152
Amantadinsulfat **7.**152

**N04BC Dopamin-Agonisten**
Bromocriptin **7.**524
Bromocriptinmesilat **7.**527

**N04BD Monoaminooxidase-Typ B-Hemmstoffe (MAO B-Hemmer)**
(*R*)-Selegilinhydrochlorid **9.**593

**N04BX Weitere dopaminerge Stoffe**
Benserazid **7.**408
Benserazidhydrochlorid **7.**409
Carbidopa **7.**685

Carbidopa Monohydrat **7.**686

**N05 Psycholeptika**
**N05A Neuroleptika**
**N05AA Phenothiazine mit Dimethylaminopropyl-Gruppe**
Acepromazin **7.**17
Acepromazinmaleat **7.**19
Chlorphenethazinhydrochlorid **7.**898
Chlorphenethazinhydrogenmaleat **7.**898
Chlorpromazin *vet* **7.**902
Chlorpromazinhydrochlorid *vet* **7.**904
Cyamemazin **7.**1116
Etymemazin **8.**160
Promazin **9.**381
Promazinhydrochlorid **9.**382
Triflupromazin **9.**1054
Triflupromazinhydrochlorid **9.**1056

**N05AB Phenothiazine mit Piperazinstruktur**
Acetophenazin **7.**28
Acetophenazindimaleat **7.**28
Butaperazin **7.**575
Butaperazindiimaleat **7.**575
Carfenazin **7.**708
Dixyrazin **7.**1412
Fluphenazin **8.**264
Fluphenazindecanoat **8.**266
Fluphenazindihydrochlorid **8.**266
Fluphenazinenanthat **8.**268
Perazin **9.**83
Perazin-bis(hydrogenmalonat) **9.**85
Perphenazin **9.**92
Prochlorperazin **9.**360
Prochlorperazinhydrogenmaleat **9.**361
Thiethylperazin **9.**874
Thiethylperazindimalat **9.**874
Thiethylperazindimaleat **9.**875
Thiopropazat **9.**885
Thiopropazatdihydrochlorid **9.**886
Thioproperazin **9.**886
Trifluoperazin **9.**1049
Trifluoperazindihydrochlorid **9.**1051

**N05AC Phenothiazine mit Piperidinstruktur**
Metopimazin **8.**988
Pecazin **9.**39
Pecazinhydrochlorid **9.**39
Periciazin **9.**87
Perimetazin **9.**88
Piperacetazin **9.**224
Pipotiazinpalmitat **9.**236
Thioridazin **9.**887
Thioridazinhydrochlorid **9.**889

**N05AD Butyrophenon-Derivate**
Benperidol **7.**405
Bromperidol **7.**531
Bromperidoldecanoat **7.**533
Bromperidollactat **7.**533
Droperidol **7.**1444
Haloperidol **8.**405

Melperon **8.**854
Melperonhydrochlorid **8.**854
Pipamperon **9.**219
Trifluperidol **9.**1052
Trifluperidolhydrochlorid **9.**1053

**N05AF Thioxanthen-Derivate**
Chlorprothixen **7.**908
Clopenthixol **7.**1033
Clopenthixoldecanoat **7.**1034
Clopenthixoldihydrochlorid **7.**1034
Tiotixen **9.**948
Zuclopenthixol **9.**1252
Zuclopenthixoldecanoat **9.**1253
Zuclopenthixoldihydrochlorid **9.**1253

**N05AG Diphenylbutylpiperidin-Derivate**
Fluspirilen **8.**277
Pimozid **9.**211

**N05AH Dibenzodiazepin- und Dibenzoxazepin-Derivate**
Clozapin **7.**1053

**N05AK Neuroleptika bei langsamer Dyskinesie**
Tetrabenazin **9.**827

**N05AL Benzamide**
Sulpirid **9.**743

**N05AX Weitere Neuroleptika**
Iprozilamin **8.**595
Prothipendylhydrochlorid Monohydrat *vet* **9.**426

**N05B Anxiolytika**
**N05BA Benzodiazepine**
Alprazolam **7.**130
Bromazepam **7.**518
Camazepam **7.**643
Chlordiazepoxid **7.**859
Chlordiazepoxidhydrochlorid **7.**860
Clobazam **7.**999
Clorazepat, Dikaliumsalz **7.**1039
Clorazepat, Kaliumsalz **7.**1040
Clotiazepam **7.**1047
Delorazepam **7.**1194
Demoxepam **7.**1197
Diazepam *vet* **7.**1252
Flumazenil **8.**233
Ketazolam **8.**667
Lorazepam **8.**765
Medazepam **8.**834
Metaclazepamhydrochlorid **8.**898
Oxazepam **8.**1250
Oxazolam **8.**1253
Prazepam **9.**309

**N05BB Diphenylmethan-Derivate**
Hydroxyzin **8.**507
Hydroxyzinembonat **8.**508

**N05BC Carbamate**
Emylcamat **8.**21

**N05BE Azaspirodecadion-Derivate**
Buspiron **7.**563
Buspironhydrochlorid **7.**565

**N05BX Weitere Anxiolytika**
Glaziovin **8.**347
Nabilon **8.**1057

**N05C Hypnotika und Sedativa**
**N05CA Barbiturate**
Allobarbital **7.**117
Allylcyclopentenylbarbitursäure **7.**121
Amobarbital **7.**224
Amobarbital, Natriumsalz **7.**226
Aprobarbital **7.**285
Aprobarbital, Natriumsalz **7.**287
Barbital **7.**372
Barbital, Natriumsalz **7.**375
Brallobarbital **7.**512
Bromallylisopropylbarbitursäure **7.**515
Bromallylsecbutylbarbitursäure **7.**516
Bromallylsecpentylbarbitursäure **7.**517
Butalbital **7.**569
Butobarbital **7.**579
Cyclobarbital **7.**1127
Cyclobarbital, Calciumsalz **7.**1131
Febarbamat **8.**167
Heptabarb **8.**422
Hexobarbital **8.**437
Hexobarbital, Natriumsalz **8.**439
Pentobarbital *vet* **9.**69
Pentobarbital, Natriumsalz *vet* **9.**72
Phenobarbital **9.**124
Phenobarbital, Natriumsalz **9.**128
Secbutabarbital **9.**585
Secobarbital **9.**586
Secobarbital, Natriumsalz **9.**588
Talbutal **9.**766
Tetrabarbital **9.**827
Thiobutabarbital **9.**876
Thiobutabarbital, Natriumsalz **9.**877
Vinylbital **9.**1184

**N05CC Aldehyde und Derivate**
Chloralhydrat *vet* **7.**843
Paraldehyd **9.**25

**N05CD Benzodiazepine**
Brotizolam **7.**536
Diazepam **7.**1252
Flunitrazepam **8.**243
Flurazepam **8.**273
Flurazepamdihydrochlorid **8.**274
Flurazepamhydrochlorid **8.**275
Loprazolam **8.**762
Loprazolammesilat **8.**763
Lormetazepam **8.**769
Midazolam **8.**1008
Midazolamhydrochlorid **8.**1010

Midazolammaleat 8.1010
Nitrazepam 8.1175
Oxazepam 8.1250
Temazepam 9.791
Tetrazepam 9.839
Tofisopam 9.975
Triazolam 9.1034

**N05CE Piperidindion-Derivate**
Glutethimid 8.364
Methyprylon 8.968
Pyrithyldion 9.462
Thalidomid 8.843

**N05CF Cyclopyrrolone**
Zopiclon 9.1248

**N05CM Weitere Hypnotika und Sedativa**
Acecarbromal 7.7
Ammoniumbromid 7.218
Bromisoval 7.523
D-Bromisoval 7.524
L-Bromisoval 7.524
Carbromal 7.701
Clomethiazol 7.1019
Clomethiazoledisilat 7.1021
Emylcamat 8.21
Eprozinol 8.53
Ethchlorvynol 8.109
Ethinamat 8.111
Fenadiazol 8.171
Hexapropymat 8.431
*Humulus / Lupuli strobulus* 5.449
Ibrotamid 8.517
Kaliumbromid 8.643
*Lavandula / Lavandulae flos* 5.634
Mecloqualon 8.830
*Melissa / Melissae folium* 5.814
Niaprazin 8.1137
*Passiflora / Passiflorae herba* 6.36
Penthrichloral 9.68
Pentylharnstoff 9.81
*Piper / Kava-Kava rhizoma* 6.201
Procymat 9.365
Propiomazin 9.397
Propiomazinhydrochlorid 9.398
Strontiumbromid 9.671
Sulfonal 9.737
Triclofos 9.1044
Triclofos, Natriumsalz 9.1044
Trimetozin 9.1072
DL-Tryptophan 9.1112
L-Tryptophan 9.1115
Valdetamid 9.1145
*Valeriana / Valerianae radix* 6.1082
Valeriansäure 9.1146
Xylazin 9.1215

**N06 Psychoanaleptika**
Pipradol 9.238

**N06A Antidepressiva**
**N06AA Tricyclische Verbindungen**
Amitriptylin 7.203
Amitriptylinhydrochlorid 7.206
Amitryptilinoxid 7.207
Amoxapin 7.231
Clomipramin 7.1025
Clomipraminhydrochlorid 7.1026
Desipramin 7.1204
Desipraminhydrochlorid 7.1205
Dimetacrin 7.1350
Dimetacrinhydrogentartrat 7.1350
Dosulepin 7.1424
Dosulepinhydrochlorid 7.1425
Doxepin 7.1428
Doxepinhydrochlorid 7.1431
Imipraminhydrochlorid 8.528
Protriptylinhydrochlorid 9.433
Quinupramin 9.484
Trimipramin 9.1076
Trimipraminhydrochlorid 9.1079
Trimipraminhydrogenmaleat 9.1080
Trimipraminmesilat 9.1081

**N06AB Bicyclische Verbindungen**
Citalopram 7.974
Citalopramhydrobromid 7.974
Fluoxetin 8.262
Viloxazin 9.1174
Viloxazinhydrochlorid 9.1175
Zimeldin 9.1231
Zimeldindihydrochlorid Monohydrat 9.1231

**N06AD Modifizierte cyclische Verbindungen**
Nomifensin 8.1192
Trazodon 9.1012
Trazodonhydrochlorid 9.1014

**N06AE Monocyclische Verbindungen**
Fluvoxamin 8.281
Fluvoxaminhydrogenmaleat 8.282
Minaprin 8.1018

**N06AF Monoaminooxidase-Hemmstoffe**
Brofaromin 7.514
Cimemoxin 7.952
Cimoxaton 7.956
Iproclozid 8.592
Iproniazid 8.593
Isocarboxazid 8.599
Phenelzin 9.113
Phenelzinhydrogensulfat 9.113
Tranylcypromin 9.1008
Tranylcyprominsulfat 9.1010

**N06AX Weitere Antidepressiva**
Bupropion 7.561
*Hypericum / Hyperici herba* 5.479
Levofacetoperan 8.719
DL-Tryptophan 9.1112
L-Tryptophan 9.1115

**N06B  Psychostimulantien**
**N06BA  Phenylethylamin-Derivate**
  Amfetamin  **7.**167
  Amfetaminil  **7.**170
  Amfetaminsulfat  **7.**171
  Dexamfetamin  **7.**1227
  Dexamfetaminsulfat  **7.**1228
  Dimetamfetamin  **7.**1351
  Dimetamfetaminhydrochlorid  **7.**1351
  Fenetyllin  **8.**178
  Fenetyllinhydrochlorid  **8.**179

**N06BB  Bicyclische Verbindungen**
  Fencamfamin  **8.**174
  Pemolin  **9.**45

**N06BC  Xanthin-Derivate**
  Chlortheophyllin  **7.**918
  Coffein  **7.**1073
  Coffein Monohydrat  **7.**1075
  Coffeincitrat  **7.**1075
  Coffein-Natriumbenzoat  **7.**1076
  Coffein-Natriumsalicylat  **7.**1077
  *Cola / Colae semen*  **4.**942
  *Ilex / Mate folium*  **5.**508

**N06BD  Tricyclische Verbindungen**
  Pipradol  **9.**238

**N06BX  Andere Psychostimulantien**
  L-Acetylcarnitin  **7.**29
  Dihydroergocornin  **7.**1312
  Dihydroergocristin  **7.**1313
  Dihydroergocristinmethansulfonat  **7.**1314
  α-Dihydroergocryptin  **7.**1315
  β-Dihydroergocryptin  **7.**1316
  Dihydroergotoxin  **7.**1322
  Dihydroergotoxinmesilat  **7.**1326
  Fenozolon  **8.**190
  Fipexid  **8.**204
  Leptaclin  **8.**700
  Mefexamid  **8.**844
  (*RS*)-Norephedrin  **8.**1195
  (*RS*)-Norephedrinhydrochlorid  **8.**1196
  Piracetam  **9.**241
  Pirisudanol  **9.**253
  Pseudoephedrin  **9.**439
  Pseudoephedrinhydrochlorid  **9.**441
  Pseudoephedrinsulfat  **9.**442
  Pyrovaleron  **9.**462
  Strychnin  **9.**676
  Strychninnitrat  **9.**678

**N07  Sonstige Pharmaka des Nervensystems**
**N07A  Parasympathomimetika**
  Aceclidin  **7.**8
  Aceclidinhydrochlorid  **7.**10
  Aceclidinsalicylat  **7.**10
  Acetylcholinchlorid *vet*  **7.**30
  Ambenoniumchlorid  **7.**154
  Arecolin  **7.**292
  Bethanecholchlorid  **7.**475
  Carbachol *vet*  **7.**667
  Distigminbromid  **7.**1404
  Ecothiopatiodid  **8.**2
  Neostigmin *vet*  **8.**1130
  Neostigminbromid *vet*  **8.**1132
  Neostigminmethylsulfat *vet*  **8.**1134
  Physostigmin *vet*  **9.**193
  Physostigminsalicylat *vet*  **9.**196
  Physostigminsulfat *vet*  **9.**197
  Pilocarpin  **9.**204
  Pilocarpinhydrochlorid  **9.**207
  Pilocarpinnitrat  **9.**208
  Pyridostigminbromid  **9.**451

**N07C  Antivertiginosa**
**N07CA  Antivertiginosa**
  Betahistin  **7.**462
  Betahistindihydrochlorid  **7.**463
  Betahistindimesilat  **7.**463
  Cyclizin  **7.**1124
  Cyclizinhydrochlorid  **7.**1126
  Cyclizinlactat  **7.**1126
  Hydroxymethylpyridin  **8.**498
  Sulpirid  **9.**743

**N07X  Sonstige Pharmaka des Nervensystems**
  Hexobendin  **8.**440
  Moxaverin  **8.**1049
  Moxaverinhydrochlorid  **8.**1050
  Nicametat  **8.**1138
  Pentifyllin  **9.**68
  Piribedil  **9.**250
  Piribedilmesilat  **9.**252
  Piridoxilat  **9.**253
  Pirlindolhydrochlorid  **9.**255

**P  Parasitenmittel, Insektizide und Repellentien**
**P01  Protozoenmittel**
**P01A  Stoffe gegen Amöbiasis und andere Protozoenerkrankungen**
**P01AA  Hydroxychinolin-Derivate**
  Clamoxyquin  **7.**978
  Cloquinat  **7.**1038

**P01AB  Nitroimidazol-Derivate**
  Ipronidazol *vet*  **8.**593
  Metronidazol  **8.**993
  Metronidazolbenzoat  **8.**996
  Nifuratel  **8.**1162
  Nimorazol  **8.**1169
  Ornidazol  **8.**1237
  Ronidazol *vet*  **9.**531
  Secnidazol  **9.**586
  Ternidazol  **9.**813
  Tinidazol  **9.**940

**P01AC  Dichloracetamid-Derivate**
  Diloxanid  **7.**1340
  Diloxanidfuroat  **7.**1341
  Etofamid  **8.**142

**P01AR Arsen-Verbindungen**
Carbason 7.676
Difetarson 7.1290
Glycobiarsol 8.373
Thiacetarsamid 9.860

**P01AX Weitere Stoffe gegen Amöbiasis und andere Protozoenerkrankungen**
Amproliumchlorid *vet* 7.246
Amproliumchloridhydrochlorid *vet* 7.247
Clopidol *vet* 7.1035
Conessin 7.1093
Dehydroemetin 7.1190
Dehydroemetindihydrochlorid 7.1191
Emetin 8.18
Emetindihydrochlorid Heptahydrat 8.20
Emetindihydrochlorid Pentahydrat 8.21
Lasalocid *vet* 8.695
Mepacrin 8.863
Mepacrindihydrochlorid Dihydrat 8.864
Mepacrinmethansulfonat Monohydrat 8.865
Mepartricin 8.865
Monensin *vet* 8.1030
Monensin, Natriumsalz *vet* 8.1031
Nicarbazin *vet* 8.1139
Phanquinon 9.98
Salinomycin *vet* 9.559

**P01B Malariamittel**
**P01BA Aminochinoline**
Amodiaquin 7.227
Amodiaquindihydrochlorid Dihydrat 7.229
Amodiaquinhydrochlorid 7.230
Chloroquin 7.884
Chloroquinsulfat 7.889
Hydroxychloroquin 8.489
Mefloquin 8.844
Mefloquinhydrochlorid 8.847
Mepacrin 8.863
Mepacrindihydrochlorid Dihydrat 8.864
Mepacrinmethansulfonat Monohydrat 8.865
Pamaquin 9.2
Pamaquinnaphthoat 9.3
Pentaquin 9.62
Pentaquindihydrochlorid 9.62
Pentaquinhydrochlorid 9.62
Pentaquinmonophosphat 9.63
Primaquin 9.339
Primaquindiphosphat 9.341

**P01BB Biguanide**
Chlorproguanil 7.901
Chlorproguanilhydrochlorid 7.902
Proguanil 9.374
Proguanilhydrochlorid 9.375

**P01BC Chininalkaloide**
Chinin 7.833
Chininethylcarbonat 7.836
Chininhydrochlorid 7.836
Chininsulfat 7.837
Chininsulfat Dihydrat 7.837

**P01BD Diaminopyrimidine**
Pyrimethamin 9.457

**P01BX Weitere Malariamittel**
Halofantrin 8.402
Sulfadoxin 9.701
Sulfalen 9.706

**P01C Stoffe gegen Leishmaniasis und Trypanosomiasis**
**P01CA Nitroimidazol-Derivate**
Benznidazol 7.425

**P01CB Antimon-Verbindungen**
Antimon(III)sulfid 7.271
Natriumhydrogentartratoantimonat (II) 8.1106
Stibophen, Natriumsalz Heptahydrat 9.660
Stibosamin 9.662

**P01CC Nitrofuran-Derivate**
Nifurtimox 8.1164

**P01CD Arsen-Verbindungen**
Acetarsol 7.22
Melarsonyl 8.852
Melarsoprol 8.852
Tryparsamid, Natriumsalz 9.1108

**P01CX Weitere Stoffe gegen Leishmaniasis und Trypanosomiasis**
Diminazendiaceturat 7.1364
Eflornithin 8.8
Eflornithinhydrochlorid Monohydrat 8.10
Hydroxystilbamidin 8.506
Pentamidin 9.58
Pentamidindiisethionat 9.60
Pentamidindimesilat 9.61
Stilbamidinisethionat 9.662
Suramin 9.755
Suramin, Natriumsalz 9.757
Trypanrot 9.1108

**P02 Anthelmintika**
**P02B Trematodenmittel**
**P02BA Chinolin-Derivate und verwandte Substanzen**
Oxamniquin 8.1247
Praziquantel *vet* 9.311

**P02BB Organophosphate**
Metrifonat 8.991
Naftalofos *vet* 8.1065

**P02BX Weitere Trematodenmittel**
Lucanthonhydrochlorid 8.773
Niridazol 8.1172
Oxyclozanid *vet* 8.1272

**P02C Nematodenmittel**
**P02CA Benzimidazol-Derivate**
Albendazol *vet* 7.92
Cambendazol *vet* 7.644

Fenbendazol **8.**172
Flubendazol *vet* **8.**219
Mebendazol *vet* **8.**817
Oxfendazol *vet* **8.**1259
Oxibendazol *vet* **8.**1261
Parbendazol *vet* **9.**32
Subendazol **9.**681
Tiabendazol *vet* **9.**908

**P02CB** **Piperazin und Derivate**
Piperazin *vet* **9.**229
Piperazin, Calciumedetat *vet* **9.**231
Piperazin Hexahydrat *vet* **9.**231
Piperazinadipat *vet* **9.**231
Piperazincitrat *vet* **9.**232

**P02CC** **Tetrahydropyrimidin-Derivate**
Morantel *vet* **8.**1035
Moranteltartrat *vet* **8.**1036
Oxantelhydrogenembonat **8.**1248
Pyrantel *vet* **9.**445
Pyrantelembonat **9.**447

**P02CE** **Imidazothiazol-Derivate**
Levamisol **8.**709

**P02CF** **Avermectine**
Ivermectin *vet* **8.**636

**P02CX** **Weitere Nematodenmittel**
Ascaridol **7.**298
Febantel *vet* **8.**166
Nitroscanat **8.**1189
Pyrviniumchlorid Dihydrat **9.**465
Pyrviniumembonat **9.**465
Tetramisol *vet* **9.**839

**P02D** **Cestodenmittel**
**P02DA** **Salicylsäure-Derivate**
Niclosamid *vet* **8.**1141

**P02DX** **Weitere Cestodenmittel**
Arecolin *vet* **7.**292
Mepacrin **8.**863
Mepacrindihydrochlorid Dihydrat **8.**864
Mepacrinmethansulfonat Monohydrat **8.**865
Nitroscanat **8.**1189

**P02X*** **Weitere (nicht genauer klassifizierbare) Anthelmintika**
Bepheniumhydroxynaphthoat **7.**455
Diethylcarbamazin *vet* **7.**1282
Diethylcarbamazindihydrogencitrat *vet* **7.**1283
Hexachlorethan *vet* **8.**429
Kainsäure **8.**641
Naphthalin **8.**1086
2-Naphtol **8.**1086
Nitazoxanid **8.**1175
Ontianil **8.**1235
Phenothiazin *vet* **9.**139
Santonin **9.**568
Tetrachlorethylen **9.**832

Tetrachlorkohlenstoff **9.**832
Thiacetarsamid **9.**860

**P03** **Ektoparasitenmittel, Skabiesmittel, Insektizide und Repellentien**
**P03A** **Ektoparasitenmittel, Skabiesmittel**
**P03AA** **Schwefelhaltige Verbindungen**
Coumaphos *vet* **7.**1103
Cythioat *vet* **7.**1162
Mesulfen **8.**895
Phoxim *vet* **9.**191
Schwefelleber **9.**579
Sulfiram *vet* **9.**734

**P03AC** **Pyrethrine, incl. synthetische**
Fenfluthrin **8.**182
Permethrin *vet* **9.**91
Phenotrin **9.**139

**P03AX** **Weitere Ektoparasiten- und Skabiesmittel**
Amitraz **7.**203
Benzylbenzoat **7.**439
Crotamiton **7.**1111
Piperonylbutoxid **9.**234

**P03B** **Insektizide und Repellentien**
**P03BA** **Pyrethrine**
Allethrin 1 **7.**115
Allethrin 2 **7.**116
Cypermethrin *vet* **7.**1150
Fenfluthrin **8.**182

**P03BX** **Weitere Insektizide und Repellentien**
Amitraz **7.**203
Carbaril **7.**675
Coumaphos **7.**1103
Dimpylat **7.**1365
Fenvalerat *vet* **8.**200
Schwefelkohlenstoff **9.**578

**R** **Respiratorisches System**
**R01** **Rhinologika**
**R01A** **Dekongestionsmittel und andere Rhinologika zur topischen Anwendung**
**R01AA** **Sympathomimetika**
Benzethoniumchlorid **7.**421
Cafaminol **7.**592
Cyclopentamin **7.**1137
Cyclopentaminhydrochlorid **7.**1138
Ephedrin, wasserfrei **8.**39
Ephedrinhydrochlorid **8.**41
DL-Ephedrinthiocyanat **8.**42
Fenoxazolin **8.**189
Fenoxazolinhydrochlorid **8.**190
Indanazolinhydrochlorid **8.**533
(*S*)-Levopropylhexedrin **8.**727
Methoxamin **8.**931
Methoxaminhydrochlorid **8.**933
Naphazolin **8.**1083
Naphazolinhydrochlorid **8.**1084
Naphazolinnitrat **8.**1086
Octodrin **8.**1226

Oxymetazolin **8.**1277
Pseudoephedrin **9.**439
Pseudoephedrinhydrochlorid **9.**441
Pseudoephedrinsulfat **9.**442
Tefazolin **9.**786
Tetryzolin **9.**842
Tetryzolinhydrochlorid **9.**843
Tramazolin **9.**1006
Tramazolinhydrochlorid Monohydrat **9.**1007
Tuaminoheptan **9.**1118
Tuaminoheptansulfat **9.**1118
Xylometazolin **9.**1217
Xylometazolinhydrochlorid **9.**1218

**R01AC Antiallergika, ohne Corticosteroide**
Azelastinhydrochlorid **7.**340

**R01AD Corticosteroide**
Beclometason **7.**382
Beclometason-17,21-dipropionat **7.**382
Betamethason **7.**466
Budesonid **7.**539
Dexamethason **7.**1221
Dexamethason-21-isonicotinat **7.**1225
Flunisolid **8.**241
Prednisolon **9.**321
Tixocortol **9.**955
Tixocortol-21-pivalat **9.**956

**R01AX Weitere Rhinologika**
Mupirocin **8.**1052
Retinol **9.**506
Retinolacetat **9.**508
Retinolpalmitat **9.**509

**R01B Dekongestionsmittel, systemische**
**R01BA Sympathomimetika**
(*R*)-Phenylephrin **9.**168
(*R*)-Phenylephrinhydrochlorid **9.**170
Pseudoephedrin **9.**439
Pseudoephedrinhydrochlorid **9.**441
Pseudoephedrinsulfat **9.**442

**R02 Rachentherapeutika**
**R02A Rachentherapeutika**
**R02AA Antiseptika**
Ambazon **7.**153
8-Chinolinol **7.**841
Chinolinsalicylat **7.**842
8-Chinolinsulfat-Kaliumsulfat **7.**842
Chlorhexidin **7.**863
Chlorhexidindiacetat **7.**867
Chlorhexidindigluconat **7.**868
Chlorhexidinhydrochlorid **7.**868
Chlorquinaldol **7.**911
Chlorthymol **7.**919
Dequaliniumacetat **7.**1200
Dequaliniumchlorid **7.**1200
Hexetidin **8.**433
Kaliumpermanganat **8.**657

**R02AB Antibiotika**
Fusafungin **8.**316
Gramicidin **8.**382
Neomycin **8.**1128
Neomycinsulfat **8.**1129
Tyrothricin **9.**1128

**R02AD Lokalanästhetika**
Cocain **7.**1060
Cocainhydrochlorid **7.**1062
Cocainnitrat Dihydrat **7.**1063
Lidocainhydrochlorid **8.**737

**R03 Antiasthmatika**
**R03A Sympathomimetika, inhalative**
**R03AA α- und β-Rezeptoragonisten**
(*R*)-Epinephrin **8.**45
(*RS*)-Epinephrin **8.**47
Epinephrinhydrogentartrat **8.**48

**R03AB β-Rezeptoragonisten, nicht-selektive**
Isoprenalin **8.**614
Isoprenalinhydrochlorid **8.**615
Isoprenalinsulfat Dihydrat **8.**616
Levisoprenalin **8.**711
Orciprenalinsulfat **8.**1236

**R03AC β₂-Rezeptoragonisten, selektive**
(*RS*)-Bitolterol **7.**499
(*RS*)-Bitolterolmesilat **7.**501
(*RS*)-Carbuterol **7.**705
(−)-Carbuterolhydrochlorid **7.**706
(+)-Carbuterolhydrochlorid **7.**707
(*RS*)-Carbuterolhydrochlorid **7.**705
Clenbuterol **7.**989
Clenbuterolhydrochlorid **7.**991
Colterol **7.**1093
Fenoterol **8.**186
Fenoterolhydrobromid **8.**189
Formoterol **8.**297
Hexoprenalin **8.**442
Hexoprenalinsulfat **8.**443
Isoetarin **8.**601
Isoetarinhydrochlorid **8.**602
Isoetarinmesilat **8.**602
Pirbuterol **9.**244
Pirbuterolacetat **9.**245
Pirbuteroldihydrochlorid **9.**245
Procaterol **9.**358
Procaterolhydrochlorid **9.**359
Procaterolhydrochlorid Hemihydrat **9.**360
Reproterolhydrochlorid **9.**497
Salbutamol *vet* **9.**548
Salbutamolsulfat *vet* **9.**551
Salmeterol **9.**561
Terbutalin *vet* **9.**804
Terbutalinsulfat *vet* **9.**807
Tulobuterol **9.**1123
Tulobuterolhydrochlorid **9.**1125

**R03B  Andere Antiasthmatika, inhalative**
**R03BA  Glucocorticoide**
  Beclometason  7.382
  Beclometason-17,21-dipropionat  7.382
  Betamethason  7.466
  Budesonid  7.539
  Flunisolid  8.241

**R03BB  Anticholinergika**
  Benactyzin  7.388
  Benactyzinhydrochlorid  7.389
  Ipratropiumbromid Monohydrat  8.590
  Oxitropiumbromid  8.1264
  Xenytropiumbromid  9.1211

**R03BC  Antiallergika, ausgenommen Corticosteroide**
  Cromoglicinsäure  7.1108
  Cromoglicinsäure, Dinatriumsalz  7.1109
  Nedocromil  8.1123

**R03BX  Weitere Antiasthmatika, inhalative**
  Fenspirid  8.195

**R03C  Sympathomimetika, systemische**
**R03CA  α- und β-Rezeptoragonisten**
  Ephedrin, wasserfrei  8.39
  Ephedrinhydrochlorid  8.41
  (R)-Epinephrin  8.45
  (RS)-Epinephrin  8.47
  Epinephrinhydrogentartrat  8.48
  Etafedrin  8.94
  Ethylnorepinephrin  8.129
  Ethylnorepinephrinhydrochlorid  8.129
  DL-N-Methylephedrin  8.947

**R03CB  β-Rezeptoragonisten, nicht-selektive**
  Isoprenalin vet  8.614
  Isoprenalinhydrochlorid vet  8.615
  Isoprenalinsulfat Dihydrat vet  8.616
  Levisoprenalin  8.711
  Methoxyphenamin  8.936
  Methoxyphenaminhydrochlorid  8.937
  Orciprenalinsulfat  8.1236

**R03CC  $β_2$-Rezeptoragonisten, selektive**
  (RS)-Carbuterol  7.705
  (–)-Carbuterolhydrochlorid  7.706
  (+)-Carbuterolhydrochlorid  7.707
  (RS)-Carbuterolhydrochlorid  7.705
  Clenbuterol vet  7.989
  Clenbuterolhydrochlorid vet  7.991
  Fenoterol  8.186
  Fenoterolhydrobromid  8.189
  Formoterol  8.297
  Hexoprenalin  8.442
  Hexoprenalinsulfat  8.443
  Isoetarin  8.601
  Isoetarinhydrochlorid  8.602
  Isoetarinmesilat  8.602
  Pirbuterol  9.244
  Pirbuterolacetat  9.245
  Pirbuteroldihydrochlorid  9.245
  Procaterol  9.358
  Procaterolhydrochlorid  9.359
  Procaterolhydrochlorid Hemihydrat  9.360
  Protokylol  9.432
  Protokylolhydrochlorid  9.433
  Reproterolhydrochlorid  9.497
  Salbutamol  9.548
  Salbutamolsulfat  9.551
  Terbutalin  9.804
  Terbutalinsulfat  9.807
  Tulobuterol  9.1123

**R03D  Sonstige Antiasthmatika, systemische**
**R03DA  Xanthine**
  Aminophyllin  7.192
  Aminophyllin Dihydrat  7.194
  Bamifyllin  7.369
  Coffein  7.1073
  Coffein Monohydrat  7.1075
  Coffeincitrat  7.1075
  Coffein-Natriumbenzoat  7.1076
  Coffein-Natriumsalicylat  7.1077
  Dihydroxypropyltheobromin  7.1332
  Diprophyllin vet  7.1393
  (R)-Diprophyllin vet  7.1393
  Diprophyllindinitrat  7.1396
  Enprofyllin  8.35
  Etamiphyllin  8.96
  Etamiphyllincamsilat  8.97
  Etofyllin  8.147
  Proxyphyllin  9.437
  Theobromin  9.848
  Theobromin Natriumbenzoat  9.850
  Theobromin-Natriumsalicylat  9.851
  Theophyllin  9.853
  Theophyllin Ethanolamin  9.858
  Theophyllin, Lysinsalz  9.858
  Theophyllin Magnesiumacetat  9.858
  Theophyllin, Megluminsalz  9.859
  Theophyllin Monohydrat  9.857
  Theophyllin Natriumacetat  9.859
  Theophyllin Natriumglycinat  9.859
  Triclofyllin  9.1045

**R03DX  Weitere Antiasthmatika, systemische**
  Cloprednol  7.1035
  Dioxethedrin  7.1379
  Eprozinol  8.53
  Fenspirid  8.195
  Ketotifen  8.674
  Ketotifenhydrogenfumarat  8.676
  Khellin  8.677
  Khellincarbonsäure  8.680

**R05  Pharmaka bei Husten und Erkältungskrankheiten**
**R05C  Expektorantien, ausgenommen Kombinationen mit Antitussiva**
**R05CA  Expektorantien**
  Abies / Abies-alba-Sprossen  4.8
  Ammoniumchlorid  7.219

Anethol **7.**259
Bornylacetat **7.**509
Bornylvalerat **7.**510
(–)-Bornylvalerat **7.**510
(+)-Bornylvalerat **7.**510
D-Campher **7.**649
Cineol **7.**959
*Eucalyptus / Eucalypti aetheroleum* **5.**117
*Eucalyptus / Eucalypti folium* **5.**124
*Glycyrrhiza / Liquiritiae radix* **5.**314
Guaifenesin *vet* **8.**386
Guajacol **8.**388
*Gypsophila / Saponariae alba radix* **5.**359
*Hedera / Hederae helicis folium* **5.**399
*Illicium / Anisi stellati fructus* **5.**519
Kaliumiodid **8.**652
*Mentha / Menthae arvensis aetheroleum* **5.**824
*Mentha / Menthae piperitae aetheroleum* **5.**830
*Myroxylon / Balsamum tolutanum* **5.**898
*Picea / Picea abies / Piceae aetheroleum* **6.**122
*Picea / Picea mariana / Piceae aetheroleum* **6.**125
*Picea / Piceae turiones recentes* **6.**124
*Pimpinella / Anisi fructus* **6.**143
*Pimpinella / Pimpinellae radix* **6.**148
*Pinus / Pini turiones* **6.**185
*Pinus / Pinus halepensis / Pini aetheroleum* **6.**162
*Pinus / Pinus halepensis / Terebinthinae aetheroleum* **6.**162 rectificatum
*Pinus / Pinus lambertiana / Pini aetheroleum* **6.**163
*Pinus / Pinus nigra / Pini aetheroleum* **6.**167
*Pinus / Pinus nigra / Terebinthinae aetheroleum* rectificatum **6.**167
*Pinus / Pinus palustris / Pini aetheroleum* **6.**170
*Pinus / Pinus palustris / Terebinthinae aetheroleum* **6.**171 rectificatum
*Pinus / Pinus pinaster / Terebinthinae aetheroleum* **6.**176 rectificatum
*Pinus / Pinus ponderosa / Pini aetheroleum* **6.**177
*Pinus / Pinus ponderosa / Terebinthinae aetheroleum* **6.**178 rectificatum
*Pinus / Pinus roxburghii / Terebinthinae aetheroleum* **6.**178 rectificatum
*Pinus / Pinus strobus / Pini aetheroleum* **6.**179
*Pinus / Pinus sylvestris / Pini aetheroleum* **6.**183
*Pinus / Pinus sylvestris / Terebinthinae aetheroleum* **6.**185 rectificatum
*Primula / Primula elatior / Primulae flos cum calycibus* **6.**274
*Primula / Primula elatior / Primulae radix* **6.**274
*Primula / Primula veris / Primulae flos cum calycibus* **6.**277
*Primula / Primula veris / Primulae radix* **6.**279
*Sanicula / Saniculae herba* **6.**596
Sulfoguaiacol **9.**735
*Thymus / Serpylli herba* **6.**972
*Thymus / Thymi herba* **6.**980
*Viola / Violae odoratae flos* **6.**1144
*Viola / Violae odoratae rhizoma* **6.**1146

**R05CB Mukolytika**
Acetylcystein **7.**33
Ambroxol **7.**155
Ambroxolhydrochlorid **7.**157
Bromhexin *vet* **7.**521
Bromhexinhydrochlorid *vet* **7.**523
Carbocistein **7.**691
Eprazinon **8.**51
Eprazinondihydrochlorid **8.**52
Lysozym **8.**784
Mecystein **8.**833
Mecysteinhydrochlorid **8.**834
Mesna **8.**890
Tasuldin **9.**776
Tyloxapol **9.**1125

**R05D Antitussiva, ausgenommen Kombinationen mit Expektorantien**
**R05DA Opiumalkaloide und Derivate**
Cholintheophyllinat **7.**930
Codein Monohydrat **7.**1068
Codeinhydrochlorid Dihydrat **7.**1067
Codeinphosphat **7.**1070
Codeinphosphat Hemihydrat **7.**1072
Codeinphosphat Sesquihydrat **7.**1072
Dextrometorphan **7.**1236
Dextrometorphanhydrobromid Monohydrat **7.**1239
Dihydrocodein **7.**1309
Dihydrocodeinhydrochlorid **7.**1311
Dihydrocodeinhydrogentartrat **7.**1311
Ethylmorphin **8.**127
Ethylmorphinhydrochlorid Dihydrat **8.**128
Hydrocodon **8.**470
Hydrocodonhydrogentartrat **8.**472
Levomethorphan **8.**722
Levopropoxyphen **8.**725
Levopropoxyphennapsilat Monohydrat **8.**726
Narcein **8.**1091
Narceinhydrochlorid **8.**1092
Nicocodin **8.**1143
Nicodicodin **8.**1144
Normethadon **8.**1212
Noscapin **8.**1214
Noscapinhydrochlorid Monohydrat **8.**1216
Pholcodin **9.**187
Pholcodin Monohydrat **9.**188
Thebacon **9.**845
Thebaconhydrochlorid **9.**845

**R05DB Weitere Antitussiva**
*Althaea / Althaeae folium* **4.**234

*Althaea / Althaeae radix* 4.236
Benproperin 7.406
Benproperindihydrogenphosphat 7.407
Benproperinembonat 7.407
Butamirat 7.572
Butamiratdihydrogencitrat 7.573
Butetamat 7.575
Butetamatdihydrogencitrat 7.576
*Cetraria / Lichen islandicus* 4.791
Clobutinol 7.1003
Clobutinolhydrochlorid 7.1004
Clofedanol 7.1011
(+)-Clofedanol 7.1012
Clofedanolhydrochlorid 7.1013
Dropropizin 7.1446
Ethyldibunat 8.126
Fedrilat 8.168
Flualamid 8.219
Fominoben 8.286
Fominobenhydrochlorid 8.287
Iquindamin 8.595
Isoaminil 8.596
*Malva / Malvae flos* 5.756
*Malva / Malvae folium* 5.759
Menglytat 8.860
Mofoxim 8.1027
Morclofon 8.1037
Natriumdibunat 8.1101
Oxeladin 8.1256
Oxeladindihydrogencitrat 8.1257
Oxolamin 8.1265
Oxolamincitrat 8.1265
Pentoxyverin 9.79
Pentoxyverindihydrogencitrat 9.80
Pentoxyverinhydrochlorid 9.80
Pipazetathydrochlorid 9.220
*Plantago / Plantaginis lanceolatae herba* 6.225
Prenoxdiazin 9.332
Prenoxdiazinhydrochlorid 9.333
Thiadrinthiocyanat 9.861
Tipepidin 9.951
Tipepidincitrat Monohydrat 9.951
Tipepidinhibenzat 9.952
*Tussilago / Farfarae folium* 6.1018
Zipeprol 9.1244
Zipeproldihydrochlorid 9.1245

**R05X Sonstige Pharmaka bei Husten und Erkältungskrankheiten**
*Ananas / Bromelainum crudum* 4.273
*Armoracia / Armoraciae radix* 4.340
*Chamomilla / Matricariae flos* 4.819
*Echinacea / Echinaceae pallidae radix* 5.13
*Echinacea / Echinaceae purpureae herba* 5.17
*Filipendula / Filipendula ulmaria* 5.148
*Marrubium / Marrubii herba* 5.778
*Nasturtium / Nasturtii herba* 5.917
*Polygonum / Polygoni avicularis herba* 6.247
*Raphanus / Raphani sativi radix* 6.357
*Sambucus / Sambuci flos* 6.580
*Sinapis / Sinapis albae semen* 6.707

*Tropaeolum / Tropaeolum-majus-Frischpflanze* 6.1007

**R06 Antihistaminika ($H_1$), systemische**
**R06A Antihistaminika ($H_1$), systemische**
Alimemazin 7.111
Alimemazintartrat 7.112
Antazolin 7.265
Antazolinhydrochlorid 7.266
Antazolinmethansulfonat 7.266
Antazolinphosphat 7.267
Astemizol 7.307
Azatadin 7.334
Azatadindimaleat 7.335
Azelastinhydrochlorid 7.340
Bamipin 7.370
Bromdiphenhydraminhydrochlorid 7.520
Brompheniramin 7.533
Brompheniraminhydrogenmaleat 7.535
Buclizin 7.537
Buclizindihydrochlorid 7.537
Carbinoxamin 7.688
Carbinoxaminmaleat 7.689
Cetirizin 7.815
Cetirizindihydrochlorid 7.817
Chlorcyclizin 7.855
Chlorcyclizindihydrochlorid 7.856
Chlorcyclizinhydrochlorid 7.857
Chloropyramin 7.883
Chloropyraminhydrochlorid 7.884
Chlorphenamin 7.894
Chlorphenaminhydrogenmaleat 7.896
Chlorphenoxamin 7.899
Chlorphenoxaminhydrochlorid 7.901
Cinnarizin 7.960
Clemastin 7.983
Clemastinhydrogenfumarat 7.984
Clemastinhydrogenmalonat 7.985
Clemizol 7.985
Clemizolhydrochlorid 7.986
Clemizolhydrogensulfat 7.986
Clemizolundecanoat 7.989
Cyclizin 7.1124
Cyclizinhydrochlorid 7.1126
Cyclizinlactat 7.1126
Cyproheptadin 7.1152
Cyproheptadinhydrochlorid Sesquihydrat 7.1153
Deptropincitrat 7.1199
Dexbrompheniramin 7.1229
Dexbrompheniraminmaleat 7.1229
Dexchlorpheniramin 7.1230
Dimenhydrinat 7.1346
Dimetinden 7.1359
Dimetindenmaleat 7.1361
Diphenhydramin 7.1382
Diphenylpyralin 7.1387
Doxylamin 7.1440
Hexethylamin 8.436
Hexethylamindihydrogencitrat 8.436
Histapyrrodin 8.449
Histapyrrodinhydrochlorid 8.449
Isothipendyl 8.624

Ketotifen **8.**674
Ketotifenhydrogenfumarat **8.**676
Loratidin **8.**764
Mebhydrolin **8.**822
Meclozin **8.**831
Meclozindihydrochlorid **8.**832
Medrylamin **8.**839
Medrylaminhydrochlorid **8.**840
Mepyramin **8.**879
Mequitazin **8.**881
Methapyrilen **8.**917
Methapyrilenfumarat **8.**917
Methapyrilenhydrochlorid **8.**917
Methdilazin **8.**920
Methdilazinhydrochlorid **8.**920
Oxatomid **8.**1249
Parathiazinhydrochlorid **9.**30
Phenindamin **9.**119
Phenindamin-(*RR*)-hydrogentartrat **9.**120
Pheniramin **9.**121
Pheniraminaminosalicylat **9.**123
Pheniraminhydrogenmaleat **9.**123
Phenyltoloxamin **9.**181
Phenyltoloxamindihydrogencitrat **9.**182
Pimethixen **9.**210
Piprinhydrinat **9.**239
Promethazin **9.**383
Promethazinhydrochlorid **9.**384
Pyrrobutamin **9.**463
Pyrrobutaminphosphat **9.**464
Spagluminsäure **9.**640
Talastin **9.**765
Talastinhydrochlorid **9.**766
Terfenadin **9.**809
Thenalidin **9.**846
Thenalidintartrat **9.**846
Thenyldiamin **9.**847
Thenyldiaminhydrochlorid **9.**847
Thiazinamiumchlorid **9.**872
Thiazinamiummetilsulfat **9.**872
Thiethylperazin **9.**874
Thiethylperazindimalat **9.**874
Thiethylperazindimaleat **9.**875
Thonzylamin **9.**893
Thonzylaminhydrochlorid **9.**893
Tolpropamin **9.**989
Tolpropaminhydrochlorid **9.**990
Trazitilin **9.**1011
Tripelennamin **9.**1085
Tripelennamincitrat **9.**1086
Tripelennaminhydrochlorid **9.**1086
Triprolidin **9.**1089
Triprolidinhydrochlorid **9.**1090
Triprolidinhydrochlorid Monohydrat **9.**1090
Tritoqualin **9.**1093

**R07**     **Sonstige das Respirationssystem beeinflussende Pharmaka**
**R07A**    **Sonstige das Respirationssystem beeinflussende Pharmaka**
**R07AB Respirationsstimulantien**
    Almitrin **7.**123

Almitrindimesilat **7.**125
Amiphenazol **7.**202
Amiphenazolhydrochlorid **7.**203
Bemegrid **7.**386
Cropropamid **7.**1110
Crotetamid **7.**1112
Doxapram *vet* **7.**1425
Doxapramhydrochlorid Monohydrat **7.**1427
Endomid **8.**26
Picrotoxin **9.**201
Pimeclon **9.**209
Pimeclonhydrochlorid **9.**210

**S**      **Sinnesorgane**
**S01**    **Ophthalmologika**
**S01A**   **Antiinfektiva**
**S01AA Antibiotika**
   Amfomycin **7.**172
   Ampicillin **7.**240
   Ampicillin, Natriumsalz **7.**245
   Ampicillin Trihydrat **7.**246
   Benzylpenicillin **7.**446
   Chloramphenicol **7.**847
   Chloramphenicolhydrogensuccinat **7.**850
   Chloramphenicolpalmitat **7.**851
   Chlortetracyclin **7.**915
   Chlortetracyclinhydrochlorid **7.**916
   Dihydrostreptomycin **7.**1327
   Dihydrostreptomycinsulfat **7.**1328
   Erythromycin **8.**70
   Framycetin **8.**305
   Framycetinsulfat **8.**306
   Fusidinsäure **8.**317
   Gentamicin **8.**336
   Gentamicinsulfat **8.**338
   Neomycin **8.**1128
   Neomycinsulfat **8.**1129
   Oxytetracyclin **8.**1287
   Oxytetracyclin, Calciumsalz **8.**1289
   Oxytetracyclin Dihydrat **8.**1289
   Oxytetracyclinhydrochlorid **8.**1289
   Polymyxin B **9.**286
   Polymyxin-B-sulfat **9.**287
   Rifamycin **9.**522
   Rifamycin, Natriumsalz **9.**523
   Tetracyclin **9.**836
   Tetracyclinhydrochlorid **9.**838
   Tobramycin **9.**959
   Tobramycinsulfat **9.**961
   Tyrothricin **9.**1128

**S01AB Sulfonamide**
   Sulfafurazol **9.**704
   Sulfafurazol, Diolaminsalz **9.**705
   Sulfamethizol **9.**711

**S01AD Antiviral wirksame Stoffe**
   Aciclovir **7.**44
   Aciclovir, Natriumsalz **7.**46
   Idoxuridin **8.**521
   Trifluridin **9.**1057
   Vidarabin **9.**1169

## S01AX

Vidarabinphosphat **9.**1171

### S01AX Weitere Antiinfektiva
Bibrocathol **7.**479
Phenylmercuriacetat **9.**172
Phenylmercuriborat **9.**176
Phenylmercurinitrat **9.**178
Silberacetat **9.**609
Silberchlorid **9.**610
Silbercitrat **9.**610
Silbereiweiß **9.**610
Silbernitrat **9.**613

### S01B Antiinflammatorische Pharmaka
### S01BA Corticosteroide
Alclometason **7.**94
Alclometason-17,21-dipropionat **7.**95
Betamethason **7.**466
Betamethason-21-dihydrogenphosphat, Dinatriumsalz **7.**469
Betamethason-17,21-dipropionat **7.**470
Clobetason **7.**1002
Clobetason-17-butyrat **7.**1003
Cortison **7.**1098
Cortisonacetat **7.**1099
Desonid **7.**1211
Dexamethason **7.**1221
Dexamethason-21-hydrogensulfat, Natriumsulfat **7.**1224
Dexamethason-21-phosphat, Dinatriumsalz **7.**1226
Dexamethason-21-(3-sulfobenzoat), Natriumsalz **7.**1226
Fluorometholon **8.**256
Hydrocortison **8.**473
Medryson **8.**840
Prednisolon **9.**321
Prednisolon-21-acetat **9.**324
Triamcinolon **9.**1023

### S01BC Antiinflammatorische Pharmaka, nicht-steroidale
Diclofenac, Natriumsalz **7.**1263
Flurbiprofen **8.**275
Flurbiprofen, Natriumsalz Dihydrat **8.**276
Indometacin **8.**538
Oxyphenbutazon **8.**1282
Piroxicam **9.**256

### S01E Glaukommittel und Miotika
### S01EA Sympathomimetika zur Glaukomtherapie
Dipivefrin **7.**1390
Dipivefrinhydrochlorid **7.**1391

### S01EB Parasympathomimetika
Aceclidin **7.**8
Aceclidinhydrochlorid **7.**10
Paraoxon **9.**30
Pilocarpin **9.**204
Pilocarpinhydrochlorid **9.**207
Pilocarpinnitrat **9.**208

### S01EC Carboanhydrase-Hemmer
Acetazolamid *vet* **7.**23
Acetazolamid, Natriumsalz *vet* **7.**25
Diclofenamid **7.**1266
Ethoxzolamid **8.**123

### S01ED β-Rezeptorenblocker
Befunolol **7.**385
Befunololhydrochlorid **7.**385
Betaxolol **7.**473
Betaxololhydrochlorid **7.**475
(*RS*)-Carteolol **7.**717
(*R*)-Carteololhydrochlorid **7.**719
(*RS*)-Carteololhydrochlorid **7.**719
(*S*)-Carteololhydrochlorid **7.**720
Levobunolol **8.**713
Levobunololhydrochlorid **8.**713
Metipranolol **8.**978
(*S*)-Timolol **9.**936
(*S*)-Timololhydrogenmaleat **9.**937

### S01F Mydriatika und Zykloplegika
### S01FA Anticholinergika
Cyclopentolat **7.**1139
Cyclopentolathydrochlorid **7.**1141
Homatropin **8.**450
Homatropinhydrobromid **8.**452
Homatropinmethylbromid **8.**454
Oxyphenoniumbromid **8.**1286
Scopolamin **9.**581
Scopolaminhydrobromid Trihydrat **9.**584
Tropicamid **9.**1101

### S01FB Sympathomimetika, ausgenommen Glaukommittel
Ephedrin, wasserfrei **8.**39
Ephedrinhydrochlorid **8.**41
(*R*)-Phenylephrin **9.**168
(*R*)-Phenylephrinhydrochlorid **9.**170

### S01G Dekongestionsmittel, Antiallergika
### S01GA Sympathomimetika als Dekongestionsmittel
Naphazolin **8.**1083
Naphazolinhydrochlorid **8.**1084
Naphazolinnitrat **8.**1086
Oxymetazolin **8.**1277
(*R*)-Phenylephrin **9.**168
(*R*)-Phenylephrinhydrochlorid **9.**170
Tetryzolin **9.**842
Tetryzolinhydrochlorid **9.**843
Xylometazolin **9.**1217
Xylometazolinhydrochlorid **9.**1218

### S01GX Weitere Antiallergika
Cromoglicinsäure **7.**1108
Cromoglicinsäure, Dinatriumsalz **7.**1109

### S01H Lokalanästhetika
### S01HA Lokalanästhetika
Cinchocain **7.**956
Cinchocainhydrochlorid **7.**958

Cocain 7.1060
Cocainhydrochlorid 7.1062
Cocainnitrat Dihydrat 7.1063
Lidocainhydrochlorid 8.737
Oxybuprocainhydrochlorid 8.1271
Phenacainhydrochlorid Monohydrat 9.99
Procain 9.348
Procainborat 9.350
Procainhydrochlorid 9.351
Procainnitrat 9.352
Procainphosphat 9.352
Proxymetacainhydrochlorid 9.435
Pseudococain 9.438
Tetracain 9.828
Tetracainhydrochlorid 9.830
Tetracainhydrochlorid, steriles 9.832

**S01J Diagnostika**
**S01JA Farbstoffe**
Fluorescein 8.255
Fluoresceindilaurat 8.256

**S01K Chirurgische Hilfen**
Chymotrypsin 7.940
Hyaluronsäure 8.458

**S01X Sonstige Ophthalmologika**
**S01XA Sonstige Ophthalmologika**
Ethylmorphin 8.127
Ethylmorphinhydrochlorid Dihydrat 8.128
Inosin 8.544
Kaliumiodid 8.652
Pirenoxin 9.246
Retinol 9.506
Retinolacetat 9.508
Retinolpalmitat 9.509

**S02 Otologika**
**S02A Antiinfektiva**
**S02AA Antiinfektiva**
Aluminiumacetat-tartrat-Lösung 7.140
Borsäure 7.510
Chloramphenicol 7.847
Chloramphenicolhydrogensuccinat 7.850
Chloramphenicolpalmitat 7.851
Chlorhexidin 7.863
Chlorhexidindiacetat 7.867
Chlorhexidindigluconat 7.868
Chlorhexidinhydrochlorid 7.868
Clioquinol 7.997
Essigsäure 8.77
Neomycin 8.1128
Neomycinsulfat 8.1129
Nitrofural 8.1180
Polymyxin B 9.286
Polymyxin-B-sulfat 9.287
Tetracyclin 9.836
Tetracyclinhydrochlorid 9.838
Wasserstoffperoxid-Lösung 3 % 9.1199

**S02B Corticosteroide**
**S02BA Corticosteroide**
Dexamethason 7.1221
Dexamethason-21-hydrogensulfat, Natriumsulfat 7.1224
Dexamethason-21-phosphat, Dinatriumsalz 7.1226
Dexamethason-21-(3-sulfobenzoat), Natriumsalz 7.1226
Hydrocortison 8.473
Hydrocortison-21-acetat 8.477
Prednisolon 9.321
Prednisolon-21-acetat 9.324

**V Verschiedene Gruppen**
**V03 Weitere Therapeutika**
**V03A Weitere Therapeutika**
**V03AA Mittel zur Alkoholismusbehandlung**
Chlordiazepoxid 7.859
Chlordiazepoxidhydrochlorid 7.860
Disulfiram 7.1405
Nadid 8.1058

**V03AB Antidote**
Acetylcystein 7.33
N-Acetylpenicillamin 7.39
Aktivkohle 7.89
Apomorphin *vet* 7.277
Apomorphinhydrochlorid *vet* 7.277
*Bryonia / Bryonia-alba-Wurzel* 4.569
*Bryonia / Bryonia-cretica-Wurzel* 4.573
Cobaltedetat 7.1057
Cyprenorphin 7.1152
Dimercaprol 7.1347
2,3-Dimercapto-1-propansulfonsäure 7.1349
2,3-Dimercapto-1-propansulfonsäure, Natriumsalz 7.1349
4-Dimethylaminophenol 7.1354
4-Dimethylaminophenolhydrochlorid 7.1355
Diprenorphin 7.1392
Edetinsäure 8.5
Eisen(III)hexacyanoferrat(II) 8.15
Emetin 8.18
Essigsäure 8.77
Glucuronamid 8.359
Isoamylnitrit 8.597
Kaliumiodid 8.652
Kupfersulfat Pentahydrat 8.683
Levallorphan *vet* 8.707
Levallorphantartrat *vet* 8.708
Mercaptamin 8.884
Nalorphin 8.1074
Nalorphinhydrobromid 8.1075
Naloxon 8.1076
Naltrexon 8.1080
Natriumnitrit 8.1116
Natriumthiosulfat 8.1121
Obidoximchlorid 8.1221
Pentetsäure 9.66
Pentetsäure, Trinatriumcalciumsalz 9.66
Pentetsäure, Trinatriumzinksalz 9.67
Pralidoximchlorid 9.303

Protaminhydrochlorid **9.**421
Protaminsulfat **9.**422
Silibinin **9.**615
Silibinin-*C*-2′,3-dihydrogensuccinat **9.**617
Silymarin **9.**620
Succimer **9.**681
Thionin **9.**881
Tierkohle **9.**930
Tiopronin **9.**946
Toloniumchlorid **9.**987

### V03AC Eisenchelatoren
Deferoxamin **7.**1185
Deferoxaminmesilat **7.**1185

### V03AF Entgiftungsmittel bei Zytostatikatherapie
Mesna **8.**890
Thymidin **9.**902

### V03AJ† Mittel zur Rauchentwöhnung
Silberacetat **9.**609
Silberchlorid **9.**610
Silbercitrat **9.**610

### V04 Diagnostika
### V04C Sonstige Diagnostika
### V04CC Tests auf Gallenkanaldurchlässigkeit
Ceruletid **7.**812
Ceruletid, Tris(diethylamin)-Salz Trihydrat **7.**813
Cholsäure **7.**931

### V04CE Leberfunktionstests
Indocyaningrün, Mononatriumsalz **8.**537
Lidofenin **8.**738

### V04CG Magensekretionstests
Histamin **8.**447
Histamindihydrochlorid **8.**447
Histaminphosphat Monohydrat **8.**448
Pentagastrin **9.**58

### V04CH Nierenfunktionstests
4-Aminohippursäure **7.**188
Aminohippursäure, Natriumsalz **7.**189
*o*-Iodhippursäure, Natriumsalz **8.**574
Phenolsulfonphthalein **9.**136

### V04CJ Schilddrüsenfunktionstests
Parathyrin **9.**31
Protirelin **9.**429
Thyrotrophin **9.**906

### V04CK Pankreasfunktionstests
Bentiromid **7.**410
Cholecystokinin **7.**923
Secretin *[Schwein]* **9.**590
Secretinhydrochlorid **9.**593

### V04CX Weitere Diagnostika
[$^{57}$Co]Cobalt(II)chlorid **7.**1055
[$^{58}$Co]Cobalt(II)chlorid **7.**1055
[$^{60}$Co]Cobalt(II)chlorid **7.**1056

[$^{57}$Co]Cyanocobalamin **7.**1120
[$^{58}$Co]Cyanocobalamin-Lösung **7.**1120
Indocyaningrün, Mononatriumsalz **8.**537
Piperoxan **9.**235
Polyvidon-[$^{131}$I]Iod **9.**299
Sincalid **9.**625
Sulfanblau **9.**721
Zinkundecylenat **9.**1241

### V08 Kontrastmittel
### V08A Röntgenkontrastmittel, iodiert
Adipiodon **7.**79
Adipiodon, Meglurninsalz **7.**80
Amidotrizoesäure **7.**173
Amidotrizoesäure, Lysinsalz **7.**175
Amidotrizoesäure, Megluminsalz **7.**175
Amidotrizoesäure, Natriumsalz **7.**176
Amidotrizoesäure, Natriumsalz Tetrahydrat **7.**176
Calciumiodopat **7.**635
Iobenzaminsäure **8.**567
Iobutonsäure **8.**569
Iocetaminsäure **8.**569
Iodetryl **8.**573
Iofendylat **8.**575
Ioglicinsäure **8.**576
Ioglycaminsäure **8.**577
Iohexol **8.**577
Iomeglaminsäure **8.**579
Iomorinsäure **8.**580
Iopamidol **8.**580
Iopromid **8.**582
Iosefaminsäure **8.**583
Ioserinsäure **8.**583
Iotalaminsäure **8.**584
Iotrolan **8.**585
Iotroxinsäure **8.**587
Ioxaglinsäure **8.**588
Ioxitalaminsäure **8.**589
Methiodal, Natriumsalz **8.**922
Metrizoesäure **8.**993
Natriumiopodat **8.**1111
Pheniodol **9.**121
Phenobutiodil **9.**129

### V08B Röntgenkontrastmittel, nicht iodiert
Bariumsulfat **7.**377

### V08C Magnetische Resonanz erzeugende Kontrastmittel
Gadopentetinsäure **8.**320
Pentetsäure **9.**66
Pentetsäure, Trinatriumcalciumsalz **9.**66
Pentetsäure, Trinatriumzinksalz **9.**67

### X* Weitere Substanzen für die Rezeptur [nicht in der offiziellen ATC-Klassifizierung]
### X01 Süßstoffe
Acesulfam **7.**20
Acesulfam, Kaliumsalz **7.**21
Aspartam **7.**306

Natriumcyclamat  8.1100
Sorbitol  9.636

**X02   Konservierungsmittel**
Butylhydroxyanisol  7.585
Butylhydroxytoluol  7.585
Chlorobutanol Hemihydrat  7.877
Chlorobutanol, wasserfrei  7.877
Dehydracetsäure  7.1187
Dehydracetsäure, Natriumsalz  7.1188
Dehydracetsäure, Natriumsalz Monohydrat  7.1188
Dodecyltrihydroxybenzoat  7.1418
Ethyl-4-hydroxybenzoat  8.126
Kaliumsorbat  8.658
Phenol  9.130
Phenylmercuriacetat  9.172
Phenylmercuriborat  9.176
Phenylmercurinitrat  9.178
Propionsäure  9.399
Schwefeldioxid  9.577
Sorbinsäure  9.634
Thiomersal  9.879
Thiomersal, Natriumsalz  9.880
Timerfonat  9.935

**X03   Desinfektionsmittel**
Calciumhypochlorit  7.633
1,4-Dichlorbenzol  7.1260
Paraformaldehyd  9.24

**X04   Antioxidantien**
Ethylgallat  8.126
Fumarsäure  8.310
Propylgallat  9.410
Thioglycerol  9.879

**X05   Antiseptika**
Quecksilber(II)oxid, gelbes  9.475
Tonzoniumbromid  9.993

**X06   Adstringentia**
Aluminiumacetat, basisches  7.140
Aluminiumacetat-tartrat-Lösung  7.140
Aluminiumformiat  7.143

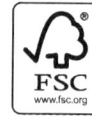

MIX
Papier aus verantwortungsvollen Quellen
Paper from responsible sources
FSC® C105338

If you have any concerns about our products,
you can contact us on
**ProductSafety@springernature.com**

In case Publisher is established outside the EU,
the EU authorized representative is:
**Springer Nature Customer Service Center GmbH
Europaplatz 3, 69115 Heidelberg, Germany**

Printed by Libri Plureos GmbH
in Hamburg, Germany

# Hagers Handbuch

der Pharmazeutischen Praxis
5., vollständig neubearbeitete Auflage

Herausgeber
F. von Bruchhausen, G. Dannhardt, S. Ebel, A.W. Frahm,
E. Hackenthal, R. Hänsel, U. Holzgrabe, K. Keller, E. Nürnberg,
H. Rimpler, G. Schneider, P. Surmann, H.U. Wolf, G. Wurm

Wissenschaftlicher Beirat
R. Braun, S. Ebel, G. Franz, P. Fuchs, H. Gebler, G. Hanke,
G. Harnischfeger, H. Sucker

Die Einzelbände des Gesamtwerks haben die Titel:

Band 1
G. Wurm (Hrsg.)
**Waren und Dienste**
ISBN 3-540-52142-9

Band 2
E. Nürnberg, P. Surmann (Hrsg.)
**Methoden**
ISBN 3-540-52459-2

Band 3
H. U. Wolf (Hrsg.)
**Gifte**
ISBN 3-540-52633-1

Band 4–6 (3 Teilbände)
R. Hänsel, K. Keller, H. Rimpler, G. Schneider (Hrsg.)
**Drogen A–D**
ISBN 3-540-52631-5
**Drogen E–O**
ISBN 3-540-52638-2
**Drogen P–Z**
ISBN 3-540-52639-0

Band 7–9 (3 Teilbände)
F. v. Bruchhausen, G. Dannhardt, S. Ebel, A. W. Frahm,
E. Hackenthal, U. Holzgrabe (Hrsg.)
**Stoffe A–D**
ISBN 3-540-52632-3
**Stoffe E–O**
ISBN 3-540-52640-4
**Stoffe P–Z**
ISBN 3-540-52641-2

Band 10
**Register**
ISBN 3-540-52912-8

B. Blümer-Schwinum  W. Reuß  D. Schenk

# Register

Unter Mitarbeit von
U. Hoffmann-Schollmayer, N. Khudeir und A. Kuhn

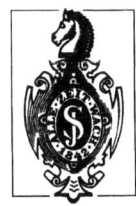

Springer-Verlag Berlin Heidelberg GmbH

BEATE BLÜMER-SCHWINUM
Klever-Tor-Platz 8
46483 Wesel

Dr. WALTER REUß
Springer-Verlag GmbH & Co. KG
Tiergartenstraße 17
69121 Heidelberg

Dr. DETLEF SCHENK
Lehrstuhl für Pharmazeutische
Technologie
Universität Erlangen
Cauerstraße 4
91058 Erlangen

ISBN 978-3-642-63342-3

CIP-Titelaufnahme der Deutschen Bibliothek
*Hagers Handbuch der pharmazeutischen Praxis* / Hrsg. F. von Bruchhausen . . . – 5., vollst. neubearb. Aufl. – Berlin ; Heidelberg ; New York ; London ; Paris ; Tokyo ; Hong Kong ; Barcelona ; Budapest : Springer.
ISBN 978-3-642-63342-3   ISBN 978-3-642-57741-3 (eBook)
DOI 10.1007/978-3-642-57741-3
NE: Bruchhausen, Franz von [Hrsg.]; Hager, Hermann [Begr.]; Handbuch der pharmazeutischen Praxis
5., vollst. neubearb. Aufl.
*Bd. 10. Register*/B. Blümer-Schwinum . . . Unter Mitarb. von U. Hoffmann-Schollmayer . . . – 1995
ISBN 978-3-642-63342-3
NE: Blümer-Schwinum, B.

Dieses Werk ist urheberrechtlich geschützt. Die dadurch begründeten Rechte, insbesondere die der Übersetzung, des Nachdrucks, des Vortrags, der Entnahme von Abbildungen und Tabellen, der Funksendung, der Mikroverfilmung oder der Vervielfältigung auf anderen Wegen und der Speicherung in Datenverarbeitungsanlagen, bleiben, auch bei nur auszugsweiser Verwertung, vorbehalten. Eine Vervielfältigung dieses Werkes oder von Teilen dieses Werkes ist auch im Einzelfall nur in den Grenzen der gesetzlichen Bestimmungen des Urheberrechtsgesetzes der Bundesrepublik Deutschland vom 9. September 1965 in der jeweils geltenden Fassung zulässig. Sie ist grundsätzlich vergütungspflichtig. Zuwiderhandlungen unterliegen den Strafbestimmungen des Urheberrechtsgesetzes.

© Springer-Verlag Berlin Heidelberg 1995
Ursprünglich erschienen bei Springer-Verlag Berlin Heidelberg New York 1995
Softcover reprint of the hardcover 5th edition 1995

Die Wiedergabe von Gebrauchsnamen, Warenbezeichnungen usw. in diesem Werk berechtigt auch ohne besondere Kennzeichnung nicht zu der Annahme, daß solche Namen im Sinn der Warenzeichen- und Markenschutzgesetzgebung als frei zu betrachten wären und daher von jedermann benutzt werden dürften.

Produkthaftung: Für Angaben über Therapieanweisungen und -schemata, Dosierungsanweisungen und Applikationsformen kann vom Verlag und vom Herausgeber keine Gewähr übernommen werden. Derartige Angaben müssen vom jeweiligen Anwender im Einzelfall anhand anderer Literaturstellen auf ihre Richtigkeit überprüft werden.

Herstellung: Bernd Reichenthaler, Heidelberg

SPIN: 10025963   14/3133-5 4 3 2 1 0 – Gedruckt auf säurefreiem Papier

# Geleitwort

Seit über 100 Jahren ist „Hagers Handbuch der Pharmazeutischen Praxis" ein anerkanntes und umfassendes Nachschlagewerk für alle, die sich in Apotheken, in der pharmazeutischen Industrie, in pharmazeutischen Hochschulinstituten und Untersuchungslaboratorien mit Arzneimitteln und ihren Ausgangsstoffen beschäftigen.

Hans Hermann Julius Hager wurde am 03. Januar 1816 als Sohn des Regimentsarztes Dr. Johannes Hager in Berlin geboren. Wie sein Vater wollte er Arzt werden, doch dieser veranlaßte ihn, den Apothekerberuf zu ergreifen, wahrscheinlich weil es im Haus Hager finanziell nicht zum besten bestellt war. Mit 16 Jahren begann er seine Lehrzeit in der Löwen-Apotheke in Salzwedel. 1838 erhielt er eine Anstellung in einer Apotheke in Perleberg, in der sich sein wissenschaftliches Talent entfalten konnte, so daß er 1841, ohne vorher ein Studium absolviert zu haben, mit Glanz das Staatsexamen bestand. Im darauffolgenden Jahr erwarb er die Stadt-Apotheke in Frauenstadt in Niederschlesien. Schon während seiner Lehrzeit veröffentlichte er einen „Leitfaden für stöchiometrische Berechnungen", während der Zeit als Apothekenleiter in Frauenstadt erschien das „Handbuch der pharmaceutischen Recepturkunst" als Vorläufer seiner späteren „Technik der pharmaceutischen Receptur". Es folgten 1855 und 1857 Kommentare zu der preußischen, sächsischen, hannöverschen, hamburgischen und schleswig-holsteinischen Pharmakopöe unter dem Titel „Die neuesten Pharmakopöen Norddeutschlands" in zwei Bänden. Da seine Bücher ein unerwartetes Echo fanden, verkaufte er seine Apotheke, um sich als freischaffender Autor ganz der pharmazeutischen Schriftstellerei zu widmen.

Seit 1859 wohnte er in Berlin, richtete sich dort ein Privatlaboratorium ein und gab bereits im ersten Jahr seines Berlinaufenthaltes die „Pharmaceutische Centralhalle" heraus, eine unabhängige Fachzeitung, die vorwiegend der wissenschaftlichen Pharmazie gewidmet war und 109 Jahrgänge erlebte.

Andere Beispiele seines literarischen Schaffens sind das „Manuale pharmaceuticum", das bis 1891 sechs Auflagen und von 1902 bis 1931 drei weitere Auflagen erlebte, die „Adjumenta varia chemica et pharmaceutica" von 1860, ein „Lateinisch-deutsches Wörterbuch der Pharmakopöen" von 1863 und 1869 eine vergleichende Untersuchung der englischen, französischen, deutschen, schweizerischen und russischen Arzneibücher. Ab 1860 gab er den „Pharmazeutischen Kalender" heraus, 1863 folgten die „Industrieblätter", die vor allem das Geheimmittelunwesen bekämpfen sollten. 1866 folgte Hagers Buch über das „Microscop und seine Anwendung", das bis 1920 zwölfmal aufgelegt worden ist.

Um abseits der Großstadt ungestörter arbeiten zu können, kaufte er sich 1871 ein kleines Landhaus, die Pulvermühle bei Fürstenberg a.d.

Oder. Hier kommentierte er in den Jahren 1873 und 1874 die Pharmacopoea Germanica und setzte seine 1860 begonnene fruchtbare Zusammenarbeit mit dem Verleger Julius Springer in der Herausgabe von „Hagers Handbuch für die Pharmazeutische Praxis" fort.

Obwohl seine Bücher eine außergewöhnlich große Verbreitung fanden, konnten sie den Autor nicht vor einer allmählichen Verarmung retten. 1881 mußte er die Pulvermühle verkaufen und nach Frankfurt/Oder übersiedeln. Dort richtete er sich wiederum ein Laboratorium ein. Aus finanziellen Gründen war er dann 1896 gezwungen, auch dieses wieder aufzugeben. Er zog zu seinem Sohn nach Neuruppin. Dort ist er dann 1897 völlig verarmt gestorben.

1876 erschien die erste Auflage des Hager, Handbuch für die Pharmazeutische Praxis mit zwei Teilbänden, die wegen der großen Nachfrage nachgedruckt werden mußten. Schon 1880 folgte der erste Ergänzungsband, weitere Ausgaben des Werkes erschienen in den Jahren 1880, 1882, 1883, 1886, 1887, 1888, 1891 und 1893. Der „Hager" wurde in allen Auflagen von der Fachöffentlichkeit mit großem Lob aufgenommen und fand reißenden Absatz. Es war das Verdienst von Hermann Hager, jede Substanz, Droge oder Zubereitung, die er beschrieb, in mehreren Mustern in seinem Laboratorium selbst untersucht zu haben.

Seit dem Erscheinen der 4. Auflage sind über 20 Jahre vergangen, eine Zeit, in der die pharmazeutischen Wissenschaften eine rasante Entwicklung durchgemacht haben. Mit der Internationalisierung des Arzneimittelwesens ist der Bedarf an Informationen über die eigenen Grenzen hinaus zunehmend gestiegen. Neue Untersuchungs- und Bestimmungsmethoden sind in die pharmazeutische Analytik, neue Darreichungsformen, neue Arzneistoffe und Diagnostika in die Therapie eingeführt worden.

Der Springer-Verlag hat sich daher entschlossen, dieser Entwicklung mit der neu konzipierten 5. Auflage gerecht zu werden. Die Fülle wissenschaftlicher Erkenntnisse und Daten mußten im „Hager" auf ca. 10 000 Druckseiten komprimiert werden, die in fünf Sachgebiete mit insgesamt neun Bänden geteilt wurden. Als 10. Band wird ein Gesamtregister aller Bände erscheinen.

Als Herausgeber konnten für die einzelnen Bände gewonnen werden:


Band 1
Gisela Wurm, Essen
Waren und Dienste


Band 2
Eberhard Nürnberg, Uttenreuth; Peter Surmann, Berlin
Methoden


Band 3
Hans-Uwe Wolf, Ulm
Gifte

Band 4–6
Rudolf Hänsel, München; Konstantin Keller, Berlin;
Horst Rimpler, Freiburg; Georg Schneider, Eschborn
Drogen


Band 7–9
Franz von Bruchhausen, Berlin; Gerd Dannhardt, Mainz;
Siegfried Ebel, Würzburg; August Wilhelm Frahm, Freiburg;
Eberhard Hackenthal, Heidelberg; Ulrike Holzgrabe, Bonn
Stoffe


Band 10
Register


Die Bände erscheinen in der Reihenfolge ihrer Fertigstellung, beginnend mit Band 1. Zu jedem Band gehört ein Sachverzeichnis, das um den Inhalt des jeweils neu erschienenen Bandes ergänzt wird.

Zu Beginn eines jeden Bandes sind ein Inhaltsverzeichnis, ein Gesamtabkürzungsverzeichnis sowie das Verzeichnis der Standardliteratur abgedruckt. Speziallitertur ist am Ende der Monographie angegeben, in der sie zitiert wird. Die Auswahl der in den einzelnen Monographien aufgeführten Handelsprodukte und Fertigarzneimittel stellt kein Werturteil dar, sie sind lediglich als Beispiele aufzufassen und sollen den Arzneistoff für den Leser näher charakterisieren. Kombinationsarzneimittel werden nur in Ausnahmefällen genannt.

Pharmazie und Medizin sind als Wissenschaft ständig in Fluß. Soweit in diesem Werk eine Dosierung oder eine Applikation erwähnt wird, darf der Benutzer zwar darauf vertrauen, daß Autoren, Herausgeber und Verlag größte Mühe aufgewandt haben, daß diese Angaben dem Wissensstand bei Fertigstellung des jeweiligen Bandes entsprechen. Dennoch ist jeder Leser aufgefordert, insbesondere bei der Anwendung von Fertigarzneimitteln, die Gebrauchsinformationen zu prüfen, um in eigener Verantwortung festzustellen, ob die hier gegebenen Empfehlungen für Dosierung und Beachtung der Kontraindikationen gegenüber den Angaben im „Hager" noch dem Stand der Erkenntnisse entsprechen.

Der Band 1 „Waren und Dienste" enthält den derzeitigen Stand des Wissens auf den Gebieten „Verbandmittel, Mittel und Gegenstände zur Kranken- und Säuglingspflege, ärztliche Instrumente, Säuglingsernährung, Schädlingsbekämpfung und Pflanzenschutz, Impfschemata, Diagnostika, ältere Prüfmittel und Reagenzien, Rezepturvorschriften, Tierarzneimittel und Heil- und Mineralwässer".

Der Band 2 „Methoden (der pharmazeutischen Technologie und der pharmazeutischen Analytik)" beschreibt allgemeine Meßtechniken, die Parameter der Stoffbeschreibungen, die Qualitätskontrolle, die Grundoperationen zur Herstellung und die Bewertung von Arzneimitteln und deren Darreichungsformen.

Der Band 3 „Gifte" informiert über Chemikalien, Suchtstoffe, Inhaltsstoffe von Giftpflanzen und Gifttieren, Biozide sowie deren Reaktionen im Stoffwechsel, Vergiftungssymptome, Krankheitserscheinungen und ihre Therapie mit Antidoten.

Die Bände 4 bis 6 behandeln das große Gebiet der Arzneipflanzen, Drogen und andere Rohstoffe biologischen Ursprungs, gegliedert nach Gattungen. Hierbei handelt es sich um biologische Ausgangsstoffe, die in der Therapie mit Arzneimitteln angewandt werden, aber auch solche, die in der Reformwaren-, Gewürz- und Parfümindustrie und in den besonderen medizinischen Therapierichtungen eine Rolle spielen. Neben den üblichen Arzneibuchdrogen der europäischen Staaten und der USA sind auch wichtige Drogen des Handels aufgenommen.

In den Bänden 7 bis 9 werden die wichtigsten Daten chemisch definierter Stoffe oder Stoffgemische dargestellt. Dazu gehören Synonyma, Zugehörigkeit zu bestimmten Arzneibüchern, Kriterien der Verschreibungspflicht, Strukturformeln, Angaben zur Synthese und Löslichkeit, Eigenschaften, Identitäts-, Reinheits- und Gehaltsbestimmungen, zur Stabilität, Lagerung, Anwendung sowie eine ausführliche Darstellung der Pharmakologie und der medizinischen Anwendung.

Der Herausgeberbeirat dankt den Herausgebern der einzelnen Bände und den vielen Autoren für ihr unermüdliches Engagement und die ungeheure Arbeit, die solch ein umfangreiches Werk, wie der 10-bändige Hager, macht. Der Herausgeberbeirat dankt dem Springer-Verlag für seine Bereitschaft, das Wagnis eingegangen zu sein, die 5. Auflage des Hager herauszugeben.

Dezember 1991
Wissenschaftlicher Beirat
R. Braun, S. Ebel, G. Franz
P. Fuchs, H. Gebler
G. Hanke, G. Harnischfeger
H. Sucker

# Vorwort

Nachdem im Dezember 1994 mit Band 9, Stoffe P–Z, der letzte Textband der 5. Auflage von Hagers Handbuch der Pharmazeutischen Praxis erschien, konnte umgehend mit der Bearbeitung des Gesamtregisters begonnen werden. Zwar wurden die bisherigen Einträge, soweit zeitlich sinnvoll, in die Wegwerfregister aufgenommen, doch mußten auch diese Daten in weiteren Durchgängen stets optimiert werden, um einen schnellen Zugriff auf das gewünschte Stichwort und seine Fundstelle zu erhalten.

Die ersten Seiten sind den Herausgebern und den fast 500 Autoren des Hager gewidmet, ohne deren Engagement und Fleiß ein solch umfassendes Referenzwerk der naturwissenschaftlichen Literatur nicht möglich gewesen wäre. Deshalb sind hier nochmals sämtliche Autoren mit ihrer dem Verlag zuletzt bekannten Adresse und ihrem Kürzel angegeben. Darüber hinaus gedenken wir der Autoren, die im Verlauf des Erscheinens des Gesamtwerkes verstorben sind.

Das anschließende Gesamtregister teilt sich in fünf Einzelregister auf:

- Das **Sachverzeichnis** enthält mittlerweile über 70.000 Einträge mit insgesamt mehr als 85.000 Seitenhinweisen aus den Monographietiteln, Synonyma und sonstigen Bezeichnungen. Zusätzlich wurden die Bezeichnungen pharmakologisch oder toxikologisch relevanter Substanzen aus den Synthesen berücksichtigt. Analog wurden von den Drogenbänden die Gattungs-, Art- und Drogenbezeichnungen sowie ihre Synonyme und wichtige Inhaltsstoffe derselben in das Sachverzeichnis aufgenommen.
- Das **Indikations- und Stoffgruppenregister** lehnt sich an die ATC Classification – Anatomical Therapeutical Chemical – an, die von der WHO für Studien an Arzneimitteln empfohlen wird; zudem dient diese Einteilung als Grundlage für den ABDA-Warengruppenschlüssel. Es wurde anstelle der bisherigen Einträge unter der Rubrik „Anwendungsgebiete von Stoffen und Zubereitungen" als eigenes Register erarbeitet, um bei der Vielzahl v. a. volksmedizinischer Indikationen und ihren unscharfen Bezeichnungen bei Drogenzubereitungen eine Überfrachtung des Sachverzeichnisses zu verhindern. Es dient im Zusammenhang mit der Vielzahl an Einträgen (ca. 4500) dem Anwender dazu, einen Überblick über die im Hager monographierten Drogen und Stoffe hinsichtlich ihrer Wirkung zu gewinnen, um beispielsweise für die Beratung des Patienten oder Arztes schnell Alternativen zur Hand zu haben.
- Das **Formelabbildungsregister** berücksichtigt die in den Monographien der Bände 3 bis 9 erschienenen Strukturformeln. Es ist besonders hilfreich bei der Suche spezieller chemischer Strukturen in den Drogenbänden.

- Das **Summenformelregister** berücksichtigt die Monographien der Bände 3, 7, 8 und 9. Vor allem aus toxikologischer Sicht wichtig ist hier die Zuordnung der Substanzen zu ihrer Summenformel und der entsprechenden Monographie im HAGER.
- Das **Chemical Abstracts Service Registry Number Register**, kurz CAS-Nummern-Register ermöglicht die Zuordnung von Substanzen zu CAS-Nummern und ihrer Fundstelle im Hager.

Die Angabe der Fundstelle eines Eintrags ist in der Art der bisherigen Wegwerfregister beibehalten worden. Dabei ist die Zahl des Bandes in halbfetten arabischen Ziffern mit folgendem Punkt angegeben, während die zugehörige Seitenzahl normal gesetzt ist.

Die den Teilregistern zugrundegelegten Überlegungen sind ebenso wie unterstützende Hinweise für ihre Benutzung jeweils zu deren Beginn angegeben.

Den Schluß dieses Bandes bildet eine Aufstellung verschiedener Druckfehler, die in den Textbänden gefunden werden konnten.

An dieser Stelle sei sowohl den Bearbeitern des Registers als auch der Herstellungsabteilung des Verlages für die unkomplizierte und effektive Zusammenarbeit gedankt.

Besonderer Dank gilt Herrn Dr. H.-J. BIGALKE für grundlegende Arbeiten bei der Konzeption und Anlage des Sachverzeichnisses und des CAS-Nummern-Registers als Datenbank.

Herausgeber und Verlag hoffen, mit diesem Gesamtregister dem Anwender ein taugliches Werkzeug in die Hand gegeben zu haben, um die Fülle der Information auf den über 10.000 Seiten der Textbände nutzbringend zu erschließen.

Im Februar 1995
B. BLÜMER-SCHWINUM
W. REUß
D. SCHENK

# Inhaltsverzeichnis

Sachverzeichnis .............................................. 1
Indikations- und Stoffgruppenregister ........................ 707
Formelabbildungsregister .................................... 757
Summenformelregister ....................................... 845
Chemical Abstracts Service Registry Number Register ......... 927
Errata ..................................................... 999

# Autorenverzeichnis

ga  Priv.-Doz. Dr. Gudrun Abel
c/o Plantamed Arzneimittel GmbH
Kerschensteinerstraße 11–15
92318 Neumarkt/Opf.

AU  Ulrike Achatz-Carmesin
Universität Ulm
Abt. Pharmakologie
und Toxikologie
Albert-Einstein-Allee 11, N 26–429
89081 Ulm

AJ  Dr. Jan Ahlers
Umweltbundesamt Berlin
Bismarck-Platz 1
14193 Berlin

al  Priv.-Doz. Dr. Margitta Albinus
Eberhard-Karls-Universität
Pharmakologisches Institut
Wilhelmstraße 56
72074 Tübingen

Ah  Dr. Hassan-Fahmy Ali
c/o Ciba Geigy Basel
PHQSS, Fachkoordination
R-1226.1.12
4002 Basel
Schweiz

As  Dr. Syed Laik Ali
Zentrallaboratorium
Deutscher Apotheker
Ginnheimer Straße 20
65760 Eschborn

AG  Apothekerin Gudrun Amschler
Universität Freiburg
Pharmazeutisches Institut
Hermann-Herder-Straße 9
79104 Freiburg

Au  Dr. Uwe Amschler
Arzneimittelüberwachungsstelle SH
Holzkoppelweg 5
24118 Kiel

AE  Prof. Dr. Erwin von Angerer
Universität Regensburg
Institut für Pharmazie
Universitätsstraße 31
93040 Regensburg

Ay  Dr. Rolf-Dieter Aye
Kran-Apotheke
Lünertorstraße 5
21335 Lüneburg

GB  Dr. Gerd Bader
Humboldt-Universität zu Berlin
Institut für Pharmazie
Goethestraße 54
13086 Berlin

pb  Apotheker Peter Barth
Mühlenstraße 11
55595 Wallhausen

Bl  Priv.-Doz. Dr. Wolfgang Barthel
Klinikum Erfurt GmbH
Abteilung für Klinische Pharmakologie
Nordhäuser Straße 74
99089 Erfurt

BA  Apothekerin Andrea Bauer
Johannes Gutenberg-Universität Mainz
Institut für Pharmazie
Fachbereich Chemie und Pharmazie
Staudinger Weg 5
55099 Mainz

IB  Dr. Ingeborg Bauer
Dr. Willmar Schwabe Arzneimittel
Willmar-Schwabe-Straße 4
76227 Karlsruhe

BK  Prof. Dr. Kurt Bauer
Universität Freiburg
Pharmazeutisches Institut
Lehrstuhl Pharmazeutische Technologie
Hermann-Herder-Straße 9
79104 Freiburg

rb  Prof. Dr. Rudolf Bauer
    Universität Düsseldorf
    Institut für Pharm. Biologie
    Universitätsstraße 1
    40225 Düsseldorf

TB  Priv.-Doz. Dr. Thomas W. Baumann
    Universität Zürich
    Institut für Pflanzenbiologie
    Zollikerstraße 107
    8008 Zürich
    Schweiz

Bw  Prof. Dr. Wolfram Baumann
    Universität Mainz
    Institut für Physikalische Chemie
    Jakob-Welder- Weg 11
    55099 Mainz

BD  Prof. Dr. Dieter Baumgarten
    Landesamt für das Meß- und Eichwesen
    Abbestraße 5–7
    10587 Berlin

MB  Dr. Michael Beck
    c/o Klinge Pharma
    Medizinische Abteilung
    Berg am Laim Straße 129
    81673 München

BH  Prof. Dr. Hans Becker
    Universität des Saarlandes
    Pharmakognosie u.Analyt.Phytochemie
    Fachbereich 12.3
    Am Stadtwald, Gebäude 32
    66041 Saarbrücken

BJ  Dr. Jürgen Beckmann
    Bundesinstitut für Arzneimittel
    und Medizinprodukte
    Abteilung Arzneimittelverkehr
    Seestraße 10
    13353 Berlin

Wb  Priv.-Doz. Dr. Winfried Beil
    Medizinische Hochschule Hannover
    Allgemeine Pharmakologie-
    Abteilung I
    30601 Hannover

Bj  Priv.-Doz. Dr. Jürgen Beitz
    Martin-Luther-Universität Halle
    Medizinische Fakultät
    Institut für Pharmakologie und Toxikologie
    Magdeburger Straße 4
    13581 Halle

bn  Dr. Günther Bellmann
    c/o Dr. Mann Pharma GmbH
    Brunsbütteler Damm 165–173
    13581 Berlin

BI  Dr. Ivan Benes
    Stadtspital Trimeli
    Klinik für Nuklearmedizin und
    Radiotherapie
    Birmensdorfer Straße 497
    8063 Zürich
    Schweiz

Sb  Dr. Siegfried Bernotat
    Institut für Mechanische Verfahrenstechnik
    der TU Braunschweig
    Volkmaroderstraße 4–5
    38104 Braunschweig

BP  Dr. Pierre Martin Bersier
    Ciba-Geigy Basel
    F. 1055, 3.54
    4000 Basel
    Schweiz

BB  Dr. Barbara Bertram
    Deutsches Krebsforschungszentrum
    Abteilung 0330
    Im Neuenheimer Feld 280
    69120 Heidelberg

BE  Priv.-Doz. Dr. Jürgen Bertram
    Tapiauer Allee 24
    14055 Berlin

By  Dr. Christian Beyer
    Pharmazeutisches Institut
    Auf der Morgenstelle 8
    72076 Tübingen

BG  Dr. Gabriele Beyer
    Humboldt-Universität zu Berlin
    Institut für Pharmazie
    Goethestraße 54
    13086 Berlin-Weißensee

BT  Prof. Dr. Thorsten Beyrich
    Ernst-Moritz-Arndt-Universität
    Fachbereich Pharmazie
    Friedrich-Ludwig-Jahn-Straße 17
    17489 Greifswald

Bi  Katja Binder
    Kilianstraße 4
    97762 Hammelburg

| | | | |
|---|---|---|---|
| WB | Prof. Dr. Wolfgang Blaschek<br>Universität Kiel<br>Institut für Pharmazie<br>Abt. Pharmazeutische Biologie<br>Grasweg 9<br>24118 Kiel | BS | Dr. Ursula Braun-Sprakties<br>Wendelinusstraße 45<br>52134 Herzogenrath |
| Bh | Prof. Dr. Henning Blume<br>Zentrallaboratorium Deutscher Apotheker<br>Ginnheimer Straße 20<br>65760 Eschborn/Ts. | bh | Prof. Dr. Helmut Bräunlich<br>Universität Jena<br>Institut für Pharmakologie<br>und Toxikologie<br>Löbderstraße 1<br>07743 Jena |
| ub | Ulrike Bodesheim<br>Institut für Pharmazeutische Biologie<br>Deutschhausstraße 17 ½<br>35037 Marburg | bm | Priv.-Doz. Dr. Matthias Bräutigam<br>Schering AG<br>Institut für Pharmakologie<br>Müllerstraße 178<br>13353 Berlin |
| Bö | Dr. Roswitha Böhme<br>Paracelsusstraße 40<br>53757 Sankt Augustin | Bm | Dr. Matthias Bräutigam<br>c/o Sandoz AG<br>Deutschherrnstraße 15<br>90429 Nürnberg |
| BO | Prof. Dr. Hans-Hubertus Borchert<br>Humboldt-Universität zu Berlin<br>Institut für Pharmazie<br>Goethestraße 54<br>13086 Berlin | Be | Prof. Dr. Rudolf Brenneisen<br>Universität Bern<br>Pharmazeutisches Institut<br>Baltzerstraße 5<br>3012 Bern<br>Schweiz |
| mb | Doz. Dr. Manfred Bornschein<br>Humboldt-Universität zu Berlin<br>Wissenschaftsbereich Pharmazie<br>Goethestraße 54<br>13086 Berlin | kb | Kerstin Brinkmann<br>In der Ebene 11<br>97218 Gerbrunn |
| fb | Franz Bossle<br>Roßmarkt 14<br>97421 Schweinfurt | Ab | Apotheker Adalbert Brinz<br>Herzogin-Anna-Straße 9<br>89416 Höchstädt/Do. |
| Bf | Prof. Dr. Franz Bracher<br>Technische Universität Braunschweig<br>Institut für Pharmazeutische Chemie<br>Beethovenstraße 55<br>38106 Braunschweig | Bs | Dr. Reinhold Broese<br>Almstraße 4<br>77704 Oberkirch |
| Br | Dr. Norbert Brand<br>c/o Galenika Dr. Hetterich GmbH<br>Gebhardtstraße 5<br>90762 Fürth | vB | Prof. Dr. Franz von Bruchhausen<br>Freie Universität Berlin<br>Institut für Pharmakologie<br>Thielallee 69–73<br>14195 Berlin |
| BR | Prof. Dr. Rainer Braun<br>ABDA-Bundesvereinigung<br>Deutscher Apothekerverbände<br>Ginnheimer Straße 26<br>65760 Eschborn | Bk | Prof. Dr. Dr. h.c. Kay Brune<br>Universität Erlangen<br>Institut für experimentelle und klinische<br>Pharmakologie und Toxikologie<br>Universitätsstraße 22<br>91054 Erlangen |

Ba  Prof. Dr. Axel Büge
    Martin-Luther-Universität
    Institut für Pharmazeutische Chemie
    Weinbergweg 15
    06120 Halle

Bu  Prof. Dr. Artur Burger
    Universität Innsbruck
    Institut für Pharmakognosie
    Innrain 52
    6020 Innsbruck
    Österreich

bu  Prof. Dr. Ulrich Bürger
    Kreiskrankenhaus
    Pädiatrische Abteilung
    Cuno-Niggl-Straße 3
    83278 Traunstein

Bt  Dr. Joseph Burghart
    Landesuntersuchungsamt
    für das Gesundheitswesen Südbayern
    Veterinärstraße 2
    85762 Oberschleißheim

BN  Dr. Norbert Buschmann
    Lehrstuhl für Analytische Chemie
    Anorganisch-Chemisches Institut
    Wilhelm-Klemm-Straße 8
    48149 Münster

RC  Priv.-Doz. Dr. Reinhold Carle
    Bundesinstitut für Arzneimittel
    und Medizinprodukte
    Seestraße 10
    13353 Berlin

NC  Dr. Neera Chaurasia
    Am Sonnenhof 12
    97076 Würzburg

Ch  Dr. Walter Cholcha
    Am Birkenwäldchen 21
    25469 Halstenbek

CW  Prof. Dr. Wolfram Christ
    Bundesinstitut für Arzneimittel
    und Medizinprodukte
    Seestraße 10
    13353 Berlin

Ci  Monika Cimbollek
    Lange Rötterstraße 26
    68167 Mannheim

DW  Prof. Dr. Wolf Dammertz
    Fachhochschule Isny der Naturwissen-
    schaftlich-Technischen Akademie
    Prof. Dr. Grübler Gemeinn. GmbH
    Seidenstraße 12–35
    88316 Isny im Allgäu

DK  Dr. Klaus Daneck
    c/o Dr. Karl Thomae GmbH
    Abteilung Analytik
    88397 Biberach

DR  Dr. Rolf Daniels
    Universität Regensburg
    Institut für Pharmazie
    Universitätsstraße 31
    93053 Regensburg

Dk  Prof. Dr. Kurt Danner
    Hoechst Veterinär GmbH
    PGE Biologika
    Rheingaustraße 190
    65203 Wiesbaden

DG  Prof. Dr. Gerd Dannhardt
    Johannes Gutenberg-Universität
    Institut für Pharmazie
    Fachbereich Chemie und Pharmazie
    Staudinger Weg 5
    55099 Mainz

De  Dr. Wolfgang Deger
    c/o ASTA MEDICA AG
    Abteilung CFA
    Weismüllerstraße 45
    60314 Frankfurt

Di  Prof. Dr. Beate Diettrich
    Martin-Luther-Universität
    Halle-Wittenberg
    Fachbereich Pharmazie
    Institut für Pharmazeutische Biologie
    Weinbergweg 15
    06120 Halle

DM  Prof. Dr. Michael Dittgen
    Ernst-Moritz-Arndt-Universität
    Sektion Pharmazie
    Friedrich-Ludwig-Jahn-Straße 17
    17489 Greifswald

DH  Dr. Helga Doering
    c/o Sanofi Winthrop GmbH
    Augustenstraße 10
    80333 München

| | | | |
|---|---|---|---|
| Dh | Priv.-Doz. Dr. Hans-Jürgen Duchstein<br>Pharmazeutisches Institut<br>Königin-Luise-Straße 2 + 4<br>14195 Berlin | FB | Dr. Bernhard Feil<br>c/o Luitpold Pharma GmbH<br>Luitpoldstraße 1<br>85276 Pfaffenhofen |
| Eb | Prof. Dr. Siegfried Ebel<br>Universität Würzburg<br>Institut für Pharmazie und<br>Lebensmittelchemie<br>Am Hubland<br>97074 Würzburg | Fz | Dr. Maria S. Fernandez-Alfonso<br>Pharmakologisches Institut<br>der Universität Heidelberg<br>Im Neuenheimer Feld 366<br>69120 Heidelberg |
| EK | Prof. Dr. Kurt Eger<br>Universität Leipzig<br>Institut für Pharmazie<br>Brüderstraße 34<br>04103 Leipzig | Fl | Apotheker Wolfgang Ferstl<br>Lerchenfeldstraße 35<br>80538 München |
| | | MF | Dr. Monika Fett<br>Emmastraße 10<br>22527 Hamburg |
| he | Prof. Dr. Herbert Egermann<br>Universität Innsbruck<br>Institut für Pharmazeutische Technologie<br>Josef-Möller-Haus<br>Innrain 52<br>6020 Innsbruck<br>Österreich | EF | Dr. Edda Fiegert<br>Warthestraße 27<br>81927 München |
| | | FH | Dr. Hans-Joachim Förster<br>Boehringer Ingelheim KG<br>Abteilung Analytik<br>55216 Ingelheim |
| PB | Dr. Petra Eichhorn<br>Heidelberger Straße 29<br>64342 Seeheim | FA | Prof. Dr. August Wilhelm Frahm<br>Universität Freiburg<br>Pharmazeutisches Institut<br>Lehrstuhl für Pharmazeutische Chemie<br>Hermann-Herder-Straße 9<br>79104 Freiburg |
| Ei | Dr. Udo Eilert<br>Technische Universität Carolo Wilhelmina<br>Institut für Pharmazeutische Biologie<br>Mendelssohnstraße 1<br>38106 Braunschweig | | |
| | | FM | Dr. habil. Margarete Frahm † |
| EU | Dr. Ulrich Elben<br>Hoechst AG<br>Geb. H 823<br>65926 Frankfurt am Main | GF | Dr. Gisela Franck<br>c/o Deutsche Homöopathie Union<br>Ottostraße 24<br>76227 Karlsruhe |
| Eg | Dr. Peter Emig<br>c/o ASTA Medica AG<br>Abteilung Chemische Forschung<br>60001 Frankfurt/M. | BF | Dr. Bruno Frank<br>Am Grundbach 5<br>97271 Kleinrinderfeld |
| En | Dr. Diether Ennet<br>Wisbyer Straße 3<br>10439 Berlin | FU | Ulrich Franken<br>c/o Balneopharm Cordes & Co.<br>30826 Garbsen |
| Et | Dr. Thomas Erker<br>Pharmaziezentrum<br>der Universität Wien<br>Althanstraße 14<br>1090 Wien<br>Österreich | FG | Prof. Dr. Gerhard Franz<br>Fakultät Chemie/Pharmazie<br>Universität Regensburg<br>Universitätsstraße 31<br>93040 Regensburg |

| | | | |
|---|---|---|---|
| Fk | Prof. Dr. Klaus Jürgen Freundt<br>Institut für Pharmakologie und Toxikologie<br>der Fakultät für Klinische Medizin<br>Mannheim<br>der Universität Heidelberg<br>Maybachstraße 14–16<br>68169 Mannheim | GU | Apotheker Uli Geis<br>Winterleitenweg 61 a<br>97082 Würzburg |
| | | Gk | Dr. Klaus Geldsetzer<br>Allergan Europe<br>Coronation Road<br>High Wycombe<br>Bucks HP12 3SH<br>England |
| FJ | Dr. Jutta Friese<br>Uferstraße 19<br>88400 Biberach/Riß | | |
| | | UG | Dr. Ulrich Gessner<br>Mussinanstraße 24 a<br>92318 Neumarkt/Opf. |
| FP | Dr. Peter Fuchs<br>Onkel-Tom-Straße 62<br>14169 Berlin | | |
| | | GE | Prof. Dr. Erika Glusa<br>Klinikum der Friedrich-Schiller-Universität<br>Jena<br>Zentrum für Vaskuläre Biologie und<br>Medizin<br>Nordhäuser Straße 78<br>99089 Erfurt |
| Ge | Dr. Frauke Gaedcke<br>c/o H. Finzelberg's Nachf. GmbH & Co. KG<br>Koblenzer Straße 48–54<br>56626 Andernach | | |
| GW | Dr. Wolfram Gaida<br>c/o Boehringer Ingelheim KG<br>Abteilung Pharmakologie<br>Bingerstraße 173<br>55216 Ingelheim am Rhein | Gb | Prof. Dr. Berthold Göber<br>Humboldt-Universität zu Berlin<br>Institut für Pharmazie<br>Goethestraße 54<br>13086 Berlin |
| GG | Prof. Dr. Günter Gauglitz<br>Universität Tübingen<br>Institut für Physikalische<br>und Theoretische Chemie<br>Auf der Morgenstelle 8<br>72076 Tübingen | gö | Dr. Jochen Gödicke<br>Christian-Albrechts-Universität<br>Institut für Pharmakologie<br>im Klinikum der Universität Kiel<br>Hospitalstraße 4<br>24105 Kiel |
| GI | Dr. Istvan Gebefügi<br>GSF-Forschungszentrum für Umwelt und<br>Gesundheit München-Neuherberg<br>Institut für Ökologische Chemie<br>Ingolstädter Landstraße 1<br>85758 Oberschleißheim | GJ | Dr. Joachim Goede<br>ASTA Medica Aktiengesellschaft<br>Weismüllerstraße 45<br>60314 Frankfurt |
| | | gz | Dr. Christiane Goez<br>Departement Pharmazie<br>ETH Zürich<br>Winterthurer Straße 190<br>8057 Zürich<br>Schweiz |
| Gh | Dr. Herbert Gebler<br>Heisterholzwinkel 6<br>30559 Hannover | | |
| Gd | Prof. Dr. Detlef Geffken<br>Institut für Pharmazie<br>Abteilung für Pharmazeutische Chemie<br>Bundesstraße 45<br>20146 Hamburg | Go | Dr. Karem Gomaa<br>Berchtesgadener Straße 5<br>81547 München |
| | | GM | Prof. Dr. Margarete Goppelt-Strübe<br>Med. Klinik IV mit Poliklinik<br>Friedrich-Alexander-Universität<br>Nephrologisches Forschungslabor<br>Loschgestraße 8 $^1/_2$<br>91054 Erlangen |
| Gn | Dr. Beatrice Gehrmann<br>Thalia-Apotheke<br>Gerhart-Hauptmann-Platz 46<br>20095 Hamburg | | |

| | | | |
|---|---|---|---|
| PG | Prof. Dr. Piotr Gorecki<br>Institut für Heilpflanzenforschung<br>Libelta 27<br>6170 7 Poznan<br>Polska | GR | Prof. Dr. Rolf Grüttner<br>Universitäts-Kinderpoliklinik<br>Martinistraße 52<br>20251 Hamburg |
| Gg | Dr. Wilhelm Gössling<br>Tannenstraße 42<br>46485 Wesel | Gj | Dr. Jan Gustafsson<br>c/o Ferring Arzneimittel GmbH<br>Wittland 11<br>24109 Kiel |
| EG | Dr. Eberhard Gottwald<br>Plessestraße 8<br>37120 Bovenden | Gu | Hartmut Gustmann<br>Seekamp 10<br>24536 Neumünster |
| LG | Dr. Lajos Gracza<br>c/o Carl Müller GmbH & Co. KG<br>Bahnhofstraße 33–35 + 40<br>73033 Göppingen | mg | Dr. Michael Gütschow<br>Universität Leipzig<br>Institut für Pharmazie<br>Brüderstraße 34<br>04103 Leipzig |
| bg | Beate Grates<br>c/o Madaus AG<br>Qualitätskontrolle<br>Ostmerheimer Straße 198<br>51109 Köln | JH | Dr. Jürgen Haas<br>Grünaustraße 13<br>63457 Hanau-Großauheim |
| gl | Dr. Annette Graul<br>Bundesinstitut für Arzneimittel<br>und Medizinprodukte<br>Seestraße 10<br>13353 Berlin | HA | Prof. Dr. Axel Haberkorn<br>Bayer AG<br>Institut für Parasitologie<br>Geschäftsbereich Veterinär<br>51368 Leverkusen |
| GS | Dr. Sibylle Greiner<br>Baltenstraße 18<br>73431 Aalen | EH | Prof. Dr. Eberhard Hackenthal<br>Universität Heidelberg<br>Pharmakologisches Institut<br>Im Neuenheimer Feld 366<br>69120 Heidelberg |
| GA | Prof. Dr. Adolf Grisk<br>Ernst-Moritz-Arndt-Universität<br>Institut für Pharmakologie<br>und Toxikologie<br>Friedrich-Löffler-Straße 23 d<br>17489 Greifswald | Hä | Apothekerin Annette Häfner<br>Albert-Ludwigs-Universität<br>Pharmazeutisches Institut<br>Hermann-Herder-Straße 9<br>79104 Freiburg |
| Gm | Apotheker Michael Grosam † | hi | Boris Haluszczynski<br>Nikolausstraße 2<br>97082 Würzburg |
| MG | Dr. Meinhard W. Grubert<br>Johannes Gutenberg-Universität<br>Institut für Pharmazie<br>Saarstraße 21<br>55099 Mainz | Ha | Dr. Günther Hanke<br>Einhorn Apotheke<br>Sülmer Straße 17<br>74072 Heilbronn |
| Ga | Apotheker Markus von Gruchalla<br>Johannes Gutenberg-Universität<br>Institut für Pharmazie<br>Fachbereich Chemie und Pharmazie<br>Staudinger Weg 5<br>55099 Mainz | RH | Prof. Dr. Rudolf Hänsel<br>Westpreußenstraße 71<br>81927 München |

| | | | |
|---|---|---|---|
| HH | Prof. Dr. H.-J. Hapke<br>Tierärztliche Hochschule<br>Institut für Pharmakologie, Toxikologie<br>und Pharmazie<br>Bünteweg 17<br>30559 Hannover | hm | Marcus Heidenreich<br>Otto-Hahn-Straße 42<br>97218 Gerbrunn |
| ha | Dr. Dr. Achim Harder<br>Bayer AG<br>Institut für Parasitologie<br>Geschäftsbereich Veterinär<br>51368 Leverkusen | Hg | Prof. Dr. Gerhard Heinemeyer<br>Bundesinstitut für gesundheitlichen<br>Verbraucherschutz und Veterinärmedizin<br>Thielallee 88–92<br>14195 Berlin |
| GH | Prof. Dr. Götz Harnischfeger<br>Breiter Weg 15<br>38640 Goslar | hH | Hans-Jörg Helmlin<br>Universität Bern<br>Pharmazeutisches Institut<br>Pharmazeutische Phytochemie &<br>Pharmakognosie<br>Baltzerstraße 5<br>3012 Bern<br>Schweiz |
| sh | Sabine Hartmann<br>Weinbergstraße 1 b<br>64342 Seeheim-Jugenheim | hb | Dr. Bernd Hempel<br>c/o Robugen GmbH<br>Alleenstraße 22<br>73730 Esslingen |
| Hn | Apothekerin Susanne Hartmann<br>Universität Freiburg<br>Pharmazeutisches Institut<br>Hermann-Herder-Straße 9<br>79104 Freiburg | HJ | Dr. Josef Heni<br>Klinikum der<br>Albert-Ludwigs-Universität<br>Klinikumsapotheke<br>Hugstetterstraße 55<br>79106 Freiburg |
| fh | Felix Hasler<br>Universität Bern<br>Pharmazeutisches Institut<br>Baltzerstraße 5<br>3012 Bern<br>Schweiz | HG | Dr. Günter Henkler<br>Bundesinstitut für Arzneimittel<br>und Medizinprodukte<br>Seestraße 10<br>13353 Berlin |
| HÄ | Dr. Heribert Häusler<br>Am Weltersborn 12<br>55270 Klein-Winternheim | Hw | Prof. Dr. Wolfgang Henninger<br>Spessartstraße 15<br>14197 Berlin |
| HD | Prof. Dr. Dieter Heber<br>Universität Kiel<br>Pharmazeutisches Institut<br>Gutenbergstraße 76–78<br>24118 Kiel | Hl | Dr. Andreas Hensel<br>Friedrich-Alexander-Universität<br>Pharmazeutische Biologie<br>Staudtstraße 5<br>91058 Erlangen |
| Hr | Prof. Dr. Erich Hecker<br>Deutsches Krebsforschungszentrum<br>Im Neuenheimer Feld 280<br>69120 Heidelberg | Lm | Dr. Monika Herboth<br>Heinrich-Lübke-Straße 82<br>51375 Leverkusen |
| HW | Wolfgang Heers<br>Hüls AG, Werk Witten<br>FEA 28/Anwendungstechnik Fette<br>Pharma Vorprodukte<br>Arthur-Imhausen-Straße 92<br>58458 Witten | Hk | Klaus Herbrand<br>Dr. Herbrand KG<br>Brahmbachstraße 31<br>77723 Gengenbach |

| | | | |
|---|---|---|---|
| HC | Dr. Claus-Dieter Herzfeldt<br>Johann-Wolfgang-Goethe-Universität<br>Institut für Pharmazeutische Technologie<br>Marie-Curie-Straße 9, Biozentrum<br>60439 Frankfurt am Main | hn | Bernhard Hofmann<br>Stiergraben 1<br>97657 Sandberg |
| Hu | Priv.-Doz. Dr. Günther Heubl<br>Kirchstraße 32 a<br>82054 Sauerlach | Ho | Dr. Bertold Hohmann<br>Institut für Angewandte Botanik<br>Marseiller Straße 7<br>20355 Hamburg |
| AH | Prof. Dr. Alois Hiermann<br>Institut für Pharmakognosie<br>Universitätsplatz 4<br>8010 Graz<br>Österreich | Hh | Dr. Ulrich Hölscher<br>Dr. Willmar Schwabe Arzneimittel<br>Willmar-Schwabe-Straße 4<br>76227 Karlsruhe |
| | | WH | Dr. Wolfgang Holz<br>Iserstraße 78<br>14513 Teltow |
| Hi | Prof. Dr. Karl Hiller<br>Humboldt-Universität<br>Institut für Pharmazie<br>Goethestraße 54<br>13086 Berlin | HO | Prof. Dr. Ulrike Holzgrabe<br>Universität Bonn<br>Pharmazeutisches Institut<br>Kreuzbergweg 26<br>53115 Bonn |
| Hj | Dr. Jürgen Hocke<br>Philipps-Universität Marburg<br>Institut für Pharmazeutische Chemie<br>Marbacher Weg 6<br>35037 Marburg | Hö | Prof. Dr. Josef Hölzl<br>Philipps-Universität Marburg/Lahn<br>Institut für Pharmazeutische Biologie<br>Deutschhausstraße 17 $^1/_2$<br>35037 Marburg/Lahn |
| Hs | Dr. Sibylle Hoedt-Schmidt<br>Universität Bonn<br>Institut für Pharmakologie<br>und Toxikologie<br>Reuterstraße 2<br>53113 Bonn | MH | Dr. Martin Hommes<br>Biologische Bundesanstalt für<br>Land- und Forstwirtschaft<br>Institut für Pflanzenschutz im Gartenbau<br>Messeweg 11/12<br>38104 Braunschweig |
| Hf | Dr. Wolfgang Hoefke<br>Rosselstraße 27<br>65193 Wiesbaden | HP | Prof. Dr. H. H. Hoppe<br>Institut für Pflanzenpathologie und<br>Pflanzenschutz<br>Grisebachstraße 6<br>37077 Göttingen |
| hh | Prof. Dr. Hermann Hoffmann<br>Institut für Pharmazeutische Chemie<br>Marie-Curie-Straße 9<br>60439 Frankfurt/Main | ah | Anette Hornberger<br>Ursapharm GmbH<br>66057 Bübingen |
| HB | Dr. Kerstin Hoffmann-Bohm<br>Emmeringer Straße 37<br>82275 Emmering | KH | Dr. Karl-Heinrich Horz<br>Aartal-Apotheke<br>Friedhofstraße 4<br>35745 Herborn-Seelbach |
| HU | Dr. Ute Hoffmann-Schollmayer<br>Universität Würzburg<br>Institut für Pharmazie<br>und Lebensmittelchemie<br>Am Hubland<br>97074 Würzburg | wh | Dr. Wolf-Dietrich Hübner<br>Arzt für Urologie<br>Hildegardstraße 25<br>10715 Berlin |

| | | | |
|---|---|---|---|
| HÜ | Dr. Ute Hübner-Steiner
Schering AG
Forschung Diagnostika
Müllerstraße 170–178
13353 Berlin | Jh | Univ.-Prof. Dr. Johann Jurenitsch
Universität Wien
Institut für Pharmakognosie
Pharmaziezentrum
Althanstraße 14
1090 Wien
Österreich |
| mh | Apotheker Martin Hug
Moosmattenstraße 25
79117 Freiburg | WJ | Dr. Wiltrud Juretzek
Dr. Willmar Schwabe Arzneimittel
Willmar-Schwabe-Straße 4
76227 Karlsruhe |
| IW | Apotheker Wolfgang Ibrom
Albert-Ludwigs-Universität
Pharmazeutisches Institut
Hermann-Herder-Straße 9
79104 Freiburg | jj | Dr. Jens Jürgens
Pharmazeutisches Institut
Kreuzbergweg 26
53115 Bonn |
| EI | Dipl.-Chem. Elisabeth Inkmann
Pharmazeutisches Institut
Kreuzbergweg 26
53115 Bonn | IJ | Prof. Dr. Ilmar Jurna
Universität des Saarlandes
Institut für Pharmakologie
und Toxikologie
66421 Homburg/Saar |
| Ic | Dr. Otto Isaac
Liesingstraße 8
63457 Hanau (Großauheim) | | Priv.-Doz. Dr. Brigitte Kaiser
Klinikum der Friedrich-Schiller-Universität Jena
Zentrum für vaskuläre Biologie und Medizin
Erfurt
Nordhäuser Straße 74
99089 Erfurt |
| JW | Dr. Walter Janßen
Bristol-Myers Squibb GmbH
93055 Regensburg | | |
| LM | Dr. Martina Jaworek
Bayer AG
Geschäftsbereich Consumer Care
Regulatory Affairs
Gebäude C151
51368 Leverkusen – Bayerwerk | Ki | Dr. Günther Kaiser
c/o Ciba-Geigy AG
Pharma Forschung
4002 Basel
Schweiz |
| Ja | Dr. Christiane Jerga
Schwanenstraße 80
42697 Solingen | KA | Prof. Dr. Dieter-Abbo Kalbhen
Universität Bonn
Institut für Pharmakologie
und Toxikologie
Reuterstraße 2
53113 Bonn |
| Jö | Angela Jördens
Schubertstraße 8
31141 Hildesheim | | |
| Ju | Prof. Dr. Peter Junior
Neue Uhlen-Apotheke
Bahnhofstraße 1
32839 Steinheim | KÄ | Dr. Thomas Kämpchen
Philipps-Universität Marburg
Institut für Pharmazeutische Chemie
Marbacher Weg 6
35032 Marburg |
| JJ | Apothekerin Jacqueline Jüptner
Panoramastraße 23
89081 Ulm | MK | Dr. Marga Kämpfer
c/o Evangelisches Krankenhaus Hamm
Werlerstraße 110
59063 Hamm |

| | | | |
|---|---|---|---|
| Ka | Prof. Dr. Theodor Kartnig<br>Institut für Pharmakognosie<br>Universitätsplatz 4/1<br>8010 Graz<br>Österreich | Kf | Prof. Dr. Fred Klingauf<br>Präsident der Biologischen Bundesanstalt<br>für Land- und Forstwirtschaft<br>Messeweg 11/12<br>38104 Braunschweig |
| KK | Dr. Konstantin Keller<br>Bundesinstitut für Arzneimittel<br>und Medizinprodukte<br>Seestraße 10<br>13353 Berlin | KM | Dr. Martin Klingmüller<br>Am Landwehrgraben 77<br>26203 Wardenburg-Westerburg |
| FK | Dr. Faeis Khaliefi<br>Pharmazeutische Naturprodukte<br>Im Höfle 4<br>73105 Dürnau | kg | Univ.Prof. Dr. Dr. Hans-Peter Klöcking<br>Klinikum der Friedrich-Schiller-Universität Jena<br>Bereich Vaskuläre Biologie und Medizin<br>Nordhäuser Straße 78<br>99089 Erfurt |
| nk | Dr. Nasser Khudeir<br>Universität Würzburg<br>Institut für Pharmazie und<br>Lebensmittelchemie<br>Am Hubland<br>97074 Würzburg | KB | Dr. Karin Klokkers-Bethke<br>Görlitzer Straße 16<br>63322 Rödermark |
| wk | Dr. Werner Kiefer<br>Johannes Gutenberg-Universität Mainz<br>Institut für Pharmazie<br>Fachbereich Chemie und Pharmazie<br>Staudinger Weg 5<br>55099 Mainz | KL | Prof. Dr. R. Kluthe<br>Medizinische Universitätsklinik Freiburg<br>Sektion Ernährungsmedizin<br>und Diätetik<br>Hartmannstraße 1<br>79106 Freiburg |
| kp | Petra Kisser<br>Uhlandweg 2<br>69181 Leimen-St.Ilgen | KN | Dr. Klaus Knop<br>Institut für Pharmazeutische Technologie<br>Heinrich-Heine-Universität Düsseldorf<br>Universitätsstraße 1<br>40225 Düsseldorf |
| KD | Dr. Doris Kleinsorge<br>Euro-Bio-Pharm GmbH<br>Clinical Services<br>Königsteiner Straße 10<br>65812 Bad Soden a. Ts. | KG | Prof. Dr. Gerd Kobal<br>Universität Erlangen-Nürnberg<br>Institut für Experimentelle und<br>Klinische Pharmakologie und Toxikologie<br>Krankenhausstraße 9<br>91054 Erlangen |
| KC | Dr. habil. Christoph Klett<br>- Adj. Ass. Professor of Pharmacology -<br>Department of Pharmacology 0636<br>University of California, San Diego<br>9500 Gilman Drive, BSB<br>La Jolla California, 92093<br>USA | Ko | Dr. Martin Kober<br>Gladiolenstraße 35<br>60437 Frankfurt am Main |
| SK | Stephanie Klett<br>Allerseeweg 14<br>97204 Höchberg | Kh | Univ.-Prof. Dr. Heinrich P. Koch<br>Pharmaziezentrum Althanstraße<br>Institut für Pharmazeutische Chemie<br>der Universität Wien<br>Althanstraße 14<br>1090 Wien<br>Österreich |
| CK | Dr. Christa Kletter<br>Universität Wien<br>Institut für Pharmakognosie<br>Pharmaziezentrum<br>Althanstraße 14<br>1090 Wien<br>Österreich | Kr | Dr. Hildegard Koehler<br>Universität Regensburg<br>Pharmazeutische Biologie<br>Universitätsstraße 31<br>93053 Regensburg |

| | | | |
|---|---|---|---|
| kr | Dr. Johannes Koehler<br>B&K GmbH<br>Heilmaierstraße 20<br>81477 München | WK | Prof. Dr. Wolfgang Kreis<br>Friedrich-Alexander-Universität<br>Erlangen-Nürnberg<br>Lehrstuhl für Pharmazeutische Biologie<br>Staudtstraße 5<br>91058 Erlangen |
| gk | Prof. Dr. Gabriele König<br>Institut für Pharmazeutische Biologie<br>Technische Universität Braunschweig<br>Mendelssohnstraße 1<br>38106 Braunschweig | Kn | Dr. Liselotte Krenn<br>Institut für Pharmakognosie<br>Universität Wien<br>Pharmaziezentrum<br>Althanstraße 14<br>1090 Wien<br>Österreich |
| Kp | Univ.Prof. Dr. Brigitte Kopp<br>Universität Wien<br>Institut für Pharmakognosie<br>Pharmaziezentrum<br>Althanstraße 14<br>1090 Wien 9<br>Österreich | HK | Lm.-Chem. Kretschmer<br>Trajanstraße 36<br>68526 Ladenburg |
| kk | Prof. Dr. Karl-Artur Kovar<br>Pharmazeutisches Institut<br>Auf der Morgenstelle 8<br>72076 Tübingen | Kg | Prof. Dr. Gottfried Kreutz<br>Bundesinstitut für Arzneimittel<br>und Medizinprodukte<br>Seestraße 10<br>13353 Berlin |
| | Karl-Heinz Kraft<br>Geschäftsführer des Apothekervereins e.V.<br>Schleswig-Holstein<br>Düsternbrookerweg 75<br>24105 Kiel | rk | Prof. Dr. Reinhard Kroker<br>Bundesinstitut für gesundheitlichen<br>Verbraucherschutz und<br>Veterinärmedizin, FB<br>Tierarzneimittelzulassungen, -rückstands-<br>kontrolle<br>Futterzusatzstoffe<br>Diedersdorfer Weg 1<br>12277 Berlin |
| ak | Prof. Dr. Axel Kramer<br>Ernst-Moritz-Arndt-Universität<br>Medizinische Fakultät/Institut für Hygiene<br>und Umweltmedizin<br>Hainstraße 26<br>17493 Greifswald | | |
| bk | Birgit Krammer<br>Winterseitenweg 17<br>97342 Obernbreit | hk | Dr. Hermann Kruse<br>Institut für Toxikologie<br>Christian-Albrechts-Universität<br>Brunswiker Straße 10<br>24105 Kiel |
| Ks | Priv.-Doz. Dr. Josef Kraus<br>Karlstraße 13<br>88250 Weingarten | Ku | Prof. Dr. Karl-Heinz Kubeczka<br>Universität Hamburg<br>Institut für Pharmazie<br>Abteilung Pharmazeutische Biologie<br>Bundesstraße 43<br>20146 Hamburg |
| LK | Prof. Dr. Ljubomir Kraus † | | |
| kh | Dr. Bernhard Kreher<br>Adler-Apotheke<br>Münchener Straße 9a<br>83022 Rosenheim | ke | Sabine Kudicke<br>Bundesinstitut für Arzneimittel<br>und Medizinprodukte<br>Seestraße 10<br>13353 Berlin |
| Km | Apothekerin Mareta Kreher<br>Johannes Gutenberg-Universität Mainz<br>Institut für Pharmazie<br>Fachbereich Chemie und Pharmazie<br>Staudinger Weg 5<br>55099 Mainz | KU | Apotheker Markus Kuhn<br>Ulmer Tor Straße 23/3<br>88400 Biberach |

KÜ  Dr. Norbert Kühn
    Sommerichweg 4
    53783 Eitorf

Lh  Dr. Herbert Lahl
    Institut für Pharmazeutische Chemie
    Hittorfstraße 58–62
    48149 Münster

LE  Dr. Erich Lamparter
    Boehringer Ingelheim KG
    Abteilung Pharmazeutische Forschung
    55218 Ingelheim

LD  Dr. Dorothea Landsiedel-Maier
    Albert-Ludwigs-Universität
    Pharmazeutisches Institut
    Hermann-Herder-Straße 9
    79104 Freiburg

LH  Prof. Dr. Liselotte Langhammer †

HL  Dr. Helga Langlouis-Gau
    c/o Dr. Karl Thomae GmbH
    Abt. Biotechnische Produktion
    Birkendorfer Straße 65
    88400 Biberach

LA  Priv.-Doz. Dr. Andreas Langner
    Humboldt-Universität zu Berlin
    Institut für Pharmazie
    Goethestraße 54
    13086 Berlin

lx  Dr. P. Laux
    W. Spitzner Arzneimittelfabrik GmbH
    Bunsenstraße 6–10
    76275 Ettlingen

LJ  Prof. Dr. Jochen Lehmann
    Universität Bonn
    Pharmazeutisches Institut
    An der Immenburg 4
    53121 Bonn

Ls  Dr. Stefan Leiner
    Boehringer Ingelheim KG
    Abt. Pharmazeutische Entwicklung
    Binger Straße 173
    55216 Ingelheim/Rhein

LP  Dr. Elke Leng-Peschlow
    Kieskauler Weg 67
    51109 Köln

RL  Dr. Reinhard Liersch
    c/o Madaus AG
    Ostmerheimer Straße 198
    51109 Köln

UL  Prof. Dr. Ulrike Lindequist
    Ernst-Moritz-Arndt-Universität
    Institut für Pharmazeutische Biologie
    Fachbereich Pharmazie
    Jahnstraße 17
    17487 Greifswald

Lj  Dr. Josef Lingnau
    Willi-Baumeister-Straße 19
    51375 Leverkusen

LC  Prof. Dr. Bernhard C. Lippold
    Institut für Pharmazeutische Technologie
    Heinrich-Heine-Universität Düsseldorf
    Universitätsstraße 1
    40225 Düsseldorf

DL  Prof. Dr. Dieter Loew
    Katernberger Straße 255
    42113 Wuppertal

Lc  Dr. Claus-Michael Lommer
    Auf dem Laut 13
    56072 Koblenz

Lö  Prof. Dr. Hans Löwe
    Forschungsinstitut für Molekulare
    Pharmakologie im
    Forschungsverbund Berlin e.V.
    Alfred-Kowalke-Straße 4
    10315 Berlin

ML  Prof. Dr. Martin Luckner
    Martin-Luther-Universität
    Halle-Wittenberg
    Fachbereich Pharmazie
    Weinbergweg 15
    06120 Halle

Le  Prof. Dr. Dr. Niels Peter Lüpke
    Universität Osnabrück
    Fachgebiet Pharmakologie
    und Toxikologie
    Albrechtstraße 28
    49069 Osnabrück

MJ  Prof. Dr. Johannes Mann
    Städtisches Krankenhaus
    München-Schwabing
    VI. Medizinische Abteilung
    Kölner Platz 1
    80804 München

| | | | |
|---|---|---|---|
| Ms | Dr. Detlef Manns<br>Universität Bonn<br>Pharmazeutisches Institut<br>Kreuzbergweg 26<br>53115 Bonn | WM | Priv.-Doz. Dr. Wolfgang Meindl<br>Universität Regensburg<br>Institut für Pharmazie<br>Universitätsstraße 31<br>93053 Regensburg |
| Ma | Dr. Karoline Mathys<br>Interkantonale Kontrollstelle für Heilmittel<br>Erlachstraße 8<br>3000 Bern 9<br>Schweiz | ME | Prof. Dr. Werner Meise<br>Universität Bonn<br>Pharmazeutisches Institut<br>Kreuzbergweg 26<br>53115 Bonn |
| Mw | Priv.-Doz. Dr. Wolfgang Matthiessen<br>Fachkrankenhaus Coswig<br>Zentrum für Pneumologie und<br>Toraxchirurgie<br>Neucoswiger Straße 21<br>01640 Coswig/Dresden | Me | Dr. Klaus Menges<br>Bundesinstitut für Arzneimittel<br>und Medizinprodukte<br>Seestraße 10<br>13353 Berlin |
| MR | Dr. Rainer Maue<br>Rudolf-Heilgersstraße 72<br>67549 Worms | Mn | Dr. Hans-Georg Menßen<br>Akazienweg 3<br>50126 Bergheim/Erft |
| Ml | Dr. Peter Maul<br>Pharmacia GmbH<br>Munzinger Straße 9<br>79111 Freiburg | IM | Dr. Irmgard Merfort<br>Institut für Pharmazeutische Biologie<br>Gebäude 26.23<br>Universitätsstraße 1<br>40225 Düsseldorf |
| MA | Apotheker Andreas Maurer<br>Albert-Ludwigs-Universität<br>Pharmazeutisches Institut<br>Hermann-Herder-Straße 9<br>79104 Freiburg | MP | Prof. Dr. Paul Messinger<br>Universität Hamburg<br>Institut für Pharmazie<br>Abt. Pharmazeutische Chemie<br>Bundesstraße 45<br>20146 Hamburg |
| My | Dr. Ralf Mayer<br>Universität Bonn<br>Pharmazeutisches Institut<br>Kreuzbergweg 26<br>53115 Bonn | Mt | Prof. Dr. Hans-Jürgen Mest<br>Beiersdorf-Lilly GmbH<br>Leiter der Pharmakologischen<br>Abteilung<br>Wiesingerweg 25<br>20253 Hamburg |
| Mr | Dr. Ernst Mechler<br>Beim Herbstenhof 29<br>72076 Tübingen | Hm | Apothekerin Silke Meszaros<br>Schellingstraße 90<br>80798 München |
| BM | Prof. Dr. Beat Meier<br>Zeller AG<br>Pflanzliche Heilmittel<br>Seeblickstraße 4<br>8590 Romanshorn<br>Schweiz | Mm | Prof. Dr. Manfred Metzler<br>Universität Kaiserslautern<br>Lebensmittelchemie und<br>Umwelttoxikologie<br>Erwin-Schrödinger-Straße, Geb. 52<br>67663 Kaiserslautern |
| MM | Apothekerin Marianne Meier-Liebi<br>Pharma-Beratung<br>Harossenstraße 2a<br>8311 Brütten<br>Schweiz | fm | Prof. Dr. Frank Peter Meyer<br>Otto-von-Guericke-Universität<br>Medizinische Fakultät<br>Institut für Klinische Pharmakologie<br>Leipziger Straße 44<br>39120 Magdeburg |

| | | | |
|---|---|---|---|
| HM | Dr. Holger Miething<br>Klosterfrau Berlin GmbH<br>Motzenerstraße 41<br>12277 Berlin | Wm | Prof. Dr. Walter E. Müller<br>Zentralinstitut für<br>Seelische Gesundheit<br>Abteilung Psychopharmakologie<br>J 5<br>68159 Mannheim |
| SM | Leb.-chemikerin Sabine Moeck<br>Fronhoferstraße 9<br>12165 Berlin | Mc | Prof. Dr. Christel Müller-Goymann<br>Philipps-Universität<br>Institut für Pharmazeutische Technologie<br>Ketzerbach 63<br>35037 Marburg |
| JM | Dr. J. Mollière † | | |
| RM | Prof. Dr. Rudolf Morgenstern<br>Universitätsklinikum Charité<br>Medizinische Fakultät der Humboldt-<br>Universität zu Berlin<br>Institut für Pharmakologie und Toxikologie<br>Clara-Zetkin-Straße 94<br>10117 Berlin | Mp | Dr. Roger Müller-Pfaff<br>Tegelbergstraße 3<br>87629 Füssen |
| | | MÜ | Dr. Alexander Mülsch<br>Zentrum der Physiologie<br>Klinikum der Universität Frankfurt<br>Theodor-Stern-Kai 7<br>60590 Frankfurt/M. |
| Mo | Dr. Wolfgang Morick<br>Arzneimittelwerk Dresden<br>Meißnerstraße 191<br>01445 Radebeul | | |
| MÖ | Prof. Dr. Joachim Mössner<br>Direktor der Medizinischen Klinik und<br>Poliklinik II<br>Zentrum für Innere Medizin der Universität<br>Leipzig<br>Philipp-Rosenthal-Straße 27<br>04103 Leipzig | Mu | Dr. Sabine Mundt<br>Ernst-Moritz-Arndt-Universität<br>Institut für Pharmazeutische Biologie<br>Jahnstraße 15 a<br>17489 Greifswald |
| | | mv | Dr. Keyvandokht Münzing-Vasirian<br>Pater-Rupert-Mayerstraße 1<br>82049 Pullach im Isartal |
| AM | Dr. Andreas Mühlenfeld<br>Parke-Davis Pharmaceutical Research<br>Analytische Chemie<br>Mooswaldallee 1<br>79090 Freiburg | NA | Dr. Corinna Nachtsheim<br>Blücherstraße 6<br>53115 Bonn |
| Am | Dr. Alfred Müller<br>c/o Boehringer Ingelheim<br>Abteilung Analytik<br>55218 Ingelheim | NM | Dr. Michael Neisch<br>Eichen-Apotheke<br>Bahnhofstraße 15b<br>19069 Lübstorf |
| MC | Prof. Dr. Christa E. Müller<br>Universität Würzburg<br>Institut für Pharmazie und<br>Lebensmittelchemie<br>Am Hubland<br>97074 Würzburg | NT | Dr. Tilo Netzer<br>Peter-Bied-Straße 16<br>65929 Frankfurt/M. |
| | | NE | Dr. Michael Neugebauer<br>Universität Bonn<br>Pharmazeutisches Institut<br>Kreuzbergweg 26<br>53115 Bonn |
| MD | Daniel Müller<br>Eschleweg 3<br>88437 Ellmannsweiler | | |
| Mk | Dr. Klaus Müller<br>Universität Regensburg<br>Institut für Pharmazie<br>Universitätsstraße 31<br>93053 Regensburg | Ne | Ottmar Neugebauer<br>Lücke GmbH<br>Industriestraße 6<br>52457 Aldenhoven |

| | | | |
|---|---|---|---|
| Ni | Prof. Dr. Peter Nickel<br>Universität Bonn<br>Pharmazeutisches Institut<br>An der Immenburg 4<br>53121 Bonn | Oß | Prof. Dr. Hartmut Oßwald<br>Eberhard-Karls-Universität<br>Pharmakologisches Institut<br>Wilhelmstraße 56<br>72074 Tübingen |
| nr | Dr. Ulf Niemeyer<br>c/o ASTA Medica AG<br>Abteilung Chemische Forschung<br>60001 Frankfurt/M. | OR | Univ.-Prof. Dr. Robert Ott<br>Universität Graz<br>Institut für Pharmazeutische Chemie<br>Universitätsplatz 1<br>8010 Graz<br>Österreich |
| No | Dr. Siegfried Noster<br>c/o Ed. Messmer GmbH & Co. KG<br>Meßmerstraße 29<br>97508 Grettstadt | OT | Prof. Dr. Tilmann Ott<br>Universitätsklinikum Charité<br>Medizinische Fakultät der<br>Humboldt-Universität zu Berlin<br>Institut für Pharmakologie und Toxikologie<br>Clara-Zetkin-Straße 94<br>10117 Berlin |
| NP | Prof. Dr. habil. Peter Nuhn<br>Martin-Luther-Universität<br>Institut für Pharmazeutische Chemie<br>Fachbereich Pharmazie<br>Weinbergweg 15<br>06120 Halle/S. | Ot | Dr. Thomas Otzen<br>Stadtweg 27<br>24837 Schleswig |
| NB | Dr. Dr. Bernd Nürnberg<br>Freie Universität Berlin<br>Institut für Pharmakologie<br>Thielallee 69–73<br>14195 Berlin | PA | Prof. Dr. Peter Pachaly<br>Pharmazeutisches Institut Poppelsdorf<br>Kreuzbergweg 26<br>53115 Bonn |
| NÜ | Prof. Dr. Eberhard Nürnberg<br>Ruhsteinweg 18<br>91080 Uttenreuth/Weiher | Pa | Dr. Dietrich Paper<br>Pharmazeutische Biologie<br>Universität Regensburg<br>Universitätsstraße 31<br>93053 Regensburg |
| OJ | Prof. Dr. Joachim Oertel<br>Klinikum Rudolf Virchow<br>Hämatologische Abteilung der<br>Freien Universität Berlin<br>Spandauer Damm 130<br>14050 Berlin | PM | Dr. Michael Passlack<br>BASF AG<br>ZHV/S B 9<br>06700 Ludwigshafen |
| OM | Prof. Dr. Michael Oettel<br>c/o Jenapharm GmbH<br>Leiter Forschung und Entwicklung<br>Otto-Schott-Straße 15<br>07740 Jena | PH | Prof. Dr. Helmut Pelzer<br>Universität Ulm<br>Institut für Naturheilkunde<br>Helmholtzstraße 20<br>89081 Ulm |
| On | Dr. Norbert Ohem<br>Klinikum Frankfurt (Oder)<br>Krankenhausapotheke<br>Müllroser Chaussee 7<br>15236 Frankfurt (Oder) | PW | Priv.-Doz. Dr. Horst W. Peter<br>Umweltbundesamt Berlin<br>Bismarck-Platz 1<br>14193 Berlin |
| VM | Prof. Dr. M. van Ooteghem<br>Universitätsplein 1<br>2610 Wilrijk<br>Belgien | PK | Prof. Dr. Karl-Uwe Petersen<br>Medizinische Fakultät der RWTH Aachen<br>Institut für Pharmakologie und Toxikologie<br>Wendlingweg 2<br>52057 Aachen |

sp  Prof. Dr. Siegfried Pfeifer
    Humboldt-Universität zu Berlin
    Fachbereich Pharmazie
    Goethestraße 54
    13086 Berlin

Pt  Apothekerin Martina Pickert
    Universität Freiburg
    Pharmazeutisches Institut
    Hermann-Herder-Straße 9
    79104 Freiburg

AP  Apotheker Andreas Pies
    Johannes Gutenberg-Universität Mainz
    Institut für Pharmazie
    Fachbereich Chemie und Pharmazie
    Staudinger Weg 5
    55099 Mainz

KP  Prof. Dr. Klaus Pietrzik
    Institut für Ernährungswissenschaften
    der Universität Bonn/Abt. Pathophysiologie
    der Ernährung des Menschen
    Endenicher Allee 11–13
    53115 Bonn

Pi  Priv.-Doz. Dr. Horst Pilgrim
    Ernst-Moritz-Arndt-Universität
    Institut für Pharmazeutische Biologie
    Jahnstraße 15 a
    17489 Greifwald

JP  Dipl.-Ing. Jürgen Ploschke
    Bayer Forschungszentrum
    Aprather Weg, Geb. 460
    42113 Wuppertal

PD  Dr. Detlef Preiss
    Filchnerstraße 42
    14482 Potsdam

Pr  Dr. Helmut Priewer
    Goethestraße 4
    56584 Anhausen

PP  Prof. Dr. Peter Proksch
    Universität Würzburg
    Institut für Botanik und Pharmazeutische
    Biologie
    Lehrstuhl für Pharmazeutische Biologie
    Mittlerer Dallenbergweg 64
    97082 Würzburg

QU  Dr. Ute Quast
    Am Vogelherd 14
    35043 Marburg

QO  Dr. Olaf Queckenberg
    Albert-Ludwigs-Universität
    Pharmazeutisches Institut
    Hermann-Herder-Straße 9
    79104 Freiburg

    Dr. Herbert Quirin
    Chefarzt der Kurklinik
    Bad Rippoldsau
    77776 Bad Rippoldsau

RP  Dr. Kurt-Peter Raezke
    Gamma Analysen Technik
    Friedhofstraße 26
    27576 Bremerhaven-Lehe

Rb  Dr. Bernd Raffelsberger
    Gödecke AG
    Quality Design
    Mooswaldallee 1
    79090 Freiburg

Ra  Otto Ratka
    Neckarstraße 6
    91052 Erlangen

Rd  Prof. Dr. Hans W. Rauwald
    Universität Leipzig
    Institut für Pharmazie
    - Pharmazeutische Biologie -
    Brüderstraße 34
    04103 Leipzig

RT  Dr. Tammo Redeker
    IBExU-Institut für Sicherheits-
    technik GmbH
    Fuchsmühlenweg 7
    09599 Freiberg/Sachsen

Rr  Priv.-Doz. Dr. Gesa Reher
    Lehrstuhl für Pharmazeutische Biologie
    der Universität Hamburg
    Bundesstraße 43
    20146 Hamburg

ar  Apothekerin Anne Rehwald
    Emil Flachsmann AG
    Rütiwisstraße
    8820 Wädenswil
    Schweiz

Rg  Prof. Dr. Jürgen Reichling
    Institut für Pharmazeutische Biologie
    der Universität Heidelberg
    Im Neuenheimer Feld 364
    69120 Heidelberg

| | | | |
|---|---|---|---|
| RE | Prof. Dr. Eberhard Reimann<br>Institut für Pharmazie und Lebensmittelchemie der Universität<br>Sophienstraße 10<br>80333 München | HR | Prof. Dr. Horst Rimpler<br>Albert-Ludwigs-Universität<br>Institut für Pharmazeutische Biologie<br>Schänzlestraße 1<br>79104 Freiburg |
| RJ | Prof. Dr. Jörg Remien<br>Scheibmeirstraße 30 B<br>81827 München | Rs | Dr. S. Risi<br>Universität Mainz<br>Institut für Biochemie<br>Becher Weg 30<br>55099 Mainz |
| RR | Prof. Dr. Rainer Rettig<br>Physiologisches Institut<br>Ernst-Moritz-Arndt-Universität<br>Robenowstraße 3<br>17487 Greifswald | sr | Suzanne Ritter<br>Sperberstraße 16<br>86343 Königsbrunn |
| Pk | Apothekerin Katrin Reuß<br>Am Altenberg 6a<br>97078 Würzburg | Rk | Dr. Klaus Rittinghaus<br>c/o Dr. Franz Köhler Chemie GmbH<br>64665 Alsbach-Hähnlein |
| Rm | Apotheker Markus Reuß<br>Am Altenberg 6a<br>97078 Würzburg | rr | Prof. Dr. Erhard Röder<br>Universität Bonn<br>Pharmazeutisches Institut<br>An der Immenburg 4<br>53121 Bonn |
| RY | Dr. Bernd Reyer<br>Universität Würzburg<br>Institut für Pharmazie und<br>Lebensmittelchemie<br>Am Hubland<br>97074 Würzburg | hr | Prof. Dr. Hans Rommelspacher<br>Freie Universität Berlin<br>Institut für Neuropsychopharmakologie<br>Ulmenallee 30<br>14050 Berlin |
| Ry | Dr. Andreas Reymann<br>Abt. Allgemeine Pharmakologie<br>Universitäts-Krankenhaus Eppendorf<br>Universität Hamburg<br>Martinistraße 52<br>20246 Hamburg | Rw | Wolfgang Roschach<br>Universität Ulm<br>Abt. Pharmakologie und Toxikologie<br>Albert-Einstein-Allee 11, N 26–429<br>89081 Ulm |
| Rh | Hubert Richter<br>Zu den Klünen 26<br>49401 Damme | RU | Dr. Ulrich Rose<br>Council of Europe<br>European Pharmacopoeia Commission<br>224, route de Colmar<br>67000 Strasbourg<br>France |
| Rj | Prof. Dr. Joachim Richter<br>Nordendstraße 74<br>13156 Berlin | RÖ | Dr. Richard Rößler<br>Schönweißstraße 14<br>90461 Nürnberg |
| PR | Prof. Dr. Peter H. Richter<br>Ernst-Moritz-Arndt-Universität<br>Lehrstuhl für Pharmazeutische Chemie II<br>Fachrichtung Pharmazie<br>Friedrich-Ludwig-Jahn-Straße 17<br>17489 Greifswald | cr | Dr. Carola Rothe<br>Fachärztin für Mikrobiologie und<br>Infektionsepidemiologie<br>Bundesinstitut für Arzneimittel<br>und Medizinprodukte<br>Seestraße 10<br>13353 Berlin |

| | | | |
|---|---|---|---|
| RD | Dr. Dietrich Rothley<br>Universität Frankfurt<br>Institut für Pharmazeutische Chemie<br>Georg-Voigt-Straße 14<br>60325 Frankfurt | sd | Dr. Detlef Schenk<br>Universität Erlangen<br>Lehrstuhl für Pharmazeutische Technologie<br>Cauerstraße 4<br>91058 Erlangen |
| RÜ | Prof. Dr. Gerhard Rücker<br>Universität Bonn<br>Pharmazeutisches Institut<br>Kreuzbergweg 26<br>53115 Bonn | CS | Dr. Carola Schennen<br>Zum Ziegeleiteich 6<br>38271 Oelber am weißen Wege |
| Rü | Prof. Dr. Harold Rüdiger<br>Universität Würzburg<br>Institut für Pharmazie und Lebensmittelchemie<br>Am Hubland<br>97074 Würzburg | SG | Dr. Gottfried Schepky<br>c/o Karl Thomae GmbH<br>88400 Biberach |
| | | Js | Dr. Jutta Scherer<br>Hoffmann-La Roche AG<br>Emil-Barell-Straße 1<br>79630 Grenzach-Wyhlen |
| RB | Prof. Dr. Halina Rzadkowska-Bodalska<br>Medizinische Akademie<br>Lehrstuhl für Pharmakognosie<br>Pl.Bp. Nankiera 1<br>50 140 Wroclaw<br>Polen | Sz | Dr. Winfried Schilz<br>c/o H & S Tee-Gesellschaft<br>Industriegebiet Heidach<br>88079 Kressbronn |
| | | sR | Helmut Schlager<br>Randersackerer Straße 13<br>97072 Würzburg |
| SC | Dr. Gerhard Schaefer<br>Azupharma GmbH<br>Dieselstraße 5<br>70839 Gerlingen | WS | Dr. Werner Schleicher<br>Boehringer Ingelheim Vetmedica GmbH<br>- International -<br>Binger Straße 173<br>55218 Ingelheim/Rhein |
| Sk | Prof. Dr. Klaus Schaefer<br>St. Joseph-Krankenhaus<br>Medizinische Abteilung II<br>Bäumerplan 24<br>12101 Berlin | SH | Apothekerin Hildegard Schleinitz<br>Rhône-Poulenc Rorer GmbH<br>Nattermannallee 1<br>50829 Köln |
| SJ | Prof. Dr. Joachim G. Schantl<br>Universität Innsbruck<br>Institut für Organische Chemie<br>Innrain 52 a<br>6020 Innsbruck<br>Österreich | Ws | Dr. Wolfgang Schlichter<br>Albert-Ludwigs-Universität<br>Pharmazeutisches Institut<br>Hermann-Herder-Straße 9<br>79104 Freiburg |
| SR | Dr. Roland Scharpf<br>Universität Ulm<br>Abteilung Physiologische Chemie<br>Albert-Einstein-Allee 11, N 26<br>89081 Ulm/Donau | | Hans Schmid<br>Amtstraße 37 a<br>44575 Castrop-Rauxel |
| SW | Dr. Max-Werner Scheiwe<br>Mepha AG<br>Dornacherstraße<br>4147 Aesch-BL<br>Schweiz | Sh | Univ.-Doz. Dr. Helmut Schmidhammer<br>Institut für Pharmazeutische Chemie<br>Innrain 52 a<br>6020 Innsbruck<br>Österreich |

| | | | |
|---|---|---|---|
| Gs | Prof. Dr. Gerhard Schmidt<br>Universität Göttingen<br>Zentrum Pharmakologie und<br>Toxikologie<br>Robert-Koch-Straße 40<br>37075 Göttingen | SÄ | Oberstabsapotheker Johannes Schräder<br>Zentrales Institut des<br>Sanitätsdienstes der<br>Bundeswehr<br>Kopperpahler Allee 120<br>24119 Kronshagen |
| St | Dr. Stephan Schmidt<br>Rheingaustraße 42 B<br>65719 Hofheim a. Ts. | ST | Dr. Thomas Schulz<br>Department of Clinical Pharmacology<br>Royal Postgraduate Medical School<br>Du Cane Road<br>London W12 0NN<br>Großbritannien |
| Ts | Timo Schmidt<br>Unterer Dorfgraben 16<br>97506 Grafenrheinfeld | | |
| | | SV | Prof. Dr. Volker Schulz<br>c/o Lichtwer Pharma<br>Wallenroderstraße 8–10<br>13435 Berlin |
| sw | Prof. Dr. Wolfgang Schmutzler<br>Medizinische Fakultät der RWTH Aachen<br>Institut für Pharmakologie<br>und Toxikologie<br>Wendlingweg 2<br>52057 Aachen | sg | Priv.-Doz. Dr. Gert Schulze<br>Institut für<br>Neuropsychopharmakologie<br>Ulmenallee 30<br>14050 Berlin |
| Sr | Dr. Ernst Schneider<br>c/o Salus-Haus<br>Bahnhofstraße 24<br>83052 Bruckmühl (Obb.) | hs | Heide Schütt<br>Philipps-Universität Marburg/Lahn<br>Fachbereich Pharmazie und Lebensmittel-<br>chemie<br>Institut für Pharmazeutische Biologie<br>Deutschhausstraße 17 $^{1}/_{2}$<br>35037 Marburg |
| Sn | Prof. Dr. Georg Schneider<br>Taunusstraße 29<br>65760 Eschborn | | |
| SD | Dr. Kurt Schneider<br>Fachbibliothek Pharmazie<br>Althanstraße 14<br>1090 Wien<br>Österreich | Sü | Prof. Dr. Harald Schütz<br>Institut für Rechtsmedizin<br>der Universität Gießen<br>Frankfurter Straße 58<br>35392 Gießen |
| SA | Prof. Dr. Waldemar Schneider<br>Berliner Allee 88<br>58119 Hagen | ps | Apotheker Peter Schwanz<br>Universität Freiburg<br>Pharmazeutisches Institut<br>Hermann-Herder-Straße 9<br>79104 Freiburg |
| ts | Dr. Thomas Schöllhorn<br>W. Spitzner Arzneimittelfabrik GmbH<br>Abt. Leitung Pharmazeutische Technologie<br>Bunsenstraße 6–10<br>76275 Ettlingen | | |
| | | Sl | Dr. Beatrice Schwarz-Schulz<br>Rothenburgstraße 11 a<br>12165 Berlin |
| ES | Dr. Eberhard Scholz<br>Albert-Ludwigs-Universität<br>Institut für Pharmazeutische Biologie<br>Schänzlestraße 1<br>79104 Freiburg | Sa | Dipl.-Leb.chem. Hildegund Schwarze<br>Bundesinstitut für Arzneimittel<br>und Medizinprodukte<br>Seestraße 10<br>13353 Berlin |
| TS | Dr. Thomas Schöpke<br>Humboldt-Universität zu Berlin<br>Institut für Pharmazie der Mathematisch-<br>Naturwissenschaftlichen Fakultät I<br>Goethestraße 54<br>13086 Berlin | SP | Dr. Peter Schwarze<br>c/o Fa. E. Merck<br>Leitung Pharma Qualitätskontrolle<br>Frankfurter Straße 250<br>64293 Darmstadt |

| | | | |
|---|---|---|---|
| jS | Dr. Johannes Schweiger<br>Dom Apotheke<br>Untere Hauptstraße 48<br>85354 Freising | So | Dr. Ulrich Sonnenborn<br>c/o Ardeypharm GmbH<br>Abt. Biologische Forschung<br>Loerfeldstraße 20<br>58313 Herdecke |
| Sc | Dipl.-Biol. Sabine Schweins<br>Dr. Poehlmann & Co. GmbH<br>Pharmazeutische Fabrik<br>Abteilung für Biologische Forschung<br>Loerfeldstraße 20<br>58313 Herdecke | SO | Dipl.-Ing. Oswald Sonntag<br>Medizinische Hochschule Hannover<br>Institut für Klinische Chemie<br>Konstanty-Gutschow-Straße 8<br>30625 Hannover |
| Sw | Dipl.-Biol. Bettina Schwell<br>Rendelerstraße 20<br>60385 Frankfurt am Main | US | Prof. Dr. Ulrich Speck<br>Schering AG<br>Forschung Diagnostika<br>13342 Berlin |
| si | Prof. Dr. Helmut Schwilden<br>Rheinische Friedrich-Wilhelms-Universität<br>Institut für Anaesthesiologie<br>Sigmund-Freud-Straße 25<br>53127 Bonn | Sß | Edda Spieß<br>Dr.Willmar Schwabe Arzneimittel<br>Willmar-Schwabe-Straße 4<br>76227 Karlsruhe |
| RS | Dr. Renate Seitz<br>Emmeringer Straße 11<br>82275 Emmering | Es | Dr. Ewald Spingler<br>Rebgartenstraße 18<br>4124 Schönenbuch<br>Schweiz |
| SE | Dr. Monika Serke<br>Pneumologie II<br>Krankenanstalten Zehlendorf<br>Bereich Heckeshorn<br>Zum Heckeshorn 33<br>14109 Berlin | ms | Dr. Marcus Spohn<br>Albert-Ludwigs-Universität<br>Pharmazeutisches Institut<br>Hermann-Herder-Straße 9<br>79104 Freiburg |
| sj | Dr. Jürgen Setter<br>Körtlandweg 15<br>26419 Schortens | VS | Priv.-Doz. Dr. Volker Ssymank<br>Cheruskerstraße 15<br>38112 Braunschweig |
| Si | Prof. Dr. Claus-Peter Siegers<br>Medizinische Hochschule<br>Institut für Toxikologie<br>Ratzeburger Allee 160<br>23562 Lübeck | Se | Dr. Karin Staesche<br>Littenweilerstraße 40<br>79117 Freiburg |
| AB | Dr. Anette Sigler<br>Bühlstraße 15<br>37073 Göttingen | SB | Prof. Dr. Elisabeth Stahl-Biskup<br>Lehrstuhl für Pharmazeutische Biologie<br>der Universität Hamburg<br>Bundesstraße 43<br>20146 Hamburg |
| Su | Dr. Peter Simon<br>Deisenhofener Straße 40<br>81539 München | st | Priv.-Doz. Dr. Ralf Stahlmann<br>Institut für Toxikologie und<br>Embryonalpharmakologie<br>Garystraße 5<br>14195 Berlin |
| gs | Dr. Gisela Skopp<br>Universität Heidelberg<br>Institut für Rechtsmedizin<br>Voßstraße 2<br>69115 Heidelberg | aS | Anna-Barbara Stalder<br>Universität Bern<br>Pharmazeutisches Institut<br>Baltzerstraße 5<br>3012 Bern<br>Schweiz |

| | | | |
|---|---|---|---|
| js | Dr. Johannes-Peter Stasch<br>Bayer AG<br>Institut für Herz-Kreislauf- und<br>Arteriosklerose-Forschung<br>Aprather Weg 18a<br>42113 Wuppertal | Sp | Dr. Hermann Stuppner<br>Universität Innsbruck<br>Institut für Pharmakognosie<br>Innrain 52<br>6020 Innsbruck<br>Österreich |
| sl | E. Staubli<br>c/o Ciba-Geigy<br>4002 Basel<br>Schweiz | SU | Prof. Dr. Heinz Sucker<br>Universität Bern<br>Pharmazeutisches Institut<br>Pharmazeutische Technologie<br>Baltzerstraße 5<br>3012 Bern<br>Schweiz |
| cs | Dr. Christian Steffen<br>Carmerstraße 5<br>10632 Berlin | sb | Dr. Karl-Heinz Surborg<br>Universität Bonn<br>Pharmazeutisches Institut<br>An der Immenburg 4<br>53121 Bonn-Endenich |
| Ps | Paula Stehrer-Schmid<br>Universität Ulm<br>Abteilung Pharmakologie<br>und Toxikologie<br>Albert-Einstein-Allee 11, N 26<br>89081 Ulm | us | Dr. Ulf Sürig<br>Trierer Straße 57<br>53115 Bonn |
| Sm | Dr. Jürgen Steinmeyer<br>Universität Bonn<br>Institut für Pharmakologie<br>und Toxikologie<br>Reuterstraße 2B<br>53113 Bonn | PS | Prof. Dr. Peter Surmann<br>Humboldt Universität<br>Institut für Pharmazie<br>Goethestraße 54<br>13086 Berlin |
| Sg | Dr. Wolfgang Steuding<br>c/o Salus-Haus<br>83052 Bruckmühl (Obb.) | SZ | Prof. Dr. Istvan Szelenyi<br>Pharmakologische Abteilung<br>Asta Medica Aktiengesellschaft<br>Weismüllerstraße 45<br>60314 Frankfurt/M. |
| Sf | Dr. Karlheinz Stiefvater<br>Apotheke des Klinikums<br>der Stadt Mannheim<br>Theodor-Kutzer-Ufer<br>68167 Mannheim | TJ | Prof. Dr.-Ing. Jürgen Teifke<br>Drosselweg 21<br>25524 Itzehoe |
| MS | Dr. Michael Streek<br>c/o Schülke & Mayr GmbH<br>22840 Norderstedt | ET | Prof. Dr. Eberhard Teuscher<br>Ernst-Moritz-Arndt-Universität<br>Greifswald<br>Institut für Pharmazeutische Biologie<br>Jahnstraße 15 a<br>17489 Greifswald |
| hS | Prof. Dr. Herbert Stricker<br>Institut für<br>Pharmazeutische Technologie<br>Im Neuenheimer Feld 366<br>69120 Heidelberg | TG | Dipl.-Biol. Gabriele Tewocht<br>Bundesinstitut für Arzneimittel<br>und Medizinprodukte<br>Seestraße 10<br>13353 Berlin |
| sT | Dr. Günther Strippel<br>Am Hermannshof 27<br>51467 Bergisch Gladbach | TM | Dr. Hermine Thober-Miething<br>Mainzer Straße 3<br>10247 Berlin |

| | | | |
|---|---|---|---|
| TA | Dr. Alfred Thomas<br>W. Spitzner Arzneimittelfabrik GmbH<br>Abt. Leitung Qualitätskontrolle<br>Bunsenstraße 6–10<br>76275 Ettlingen | Vo | Dr. Sabine Vogel<br>Weglehner Straße 5<br>91732 Merkendorf |
| Th | Dr. Herbert Trampisch<br>c/o Zyma GmbH<br>81319 München | VF | Apotheker Franz-Josef Volk<br>Albert-Ludwigs-Universität<br>Pharmazeutisches Institut<br>Hermann-Herder-Straße 9<br>79104 Freiburg |
| TW | Dr.-Ing. Wolfgang Triebsch<br>Geislinger Weg 6<br>89522 Heidenheim | Sv | Sven Völkl<br>In der Ebene 11<br>97218 Gerbrunn |
| TR | Prof. Dr. Reinhard Troschütz<br>Institut für Pharmazie<br>und Lebensmittelchemie<br>Schuhstraße 19<br>91052 Erlangen | VC | Dr. Christine Votteler<br>c/o Dr. Karl Thomae GmbH<br>Qualitätskontrolle<br>Meß/-DV-Dienste<br>Birkendorfer Straße 65<br>88397 Biberach |
| BU | Dr. Dr. Bernhard Uehleke<br>Sebastian-Kneipp-Forschung<br>Oberhäußerstraße 1<br>86825 Bad Wörishofen | WW | Dr. Wolfgang Waldhauer<br>Heinrich-von-Kleist-Straße 5<br>51373 Leverkusen |
| Uh | Dr. Frank Ullrich<br>Dupont Pharma GmbH<br>Dupontstraße 1<br>61352 Bad Homburg | Wh | Prof. em. Dr. Heinz Walther<br>Otto-von-Guericke-Universität<br>Medizinische Fakultät<br>Institut für Klinische Pharmakologie<br>Leipziger Straße 44<br>39120 Magdeburg |
| UH | Dr. Hans Ungeheuer<br>Höhenweg 39<br>35041 Marburg | | |
| Ub | Prof. Dr. Bernard Unterhalt<br>Universität Münster<br>Institut für Pharmazeutische Chemie<br>Hittorfstraße 58–62<br>48149 Münster | Wa | Dr. Diethilde Warncke<br>Lindauer Straße 146<br>89079 Ulm |
| | | WÄ | Dr. Hermann Wätzig<br>Universität Würzburg<br>Institut für Pharmazie<br>Am Hubland<br>97074 Würzburg |
| MV | Dr. Markus Veit<br>Universität Würzburg<br>Julius-von-Sachs-Institut für<br>Biowissenschaften<br>Lehrstuhl für Pharmazeutische Biologie<br>Mittlerer Dallenbergweg 64<br>97082 Würzburg | WE | Prof. Dr. Horst Weber<br>Universität Düsseldorf<br>Institut für Pharmazeutische Chemie<br>Gebäude 26.23<br>Universitätsstraße 1<br>40225 Düsseldorf |
| Vm | Dr. Michael Verborg<br>Arzneimittelüberwachungsstelle SH<br>Holzkoppelweg 5<br>24118 Kiel | We | Dipl.-Chem. Judith Wede<br>Pharmazeutisches Institut<br>Hermann-Herder-Straße 9<br>79104 Freiburg |
| VE | Prof. Dr. Eugen J. Verspohl<br>Westfälische Wilhelms-Universität<br>Institut für Pharmazeutische Chemie<br>(Pharmakologie)<br>Hittorfstraße 58–62<br>48149 Münster | wm | Michaela Weigand<br>Gertrud-von-Lefertstraße 21 a<br>97074 Würzburg |

| | | | | |
|---|---|---|---|---|
| Wz | Prof. Dr. Martin Wenzel<br>WEH: Institut für Pharmazie<br>Königin-Luise-Straße 2 + 4<br>14195 Berlin | | Wi | Prof. Dr. Reinhold Wintersteiger<br>Karl-Franzens-Universität<br>Institut für Pharmazeutische Chemie<br>Schubertsstraße 1<br>8010 Graz<br>Österreich |
| WR | Prof. Dr. Rolf G. Werner<br>c/o Dr. Karl Thomae GmbH<br>Abt. Biotechnische Produktion<br>Birkendorfer Straße 65<br>88397 Biberach an der Riss | | WG | Dr. Ulrike Wissinger-Gräfenhahn<br>Institut für Arzneimittel<br>und Medizinprodukte<br>Seestraße 10<br>13353 Berlin |
| Wr | Dr. Reiner Westermeier<br>ETC Elektrophorese-Technik<br>Bahnhofstraße 26<br>72138 Kirchentellinsfurt | | WP | Dr. Peter Witte<br>Humboldt-Universität zu Berlin<br>Institut für Pharmazie<br>Goethestraße 54<br>13086 Berlin |
| ws | Dr. Marion Weyandt-Spangenberg<br>Am Rittweg 10<br>77654 Offenburg | | RW | Dr. Rainer Wohlfart<br>Leistenstraße 27a<br>97082 Würzburg |
| wi | Sandra Wich<br>Am Ludwigsland 4<br>96364 Marktrodach | | Wo | Prof. Dr. H.-U. Wolf<br>Universität Ulm<br>Abteilung Pharmakologie<br>und Toxikologie<br>Albert-Einstein-Allee 11<br>89069 Ulm |
| Wc | Dr. Burkhard Wichert<br>ASTA Medica AG<br>Kantstraße 2<br>33790 Halle-Künsebeck | | hw | Dipl.-Biol. Heike Wolf-Ruschhaupt<br>Jaminstraße 12<br>91052 Erlangen |
| aw | Dr. Axel Wiebrecht<br>Offenbacher Straße 5<br>14197 Berlin | | Wf | Prof. Dr. Armin Wolff<br>Fachhochschule Albstadt-Sigmaringen<br>Anton-Günther-Straße 51<br>72488 Sigmaringen |
| Wg | Prof. Dr. Günther Heinrich Willital<br>Universitätsklinik für Kinderchirurgie<br>Münster<br>Albert-Schweitzer-Straße 33<br>48149 Münster | | WO | Dr. Monika Wolff<br>Ahrenhooperstraße 49<br>13051 Berlin |
| WT | Dr. Thomas Wimmer<br>c/o Fa. Merz & Co. Frankfurt<br>Eckenheimer Landstraße 100–104<br>60318 Frankfurt/Main | | WF | Dr. Frauke Woltmann<br>Rappoltsweiler Winkel 5<br>68229 Mannheim |
| MW | Prof. Dr. Michael Wink<br>Ruprecht-Karls-Universität<br>Institut für Pharmazeutische Biologie<br>Im Neuenheimer Feld 364<br>69120 Heidelberg | | Wu | Pharmaziedirektorin Gisela Wurm<br>Franzius Straße 2<br>45136 Essen |
| WI | Prof. Dr. Hilke Winterhoff<br>Institut für Pharmakologie und Toxikologie<br>Domagkstraße 12<br>48149 Münster | | Wt | Dipl.-Chem. Beate Wüst<br>Pharmazeutisches Institut<br>Kreuzbergweg 26<br>53115 Bonn |

| | | | |
|---|---|---|---|
| Yf | Apotheker Diaa Youssef<br>Karl-Kistner-Straße 56 b<br>79115 Freiburg | ZJ | Prof. Dr. Jochen Ziegenmeyer<br>Bundesinstitut für Arzneimittel<br>und Medizinprodukte<br>Seestraße 10<br>13353 Berlin |
| ZU | Dr. Ursula Zellentin<br>Staatliches Medizinaluntersuchungsamt<br>Abteilung Schädlingsbekämpfung<br>Heckenweg 4<br>21680 Stade | za | Prof. Dr. A. Ziegler<br>Klinikum der Christian-Albrechts-<br>Universität<br>Institut für Pharmakologie<br>Hospitalstraße 4<br>24105 Kiel |
| Ze | Dr. Bernhard Zepernick<br>Tollensestraße 46 B<br>14167 Berlin | | |

# Formelabbildungsregister

Bearbeitet von
N. KHUDEIR und W. REUß

Das nachfolgende Formelabbildungsregister berücksichtigt die in den Textbänden 3–9 von HAGERS HANDBUCH DER PHARMAZEUTISCHEN PRAXIS, 5. Auflage, veröffentlichten Formelabbildungen chemisch definierter Substanzen.

Es ist analog dem Sachverzeichnis aufgebaut und dient dem Auffinden von Strukturformeln einzelner Substanzen.

Besonders hilfreich ist es für die Suche nach der Formeldarstellung von Drogeninhaltsstoffen, die nicht in einer Monographie des Giftbandes oder der Stoffbände beschrieben sind.

# A

Abienol **4.**6, 17
Abietinal **4.**6
Abietinol **4.**6
Abietinsäure **4.**14; **6.**120, 169
Abietospiran **4.**8
Absinthin **4.**361
Acarbäthogenin **6.**796
Acarbäthosid **6.**796
Acarbose **7.**1
Acebutolol **7.**4
(*R*)-Acebutololhydrochlorid **7.**6
Acecarbromal **7.**7
Aceclidin **7.**8
– salicylat **7.**10
Acediasulfonsäure **7.**11
Acemetacin **7.**11
Acenocoumarol **7.**14
Acephat **3.**7
Acepromazin **7.**17
– maleat **7.**19
Aceprometazin **7.**19
– maleat **7.**20
Acesulfam **7.**20
– Kaliumsalz **7.**21
Acetaldehyd **3.**9
Acetanilid **7.**21
Acetarsol **7.**22
Acetazolamid **7.**23
Acetiamin **7.**26
Acetohexamid **7.**27
Aceton **3.**11
Acetonitril **3.**13
Acetophenazin **7.**28
14-Acetoxy-7-β-(3′-ethylcrotonoyloxy)-
  notonipetranon *[Tussilagon]* **6.**1017
4-Acetoxygermacra-1,8(11)-dien-9-on **5.**134
Acetoxyvalerensäure **6.**1084
Acetylaceton **7.**29
Acetylastragalosid I **4.**410
6-*O*-Acetylaustroinulin **6.**789
L-Acetylcarnitin **7.**29
Acetylcholinchlorid **7.**30
Acetylcystein **7.**33
β-D-3-*O*-Acetyldigitoxose **4.**1169
α-Acetyldigoxin **7.**37
β-Acetyldigoxin **7.**39
Acetylerucifolin **6.**670
Acetyleugenol *[Eugenylacetat]* **6.**859
2-Acetylfuranonaphthochinon **6.**886
6″-Acetyl-5-*O*-β-D-galactopyranosyl-3′,4′-dihydroxy-
  7-methoxy-4-phenylcumarin **5.**445
16β-*O*-Acetylgamabufotalin-3-*O*-α-L-rhamnosid
  **6.**1041

β-D-3-O-Acetylglucomethylose  4.1169
7-Acetylintermedin  4.531
16-Acetylkirenol  6.696
7-Acetyllycopsamin  4.531
Acetylmaitenol  5.793
N-Acetylpenicillamin  7.39
(2S,3S)-Acetylpterosin C  6.298
4-(4'-O-Acetyl-α-L-rhamnosyloxy)benzylisothiocyanat  5.858
Acetylsalicylsäure  7.40
2'-Acetylverbascosid  6.390
Acevaltrat  6.1069
Achillicin  4.49
Achillin  4.49
Achyranthes-Saponin A  4.55
Achyranthes-Saponin B  4.55
Achyranthes-Saponin C  4.55
Achyranthes-Saponin D  4.55
Aciclovir  7.44
Acidum citricum  7.48
Acidum picrinicum  7.54
Acidum uricum  7.58
Acipimox  7.58
Aclarubicin  7.60
Acolongiflorosid K  6.795
Aconcaguin  4.481
Aconin  4.66
Aconitin  3.15;  4.66;  7.63
Acriflaviniumchlorid  7.64
Acriflaviniumdichlorid  7.66
Acronycidin  4.81
Acronycin  4.81
Acroveston  4.81
Acrylamid  3.18
Acrylnitril  3.19
Acteosid  5.386
Acteosid [Verbascosid]  6.390, 1110
Actinidin  6.1085
Actinoquinol  7.67
– Natriumsalz  7.67
Acutissimin A  4.726
Adamantan  7.67
Adamsit  3.21
Ademetionintosilat-bis(sulfat)  7.68
Adenin  7.69
Adenosin  7.70
– diphosphat  7.72
– monophosphat  7.72
– triphosphat  7.75
Adhatodin  5.597
Adhumulon  5.450
Adhyperforin  5.482
Adianton  4.86
Adiantoxid  4.86
Adiphenin  7.76
Adipinsäure  7.78
Adipiodon  7.79
– Megluminsalz  7.80
(+)-Adlumidicein  4.1018
(+)-Adlumidin  4.90
(+)-Adlumin  4.90
Adlupulon  5.450

Adonitoxigenin  4.95
Adonitoxin  3.22
Adonitoxoligenin  4.95
Adouetin-X  4.747
Adouetin-Y  4.748
Adrenalon  7.81
Aegelinol  5.78
– benzoat  5.78
Aerva lanata
– Flavonolglykosid I  4.104
– Flavonolglykosid II  4.104
– Flavonolglykosid III  4.104
– Flavonolglykosid IV  4.105
Aescin  7.82
β-Aescin, Hauptglykosid  4.113
Aesculetin  5.194
Aesculin  5.194;  7.83
Aesculinum  7.84
Aethusanol A  4.123
Aethusanol B  4.123
Aethusin  3.24;  4.123
Aflatoxin $B_1$  3.25
Aflatoxin $B_2$  3.27
Aflatoxin $G_1$  3.27
Aflatoxin $G_2$  3.28
Aflatoxin $M_1$  3.28
Aflatoxin $M_2$  3.29
Africanon  5.687
Afrormosin  5.895
Agaricinsäure  7.86
– Sesquihydrat  7.87
α-Agarofuran  4.308, 380
Agarol(I)  4.308
Agarol(II)  4.309
Agarotetrol  4.309
Agasyllin  5.78
Agathalsäure  4.130
Agatholsäure  4.130
Aglyka, herzwirksame Steroide, Erysimum  5.83
Agnusid  6.1183
Agrimoniin  4.164;  6.264
Agroclavin  4.913
Ailanthon  4.146, 148
Ajmalan-17,21-diol [Ajmalin]  6.363
Ajmalicin [Raubasin]  3.31;  6.363
Ajmalin [Ajmalan-17,21-diol]  3.32;  6.363, 367;  7.87
cis-Ajoen  4.196
trans-Ajoen  4.196
Ajugalacton  4.153
Ajugasteron D  4.153
Ajugol  5.652;  6.388
Ajugosid  5.652;  6.388
Akagerin  6.819
(–)-Akuammicin  6.1126
Akuammidin  4.403
Akuammilin  6.1129
Akuammin [Vincamajoridin]  6.1126
Alachlor  3.34
DL-Alanin  7.90
L-Alanin  7.91
Alantolacton  3.35;  5.528

Albendazol **7.**92
Albiflorin **6.**2
Alchornein **4.**170
Alchorneinon **4.**172
Alclofenac **7.**94
Alclometason **7.**94
– 17,21-dipropionat **7.**95
Alcloxa **7.**96
Alcuroniumchlorid **7.**96
Aldicarb **3.**36
Aldioxa **7.**98
Aldosteron **7.**99
Alfacalcidol **7.**100
Alfaxalon **7.**102
Alfentanil **7.**103
Alginsäure **5.**742; **7.**109
Alimemazin **7.**111
Alizaprid **7.**113
– hydrochlorid **7.**114
Alkannan **4.**177
Alkannin
– β-acetoxy-isovalerat **4.**177
– angelat **4.**177
– β,β-dimethyl-acrylat **4.**177
– isovalerat **4.**177
S-(–)-Alkannin **4.**175
Allantoin **7.**115
Allethrin 1 **7.**115
Allethrin 2 **7.**116
Allicin **3.**38; **4.**196; **7.**116
Alliin **4.**196
Allithiamin **4.**197
Allobarbital **7.**117
Allocryptopin **4.**1013; **5.**112
β-D-Allomethylose **4.**1169; **5.**84
Allopurinol **7.**118
Alloxydim **3.**39
Alloyohimban **6.**362
Allylcyclopentenylbarbitursäure **7.**121
S-Allyl-L-(+)-cysteinsulfoxid **4.**196
*erythro*-2-(4-Allyl-2,6-dimethoxyphenoxy)-1-(4-hydroxy-3-methoxyphenyl)propan-1-ol **5.**874
*threo* -2-(4-Allyl-2,6-dimethoxyphenoxy)-1-(4-hydroxy-3-methoxyphenyl)propan-1-olmethylether **5.**874
2-(4-Allyl-2,6-dimethoxyphenoxy)-1-(3,4,5-trimethoxyphenyl)propan **5.**874
*erythro*-2-(4″-Allyl-2″,6″-dimethoxyphenoxy)-1-(3′,4′,5′-trimethoxyphenyl)propan-1,3-diol **5.**874
Allylestrenol **7.**122
Allylglucosinolat *[Sinigrin]* **6.**704
*threo*-2-(4″-Allyl-2″-methoxyphenoxy)-1-(4′-hydroxy-3′-methoxyphenyl)propan-1-ol **5.**874
Allylmethyltrisulfid **4.**196
Allylpyrocatechol **6.**193
1-Allyl-2,3,4,5-tetramethoxybenzol **6.**106
Almitrin **7.**124
– dimesilat **7.**125
Alnustin **4.**62
Aloeemodin **4.**210, 702; **6.**393, 412
– dianthron **6.**413
Aloenin A **4.**212

Aloenin B **4.**212
Aloeresin A **4.**212
Aloeresin B **4.**212
Aloeresin C **4.**212
Aloeresin D **4.**211
Aloin(e) **4.**211; **7.**126
Aloin A **4.**225; **6.**406
Aloin B **4.**225; **6.**406
Aloinoside **4.**211
Aloxiprin **7.**128
Alphacypermethrin **3.**40
Alprazolam **7.**130
Alprenolol **7.**131
Alprostadil **7.**133
Alstonin **6.**381
Altrenogest **7.**136
Altretamin **7.**136
Alumimium-bis-(acetylsalicylat)hydroxid **7.**137
Aluminium **3.**42
Aluminiumchlorid **3.**45
Aluminiumclofibrat **7.**142
Aluminiumglycinatdihydroxid, wasserfrei **7.**143
Aluminiumglycinatdihydroxid, wasserhaltig **7.**143
Aluminium-(*RS*)-lactat **7.**147
Aluminiumphosphid **3.**46
Aluminiumsalicylat, basisches Monohydrat **7.**148
Alverin **7.**150
Amabilin **4.**531
α-Amanitin **3.**49
β-Amanitin **3.**51
γ-Amanitin **3.**52
Amantadin **7.**150
– hydrochlorid **7.**152
– sulfat **7.**152
Amarogentin **5.**233
Amarolid **4.**146, 149
Amaropanin **5.**233
Amaroswerin **5.**233
Ambazon **7.**153
Ambenoniumchlorid **7.**154
Ambroxol **7.**156
Ambucetamid **7.**158
Ambutoniumbromid **7.**159
Amcinonid **7.**161
Ameisensäure **3.**56
Amentoflavon **5.**273, 476, 564
Americin **4.**747
Ameziniummetilsulfat **7.**163
Amfepramon **7.**165
Amfetamin **7.**167
– sulfat **7.**171
Amfetaminil **7.**170
Amfomycin **7.**172
Amicyclin **7.**173
Amidotrizoesäure **7.**173
– Lysinsalz **7.**175
– Megluminsalz **7.**176
– Natriumsalz **7.**176
Amikacin **7.**177
Amilomer **7.**181
Amiloridhydrochlorid, Dihydrat **7.**182
4-Aminobenzoesäure **7.**184

1-Aminobutan **3.**58
2-Aminobutan **3.**59
Aminocapronsäure **7.**184
4-Aminodiphenyl **3.**60
Aminodisulfamid **7.**185
2-Amino-6-ethylamidoadipinsäure **4.**635
(*R*)-Aminoglutethimid **7.**187
(*RS*)-Aminoglutethimid **7.**186
(*S*)-Aminoglutethimid **7.**188
4-Aminohippursäure **7.**188
Aminomethylbenzoesäure **7.**189
Aminophenazon **7.**190
Aminophyllin **7.**192
Aminoquinurid **7.**194
– dihydrochlorid **7.**195
4-Aminosalicylsäure **7.**196
Amiodaron **7.**199
Amiphenazol **7.**202
Amitraz **3.**61; **7.**203
Amitriptylin **7.**204
– hydrochlorid **7.**206
Amitrol **3.**62
Amitryptilinoxid **7.**207
Amlodipin
– benzensulfonat **7.**210
– maleat **7.**211
(*R*)-Amlodipin **7.**208
(*S*)-Amlodipin **7.**209
Ammodendrin **4.**802; **5.**625
Ammoniak **3.**64
Ammoniumdihydrogencitrat **7.**221
Amobarbital **7.**224
Amodiaquin **7.**227
Amorolfin **7.**230
Amoxapin **7.**231
Amoxicillin **7.**232
– Natriumsalz **7.**234
Amphetamin **3.**65
Amphotericin B **7.**237
Ampicillin **7.**240
Amproliumchlorid **7.**246
Amrinon **7.**247
Amsacrin **7.**250
Amygdalin **3.**68; **7.**252
Amylalkohole *[Isomerengemisch außer tert.-Pentanol]* **3.**70
Amylocainhydrochlorid **7.**254
Anacardsäure
– 8′,11′-dien **4.**258
– 8′-monoen **4.**258
– 8′,11′,14′-trien **4.**258
Anagalligenin A, 22-acetat **4.**264
Anagalligenin B **4.**264
Anagallosid A **4.**264
Anagallosid B **4.**264
Anagallosid C **4.**264
Anagyrin **4.**462, 802, 1126; **5.**625; **6.**769
(−)-Anagyrin **4.**742
Andromedotoxin **3.**72
Androstanolon **7.**257
Androsteron **7.**259
Anemonin **4.**280, 626; **5.**430

Anethol **7.**259
*cis*-Anethol **5.**159, 516
*trans*-Anethol **5.**159, 164, 516
Anetholumwandlung
– *cis*-Anethol **6.**140
– *trans*-Anethol **6.**140
– Anetholepoxid **6.**140
– Anisaldehyd **6.**140
– 4-Methoxyphenylpropanon **6.**140
– 4-Methoxypropiophenon **6.**140
Angeloylajadin **3.**74
7-Angeloylretronecin **4.**177; **6.**674
Angiotensinamid **7.**261
Angustidin **6.**818
Angustin **6.**818
Angustolin **6.**818
Anhalamin **5.**709
Anhalidin **5.**709
Anhalonidin **5.**709
Anhalonin **5.**709
Anhydrocannabisativin **4.**644
Anhydrohirundigenin **6.**1138
Anilazin **3.**74
Anileridin **7.**263
Anilin **3.**75
Anipamil **7.**263
Anisaldehyd **5.**164, 516; **6.**886
Anisatin **5.**513
Anislacton A **5.**514
Anislacton B **5.**514
Anisohydrocinnamol **7.**264
Anisotin **5.**597
Anissäure **5.**164; **6.**140, 886
Anonain **5.**702
Antazolin **7.**265
Anthecotulid **3.**79; **4.**287, 822
Anthracen **3.**79
Anthrachinon **3.**81; **4.**701
Anthron **4.**701
Antimonkaliumtartrat **7.**270
Antofin **6.**1137
Antrafenin **7.**272
Anwulignan **5.**607; **6.**647
Apalcillin **7.**272
Apamin **3.**85
DL-Äpfelsäure **7.**85
L-Äpfelsäure **7.**86
Apicyclin **7.**276
Apigenin-7-glucosid **4.**823
Apigenin-4′-*O*-(6-*O*-malonyl-β-D-glucosyl)-7-*O*-β-D-glucuronid **4.**753
Apiin **4.**294, 661; **6.**113
Apiol **7.**276
*p*-Apiol **6.**106
Apiopaeonosid **6.**2
6′-*O*-Apiosylebulosid **6.**577
Apiumosid **4.**294
Apoatropin **4.**426, 1145
Apomorphin **7.**277
Apramycin **7.**280
Aprindin **7.**282
Aprobarbital **7.**285

Aprotinin  7.287
Apterin  5.434
Aquilegiolid  4.313
Aquilid A *[(−)-Ptaquilosid]*  6.298
Aquillochin  4.309
Arabinogalactan, Tragant  4.413
3-*O*-[α-L-Arabinopyranosyl]-30-norolean-12,20(29)-dien-28-carbonsäure  5.351
Arbaprostil  7.291
Arborinin  6.507
Arbusculin A  6.1099
Arbutin  4.332;  6.1064;  7.291
Arecaidin  3.89
Arecolin  3.90;  7.292
L-Arginin, Pyroglutamat  7.294
Argipressin  7.295
Arjunolon  6.913
Arjunolsäure  6.912
Arjunon  6.913
Arjunsäure  6.913
Arnidiol  4.604;  6.901
Arnifoline  4.347
Aromadendren  5.125
Aromolin  4.483
Arsen  3.92
Arsenwasserstoff  3.97
Artabsin  4.361
Arteannuin B  4.365
Arteglasin A  3.98
Artemisia absinthium, Thiophenderivat  4.360
Artemisiaketon  4.365
Artemisinin  4.365
Articainhydrochlorid  7.297
Articulin  4.450
Arvensan  6.991
Arvensosid A  4.600
Arvensosid B  4.600
Arvensosid C  4.600
Arvensosid D  4.600
Arvosid A  4.599
Arvosid B  4.599
α-Asaron  3.100
β-Asaron  3.101
Asbest *[Chrysotil]*  3.102
Ascaridol  7.298
Ascorbinsäure  7.299
Asiaticosid  4.766;  7.303
Asiaticosid A  4.766
Asiaticosid B  4.766
Asiatsäure  4.766
Aspalathin  4.395
Asparagosid A  4.398
Asparagosid B  4.398
Asparagosid D  4.398
Asparagosid G  4.398
Aspartam  7.306
Asperulosid  5.223;  6.1054
Aspidinol  4.1200
Aspidospermin  4.403
Astemizol  7.307
Astragalin  5.272
Astragalosid I  4.410
Astragalosid II  4.410
Astragalosid III  4.410
Astragalosid IV  4.410
Astragalosid V  4.410
Astragalosid VI  4.410
Astragalosid VII  4.410
Astrantiae herba, Saponine  4.419
Asulam  3.104
Atenolol  7.309
Atisan *[Strukturtyp]*  5.411
Atisin  4.65
α-Atlanton  4.1085
γ-Atlanton  4.1085
Atractyligenin  4.932
Atracuriumbesilat  7.312
Atratogenin A  6.1136
Atratogenin B  6.1136
Atrazin  3.105
Atropin  3.112;  4.426;  7.315
– methobromid  7.318
– methonitrat  7.318
– sulfat  7.320
Aucubin  5.297;  6.386, 1119, 1183
Augustifolin  4.1126
Auranofin  7.323
Aurantiamidacetat  4.716
Aurothioglucose  7.326
Austrobailignan-7  5.875
*erythro*-Austrobailignan-6  5.865
Avenacin A-1  4.439
Avenacin A-2  4.439
Avenacin B-1  4.439
Avenacin B-2  4.439
Avenacosid A  4.442
Avenacosid B  4.442
Avenasäure A  4.442
Avenasäure B  4.442
Avermectin $A_{1a}$  3.121
Avermectin $B_{1a}$  3.121
Azaleatin  6.440
Azamethiphos  3.122
Azapropazon  7.331
Azaribin  7.334
Azatadin  7.334
– dimaleat  7.336
Azathioprin  7.336
Azauridin  7.339
Azelastinhydrochlorid  7.340
Azetidin-2-carbonsäure  4.978
Azidamfenicol  7.342
Azidocillin  7.343
Azinphos-ethyl  3.124
Azintamid  7.345
Aziphos-methyl  3.126
Azithromycin  7.346
Azlocillin  7.349
Azocyclotin  3.129
Azosemid  7.353
Aztreonam  7.354
Azulen  7.357

# B

Bacampicillin **7.**359
– hydrochlorid **7.**360
Baccatin III **6.**905
Baccharin **4.**448
Bacitracin **7.**363
Baclofen **7.**364
Bacrispin **4.**451
Baeocystin *[O-Phosphoryl-4-hydroxy-N-methyl-tryptamin]* **6.**288
Baimuxinal **4.**310
Baimuxinol **4.**310
Baimuxinsäure **4.**310
Bakkenolide **6.**82
Baldrian, Hauptalkaloide **6.**1085
Baldrian, Nebenalkaloide **6.**1085
Baldrinal **6.**1068
Ballonigrin **4.**455
Ballotenol **4.**455
Ballotinon **4.**455
Bamethan **7.**367
– sulfat **7.**368
Bamifyllin **7.**369
Bamipin **7.**370
(–)-Baptifolin **4.**742
epi-Baptifolin **5.**625; **6.**769
Barbexaclon **7.**371
Barbital **7.**372
Barium **3.**132
$A_1$-Barrigenol **5.**80
$R_1$-Barrigenol **5.**80
$A_1$-Barringenol **4.**635
$R_1$-Barringenol **4.**635
Barringtogenol **4.**113, 635; **6.**912
Barringtogenol C **4.**114; **5.**80
Barticulidiol-Diester **4.**450
Barverin **7.**379
Batrachotoxin **3.**148
Beclamid **7.**381
Beclometason **7.**382
– 17,21-dipropionat **7.**383
Betunolol **7.**385
(*S*)-Befunololhydrochlorid **7.**386
Behensäure **4.**7
Belladonnin **4.**426, 1145
Bemegrid **7.**386
Bemetizid **7.**387
Benactyzin **7.**388
Benalaxyl **3.**153
Benazepril **7.**390
Benazolin-ethyl **3.**154
Bencyclan **7.**392
– hydrogenfumarat **7.**395

Bendamustin **7.**395
Bendazol **7.**396
– hydrochlorid **7.**397
Bendiocarb **3.**155
Bendroflumethiazid **7.**397
Benfotiamin **7.**399
Benfurodilhemisuccinat **7.**400
Bengalrosa, Natriumsalz **7.**401
Benomyl **3.**157
Benorilat **7.**402
Benoxaprofen **7.**403
Benperidol **7.**405
Benproperin **7.**406
– embonat **7.**407
Benserazid **7.**408
Bentazon **3.**159
Bentiamin **7.**410
Bentiromid **7.**410
Benzalkoniumchlorid **3.**160; **7.**412
Benzaron **7.**415
Benzatropin **7.**417
– mesilat **7.**418
Benzbromaron **7.**419
Benzestrol **7.**421
Benzethoniumchlorid **7.**421
(*R*)-Benzfetamin **7.**423
(*S*)-Benzfetamin **7.**423
Benzidin **3.**160
Benziloniumbromid **7.**425
Benznidazol **7.**425
2(3*H*)-Benzoaxzolinon **6.**649
Benzocain **7.**426
1,4-Benzochinon **3.**163
Benzododeciniumchlorid **7.**429
Benzoesäure **7.**429
Benzofuran-Dimer **4.**136
Benzol **3.**165
Benzophenon **7.**431
Benzo(a)pyren **3.**168
1*H*-Benzotriazol **7.**431
Benzoxoniumchlorid **7.**432
Benzoylpaeoniflorin **6.**2
Benzoylperoxid **7.**432
(2*R*)-Benzoylpterosin B **6.**298
Benzphetamin **3.**169
Benzquinamid **7.**435
Benzthiazid **7.**436
Benzydamin **7.**436
Benzylalkohol **7.**438
Benzylbenzoat **7.**439
Benzylchlorid **3.**170
Benzylcinnamat **7.**441
5-Benzyl-8-*N*-(*N'*,*N'*-dimethylisoleucyl)-9-phenyl-phencyclopeptin **4.**745
5-Benzyl-8-*N*-(*N'*,*N'*-dimethylvalyl)-9-phenyl-phencyclopeptin **4.**745
Benzylglucosinolat *[Glucotropäolin]* **6.**704
Benzylhydrochlorothiazid **7.**441
Benzylhydroxybenzoat **7.**441
Benzylisothiocyanat **5.**854; **7.**442
Benzylisovalerat **7.**443
Benzylmandelat **7.**443

5-Benzyl-8-*N*-(*N'*-methylprolyl)-9-iso-propyl-phencyclopeptin **4.**745
Benzylnicotinat **7.**445
Benzylpenicillin **7.**446
– Benethaminsalz **7.**449
– Benzathin **7.**449
*N*-Benzylphthalimid **4.**855
Benzylsalicylat **7.**454
Bepheniumhydroxynaphthoat **7.**455
Berbamin **4.**488; **5.**746
(+)-Berbamunin **4.**482
Berberin **4.**268, 312, 491, 840, 1014; **5.**746
Berberrubin **4.**491
Berbithin **4.**481
α-Bergamotol **6.**601
Bergapten **4.**294, 1160; **5.**432; **6.**113, 514
Bergenin **4.**499; **6.**873
Berlambin **4.**482
Bernsteinsäure **7.**456
Beryllium **3.**173
Bestatin **7.**457
Betacaroten **7.**459
Betacyfluthrin **3.**175
Betahistin **7.**462
– dimesilat **7.**463
Betain **7.**464
– hydrogenaspartat **7.**465
– hydrogencitrat **7.**465
Betamethason **7.**466
– 21-acetat **7.**468
– 17-benzoat **7.**469
– 21-dihydrogenphosphat, Dinatriumsalz **7.**469
– 17,21-dipropionat **7.**470
– 17-valerat **7.**471
Betanidin **6.**251; **7.**472
– sulfat **7.**472
Betanin **6.**251
Betaxolol **7.**473
Betelphenol **6.**193
Bethanecholchlorid **7.**475
Betula-Triterpensaponin 1 **4.**503
Betula-Triterpensaponin 2 **4.**503
Betula-Triterpensaponin 3 **4.**504
Betulinsäure **6.**589, 871
Betulosid **6.**907
Bevoniummetilsulfat **7.**476
Bezafibrat **7.**477
I3',II8-Biapigenin **5.**476
I3,II8-Biapigenin **5.**476
Biarylheptanoid **4.**207
Bibrocathol **7.**479
[4,8]-2,3-*trans*-3,4-*cis*-bi-(+)-Catechin **6.**262
Bicucin **4.**90, 1157
(+)-Bicucullin **4.**90
Bicyclohumulendion **5.**687
Bifenox **3.**177
Bifonazol **7.**481
Bifurcose **4.**442
Bikhaconin **4.**71
Bikhaconitin **4.**71
Bilobalid **5.**270
Bilobanon **5.**271

Bilobetin **5.**273
Bilobol **5.**288
Binankadsurin-A-Ester **5.**606
Biochanin A **6.**991
Biotin **7.**482
Biperiden **7.**484
- hydrochlorid **7.**486
- lactat **7.**487
Biphenyl **3.**179
2-Biphenylol **7.**487
Bipindalosid **6.**795
Bipindogenin **4.**977; **6.**795
Bipindosid **6.**795
β-Bisabolen **6.**137, 1085
(+)-α-Bisabolol **6.**1101
(+)-epi-α-Bisabolol **6.**1101
(–)-α-Bisabolol **4.**822; **6.**1101
(–)-epi-α-Bisabolol **6.**1101
Bisabololoxid A **4.**822
Bisabololoxid B **4.**822
Bisabololoxid C **4.**822
Bisabolonoxid A **4.**822
Bisacodyl **7.**488
Bis(chlormethyl)ether **3.**181
Bisjatrorrhizin **5.**558
Bismut **3.**182
Bismutgallat, basisches **7.**493
Bismutsalicylat, basisches **7.**496
Bisnorargemonin **5.**112
Bisnordihydrotoxiferin **6.**821
Bisoprolol **7.**497
- fumarat **7.**499
Bitertanol **3.**184
(*RS*)-Bitolterol **7.**499
- mesilat **7.**501
Blausäure **3.**186
Bleomycin **7.**501
- hydrochlorid **7.**504
Blinin **4.**989
β-D-Boivinose **6.**797
D-Boivinose **5.**84
Boldin **6.**614; **7.**506
Bornaprin **7.**507
Borneol **4.**21, 242, 1085
(+)-Borneol **6.**159
(–)-Borneol **6.**159
Bornylacetat **4.**242; **6.**1085
Bornylsalicylat **7.**509
(±)-Bornylvalerat **7.**510
(–)-Bornylvalerat **7.**510
(+)-Bornylvalerat **7.**510
Borsäure **3.**200
Bortribromid **3.**201
Bortrichlorid **3.**202
Bortrifluorid **3.**203
Bovogenin A **4.**537
Bovokryptosid, Aglykon **4.**537
Bovorubosid, Aglykon **4.**537
Bowdichion **4.**533
Brallobarbital **7.**512
Brasosid **6.**1107
Brassinolid **4.**726

Brenzcatechin **7.**513
Brenztraubensäure **7.**514
Brevicollin **4.**685
Breynogenin **4.**567
Breynolid **4.**567
Brivudin **7.**514
Brodifacoum **3.**206
Brofaromin **7.**514
Brom **3.**207
Bromacil **3.**208
Bromadiolon **3.**209
Bromallylisopropylbarbitursäure **7.**515
Bromallylsecbutylbarbitursäure **7.**516
Bromallylsecpentylbarbitursäure **7.**517
Bromazepam **7.**518
3-Bromcampher **7.**519
7-Brom-5-chlor-8-chinolinol **7.**519
Bromchlorophen **7.**520
5-Brom-4'-chlorsalicylanilid **7.**520
4-Brom-2,5-dimethoxy-amphetamin **3.**210
Bromdiphenhydraminhydrochlorid **7.**520
Bromfenoxim **3.**211
Bromhexin **7.**521
Bromisoval **7.**523
Brommethan **3.**212
Bromocriptin **7.**525
- mesilat **7.**527
Bromophos **3.**213
Bromophos-ethyl **3.**215
Bromoprid **7.**529
Bromoxynil **3.**218
Bromperidol **7.**531
- decanoat **7.**533
- lactat **7.**533
Brompheniramin **7.**533
- hydrogenmaleat **7.**535
Bromwasserstoff **3.**219
Bronopol **7.**536
Brotizolam **7.**536
Brucin **6.**818
Bryocumarsäure **4.**574
Bryodulcosigenin **4.**574
Bryonolsäure **5.**713
Buclizin **7.**537
- dihydrochlorid **7.**538
Buclosamid **7.**538
Bucrilat **7.**539
Budesonit **7.**539
Bufexamac **7.**541
Buflomedil **7.**542
Buformin **7.**544
- tosylat **7.**545
Bufotenin **3.**222
(+)-Bulbocapnin **4.**1016
(*S*)-Bulbocapnin **4.**1156
(+)-Bulbocapninmethohydroxid **4.**1019
Bumadizon **7.**545
Bumetanid **7.**547
Bunitrolol **7.**549
Buphanamin **4.**527
Buphanidrin **4.**527
Buphanisin **4.**527

Buphanitin  **4.**527
Buphenin  **7.**551
Bupirimat  **3.**223
Bupivacainhydrochlorid  **7.**553
– Monohydrat  **7.**554
Bupranolol  **7.**557
Buprenorphin  **7.**558
Bupropion  **7.**561
Buserelin  **7.**562
Buspiron  **7.**563
Busulfan  **7.**565
Butacain  **7.**566
Butalamin  **7.**568
Butalbital  **7.**569
Butamben  **7.**571
Butamirat  **7.**572
– dihydrogencitrat  **7.**573
Butanilicain  **7.**574
Butanol-1  **3.**224
Butanol-2  **3.**226
Butanon-2  **3.**226
2-Butanonperoxid  **3.**228
Butaperazin  **7.**575
– dimaleat  **7.**575
2-(trans)-Butenal  **3.**229
3-Butenylglucosinolat *[Gluconapin]*  **6.**704
Butetamat  **7.**576
– dihydrogencitrat  **7.**576
Butinolin  **7.**577
– dihydrogenphopshat  **7.**578
Butizid  **7.**578
Butobarbital  **7.**579
Butocarboxim  **3.**230
Butoconazol  **7.**581
Butonat  **7.**582
Butorphanol  **7.**583
– tartrat  **7.**584
Butoxycarboxim  **3.**232
*iso*-Butoxygeranylphloroglucin  **4.**59
*n*-Butylacrylat  **3.**234
Butylat  **3.**235
5-*sec*-Butyl-8-*N*-(*N'*,*N'*-dimethylphenylalanyl)-9-iso-propylphencyclopeptin  **4.**745
*tert.*-Butylhydroperoxid  **3.**236
Butylhydroxyanisol  **7.**585
Butylhydroxytoluol  **7.**585
3-Butylidenphthalid  **4.**293
Butylisothiocyanat  **5.**857
Butylmethoxydibenzoylmethan  **7.**586
5-*sec*-Butyl-8-*N*-(*N'*-methylphenylalanyl)-9-iso-propylphencyclopeptin  **4.**745
Butylparaban  **7.**587
– Natriumsalz  **7.**587
Butylphthalid  **5.**666
3-Butylphthalid  **4.**293
Butylscopolaminiumbromid  **7.**588
Butyrylfilicinsäure  **4.**1200
Buxamin E  **4.**588
Buxandonin-L  **4.**590
Buxazidin-B  **4.**590
Buxocyclamin A  **4.**588
Buxozin-C  **4.**590

Buxpiin-K  **4.**592
Buxpsiin-K  **4.**590
Buxtauin-M  **4.**592
(+)-Buxuquamarin *[Monobasisches Alkaloid]*  **4.**588
Buzepidmetiodid  **7.**590
(–)-Byakangelicin  **6.**514
Byakangelicol  **5.**434

# C

Cabreuvin  **5.**895
Caccigenin  **6.**588
Cadin-4-en-1-ol  **5.**687
Cafaminol  **7.**592
Cafedrin  **7.**594
Cafestol  **4.**932
2-*O*-Caffeoyl-3-*O*-[5-[α-carboxyl-β-(3,4-dihydroxyphenyl)ethyl]caffeoyl]weinsäure  **5.**19
3-*O*-Caffeoylchinasäure  **5.**15
2-*O*-Caffeoyl-3-*O*-cumaroylweinsäure  **5.**19
6-*O*-Caffeoyl-echinacosid  **5.**15
2-*O*-Caffeoyl-3-*O*-feruloylweinsäure  **5.**19
1-Caffeoylgalactose-6-sulfat  **4.**87
1-Caffeoylglucose-3-sulfat  **4.**87
2-*O*-Caffeoylweinsäure  **5.**19
Caftarsäure  **5.**19
Calactin  **4.**622
Calaminthadiol  **4.**597
Calcifediol  **7.**596
Calcitonin, vom Lachs  **7.**601
Calcitriol  **7.**601
Calciumarachinat  **7.**610
Calciumbehenat  **7.**611
Calciumcitrat, Tetrahydrat  **7.**618
Calciumcyanamid  **3.**242
Calciumcyanid  **3.**242
Calciumdihydrogencitrat  **7.**619
Calciumdilactat, Pentahydrat  **7.**620
Calciumdilactobionat, Dihydrat  **7.**622
Calciumdinatriumtrilactat, Tetrahydrat  **7.**623
Calciumdiorotat  **7.**624
Calciumdobesilat, Monohydrat  **7.**624
Calciumfolinat  **7.**625
Calciumglucoheptonat  **7.**627
Calciumgluconat, Monohydrat  **7.**627
Calciumglycerinophosphat  **7.**629
Calciumiopodat  **7.**635
Calciumpantothenat  **7.**637
Calcium-DL-pantothenat  **7.**639
Calciumstearat  **7.**640
Calciumtrinatriumpentetat  **7.**642
Calendula officinalis
– Glykosid A  **4.**604
– Glykosid B  **4.**604
– Glykosid C  **4.**604
– Glykosid D  **4.**604
– Glykosid D$_2$  **4.**604
– Glykosid F  **4.**604
Calicosin  **6.**991
Californidin  **5.**112
Callunin  **4.**618
Calotropin  **4.**622

Caltholid 4.626
Camazepam 7.643
Cambendazol 7.644
Camelliagenin A 4.635
Camit 3.244
Campanulin 6.441
Campesterol 5.497
(−)-Camphen 6.159
Campher 4.242, 1085
D-Campher 7.649
DL-Campher 7.646
(+)-Camphersäure 7.650
Camylofin 7.651
(+)-Canadin 4.1015
(−)-α-Canadinmethohydroxid 5.112
Cancentrin 4.1156
Cangoronin 5.799
Cannabipren 4.643
Cannabisativin 4.644
Cannabispiron 4.644
Cannithren-1 4.644
Cannogenin 4.304
Cannogenol 4.978
Canrenoinsäure 7.652
Canrenon 7.654
Cantharidin 5.732; 7.655
Canthaxanthin 7.656
Canthin-6-on 4.147
– 3-N-oxid 4.150
Capillarisin 4.368
Capillen 4.368
Capillin 4.368
Capillon 4.368
Capnoidin 4.1019
Capreomycin A 7.657
Capreomycin B 7.657
ψ-Caprolactam 3.245
Caprylsäurevanillylamid [CSVA] 4.667
Capsaicin [(E)-8-Methyl-6-nonensäurevanillylamid]- 4.667
Capsaicin 7.658
Capsanthin 4.667
Capsianisid A 4.663
Capsicosid A1 4.662
Capsicosid B1 4.662
Capsicosid C1 4.662
Capsicosin D1 4.663
Capsicosin E1 4.663
Captafol 3.247
Captan 3.248
Captopril 7.659
Carabron 3.249
Caracurin II 6.820
Caracurin V 6.820
Caracurin VII 6.819
Caramiphen 7.663
– edisilat 7.663
– hydrochlorid 7.664
(R)-Carazolol 7.666
(RS)-Carazolol 7.664
(S)-Carazolol 7.666
Carbachol 7.667

Carbacyclin 7.669
Carbamazepin 7.670
2-Carbamoylphenoxyessigsäure 7.674
Carbaril 7.675
Carbasalat, Calciumsalz 7.678
Carbason 7.676
Carbazochrom 7.679
Carbendazim 3.249
Carbenicillin 7.679
– Dinatriumsalz 7.681
Carbenoxolon 7.683
Carbetamid 3.251
Carbidopa 7.685
– Monohydrat 7.687
Carbimazol 7.688
Carbinoxamin 7.688
– maleat 7.689
Carbocistein 7.691
Carbocromen 7.693
Carbofuran 3.252
Carbonylchlorid 3.254
Carboplatin 7.697
Carbosulfan 3.255
Carboxin 3.257
12-Carboxyeudesman-3,11(13)-dien 5.532
Carboxymethylcellulose
– Calciumsalz 7.699
– Natriumsalz 7.700
Carbromal 7.701
Carbutamid 7.703
(RS)-Carbuterol 7.705
(−)-Carbuterolhydrochlorid 7.706
Cardiopetamin 4.65
Cardiospermin 4.681
– 5-sulfat 4.681
Cardiospermum halic. [Nitrosulfone] 4.683
Cardol 4.258
$\Delta^3$-Caren 4.10
(+)-3-Caren 6.159
Carfecillin 7.707
Carfenazin 7.708
Carindacillin, Natriumsalz 7.708
Carisoprodol 7.710
Carlinaoxid 4.690
Carlinosid 4.691
Carminsäure 4.1136
Carmustin 7.711
Carnaubadiol 4.993
D-Carnitin 7.713
L-Carnitin 7.713
DL-Carnitinchlorid 7.715
Carnosol 6.496, 551
Carnosol [Konformationsformel] 6.551
Carnosolsäure 6.496, 551
Carolenalin 5.408
Carolinsäure 6.59
Carotin 7.715
Carprofen 7.716
Iota(ι)-Carrageenan 4.859
Kappa(κ)-Carrageenan 4.859
Lambda(λ)-Carrageenan 4.859
My(μ)-Carrageenan 4.859

Ny(ν)-Carrageenan  **4.**859
Xi(ξ)-Carrageenan  **4.**859
(*RS*)-Carteolol  **7.**717
– hydrochlorid  **7.**719
(*R*)-Carteololhydrochlorid  **7.**719
(*S*)-Carteololhydrochlorid  **7.**720
Carumonam  **7.**721
– Dinatriumsalz  **7.**721
Carvacrol  **6.**967;  **7.**722
(–)-*trans*-Carveol  **5.**822
Carvon  **7.**723
(–)-Carvon  **5.**822
(+)-Carvon  **7.**724
(*S*)-(+)-Carvon  **4.**695
Caryachin  **5.**112
Caryatin  **6.**440
Caryophyllen  **4.**22
α-Caryophyllen *[Humulen]*  **6.**859
β-Caryophyllen  **6.**550
β-Caryophyllen *[(-)-Caryophyllen]*  **6.**859
(–)-Caryophyllen *[β-Caryophyllen]*  **6.**859
Caryophyllenepoxid *[Stereochemie nicht gesichert]*  **4.**372;  **6.**859
Carzenid  **7.**724
Cascarosid A  **6.**406
Cascarosid B  **6.**406
Cascarosid C  **6.**406
Cascarosid D  **6.**406
Cassiamin A  **4.**702
Cassiamin B  **4.**702
Cassiamin C  **4.**702
Cassia-fistula-Holz, Proanthocyanidin, dimeres  **4.**716
Castalagin  **4.**727;  **6.**343
Castalin  **4.**727
Casticin  **6.**1184
Casuarictin  **6.**857
Casuariin  **6.**327
Casuarinin  **4.**726;  **6.**592
Catalpol  **5.**298;  **6.**386, 1119
(+)-Catechin  **4.**618, 633
– (6′,6)-(+)-Catechin  **6.**263
– (+)-Catechin(B-3)  **4.**1042
– (4,8)-(+)-Catechin-(4,8)-(+)-Catechin  **6.**262
– (6′,8)-(+)-Catechin-(4,8)-(+)-Catechin  **6.**263
– (–)-Epicatechin(B-4)  **4.**1043
Catharanthin  **6.**890
Cathedulin-E3  **4.**731
Cathedulin-K1  **4.**731
Cathin  **7.**725
Cathinon  **3.**259
*S*-(–)-Cathinon  **4.**731
CBCA  **4.**643
CBDA  **4.**643
CBGA  **4.**643
CBGAM  **4.**643
C-Calebassin  **6.**821
C-Curarin I  **6.**821
C-Curarin III *[C-Fluorocurarin]*  **6.**818
C-Dihydrotoxiferin  **6.**821
Ceanothensäure  **4.**748
Ceanothin-B  **4.**747

Ceanothin-C  **4.**747
Ceanothin-D  **4.**748
Ceanothin-E  **4.**748
Ceanothsäure  **4.**748
α-Cedren  **5.**562
β-Cedren  **5.**562
Cedrol  **5.**562;  **6.**956
Cefacetril  **7.**728
Cefaclor, Monohydrat  **7.**729
Cefadroxil, Monohydrat  **7.**732
Cefalexin, Monohydrat  **7.**734
Cefaloglycin, Dihydrat  **7.**737
Cefaloridin  **7.**738
Cefalotin  **7.**741
Cefamandol  **7.**744
Cefamandolformiat, Natriumsalz  **7.**747
Cefapirin  **7.**748
Cefazedon  **7.**749
Cefazolin  **7.**752
Cefixim, Trihydrat  **7.**755
Cefmenoxim  **7.**757
Cefodizim  **7.**760
Cefoperazon  **7.**762
Cefotaxim  **7.**765
Cefotetan  **7.**769
Cefotiam  **7.**772
Cefoxitin  **7.**775
Cefpodoxim, Proxetil  **7.**778
Cefradin, Monohydrat  **7.**780
Cefroxadin  **7.**783
Cefsulodin  **7.**784
Ceftazidim  **7.**787
Ceftizoxim  **7.**791
Ceftriaxon  **7.**794
Cefuroxim  **7.**797
Cefuroxim-Axetil  **7.**800
Celabenzin  **5.**801
Celacinnin  **5.**795
(*R*)-Celiprolol  **7.**802
(*RS*)-Celiprolol  **7.**802
(*S*)-Celiprolol  **7.**803
Cellaburat  **7.**806
Cellulose, mikrokristalline  **7.**807
Celluloseacetatphthalat  **7.**809
Cellulose-tri(schwefelsäureester), Natriumsalz  **7.**811
Cembren  **6.**166
Cembren A  **4.**966
Centapikrin  **4.**758
Centaurein  **4.**755
Centaurepensin  **4.**750
Centaurosid  **4.**759
Cepaen 1  **4.**185
Cepaen 2  **4.**185
Cephacetril, Natriumsalz  **7.**728
Cephaelin  **4.**780
Cephalomanin  **6.**905
Cepharadion A  **6.**192
Cepharadion B  **6.**192
Cerasidin  **6.**913
Cer(III)sulfanilat  **7.**812
Ceruletid  **7.**812

Ceruletid, Tris(diethylamin)-Salz, Trihydrat **7.**813
Cetalkoniumchlorid **7.**814
Cetirizin **7.**815
– dihydrochlorid **7.**817
Cetocyclin **7.**817
Cetrarsäure **4.**792
Cetrimoniumbromid **7.**819
Cetylpalmitat **7.**820
Cetylpyridiniumchlorid **7.**821
α-Chaconin **6.**735
β$_1$-Chaconin **6.**735
β$_2$-Chaconin **6.**735
γ-Chaconin **6.**735
Chalepensin **6.**514
Chamaepitin **4.**153
Chamaviolin **4.**822
Chamazulen **4.**821; **7.**826
β-Chamigren **6.**640
Chamigrenal **6.**640
Chamissonolide **4.**348
chano-Ajmalin **6.**367
Chanoclavin **6.**1015
Chaparrin **4.**148
Chaparrinon **4.**148
Chasmaconitin **4.**71
Chasmanthin **5.**558
Chavibetol **6.**193
Chavicol **6.**193
Chebulagsäure **6.**911
Chebulinsäure **6.**911
Chebulsäure **6.**911
Cheilanthifolin **4.**837
Cheirolin **4.**833
Chelerythrin **3.**264; **4.**840; **5.**111
Chelidimerin **4.**1023
Chelidonin **3.**266; **4.**837, 839
Chelidonsäure **4.**840
Chelilutin **5.**111
Chelirubin **5.**111
(+)-Chenabin **4.**486
Chenodeoxycholsäure **7.**827
Chichipegenin **5.**903
Chilenin **4.**485
Chiloenamin **4.**481
Chinasäure **6.**122
Chincholsäure **4.**878
Chinidin **4.**873; **7.**829
– polygalacturonat **7.**832
Chinidinon **4.**873
Chinin **4.**873; **7.**833
Chininethylcarbonat **7.**836
Chininon **4.**873
Chinolingelb **7.**841
8-Chinolinol **7.**841
Chinolinsalicylat **7.**842
Chinomethionat **3.**268
Chinovasäure **4.**878; **6.**263
Chinovose **4.**878
3-Chinuclidinylbenzilat **3.**269
Chlor **3.**270
Chloracetophenon **3.**271
Chloralhydrat **7.**843

Chlorallylhexaminiumchlorid **7.**845
Chlorambucil **7.**845
Chloramphenicol **7.**847
– hydrogensuccinat **7.**850
– palmitat **7.**851
2-Chloranilin **3.**273
3-Chloranilin **3.**274
4-Chloranilin **3.**276
Chlorazanil **7.**852
Chlorbenzol **3.**277
Chlorbenzoxamin **7.**854
2-Chlorbenzylidenmalonodinitril **3.**279
2-Chlor-1,3-butadien **3.**280
3-Chlorcarvacrol **7.**855
5-Chlorcarvacrol **7.**855
Chlorcyan **3.**281
Chlorcyclizin **7.**856
Chlordehydromethyltestosteron **7.**857
Chlordiazepoxid **7.**859
– hydrochlorid **7.**860
Chlordioxid **3.**283
1-Chlor-2,3-epoxypropan **3.**284
Chlorfenvinphos **3.**286
Chlorflurenol **3.**288
Chlorhexidin **7.**863
– diacetat **7.**867
– digluconat **7.**868
– hydrochlorid **7.**868
Chloridazon **3.**289
Chlorierte Biphenyle **3.**291
Chlorierte Paraffine **3.**293
Chlormadinon **7.**869
– acetat **7.**869
Chlormequat **3.**295
Chlormethin **7.**872
Chlormezanon **7.**873
Chlormidazol **7.**875
Chlornaphazin **7.**876
1-Chlor-4-nitrobenzol **3.**297
Chlorobutanol, wasserfrei **7.**877
Chlorocresol **7.**878
Chlorogensäure *[5-CQA]* **4.**633, 932, 1119; **5.**15, 509; **6.**298
Chlorophyll a **7.**881
Chlorophyll b **7.**881
Chlorophyllin **7.**882
Chloropyramin **7.**883
Chloroquin **7.**884
– diphosphat **7.**886
Chloroquinsulfat **7.**889
Chlorothiazid **7.**890
Chlorotrianisen **7.**891
Chloroxuron **3.**299
Chlorozotocin **7.**894
Chlorphacinon **3.**300
Chlorphenamin **7.**894
– hydrogenmaleat **7.**896
Chlorphenesin **7.**897
Chlorphenethazinhydrochlorid **7.**898
4-Chlorphenol **3.**301; **7.**899
Chlorphenoxamin **7.**900
Chlorphentermin **3.**302

Chlorphenthazinhydrogenmaleat 7.898
Chlorproguanil 7.901
Chlorpromazin 7.902
– hydrochlorid 7.904
Chlorpropamid 7.905
Chlorpropham 3.303
Chlorprothixen 7.908
Chlorpyrifos 3.304
Chlorquinaldol 7.911
Chlortalidon 7.912
Chlortetracyclin 7.915
Chlorthalonil 3.307
Chlorthenoxazin 7.917
Chlortheophyllin 7.918
Chlorthymol 7.919
2-Chlortoluol 3.308
4-Chlortoluol 3.309
Chlortoluron 3.310
Chlorwasserstoff 3.311
Chlorxylenol 7.921
Chlorzoxazon 7.921
Cholesterol 7.925
Cholin
– chlorid 7.925
– citrat 7.927
– dihydrogencitrat 7.927
– hydrogentartrat 7.928
– orotat 7.929
– salicylat 7.929
– theophyllinat 7.930
Cholinstearat 7.930
Choloenin 4.481
Cholsäure 7.931
– calciumsalz 7.933
Chondocurarin 4.855
(+)-Chondocurin 4.855
Chondofolin 4.855
Chondroitinsulfat, Gemische, Natriumsalz 7.934
Chondroitinsulfat A 7.933
Chondroitinsulfat B 7.933
Chondroitinsulfat C 7.934
Chrom 3.313
Chrysanin 3.317
Chrysanolid 3.317
Chrysarobin 7.937
Chrysen 3.318
Chrysin 6.160
Chrysoeriol 4.661
– 7-apiosylglucosid 4.293; 6.113
Chrysophanol 4.210, 702, 719; 6.393, 412
Chrysophanoldianthron 6.413
Chrysosplenol-D 6.1184
Cianidanol 7.942
Cichoriensäure 5.19
Cichoriolid A 4.867
Cichoriosid A 4.867
Cichoriosid B 4.868
Cichoriosid C 4.868
Ciclacillin 7.942
Ciclopirox 7.944
Ciclopiroxalamin 7.944
Ciclosporin 7.946

Ciclotropiumbromid 7.948
Cicutoxin 3.320
Ciglitazon 7.949
Ciguatoxin 1 3.322
Ciguatoxin 2 3.322
Cilastatin 7.949
Cilazapril 7.951
Cimbodiacetal 4.1110
Cimemoxin 7.952
Cimetidin 7.953
Cimoxaton 7.956
Cinchocain 7.956
Cinchonain Ic 4.879
Cinchonain Id 4.879
Cinchonain Ia 4.879
Cinchonain Ib 4.879
Cinchonain IIa 4.879
Cinchonain IIb 4.879
Cinchonamin 4.873
Cinchonaminal 4.873
Cinchonidin 4.873
Cinchonidinon 4.873
Cinchonin 4.873
Cinchoninon 4.873
Cineol 4.1085; 7.959
1,8-Cineol 4.242; 5.118, 906
Cinerin I 3.1017
Cinerin II 3.1017
Cinnamolaurin 6.614
Cinnamoylcocain 5.91
Cinnamtannin $A_2$ 4.887
Cinnarizin 7.960
Cinncassiol
– Diketon-Typ *[C-Serie]* 4.885
– Ketal-Typ *[B-Serie]* 4.885
– Lacton-Typ *[A-Serie]* 4.885
– "neuer" Ketal-Typ *[D-Serie]* 4.885
Cinncassiol A 4.885
Cinncassiol $C_2$ 4.885
Cinncassiol $D_1$ 4.885
Cinnzeylanol 4.885
Cinoxacin 7.962
Cinoxat 7.963
Ciprofibrat 7.964
Ciprofloxacin 7.965
Cirsiliol 6.936
Cirsimaritin 4.450
Cisaprid 7.969
Cisplatin 7.971
Cistanosid A 6.390
Cistanosid F 6.390
Citalopram 7.974
Citral 5.691
Citreorosin 5.143
Citreoviridin 3.324
Citrinin 3.324
$R$-(+)-Citronellal 4.1114; 5.691
$R$-(+)-Citronellylacetat 4.1115
Citronensäure, wasserfrei 7.976
L-(+)-Citrullin 7.976
– hydrochlorid 7.978
Clamoxyquin 7.978

Clarithromycin 7.978
Clark I 3.325
Clark II 3.326
Clavulansäure 7.979
– Kaliumsalz 7.982
Clemastin 7.983
Clemizol 7.985
– Penicillin 7.987
Clemizolhydrochlorid 7.986
Clenbuterol 7.989
Clerodan-Diterpen, Baccharis trimera 4.452
Clerodan-Typ 5.646
trans-Cleroda-3,13(16),14-trien-15,16-epoxy-20-säure 6.754
Clidiniumbromid 7.991
Clindamycin 7.993
– palmitathydrochlorid 7.996
Clinofibrat 7.997
Clioquinol 7.997
Clobazam 7.999
Clobetasol 7.1000
– 17-propionat 7.1001
Clobetason 7.1002
– 17-butyrat 7.1003
Clobutinol 7.1004
Clocortolon 7.1005
– 21-pivalat 7.1006
Clocortolon-21-hexanoat 7.1005
Clodronsäure 7.1007
– Dinatriumsalz Tetrahydrat 7.1009
Clofazimin 7.1009
Clofedanol 7.1011
Clofenamid 7.1013
Clofentezin 3.329
Clofezon 7.1014
Clofibrat 7.1014
Clofibrid 7.1017
Clofibrinsäure 7.1018
Clomethiazol 7.1019
– edisilat 7.1021
Clometocillin 7.1022
Clomifen 7.1022
Clomifencitrat 7.1022
Clomipramin 7.1025
Clomocyclin 7.1027
Clonazepam 7.1027
Clonidin 7.1029
Clopamid 7.1032
Clopenthixol 7.1033
– decanoat 7.1034
Clopidol 7.1035
Cloprednol 7.1035
Cloprostenol 7.1037
Clopyralid 3.329
Cloquinat 7.1038
Clorazepat 7.1038
Clorexolon 7.1040
Clorindanol 7.1041
Clorindion 7.1041
Clorofen 7.1042
Cloroqualon 7.1043

Clostebol 7.1043
– acetat 7.1045
Clotiazepam 7.1047
Clotrimazol 7.1047
Cloxacillin 7.1049
Clozapin 7.1053
(–)-Clusin 6.195
Cnicin 4.751
– 4'-O-acetat 4.751
Cobalt 3.330
Cobaltedetat 7.1057
Cobamamid 7.1058
Cocain 3.333; 7.1060
(–)-Cocain 5.91
Cocamidopropylbetain 7.1064
Cocarboxylase 7.1064
Cochalsäure 5.903
Codactid 7.1065
Codecarboxylase 7.1065
Codein
– Monohydrat 7.1068
– phosphat 7.1070
Coffein 4.633, 931; 7.1073
– citrat 7.1075
– Natriumbenzoat 7.1076
– Natriumsalicylat 7.1077
Cohumulon 5.450
Colchicein 4.947
Colchicin 3.336; 4.947; 7.1079
Colchicosid 4.947
Colecalciferol 7.1082
Colestipol 7.1085
Colestyramin 7.1088
Colistin, Sulfat 7.1092
Colterol 7.1093
$\alpha$-Colubrin 6.818
$\beta$-Colubrin 6.818
Columbamin 4.268, 491, 1014; 5.558, 746
Columbin 5.558
Colupulon 5.450
Commiferin 4.964
cis-Communsäure 5.563
trans-Communsäure 5.563
Condensamin 6.819
Condurangogenin A 5.787
Condurangogenin B 5.787
Condurangogenin C 5.787
Condurangogenin D 5.787
Condurangogenin E 5.787
Condurangoglykosid A 5.787
Condurangoglykosid $A_0$ 5.787
Condurangoglykosid $A_1$ 5.787
Condurangoglykosid $B_0$ 5.787
Condurangoglykosid C 5.787
Condurangoglykosid $C_0$ 5.787
Condurangoglykosid $C_1$ 5.787
Condurangoglykosid $D_0$ 5.787
Condurangoglykosid E 5.787
Condurangoglykosid $E_0$ 5.787
Condurangoglykosid $E_2$ 5.787
Condurangoglykosid $E_3$ 5.787
Conduritol 5.785

Conessin 7.1093
Confertifolin 4.1196; 6.78
Conhydrin 4.971
Conhydrinon 4.971
γ-Conicein 4.971
Conidendrin 6.120
Coniferin 4.8
Coniin 4.971
DL-Coniin 3.343
Convallagenin A 4.976
Convallagenin B 4.976
Convallamarogenin 4.978
Convallamarosid 4.978
Convallatoxin 3.348; 7.1094
Conypododiol 4.989
Conyzanol A 4.989
Conyzanol B 4.989
Conyzatin 4.989
Conyzorigun 4.136
Copolyvidon 7.1095
Coptisin 4.313, 840, 1014
Corbadrin 7.1096
Coriandrin 4.997
Coriandrinondiol 4.999
Coriarin F 4.1008
Corilagin 5.250; 6.911
(+)-Corlumin 4.1157
Corniculatusin 4.1199
Cornin 4.1003
Cornin [Verbenalin] 6.1106
Cornus-Chinolglucosid 4.1003
Cornusid 4.1009
Cornusiin G 4.1009
Coroglaucigenin 6.797
Corotoxigenin 6.797
(–)-Corpain 4.1022
Cortison 7.1098
– acetat 7.1099
Cortisuzol 7.1100
Cortivazol 7.1100
(+)-Corybulbin 4.1015
Corycavamin 4.1013
Corycavidin 4.1013
(+)-Corydalin 4.1015
Corydin 5.746
(+)-Corydin 4.1016; 5.113
(S)-Corydin 4.1156
Corymbosid 4.691
Corynantheal 4.873
Corynantheidin 4.1030
Corynanthcin 4.1030
Corynanthidin [α-Yohimbin] 6.376
Corynanthin 4.1030; 6.366
Coryneinchlorid 4.67
(+)-Corypalmin 4.1015
Corysamin 4.1014
Corysolidin 4.1022
Corytuberin 4.313, 625
(+)-Corytuberin 4.1016; 5.113
Costunolid 3.351; 5.701; 6.621
Costussäure 6.621

Cotarnin 7.1101
– chlorid 7.1102
Cotrimazin 7.1102
Coumaphos 7.1103
Coyhaiquinin 4.485
3-CQA [Neochlorogensäure] 5.509
4-CQA [Kryptochlorogensäure] 5.509
5-CQA [Chlorogensäure] 5.509
Crassifolazonin 4.1013
Crataegolsäure [Maslinsäure] 6.867
Crenatin 4.147
Crepidiasid A 4.866
Crepidiasid B 4.866
Cresol 3.352
– rohes 7.1107
1,2-Cresol 3.353
1,3-Cresol 3.354
1,4-Cresol 3.355
m-Cresol 7.1106
o-Cresol 7.1106
p-Cresol 7.1107
Crinamidin 4.527
Crinin 4.528
Crinin-Typ 5.214
Criwellin 5.215
Cromoglicinsäure 7.1108
– Dinatriumsalz 7.1109
Cropropamid 7.1110
Crotamiton 7.1111
Crotetamid 7.1112
Crotoniazid 7.1112
Cryptofaurinol 6.1085
Cryptomeridiol 4.1194
Cryptostrobin 6.160
Cryptotanshinon 6.545
$C_{13}$-trans-Spiroketalenolether 4.360
$C_{14}$-trans-Spiroketalenolether 4.360
CSVA [Caprylsäurevanillylamid] 4.667
(–)-Cubebin 6.195
(–)-Cubebinin 6.195
Cucurbinsäure 4.1076
Cucurbitacin B 4.570; 5.714
Cucurbitacin D 4.570; 5.714
Cucurbitacin E 3.357; 4.570; 5.503
Cucurbitacin I 3.358; 4.570; 5.503
Cucurbitacin J 3.359
Cucurbitacin K 3.360
Cucurbitacin L 4.570
Cucurbitacin R 4.570
Cucurbita-Sterole 4.1072
Cucurbitin 4.1069
(S)-Cularidin 4.1156
(S)-Cularin 4.1156
Cumarin 4.885; 5.223; 7.1113
Cumarinsäure 5.223
– glucosid 5.223
6-O-p-Cumaroylajugol 6.388
p-Cumaroylchinasäure 4.634
p-Cumaroylfernloylmethan 4.1085
Cumaroyl-β-D-glucose-6'-O-sulfat 6.298
1-p-Cumaroylglucose-2-sulfat 4.87
1-p-Cumaroylglucose-6-sulfat 4.87

Cumarsabin 5.564
Cumarsäure 5.223
Cumatetralyl 3.361
Cumestrin 5.302
Cumestrol 5.302; 6.992
Cuparen 5.562; 6.956
Cupressoflavon 5.564
α-Curcumen 6.1085
Curcumenon 4.1087
Curcumin 4.1085
Curcumol 4.1085
Curdion 4.1087
(−)-Curin 4.855
Curzerenon 4.964
Cyamemazin 7.1116
Cyanamid 3.364
Cyanazin 3.365
Cyanidin 6.1052
− 3,5-diglucosid 4.313
− 3-glucosid 4.313
Cyanocobalamin 7.1117
Cyanolipide, Cardiospermum 4.681
N-Cyano-sec-pseudobrucin 6.820
N-Cyano-sec-pseudo-β-colubrin 6.820
N-Cyano-sec-pseudostrychnin 6.820
Cyclamsäure 7.1121
Cyclandelat 7.1121
Cyclaradin 7.1124
Cyclarbamat 7.1124
(−)-Cycleanin 4.856
Cyclizin 7.1125
Cycloalliin 4.185
Cycloartenol 6.781
Cycloat 3.367
Cyclobarbital 7.1127
Cyclobenzaprin 7.1132
Cyclobutyrol 7.1133
Cyclobuxin D 3.368
Cyclobuxin-D 4.593
Cyclobuxophyllin O 4.588
Cyclocelabenzin 5.801
α-Cyclocostunolid 6.621, 1099
β-Cyclocostunolid 6.621
α-Cyclodextrin 7.1133
β-Cyclodextrin 7.1134
γ-Cyclodextrin 7.1134
Cyclofenil 7.1136
Cyclohexanol 3.370
Cyclohexanon 3.371
Cyclohexen 3.373
Cyclohexylamin 3.374
(+)-Cyclomicrobuxamin 4.592
Cyclomusalenon 5.860
1,3-Cyclopentadien 3.375
Cyclopentamin 7.1137
Cyclopenthiazid 7.1138
Cyclopentolat 7.1139
Cyclophosphamid, Monohydrat 7.1141
(R)-Cyclophosphamid 7.1145
(S)-Cyclophosphamid 7.1145
Cyclopiazonsäure 6.60
Cycloprotobuxin-C 4.593

Cycloprotobuxin-D 4.591
Cycloserin 7.1147
Cyclothiazid 7.1148
Cyclovirobuxin-D 4.593
Cycrimin 7.1148
− hydrochlorid 7.1149
Cyfluthrin 3.377
Cymarin [k-Strophanthin-α, h-Strophanthin] 6.796
Cymarin 6.810
Cymarol 6.795
β-D-Cymarose 6.797
Cymarylsäure 6.796
p-Cymen 6.967
Cymenen 6.106
Cymoxanil 3.378
Cynajapogenin 6.1136
Cynarin 4.1119; 5.15; 7.1149
Cynaropikrin 4.750, 1119
Cypermethrin 3.379; 7.1150
Cyprenorphin 7.1152
Cypripedin 4.1123
Cyproheptadin 7.1152
Cyproteron 7.1154
− acetat 7.1154
Cyromazin 3.381
L-Cystein 7.1156
L-Cystin 7.1158
Cytarabin 7.1159
Cythioat 7.1162
Cytidin 7.1162
− 3′-monophosphat 7.1164
− 5′-monophosphat 7.1164
Cytidin(5′)diphosphocholin 7.1163
Cytisin 3.382; 4.462, 1126; 5.625; 6.769
N-Cytisin 6.769

# D

Dacarbazin **7.**1167
– citrat **7.**1169
Dactinomycin **7.**1169
Daidzein **5.**309
Dalapon **3.**384
Daminozid **3.**385
Danazol **7.**1171
Dantrolen **7.**1172
Dantron **7.**1174
Daphnetoxin **3.**388
Daphnin **3.**389
Daphnoretin **6.**513
Daphnorin **6.**513
Dapson **7.**1175
Darutigenol **6.**696
Darutosid **6.**696
Daturalactone **4.**1139
Daturilinol **4.**1139
Daunorubicin **7.**1178
– hydrochlorid **7.**1180
Dazomet **3.**392
10-Deacetylbaccatin III **6.**905
Deanol **7.**1181
– aceglumat **7.**1181
Deanol-4-acetamidobenzoat **7.**1181
Debrisoquin **7.**1182
– sulfat **7.**1182
Decamethoniumbromid **7.**1183
Decentapikrin A **4.**758
Decentapikrin B **4.**758
Dectaflur **7.**1184
Decyloleat **7.**1184
Decylsäurevanillylamid *[DSVA]* **4.**667
Deferoxamin **7.**1185
– mesilat **7.**1186
Defosfamid **7.**1187
Dehydracetsäure **7.**1187
– Natriumsalz **7.**1188
Dehydroabietinol **4.**14
Dehydroapocavidin **4.**1014
Dehydrobaimuxinol **4.**310
Dehydrocancentrin A **4.**1156
Dehydrocancentrin B **4.**1156
Dehydrocholesterol **6.**526
Dehydrocholsäure **7.**1188
5,6-Dehydroconyscabrasäure **4.**989
Dehydrocorybulbin **4.**1014
Dehydrocorydalin **4.**1014
Dehydrocostuslacton **3.**395; **6.**621, 1099
Dehydrodiisoeugenol **5.**873
Dehydroemetin **7.**1190
Dehydroglaucin **4.**1024

Dehydro-α-lapachon **6.**886
Dehydro-*iso*-α-lapachon **6.**886
*trans*-Dehydromatricariaester **4.**360
Dehydronantenin **4.**1018
Dehydropipernonalin **6.**200
Dehydropyrrolizidinalkaloid *[Pyrrolderivat]* **6.**665
Dehydrothalictricavin **4.**1014
19-Dehydroursolsäure **6.**590
Deiquat **3.**395
Delapril **7.**1192
Delmadinon **7.**1193
– 17-acetat **7.**1194
Delorazepam **7.**1194
Delphinidin **6.**1052
– 3,5-diglucosid **4.**313
– 3-glucosid **4.**313
– 3-xylosylglucosid-5-glucosid **4.**313
Delphinin **3.**397
Deltamethrin **3.**399
Dembrexin **7.**1194
Demeclocyclin **7.**1195
Demecolcin **4.**947; **7.**1196
Demecyclin **7.**1197
2-Demethylcolchicin **4.**947
3-Demethylcolchicin **4.**947
2-Demethyldemecolcin **4.**947
3-Demethyldemecolcin **4.**947
3-Demethylmescalin **5.**709
Demethyloleuropein **5.**937
Demethylvestitol **6.**991
Demethylwedelolacton **5.**35
Demeton-*S*-methylsulfon **3.**401
Demoxepam **7.**1197
Denzimol **7.**1198
– hydrochlorid **7.**1198
2-Deoxy-D-*chiro*-inositol *[d-Quercitol]* **6.**338
6-Deoxymajucin **5.**514
6-Deoxypseudoanisatin **5.**513
18-Deoxysagittariol **6.**538
6-Deoxy-solidagolacton-IV-18,19-olid **6.**756
Deoxyspergualin **7.**1218
Deptropin, citrat **7.**1199
Dequalinium, chlorid **7.**1200
2-Desacetoxyxanthinin **5.**532
Desacetylcentapikrin **4.**758
*N*-Desacetyl-*N*-formylcolchicin **4.**947
*N*-Desacetyl-*N*-(3-oxobutyryl)colchicin **4.**947
Desapidinol **4.**1200
Deserpidin **7.**1202
Desfluran **7.**1203
Desgalactotigonin **4.**1180
Desglucoanagallosid A **4.**264
Desglucoanagallosid B **4.**264
Desglucolanatigonin **4.**1172
Desipramin **7.**1204
Deslanosid **7.**1207
Desmedipham **3.**404
Desmethoxy-Aschantin **6.**617
Desmethoxykavain **6.**202
Desmethoxyyangonin **6.**202
Desmethylsimmondsin I **6.**700
Desmethylsimmondsin II **6.**700

Desmetryn **3.**405
Desmopressin **7.**1208
– diacetat **7.**1209
Desogestrel **7.**1209
Desonid **7.**1211
(+)-11-Desoxyaloin **6.**406
(–)-11-Desoxyaloin **6.**406
3-Desoxy-13-angeloyloxyisopetasol **6.**91
3-Desoxy-13-angeloyloxypetasol **6.**90
7-Desoxycholsäure **7.**1214
Desoxycorton **7.**1215
– acetat **7.**1216
– 3-phenylpropionat **7.**1217
– pivalat **7.**1218
Desoxycyclobuxoxazin-A **4.**590
2-Desoxy-D-galactose **5.**84
2-Desoxy-D-glucose **5.**84
15-Desoxygoyazensolid **6.**1100
7-Desoxy-7β-hydroxy-pseudoanisatin **5.**513
3-Desoxyisopetasol **6.**91
8-Desoxylactucin **4.**866
Desoxymethason **7.**1212
3-Desoxyneopetasol **6.**90
Desoxynivalenolmonoacetat **3.**406
15-Desoxyorientalid **6.**697
Desoxypodophyllotoxin **5.**563
Desoxyrhapontigenin **6.**414
Desrhamnosylverbascosid **5.**15
Detajmiumhydrogentartrat **7.**1220
Dexamethason **7.**1221
– 21-acetat **7.**1223
– 21-hydrogensulfat, Natriumsalz **7.**1224
– 21-isonicotinat **7.**1225
– 21-phosphat, Dinatriumsalz **7.**1226
– 21-(3-sulfobenzoat), Natriumsalz **7.**1226
Dexamfetamin **7.**1227
Dexbrompheniramin **7.**1229
Dexchlorpheniramin **7.**1230
Dexetimidhydrochlorid **7.**1231
Dexfenfluramin **7.**1231
Dexpanthenol **7.**1232
Dextran **7.**1234
Dextranomer **7.**1234
Dextrofemin **7.**1236
Dextrometorphan **7.**1236
Dextromoramid **7.**1240
– hydrogentartrat **7.**1242
Dextropimarsäure **6.**120, 168
Dextropropoxyphen **7.**1242
– napsilat **7.**1245
Dextrorphan **7.**1246
Dextrothyroxin **7.**1246
Diabolin **6.**819
Diacetylmorphin **7.**1249
Dialifos **3.**415
Diallyldisulfid **3.**417; **4.**196
Diallylthiosulfinat **4.**196
1,2-Diaminoethan **3.**418
Diasaron 1 **4.**382
Diasaron 2 **4.**382
Diazepam **7.**1252
Diazinon **3.**419

Diazoxid **7.**1255
Dibekacin **7.**1258
Dibromdihydroxybenzil **7.**1259
1,2-Dibromethan **3.**422
Dibromhydroxybenzolsulfonsäure **7.**1260
3,5-Dibromsalicylsäure **7.**1260
3,5-Di-*tert.*-butyl-4-hydroxytoluol **3.**502
Dibutylphthalat **7.**1260
2,3-*O*-Dicaffeoylweinsäure **5.**19
– methylester **5.**19
Dicamba **3.**424
2,3-*O*-Di-[5-[α-carboxy-β-(3,4-dihydroxyphenyl)-ethyl]caffeoyl]weinsäure **5.**19
Dichlobenil **3.**426
Dichlofluanid **3.**427
1,2-Dichlorbenzol **3.**428
1,3-Dichlorbenzol **3.**430
1,4-Dichlorbenzol **3.**432; **7.**1260
2,4-Dichlorbenzylalkohol **7.**1261
3,4-Dichlorbenzylalkohol **7.**1261
5,7-Dichlor-8-chinolinol **7.**1261
Dichlordifluormethan **3.**433
1,1-Dichlorethen **3.**434
Dichlormethan **3.**436
Dichlorophen **7.**1262
2,4-Dichlorphenol **3.**438
2,4-Dichlorphenoxyessigsäure **3.**440
Dichlorprop **3.**442
1,2-Dichlorpropan **3.**444
1,3-Dichlorpropen **3.**445
2,2′-Dichlortriethylamin **3.**447
Dichlorvos **3.**449
Diclobutrazol **3.**451
Diclofenac, Natriumsalz **7.**1263
Diclofenamid **7.**1266
Diclofop-methyl **3.**452
Dicloxacillin **7.**1267
Dicofol **3.**453
Dicoumarol **7.**1271
Dictamnin **4.**1160; **6.**508
Di-*p*-cumaroylmethan **4.**1085
Dicumaroylspermidin **4.**207
*cis*-En-In-Dicycloether **4.**822; **7.**1272
*trans*-En-In-Dicycloether **4.**822; **7.**1273
Dicycloverin **7.**1273
Didecyldimethylammoniumchlorid **7.**1276
Didehydrofalcarinol **5.**400
Didesmethoxycurcumin **4.**1085
β-D-2,6-Didesoxyglucose **4.**1169
(11ξ,12ξ)-11,12-Di(7-drimen-11-oxy)-11,12-epoxy-7-drimen **4.**1196
Didrovaltrat **6.**1068
Dienestrol **7.**1276
– diacetat **7.**1277
Dienochlor **3.**456
Dienogest **7.**1278
Diethadion **7.**1279
Diethazin **7.**1279
– hydrochlorid **7.**1279
2-Diethylaminoethanol **3.**458
Diethylaminsalicylat **7.**1280
*N,N*-Diethylanilin **3.**459

*N,N*-Diethyl-3-benzylbenzamid **7.**1281
Diethylcarbamazin **7.**1282
– dihydrogencitrat **7.**1283
Diethylcarbamidsäurechlorid **3.**460
Di-(2-ethylhexyl)phthalat **3.**461
Diethylphthalat **7.**1284
Diethylpropion **3.**463
Diethylstilbestrol **7.**1284
– dimethylether **7.**1286
– dipropionat **7.**1287
– disulfat **7.**1288
Difemerin **7.**1288
Difenacoum **3.**464
Difenoxin **7.**1289
Difenzoquat **3.**465
Diferuloylmethan **4.**1085
Difetarson **7.**1290
Diflorason-17,21-diacetat **7.**1290
Diflubenzuron **3.**466
Diflucortolon **7.**1292
– 21-valerat **7.**1293
Diflufenican **3.**467
Diflunisal **7.**1294
Digacetigenin **4.**1169
2,3-Di-*O*-galloyl-4,6-(*S*)-hexahydroxydiphenyl-D-glucose **5.**153
1,7-Di-*O*-Galloyl-D-sedoheptulose **4.**1008
Digalogenin **4.**1170
Digalonin **4.**1180
Digifologenin **4.**1169
Diginatigenin **4.**1168
Diginigenin **4.**1169
β-D-Diginose **6.**797
Digiprogenin **4.**1169
Digipurpurogenin **4.**1169
Digitalin **7.**1297
β-D-Digitalose **4.**1169; **6.**797
Digitogenin **4.**1170
Digitonin **4.**1172, 1180
Digitoxigenin **4.**789, 1168
Digitoxin **3.**471; **7.**1298
β-D-Digitoxose **4.**1169; **6.**797
D-Digitoxose **5.**84
Digoxigenin **4.**1168
Digoxin **7.**1302
Dihexyverin **7.**1305
– hydrochlorid **7.**1305
Dihydralazinmesilat **7.**1306
Dihydralazinsulfat **7.**1306
11α,13-Dihydroarnifoline **4.**347
*E*-10,11-Dihydroatlanton **5.**271
*Z*-10,11-Dihydroatlanton **5.**271
Dihydrocapsaicin *[8-Methylnonansäure-vanillylamid]* **4.**667
(–)-Dihydroclusin **6.**195
Dihydrocodein **7.**1309
– hydrogentartrat **7.**1311
Dihydrocoriandrin **4.**997
Dihydrocornin **4.**761, 1003
(–)-Dihydrocubebin **6.**195
23,24-Dihydrocucurbitacin B **4.**570
23,24-Dihydrocucurbitacin E **4.**570

23,24-Dihydrocucurbitacin F-25-acetat  5.445
23,24-Dihydrocucurbitain F  5.446
Dihydrocurcumin  4.1086
Dihydrocurdion  4.1087
2,3-Dihydrodesacetoxymatricin  4.49
1′,2′-Dihydro-1′,2′-dihydroxypseudoisoeugenol-2′-linolsäureester  6.136
3,10-Dihydro-1,4-dimethylazulen  6.137
7,7-O-Dihydroebulosid  6.578
Dihydroergocornin  7.1313
Dihydroergocristin  7.1313
– methansulfonat  7.1314
α-Dihydroergocryptin  7.1315
β-Dihydroergocryptin  7.1316
Dihydroergotamin  7.1316
– mesilat  7.1320
– tartrat  7.1321
Dihydroergotoxinmesilat  7.1326
5α-4,5-Dihydroglucoscillaren A  6.1042
*meso*-Dihydroguajaretsäure  5.865
11α,13-Dihydrohelenaline  4.347
2,3-Dihydro-5-(2″-hydroxyethyl)-2-(4′-hydroxy-3′-methoxyphenyl)-7-methoxy-3-methylbenzofuran [Fragransol-B]  5.874
2,3-Dihydro-5-(2″-hydroxy-1″-methoxypropyl)-2-(4′-hydroxy-3′-methoxyphenyl)-7-methoxy-3-methylbenzofuran *[Fragransol-A]*  5.874
Dihydroiresin  5.551
Dihydrokavain  6.202
Dihydromethysticin  6.202
Dihydromexicanin E  5.409
Dihydropinosylvin  6.160
Dihydropiperin  6.200
Dihydropiperlonguminin  6.200
5α-4,5-Dihydroproscillaridin A  6.1042
Dihydrosanguinarin  4.1017
Dihydrosedin  6.652
Dihydrostreptomycin  7.1327
Dihydrotachysterol  7.1329
Dihydrotaxilamin  4.481
Dihydroteugin  6.931
Dihydroxyaceton  7.1331
2,4-Dihydroxy-1,4-(2H)-benzoxazin-3-on  6.649
Dihydroxydimethoxybenzophenon  7.1332
5,3′-Dihydroxy-7,4′-dimethoxyflavon  4.372
1,8-Dihydroxy-3,5-dimethoxyxanthon  4.757
1,8-Dihydroxy-3,7-dimethoxyxanthon  4.757
4′,5′-Dihydroxy-7-methoxy-4-phenyl-5,2′-oxidocumarin  5.445
1,7-Dihydroxy-3-methylxanthon  4.719
3β,20ζ-Dihydroxy-30-norolean-12-en-28-carbonsäure  5.351
β-(3′,4′-Dihydroxyphenyl)-ethyl-O-α-L-rhamnopyranosyl-(1→3)-β-D-glucopyranosid  5.386
1-(2,6-Dihydroxyphenyl)-9-(4-hydroxy-3-methoxyphenyl)nonan-1-on  5.867
2-(2,4-Dihydroxyphenyl)-5-(E)-propenylbenzofuran  5.617
1-(2,6-Dihydroxyphenyl)tetradecan-1-on  5.867
Dihydroxypropyltheobromin  7.1332
1,8-Dihydroxy-3,5,6,7-tetramethoxyxanthon  4.757
Dihydroxytriangularin  4.177

5,7-Diiodo-8-hydroxyquinolon  7.1333
Diiodtyrosin  7.1334
Diisopromin  7.1335
– hydrochlorid  7.1335
Diisopropyladipat  7.1336
Diisopropylsebacat  7.1336
Dilazep  7.1337
– dihydrochlorid Monohydrat  7.1339
Dilignolglucosid  6.578
Diligustilid  5.850
Dillapiol  5.159
Diloxanid  7.1340
Diloxanidfuroat  7.1341
Diltiazem  7.1342
Dimabefyllin  7.1344
Dimazol  7.1345
Dimecrotinsäure  7.1345
Dimeflin  7.1345
Dimefuron  3.474
Dimenhydrinat  7.1346
Dimercaprol  7.1347
2,3-Dimercapto-1-propansulfonsäure  7.1349
Dimetacrin  7.1350
Dimetamfetamin  7.1351
Dimethachlor  3.475
Dimethazan  7.1352
Dimethoat  3.476
Dimethocain, Hydrochlorid  7.1352
Dimethoxan  7.1353
Dimethoxanat  7.1353
Dimethoxyarbutin *[Koaburasid]*  6.579
2,6-Dimethoxy-*p*-benzochinon  5.704
2,5-Dimethoxy-4-methylamphetamin  3.479
(E)-4,4′-Dimethoxystilben  5.517
4,4′-Dimethoxystilben  6.140
Dimethylacetamid  7.1353
3-(1′,1′-Dimethylallyl)herniarin  6.513
3-[3,3-Dimethylallyl]-1-methyl-4-methoxychinol-2-on  4.147
3-(1′,1′-Dimethylallyl)xanthyletin  6.513
8-(3′,3′-Dimethylallyl)xanthyletin  6.513
4-Dimethylaminophenol  7.1354
7,12-Dimethylbenz(a)anthracen  3.480
Dimethylcarbamidsäurechlorid  3.480
5,7-O-Dimethyl-3′,4′-di-O-methylenepicatechin  4.886
Dimethylether  7.1355
5,5-Dimethyloxazoidin-2-thion  5.857
3,4-Dimethyl-5-phenyloxazolidon  5.49
Dimethylphthalat  7.1356
Dimethylsulfat  3.481
N,N-Dimethyltryptamin  6.1154
Dimethyltubocurarindiiodid  7.1356
Dimeticon  7.1357
Dimetinden  7.1359
– maleat  7.1362
Dimetridazol  7.1362
Dimevamid  7.1363
Diminazendiaceturat  7.1364
Dimpylat  7.1365
Dinitrobenzol *[Isomerengemisch]*  3.483
2,4-Dinitrochlorbenzol  3.485

Dinitronaphthalin *[alle Isomeren]* **3.**487
2,4-Dinitrophenol **3.**488
Dinitrotoluol *[Isomerengemisch]* **3.**489
Dinocap **3.**491
Dinoprost **7.**1368
Dinoprost Tromethamin **7.**1372
Dinoproston **7.**1372
Dinoterb **3.**492
Diodon **7.**1376
Diosgenin **6.**723, 998
Diosmetin **4.**470
Diosmin **4.**470; **7.**1376
Diosphenol **4.**468
ψ-Diosphenol **4.**468
Dioxacarb **3.**493
Dioxan **7.**1378
1,4-Dioxan **3.**495
Dioxethedrin **7.**1379
4,9-Dioxo-bisabol-2,7(14),10-trien **4.**752
4,9-Dioxo-bisabol-2,7E,10-trien **4.**752
Dioxopromethazinhydrochlorid **7.**1380
Diperodon **7.**1380
Diphenadion **7.**1381
Diphenhydramin **7.**1382
– hydrochlorid **7.**1384
Diphenoxylat **7.**1385
Diphenylamin **3.**497
Diphenylether **3.**498
4,4′-Diphenylmethandiisocyanat **3.**499
Diphenylpyralin **7.**1388
Dipipanon **7.**1389
– hydrochlorid **7.**1390
Dipivefrin **7.**1390
– dihydrochlorid **7.**1391
Diponiumbromid **7.**1392
Diprenorphin **7.**1392
Diproleandomycin **7.**1393
Diprophyllin **7.**1393
– dinitrat **7.**1396
(R)-Diprophyllin **7.**1395
Dipyridamol **7.**1396
Disopyramid **7.**1399
Distigminbromid **7.**1404
Disulfiram **7.**1406
Dithianon **3.**504
Dithranol **7.**1408
Dithranoltriacetat **7.**1410
Ditolamid **7.**1410
Diuron **3.**505
Divinylether **7.**1410
Dixanthogen **7.**1411
Dixyrazin **7.**1412
Dobutamin **7.**1413
Docosenol **6.**701
Docusat, Natriumsalz **7.**1416
Dodeca-2E,4Z-dien-8,10-diinsäure
– isobutylamid **5.**27
– methylbutylamid **5.**27
Dodeca-2E,4E-diensäure, isobutylamid **5.**5, 27
Dodeca-2E-en-8,10-diinsäure
– isobutylamid **5.**6
– 2-methylbutylamid **5.**6

Dodecansäurevanillylamid **4.**667
Dodeca-2E,4E,8Z,10E-tetraensäure, isobutylamid **5.**5, 27
Dodeca-2E,4E,8Z,10Z-tetraensäure, isobutylamid **5.**5, 27
Dodeca-2E,4E,10E-trien-8-insäureisobutylamid **5.**27
Dodeca-2E,4Z,10Z-trien-8-insäureisobutylamid **5.**6
Dodeca-2E,4E,8Z-triensäureisobutylamid **5.**27
Dodecensäure *[Erucasäure]* **6.**701
Z-9-Dodecenylacetat **3.**508
Dodecylgallat **7.**1418
Dodecyltrihydroxybenzoat **7.**1418
Dofamiumchlorid **7.**1419
β-Dolabrin **5.**563
Dolichodial **6.**932
Domperidon **7.**1419
Dopamin **4.**1126; **7.**1421
Doronicum pardalianches
– Thymolderivate **4.**1188
– Tremetonderivate **4.**1188
Doronin **4.**1188
Dosulepin **7.**1424
Doxapram **7.**1426
– hydrochlorid Monohydrat **7.**1427
Doxenitoin **7.**1428
Doxepin **7.**1428
– hydrochlorid **7.**1431
Doxorubicin **7.**1432
– hydrochlorid **7.**1435
Doxycyclin **7.**1436
– hyclat **7.**1438
Doxylamin **7.**1440
– succinat **7.**1441
Drevogenin **4.**1191
Drevogenin D **4.**1190
Drimenin **4.**1195
Drimenol **4.**1195; **6.**78
Droclidiniumbromid **7.**1442
Drofenin **7.**1442
Droloxifen **7.**1444
Droperidol **7.**1444
Dropropizin **7.**1446
Drostanolon **7.**1446
– propionat **7.**1447
Drotebanol **7.**1448
DSVA *[Decylsäurevanillylamid]* **4.**667
Dulcosid A **6.**789
Dycloninhydrochlorid **7.**1448
Dydrogesteron **7.**1449

# E

Ebulosid **6.**577
(−)-Eburnamin *[Pleiocarpinidin]* **6.**1129
Ecdysteron **4.**54
Echinacea angustifolia, Polyacetylene **5.**5
Echinacea purpurea, Polyacetylene **5.**5
Echinacosid **5.**15; **6.**390
Echinocystsäurederivate, Helianthi flos **5.**411
Econazol **8.**1
− nitrat **8.**2
Ecothiopatiodid **8.**3
Edetinsäure **8.**5
Edoxudin **8.**6
Eflornithin **8.**8
Egonol **6.**847
Eicosenol **6.**701
Eicosensäure *[Gadoleinsäure]* **6.**701
Eisen(II)fumarat **8.**12
Eisen(II)gluconat, Dihydrat **8.**13
Eisen(III)hexacyanoferrat(II) **8.**15
Eisenpentacarbonyl **3.**517
(E)-Isoeugenol **6.**859
β-Elemen **5.**401; **6.**17
γ-Elemen **5.**136
Elemicin **5.**870, 883; **6.**106
Elemol **5.**271
(−)-Elemol **4.**1115
Elenolsäureglucosid **5.**937
Elymoclavin **4.**913; **6.**1015
Emeproniumbromid **8.**16
Emetamin **4.**781
Emetin **4.**780; **8.**18
− dihydrochlorid, Heptahydrat **8.**20
Emicymarin **6.**794
Emodin *[Frangulaemodin]* **4.**702; **5.**143; **6.**393, 412
− dianthron **6.**413
Emylcamat **8.**21
Enalapril **8.**22
− hydrogenmaleat **8.**23
Encainid **8.**25
Encecalin **4.**136
Endomid **8.**26
Endosulfan **3.**520
Endralazin **8.**27
− mesilat **8.**27
Enfluran **8.**28
Enilconazol **8.**30
Enoxacin **8.**30
Enoximon **8.**33
Enoxolon **8.**34
Enprofyllin **8.**35
Enprostil **8.**36

Enrofloxacin  **8.**38
Ephedradine A bis D  **5.**55
Ephedrannin A  **5.**55
Ephedrin, wasserfrei  **8.**39
(1*R*,2*S*)-(−)-Ephedrin  **5.**49, 522
Ephedroxan  **5.**49
4-Epiabietinsäure  **5.**563
3-Epialloyohimban  **6.**362
4-Epiarbusculin A  **6.**1099
Epicatechin
– 3-*O*-β-D-glucopyranosid  **4.**886
– 6-*C*-β-D-glucopyranosid  **4.**886
– 8-*C*-β-D-glucopyranosid  **4.**886
(−)-Epicatechin  **4.**618, 633
(−)-Epicatechin-(+)-Catechin(B-1)  **4.**1042
(−)-Epicatechin-(−)-Epicatechin B-2  **4.**1042
(−)-Epicatechingallat  **4.**633
Epicillin  **8.**42
Epidihydropinidin  **6.**120
Epifriedelinol  **6.**873
Epigalbacin  **6.**648
(−)-Epigallocatechin  **4.**633
– gallat  **4.**633
(−)-Epiisopilosin  **6.**128
Epiisopiloturin  **6.**128
Epijuvabiol  **4.**8
3-Epikatonsäure  **4.**1103
8-Epikessanol  **6.**1069
8-Epiloganinsäure  **6.**389
Epimanool  **4.**6
Epimestrol  **8.**44
6-Epimonomelittosid  **6.**886
Epimyrtin  **6.**1054
(*R*)-Epinephrin  **8.**45
Epirosmanol  **6.**496
Epirubicin  **8.**49
Epitheaflavinsäure  **4.**634
Epitorusol  **4.**6
Epitulipdienolid  **5.**701
Epitulipinolid  **5.**701
Epitulipinoliddiepoxid  **5.**701
8,9-Epoxy-10-isobutyryloxythymolisobutyrat  **5.**528
Epoxymalabaricol  **4.**146
(+)-(7*S*,8*S*)-Epoxypiperolid  **6.**192
Epoxypropan  **3.**524
Epoxypseudoisoeugenyl
– angelicat  **6.**136
– 2-methylbutyrat  **6.**136
– 2-methylpropionat  **6.**136
– tiglat  **6.**136
Eprazinon  **8.**52
Eprozinol  **8.**53
EPTC *[S-Ethyl-N,N-dipropylthiocarbamat]*  **3.**526
Equilin  **8.**53
– 3-hydrogensulfat, Natriumsalz  **8.**54
Eregoyazidin  **6.**1099
Eregoyazin  **6.**1099
Eremanthin  **6.**1099
Eremophilane  **6.**82
Eremophilenolide  **6.**82
Ergin *[(5R,8R)-(+)-Lysergsäureamid]*  **6.**1015
Erginin *[(5R,8S)-(+)-Isolysergsäureamid]*  **6.**1015

β,β-Ergoannam  **4.**914
Ergobutin  **4.**915
Ergobutyram  **4.**914
Ergobutyrin  **4.**915
Ergocalciferol  **8.**56
Ergocornam  **4.**914
Ergocornin  **3.**529;  **4.**915
Ergocristam  **4.**914
Ergocristin  **3.**529;  **4.**915;  **8.**59
α-Ergocryptin  **3.**530;  **4.**915
β-Ergocryptin  **4.**915
Ergoheptin  **4.**915
Ergohexin  **4.**915
α-Ergokryptam  **4.**914
β-Ergokryptam  **4.**914
Ergolin  **4.**913
Ergometrin  **3.**531;  **4.**913;  **8.**60
Ergonin  **4.**915
α-Ergoptin  **4.**915
Ergosin  **4.**915
Ergosterol  **6.**526
Ergostin  **4.**915
Ergotamin  **3.**532;  **4.**915;  **8.**64
Ergovalin  **4.**915
Erucasäure *[Dodecensäure]*  **6.**701
(*E*)-Erucifolin  **6.**670
(*Z*)-Erucifolin  **6.**670
Erynginol A  **5.**80
Erysimosid *[k-Strophanthin-β$_1$, Glucohelveticosid]*  **6.**796
Erysim(os)ol  **6.**795
Erythromycin  **8.**70
– estolat  **8.**73
– ethylsuccinat  **8.**74
– gluceptat  **8.**74
– stearat  **8.**75
Escherichia
– Mureinskelett  **5.**100
– Muropeptid
Escholamidin  **5.**110
Escholamin  **5.**110
Eschscholzidin  **5.**112
Eschscholzin  **5.**112
Esfenvalerat  **3.**538
Esorubicin  **8.**76
Essigsäure  **3.**539
Essigsäureanhydrid  **3.**540
Estradiol  **8.**79
– benzoat  **8.**82
– cypionat  **8.**83
– dipropionat  **8.**83
– undecylat  **8.**84
– valerat  **8.**84
Estragol  **5.**159, 516
Estramustin  **8.**84
– 17β-dihydrogenphosphat, Dinatriumsalz  **8.**85
Estriol  **8.**87
– succinat  **8.**89
Estron  **8.**90
Etacrynsäure  **8.**92
Etafedrin  **8.**95
Etafenon  **8.**96

Etamiphyllin **8.**96
– camsilat **8.**97
Etamocyclin **8.**98
Etamsylat, Diethylaminsalz **8.**98
Ethacridinlactat **8.**100
Ethambutol **8.**101
Ethanol **3.**541
Ethanthiol **3.**547
Ethaverin **8.**106
– hydrochlorid **8.**108
Ethchlorvynol **8.**109
Ethenzamid **8.**110
Ethephon **3.**548
Ethidimuron **3.**549
Ethinamat **8.**111
Ethinylestradiol **8.**113
Ethiofencarb **3.**550
Ethionamid **8.**115
Ethirimol **3.**552
Ethisteron **8.**118
Ethofumesat **3.**553
Ethoprophos **3.**553
Ethosuximid **8.**119
Ethotoin **8.**122
2-Ethoxyethylacetat **3.**555
Ethoxzolamid **8.**123
Ethylacetat **8.**124
Ethylacrylat **3.**557
N-Ethylanilin **3.**560
Ethylbiscoumacetat **8.**125
Ethyldibunat **8.**126
Ethylenimin **3.**561
Ethylgallat **8.**126
2-Ethylhexylacrylat **3.**563
Ethyl-4-hydroxybenzoat **8.**126
Ethylmorphin **8.**127
Ethylnorepinephrin **8.**129
– hydrochlorid **8.**129
Ethyloleat **8.**130
Ethylsalicylat **8.**131
Etidocainhydrochlorid **8.**131
Etidronsäure **8.**133
Etifelmin **8.**136
Etilefrin **8.**138
Etiroxat **8.**140
Etisazol **8.**142
Etofamid **8.**142
Etofenamat **8.**143
Etofibrat **8.**145
Etofyllin **8.**147
  Clofibrat **8.**148
Etomidat **8.**150
Etonam **8.**152
Etoposid **8.**152
Etorphin **8.**154
Etozolin **8.**156
Etretinat **8.**158
Etridiazol **3.**567
Etrimfos **3.**568
Etymemazin **8.**160
Etynodiol **8.**160
– diacetat **8.**160

Eucalyptin **5.**125
Eucalyptol **5.**118
Eucovosid *[Leucosceptosid A]* **6.**1110
Eudesmandiol **4.**1110
Eudesminsäure **6.**886
α-Eudesmol **4.**380; **5.**271
γ-Eudesmol **4.**380
(−)-10-*epi*-γ-Eudesmol **4.**308
Eugeniin **6.**591
Eugenin **6.**857
Eugenitin **6.**857
Eugenol **4.**885; **5.**870; **6.**193, 859; **8.**162
Eugenon **6.**857
Eugenylacetat *[Acetyleugenol]* **6.**859
Euglobal-III **5.**125
Eumaitenin **5.**793
Eumaitenol **5.**793
Eupalestin **4.**136
Euparin **4.**136
Eupatorin **5.**968
Eurostosid **6.**1183
Euxanthon **5.**395
Evobiosid **3.**571
Evomonosid **3.**572
Evonin **3.**573
Evonosid **3.**573
(*E,E*)-(2*S*,5*S*,7*R*)-Exogonsäure **5.**539
(*Z,Z*)-(2*S*,5*R*,7*R*)-Exogonsäure **5.**539

# F

γ-Fagarin  **4.**1160;  **6.**508
Fagopyrin  **5.**139
(+)-Falcarindiol  **5.**667
Falcarinol  **5.**400;  **6.**117
Falcarinolon  **4.**322
Falcarinon  **4.**322;  **6.**117
Falcarinonol  **6.**117
Fallacinol  **5.**143
Famotidin  **8.**163
Famprofazon  **8.**165
Faradiol  **4.**604;  **6.**901
trans-β-Farnesen  **4.**822
Farrerol  **6.**440, 781
Faurinon  **6.**1085
(E)-Faydenolid  **6.**192
(Z)-Faydenolid  **6.**192
Febantel  **8.**166
Febarbamat  **8.**167
Febuprol  **8.**167
Fedrilat  **8.**168
Felodipin  **8.**169
Felypressin  **8.**170
Fenadiazol  **8.**171
Fenarimol  **3.**578
Fenbendazol  **8.**172
Fenbutatin-oxid  **3.**579
Fenbutrazat  **8.**173
Fencamfamin  **8.**174
(+)-Fenchon  **5.**159;  **8.**175
Fenchylacetat  **4.**21
Fenclofenac  **8.**176
Fendilin  **8.**177
Fenetyllin  **8.**178
– hydrochlorid  **8.**179
Fenfluramin  **3.**580;  **8.**180
Fenfluthrin  **8.**182
Fenfuram  **3.**581
Fenofibrat  **8.**183
Fenoprofen  **8.**185
– Calciumsalz, Dihydrat  **8.**186
Fenoterol  **8.**186
Fenoxaprop-ethyl  **3.**582
Fenoxazolin  **8.**190
Fenozolon  **8.**191
Fenpipramid  **8.**191
Fenpropathrin  **3.**583
Fenpropimorph  **3.**585
Fenproporex  **8.**193
Fenprostalen  **8.**194
Fenspirid  **8.**195
Fentanyl  **8.**195
Fenthion  **3.**586

Fenticlor **8.**199
- diacetat **8.**199
Fentin, hydroxid **3.**589
Fentin-acetat **3.**588
Fentoniumbromid **8.**199
Fenvalerat **3.**591; **8.**200
Fenyramidol **8.**200
Feprazon **8.**201
Fepromid **8.**202
Ferbam **3.**592
Ferulasäure **4.**7
6-O-(E)-Feruloylajugol **6.**388
6-O-(Z)-Feruloylajugol **6.**388
Feruloylhistamin **5.**55
2-O-Feruloylweinsäure **5.**19
Festuclavin **4.**913
F-Gitonin **4.**1180
Finasterid **8.**203
Fipexid **8.**204
FK-506 *[Tacrolimus]* **8.**205
Flamprop-M-isopropyl **3.**596
Flamprop-methyl **3.**596
Flavokavin A **6.**202
Flavokavin B **6.**202
Flavonolglykoside, Aerva lanata **4.**104f
Flavoxat **8.**207
- hydrochlorid **8.**209
Flecainid **8.**209
- acetat **8.**211
Fleroxacin **8.**212
Flexuosin A **5.**409
Flocoumafen **3.**598
Floctafenin **8.**215
Flomoxef **8.**216
Floridanin **6.**663
Florosenin **6.**663
Floxuridin **8.**217
Flualamid **8.**219
Fluazifop-butyl **3.**600
Fluazifop-p-butyl **3.**600
Flubendazol **8.**219
Flucetorex **8.**220
Flucloxacillin **8.**220
Fluconazol **8.**224
Flucytosin **8.**226
Fludrocortison **8.**228
- acetat **8.**229
Fludroxycortid **8.**230
Flufenaminsäure **8.**231
Flumazenil **8.**233
Flumedroxon **8.**234
- acetat **8.**235
Flumequin **8.**236
Flumetason **8.**237
- 21-pivalat **8.**238
Flunarizin **8.**240
- dihydrochlorid **8.**241
Flunisolid **8.**241
Flunitrazepam **8.**243
Flunixin, Megluminsalz **8.**244
Fluocinolonacetonid **8.**245
Fluocinonid **8.**249

Fluocortinbutyl **8.**250
Fluocortolon **8.**251
- 21-hexanoat **8.**254
- 21-pivalat **8.**255
Fluor **3.**601
Fluorescein **8.**255
- dilaurat **8.**256
Fluormetholon **8.**257
C-Fluorocurarin *[C-Curarin III]* **6.**818
C-Fluorocurin **6.**818
Fluorouracil **8.**258
Fluorwasserstoff **3.**602
Fluoxetin **8.**262
Fluphenazin **8.**264
- decanoat **8.**266
- dihydrochlorid **8.**266
- enanthat **8.**268
Flupirtin **8.**268
Flupredniden **8.**270
- acetat **8.**271
Flurazepam **8.**273
- dihydrochlorid **8.**274
Flurbiprofen **8.**275
Flurenol-butyl **3.**604
Flurochloridon **3.**606
Fluroxypyr-1-methylheptylester **3.**606
Flusilazol **3.**607
Fluspirilen **8.**277
Flutamid **8.**279
Flutriafol **3.**608
Fluvastatin **8.**280
Fluvoxamin, hydrogenmaleat **8.**282
Foeniculin **5.**516
Foenugraecin **6.**1000
Folescutol **8.**282
Folinsäure **8.**283
Folpet **3.**610
Folsäure **8.**284
Fominoben **8.**286
Fomocain **8.**288
Formaldehyd **3.**611
Formetanat **3.**614
Formononetin **5.**895; **6.**991
Formoterol **8.**297
6-Formylbenzo[b]furan **6.**886
Forsythiasid **6.**390
Foscolsäure **8.**301
Fosetyl, Aluminiumsalz **3.**617
Fosfestrol, Tetranatriumsalz **8.**302
Fosfomycin, Dinatriumsalz **8.**304
Fosmidomycin **8.**305
Fragransin-$D_1$ **5.**874
Fragransin-$D_3$ **5.**875
Fragransin-$E_1$ **5.**874
Fragransol-A **5.**874
Fragransol-B **5.**874
Framycetin **8.**306
Frangifolin **6.**393
Frangulaemodin *[Emodin]* **6.**393, 400
- anthron **6.**400
Frangulanin **4.**747
Frangulin A **6.**400

Frangulin B  **6.**400
Fraxetin  **5.**194
Fraxidin  **5.**194
Fraxin  **5.**194
Fraxinellon  **4.**1160
Fraxinol  **5.**194
Friedelin  **5.**135;  **6.**873, 913
B-Friedoolean-5-en-3β,29-diol  **5.**799
B-Friedoolean-29-ol-3-on  **5.**799
D-Fructose  **8.**307
Ftaxilid  **8.**309
Fuberidazol  **3.**620
Fuchsisenecionin  **6.**674
Fucoidan  **5.**742
D-Fucose  **5.**84
β-D-Fucose  **4.**1169;  **6.**797
Fuegin  **4.**1196
Fumagillin  **8.**310
Fumaricin  **5.**208
(+)-Fumarilin  **4.**1023;  **5.**208
Fumaritin  **5.**208
Fumarofin  **5.**208
Fumarophycin  **5.**208
Fumarprotocetrarsäure  **4.**792
Fumarsäure  **8.**310
Furacridon  **6.**512
Furalaxyl  **3.**621
Furanodien  **5.**134
Furanodienon  **4.**964
Furanoelemen  **5.**136
Furanoeremophilane  **6.**82
Furanoeudesma-1,3-dien  **4.**964
Furazolidon  **8.**311
Furmecyclox  **3.**622
Furopelargon A  **4.**380
Furosemid  **8.**312
(25R)-5α-Furostan-2α-3β-22α-26-tetraol  **4.**1170
(25R)-5α-Furostan-3β-22α-26-triol  **4.**1170
Fursultiamin  **8.**316
Fusidinsäure  **8.**317
Futronolid  **4.**1196

# G

Gabexat  **8.**319
– mesilat  **8.**320
Gadoleinsäure *[Eicosensäure]*  **6.**701
Gadopentetinsäure  **8.**320
Gaillardin  **5.**524
5-*O*-β-D-Galactopyranosyl-3′,4′-dihydroxy-7-methoxy-4-phenylcumarin  **5.**445
5-*O*-β-D-Galactopyranosyl-4′-hydroxy-7-methoxy-4-phenylcumarin  **5.**445
Galangin  **4.**62
Galanthamin  **8.**321
(–)-Galanthamin  **5.**214
Galanthin  **5.**214
Galiridosid  **5.**652
[$^{67}$Ga]Galliumcitrat (Injektionslsg.)  **8.**323
(+)-Gallocatechin  **4.**633
Gallopamil  **8.**323
3-Galloyl-epitheaflavinsäure  **4.**635
3-*O*-Galloylhamamelitannin  **6.**591
Gallussäure
– 3-*O*-(6′-*O*-galloyl)-glucosid  **6.**591
– Glucosetetraester  **6.**339
Gamabufotalin
– 3-*O*-α-L-rhamnosid  **6.**1041
– 3-*O*-α-L-rhamnosido-β-D-glucosid  **6.**1041
Gambiirin A-1  **6.**591
Gambiirin B-3  **6.**591
Ganciclovir  **8.**325
Ganschisandrin  **6.**648
Gaultherin  **6.**1150
Geijeren  **6.**137
Gein  **5.**260
Gelatine  **8.**328
Gelsemin  **8.**330
Gemeprost  **8.**331
Gemfibrozil  **8.**334
Gemin A  **5.**261
Gemin D  **5.**261
Geniposid  **4.**1003;  **6.**387
Genistein  **4.**1129;  **5.**309;  **6.**991
Genkwanin  **4.**451
– 6-methylether  **6.**551
Gentamicin  **8.**336
Gentianidin  **4.**758
Gentianin  **4.**758
Gentioflavosid  **4.**761
Gentiopicrosid  **5.**232
Gentiopikrin  **4.**757
Gentiopikrosid  **4.**757
Gentisinsäure  **8.**340
Gepefrin  **8.**341
Geraniin  **5.**251

Geraniol **4.**1115; **5.**822
Geranylacetat **4.**1115
Geranylpyrophosphat **4.**643; **5.**822; **6.**967
Germacren B **5.**136, 401
Germacren C **5.**606
Germacren D **5.**606; **6.**137
Germacron **4.**1087; **5.**252
(E/E)-Germacron **5.**134
(4S,5S)-Germacron-4,5-epoxid **4.**1087
Gestaclon **8.**341
Gestoden **8.**342
Gestonoron **8.**343
Gestonoroncaproat **8.**344
Giganteasaponin 1 **6.**756
Giganteasaponin 2 **6.**756
Giganteasaponin 3 **6.**756
Giganteasaponin 4 **6.**756
Ginkgetin **5.**273; **6.**907
Ginkgo biloba
– Kämpferolderivate **5.**273
– Quercetinderivate **5.**273
Ginkgol **5.**274
Ginkgolid A **5.**270
Ginkgolid B **5.**270
Ginkgolid C **5.**270
Ginkgolid J **5.**270
Ginkgolid M **5.**270
Ginkgolsäure **5.**274
Ginsenosid Rb$_1$ **6.**16
Ginsenosid Rb$_2$ **6.**16
Ginsenosid Rc **6.**16
Ginsenosid Rd **6.**16
Ginsenosid Re **6.**16
Ginsenosid Rf **6.**16
Ginsenosid Rg$_1$ **6.**16
Ginsenosid Rg$_2$ **6.**16
Ginsenosid Rh$_1$ **6.**16
Gitaloxigenin **4.**1168
Githagosid **4.**143
Gitoformat **8.**345
Gitogenin **4.**1170; **6.**998
Gitonin **4.**1172
Gitoxigenin **4.**1063, 1168
Gitoxin **3.**636
Glabren **5.**317
Glabridin **5.**317
Glabrol **5.**317
Glafenin **8.**346
Glaucarubol **4.**148
Glaucarubolon **4.**148
(+)-Glaucin **4.**1016; **5.**703
Glaucogenin A **6.**1136
Glaucogenin B **6.**1136
Glaucogenin C **6.**1136
Glaziovin **8.**347
Glechomafuran **5.**294
Glechomanolid **5.**294
Glibenclamid **8.**347
Glibornurid **8.**350
Gliclazid **8.**351
Glipizid **8.**352
Gliquidon **8.**353

Glisoxepid **8.**354
Globularicisin **5.**298
Globularidin **5.**298
Globularimin **5.**298
Globularin **5.**298
Globularinin **5.**298
Globulol **5.**125
Gloximonam **8.**355
Glucobrassicanapin [4-Pentenylglucosinolat] **6.**704
Glucobrassicin [3-Indolylmethylglucosinolat] **6.**704
Glucocheirolin **3.**638; **4.**832; **5.**503
Glucocymarol [k-Strophanthol-β] **6.**795
Glucoerysimosid [Neoglucoerysimosid] **6.**796
Glucofrangulin A **6.**400
Glucofrangulin B **6.**400
Glucohelveticosid [Erysimosid] **6.**796
Glucoiberin **4.**833; **5.**503
Glucoibervirin **5.**503
β-D-Glucomethylose **4.**1169
D-Glucomethylose **5.**84
Gluconapin [3-Butenylglucosinolat] **6.**704
Glucoputranjivin [Isopropylglucosinolat] **6.**704
2β-O-β-D-Glucopyranosyl-6-deoxysolidagolacton-IV-18,19-olid **6.**756
3-O-β-D-Glucopyranosyl-23,24-dihydrocucurbitacin F **5.**445
5-O-β-D-Glucopyranosyl-3',4'-dihydroxy-7-methoxy-4-phenylcumarin **5.**445
β-D-Glucopyranosyl(1→2)-[α-L-rhamnopyranosyl-(1→2)-β-D-galactopyranosyl(1→3)]-β-D-glucuronopyranosyl(1→3)-protoprimulagenin A **6.**275
β-D-Glucopyranosyl(1→3)-[α-L-rhamnopyranosyl-(1→2)-β-D-galactopyranosyl(1→2]-β-D-glucuronopyranosyl(1→3)-protoprimulagenin A **6.**275
5-O-β-D-Glucopyranosyl-7,3',4'-trihydroxy-4-phenylcumarin **5.**445
Glucoscillaren A **6.**1041
Glucoscilliphäosid **6.**1041
Glucose, wasserfrei **8.**355
Glucosinolat
– Abbau
– – Aglykon **5.**916
– – Isothiocyanat **5.**916
– – Myrosinase **5.**916
– – Nitril **5.**916
– – Thiocyanat **5.**916
Glucosulfon **8.**357
3-O-β-Glucosylplatycodigenin **6.**240
Glucotropaeolin **4.**181; **5.**854; **6.**1007
Glucotropäolin [Benzylglucosinolat] **6.**704
Glucurolacton **8.**358
Glucuronamid **8.**359
Glufosinat, Ammoniumsalz **3.**639
L-Glutamin **8.**359
L-Glutaminsäure **8.**361
Glutaraldehyd **3.**640
Glutethimid **8.**364
Glutinosid **6.**389
Glyceocarpin **5.**301
Glyceofuran **5.**301
Glyceollin I **5.**301
Glyceollin II **5.**302

Glyceollin III  **5.**302
Glycerol  **8.**366
– monooleat  **8.**367
– trinitrat  **8.**369
Glycidol  **3.**641
Glyclopyramid  **8.**372
Glycobiarsol  **8.**373
Glyconiazid  **8.**374
Glycopyrroniumbromid  **8.**374
Glycycumarin  **5.**318
Glycyrrhetinsäure  **5.**316
Glycyrrhisoflavanon  **5.**317
Glycyrrhisoflavon  **5.**317
Glycyrrhizinsäure  **5.**316
Glymidin  **8.**376
Glyoxylsäure  **8.**377
Glyphosat  **3.**642
Gomisin A *[Schisandrol B]*  **6.**643
Gomisin K$_3$ *[Schisanhenol]*  **6.**643
Goratensidin  **4.**708
– Oxoniumsalz  **4.**708
Goserelin  **8.**380
Gossypetin  **4.**1198;  **6.**271, 440
Gossypol  **5.**344
Goyazensolid  **6.**1100
Gramicidin  **8.**382
Granatin A  **6.**327
Grandivittin  **5.**78
Gravacridondiol  **6.**513
Gravacridondiolglucosid  **6.**513
Gravelliferon  **6.**513
Grayanotoxin I  **5.**609;  **6.**441
Grayanotoxin II  **6.**441
Grayanotoxin III  **5.**609;  **6.**441
Griselinosid  **6.**1106
Griseofulvin  **8.**384
Grossamid  **4.**663
Guaifenesin  **8.**386
Guajacol  **8.**388
α-Guajaconsäure  **5.**354
Guajakblau  **5.**354
Guajaretsäure  **5.**354
Guajol  **5.**350
Guamecyclin  **8.**389
– dihydrochlorid  **8.**389
Guanabenz  **8.**390
– acetat  **8.**392
Guanethidin  **8.**393
– monosulaft  **8.**393
Guanfacin  **8.**396
Guanidin  **8.**398
4-Guanidinobutanol-1  **5.**646
Guanidinobuttersäure  **5.**646
Guanosin  **8.**398
– 2′-monophosphat  **8.**399
Guazatin(acetat)  **3.**645
*E*-Guggulusterol  **4.**967
Guggulusterol I  **4.**967
Guggulusterol II  **4.**967
Guggulusterol III  **4.**967
Guineensin  **6.**200
D-Gulomethylose  **5.**84

Gypsophila paniculata
– Phytosterol I  **5.**362
– Phytosterol II  **5.**362
– Phytosterol III  **5.**362
– Saponine  **5.**361
Gypsophila-Phytosterol  **5.**362
Gypsophila-Saponine  **5.**361
Gypsosid  **5.**358

# H

Haemanthamin **5.**214
Halacrinat **3.**647
Halcinonid **8.**401
Halofantrin **8.**402
Halometason **8.**404
– Monohydrat **8.**405
Haloperidol **8.**405
Haloprogin **8.**408
Halothan **8.**409
Haloxyfop-ethoxyethylester **3.**648
Halquinol **8.**411
Hamamelitannin **4.**727
Haptene, Leucanthemum vulgare **5.**663
Hardwickiasäure **4.**989
Harmalin **4.**458
Harmin **4.**458
– $N$-oxid **4.**458
Harmol **4.**458
Harnstoff **8.**412
Haronginanthron **5.**395
Harpagid **4.**153; **5.**386
Harpagochinon **5.**386
Harpagosid **5.**386
Harunganin **5.**395
Hastatosid **6.**1106
Hautriwasäure **4.**989
Hederasaponin B **5.**400
Hederasaponin C **4.**419; **5.**400
α-Hederin **4.**419
β-Hederin **4.**419
Helenalin **3.**650; **5.**408
Helenaline **4.**347
Helianthi flos, Oleanolsäure **5.**411
Heliantriol $B_0$ **4.**604
Heliantriol $B_1$ **4.**605
Hellebrin **3.**653; **5.**421
Helminthosporin **4.**719
Helveticosid **6.**796
Helveticosol **6.**795
Henningsamin **6.**819
Henningsolin **6.**819
Heparin **8.**414
Heparinoide **8.**421
Heptabarb **8.**422
cis-3-(Hepta-8-cenyl)catechol **6.**456
Heptadeca-8Z,11Z-dien-2-on **5.**14
cis,cis-3-n-(Heptadeca-8,11-dienyl)catechol **6.**456
Heptadeca-1-en-4,6-diin-3,9-diol **6.**17
cis,cis,cis-3-n-(Heptadeca-8,11,14-trienyl)catechol
  **6.**456
Heptaminol **8.**423
Heptenophos **3.**654

Herbacein **6.**1125
Herbain **6.**1125
(+)-Hernandulcin **5.**688
Heroin **3.**662
Hesperidin **8.**425
– methylchalkon **8.**426
Hetacillin **8.**427
Heterodianthrone **6.**413
Hexacarbacholinbromid **8.**428
Hexachlorbenzol **3.**664
1,1,2,3,4,4-Hexachlor-1,3-butadien **3.**666
Hexacyclonsäure **8.**430
Hexadeca-2$E$,9$Z$-dien-12,14-diinsäureisobutylamid **5.**6
Hexadimethrinbromid **8.**430
Hexa-$O$-galloyl-β-D-glucose **4.**332
Hexahydrocurcumin **4.**1086
Hexahydroxydiphenoyl [HHDP] **4.**727
Hexamethylen-1,6-diisocyanat **3.**668
Hexamidin **8.**431
– diisetionat **8.**431
2-Hexanon **3.**669
Hexapropymat **8.**431
Hexazinon **3.**671
Hexestrol **8.**432
Hexetidin **8.**433
Hexetylamin **8.**436
– dihydrogencitrat **8.**436
Hexobarbital **8.**437
Hexobendin **8.**440
Hexoprenalin **8.**442
Hexylcainhydrochlorid **8.**443
Hexylnicotinat **8.**444
Higenamin **4.**67, 389
γ-Himachalen **6.**137
Hinokiflavon **5.**564
(–)-Hinokinin **6.**195
($Z$)-Hinokiresinol **4.**278
Hippeastrin **5.**214
Hirsutin **6.**270
Hirundigenin **6.**1138
Hispaglabridin A **5.**317
Hispaglabridin B **5.**317
Hispidulin **4.**452
Histamin **8.**447
– dihydrochlorid **8.**447
– phosphat, Monohydrat **8.**448
Histapyrrodin **8.**449
Hokbusin A **4.**67
Holocalin **6.**583
Homatropin **8.**450
– methylbromid **8.**454
Homobaldrinal **6.**1068
Homocapsaicin I [($E$)-9-Methyl-7-decen-säurevanillylamid] **4.**667
Homocapsaicin II [($E$)-8-Methyl-6-decen-säurevanillylamid] **4.**667
Homodihydrocapsaicin I [9-Methyldecansäurevanillylamid] **4.**667
Homodihydrocapsaicin II [8-Methyldecansäurevanillylamid] **4.**667
Homonataloine **4.**211

Homoormosanin **4.**534
Homovaltrat **6.**1069
Hordenin **5.**709
Humulen [α-$Caryophyllen$] **4.**22; **6.**550, 859
Humulon **5.**450
Hyaluronsäure **8.**458
Hydralazin **8.**458
Hydramethylnon **3.**677
Hydrargaphen **8.**461
Hydrastinin **8.**462
– chlorid **8.**463
Hydrazin **3.**678
Hydrochinon **4.**332; **8.**463
Hydrochlorothiazid **8.**464
Hydrocodon **8.**470
Hydrocortison **8.**473
– 21-acetat **8.**478
– 17-butyrat-21-propionat **8.**479
– 21-hydrogensuccinat **8.**479
– phosphat, Dinatriumsalz **8.**480
– 17-valerat **8.**481
Hydroginkgolsäure **5.**274
Hydromorphon **8.**481
1β-Hydroperoxyisonobilin **4.**813
Hydropiperosid **6.**78
Hydrotalcit **8.**484
Hydroxocobalamin **8.**485
5-Hydroxy-2-acetylfuranonaphthochinon **6.**886
8-Hydroxy-2-acetylfuranonaphthochinon **6.**886
3-Hydroxyalkaloid **6.**665
8-Hydroxyalkaloid **6.**665
14-Hydroxyalkaloid A **6.**1137
10-Hydroxyaloin A **4.**225
10-Hydroxyaloin B **4.**225
5-Hydroxyaloine **4.**211
7-Hydroxyaloine **4.**211
Hydroxyamfetamin **8.**487
4-Hydroxyandrostendion **8.**489
8β-Hydroxy-Baccharin **4.**448
29-Hydroxybarringtogenol C **5.**80
30-Hydroxybarringtogenol C **5.**80
$p$-Hydroxybenzoesäure **6.**886
6-$O$-$p$-Hydroxybenzoylajugol **6.**388
$p$-Hydroxybenzylglucosinolat [Sinalbin] **6.**704
3-(2-Hydroxybutyliden)-phthalid **5.**850
4-Hydroxy-3-butyliden-phthalid **5.**850
5-Hydroxy-3-butyliden-phthalid **5.**850
7-Hydroxy-3-butyliden-phthalid **5.**850
(5$S$,6$S$,9$S$,10$S$)-15-Hydroxycadina-3,11-dien-2-on **6.**298
Hydroxychavicol **6.**193
8-Hydroxychinolin **3.**680
Hydroxychloroquin **8.**489
10β-Hydroxycichopumilid **4.**867
5-Hydroxydehydro-$iso$-α-lapachon **6.**886
2β-Hydroxy-6-deoxysolidagolacton-IV-18,19-olid **6.**756
5-Hydroxy-3,8-dimethoxy-7-(3-methyl-2,3-epoxybutoxy)-flavon **4.**60
2-Hydroxy-3,7-dimethoxyphenanthren **5.**776
3-Hydroxy-4,5-dimethoxyphenethylamin **5.**709
4-Hydroxy-$N$,$N$-dimethyltryptamin [Psilocin] **6.**288

Hydroxydionsuccinat **8.**490
4-Hydroxyephedrin **8.**491
Hydroxyethylcellulose **8.**493
2-(1'-Hydroxyethyl)furanonaphthochinon **6.**886
2-Hydroxyethylsalicylat **8.**495
3-Hydroxyglabrol **5.**317
(Z)-Hydroxyhinokiresinol **4.**278
5-Hydroxy-2-(1'-hydroxyethyl)furano-
 naphthochinon **6.**886
8-Hydroxy-2-(1'-hydroxyethyl)furano-
 naphthochinon **6.**886
21-Hydroxyintegerrimin **6.**671
Hydroxyisocyclocelabenzin **5.**801
4-Hydroxyisoleucinlacton **6.**1000
4'-Hydroxyisoleucyl-4-hydroxy-isoleucinlacton
 **6.**1000
6-Hydroxykämpferol-3,6,7,4'-tetramethylether
 **6.**1184
6-Hydroxykynurensäure **5.**274
13-Hydroxylupanin **4.**1126
Hydroxymatairesinol **6.**120
6α-Hydroxy-medicarpin **6.**991
4-Hydroxymellein **5.**852
6-Hydroxymellein **6.**886
4'-Hydroxy-5-methoxy-7-(3-methyl-2,3-epoxy-
 butoxy)-flavon **4.**60
12-Hydroxy-11-methoxy-$N$-methyl-$sec$-pseudostrych-
 nin **6.**820
$r$-5-(4''-Hydroxy-3''-methoxyphenyl)-$c$-2-(3',4'-
 methylendioxyphenyl)-$t$-3,$c$-4-dimethyltetrahydro-
 furan *[Austrobailignan-7]* **5.**875
$r$-5-(4''-Hydroxy-3''-methoxyphenyl)-$c$-2-(3',4'-
 methylendioxyphenyl)-$t$-3,$t$-4-dimethyltetrahydro-
 furan *[Fragransin-$E_1$]* **5.**874
$r$-2-(4'-Hydroxy-3'-methoxyphenyl)-$c$-5-(3'',4'',5''-tri-
 methoxyphenyl)-$t$-3,$c$-4-dimethyltetrahydrofuran
 *[Fragransin-$D_3$]* **5.**875
$r$-2-(4'-Hydroxy-3'-methoxyphenyl)-$c$-5-(3'',4'',5''-tri-
 methoxyphenyl)-$t$-3,$t$-4-dimethyltetrahydrofuran
 *[Fragransin-$D_1$]* **5.**874
5-Hydroxy-7-(3-methyl-2,3-epoxybutoxy)-flavanon
 **4.**60
1-Hydroxymethyl-7-hydroxypyrrolizidin **5.**625
$N$-(Hydroxymethyl)nicotinamid **8.**497
Hydroxymethylpyridin **8.**498
$N$-(Hydroxymethyl)sarcosin **8.**500
6-Hydroxymusizinglucosid **4.**707
2α-Hydroxyneoanisatin **5.**513
*erythro*-Hydroxynonyladenin **8.**500
9-Hydroxy-10-*trans*,12-*cis*-octadecadiensäure **5.**294
Hydroxypaeoniflorin **6.**2
8-Hydroxypentadeca-9$E$-13Z-dien-11-in-2-on **5.**14
8-Hydroxypentadeca-9$E$-en-11,13-diin-2-on **5.**14
Hydroxyphaseollin **5.**302
Hydroxyprocain **8.**501
Hydroxyprogesteron **8.**501
– acetat **8.**502
– caproat **8.**503
2-(2'-Hydroxypropyl)-5-methyl-7-hydroxychromon-
 7-$O$-β-D-glucosid **6.**415
2-(2-Hydroxypropyl)-$\Delta^1$-piperidein **6.**329
(3$R$)-Hydroxypterosin H **6.**298

Hydroxyrutacridonepoxid **6.**513
19-Hydroxysarmentogenin **4.**977
13-Hydroxyspartein **4.**464
Hydroxystilbamidin **8.**506
– diisethionat **8.**506
Hydroxystyrol
– $O$-β-D-glucosid **6.**298
– $O$-vicianosid **6.**298
Hydroxytetracain **8.**507
8-Hydroxytetradeca-9$E$-en-11,13-diin-2-on **5.**14
23-Hydroxytormentinsäure **6.**588
– 28-$O$-β-D-glucopyranosid **6.**588, 608
6-(4'-Hydroxytransstyryl)-4-methoxy-2-pyron **4.**62
Hydroxyvalerensäure **6.**1084
Hydroxyvasicin **5.**597
Hydroxyzin **8.**507
– embonat **8.**508
Hymecromon **8.**510
Hymexazol **3.**681
Hyoscyamin **8.**511
(–)-Hyoscyamin **3.**682; **4.**1139
(–)-Hyosyamin **4.**426
Hypaconin **4.**66
Hypaconitin **4.**66
Hyperforin **5.**482
Hypericin **5.**393, 482; **8.**514
Hyperosid **4.**1042; **5.**481
Hypoxosid **5.**496

# I

Iberin **4.**833
Ibogain **6.**890
Ibogalin **6.**890
Ibogamin **6.**890
Ibotensäure **3.**686
Ibrotamid **8.**517
Ibuprofen **8.**518
Icajin **6.**820
Icterogenin **5.**687
Idoxuridin **8.**521
Ifosfamid **8.**523
Ignavin **4.**65
Ilicifolin **5.**799
Ilicinsäure **5.**526
Imazalil **3.**687
Imipenem **8.**525
Imipraminhydrochlorid **8.**529
Imolamin **8.**532
Imperatorin **6.**113
Indaconitin **4.**71
Indanazolinhydrochlorid **8.**533
Indapamid **8.**534
1$H$-Inden-2,3-dihydro-4-carboxaldehyd **4.**242
1$H$-Inden-2,3-dihydro-5-carboxaldehyd **4.**242
Indocyaningrün, Mononatriumsalz **8.**537
Indolbasen **6.**363
Indolinbasen **6.**363
  5-β-Indolylmethyl-8-$N$-($N'$,$N'$-dimethylisoleucyl)-9-isopropylphencyclopeptin **4.**745
  5-β-Indolylmethyl-8-$N$-($N'$,$N'$-dimethylvalyl)-9-phenylphencyclopeptin **4.**745
  3-Indolylmethylglucosinolat *[Glucobrassicin]* **6.**704
  5-β-Indolylmethyl-8-$N$-($N'$-methylvalyl-9-phenyl-phencyclopeptin **4.**745
  5-β-Indolylmethyl-8-$N$-($N'$,$N'$-dimethylvalyl)-9-isopropylphen-cyclopeptin **4.**745
Indometacin **8.**538
Indoprofen **8.**541
Indoramin **8.**542
Inermin **6.**991
Inertogenin **6.**794
Inertosid **6.**794
Inokosteron **4.**54
Inosin **8.**544
*myo*-Inosithexanitrat **8.**546
*myo*-Inositol **8.**545
Inositolnicotinat **8.**546
Insulin **8.**549
Insulin, humanes **8.**554
Integerrimin **6.**671
Integrifolian-1,5-dion **5.**687

Interferon α **8.**561
Intermedin **4.**531
Intermediosid **6.**794
Intraformazol **8.**567
Inuroyleanol **5.**523
Inuviscolid **5.**532
Iobenzaminsäure **8.**567
Iobutonsäure **8.**569
Iocetaminsäure **8.**569
Iod **3.**692
Iodetryl **8.**573
o-Iodhippursäure, Natriumsalz **8.**574
Iodmethan **3.**693
Iodwasserstoff **3.**694
Iofendylat **8.**575
Ioglicinsäure **8.**576
Ioglycaminsäure **8.**577
Iohexol **8.**577
Iomeglaminsäure **8.**579
Iomorinsäure **8.**580
Iopamidol **8.**580
Iopromid **8.**582
Iosefaminsäure **8.**583
Ioserinsäure **8.**584
Iota(ι)-Carrageenan **4.**859
Iotalaminsäure **8.**584
Iotrolan **8.**586
Iotroxinsäure **8.**587
Ioxaglinsäure **8.**588
Ioxitalaminsäure **8.**589
Ioxynil **3.**695
Ipatropiumbromid, Monohydrat **8.**590
Ipecosid **4.**781
Ipolamiid **6.**1106
Ipomeamaron **5.**536
Iproclozid **8.**592
Iprodion **3.**697
Iproniazid **8.**593
Ipronidazol **8.**593
Iprozilamin **8.**595
Iquindamin **8.**595
Irehin **4.**590
Iresin **5.**551
Iresinin I **5.**552
Isoacteosid **5.**386
Isoajmalin **6.**367
Isoalantolacton **5.**528
Isoalantolakton **3.**698
Isoalchornein **4.**170
Isoaloeresin A **4.**212
Isoaminil **8.**596
Isoamylnitrit **8.**597
trans-Isoasaron **4.**380
Isoastragalosid I **4.**410
Isoastragalosid II **4.**410
Isobergapten **5.**432
Isobetanidin **6.**251
Isobetanin **6.**251
Isoboldin **5.**746; **6.**614
(+)-Isoboldin **4.**1016
Isobucainhydrochlorid **8.**598
Isobutamben **8.**599

5-Isobutyl-8-N-(N',N'-dimethylisoleucycl)-9-phenyl-phencyclopeptin **4.**745
5-Isobutyl-8-N-(N',N'-dimethylphenylalanyl)-9-iso-propylphencyclopeptin **4.**745
3-Isobutyliden-3a,4-dihydrophthalid **4.**293
5-Isobutyl-8-N-(N'-methylisoleucyl)-9-phenyl-phencyclopeptin **4.**745
Isobutyrylisopetasol **6.**91
Isobutyryl-neopetasol **6.**90
Isocarboxazid **8.**599
Isocaryachin **5.**112
Isocatalponol **5.**687
Isochavicolangelat **6.**136
Isochlorogensäuren **5.**15
Isochondodendrin **4.**856
(S)-Isococlaurin **4.**855
Isocolumbin **5.**558
Isocommunsäure **5.**563
Isoconazol **8.**601
Isocoripalmin **5.**703
Isocorydin **5.**746
(+)-Isocorydin **4.**1016; **5.**113
(S)-Isocorydin **4.**1156
(+)-Isocorypalmin **4.**1015
(2R)-Isocrotonylpterosin B **6.**298
Isocupressinsäure **5.**563
Isocyclocelabenzin **5.**801
Isodianthrone **6.**413
Isodrimenin **4.**1195
Isodrimenol **6.**78
Isoelemicin **5.**870
trans-Isoelemicin **4.**380
Isoergin [(5R,8S)-(+)-Isolysergsäureamid] **6.**1015
Isoetarin **8.**601
Isoeugenitin **6.**857
Isoeugenitol **6.**857
Isoeugenol **5.**870
Isofenphos **3.**698
Isofluran **8.**603
Isoformonetin **5.**301
Isofraxidin **5.**194
Isofuranodien **5.**136
Isofuranogermacren **4.**964
Isoginkgetin **5.**273
Isognaphalin **4.**62
Isoimperatorin **4.**294; **6.**113, 514
Isoiresin **5.**551
Isojateorin **5.**559
Isolaurelin **5.**702
L-Isoleucin **8.**605
Isolicoflavonol **5.**318
Isolindleyin **6.**415
Isoliquiritigenin **5.**318, 412
Isoliquiritin **5.**318
(5R,8S)-(+)-Isolysergsäureamid [Erginin, Isoergin]- **6.**1015
(5R,8S)-(+)-Isolysergsäurehydroxyethylamid **6.**1015
Isomarchantin C **5.**776
(+)-Isomenthol **5.**822
(+)-Isomenthon **5.**822
Isomethepten **8.**607
trans-Isomethyleugenol **4.**380

Isoniazid **8.**608
Isoorientin **4.**691, 1041; **6.**40, 894
– 2″-β-D-glucopyranosid **6.**40
– 2″-O-rhamnosid **4.**1041
Isopelletierin **6.**329
Isopentylnitrit **8.**612
Isopetasin **6.**91
Iso-(S)-petasin **6.**91
Isopetasol **6.**82
Isopilocarpin **6.**128
(+)-Isopilosin **6.**128
Isopimarsäure **5.**563
Isopimpinellin **4.**294; **5.**432; **6.**113, 514
(–)-*trans*-Isopiperitenol **5.**822
(–)-Isopiperitenon **5.**822
Isopolygodial **6.**78
Isoprenalin **8.**614
Isoprintziasäure **4.**989
Isopristimerin III **5.**799
Isopropamidiodid **8.**617
Isopropylglucosinolat *[Glucoputranjivin]* **6.**704
Isopropylidenkirenol **6.**696
Isopropylmyristat **8.**619
Isopropylpalmitat **8.**619
Isoproturon **3.**700
(+)-*cis*-Isopulegon **5.**822
Isoquercitrin **4.**1129; **5.**272, 481
Isorauhimbin **6.**366
Isoreserpilin **6.**381
Isorhamnetin **4.**605
– 3-O-(2″-O-acetyl)-β-D-glucopyranosid **6.**652
– 3-O-β-D-glucopyranosyl-7-O-[6‴-O-(2-hydroxymethyl)-butanoyl]-β-D-glucopyranosid **6.**652
– 3-O-D-glucosid **5.**272
– 3-O-rutinosid **5.**273
Isorhodeasapogenin **4.**976
Isoriccardin C **5.**776
Isorosmanol **6.**496
Isosafrol **6.**611
Isosativan **6.**991
Isoschaftosid **4.**691; **6.**40
Isosiphonodin **6.**655
Isosorbid
– dinitrat **8.**620
– mononitrat **8.**622
Isostrychnin **6.**819
Isoswerosid **6.**578
Isotachiosid *[2-Methoxyarbutin]* **6.**579
Isotalatisidin **4.**67
Isotaxiresinol **6.**906
Isotetrandrin **4.**488
Isothipendyl **8.**624
Isotingenon III **5.**800
Isotretinoin **8.**625
Isovalonsäure **5.**61
Isovaltrat **6.**1069
Isoverbascosid **6.**390
Isovestitol **6.**991
Isovitexin **4.**691, 1041; **6.**40, 894
– 2″-β-D-glucopyranosid **6.**40
– 2″-O-rhamnosid **4.**1041
Isoxicam **8.**629

Isoxsuprin **8.**630
Isoyohimbin *[α-Yohimbin]* **6.**376
Isozedoarondiol **4.**1087
Isradipin **8.**632
Italidipyron **4.**63
Itraconazol **8.**634
Ivermectin **8.**636
IVHD-valtrat **6.**1068

# J

Jacaranon **5.**554
Jacein **4.**755
Jaceosid **4.**755
Jacobin **6.**670
Jacolin **6.**670
Jaconin **6.**670
Jacozin **6.**670
Jasmolin I **3.**1017
Jasmolin II **3.**1017
Jatamansisäure **5.**913
Jateorin **5.**559
Jatrorrhizin **4.**491, 1014; **5.**558, 746
Jinkoh-Eremol **4.**308
Jiofuran **6.**389
Jioglutin A **6.**387
Jioglutin B **6.**387
Jioglutin C **6.**387
Jioglutolid **6.**389
Jioglutosid A **6.**387
Jioglutosid B **6.**387
Jionosid A1 **6.**390
Jionosid A2 **6.**390
Jionosid B1 **6.**390
Jionosid B2 **6.**390
Jionosid C **6.**390
Jionosid D **6.**390
Jionosid E **6.**390
Jobertin **6.**819
*trans*-α-Jonon **6.**1144
Josamycin **8.**639
Josamycinpropionat, Ester **8.**641
Juvabion **4.**8
Juziphin **4.**1017

# K

Kadsulacton A  **5**.605
Kaffeoyl-β-D-glucose-6'-O-sulfat  **6**.298
5-O-Kaffeoylshikimisäure  **6**.298
Kahweol  **4**.932
Kainsäure  **8**.641
Kaliumcanrenoat  **8**.644
Kaliumcitrat, Monohydrat  **8**.648
Kaliumnatrium-(R,R)-tartrat, Tetrahydrat  **8**.654
Kaliumsorbat  **8**.658
Kalmiatoxin I  **5**.609
Kalmiatoxin VI  **5**.609
Kämpferol
– 3-O-(6''-O-p-cumaroyl-β-D-glucosid)  **6**.298
– 3-O-β-D-glucosid  **6**.298
– 3-O-D-glucosid  **5**.272
– 5-O-β-D-glucosid  **6**.298
– 7-O-D-glucosid  **5**.272
– 3-O-rutinosid  **5**.273; **6**.298
– 3-O-(2''-O-xylosyl-β-D-glucosid)  **6**.298
Kämpferolderivate, Ginkgo biloba  **5**.273
Kanamycin  **8**.661
Kappa(κ)-Carrageenan  **4**.859
Karbutilat  **3**.706
Kauran-Typ  **5**.411
Kavain  **6**.202
Kebuzon  **8**.663
Kessan  **6**.1069
Kessanylacetat  **6**.1069
Kessoglycoldiacetat  **6**.1069
Kessylacetat  **6**.1069
Kessylalkohol  **6**.1069
Kestose  **4**.442
1-Kestose  **5**.81
Ketamin, Hydrochlorid  **8**.665
Ketazolam  **8**.667
Keten  **3**.708
Ketoconazol  **8**.668
6-Keto-13R-labda-7,14-dien 9,13:15,16-diepoxid
    **6**.754
Ketoprofen  **8**.671
Ketotetrahydronorharmin  **4**.459
Ketotifen  **8**.674
Khellin  **8**.677
Khellincarbonsäure  **8**.680
Kielcorin  **5**.476
Kirenol  **6**.696
Kitasamycin  **8**.681
Koaburasid *[Dimethoxyarbutin]*  **6**.579
Kohlendisulfid  **3**.709
Kohlenmonoxid  **3**.712
Kojisäure  **6**.59
Kokusaginin  **6**.508

Kreosot **8.**681
Kribin **6.**819
Kryptochlorogensäure *[4-CQA]* **5.**509
Kukoamin A **5.**722
Kupfernaphthenat **3.**718
Kupferoxichlorid **3.**718
Kupfersulfat, Pentahydrat **8.**683
Kupfersulfat, dreibasisch **3.**720
Kusaginin *[Verbascosid]* **6.**1110
Kusunol **4.**308

# L

LA-111 *[(5R,8R)-(+)-Lysergsäureamid]* **6.**1015
Labdan-Derivat, Helianthus tuberosus **5.**417
Labdan-Hemiacetal **5.**779
Labdan-Typ **5.**646
Labetalol **8.**685
Laburnin **5.**625
Lachnophyllummethylester **4.**991
Lactiflorin **6.**2
Lactose, Monohydrat **8.**688
Lactucin **3.**723; **4.**866
Lactucopicrin **3.**723
Lactulose **8.**689
Ladrosid **6.**1120
Laevigatin **4.**164
Laevigatin B **6.**264
Laevigatin F **6.**264
Laevopimarsäure **6.**120
Lambda(λ)-Carrageenan **4.**859
Lambdacyhalothrin **3.**724
Lambertianasäure **6.**162
Lambertin **4.**491
Lamiid **6.**1106
Laminaran **5.**742
Laminitol **5.**742
Lamotrigin **8.**692
Lanadigalonin I **4.**1172
Lanadigalonin II **4.**1172
Lanagitosid I **4.**1172
Lanagitosid II **4.**1172
Lanatigonin I **4.**1172
Lanatigonin II **4.**1172
Lanatigosid I **4.**1172
Lanatigosid II **4.**1172
Lanatosid A **3.**725
Lanatosid B **3.**727
Lanatosid C **3.**728; **8.**692
*cis*-Lanceol **6.**601
Lantaden A **5.**687
Lapachenol **5.**687
Lapachol **6.**886
Lariciresinol **6.**120
Larreagenin **5.**351
Lasalocid **8.**695
Lasiocarpin **3.**730; **4.**714
Latamofex **8.**696
Lavandulafoliosid **5.**647
Lecithin **8.**700
Leiocarposid **6.**760
Lemna minor, Prostaglandinähnliche Fettsäuren **5.**644
Lenacil **3.**732

Leocardin *[15α-/15β-Hydroxy~]*, Epimerengemisch 5.652
Leonosid A 5.647
Leonosid B 5.647
Leonurin 5.646
Leptaclin 8.700
Leptogenin 6.795
Leptosid 6.795
Leucanthemum vulgare, Polyacetylene 5.662
L-Leucin 8.701
Leucinocain 8.703
Leucocianidol 8.704
Leucodin 4.49
Leucosceptosid A 6.390
Leucosceptosid A *[Eucovosid]* 6.1110
Leuprorelin 8.705
Levallorphan 8.707
– tartrat 8.708
Levamisol 8.709
Levisoprenalin 8.711
Levobunolol 8.713
Levodopa 8.714
Levofacetoperan 8.719
Levomethadon 8.719
Levomethorphan 8.722
Levonorgestrel 8.723
Levopimarsäure 6.169
Levopropoxyphen 8.725
– napsilat, Monohydrat 8.726
(S)-Levopropylhexedrin 8.727
Levorphanol 8.727
– hydrogentartrat, Dihydrat 8.728
Levothyroxin 8.729
Lewisit 3.734
Liberin 4.932
Lichenan 4.792
(–)-Lichesterinsäure 4.792
Licochalkon A 5.318
Licochalkon B 5.318
Licocumaron 5.318
Licopyranocumarin 5.318
Lidocain 8.735
Lidofenin 8.738
Lidoflazin 8.738
Lignocerinsäure 4.7
Ligstrosid 5.937
Ligusticumlacton 5.666
Ligustilid 5.850
(Z)-Ligustilid 5.666
Ligustilidiol 5.850
Lilagenin 6.998
Limocitrin
– 3,7-di-β-D-glucopyranosid 6.652
– 7-β-D-glucopyranosid 6.652
Limonen 3.736; 5.159, 562, 906
(R)-(+)-Limonen 3.737; 4.296, 695; 6.159
(S)-(–)-Limonen 3.738; 5.822; 6.159
Limonin 4.1160
– diosphenol 4.1162
Linalool 4.242; 5.822
Linalylacetat 4.242
Linamarin 5.678

Lincomycin 8.740
Lindan 3.738
Lindleyin 6.415
Linolensäure 8.742
α-Linolensäure 5.674
Linolsäure 5.674
Linuron 3.741
Linustatin 5.678
Liothyronin 8.742
Liotrix 8.744
Lipiferolid 5.702
(±)-α-Liponsäure 8.744
Lippifoli-1(6)-en-5-on 5.687
Liquiritigenin 5.318
Liquiritin 5.318
Lirinidin 5.702
Lirinin 5.702
Liriodendrin 5.298
Liriodendronin 5.703
Liriodenin 4.309; 5.703
Lirioferin 5.703
(+)-Lirioferin 4.1016
Lirionol 5.705
Lirioresinol-β-dimethylether 5.704
Liriotulipiferin 5.703
Lisinopril 8.745
Lisurid 8.747
Lividomycin 8.750
Lobelanidinglucosid 6.652
α-Lobelin 3.744
Lochvinerin 6.1127
Lofexidin 8.750
Loflucarban 8.752
Loganin 4.1009
Lokundjosid 6.795
Loliolid 6.540
Lomefloxacin 8.752
Lomustin 8.755
Lonazolac 8.756
Longispinogenin 5.903
Loperamid 8.758
Lophophorin 5.709
Loprazolam 8.762
– mesilat, Monohydrat 8.763
Loratidin 8.764
Lorazepam 8.765
Lorcainid 8.767
Lormetazepam 8.769
Lotaustralin 5.678
Lotrifen 8.771
Lovastatin 8.771
Lucanthonhydrochlorid 8.773
Lucenin-2 4.691; 6.40
Lucyosid A 5.713
Lucyosid B 5.713
Lucyosid C 5.713
Lucyosid D 5.713
Lucyosid G 5.713
Lunularsäure 5.775
Lupanin 4.801, 1125; 5.625; 6.769
Lupeol 4.691; 6.308
Lupeylacetat 4.691

Lupoxes "A" **5.**451
Lupoxes "B" **5.**451
Lupulon **5.**450
Luteolin **4.**1119
– 7-apiosylglucosid **4.**293; **6.**113
– 7-*O*-β-D-glucosid **4.**1042
Lycaconitin **3.**747; **4.**67
Lychnopholid **6.**1100
Lyciumamid **5.**722
Lyciumin A **5.**722
Lycoctonin **3.**748; **4.**67
Lycopin **5.**726
Lycopsamin **4.**531
Lycorenin-Typ **5.**214
Lycorin **3.**748; **4.**527; **5.**214
Lymecyclin **8.**774
Lynestrenol **8.**774
Lyoniatoxin **5.**609
Lyonol A **5.**609
Lypressin **8.**776
Lysergid **8.**778
Lysergol **6.**1015
(5*R*,8*R*)-(+)-Lysergsäureamid *[Ergin, LA-111]* **6.**1015
Lysergsäurediethylamid **3.**750
(5*R*,8*R*)-(+)-Lysergsäurehydroxyethylamid **6.**1015
Lysicamin **5.**703
L-Lysin **8.**780
– amidotrizoat **8.**782
Lysozym **8.**784

# M

Maackiain **6.**991
Macarpin **5.**111
Macrogol **8.**787
Macrogolstearat 400 **8.**794
Macusin A **6.**817
Macusin B **6.**817
Macusin C **6.**817
Madagascarin **5.**393
Madagascin **5.**395
Madagascinanthron **5.**395
Madecass-Säure **4.**766
Magallanesin **4.**484
Magnesiumcitrat, Tetradecahydrat **8.**800
Magnesiumdigluconat **8.**801
Magnesiumphosphid **3.**754
Magnesiumstearat **8.**804
Magnoflorin **4.**67, 269, 312, 482, 625; **5.**111
(+)-Magnoflorin **4.**742, 1019
Magnolialid **6.**1099
Mahuannin B **5.**55
Majdin **6.**1124
Malabaricol **4.**146
Malabaricon A **5.**867
Malabaricon B **5.**867
Malabaricon C **5.**867
Malabaricon D **5.**867
Malathion **3.**757
Maleinsäure **8.**806
Maleinsäureanhydrid **3.**760
Maleylsulfathiazol **8.**806
Maltose, Monohydrat **8.**807
Malvalialsäure **6.**874
Malvaliasäure **5.**340
Malvidin **6.**1052
Malvin **6.**270
Mancozeb **3.**761
Mandelonitril **8.**808
Maneb **3.**763
Mangan **3.**765
Manidipin **8.**811
Maniladiol **5.**903
Mannitol **8.**812
– hexanitrat **8.**815
D-Mannoheptulose **6.**70
Mannomustin **8.**816
Maokinin **5.**55
Marchantin A **5.**775
Marchantin B **5.**776
Marchantin C **5.**776
Marchantin D **5.**776
Marchantin E **5.**776
Marchantin G **5.**776

Marchantin H  **5.**776
Markogenin  **4.**278
Marrubenol  **5.**779
Marrubiagenin  **5.**646
Marrubiasid  **5.**646
Marrubiin  **5.**779
Martyniosid  **6.**390
Martynosid  **6.**390
Maslinsäure *[Crataegolsäure]*  **6.**867
Masonin  **5.**214
Matesaponin 1  **5.**510
Matricarialacton  **4.**991
Matricariamethylester  **4.**991
Matricin  **4.**821
Matteucinol  **6.**440
C-Mavacurin  **6.**818
Maytanbutin  **5.**792
Maytanprin  **5.**792
Maytansin  **5.**792
Maytanvalin  **5.**792
Maytin  **5.**806
Maytolidin  **5.**806
Maytolin  **5.**806
Mazipredon  **8.**816
MCPA *[2-Methyl-4-chlor-phenoxyessigsäure]*  **3.**768
Mebendazol  **8.**817
Mebeverin  **8.**820
Mebhydrolin  **8.**822
Mecetroniumetilsulfat  **8.**824
Mecillinam  **8.**825
Meclocyclin  **8.**826
Meclofenaminsäure  **8.**827
Meclofenoxat  **8.**829
Mecloqualon  **8.**830
Mecloxamin  **8.**830
Meclozin  **8.**831
Mecobalamin  **8.**832
Mecoprop  **3.**772
Mecrilat  **8.**833
Mecystein  **8.**833
Medazepam  **8.**834
Medrogeston  **8.**835
Medroxyprogesteronacetat  **8.**837
Medrylamin  **8.**839
Medryson  **8.**840
Mefenaminsäure  **8.**841
Mefexamid  **8.**844
Mefloquin  **8.**844
Mefrusid  **8.**847
Megestrol  **8.**849
– acetat  **8.**849
Meglucyclin  **8.**851
Meglumin  **8.**851
Melarsonyl  **8.**852
Melarsoprol  **8.**853
Melilotosid  **5.**223
Melinonin A  **6.**817
Melittosid  **6.**386
Melperon  **8.**854
Melphalan  **8.**854
Menadiol  **8.**856
– diacetat  **8.**857

Menadion  **8.**857
Menbuton  **8.**860
Menglytat  **8.**860
Menisdaurin  **5.**510
*p*-Mentha-1,3,8-trien  **6.**106
Menthol, racemisches  **8.**861
(–)-Menthol  **5.**822
3,4-Mentholacton  **5.**830
(–)-Menthon  **5.**822, 830
Mepacrin  **8.**863
Mepartricin  **8.**865
Mephenesin  **8.**866
Mephenoxalon  **8.**867
Mephentermin  **3.**774;  **8.**868
Mepindolol  **8.**870
– sulfat  **8.**871
Mepivacain  **8.**873
Meproscillarin  **8.**875
Meptazinol  **8.**877
– hydrochlorid  **8.**879
Mepyramin  **8.**880
Mequinol  **8.**881
Mequitazin  **8.**881
Merbromin, Dinatriumsalz  **8.**883
8-Mercapto-*p*-methan-3-on  **4.**468
Mercaptopurin, Monohydrat  **8.**885
Mersalyl  **8.**886
(*R,S*)-(+)-Merucathin  **4.**731
(*S*)-(+)-Merucathinon  **4.**731
Mesaconin  **4.**66
Mesaconitin  **4.**66
Mesalazin  **8.**888
Mescalin  **3.**775;  **5.**709, 883
Mesna  **8.**890
Mesterolon  **8.**892
Mestranol  **8.**893
Mesulfamid  **8.**895
Mesulfen  **8.**896
Mesuximid  **8.**896
Metaclazepamhydrochlorid  **8.**898
Metacyclin  **8.**899
Metahexamid  **8.**900
Metalaxyl  **3.**777
Metaldehyd  **3.**778
Metallibur  **8.**901
Metam, Natriumsalz  **3.**780
Metamizol  **8.**901
– Natriumsalz, Monohydrat  **8.**902
Metampicillin  **8.**906
Metazachlor  **3.**781
Metazid  **8.**907
Metenolon  **8.**907
– 17-acetat  **8.**908
– 17-enantat  **8.**909
Metetoin  **8.**909
Metforminhydrochlorid  **8.**909
Methabenzthiazuron  **3.**782
Methacryloylisopetasol  **6.**91
Methacryloylneopetasol  **6.**90
Methacryloylpetasol  **6.**90
Methadon  **8.**911
– hydrochlorid  **8.**912

Methamidophos 3.784
Methamphetamin 3.786
Methandriol 8.913
– dipropionat 8.914
Methanol 3.787
Methantheliniumbromid 8.916
Methanthiol 3.789
Methapyrilen 8.917
Metharbital 8.918
Methazolamid 8.919
Methdilazin 8.920
Methenamin 8.921
Methfuroxam 3.790
Methidathion 3.791
Methiocarb 3.793
Methiodal, Natriumsalz 8.922
Methisoprinol 8.923
Methitural 8.924
Methocarbamol 8.925
Methohexital 8.926
Methomyl 3.795
Methoprotryn 3.797
Methotrexat 8.928
Methoxamin 8.931
Methoxsalen 8.934
3-Methoxy-6-acetyl-7-methyljuglon 5.143
8-Methoxyactinidin *[Valerianin]* 6.1085
4-Methoxyamphetamin 3.798
2-Methoxyarbutin *[Isotachiosid]* 6.579
3-Methoxyarbutin *[Tachiosid]* 6.579
5'-Methoxybilobetin 5.273
1-Methoxycanthin-6-on 4.150
1-Methoxycarbonyl-4-methoxy-β-carbolin 4.150
Methoxychlor 3.799
5'-Methoxydehydrodiisoeugenol 5.873
6-Methoxy-1,2-dimethyl-1,2,3,4-tetrahydro-β-carbolin 6.1155
5-Methoxy-*N,N*-dimethyltryptamin 6.1154
2-Methoxyethanol 3.800
Methoxyeugenol 5.870
2-Methoxyfuranodien 4.964
4-Methoxy-glucobrassicin 6.704
*N*1-Methoxy-3-indolylmethylglucosinolat *[Neoglucobrassicin]* 6.704
8-Methoxykämpferol 4.1042
– 3-glucosid 4.1042
6-Methoxyluteolin-7-methylether 6.551
4-Methoxymaackiain 6.991
3-Methoxy-4,5-methylendioxyamphetamin - *[MMDA]* 5.883
2-(3-Methoxy-4,5-methylendioxyphenyl)-2,3-dihydro-7-methoxy-3-methyl-5-(1-(*E*)-propenyl)-benzofuran 5.873
6-Methoxy-2-methyl-1,2,3,4-tetrahydro-β-carbolin 6.1155
5-Methoxy-*N*-methyltryptamin 6.1154
Methoxyphedrin 8.935
Methoxyphenamin 8.936
1-*p*-Methoxyphenylpropan-1-ol 5.164
1-*p*-Methoxyphenylpropan-1-on 5.164
1-*p*-Methoxyphenylpropan-2-on 5.164
1-*p*-Methoxyphenylpropiophenon 5.164

1-Methoxypropanol-2 3.801
5-Methoxypsoralen 3.802
6-Methoxysorenin 6.394
11-Methoxy-Wieland-Gumlich-aldehyd 6.819
*o*-Methoxyzimtaldehyd 4.885
Methyclothiazid 8.938
Methylacetat 3.803
Methylacetylen 3.804
Methylacrylat 3.805
*N*-Methylanilin 3.806
Methylarbutin 4.332
$N^a$-Methylaspidospermin 6.1129
Methylatropiniumbromid 8.939
Methylbenzethoniumchlorid 8.941
2-Methylbutanol-2 3.807
3-Methylbutanol-1 3.808
3-Methylbutanol-2 3.809
2-Methyl-3-buten-2-ol 5.450, 482
(*Z*)-2-Methyl-2-butensäure-(3-hydroperoxy-2-methyl-idenbutyl)ester 4.814
2-Methyl-butoxygeranylphloroglucin 4.59
(*Z*)-2-Methyl-2-buttersäure-(2-hydroperoxy-2-methyl-3-butenyl)ester 4.814
2-Methylbutyrat 6.136
Methylcellulose 8.942
Methylchavicol 5.159; 6.161
*N*-Methylconiin 4.971
*N*-Methylcorypallin 4.1013
3-Methylcrotonoylisopetasol 6.91
3-Methylcrotonoylneopetasol 6.90
3-Methylcrotonoylpetasol 6.90
*N*-Methylcrotsparin 5.703
3-Methyl-2-cyclohexen-1-on 5.688
(–)-*N*-Methylcytisin 4.742
*N*-Methylcytisin 4.462, 1126; 5.625; 6.769
8-Methyldecansäurevanillylamid 4.667
9-Methyldecansäurevanillylamid *[Homodihydrocapsaicin I-HDCH 1]* 4.667
(*E*)-8-Methyl-6-decensäurevanillylamid *[Homocapsaicin II-HC II]* 4.667
(*E*)-9-Methyl-6-decensäurevanillylamid *[Homodihydrocapsaicin II-HDCH II]* 4.667
(*E*)-9-Methyl-7-decensäurevanillylamid *[Homocapsaicin I-HC I]* 4.667
23-Methyl-6-*O*-desmethyllauricepyron 4.63
Methyldopa 8.943
DL-Methyldopa 8.946
Methyldopaethylesterhydrochlorid 8.946
Methylecgonin 5.91
3,4-Methylendioxyamphetamin 3.809
3,4-Methylendioxy-*N*-ethylamphetamin 3.810
3,4-Methylendioxy-*N*-methylamphetamin 3.811
2-(4,5-Methylendioxyphenyl)-2,3-dihydro-7-methoxy-3-methyl-5-(1-(*E*)-propenyl)benzofuran 5.873
Methylendioxypiperolid 6.192
Methylephedrin 8.947
7-Methyl-epirosmanol 6.496
*O*-12'-Methylergocornin 4.915
*O*-12'-Methyl-α-ergocryptin 4.915
Methylergometrin 8.948
Methyleugenol 5.870; 6.859

Methylformiat  3.812
4′-O-Methylglabridin  5.317
6-Methyl-5-hepten-2-on  5.688
8-O-Methyl-7-hydroxyaloine  4.211
Methylisocyanat  3.813
Methylisoeugenol  5.870
Methylisothiocyanat  3.814
(+)-N-Methyllaudanidiniumiodid  4.1023
(+)-N-Methyllaurotetanin  4.1016;  5.113
N-Methyllaurotetanin  5.702
Methylliberin  4.932
N-Methylmescalin  5.709
Methylmethacrylat  3.815
3′-O-Methylmyricetin
 – 3-O-D-glucosid  5.272
 – 3-O-rutinosid  5.273
7-Methylneoipecosid  4.781
Methylnicotinat  8.952
8-Methylnonansäurevanillylamid
  *[Dihydrocapsaicin – DHC]*  4.667
(E)-8-Methyl-6-nonen-säurevanillylamid
  *[Capsaicin]*  4.667
cis-3-Methyl-4-octanolid  6.336
6-Methyloctansäurevanillylamid  4.667
7-Methyloctansäurevanillylamid *[Nordihydro-
  capsaicin – NDHC]*  4.667
4-Methylpent-3-en-2-on  3.817
Methylphenidat  3.818
Methylphenobarbital  8.953
3-Methylphlorobutyrophenon  4.1200
7-O-Methylpinobanksin  6.160
Methylprednisolon  8.955
 – 21-acetat  8.957
 – 21-hydrogensuccinat  8.958
2-Methylpropanol-1  3.819
2-Methylpropylisothiocyanat  5.857
N-Methyl-sec-pseudo-β-colubrin  6.820
Methylpsychotrin  4.781
α-Methylpyrrylketon  6.1085
Methylsalicylat  8.959
N-Methylscopolaminiumbromid  8.961
Methyltestosteron  8.963
2-Methyl-1,2,3,4-tetrahydro-β-carbolin  6.1155
γ-Methyltetronsäure  6.59
Methylthiouracil  8.966
N-Methyltryptamin  6.1154
Methylviolett  8.967
Methylzedoarondiol  4.1087
Methyprylon  8.968
Methysergid  8.970
 – hydrogenmaleat  8.971
Methysticin  6.202
Metiamid  8.972
Meticillin  8.972
Meticran  8.976
Metildigoxin  8.976
 – acetonhaltig  8.978
Metipranolol  8.978
Metiram  3.820
Metisazon  8.980
Metixen  8.981
Metobromuron  3.821

Metochalcon  8.982
Metoclopramid  8.982
Metolachlor  3.822
Metolazon  8.986
Metopimazin  8.988
Metoprolol  8.989
Metribuzin  3.824
Metrifonat  8.991
Metrizoesäure  8.993
Metronidazol  8.993
Metronidazolbenzoat  8.996
Metsulfuron-methyl  3.826
Metyrapon  8.997
Mevinphos  3.826
Mexenon  8.999
Mexicanin I  5.408
Mexiletin  8.999
Mezerein  3.829
Mezlocillin  8.1002
Miconazol  8.1006
 – nitrat  8.1007
Midazolam  8.1008
Midecamycin  8.1010
Midodrin  8.1010
Mifepriston  8.1012
Mikamycin B  8.1013
Milchsäure  8.1014
Miloxacin  8.1015
Milrinon  8.1015
Miltefosin  8.1017
Minaprin  8.1018
Minioluteinsäure  6.59
Minocyclin  8.1019
Minovin-($N^a$-Methylvincadifformin)  6.1129
Minoxidil  8.1021
Misoprostol  8.1024
Mitoguazon  8.1025
MMDA  5.883
Mofebutazon  8.1025
Mofoxim  8.1027
Molsidomin  8.1027
Monalazon, Dinatriumsalz  8.1029
Monensin  8.1030
Monobenzon  8.1032
Monochlorbenzol  3.831
Monochlordifluormethan  3.832
Monochlordimethylether  3.833
Monocrotalin  3.834
Monocrotophos  3.836
Monodesmethoxycurcumin  4.1085
Monolinuron  3.838
Monomelittosid  6.386
Monomethylamin  3.839
(Z)-Monomethylhinokiresinol  4.278
Monotropein  4.327, 1003;  5.224;  6.1054
Monotropitin *[Monotropitosid]*  6.1150
Monotropitosid *[Monotropitin]*  6.1150
Monuron  3.841
Mopidamol  8.1033
Morantel  8.1035
 – tartrat  8.1036
Morazon  8.1036

Morclofon **8.**1037
Morforex **8.**1038
Morinamid **8.**1038
Moringae gummi, chem. Aufbau **5.**853
Moringyne **5.**855
Moroxydin **8.**1039
Morphin **3.**843; **8.**1040
Morpholin **3.**846
Morronosid **4.**1009
7α,β-Morronosid **6.**575
Motretinid **8.**1049
Moxaverin **8.**1049
Moxisylythydrochlorid **8.**1051
Mukulol **4.**966
Multiflorin **4.**1126
Mupirocin **8.**1053
Muropeptid-Struktureinheit, Mureinskelett, Escherichia **5.**100
Musarosid **6.**794
Muscarin **3.**849
Muscazon **3.**851
Muscimol **3.**852
Mussaenosid **6.**1120
Muzolimin **8.**1054
My(μ)-Carrageenan **4.**859
Mycophenolsäure **6.**63
Mycren **4.**10
Myrcen **4.**242
Myristargenol A **5.**865
Myristargenol B **5.**865
Myristicin **3.**853; **5.**159, 514, 870, 883; **6.**106
Myrtecain **8.**1055
Myrtenol **5.**125
Myrtillogensäure **5.**903
Myrtucommulon A **5.**907
Myrtucommulon B **5.**907

# N

Nabilon **8.**1057
Nadid **8.**1058
Nadolol **8.**1059
Nadoxolol **8.**1061
Nafcillin **8.**1062
Naftalofos **8.**1065
Naftidrofuryl **8.**1065
Naftifin **8.**1068
Nalbuphin **8.**1069
Nalidixinsäure **8.**1071
Nalorphin **8.**1074
Naloxon **8.**1076
– hydrochlorid **8.**1077
Naltrexon **8.**1080
Nandrolon **8.**1081
(+)-Nantenin **4.**1016
Napellin **4.**66
Naphazolin **8.**1083
Naphthalin **3.**855; **8.**1086
2-Naphthol **8.**1087
2-Naphthylamin **3.**857
1,5-Naphthylendiisocyanat **3.**858
Napropamid **3.**859
Naproxen **8.**1088
Narcein **8.**1091
Nardosinon **5.**913
Nardostachin **5.**911
Narwedin **5.**214
Natamycin **8.**1092
Natriumapolat **8.**1094
Natriumaurothiomalat **8.**1094
Natriumcalciumedetat **8.**1097
Natriumcyclamat **8.**1100
Natriumdibunat **8.**1101
Natriumdihydrogencitrat **8.**1102
Natriumhydrogentartratoantimonat(II) **8.**1106
Natriumhydroxid **3.**860
Natriumiopodat **8.**1111
Natriummethylarsonat Hexahydrat **8.**1112
Natriumnitrit **3.**861; **8.**1116
Natriumpicosulfat **8.**1118
Natriumpropionat **8.**1119
Natriumthiosulfat **8.**1121
Nedocromil **8.**1123
Nefopam **8.**1125
Neoabietinsäure **6.**169
Neoanisatin **5.**513
Neobifurcose **4.**442
Neochlorogensäure *[3-CQA]* **5.**509
Neocnidilid **4.**296
Neocurdion **4.**1087
Neogitogenin **4.**278; **6.**998

Neoglucobrassicin *[N1-Methoxy-3-indolylmethyl-glucosinolat]* **6.**704
Neoglucoerysimosid *[Glucoerysimosid]* **6.**796
Neoipecosid **4.**781
(+)-Neoisomenthol **5.**822
Neokadsuraninsäure A **5.**605
Neokestose **4.**442
Neolin **4.**67
Neolinustatin **5.**678
(+)-Neomenthol **5.**822
(+)-Neomenthyl-β-D-glucosid **5.**830
Neomycin **8.**1128
Neopellin **4.**67
Neopetasin **6.**90
Neo-(S)-petasin **6.**90
Neopetasol **6.**83
Neophytadien **6.**136
Neostigmin **8.**1130
Neothujasäure **6.**956
Neotigogenin **6.**723, 998
Nervonsäure *[Tetracosensäure]* **6.**701
Nerylpyrophosphat **6.**967
Netilmicin **8.**1135
Nialamid **8.**1136
Niaprazin **8.**1137
Nicametat **8.**1138
Nicarbazin **8.**1139
Nicardipin **8.**1140
Nickel **3.**868
Niclosamid **8.**1141
Nicocodin **8.**1144
Nicodicodin **8.**1144
Nicomorphin **8.**1144
Nicothiazon **8.**1146
Nicotin **8.**1146
(−)-Nicotin **3.**870
Nicotinamid **8.**1148
Nicotinsäure **8.**1150
Nicotinylalkohol **8.**1152
Nifedipin **8.**1154
Nifenalol **8.**1157
Nifenazon **8.**1158
Nifluminsäure **8.**1159
Nifuralid **8.**1161
Nifuratel **8.**1162
Nifurprazin **8.**1163
Nifurtimox **8.**1164
Nifurtoinol **8.**1165
Nilvadipin **8.**1166
Nimodipin **8.**1167
Nimorazol **8.**1169
Nimustin **8.**1171
Niridazol **8.**1172
Nisoldipin **8.**1174
Nitazoxanid **8.**1175
Nitrazepam **8.**1176
Nitrendipin **8.**1178
Nitrobenzol **3.**873
4-Nitrobiphenyl **3.**875
Nitrocyclin **8.**1180
Nitrofural **8.**1181
Nitrofurantoin **8.**1183

Nitromethan **3.**875
1-Nitronaphthalin **3.**876
2-Nitronaphthalin **3.**877
4-Nitrophenol **3.**878
Nitroprussidnatrium **8.**1186
Nitroscanat **8.**1189
Nitrosulfone *[aus Cardiospermum halic.]* **4.**683
Nitrothal-isopropyl **3.**879
Nitrotoluol **3.**880
2-Nitrotoluol **3.**881
3-Nitrotoluol **3.**883
4-Nitrotoluol **3.**884
Nivalin **5.**214
Niveusin B **5.**412
Niveusin C **5.**412
Nizatidin **8.**1190
Nodakenetin **4.**294
Nomifensin **8.**1193
Nonivamid **8.**1193
Nonotinol **8.**1194
Nonylsäurevanillylamid *[NSVA]* **4.**667
Nootkatin **5.**563
Norargemonin **5.**112
Norboldin **6.**614
Norcinnamolaurin **6.**614
(−)-Norcycleanin **4.**856
Nordihydrocapsaicin *[7-Methyloctansäure-vanillylamid]* **4.**667
(R,S)-Norephedrin **4.**731; **8.**1195
Norepinephrin **8.**1197
Norethisteron **8.**1201
− acetat **8.**1204
− enanthat **8.**1206
Norfenefrin **8.**1206
Norfloxacin **8.**1208
Norgestrel **8.**1211
(+)-Norglaucin **4.**1016
Norjuziphin **4.**1017
Normacusin B **6.**817
Normethadon **8.**1212
(+)-Norpseudoephedrin **3.**886
DL-Norpseudoephedrin **8.**1213
(S,S)-(+)-Norpseudoephedrin **4.**731
Norpsilocybin *[O-Phosphoryl-4-hydroxy-N-methyl-tryptamin]* **6.**288
Norsesquiterpen-endoperoxid **6.**505
Noscapin **8.**1214
Nosiheptid **8.**1217
Novacin **6.**820
Novobiocin **8.**1217
Noxytiolin **8.**1218
NSVA *[Nonylsäurevanillylamid]* **4.**667
Nuarimol **3.**887
Nuevamin **4.**484
Nyasol **5.**496
Nyasosid **5.**496
Ny(ν)-Carrageenan **4.**859
Nystatin **8.**1219

# O

Obacunon **4.**1160
Obacunonsäure **4.**1160
Obidoximchlorid **8.**1221
Obtusifolin **4.**702
Obtusin **4.**702
Occidentalol **6.**956
Ochotensin **4.**1156
2'-O-Cinnamoyl-Aloeresin B **4.**212
20$R$,24$\xi_2$-Ocotillon **5.**899
Octacain **8.**1223
Octadecenol **6.**701
Octafoniumchlorid **8.**1224
Octahydrocurcumin **4.**1086
Octamylamin **8.**1225
Octenidindihydrochlorid **8.**1225
Octodrin **8.**1226
Octopamin **8.**1227
Octotiamin **8.**1229
Octreotid **8.**1230
Odospirosid **6.**243
Officigenin **5.**351
Ofloxacin **8.**1230
Okadainsäure **3.**889
Oleandomycin **8.**1233
Oleandrigenin **4.**1063
Oleandrin **3.**891
α-L-Oleandrose **6.**797
Oleanolsäure **4.**604; **5.**903; **6.**552, 867
Oleanolsäurederivate, Helianthi flos **5.**411
Oleosid-7,11-dimethylester **5.**937
Oleosid-11-methylester **5.**937
Oleracin I **6.**251
Oleracin II **6.**251
Oleuropein **5.**937
6-O-Oleuropeylsaccharose **5.**937
Ölhypericine *[mögliche Strukturen]* **5.**477
Ölsäure **5.**674; **6.**701
Omeprazol **8.**1234
Omethoat **3.**892
9-O-Methylglyceofuran **5.**301
Ontianil **8.**1235
Operculin VI **5.**539
Operculinsäure A **5.**540
Orbicusid A **4.**1039
Orbicusid B **4.**1039
Orbicusid C **4.**1039
Orciprenalinsulfat **8.**1236
Orellanin **3.**895
Orientalid **6.**697
Orientin **4.**691, 1041; **6.**40, 894
– 2''-O-rhamnosid **4.**1041
Orizabin I **5.**542

Orizabin II  **5.**542
Orizabin III  **5.**542
Orizabin IV  **5.**542
Ornidazol  **8.**1237
Ornipressin  **8.**1239
Orotsäure  **8.**1240
Orthosiphol A  **5.**968
Orthosiphol B  **5.**968
Osalmid  **8.**1243
Otosenin  **6.**663
Ouabagenin  **6.**795
Ouabain [g-Strophanthin]  **6.**795, 800, 1243
Ouratea-Proanthoxyanidin A/B  **5.**800
Oxabolon  **8.**1244
Oxacillin  **8.**1245
Oxadixyl  **3.**989
Oxalsäure  **3.**899
Oxalsäuredinitril  **3.**901
Oxamniquin  **8.**1247
Oxamyl  **3.**902
Oxantelhydrogenembonat  **8.**1248
Oxatomid  **8.**1249
Oxazepam  **8.**1250
Oxazolam  **8.**1253
Oxazoron  **8.**1254
Oxedrin  **8.**1255
Oxeladin  **8.**1257
Oxetacain  **8.**1258
Oxfendazol  **8.**1259
Oxibendazol  **8.**1261
Oxibetain  **8.**1262
Oxiconazol  **8.**1262
Oxidronsäure  **8.**1263
Oximonam  **8.**1264
Oxitropiumbromid  **8.**1264
Oxoagarospirol  **4.**308
Oxocularin  **4.**1023
19-Oxo-5α-4,5-dihydroproscillaridin A  **6.**1042
Oxokadsuran-Grundgerüst  **5.**604
Oxolamin  **8.**1265
Oxolinsäure  **8.**1266
Oxophenarsin  **8.**1267
Oxosarcocapnidin  **4.**1023
17-Oxospartein  **4.**802, 1126
3-Oxosterole, Bananenschale  **5.**860
8-Oxo-tetrahydropalmatin  **4.**269
Oxprenolol  **8.**1268
Oxyacanthin  **4.**483; **5.**746
Oxybenzon  **8.**1270
Oxyberberin  **4.**482
Oxybuprocainhydrochlorid  **8.**1271
Oxyclozanid  **8.**1273
Oxycodon  **8.**1273
Oxydemeton-methyl  **3.**904
Oxydiethylenbis(chlorformiat)  **3.**906
L-Oxyfedrinhydrochlorid  **8.**1276
Oxymetazolin  **8.**1277
Oxymetholon  **8.**1278
Oxymorphon  **8.**1280
Oxymorphonhydrochlorid  **8.**1281
Oxypendyl  **8.**1282
Oxypeucedanin  **6.**113

Oxypeucedaninhydrat  **6.**113
Oxyphenbutazon  **8.**1282
Oxyphenisatin  **8.**1285
Oxyphenoniumbromid  **8.**1286
Oxytetracyclin  **8.**1287
Oxytocin  **8.**1290
Ozon  **3.**907

# P

Paclobutrazol **3**.909
Padimat **9**.1
Paeoniflorigenon **6**.2
Paeoniflorin **6**.2
Paeonilacton A **6**.2
Paeonilacton B **6**.2
Paeonilacton C **6**.2
Paeonol **6**.2
Paeonolid **6**.2
Paeonosid **6**.2
Pakistanin **4**.485
Palmarin **5**.558
Palmatin **4**.268, 491, 1014; **5**.558, 746
Palmatosid A **5**.558
Palmatosid B **5**.558
Palmatosid C **5**.558
Palmatosid D **5**.558
Palmatosid E **5**.559
Palmatosid F **5**.559
Palmatosid G **5**.559
Palmidin A **6**.413
Palmidin B **6**.413
Palmidin C **6**.413
Palmidin D **6**.413
(2$S$)-Palmitylpterosin A **6**.298
(2$R$)-Palmitylpterosin B **6**.298
(2$S$,3$S$)-Palmitylpterosin C **6**.298
Palustrin **5**.65
Palustrinsäure **6**.120, 169
Palustrol **4**.14
Palustrolid **4**.626
Pamaquin **9**.2
Pamidronsäure **9**.3
Panaxydol **6**.17
Panaxynol **6**.17
Panaxytriol **6**.17
Pancuroniumbromid **9**.5
Pangamsäure **9**.7
Panipenem **9**.8
Panstrosid **6**.794
($R$)-Pantothensäure **9**.14
Päonidin **6**.1052
Papaverin **3**.912; **9**.15
Paracetamol **9**.18
Paraflutizid **9**.23
Paraformaldehyd **9**.24
Paraldehyd **9**.26
Paramethadion **9**.27
Paramethason **9**.28
Paraoxon **9**.30
Paraquat **3**.915
Parasorbinsäure **6**.767

Parasorbosid **6.**767
Parathiazinhydrochlorid **9.**30
Parathion **3.**917
Parathion-methyl **3.**920
Paraxanthin **4.**931
Parbendazol **9.**32
Pardalianchol **4.**1188
(+)-Parfumin **4.**1023
Pargylin **9.**34
Paromomycin **9.**35
Parsalmid **9.**36
Pasiniazid **9.**38
Patchoulialkohol **6.**1085
Patulin **3.**923; **6.**59
Pecazin **9.**39
Pecilocin **9.**39
Pecocyclin **9.**40
Pedunculagin **5.**184, 261; **6.**264, 348, 857
Pefloxazin **9.**40
Pelargonidin **6.**1052
– 3,5-diglucosid **4.**313
– 3-glucosid **4.**313
– 3-xylosylglucosid-5-glucosid **4.**313
Pellotin **5.**709
Pemolin **9.**45
Pempidintartrat **9.**46
Penbutolol **9.**47
Penconazol **3.**925
Pencycuron **3.**925
Pendimethalin **3.**926
Penduletin **6.**1184
Pendunculagin **4.**163
Penethacillin **9.**49
Penflutizid **9.**50
Pengitoxin **9.**50
D-Penicillamin **9.**52
Penicillsäure **6.**59
Penimepicyclin **9.**54
Penimocyclin **9.**55
Penoctoniumbromid **9.**55
Pentachlornaphthalin **3.**928
Pentachlorphenol **3.**929
Pentadeca-2E,9Z-dien-12,14-diinsäureisobutylamid **5.**6
Pentadeca-8Z,13Z-dien-11-in-2-on **5.**14
Pentadeca-8Z,11Z-dien-2-on **5.**14
Pentadeca-8Z-en-11,13-diin-2-on **5.**14
Pentadeca-8Z-en-2-on **5.**14
Pentadeca-8Z,11E,13Z-trien-2-on **5.**14
Pentadeca-8Z,11Z,13E-trien-2-on **5.**14
(Z,Z)-4,4'-(1,4-Pentadien-1,5-diyl)diphenol **5.**274
Pentaerythritol **9.**55
Pentaerythrityltetranitrat **9.**56
Pentagastrin **9.**58
3,7,2',3',4'-Pentahydroxyflavon-3-O-neohesperidosid **5.**554
Pentamidin **9.**58
– diisethionat **9.**60
– dimesilat **9.**61
Pentanol-1 **3.**931
Pentanol-2 **3.**932
Pentaquin **9.**62

Pentazocin **9.**63
4-Pentenylglucosinolat *[Glucobrassicanapin]* **6.**704
Pentetsäure **9.**66
– Trinatriumcalciumsalz **9.**66
Penthrichloral **9.**68
Pentifyllin **9.**68
Pentobarbital **9.**69
– Natriumsalz **9.**72
Pentoloniumtartrat **9.**73
Pentorex **9.**74
Pentostatin **9.**75
Pentoxifyllin **9.**77
Pentoxyverin **9.**79
Pentylharnstoff **9.**81
Perazin **9.**83
– bis(hydrogenmalonat) **9.**85
Perhexilin **9.**85
Periciazin **9.**87
Perimetazin **9.**88
Perindopril **9.**89
Periplocin **6.**794
Periplocymarin **6.**794
Periplogenin **4.**978; **6.**794
3-epi-Periplogenin **4.**95
Permethrin **3.**934; **9.**91
Peroxyessigsäure **3.**936
Peroxyferolid **5.**701
Perphenazin **9.**92
Perrottetin E **5.**776
D-Perseitol **6.**70
Persicarin **6.**79
– 7-O-methylether **6.**79
Peruvosid **9.**93
Petain **5.**532
Petasin **6.**90
(S)-Petasin **6.**90
Petasol **6.**82
Petersilienapiol **5.**159
Pethidin **9.**94
Petroselinsäure **4.**294; **6.**111
Petunidin **6.**1052
Peudoephedrin **3.**1009
Phallisin **3.**941
Phalloidin **3.**942
Phalloin **3.**943
Phanquinon **9.**98
Pharbitinsäure B **5.**537
Pharbitinsäure C **5.**537
Pharbitinsäure D **5.**537
Phaseollinisoflavan **5.**318
Phellandren **4.**21
α-Phellandren **4.**1085
β-Phellandren **5.**159
Phellopterin **5.**434
Phenacainhydrochlorid Monohydrat **9.**99
Phenacemid **9.**100
Phenacetin **9.**100
Phenanthren **3.**944
Phenazocin **9.**104
Phenazon **9.**106
– Chloralhydrat **9.**109
Phenazopyridin **9.**110

Phencyclidin  3.946
Phendimetrazin  3.948; **9.**111
– hydrogentartrat  **9.**112
Phenelzin  **9.**113
Pheneticillin  **9.**114
Pheneturid  **9.**117
Phenformin  **9.**117
Phenglutarimid  **9.**118
Phenindamin  **9.**119
– (R,R)-hydrogentartrat  **9.**120
Pheniodol  **9.**121
Pheniramin  **9.**121
– aminosalicylat  **9.**123
– hydrogenmaleat  **9.**123
Phenmedipham  **3.**949
Phenmetrazin  **3.**951
Phenobarbital  **9.**124
– Natriumsalz  **9.**128
Phenobutiodil  **9.**129
Phenol  3.952; **9.**130
Phenolphthalein  **9.**134
Phenolphthalol  **9.**136
Phenolsulfonphthalein  **9.**136
4-Phenolsulfonsäure  **9.**137
Phenoperidin  **9.**138
Phenothiazin  **9.**139
Phenotrin  **9.**140
Phenoxybenzamin  **9.**140
– hydrochlorid  **9.**142
Phenoxymethylpenicillin  **9.**143
– Benzathinsalz  **9.**147
Phenprobamat  **9.**149
Phenprocoumon  **9.**150
Phensuximid  **9.**153
Phentermin  3.954; **9.**154
Phentolamin  **9.**156
– mesilat  **9.**157
(2S,3S)-Phenylacetylpterosin C  **6.**298
DL-Phenylalanin  **9.**157
L-Phenylalanin  **9.**160
2-Phenylbenzimidazol-5-sulfonsäure  **9.**163
Phenylbutazon  **9.**163
1,2-Phenylendiamin  **3.**955
Phenylephrin  3.956; **9.**168
2-Phenylethanol  **9.**171
Phenylmercuriacetat  **9.**172
Phenylmercuriborat  **9.**176
Phenylmercurinitrat  **9.**178
1-Phenylpropanol  **9.**179
Phenylpropanolamin  **3.**957
Phenylsalicylat  **9.**180
Phenyltoloxamin  **9.**182
Phenyracillin  **9.**182
Phenytoin  **9.**183
Phlorobutyrophenon  **4.**1200
Pholcodin  **9.**187
Pholedrin  **9.**189
Phosalon  **3.**958
Phosphamidon  **3.**960
Phosphatidsäure  **5.**304
Phosphatidylcholin  **5.**303
Phosphatidylethanolamin  **5.**303

Phosphatidylinositol  **5.**304
Phosphatidylserin  **5.**304
Phosphor [rot oder violett]  **3.**962
Phosphorsäure  **3.**963
Phosphorwasserstoff  **3.**964
Phosphorylchlorid  **3.**965
O-Phosphoryl-4-hydroxy-N,N-dimethyltryptamin
    [Psilocybin]  **6.**288
O-Phosphoryl-4-hydroxy-N-methyltryptamin  **6.**288
Photocitral A  **5.**691
epi-Photocitral A  **5.**691
Photocitral B  **5.**691
Phoxim  3.967; **9.**191
Phthalsulfamethizol  **9.**192
Phthalylsulfanilacetamid  **9.**192
Physcion  4.702; **5.**143; **6.**393, 412
Physciondianthron  **6.**413
Physostigmin  **9.**193
Phytol  **9.**198
Phytomenadion  **9.**198
Phytosterole, Gypsophila paniculata  **5.**362
Piceatannol  **6.**121, 414
Piceid  4.6; **5.**144
Picein  **6.**121
Piceosid  **4.**332
Piclopastin  **9.**200
Picloram  **3.**971
Picloxydin  **9.**201
Picrasan-16-on  **4.**146
Picrohelenin  **5.**408
Picropolin  **6.**935
Picrotin  **4.**269
Picrotoxin  4.269; **9.**201
Picrotoxinin  **4.**269
L-Pidolsäure  **9.**202
Pilocarpidin  **6.**128
Pilocarpin  3.972; **6.**128; **9.**204
(+)-Pilosin  **6.**128
Pimarsäure  **6.**168
Pimethixen  **9.**210
Pimozid  **9.**211
Pimpinellin  **5.**432
Pindolol  **9.**213
Pineclon  **9.**209
α-Pinen  4.242; **5.**562, 906
(±)-α-Pinen  **9.**215
(+)-α-Pinen  **6.**159
(–)-α-Pinen  **6.**159
β-Pinen  4.242; **5.**562
(±)-β-Pinen  **9.**216
(+)-β-Pinen  **6.**159
(–)-β-Pinen  **6.**159
(–)-Pinidinol  **6.**120
Pinit  **4.**8
Pinobanksin  **6.**160
Pinocembrin  **6.**160
Pinomyricetin  **6.**159
Pinoquercetin  **6.**159
Pinoresinol  **6.**120
(+)-Pinoresinol  **5.**705
Pinostrobin  **6.**160
Pinosylvin  **6.**160

Pinselin 4.719
Pinselinsäure 4.719
Pipacyclin 9.218
Pipamazin 9.218
Pipamperon 9.219
Pipazetathydrochlorid 9.220
Pipebuzon 9.221
Pipemidsäure 9.221
Pipenzolat, bromid 9.223
Piperacetazin 9.224
Piperacillin 9.226
Piperazin 9.229
- adipat 9.231
- Calciumedetat 9.231
- citrat 9.232
Pipercid 6.200
Piperettin 6.200
Piperidolat 9.233
Piperin 6.200
Piperlongumin 6.200
Piperlonguminin 6.200
Pipernonalin 6.200
Piperocainhydrochlorid 9.234
Piperolid 6.192
Piperonylbutoxid 3.975; 9.234
Piperoxan 9.235
Piperundecalidin 6.200
Piplartin 6.200
Piposulfan 9.236
Pipotiazinpalmitat 9.236
Pipoxid 6.213
Pipoxidchlorhydrin 6.213
Pipoxolan 9.237
Pipradol 9.238
Pipratecol 9.239
Piprinhydrinat 9.239
Piproctanylbromid 3.976
Piprozolin 9.240
Piracetam 9.241
Pirarubicin 9.242
Pirbuterol 9.244
Pirenoxin 9.246
Pirenzepin 9.246
Piretanid 9.248
Piribedil 9.251
Piridocain 9.252
Piridoxilat 9.253
Pirimicarb 3.977
Pirimiphos-methyl 3.979
Pirisudanol 9.253
Piritramid 9.254
Pirlindolhydrochlorid 9.256
Piroxicam 9.2571
Pirprofen 9.260
Pisatin 6.991
Pitofenon 9.262
Pivampicillin 9.263
Pivmecillinam 9.265
Pizotifen 9.268
- hydrogenmalat 9.270
Platycodigenin 6.240
Platycogensäure A 6.240

Platycogensäure B 6.240
Platycogensäure C 6.240
Platyconin 6.239
(+)-(R)-Platydesminium 6.512
Platynecin-Typ 6.674
Pleiocarpinidin [(-)-Eburnamin] 6.1129
Plicamycin 9.272
Podophyllotoxin 3.983; 5.563; 9.277
Poldinmetilsulfat 9.278
Poligeenan 9.280
Polihexanid 9.281
Poloxamer 9.282
Poloxamer 188 9.283
Poloxamer 407 9.284
Polpunonsäure 5.799
Polyacetylene, Echinacea angustifolia 5.5
Polyacetylene, Echinacea purpurea 5.5
Polyacetylene, Leucanthemum vulgare 5.662
Polyestradiolphosphat 9.285
Polyfurosid 6.244
Polygalasäure 6.240
Polygodial 4.1195; 6.78
Polygonal 6.78
Polygonon 6.78
Polyine, E-Isomere 6.505
Polyine, Z-Isomere 6.505
Polyine, Thiophenderivate 6.505
Polymyxin B 9.287
Polynoxylin 9.288
Polyprenole [aus Ginkgo biloba] 5.271
Polysorbat 9.289
Polythiazid 9.292
Polyvidon 9.294
3-epi-Pomolsäure-28-β-D-glucopyranosylester 6.263
Posthumulon 5.450
Potentillanin 6.254
Poteriosid 6.588
Practolol 9.300
Prähumulon 5.450
Prajmaliumbitartrat 9.301
Pralidoximchlorid 9.303
Prälupulon 5.450
Pramiverin 9.304
Pramocainhydrochlorid 9.305
Pranosal 9.306
Prasteron 9.306
Pratensin 6.991
Pravastatin 9.308
Prazepam 9.309
Praziquantel 9.311
Prazosin 9.315
Precocen II 4.135
Predicentrin 5.703
Prednicarbat 9.318
Prednimustin 9.319
Prednisolon 9.321
- 21-acetat 9.324
- 21-dihydrogenphosphat 9.325
- 21-hydrogensuccinat 9.326
- 21-pivalat 9.327
Prednison 9.328

Prednyliden  **9.**329
– 21-diethylaminoacetathydrochlorid  **9.**331
Pregeijeren  **6.**137
Prelunularsäure  **5.**775
Premarrubiin  **5.**779
Prenalterol  **9.**331
Prenol-45  **6.**259
Prenoxdiazin  **9.**332
Prenylamin  **9.**333
Pretazettin-Typ  **5.**215
Pridinol  **9.**335
Prifinium, bromid  **9.**336
Prilocain  **9.**337
Primaquin  **9.**339
Primidon  **9.**342
Primin  **6.**271
Primulaverin  **6.**273
Primverin  **6.**273
Pristimerin  **5.**799
Priverogenin-A-monoacetat  **6.**281
Priverogenin-B-22-acetat  **4.**264
Priverogenin-B-monoacetat  **6.**281
Proacacipetalin  **4.**27
Proanthocyanidin  **6.**894
Proanthocyanidin, dimeres, aus Cassia-fistula-Holz  **4.**716
Proanthocyanidine, Ratanhia  **5.**617
Probenecid  **9.**344
Probucol  **9.**346
Procain  **9.**348
Procainamid  **9.**353
Procarbazin  **9.**356
Procaterol  **9.**358
Prochloraz  **3.**987
Prochlorperazin  **9.**360
Procinolol  **9.**362
Procumbid  **5.**386
Procurcumenol  **4.**1087
Procyanidin $A_1$  **6.**1065
Procyanidin $A_2$  **4.**887
Procyanidin $B_1$  **4.**886;  **6.**608, 1054
Procyanidin $B_2$  **4.**886;  **5.**483;  **6.**1054
– 6-$C$-β-D-glucopyranosid  **4.**887
– 8-$C$-β-D-glucopyranosid  **4.**887
Procyanidin $B_3$  **5.**184
Procyanidin $B_3$  **6.**262, 608
Procyanidin $B_5$  **4.**886
Procyanidin $B_6$  **6.**262, 608
Procyanidin $B_7$  **4.**886;  **6.**608
Procyanidin $C_1$  **6.**1054
Procyclidin  **9.**362
Procymat  **9.**365
Procymidon  **3.**988
Prodelphinidin, trimeres  **6.**469
Prodelphinidine  **6.**469
Prodelphinidine, dimere  **6.**469
Profenamin  **9.**365
Proflavin  **9.**367
Progabid  **9.**367
Progesteron  **9.**368
Proglumetacin  **9.**371
– dimaleat  **9.**372

Proglumid  **9.**373
Proguanil  **9.**374
Proligeston  **9.**376
Prolin  **9.**377
Proloniumiodid  **9.**380
Promazin  **9.**381
Promecarb  **3.**989
Promethazin  **9.**383
Pronethalol  **9.**386
Propachlor  **3.**991
Propafenonhydrochlorid  **9.**387
Propamidin  **9.**390
Propamocarb  **3.**992
Propanocain  **9.**391
Propanthelinbromid  **9.**392
Propatylnitrat  **9.**394
Propazin  **3.**993
Propenal  **3.**994
Propentofyllin  **9.**395
*trans*-$S$-(1-Propenyl)-L-(+)-cysteinsulfoxid  **4.**185
Propetamphos  **3.**996
Propham  **3.**998
Propicillin  **9.**395
Propiconazol  **3.**1000
Propineb  **3.**1001
Propiomazin  **9.**397
16-Propionylgitoxigenin  **4.**1063
Propipocainhydrochlorid  **9.**401
Propiram  **9.**402
Propofol  **9.**402
Propoxur  **3.**1002
Propoxycainhydrochlorid  **9.**404
Propranolol  **9.**405
6-Propyl-3,4-dihydro-2$H$-pyran-2,4-dion  **4.**1200
Propylenglykol  **9.**409
Propylgallat  **9.**410
Propylhexedrin  **3.**1004;  **9.**411
2-Propylisothiocyanat  **5.**857
Propylthiouracil  **9.**412
Propyphenazon  **9.**415
Propyzamid  **3.**1005
Proquazon  **9.**417
Prorocentrolid  **3.**1006
Prosapogenin  **6.**240
Proscillaridin  **9.**418
Proscillaridin A  **6.**1041
Prostaglandinähnliche Fettsäuren, Lemna minor  **5.**644
Prosulfocarb  **3.**1007
Protheobromin  **9.**425
Prothipendyl, hydrochlorid Monohydrat  **9.**426
Protionamid  **9.**427
Protirelin  **9.**429
Protizinsäure  **9.**431
Protoaescigenin  **4.**113f
Protoanemonin  **4.**280, 625;  **5.**430
Protocetrarsäure  **4.**792
Protoemetin  **4.**781
Protohypericin  **5.**482
Protokylol  **9.**432
(+)-Protolichesterinsäure  **4.**792
Protopin  **4.**485, 626, 840, 1013, 1155;  **5.**112, 208

Protopseudohypericin  5.482
Protoptin  4.837
Protostrychnin  6.819
Protoveratrin A  3.1007
Protoveratrin B  3.1008
Protriptylinhydrochlorid  9.433
Proxibarbal  9.434
Proxymetacainhydrochlorid  9.435
Proxyphyllin  9.437
PR-Toxin  6.65
Prunasin  6.298, 583
Pseudaconin  4.71
Pseudaconitin  4.71
Pseudoanisatin  5.513
Pseudoaspidinol  4.1200
Pseudobaptigenin  6.991
Pseudobrucin  6.818
Pseudococain  9.439
Pseudo-α-Colubrin  6.818
Pseudo-β-Colubrin  6.818
Pseudoconhydrin  4.971
Pseudoephedrin  9.439
1$S$,2$S$-(+)-Pseudoephedrin  5.49
Pseudohypericin  5.393, 482
Pseudoisoeugenyl
- angelicat  6.136
- 2-methylbutyrat  6.136
- 2-methylpropionat  6.136
- tiglat  6.136
($S$,$S$)-(–)-Pseudomerucathin  4.731
Pseudopelletierin  6.329
Pseudostrychnin  6.818
Pseudotropin, benzilat  9.442
Pseudoyohimban  6.362
Psilocin *[4-Hydroxy-N,N-dimethyltryptamin]*  6.288
Psilocybin  3.1010;  6.288
Psilocybin *[O-Phosphoryl-4-hydroxy-N,N-dimethyltryptamin]*  6.288
Psilocybin  9.443
Psilostachyin  4.374
Psilostachyin-C  4.374
Psoralen  4.1160;  5.666;  6.113
Psychotrin  4.780
Ptaquilosid  6.301
(–)-Ptaquilosid *[Aquilid A]*  6.298
Ptaquilosin  6.301
Ptelatosid A  6.298
Ptelatosid B  6.298
(3$R$)-Pterosid,  D-3-$O$-β-D-glucosid  6.298
(2$S$)-Pterosid A  6.298
(2$R$)-Pterosid B  6.298
(2$S$)-Pterosid B  6.298
(2$R$,3$R$)-Pterosid C  6.298
(2$S$,3$R$)-Pterosid C  6.298
(3$S$)-Pterosid D  6.298
(2$S$)-Pterosid K  6.298
(2$S$)-Pterosid P  6.298
Pterosid Z  6.298
(2$R$)-Pterosin O  6.298
(2$S$)-Pterosin A  6.298
Pterosin B  6.301
(2$R$)-Pterosin B  6.298

(2$R$,3$R$)-Pterosin C  6.298
(2$R$,3$S$)-Pterosin C  6.298
(2$S$,3$R$)-Pterosin C  6.298
(2$S$,3$S$)-Pterosin C  6.298
(3$R$)-Pterosin D  6.298
(2$R$)-Pterosin E  6.298
(2$R$)-Pterosin F  6.298
(2$S$)-Pterosin G  6.298
Pterosin H  6.298
Pterosin I  6.298
(2$R$,3$S$)-Pterosin J  6.298
(2$S$)-Pterosin K  6.298
(2$R$,3$R$)-Pterosin L  6.298
Pterosin N  6.298
Pterosin Z  6.298
Pubetalin  6.697
Pulchellosid I  6.1106
Pulchellosid II  6.1106
(+)-Pulegon  5.822
Pungenin  6.121
Punicacortein C  6.327
Punicagalin  6.911
Punicalagin  6.326
Punicalin  6.326, 920
Puntarenin  4.485
Purpnigenin  4.1169
Purpureagitosid  4.1180
Purpureaglykosid A  3.1012;  9.444
Purpureaglykosid B  3.1013
Purpureasid A  6.390
Purpureasid B  6.390
Purpureasid C  6.390
Purpurogenin  4.1170
Pygmaein  5.563
Pyrantel  9.445
- embonat  9.447
Pyrazinamid  9.447
Pyrazinobutazon  9.449
Pyrazophos  3.1015
Pyrethrin I  3.1017
Pyrethrin II  3.1017
Pyrethrosin  3.1019
Pyridat  3.1019
Pyridin  3.1020
Pyridostigminbromid  9.451
Pyridoxal  9.453
Pyridoxin  9.454
Pyrifolidin  4.402
Pyrimethamin  9.457
Pyrithion  9.460
- Zinksalz  9.461
Pyrithyldion  9.462
Pyrovaleron  9.462
Pyroxylin  9.463
Pyrrobutamin  9.463
Pyrrolderivat *[Dehydropyrrolizidinalkaloid]*  6.665
Pyrrolderivat *[Tussilago]*  6.1022
2-Pyrrolidon  9.465
Pyrrolizidinalkaloid *[Retronecin-Supinidin-Heliotridintyp]*  6.665
Pyrrolizidinalkaloid *[Tussilago]*  6.1022
Pyrvinium, chlorid Dihydrat  9.465

# Q

Quartäre Anhydroniumbasen **6.**363
Quebrachamin **4.**403
Quebrachidin **4.**402
Quecksilber **3.**1021
Quercetagenin **6.**271
Quercetin **3.**1024; **4.**605, 1042
– Dihydrat **9.**478
– 3-*O*-β-D-glucosid **6.**298
– 3-*O*-D-glucosid **5.**272
– 3-*O*-L-rhamnosid **5.**272
– 3-*O*-rutinosid **5.**273
Quercetinderivat, aus Ginkgo biloba **5.**273
*d*-Quercitol *[2-Deoxy-D-chiro-inositol]* **6.**338
Quercitrin **5.**481
Questin **5.**143
Questinol **5.**143
Quinaprilhydrochlorid **9.**479
Quinestrol **9.**480
Quinethazon **9.**481
Quinisocain **9.**482
Quinupramin **9.**484
Quizalofop **3.**1025

# R

Racefemin  **9.**485
Ramifenazon  **9.**486
– hydrochlorid  **9.**487
Ramipril  **9.**488
Ranitidin  **9.**490
Ranuncosid  **5.**421
Ranunculin  **4.**280, 625;  **5.**430
Rapamycin  **9.**493
Ratanhia, Proanthocyanidine  **5.**617
Ratanhiaphenol I  **5.**617
Ratanhiaphenol II  **5.**617
Ratanhiaphenol III  **5.**617
Raubasin  **6.**367
Raubasin [Ajmalicin]  **6.**363
Raubasin  **9.**495
Raumitorin  **6.**381
Raupin  **9.**496
Rauvanin  **6.**381
Rauvomitin  **6.**381
Rauvoxin  **6.**380
Rauvoxinin  **6.**380
Rauwolfia-Alkaloide
– Ajmalan-Typ  **6.**362
– Alloyohimban  **6.**362
– 3-Epialloyohimban  **6.**362
– Heteroyohimban-Typ  **6.**362
– Pseudoyohimban  **6.**362
– Sarpagan-Typ  **6.**362
– $E$-Secoheteroyohimban-Typ  **6.**362
– Yohimban  **6.**362
Rauwolscin [α-Yohimbin]  **6.**376
Rebaudiosid A  **6.**789
Rebaudiosid C  **6.**789
Rehmaglutin A  **6.**387
Rehmaglutin B  **6.**387
Rehmaglutin C  **6.**389
Rehmaglutin D  **6.**387
Rehmaionosid A  **6.**387
Rehmaionosid B  **6.**387
Rehmaionosid C  **6.**387
Rehmanniosid A  **6.**386
Rehmanniosid B  **6.**386
Rehmanniosid C  **6.**388
Rehmanniosid D  **6.**386
Rehmapicrosid  **6.**387
Remerin  **5.**702
Repensol  **6.**992
Reproterolhydrochlorid  **9.**497
Reptosid  **5.**652
Rescinnamin  **6.**366;  **9.**499
Reserpin  **6.**366;  **9.**500
Reserpinin  **6.**1124

Resorcin 9.505
Resveratrol 5.144; 6.121, 414
Reticulin 4.837; 6.614
Retinol 9.506
- acetat 9.508
- palmitat 9.509
Retronecin 4.175; 6.662
Retronecin-Typ 6.674
Retrorsin 3.1036; 6.671
Reynosin 6.1099
6-O-(4″-O-α-L-Rhamnopyranosyl)-vanilloylajugol 6.388
4-(α-L-Rhamnosyloxy)benzylisothiocyanat 5.854
Rhaponticin 6.414
Rhaponticosid 6.414
Rhapontigenin 6.414
Rhazinilam 4.402
Rheidin A 6.413
Rheidin B 6.413
Rheidin C 6.413
Rhein 4.702; 6.412
Rheinosid A/B 6.414
Rheinosid C/D 6.414
Rhodeasapogenin 4.976
Rhododendrin 6.440
Rhododendrol 6.440
Rhodomollein I 6.441
Rhombifolin 4.462
Ribalinium 6.512
Ribasin 4.1013
Riboflavin 9.510
Ribostamycin 9.514
Riccardin C 5.776
Ricin 6.486
Ricinolsäure 9.515
Ricinus-communis-Agglutinin 6.486
Riddellin 6.671
Rifabutin 9.515
Rifampicin 9.518
Rifamycin 9.522
Rindosid 5.245
Rioprostil 9.523
Ritipenem, Natriumsalz 9.524
Ritodrin 9.527
Roburin A 6.343
Rolitetracyclin 9.530
Ronidazol 9.531
Rooperol 5.496
Roquefortin 6.63
Rosaniliniumchlorid 9.532
Rosmadial 6.496
Rosmadiphenol 6.496
Rosmanol 6.496
Rosmarichinon 6.496
(E)-Rosmarinsäure 5.815
Rosoxacin 9.534
Roxatidin 9.535
- acetathydrochlorid 9.536
Roxithromycin 9.537
Rubiadin 4.714
Rubrocurcuminkomplex 4.1091
Rubrosteron 4.57

Rudbeckianon 6.505
Rudbeckiolid 6.505
Rugosin D 5.153
Ruscogenin 9.538
Rutacridon 6.513
Rutacridonepoxid 6.513
Rutacultin 6.513
Rutalinium 6.512
Rutamarin 6.513
Rutin 4.1042; 5.273, 481
Rutosid 5.481
- aescinat 9.543
- Trihydrat 9.540

# S

Sabinen **4.**242
(+)-Sabinen **5.**562
(+)-Sabinol **5.**562
(+)Sabinolacetat **5.**562
Saccharoseoctaacetat **9.**545
Safrol **4.**885; **5.**514, 870; **6.**611
Sagittariol **6.**538
Saikosaponin a **4.**581
Saikosaponin $b_1$ **4.**581
Saikosaponin $b_2$ **4.**581
Saikosaponin c **4.**581
Saikosaponin d **4.**581
Salacetamid **9.**546
Salasperiminsäure **5.**799
Salazosulfathiazol **9.**547
Salbutamol **9.**548
Salicylalkohol **9.**552
Salicylamid **9.**552
4-Salicylamidophenazon **9.**555
Salicylsäure **9.**555
Salidrosid **4.**1003
Salinomycin **9.**559
Salmeterol **9.**561
Salonitenolid **4.**751
Salpetersäure **3.**1052
Salsalat **9.**564
Salsolidin **4.**802, 1126
Salven **6.**550
Salvigenin-5-methylether **6.**551
Salvinorin A **6.**540
Salvinorin B **6.**540
Sambunigrin **6.**583
Sancyclinhydrochlorid Hemihydrat **9.**567
Sandaracopimarsäure **4.**130; **5.**563
Sanguiin H-11 **6.**592
Sanguiin H-2 **6.**592
Sanguiin H-6 **5.**262; **6.**592
Sanguinarin **3.**1054; **4.**837, 840; **5.**111
Sanguisorbin B **6.**590
Sanguisorbin E **6.**590
Saniculosid A **6.**596
Saniculosid B **6.**596
Saniculosid C **6.**596
Saniculosid D **6.**596
α-Santalal **6.**601
β-Santalal **6.**601
α-Santalen **4.**962; **6.**601
epi-β-Santalol **6.**601
*cis*-α-Santalol **6.**601
*cis*-β-Santalol **6.**601
*trans*-α-Santalol **6.**601
*trans*-β-Santalol **6.**601

Santamarin 6.1099
Santen 4.10; 6.159, 601
Santiagonamin 4.484
Santonin 9.568
α-Santonin 3.1056; 4.369
β-Santonin 4.369
Saponaretin 4.1041
Saponarin 6.40
Saponine
– Astrantiae herba 4.419
– Gypsophila paniculata 5.361
Saponosid 3 4.600
Saponosid 4 4.600
Saponosid 5 4.600
Saponosid 5a 4.600
Saralasin 9.568
Sargenosid 6.794
Sarhamnolosid 6.795
Sarin 3.1058
Sarmentocymarin 6.794
Sarmentogenin 4.977; 6.794
Sarmentologenin 4.977; 6.795
Sarmentolosid 6.795
β-D-Sarmentose 6.797
Sarmentosid A 6.796
Sarmentosid E 6.797
Sarmentosid-A-säure 6.796
Sarmentosigenin 4.977
Sarmentosigenin A 6.796
Sarmentosigenin E 6.797
Sarmentosigenin-A-säure 6.796
Sarmutogenin 6.794
Sarmutosid 6.794
Sarnovid 6.794
Sarpagin 6.367
Sarracin 6.674
Sarsaparillosid 6.725
Sarsapogenin 4.278; 6.723, 999
– galactosid 4.1005
– glucosylgalactosid 4.1005
– xylosylgalactosid 4.1005
Sarsasapogenin 4.398
Sarverogenin 6.794
Sarverosid 6.794
Saussureal 6.621
Saussureamin A 6.623
(–)-Savinin 5.563
Saxitoxin 3.1060
Scabrasid 5.245
Schaftosid 4.691; 6.40
Schisandrin *[Schisandrol A]* 6.643
Schisandrin A 6.640
Schisandrin B 6.641
Schisandrol A *[Schisandrin]* 6.643
Schisandrol B *[Gomisin A]* 6.643
Schisanhenol *[Gomisin K3]* 6.643
Schisantherin A 6.643
Schisantherin B 6.643
Schisantherin C 6.643
Schisantherin D 6.643
Schisantherin E 6.643
Schwefeldioxid 3.1066

Schwefel-Lost 3.1067
Schwefelsäure 3.1069
Schwefeltrioxid 3.1070
Schwefelwasserstoff 3.1072
Sciadopitysin 5.273; 6.907
Scillaren A 6.1041
Scillarenin-3-$O$-α-L-rhamnosido-[3'-$O$-α-L-rhamnosyl]-4'-$O$-β-D-glucosid 6.1033
Scillicyanosid 6.1041
Scilliglaucosid 6.1041
Scilliglaucosidin 4.538
– 3-$O$-α-L-rhamnosido-[3'-$O$-α-L-rhamnosyl]-4'-$O$-β-D-glucosid 6.1033
Scilliphäosid 6.1041
12-*epi*-Scilliphäosid 6.1041
(–)-Sclareol 6.566
Scoparin 4.1129
Scopolamin 3.1073; 9.581
(–)-Scopolamin 4.426, 1139
Scopoletin 4.372; 5.194
– (2',3'-epoxy-3'-methylbutyl-1')-ether 4.990
Scopolosid 9.585
Scoulerin 4.837
(–)-Scoulerin 4.1015; 5.208
Scutellareintetramethylether 5.968
Sebuthylazin 3.1076
Secbumeton 3.1077
Secbutabarbital 9.585
Secnidazol 9.586
Secobarbital 9.587
– Natriumsalz 9.588
Secodammaran-Triterpensäure 4.207
*E*-Secoheteroyohimban-Typ 6.362
Secologanin 4.1003; 6.854
Seco-Neokadsuraninsäure A 5.605
Secretin 9.590
Sedacrin 6.652
Sedacriptin 6.652
Sedamin 6.652
Sedanenolid 5.850
Sedanolid 4.296
Sederin 6.652
Sedien 6.652
Sedinin 6.652
Sedinon 6.652
Sedridin 6.329, 652
(*R*)-Selegilinhydrochlorid 9.593
Selina-4(14),7(11)-dien 5.136
β-Selinen 4.293
(–)-Semperviron 4.590
Semustin 9.596
Senbusin A 4.67
Senbusin B 4.67
Senbusin C 4.67
Senecionin 3.1079; 6.671, 1019
7-Senecioylretronecin 6.674
Seneciphyllin 6.671
Senecivernin 6.671
Senkirkin 3.1080; 6.1019
Senkyunolid 6.116
Sennidin A *[RR]* 6.413
Sennidin B *[RS]* 6.413

Sennidin C [RR]  6.413
Sennidin D [RS]  6.413
Sennosid A [RR]  6.414
Sennosid A  9.597
Sennosid A, B  4.707
Sennosid B [RS]  6.414
Sennosid C [RR]  6.414
Sennosid C, D  4.707
Sennosid D [RS]  6.414
Sennosid E [RR]  6.414
Sennosid F [RS]  6.414
Sequoiaflavon  6.907
DL-Serin  9.600
L-Serin  9.601
Serotonin  9.603
Serpentin  6.363, 367
Serpentinin  6.367
Sesamin  6.688
D-(+)-Sesamin  6.617
Sesamol  6.690
Sesamolin  6.689
Sesamolinol  6.689
Sesquicaren  6.641
β-Sesquiphellandren  6.137
Sethoxydim  3.1081
Sevofluran  9.605
2,3-(S)-Hexahydroxydiphenoyl-D-glucose  6.327
Shikimisäure  5.514
(R)-(+)-Shikonin  4.175
Shinjudilacton  4.150
Shinjulacton A  4.148
Shinjulacton B  4.149
Shinjulacton C  4.149
Shinjulacton G  4.149
Shinjulacton H  4.149
Shinjulacton I  4.149
Shinjulacton J  4.149
Shinjulacton K  4.149
Shinjulacton L  4.149
Shinjulacton M  4.148
Shinjulacton N  4.148
Siderin  5.564
Siegesbeckiasäure  6.698
Siegesbeckiol  6.698
Siegesbeckiosid  6.698
Silbercitrat  9.610
Silibinin  9.616
– C-2′,3-dihydrogensuccinat  9.617
Silymarin  9.621
Simazin  3.1087
Simethicon  9.622
Simiarenol  6.441
Simmondsin  6.700
Simmondsin, Konfiguration  6.700
Simmondsinferulat  6.700
Simplexosidaglykon  6.689
Simvastatin  9.624
Sinalbin [p-Hydroxybenzylglucosinolat]  6.704
Sinapin  4.181
Sinapin-β-D-glucosid  4.181
Sincalid  9.625
(+)-Sindamin  4.486

Sinenofuranal  4.310
Sinenofuranol  4.310
Sinensetin  5.968
Sinigrin  4.181, 340
Sinigrin [Allylglucosinolat]  6.704
Sisomicin  9.625
Sitoindosid I  5.861
Sitoindosid II  5.861
Sitoindosid III  5.861
Sitoindosid IV  5.861
β-Sitosterin  6.308; 9.626
Sitosterol  5.497
Skimmianin  4.1160; 6.508
Smilagenin  6.723, 999
Sojasaponin $A_1$  5.309
Sojasaponin $A_2$  5.309
Sojasaponin I  5.308
Sojasaponin II  5.308
Sojasaponin III  5.308
Soladulcidin [Spirosolan-Typ]  6.735
Soladulcidintetraosid  6.735
Solamargin  6.735
β-Solamargin  6.735
α-Solamarin  6.735
β-Solamarin  6.735
Solanidin [Solanidan-Typ]  6.735
α-Solanin  3.1091; 6.735
Solanocapsin [α-Epiminocyclohemiketal-Typ]  6.735
$\Delta^5$-Solasodin [Spirosolan-Typ]  6.735
Solasonin  6.735
Solasulfon  9.628
Soman  3.1095
Somatostatin  9.629
Sonchusid A  4.867
Sonchusid C  4.868
Songonin  4.66
Sorbinsäure  6.767; 9.634
Sorbitol  9.636
Sorenin  6.394
Sotalol  9.637
Sozoiodolsäure Trihydrat  9.640
Spagluminsäure  9.640
Sparfloxacin  9.641
Spartein  3.1096; 4.801, 1125; 5.625; 6.769; 9.645
(+)-Spartein  4.463
Spartioidin  6.671
Spathulenol  4.822; 5.687
Spectinomycin  9.647
Sphondin  5.432
Spiculisporsäure  6.59
Spinasterol  5.497
Spiraeosid  4.1042
Spiramycin  9.649
$C_{13}$-trans-Spiroketalenolether  4.360
$C_{14}$-trans-Spiroketalenolether  4.360
Spironolacton  9.650
Squalen  5.941
(–)-(S)-Ribalinidin  6.512
Stanozolol  9.655
Stärke, löslich  9.654

Stearinsäure **9.**657
Stearolsäure **6.**778
Stearylalkohol **9.**658
Stearylsulfamid **9.**658
Steffimycin **9.**659
Stellatogenin **5.**903
Sterculiasäure **5.**340; **6.**777, 874
Sterole
– Bananenschale **5.**860
– Cucurbita **4.**1072
Steviosid **6.**789
Stibophen, Natriumsalz Heptahydrat **9.**660
Stibosamin **9.**662
Stickstoff-Lost **3.**1100
Stigmasterol **5.**497
Stilbamidinisethionat **9.**662
Stilbenderivat, in Alnus-Arten **4.**207
Stiripentol **9.**663
Streptomycin **9.**668
Streptoniazid **9.**670
Strictinin **6.**857
Strictinsäure **4.**988
Strobal **6.**179
Strobobanksin **6.**160
Strobochrysin **6.**160
Strobol **6.**179
Strobopinin **6.**160
Strogogenin **6.**797
Strogosid **6.**797
Strophadogenin **4.**95
Strophanthidin **3.**1103; **4.**95, 304, 832; **6.**796
– 19-carbonsäure **6.**796
Strophanthidol **4.**95, 978; **6.**795
k-Strophanthin-α *[Cymarin]* **6.**796
g-Strophanthin **3.**1104
g-Strophanthin *[Ouabain]* **6.**795, 800
h-Strophanthin *[Cymarin]* **6.**796
k-Strophanthin **9.**674
k-Strophanthin-β *[k-Strophanthin-β$_2$]* **6.**796
k-Strophanthin-β **6.**810
k-Strophanthin-β$_1$ *[Erysimosid]* **6.**796
k-Strophanthin-β$_2$ *[k-Strophanthin-β]* **6.**796
k-Strophanthin-γ *[k-Strophanthosid]* **6.**796
k-Strophanthol-β *[Glucocymarol]* **6.**795
k-Strophanthol-γ **6.**795
k-Strophanthosid *[k-Strophanthin-γ]* **6.**796
k-Strophanthosid **6.**810
Strophantidin **4.**978
Strospesid **3.**1106
Strychnin **6.**818; **9.**676
Strychnos
– C-Alkaloid A **6.**821
– C-Alkaloid D **6.**821
– C-Alkaloid E **6.**821
– C-Alkaloid F **6.**821
– C-Alkaloid G **6.**821
– C-Alkaloid H **6.**821
Stylopin **4.**837, 840
(+)-Stylopin **4.**1015
(+)-α-Stylopinmethohydroxid **4.**1019
Styramat **9.**680
Styrol **3.**1107

Subathizon **9.**680
Subendazol **9.**681
Succimer **9.**681
Succinylcyanin **4.**753
Succisulfon **9.**683
Sucralfat **9.**684
Sufentanilcitrat **9.**685
Sulbactam **9.**687
Sulconazolnitrat **9.**691
Sulfachinoxalin **3.**1111
Sulfachlorpyridazin **9.**692
Sulfachrysoidin **9.**692
Sulfacinnamin **9.**693
Sulfaclomid **9.**693
Sulfaclozin **9.**694
Sulfadiasulfon **9.**694
Sulfadiazin **9.**695
Sulfadimethoxin **9.**698
Sulfadimidin **9.**699
– *N,N*-bis(1-ethansulfonsäure), Dinatriumsalz **9.**701
– Natriumsalz **9.**701
Sulfadoxin **9.**702
Sulfafurazol **9.**704
– Diolaminsalz **9.**705
Sulfaguanol **9.**705
Sulfalen **9.**706
Sulfaloxinsäure **9.**709
Sulfamerazin **9.**710
Sulfamethizol **9.**712
Sulfamethoxazol **9.**713
Sulfamethoxypyridazin **9.**716
Sulfametomidin **9.**717
Sulfametoxydiazin **9.**717
Sulfametrol **9.**719
Sulfamoxol **9.**720
Sulfanblau **9.**721
Sulfanilamid **9.**722
Sulfaphenazol **9.**723
Sulfapyrazol **9.**724
Sulfaquinoxalin **9.**724
Sulfarsphenamin, Dinatriumsalz **9.**725
Sulfasalazin **9.**726
Sulfasomizol **9.**729
Sulfasuccinamid **9.**730
Sulfatroxazol **9.**730
Sulferalin **5.**408
Sulfethoxypyridazin **9.**731
Sulfinpyrazon **9.**731
Sulfiram **9.**734
Sulfoguaiacol **9.**735
Sulfonal **9.**737
Sulfotep **3.**1112
Sulindac **9.**739
Sulmazol **9.**743
Sulpirid **9.**743
Sulproston **9.**746
Sultamicillin **9.**748
– tosilat Dihydrat **9.**750
Sultiam **9.**750
Sultroponium **9.**752
Sumatriptansuccinat **9.**752

Supinidin  4.531
Suprofen  9.755
Suramin  9.755
Suxamethoniumchlorid, Dihydrat  9.762
Suxibuzon  9.763
Swerosid  4.757, 1009
Swertiamarin  4.757
Swertisin  6.40
Sylpin  6.181
Symphytin  3.1118
Syringaresinol  4.484
(+)-Syringaresinol  5.705
Syringetin-3-O-rutinosid  5.273

# T

Syringin  5.298
Tabernanthin  6.890
Tabun  3.1119
Tachiosid [3-Methoxyarbutin]  6.579
Talastin  9.765
Talatisamin  4.67
Talbutal  9.766
Talinolol  9.767
α-L-Talomethylose  6.797
Tamoxifen  9.770
Tanghiningenin  4.789
Tannin  9.772
Tanshinon I  6.545
Tanshinon IIa  6.545
Taraxacolid-β-D-glucosid  6.901
Taraxacosid  6.901
Taraxasterol  4.604, 691;  6.901
ψ-Taraxasterol  4.604;  6.901
Taraxasterylacetat  4.691
Taraxinsäure-β-D-glucosid  6.901
Tartrazin  9.776
Tasuldin  9.776
Taurin  9.776
Taurocholsäure  9.779
Taurolidin  9.779
Taurultam  9.780
Taxifolin  6.159
Taxilamin  4.483
Taxin  3.1122
Taxin A  6.905
Taxin B  6.905
Taxol  6.905; 9.781
Taxol A [Taxol]  6.905
Taxol B [Cephalomanin]  6.905
Tazettin  5.215
Tazobactam, Natriumsalz  9.782
TCA, Natriumsalz [TCA=Trichloressigsäure]  3.1124
Tebuconazol  3.1125
Tebutam  3.1126
Tectochrysin  6.160
Tectoldimethylether  5.687
Tefazolin  9.786
Teflubenzuron  3.1127
Tegafur  9.786
Teicoplanin  9.787
Telenzepin  9.789
Telephinon  6.655
Tellimagrandin I  6.348, 855
Tellimagrandin II  4.728;  6.348, 857
Temafloxacin  9.791
Temazepam  9.792

Temocillin  9.793
Teniposid  9.797
Tenoxicam  9.799
Tenulin  5.408
Tenylidon  9.800
Terazosin  9.801
Terbinafinhydrochlorid  9.802
Terbufos  3.1129
Terbumeton  3.1131
Terbutalin  9.804
Terbuthylazin  3.1132
Terbutryn  3.1133
Terchebulin  6.911
Terconazol  9.808
Terfenadin  9.809
Terflavin A  6.911
Terflavin B  6.911
Terflavin C  6.912
Terflavin D  6.912
Tergallagin  6.920
Terizidon  9.811
Terlipressin  9.812
Termininsäure  6.913
Terminolsäure  4.766; 6.912
Ternidazol  9.813
Terodilin  9.813
α-Terpinen  4.242
β-Terpinen  4.242
γ-Terpinen  6.967
Terpinen-4-ol  5.562
Terpineol  4.242
(−)-α-Terpineol  6.159
Terpinolen  4.21; 5.159
Terpinylacetat  4.242
Tertatolol  9.814
Testolacton  9.816
Testosteron  9.818
− cipionat  9.822
− enanthat  9.823
− propionat  9.824
Tetrabarbital  9.827
Tetrabenazin  9.827
Tetracain  9.828
Tetrachlorbenzyltoluol  3.1136
2,3,7,8-Tetrachlordibenzo-$p$-dioxin  3.1137
1,1,2,2-Tetrachlorethan  3.1146
Tetrachlorethen  3.1148
Tetrachlormethan  3.1150
Tetracosactid  9.834
Tetracosanol  4.7
Tetracosenol  6.701
Tetracosensäure *[Nervonsäure]*  6.701
Tetracyclin  9.836
Tetradeca-8Z-en-11,13-diin-2-on  5.14
Tetraethylblei  3.1153
Δ-9-Tetrahydrocannabinol *[Δ-9-THC]*  4.642
Δ$^8$-Tetrahydrocannabinol  3.1155
Δ$^9$-Tetrahydrocannabinol  3.1156
Δ-9-Tetrahydro-cannabinolcarbonsäure A *[Δ-9-THCA A]*  4.642
Δ-9-Tetrahydro-cannabinolcarbonsäure B *[Δ-9-THCA B]*  4.642

Δ-9-Tetrahydro-cannabiocrol *[Δ-9-THCO]*  4.642
Δ-9-Tetrahydro-cannabiocrolcarbonsäure *[Δ-9-THCOA]*  4.642
Δ-9-Tetrahydro-cannabivarin *[Δ-9-THCV]*  4.642
Δ-9-Tetrahydro-cannabivarincarbonsäure *[Δ-9-THCVA]*  4.642
(−)-Tetrahydrocolumbamin  4.1015
(+)-Tetrahydrocorysamin  4.1015
α-Tetrahydrocorysaminmethohydroxid  4.1019
Tetrahydroharmin  4.458
(±)-Tetrahydropalmatin  4.1025
(+)-Tetrahydropalmatin  4.1015
Tetrahydrorhombifolin  4.1126
Tetrahydroridentin B  6.901
2,3,5,4′-Tetrahydroxystilben-2-$O$-β-D-glucosid  5.144
1,3,6,7-Tetrahydroxyxanthon  5.476
2′,4′,5,7-Tetramethoxyflavon  6.913
Tetramethrin  3.1158
Tetramethylblei  3.1160
Tetramisol  9.839
Tetranitromethan  3.1161
Tetraphosphor  3.1162
Tetrazepam  9.839
Tetrodotoxin  3.1164
Tetroxoprim  9.841
Tetryzolin  9.842
Teucriosid  6.931
Teumarin  6.933
(+)-Thalictricavin  4.1015
Thalidomid  9.843
(+)-Thaliporphin  4.1016
Δ-9-THCA  4.642f
Theacrin  4.932
Theaflavin  4.634
Theaflavindigallat  4.634
Theaflavingallat A  4.634
Theaflavingallat B  4.634
Theanin  4.635
Thebacon  9.845
Thenalidin  9.846
Thenyldiamin  9.847
Theobromin  4.633, 931; 9.848
− Calciumsalicylat  9.849
− Natriumsalicylat  9.851
Theodrenalin  9.852
Theogallin  4.633
Theophyllin  4.633, 931; 9.853
− Ethanolamin  9.858
− Magnesiumacetat  9.858
− Megluminsalz  9.859
− Natriumglycinat  9.859
Thermopsin  4.462
Thesinin  4.531
Thevetin  9.860
Thiabendazol  3.1167
Thiacetarsamid  9.860
Thiadrinthiocyanat  9.861
Thialbarbital  9.861
Thiamazol  9.862
Thiambutosin  9.864

Thiamin **9.**865
- disulfid **9.**869
- 1,5-naphthalindisulfonat **9.**869
Thiamphenicol **9.**870
Thiamylal **9.**871
Thiarubrin A **6.**505
Thiarubrin B **6.**505
Thiarubrin C **6.**505
Thiazinamiumchlorid **9.**872
Thiazosulfon **9.**873
Thiethylperazin **9.**874
- dimalat **9.**874
- dimaleat **9.**875
Thioacetazon **9.**876
Thiobutabarbital **9.**877
- Natriumsalz **9.**877
Thiocolchicosid **9.**878
Thiocyclamhydrogenoxalat **3.**1169
Thioglycerol **9.**879
Thiomersal **9.**879
- Natriumsalz **9.**880
*trans*-3-Thiomethylacrylisopetasol **6.**91
*trans*-3-Thiomethylacryl-neopetasol **6.**90
Thionin **9.**881
Thiopental **9.**882
- Natriumsalz **9.**884
Thiophenderivat, in Artemisia absinthium **4.**360
(Z)-Thiopropanal-S-oxid **4.**185
Thiopropazat **9.**885
Thioproperazin **9.**886
Thioridazin **9.**887
Thiostrepton **9.**890
Thiotepa **9.**891
Thiotetrabarbital **9.**892
Thiram **3.**1170
Tholläthosid **6.**796
Thollosid **6.**796
Thollosidsäure **6.**796
Thonzylamin **9.**893
DL-Threonin Hemihydrat **9.**893
L-Threonin **9.**894
α-Thujaplicin **5.**563; **6.**956
β-Thujaplicin **5.**563; **6.**956
γ-Thujaplicin **6.**956
Thujasäure **6.**956
Thujon **9.**900
α-Thujon **3.**1173; **6.**550; **9.**901
β-Thujon **3.**1174, **6.**550; **9.**901
Thujopsen *[Widdren]* **5.**562; **6.**956
Thymidin **9.**902
Thymol **6.**967; **9.**902
Thymolderivate, Doronicum pardalianches **4.**1188
Thymopentin **9.**904
DL-Thyroxin **9.**907
Tiabendazol **9.**908
Tiadenol **9.**911
Tiamenidin **9.**911
Tiamulin **9.**912
- hydrogenfumarat **9.**913
Tiaprofensäure **9.**914
Tiaprost **9.**917
- Trometamolsalz **9.**917

Ticarcillin **9.**918
- Dinatriumsalz **9.**921
Ticlopidin **9.**922
Tidiacic **9.**925
Tiemoniumiodid **9.**926
Tienilsäure **9.**927
Tifenamil **9.**931
Tigemonam **9.**932
Tigogenin **4.**1170; **6.**723, 998
Tigonin **4.**1172, 1180
Tiletamin **9.**932
- hydrochlorid **9.**933
Tilidin **9.**933
Timerfonat **9.**935
(S)-Timolol **9.**936
Timonacic **9.**940
Timosaponin **4.**278
Tingenon **5.**799
Tinidazol **9.**940
Tinnevellinglucosid **4.**707
Tiocarlid **9.**942
Tioclomarol **9.**943
Tioconazol **9.**944
Tioguanin **9.**945
Tiomesteron **9.**946
Tiopronin **9.**946
Tiotixen **9.**948
Tioxolon **9.**950
Tipepidin **9.**951
- hibenzat **9.**952
Tiropramid **9.**952
Tisopurin **9.**953
Tixocortol **9.**955
- 21-pivalat **9.**956
Tizanidin **9.**956
TMA **5.**883
Tobramycin **9.**959
Tocainid **9.**961
- hydrochlorid **9.**963
Tocamphyl **9.**964
Tocofersolan **9.**964
α-Tocopherol, acetat **9.**972
β-Tocopherol **9.**970
δ-Tocopherol **9.**971
γ-Tocopherol **9.**971
D-α-Tocopherol **9.**968
- nicotinat **9.**975
DL-α-Tocopherol **9.**965
- nicotinat **9.**974
Tofisopam **9.**975
Tolazamid **9.**976
Tolazolin **9.**977
Tolbutamid **9.**979
Tolciclat **9.**982
Tolclofos-methyl **3.**1176
Tolmetin **9.**983
- Natriumsalz, Dihydrat **9.**985
Tolnaftat **9.**986
Tolonidin **9.**987
Toloniumchlorid **9.**987
Tolperison **9.**989
Tolpropamin **9.**989

Toluol 3.1177; **9.**991
Tolycain **9.**991
1-(*p*-Tolyl)ethanol **9.**992
Tolylfluanid **3.**1179
Δ⁵-Tomatidenol *[Spirosolan-Typ]* **6.**735
Tomatidin **5.**726
Tomatin **5.**726
Tomentosasäure **6.**912
Tomentosolsäure **6.**590
Tonzoniumbromid **9.**993
Torachryson-8-*O*-β-D-glucosid **6.**415
Torasemid **9.**994
Toremifen **9.**996
Tormentillsäure **6.**263
Tormentinsäure **6.**587f, 608
– 28-*O*-β-D-glucopyranosid **6.**588, 608
Tosylchloramid, Natriumsalz Trihydrat **9.**997
C-Toxiferin I **6.**821
Toxiferin IX **6.**820
PR-Toxin **6.**65
Trachyloban-Typ **5.**411
Tragacanthsäure **4.**412
Tragant, Arabinogalactan **4.**413
Tramadol **9.**1002
Tramazolin **9.**1006
Tranexamsäure **9.**1007
Tranylcypromin **9.**1008
Trapidil **9.**1011
Trazitilin **9.**1011
Trazodon **9.**1012
Tremetonderivate *[Benzofurane]*, Doronicum pardalianches **4.**1188
Trenbolon **9.**1015
Treosulfan **9.**1016
Tretamin **9.**1017
Tretinoin **9.**1017
Triacetin **9.**1020
Triadimefon **3.**1184
Triadimenol **3.**1185
Triallat **3.**1186
Triamcinolon **9.**1023
– 16α,17α-acetonid **9.**1028
– 16α,21-diacetat **9.**1029
– hexacetonid **9.**1030
Triamteren **9.**1031
Triangularin **4.**177; **6.**674
Triapenthenol **3.**1188
Triazolam **9.**1034
Triazophos **3.**1189
Tribenosid **9.**1036
Tribromphenolbismut **9.**1038
Tributylamin **3.**1192
1,2,4-Trichlorbenzol **3.**1193
1,1,2-Trichlorethan **3.**1195
Trichlorethen **3.**1196
Trichlorfluormethan **3.**1199
Trichlorfon **3.**1200
Trichlormethan **3.**1203
Trichlormethiazid **9.**1040
Trichloroethylen **9.**1041
2,4,5-Trichlorphenol **3.**1205
1,2,3-Trichlorpropan **3.**1206

2,4,6-Trichlor-1,3,5-triazin **3.**1207
2,2′,2″-Trichlor-triethylamin **3.**1209
1,1,2-Trichlor-1,2,2-trifluorethan **3.**1210
Triclocarban **9.**1042
Triclofos **9.**1044
Triclofyllin **9.**1045
Triclopyr **3.**1212
Triclosan **9.**1046
Tricyclen **4.**10; **6.**550
Trideca-2*E*,7*Z*-dien-10,12-diinsäureisobutylamid **5.**5, 27
Tridecansäurevanillylamid **4.**667
Tridecatrien-(2,8,10)-diin-(4,6) **6.**138
2-(12-Tridecen)furan **6.**70
2-(12-Tridecin)furan **6.**70
Tridemorph **3.**1212
Tridihexethylchlorid **9.**1047
Triethylphosphat **3.**1213
Triflocin **9.**1048
Triflorosid **5.**245
Trifluoperazin **9.**1049
Trifluoperazindihydrochlorid **9.**1051
Trifluperidol **9.**1052
Triflupromazin **9.**1054
– hydrochlorid **9.**1056
Trifluralin **3.**1215
Trifluridin **9.**1057
Trifolian **6.**991
Triforin **3.**1216
1,2,3-Tri-*O*-galloyl-4,6-(*S*)-hexahydroxydiphenoyl-β-D-glucose **5.**153
Triglochinin **4.**1165
Trigofoenosid A **6.**999
Trigofoenosid B **6.**999
Trigofoenosid C **6.**999
Trigofoenosid D **6.**999
Trigofoenosid E **6.**1000
Trigofoenosid F **6.**1000
Trigofoenosid G **6.**1000
Trigonellin **4.**932; **6.**1000
Trihexyphenidyl **9.**1060
4′,5,7-Trihydroxy-3,6-dimethoxyflavon **4.**755
1,2,4-Trihydroxy-16-heptadecen **6.**70
1,2,4-Trihydroxy-16-heptadecin **6.**70
5,3′,4′-Trihydroxy-7-methoxy-4-phenylcumarin **5.**445
3,6a,9-Trihydroxypterocarpan **5.**302
Trilostan **9.**1063
Trimangol **3.**1217
Trimazosin **9.**1063
Trimebutin **9.**1064
Trimetaphancamsilat **9.**1065
Trimetazidin **9.**1066
Trimethadion **9.**1067
Trimethobenzamid **9.**1068
Trimethoprim **9.**1070
3,4,5-Trimethoxyamphetamin *[TMA]* **5.**883
3,4,5-Trimethoxy-amphetamin **3.**1217
1,3,5-Trimethylbenzol **3.**1218
5,7,4′-*O*-Trimethyl-(+)-catechin **4.**886
5,7,3′-*O*-Trimethyl-(−)-epicatechin **4.**885
Trimethylhesperidinchalkon **9.**1072

Trimetozin **9.**1072
Trimetrexat **9.**1073
Trimipramin **9.**1076
– hydrogenmaleat **9.**1080
Trinatriumcitrat Dihydrat **9.**1081
2,4,6-Trinitrophenol **3.**1220
Trioxysalen **9.**1083
Triparanol **9.**1085
Tripelennamin **9.**1086
Triperiden **9.**1087
Triphenylstibinsulfid **9.**1088
Triprolidin **9.**1089
– hydrochlorid **9.**1090
Triptorelin **9.**1091
Tris(2-chlorethyl)-phosphat **3.**1221
Tritoqualin **9.**1093
Tritriacontan-16,18-dion **5.**125
Trofosfamid **9.**1094
Troleandomycin **9.**1095
Trolnitrat **9.**1096
Tromantadinhydrochlorid **9.**1097
Trometamol **9.**1098
Tropacocain **9.**1100
Tropatepin **9.**1101
Tropicamid **9.**1101
Tropinbenzilat **9.**1103
Trospectomycin **9.**1104
Trospiumchlorid **9.**1105
Troxerutin **9.**1106
α-Truxillin **5.**91
Trypanrot **9.**1108
Tryparsamid, Natriumsalz **9.**1108
L-Tryptophan **9.**1115
Ttlatlancuayin **5.**551
Tuaminoheptan **9.**1118
Tubocurarin, chlorid, Pentahydrat **9.**1119
(+)-Tubocurarin **4.**855
(−)-Tubocurin **4.**855
Tuftsin **9.**1121
Tulipinolid **5.**701
Tulirinol **5.**702
Tulobuterol **9.**1123
Turmeron **4.**1085
β-Turmeron **4.**1085
*ar*-Turmeron **4.**1085
Tussilagin **6.**1019
Tussilagon *[14-Acetoxy-7-β-(3'-ethylcrotonoyloxy)-notonipetranon]* **6.**1017
Tyledosid C **4.**1039
Tylophorin **6.**1137
Tyloxapol **9.**1125
Tyramin **4.**1126; **9.**1126
Tyrosin **4.**837
L-Tyrosin **9.**1126
L-Tyrosinbetain **5.**55

# U

Ubichinon $Q_6$ **6.**526
Undeca-2*E*,4*E*-dien-8,10-diinsäureisobutylamid **5.**5
Undeca-2*E*,4*Z*-dien-8,10-diinsäureisobutylamid **5.**27
Undeca-2*Z*,4*E*-dien-8,10-diinsäureisobutylamid **5.**5
Undeca-2*Z*,4*E*-dien-8,10-diinsäureisobutylamid **5.**27
Undeca-2*E*,4*Z*-dien-8,10-diinsäuremethylbutylamid **5.**27
Undeca-2*E*-en-8,10-diinsäureisobutylamid **5.**5
Undeca-2*Z*-en-8,10-diinsäureisobutylamid **5.**6
Undeca-2*Z*-en-8,10-diinsäure-2-methylbutylamid **5.**6
Undecansäurevanillylamid **4.**667
Undecylensäure **9.**1129
– diethanolamid **9.**1130
– monoethanolamid **9.**1131
Undulatin **4.**528
Unedosid **4.**327
Uramustin **9.**1131
Urapidil **9.**1132
Urethan **9.**1133
Uridin **9.**1134
– 5'-triphosphat **9.**1137
Uridin-2'-monophosphat **9.**1135
Uridin-3'-monophosphat **9.**1135
Uridin-5'-monophosphat **9.**1136
Ursode(s)oxycholsäure **9.**1141
Ursolsäure **4.**332; **6.**263, 552, 588, 608
Urushiol **3.**1232
Usaramin **6.**671
Uscharidin **4.**622
Usninsäure **9.**1144
Uvaol **4.**332
Uzarigenin **4.**832; **6.**797

# V

Valdetamid **9.**1145
Valdiviolid **4.**1196
Valeranon **5.**913; **6.**1085
Valerenal **6.**1084
Valerenol **6.**1084
Valerensäure **6.**1084
E-Valerenylacetat **6.**1084
Z-Valerenylacetat **6.**1084
E-Valerenylisovalerat **6.**1084
Z-Valerenylisovalerat **6.**1084
Valerianin *[8-Methoxyactinidin]* **6.**1085
Valeriansäure **9.**1146
Valethamatbromid **9.**1146
DL-Valin **9.**1147
L-Valin **9.**1149
Valproinsäure **9.**1153
Valtrat **6.**1069
Vancomycin **9.**1156
Vanillin **6.**886
Vanillinsäure **6.**886
6-O-Vanilloylajugol **6.**388
Vanitiolid **9.**1157
Vanyldisulfamid **9.**1158
Variabilin **6.**991
Vasicin **5.**597
Vasicinon **5.**597
Vasicolin **5.**597
Vasicolinon **5.**597
Vasopressin **9.**1159
Vebrasid **6.**1107
Vecuroniumbromid **9.**1161
Venecurin **6.**817
Venoterpin **6.**1127
Venusol **6.**1029
Verapamil **9.**1163
Veratrumaldehyd **6.**886
Veratrumsäure **6.**886
Verbacosid **5.**554
Verbascosid **5.**15, 647, 937
Verbascosid *[Acteosid, Kusaginin]* **6.**390, 1110
Verbenalin *[Cornin]* **6.**1106
(+)-Verbenon **4.**380
Vernolsäure **6.**874
Veronicosid **6.**1120
Verprosid **6.**1120
Vesacalagin **4.**727
Vescalin **4.**727
Vetrabutin **9.**1168
Vicenin-2 **4.**661; **6.**40
Vicianosyl-β-pinen-10-ol **6.**2
Vidarabin **9.**1170
– phosphat **9.**1171

Vigabatrin **9.**1172
Viloxazin **9.**1174
Vinblastin **9.**1176
Vincamajin **6.**1124
Vincamajoridin *[Akuammin]* **6.**1126
(+)-Vincamin **6.**1124
Vincarubin **6.**1129
Vinceten **6.**1137
Vincetogenin **6.**1138
Vincetoxicum
– Alkaloid A **6.**1137
– Alkaloid C **6.**1137
Vinclozolin **3.**1240
Vincorin **6.**1129
Vincosid **4.**873
Vincristin **3.**1241; **9.**1178
Vindesin **9.**1181
Vinorelbin **9.**1183
Vinylbital **9.**1184
Vinylchlorid **3.**1243
2-Vinyl-(4*H*)-1,3-dithiin **4.**196
3-Vinyl-(4*H*)-1,2-dithiin **4.**196
Violanthin **6.**1149
Violaxanthin **6.**1149
Violutin *[Violutosid]* **6.**1150
Violutosid *[Violutin]* **6.**1150
Viomycin **9.**1186
Virgaureasaponin 1 **6.**760
Virgaureasaponin 2 **6.**760
Virgaureasaponin 3 **6.**760
Virgaureosid A **6.**760
Virginiamycin **9.**1186
Viridiflorol **6.**550
Visnadin **9.**1187
Vitexin **4.**691, 1041; **6.**40, 894
– 2″-*O*(4‴-*O*-acetyl)rhamnosid **4.**1041
– 2″-*O*-rhamnosid **4.**1041
Voacangin **6.**890
Voaphyllin **6.**890
Vomalidin **6.**381
Vomicin **6.**820
Vomilenin **6.**381
Vulgarol **5.**779
VX **3.**1247

# W

Warburganal  **6.**78
Waremokonin  **6.**590
Warfarin  **3.**1249; **9.**1189
– Natriumsalz  **9.**1194
Wedelolacton  **5.**35
Weinsäure  **9.**1205
Widdren *[Thujopsen]*  **6.**956
Widdrol  **5.**562
Winterin  **4.**1196
Withanolid A  **5.**723
Withanolid B  **5.**723

# X

Xamoterol  **9.**1207
Xanthohumol  **5.**451
Xanthorrhizol  **4.**1085
Xanthotoxin  **4.**1160;  **6.**113, 514
Xanthyletin  **6.**513
Xantinolnicotinat  **9.**1209
Xenytropiumbromid  **9.**1211
Xibornol  **9.**1212
Xi(ξ)-Carrageenan  **4.**859
Xipamid  **9.**1212
Xylazin  **9.**1215
Xylitol  **9.**1216
Xylometazolin  **9.**1217
D-Xylose  **5.**84

# Y

Yamogenin **6.**723, 998
Yangonin **6.**202
Yohimban **6.**362
Yohimbin **4.**403; **9.**1221
α-Yohimbin *[Corynanthidin, Isoyohimbin, Rauwolscin]* **6.**376
Yohimbinsäure **9.**1225
Yuanamid **4.**1025
Yuanhunin **4.**1015
Yuccagenin **6.**998

# Z

Zedoarondiol  **4.**1087
Zeranol  **9.**1228
Zidovudin  **9.**1229
Zierin  **6.**583
Zimeldin  **9.**1231
Zimtaldehyd  **4.**885
(9,2′-*cis*)-Zimtaldehydglycerol-1,3-acetal  **4.**885
(9,2′-*trans*)-Zimtaldehydglycerol-1,3-acetal  **4.**885
Zimtalkohol  **4.**885
*trans*-Zimtsäure  **4.**885
Zingiberen  **4.**1085
Zink  **3.**1257
Zinkdivalerat  **9.**1236
Zinkundecylenat  **9.**1241
Zinn  **3.**1259
Zipeprol  **9.**1244
Ziram  **3.**1261
(Z)-Isoeugenol  **6.**859
Ziyu-Glykosid I  **6.**589
Ziyu-Glykosid II  **6.**589
Zolazepamhydrochlorid  **9.**1245
Zolimidin  **9.**1245
Zomepirac  **9.**1246
Zonismaid  **9.**1247
Zopiclon  **9.**1248
Zorubicin  **9.**1250
Zoxazolamin  **9.**1251
Zuclopenthixol  **9.**1252
– decanoat  **9.**1253

# Summenformelregister

Bearbeitet von A. KUHN und W. REUß

Das nachfolgende Summenformelregister berücksichtigt die in den Textbänden 3, 7, 8 und 9 von HAGERS HANDBUCH DER PHARMAZEUTISCHEN PRAXIS, 5. Auflage, veröffentlichten Summenformeln der dort monographierten chemisch definierten Substanzen.

Das Register gibt neben der halbfett gesetzten Summenformel den Titel der Monographie des Stoffes bzw. der Stoffe mit Fundstelle an. Diese ist, analog den übrigen Teilregistern, Bandzahl in halbfett gesetzten arabischen Ziffern mit Punkt und die zugehörige Seitenzahl normal gesetzt.

Prinzipiell wurde von den Monographien die Bruttosummenformel aufgenommen. Bei komplexen Verbindungen, beispielsweise Hydraten oder Salzen, wurde die Summenformel zusätzlich unter Aufspaltung in die Einzelkomponenten, durch einen Punkt getrennt, registriert.

Die Anordnung der Elementsymbole innerhalb der Summenformeln erfolgt gemäß den für den Chemical Abstracts Service Formula Index benutzten Regeln. Dort wird für kohlenstoffhaltige Verbindungen zunächst C und unmittelbar darauf, falls vorhanden, H berücksichtigt. Für alle anderen Verbindungen sind die einzelnen Elementsymbole alphabetisch geordnet. Jedes chemische Elementsymbol wird zusammen mit seinem numerischen Suffix als Einheit betrachtet.

Die Summenformeln sind alphabetisch geordnet; Substanzen mit identischen Formeln werden darunter – alphabetisch nach den Regeln des Sachverzeichnisses – angegeben.

Ag
 Silber **9.**607
**Ag⁺ · [CH₃COO]⁻**
 Silberacetat **9.**609
**Ag⁺ · Cl⁻**
 Silberchlorid **9.**610
**Ag⁺ · [NO₃]⁻**
 Silbernitrat **9.**613
**AgCl**
 Silberchlorid **9.**610
**AgNO₃**
 Silbernitrat **9.**613
**2 Ag⁺ · S²⁻**
 Silbersulfid **9.**615
**2 Ag⁺ · [SO₄]²⁻**
 Silbersulfat **9.**615
**Ag₂O₄S**
 Silbersulfat **9.**615
**Ag₂S**
 Silbersulfid **9.**615
**3 Ag⁺ · [C₆H₅O₇]³⁻**
 Silbercitrat **9.**610
**Al**
 Aluminium **3.**42
 Aluminium, elementar **7.**139
**Al³⁺ · 3 Cl⁻**
 Aluminiumchlorid **3.**45; **7.**141
**Al³⁺ · 3 Cl⁻ · 6 H₂O**
 Aluminiumchlorid Hexahydrat **7.**142
**Al³⁺ · 3 [ClO₃]⁻**
 Aluminiumchlorat **7.**141
**Al³⁺ · K⁺ · 2 [SO₄]²⁻ · 12 H₂O**
 Aluminiumkaliumsulfat Dodecahydrat **7.**145
**Al³⁺ · P³⁻**
 Aluminiumphosphid **3.**46
**Al³⁺ · [PO₄]³⁻**
 Aluminiumphosphat **7.**147
**2 Al³⁺ · 3 [SO₄]²⁻**
 Aluminiumsulfat **7.**148
**Al(ClO₃)₃**
 Aluminiumchlorat **7.**141
**AlCl₃**
 Aluminiumchlorid **3.**45; **7.**141
**AlCl₃ · 6 H₂O**
 Aluminiumchlorid Hexahydrat **7.**142
**AlCl₃O₉**
 Aluminiumchlorat **7.**141
**AlH₂₄KO₂₀S₂**
 Aluminiumkaliumsulfat Dodecahydrat **7.**145
**AlK(SO₄)₂ · 12 H₂O**
 Aluminiumkaliumsulfat Dodecahydrat **7.**145
**AlMg₂Si₃O₉,₅ · H₂O**
 Aluminium-Magnesium-Silikathydrat **7.**146
**Al(OH)₃ · x H₂O**
 Algeldrat **7.**106
**Al(OH)₃ · MgCO₃**
 Aluminiumhydroxid-Magnesiumcarbonat-Gel **7.**144
**AlO₄P**
 Aluminiumphosphat **7.**147
**AlP**
 Aluminiumphosphid **3.**46

**Al₂H₄Mg₃O₂₄Si₈**
 Smectit **9.**628
**Al₂O₃(C₉H₈O₄)₅**
 Aloxiprin **7.**128
**Al₂(SO₄)₃**
 Aluminiumsulfat **7.**148
**Al₂S₃O₁₂**
 Aluminiumsulfat **7.**148
**Al₂(Si₂O₅)₂(OH)₂Mg₃(Si₂O₅)₂(OH)₂**
 Smectit **9.**628
**As**
 Arsen **3.**92
 Arsenum metallicum **7.**296
**As³⁺ · 3 Br⁻**
 Arsenum bromatum **7.**296
**AsBr₃**
 Arsenum bromatum **7.**296
**AsH₃**
 Arsenwasserstoff **3.**97
**As₄O₆**
 Arsentrioxid **7.**295
**As₄S₄**
 Arsenum sulfuratum rubrum **7.**297
**Au**
 Aurum metallicum **7.**331
**B³⁺ · 3 Br⁻**
 Bortribromid **3.**201
**B³⁺ · 3 Cl⁻**
 Bortrichlorid **3.**202
**B³⁺ · 3 F⁻**
 Bortrifluorid **3.**203
**BBr₃**
 Bortribromid **3.**201
**BCl₃**
 Bortrichlorid **3.**202
**BF₃**
 Bortrifluorid **3.**203
**BH₃O₃**
 Borsäure **3.**200; **7.**510
**Ba**
 Barium **3.**132
**Ba²⁺ · [CO₃]²⁻**
 Bariumcarbonat **7.**376
**Ba²⁺ · [SO₄]²⁻**
 Bariumsulfat **7.**377
**BaH₄I₂O₂**
 Barium jodatum **7.**377
**Ba(CH₃COO)₂ · H₂O**
 Barium aceticum **7.**376
**BaCl₂ · 2 H₂O**
 Barium chloratum **7.**376
**BaI₂ · 2 H₂O**
 Barium jodatum **7.**377
**BaO₄S**
 Bariumsulfat **7.**377
**Be**
 Beryllium **3.**173
**Bi**
 Bismut **3.**182; **7.**490
**Bi³⁺ · 3 [NO₃]⁻**
 Bismutum nitricum **7.**497

**BiClO**
  Bismutchloridoxid  7.492
**Bi(OH)₃**
  Bismuthydroxid  7.494
**BiN₃O₉**
  Bismutum nitricum  7.497
**Bi(OH)₃**
  Bismuthydroxid  7.494
**BrH**
  Acidum hydrobromicum  7.50
  Bromwasserstoff  3.219
**BrH₄N**
  Ammoniumbromid  7.218
**BrK**
  Kaliumbromid  8.643
**Br₂**
  Brom  3.207
**Br₂Ca**
  Calciumbromid, wasserfrei  7.612
**Br₂Hg**
  Quecksilber(II)bromid  9.470
**Br₂Sr**
  Strontiumbromid  9.671
**CBaO₃**
  Barium carbonicum  7.376
  Bariumcarbonat  7.376
**CCaN₂**
  Calciumcyanamid  3.242
**CCaO₃**
  Calciumcarbonat  7.613
  Calciumcarbonat, leichtes  7.615
  Calciumcarbonat, rohes  7.615
**CClN**
  Chlorcyan  3.281
**CCl₂F₂**
  Dichlordifluormethan  3.433
**CCl₂O**
  Carbonylchlorid  3.254
**CCl₃F**
  Trichlorfluormethan  3.1199
**CCl₄**
  Tetrachlorkohlenstoff  9.832
  Tetrachlormethan  3.1150
**CHBr₃**
  Bromoform  7.529
**CHClF₂**
  Chlordifluormethan  7.861
  Monochlordifluormethan  3.832
**CHCl₃**
  Chloroform  7.879
  Chloroformium  7.880
  Trichlormethan  3.1203
**CHN**
  Acidum hydrocyanicum  7.51
  Blausäure  3.186
  Cyanwasserstoff  7.1121
**CH₂Cl₂**
  Dichlormethan  3.436
**[CH₂Cl₂O₆P₂]²⁻ · 2 Na⁺ · 4 H₂O**
  Clodronsäure, Dinatriumsalz Tetrahydrat  7.1009
**CH₂INaO₃S**
  Methiodal, Natriumsalz  8.922

**[CH₂IO₃S]⁻ · Na⁺**
  Methiodal, Natriumsalz  8.922
**CH₂N₂**
  Cyanamid  3.364
**CH₂O**
  Formaldehyd  3.611; 8.290
**CH₂O₂**
  Acidum formicicum  7.49
  Ameisensäure  3.56; 7.162
**Al(CH₃COO)₂(OH)**
  Aluminiumacetat, basisches  7.140
**[CH₃AsO₃]²⁻ · 2 Na⁺ · 6 H₂O**
  Natriummethylarsonat Hexahydrat  8.1112
**CH₃Br**
  Brommethan  3.212
**CH₃I**
  Iodmethan  3.693
**CH₃NO₂**
  Nitromethan  3.875
**CH₄Cl₂O₆P₂**
  Clodronsäure  7.1007
**CH₄N₂O**
  Harnstoff  8.412
**CH₄N₂O · H₂O₂**
  Carbamidperoxid  7.674
**CH₄O**
  Methanol  3.787; 8.914
**CH₄S**
  Methanthiol  3.789
**CH₅N**
  Monomethylamin  3.839
**CH₅N₃**
  Guanidin  8.398
**CH₆N₂O₃**
  Carbamidperoxid  7.674
**CH₆O₇P₂**
  Oxidronsäure  8.1263
**CH₁₀Cl₂Na₂O₁₀P₂**
  Clodronsäure, Dinatriumsalz Tetrahydrat  7.1009
**CH₁₂CoO₉**
  Cobalt(II)carbonat Hexahydrat  7.1055
**CH₁₂Na₃O₁₁P**
  Foscarnet, Natriumsalz Hexahydrat  8.299
**CH₁₅AsNa₂O₉**
  Natriummethylarsonat Hexahydrat  8.1112
**CH₁₆Al₂Mg₆O₁₉ · 4 H₂O**
  Hydrotalcit  8.484
**CH₂₄Al₂Mg₆O₂₃**
  Hydrotalcit  8.484
**CKN**
  Kaliumcyanid  8.649
**CN₄O₈**
  Tetranitromethan  3.1161
**CO**
  Kohlenmonoxid  3.712
**[CO₅P]³⁻ · 3 Na⁺ · 6 H₂O**
  Foscarnet, Natriumsalz Hexahydrat  8.299
**CS₂**
  Kohlendisulfid  3.709
  Schwefelkohlenstoff  9.578
**C₂CaN₂**
  Calciumcyanid  3.242

$C_2CaO_4$
Calcium oxalicum  7.608
$C_2Cl_3F_3$
1,1,2-Trichlor-1,2,2,-trifluorethan  3.1210
$C_2Cl_3NaO_2$
TCA-Na  3.1124
$C_2Cl_4$
Tetrachlorethen  3.1148
Tetrachlorethylen  9.832
$C_2Cl_6$
Hexachlorethan  8.429
$C_2HBrClF_3$
Halothan  8.409
$C_2HCl_3$
Trichlorethen  3.1196
Trichloroethylen  9.1041
$C_2H_2AsCl_3$
Lewisit  3.734
$C_2H_2Cl_2$
1,1-Dichlorethen  3.434
$C_2H_2Cl_4$
1,1,2,2-Tetrachlorethan  3.1146
$C_2H_2O$
Keten  3.708
$C_2H_2O_3$
Glyoxylsäure  8.377
$C_2H_2O_4$
Oxalsäure  3.899
$C_2H_2O_4 \cdot 2 H_2O$
Acidum oxalicum  7.53
$C_2H_3AgO_2$
Silberacetat  9.609
$C_2H_3Br_3O$
2,2,2-Tribromethanol  9.1037
$C_2H_3Cl$
Vinylchlorid  3.1243
$C_2H_3Cl_3$
1,1,1-Trichlorethan  9.1039
1,1,2-Trichlorethan  3.1195
$C_2H_3Cl_3NaO_4P$
Triclofos, Natriumsalz  9.1044
$C_2H_3Cl_3O$
Chloralhydrat  7.843
$C_2H_3Cl_3O_2$
Chloralum hydratum  7.845
$[C_2H_3Cl_3O_4P]^- \cdot Na^+$
Triclofos, Natriumsalz  9.1044
$C_2H_3N$
Acetonitril  3.13
$C_2H_3NO$
Methylisocyanat  3.813
$C_2H_3NS$
Methylisothiocyanat  3.814
$C_2H_4Br_2$
1,2-Dibromethan  3.422
$C_2H_4Cl_2O$
Bis(chlormethyl)ether  3.181
$C_2H_4Cl_3O_4P$
Triclofos  9.1044
$C_2H_4NNaS_2$
Metam, Natriumsalz  3.780

$[C_2H_4NS_2]^- \cdot Na^+$
Metam, Natriumsalz  3.780
$C_2H_4N_4$
Amitrol  3.62
$C_2H_4O$
Acetaldehyd  3.9
$C_2H_4O_2$
Essigsäure  3.539;  8.77
Methylformiat  3.812
$C_2H_4O_3$
Peroxyessigsäure  3.936
$C_2H_5Cl$
Chlorethan  7.861
$C_2H_5ClO$
Monochlordimethylether  3.833
$C_2H_5N$
Ethylenimin  3.561
$C_2H_5NaO_3S_2$
Mesna  8.890
$C_2H_6AlNO_4$
Aluminiumglycinatdihydroxid, wasserfrei  7.143
$C_2H_6ClO_3P$
Ethephon  3.548
$C_2H_6Na_2O_7P_2$
Etidronsäure, Dinatriumsalz  8.136
$C_2H_6O$
Dimethylether  7.1355
Ethanol  3.541
$3 [C_2H_6O_3P]^- \cdot Al^{3+}$
Fosetyl, Aluminiumsalz  3.617
$C_2H_6O_4S$
Dimethylsulfat  3.481
$C_2H_6O_6$
Acidum oxalicum  7.53
$[C_2H_6O_7P_2]^{2-} \cdot 2 Na^+$
Etidronsäure, Dinatriumsalz  8.136
$C_2H_6S$
Ethanthiol  3.547
$C_2H_7NO_3S$
Taurin  9.776
$C_2H_7NS$
Mercaptamin  8.884
$C_2H_8NO_2PS$
Methamidophos  3.784
$C_2H_8N_2$
1,2-Diaminoethan  3.418
$C_2H_8O_7P_2$
Etidronsäure  8.133
$C_2HgN_2$
Quecksilber(II)cyanid  9.472
$C_2Hg_2N_2O$
Quecksilber(II)cyanid, basisches  9.472
$C_2N_2$
Oxalsäuredinitril  3.901
$3 [C_2O_4]^{2-} \cdot 2 Ce^{3+} \cdot 9 H_2O$
Cerium oxalicum  7.812
$C_3Cl_3N_3$
2,4,6-Trichlor-1,3,5-triazin  3.1207
$C_3H_2ClF_5O$
Enfluran  8.28
Isofluran  8.603

$C_3H_2F_6O$
   Desfluran  7.1203
$C_3H_3AlO_6$
   Aluminiumformiat  7.143
$C_3H_3Cl_2NaO_2$
   Dalapon  3.384
$C_3H_3N$
   Acrylnitril  3.19
$C_3H_4$
   Methylacetylen  3.804
$C_3H_4Cl_2$
   1,3-Dichlorpropen  3.445
$C_3H_4O$
   Propenal  3.994
$C_3H_4O_3$
   Brenztraubensäure  7.514
$C_3H_5ClO$
   1-Chlor-2,3-epoxypropan  3.284
$C_3H_5Cl_3$
   1,2,3-Trichlorpropan  3.1206
$C_3H_5NO$
   Acrylamid  3.18
$C_3H_5N_3O_9$
   Glyceroltrinitrat  8.369
$C_3H_5NaO_2$
   Natriumpropionat  8.1119
$C_3H_5Na_2O_4P$
   Fosfomycin, Dinatriumsalz  8.304
$[C_3H_5O_2]^- \cdot Na^+$
   Natriumpropionat  8.1119
$2\,[C_3H_5O_3]^- \cdot Ca^{2+} \cdot 3\,H_2O$
   Calciumdilactat Trihydrat  7.621
$2\,[C_3H_5O_3]^- \cdot Ca^{2+} \cdot 4\,H_2O$
   Calciumdilactat Tetrahydrat  7.621
$2\,[C_3H_5O_3]^- \cdot Ca^{2+} \cdot 5\,H_2O$
   Calciumdilactat Pentahydrat  7.620
$4\,[C_3H_5O_3]^- \cdot 2\,Na^+ \cdot Ca^{2+} \cdot 4\,H_2O$
   Calciumdinatriumtrilactat Tetrahydrat  7.623
$(C_3H_5O_3)Bi(C_3H_4O_3) \cdot 7\,H_2O$
   Bismut(III)-(RS)-lactat Heptahydrat  7.494
$[C_3H_5O_4P]^{2-} \cdot 2\,Na^+$
   Fosfomycin, Dinatriumsalz  8.304
$C_3H_6$
   Cyclopropan  7.1146
$C_3H_6BrNO_4$
   Bronopol  7.536
$C_3H_6ClNO$
   Dimethylcarbamidsäurechlorid  3.480
$C_3H_6Cl_2$
   1,2-Dichlorpropan  3.444
$C_3H_6N_2O_2$
   Cycloserin  7.1147
$C_3H_6O$
   Aceton  3.11
   Epoxypropan  3.524
$C_3H_6O_2$
   Glycidol  3.641
   Methylacetat  3.803
   Propionsäure  9.399
$C_3H_6O_3$
   Dihydroxyaceton  7.1331
   Milchsäure  8.1013

$C_3H_7NO_2$
   DL-Alanin  7.90
   L-Alanin  7.91
   Urethan  9.1133
$C_3H_7NO_2S$
   L-Cystein  7.1156
$C_3H_7NO_2S \cdot HCl \cdot H_2O$
   L-Cysteinhydrochlorid Monohydrat  7.1157
$C_3H_7NO_3$
   DL-Serin  9.600
   L-Serin  9.601
$C_3H_7NaO_3S_3$
   2,3-Dimercapto-1-propansulfonsäure, Natriumsalz  7.1349
$[C_3H_7O_3S_3]^- \cdot Na^+$
   2,3-Dimercapto-1-propansulfonsäure, Natriumsalz  7.1349
$C_3H_8NO_5P$
   Glyphosat  3.642
$C_3H_8N_2OS$
   Noxytiolin  8.1218
$C_3H_8N_2O_2S$
   Taurultam  9.780
$C_3H_8O$
   1-Propanol  9.391
$C_3H_8OS_2$
   Dimercaprol  7.1347
$C_3H_8O_2$
   2-Methoxyethanol  3.800
   Propylenglykol  9.409
$C_3H_8O_2S$
   Thioglycerol  9.879
$C_3H_8O_3$
   Glycerol  8.366
$C_3H_8O_3S_3$
   2,3-Dimercapto-1-propansulfonsäure  7.1349
$[C_3H_9NO_7P_2]^{2-} \cdot 2\,Na^+ \cdot 5\,H_2O$
   Pamidronsäure, Dinatriumsalz Pentahydrat  9.4
$C_3H_{10}ClNO_3S$
   L-Cysteinhydrochlorid Monohydrat  7.1157
$C_3H_{11}NO_7P_2$
   Pamidronsäure  9.3
$C_3H_{19}NNa_2O_{12}P_2$
   Pamidronsäure, Dinatriumsalz Pentahydrat  9.4
$C_4Al_2ClHgN_4O_7$
   Alcloxa  7.96
$C_4Cl_6$
   1,1,2,3,4,4-Hexachlor-1,3-butadien  3.666
$C_4H_2FeO_4$
   Eisen(II)fumarat  8.11
$C_4H_2O_3$
   Maleinsäureanhydrid  3.760
$[C_4H_2O_4]^{2-} \cdot Fe^{2+}$
   Eisen(II)fumarat  8.11
$C_4H_3FN_2O_2$
   Fluorouracil  8.258
$C_4H_3F_7O$
   Sevofluran  9.605
$C_4H_4FN_3O$
   Flucytosin  8.226
$C_4H_4KNO_4S$
   Acesulfam, Kaliumsalz  7.21

[C$_4$H$_4$NO$_4$S]$^-$ · K$^+$
 Acesulfam, Kaliumsalz 7.21
C$_4$H$_4$O$_4$
 Fumarsäure 8.310
 Maleinsäure 8.806
[C$_4$H$_4$O$_6$]$^{2-}$ · K$^+$ · Na$^+$ · 4 H$_2$O
 Kaliumnatrium-(RR)-tartrat Tetrahydrat 8.654
C$_4$H$_5$Cl
 2-Chlor-1,3-butadien 3.280
C$_4$H$_5$NO$_2$
 Hymexazol 3.681
C$_4$H$_5$NO$_4$S
 Acesulfam 7.20
C$_4$H$_5$N$_4$NaO$_3$S$_2$
 Acetazolamid, Natriumsalz 7.25
[C$_4$H$_5$N$_4$O$_3$S$_2$]$^-$ · Na$^+$
 Acetazolamid, Natriumsalz 7.25
C$_4$H$_6$BaO$_4$
 Barium aceticum 7.376
C$_4$H$_6$HgO$_4$
 Quecksilber(II)acetat 9.468
C$_4$H$_6$N$_2$O$_2$
 Muscimol 3.852
C$_4$H$_6$N$_2$S
 Thiamazol 9.862
C$_4$H$_6$N$_4$O$_3$
 Allantoin 7.115
C$_4$H$_6$N$_4$O$_3$S$_2$
 Acetazolamid 7.23
C$_4$H$_6$O
 2-(trans)-Butenal 3.229
 Divinylether 7.1410
C$_4$H$_6$O$_2$
 Methylacrylat 3.805
C$_4$H$_6$O$_3$
 Essigsäureanhydrid 3.540
C$_4$H$_6$O$_4$
 Bernsteinsäure 7.456
C$_4$H$_6$O$_4$Pb · 3 H$_2$O
 Plumbum aceticum 9.273
C$_4$H$_6$O$_4$S$_2$
 Succimer 9.681
C$_4$H$_6$O$_5$
 DL-Äpfelsäure 7.85
 L-Äpfelsäure 7.86
C$_4$H$_6$O$_6$
 Weinsäure 9.1205
C$_4$H$_7$AlN$_4$O$_5$
 Aldioxa 7.98
C$_4$H$_7$Cl$_2$O$_4$P
 Dichlorvos 3.449
C$_4$H$_7$Cl$_3$O
 Chlorobutanol, wasserfrei 7.877
C$_4$H$_7$Cl$_3$O · 0,5 H$_2$O
 Chlorobutanol Hemihydrat 7.877
C$_4$H$_7$NO
 2-Pyrrolidon 9.465
C$_4$H$_7$NO$_2$S
 Timonacic 9.940
C$_4$H$_8$Cl$_2$S
 Schwefel-Lost 3.1067

C$_4$H$_8$Cl$_3$O$_4$P
 Metrifonat 8.991
 Trichlorfon 3.1200
C$_4$H$_8$CuO$_5$
 Cuprum aceticum 7.1114
C$_4$H$_8$O
 Butanon-2 3.226
C$_4$H$_8$O$_2$
 Dioxan 7.1378
 1,4-Dioxan 3.495
 Ethylacetat 8.124
C$_4$H$_9$NO
 Dimethylacetamid 7.1353
 Morpholin 3.846
C$_4$H$_9$NO$_2$S
 Mecystein 8.833
C$_4$H$_9$NO$_2$S · HCl
 Mecysteinhydrochlorid 8.834
C$_4$H$_9$NO$_3$
 N-(Hydroxymethyl)sarcosin 8.500
 L-Threonin 9.894
C$_4$H$_9$NO$_3$ · 0,5 H$_2$O
 DL-Threonin Hemihydrat 9.893
C$_4$H$_{10}$ClNO$_2$S
 Mecysteinhydrochlorid 8.834
C$_4$H$_{10}$FO$_2$P
 Sarin 3.1058
C$_4$H$_{10}$NO$_3$PS
 Acephat 3.7
C$_4$H$_{10}$NO$_5$P
 Fosmidomycin 8.305
C$_4$H$_{10}$N$_2$
 Piperazin 9.229
(C$_4$H$_{10}$N$_2$)$_3$ · (C$_6$H$_8$O$_7$)$_2$
 Piperazincitrat 9.232
C$_4$H$_{10}$N$_2$ · C$_6$H$_{10}$O$_4$
 Piperazinadipat 9.231
C$_4$H$_{10}$N$_2$ · C$_{10}$H$_{14}$CaO$_8$
 Piperazin, Calciumedetat 9.231
C$_4$H$_{10}$N$_2$ · 6 H$_2$O
 Piperazin Hexahydrat 9.231
C$_4$H$_{10}$O
 Butanol-1 3.224
 Butanol-2 3.225
 2-Methylpropanol-1 3.819
C$_4$H$_{10}$O$_2$
 tert.-Butylhydroperoxid 3.236
 1-Methoxypropanol-2 3.801
C$_4$H$_{10}$O$_6$Zn
 Zinkacetat Dihydrat 9.1233
C$_4$H$_{11}$N
 1-Aminobutan 3.58
 2-Aminobutan 3.59
C$_4$H$_{11}$NO
 Deanol 7.1181
C$_4$H$_{11}$NO · C$_4$H$_6$O$_6$
 Deanolhydrogentartrat 7.1182
C$_4$H$_{11}$NO · C$_7$H$_{11}$NO$_5$
 Deanolaceglumat 7.1181
C$_4$H$_{11}$NO · C$_9$H$_8$NO$_3$
 Deanol-4-acetamidobenzoat 7.1181

$C_4H_{11}NO_3$
　Trometamol　9.1097
$C_4H_{11}N_5 \cdot HCl$
　Metforminhydrochlorid　8.909
$C_4H_{12}ClN_5$
　Metforminhydrochlorid　8.909
$C_4H_{12}KNaO_{10}$
　Kaliumnatrium-(RR)-tartrat Tetrahydrat　8.654
$C_4H_{12}O_7Pb$
　Plumbum aceticum　9.273
$C_4H_{12}Pb$
　Tetramethylblei　3.1160
$C_4H_{22}N_2O_6$
　Piperazin Hexahydrat　9.231
$[C_5FeN_6O]^{2-} \cdot 2\ Na^+ \cdot 2\ H_2O$
　Nitroprussidnatrium　8.1186
$C_5FeO_5$
　Eisenpentacarbonyl　3.517
$2\ [C_5H_3N_2O_4]^- \cdot Ca^{2+}$
　Calciumdiorotat　7.624
$C_5H_4FeN_6Na_2O_3$
　Nitroprussidnatrium　8.1186
$2\ [C_5H_4NOS]^- \cdot Zn^{2+}$
　Pyrithion, Zinksalz　9.461
$C_5H_4N_2O_4$
　Orotsäure　8.1240
$C_5H_4N_2O_4 \cdot H_2O$
　Orotsäure Monohydrat　8.1242
$C_5H_4N_4O$
　Allopurinol　7.118
$C_5H_4N_4O_3$
　Acidum uricum　7.58
$C_5H_4N_4S$
　Tisopurin　9.953
$C_5H_4N_4S \cdot H_2O$
　Mercaptopurin Monohydrat　8.885
$C_5H_5Cl_3N_2OS$
　Etridiazol　3.567
$C_5H_5N$
　Pyridin　3.1020
$C_5H_5NOS$
　Pyrithion　9.460
$C_5H_5NO_2$
　Mecrilat　8.833
$C_5H_5N_3O$
　Pyrazinamid　9.447
$C_5H_5N_5$
　Adenin　7.69
$C_5H_5N_5S$
　Tioguanin　9.945
$C_5H_6$
　1,3-Cyclopentadien　3.375
$C_5H_6N_2OS$
　Methylthiouracil　8.966
$C_5H_6N_2O_4$
　Ibotensäure　3.686
　Muscazon　3.851
$C_5H_6N_2O_5$
　Orotsäure Monohydrat　8.1242
$C_5H_6N_4OS$
　Mercaptopurin Monohydrat　8.885

$C_5H_7MgNO_4$
　Magnesiumglutamat　8.802
$C_5H_7NO_3$
　L-Pidolsäure　9.202
$[C_5H_7NO_4]^{2-} \cdot Mg^{2+}$
　Magnesiumglutamat　8.802
$C_5H_7NO_4S$
　Tidiacic　9.925
$C_5H_7N_3O_2$
　Dimetridazol　7.1362
$C_5H_8N_4O_3S_2$
　Methazolamid　8.919
$C_5H_8N_4O_{12}$
　Pentaerythrityltetranitrat　9.56
$C_5H_8O_2$
　Acetylaceton　7.29
　Ethylacrylat　3.557
　Glutaraldehyd　3.640
　Methylmethacrylat　3.815
$C_5H_9Cl_2N_3O_2$
　Carmustin　7.711
$C_5H_9NO_2$
　L-Prolin　9.377
$C_5H_9NO_3S$
　Acetylcystein　7.33
　Tiopronin　9.946
$C_5H_9NO_4$
　L-Glutaminsäure　8.360
$C_5H_9NO_4S$
　Carbocistein　7.691
$C_5H_9N_3$
　Histamin　8.447
$C_5H_9N_3 \cdot 2\ HCl$
　Histamindihydrochlorid　8.447
$C_5H_9N_3 \cdot 2\ H_3PO_4 \cdot H_2O$
　Histaminphosphat Monohydrat　8.448
$2\ [C_5H_9O_2]^- \cdot Zn^{2+}$
　Zinkdivalerat　9.1236
$C_5H_{10}ClNO$
　Diethylcarbamidsäurechlorid　3.460
$C_5H_{10}N_2O_2S$
　Methomyl　3.795
$C_5H_{10}N_2O_3$
　L-Glutamin　8.359
$C_5H_{10}N_2S_2$
　Dazomet　3.392
$C_5H_{10}O_2$
　Valeriansäure　9.1146
$C_5H_{11}Cl_2N$
　Chlormethin　7.872
　Stickstoff-Lost　3.1100
$C_5H_{11}Cl_2N \cdot HCl$
　Chlormethinhydrochlorid　7.872
$C_5H_{11}Cl_2N_3$
　Histamindihydrochlorid　8.447
$C_5H_{11}NO_2$
　Betain　7.464
　Isoamylnitrit　8.597
　Isopentylnitrit　8.612
　DL-Valin　9.1147
　L-Valin　9.1149

$C_5H_{11}NO_2 \cdot C_4H_7NO_4$
  Betainhydrogenaspartat  7.465
$C_5H_{11}NO_2 \cdot C_6H_8O_7$
  Betaindihydrogencitrat  7.465
$C_5H_{11}NO_2 \cdot HCl$
  Betainhydrochlorid  7.465
$C_5H_{11}NO_2S$
  D-Penicillamin  9.52
$C_5H_{11}NO_2S \cdot HCl$
  D-Penicillaminhydrochlorid  9.54
$C_5H_{11}N_2O_2P$
  Tabun  3.1119
$C_5H_{12}ClNO_2$
  Betainhydrochlorid  7.465
$C_5H_{12}ClNO_2S$
  D-Penicillaminhydrochlorid  9.54
$C_5H_{12}Cl_3N$
  Chlormethinhydrochlorid  7.872
$C_5H_{12}NO_3PS_2$
  Dimethoat  3.476
$C_5H_{12}NO_4PS$
  Omethoat  3.892
$C_5H_{12}N_8$
  Mitoguazon  8.1025
$C_5H_{12}O$
  Amylalkohole  3.70
  2-Methylbutanol-2  3.807
  3-Methylbutanol-1  3.808
  3-Methylbutanol-2  3.809
  Pentanol-1  3.931
  Pentanol-2  3.932
$C_5H_{12}O_4$
  Pentaerythritol  9.55
$C_5H_{12}O_5$
  Xylitol  9.1216
$C_5H_{13}Cl_2N$
  Chlormequat  3.295
$C_5H_{14}ClNO$
  Cholinchlorid  7.925
$[C_5H_{14}NO]^+ \cdot [C_4H_5O_6]^-$
  Cholinhydrogentartrat  7.928
$[C_5H_{14}NO]^+ \cdot [C_5H_3N_2O_4]^-$
  Cholinorotat  7.929
$3 [C_5H_{14}NO]^+ \cdot [C_6H_5O_7]^{3-}$
  Cholincitrat  7.927
$[C_5H_{14}NO]^+ \cdot [C_6H_7O_7]^-$
  Cholindihydrogencitrat  7.927
$[C_5H_{14}NO]^+ \cdot [C_7H_5O_3]^-$
  Cholinsalicylat  7.929
$[C_5H_{14}NO]^+ \cdot [C_7H_7N_4O_2]^-$
  Cholintheophyllinat  7.930
$[C_5H_{14}NO]^+ \cdot [C_{18}H_{35}O_2]^-$
  Cholinstearat  7.930
$[C_5H_{14}NO]^+ \cdot Cl^-$
  Cholinchlorid  7.925
$C_5H_{15}N_2O_4P$
  Glufosinat, Ammoniumsalz  3.639
$C_5H_{17}N_3O_9P_2$
  Histaminphosphat Monohydrat  8.448
$C_6Cl_6$
  Hexachlorbenzol  3.664

$C_6HBiBr_4O_3$
  Bibrocathol  7.479
$C_6HCl_5O$
  Pentachlorphenol  3.929
$C_6H_3ClN_2O_4$
  2,4-Dinitrochlorbenzol  3.485
$C_6H_3Cl_2NO_2$
  Clopyralid  3.329
$C_6H_3Cl_3$
  1,2,4-Trichlorbenzol  3.1193
$C_6H_3Cl_3N_2O_2$
  Picloram  3.971
$C_6H_3Cl_3O$
  2,4,5-Trichlorphenol  3.1205
$C_6H_3N_3O_7$
  Acidum picrinicum  7.54
  2,4,6-Trinitrophenol  3.1220
$C_6H_4Br_2O_4S$
  Dibromhydroxybenzolsulfonsäure  7.1260
$C_6H_4ClNO_2$
  1-Chlor-4-nitrobenzol  3.297
$C_6H_4Cl_2$
  1,2-Dichlorbenzol  3.428
  1,3-Dichlorbenzol  3.430
  1,4-Dichlorbenzol  3.432;  7.1260
$C_6H_4Cl_2O$
  2,4-Dichlorphenol  3.438
$C_6H_4I_2O_4S \cdot 3 H_2O$
  Sozoiodolsäure Trihydrat  9.640
$C_6H_4N_2O_4$
  Dinitrobenzol [Isomerengemisch]  3.483
$C_6H_4N_2O_5$
  2,4-Dinitrophenol  3.488
$C_6H_4O_2$
  1,4-Benzochinon  3.163
$C_6H_5Ag_3O_7$
  Silbercitrat  9.610
$C_6H_5Cl$
  Chlorbenzol  3.277
  Monochlorbenzol  3.831
$C_6H_5ClO$
  4-Chlorphenol  3.301;  7.899
$C_6H_5{}^{169}ErO_7$
  [$^{169}$Er]Erbiumcitrat  8.56
$C_6H_5NO_2$
  Nicotinsäure  8.1150
  Nitrobenzol  3.873
$C_6H_5NO_3$
  4-Nitrophenol  3.878
$C_6H_5N_3$
  1H-Benzotriazol  7.431
$C_6H_5O_5S \cdot C_4H_{12}N$
  Etamsylat, Diethylaminsalz  8.98
$2 [C_6H_5O_5S]^- \cdot Ca^{2+} \cdot H_2O$
  Calciumdobesilat Monohydrat  7.624
$2 [C_6H_5O_7]^{3-} \cdot 3 Ca^{2+} \cdot 4 H_2O$
  Calciumcitrat Tetrahydrat  7.618
$[C_6H_5O_7]^{3-} \cdot {}^{169}Er^{3+}$
  [$^{169}$Er]Erbiumcitrat  8.56
$[C_6H_5O_7]^{3-} \cdot 3 K^+ \cdot H_2O$
  Kaliumcitrat Monohydrat  8.648

$2\ [C_6H_5O_7]^{3-} \cdot 3\ Mg^{2+} \cdot 14\ H_2O$
  Magnesiumcitrat Tetradecahydrat **8.800**
$[C_6H_5O_7]^{3-} \cdot 3\ Na^+ \cdot 2\ H_2O$
  Trinatriumcitrat Dihydrat **9.1081**
$C_6H_5O_7{}^{67}Ga$
  [$^{67}$Ga]Galliumcitrat-Injektionslösung **8.323**
$C_6H_6$
  Benzol **3.165**
$C_6H_6AsNO_2$
  Oxophenarsin **8.1267**
$C_6H_6ClN$
  2-Chloranilin **3.273**
  3-Chloranilin **3.274**
  4-Chloranilin **3.276**
$C_6H_6Cl_2N_2O_4S_2$
  Diclofenamid **7.1266**
$C_6H_6Cl_6$
  Lindan **3.738**
$C_6H_6HgO \cdot C_6H_5HgNO_3$
  Phenylmercurinitrat **9.178**
$3\ [C_6H_6NO_3S]^- \cdot Ce^{3+}$
  Cer(III)sulfanilat **7.812**
$C_6H_6NO_3S \cdot 1/3\ Ce$
  Cer(III)sulfanilat **7.812**
$C_6H_6N_2O$
  Nicotinamid **8.1148**
$C_6H_6N_2O_3$
  Acipimox **7.58**
$C_6H_6N_4O_3S$
  Niridazol **8.1172**
$C_6H_6N_4O_4$
  Nitrofural **8.1180**
$C_6H_6N_6O_{18}$
  *myo*-Inositolhexanitrat **8.546**
$C_6H_6O$
  Phenol **3.952**; **9.130**
$C_6H_6O_2$
  Brenzcatechin **7.513**
  Hydrochinon **8.463**
  Resorcin **9.505**
$C_6H_6O_4S$
  4-Phenolsulfonsäure **9.137**
$C_6H_7ClN_2O_4S_2$
  Clofenamid **7.1013**
$C_6H_7KO_2$
  Kaliumsorbat **8.658**
$C_6H_7K_3O_8$
  Kaliumcitrat Monohydrat **8.648**
$C_6H_7N$
  Anilin **3.75**
$C_6H_7NO$
  Hydroxymethylpyridin **8.498**
  Nicotinylalkohol **8.1152**
$C_6H_7N_3O$
  Isoniazid **8.608**
$C_6H_7NaO_7$
  Natriumdihydrogencitrat **8.1102**
$(C_6H_7Na_3O_{14}S_3)_n$
  Cellulose-tri(schwefelsäureester), Natriumsalz **7.811**
$[C_6H_7O_2]^- \cdot K^+$
  Kaliumsorbat **8.658**

$(C_6H_7O_6)_2{}^{59}Fe$
  [$^{59}$Fe]Eisen(II)ascorbat-Injektionslösung **8.10**
$2\ [C_6H_7O_7]^- \cdot Ca^{2+}$
  Calciumdihydrogencitrat **7.619**
$[C_6H_7O_7]^- \cdot [NH_4]^+$
  Ammoniumdihydrogencitrat **7.221**
$[C_6H_7O_7]^- \cdot Na^+$
  Natriumdihydrogencitrat **8.1102**
$C_6H_8ClNS$
  Clomethiazol **7.1019**
$(C_6H_8ClNS)_2 \cdot C_2H_6O_6S_2$
  Clomethiazoledisilat **7.1021**
$C_6H_8ClN_3O_4S_2$
  Aminodisulfamid **7.185**
$C_6H_8ClN_7O \cdot HCl \cdot 2\ H_2O$
  Amiloridhydrochlorid Dihydrat **7.181**
$C_6H_8Cl_2O_5$
  Oxydiethylenbis(chlorformiat) **3.906**
$C_6H_8N_2$
  1,2-Phenylendiamin **3.955**
$C_6H_8N_2O_2S$
  Sulfanilamid **9.722**
$C_6H_8N_2O_8$
  Isosorbiddinitrat **8.620**
$C_6H_8N_4O_4$
  Ronidazol **9.531**
$C_6H_8N_6O_{18}$
  D-Mannitolhexanitrat **8.815**
$C_6H_8O_6$
  Ascorbinsäure **7.299**
  Glucurolacton **8.358**
$C_6H_8O_7$
  Acidum citricum **7.48**
$C_6H_8O_7 \cdot H_2O$
  Citronensäure Monohydrat **7.975**
$C_6H_9NO_2$
  Trimethadion **9.1067**
$C_6H_9NO_2S$
  Citiolon **7.974**
$C_6H_9NO_6$
  Isosorbidmononitrat **8.622**
$C_6H_9N_3O_3$
  Metronidazol **8.993**
$C_6H_9Na_3O_9$
  Trinatriumcitrat Dihydrat **9.1081**
$C_6H_{10}$
  Cyclohexen **3.373**
$C_6H_{10}I_2O_7S$
  Sozoiodolsäure Trihydrat **9.640**
$C_6H_{10}N_2O_2$
  Piracetam **9.241**
$C_6H_{10}N_6$
  Cyromazin **3.381**
$C_6H_{10}N_6O$
  Dacarbazin **7.1167**
$(C_6H_{10}N_6O)_3 \cdot C_6H_8O_7$
  Dacarbazincitrat **7.1169**
$C_6H_{10}O$
  Cyclohexanon **3.371**
  4-Methylpent-3-en-2-on **3.817**
$C_6H_{10}OS_2$
  Allicin **3.38**; **7.116**

$C_6H_{10}O_2S_4$
  Dixanthogen 7.1411
$C_6H_{10}O_4$
  Adipinsäure 7.78
$(C_6H_{10}O_5)_n$
  Cellulose, mikrokristalline 7.807
  Cellulosepulver 7.810
$C_6H_{10}O_8$
  Citronensäure Monohydrat 7.975
$C_6H_{10}S_2$
  Diallyldisulfid 3.417
$C_6H_{11}AuO_5S$
  Aurothioglucose 7.326
$C_6H_{11}BrN_2O_2$
  Bromisoval 7.523
  D-Bromisoval 7.524
  L-Bromisoval 7.524
$C_6H_{11}NO$
  ε-Caprolactam 3.245
$C_6H_{11}NO_2$
  Vigabatrin 9.1172
$C_6H_{11}NO_6$
  Glucuronamid 8.359
$C_6H_{11}NO_7$
  Ammoniumdihydrogencitrat 7.221
$C_6H_{11}N_2OPS_3$
  Methidathion 3.791
$C_6H_{11}N_3O_9$
  Propatylnitrat 9.394
$2\,[C_6H_{11}O_7]^- \cdot Ca^{2+} \cdot H_2O$
  Calciumgluconat Monohydrat 7.627
$2\,[C_6H_{11}O_7]^- \cdot Mg^{2+}$
  Magnesiumdigluconat 8.801
$C_6H_{11}O_8P$
  Foscolsäure 8.301
$C_6H_{12}Cl_3N$
  2,2′,2″-Trichlortriethylamin 3.1209
$C_6H_{12}Cl_3O_4P$
  Tris(2-chlorethyl)phosphat 3.1221
$C_6H_{12}F_2N_2O_2$
  Eflornithin 8.8
$C_6H_{12}F_2N_2O_2 \cdot HCl \cdot H_2O$
  Eflornithinhydrochlorid Monohydrat 8.10
$C_6H_{12}NNaO_3S$
  Natriumcyclamat 8.1100
$[C_6H_{12}NO_3S]^- \cdot Na^+$
  Natriumcyclamat 8.1100
$C_6H_{12}N_2O_3$
  Daminozid 3.385
$C_6H_{12}N_2O_4Pt$
  Carboplatin 7.697
$C_6H_{12}N_2O_4S_2$
  L-Cystin 7.1158
$C_6H_{12}N_2O_8{}^{51}Cr$
  [$^{51}$Cr]Chromedetat-Injektionslösung 7.936
$C_6H_{12}N_2S_4$
  Thiram 3.1170
$C_6H_{12}N_2S_4Zn$
  Ziram 3.1260
$C_6H_{12}N_3PS$
  Thiotepa 9.891

$C_6H_{12}N_4$
  Methenamin 8.921
$C_6H_{12}N_4O_9$
  Trolnitrat 9.1096
$C_6H_{12}O$
  Cyclohexanol 3.370
  2-Hexanon 3.669
$C_6H_{12}O_3$
  2-Ethoxyethylacetat 3.555
  Paraldehyd 9.25
$C_6H_{12}O_6$
  D-Fructose 8.307
  Glucose, wasserfrei 8.355
  myo-Inositol 8.545
$C_6H_{13}Cl_2N$
  2,2′-Dichlortriethylamin 3.447
$C_6H_{13}Cl_2N_7O_3$
  Amiloridhydrochlorid Dihydrat 7.181
$C_6H_{13}N$
  Cyclohexylamin 3.374
$C_6H_{13}NO_2$
  Aminocapronsäure 7.184
  L-Isoleucin 8.605
  L-Leucin 8.701
$C_6H_{13}NO_3$
  Oxibetain 8.1262
$C_6H_{13}NO_3S$
  Cyclamsäure 7.1121
$C_6H_{13}N_3O_3$
  L-(+)-Citrullin 7.976
$C_6H_{13}N_3O_3 \cdot HCl$
  L-Citrullinhydrochlorid 7.978
$C_6H_{13}N_5O$
  Moroxydin 8.1039
$C_6H_{13}N_5O \cdot HCl$
  Moroxydinhydrochlorid 8.1039
$C_6H_{14}ClN_3O_3$
  L-Citrullinhydrochlorid 7.978
$C_6H_{14}ClN_5O$
  Moroxydinhydrochlorid 8.1039
$C_6H_{14}N_2O$
  Pentylharnstoff 9.81
$C_6H_{14}N_2O_2$
  L-Lysin 8.780
$C_6H_{14}N_2O_2 \cdot C_{11}H_9I_3N_2O_4$
  L-Lysinamidotrizoat 8.782
$C_6H_{14}N_2O_2 \cdot HCl$
  L-Lysinhydrochlorid 8.783
$C_6H_{14}N_2O_2 \cdot H_2O$
  L-Lysin Monohydrat 8.781
$C_6H_{14}N_4O_2 \cdot C_5H_7NO_3$
  L-Argininpyroglutamat 7.294
$C_6H_{14}N_4O_2 \cdot HCl$
  L-Argininhydrochlorid 7.294
$C_6H_{14}O_6$
  Mannitol 8.812
  Sorbitol 9.636
$C_6H_{14}O_6S_2$
  Busulfan 7.565
$C_6H_{14}O_8S_2$
  Treosulfan 9.1016

$C_6H_{15}ClF_2N_2O_3$
  Eflornithinhydrochlorid Monohydrat  8.10
$C_6H_{15}ClN_2O_2$
  Carbachol  7.667
  L-Lysinhydrochlorid  8.783
$C_6H_{15}ClN_4O_2$
  L-Argininhydrochlorid  7.294
$C_6H_{15}NO$
  2-Diethylaminoethanol  3.457
$C_6H_{15}N_5$
  Buformin  7.544
$C_6H_{15}N_5 \cdot C_7H_8O_3S$
  Buformintosylat  7.545
$C_6H_{15}O_4P$
  Triethylphosphat  3.1213
$C_6H_{15}O_4PS_2$
  Oxydemeton-methyl  3.904
$C_6H_{15}O_5PS_2$
  Demeton-$S$-methylsulfon  3.401
$C_6H_{16}CaO_9$
  Calciumdilactat Trihydrat  7.621
$C_6H_{16}N_2O_3$
  L-Lysin Monohydrat  8.781
$C_6H_{18}AlO_9P_3$
  Fosetyl, Aluminiumsalz  3.617
$C_6H_{18}CaO_{10}$
  Calciumdilactat Tetrahydrat  7.621
$C_6H_{18}Ce_2O_{21}$
  Cerium oxalicum  7.812
$C_6H_{20}CaO_{11}$
  Calciumdilactat Pentahydrat  7.620
$C_6H_{23}BiO_{13}$
  Bismut(III)-($RS$)-lactat Heptahydrat  7.494
$C_7H_3Br_2NO$
  Bromoxynil  3.218
$C_7H_3Cl_2N$
  Dichlobenil  3.426
$C_7H_3I_2NO$
  Ioxynil  3.695
$C_7H_4Br_2O_3$
  3,5-Dibromsalicylsäure  7.1260
$C_7H_4ClNO_2$
  Chlorzoxazon  7.921
$C_7H_4ClNa_2O_4S$
  Monalazon, Dinatriumsalz  8.1029
$[C_7H_4ClO_4S]^{2-} \cdot 2\,Na^+$
  Monalazon, Dinatriumsalz  8.1029
$C_7H_4Cl_3NO_3$
  Triclopyr  3.1212
$C_7H_4O_3S$
  Tioxolon  9.950
$C_7H_5BiO_6$
  Bismutgallat, basisches  7.493
$C_7H_5ClN_2O$
  Zoxazolamin  9.1251
$C_7H_5I_2NO_3 \cdot C_4H_{11}NO_2$
  Diodon  7.1376
$[(C_7H_5O_3)_2Al(OH)(H_2O)]$
  Aluminiumsalicylat, basisches Monohydrat  7.148
$C_7H_6ClN_3O_4S_2$
  Chlorothiazid  7.890

$C_7H_6Cl_2O$
  2,4-Dichlorbenzylalkohol  7.1261
  3,4-Dichlorbenzylalkohol  7.1261
$C_7H_6NNaO_3 \cdot 2\,H_2O$
  Aminosalicylsäure, Natriumsalz Dihydrat  7.198
$[C_7H_6NO_3]^- \cdot Na^+ \cdot 2\,H_2O$
  Aminosalicylsäure, Natriumsalz Dihydrat  7.198
$C_7H_6N_2O_4$
  Dinitrotoluol [Isomerengemisch]  3.489
$C_7H_6O_2$
  Acidum benzoicum e resina  7.47
  Benzoesäure  7.429
$C_7H_6O_3$
  Salicylsäure  9.555
$C_7H_6O_4$
  Gentisinsäure  8.340
  Patulin  3.923
$C_7H_7BiO_5$
  Bismutsalicylat, basisches  7.496
$C_7H_7Cl$
  Benzylchlorid  3.170
  2-Chlortoluol  3.308
  4-Chlortoluol  3.309
$[C_7H_7ClNO_2S]^- \cdot Na^+ \cdot 3\,H_2O$
  Tosylchloramid, Natriumsalz Trihydrat  9.997
$C_7H_7ClN_4O_2$
  Chlortheophyllin  7.918
$C_7H_7ClO$
  Chlorocresol  7.878
$C_7H_7Cl_2NO$
  Clopidol  7.1035
$C_7H_7NO_2$
  4-Aminobenzoesäure  7.184
  Methylnicotinat  8.952
  Nitrotoluol  3.880
  2-Nitrotoluol  3.881
  3-Nitrotoluol  3.883
  4-Nitrotoluol  3.884
  Salicylamid  9.552
$C_7H_7NO_3$
  4-Aminosalicylsäure  7.196
  Mesalazin  8.888
$C_7H_7NO_3 \cdot C_6H_7N_3O$
  Pasiniazid  9.38
$C_7H_7NO_4S$
  Carzenid  7.724
$[C_7H_7N_4O_2] \cdot [C_2H_3O_2]^- \cdot 2\,Na^+$
  Theophyllin Natriumacetat  9.859
$[C_7H_7N_4O_2]^- \cdot [C_7H_5O_3]^- \cdot Ca^{2+}$
  Theobromin-Calciumsalicylat  9.849
$[C_7H_7N_4O_2]^- \cdot [C_7H_5O_3]^- \cdot 2\,Na^+$
  Theobromin-Natriumsalicylat  9.851
$C_7H_8$
  Toluol  3.1177;  9.991
$C_7H_8ClN_3O_4S_2$
  Hydrochlorothiazid  8.464
$C_7H_8N_2O_2$
  $N$-(Hydroxymethyl)nicotinamid  8.497
$C_7H_8N_4O_2$
  Theobromin  9.848
  Theophyllin  9.853

$C_7H_8N_4O_2 \cdot [C_2H_4NO_2]^- \cdot Na^+$
   Theophyllin Natriumglycinat **9**.859
$C_7H_8N_4O_2 \cdot C_2H_7NO$
   Theophyllin Ethanolamin **9**.858
$(C_7H_8N_4O_2)_2 \cdot C_2H_8N_2$
   Aminophyllin **7**.192
$(C_7H_8N_4O_2)_2 \cdot C_2H_8N_2 \cdot 2\,H_2O$
   Aminophyllin Dihydrat **7**.194
$C_7H_8N_4O_2 \cdot C_7H_{17}NO_5$
   Theophyllin, Megluminsalz **9**.859
$C_7H_8N_4O_2 \cdot H_2O$
   Theophyllin Monohydrat **9**.857
$C_7H_8N_4O_2 \cdot Mg^{2+} \cdot 2\,[C_2H_3O_2]^-$
   Theophyllin Magnesiumacetat **9**.858
$C_7H_8N_4S$
   Nicothiazon **8**.1146
$C_7H_8O$
   Benzylalkohol **7**.438
   Cresol **3**.352; **7**.1104
   1,2-Cresol **3**.353
   1,3-Cresol **3**.354
   1,4-Cresol **3**.355
   $m$-Cresol **7**.1106
   $o$-Cresol **7**.1106
   $p$-Cresol **7**.1106
   Cresol, rohes **7**.1107
$C_7H_8O_2$
   Guajacol **8**.388
   Mequinol **8**.881
   Salicylalkohol **9**.552
$C_7H_9AsN_2O_4$
   Carbason **7**.676
$C_7H_9ClN_2O$
   Pralidoximchlorid **9**.303
$C_7H_9ClO$
   Ethchlorvynol **8**.109
$C_7H_9N$
   $N$-Methylanilin **3**.806
$[C_7H_9N_2O]^+ \cdot Cl^-$
   Pralidoximchlorid **9**.303
$C_7H_{10}ClN_3O_3$
   Ornidazol **8**.1237
$C_7H_{10}N_2OS$
   Propylthiouracil **9**.412
$C_7H_{10}N_2O_2S$
   Carbimazol **7**.687
$C_7H_{10}N_2O_5S_2$
   Mesulfamid **8**.895
$C_7H_{10}N_4O_3$
   Cymoxanil **3**.378
   Theophyllin Monohydrat **9**.857
$C_7H_{11}Cl_3O_4$
   Penthrichloral **9**.68
$C_7H_{11}NO_2$
   Arecaidin **3**.89
   Ethosuximid **8**.119
$C_7H_{11}NO_3$
   Paramethadion **9**.27
$C_7H_{11}N_3O_2$
   Ipronidazol **8**.593
$C_7H_{11}N_3O_3$
   Secnidazol **9**.586

Ternidazol **9**.813
$C_7H_{12}ClN_5$
   Simazin **3**.1087
$C_7H_{12}N_4O_3S_2$
   Ethidimuron **3**.549
$C_7H_{12}O_2$
   $n$-Butylacrylat **3**.234
$C_7H_{13}BrN_2O_2$
   Carbromal **7**.701
$C_7H_{13}ClNNaO_5S$
   Tosylchloramid, Natriumsalz Trihydrat **9**.997
$C_7H_{13}NO_3S$
   $N$-Acetylpenicillamin **7**.39
$C_7H_{13}NO_4S_3$
   Thiocycloamhydrogenoxalat **3**.1169
$C_7H_{13}N_3O_3S$
   Oxamyl **3**.902
$C_7H_{13}O_6P$
   Mevinphos **3**.826
$2\,[C_7H_{13}O_{13}]^- \cdot Ca^{2+}$
   Calciumglucoheptonat **7**.627
$C_7H_{14}BrNO$
   Ibrotamid **8**.517
$C_7H_{14}NO_5P$
   Monocrotophos **3**.835
$C_7H_{14}N_2O_2S$
   Aldicarb **3**.36
   Butocarboxim **3**.230
$C_7H_{14}N_2O_4S$
   Butoxycarboxim **3**.232
$C_7H_{14}N_4S_2$
   Metallibur **8**.901
$C_7H_{15}Cl_2N_2O_2P$
   ($R$)-Cyclophosphamid **7**.1145
   ($S$)-Cyclophosphamid **7**.1145
   Ifosfamid **8**.523
$C_7H_{15}Cl_2N_2O_2P \cdot H_2O$
   Cyclophosphamid Monohydrat **7**.1141
$C_7H_{15}NO_2$
   Emylcamat **8**.21
$C_7H_{15}NO_3$
   Carnitin **7**.712
   D-Carnitin **7**.713
   L-Carnitin **7**.713
$C_7H_{15}NO_3 \cdot HCl$
   DL-Carnitinchlorid **7**.715
$C_7H_{16}ClNO_2$
   Acetylcholinchlorid **7**.30
$C_7H_{16}ClNO_3$
   DL-Carnitinchlorid **7**.715
$C_7H_{16}FO_2P$
   Soman **3**.1094
$[C_7H_{16}NO_2]^+ \cdot Cl^-$
   Acetylcholinchlorid **7**.30
$C_7H_{16}N_2$
   Cimemoxin **7**.952
$C_7H_{16}N_4O_4S_2$
   Taurolidin **9**.779
$C_7H_{16}O_4S_2$
   Sulfonal **9**.737
$C_7H_{17}ClN_2O_2$
   Bethanecholchlorid **7**.475

$C_7H_{17}Cl_2N_2O_3P$
   Cyclophosphamid Monohydrat 7.1141
$C_7H_{17}N$
   Tuaminoheptan 9.1118
$C_7H_{17}NO_5$
   Meglumin 8.851
$[C_7H_{17}N_2O_2]^+ \cdot Cl^-$
   Bethanecholchlorid 7.475
$2\,[C_7H_{18}N]^+ \cdot [SO_4]^{2-}$
   Tuaminoheptansulfat 9.1118
$C_8Cl_4N_2$
   Chlorthalonil 3.307
$C_8H_4K_2O_{12}Sb_2 \cdot 3\,H_2O$
   Antimonkaliumtartrat 7.270
$C_8H_4Na_2O_{12}Sb_2$
   Natriumhydrogentartratoantimonat (II) 8.1106
$[C_8H_4O_{12}Sb_2]^{2-} \cdot 2\,Na^+$
   Natriumhydrogentartratoantimonat (II) 8.1106
$C_8H_6BrN$
   Camit 3.243
$C_8H_6Cl_2O_3$
   Dicamba 3.424
   2,4-Dichlorphenoxyessigsäure 3.440
$C_8H_6N_2O_2$
   Fenadiazol 8.171
$C_8H_6N_4O_5$
   Nitrofurantoin 8.1182
$C_8H_7ClN_2O_2S$
   Diazoxid 7.1255
$C_8H_7ClO$
   Chloracetophenon 3.271
$C_8H_7NO$
   Mandelonitril 8.808
$C_8H_7NS$
   Benzylisothiocyanat 7.442
$C_8H_7N_3O_5$
   Furazolidon 8.311
$C_8H_7NaO_4$
   Dehydracetsäure, Natriumsalz 7.1188
$[C_8H_7O_4]^- \cdot Na^+$
   Dehydracetsäure, Natriumsalz 7.1188
$[C_8H_7O_4]^- \cdot Na^+ \cdot H_2O$
   Dehydracetsäure, Natriumsalz Monohydrat 7.1188
$C_8H_8$
   Styrol 3.1107
$C_8H_8BrCl_2O_3PS$
   Bromophos 3.213
$C_8H_8Cl_2N_4$
   Guanabenz 8.390
$C_8H_8Cl_2N_4 \cdot C_2H_4O_2$
   Guanabenzacetat 8.392
$C_8H_8Cl_3N_3O_4S_2$
   Trichlormethiazid 9.1040
$C_8H_8HgO_2$
   Phenylmercuriacetat 9.172
$C_8H_8KNO_5$
   Clavulansäure, Kaliumsalz 7.982
$[C_8H_8NO_5]^- \cdot K^+$
   Clavulansäure, Kaliumsalz 7.982
$C_8H_8N_2O_3S$
   Zonisamid 9.1247

$C_8H_8N_4$
   Hydralazin 8.458
$C_8H_8N_4 \cdot HCl$
   Hydralazinhydrochlorid 8.460
$C_8H_8O_2$
   Sorbinsäure 9.634
$C_8H_8O_3$
   Methylsalicylat 8.959
$C_8H_8O_4$
   Dehydracetsäure 7.1187
$C_8H_9AsBiNO_6$
   Glycobiarsol 8.373
$C_8H_9ClN_4$
   Hydralazinhydrochlorid 8.460
$C_8H_9ClO$
   Chlorxylenol 7.921
$C_8H_9FN_2O_3$
   Tegafur 9.786
$C_8H_9NO$
   Acetanilid 7.21
$C_8H_9NO_2$
   Aminomethylbenzoesäure 7.189
   Paracetamol 9.18
$C_8H_9NO_3$
   Pyridoxal 9.453
$C_8H_9NO_5$
   Clavulansäure 7.979
$C_8H_9NaO_5$
   Dehydracetsäure, Natriumsalz Monohydrat 7.1188
$C_8H_{10}AsNO_5$
   Acetarsol 7.22
$C_8H_{10}AsN_2NaO_4$
   Tryparsamid, Natriumsalz 9.1108
$[C_8H_{10}AsN_2O_4]^- \cdot Na^+$
   Tryparsamid, Natriumsalz 9.1108
$C_8H_{10}ClN_3S$
   Tiamenidin 9.911
$C_8H_{10}ClN_3S \cdot HCl$
   Tiamenidinhydrochlorid 9.912
$C_8H_{10}HgO_3S_2$
   Timerfonat 9.935
$C_8H_{10}K_2O_{15}Sb_2$
   Antimonkaliumtartrat 7.270
$C_8H_{10}NNaO_5S$
   Sulbactam, Natriumsalz 9.690
$C_8H_{10}NO_5PS$
   Parathionmethyl 3.920
$[C_8H_{10}NO_5S]^- \cdot Na^+$
   Sulbactam, Natriumsalz 9.690
$C_8H_{10}NO_6P$
   Codecarboxylase 7.1065
$C_8H_{10}N_2O_4S$
   Asulam 3.104
$C_8H_{10}N_2S$
   Ethionamid 8.115
$C_8H_{10}N_4O_2$
   Coffein 7.1073
   Enprofyllin 8.35
$C_8H_{10}N_4O_2 \cdot C_6H_8O_7$
   Coffeincitrat 7.1075

$C_8H_{10}N_4O_2 \cdot [C_7H_5O_2]^- \cdot Na^+$
 Coffein-Natriumbenzoat 7.1076
$C_8H_{10}N_4O_2 \cdot [C_7H_5O_3]^- \cdot Na^+$
 Coffein-Natriumsalicylat 7.1077
$C_8H_{10}N_4O_2 \cdot H_2O$
 Coffein Monohydrat 7.1075
$C_8H_{10}N_5NaO_3$
 Aciclovir, Natriumsalz 7.46
$[C_8H_{10}N_5O_3]^- \cdot Na^+$
 Aciclovir, Natriumsalz 7.46
$C_8H_{10}N_6 \cdot CH_4O_3S$
 Dihydralazinmesilat 7.1306
$C_8H_{10}N_6 \cdot H_2SO_4$
 Dihydralazinsulfat 7.1306
$C_8H_{10}N_6 \cdot H_2SO_4 \cdot 2,5 H_2O$
 Dihydralazinsulfat, wasserhaltig 7.1309
$C_8H_{10}O$
 2-Phenylethanol 9.171
$C_8H_{11}Cl_2N_3O_2$
 Uramustin 9.1131
$C_8H_{11}Cl_2N_3S$
 Tiamenidinhydrochlorid 9.912
$C_8H_{11}N$
 N-Ethylanilin 3.560
$C_8H_{11}NO$
 4-Dimethylaminophenol 7.1354
 Tyramin 9.1126
$C_8H_{11}NO \cdot HCl$
 4-Dimethylaminophenolhydrochlorid 7.1355
 Tyraminhydrochlorid 9.1126
$C_8H_{11}NO_2$
 Bucrilat 7.539
 Dopamin 7.1421
 Norfenefrin 8.1206
 Octopamin 8.1227
$C_8H_{11}NO_2 \cdot HCl$
 Dopaminhydrochlorid 7.1423
 Norfenefrinhydrochlorid 8.1208
 Octopaminhydrochlorid 8.1228
$C_8H_{11}NO_3$
 Norepinephrin 8.1197
 Pyridoxin 9.454
$C_8H_{11}NO_3 \cdot C_4H_6O_6 \cdot H_2O$
 Norepinephrin-(RR)-hydrogentartrat Monohydrat 8.1200
$C_8H_{11}NO_3 \cdot C_5H_6O_5$
 Pyridoxinoxoglutarat 9.456
$C_8H_{11}NO_3 \cdot HCl$
 Norepinephrinhydrochlorid 8.1199
 Pyridoxinhydrochlorid 9.455
$C_8H_{11}NO_5S$
 Sulbactam 9.687
$C_8H_{11}N_2NaO_3$
 Barbital, Natriumsalz 7.375
$[C_8H_{11}N_2O_3]^- \cdot Na^+$
 Barbital, Natriumsalz 7.375
$C_8H_{11}N_3O_6$
 Azauridin 7.339
$C_8H_{11}N_5O_3$
 Aciclovir 7.44
$C_8H_{11}N_7S \cdot H_2O$
 Ambazon 7.153

$C_8H_{12}ClNO$
 4-Dimethylaminophenolhydrochlorid 7.1355
 Tyraminhydrochlorid 9.1126
$C_8H_{12}ClNO_2$
 Dopaminhydrochlorid 7.1423
 Norfenefrinhydrochlorid 8.1208
 Octopaminhydrochlorid 8.1228
$C_8H_{12}ClNO_3$
 Norepinephrinhydrochlorid 8.1199
 Pyridoxinhydrochlorid 9.455
$C_8H_{12}NO_5PS_2$
 Cythioat 7.1162
$C_8H_{12}N_2$
 Betahistin 7.462
 Phenelzin 9.113
$C_8H_{12}N_2 \cdot (CH_4O_3S)_2$
 Betahistindimesilat 7.463
$C_8H_{12}N_2 \cdot 2 HCl$
 Betahistindihydrochlorid 7.463
$C_8H_{12}N_2 \cdot H_2SO_4$
 Phenelzinhydrogensulfat 9.113
$C_8H_{12}N_2O_2$
 Hexamethylen-1,6-diisocyanat 3.668
$C_8H_{12}N_2O_3$
 Barbital 7.372
$[C_8H_{12}N_2O_8]^{2-} \cdot Co^{2+} \cdot 5 H_2O$
 Cobalt(II)-DL-hydrogenaspartat Pentahydrat 7.1057
$C_8H_{12}N_4O_3$
 Coffein Monohydrat 7.1075
$C_8H_{12}N_6O_4S$
 Dihydralazinsulfat 7.1306
$C_8H_{12}N_6O_4S \cdot 2,5 H_2O$
 Dihydralazinsulfat, wasserhaltig 7.1309
$C_8H_{13}NO_2$
 Arecolin 3.90; 7.292
 Bemegrid 7.386
$C_8H_{13}NO_3$
 Diethadion 7.1279
$C_8H_{13}N_3O_4S$
 Tinidazol 9.940
$C_8H_{14}ClN_5$
 Atrazin 3.105
$C_8H_{14}Cl_2N_2$
 Betahistindihydrochlorid 7.463
$C_8H_{14}Cl_3O_5P$
 Butonat 7.582
$C_8H_{14}N_2O_4S$
 Phenelzinhydrogensulfat 9.113
$C_8H_{14}N_4OS$
 Metribuzin 3.824
$C_8H_{14}O_2S_2$
 (±)-α-Liponsäure 8.744
$C_8H_{14}O_4$
 Dimethoxan 7.1353
$C_8H_{15}NO_2$
 Tranexamsäure 9.1007
$C_8H_{15}N_5S$
 Desmetryn 3.405
$C_8H_{15}N_7O_2S_3$
 Famotidin 8.163

$C_8H_{16}O_2$
  Valproinsäure  **9.**1153
$C_8H_{16}O_4$
  2-Butanonperoxid  **3.**228
  Metaldehyd  **3.**778
$C_8H_{17}N$
  DL-Coniin  **3.**343
$C_8H_{17}NO_7$
  Deanolhydrogentartrat  **7.**1182
$C_8H_{19}N$
  Octodrin  **8.**1226
$C_8H_{19}NO$
  Heptaminol  **8.**423
$C_8H_{19}NO \cdot HCl$
  Heptaminolhydrochlorid  **8.**424
$C_8H_{19}O_2PS_2$
  Ethoprophos  **3.**553
$C_8H_{20}ClNO$
  Heptaminolhydrochlorid  **8.**424
$C_8H_{20}O_5P_2S_2$
  Sulfotep  **3.**1112
$C_8H_{20}Pb$
  Tetraethylblei  **3.**1153
$C_8H_{22}CoN_2O_{13}$
  Cobalt(II)-DL-hydrogenaspartat Pentahydrat  **7.**1057
$C_9H_4Cl_3IO$
  Haloprogin  **8.**407
$C_9H_4Cl_3NO_2S$
  Folpet  **3.**610
$C_9H_5BrClNO$
  7-Brom-5-chlor-8-chinolinol  **7.**519
$C_9H_5ClINO$
  Clioquinol  **7.**997
$C_9H_5Cl_2NO$
  5,7-Dichlor-8-chinolinol  **7.**1261
  Halquinol  **8.**411
$C_9H_5Cl_3N_4$
  Anilazin  **3.**74
$C_9H_5I_2NO$
  5,7-Diiodo-8-hydroxyquinolin  **7.**1333
$C_9H_6Cl_6O_3S$
  Endosulfan  **3.**520
$C_9H_6O_2$
  Cumarin  **7.**1112
$C_9H_7Cl_2N_5$
  Lamotrigin  **8.**692
$C_9H_7INNaO_3$
  o-Iodhippursäure, Natriumsalz  **8.**574
$C_9H_7{}^{123}INNaO_3$
  o-[$^{123}$]Iodhippursäure, Natriumsalz  **8.**574
$C_9H_7{}^{131}INNaO_3$
  o-[$^{131}$]Iodhippursäure, Natriumsalz  **8.**574
$[C_9H_7INO_3]^- \cdot Na^+$
  o-Iodhippursäure, Natriumsalz  **8.**574
$[C_9H_7{}^{123}INO_3]^- \cdot Na^+$
  o-[$^{123}$]Iodhippursäure, Natriumsalz  **8.**574
$[C_9H_7{}^{131}INO_3]^- \cdot Na^+$
  o-[$^{131}$]Iodhippursäure, Natriumsalz  **8.**574
$C_9H_7NO$
  8-Chinolinol  **7.**841
  8-Hydroxychinolin  **3.**680

$C_9H_7NO \cdot C_7H_6O_3$
  Chinolinsalicylat  **7.**842
$C_9H_7N_7O_2S$
  Azathioprin  **7.**336
$2\,[C_9H_7O_4]^- \cdot Ca^{2+} \cdot CH_4N_2O$
  Carbasalat, Calciumsalz  **7.**678
$2\,[C_9H_7O_4]^- \cdot Ca^{2+} \cdot 2\,H_2O$
  Acetylsalicylsäure, Calciumsalz Dihydrat  **7.**43
$2\,[C_9H_7O_4]^- \cdot Mg^{2+}$
  Acetylsalicylsäure, Magnesiumsalz  **7.**44
$C_9H_8ClN_5$
  Chlorazanil  **7.**852
$C_9H_8ClN_5 \cdot HCl$
  Chlorazanilhydrochlorid  **7.**853
$C_9H_8ClN_5S$
  Tizanidin  **9.**956
$C_9H_8ClN_5S \cdot HCl$
  Tizanidinhydrochlorid  **9.**959
$C_9H_8Cl_2O_3$
  Dichlorprop  **3.**442
$C_9H_8Cl_3NO_2S$
  Captan  **3.**248
$C_9H_8N_2O_2$
  Pemolin  **9.**45
$C_9H_8N_4O_6$
  Nifurtoinol  **8.**1165
$C_9H_8O_4$
  Acetylsalicylsäure  **7.**40
$C_9H_9ClO$
  Clorindanol  **7.**1041
$C_9H_9ClO_3$
  MCPA *[2-Methyl-4-chlor-phenoxyessigsäure]*  **3.**768
$C_9H_9Cl_2NO_2$
  Diloxanid  **7.**1340
$C_9H_9Cl_2N_3$
  Clonidin  **7.**1029
$C_9H_9Cl_2N_3 \cdot HCl$
  Clonidinhydrochlorid  **7.**1031
$C_9H_9Cl_2N_3O$
  Guanfacin  **8.**396
$C_9H_9Cl_2N_3O \cdot HCl$
  Guanfacinhydrochlorid  **8.**397
$C_9H_9Cl_2N_5$
  Chlorazanilhydrochlorid  **7.**853
$C_9H_9Cl_2N_5S$
  Tizanidinhydrochlorid  **9.**959
$C_9H_9HgNaO_2S$
  Thiomersal, Natriumsalz  **9.**880
$[C_9H_9HgO_2S]^- \cdot Na^+$
  Thiomersal, Natriumsalz  **9.**880
$C_9H_9I_2NO_3$
  Diiodtyrosin  **7.**1334
$C_9H_9NO_3$
  Salacetamid  **9.**546
$C_9H_9NO_4$
  2-Carbamoylphenoxyessigsäure  **7.**674
$C_9H_9N_2NaO_3$
  Aminohippursäure, Natriumsalz  **7.**189
$[C_9H_9N_2O_3]^- \cdot Na^+$
  Aminohippursäure, Natriumsalz  **7.**189

$C_9H_9N_3O_2$
  Carbendazim  **3**.249
$C_9H_9N_3O_2S_2$
  Thiazosulfon  **9**.873
$C_9H_9N_3S$
  Amiphenazol  **7**.202
$C_9H_9N_3S \cdot HCl$
  Amiphenazolhydrochlorid  **7**.203
$C_9H_{10}ClN_2O_5PS$
  Azamethiphos  **3**.122
$C_9H_{10}ClN_3S$
  Amiphenazolhydrochlorid  **7**.203
$C_9H_{10}Cl_2N_2O$
  Diuron  **3**.505
$C_9H_{10}Cl_2N_2O_2$
  Linuron  **3**.741
$C_9H_{10}Cl_3N_3$
  Clonidinhydrochlorid  **7**.1031
$C_9H_{10}Cl_3N_3O$
  Guanfacinhydrochlorid  **8**.397
$C_9H_{10}HgO_2S$
  Thiomersal  **9**.879
$C_9H_{10}N_2O_2$
  Phenacemid  **9**.100
$C_9H_{10}N_2O_3$
  4-Aminohippursäure  **7**.188
$C_9H_{10}N_2O_3S_2$
  Ethoxzolamid  **8**.123
$C_9H_{10}N_2S$
  Etisazol  **8**.142
$C_9H_{10}N_4Na_2O_4$
  Theophyllin Natriumacetat  **9**.859
$C_9H_{10}N_4O_2S$
  Sulfamethizol  **9**.711
$C_9H_{10}N_4O_3S_2$
  Sulfametrol  **9**.718
$C_9H_{10}O_3$
  Ethyl-4-hydroxybenzoat  **8**.126
  Ethylsalicylat  **8**.131
$C_9H_{10}O_4$
  2-Hydroxyethylsalicylat  **8**.495
$C_9H_{10}O_5$
  Ethylgallat  **8**.126
$C_9H_{11}BrN_2O_2$
  Metobromuron  **3**.821
$C_9H_{11}ClN_2O$
  Monuron  **3**.841
$C_9H_{11}ClN_2O_2$
  Monolinuron  **3**.838
$C_9H_{11}ClO_3$
  Chlorphenesin  **7**.897
$C_9H_{11}Cl_2FN_2O_2S_2$
  Dichlofluanid  **3**.427
$C_9H_{11}Cl_2N_3O_4S_2$
  Methyclothiazid  **8**.937
$C_9H_{11}Cl_2O_3PS$
  Tolclofosmethyl  **3**.1176
$C_9H_{11}Cl_3NO_3PS$
  Chlorpyrifos  **3**.304
$C_9H_{11}FN_2O_5$
  Floxuridin  **8**.217

$C_9H_{11}IN_2O_5$
  Idoxuridin  **8**.521
$C_9H_{11}N$
  Tranylcypromin  **9**.1008
$(C_9H_{11}N)_2 \cdot H_2SO_4$
  Tranylcyprominsulfat  **9**.1010
$C_9H_{11}NO$
  Cathinon  **3**.259
$C_9H_{11}NO_2$
  Benzocain  **7**.426
  Ethenzamid  **8**.109
  DL-Phenylalanin  **9**.157
  L-Phenylalanin  **9**.157
$C_9H_{11}NO_3$
  Adrenalon  **7**.80
  Styramat  **9**.680
  L-Tyrosin  **9**.1126
$C_9H_{11}NO_3 \cdot HCl$
  Adrenalonhydrochlorid  **7**.81
$C_9H_{12}$
  1,3,5-Trimethylbenzol  **3**.1218
$C_9H_{12}ClNO_3$
  Adrenalonhydrochlorid  **7**.81
$C_9H_{12}ClO_4P$
  Heptenophos  **3**.654
$C_9H_{12}N_2O_6$
  Uridin  **9**.1134
$C_9H_{12}N_2S$
  Protionamid  **9**.427
$C_9H_{12}N_4O_3$
  Etofyllin  **8**.147
$C_9H_{12}N_5NaO_4$
  Theophyllin Natriumglycinat  **9**.859
$C_9H_{12}N_6$
  Tretamin  **9**.1017
$C_9H_{12}O$
  1-Phenylpropanol  **9**.179
  1-(*p*-Tolyl)ethanol  **9**.992
$C_9H_{13}BrN_2O_2$
  Bromacil  **3**.208
  Pyridostigminbromid  **9**.451
$C_9H_{13}ClN_6$
  Cyanazin  **3**.365
$C_9H_{13}ClN_6O_2$
  Nimustin  **8**.1171
$C_9H_{13}ClN_6O_2 \cdot HCl$
  Nimustinhydrochlorid  **8**.1172
$C_9H_{13}N$
  Amfetamin  **7**.167
  Amphetamin  **3**.65
  Dexamfetamin  **7**.1227
$C_9H_{13}N \cdot 0,5 \, H_2SO_4$
  Amfetaminsulfat  **7**.171
  Dexamfetaminsulfat  **7**.1228
$C_9H_{13}NO$
  Cathin  **7**.725
  Gepefrin  **8**.340
  Hydroxyamfetamin  **8**.487
  (*RS*)-Norephedrin  **8**.1195
  (+)-Norpseudoephedrin  **3**.886
  DL-Norpseudoephedrin  **8**.1213
  Phenylpropanolamin  **3**.957

C₉H₁₃NO · HBr
 Hydroxyamfetaminhydrobromid 8.488
C₉H₁₃NO · HCl
 Cathinhydrochlorid 7.726
 (RS)-Norephedrinhydrochlorid 8.1196
 DL-Norpseudoephedrinhydrochlorid 8.1213
C₉H₁₃NO₂
 Ethinamat 8.111
 Oxedrin 8.1255
 Phenylephrin 3.956
 (R)-Phenylephrin 9.168
 Pyrithyldion 9.462
(C₉H₁₃NO₂)₂ · C₄H₆O₆
 Oxedrintartrat 8.1256
C₉H₁₃NO₂ · HCl
 (R)-Phenylephrinhydrochlorid 9.170
C₉H₁₃NO₃
 Corbadrin 7.1095
 (R)-Epinephrin 8.45
 (RS)-Epinephrin 8.47
C₉H₁₃NO₃ · C₄H₆O₆
 Epinephrinhydrogentartrat 8.48
C₉H₁₃NO₃ · HCl
 Corbadrinhydrochlorid 7.1096
[C₉H₁₃N₂O₂]⁺ · Br⁻
 Pyridostigminbromid 9.451
C₉H₁₃N₂O₉P
 Uridin-2′-monophosphat 9.1135
 Uridin-3′-monophosphat 9.1135
 Uridin-5′-monophosphat 9.1136
C₉H₁₃N₃O
 Iproniazid 8.593
C₉H₁₃N₃O₅
 Cytarabin 7.1159
 Cytidin 7.1162
C₉H₁₃N₃O₅ · HCl
 Cytarabinhydrochlorid 7.1161
C₉H₁₃N₅O₄
 Ganciclovir 8.325
C₉H₁₄BrNO
 Hydroxyamfetaminhydrobromid 8.488
C₉H₁₄ClNO
 Cathinhydrochlorid 7.726
 (RS)-Norephedrinhydrochlorid 8.1196
 DL-Norpseudoephedrinhydrochlorid 8.1213
C₉H₁₄ClNO₂
 (R)-Phenylephrinhydrochlorid 9.170
C₉H₁₄ClNO₃
 Corbadrinhydrochlorid 7.1096
C₉H₁₄ClN₃O₅
 Cytarabinhydrochlorid 7.1161
C₉H₁₄Cl₂N₆O₂
 Nimustinhydrochlorid 8.1172
C₉H₁₄NO₄
 Levodopa 8.714
C₉H₁₄N₂O₃
 Metharbital 8.918
C₉H₁₄N₃O₈P
 Cytidin-3′-monophosphat 7.1164
 Cytidin-5′-monophosphat 7.1164
C₉H₁₄N₄O₃
 Nimorazol 8.1169

C₉H₁₄N₄O₄
 Molsidomin 8.1027
C₉H₁₄N₆O₃S
 Dihydralazinmesilat 7.1306
C₉H₁₄O₆
 Triacetin 9.1020
C₉H₁₅AlO₉
 Aluminium-(RS)-lactat 7.147
C₉H₁₅BrN₂O₃
 Acecarbromal 7.7
C₉H₁₅NO₂
 Aceclidin 7.8
C₉H₁₅NO₂ · C₇H₆O₃
 Aceclidinsalicylat 7.10
C₉H₁₅NO₂ · HCl
 Aceclidinhydrochlorid 7.10
C₉H₁₅NO₃S
 Captopril 7.659
C₉H₁₅N₂O₁₅P₃
 Uridin-5′-triphosphat 9.1137
C₉H₁₅N₅O
 Minoxidil 8.1021
C₉H₁₅N₅O₃
 Theophyllin Ethanolamin 9.858
C₉H₁₆ClNO₂
 Aceclidinhydrochlorid 7.10
C₉H₁₆ClN₃O₂
 Lomustin 8.755
C₉H₁₆ClN₃O₇
 Chlorozotocin 7.894
[C₉H₁₆ClN₄]⁺ · Cl⁻
 Chlorallylhexaminiumchlorid 7.845
C₉H₁₆ClN₅
 Propazin 3.993
 Sebuthylazin 3.1076
 Terbuthylazin 3.1132
C₉H₁₆Cl₂N₄
 Chlorallylhexaminiumchlorid 7.845
2 [C₉H₁₆NO₅]⁻ · Ca²⁺
 Calciumpantothenat 7.637
 Calcium-DL-pantothenat 7.639
C₉H₁₆N₄S₂
 Metiamid 8.972
C₉H₁₆O₃
 Hexacyclonsäure 8.430
C₉H₁₆O₄
 Azelainsäure 7.340
C₉H₁₇NO
 Valdetamid 9.1145
C₉H₁₇NO₄
 L-Acetylcarnitin 7.29
C₉H₁₇NO₄ · HCl
 L-Acetylcarnitinhydrochlorid 7.30
C₉H₁₇NO₅
 (R)-Pantothensäure 9.14
C₉H₁₈ClNO₄
 L-Acetylcarnitinhydrochlorid 7.30
C₉H₁₈Cl₃N₂O₂P
 Trofosfamid 9.1094
C₉H₁₈FeN₃S₆
 Ferbam 3.592

$C_9H_{18}N_2O_6$
 Betainhydrogenaspartat 7.465
$C_9H_{18}N_6$
 Altretamin 7.136
$C_9H_{19}N$
 Cyclopentamin 7.1137
 Isomethepten 8.607
$C_9H_{19}N \cdot HCl$
 Cyclopentaminhydrochlorid 7.1138
 Isomeptenhydrochlorid 8.607
$C_9H_{19}NOS$
 EPTC *[S-Ethyl-N,N-dipropylthiocarbamat]* 3.526
$C_9H_{19}NO_4$
 Dexpanthenol 7.1231
$C_9H_{19}NO_7$
 Cholinhydrogentartrat 7.928
$C_9H_{20}ClN$
 Cyclopentaminhydrochlorid 7.1138
 Isomeptenhydrochlorid 8.607
$C_9H_{20}Cl_3N_2O_3P$
 Defosfamid 7.1187
$[C_9H_{20}NO_2]^+$
 Muscarin 3.849
$C_9H_{20}N_2O_2 \cdot HCl$
 Propamocarb 3.992
$C_9H_{21}O_2PS_3$
 Terbufos 3.1129
$C_9H_{23}INO_3PS$
 Ecothiopatiodid 8.2
$[C_9H_{23}NO_3PS]^+ \cdot I^-$
 Ecothiopatiodid 8.2
$C_9H_{24}I_2N_2O$
 Proloniumiodid 9.380
$[C_9H_{24}N_2O]^{2+} \cdot 2\ I^-$
 Proloniumiodid 9.380
$C_{10}Cl_{10}$
 Dienochlor 3.456
$C_{10}H_3Cl_5$
 Pentachlornaphthalin 3.928
$C_{10}H_5ClN_2$
 2-Chlorbenzylidenmalonodinitril 3.279
$C_{10}H_5Cl_3N_4S_3$
 Subendazol 9.681
$C_{10}H_6CaN_4O_8$
 Calciumdiorotat 7.624
$C_{10}H_6N_2OS_2$
 Chinomethionat 3.268
$C_{10}H_6N_2O_4$
 Dinitronaphthalin *[alle Isomeren]* 3.487
$C_{10}H_7Cl_2NO$
 Chlorquinaldol 7.911
$C_{10}H_7NO_2$
 1-Nitronaphthalin 3.876
 2-Nitronaphthalin 3.877
$C_{10}H_7N_3S$
 Thiabendazol 3.1167
 Tiabendazol 9.908
$C_{10}H_8$
 Azulen 7.357
 Naphthalin 3.855; 8.1086
$C_{10}H_8ClN_3O$
 Chloridazon 3.289

$C_{10}H_8N_2O_2S_2Zn$
 Pyrithion, Zinksalz 9.461
$C_{10}H_8N_2O_6$
 Orellanin 3.895
$C_{10}H_8N_4O_3$
 Nifurprazin 8.1163
$C_{10}H_8O$
 2-Naphtol 8.1086
$C_{10}H_8O_3$
 Hymercromon 8.510
$C_{10}H_9AgN_4O_2S$
 Sulfadiazin, Silbersalz 9.698
$C_{10}H_9ClN_4O_2S$
 Sulfachlorpyridazin 9.692
 Sulfaclozin 9.694
$C_{10}H_9Cl_4NO_2S$
 Captafol 3.247
$C_{10}H_9I_3O_3$
 Phenobutiodil 9.129
$C_{10}H_9N$
 2-Naphthylamin 3.857
$C_{10}H_9N_3S$
 Tasuldin 9.776
$[C_{10}H_9N_4O_2S]^- \cdot Ag^+$
 Sulfadiazin, Silbersalz 9.698
$C_{10}H_{10}ClNO_2$
 Chlorthenoxazin 7.917
$C_{10}H_{10}N_4OS$
 Metisazon 8.980
$C_{10}H_{10}N_4O_2S$
 Sulfadiazin 9.695
$C_{10}H_{10}N_4O_2S \cdot C_{14}H_{18}N_4O_3$
 Cotrimazin *[Fixe Kombination aus Trimethoprim und Sulfadiazin]* 7.1102
$C_{10}H_{10}O_4$
 Dimethylphthalat 7.1356
$C_{10}H_{11}BrN_2O_3$
 Brallobarbital 7.512
$C_{10}H_{11}ClO_3$
 Clofibrinsäure 7.1018
 Mecoprop 3.772
$C_{10}H_{11}F_3N_2O_5$
 Trifluridin 9.1057
$C_{10}H_{11}N_2NaO_6S$
 Ritipenem, Natriumsalz 9.524
$[C_{10}H_{11}N_2O_6S]^- \cdot Na^+$
 Ritipenem, Natriumsalz 9.524
$C_{10}H_{11}N_3O$
 Crotoniazid 7.1112
$C_{10}H_{11}N_3OS$
 Methabenzthiazuron 3.782
$C_{10}H_{11}N_3O_2S_2$
 Sulfasomizol 9.729
$C_{10}H_{11}N_3O_3S$
 Sulfamethoxazol 9.713
$C_{10}H_{11}N_3O_3S \cdot C_{14}H_{18}N_4O_3$
 Cotrimoxazol *[Fixe Kombination aus Trimethoprim und Sulfamethoxazol]* 7.1103
$C_{10}H_{11}N_3O_5S$
 Nifuratel 8.1162
$C_{10}H_{11}N_4NaO_5S$
 Tazobactam, Natriumsalz 9.782

$[C_{10}H_{11}N_4O_5S]^- \cdot Na^+$
  Tazobactam, Natriumsalz  9.782
$C_{10}H_{12}BrCl_2O_3PS$
  Bromophosethyl  3.215
$C_{10}H_{12}CaN_2Na_2O_8$
  Natriumcalciumedetat, wasserfrei  8.1097
$C_{10}H_{12}ClNO$
  Beclamid  7.381
$C_{10}H_{12}ClNO_2$
  Baclofen  7.364
  Chlorpropham  3.303
$C_{10}H_{12}ClNO_4$
  Chlorphenesincarbonat  7.897
$C_{10}H_{12}ClN_3$
  Tolonidin  9.987
$C_{10}H_{12}ClN_3O_3S$
  Quinethazon  9.481
$C_{10}H_{12}Cl_2N_4O_2$
  Guanabenzacetat  8.392
$C_{10}H_{12}Co_2N_2O_8$
  Cobaltedetat  7.1057
$C_{10}H_{12}FeN_2NaO_8$
  Natriumferedetat  8.1102
$C_{10}H_{12}NO_5$
  Propylgallat  9.410
$C_{10}H_{12}N_2$
  Tolazolin  9.977
$C_{10}H_{12}N_2 \cdot HCl$
  Tolazolinhydrochlorid  9.979
$C_{10}H_{12}N_2O$
  Serotonin  9.603
$C_{10}H_{12}N_2O_3$
  Allobarbital  7.117
$C_{10}H_{12}N_2O_3S$
  Bentazon  3.159
$C_{10}H_{12}N_2O_5$
  Dinoterb  3.492
$C_{10}H_{12}N_2O_5S$
  Sulfasuccinamid  9.730
$[C_{10}H_{12}N_2O_8]^{4-} \cdot Ca^{2+} \cdot 2 Na^+$
  Natriumcalciumedetat, wasserfrei  8.1097
$[C_{10}H_{12}N_2O_8]^{4-} \cdot Ca^{2+} \cdot 2 Na^+ \cdot 2 H_2O$
  Natriumcalciumedetat Dihydrat  8.1097
$[C_{10}H_{12}N_2O_8]^{4-} \cdot Ca^{2+} \cdot 2 Na^+ \cdot 6 H_2O$
  Natriumcalciumedetat Hexahydrat  8.1097
$[C_{10}H_{12}N_2O_8]^{4-} \cdot 2 Co^{2+}$
  Cobaltedetat  7.1057
$[C_{10}H_{12}N_2O_8]^{4-} \cdot Fe^{3+} \cdot Na^+$
  Natriumferedetat  8.1102
$C_{10}H_{12}N_3O_3PS_2$
  Azinphosmethyl  3.126
$C_{10}H_{12}N_4OS$
  Thioacetazon  9.875
$C_{10}H_{12}N_4O_3$
  Carbazochrom  7.678
$C_{10}H_{12}N_4O_5$
  Inosin  8.544
$C_{10}H_{12}N_4O_5 \cdot (C_5H_{14}NO)_3 \cdot (C_9H_8NO_3)_3$
  Methisoprinol  8.923
$C_{10}H_{12}N_5Na_2O_7P$
  Adenosinmonophosphat, Dinatriumsalz  7.74

$[C_{10}H_{12}N_5O_7P]^{2-} \cdot 2 H^+$
  Adenosinmonophosphat  7.72
$[C_{10}H_{12}N_5O_7P]^{2-} \cdot 2 Na^+$
  Adenosinmonophosphat, Dinatriumsalz  7.74
$C_{10}H_{12}N_6O_8$
  Diprophyllindinitrat  7.1396
$C_{10}H_{12}O$
  Anethol  7.259
$C_{10}H_{12}O_2$
  Eugenol  8.161
$C_{10}H_{12}O_4$
  Cantharidin  7.655
$C_{10}H_{13}BrN_2O_3$
  Bromallylisopropylbarbitursäure  7.515
$C_{10}H_{13}ClN_2$
  Tolazolinhydrochlorid  9.979
$C_{10}H_{13}ClN_2O$
  Chlortoluron  3.310
$C_{10}H_{13}ClN_2O_3S$
  Chlorpropamid  7.905
$C_{10}H_{13}ClO$
  3-Chlorcarvacrol  7.855
  5-Chlorcarvacrol  7.855
  Chlorthymol  7.919
$C_{10}H_{13}Cl_2FN_2O_2S_2$
  Tolylfluanid  3.1179
$C_{10}H_{13}NO_2$
  3,4-Methylendioxyamphetamin  3.809
  Phenacetin  9.100
  Phenprobamat  9.149
  Propham  3.998
$C_{10}H_{13}NO_4$
  Methyldopa  8.943
  DL-Methyldopa  8.946
$C_{10}H_{13}NO_4 \cdot 1,5 H_2O$
  Methyldopa Sesquihydrat  8.943
$C_{10}H_{13}NO_4S_2$
  Meticran  8.975
$C_{10}H_{13}NO_6 \cdot C_{10}H_{13}NO_6$
  Piridoxilat  9.253
$C_{10}H_{13}N_2NaO_3$
  Aprobarbital, Natriumsalz  7.287
$C_{10}H_{13}N_2O_2S_2$
  Subathizon  9.680
$[C_{10}H_{13}N_2O_3]^- \cdot Na^+$
  Aprobarbital, Natriumsalz  7.287
$C_{10}H_{13}N_3$
  Debrisoquin  7.1182
$C_{10}H_{13}N_3O_5S$
  Nifurtimox  8.1164
$C_{10}H_{13}N_5O_4$
  Adenosin  7.70
  Vidarabin  9.1169
  Zidovudin  9.1229
$C_{10}H_{13}N_5O_5$
  Guanosin  8.398
$C_{10}H_{14}ClN$
  Chlorphentermin  3.302
$C_{10}H_{14}ClN_3OS$
  Azintamid  7.345
$C_{10}H_{14}Cl_6N_4O_2$
  Triforin  3.1216

$C_{10}H_{14}NO_5PS$
 Parathion **3**.917
$C_{10}H_{14}NO_6P$
 Paraoxon **9**.30
$C_{10}H_{14}N_2$
 Nicotin **8**.1146
 (−)-Nicotin **3**.870
$C_{10}H_{14}N_2O_3$
 Aprobarbital **7**.285
$C_{10}H_{14}N_2O_4$
 Carbidopa **7**.685
 Proxibarbal **9**.434
$C_{10}H_{14}N_2O_4 \cdot H_2O$
 Carbidopa Monohydrat **7**.686
$C_{10}H_{14}N_2O_4S_2$
 Sultiam **9**.750
$C_{10}H_{14}N_2O_5$
 Thymidin **9**.902
$C_{10}H_{14}N_4O_2$
 Morinamid **8**.1038
$C_{10}H_{14}N_4O_3$
 Protheobromin **9**.425
 Proxyphyllin **9**.437
$C_{10}H_{14}N_4O_4$
 Dihydroxypropyltheobromin **7**.1332
 Diprophyllin **7**.1393
 (R)-Diprophyllin **7**.1393
$C_{10}H_{14}N_5Na_2O_{13}P_3$
 Adenosintriphosphat, Dinatriumsalz **7**.75
$C_{10}H_{14}N_5O_7P$
 Adenosinmonophosphat **7**.72
 Vidarabinphosphat **9**.1171
$C_{10}H_{14}N_5O_8P$
 Guanosin-2′-monophosphat **8**.399
$[C_{10}H_{14}N_5O_{13}P_3]^- \cdot Na^+$
 Adenosintriphosphat, Dinatriumsalz **7**.75
$C_{10}H_{14}O$
 Carvacrol **7**.722
 Carvon **7**.723
 (+)-Carvon **7**.724
 Thymol **9**.902
$C_{10}H_{14}O_3$
 Mephenesin **8**.866
$C_{10}H_{14}O_4$
 Guaifenesin **8**.386
$C_{10}H_{15}BrO$
 3-Bromcampher **7**.519
$C_{10}H_{15}N$
 N,N-Diethylanilin **3**.459
 Methamphetamin **3**.786
 Phentermin **3**.954; **9**.154
$C_{10}H_{15}N \cdot HCl$
 Phenterminhydrochlorid **9**.155
$C_{10}H_{15}NO$
 (−)-Ephedrin **3**.521
 Ephedrin, wasserfrei **8**.39
 4-Methoxyamphetamin **3**.798
 Pholedrin **9**.189
 Pseudoephedrin **3**.1009; **9**.439
$C_{10}H_{15}NO \cdot HCl$
 Ephedrinhydrochlorid **8**.41
 Pseudoephedrinhydrochlorid **9**.441

$C_{10}H_{15}NO \cdot HSCN$
 DL-Ephedrinthiocyanat **8**.42
$(C_{10}H_{15}NO)_2 \cdot H_2SO_4$
 Pholedrinsulfat **9**.190
 Pseudoephedrinsulfat **9**.442
$C_{10}H_{15}NO_2$
 Etilefrin **8**.138
 Hexapropymat **8**.431
 4-Hydroxyephedrin **8**.491
$C_{10}H_{15}NO_2 \cdot HCl$
 Etilefrinhydrochlorid **8**.138
 4-Hydroxyephedrinhydrochlorid **8**.492
$C_{10}H_{15}NO_3$
 Ethylnorepinephrin **8**.129
$C_{10}H_{15}NO_3 \cdot HCl$
 Ethylnorepinephrinhydrochlorid **8**.129
$C_{10}H_{15}NO_4$
 Kainsäure **8**.641
$C_{10}H_{15}N_2NaO_2S$
 Thiobutabarbital, Natriumsalz **9**.877
$[C_{10}H_{15}N_2O_2S]^- \cdot Na^+$
 Thiobutabarbital, Natriumsalz **9**.877
$C_{10}H_{15}N_3$
 Betanidin **7**.472
$(C_{10}H_{15}N_3)_2 \cdot H_2SO_4$
 Betanidinsulfat **7**.472
$C_{10}H_{15}N_3O_5$
 Benserazid **7**.408
$C_{10}H_{15}N_3O_5 \cdot HCl$
 Benserazidhydrochlorid **7**.409
$C_{10}H_{15}N_5$
 Phenformin **9**.117
 Trapidil **9**.1011
$C_{10}H_{15}N_5 \cdot HCl$
 Phenforminhydrochlorid **9**.117
$C_{10}H_{15}N_5O_{10}P_2$
 Adenosindiphosphat **7**.72
$C_{10}H_{15}O_3PS_2$
 Fenthion **3**.586
$C_{10}H_{16}$
 Adamantan **7**.67
 Camphen **7**.645
 Limonen **3**.736
 (R)-Limonen **3**.737
 (S)-Limonen **3**.738
 (±)-α-Pinen **9**.215
 (+)-α-Pinen **9**.216
 (−)-α-Pinen **9**.216
 (±)-β-Pinen **9**.216
 (+)-β-Pinen **9**.217
 (−)-β-Pinen **9**.217
$C_{10}H_{16}CaN_2Na_2O_{10}$
 Natriumcalciumedetat Dihydrat **8**.1097
$C_{10}H_{16}ClN$
 Phenterminhydrochlorid **9**.155
$C_{10}H_{16}ClNO$
 Ephedrinhydrochlorid **8**.41
 Pseudoephedrinhydrochlorid **9**.441
$C_{10}H_{16}ClNO_2$
 Etilefrinhydrochlorid **8**.138
 4-Hydroxyephedrinhydrochlorid **8**.492

$C_{10}H_{16}ClNO_3$
  Ethylnorepinephrinhydrochlorid  8.129
$C_{10}H_{16}ClN_3O_5$
  Benserazidhydrochlorid  7.409
$C_{10}H_{16}ClN_5$
  Phenforminhydrochlorid  9.117
$C_{10}H_{16}Cl_3NOS$
  Triallat  3.1186
$C_{10}H_{16}N_2O_2S$
  Thiobutabarbital  9.876
$C_{10}H_{16}N_2O_3$
  Butobarbital  7.579
  Secbutabarbital  9.585
$C_{10}H_{16}N_2O_3S$
  Biotin  7.482
$C_{10}H_{16}N_2O_5$
  Carbidopa Monohydrat  7.686
$C_{10}H_{16}N_2O_8$
  Edetinsäure  8.5
$C_{10}H_{16}N_5O_{13}P_3$
  Adenosintriphosphat  7.75
$C_{10}H_{16}N_6S$
  Cimetidin  7.953
$C_{10}H_{16}N_6S \cdot HCl$
  Cimetidinhydrochlorid  7.955
$C_{10}H_{16}O$
  D-Campher  7.649
  DL-Campher  7.645
  (+)-Fenchon  8.175
  Thujon  9.900
  α-Thujon  3.1173;  9.901
  β-Thujon  3.1174;  9.901
$C_{10}H_{16}O_2$
  Ascaridol  7.298
$C_{10}H_{16}O_4$
  (+)-Camphersäure  7.650
$C_{10}H_{17}ClN_6S$
  Cimetidinhydrochlorid  7.955
$C_{10}H_{17}N$
  Amantadin  7.150
$C_{10}H_{17}N \cdot HCl$
  Amantadinhydrochlorid  7.152
$(C_{10}H_{17}N)_2 \cdot H_2SO_4$
  Amantadinsulfat  7.152
$C_{10}H_{17}NO_2$
  Methyprylon  8.968
$C_{10}H_{17}NO_5S$
  Etamsylat, Diethylaminsalz  8.98
$C_{10}H_{17}N_2O_4PS$
  Etrimfos  3.568
$C_{10}H_{17}N_3O_5$
  Cholinorotat  7.929
$[C_{10}H_{17}N_7O_4]^{2+}$
  Saxitoxin  3.1060
$C_{10}H_{18}ClN$
  Amantadinhydrochlorid  7.152
$C_{10}H_{18}ClN_3O_2$
  Semustin  9.596
$C_{10}H_{18}I_2N_2O_6$
  Dimethyltubocurarindiiodid  7.1356
$[C_{10}H_{18}N_2O_6]^+ \cdot 2\ I^-$
  Dimethyltubocurarindiiodid  7.1356

$C_{10}H_{18}O$
  Borneol  7.508
  Cineol  7.959
$C_{10}H_{18}O_3$
  Cyclobutyrol  7.1133
$C_{10}H_{18}O_4Zn$
  Zinkdivalerat  9.1236
$C_{10}H_{19}ClNO_5P$
  Phosphamidon  3.960
$C_{10}H_{19}NO_2$
  Procymat  9.365
$C_{10}H_{19}N_3O$
  Amrinon  7.247
$C_{10}H_{19}N_5O$
  Secbumeton  3.1077
  Terbumeton  3.1131
$C_{10}H_{19}N_5S$
  Terbutryn  3.1133
$C_{10}H_{19}O_6PS_2$
  Malathion  3.757
$C_{10}H_{20}NO_4PS$
  Propetamphos  3.996
$C_{10}H_{20}N_2O_4$
  Piperazinadipat  9.231
$C_{10}H_{20}N_2O_6S_2$
  Betahistindimesilat  7.463
$C_{10}H_{20}N_2S_3$
  Sulfiram  9.734
$C_{10}H_{20}N_2S_4$
  Disulfiram  7.1405
$C_{10}H_{20}O$
  Menthol, racemisches  8.861
$C_{10}H_{21}N$
  (S)-Levopropylhexedrin  8.727
  Propylhexedrin  3.1004;  9.411
$C_{10}H_{21}N \cdot C_4H_6O_6$
  Pempidintartrat  9.46
$C_{10}H_{21}N_3O$
  Diethylcarbamazin  7.1282
$C_{10}H_{21}N_3O \cdot C_6H_8O_7$
  Diethylcarbamazindihydrogencitrat  7.1283
$C_{10}H_{22}Cl_2N_2O_4$
  Mannomustin  8.816
$C_{10}H_{22}Cl_2N_2O_4 \cdot 2\ HCl$
  Mannomustindihydrochlorid  8.816
$C_{10}H_{22}N_4$
  Guanethidin  8.393
$C_{10}H_{22}N_4 \cdot H_2SO_4$
  Guanethidinsulfat  8.393
$C_{10}H_{24}CaN_2Na_2O_{14}$
  Natriumcalciumedetat Hexahydrat  8.1097
$C_{10}H_{24}Cl_4N_2O_4$
  Mannomustindihydrochlorid  8.816;  8.816
$C_{10}H_{24}N_2O_2$
  Ethambutol  8.101
$C_{10}H_{24}N_2O_2 \cdot 2\ HCl$
  Ethambutoldihydrochlorid  8.104
$C_{10}H_{24}N_4O_4S$
  Guanethidinsulfat  8.393
$C_{10}H_{26}Cl_2N_2O_2$
  Ethambutoldihydrochlorid  8.104

$C_{11}H_8I_3N_2NaO_4$
 Amidotrizoesäure, Natriumsalz 7.176
$[C_{11}H_8I_3N_2O_4]^-\cdot Na^+$
 Amidotrizoesäure, Natriumsalz 7.176
$[C_{11}H_8I_3N_2O_4]^-\cdot Na^+\cdot 4\,H_2O$
 Amidotrizoesäure, Natriumsalz Tetrahydrat 7.176
$C_{11}H_8N_2O$
 Fuberidazol 3.620
$C_{11}H_8O_2$
 Menadion 8.857
$C_{11}H_9I_3N_2O_4$
 Amidotrizoesäure 7.173
 Iotalaminsäure 8.584
$C_{11}H_9I_3N_2O_4\cdot C_6H_{14}N_2O_2$
 Amidotrizoesäure, Lysinsalz 7.175
$C_{11}H_9I_3N_2O_4\cdot C_7H_{17}NO_5$
 Amidotrizoesäure, Megluminsalz 7.176
$C_{11}H_{10}ClNO_3S$
 Benazolinethyl 3.154
$C_{11}H_{10}NNaO_4S$
 Actinoquinol, Natriumsalz 7.67
$[C_{11}H_{10}NO_4S]^-\cdot Na^+$
 Actinoquinol, Natriumsalz 7.67
$[C_{11}H_{10}NO_4S]^-\cdot Na^+\cdot H_2O$
 Actinoquinol, Natriumsalz Monohydrat 7.67
$C_{11}H_{10}O_2$
 Menadiol 8.856
$C_{11}H_{11}ClO_3$
 Alclofenac 7.94
$C_{11}H_{11}Cl_2N_3O$
 Muzolimin 8.1054
$C_{11}H_{11}F_3N_2O_3$
 Flutamid 8.279
$C_{11}H_{11}NO_2$
 Phensuximid 9.153
$C_{11}H_{11}NO_2\cdot HCl$
 Hydrastininchlorid 8.463
$C_{11}H_{11}NO_4S$
 Actinoquinol, wasserfrei 7.67
$C_{11}H_{11}NO_4S\cdot H_2O$
 Actinoquinol Monohydrat 7.67
$C_{11}H_{11}N_5$
 Phenazopyridin 9.110
$C_{11}H_{11}N_5\cdot HCl$
 Phenazopyridinhydrochlorid 9.110
$C_{11}H_{12}AsNO_5S_2$
 Thiacetarsamid 9.860
$C_{11}H_{12}ClNO_2$
 Hydrastininchlorid 8.463
$C_{11}H_{12}ClNO_3S$
 Chlormezanon 7.873
 (+)-Chlormezanon 7.875
 (−)-Chlormezanon 7.874
$C_{11}H_{12}ClN_5$
 Phenazopyridinhydrochlorid 9.110
$C_{11}H_{12}Cl_2N_2O$
 Lofexidin 8.750
$C_{11}H_{12}Cl_2N_2O\cdot HCl$
 Lofexidinhydrochlorid 8.752
$C_{11}H_{12}Cl_2N_2O_5$
 Chloramphenicol 7.847

$C_{11}H_{12}NNaO_5S$
 Actinoquinol, Natriumsalz Monohydrat 7.67
$C_{11}H_{12}N_2O$
 Phenazon 9.105
$C_{11}H_{12}N_2O\cdot C_2H_3Cl_3O_2$
 Phenazon Chloralhydrat 9.109
$C_{11}H_{12}N_2O_2$
 Ethotoin 8.122
 Fenozolon 8.190
 DL-Tryptophan 9.1112
 L-Tryptophan 9.1115
$C_{11}H_{12}N_2S$
 Levamisol 8.709
 Tetramisol 9.839
$C_{11}H_{12}N_3O\cdot CH_3SO_4$
 Ameziniummetilsulfat 7.163
$C_{11}H_{12}N_4O_2S$
 Sulfamerazin 9.710
$C_{11}H_{12}N_4O_3S$
 Sulfalen 9.706
 Sulfamethoxypyridazin 9.716
 Sulfametoxydiazin 9.717
$C_{11}H_{12}O_3$
 Myristicin 3.853
$C_{11}H_{13}BrN_2O_5$
 Brivudin 7.514
$C_{11}H_{13}ClF_3N_3O_4S_3$
 Polythiazid 9.292
$C_{11}H_{13}Cl_3N_2O$
 Lofexidinhydrochlorid 8.752
$C_{11}H_{13}Cl_3N_4O_4$
 Triclofyllin 9.1045
$C_{11}H_{13}N$
 Pargylin 9.34
$C_{11}H_{13}N\cdot HCl$
 Pargylinhydrochlorid 9.34
$C_{11}H_{13}NO_3$
 Hydrastinin 8.462
$C_{11}H_{13}NO_4$
 Bendiocarb 3.155
 Dioxacarb 3.493
 Mephenoxalon 8.867
$C_{11}H_{13}NO_5S$
 Actinoquinol Monohydrat 7.67
$C_{11}H_{13}N_3O_3S$
 Sulfafurazol 9.704
 Sulfamoxol 9.719
 Sulfatroxazol 9.730
$C_{11}H_{13}N_3O_3S\cdot C_4H_{11}NO_2$
 Sulfafurazol, Diolaminsalz 9.705
$C_{11}H_{13}N_5O_5$
 Azidamfenicol 7.342
$C_{11}H_{13}NaO_3$
 Butylparaban, Natriumsalz 7.587
$[C_{11}H_{13}O_3]^-\cdot Na^+$
 Butylparaban, Natriumsalz 7.587
$C_{11}H_{14}ClN$
 Pargylinhydrochlorid 9.34
$C_{11}H_{14}ClNO$
 Propachlor 3.991
$C_{11}H_{14}ClNO_2$
 Buclosamid 7.538

$C_{11}H_{14}ClN_3O_3S$
 Glyclopyramid 8.372
$C_{11}H_{14}MgN_4O_6$
 Theophyllin Magnesiumacetat 9.858
$C_{11}H_{14}N_2O$
 Cytisin 3.382
$C_{11}H_{14}N_2O_2$
 Pheneturid 9.117
$C_{11}H_{14}N_2S$
 Pyrantel 9.445
$C_{11}H_{14}N_2S \cdot C_{23}H_{16}O_6$
 Pyrantelembonat 9.447
$C_{11}H_{14}N_2S \cdot HSCN$
 Thiadrinthiocyanat 9.861
$C_{11}H_{14}O_3$
 Butylparaban 7.587
$C_{11}H_{15}BrN_2O_3$
 Bromallylsecbutylbarbitursäure 7.516
$C_{11}H_{15}ClN_2O_2$
 Iproclozid 8.592
$C_{11}H_{15}Cl_2N_5$
 Chlorproguanil 7.901
$C_{11}H_{15}Cl_2N_5 \cdot HCl$
 Chlorproguanilhydrochlorid 7.902
$C_{11}H_{15}NO$
 Phenmetrazin 3.951
$C_{11}H_{15}NO_2$
 Butamben 7.571
 Isobutamben 8.599
 Methoxyphedrin 8.935
 3,4-Methylendioxy-$N$-methylamphetamin 3.811
$C_{11}H_{15}NO_2S$
 Ethiofencarb 3.550
 Methiocarb 3.793
$C_{11}H_{15}NO_3$
 Propoxur 3.1002
$C_{11}H_{15}NO_5$
 Methocarbamol 8.924
$C_{11}H_{15}N_3O_2$
 Formetanat 3.614
$C_{11}H_{15}N_5O_3$
 Cyclaradin 7.1123
$C_{11}H_{16}BrNO_2$
 4-Brom-2,5-dimethoxy-amphetamin 3.210
$C_{11}H_{16}ClN_3O_4S_2$
 Butizid 7.578
$C_{11}H_{16}ClN_5$
 Proguanil 9.374
$C_{11}H_{16}ClN_5 \cdot HCl$
 Proguanilhydrochlorid 9.375
$C_{11}H_{16}Cl_3N_5$
 Chlorproguanilhydrochlorid 7.902
$C_{11}H_{16}I_2N_2O_5$
 Diodon 7.1376
$C_{11}H_{16}I_3N_2NaO_8$
 Amidotrizoesäure, Natriumsalz Tetrahydrat 7.176
$C_{11}H_{16}N_2O$
 Tocainid 9.961
$C_{11}H_{16}N_2O \cdot HCl$
 Tocainidhydrochlorid 9.963

$C_{11}H_{16}N_2OS$
 DL-Ephedrinthiocyanat 8.42
$C_{11}H_{16}N_2O_2$
 Pilocarpin 3.972; 9.204
$C_{11}H_{16}N_2O_2 \cdot HCl$
 Pilocarpinhydrochlorid 9.207
$C_{11}H_{16}N_2O_2 \cdot HNO_3$
 Pilocarpinnitrat 9.208
$C_{11}H_{16}N_2O_3$
 Butalbital 7.569
 Nifenalol 8.1157
 Talbutal 9.766
 Vinylbital 9.1184
$C_{11}H_{16}N_2O_3 \cdot HCl$
 Nifenalolhydrochlorid 8.1158
$C_{11}H_{16}N_2O_5$
 Edoxudin 8.6
$C_{11}H_{16}N_2O_8$
 Spagluminsäure 9.640
$C_{11}H_{16}N_4O_4$
 Pentostatin 9.75
$C_{11}H_{16}O_2$
 Butylhydroxyanisol 7.585
$C_{11}H_{17}ClN_2O$
 Tocainidhydrochlorid 9.963
$C_{11}H_{17}ClN_2O_2$
 Pilocarpinhydrochlorid 3.974; 9.207
$C_{11}H_{17}ClN_2O_3$
 Nifenalolhydrochlorid 8.1158
$C_{11}H_{17}Cl_2N_5$
 Proguanilhydrochlorid 9.375
$C_{11}H_{17}N$
 Dimetamfetamin 7.1351
 Mephentermin 3.774; 8.868
 Pentorex 9.74
$C_{11}H_{17}N \cdot HCl$
 Dimetamfetaminhydrochlorid 7.1351
 Mephenterminhydrochlorid 8.869
$(C_{11}H_{17}N)_2 \cdot H_2SO_4$
 Mephenterminsulfat 8.870
$C_{11}H_{17}NO$
 Methoxyphenamin 8.936
 DL-$N$-Methylephedrin 8.947
 Mexiletin 8.999
$C_{11}H_{17}NO \cdot HCl$
 Methoxyphenaminhydrochlorid 8.937
 Mexiletinhydrochlorid 8.1001
$C_{11}H_{17}NO_3$
 Diethylaminsalicylat 7.1280
 Dioxethedrin 7.1379
 Isoprenalin 8.614
 Levisoprenalin 8.711
 Mescalin 3.775
 Methoxamin 8.931
$C_{11}H_{17}NO_3 \cdot HCl$
 Isoprenalinhydrochlorid 8.615
 Methoxaminhydrochlorid 8.933
$(C_{11}H_{17}NO_3)_2 \cdot H_2SO_4$
 Orciprenalinsulfat 8.1236
$(C_{11}H_{17}NO_3)_2 \cdot H_2SO_4 \cdot 2 H_2O$
 Isoprenalinsulfat Dihydrat 8.616

$C_{11}H_{17}N_2NaO_2S$
Thiopental, Natriumsalz  9.884
$C_{11}H_{17}N_2NaO_3$
Amobarbital, Natriumsalz  7.226
Pentobarbital, Natriumsalz  9.72
$[C_{11}H_{17}N_2O_2S]^-\cdot Na^+$
Thiopental, Natriumsalz  9.884
$[C_{11}H_{17}N_2O_3]^-\cdot Na^+$
Amobarbital, Natriumsalz  7.226
Pentobarbital, Natriumsalz  9.72
$C_{11}H_{17}N_3O_3S$
Carbutamid  7.703
$C_{11}H_{17}N_3O_5$
Pilocarpinnitrat  3.974; 9.208
$C_{11}H_{17}N_3O_8$
Tetrodotoxin  3.1164
$C_{11}H_{17}N_5O_2$
Dimethazan  7.1352
$C_{11}H_{17}N_5O_3$
Cafaminol  7.592
$C_{11}H_{18}ClN$
Dimetamfetaminhydrochlorid  7.1351
Mephenterminhydrochlorid  8.869
$C_{11}H_{18}ClNO$
Methoxyphenaminhydrochlorid  8.937
Mexiletinhydrochlorid  8.1001
$C_{11}H_{18}ClNO_3$
Isoprenalinhydrochlorid  8.615
Methoxaminhydrochlorid  8.933
$C_{11}H_{18}N_2O_2S$
Thiopental  9.882
$C_{11}H_{18}N_2O_3$
Amobarbital  7.224
Pentobarbital  9.69
$C_{11}H_{18}N_4O_2$
Pirimicarb  3.977
$C_{11}H_{19}NO_9$
Betaindihydrogencitrat  7.465
$C_{11}H_{19}N_3O$
Ethirimol  3.552
$2\,[C_{11}H_{19}O_2]^-\cdot Zn^{2+}$
Zinkundecylenat  9.1241
$C_{11}H_{20}KNO_{11}S_3$
Glucocheirolin  3.638
$C_{11}H_{20}N_3O_3PS$
Pirimiphos-methyl  3.978
$C_{11}H_{20}O_2$
2-Ethylhexylacrylat  3.563
Undecylensäure  9.1129
$C_{11}H_{21}NOS$
Cycloat  3.367
$C_{11}H_{21}NO_8$
Cholindihydrogencitrat  7.927
$C_{11}H_{21}N_5OS$
Methoprotryn  3.797
$C_{11}H_{21}N_5O_5$
L-Argininpyroglutamat  7.294
$C_{11}H_{22}N_2O_6$
Deanolaceglumat  7.1181
$C_{11}H_{23}NOS$
Butylat  3.235

$C_{11}H_{26}NO_2PS$
VX  3.1247
$C_{12}H_4Cl_4O_2$
2,3,7,8-Tetrachlordibenzo-*p*-dioxin  3.1137
$[C_{12}H_4O_{16}S_4Sb]^{5-}\cdot 5\,Na^+\cdot 7\,H_2O$
Stibophen, Natriumsalz Heptahydrat  9.660
$C_{12}H_6N_2O_2$
1,5-Naphthylendiisocyanat  3.858
Phanquinon  9.98
$C_{12}H_7BrClNO_2$
Halacrinat  3.647
$C_{12}H_7Cl_3O_2$
Triclosan  9.1046
$C_{12}H_8Cl_2O_2S$
Fenticlor  8.199
$C_{12}H_8O_4$
Methoxsalen  8.933
5-Methoxypsoralen  3.802
$C_{12}H_9AsClN$
Adamsit  3.21
$C_{12}H_9Cl_2NO_3$
Vinclozolin  3.1240
$C_{12}H_9NO_2$
4-Nitrobiphenyl  3.875
$C_{12}H_9NO_6$
Miloxacin  8.1015
$C_{12}H_9NS$
Phenothiazin  9.139
$C_{12}H_9N_3O$
Milrinon  8.1015
$C_{12}H_9N_3O_5S$
Nitazoxanid  8.1175
$C_{12}H_{10}$
Biphenyl  3.179
$C_{12}H_{10}AsCl$
Clark I  3.325
$C_{12}H_{10}CaO_{10}S_2\cdot H_2O$
Calciumdobesilat Monohydrat  7.624
$C_{12}H_{10}ClN_3S$
Thionin  9.881
$C_{12}H_{10}Cl_2F_3NO$
Flurochloridon  3.606
$C_{12}H_{10}{}^{59}FeO_{14}$
[$^{59}$Fe]Eisen(III)citrat-Injektionslösung  8.11
$C_{12}H_{10}{}^{59}Fe_3O_{14}$
[$^{59}$Fe]Eisen(II)citrat-Injektionslösung  8.11
$C_{12}H_{10}N_2O_5$
Cinoxacin  7.962
$[C_{12}H_{10}N_3S]^+\cdot Cl^-$
Thionin  9.881
$C_{12}H_{10}O$
2-Biphenylol  7.487
Diphenylether  3.498
$C_{12}H_{11}ClN_2O_5S$
Furosemid  8.312
$C_{12}H_{11}ClN_6O_2S_2$
Azosemid  7.353
$C_{12}H_{11}Cl_2NO$
Propyzamid  3.1005
$C_{12}H_{11}Hg_2NO_4$
Phenylmercurinitrat  9.178

$C_{12}H_{11}I_3N_2O_4$
  Metrizoesäure **8.993**
$C_{12}H_{11}I_3N_2O_5$
  Ioxitalaminsäure **8.589**
$C_{12}H_{11}N$
  4-Aminodiphenyl **3.60**
  Diphenylamin **3.497**
$C_{12}H_{11}NO_2$
  Carbaril **7.675**
  Fenfuram **3.581**
$C_{12}H_{11}N_2NaO_3$
  Phenobarbital, Natriumsalz **9.128**
$[C_{12}H_{11}N_2O_3]^- \cdot Na^+$
  Phenobarbital, Natriumsalz **9.128**
$C_{12}H_{11}N_7$
  Triamteren **9.1031**
$C_{12}H_{12}CaO_{11}S_2$
  Calciumdobesilat Monohydrat **7.624**
$C_{12}H_{12}I_3N_2NaO_2$
  Natriumiopodat **8.1111**
$2\,[C_{12}H_{12}I_3N_2O_2]^- \cdot Ca^{2+}$
  Calciumiodopat **7.635**
$[C_{12}H_{12}I_3N_2O_2]^- \cdot Na^+$
  Natriumiopodat **8.1111**
$C_{12}H_{12}N_2$
  Benzidin **3.160**
  Deiquat **3.395**
$C_{12}H_{12}N_2O_2S$
  Dapson **7.1175**
  Enoximon **8.33**
$C_{12}H_{12}N_2O_3$
  Nalidixinsäure **8.1071**
  Phenobarbital **9.124**
$C_{12}H_{12}N_2O_3 \cdot C_{10}H_{21}N$
  Barbexaclon **7.371**
$C_{12}H_{12}N_4 \cdot HCl$
  Chrysoidinhydrochlorid **7.937**
$C_{12}H_{12}N_4O_3$
  Benznidazol **7.425**
$C_{12}H_{12}N_6Na_2O_{10}S_2$
  Carumonam, Dinatriumsalz **7.721**
$[C_{12}H_{12}N_6O_{10}S_2]^{2-} \cdot 2\,Na^+$
  Carumonam, Dinatriumsalz **7.721**
$C_{12}H_{13}ClN_4$
  Chrysoidinhydrochlorid **7.937**
  Pyrimethamin **9.457**
$C_{12}H_{13}ClN_4O_2S$
  Sulfaclomid **9.693**
$C_{12}H_{13}I_3N_2O_3$
  Iocetaminsäure **8.569**
  Iomeglaminsäure **8.579**
$C_{12}H_{13}NO_2$
  Mesuximid **8.896**
$C_{12}H_{13}NO_2S$
  Carboxin **3.257**
$C_{12}H_{13}N_3O_2$
  Isocarboxazid **8.599**
$C_{12}H_{13}N_3O_6$
  Glyconiazid **8.374**
$C_{12}H_{13}N_4NaO_2S$
  Sulfadimidin, Natriumsalz **9.701**

$[C_{12}H_{13}N_4O_2S]^- \cdot Na^+$
  Sulfadimidin, Natriumsalz **9.701**
$C_{12}H_{14}CaO_{14}$
  Calciumdihydrogencitrat **7.619**
$C_{12}H_{14}Cl_2N_2$
  Paraquat **3.915**
$C_{12}H_{14}Cl_3O_4P$
  Chlorfenvinphos **3.286**
$[C_{12}H_{14}NO_3]^+ \cdot Cl^- \cdot 2\,H_2O$
  Cotarninchlorid **7.1101**
$C_{12}H_{14}N_2O_2$
  Metetoin **8.909**
  Primidon **9.342**
$C_{12}H_{14}N_2O_3$
  Allylcyclopentenylbarbitursäure **7.121**
$C_{12}H_{14}N_4O_2S$
  Sulfadimidin **9.699**
$C_{12}H_{14}N_4O_3S$
  Sulfametomidin **9.717**
  Sulfethoxypyridazin **9.731**
$C_{12}H_{14}N_4O_4S$
  Sulfadimethoxin **9.698**
  Sulfadoxin **9.701**
$C_{12}H_{14}N_5NaO_6S$
  Oximonam, Natriumsalz **8.1263**
$[C_{12}H_{14}N_5O_6S]^- \cdot Na^+$
  Oximonam, Natriumsalz **8.1263**
$C_{12}H_{14}N_6O_{10}S_2$
  Carumonam **7.721**
$C_{12}H_{14}O_4$
  Apiol **7.276**
  Diethylphthalat **7.1283**
  Dimecrotinsäure **7.1345**
$C_{12}H_{15}AsN_6OS_2$
  Melarsoprol **8.852**
$C_{12}H_{15}ClNO_4PS_2$
  Phosalon **3.958**
$C_{12}H_{15}ClO_3$
  Clofibrat **7.1014**
$C_{12}H_{15}Cl_2NO_5S$
  Thiamphenicol **9.870**
$C_{12}H_{15}NO_3$
  Carbofuran **3.252**
$C_{12}H_{15}NO_3S$
  Vanitiolid **9.1157**
$C_{12}H_{15}NO_4$
  Cotarnin **7.1101**
$C_{12}H_{15}N_2NaO_3$
  Hexobarbital, Natriumsalz **8.439**
$2\,[C_{12}H_{15}N_2O_3]^- \cdot Ca^{2+}$
  Cyclobarbital, Calciumsalz **7.1131**
$[C_{12}H_{15}N_2O_3]^- \cdot Na^+$
  Hexobarbital, Natriumsalz **8.439**
$C_{12}H_{15}N_2O_3PS$
  Phoxim **3.967; 9.191**
$C_{12}H_{15}N_3 \cdot HCl$
  Indanazolinhydrochlorid **8.533**
$C_{12}H_{15}N_3O_2S$
  Albendazol **7.92**
$C_{12}H_{15}N_3O_3$
  Oxibendazol **8.1261**

$C_{12}H_{15}N_3O_5S$
  Ameziniummetilsulfat  7.163
$C_{12}H_{15}N_3S_2$
  Thiadrinthiocyanat  9.861
$C_{12}H_{15}N_5O_3S$
  Sulfaguanol  9.705
$C_{12}H_{15}N_5O_6S$
  Oximonam  8.1263
$C_{12}H_{15}N_5O_9S_2$
  Tigemonam  9.931
$C_{12}H_{16}ClNO_3$
  Meclofenoxat  8.829
$C_{12}H_{16}ClN_3$
  Indanazolinhydrochlorid  8.533
$C_{12}H_{16}F_3N$
  Dexfenfluramin  7.1231
  Fenfluramin  3.580; 8.180
$C_{12}H_{16}F_3N \cdot HCl$
  Fenfluraminhydrochlorid  8.181
$C_{12}H_{16}N_2$
  Fenproporex  8.193
$C_{12}H_{16}N_2 \cdot HCl$
  Fenproporexhydrochlorid  8.194
$C_{12}H_{16}N_2O$
  Bufotenin  3.222
$C_{12}H_{16}N_2O_3$
  Carbetamid  3.251
  Cyclobarbital  7.1127
  Hexobarbital  8.437
$C_{12}H_{16}N_2S$
  Morantel  8.1035
  Xylazin  9.1215
$C_{12}H_{16}N_2S \cdot C_4H_6O_6$
  Moranteltartrat  8.1036
$C_{12}H_{16}N_3O_3PS$
  Triazophos  3.1189
$C_{12}H_{16}N_3O_3PS_2$
  Azinphosethyl  3.124
$C_{12}H_{16}O_2$
  Benzylisovalerat  7.443
$C_{12}H_{16}O_3$
  α-Asaron  3.100
  β-Asaron  3.101
$C_{12}H_{16}O_7$
  Arbutin  7.291
$C_{12}H_{17}BrN_2O_3$
  Bromallylsecpentylbarbitursäure  7.517
$C_{12}H_{17}ClF_3N$
  Fenfluraminhydrochlorid  8.181
$C_{12}H_{17}ClN_2$
  Fenproporexhydrochlorid  8.194
$C_{12}H_{17}ClN_4OS$
  Thiamin  9.864
$C_{12}H_{17}ClN_4OS \cdot HCl$
  Thiaminchloridhydrochlorid  9.867
$C_{12}H_{17}NO$
  N,N-Diethyl-3-benzylbenzamid  7.1281
  Phendimetrazin  3.948; 9.111
$C_{12}H_{17}NO \cdot C_4H_6O_6$
  Phendimetrazinhydrogentartrat  9.112
$C_{12}H_{17}NOS$
  Tiletamin  9.932

$C_{12}H_{17}NOS \cdot HCl$
  Tiletaminhydrochlorid  9.933
$C_{12}H_{17}NO_2$
  Ciclopirox  7.944
  Hexylnicotinat  8.444
  3,4-Methylendioxy-N-ethylamphetamin  3.810
  Promecarb  3.989
$C_{12}H_{17}NO_2 \cdot C_2H_7NO$
  Ciclopiroxolamin  7.944
$C_{12}H_{17}NO_3$
  Bucetin  7.537
  Bufexamac  7.541
$C_{12}H_{17}NO_4 \cdot HCl$
  Methyldopaethylesterhydrochlorid  8.946
$C_{12}H_{17}N_2NaO_3$
  Secobarbital, Natriumsalz  9.588
$C_{12}H_{17}N_2NaO_3S$
  Tolbutamid, Natriumsalz  9.982
$[C_{12}H_{17}N_2O_3]^- \cdot Na^+$
  Secobarbital, Natriumsalz  9.588
$[C_{12}H_{17}N_2O_3S]^- \cdot Na^+$
  Tolbutamid, Natriumsalz  9.982
$C_{12}H_{17}N_2O_4P$
  Psilocybin  3.1010; 9.443
$C_{12}H_{17}N_3O_4S$
  Imipenem  8.525
$C_{12}H_{17}N_3O_4S \cdot H_2O$
  Imipenem Monohydrat  8.527
$C_{12}H_{17}N_5O_4S$
  Thiaminnitrat  9.869
$C_{12}H_{18}Ca_3O_{18}$
  Calciumcitrat Tetrahydrat  7.618
$C_{12}H_{18}ClNO$
  Tulobuterol  9.1123
$C_{12}H_{18}ClNO \cdot HCl$
  Tulobuterolhydrochlorid  9.1125
$C_{12}H_{18}ClNOS$
  Tiletaminhydrochlorid  9.933
$C_{12}H_{18}ClNO_4$
  Methyldopaethylesterhydrochlorid  8.946
$C_{12}H_{18}ClNO_5$
  Cotarninchlorid  7.1101
$C_{12}H_{18}Cl_2N_2O$
  Clenbuterol  7.989
$C_{12}H_{18}Cl_2N_2O \cdot HCl$
  Clenbuterolhydrochlorid  7.991
$C_{12}H_{18}Cl_2N_4OS$
  Thiaminchloridhydrochlorid  9.867
$C_{12}H_{18}N_2O$
  Isoproturon  3.700
$C_{12}H_{18}N_2O_2$
  Nicametat  8.1138
$C_{12}H_{18}N_2O_2S$
  Thiamylal  9.871
$C_{12}H_{18}N_2O_3$
  Secobarbital  9.586
$C_{12}H_{18}N_2O_3S$
  Tolbutamid  9.979
$C_{12}H_{18}N_2O_4$
  Midodrin  8.1010
$C_{12}H_{18}Na_5O_{23}S_4Sb$
  Stibophen, Natriumsalz Heptahydrat  9.660

$C_{12}H_{18}O$
Propofol **9.**402
$C_{12}H_{18}O_{13}Zn_4$
Zinkacetat, basisches **9.**1234
$C_{12}H_{19}BrN_2O_2$
Neostigminbromid **8.**1132
$C_{12}H_{19}ClN_4O_7P_2S$
Cocarboxylase **7.**1064
$C_{12}H_{19}Cl_2NO$
Tulobuterolhydrochlorid **9.**1125
$C_{12}H_{19}Cl_3N_2O$
Clenbuterolhydrochlorid **7.**991
$C_{12}H_{19}NO$
Etafedrin **8.**94
$C_{12}H_{19}NO_2$
Bamethan **7.**367
2,5-Dimethoxy-4-methyl-amphetamin **3.**479
$(C_{12}H_{19}NO_2)_2 \cdot H_2SO_4$
Bamethansulfat **7.**368
$C_{12}H_{19}NO_3$
Colterol **7.**1093
Prenalterol **9.**331
Terbutalin **9.**804
3,4,5-Trimethoxyamphetamin **3.**1217
$(C_{12}H_{19}NO_3)_2 \cdot H_2SO_4$
Terbutalinsulfat **9.**807
$C_{12}H_{19}NO_4$
Cholinsalicylat **7.**929
$C_{12}H_{19}NO_{10}$
Norepinephrin-(RR)-hydrogentartrat Monohydrat **8.**1200
$[C_{12}H_{19}N_2O_2]^+ \cdot Br^-$
Neostigminbromid **8.**1132
$[C_{12}H_{19}N_2O_2]^+ \cdot [CH_3SO_4]^-$
Neostigminmethylsulfat **8.**1134
$C_{12}H_{19}N_3O$
Procarbazin **9.**356
$C_{12}H_{19}N_3O \cdot HCl$
Procarbazinhydrochlorid **9.**357
$C_{12}H_{19}N_3O_5S$
Imipenem Monohydrat **8.**527
$[C_{12}H_{19}N_4O_7P_2S]^+ \cdot Cl^-$
Cocarboxylase **7.**1064
$C_{12}H_{20}ClN_3O$
Procarbazinhydrochlorid **9.**357
$C_{12}H_{20}N_2O_2S$
Thiotetrabarbital **9.**892
$C_{12}H_{20}N_2O_2S_2$
Methitural **8.**924
$C_{12}H_{20}N_2O_3$
Neostigmin **8.**1130
Pirbuterol **9.**244
Tetrabarbital **9.**827
$C_{12}H_{20}N_2O_3 \cdot C_2H_4O_2$
Pirbuterolacetat **9.**245
$C_{12}H_{20}N_2O_3 \cdot 2\ HCl$
Pirbuteroldihydrochlorid **9.**245
$C_{12}H_{20}N_2O_3S$
Sotalol **9.**637
$C_{12}H_{20}N_2O_3S \cdot HCl$
Sotalolhydrochlorid **9.**639

$C_{12}H_{20}N_4O_2$
Hexazinon **3.**671
$C_{12}H_{20}O_2$
Bornylacetat **7.**509
$C_{12}H_{21}ClN_2O_3S$
Sotalolhydrochlorid **9.**639
$C_{12}H_{21}NO$
Pimeclon **9.**209
$C_{12}H_{21}NO \cdot HCl$
Pimeclonhydrochlorid **9.**210
$C_{12}H_{21}N_2O_3PS$
Diazinon **3.**419
Dimpylat **7.**1365
$C_{12}H_{21}N_5O_2S_2$
Nizatidin **8.**1190
$C_{12}H_{21}N_5O_3$
Cholintheophyllinat **7.**930
$2\ [C_{12}H_{21}O_{12}]^- \cdot Ca^{2+} \cdot 2\ H_2O$
Calciumdilactobionat Dihydrat **7.**622
$2\ [C_{12}H_{21}O_{12}]^- \cdot Ca^{2+} \cdot 5\ H_2O$
Calciumdilactobionat Pentahydrat **7.**622
$C_{12}H_{22}ClNO$
Pimeclonhydrochlorid **9.**210
$C_{12}H_{22}Cl_2N_2O_3$
Pirbuteroldihydrochlorid **9.**245
$C_{12}H_{22}MgO_{14}$
Magnesiumdigluconat **8.**801
$C_{12}H_{22}N_2O_2$
Crotetamid **7.**1112
$C_{12}H_{22}N_2O_8S_2$
Piposulfan **9.**236
$C_{12}H_{22}O_4$
Diisopropyladipat **7.**1336
$C_{12}H_{22}O_{11}$
Lactulose **8.**689
$C_{12}H_{22}O_{11} \cdot H_2O$
Lactose Monohydrat **8.**688
Maltose Monohydrat **8.**807
$C_{12}H_{23}N$
Leptaclin **8.**700
$C_{12}H_{24}CaO_{15}$
Calciumgluconat Monohydrat **7.**627
$C_{12}H_{24}N_2O_4$
Carisoprodol **7.**710
$C_{12}H_{24}O_{12}$
Lactose Monohydrat **8.**688
Maltose Monohydrat **8.**807
$C_{12}H_{26}FeO_{16}$
Eisen(II)gluconat Dihydrat **8.**13
$C_{12}H_{27}N$
Tributylamin **3.**1192
$C_{12}H_{28}CaNa_2O_{16}$
Calciumdinatriumtrilactat Tetrahydrat **7.**623
$C_{12}H_{29}NO_4S$
Ammoniumdodecylsulfat **7.**222
$C_{12}H_{38}Mg_3O_{28}$
Magnesiumcitrat Tetradecahydrat **8.**800
$C_{12}H_{54}Al_{16}O_{75}S_8$
Sucralfat **9.**683
$C_{13}H_6Cl_5NO_3$
Oxyclozanid **8.**1272

$C_{13}H_7Br_2N_3O_2$
 Bromfenoxim **3.**211
$C_{13}H_8Br_2Cl_2O_2$
 Bromchlorophen **7.**519
$C_{13}H_8Cl_2N_2O_4$
 Niclosamid **8.**1141
$C_{13}H_8Cl_2O_4S$
 Tienilsäure **9.**927
$C_{13}H_8F_2O_3$
 Diflunisal **7.**1294
$C_{13}H_8N_2O_3S$
 Nitroscanat **8.**1189
$C_{13}H_9BrClNO_2$
 5-Brom-4′-chlorsalicylanilid **7.**520
$C_{13}H_9Cl_2FN_2S$
 Loflucarban **8.**752
$C_{13}H_9Cl_3N_2O$
 Triclocarban **9.**1042
$C_{13}H_9F_3N_2O_2$
 Nifluminsäure **8.**1159
 Triflocin **9.**1048
$C_{13}H_{10}AsN$
 Clark II **3.**326
$C_{13}H_{10}Cl_2O_2$
 Dichlorophen **7.**1262
$C_{13}H_{10}N_2O_3S$
 2-Phenylbenzimidazol-5-sulfonsäure **9.**163
$C_{13}H_{10}N_2O_4$
 Thalidomid **9.**843
$C_{13}H_{10}N_4O_5 \cdot C_6H_8N_2O$
 Nicarbazin **8.**1139
$C_{13}H_{10}O$
 Benzophenon **7.**431
$C_{13}H_{10}O_3$
 Phenylsalicylat **9.**180
$C_{13}H_{11}ClO$
 Clorofen **7.**1042
$C_{13}H_{11}Cl_2NO_2$
 Procymidon **3.**988
$C_{13}H_{11}NO_2$
 Benzylnicotinat **7.**445
$C_{13}H_{11}NO_3$
 Osalmid **8.**1243
$C_{13}H_{11}NO_5$
 Oxolinsäure **8.**1266
$C_{13}H_{11}N_3$
 Proflavin **9.**367
$C_{13}H_{11}N_3O_4S_2$
 Tenoxicam **9.**798
$C_{13}H_{11}N_3O_5S_2$
 Maleylsulfathiazol **8.**806
$C_{13}H_{12}ClNO_2S$
 Ontianil **8.**1235
$C_{13}H_{12}ClN_3$
 Acriflaviniumchlorid **7.**64
$C_{13}H_{12}Cl_2O_4$
 Etacrynsäure **8.**91
$C_{13}H_{12}F_2N_6O$
 Fluconazol **8.**224
$C_{13}H_{12}I_3N_3O_5$
 Ioglicinsäure **8.**576

$C_{13}H_{12}NO_8$
 Pyridoxinoxoglutarat **9.**456
$[C_{13}H_{12}N_3]^+ \cdot Cl^-$
 Acriflaviniumchlorid **7.**64
$C_{13}H_{12}N_3NaO_6S$
 Cephacetril, Natriumsalz **7.**728
$[C_{13}H_{12}N_3O_6S]^- \cdot Na^+$
 Cephacetril, Natriumsalz **7.**728
$C_{13}H_{12}N_5NaO_5S_2 \cdot 1{,}5\ H_2O$
 Ceftizoxim, Natriumsalz Sesquihydrat **7.**793
$C_{13}H_{12}O_2$
 cis-en-in-Dicycloether **7.**1272
 Monobenzon **8.**1032
$C_{13}H_{13}AsN_6O_4S_2$
 Melarsonyl **8.**852
$C_{13}H_{13}Cl_2N_3O_3$
 Iprodion **3.**697
$C_{13}H_{13}N_3O_4$
 Metronidazolbenzoat **8.**996
$C_{13}H_{13}N_3O_6S$
 Cefacetril **7.**728
$C_{13}H_{13}N_5O_4S$
 Sulfachrysoidin **9.**692
$C_{13}H_{13}N_5O_5S_2$
 Ceftizoxim **7.**791
$C_{13}H_{14}$
 Aethusin **3.**24
$C_{13}H_{14}ClNO_2$
 Pirprofen **9.**260
$C_{13}H_{14}Cl_2O_3$
 Ciprofibrat **7.**964
$C_{13}H_{14}N_2O$
 Fenyramidol **8.**200
$C_{13}H_{14}N_2O \cdot HCl$
 Fenyramidolhydrochlorid **8.**201
$C_{13}H_{14}N_2O_3$
 Methylphenobarbital **8.**953
$C_{13}H_{14}N_3NaO_4S$
 Glymidin, Natriumsalz **8.**376
$[C_{13}H_{14}N_3O_4S]^- \cdot Na^+$
 Glymidin, Natriumsalz **8.**376
$C_{13}H_{14}N_4O_4$
 Pasiniazid **9.**38
$C_{13}H_{14}N_6O_2$
 Metazid **8.**906
$C_{13}H_{14}O_5$
 Citrinin **3.**324
$C_{13}H_{15}ClN_2O$
 Fenyramidolhydrochlorid **8.**201
$C_{13}H_{15}Cl_2N_3$
 Penconazol **3.**925
$C_{13}H_{15}Cl_3N_2O_3$
 Phenazon Chloralhydrat **9.**109
$C_{13}H_{15}NO_2$
 Glutethimid **8.**364
$C_{13}H_{15}N_2O_2$
 Mofebutazon **8.**1025
$C_{13}H_{15}N_3O_4S$
 Glymidin **8.**376
$C_{13}H_{16}ClNO \cdot HCl$
 Ketaminhydrochlorid **8.**665

$C_{13}H_{16}F_3N_3O_4$
 Trifluralin 3.1215
$C_{13}H_{16}HgNNaO_6$
 Mersalyl 8.886
$[C_{13}H_{16}HgNO_6]^- \cdot Na^+$
 Mersalyl 8.886
$C_{13}H_{16}N_2$
 Tetryzolin 9.842
$C_{13}H_{16}N_2 \cdot HCl$
 Tetryzolinhydrochlorid 9.843
$C_{13}H_{16}N_2O_2$
 (R)-Aminoglutethimid 7.187
 (RS)-Aminoglutethimid 7.186
 (S)-Aminoglutethimid 7.188
$C_{13}H_{16}N_2O_2S$
 Thialbarbital 9.861
$[C_{13}H_{16}N_3O_4S]^- \cdot Na^+ \cdot H_2O$
 Metamizol, Natriumsalz Monohydrat 8.902
$C_{13}H_{17}Br_2NO_2$
 Dembrexin 7.1194
$C_{13}H_{17}Br_2NO_2 \cdot HCl \cdot H_2O$
 Dembrexinhydrochlorid Monohydrat 7.1194
$C_{13}H_{17}ClN_2$
 Tetryzolinhydrochlorid 9.843
$C_{13}H_{17}Cl_2NO$
 Ketaminhydrochlorid 8.665
$C_{13}H_{17}N \cdot HCl$
 (R)-Selegilinhydrochlorid 9.593
$C_{13}H_{17}NO$
 Crotamiton 7.1111
$C_{13}H_{17}NO_8$
 Pyridoxinoxoglutarat 9.456
$C_{13}H_{17}N_3$
 Tramazolin 9.1006
$C_{13}H_{17}N_3 \cdot HCl \cdot H_2O$
 Tramazolinhydrochlorid Monohydrat 9.1007
$C_{13}H_{17}N_3O$
 Aminophenazon 7.190
$C_{13}H_{17}N_3O_2$
 Parbendazol 9.32
$C_{13}H_{17}N_3O_4S$
 Metamizol 8.901
$C_{13}H_{17}N_5O_8S_2$
 Aztreonam 7.354
$C_{13}H_{18}Br_2N_2O$
 Ambroxol 7.155
$C_{13}H_{18}Br_2N_2O \cdot HCl$
 Ambroxolhydrochlorid 7.157
$C_{13}H_{18}ClN$
 (R)-Selegilinhydrochlorid 9.593
$C_{13}H_{18}ClNO$
 Bupropion 7.561
$C_{13}H_{18}ClNO_2$
 Dimethachlor 3.475
$C_{13}H_{18}ClN_3O_4S_2$
 Cyclopenthiazid 7.1138
$C_{13}H_{18}Cl_2N_2O_2$
 Melphalan 8.854
$C_{13}H_{18}F_3N_3O_4S_2$
 Penflutizid 9.49
$C_{13}H_{18}N_2O$
 Fenoxazolin 8.189

$C_{13}H_{18}N_2O \cdot HCl$
 Fenoxazolinhydrochlorid 8.190
$C_{13}H_{18}N_2O_2$
 Lenacil 3.732
$C_{13}H_{18}N_2O_3$
 Heptabarb 8.422
$C_{13}H_{18}N_3NaO_5S$
 Metamizol, Natriumsalz Monohydrat 8.902
$C_{13}H_{18}N_4O_3$
 Pentoxifyllin 9.77
$C_{13}H_{18}O_2$
 Ibuprofen 8.517
$C_{13}H_{18}O_5S$
 Ethofumesat 3.553
$C_{13}H_{19}Br_2ClN_2O$
 Ambroxolhydrochlorid 7.157
$C_{13}H_{19}ClN_2O$
 Butanilicain 7.574
 Fenoxazolinhydrochlorid 8.190
$C_{13}H_{19}ClN_2O \cdot H_3PO_4$
 Butanilicainphosphat 7.574
$C_{13}H_{19}ClN_2O_2 \cdot HCl$
 Chloroprocainhydrochlorid 7.882
$C_{13}H_{19}ClN_2O_5S_2$
 Mefrusid 8.847
$C_{13}H_{19}NO$
 Amfepramon 7.165
 Diethylpropion 3.463
$C_{13}H_{19}NO \cdot HCl$
 Amfepramonhydrochlorid 7.166
$C_{13}H_{19}NO_3$
 Viloxazin 9.1174
$C_{13}H_{19}NO_3 \cdot HCl$
 Viloxazinhydrochlorid 9.1175
$C_{13}H_{19}NO_4S$
 Probenecid 9.344
$C_{13}H_{19}NO_9$
 Epinephrinhydrogentartrat 8.48
$C_{13}H_{19}N_2O_4$
 Deanol-4-acetamidobenzoat 7.1181
$C_{13}H_{19}N_3O_4$
 Pendimethalin 3.926
$C_{13}H_{20}Br_2ClNO_3$
 Dembrexinhydrochlorid Monohydrat 7.1194
$C_{13}H_{20}ClNO$
 Amfepramonhydrochlorid 7.166
$C_{13}H_{20}ClNO_3$
 Viloxazinhydrochlorid 9.1175
$C_{13}H_{20}ClN_3O$
 Tramazolinhydrochlorid Monohydrat 9.1007
$C_{13}H_{20}Cl_2N_2O_2$
 Chloroprocainhydrochlorid 7.882
$C_{13}H_{20}N_2O$
 Prilocain 9.337
$C_{13}H_{20}N_2O \cdot HCl$
 Prilocainhydrochlorid 9.338
$C_{13}H_{20}N_2O_2$
 Dropropizin 7.1446
 Procain 9.348
$C_{13}H_{20}N_2O_2 \cdot HCl$
 Procainhydrochlorid 9.351

$C_{13}H_{20}N_2O_2 \cdot HNO_3$
   Procainnitrat **9**.352
$C_{13}H_{20}N_2O_2 \cdot H_3BO_3$
   Procainborat **9**.350
$C_{13}H_{20}N_2O_2 \cdot H_3PO_4$
   Procainphosphat **9**.352
$C_{13}H_{20}N_2O_3$
   Hydroxyprocain **8**.501
$C_{13}H_{20}N_2O_3S$
   Etozolin **8**.156
$C_{13}H_{20}N_2O_3S \cdot HCl$
   Articainhydrochlorid **7**.297
$C_{13}H_{20}N_2O_4$
   Deanol-4-acetamidobenzoat **7**.1181
$C_{13}H_{20}N_4O_2$
   Pentifyllin **9**.68
$C_{13}H_{20}O_3$
   Febuprol **8**.167
$C_{13}H_{21}ClN_2O$
   Prilocainhydrochlorid **9**.338
$C_{13}H_{21}ClN_2O_2$
   Procainhydrochlorid **9**.351
$C_{13}H_{21}ClN_2O_3S$
   Articainhydrochlorid **7**.297
$C_{13}H_{21}NO_2S$
   Ditolamid **7**.1410
$C_{13}H_{21}NO_3$
   Isoetarin **8**.601
   Salbutamol **9**.548
$C_{13}H_{21}NO_3 \cdot CH_4O_3S$
   Isoetarinmesilat **8**.602
$C_{13}H_{21}NO_3 \cdot HCl$
   Isoetarinhydrochlorid **8**.602
$(C_{13}H_{21}NO_3)_2 \cdot H_2SO_4$
   Salbutamolsulfat **9**.551
$C_{13}H_{21}N_3O$
   Procainamid **9**.353
$C_{13}H_{21}N_3O \cdot HCl$
   Procainamidhydrochlorid **9**.355
$C_{13}H_{21}N_3O_3$
   (*RS*)-Carbuterol **7**.705
$C_{13}H_{21}N_3O_3 \cdot HCl$
   (+)-Carbuterolhydrochlorid **7**.707
   (–)-Carbuterolhydrochlorid **7**.706
$C_{13}H_{22}N_3O_3 \cdot HCl$
   (*RS*)-Carbuterolhydrochlorid **7**.705
$C_{13}H_{21}N_3O_5$
   Procainnitrat **9**.352
$C_{13}H_{21}N_5O_2$
   Etamiphyllin **8**.96
$C_{13}H_{21}N_5O_2 \cdot C_{10}H_{16}O_4S$
   Etamiphyllincamsilat **8**.97
$C_{13}H_{21}N_5O_4 \cdot C_6H_5NO_2$
   Xantinolnicotinat **9**.1209
$C_{13}H_{22}ClNO_3$
   Isoetarinhydrochlorid **8**.602
$C_{13}H_{22}ClN_2O_5P$
   Butanilicainphosphat **7**.574
$C_{13}H_{22}ClN_3O$
   Procainamidhydrochlorid **9**.355
$C_{13}H_{22}ClN_3O_3$
   (+)-Carbuterolhydrochlorid **7**.707
   (–)-Carbuterolhydrochlorid **7**.706
   (*RS*)-Carbuterolhydrochlorid **7**.705
$C_{13}H_{22}ClN_5S$
   Iprozilamin **8**.595
$C_{13}H_{22}N_2O_6S$
   Neostigminmethylsulfat **8**.1134
$C_{13}H_{22}N_4O_3S$
   Ranitidin **9**.490
$C_{13}H_{22}N_4O_3S \cdot HCl$
   Ranitidinhydrochlorid **9**.492
$C_{13}H_{23}BN_2O_5$
   Procainborat **9**.350
$C_{13}H_{23}ClN_4O_3S$
   Ranitidinhydrochlorid **9**.492
$C_{13}H_{23}N_2O_6P$
   Procainphosphat **9**.352
$C_{13}H_{23}N_5O_3S$
   Buformintosylat **7**.545
$C_{13}H_{24}N_2O_2$
   Cropropamid **7**.1110
$C_{13}H_{24}N_4O_3S$
   Bupirimat **3**.223
   (*S*)-Timolol **9**.936
$C_{13}H_{24}N_4O_3S \cdot C_4H_4O_4$
   (*S*)-Timololhydrogenmaleat **9**.937
$C_{13}H_{25}NO_2$
   Undecylensäuremonoethanolamid **9**.1131
$C_{13}H_{29}N$
   Octamylamin **8**.1225
$C_{14}H_4N_2O_2S_2$
   Dithianon **3**.504
$C_{14}H_6Cl_2F_4N_2O_2$
   Teflubenzuron **3**.1127
$C_{14}H_8Br_2O_4$
   Dibromdihydroxybenzil **7**.1259
$C_{14}H_8Cl_2N_4$
   Clofentezin **3**.329
$C_{14}H_8O_2$
   Anthrachinon **3**.81
$C_{14}H_8O_4$
   Dantron **7**.1174
$C_{14}H_9ClF_2N_2O_2$
   Diflubenzuron **3**.466
$C_{14}H_9ClO_3$
   Chlorflurenol **3**.288
$C_{14}H_9Cl_2NO_5$
   Bifenox **3**.177
$C_{14}H_9Cl_5O$
   Dicofol **3**.453
$C_{14}H_9N_4NaO_5 \cdot 3,5\ H_2O$
   Dantrolen, Natriumsalz wasserhaltig **7**.1174
$[C_{14}H_9N_4O_5]^- \cdot Na^+ \cdot 3,5\ H_2O$
   Dantrolen, Natriumsalz wasserhaltig **7**.1174
$C_{14}H_{10}$
   Anthracen **3**.79
   Phenanthren **3**.944
$C_{14}H_{10}BrN_3O$
   Bromazepam **7**.518
$C_{14}H_{10}Cl_2NNaO_2$
   Diclofenac, Natriumsalz **7**.1263
$[C_{14}H_{10}Cl_2NO_2]^- \cdot Na^+$
   Diclofenac, Natriumsalz **7**.1263

$C_{14}H_{10}Cl_2O_3$
Fenclofenac **8.**176
$C_{14}H_{10}Cl_4$
Tetrachlorbenzyltoluol **3.**1136
$C_{14}H_{10}F_3NO_2$
Flufenaminsäure **8.**231
$C_{14}H_{10}N_4O_5$
Dantrolen **7.**1172
$C_{14}H_{10}O_3$
Dithranol **7.**1408
$C_{14}H_{10}O_4$
Benzoylperoxid **7.**432
$C_{14}H_{10}O_5$
Salsalat **9.**564
$C_{14}H_{11}ClN_2O_4S$
Chlortalidon **7.**912
$C_{14}H_{11}Cl_2NO_2$
Meclofenaminsäure **8.**827
$C_{14}H_{11}Cl_2NO_4$
Diloxanidfuroat **7.**1341
$C_{14}H_{11}F_3N_2O_2 \cdot C_7H_{17}NO_5$
Flunixin, Megluminsalz **8.**244
$C_{14}H_{11}N_4NaO_2S$
Sulfaquinoxalin, Natriumsalz **9.**725
$[C_{14}H_{11}N_4O_2S]^- \cdot Na^+$
Sulfaquinoxalin, Natriumsalz **9.**725
$C_{14}H_{12}CaN_4O_5$
Theobromin-Calciumsalicylat **9.**849
$C_{14}H_{12}FNO_3$
Flumequin **8.**236
$C_{14}H_{12}N_2$
Bendazol **7.**396
$C_{14}H_{12}N_2 \cdot HCl$
Bendazolhydrochlorid **7.**397
$C_{14}H_{12}N_2O_2S$
Zolimidin **9.**1245
$C_{14}H_{12}N_4Na_2O_5$
Theobromin-Natriumsalicylat **9.**851
$C_{14}H_{12}N_4O_2S$
Sulfachinoxalin **3.**1111
Sulfaquinoxalin **9.**724
$C_{14}H_{12}O_2$
Benzylbenzoat **7.**439
$C_{14}H_{12}O_3$
Benzyl-4-hydroxybenzoat **7.**441
Benzylsalicylat **7.**454
Oxybenzon **8.**1270
Trioxysalen **9.**1083
$C_{14}H_{12}O_3S$
Suprofen **9.**754
Tiaprofensäure **9.**914
$C_{14}H_{12}O_5$
Khellin **8.**677
$C_{14}H_{12}S_2$
Mesulfen **8.**895
$C_{14}H_{13}AlO_8$
Aluminiumsalicylat, basisches Monohydrat **7.**148
$C_{14}H_{13}ClFN_3O_4S_2$
Paraflutizid **9.**23
$C_{14}H_{13}ClN_2$
Bendazolhydrochlorid **7.**397

$[C_{14}H_{13}N_3]^{2+} \cdot 2\ Cl^-$
Acriflaviniumdichlorid **7.**66
$C_{14}H_{13}N_3O_2S$
Sulmazol **9.**743
$C_{14}H_{13}N_3O_5S$
Isoxicam **8.**629
$C_{14}H_{13}N_5O_4S$
Nifuralid **8.**1161
$C_{14}H_{13}N_8NaO_4S_3$
Cefazolin, Natriumsalz **7.**754
$[C_{14}H_{13}N_8O_4S_3]^- \cdot Na^+$
Cefazolin, Natriumsalz **7.**754
$C_{14}H_{14}ClNS$
Ticlopidin **9.**922
$C_{14}H_{14}ClNS \cdot HCl$
Ticlopidinhydrochlorid **9.**922
$C_{14}H_{14}ClN_3$
Acriflaviniumchlorid **7.**64
$C_{14}H_{14}ClN_3O_4S_2$
Benzylhydrochlorothiazid **7.**441
$C_{14}H_{14}Cl_2N_2O$
Enilconazol **8.**30
Imazalil **3.**687
$C_{14}H_{14}N_2$
Naphazolin **8.**1083
$C_{14}H_{14}N_2 \cdot HCl$
Naphazolinhydrochlorid **8.**1084
$C_{14}H_{14}N_2 \cdot HNO_3$
Naphazolinnitrat **8.**1086
$C_{14}H_{14}N_2O$
Metyrapon **8.**997
$C_{14}H_{14}N_2O_4S$
Acediasulfonsäure **7.**11
$C_{14}H_{14}N_4O_2S$
Cambendazol **7.**644
$C_{14}H_{14}N_4O_4$
Terizidon **9.**811
$C_{14}H_{14}N_8O_4S_3$
Cefazolin **7.**752
$C_{14}H_{14}O_3$
Naproxen **8.**1088
$C_{14}H_{15}ClN_2$
Naphazolinhydrochlorid **8.**1084
$C_{14}H_{15}Cl_2N$
Chlornaphazin **7.**876
$C_{14}H_{15}Cl_2NS$
Ticlopidinhydrochlorid **9.**922
$C_{14}H_{15}Cl_2N_3$
Acriflaviniumdichlorid **7.**66
$C_{14}H_{15}NO_2$
Methfuroxam **3.**790
$C_{14}H_{15}NO_4$
Oxazoron **8.**1254
$C_{14}H_{15}NO_5$
Folescutol **8.**282
$C_{14}H_{15}N_3O_3$
Naphazolinnitrat **8.**1086
$C_{14}H_{15}N_3O_5S_2$
Sulfadiasulfon **9.**694
$C_{14}H_{15}N_5O$
Endralazin **8.**26

$C_{14}H_{15}N_5O \cdot CH_4O_3S$
  Endralazinmesilat  8.27
$C_{14}H_{15}N_5O_6S$
  Metsulfuronmethyl  3.826
$C_{14}H_{15}N_7 \cdot (C_4H_7NO_3)_2$
  Diminazendiaceturat  7.1364
$C_{14}H_{16}$
  Chamazulen  7.826
$C_{14}H_{16}As_2N_2Na_2O_8S_2$
  Sulfarsphenamin, Dinatriumsalz  9.725
$[C_{14}H_{16}As_2N_2O_8S_2]^{2-} \cdot 2\,Na^+$
  Sulfarsphenamin, Dinatriumsalz  9.725
$C_{14}H_{16}BrNO_2$
  Brofaromin  7.514
$C_{14}H_{16}ClN_3O$
  Metazachlor  3.781
$C_{14}H_{16}ClN_3O_2$
  Triadimefon  3.1184
$C_{14}H_{16}ClN_3O_4S_2$
  Cyclothiazid  7.1148
$C_{14}H_{16}ClO_5PS$
  Coumaphos  7.1103
$C_{14}H_{16}Cl_2N_4O_3$
  Obidoximchlorid  8.1221
$C_{14}H_{16}N_2O_2$
  Etomidat  8.150
$C_{14}H_{16}N_2O_2 \cdot HCl$
  Etomidathydrochlorid  8.151
$C_{14}H_{16}N_2O_2 \cdot H_2SO_4$
  Etomidathydrogensulfat  8.152
$C_{14}H_{16}N_2O_3$
  Nadoxolol  8.1061
$C_{14}H_{16}N_2O_3 \cdot HCl$
  Nadoxololhydrochlorid  8.1062
$[C_{14}H_{16}N_4O_3]^{2+} \cdot 2\,Cl^-$
  Obidoximchlorid  8.1221
$C_{14}H_{17}ClNO_4PS_2$
  Dialifos  3.415
$C_{14}H_{17}ClN_2O_2$
  Etomidathydrochlorid  8.151
$C_{14}H_{17}ClN_2O_3$
  Nadoxololhydrochlorid  8.1062
$C_{14}H_{17}ClN_2O_3S$
  Clorexolon  7.1040
$C_{14}H_{17}NO_6$
  Nitrothal-isopropyl  3.879
$C_{14}H_{17}N_3O_9$
  Azaribin  7.334
$C_{14}H_{17}N_5O_3$
  Pipemidsäure  9.221
$C_{14}H_{18}As_2N_2O_6$
  Difetarson  7.1290
$C_{14}H_{18}CaN_3Na_3O_{10}$
  Calciumtrinatriumpentetat  7.642
  Pentetsäure, Trinatriumcalciumsalz  9.66
$C_{14}H_{18}ClN_3O_2$
  Triadimenol  3.1185
$C_{14}H_{18}N_2$
  Tefazolin  9.786
$C_{14}H_{18}N_2O$
  Propyphenazon  9.415

$C_{14}H_{18}N_2O_2$
  Parsalmid  9.36
$C_{14}H_{18}N_2O_3$
  Methohexital  8.926
$C_{14}H_{18}N_2O_4$
  Mofoxim  8.1027
  Oxadixyl  3.898
$C_{14}H_{18}N_2O_5$
  Aspartam  7.306
  Lidofenin  8.738
$C_{14}H_{18}N_2O_6S$
  Etomidathydrogensulfat  8.152
$C_{14}H_{18}N_3Na_3O_{10}Zn$
  Pentetsäure, Trinatriumzinksalz  9.67
$[C_{14}H_{18}N_3O_{10}]^{5-} \cdot Ca^{2+} \cdot 3\,Na^+$
  Calciumtrinatriumpentetat  7.642
$[C_{14}H_{18}N_3O_{10}]^{5-} \cdot 3\,Na^+ \cdot Ca^{2+}$
  Pentetsäure, Trinatriumcalciumsalz  9.66
$[C_{14}H_{18}N_3O_{10}]^{5-} \cdot 3\,Na^+ \cdot Zn^{2+}$
  Pentetsäure, Trinatriumzinksalz  9.67
$C_{14}H_{18}N_4O_3$
  Benomyl  3.157
  Trimethoprim  9.1069
$C_{14}H_{18}N_4O_3 \cdot C_{10}H_{10}N_4O_2S$
  Cotrimazin *[Fixe Kombination aus Trimethoprim und Sulfadiazin]*  7.1102
$C_{14}H_{18}N_4O_3 \cdot C_{10}H_{11}N_3O_3S$
  Cotrimoxazol *[Fixe Kombination aus Trimethoprim und Sulfamethoxazol]*  7.1103
$C_{14}H_{18}N_4O_9$
  Coffeincitrat  7.1075
$C_{14}H_{18}O_3$
  Stiripentol  9.663
$C_{14}H_{18}O_4$
  Cinoxat  7.963
$C_{14}H_{19}ClN_4$
  Amproliumchlorid  7.246
$C_{14}H_{19}ClN_4 \cdot HCl$
  Amproliumchloridhydrochlorid  7.247
$C_{14}H_{19}Cl_2NO_2$
  Chlorambucil  7.845
$C_{14}H_{19}NO_2$
  Levofacetoperan  8.719
  Methylphenidat  3.818
  Piperoxan  9.235
$C_{14}H_{19}NO_5$
  Trimetozin  9.1072
$C_{14}H_{19}N_3O$
  Oxolamin  8.1265
  Ramifenazon  9.486
$C_{14}H_{19}N_3O \cdot C_6H_8O_7$
  Oxolamincitrat  8.1265
$C_{14}H_{19}N_3O \cdot HCl$
  Ramifenazonhydrochlorid  9.487
$C_{14}H_{19}N_3S$
  Methapyrilen  8.917
  Thenyldiamin  9.847
$(C_{14}H_{19}N_3S)_2 \cdot (C_4H_4O_4)_3$
  Methapyrilenfumarat  8.917
$C_{14}H_{19}N_3S \cdot HCl$
  Methapyrilenhydrochlorid  8.917
  Thenyldiaminhydrochlorid  9.847

[C$_{14}$H$_{19}$N$_4$]$^+$ · Cl$^-$
  Amproliumchlorid  7.246
C$_{14}$H$_{20}$Br$_2$N$_2$
  Bromhexin  7.521
C$_{14}$H$_{20}$Br$_2$N$_2$ · HCl
  Bromhexinhydrochlorid  7.523
C$_{14}$H$_{20}$ClNO$_2$
  Alachlor  3.34
C$_{14}$H$_{20}$ClN$_3$O
  Ramifenazonhydrochlorid  9.487
C$_{14}$H$_{20}$ClN$_3$O$_3$S
  Clopamid  7.1032
C$_{14}$H$_{20}$ClN$_3$S
  Methapyrilenhydrochlorid  8.917
  Thenyldiaminhydrochlorid  9.847
C$_{14}$H$_{20}$Cl$_2$N$_4$
  Amproliumchloridhydrochlorid  7.247
C$_{14}$H$_{20}$GdN$_3$O$_{10}$
  Gadopentetinsäure  8.320
C$_{14}$H$_{20}$N$_2$O$_2$
  Bunitrolol  7.549
  Pindolol  9.213
  Piridocain  9.252
C$_{14}$H$_{20}$N$_3$O$_3$PS
  Pyrazophos  3.1015
C$_{14}$H$_{20}$N$_4$O
  Imolamin  8.532
C$_{14}$H$_{21}$Br$_2$ClN$_2$
  Bromhexinhydrochlorid  7.523
C$_{14}$H$_{21}$NOS
  Prosulfocarb  3.1007
C$_{14}$H$_{21}$NO$_2$
  Padimat A  9.1
C$_{14}$H$_{21}$NO$_2$ · HCl
  Amylocainhydrochlorid  7.254
C$_{14}$H$_{21}$NO$_3$
  Furmecyclox  3.622
C$_{14}$H$_{21}$N$_2$O$_2$ · HCl
  Bunitrololhydrochlorid  7.550
C$_{14}$H$_{21}$N$_3$O$_2$ · C$_4$H$_6$O$_4$
  Sumatriptansuccinat  9.752
C$_{14}$H$_{21}$N$_3$O$_3$
  Karbutilat  3.706
  Oxamniquin  8.1247
C$_{14}$H$_{21}$N$_3$O$_3$S
  Metahexamid  8.900
  Tolazamid  9.976
C$_{14}$H$_{22}$BrN$_3$O$_2$
  Bromoprid  7.529
C$_{14}$H$_{22}$BrN$_3$O$_2$ · HCl
  Bromopridhydrochlorid  7.531
C$_{14}$H$_{22}$ClNO
  Clobutinol  7.1003
C$_{14}$H$_{22}$ClNO · HCl
  Clobutinolhydrochlorid  7.1004
C$_{14}$H$_{22}$ClNO$_2$
  Amylocainhydrochlorid  7.254
  Bupranolol  7.556
C$_{14}$H$_{22}$ClNO$_2$ · HCl
  Bupranololhydrochlorid  7.557
C$_{14}$H$_{22}$ClN$_2$O$_2$
  Bunitrololhydrochlorid  7.550
C$_{14}$H$_{22}$ClN$_3$O$_2$
  Metoclopramid  8.982
C$_{14}$H$_{22}$ClN$_3$O$_2$ · 2 HCl · H$_2$O
  Metoclopramiddihydrochlorid Monohydrat  8.984
C$_{14}$H$_{22}$ClN$_3$O$_2$ · HCl · H$_2$O
  Metoclopramidhydrochlorid Monohydrat  8.984
C$_{14}$H$_{22}$Cl$_2$N$_2$O$_6$S$_4$
  Clomethiazoledisilat  7.1021
C$_{14}$H$_{22}$N$_2$O
  Lidocain  8.735
  Octacain  8.1223
C$_{14}$H$_{22}$N$_2$O · HCl · H$_2$O
  Lidocainhydrochlorid  8.737
C$_{14}$H$_{22}$N$_2$O$_3$
  Atenolol  7.309
  Practolol  9.300
  Trimetazidin  9.1066
C$_{14}$H$_{22}$N$_2$O$_3$S
  Piprozolin  9.240
C$_{14}$H$_{23}$BrClN$_3$O$_2$
  Bromopridhydrochlorid  7.531
C$_{14}$H$_{23}$Cl$_2$NO
  Clobutinolhydrochlorid  7.1004
C$_{14}$H$_{23}$Cl$_2$NO$_2$
  Bupranololhydrochlorid  7.557
C$_{14}$H$_{23}$N$_3$O$_{10}$
  Pentetsäure  9.66
C$_{14}$H$_{23}$N$_5$O
  *erythro*-Hydroxynonyladenin  8.500
C$_{14}$H$_{24}$CaN$_4$O$_8$
  Piperazin, Calciumedetat  9.231
C$_{14}$H$_{24}$N$_2$O$_3$
  Ciclopiroxolamin  7.944
C$_{14}$H$_{24}$N$_2$O$_5$
  Pirbuterolacetat  9.245
C$_{14}$H$_{24}$N$_2$O$_7$
  Spectinomycin  9.647
C$_{14}$H$_{24}$N$_2$O$_7$ · 2 HCl · 5 H$_2$O
  Spectinomycinhydrochlorid Pentahydrat  9.648
C$_{14}$H$_{24}$N$_2$O$_7$ · H$_2$SO$_4$ · 2 H$_2$O
  Spectinomycinsulfat Dihydrat  9.648
C$_{14}$H$_{25}$ClN$_2$O$_2$
  Lidocainhydrochlorid  8.737
C$_{14}$H$_{25}$Cl$_2$N$_3$O$_3$
  Metoclopramidhydrochlorid Monohydrat  8.984
C$_{14}$H$_{25}$NO$_6$S
  Isoetarinmesilat  8.602
C$_{14}$H$_{25}$N$_5$O$_7$
  Theophyllin, Megluminsalz  9.859
C$_{14}$H$_{26}$CaO$_{16}$
  Calciumglucoheptonat  7.627
C$_{14}$H$_{26}$Cl$_3$N$_3$O$_3$
  Metoclopramiddihydrochlorid Monohydrat
  8.984
C$_{14}$H$_{26}$N$_4$O$_{11}$P$_2$
  Cytidin-5'-diphosphocholin  7.1163
C$_{14}$H$_{26}$O$_2$
  Z-9-Dodecenylacetat  3.508
C$_{14}$H$_{26}$O$_3$
  Menglytat  8.860
C$_{14}$H$_{27}$NO$_6$
  Pempidintartrat  9.46

$C_{14}H_{30}Br_2N_2O_4$
Suxamethoniumbromid  9.759
$C_{14}H_{30}Cl_2N_2O_4$
Suxamethoniumchlorid, wasserfrei  9.761
$[C_{14}H_{30}N_2O_4]^{2+} \cdot 2\ Br^-$
Suxamethoniumbromid  9.759
$[C_{14}H_{30}N_2O_4]^{2+} \cdot 2\ Cl^-$
Suxamethoniumchlorid, wasserfrei  9.761
$[C_{14}H_{30}N_2O_4]^{2+} \cdot 2\ Cl^- \cdot 2\ H_2O$
Suxamethoniumchlorid Dihydrat  9.762
$C_{14}H_{30}N_2O_{13}S$
Spectinomycinsulfat Dihydrat  9.648
$C_{14}H_{30}O_2S_2$
Tiadenol  9.910
$C_{14}H_{34}Cl_2N_2O_6$
Suxamethoniumchlorid Dihydrat  9.762
$C_{14}H_{36}Cl_2N_2O_{12}$
Spectinomycinhydrochlorid Pentahydrat  9.648
$C_{14}H_{36}N_2O_4S$
Tuaminoheptansulfat  9.1118
$C_{15}H_9ClO_2$
Clorindion  7.1041
$C_{15}H_{10}BrClN_4S$
Brotizolam  7.536
$C_{15}H_{10}ClN_3O_3$
Clonazepam  7.1027
$C_{15}H_{10}Cl_2N_2O$
Delorazepam  7.1194
$C_{15}H_{10}Cl_2N_2O_2$
Lorazepam  8.765
$C_{15}H_{10}I_4NNaO_4$
Dextrothyroxin, Natriumsalz  7.1249
$[C_{15}H_{10}I_4NO_4]^- \cdot Na^+$
Dextrothyroxin, Natriumsalz  7.1249
$[C_{15}H_{10}I_4NO_4]^- \cdot Na^+ \cdot 5\ H_2O$
Levothyroxin, Natriumsalz Pentahydrat  8.733
$C_{15}H_{10}N_2O_2$
4,4′-Diphenylmethandiisocyanat  3.499
$C_{15}H_{10}O_7$
Quercetin  3.1024
$C_{15}H_{10}O_7 \cdot 2\ H_2O$
Quercetin Dihydrat  9.478
$C_{15}H_{11}ClN_2O$
Mecloqualon  8.830
$C_{15}H_{11}ClN_2O_2$
Demoxepam  7.1197
Oxazepam  8.1250
$C_{15}H_{11}Cl_2F_5O_2$
Fenfluthrin  8.182
$C_{15}H_{11}I_4NO_4$
Dextrothyroxin  7.1246
Levothyroxin  8.729
DL-Thyroxin  9.907
$C_{15}H_{11}N_2NaO_2$
Phenytoin, Natriumsalz  9.187
$[C_{15}H_{11}N_2O_2]^- \cdot Na^+$
Phenytoin, Natriumsalz  9.187
$C_{15}H_{11}N_3O_3$
Nitrazepam  8.1175
$C_{15}H_{12}ClNO_2$
Carprofen  7.716

$[C_{15}H_{12}FO_2]^- \cdot Na^+ \cdot 2\ H_2O$
Flurbiprofen, Natriumsalz Dihydrat  8.276
$C_{15}H_{12}I_2O_3$
Pheniodol  9.121
$C_{15}H_{12}I_3NO_4$
Liothyronin  8.742
$C_{15}H_{12}N_2O$
Carbamazepin  7.669
$C_{15}H_{12}N_2O_2$
Phenytoin  9.183
$C_{15}H_{12}O_2$
trans-en-in-Dicycloether  7.1273
$C_{15}H_{12}O_3$
Chrysarobin  7.937
$C_{15}H_{12}O_7$
Khellincarbonsäure  8.680
$[C_{15}H_{13}ClNO_3]^- \cdot Na^+ \cdot 2\ H_2O$
Zomepirac, Natriumsalz Dihydrat  9.1247
$C_{15}H_{13}ClN_2$
Chlormidazol  7.875
$C_{15}H_{13}ClN_2 \cdot HCl$
Chlormidazolhydrochlorid  7.876
$C_{15}H_{13}FO_2$
Flurbiprofen  8.275
$C_{15}H_{13}N_3O_2S$
Fenbendazol  8.172
$C_{15}H_{13}N_3O_3S$
Oxfendazol  8.1259
$C_{15}H_{13}N_3O_4S$
Piroxicam  9.256
$2\ [C_{15}H_{13}O_3]^- \cdot Ca^{2+} \cdot 2\ H_2O$
Fenoprofen, Calciumsalz Dihydrat  8.186
$C_{15}H_{14}ClNO_3$
Zomepirac  9.1246
$C_{15}H_{14}ClN_3O_4S \cdot H_2O$
Cefaclor Monohydrat  7.729
$C_{15}H_{14}ClN_3O_4S_3$
Benzthiazid  7.436
$C_{15}H_{14}Cl_2N_2$
Chlormidazolhydrochlorid  7.876
$C_{15}H_{14}FN_3O_3$
Flumazenil  8.233
$C_{15}H_{14}F_3N_3O_4S_2$
Bendroflumethiazid  7.397
$[C_{15}H_{14}NO_3]^- \cdot Na^+ \cdot 2\ H_2O$
Tolmetin, Natriumsalz Dihydrat  9.985
$C_{15}H_{14}N_2Na_2O_6S_2$
Ticarcillin, Dinatriumsalz  9.921
$C_{15}H_{14}N_2O$
Doxenitoin  7.1428
$C_{15}H_{14}N_2O_2S$
Sulfacinnamin  9.693
$[C_{15}H_{14}N_2O_6S_2]^{2-} \cdot 2\ Na^+$
Ticarcillin, Dinatriumsalz  9.921
$C_{15}H_{14}N_4O_2S$
Sulfaphenazol  9.723
$C_{15}H_{14}O_3$
Benzylmandelat  7.443
Fenoprofen  8.185
Mexenon  8.999
$C_{15}H_{14}O_4$
Menadioldiacetat  8.857

Menbuton 8.859
$C_{15}H_{14}O_5$
 Dihydroxydimethoxybenzophenon 7.1332
$C_{15}H_{14}O_6$
 Cianidanol 7.942
$C_{15}H_{14}O_7$
 Leucocianidol 8.704
$C_{15}H_{14}O_9$
 Quercetin Dihydrat 9.478
$C_{15}H_{15}ClN_2O_2$
 Chloroxuron 3.299
$C_{15}H_{15}ClN_2O_4S$
 Xipamid 9.1212
$C_{15}H_{15}FN_4O \cdot HCl$
 Zolazepamhydrochlorid 9.1245
$C_{15}H_{15}NO_2$
 Mefenaminsäure 8.841
$C_{15}H_{15}NO_3$
 Tolmetin 9.983
$C_{15}H_{15}N_3O \cdot C_3H_6O_3$
 Ethacridinlactat 8.100
$C_{15}H_{15}N_4NaO_4$
 Coffein-Natriumbenzoat 7.1076
$C_{15}H_{15}N_4NaO_5$
 Coffein-Natriumsalicylat 7.1077
$C_{15}H_{16}ClFN_4O$
 Zolazepamhydrochlorid 9.1245
$C_{15}H_{16}ClN_3O_4S_2$
 Bemetizid 7.387
$C_{15}H_{16}ClN_3O_5S$
 Cefaclor Monohydrat 7.729
$C_{15}H_{16}ClN_3S$
 Toloniumchlorid 9.987
$C_{15}H_{16}Cl_2N_2O_8$
 Chloramphenicolhydrogensuccinat 7.850
$C_{15}H_{16}Cl_3N_3O_2$
 Prochloraz 3.987
$C_{15}H_{16}FNaO_4$
 Flurbiprofen, Natriumsalz Dihydrat 8.276
$C_{15}H_{16}I_3NO_5$
 Iobutonsäure 8.569
$C_{15}H_{16}I_3N_3O_7$
 Ioserinsäure 8.583
$C_{15}H_{16}N_2O_6S_2$
 Ticarcillin 9.918
$[C_{15}H_{16}N_3S]^+ \cdot Cl^-$
 Toloniumchlorid 9.987
$C_{15}H_{16}O_5$
 Lactucin 3.723
$C_{15}H_{16}O_9$
 Aesculin 7.83
 Daphnin 3.389
$C_{15}H_{16}O_9 \cdot 1,5 H_2O$
 Aesculinum 7.84
$C_{15}H_{17}ClNNaO_5$
 Zomepirac, Natriumsalz Dihydrat 9.1247
$C_{15}H_{17}Cl_2N_3O_2$
 Propiconazol 3.1000
$C_{15}H_{17}FN_4O_2$
 Flupirtin 8.268
$C_{15}H_{17}FN_4O_3$
 Enoxacin 8.30

$C_{15}H_{17}NS_2$
 Tipepidin 9.951
$C_{15}H_{17}NS_2 \cdot C_6H_8O_7 \cdot H_2O$
 Tipepidincitrat Monohydrat 9.951
$C_{15}H_{17}NS_2 \cdot C_{14}H_{10}O_4$
 Tipepidinhibenzat 9.952
$C_{15}H_{18}F_2N_6O_7S_2$
 Flomoxef 8.216
$C_{15}H_{18}NNaO_5$
 Tolmetin, Natriumsalz Dihydrat 9.985
$C_{15}H_{18}N_2 \cdot HCl$
 Pirlindolhydrochlorid 9.255
$C_{15}H_{18}O_2$
 Dehydrocostuslacton 3.395
$C_{15}H_{18}O_3$
 Santonin 9.568
 α-Santonin 3.1056
$C_{15}H_{18}O_4$
 Helenalin 3.650
$C_{15}H_{18}O_7 \cdot C_{15}H_{16}O_6$
 Picrotoxin 9.201
$C_{15}H_{19}ClN_2$
 Pirlindolhydrochlorid 9.255
$C_{15}H_{19}ClN_4O_3$
 Dimefuron 3.474
$C_{15}H_{19}Cl_2N_3O$
 Diclobutrazol 3.451
$C_{15}H_{19}NO$
 Pronethalol 9.386
$C_{15}H_{19}NO_2$
 Tropacocain 9.1100
$C_{15}H_{19}NO_2 \cdot HCl$
 Tropacocainhydrochlorid 9.1100
$C_{15}H_{19}N_5O_4S$
 Endralazinmesilat 8.27
$C_{15}H_{20}ClNO_2$
 Tropacocainhydrochlorid 9.1100
$C_{15}H_{20}ClN_3O$
 Paclobutrazol 3.909
$C_{15}H_{20}I_4NNaO_9$
 Levothyroxin, Natriumsalz Pentahydrat 8.733
$C_{15}H_{20}N_2O_2$
 Fenspirid 8.195
$C_{15}H_{20}N_2O_4S$
 Acetohexamid 7.27
$C_{15}H_{20}O_2$
 Alantolakton 3.35
 Costunolid 3.351
 Isoalantolakton 3.698
$C_{15}H_{20}O_3$
 Anthecotulid 3.79
 Carabron 3.249
$C_{15}H_{21}Cl_2FN_2O_3$
 Fluroxypyr-1-methylheptylester 3.606
$C_{15}H_{21}F_3N_2O_2$
 Fluvoxamin 8.281
$C_{15}H_{21}F_3N_2O_2 \cdot C_4H_4O_4$
 Fluvoxaminhydrogenmaleat 8.282
$C_{15}H_{21}N$
 Fencamfamin 8.174
$C_{15}H_{21}NO_2$
 Pethidin 9.94

$C_{15}H_{21}NO_2 \cdot HCl$
  Pethidinhydrochlorid  **9.**97
$C_{15}H_{21}NO_4$
  Metalaxyl  **3.**777
$C_{15}H_{21}N_3O$
  Primaquin  **9.**339
$C_{15}H_{21}N_3O \cdot 2\ H_3PO_4$
  Primaquindiphosphat  **9.**341
$C_{15}H_{21}N_3O_2$
  Physostigmin  **9.**193
$C_{15}H_{21}N_3O_2 \cdot C_7H_6O_3$
  Physostigminsalicylat  **9.**196
$(C_{15}H_{21}N_3O_2)_2 \cdot H_2SO_4$
  Physostigminsulfat  **9.**197
$C_{15}H_{21}N_3O_3S$
  Gliclazid  **8.**351
$C_{15}H_{21}N_3O_4S$
  Panipenem  **9.**8
$C_{15}H_{22}ClNO_2$
  Metolachlor  **3.**822
  Pethidinhydrochlorid  **9.**97
$C_{15}H_{22}N_2O$
  Mepivacain  **8.**873
$C_{15}H_{22}N_2O \cdot HCl$
  Mepivacainhydrochlorid  **8.**875
$C_{15}H_{22}N_2O_2$
  Mepindolol  **8.**870
$(C_{15}H_{22}N_2O_2)_2 \cdot H_2SO_4$
  Mepindololsulfat  **8.**871
$C_{15}H_{22}N_2O_3$
  Tolycain  **9.**991
$C_{15}H_{22}N_4O_3$
  Propentofyllin  **9.**395
$C_{15}H_{22}O_3$
  Gemfibrozil  **8.**334
$C_{15}H_{23}ClN_2O$
  Mepivacainhydrochlorid  **8.**875
$C_{15}H_{23}NO$
  Meptazinol  **8.**877
  Tebutam  **3.**1126
$C_{15}H_{23}NO \cdot HCl$
  Meptazinolhydrochlorid  **8.**878
$C_{15}H_{23}NO_2$
  Alprenolol  **7.**131
  (+)-Alprenolol  **7.**132
  (–)-Alprenolol  **7.**132
  Procinolol  **9.**361
$C_{15}H_{23}NO_2 \cdot HCl$
  Alprenololhydrochlorid  **7.**132
  Isobucainhydrochlorid  **8.**598
$C_{15}H_{23}NO_3$
  Oxprenolol  **8.**1268
$C_{15}H_{23}NO_3 \cdot HCl$
  Oxprenololhydrochlorid  **8.**1269
$C_{15}H_{23}N_3$
  Iquindamin  **8.**595
$C_{15}H_{23}N_3O$
  Triapenthenol  **3.**1188
$C_{15}H_{23}N_3OS$
  Dimazol  **7.**1345
$C_{15}H_{23}N_3O_3S$
  Mecillinam  **8.**825

$C_{15}H_{23}N_3O_4S$
  Ciclacillin  **7.**942
  Sulpirid  **9.**743
$C_{15}H_{24}ClNO$
  Meptazinolhydrochlorid  **8.**878
$C_{15}H_{24}ClNO_2$
  Alprenololhydrochlorid  **7.**132
  Isobucainhydrochlorid  **8.**598
$C_{15}H_{24}ClNO_3$
  Oxprenololhydrochlorid  **8.**1269
$C_{15}H_{24}NO_4PS$
  Isofenphos  **3.**698
$C_{15}H_{24}N_2O$
  Morforex  **8.**1038
$C_{15}H_{24}N_2O_2$
  Tetracain  **9.**828
$C_{15}H_{24}N_2O_2 \cdot HCl$
  Tetracainhydrochlorid  **9.**830
$C_{15}H_{24}N_2O_3$
  Hydroxytetracain  **8.**507
  Mefexamid  **8.**844
$C_{15}H_{24}N_4O_5S$
  Sulfafurazol, Diolaminsalz  **9.**705
$C_{15}H_{24}O$
  Butylhydroxytoluol  **7.**585
  3,5-Di-*tert.*-butyl-4-hydroxytoluol  **3.**502
$C_{15}H_{25}ClN_2O_2$
  Tetracainhydrochlorid  **9.**830
$C_{15}H_{25}NO_3$
  Metoprolol  **8.**989
$(C_{15}H_{25}NO_3)_2 \cdot C_4H_6O_6$
  Metoprololtartrat  **8.**989
$[C_{15}H_{25}N_6O_5S]^{3+} \cdot 2\ [HSO_4]^- \cdot [C_7H_7SO_3]^-$
  Ademetionintosilat-bis(sulfat)  **7.**68
$C_{15}H_{26}N_2$
  Spartein  **3.**1096;  **9.**645
$C_{15}H_{26}N_2 \cdot H_2SO_4$
  Sparteinsulfat  **9.**647
$C_{15}H_{26}N_2 \cdot H_2SO_4 \cdot 5\ H_2O$
  Sparteinsulfat Pentahydrat  **9.**647
$C_{15}H_{26}O_2$
  Bornylvalerat  **7.**510
  (+)-Bornylvalerat  **7.**510
  (–)-Bornylvalerat  **7.**510
$C_{15}H_{27}N_3O_9P_2$
  Primaquindiphosphat  **9.**341
$C_{15}H_{28}N_2O_4S$
  Sparteinsulfat  **9.**647
$C_{15}H_{29}NO_3$
  Undecylensäurediethanolamid  **9.**1130
$C_{15}H_{32}N_2 \cdot (C_4H_5O_6)_2$
  Pentoloniumtartrat  **9.**73
$C_{15}H_{38}N_2O_9S$
  Sparteinsulfat Pentahydrat  **9.**647
$C_{16}H_8N_2O_5$
  Pirenoxin  **9.**246
$C_{16}H_9N_4Na_3O_9S_2$
  Tartrazin  **9.**775
$[C_{16}H_9N_4O_9S_2]^{3-} \cdot 3\ Na^+$
  Tartrazin  **9.**775
$C_{16}H_{10}ClKN_2O_3$
  Clorazepat, Kaliumsalz  **7.**1040

[$C_{16}H_{10}ClN_2O_3$]$^-$ · $K^+$
  Clorazepat, Kaliumsalz 7.1039
$C_{16}H_{10}ClN_3$
  Lotrifen 8.771
$C_{16}H_{11}ClK_2N_2O_4$
  Clorazepat, Dikaliumsalz 7.1039
[$C_{16}H_{11}ClN_2O_4$]$^{2-}$ · 2 $K^+$
  Clorazepat, Dikaliumsalz 7.1039
$C_{16}H_{12}ClNO_3$
  Benoxaprofen 7.403
$C_{16}H_{12}Cl_2N_2O$
  Cloroqualon 7.1043
$C_{16}H_{12}Cl_2N_2O_2$
  Lormetazepam 8.769
$C_{16}H_{12}Cl_2O_4S$
  Fenticlordiacetat 8.199
$C_{16}H_{12}FN_3O_3$
  Flubendazol 8.219
  Flunitrazepam 8.243
$C_{16}H_{12}N_4O_5S_2$
  Salazosulfathiazol 9.547
$C_{16}H_{13}ClN_2O$
  Diazepam 7.1252
$C_{16}H_{13}ClN_2O_2$
  Clobazam 7.999
  Temazepam 9.791
$C_{16}H_{13}ClN_2O_4$
  Clorazepat 7.1038
$C_{16}H_{13}Cl_3N_2OS$
  Tioconazol 9.944
$C_{16}H_{13}F_2N_3O$
  Flutriafol 3.608
$C_{16}H_{13}I_3N_2O_3$
  Iobenzaminsäure 8.567
$C_{16}H_{13}NO_4$
  Chinolinsalicylat 7.842
$C_{16}H_{13}N_3O_3$
  Mebendazol 8.817
$C_{16}H_{14}ClN_3O$
  Chlordiazepoxid 7.859
$C_{16}H_{14}ClN_3O$ · HCl
  Chlordiazepoxidhydrochlorid 7.859
$C_{16}H_{14}Cl_2O_4$
  Diclofop-methyl 3.452
$C_{16}H_{14}N_2O_6S$
  Phthalylsulfanilacetamid 9.192
2 [$C_{16}H_{14}N_3O_7S_2$]$^-$ · $Ca^{2+}$ · 5 $H_2O$
  Sulfaloxinsäure, Calciumsalz Pentahydrat 9.709
$C_{16}H_{14}OS_2$
  Tenylidon 9.800
$C_{16}H_{14}O_2$
  Benzylcinnamat 7.441
$C_{16}H_{14}O_3$
  Ketoprofen 8.671
$C_{16}H_{15}ClN_2$
  Medazepam 8.834
$C_{16}H_{15}ClN_2OS$
  Clotiazepam 7.1047
$C_{16}H_{15}Cl_2N_3O$
  Chlordiazepoxidhydrochlorid 7.860
$C_{16}H_{15}Cl_3O_2$
  Methoxychlor 3.799

$C_{16}H_{15}F_2N_3Si$
  Flusilazol 3.607
$C_{16}H_{15}NO_3$
  Ftaxilid 8.309
$C_{16}H_{15}N_2NaO_6S_2$
  Cefalotin, Natriumsalz 7.744
[$C_{16}H_{15}N_2O_6S_2$]$^-$ · $Na^+$
  Cefalotin, Natriumsalz 7.744
$C_{16}H_{15}N_3O_7S$
  Sulfaloxinsäure 9.709
$C_{16}H_{15}N_4NaO_8S$
  Cefuroxim, Natriumsalz 7.799
[$C_{16}H_{15}N_4O_8S$]$^-$ · $Na^+$
  Cefuroxim, Natriumsalz 7.799
$C_{16}H_{15}N_5O_7S_2$ · 3 $H_2O$
  Cefixim Trihydrat 7.755
$C_{16}H_{16}ClN_3O_3S$
  Indapamid 8.534
  Metolazon 8.986
$C_{16}H_{16}NO_6P$
  Naftalofos 8.1065
$C_{16}H_{16}N_2Na_2O_7S_2$
  Temocillin, Dinatriumsalz 9.795
$C_{16}H_{16}N_2O_4$
  Desmedipham 3.404
  Phenmedipham 3.949
$C_{16}H_{16}N_2O_5S$
  Succisulfon 9.683
$C_{16}H_{16}N_2O_6S_2$
  Cefalotin 7.741
[$C_{16}H_{16}N_2O_7S_2$]$^{2-}$ · 2 $Na^+$
  Temocillin, Dinatriumsalz 9.795
$C_{16}H_{16}N_3NaO_7S_2$
  Cefoxitin, Natriumsalz 7.777
[$C_{16}H_{16}N_3O_7S_2$]$^-$ · $Na^+$
  Cefoxitin, Natriumsalz 7.777
$C_{16}H_{16}N_4$ · ($C_2H_6O_4S$)$_2$
  Stilbamidinisethionat 9.662
$C_{16}H_{16}N_4O$
  Hydroxystilbamidin 8.506
$C_{16}H_{16}N_4O$ · ($C_2H_6O_4S$)$_2$
  Hydroxystilbamidindiisethionat 8.506
$C_{16}H_{16}N_4O_2S$
  Sulfapyrazol 9.724
$C_{16}H_{16}N_4O_8S$
  Cefuroxim 7.797
$C_{16}H_{16}N_5NaO_4S$
  Azidocillin, Natriumsalz 7.344
$C_{16}H_{16}N_5NaO_7S_2$
  Cefotaxim, Natriumsalz 7.768
[$C_{16}H_{16}N_5O_4S$]$^-$ · $Na^+$
  Azidocillin, Natriumsalz 7.344
[$C_{16}H_{16}N_5O_7S_2$]$^-$ · $Na^+$
  Cefotaxim, Natriumsalz 7.768
$C_{16}H_{17}BrN_2$
  Zimeldin 9.1231
$C_{16}H_{17}BrN_2$ · 2 HCl · $H_2O$
  Zimeldindihydrochlorid Monohydrat 9.1231
$C_{16}H_{17}ClN_2O$
  Tetrazepam 9.839
$C_{16}H_{17}ClN_2S$ · $C_3H_4O_4$
  Chlorphenethazinhydrogenmaleat 7.898

$C_{16}H_{17}ClN_2S \cdot HCl$
  Chlorphenethazinhydrochlorid  7.898
$C_{16}H_{17}KN_2O_4S$
  Benzylpenicillin, Kaliumsalz  7.451
$C_{16}H_{17}KN_2O_5S$
  Phenoxymethylpenicillin, Kaliumsalz  9.148
$C_{16}H_{17}NO_4$
  Lycorin  3.748
$C_{16}H_{17}N_2NaO_4S$
  Benzylpenicillin, Natriumsalz  7.453
$C_{16}H_{17}N_2O_4S \cdot C_{15}H_{18}N$
  Benzylpenicillin, Benethaminsalz  7.449
$(C_{16}H_{17}N_2O_4S)_2 \cdot C_{16}H_{22}N_2$
  Benzylpenicillin, Benzathinsalz  7.449
$[C_{16}H_{17}N_2O_4S]^- \cdot K^+$
  Benzylpenicillin, Kaliumsalz  7.451
$[C_{16}H_{17}N_2O_4S]^- \cdot Na^+$
  Benzylpenicillin, Natriumsalz  7.453
$[C_{16}H_{17}N_2O_5S]^- \cdot K^+$
  Phenoxymethylpenicillin, Kaliumsalz  9.148
$C_{16}H_{17}N_3O_4S \cdot HCl \cdot H_2O$
  Cefalexinhydrochlorid Monohydrat  7.736
$C_{16}H_{17}N_3O_4S \cdot H_2O$
  Cefalexin Monohydrat  7.734
$C_{16}H_{17}N_3O_5S \cdot H_2O$
  Cefadroxil Monohydrat  7.729
$C_{16}H_{17}N_3O_7S_2$
  Cefoxitin  7.775
$C_{16}H_{17}N_5O_4S$
  Azidocillin  7.343
$C_{16}H_{17}N_5O_7S_2$
  Cefotaxim  7.765
$C_{16}H_{17}N_9O_5S_3$
  Cefmenoxim  7.757
$C_{16}H_{18}Cl_2N_2S$
  Chlorphenethazinhydrochlorid  7.898
$C_{16}H_{18}FN_3O_3$
  Norfloxacin  8.1208
$C_{16}H_{18}N_2$
  Nomifensin  8.1192
$C_{16}H_{18}N_2O_2$
  Etonam  8.152
$C_{16}H_{18}N_2O_4S$
  Benzylpenicillin  7.446
$(C_{16}H_{18}N_2O_4S)_2 \cdot C_{16}H_{18}N_2$
  Phenyracillin  9.182
$C_{16}H_{18}N_2O_5S$
  Phenoxymethylpenicillin  9.143
$(C_{16}H_{18}N_2O_5S)_2 \cdot C_{16}H_{20}N_2$
  Phenoxymethylpenicillin, Benzathinsalz  9.147
$C_{16}H_{18}N_2O_7S_2$
  Temocillin  9.793
$C_{16}H_{18}N_3NaO_4S$
  Ampicillin, Natriumsalz  7.245
$C_{16}H_{18}N_3NaO_5S$
  Amoxicillin, Natriumsalz  7.234
$[C_{16}H_{18}N_3O_4]^- \cdot Na^+$
  Ampicillin, Natriumsalz  7.245
$[C_{16}H_{18}N_3O_5S]^- \cdot Na^+$
  Amoxicillin, Natriumsalz  7.234
$C_{16}H_{18}N_4O_2$
  Nialamid  8.1136

Piribedil  9.250
$C_{16}H_{18}N_4O_2 \cdot CH_4SO_3$
  Piribedilmesilat  9.252
$C_{16}H_{18}O_9$
  Scopolosid  9.584
$C_{16}H_{19}BrN_2$
  Brompheniramin  7.533
  Dexbrompheniramin  7.1229
$C_{16}H_{19}BrN_2 \cdot C_4H_4O_4$
  Brompheniraminhydrogenmaleat  7.535
  Dexbrompheniraminmaleat  7.1229
$C_{16}H_{19}ClN_2$
  Chlorphenamin  7.894
  Dexchlorpheniramin  7.1230
$C_{16}H_{19}ClN_2 \cdot C_4H_4O_4$
  Chlorphenaminhydrogenmaleat  7.896
  Dexchlorpheniraminmaleat  7.1230
$C_{16}H_{19}ClN_2O$
  Carbinoxamin  7.688
$C_{16}H_{19}ClN_2O \cdot C_4H_4O_4$
  Carbinoxaminmaleat  7.689
$C_{16}H_{19}N_3O_4S$
  Ampicillin  7.240
$C_{16}H_{19}N_3O_4S \cdot 3 H_2O$
  Ampicillin Trihydrat  7.246
$C_{16}H_{19}N_3O_4S \cdot H_2O$
  Cefradin Monohydrat  7.780
$C_{16}H_{19}N_3O_5S$
  Amoxicillin  7.232
  Cefalexin Monohydrat  7.734
  Cefroxadin  7.783
$C_{16}H_{19}N_3O_5S \cdot 3 H_2O$
  Amoxicillin Trihydrat  7.235
$C_{16}H_{19}N_3O_6S$
  Cefadroxil Monohydrat  7.729
$C_{16}H_{19}N_3S$
  Isothipendyl  8.624
$C_{16}H_{19}N_3S \cdot HCl \cdot H_2O$
  Prothipendylhydrochlorid Monohydrat  9.426
$C_{16}H_{19}N_5O_2$
  Dimabefyllin  7.1344
$C_{16}H_{20}ClN_3$
  Chloropyramin  7.883
$C_{16}H_{20}ClN_3 \cdot HCl$
  Chloropyraminhydrochlorid  7.884
$C_{16}H_{20}ClN_3O_5S$
  Cefalexinhydrochlorid Monohydrat  7.736
$C_{16}H_{20}N_2$
  Pheniramin  9.121
$C_{16}H_{20}N_2 \cdot C_4H_4O_4$
  Pheniraminhydrogenmaleat  9.123
$C_{16}H_{20}N_2 \cdot C_7H_7NO_3$
  Pheniraminaminosalicylat  9.123
$C_{16}H_{20}N_3NaO_4S$
  Epicillin, Natriumsalz  8.43
$[C_{16}H_{20}N_3O_4S]^- \cdot Na^+$
  Epicillin, Natriumsalz  8.43
$C_{16}H_{20}N_4Na_2O_8S_3$
  Sulfadimidin-$N,N$-bis(1-ethansulfonsäure), Dinatriumsalz  9.701
$C_{16}H_{20}N_4O_2$
  Azapropazon  7.331

$C_{16}H_{20}N_4O_3S$
  Torasemid  9.994
$[C_{16}H_{20}N_4O_8S_3]^{2-} \cdot 2\,Na^+$
  Sulfadimidin-$N,N$-bis(1-ethansulfonsäure), Dinatriumsalz  9.701
$C_{16}H_{21}BrCl_2N_2O$
  Zimeldindihydrochlorid Monohydrat  9.1231
$C_{16}H_{21}Cl_2N_3$
  Chloropyraminhydrochlorid  7.884
$C_{16}H_{21}Cl_2N_3O_2$
  Bendamustin  7.395
$C_{16}H_{21}Cl_2N_3O_2 \cdot HCl$
  Bendamustinhydrochlorid  7.396
$C_{16}H_{21}NO_2$
  Propranolol  9.404
$C_{16}H_{21}NO_2 \cdot HCl$
  Propranololhydrochlorid  9.406
$C_{16}H_{21}NO_3$
  Homatropin  8.450
$C_{16}H_{21}NO_3 \cdot HBr$
  Homatropinhydrobromid  8.452
$C_{16}H_{21}NO_4$
  Befunolol  7.385
$C_{16}H_{21}NO_4 \cdot HCl$
  Befunololhydrochlorid  7.385
  ($S$)-Befunololhydrochlorid  7.386
$C_{16}H_{21}NO_5$
  Aceclidinsalicylat  7.10
$C_{16}H_{21}N_3$
  Tripelennamin  9.1085
$C_{16}H_{21}N_3 \cdot C_6H_8O_7$
  Tripelennamincitrat  9.1086
$C_{16}H_{21}N_3 \cdot HCl$
  Tripelennaminhydrochlorid  9.1086
$C_{16}H_{21}N_3O_4S$
  Epicillin  8.42
$C_{16}H_{21}N_3O_5S$
  Cefradin Monohydrat  7.780
$C_{16}H_{21}N_5O_2$
  Alizaprid  7.113
$C_{16}H_{21}N_5O_2 \cdot HCl$
  Alizapridhydrochlorid  7.114
$C_{16}H_{21}N_5O_{10}S_2$
  Cefixim Trihydrat  7.755
$C_{16}H_{22}BrNO_3$
  Homatropinhydrobromid  8.452
$C_{16}H_{22}ClNO_2$
  Propranololhydrochlorid  9.406
$C_{16}H_{22}ClNO_4$
  Befunololhydrochlorid  7.385
  ($S$)-Befunololhydrochlorid  7.386
  Clofibrid  7.1017
$C_{16}H_{22}ClN_3$
  Tripelennaminhydrochlorid  9.1086
$C_{16}H_{22}ClN_3O$
  Tebuconazol  3.1125
$C_{16}H_{22}ClN_3OS$
  Prothipendylhydrochlorid Monohydrat  9.426
$C_{16}H_{22}ClN_5O_2$
  Alizapridhydrochlorid  7.114
$C_{16}H_{22}Cl_3N_3O_2$
  Bendamustinhydrochlorid  7.396

$C_{16}H_{22}FNO$
  Melperon  8.854
$C_{16}H_{22}FNO \cdot HCl$
  Melperonhydrochlorid  8.854
$C_{16}H_{22}N_2O_3$
  Procaterol  9.358
$C_{16}H_{22}N_2O_3 \cdot HCl$
  Procaterolhydrochlorid  9.359
$C_{16}H_{22}N_2O_3 \cdot HCl \cdot 0{,}5\,H_2O$
  Procaterolhydrochlorid Hemihydrat  9.360
$C_{16}H_{22}N_2O_6S$
  Moranteltartrat  8.1036
$C_{16}H_{22}N_4O$
  Thonzylamin  9.893
$C_{16}H_{22}N_4O \cdot HCl$
  Thonzylaminhydrochlorid  9.893
$C_{16}H_{22}N_4O_4$
  Tetroxoprim  9.841
$C_{16}H_{22}N_4O_4S$
  Acetiamin  7.26
$C_{16}H_{22}N_4O_4S \cdot HCl \cdot H_2O$
  Acetiaminhydrochlorid Monohydrat  7.26
$C_{16}H_{22}N_6O_4$
  Protirelin  9.429
$C_{16}H_{22}O_4$
  Dibutylphthalat  7.1260
$C_{16}H_{23}ClFNO$
  Melperonhydrochlorid  8.854
$C_{16}H_{23}ClN_2O_3$
  Procaterolhydrochlorid  9.359
$C_{16}H_{23}ClN_2O_3 \cdot 0{,}5\,H_2O$
  Procaterolhydrochlorid Hemihydrat  9.360
$C_{16}H_{23}ClN_4O$
  Thonzylaminhydrochlorid  9.893
$C_{16}H_{23}NO$
  Pyrovaleron  9.462
  Tolperison  9.989
$C_{16}H_{23}NO \cdot HCl$
  Tolperisonhydrochlorid  9.989
$C_{16}H_{23}NO_2 \cdot HCl$
  Hexylcainhydrochlorid  8.443
  Piperocainhydrochlorid  9.234
$C_{16}H_{23}NO_3$
  Pranosal  9.306
$C_{16}H_{23}NO_6$
  Monocrotalin  3.834
$C_{16}H_{23}NO_7$
  Phendimetrazinhydrogentartrat  9.112
$C_{16}H_{23}N_3O_4$
  Gabexat  8.319
$C_{16}H_{23}N_3O_4 \cdot CH_4O_3S$
  Gabexatmesilat  8.320
$C_{16}H_{24}ClNO$
  Tolperisonhydrochlorid  9.989
$C_{16}H_{24}ClNO_2$
  Hexylcainhydrochlorid  8.443
  Piperocainhydrochlorid  9.234
$C_{16}H_{24}N_2$
  Isoaminil  8.596
  Xylometazolin  9.1217
$C_{16}H_{24}N_2 \cdot HCl$
  Xylometazolinhydrochlorid  9.1218

$C_{16}H_{24}N_2O$
 Oxymetazolin  8.1277
$C_{16}H_{24}N_2O_3$
 Bestatin  7.457
 (RS)-Carteolol  7.717
$C_{16}H_{24}N_2O_3 \cdot HCl$
 (R)-Carteololhydrochlorid  7.719
 (RS)-Carteololhydrochlorid  7.719
 (S)-Carteololhydrochlorid  7.720
$C_{16}H_{24}N_2O_6$
 Pirisudanol  9.253
$C_{16}H_{24}N_{10}O_4$
 Aminophyllin  7.192
$C_{16}H_{25}ClN_2$
 Xylometazolinhydrochlorid  9.1218
$C_{16}H_{25}ClN_2O_3$
 (R)-Carteololhydrochlorid  7.719
 (RS)-Carteololhydrochlorid  7.719
 (S)-Carteololhydrochlorid  7.720
$C_{16}H_{25}ClN_4O_5S$
 Acetiaminhydrochlorid Monohydrat  7.26
$C_{16}H_{25}NO_2$
 Butetamat  7.575
 Tramadol  9.1002
$C_{16}H_{25}NO_2 \cdot C_6H_8O_7$
 Butetamatdihydrogencitrat  7.576
$C_{16}H_{25}NO_2 \cdot HCl$
 Tramadolhydrochlorid  9.1004
$C_{16}H_{25}NO_2S$
 Tertatolol  9.814
$C_{16}H_{25}NO_3 \cdot HCl$
 Moxisylythydrochlorid  8.1051
$C_{16}H_{25}N_2NaO_5S$
 Cilastatin, Natriumsalz  7.950
$[C_{16}H_{25}N_2O_5S]^- \cdot Na^+$
 Cilastatin, Natriumsalz  7.950
$C_{16}H_{25}N_3O$
 Propiram  9.402
$C_{16}H_{25}N_3O_5$
 Xamoterol  9.1207
$C_{16}H_{25}N_3O_7S$
 Ampicillin Trihydrat  7.246
$C_{16}H_{25}N_3O_8S$
 Amoxicillin Trihydrat  7.235
$C_{16}H_{26}ClNO_2$
 Tramadolhydrochlorid  9.1004
$C_{16}H_{26}ClNO_3$
 Moxisylythydrochlorid  8.1051
$C_{16}H_{26}N_2O_2 \cdot HCl$
 Dimethocainhydrochlorid  7.1352
$C_{16}H_{26}N_2O_3 \cdot HCl$
 Propoxycainhydrochlorid  9.404
 Proxymetacainhydrochlorid  9.435
$C_{16}H_{26}N_2O_5S$
 Cilastatin  7.949
$C_{16}H_{27}ClN_2O_2$
 Dimethocainhydrochlorid  7.1352
$C_{16}H_{27}ClN_2O_3$
 Propoxycainhydrochlorid  9.404
 Proxymetacainhydrochlorid  9.435
$C_{16}H_{28}N_2O_2 \cdot HCl$
 Tromantandinhydrochlorid  9.1097

$C_{16}H_{28}N_{10}O_6$
 Aminophyllin Dihydrat  7.194
$C_{16}H_{29}ClN_2O_2$
 Tromantandinhydrochlorid  9.1097
$C_{16}H_{29}N_3O_8$
 Diethylcarbamazindihydrogencitrat  7.1283
$C_{16}H_{30}O_4$
 Diisopropylsebacat  7.1336
$C_{16}H_{31}NO_2$
 Hexethylamin  8.436
$C_{16}H_{31}NO_2 \cdot C_6H_8O_7$
 Hexethylamindihydrogencitrat  8.436
$C_{16}H_{32}O_2$
 Palmitinsäure  9.657
$C_{16}H_{34}O$
 Cetylalkohol  7.820
$C_{16}H_{38}Br_2N_2$
 Decamethoniumbromid  7.1183
$C_{16}H_{38}I_2N_2$
 Decamethoniumiodid  7.1184
$[C_{16}H_{38}N_2]^{2+} \cdot 2\,Br^-$
 Decamethoniumbromid  7.1183
$[C_{16}H_{38}N_2]^{2+} \cdot 2\,I^-$
 Decamethoniumiodid  7.1184
$C_{17}H_{12}Br_2O_3$
 Benzbromaron  7.419
$C_{17}H_{12}ClFN_2O$
 Nuarimol  3.887
$2\,[C_{17}H_{12}ClN_2O_2]^- \cdot Ca^{2+}$
 Lonazolac, Calciumsalz  8.758
$C_{17}H_{12}Cl_2N_2O$
 Fenarimol  3.578
$C_{17}H_{12}Cl_2N_4$
 Triazolam  9.1034
$C_{17}H_{12}O_6$
 Aflatoxin $B_1$  3.25
$C_{17}H_{12}O_7$
 Aflatoxin $G_1$  3.27
 Aflatoxin $M_1$  3.28
$C_{17}H_{13}ClN_2O_2$
 Lonazolac  8.756
$C_{17}H_{13}ClN_2O_4$
 Quizalofop  3.1025
$C_{17}H_{13}ClN_4$
 Alprazolam  7.130
$C_{17}H_{14}N_2O_3$
 Rosoxacin  9.533
$C_{17}H_{14}N_4O_5S_2$
 Phthalsulfamethizol  9.192
$C_{17}H_{14}O_3$
 Benzaron  7.415
$C_{17}H_{14}O_6$
 Aflatoxin $B_2$  3.27
$C_{17}H_{14}O_7$
 Aflatoxin $G_2$  3.28
 Aflatoxin $M_2$  3.29
$C_{17}H_{15}ClFNO_3$
 Flampropmethyl  3.596
$C_{17}H_{15}NO_3$
 Indoprofen  8.541
$C_{17}H_{15}NO_5$
 Benorilat  7.402

$C_{17}H_{15}N_7Na_2O_8S_4$
 Cefotetan, Dinatriumsalz  7.771
$[C_{17}H_{15}N_7O_8S_4]^{2-} \cdot 2\ Na^+$
 Cefotetan, Dinatriumsalz  7.771
$C_{17}H_{16}ClFN_2O_2$
 Progabid  9.367
$C_{17}H_{16}ClN_3O$
 Amoxapin  7.231
$C_{17}H_{16}F_6N_2O$
 Mefloquin  8.844
$C_{17}H_{16}F_6N_2O \cdot HCl$
 Mefloquinhydrochlorid  8.847
$C_{17}H_{16}N_2Na_2O_6S$
 Carbenicillin, Dinatriumsalz  7.681
$[C_{17}H_{16}N_2O_6S]^{2-} \cdot 2\ Na^+$
 Carbenicillin, Dinatriumsalz  7.681
$C_{17}H_{16}N_3NaO_6S_2$
 Cefapirin, Natriumsalz  7.748
$[C_{17}H_{16}N_3O_6S_2]^- \cdot Na^+$
 Cefapirin, Natriumsalz  7.748
$C_{17}H_{16}N_4O_2$
 Nifenazon  8.1158
$C_{17}H_{17}ClF_6N_2O$
 Mefloquinhydrochlorid  8.847
$C_{17}H_{17}ClN_6O_3$
 Zopiclon  9.1248
$C_{17}H_{17}ClO_6$
 Griseofulvin  8.384
$C_{17}H_{17}NO_2$
 Apomorphin  7.277
$C_{17}H_{17}NO_2 \cdot HCl$
 Apomorphinhydrochlorid  7.277
 Apomorphinium hydrochloricum  7.279
$C_{17}H_{17}NO_3S$
 Protizinsäure  9.431
$C_{17}H_{17}N_3O_6S_2$
 Cefapirin  7.748
$C_{17}H_{17}N_7O_8S_4$
 Cefotetan  7.769
$C_{17}H_{18}ClNO_2$
 Apomorphinhydrochlorid  7.277
 Apomorphinium hydrochloricum  7.279
$C_{17}H_{18}Cl_2N_2O_5S$
 Clometocillin  7.1022
$C_{17}H_{18}FN_3O_3$
 Ciprofloxazin  7.965
$C_{17}H_{18}FN_3O_3 \cdot C_3H_5O_3$
 Ciprofloxacinlactat  7.968
$C_{17}H_{18}FN_3O_3 \cdot HCl \cdot H_2O$
 Ciprofloxacinhydrochlorid Monohydrat  7.968
$C_{17}H_{18}F_3NO$
 Fluoxetin  8.262
$C_{17}H_{18}F_3N_3O_3$
 Fleroxacin  8.212
$C_{17}H_{18}N_2$
 Amfetaminil  7.170
$C_{17}H_{18}N_2O_5S$
 Piretanid  9.248
$C_{17}H_{18}N_2O_6$
 Nifedipin  8.1154
$C_{17}H_{18}N_2O_6S$
 Carbenicillin  7.679

$C_{17}H_{19}ClN_2S$
 Chlorpromazin  7.902
$C_{17}H_{19}ClN_2S \cdot HCl$
 Chlorpromazinhydrochlorid  7.904
$C_{17}H_{19}F_2N_3O_3$
 Lomefloxacin  8.752
$C_{17}H_{19}KN_2O_5S$
 Pheneticillin, Kaliumsalz  9.115
$C_{17}H_{19}N$
 Etifelmin  8.136
$C_{17}H_{19}N \cdot HCl$
 Etifelminhydrochlorid  8.137
$C_{17}H_{19}NO$
 Nefopam  8.1125
$C_{17}H_{19}NO \cdot HCl$
 Nefopamhydrochlorid  8.1128
$C_{17}H_{19}NO_3$
 Hydromorphon  8.481
 Morphin  3.843;  8.1040
$C_{17}H_{19}NO_3 \cdot HCl$
 Hydromorphonhydrochlorid  8.483
$C_{17}H_{19}NO_3 \cdot HCl \cdot 3\ H_2O$
 Morphinhydrochlorid Trihydrat  8.1047
$C_{17}H_{19}NO_4$
 Furalaxyl  3.621
 Oxymorphon  8.1280
$C_{17}H_{19}NO_4 \cdot HCl$
 Oxymorphonhydrochlorid  8.1281
$[C_{17}H_{19}N_2O_5S]^- \cdot K^+$
 Pheneticillin, Kaliumsalz  9.115
$[C_{17}H_{19}N_2O_6S]^- \cdot Na^+ \cdot H_2O$
 Meticillin, Natriumsalz Monohydrat  8.974
$C_{17}H_{19}N_3$
 Antazolin  7.265
$C_{17}H_{19}N_3 \cdot CH_4SO_3$
 Antazolinmethansulfonat  7.266
$C_{17}H_{19}N_3 \cdot HCl$
 Antazolinhydrochlorid  7.266
$C_{17}H_{19}N_3 \cdot H_3PO_4$
 Antazolinphosphat  7.267
$C_{17}H_{19}N_3O$
 Phentolamin  9.156
$C_{17}H_{19}N_3O \cdot CH_4SO_3$
 Phentolaminmesilat  9.157
$C_{17}H_{19}N_3O \cdot HCl$
 Phentolaminhydrochlorid  9.157
$C_{17}H_{19}N_3O_3S$
 Omeprazol  8.1234
$C_{17}H_{19}N_3O_4S$
 Metampicillin  8.906
$C_{17}H_{20}BrNO \cdot HCl$
 Bromdiphenhydraminhydrochlorid  7.520
$C_{17}H_{20}ClN$
 Etifelminhydrochlorid  8.137
$C_{17}H_{20}ClNO$
 Clofedanol  7.1011
 (+)-Clofedanol  7.1012
 Nefopamhydrochlorid  8.1128
$C_{17}H_{20}ClNO \cdot HCl$
 Clofedanolhydrochlorid  7.1013
$C_{17}H_{20}ClNO_3$
 Hydromorphonhydrochlorid  8.483

Morphinhydrochlorid **3**.846
Phentolaminhydrochlorid **9**.157
**C₁₇H₂₀ClNO₄**
   Oxymorphonhydrochlorid **8**.1281
**C₁₇H₂₀ClN₃**
   Antazolinhydrochlorid **7**.266
**C₁₇H₂₀Cl₂N₂S**
   Chlorpromazinhydrochlorid **7**.904
**C₁₇H₂₀FN₃O₃**
   Pefloxazin **9**.40
**C₁₇H₂₀F₆N₂O₃**
   Flecainid **8**.209
**C₁₇H₂₀F₆N₂O₃ · C₂H₄O₂**
   Flecainidacetat **8**.211
**C₁₇H₂₀I₃N₃O₄**
   Iomorinsäure **8**.580
**C₁₇H₂₀N₂O₂**
   Tropicamid **9**.1101
**C₁₇H₂₀N₂O₂S · HCl**
   Dioxopromethazinhydrochlorid **7**.1380
**C₁₇H₂₀N₂O₅S**
   Bumetanid **7**.547
   Pheneticillin **9**.114
**C₁₇H₂₀N₂O₆S**
   Meticillin **8**.972
**C₁₇H₂₀N₂S**
   Promazin **9**.381
   Promethazin **9**.383
**C₁₇H₂₀N₂S · HCl**
   Promazinhydrochlorid **9**.382
   Promethazinhydrochlorid **9**.384
**C₁₇H₂₀N₄O₂**
   Propamidin **9**.390
**C₁₇H₂₀N₄O₂ · (C₂H₆O₄S)₂**
   Propamidinisethionat **9**.390
**[C₁₇H₂₀N₄O₉P]⁻ · Na⁺ · 2 H₂O**
   Riboflavin-5′-phosphat, Mononatriumsalz Dihydrat **9**.513
**C₁₇H₂₀O₅**
   Arteglasin A **3**.98
   Chrysanolid **3**.317
**C₁₇H₂₁BrClNO**
   Bromdiphenhydraminhydrochlorid **7**.520
**C₁₇H₂₁ClFN₃O₄**
   Ciprofloxacinhydrochlorid Monohydrat **7**.968
**C₁₇H₂₁ClN₂O₂S**
   Dioxopromethazinhydrochlorid **7**.1380
**C₁₇H₂₁ClN₂S**
   Promazinhydrochlorid **9**.382
   Promethazinhydrochlorid **9**.384
**C₁₇H₂₁Cl₂NO**
   Clofedanolhydrochlorid **7**.1013
**C₁₇H₂₁N**
   Benzfetamin **7**.422
   (R)-Benzfetamin **7**.423
   (S)-Benzfetamin **7**.423
   Benzphetamin **3**.169
**C₁₇H₂₁N · HCl**
   (R)-Benzfetaminhydrochlorid **7**.424
   (S)-Benzfetaminhydrochlorid **7**.424
**C₁₇H₂₁NO**
   Diphenhydramin **7**.1382

Phenyltoloxamin **9**.181
**C₁₇H₂₁NO · C₆H₈O₇**
   Phenyltoloxamindihydrogencitrat **9**.182
**C₁₇H₂₁NO · C₇H₇ClN₄O₂**
   Dimenhydrinat **7**.1346
**C₁₇H₂₁NO · HCl**
   Diphenhydraminhydrochlorid **7**.1384
**C₁₇H₂₁NO₂**
   Napropamid **3**.859
**C₁₇H₂₁NO₃**
   Galanthamin **8**.321
   Ritodrin **9**.527
**C₁₇H₂₁NO₃ · HCl**
   Ritodrinhydrochlorid **9**.529
**C₁₇H₂₁NO₄**
   Cocain **3**.333; **7**.1060
   Fenoterol **8**.186
   Pseudococain **9**.438
   Scopolamin **3**.1073; **9**.581
**C₁₇H₂₁NO₄ · HBr**
   Fenoterolhydrobromid **8**.189
**C₁₇H₂₁NO₄ · HBr · 3 H₂O**
   Scopolaminhydrobromid Trihydrat **9**.584
**C₁₇H₂₁NO₄ · HCl**
   Cocainhydrochlorid **7**.1062
**C₁₇H₂₁NO₄ · HNO₃ · 2 H₂O**
   Cocainnitrat Dihydrat **7**.1063
**C₁₇H₂₁N₂NaO₇S**
   Meticillin, Natriumsalz Monohydrat **8**.974
**C₁₇H₂₁N₄O₉P**
   Riboflavin-5′-phosphat **9**.513
**C₁₇H₂₁N₅O₅**
   Theodrenalin **9**.852
**C₁₇H₂₁N₅O₅ · HCl**
   Theodrenalinhydrochlorid **9**.853
**C₁₇H₂₂BrNO₄**
   Fenoterolhydrobromid **8**.189
**C₁₇H₂₂ClN**
   (R)-Benzfetaminhydrochlorid **7**.424
   (S)-Benzfetaminhydrochlorid **7**.424
**C₁₇H₂₂ClNO**
   Diphenhydraminhydrochlorid **7**.1384
**C₁₇H₂₂ClNO₃**
   Ritodrinhydrochlorid **9**.529
**C₁₇H₂₂ClNO₄**
   Cocainhydrochlorid **3**.335; **7**.1062
**C₁₇H₂₂ClN₅O₅**
   Theodrenalinhydrochlorid **9**.853
**C₁₇H₂₂I₃N₃O₈**
   Iopamidol **8**.580
**C₁₇H₂₂NO · C₁₁H₇O₃**
   Bepheniumhydroxynaphthoat **7**.455
**C₁₇H₂₂N₂O**
   Doxylamin **7**.1440
**C₁₇H₂₂N₂O · C₄H₆O₄**
   Doxylaminsuccinat **7**.1441
**C₁₇H₂₂N₂S**
   Thenalidin **9**.846
**C₁₇H₂₂N₂S · C₄H₆O₆**
   Thenalidintartrat **9**.846
**C₁₇H₂₂N₃O₄P**
   Antazolinphosphat **7**.267

$C_{17}H_{22}N_4O$
  Minaprin  8.1018
$C_{17}H_{22}N_4O_5S$
  Piribedilmesilat  9.252
$C_{17}H_{22}O_2$
  Cicutoxin  3.320
$C_{17}H_{22}O_3$
  Bornylsalicylat  7.509
$C_{17}H_{22}O_5$
  Pyrethrosin  3.1019
$C_{17}H_{22}O_7$
  Desoxynivalenolmonoacetat  3.406
$C_{17}H_{23}F_3N_2O_2$
  Flualamid  8.219
$C_{17}H_{23}I_3N_4O_6$
  Amidotrizoesäure, Lysinsalz  7.175
  L-Lysinamidotrizoat  8.782
$C_{17}H_{23}NO$
  Dextrorphan  7.1246
  Levorphanol  8.727
$C_{17}H_{23}NO \cdot C_4H_6O_6 \cdot 2\,H_2O$
  Levorphanolhydrogentartrat Dihydrat  8.728
$C_{17}H_{23}NO_2$
  Tilidin  9.933
$C_{17}H_{23}NO_2 \cdot HCl \cdot 0,5\,H_2O$
  Tilidinhydrochlorid Hemihydrat  9.935
$C_{17}H_{23}NO_3$
  Atropin  3.112; 7.315
  Hyoscyamin  8.511
  (−)-Hyoscyamin  3.682
$C_{17}H_{23}NO_3 \cdot HBr$
  Hyoscyaminhydrobromid  8.513
$(C_{17}H_{23}NO_3)_2 \cdot H_2SO_4 \cdot H_2O$
  Atropinsulfat  7.320
$(C_{17}H_{23}NO_3)_2 \cdot H_2SO_4 \cdot 2\,H_2O$
  Hyoscyaminsulfat  8.513
$C_{17}H_{23}N_3O$
  Mepyramin  8.879
$C_{17}H_{23}N_3O \cdot C_4H_4O_4$
  Mepyraminhydrogenmaleat  8.880
$C_{17}H_{24}BrNO_3$
  Homatropinmethylbromid  8.454
  Hyoscyaminhydrobromid  8.513
$C_{17}H_{24}ClNO_2 \cdot 0,5\,H_2O$
  Tilidinhydrochlorid Hemihydrat  9.935
$C_{17}H_{24}ClN_3O_3$
  Clamoxyquin  7.978
$[C_{17}H_{24}NO_3]^+ \cdot Br^-$
  Homatropinmethylbromid  8.454
$C_{17}H_{24}N_2O$
  Quinisocain  9.482
$C_{17}H_{24}N_2O \cdot HCl$
  Quinisocainhydrochlorid  9.483
$C_{17}H_{24}N_2O_2$
  Phenglutarimid  9.118
$C_{17}H_{24}N_2O_2 \cdot HCl$
  Phenglutarimidhydrochlorid  9.119
$C_{17}H_{24}N_4NaO_{11}P$
  Riboflavin-5′-phosphat, Mononatriumsalz Dihydrat  9.513
$C_{17}H_{24}O_3$
  Cyclandelat  7.1121

$C_{17}H_{25}ClN_2O$
  Quinisocainhydrochlorid  9.483
$C_{17}H_{25}ClN_2O_2$
  Phenglutarimidhydrochlorid  9.119
$C_{17}H_{25}N$
  Phencyclidin  3.945
$C_{17}H_{25}N \cdot HCl$
  Phencyclidinhydrochlorid  3.948
$C_{17}H_{25}NO_2 \cdot HCl$
  Propipocainhydrochlorid  9.401
$C_{17}H_{25}NO_3$
  Cyclopentolat  7.1139
  Levobunolol  8.713
  Pecilocin  9.39
$C_{17}H_{25}NO_3 \cdot HCl$
  Cyclopentolathydrochlorid  7.1141
  Levobunololhydrochlorid  8.713
$C_{17}H_{25}NO_4$
  Buflomedil  7.542
$C_{17}H_{25}NO_4 \cdot HCl$
  Buflomedilhydrochlorid  7.544
$C_{17}H_{25}NO_5$
  Alloxydim  3.39
$C_{17}H_{26}ClN$
  Phencyclidinhydrochlorid  3.948
$C_{17}H_{26}ClNO_2$
  Propipocainhydrochlorid  9.401
$C_{17}H_{26}ClNO_3$
  Cyclopentolathydrochlorid  7.1141
  Levobunololhydrochlorid  8.713
$C_{17}H_{26}ClNO_4$
  Buflomedilhydrochlorid  7.544
$C_{17}H_{26}ClNO_6$
  Morphinhydrochlorid Trihydrat  8.1047
$C_{17}H_{26}N_2O_3$
  Roxatidin  9.535
$C_{17}H_{26}N_2O_9$
  Cocainnitrat Dihydrat  7.1063
$C_{17}H_{26}N_4O_3S_2$
  Fursultiamin  8.315
$C_{17}H_{27}NO_2$
  Padimat O  9.1
$C_{17}H_{27}NO_3$
  Nonivamid  8.1193
$C_{17}H_{27}NO_3 \cdot HCl$
  Pramocainhydrochlorid  9.305
$C_{17}H_{27}NO_4$
  Metipranolol  8.978
  Nadolol  8.1059
$C_{17}H_{27}N_3O_7S$
  Gabexatmesilat  8.320
$C_{17}H_{28}BrNO_7$
  Scopolaminhydrobromid Trihydrat  9.584
$C_{17}H_{28}ClNO_3$
  Pramocainhydrochlorid  9.305
$C_{17}H_{28}N_2O \cdot HCl$
  Etidocainhydrochlorid  8.131
$C_{17}H_{28}N_2O_2$
  Ambucetamid  7.158
  Endomid  8.26
  Leucinocain  8.703

$C_{17}H_{28}N_2O_3 \cdot HCl$
   Oxybuprocainhydrochlorid **8.**1271
$C_{17}H_{28}N_4O_7S$
   (S)-Timololhydrogenmaleat **9.**937
$C_{17}H_{29}ClN_2O$
   Etidocainhydrochlorid **8.**131
$C_{17}H_{29}ClN_2O_3$
   Oxybuprocainhydrochlorid **8.**1271
$C_{17}H_{29}NO_3S$
   Sethoxydim **3.**1081
$C_{17}H_{29}N_4O_6$
   Riboflavin **9.**510
$C_{17}H_{30}N_2O_7$
   Trospectomycin **9.**1104
$C_{17}H_{31}NO$
   Myrtecain **8.**1055
$C_{17}H_{34}N_4O_{10}$
   Ribostamycin **9.**514
$C_{17}H_{34}N_4O_{10} \cdot H_2SO_4$
   Ribostamycinsulfat **9.**514
$C_{17}H_{34}O_2$
   Isopropylmyristat **8.**619
$C_{17}H_{35}NO$
   Tridemorph **3.**1212
$C_{17}H_{36}N_4O_{14}S$
   Ribostamycinsulfat **9.**514
$C_{17}H_{37}N_7O_3$
   Deoxyspergualin **7.**1218
$C_{18}H_6BiBr_9O_3$
   Tribromphenolbismut **9.**1038
$C_{18}H_9NNa_2O_8S_2$
   Chinolingelb **7.**840
$C_{18}H_{10}I_6N_6O_7$
   Ioglycaminsäure **8.**577
$C_{18}H_{12}$
   Chrysen **3.**317
$C_{18}H_{13}ClFN_3$
   Midazolam **8.**1008
$C_{18}H_{13}ClFN_3 \cdot C_4H_4O_4$
   Midazolammaleat **8.**1010
$C_{18}H_{13}ClFN_3 \cdot HCl$
   Midazolamhydrochlorid **8.**1010
$C_{18}H_{13}Cl_4N_3O$
   Oxiconazol **8.**1262
$C_{18}H_{13}NNa_2O_8S_2$
   Natriumpicosulfat **8.**1118
$[C_{18}H_{13}NO_8S_2]^{2-} \cdot 2\,Na^+$
   Natriumpicosulfat **8.**1118
$C_{18}H_{14}Cl_2FN_3$
   Midazolamhydrochlorid **8.**1010
$C_{18}H_{14}Cl_2N_5NaO_5S_3$
   Cefazedon, Natriumsalz **7.**751
$[C_{18}H_{14}Cl_2N_5O_5S_3]^- \cdot Na^+$
   Cefazedon, Natriumsalz **7.**751
$C_{18}H_{14}Cl_4N_2O$
   Isoconazol **8.**601
   Miconazol **8.**1006
$C_{18}H_{14}Cl_4N_2O \cdot HNO_3$
   Isoconazolnitrat **8.**601
   Miconazolnitrat **8.**1007
$C_{18}H_{14}MgO_8$
   Acetylsalicylsäure, Magnesiumsalz **7.**44

$C_{18}H_{14}N_4O_5S$
   Sulfasalazin **9.**726
$C_{18}H_{15}AlO_9$
   Aluminium-bis-(acetylsalicylat)-hydroxid **7.**137
$C_{18}H_{15}Cl_2N_5O_5S_3$
   Cefazedon **7.**748
$C_{18}H_{15}Cl_3N_2O$
   Econazol **8.**1
$C_{18}H_{15}Cl_3N_2O \cdot HNO_3$
   Econazolnitrat **8.**2
$C_{18}H_{15}Cl_3N_2S \cdot HNO_3$
   Sulconazolnitrat **9.**691
$C_{18}H_{15}Cl_4N_3O_4$
   Isoconazolnitrat **8.**601
   Miconazolnitrat **8.**1007
$C_{18}H_{15}SSb$
   Triphenylstibinsulfid **9.**1088
$C_{18}H_{16}ClNO_5$
   Fenoxapropethyl **3.**582
$C_{18}H_{16}Cl_3N_3O_3S$
   Sulconazolnitrat **9.**691
$C_{18}H_{16}Cl_3N_3O_4$
   Econazolnitrat **8.**2
$C_{18}H_{16}N_2O_6S \cdot H_2O \cdot K_2SO_4$
   8-Chinolinsulfat-Kaliumsulfat **7.**842
$C_{18}H_{16}N_8Na_2O_7S_3 \cdot 3{,}5\,H_2O$
   Ceftriaxon, Dinatriumsalz Semiheptahydrat **7.**796
$[C_{18}H_{16}N_8O_7S_3]^{2-} \cdot 2\,Na^+ \cdot 3{,}5\,H_2O$
   Ceftriaxon, Dinatriumsalz Semiheptahydrat **7.**796
$C_{18}H_{16}OSn$
   Fentinhydroxid **3.**589
$C_{18}H_{16}O_3$
   Phenprocoumon **9.**150
$C_{18}H_{16}O_7$
   Usninsäure **9.**1144
$C_{18}H_{17}ClN_2O_2$
   Oxazolam **8.**1253
$C_{18}H_{17}I_4NO_4$
   Etiroxat **8.**140
$C_{18}H_{17}N_3O_3$
   4-Salicylamido-phenazon **9.**554
$C_{18}H_{18}BrClN_2O \cdot HCl$
   Metaclazepamhydrochlorid **8.**898
$C_{18}H_{18}CaO_{10}$
   Acetylsalicylsäure, Calciumsalz Dihydrat **7.**43
$C_{18}H_{18}CeN_3O_9S_3$
   Cer(III)sulfanilat **7.**812
$C_{18}H_{18}ClNO_5$
   Etofibrat **8.**145
$C_{18}H_{18}ClNS$
   Chlorprothixen **7.**908
$C_{18}H_{18}F_3NO_4$
   Etofenamat **8.**143
$C_{18}H_{18}K_2N_2O_{11}S_2$
   8-Chinolinsulfat-Kaliumsulfat **7.**842
$C_{18}H_{18}N_2O$
   Proquazon **9.**417
$C_{18}H_{18}N_6O_5S_2$
   Cefamandol **7.**744

$C_{18}H_{18}N_8O_7S_3$
  Ceftriaxon  7.794
$C_{18}H_{18}Na_4O_8P_2$
  Fosfestrol, Tetranatriumsalz  8.301
$C_{18}H_{18}O_2$
  Dienestrol  7.1276
$C_{18}H_{18}O_3$
  Flurenolbutyl  3.604
$C_{18}H_{18}O_4$
  Metochalcon  8.982
$[C_{18}H_{18}O_8P_2]^{4-} \cdot 4\ Na^+$
  Fosfestrol, Tetranatriumsalz  8.301
$C_{18}H_{19}BrCl_2N_2O$
  Metaclazepamhydrochlorid  8.898
$C_{18}H_{19}ClN_4$
  Clozapin  7.1053
$C_{18}H_{19}Cl_2NO_4$
  Felodipin  8.169
$C_{18}H_{19}F_3N_2S$
  Triflupromazin  9.1054
$C_{18}H_{19}F_3N_2S \cdot HCl$
  Triflupromazinhydrochlorid  9.1056
$C_{18}H_{19}NO_3$
  Glaziovin  8.347
$C_{18}H_{19}N_3O_6S \cdot 2\ H_2O$
  Cefaloglycin Dihydrat  7.737
$C_{18}H_{19}NaO_5S$
  Equilin-3-hydrogensulfat, Natriumsalz  8.54
$[C_{18}H_{19}O_5S]^- \cdot Na^+$
  Equilin-3-hydrogensulfat, Natriumsalz  8.54
$C_{18}H_{20}ClF_3N_2S$
  Triflupromazinhydrochlorid  9.1056
$C_{18}H_{20}FN_3O_4$
  Ofloxacin  8.1230
$C_{18}H_{20}N_2O_4S$
  Difenzoquat  3.465
$C_{18}H_{20}N_2O_6$
  Nitrendipin  8.1178
$C_{18}H_{20}N_2S$
  Methdilazin  8.920
$C_{18}H_{20}N_2S \cdot HCl$
  Methdilazinhydrochlorid  8.920
  Parathiazinhydrochlorid  9.30
$C_{18}H_{20}O_2$
  Diethylstilbestrol  7.1284
  Equilin  8.53
$C_{18}H_{20}O_8S_2$
  Diethylstilbestroldisulfat  7.1288
$C_{18}H_{21}ClN_2$
  Chlorcyclizin  7.855
$C_{18}H_{21}ClN_2 \cdot 2\ HCl$
  Chlorcyclizindihydrochlorid  7.856
$C_{18}H_{21}ClN_2 \cdot HCl$
  Chlorcyclizinhydrochlorid  7.857
$C_{18}H_{21}ClN_2S$
  Methdilazinhydrochlorid  8.920
  Parathiazinhydrochlorid  9.30
$C_{18}H_{21}KN_2O_5S$
  Propicillin, Kaliumsalz  9.396
$C_{18}H_{21}NO$
  Pipradol  9.238

$C_{18}H_{21}NO_3$
  Hydrocodon  8.470
$C_{18}H_{21}NO_3 \cdot C_4H_6O_6 \cdot 2,5\ H_2O$
  Hydrocodonhydrogentartrat  8.472
$C_{18}H_{21}NO_3 \cdot HCl \cdot 2\ H_2O$
  Codeinhydrochlorid Dihydrat  7.1067
$C_{18}H_{21}NO_3 \cdot H_2O$
  Codein Monohydrat  7.1068
$C_{18}H_{21}NO_3 \cdot H_3PO_4$
  Codeinphosphat  7.1070
$C_{18}H_{21}NO_3 \cdot H_3PO_4 \cdot 0,5\ H_2O$
  Codeinphosphat Hemihydrat  7.1072
$C_{18}H_{21}NO_3 \cdot H_3PO_4 \cdot 1,5\ H_2O$
  Codeinphosphat Sesquihydrat  7.1072
$C_{18}H_{21}NO_4$
  Oxycodon  8.1273
$C_{18}H_{21}NO_4 \cdot HCl \cdot 3\ H_2O$
  Oxycodonhydrochlorid Trihydrat  8.1274
$C_{18}H_{21}NO_5$
  Protokylol  9.432
$C_{18}H_{21}NO_5 \cdot HCl$
  Protokylolhydrochlorid  9.433
$[C_{18}H_{21}N_2O_5S]^- \cdot K^+$
  Propicillin, Kaliumsalz  9.396
$C_{18}H_{21}N_3O_4$
  Ethacridinlactat  8.100
$C_{18}H_{22}ClNO$
  Chlorphenoxamin  7.899
  Phenoxybenzamin  9.140
$C_{18}H_{22}ClNO \cdot HCl$
  Chlorphenoxaminhydrochlorid  7.901
  Phenoxybenzaminhydrochlorid  9.142
$C_{18}H_{22}ClNO_5$
  Protokylolhydrochlorid  9.433
$C_{18}H_{22}Cl_2N_2$
  Chlorcyclizinhydrochlorid  7.857
$C_{18}H_{22}N_2$
  Cyclizin  7.1124
  Desipramin  7.1204
$C_{18}H_{22}N_2 \cdot C_3H_6O_3$
  Cyclizinlactat  7.1126
$C_{18}H_{22}N_2 \cdot HCl$
  Cyclizinhydrochlorid  7.1126
  Desipraminhydrochlorid  7.1205
$C_{18}H_{22}N_2O_2$
  (RS)-Carazolol  7.664
  (R)-Carazolol  7.666
  (S)-Carazolol  7.666
$C_{18}H_{22}N_2O_2 \cdot HCl$
  (RS)-Carazololhydrochlorid  7.666
$C_{18}H_{22}N_2O_2 \cdot HCl \cdot H_2O$
  Phenacainhydrochlorid Monohydrat  9.99
$C_{18}H_{22}N_2O_5S$
  Propicillin  9.395
$C_{18}H_{22}N_2S$
  Alimemazin  7.111
  Diethazin  7.1279
$C_{18}H_{22}N_2S \cdot CH_4O_4S$
  Thiazinamiummetilsulfat  9.872
$(C_{18}H_{22}N_2S)_2 \cdot C_4H_6O_6$
  Alimemazintartrat  7.112

$C_{18}H_{22}N_2S \cdot HCl$
  Diethazinhydrochlorid **7.**1279
$C_{18}H_{22}O_2$
  Estron **8.**90
  Hexestrol **8.**432
  Trenbolon **9.**1015
$C_{18}H_{23}ClN_2$
  Cyclizinhydrochlorid **7.**1126
  Desipraminhydrochlorid **7.**1205
$C_{18}H_{23}ClN_2O_2$
  (RS)-Carazololhydrochlorid **7.**666
$C_{18}H_{23}ClN_2S$
  Diethazinhydrochlorid **7.**1279
  Thiazinamiumchlorid **9.**872
$C_{18}H_{23}Cl_2NO$
  Chlorphenoxaminhydrochlorid **7.**901
  Phenoxybenzaminhydrochlorid **9.**142
$C_{18}H_{23}Cl_3N_2$
  Chlorcyclizindihydrochlorid **7.**856
$C_{18}H_{23}N$
  Tolpropamin **9.**989
$C_{18}H_{23}N \cdot HCl$
  Tolpropaminhydrochlorid **9.**990
$C_{18}H_{23}NO$
  Dextrofemin **7.**1236
  Racefemin **9.**485
$C_{18}H_{23}NO \cdot C_4H_4O_4$
  Racefeminhydrogenfumarat **9.**486
$C_{18}H_{23}NO \cdot HCl$
  Dextrofeminhydrochlorid **7.**1236
$C_{18}H_{23}NO_2$
  Medrylamin **8.**839
$C_{18}H_{23}NO_2 \cdot HCl$
  Medrylaminhydrochlorid **8.**840
$C_{18}H_{23}NO_3$
  Dihydrocodein **7.**1309
  Dobutamin **7.**1413
  Isoxsuprin **8.**630
$C_{18}H_{23}NO_3 \cdot C_4H_6O_6$
  Dihydrocodeinhydrogentartrat **7.**1311
$C_{18}H_{23}NO_3 \cdot HCl$
  Dihydrocodeinhydrochlorid **7.**1311
  Dobutaminhydrochlorid **7.**1415
  Isoxsuprinhydrochlorid **8.**631
$C_{18}H_{23}NO_3S$
  Ciglitazon **7.**949
$C_{18}H_{23}NO_4$
  Codein Monohydrat **7.**1068
$[C_{18}H_{23}N_2S]^+ \cdot Cl^-$
  Thiazinamiumchlorid **9.**872
$C_{18}H_{23}N_3O_3S$
  Antazolinmethansulfonat **7.**266
$C_{18}H_{23}N_3O_4S$
  Phentolaminmesilat **9.**157
$C_{18}H_{23}N_3O_8S$
  Cefaloglycin Dihydrat **7.**737
$C_{18}H_{23}N_5O_2$
  Fenetyllin **8.**178
$C_{18}H_{23}N_5O_2 \cdot HCl$
  Fenetyllinhydrochlorid **8.**179
$C_{18}H_{23}N_5O_3$
  Cafedrin **7.**593

$C_{18}H_{23}N_5O_3 \cdot HCl$
  Cafedrinhydrochlorid **7.**594
$C_{18}H_{23}N_5O_5 \cdot HCl$
  Reproterolhydrochlorid **9.**497
$C_{18}H_{23}N_9O_4S_3$
  Cefotiam **7.**772
$C_{18}H_{23}NaO_3S$
  Natriumdibunat **8.**1101
$[C_{18}H_{23}O_3S]^- \cdot Na^+$
  Natriumdibunat **8.**1101
$C_{18}H_{24}BrNO_4$
  N-Methylscopolaminiumbromid **8.**961
$C_{18}H_{24}ClN$
  Tolpropaminhydrochlorid **9.**990
$C_{18}H_{24}ClNO$
  Dextrofeminhydrochlorid **7.**1236
$C_{18}H_{24}ClNO_2$
  Medrylaminhydrochlorid **8.**840
$C_{18}H_{24}ClNO_3$
  Dihydrocodeinhydrochlorid **7.**1311
  Dobutaminhydrochlorid **7.**1415
  Isoxsuprinhydrochlorid **8.**631
$C_{18}H_{24}ClN_5O_2$
  Fenetyllinhydrochlorid **8.**179
$C_{18}H_{24}ClN_5O_3$
  Cafedrinhydrochlorid **7.**594
$C_{18}H_{24}ClN_5O_5$
  Reproterolhydrochlorid **9.**497
$C_{18}H_{24}INO_2S$
  Tiemoniumiodid **9.**926
$C_{18}H_{24}I_3N_3O_8$
  Iopromid **8.**582
$[C_{18}H_{24}NO_2S]^+ \cdot [CH_3O_4S]^-$
  Tiemoniummethylsulfat **9.**927
$[C_{18}H_{24}NO_2S]^+ \cdot I^-$
  Tiemoniumiodid **9.**926
$[C_{18}H_{24}NO_4]^+ \cdot Br^-$
  N-Methylscopolaminiumbromid **8.**961
$C_{18}H_{24}NO_7P$
  Codeinphosphat **7.**1070
$C_{18}H_{24}NO_7P \cdot 0{,}5\ H_2O$
  Codeinphosphat Hemihydrat **7.**1072
$C_{18}H_{24}NO_7P \cdot 1{,}5\ H_2O$
  Codeinphosphat Sesquihydrat **7.**1072
$C_{18}H_{24}N_2O_4S$
  Tranylcyprominsulfat **9.**1010
$C_{18}H_{24}N_2O_6$
  Dinocap **3.**491
$C_{18}H_{24}O_2$
  Estradiol **8.**79
$C_{18}H_{24}O_3$
  Estriol **8.**87
$C_{18}H_{25}ClN_2O_3$
  Phenacainhydrochlorid Monohydrat **9.**99
$C_{18}H_{25}NO$
  Dextrometorphan **7.**1236
  Levomethorphan **8.**722
$C_{18}H_{25}NO \cdot HBr \cdot H_2O$
  Dextrometorphanhydrobromid Monohydrat **7.**1239
$C_{18}H_{25}NO_5$
  Senecionin **3.**1079

$C_{18}H_{25}NO_6$
  Retrorsin  3.1036
$C_{18}H_{25}N_5O_8$
  Gloximonam  8.355
$C_{18}H_{26}BrNO_3$
  Atropinmethobromid  7.318
  Methylatropiniumbromid  8.939
$C_{18}H_{26}ClNO_5$
  Codeinhydrochlorid Dihydrat  7.1067
$C_{18}H_{26}ClN_3$
  Chloroquin  7.884
$C_{18}H_{26}ClN_3 \cdot (C_9H_6INO_4S)_2$
  Cloquinat  7.1038
$C_{18}H_{26}ClN_3 \cdot H_2SO_4 \cdot H_2O$
  Chloroquinsulfat  7.889
$C_{18}H_{26}ClN_3 \cdot 2\ H_3PO_4$
  Chloroquindiphosphat  7.885
$C_{18}H_{26}ClN_3O$
  Hydroxychloroquin  8.489
$C_{18}H_{26}I_3N_3O_9$
  Amidotrizoesäure, Megluminsalz  7.175
$[C_{18}H_{26}NO_3]^+ \cdot Br^-$
  Atropinmethobromid  7.318
  Methylatropiniumbromid  8.939
$[C_{18}H_{26}NO_3]^+ \cdot [NO_3]^-$
  Atropinmethonitrat  7.318
$C_{18}H_{26}N_2O_4$
  Proglumid  9.373
$C_{18}H_{26}N_2O_4S$
  Glibornurid  8.350
$C_{18}H_{26}N_2O_6$
  Atropinmethonitrat  7.318
$C_{18}H_{26}O$
  Xibornol  9.1212
$C_{18}H_{26}O_2$
  Nandrolon  8.1081
$C_{18}H_{26}O_3$
  Oxabolon  8.1244
$C_{18}H_{26}O_5$
  Zeranol  9.1227
$C_{18}H_{27}NO_2$
  Caramiphen  7.663
$C_{18}H_{27}NO_2 \cdot HCl$
  Caramiphenhydrochlorid  7.664
  Dycloninhydrochlorid  7.1448
$C_{18}H_{27}NO_3$
  Capsaicin  7.658
$C_{18}H_{27}N_3O$
  Pentaquin  9.62
$C_{18}H_{27}N_3O \cdot HCl$
  Pentaquinhydrochlorid  9.62
$C_{18}H_{27}N_3O \cdot 2\ HCl$
  Pentaquindihydrochlorid  9.62
$C_{18}H_{27}N_3O \cdot H_3PO_4$
  Pentaquinmonophosphat  9.63
$C_{18}H_{27}N_3O_6S$
  Sumatriptansuccinat  9.752
$C_{18}H_{28}BrNO_2$
  Dextrometorphanhydrobromid Monohydrat  7.1239
$C_{18}H_{28}ClNO_2$
  Caramiphenhydrochlorid  7.664
  Dycloninhydrochlorid  7.1448
$C_{18}H_{28}ClNO_7$
  Oxycodonhydrochlorid Trihydrat  8.1274
$C_{18}H_{28}ClN_3O$
  Pentaquinhydrochlorid  9.62
$C_{18}H_{28}N_2O \cdot HCl$
  (R)-Bupivacainhydrochlorid  7.553
$C_{18}H_{28}N_2O \cdot HCl \cdot H_2O$
  Bupivacainhydrochlorid Monohydrat  7.554
$C_{18}H_{28}N_2O_4$
  Acebutolol  7.3
$C_{18}H_{28}N_2O_4 \cdot HCl$
  Acebutololhydrochlorid  7.5
  (R)-Acebutololhydrochlorid  7.6
  (S)-Acebutololhydrochlorid  7.7
$C_{18}H_{28}N_2O_4S$
  Amfetaminsulfat  7.171
  Dexamfetaminsulfat  7.1228
$C_{18}H_{28}N_4O$
  Butalamin  7.568
$C_{18}H_{28}N_4O \cdot HCl$
  Butalaminhydrochlorid  7.569
$C_{18}H_{29}ClN_2O$
  (R)-Bupivacainhydrochlorid  7.553
$C_{18}H_{29}ClN_2O_4$
  Acebutololhydrochlorid  7.5
  (R)-Acebutololhydrochlorid  7.6
  (S)-Acebutololhydrochlorid  7.7
$C_{18}H_{29}ClN_4O$
  Butalaminhydrochlorid  7.569
$C_{18}H_{29}Cl_2N_3O$
  Pentaquindihydrochlorid  9.62
$C_{18}H_{29}NO$
  Penbutolol  9.47
$(C_{18}H_{29}NO_2)_2 \cdot H_2SO_4$
  Penbutololsulfat  9.48
$C_{18}H_{29}NO_3$
  Betaxolol  7.473
  Butamirat  7.572
$C_{18}H_{29}NO_3 \cdot C_6H_8O_7$
  Butamiratdihydrogencitrat  7.573
$C_{18}H_{29}NO_3 \cdot HCl$
  Betaxololhydrochlorid  7.475
$C_{18}H_{30}ClNO_3$
  Betaxololhydrochlorid  7.475
$C_{18}H_{30}ClN_3O_5S$
  Chloroquinsulfat  7.889
$C_{18}H_{30}N_2O_2$
  Butacain  7.566
$(C_{18}H_{30}N_2O_2)_2 \cdot H_2SO_4$
  Butacainsulfat  7.567
$C_{18}H_{30}N_3O_5P$
  Pentaquinmonophosphat  9.63
$C_{18}H_{30}O_2$
  Linolensäure  8.742
$C_{18}H_{31}ClN_2O_2$
  Bupivacainhydrochlorid Monohydrat  7.554
$C_{18}H_{31}NO_4$
  Bisoprolol  7.497
$(C_{18}H_{31}NO_4)_2 \cdot C_4H_4O_4$
  Bisoprololfumarat  7.499

$C_{18}H_{32}CaN_2O_{10}$
 Calciumpantothenat 7.637
 Calcium-DL-pantothenat 7.639
$C_{18}H_{32}ClN_3O_8P_2$
 Chloroquindiphosphat 7.885
$C_{18}H_{33}ClN_2O_5S$
 Clindamycin 7.993
$C_{18}H_{33}ClN_2O_5S \cdot HCl \cdot H_2O$
 Clindamycinhydrochlorid Monohydrat 7.995
$C_{18}H_{34}ClN_2O_8PS$
 Clindamycindihydrogenphosphat 7.995
$C_{18}H_{34}N_2O_6S$
 Lincomycin 8.740
$C_{18}H_{34}N_2O_6S \cdot HCl$
 Lincomycinhydrochlorid 8.741
$C_{18}H_{34}O_3$
 Ricinolsäure 9.515
$C_{18}H_{35}ClN_2O_6S$
 Lincomycinhydrochlorid 8.741
$2\,[C_{18}H_{35}O_2]^- \cdot Ca^{2+}$
 Calciumstearat 7.640
$C_{18}H_{36}BrN$
 Piproctanylbromid 3.976
$C_{18}H_{36}Cl_2N_2O_6S$
 Clindamycinhydrochlorid Monohydrat 7.995
$[C_{18}H_{36}N]^+ \cdot Br^-$
 Piproctanylbromid 3.976
$C_{18}H_{36}N_4O_{11}$
 Kanamycin 8.661
$C_{18}H_{36}N_4O_{11} \cdot 1{,}7\,H_2SO_4$
 Kanamycinhydrogensulfat 8.661
$C_{18}H_{36}N_4O_{11} \cdot H_2SO_4$
 Kanamycinmonosulfat 8.662
$C_{18}H_{36}O_2$
 Stearinsäure 9.657
$C_{18}H_{37}AlO_4$
 Aluminiummonostearat 7.146
$C_{18}H_{37}N \cdot HF$
 Dectaflur 7.1184
$C_{18}H_{37}NO$
 Tridemorph 3.1212
$C_{18}H_{37}N_5O_8$
 Dibekacin 7.1258
$C_{18}H_{37}N_5O_8 \cdot H_2SO_4$
 Dibekacinsulfat 7.1259
$C_{18}H_{37}N_5O_9$
 Tobramycin 9.959
$(C_{18}H_{37}N_5O_9)_2 \cdot 5\,H_2SO_4$
 Tobramycinsulfat 9.961
$C_{18}H_{38}FN$
 Dectaflur 7.1184
$C_{18}H_{38}N_4O_{15}S$
 Kanamycinmonosulfat 8.662
$C_{18}H_{38}O$
 Stearylalkohol 9.658
$C_{18}H_{39}N_5O_{12}S$
 Dibekacinsulfat 7.1259
$C_{18}H_{40}Br_2N_4O_4$
 Hexacarbacholinbromid 8.428
$[C_{18}H_{40}N_4O_4]^{2+} \cdot 2\,Br^-$
 Hexacarbacholinbromid 8.428

$C_{19}H_{11}F_5N_2O_2$
 Diflufenican 3.467
$C_{19}H_{12}O_6$
 Dicoumarol 7.1270
$C_{19}H_{14}O_5S$
 Phenolsulfonphthalein 9.136
$C_{19}H_{15}NO_6$
 Acenocoumarol 7.14
$C_{19}H_{15}NaO_4$
 Warfarin, Natriumsalz 9.1194
$[C_{19}H_{15}O_4]^- \cdot Na^+$
 Warfarin, Natriumsalz 9.1194
$[C_{19}H_{16}ClFN_3O_5S]^- \cdot Na^+ \cdot H_2O$
 Flucloxacillin, Natriumsalz Monohydrat 8.223
$C_{19}H_{16}ClNO_4$
 Indometacin 8.538
$[C_{19}H_{16}Cl_2N_3O_5S]^- \cdot Na^+ \cdot H_2O$
 Dicloxacillin, Natriumsalz Monohydrat 7.1269
$C_{19}H_{16}O_3$
 Cumatetralyl 3.361
$C_{19}H_{16}O_4$
 Warfarin 3.1249; 9.1189
$C_{19}H_{17}ClFN_3O_5S$
 Flucloxacillin 8.220
$C_{19}H_{17}ClN_2O$
 Prazepam 9.309
$C_{19}H_{17}ClN_2O_4$
 Glafenin 8.346
$(C_{19}H_{17}ClN_3O_5S)_2 \cdot C_{16}H_{22}N_2$
 Cloxacillin, Benzathinsalz 7.1051
$[C_{19}H_{17}ClN_3O_5S]^- \cdot Na^+ \cdot H_2O$
 Cloxacillin, Natriumsalz Monohydrat 7.1051
$C_{19}H_{17}Cl_2N_3O_5S$
 Dicloxacillin 7.1267
$C_{19}H_{17}Cl_3N_2S$
 Butoconazol 7.581
$C_{19}H_{17}Cl_3N_2S \cdot HNO_3$
 Butoconazolnitrat 7.582
$C_{19}H_{17}NOS$
 Tolnaftat 9.986
$C_{19}H_{17}NO_7$
 Nedocromil 8.1123
$C_{19}H_{17}N_3O_4S_2$
 Cefaloridin 7.738
$C_{19}H_{17}N_6NaO_6S_2$
 Cefamandolformiat, Natriumsalz 7.747
$[C_{19}H_{17}N_6O_6S_2]^- \cdot Na^+$
 Cefamandolformiat, Natriumsalz 7.747
$C_{19}H_{18}CaN_2O_9$
 Carbasalat, Calciumsalz 7.678
$C_{19}H_{18}ClFN_3NaO_6S$
 Flucloxacillin, Natriumsalz Monohydrat 8.223
$C_{19}H_{18}ClN_3O_3$
 Camazepam 7.643
$C_{19}H_{18}ClN_3O_5S$
 Cloxacillin 7.1049
$C_{19}H_{18}Cl_2N_3NaO_6S$
 Dicloxacillin, Natriumsalz Monohydrat 7.1269
$C_{19}H_{18}Cl_3N_3O_3S$
 Butoconazolnitrat 7.582
$C_{19}H_{18}N_2O_3$
 Kebuzon 8.663

$C_{19}H_{18}N_2O_4$
  Cimoxaton  7.956
$[C_{19}H_{18}N_3O_5S]^- \cdot Na^+ \cdot H_2O$
  Oxacillin, Natriumsalz Monohydrat  8.1247
$C_{19}H_{18}N_6O_6$
  Nicarbazin  8.1139
$C_{19}H_{18}O_7$
  Benfurodilhemisuccinat  7.400
$C_{19}H_{19}ClFNO_3$
  Flamprop-*M*-isopropyl  3.596
$C_{19}H_{19}ClF_3NO_5$
  Haloxyfopethoxyethylester  3.648
$C_{19}H_{19}ClN_3NaO_6S$
  Cloxacillin, Natriumsalz Monohydrat  7.1051
$C_{19}H_{19}N$
  Phenindamin  9.119
$C_{19}H_{19}N \cdot C_4H_6O_6$
  Phenindamin-(*RR*)-hydrogentartrat  9.120
$C_{19}H_{19}NOS$
  Ketotifen  8.674
$C_{19}H_{19}NOS \cdot C_4H_4O_4$
  Ketotifenhydrogenfumarat  8.676
$C_{19}H_{19}NS$
  Pimethixen  9.210
$C_{19}H_{19}N_3O_5S$
  Oxacillin  8.1245
$C_{19}H_{19}N_3O_6$
  Nilvadipin  8.1166
$C_{19}H_{19}N_7O_6$
  Folsäure  8.283
$C_{19}H_{20}ClNO_4$
  Bezafibrat  7.477
$C_{19}H_{20}ClN_3$
  Clemizol  7.985
$C_{19}H_{20}ClN_3 \cdot C_{11}H_{22}O_2$
  Clemizolundecanoat  7.989
$C_{19}H_{20}ClN_3 \cdot C_{16}H_{18}N_2O_4S$
  Clemizol-Penicillin  7.987
$C_{19}H_{20}ClN_3 \cdot HCl$
  Clemizolhydrochlorid  7.986
$C_{19}H_{20}ClN_3 \cdot H_2SO_4$
  Clemizolhydrogensulfat  7.986
$C_{19}H_{20}Cl_2N_2O_5$
  Etofamid  8.142
$C_{19}H_{20}F_3NO_4$
  Fluazifopbutyl  3.600
  Fluazifop-*p*-butyl  3.600
$C_{19}H_{20}N_2$
  Mebhydrolin  8.822
$(C_{19}H_{20}N_2)_2 \cdot C_{10}H_8O_6S_2$
  Mebhydrolinnapadisilat  8.823
$C_{19}H_{20}N_2O$
  Denzimol  7.1197
$C_{19}H_{20}N_2O \cdot HCl$
  Denzimolhydrochlorid  7.1198
$C_{19}H_{20}N_2O_2$
  Clofezon  7.1014
  Phenylbutazon  9.163
$C_{19}H_{20}N_2O_2 \cdot C_4H_{10}N_2$
  Pyrazinobutazon  9.449
$C_{19}H_{20}N_2O_3$
  Oxyphenbutazon  8.1282

$C_{19}H_{20}N_3NaO_6S$
  Oxacillin, Natriumsalz Monohydrat  8.1247
$C_{19}H_{21}ClN_2O$
  Denzimolhydrochlorid  7.1198
  Pencycuron  3.925
$C_{19}H_{21}ClN_2O_4S$
  Chlorphenethazinhydrogenmaleat  7.898
$C_{19}H_{21}ClN_4O_5$
  Etofyllinclofibrat  8.148
$C_{19}H_{21}Cl_2N_3$
  Clemizolhydrochlorid  7.986
$C_{19}H_{21}N \cdot HCl$
  Protriptylinhydrochlorid  9.433
$C_{19}H_{21}NO$
  Doxepin  7.1428
$C_{19}H_{21}NO \cdot HCl$
  Doxepinhydrochlorid  7.1431
$C_{19}H_{21}NO_3$
  Nalorphin  8.1074
$C_{19}H_{21}NO_3 \cdot HBr$
  Nalorphinhydrobromid  8.1075
$C_{19}H_{21}NO_3 \cdot HCl$
  Nalorphinhydrochlorid  8.1076
$C_{19}H_{21}NO_4$
  Boldin  7.506
  Naloxon  8.1076
$C_{19}H_{21}NO_4 \cdot HCl$
  Boldinhydrochlorid  7.507
  Naloxonhydrochlorid  8.1077
$C_{19}H_{21}NS$
  Dosulepin  7.1424
  Pizotifen  9.268
$C_{19}H_{21}NS \cdot C_4H_6O_5$
  Pizotifenhydrogenmalat  9.270
$C_{19}H_{21}NS \cdot HCl$
  Dosulepinhydrochlorid  7.1425
$2 [C_{19}H_{21}N_2O_3]^- \cdot Ca^{2+} \cdot 0,5 H_2O$
  Bumadizon, Calciumsalz Hemihydrat  7.546
$C_{19}H_{21}N_3O$
  Talastin  9.765
$C_{19}H_{21}N_3O \cdot HCl$
  Talastinhydrochlorid  9.766
$C_{19}H_{21}N_3O_5$
  Isradipin  8.632
$C_{19}H_{21}N_3S$
  Cyamemazin  7.1116
$C_{19}H_{21}N_5O_2$
  Pirenzepin  9.246
$C_{19}H_{21}N_5O_2 \cdot 2 HCl \cdot H_2O$
  Pirenzepindihydrochlorid Monohydrat  9.247
$C_{19}H_{21}N_5O_4$
  Prazosin  9.314
$C_{19}H_{21}N_5O_4 \cdot HCl$
  Prazosinhydrochlorid  9.315
$C_{19}H_{22}BrNO_3$
  Nalorphinhydrobromid  8.1075
$C_{19}H_{22}ClN$
  Protriptylinhydrochlorid  9.433
$C_{19}H_{22}ClNO$
  Doxepinhydrochlorid  7.1431
$C_{19}H_{22}ClNO_3$
  Nalorphinhydrochlorid  8.1076

$C_{19}H_{22}ClNO_4$
Boldinhydrochlorid **7.**507
Naloxonhydrochlorid **8.**1077
$C_{19}H_{22}ClNS$
Dosulepinhydrochlorid **7.**1425
$C_{19}H_{22}ClN_3O$
Talastinhydrochlorid **9.**766
$C_{19}H_{22}ClN_3O_4S$
Clemizolhydrogensulfat **7.**986
$C_{19}H_{22}ClN_5O$
Trazodon **9.**1012
$C_{19}H_{22}ClN_5O \cdot HCl$
Trazodonhydrochlorid **9.**1014
$C_{19}H_{22}ClN_5O_4$
Prazosinhydrochlorid **9.**315
$C_{19}H_{22}FN_3O_3$
Enrofloxacin **8.**38
$C_{19}H_{22}F_2N_4O_3$
Sparfloxacin **9.**641
$C_{19}H_{22}N_2$
Triprolidin **9.**1089
$C_{19}H_{22}N_2 \cdot HCl$
Triprolidinhydrochlorid **9.**1090
$C_{19}H_{22}N_2 \cdot HCl \cdot H_2O$
Triprolidinhydrochlorid Monohydrat **9.**1090
$C_{19}H_{22}N_2OS$
Acepromazin **7.**17
Aceprometacin **7.**19
$C_{19}H_{22}N_2OS \cdot C_4H_4O_4$
Acepromazinmaleat **7.**19
Aceprometazinmaleat **7.**20
$C_{19}H_{22}N_2O_2$
Raupin **9.**496
$C_{19}H_{22}N_2O_3$
Bumadizon **7.**545
$C_{19}H_{22}N_2O_3S$
Dimethoxanat **7.**1353
$C_{19}H_{22}N_2O_3S \cdot HCl$
Dimethoxanathydrochlorid **7.**1353
$C_{19}H_{22}N_2S$
Pecazin **9.**39
$C_{19}H_{22}N_2S \cdot HCl$
Pecazinhydrochlorid **9.**39
$C_{19}H_{22}N_4O_2S$
Telenzepin **9.**789
$C_{19}H_{23}ClN_2$
Clomipramin **7.**1025
Triprolidinhydrochlorid **9.**1090
$C_{19}H_{23}ClN_2 \cdot HCl$
Clomipraminhydrochlorid **7.**1026
$C_{19}H_{23}ClN_2O_2S$
Pyridat **3.**1019
$C_{19}H_{23}ClN_2O_3S$
Dimethoxanathydrochlorid **7.**1353
$C_{19}H_{23}ClN_2S$
Pecazinhydrochlorid **9.**39
$C_{19}H_{23}Cl_2N_5O$
Trazodonhydrochlorid **9.**1014
$C_{19}H_{23}NO$
Diphenylpyralin **7.**1387
$C_{19}H_{23}NO \cdot C_7H_7ClN_4O_2$
Piprinhydrinat **9.**239

$C_{19}H_{23}NO \cdot HCl$
Diphenylpyralinhydrochlorid **7.**1388
$C_{19}H_{23}NO_3$
Ethylmorphin **8.**127
$C_{19}H_{23}NO_3 \cdot HCl$
L-Oxyfedrinhydrochlorid **8.**1276
$C_{19}H_{23}NO_3 \cdot HCl \cdot 2 H_2O$
Ethylmorphinhydrochlorid Dihydrat **8.**128
$C_{19}H_{23}N_3$
Amitraz **3.**61; **7.**203
$C_{19}H_{23}N_3O$
Benzydamin **7.**436
$C_{19}H_{23}N_3O \cdot HCl$
Benzydaminhydrochlorid **7.**438
$C_{19}H_{23}N_3O_2$
Ergometrin **3.**531; **8.**60
$C_{19}H_{23}N_3O_2 \cdot C_4H_4O_4$
Ergometrinhydrogenmaleat **8.**61
$C_{19}H_{23}N_3O_4S$
Hetacillin **8.**427
$C_{19}H_{23}N_4O_6PS$
Benfotiamin **7.**399
$C_{19}H_{23}N_5O_3$
Trimetrexat **9.**1073
$C_{19}H_{24}ClNO$
Diphenylpyralinhydrochlorid **7.**1388
Mecloxamin **8.**830
$C_{19}H_{24}ClNO_3$
L-Oxyfedrinhydrochlorid **8.**1276
$C_{19}H_{24}ClN_3O$
Benzydaminhydrochlorid **7.**438
$C_{19}H_{24}Cl_2N_2$
Clomipraminhydrochlorid **7.**1026
$C_{19}H_{24}F_6N_2O_5$
Flecainidacetat **8.**211
$C_{19}H_{24}N_2$
Bamipin **7.**370
Histapyrrodin **8.**449
$C_{19}H_{24}N_2 \cdot HCl$
Histapyrrodinhydrochlorid **8.**449
Imipraminhydrochlorid **8.**528
$C_{19}H_{24}N_2O$
Dimevamid **7.**1363
$C_{19}H_{24}N_2O \cdot H_2SO_4$
Dimevamidsulfat **7.**1363
$C_{19}H_{24}N_2O_2$
Praziquantel **9.**311
$C_{19}H_{24}N_2O_3$
Labetalol **8.**685
$C_{19}H_{24}N_2O_3 \cdot HCl$
Labetalolhydrochlorid **8.**686
$C_{19}H_{24}N_2O_4$
Formoterol **8.**297
Pipratecol **9.**239
$C_{19}H_{24}N_2S$
Profenamin **9.**365
$C_{19}H_{24}N_2S \cdot HCl$
Profenaminhydrochlorid **9.**366
$C_{19}H_{24}N_4O_2$
Pentamidin **9.**58
$C_{19}H_{24}N_4O_2 \cdot (CH_4O_3S)_2$
Pentamidindimesilat **9.**61

$C_{19}H_{24}N_4O_2 \cdot (C_2H_6O_4S)_2$
  Pentamidindiisethionat  **9**.60
$C_{19}H_{24}O_3$
  Testolacton  **9**.816
$C_{19}H_{25}ClN_2$
  Histapyrrodinhydrochlorid  **8**.449
  Imipraminhydrochlorid  **8**.528
$C_{19}H_{25}ClN_2O$
  Triprolidinhydrochlorid Monohydrat  **9**.1090
$C_{19}H_{25}ClN_2O_3$
  Labetalolhydrochlorid  **8**.686
$C_{19}H_{25}ClN_2S$
  Profenaminhydrochlorid  **9**.366
$C_{19}H_{25}Cl_2N_5O_3$
  Pirenzepindihydrochlorid Monohydrat  **9**.247
$C_{19}H_{25}F_3N_2O_6$
  Fluvoxaminhydrogenmaleat  **8**.282
$C_{19}H_{25}NO$
  Levallorphan  **8**.707
$C_{19}H_{25}NO \cdot C_4H_6O_6$
  Levallorphantartrat  **8**.708
$C_{19}H_{25}NO_2$
  Buphenin  **7**.551
$C_{19}H_{25}NO_2 \cdot HCl$
  Bupheninhydrochlorid  **7**.553
$C_{19}H_{25}NO_4$
  Tetramethrin  **3**.1158
$C_{19}H_{25}N_3OS$
  Thiambutosin  **9**.864
$C_{19}H_{25}N_5O_4$
  Terazosin  **9**.801
$C_{19}H_{26}BrNO_4$
  Oxitropiumbromid  **8**.1264
$C_{19}H_{26}ClNO_2$
  Bupheninhydrochlorid  **7**.553
$C_{19}H_{26}I_3N_3O_9$
  Iohexol  **8**.577
$[C_{19}H_{26}NO_4]^+ \cdot Br^-$
  Oxitropiumbromid  **8**.1264
$C_{19}H_{26}N_2O_4S_2$
  Thiazinamiummetilsulfat  **9**.872
$C_{19}H_{26}N_2O_5S$
  Dimevamidsulfat  **7**.1363
$C_{19}H_{26}N_6O_6$
  Xantinolnicotinat  **9**.1209
$C_{19}H_{26}O_3$
  Allethrin 1  **7**.115
  Epimestrol  **8**.44
  4-Hydroxyandrostendion  **8**.489
$C_{19}H_{26}O_4 \cdot C_4H_{11}NO_2$
  Tocamphyl  **9**.964
$C_{19}H_{27}ClO_2$
  Clostebol  **7**.1043
$C_{19}H_{27}NO$
  Pentazocin  **9**.63
$C_{19}H_{27}NO_3$
  Tetrabenazin  **9**.827
$C_{19}H_{27}NO_4$
  Drotebanol  **7**.1448
$C_{19}H_{27}NO_6$
  Senkirkin  **3**.1080

$C_{19}H_{27}NO_6S_2$
  Tiemoniummethylsulfat  **9**.927
$C_{19}H_{28}BrNO_3$
  Glycopyrroniumbromid  **8**.374
$C_{19}H_{28}ClNO_5$
  Ethylmorphinhydrochlorid Dihydrat  **8**.128
$[C_{19}H_{28}NO_3]^+ \cdot Br^-$
  Glycopyrroniumbromid  **8**.374
$C_{19}H_{28}N_2O_4 \cdot HCl$
  Roxatidinacetathydrochlorid  **9**.536
$C_{19}H_{28}O_2$
  Prasteron  **9**.306
  Testosteron  **9**.818
$C_{19}H_{29}ClN_2O_4$
  Roxatidinacetathydrochlorid  **9**.536
$C_{19}H_{29}IO_2$
  Iofendylat  **8**.575
$C_{19}H_{29}NO$
  Cycrimin  **7**.1148
  Procyclidin  **9**.362
$C_{19}H_{29}NO \cdot HCl$
  Cycriminhydrochlorid  **7**.1149
  Procyclidinhydrochlorid  **9**.364
$C_{19}H_{29}NO_5$
  Dipivefrin  **7**.1390
$C_{19}H_{29}NO_5 \cdot HCl$
  Dipivefrinhydrochlorid  **7**.1391
$C_{19}H_{29}N_3O$
  Pamaquin  **9**.2
$C_{19}H_{30}ClNO$
  Cycriminhydrochlorid  **7**.1149
  Procyclidinhydrochlorid  **9**.364
$C_{19}H_{30}ClNO_5$
  Dipivefrinhydrochlorid  **7**.1391
$C_{19}H_{30}O_2$
  Androstanolon  **7**.257
  Androsteron  **7**.259
$C_{19}H_{30}O_5$
  Dodecylgallat  **7**.1418
  Dodecyltrihydroxybenzoat  **7**.1418
  Piperonylbutoxid  **3**.975; **9**.234
$C_{19}H_{31}NO$
  Bencyclan  **7**.392
$C_{19}H_{31}NO \cdot C_4H_4O_4$
  Bencyclanhydrogenfumarat  **7**.395
$C_{19}H_{31}N_7O_4$
  Mopidamol  **8**.1033
$C_{19}H_{32}BrNO_2$
  Valethamatbromid  **9**.1146
$[C_{19}H_{32}NO_2]^+ \cdot Br^-$
  Valethamatbromid  **9**.1146
$C_{19}H_{32}N_2O_2$
  Camylofin  **7**.651
$C_{19}H_{32}N_2O_5$
  Perindopril  **9**.89
$C_{19}H_{32}N_2O_5 \cdot C_4H_{11}N$
  Perindopril, *tert.*-Butylammoniumsalz  **9**.90
$C_{19}H_{35}N$
  Perhexillin  **9**.85
$C_{19}H_{35}NO_2$
  Dicycloverin  **7**.1273

$C_{19}H_{35}NO_2 \cdot HCl$
　Dicycloverinhydrochlorid  **7**.1275
$C_{19}H_{36}ClNO_2$
　Dicycloverinhydrochlorid  **7**.1275
$C_{19}H_{37}N_5O_7$
　Sisomicin  **9**.625
$C_{19}H_{38}O_2$
　Isopropylpalmitat  **8**.619
$C_{19}H_{39}NO$
　Tridemorph  **3**.1212
$C_{19}H_{42}BrN$
　Cetrimoniumbromid  **7**.819
$C_{19}H_{42}ClN$
　Cetrimoniumchlorid  **7**.819
$[C_{19}H_{42}N]^+ \cdot Br^-$
　Cetrimoniumbromid  **7**.819
$[C_{19}H_{42}N]^+ \cdot Cl^-$
　Cetrimoniumchlorid  **7**.819
$C_{20}H_4Cl_4I_4Na_2O_5$
　Bengalrosa, Natriumsalz  **7**.401
$[C_{20}H_4Cl_4I_4O_5]^{2-} \cdot 2\ Na^+$
　Bengalrosa, Natriumsalz  **7**.401
$C_{20}H_8Br_2HgNa_2O_6$
　Merbromin, Dinatriumsalz  **8**.883
$[C_{20}H_8Br_2HgO_6]^{2-} \cdot 2\ Na^+$
　Merbromin, Dinatriumsalz  **8**.883
$C_{20}H_{12}$
　Benzo(a)pyren  **3**.168
$C_{20}H_{12}O_5$
　Fluorescein  **8**.255
$C_{20}H_{14}I_6N_2O_6$
　Adipiodon  **7**.79
$C_{20}H_{14}I_6N_2O_6 \cdot (C_7H_{17}NO_5)_2$
　Adipiodon, Megluminsalz  **7**.80
$C_{20}H_{14}O_4$
　Phenolphthalein  **9**.134
$C_{20}H_{15}NO_3$
　Oxyphenisatin  **8**.1285
$C_{20}H_{15}NO_5$
　Sanguinarin  **3**.1054
$C_{20}H_{16}$
　7,12-Dimethylbenz(a)anthracen  **3**.480
$C_{20}H_{16}O_6$
　Dithranoltriacetat  **7**.1410
$C_{20}H_{17}ClN_2O_3$
　Ketazolam  **8**.667
$C_{20}H_{17}FO_3S$
　Sulindac  **9**.739
$C_{20}H_{17}F_3N_2O_4$
　Floctafenin  **8**.215
$C_{20}H_{18}N_6Na_2O_9S$
　Latamoxef, Dinatriumsalz  **8**.699
$[C_{20}H_{18}N_6O_9S]^{2-} \cdot 2\ Na^+$
　Latamoxef, Dinatriumsalz  **8**.699
$C_{20}H_{18}O_2Sn$
　Fentinacetat  **3**.588
$C_{20}H_{18}O_3$
　Phenolphthalol  **9**.136
$C_{20}H_{19}NO_5$
　Chelidonin  **3**.266
$C_{20}H_{20}ClN_3$
　Rosaniliniumchlorid  **9**.532

$C_{20}H_{20}N_2O_2$
　Feprazon  **8**.201
$C_{20}H_{20}N_6O_7S_4$
　Cefodizim  **7**.760
$C_{20}H_{20}N_6O_9S$
　Latamoxef  **8**.696
$C_{20}H_{21}AlCl_2O_7$
　Aluminiumclofibrat  **7**.142
$C_{20}H_{21}CaN_7O_7$
　Calciumfolinat  **7**.625
$C_{20}H_{21}ClN_2O_4$
　Fipexid  **8**.204
$C_{20}H_{21}ClO_4$
　Fenofibrat  **8**.183
$C_{20}H_{21}FN_2O$
　Citalopram  **7**.974
$C_{20}H_{21}FN_2O \cdot HBr$
　Citalopramhydrobromid  **7**.974
$C_{20}H_{21}F_3N_2O_3$
　Flucetorex  **8**.220
$C_{20}H_{21}N$
　Cyclobenzaprin  **7**.1132
$C_{20}H_{21}N \cdot HCl$
　Cyclobenzaprinhydrochlorid  **7**.1132
$C_{20}H_{21}NO$
　Butinolin  **7**.577
$C_{20}H_{21}NO \cdot H_3PO_4$
　Butinolindihydrogenphosphat  **7**.578
$C_{20}H_{21}NOS$
　Tolciclat  **9**.982
$C_{20}H_{21}NO_2$
　Moxaverin  **8**.1049
$C_{20}H_{21}NO_2 \cdot HCl$
　Moxaverinhydrochlorid  **8**.1050
$C_{20}H_{21}NO_3$
　Dimeflin  **7**.1345
$C_{20}H_{21}NO_3 \cdot HCl$
　Dimeflinhydrochlorid  **7**.1345
$C_{20}H_{21}NO_4$
　Papaverin  **3**.912; **9**.15
$C_{20}H_{21}NO_4 \cdot HCl$
　Papaverinhydrochlorid  **9**.17
$[C_{20}H_{21}N_7O_7]^{2-} \cdot Ca^{2+}$
　Calciumfolinat  **7**.625
$C_{20}H_{22}BrFN_2O$
　Citalopramhydrobromid  **7**.974
$C_{20}H_{22}ClN$
　Cyclobenzaprinhydrochlorid  **7**.1132
　Pyrrobutamin  **9**.463
$C_{20}H_{22}ClN \cdot 2\ H_3PO_4$
　Pyrrobutaminphosphat  **9**.464
$C_{20}H_{22}ClNO_2$
　Moxaverinhydrochlorid  **8**.1050
$C_{20}H_{22}ClNO_3$
　Dimeflinhydrochlorid  **7**.1345
$C_{20}H_{22}ClNO_4$
　Papaverinhydrochlorid  **9**.17
$C_{20}H_{22}ClN_3O$
　Amodiaquin  **7**.227
$C_{20}H_{22}ClN_3O \cdot HCl$
　Amodiaquinhydrochlorid  **7**.230

$C_{20}H_{22}ClN_3O \cdot 2\ HCl \cdot 2\ H_2O$
   Amodiaquindihydrochlorid Dihydrat   7.229
$C_{20}H_{22}N_2$
   Azatadin   7.334
$C_{20}H_{22}N_2 \cdot (C_4H_4O_4)_2$
   Azatadindimaleat   7.335
$C_{20}H_{22}N_2O$
   Gelsemin   8.330
$C_{20}H_{22}N_2S$
   Mequitazin   8.881
$C_{20}H_{22}N_4O_6S$
   Febantel   8.166
$C_{20}H_{22}N_4O_6S_2$
   Vanyldisulfamid   9.1158
$C_{20}H_{22}N_4O_{10}S$
   Cefuroxim-Axetil   7.800
$C_{20}H_{22}N_5NaO_6S$
   Azlocillin, Natriumsalz   7.352
$[C_{20}H_{22}N_5O_6S]^- \cdot Na^+$
   Azlocillin, Natriumsalz   7.352
$C_{20}H_{22}N_8O_5$
   Methotrexat   8.928
$C_{20}H_{22}O_3$
   Butylmethoxydibenzoylmethan   7.586
$C_{20}H_{23}BrN_2O_4$
   Brompheniraminhydrogenmaleat   7.535
   Dexbrompheniraminmaleat   7.1229
$C_{20}H_{23}ClN_2O_4$
   Chlorphenaminhydrogenmaleat   7.896
   Dexchlorpheniraminmaleat   7.1230
$C_{20}H_{23}ClN_2O_5$
   Carbinoxaminmaleat   7.689
$C_{20}H_{23}Cl_2N_3O_3$
   Amodiaquinhydrochlorid   7.230
$C_{20}H_{23}FN_3O_6$
   Ciprofloxacinlactat   7.968
$C_{20}H_{23}N$
   Amitriptylin   7.203
$C_{20}H_{23}N \cdot HCl$
   Amitriptylinhydrochlorid   7.206
$C_{20}H_{23}NO$
   Amitryptilinoxid   7.207
$C_{20}H_{23}NO_3$
   Benalaxyl   3.153
$C_{20}H_{23}NO_4$
   Naltrexon   8.1080
   Thebacon   9.845
$C_{20}H_{23}NO_4 \cdot HCl$
   Naltrexonhydrochlorid   8.1081
   Thebaconhydrochlorid   9.845
$C_{20}H_{23}NS$
   Metixen   8.981
$C_{20}H_{23}NS \cdot HCl$
   Metixenhydrochlorid   8.981
$C_{20}H_{23}N_3O_2$
   Bitertanol   3.184
$C_{20}H_{23}N_5O_6S$
   Azlocillin   7.349
$C_{20}H_{23}N_7O_7$
   Folinsäure   8.283
$C_{20}H_{24}ClN$
   Amitriptylinhydrochlorid   7.206

$C_{20}H_{24}ClNO_4$
   Naltrexonhydrochlorid   8.1081
   Thebaconhydrochlorid   9.845
$C_{20}H_{24}ClNS$
   Metixenhydrochlorid   8.981
$C_{20}H_{24}ClN_3S$
   Prochlorperazin   9.360
$C_{20}H_{24}ClN_3S \cdot (C_4H_4O_4)_2$
   Prochlorperazinhydrogenmaleat   9.361
$C_{20}H_{24}Cl_2N_{10}$
   Picloxydin   9.201
$C_{20}H_{24}NO_5P$
   Butinolindihydrogenphosphat   7.578
$C_{20}H_{24}N_2$
   Dimetinden   7.1359
$C_{20}H_{24}N_2 \cdot C_4H_4O_4$
   Dimetindenmaleat   7.1361
$C_{20}H_{24}N_2OS$
   Propiomazin   9.397
$C_{20}H_{24}N_2OS \cdot HCl$
   Lucanthonhydrochlorid   8.773
   Propiomazinhydrochlorid   9.398
$C_{20}H_{24}N_2O_2$
   Chinin   7.833
$C_{20}H_{24}N_2O_2 \cdot C_7H_6O_3$
   Chininum salicylicum   7.839
$C_{20}H_{24}N_2O_2 \cdot HCl$
   Chininhydrochlorid   7.836
$C_{20}H_{24}N_2O_2 \cdot H_2SO_4$
   Chinidinhydrogensulfat   7.832
$(C_{20}H_{24}N_2O_2)_2 \cdot H_2SO_4$
   Chininsulfat   7.837
$C_{20}H_{24}N_2O_2 \cdot H_2SO_4 \cdot 4\ H_2O$
   Chinidinhydrogensulfat Tetrahydrat   7.832
$(C_{20}H_{24}N_2O_2)_2 \cdot H_2SO_4 \cdot 2\ H_2O$
   Chinidinsulfat Dihydrat   7.833
   Chininsulfat Dihydrat   7.837
$(C_{20}H_{24}N_2O_2)_3 \cdot H_3AsO_3 \cdot 4\ H_2O$
   Chininum arsenicosum   7.839
$C_{20}H_{24}N_2O_3$
   Yohimbinsäure   9.1225
$C_{20}H_{24}N_2O_4$
   Pheniraminhydrogenmaleat   9.123
$C_{20}H_{24}N_2O_6$
   Nisoldipin   8.1174
$C_{20}H_{24}O_2$
   Diethylstilbestroldimethylether   7.1286
   Ethinylestradiol   8.113
$C_{20}H_{24}O_5$
   Angeloylajadin   3.74
$C_{20}H_{25}ClN_2OS$
   Lucanthonhydrochlorid   8.773
   Propiomazinhydrochlorid   9.398
$C_{20}H_{25}ClN_2O_2$
   Chininhydrochlorid   7.836
$C_{20}H_{25}ClN_2O_5$
   (R)-Amlodipin   7.208
   (S)-Amlodipin   7.209
$C_{20}H_{25}ClN_2O_5 \cdot C_4H_4O_4$
   Amlodipinmaleat   7.211
$C_{20}H_{25}ClN_2O_5 \cdot C_6H_6O_3S$
   Amlodipinbenzensulfonat   7.210

$C_{20}H_{25}FN_4O$
  Niaprazin  **8**.1137
$C_{20}H_{25}NO$
  Normethadon  **8**.1212
  Pridinol  **9**.335
$C_{20}H_{25}NO \cdot HCl$
  Normethadonhydrochlorid  **8**.1212
$C_{20}H_{25}NOS$
  Tifenamil  **9**.931
$C_{20}H_{25}NOS \cdot HCl$
  Tifenamilhydrochlorid  **9**.931
$C_{20}H_{25}NO_2$
  Adiphenin  **7**.76
  Dienogest  **7**.1278
  Fomocain  **8**.288
  Propanocain  **9**.390
$C_{20}H_{25}NO_2 \cdot HCl$
  Adipheninhydrochlorid  **7**.77
  Fomocainhydrochlorid  **8**.290
$C_{20}H_{25}NO_3$
  Benactyzin  **7**.388
  Difemerin  **7**.1288
$C_{20}H_{25}NO_3 \cdot HCl$
  Benactyzinhydrochlorid  **7**.389
  Difemerinhydrochlorid  **7**.1288
$C_{20}H_{25}N_2O_2$
  Chinidin  **7**.829
$C_{20}H_{25}N_3O$
  Lysergid  **8**.778
  Lysergsäurediethylamid  **3**.750
$C_{20}H_{25}N_3O_2$
  Methylergometrin  **8**.948
$C_{20}H_{25}N_3O_2 \cdot C_4H_4O_4$
  Methylergometrinhydrogenmaleat  **8**.949
$C_{20}H_{25}N_3S$
  Perazin  **9**.83
$C_{20}H_{25}N_3S \cdot (C_3H_4O_4)_2$
  Perazin-bis(hydrogenmalonat)  **9**.85
$C_{20}H_{25}N_4O_4$
  Theophyllin, Lysinsalz  **9**.858
$C_{20}H_{26}ClNO$
  Normethadonhydrochlorid  **8**.1212
$C_{20}H_{26}ClNOS$
  Tifenamilhydrochlorid  **9**.931
$C_{20}H_{26}ClNO_2$
  Adipheninhydrochlorid  **7**.77
  Fomocainhydrochlorid  **8**.290
$C_{20}H_{26}ClNO_3$
  Benactyzinhydrochlorid  **7**.389
  Difemerinhydrochlorid  **7**.1288
$C_{20}H_{26}ClN_3O_2$
  Piclopastin  **9**.200
$C_{20}H_{26}N_2$
  Dimetacrin  **7**.1350
  Trimipramin  **9**.1076
$C_{20}H_{26}N_2 \cdot CH_4O_3S$
  Trimipraminmesilat  **9**.1081
$C_{20}H_{26}N_2 \cdot C_4H_4O_4$
  Trimipraminhydrogenmaleat  **9**.1080
$C_{20}H_{26}N_2 \cdot C_4H_6O_6$
  Dimetacrinhydrogentartrat  **7**.1350
$C_{20}H_{26}N_2 \cdot HCl$
  Trimipraminhydrochlorid  **9**.1079
$C_{20}H_{26}N_2O_2$
  Ajmalin  **3**.32;  **7**.87
$C_{20}H_{26}N_2O_6S$
  Chinidinhydrogensulfat  **7**.832
$C_{20}H_{26}N_2O_{12}$
  Piridoxilat  **9**.253
$C_{20}H_{26}N_2S$
  Etymemazin  **8**.160
$C_{20}H_{26}N_4O$
  Lisurid  **8**.747
$C_{20}H_{26}N_4O \cdot C_4H_4O_4$
  Lisuridhydrogenmaleat  **8**.749
$C_{20}H_{26}N_4OS$
  Oxypendyl  **8**.1282
$C_{20}H_{26}N_4O_2$
  Hexamidin  **8**.431
$C_{20}H_{26}N_4O_2 \cdot (C_2H_6O_4S)_2$
  Hexamidindiisetionat  **8**.431
$C_{20}H_{26}N_6 \cdot H_2SO_4$
  Debrisoquinsulfat  **7**.1182
$C_{20}H_{26}O_2$
  Benzestrol  **7**.421
  Norethisteron  **8**.1201
$C_{20}H_{26}O_5$
  Allethrin 2  **7**.116
  Chrysanin  **3**.317
$C_{20}H_{27}BrN_2O$
  Ambutoniumbromid  **7**.159
$C_{20}H_{27}ClN_2$
  Trimipraminhydrochlorid  **9**.1079
$C_{20}H_{27}ClO_2$
  Chlordehydromethyltestosteron  **7**.857
$C_{20}H_{27}N$
  Alverin  **7**.150
  Terodilin  **9**.813
$C_{20}H_{27}NO_2$
  Vetrabutin  **9**.1168
$C_{20}H_{27}NO_2 \cdot HCl$
  Vetrabutinhydrochlorid  **9**.1169
$C_{20}H_{27}NO_3$
  Trilostan  **9**.1063
$C_{20}H_{27}NO_5$
  Carbocromen  **7**.693
$C_{20}H_{27}NO_5 \cdot HCl$
  Carbocromenhydrochlorid  **7**.694
$C_{20}H_{27}NO_{11}$
  Amygdalin  **3**.68;  **7**.251
$[C_{20}H_{27}N_2O]^+ \cdot Br^-$
  Ambutoniumbromid  **7**.159
$C_{20}H_{27}N_3O_6$
  Febarbamat  **8**.167
$C_{20}H_{27}N_3O_8$
  Oxolamincitrat  **8**.1265
$C_{20}H_{27}N_5O_3$
  Bamifyllin  **7**.369
$C_{20}H_{27}N_5O_5S$
  Glisoxepid  **8**.354
$C_{20}H_{28}BrN$
  Emeproniumbromid  **8**.16

$C_{20}H_{28}ClNO_2$
  Vetrabutinhydrochlorid  9.1169
$C_{20}H_{28}ClNO_5$
  Carbocromenhydrochlorid  7.694
$C_{20}H_{28}ClNO_8P_2$
  Pyrrobutaminphosphat  9.464
$C_{20}H_{28}Cl_3N_3O_3$
  Amodiaquindihydrochlorid Dihydrat  7.229
$[C_{20}H_{28}N]^+ \cdot Br^-$
  Emeproniumbromid  8.16
$C_{20}H_{28}N_2O_5$
  Enalapril  8.22
$C_{20}H_{28}N_2O_5 \cdot C_4H_4O_4$
  Enalaprilhydrogenmaleat  8.23
$C_{20}H_{28}N_4O_4S_2$
  Hydroxystilbamidindiisethionat  8.506
$C_{20}H_{28}N_4O_8S_2$
  Stilbamidinisethionat  9.662
$C_{20}H_{28}N_6O_4S$
  Debrisoquinsulfat  7.1182
$C_{20}H_{28}O$
  Lynestrenol  8.774
$C_{20}H_{28}O_2$
  Etynodiol  8.160
  Isotretinoin  8.625
  Tretinoin  9.1017 $C_{20}H_{28}O_3$
  Gestonoron  8.343
$C_{20}H_{28}O_3S$
  Ethyldibunat  8.126
$C_{20}H_{28}O_6S$
  Tiaprost  9.916
$C_{20}H_{28}O_6S \cdot C_4H_{11}NO_3$
  Tiaprost, Trometamolsalz  9.917
$C_{20}H_{29}NO_4$
  Fedrilat  8.168
$C_{20}H_{29}NO_6S$
  Sultroponium  9.752
$C_{20}H_{29}N_3O_2$
  Cinchocain  7.956
$C_{20}H_{29}N_3O_2 \cdot HCl$
  Cinchocainhydrochlorid  7.958
$C_{20}H_{29}N_5O_3$
  Urapidil  9.1132
$C_{20}H_{29}N_5O_6$
  Trimazosin  9.1063
$C_{20}H_{29}N_5O_6 \cdot HCl \cdot H_2O$
  Trimazosinhydrochlorid Monohydrat  9.1064
$C_{20}H_{30}ClN_3O_2$
  Cinchocainhydrochlorid  7.958
$[C_{20}H_{30}NO_3]^+ \cdot Br^- \cdot H_2O$
  Ipratropiumbromid Monohydrat  8.590
$C_{20}H_{30}O$
  Retinol  9.506
$C_{20}H_{30}O_2$
  Metenolon  8.907
  Methyltestosteron  8.963
$C_{20}H_{31}NO$
  Trihexyphenidyl  9.1060
$C_{20}H_{31}NO \cdot HCl$
  Trihexyphenidylhydrochlorid  9.1062
$C_{20}H_{31}NO_2$
  Drofenin  7.1442

$C_{20}H_{31}NO_2 \cdot HCl$
  Drofeninhydrochlorid  7.1443
$C_{20}H_{31}NO_3$
  Pentoxyverin  9.79
$C_{20}H_{31}NO_3 \cdot C_6H_8O_7$
  Pentoxyverindihydrogencitrat  9.80
$C_{20}H_{31}NO_3 \cdot HCl$
  Pentoxyverinhydrochlorid  9.80
$C_{20}H_{31}NO_6$
  Symphytin  3.1118
$C_{20}H_{32}BrNO_4$
  Ipratropiumbromid Monohydrat  8.590
$C_{20}H_{32}ClNO$
  Trihexyphenidylhydrochlorid  9.1062
$C_{20}H_{32}ClNO_2$
  Drofeninhydrochlorid  7.1443
$C_{20}H_{32}ClNO_3$
  Pentoxyverinhydrochlorid  9.80
$C_{20}H_{32}ClN_5O_7$
  Trimazosinhydrochlorid Monohydrat  9.1064
$C_{20}H_{32}N_2O_3S$
  Carbosulfan  3.255
$C_{20}H_{32}N_2O_6S$
  Pholedrinsulfat  9.190
  Pseudoephedrinsulfat  9.442
$C_{20}H_{32}N_6O_4S$
  Betanidinsulfat  7.472
$C_{20}H_{32}O_2$
  Drostanolon  7.1446
  Mesterolon  8.891
  Methandriol  8.913
$C_{20}H_{32}O_5$
  Dinoproston  7.1372
$C_{20}H_{33}NO$
  Fenpropimorph  3.585
$C_{20}H_{33}NO_3$
  Oxeladin  8.1256
$C_{20}H_{33}NO_3 \cdot C_6H_8O_7$
  Oxeladindihydrogencitrat  8.1257
$C_{20}H_{33}N_3O_3$
  Talinolol  9.767
$C_{20}H_{33}N_3O_4$
  (R)-Celiprolol  7.802
  (RS)-Celiprolol  7.802
  (S)-Celiprolol  7.803
$C_{20}H_{33}N_3O_4 \cdot HCl$
  (RS)-Celiprololhydrochlorid  7.804
$C_{20}H_{34}AuO_9PS$
  Auranofin  7.323
$C_{20}H_{34}ClN_3O_4$
  (RS)-Celiprololhydrochlorid  7.804
$C_{20}H_{34}N_2O_{10}S$
  Chinidinhydrogensulfat Tetrahydrat  7.832
$C_{20}H_{34}O_5$
  Alprostadil  7.133
  Dinoprost  7.1368
$C_{20}H_{34}O_5 \cdot C_4H_{11}NO_3$
  Dinoprost Trometamin  7.1372
$C_{20}H_{35}NO_2$
  Dihexyverin  7.1305
$C_{20}H_{35}NO_2 \cdot HCl$
  Dihexyverinhydrochlorid  7.1305

$C_{20}H_{35}N_3Sn$
  Azocyclotin **3.**129
$C_{20}H_{36}ClNO_2$
  Dihexyverinhydrochlorid **7.**1305
$C_{20}H_{36}N_2O_4S$
  Amantadinsulfat **7.**152
$C_{20}H_{37}NaO_7S$
  Docusat, Natriumsalz **7.**1416
$[C_{20}H_{37}O_7S]^- \cdot Na^+$
  Docusat, Natriumsalz **7.**1416
$C_{20}H_{38}BrNO_2$
  Diponiumbromid **7.**1392
$C_{20}H_{38}I_2O_2$
  Iodetryl **8.**573
$[C_{20}H_{38}NO_2]^+ \cdot Br^-$
  Diponiumbromid **7.**1392
$C_{20}H_{38}O_2$
  Ethyloleat **8.**130
$C_{20}H_{40}N_2O_8$
  Pangamsäure **9.**7
$C_{20}H_{40}O$
  Phytol **9.**198
$C_{20}H_{41}NO$
  Tridemorph **3.**1212
$C_{20}H_{43}N$
  Dimantin **7.**1344
$C_{20}H_{44}N \cdot C_2H_5O_4S$
  Mecetroniumetilsulfat **8.**824
$C_{21}H_{18}ClNO_6$
  Acemetacin **7.**11
$C_{21}H_{18}F_3N_3O_3$
  Temafloxacin **9.**790
$C_{21}H_{19}NO_5$
  Chelerythrin **3.**264
$C_{21}H_{19}N_3O_3S$
  Amsacrin **7.**250
$C_{21}H_{20}Cl_2O_3$
  Permethrin **3.**934; **9.**91
$C_{21}H_{20}N_6O$
  Aminoquinurid **7.**194
$C_{21}H_{20}N_6O \cdot 2\ HCl$
  Aminoquinuriddihydrochlorid **7.**195
$C_{21}H_{20}N_6O \cdot 2\ HCl \cdot 3,5\ H_2O$
  Aminoquinuriddihydrochlorid Heptahemihydrat **7.**196
$C_{21}H_{21}ClN_2O_8$
  Demeclocyclin **7.**1195
$C_{21}H_{21}ClN_2O_8 \cdot HCl$
  Demeclocyclinhydrochlorid **7.**1195
$C_{21}H_{21}N$
  Cyproheptadin **7.**1152
  Naftifin **8.**1068
$C_{21}H_{21}N \cdot HCl$
  Naftifinhydrochlorid **8.**1069
$C_{21}H_{21}N \cdot HCl \cdot 1,5\ H_2O$
  Cyproheptadinhydrochlorid Sesquihydrat **7.**1153
$[C_{21}H_{21}N_2O_5S]^- \cdot Na^+ \cdot H_2O$
  Nafcillin, Natriumsalz Monohydrat **8.**1064
$C_{21}H_{21}N_3O_9$
  Nitrocyclin **7.**1180
$C_{21}H_{22}ClN$
  Naftifinhydrochlorid **8.**1069

$C_{21}H_{22}ClN \cdot 1,5\ H_2O$
  Cyproheptadinhydrochlorid Sesquihydrat **7.**1153
$C_{21}H_{22}Cl_2N_2O_8$
  Demeclocyclinhydrochlorid **7.**1195
$C_{21}H_{22}Cl_2N_6O$
  Aminoquinuriddihydrochlorid **7.**195
$C_{21}H_{22}Cl_2N_6O \cdot 3,5\ H_2O$
  Aminoquinuriddihydrochlorid Heptahemihydrat **7.**196
$C_{21}H_{22}N_2O_2$
  Strychnin **9.**676
$C_{21}H_{22}N_2O_2 \cdot HNO_3$
  Strychninnitrat **9.**678
  Strychninum nitricum **9.**679
$C_{21}H_{22}N_2O_5S$
  Nafcillin **8.**1062
$C_{21}H_{22}N_2O_7 \cdot HCl \cdot 0,5\ H_2O$
  Sancyclinhydrochlorid Hemihydrat **9.**567
$C_{21}H_{22}N_2O_8$
  Demecyclin **7.**1197
$C_{21}H_{22}O_9$
  Aloin **7.**125
  Aloin A **7.**127
  Aloin B **7.**128
$C_{21}H_{23}BrFNO_2$
  Bromperidol **7.**531
$C_{21}H_{23}ClFNO_2$
  Haloperidol **8.**405
$C_{21}H_{23}ClFN_3O$
  Flurazepam **8.**273
$C_{21}H_{23}ClFN_3O \cdot 2\ HCl$
  Flurazepamdihydrochlorid **8.**274
$C_{21}H_{23}ClFN_3O \cdot HCl$
  Flurazepamhydrochlorid **8.**275
$C_{21}H_{23}ClN_2O_7 \cdot 0,5\ H_2O$
  Sancyclinhydrochlorid Hemihydrat **9.**567
$C_{21}H_{23}NO_3$
  3-Chinuclidinylbenzilat **3.**269
$C_{21}H_{23}NO_5$
  Diacetylmorphin **7.**1249
  Heroin **3.**662
$C_{21}H_{23}NO_5 \cdot HCl$
  Heroinhydrochlorid **3.**664
$C_{21}H_{23}NO_5 \cdot HCl \cdot H_2O$
  Diacetylmorphinhydrochlorid **7.**1251
$C_{21}H_{23}N_2NaO_6S$
  Nafcillin, Natriumsalz Monohydrat **8.**1064
$C_{21}H_{23}N_3OS$
  Periciazin **9.**87
$C_{21}H_{23}N_3O_5$
  Strychninnitrat **9.**678
  Strychninum nitricum **9.**679
$C_{21}H_{23}N_3O_7$
  Amicyclin **7.**173
$C_{21}H_{24}ClNO_5$
  Heroinhydrochlorid **3.**664
  Morclofon **8.**1037
$C_{21}H_{24}ClN_3OS$
  Pipamazin **9.**218
$C_{21}H_{24}ClN_3O_3$
  Fominoben **8.**286

$C_{21}H_{24}ClN_3O_3 \cdot HCl$
   Fominobenhydrochlorid  8.287
$C_{21}H_{24}Cl_2FN_3O$
   Flurazepamhydrochlorid  8.275
$C_{21}H_{24}F_3N_3S$
   Trifluoperazin  9.1049
$C_{21}H_{24}F_3N_3S \cdot 2\ HCl$
   Trifluoperazindihydrochlorid  9.1051
$C_{21}H_{24}N_2$
   Quinupramin  9.484
   Trazitilin  9.1011
$C_{21}H_{24}N_2O_3$
   Ajmalicin  3.30
   Raubasin  9.495
$C_{21}H_{24}N_2O_3 \cdot HCl$
   Raubasinhydrochlorid  9.496
$C_{21}H_{24}N_2O_4$
   Cyclarbamat  7.1124
$[C_{21}H_{24}N_5O_8S_2]^- \cdot Na^+ \cdot H_2O$
   Mezlocillin, Natriumsalz Monohydrat  8.1002
$C_{21}H_{24}O_7$
   Visnadin  9.1187
$C_{21}H_{25}ClN_2O_3$
   Cetirizin  7.815
   Raubasinhydrochlorid  9.496
$C_{21}H_{25}ClN_2O_3 \cdot 2\ HCl$
   Cetirizindihydrochlorid  7.817
$C_{21}H_{25}ClO_3$
   Delmadinon  7.1193
$C_{21}H_{25}ClO_5$
   Cloprednol  7.1035
$C_{21}H_{25}Cl_2N_3O_3$
   Fominobenhydrochlorid  8.287
$C_{21}H_{25}Cl_3FN_3O$
   Flurazepamdihydrochlorid  8.274
$C_{21}H_{25}N \cdot HCl$
   Terbinafinhydrochlorid  9.802
$C_{21}H_{25}NO$
   Benzatropin  7.417
$C_{21}H_{25}NO \cdot CH_4O_3S$
   Benzatropinmesilat  7.418
$C_{21}H_{25}NO_2$
   Piperidolat  9.233
$C_{21}H_{25}NO_2 \cdot HCl$
   Piperidolathydrochlorid  9.233
$C_{21}H_{25}NO_3 \cdot CH_4O_4S$
   Poldinmetilsulfat  9.278
$C_{21}H_{25}NO_5$
   Demecolcin  7.1196
$C_{21}H_{25}N_3O_3S \cdot HCl$
   Pipazetathydrochlorid  9.220
$C_{21}H_{25}N_5O_8S_2$
   Mezlocillin  8.1002
$C_{21}H_{26}BrNO_3$
   Methantheliniumbromid  8.916
$C_{21}H_{26}ClN$
   Terbinafinhydrochlorid  9.802
$C_{21}H_{26}ClNO$
   Clemastin  7.983
$C_{21}H_{26}ClNO \cdot C_3H_4O_4$
   Clemastinhydrogenmalonat  7.985

$C_{21}H_{26}ClNO \cdot C_4H_4O_4$
   Clemastinhydrogenfumarat  7.984
$C_{21}H_{26}ClNO_2$
   Piperidolathydrochlorid  9.233
$C_{21}H_{26}ClNO_6$
   Diacetylmorphinhydrochlorid  7.1251
$C_{21}H_{26}ClN_3OS$
   Perphenazin  9.92
$C_{21}H_{26}ClN_3O_3S$
   Pipazetathydrochlorid  9.220
$C_{21}H_{26}Cl_2F_3N_3S$
   Trifluoperazindihydrochlorid  9.1051
$[C_{21}H_{26}NO_3]^+ \cdot Br^-$
   Methantheliniumbromid  8.916
$C_{21}H_{26}N_2O$
   Fenpipramid  8.191
$C_{21}H_{26}N_2O \cdot HCl$
   Fenpipramidhydrochlorid  8.193
$C_{21}H_{26}N_2O_3$
   Yohimbin  9.1221
$C_{21}H_{26}N_2O_3 \cdot HCl$
   Yohimbinhydrochlorid  9.1224
$C_{21}H_{26}N_2O_7$
   Nimodipin  8.1167
$C_{21}H_{26}N_2S_2$
   Thioridazin  9.887
$C_{21}H_{26}N_2S_2 \cdot HCl$
   Thioridazinhydrochlorid  9.889
$C_{21}H_{26}N_5NaO_9S_2$
   Mezlocillin, Natriumsalz Monohydrat  8.1002
$C_{21}H_{26}O_2$
   Altrenogest  7.136
   Gestoden  8.341
   Mestranol  8.893
$C_{21}H_{26}O_5$
   Prednison  9.327
$C_{21}H_{27}ClN_2O$
   Fenpipramidhydrochlorid  8.193
$C_{21}H_{27}ClN_2O_2$
   Hydroxyzin  8.507
$C_{21}H_{27}ClN_2O_2 \cdot C_{23}H_{16}O_6$
   Hydroxyzinembonat  8.508
$C_{21}H_{27}ClN_2O_2 \cdot 2\ HCl$
   Hydroxyzindihydrochlorid  8.510
$C_{21}H_{27}ClN_2O_3$
   Yohimbinhydrochlorid  9.1224
$C_{21}H_{27}ClN_2S_2$
   Thioridazinhydrochlorid  9.889
$C_{21}H_{27}ClO_3$
   Chlormadinon  7.868
$C_{21}H_{27}Cl_3N_2O_3$
   Cetirizindihydrochlorid  7.817
$C_{21}H_{27}FO_6$
   Triamcinolon  9.1023
$C_{21}H_{27}N$
   Pramiverin  9.304
$C_{21}H_{27}N \cdot HCl$
   Pramiverinhydrochlorid  9.305
$C_{21}H_{27}NO$
   Benproperin  7.406
   Levomethadon  8.719
   Methadon  8.911

$(C_{21}H_{27}NO)_2 \cdot C_{23}H_{16}O_6$
  Benproperinembonat  **7.**407
$C_{21}H_{27}NO \cdot HCl$
  Methadonhydrochlorid  **8.**912
$C_{21}H_{27}NO \cdot H_3PO_4$
  Benproperindihydrogenphosphat  **7.**407
$C_{21}H_{27}NO_2$
  Etafenon  **8.**96
$C_{21}H_{27}NO_2 \cdot HCl$
  Etafenonhydrochlorid  **8.**96
$C_{21}H_{27}NO_3 \cdot HCl$
  Propafenonhydrochlorid  **9.**387
$C_{21}H_{27}NO_4$
  Nalbuphin  **8.**1069
$C_{21}H_{27}NO_4 \cdot HCl$
  Nalbuphinhydrochlorid  **8.**1071
$C_{21}H_{27}NO_8S_2$
  Tipepidincitrat Monohydrat  **9.**951
$C_{21}H_{27}N_3O_2$
  Methysergid  **8.**970
$C_{21}H_{27}N_3O_2 \cdot C_4H_4O_4$
  Methysergidhydrogenmaleat  **8.**971
$C_{21}H_{27}N_3O_5$
  Mepyraminhydrogenmaleat  **8.**880
$C_{21}H_{27}N_3O_7S$
  Bacampicillin  **7.**359
$C_{21}H_{27}N_3O_7S \cdot HCl$
  Bacampicillinhydrochlorid  **7.**360
$C_{21}H_{27}N_5O_4S$
  Glipizid  **8.**352
$C_{21}H_{27}N_5O_9S_2$
  Cefpodoxim Proxetil  **7.**778
$C_{21}H_{27}N_7O_{14}P_2$
  Nadid  **8.**1058
$C_{21}H_{28}ClN$
  Pramiverinhydrochlorid  **9.**305
$C_{21}H_{28}ClNO$
  Methadonhydrochlorid  **8.**912
$C_{21}H_{28}ClNO_2$
  Etafenonhydrochlorid  **8.**96
$C_{21}H_{28}ClNO_3$
  Propafenonhydrochlorid  **9.**387
$C_{21}H_{28}ClNO_4$
  Nalbuphinhydrochlorid  **8.**1071
$C_{21}H_{28}ClN_3O_7S$
  Bacampicillinhydrochlorid  **7.**360
$C_{21}H_{28}F_3N_3O_7$
  Flunixin, Megluminsalz  **8.**244
$C_{21}H_{28}N_2O_3$
  Cyclizinlactat  **7.**1126
$C_{21}H_{28}N_2O_5$
  Doxylaminsuccinat  **7.**1441
  Trimethobenzamid  **9.**1068
$C_{21}H_{28}N_2O_5 \cdot HCl$
  Trimethobenzamidhydrochlorid  **9.**1069
$C_{21}H_{28}N_2O_6S$
  Thenalidintartrat  **9.**846
$C_{21}H_{28}O_2$
  Dydrogesteron  **7.**1449
  Ethisteron  **8.**118
  Levonorgestrel  **8.**723
  Norgestrel  **8.**1211

$C_{21}H_{28}O_5$
  Aldosteron  **7.**98
  Cortison  **7.**1098
  Prednisolon  **9.**321
$C_{21}H_{29}ClN_2O_5$
  Trimethobenzamidhydrochlorid  **9.**1069
$C_{21}H_{29}ClO_3$
  Clostebolacetat  **7.**1045
$C_{21}H_{29}Cl_3N_2O_2$
  Hydroxyzindihydrochlorid  **8.**510
$C_{21}H_{29}FO_5$
  Fludrocortison  **8.**228
$C_{21}H_{29}N$
  Diisopromin  **7.**1335
$C_{21}H_{29}N \cdot HCl$
  Diisoprominhydrochlorid  **7.**1335
$C_{21}H_{29}NO$
  Biperiden  **7.**484
  Triperiden  **9.**1087
$C_{21}H_{29}NO \cdot C_3H_6O_3$
  Biperidenlactat  **7.**487
$C_{21}H_{29}NO \cdot HCl$
  Biperidenhydrochlorid  **7.**486
  Triperidenhydrochlorid  **9.**1088
$C_{21}H_{29}NO_2$
  Butorphanol  **7.**583
$C_{21}H_{29}NO_2 \cdot C_4H_6O_6$
  Butorphanoltartrat  **7.**584
$C_{21}H_{29}N_3O$
  Disopyramid  **7.**1399
$C_{21}H_{29}N_3O \cdot H_3PO_4$
  Disopyramiddihydrogenphosphat  **7.**1401
$C_{21}H_{29}Na_2O_8P$
  Hydrocortisonphosphat, Dinatriumsalz  **8.**480
$C_{21}H_{29}O_8P$
  Prednisolon-21-dihydrogenphosphat  **9.**325
$[C_{21}H_{29}O_8P]^{2-} \cdot 2\,Na^+$
  Hydrocortisonphosphat, Dinatriumsalz  **8.**480
$C_{21}H_{30}BrNO_4$
  Butylscopolaminiumbromid  **7.**588
$C_{21}H_{30}ClN$
  Diisoprominhydrochlorid  **7.**1335
$C_{21}H_{30}ClNO$
  Biperidenhydrochlorid  **7.**486
  Triperidenhydrochlorid  **9.**1088
$C_{21}H_{30}FN_3O_2$
  Pipamperon  **9.**219
$[C_{21}H_{30}NO_4]^+ \cdot Br^-$
  Butylscopolaminiumbromid  **7.**588
$C_{21}H_{30}NO_5P$
  Benproperindihydrogenphosphat  **7.**407
$C_{21}H_{30}N_2O_3S$
  Trimipraminmesilat  **9.**1081
$C_{21}H_{30}O_2$
  Progesteron  **9.**368
  $\Delta^8$-Tetrahydrocannabinol  **3.**1155
  $\Delta^9$-Tetrahydrocannabinol  **3.**1156
  Urushiol  **3.**1232
$C_{21}H_{30}O_3$
  Desoxycorton  **7.**1215
  Hydroxyprogesteron  **8.**501

$C_{21}H_{30}O_4S$
  Tixocortol  **9.955**
$C_{21}H_{30}O_5$
  Hydrocortison  **8.473**
$C_{21}H_{31}NO_2$
  Bornaprin  **7.507**
$C_{21}H_{31}NO_2 \cdot HCl$
  Bornaprinhydrochlorid  **7.508**
$C_{21}H_{31}N_3O_5$
  Lisinopril  **8.745**
$C_{21}H_{31}N_5O_2$
  Buspiron  **7.563**
$C_{21}H_{31}N_5O_2 \cdot HCl$
  Buspironhydrochlorid  **7.565**
$C_{21}H_{32}ClNO_2$
  Bornaprinhydrochlorid  **7.508**
$C_{21}H_{32}ClN_5O_2$
  Buspironhydrochlorid  **7.565**
$C_{21}H_{32}N_2O$
  Stanozolol  **9.655**
$C_{21}H_{32}N_3O_5P$
  Disopyramiddihydrogenphosphat  **7.1401**
$C_{21}H_{32}N_4O_8S_2$
  Pentamidindimesilat  **9.61**
$C_{21}H_{32}N_4O_{10}S_2$
  Propamidinisethionat  **9.390**
$C_{21}H_{32}N_6O_3$
  Alfentanil  **7.103**
$C_{21}H_{32}N_6O_3 \cdot HCl$
  Alfentanilhydrochlorid  **7.105**
$C_{21}H_{32}N_6O_3 \cdot HCl \cdot H_2O$
  Alfentanilhydrochlorid Monohydrat  **7.106**
$C_{21}H_{32}O$
  Allylestrenol  **7.122**
$C_{21}H_{32}O_2$
  Urushiol *[Gemisch]*  **3.1232**
$C_{21}H_{32}O_3$
  Alfaxalon  **7.102**
  Oxymetholon  **8.1278**
$C_{21}H_{33}ClN_6O_3$
  Alfentanilhydrochlorid  **7.105**
$C_{21}H_{33}NO_7$
  Lasiocarpin  **3.730**
$C_{21}H_{33}NO_9$
  Levorphanolhydrogentartrat Dihydrat  **8.728**
$C_{21}H_{33}N_3O_5S$
  Pivmecillinam  **9.265**
$C_{21}H_{33}N_3O_5S \cdot HCl$
  Pivmecillinamhydrochlorid  **9.267**
$C_{21}H_{34}BrNO_3$
  Oxyphenoniumbromid  **8.1286**
$C_{21}H_{34}ClN_3O_5S$
  Pivmecillinamhydrochlorid  **9.267**
$[C_{21}H_{34}NO_3]^+ \cdot Br^-$
  Oxyphenoniumbromid  **8.1286**
$C_{21}H_{34}O_3$
  Carbacyclin  **7.669**
$C_{21}H_{34}O_5$
  Arbaprostil  **7.291**
$C_{21}H_{35}ClN_6O_4$
  Alfentanilhydrochlorid Monohydrat  **7.106**

$C_{21}H_{35}NO$
  Amorolfin  **7.230**
$C_{21}H_{36}ClNO$
  Tridihexethylchlorid  **9.1047**
$[C_{21}H_{36}NO]^+ \cdot Cl^-$
  Tridihexethylchlorid  **9.1047**
$C_{21}H_{38}BrN$
  Cetylpyridiniumbromid  **7.821**
$C_{21}H_{38}ClN$
  Benzododeciniumchlorid  **7.429**
  Cetylpyridiniumchlorid  **7.821**
$[C_{21}H_{38}N]^+ \cdot Br^-$
  Cetylpyridiniumbromid  **7.821**
$[C_{21}H_{38}N]^+ \cdot Cl^-$
  Benzododeciniumchlorid  **7.429**
  Cetylpyridiniumchlorid  **7.821**
$[C_{21}H_{38}N]^+ \cdot Cl^- \cdot H_2O$
  Cetylpyridiniumchlorid Monohydrat  **7.824**
$C_{21}H_{38}O_4$
  Rioprostil  **9.523**
$C_{21}H_{39}N_7O_{12}$
  Streptomycin  **9.667**
$C_{21}H_{40}ClNO$
  Cetylpyridiniumchlorid Monohydrat  **7.824**
$C_{21}H_{40}N_8O_6$
  Tuftsin  **9.1121**
$C_{21}H_{40}O_4$
  Glycerolmonooleat  **8.367**
$C_{21}H_{41}N_5O_7$
  Netilmicin  **8.1135**
$(C_{21}H_{41}N_5O_7)_2 \cdot 5\ H_2SO_4$
  Netilmicinsulfat  **8.1136**
$C_{21}H_{41}N_5O_{11}$
  Apramycin  **7.280**
$C_{21}H_{41}N_7O_{12}$
  Dihydrostreptomycin  **7.1327**
$(C_{21}H_{41}N_7O_{12})_2 \cdot 3\ H_2SO_4$
  Dihydrostreptomycinsulfat  **7.1328**
$C_{21}H_{45}N_3$
  Hexetidin  **8.433**
$C_{21}H_{46}NO_4P$
  Miltefosin  **8.1017**
$C_{21}H_{47}N_3O_{10}$
  Cholincitrat  **7.927**
$C_{22}H_{16}Cl_2O_4S$
  Tioclomarol  **9.943**
$C_{22}H_{16}O_8$
  Ethylbiscoumacetat  **8.125**
$C_{22}H_{17}ClFN_3O_4$
  Midazolammaleat  **8.1010**
$C_{22}H_{17}ClN_2$
  Clotrimazol  **7.1047**
$C_{22}H_{18}Cl_2FNO_3$
  Betacyfluthrin  **3.175**
  Cyfluthrin  **3.377**
$C_{22}H_{18}I_6N_2O_9$
  Iotroxinsäure  **8.587**
$C_{22}H_{18}N_2$
  Bifonazol  **7.481**
$C_{22}H_{19}Br_2NO_3$
  Deltamethrin  **3.399**

$C_{22}H_{19}Cl_2NO_3$
  Alphacypermethrin  **3**.40
  Cypermethrin  **3**.379; **7**.1150
$C_{22}H_{19}NO_4$
  Bisacodyl  **7**.488
$C_{22}H_{20}N_4NaO_8S_2$
  Cefsulodin, Natriumsalz  **7**.786
$C_{22}H_{20}N_4O_8S_2$
  Cefsulodin  **7**.784
$[C_{22}H_{20}N_4O_8S_2]^- \cdot Na^+$
  Cefsulodin, Natriumsalz  **7**.786
$C_{22}H_{21}ClN_2O_8$
  Meclocyclin  **8**.826
$C_{22}H_{21}ClN_2O_8 \cdot C_7H_6O_6S$
  Meclocyclin-5-sulfosalicylat  **8**.827
$C_{22}H_{21}ClN_2O_8 \cdot HCl$
  Meclocyclinhydrochlorid  **8**.827
$C_{22}H_{21}NO_7$
  Cetocyclin  **7**.817
$C_{22}H_{22}Cl_2N_2O_8$
  Meclocyclinhydrochlorid  **8**.827
$C_{22}H_{22}FN_3O_2$
  Droperidol  **7**.1444
$C_{22}H_{22}N_2O_8$
  Metacyclin  **8**.899
$C_{22}H_{22}N_6O_7S_2$
  Ceftazidim  **7**.787
$C_{22}H_{22}N_6O_7S_2 \cdot 5\ H_2O$
  Ceftazidim Pentahydrat  **7**.790
$C_{22}H_{22}O_4$
  Dienestroldiacetat  **7**.1277
$C_{22}H_{22}O_8$
  Podophyllotoxin  **3**.983; **9**.277
$C_{22}H_{23}ClN_2O_2$
  Loratidin  **8**.764
$C_{22}H_{23}ClN_2O_3 \cdot HCl$
  Chlortetracyclinhydrochlorid  **7**.916
$C_{22}H_{23}ClN_2O_8$
  Chlortetracyclin  **7**.915
$C_{22}H_{23}F_4NO_2$
  Trifluperidol  **9**.1052
$C_{22}H_{23}F_4NO_2 \cdot HCl$
  Trifluperidolhydrochlorid  **9**.1053
$C_{22}H_{23}NO_3$
  Fenpropathrin  **3**.583
$C_{22}H_{23}NO_7$
  Noscapin  **8**.1214
$C_{22}H_{23}NO_7 \cdot HCl \cdot H_2O$
  Noscapinhydrochlorid Monohydrat  **8**.1216
$C_{22}H_{23}NS$
  Tropatepin  **9**.1101
$2\ [C_{22}H_{23}N_2O_9]^- \cdot Ca^{2+}$
  Oxytetracyclin, Calciumsalz  **8**.1289
$C_{22}H_{24}ClF_4NO_2$
  Trifluperidolhydrochlorid  **9**.1053
$C_{22}H_{24}ClNO_7$
  Noscapinhydrochlorid Monohydrat  **8**.1216
$C_{22}H_{24}ClN_3O \cdot HCl$
  Azelastinhydrochlorid  **7**.340
$C_{22}H_{24}ClN_5O_2$
  Domperidon  **7**.1419

$C_{22}H_{24}Cl_2N_2O_8$
  Chlortetracyclinhydrochlorid  **7**.916
$C_{22}H_{24}FN_3O_2$
  Benperidol  **7**.405
$C_{22}H_{24}N_2O_8$
  Doxycyclin  **7**.1436
  Tetracyclin  **9**.836
$C_{22}H_{24}N_2O_8 \cdot 0{,}5\ C_2H_6O \cdot HCl \cdot 0{,}5\ H_2O$
  Doxycyclinhyclat  **7**.1438
$C_{22}H_{24}N_2O_8 \cdot HCl$
  Doxycyclinhydrochlorid  **7**.1439
  Tetracyclinhydrochlorid  **9**.838
$C_{22}H_{24}N_2O_8 \cdot H_2O$
  Doxycyclin Monohydrat  **7**.1438
$C_{22}H_{24}N_2O_9$
  Oxytetracyclin  **8**.1287
$C_{22}H_{24}N_2O_9 \cdot HCl$
  Oxytetracyclinhydrochlorid  **8**.1289
$C_{22}H_{24}N_2O_9 \cdot 2\ H_2O$
  Oxytetracyclin Dihydrat  **8**.1289
$C_{22}H_{24}N_4O_7S_3$
  Thiamin-1,5-naphthalindisulfonat  **9**.869
$C_{22}H_{25}ClN_2OS$
  Clopenthixol  **7**.1033
  Zuclopenthixol  **9**.1252
$C_{22}H_{25}ClN_2OS \cdot 2\ HCl$
  Clopenthixoldihydrochlorid  **7**.1034
  Zuclopenthixoldihydrochlorid  **9**.1253
$C_{22}H_{25}ClN_2O_8$
  Doxycyclinhydrochlorid  **7**.1439
  Tetracyclinhydrochlorid  **9**.838
$C_{22}H_{25}ClN_2O_8 \cdot 0{,}5\ C_2H_6O \cdot 0{,}5\ H_2O$
  Doxycyclinhyclat  **7**.1438
$C_{22}H_{25}ClN_2O_9$
  Oxytetracyclinhydrochlorid  **8**.1289
$C_{22}H_{25}Cl_2N_3O$
  Azelastinhydrochlorid  **7**.340
$C_{22}H_{25}NO_3$
  Pipoxolan  **9**.237
  Pseudotropinbenzilat  **9**.442
  Tropinbenzilat  **9**.1103
$C_{22}H_{25}NO_3 \cdot HCl$
  Pipoxolanhydrochlorid  **9**.237
  Pseudotropinbenzilathydrochlorid  **9**.443
  Tropinbenzilathydrochlorid  **9**.1104
$C_{22}H_{25}NO_4$
  Pitofenon  **9**.262
$C_{22}H_{25}NO_4 \cdot HCl$
  Pitofenonhydrochlorid  **9**.262
$C_{22}H_{25}NO_6$
  Colchicin  **3**.336; **7**.1079
$C_{22}H_{25}N_2OS \cdot C_{10}H_{15}O_4S$
  Trimetaphancamsilat  **9**.1065
$C_{22}H_{25}N_3O$
  Indoramin  **8**.542
$C_{22}H_{25}N_3O \cdot HCl$
  Indoraminhydrochlorid  **8**.544
$C_{22}H_{26}BrNO_3$
  Clidiniumbromid  **7**.991
$C_{22}H_{26}ClFO_4$
  Clobetason  **7**.1002

$C_{22}H_{26}ClNO_3$
  Pipoxolanhydrochlorid  9.237
  Pseudotropinbenzilathydrochlorid  9.443
  Tropinbenzilathydrochlorid  9.1104
$C_{22}H_{26}ClNO_4$
  Pitofenonhydrochlorid  9.262
$C_{22}H_{26}ClNO_6$
  Diacetylmorphinhydrochlorid  7.1251
$C_{22}H_{26}ClN_3O$
  Indoraminhydrochlorid  8.544
$C_{22}H_{26}F_3N_3OS$
  Fluphenazin  8.264
$C_{22}H_{26}F_3N_3OS \cdot 2\,HCl$
  Fluphenazindihydrochlorid  8.266
$[C_{22}H_{26}NO_3]^+ \cdot Br^-$
  Clidiniumbromid  7.991
$C_{22}H_{26}N_2O_4$
  Tofisopam  9.975
$C_{22}H_{26}N_2O_4S$
  Diltiazem  7.1342
$C_{22}H_{26}N_2O_4S \cdot HCl$
  Diltiazemhydrochlorid  7.1343
$C_{22}H_{26}N_2O_9$
  Doxycyclin Monohydrat  7.1438
$C_{22}H_{27}ClF_2O_5$
  Halometason  8.404
$C_{22}H_{27}ClF_2O_5 \cdot H_2O$
  Halometason Monohydrat  8.405
$C_{22}H_{27}ClN_2O$
  Lorcainid  8.767
$C_{22}H_{27}ClN_2O \cdot HCl$
  Lorcainidhydrochlorid  8.769
$C_{22}H_{27}ClN_2O_4S$
  Diltiazemhydrochlorid  7.1343
$C_{22}H_{27}ClO_3$
  Cyproteron  7.1153
$C_{22}H_{27}Cl_3N_2OS$
  Clopenthixoldihydrochlorid  7.1034
  Zuclopenthixoldihydrochlorid  9.1253
$C_{22}H_{27}FO_5$
  Flupredniden  8.270
$C_{22}H_{27}NO$
  Phenazocin  9.104
$C_{22}H_{27}NO \cdot HBr$
  Phenazocinhydrobromid  9.105
$C_{22}H_{27}NO_2$
  Danazol  7.1171
  α-Lobelin  3.744
$C_{22}H_{27}NO_5$
  Racefeminhydrogenfumarat  9.486
$C_{22}H_{27}NO_9 \cdot 2,5\,H_2O$
  Hydrocodonhydrogentartrat  8.472
$C_{22}H_{27}N_3O_3S_2$
  Metopimazin  8.988
$C_{22}H_{27}N_3O_4$
  Diperodon  7.1380
$C_{22}H_{27}N_3O_4 \cdot HCl$
  Diperodonhydrochlorid  7.1381
$C_{22}H_{27}N_3O_5$
  Physostigminsalicylat  7.196
$C_{22}H_{28}BrN$
  Prifiniumbromid  9.336

$C_{22}H_{28}BrNO$
  Phenazocinhydrobromid  9.105
$C_{22}H_{28}BrNO_3$
  Benziloniumbromid  7.425
  Pipenzolatbromid  9.223
$C_{22}H_{28}ClFO_4$
  Clobetasol  7.1000
  Clocortolon  7.1005
$C_{22}H_{28}ClN_3O_4$
  Diperodonhydrochlorid  7.1381
$C_{22}H_{28}ClNaO_6$
  Cloprostenol, Natriumsalz  7.1038
$[C_{22}H_{28}ClO_6]^- \cdot Na^+$
  Cloprostenol, Natriumsalz  7.1038
$C_{22}H_{28}Cl_2F_3N_3OS$
  Fluphenazindihydrochlorid  8.266
$C_{22}H_{28}Cl_2N_2O$
  Lorcainidhydrochlorid  8.769
$C_{22}H_{28}FNaO_8S$
  Dexamethason-21-hydrogensulfat, Natriumsulfat  7.1224
$C_{22}H_{28}FNa_2O_8P$
  Betamethason-21-dihydrogenphosphat, Dinatriumsalz  7.469
  Dexamethason-21-phosphat, Dinatriumsalz  7.1226
$[C_{22}H_{28}FO_8P]^{2-} \cdot 2\,Na^+$
  Dexamethason-21-phosphat, Dinatriumsalz  7.1226
$[C_{22}H_{28}FO_8S]^- \cdot Na^+$
  Dexamethason-21-hydrogensulfat, Natriumsulfat  7.1224
$C_{22}H_{28}F_2O_4$
  Diflucortolon  7.1292
$C_{22}H_{28}F_2O_5$
  Flumetason  8.236
$[C_{22}H_{28}N]^+ \cdot Br^-$
  Prifiniumbromid  9.336
$[C_{22}H_{28}NO_3]^+ \cdot Br^-$
  Benziloniumbromid  7.425
  Pipenzolatbromid  9.223
$[C_{22}H_{28}NO_3]^+ \cdot [CH_3O_4S]^-$
  Bevoniummetilsulfat  7.476
$C_{22}H_{28}N_2O$
  Fentanyl  8.195
$C_{22}H_{28}N_2O_2$
  Anileridin  7.262
  Encainid  8.25
$C_{22}H_{28}N_2O_2S$
  Perimetazin  9.88
$C_{22}H_{28}N_2O_{11}$
  Oxytetracyclin Dihydrat  8.1289
$C_{22}H_{28}O_3$
  Canrenon  7.654
  Norethisteronacetat  8.1204
$C_{22}H_{28}O_5$
  Prednyliden  9.329
$C_{22}H_{28}O_7$
  Citreoviridin  3.324
$C_{22}H_{29}ClF_2O_6$
  Halometason Monohydrat  8.405

$C_{22}H_{29}ClO_5$
Alclometason **7.94**
Beclometason **7.382**
$C_{22}H_{29}ClO_6$
Cloprostenol **7.1037**
$C_{22}H_{29}FO_4$
Desoximethason **7.1212**
Fluocortolon **8.251**
Fluorometholon **8.256**
$C_{22}H_{29}FO_5$
Betamethason **7.466**
Dexamethason **7.1221**
$C_{22}H_{29}FO_6$
Paramethason **9.28**
$C_{22}H_{29}F_3O_3$
Flumedroxon **8.234**
$C_{22}H_{29}KO_4$
Kaliumcanrenoat **8.644**
$C_{22}H_{29}NO_2$
Dextropropoxyphen **7.1242**
Levopropoxyphen **8.725**
$C_{22}H_{29}NO_2 \cdot C_{10}H_8O_3S \cdot H_2O$
Dextropropoxyphennapsilat Monohydrat **7.1245**
Levopropoxyphennapsilat Monohydrat **8.726**
$C_{22}H_{29}NO_2 \cdot HCl$
Dextropropoxyphenhydrochlorid **7.1244**
$C_{22}H_{29}NO_3$
Anisohydrocinnamol **7.264**
$C_{22}H_{29}NO_4S$
Benzatropinmesilat **7.418**
$C_{22}H_{29}NO_5$
Trimebutin **9.1064**
$C_{22}H_{29}NO_5 \cdot C_4H_4O_4$
Trimebutinhydrogenmaleat **9.1065**
$C_{22}H_{29}NO_7S$
Poldinmetilsulfat **9.278**
$C_{22}H_{29}NO_9$
Dihydrocodeinhydrogentartrat **7.1311**
$C_{22}H_{29}N_3O_6S$
Pivampicillin **9.262**
$C_{22}H_{29}N_3O_6S \cdot HCl$
Pivampicillinhydrochlorid **9.264**
$C_{22}H_{29}N_3O_7$
Tripelennamincitrat **9.1086**
$C_{22}H_{29}N_3S_2$
Thiethylperazin **9.874**
$C_{22}H_{29}N_3S_2 \cdot (C_4H_4O_4)_2$
Thiethylperazindimaleat **9.875**
$C_{22}H_{29}N_3S_2 \cdot (C_4H_6O_5)_2$
Thiethylperazindimalat **9.874**
$C_{22}H_{29}N_9O_6$
Diminazendiaceturat **7.1364**
$[C_{22}H_{29}O_4]^- \cdot K^+$
Kaliumcanrenoat **8.644**
$C_{22}H_{30}ClNO_2$
Dextropropoxyphenhydrochlorid **7.1244**
$C_{22}H_{30}ClN_3O_6S$
Pivampicillinhydrochlorid **9.264**
$C_{22}H_{30}Cl_2N_{10}$
Chlorhexidin **7.863**
$C_{22}H_{30}Cl_2N_{10} \cdot (C_2H_4O_2)_2$
Chlorhexidindiacetat **7.867**

$C_{22}H_{30}Cl_2N_{10} \cdot (C_6H_{12}O_7)_2$
Chlorhexidindigluconat **7.868**
$C_{22}H_{30}Cl_2N_{10} \cdot 2\ HCl$
Chlorhexidinhydrochlorid **7.868**
$C_{22}H_{30}N_2$
Aprindin **7.282**
$C_{22}H_{30}N_2 \cdot HCl$
Aprindinhydrochlorid **7.284**
$C_{22}H_{30}N_2O_2$
Eprozinol **8.53**
$C_{22}H_{30}N_2O_2S \cdot C_6H_8O_7$
Sufentanilcitrat **9.685**
$C_{22}H_{30}N_4O_2S_2$
Thioproperazin **9.886**
$C_{22}H_{30}O$
Desogestrel **7.1209**
$C_{22}H_{30}O_3$
Megestrol **8.849**
$C_{22}H_{30}O_4$
Canrenoinsäure **7.652**
$C_{22}H_{30}O_5$
Methylprednisolon **8.955**
$C_{22}H_{31}ClN_2$
Aprindinhydrochlorid **7.284**
$C_{22}H_{31}N_3O_4S$
Penethacillin **9.49**
$C_{22}H_{31}N_3O_4S \cdot HI$
Penethacillinhydroiodid **9.49**
$C_{22}H_{31}N_3O_5$
Cilazapril **7.951**
$C_{22}H_{32}BrNO_3$
Droclidiniumbromid **7.1441**
$C_{22}H_{32}Br_2N_4O_4$
Distigminbromid **7.1404**
$C_{22}H_{32}Cl_4N_{10}$
Chlorhexidinhydrochlorid **7.868**
$C_{22}H_{32}IN_3O_4S$
Penethacillinhydroiodid **9.49**
$[C_{22}H_{32}NO_3]^+ \cdot Br^-$
Droclidiniumbromid **7.1441**
$C_{22}H_{32}N_2O_5$
Benzquinamid **7.434**
$C_{22}H_{32}N_2O_5 \cdot HCl$
Benzquinamidhydrochlorid **7.435**
$C_{22}H_{32}N_2O_6$
Hexoprenalin **8.442**
$C_{22}H_{32}N_2O_6 \cdot H_2SO_4$
Hexoprenalinsulfat **8.443**
$C_{22}H_{32}N_2O_{10}$
Oxedrintartrat **8.1256**
$[C_{22}H_{32}N_4O_4]^{2+} \cdot 2\ Br^-$
Distigminbromid **7.1404**
$C_{22}H_{32}N_6O_{12}S_2$
Ceftazidim Pentahydrat **7.790**
$C_{22}H_{32}O_2$
Retinolacetat **9.508**
$C_{22}H_{32}O_3$
Medryson **8.840**
Metenolon-17-acetat **8.908**
Testosteronpropionat **9.824**
$C_{22}H_{33}ClN_2O_5$
Benzquinamidhydrochlorid **7.435**

$C_{22}H_{33}NO_9$
Butetamatdihydrogencitrat **7.**576
$C_{22}H_{33}N_3O_3$
Barbexaclon **7.**371
$C_{22}H_{34}N_2O_{10}S$
Hexoprenalinsulfat **8.**443
$C_{22}H_{34}N_6O_{16}S_4$
Ademetionintosilat-bis(sulfat) **7.**68
$C_{22}H_{36}N_2O_4S$
Mephenterminsulfat **8.**870
$C_{22}H_{36}N_2O_{10}S$
Orciprenalinsulfat **8.**1236
$C_{22}H_{36}O_7$
Andromedotoxin **3.**72
$[C_{22}H_{37}O_7]^- \cdot 3\ H^+$
Agaricinsäure **7.**86
$C_{22}H_{38}O_4Zn$
Zinkundecylenat **9.**1241
$C_{22}H_{38}O_5$
Misoprostol **8.**1023
$C_{22}H_{39}NO_9$
Hexethylamindihydrogencitrat **8.**436
$C_{22}H_{40}ClN$
Benzalkoniumchlorid **7.**412
$[C_{22}H_{40}N]^+ \cdot Cl^-$
Benzalkoniumchlorid **7.**412
$C_{22}H_{40}N_2O_{12}S$
Isoprenalinsulfat Dihydrat **8.**616
$C_{22}H_{40}O_7$
Agaricinsäure **7.**86
$C_{22}H_{40}O_7 \cdot 1,5\ H_2O$
Agaricinsäure Sesquihydrat **7.**87
$C_{22}H_{43}N_5O_{13}$
Amikacin **7.**177
$C_{22}H_{43}N_5O_{13} \cdot 2\ H_2SO_4$
Amikacin-bis(hydrogensulfat) **7.**181
$(C_{22}H_{44}O_2)_2 \cdot H_2O$
Calciumbehenat **7.**611
$C_{22}H_{44}O_6$
Mupirocin **8.**1052
$C_{22}H_{47}N_5O_{21}S_2$
Amikacin-bis(hydrogensulfat) **7.**181
$C_{22}H_{48}ClN$
Didecyldimethylammoniumchlorid **7.**1276
$[C_{22}H_{48}N]^+ \cdot Cl^-$
Didecyldimethylammoniumchlorid **7.**1276
$C_{22}H_{49}NO_4S$
Mecetroniumetilsulfat **8.**824
$C_{23}H_{14}Na_2O_{11}$
Cromoglicinsäure, Dinatriumsalz **7.**1109
$[C_{23}H_{14}O_{11}]^{2-} \cdot 2\ Na^+$
Cromoglicinsäure, Dinatriumsalz **7.**1109
$C_{23}H_{15}ClO_3$
Chlorphacinon **3.**300
$C_{23}H_{16}O_3$
Diphenadion **7.**1381
$C_{23}H_{16}O_{11}$
Cromoglicinsäure **7.**1108
$C_{23}H_{19}ClF_3NO_3$
Lambdacyhalothrin **3.**724
$C_{23}H_{20}N_2O_3S$
Sulfinpyrazon **9.**731

$C_{23}H_{20}N_2O_5$
Bentiromid **7.**410
$C_{23}H_{21}ClN_6O_3$
Loprazolam **8.**762
$C_{23}H_{21}ClN_6O_3 \cdot CH_4SO_3$
Loprazolammesilat **8.**763
$C_{23}H_{21}ClO_3$
Chlorotrianisen **7.**891
$C_{23}H_{22}N_2O_6S$
Carfecillin **7.**707
$C_{23}H_{22}O_7$
Lactucopicrin **3.**723
$C_{23}H_{23}NO_5S$
Ketotifenhydrogenfumarat **8.**676
$C_{23}H_{24}O_6$
Cyclofenil **7.**1136
$C_{23}H_{25}ClN_2O_9$
Clomocyclin **7.**1027
$C_{23}H_{25}N$
Fendilin **8.**177
$C_{23}H_{25}NO_6$
Phenindamin-(RR)-hydrogentartrat **9.**120
$C_{23}H_{26}N_2O_2 \cdot HCl$
Dexetimidhydrochlorid **7.**1231
$C_{23}H_{26}N_2O_5S$
Acepromazinmaleat **7.**19
Aceprometazinmaleat **7.**20
$C_{23}H_{26}N_5NaO_7S$
Piperacillin, Natriumsalz **9.**228
$[C_{23}H_{26}N_5O_7S]^- \cdot Na^+$
Piperacillin, Natriumsalz **9.**228
$C_{23}H_{26}O_3$
Phenotrin **9.**139
$C_{23}H_{27}ClN_2O_2$
Dexetimidhydrochlorid **7.**1231
$C_{23}H_{27}ClO_2$
Gestaclon **8.**341
$C_{23}H_{27}ClO_4$
Delmadinon-17-acetat **7.**1194
$C_{23}H_{27}NO \cdot C_6H_8O_7$
Deptropincitrat **7.**1199
$C_{23}H_{27}NO_5S$
Pizotifenhydrogenmalat **9.**270
$C_{23}H_{27}NO_8$
Narcein **8.**1091
$C_{23}H_{27}NO_8 \cdot HCl$
Narceinhydrochlorid **8.**1092
$C_{23}H_{27}N_3O$
Prenoxdiazin **9.**332
$C_{23}H_{27}N_3O \cdot HCl$
Prenoxdiazinhydrochlorid **9.**333
$C_{23}H_{27}N_3O_2$
Morazon **8.**1036
$C_{23}H_{27}N_3O_2S \cdot (C_4H_3O_4)_2$
Acetophenazindimaleat **7.**28
$C_{23}H_{27}N_3O_3$
Pheniraminaminosalicylat **9.**123
$C_{23}H_{27}N_3O_6$
Ergometrinhydrogenmaleat **8.**61
$C_{23}H_{27}N_3O_7$
Minocyclin **8.**1018

$C_{23}H_{27}N_3O_7 \cdot HCl$
  Minocyclinhydrochlorid  **8.**1020
$C_{23}H_{27}N_5O_7S$
  Piperacillin  **9.**226
$C_{23}H_{28}ClNO_8$
  Narceinhydrochlorid  **8.**1092
$C_{23}H_{28}ClN_3O$
  Prenoxdiazinhydrochlorid  **9.**333
$C_{23}H_{28}ClN_3O_2S$
  Thiopropazat  **9.**885
$C_{23}H_{28}ClN_3O_2S \cdot 2 HCl$
  Thiopropazatdihydrochlorid  **9.**886
$C_{23}H_{28}ClN_3O_5S$
  Glibenclamid  **8.**347
$C_{23}H_{28}ClN_3O_7$
  Minocyclinhydrochlorid  **8.**1020
$C_{23}H_{28}N_2O_4$
  Chininethylcarbonat  **7.**836
$C_{23}H_{28}O_6$
  Enprostil  **8.**36
$C_{23}H_{29}ClFN_3O_4$
  Cisaprid  **7.**968
$C_{23}H_{29}ClO_4$
  Chlormadinonacetat  **7.**868
$C_{23}H_{29}NO_3$
  Fenbutrazat  **8.**173
  Phenoperidin  **9.**138
$C_{23}H_{29}NO_3 \cdot HCl$
  Phenoperidinhydrochlorid  **9.**139
$C_{23}H_{29}NO_8$
  Phenyltoloxamindihydrogencitrat  **9.**182
$C_{23}H_{29}N_3O_2S$
  Acetophenazin  **7.**28
$C_{23}H_{29}N_3O_2S_2$
  Tiotixen  **9.**948
$C_{23}H_{30}BrNO_3$
  Propanthelinbromid  **9.**392
$C_{23}H_{30}ClNO_3$
  Phenoperidinhydrochlorid  **9.**139
$C_{23}H_{30}ClN_3O$
  Mepacrin  **8.**863
$C_{23}H_{30}ClN_3O \cdot (CH_4SO_3)_2 \cdot H_2O$
  Mepacrinmethansulfonat Monohydrat  **8.**865
$C_{23}H_{30}ClN_3O \cdot 2 HCl \cdot 2 H_2O$
  Mepacrindihydrochlorid Dihydrat  **8.**864
$C_{23}H_{30}Cl_2NNa_2O_6P$
  Estramustin-17β-dihydrogenphosphat,
  Dinatriumsalz  **8.**85
$[C_{23}H_{30}Cl_2NO_6P]^{2-} \cdot 2 Na^+$
  Estramustin-17β-dihydrogenphosphat,
  Dinatriumsalz  **8.**85
$C_{23}H_{30}Cl_3N_3O_2S$
  Thiopropazatdihydrochlorid  **9.**886
$[C_{23}H_{30}NO_3]^+ \cdot Br^-$
  Propanthelinbromid  **9.**392
$C_{23}H_{30}N_2O_4$
  Pholcodin  **9.**187
$C_{23}H_{30}N_2O_4 \cdot H_2O$
  Pholcodin Monohydrat  **9.**188
$C_{23}H_{30}N_2O_5$
  Fepromid  **8.**202

$C_{23}H_{30}N_4O_2$
  Pyrazinobutazon  **9.**449
$C_{23}H_{30}O_3$
  Etretinat  **8.**158
$C_{23}H_{30}O_6$
  Cortisonacetat  **7.**1099
  Fenprostalen  **8.**194
  Prednisolon-21-acetat  **9.**324
$C_{23}H_{31}Cl_2NO_3$
  Estramustin  **8.**84
$C_{23}H_{31}FO_6$
  Fludrocortisonacetat  **8.**229
$C_{23}H_{31}IN_2O$
  Buzepidmetiodid  **7.**590
$C_{23}H_{31}NO_2$
  Motretinid  **8.**1049
$C_{23}H_{31}NO_7$
  Levallorphantartrat  **8.**708
$C_{23}H_{31}NO_7S$
  Bevoniummetilsulfat  **7.**476
  Sulproston  **9.**746
$C_{23}H_{32}N_2O_2 \cdot C_4H_6O_6$
  Prajmaliumbitartrat  **9.**301
$C_{23}H_{32}N_2O_2S$
  Tiocarlid  **9.**942
$C_{23}H_{32}N_2O_3$
  Zipeprol  **9.**1244
$C_{23}H_{32}N_2O_3 \cdot 2 HCl$
  Zipeproldihydrochlorid  **9.**1245
$C_{23}H_{32}N_2O_5$
  Pholcodin Monohydrat  **9.**188
  Ramipril  **9.**487
$C_{23}H_{32}O_2$
  Medrogeston  **8.**835
$C_{23}H_{32}O_3$
  Estradiolvalerat  **8.**84
$C_{23}H_{32}O_4$
  Desoxycortonacetat  **7.**1216
  Hydroxyprogesteronacetat  **8.**502
$C_{23}H_{32}O_6$
  Hydrocortison-21-acetat  **8.**477
  Strophanthidin  **3.**1103
$C_{23}H_{33}IN_2O$
  Isopropamidiodid  **8.**617
$[C_{23}H_{33}N_2O]^+ \cdot I^-$
  Isopropamidiodid  **8.**617
$C_{23}H_{34}Cl_2N_2O_3$
  Zipeproldihydrochlorid  **9.**1245
$C_{23}H_{35}NO_5$
  Bencyclanhydrogenfumarat  **7.**395
$C_{23}H_{36}Cl_3N_3O_3$
  Mepacrindihydrochlorid Dihydrat  **8.**864
$C_{23}H_{36}N_2O_2$
  Finasterid  **8.**203
$C_{23}H_{36}N_4O_5S_3$
  Octotiamin  **8.**1228
$C_{23}H_{36}N_4O_{10}S_2$
  Pentamidindiisethionat  **9.**60
$C_{23}H_{36}O_3$
  Drostanolonpropionat  **7.**1447
$C_{23}H_{36}O_7$
  Pravastatin  **9.**308

$C_{23}H_{37}NO_6$
  Tocamphyl  **9.**964
$C_{23}H_{37}N_5O_5S$
  Etamiphyllincamsilat  **8.**97
$C_{23}H_{38}O_5$
  Gemeprost  **8.**331
$C_{23}H_{42}ClNO_2$
  Benzoxoniumchlorid  **7.**431
$[C_{23}H_{42}NO_2]^+ \cdot Cl^-$
  Benzoxoniumchlorid  **7.**431
$C_{23}H_{42}N_2O_{12}$
  Pentoloniumtartrat  **9.**73
$C_{23}H_{43}N_3O_5$
  Perindopril, *tert.*-Butylammoniumsalz  **9.**90
$C_{23}H_{45}N_5O_{14}$
  Paromomycin  **9.**35
$C_{23}H_{45}N_5O_{14} \cdot H_2SO_4$
  Paromomycinsulfat  **9.**36
$C_{23}H_{46}N_6O_{13}$
  Framycetin  **8.**305
  Neomycin  **8.**1128
$C_{23}H_{46}N_6O_{13} \cdot 3\ H_2SO_4$
  Framycetinsulfat  **8.**306
$C_{23}H_{47}N_5O_{18}S$
  Paromomycinsulfat  **9.**36
$C_{23}H_{49}NO_3$
  Cholinstearat  **7.**930
$C_{23}H_{52}N_6O_{25}S_3$
  Framycetinsulfat  **8.**306
$C_{24}H_{21}I_6N_5O_8$
  Ioxaglinsäure  **8.**588
$C_{24}H_{24}CaI_6N_4O_4$
  Calciumiodopat  **7.**635
$C_{24}H_{24}N_2O_4$
  Nicocodin  **8.**1143
$C_{24}H_{25}ClN_6O_6S$
  Loprazolammesilat  **8.**763
$C_{24}H_{25}NO_4$
  Flavoxat  **8.**206
$C_{24}H_{25}NO_4 \cdot HCl$
  Flavoxathydrochlorid  **8.**208
$C_{24}H_{26}ClNO_4$
  Flavoxathydrochlorid  **8.**208
$C_{24}H_{26}FNO_4$
  Fluvastatin  **8.**280
$C_{24}H_{26}N_2O_4$
  Nicodicodin  **8.**1144
$C_{24}H_{26}N_2O_6$
  Suxibuzon  **9.**763
$C_{24}H_{27}N$
  Prenylamin  **9.**333
$C_{24}H_{28}ClN_5O_3$
  Dimenhydrinat  **7.**1346
$C_{24}H_{28}N_2O_4$
  Dimetindenmaleat  **7.**1361
$C_{24}H_{28}N_2O_5$
  Benazepril  **7.**390
$C_{24}H_{28}N_2O_5 \cdot HCl$
  Benazeprilhydrochlorid  **7.**391
$C_{24}H_{28}O_4$
  Diethylstilbestroldipropionat  **7.**1287

$C_{24}H_{29}BrFNO_5$
  Bromperidollactat  **7.**533
$C_{24}H_{29}ClN_2O_5$
  Benazeprilhydrochlorid  **7.**391
$C_{24}H_{29}ClN_2O_9$
  Amlodipinmaleat  **7.**211
$C_{24}H_{29}ClO_4$
  Cyproteronacetat  **7.**1154
$C_{24}H_{29}FO_6$
  Fluprednidenacetat  **8.**271
$C_{24}H_{29}NO_4$
  Ethaverin  **8.**106
$C_{24}H_{29}NO_4 \cdot HCl$
  Ethaverinhydrochlorid  **8.**108
$C_{24}H_{29}N_3O_6$
  Methylergometrinhydrogenmaleat  **8.**949
$C_{24}H_{30}CaN_4O_6$
  Cyclobarbital, Calciumsalz  **7.**1131
$C_{24}H_{30}ClNO_4$
  Ethaverinhydrochlorid  **8.**108
$C_{24}H_{30}ClNO_5$
  Clemastinhydrogenmalonat  **7.**985
$C_{24}H_{30}F_2O_6$
  Fluocinolonacetonid  **8.**245
$C_{24}H_{30}N_2O_2$
  Doxapram  **7.**1425
$C_{24}H_{30}N_2O_2 \cdot HCl \cdot H_2O$
  Doxapramhydrochlorid Monohydrat  **7.**1427
$C_{24}H_{30}N_2O_2S$
  Piperacetazin  **9.**224
$C_{24}H_{30}N_2O_4$
  Trimipraminhydrogenmaleat  **9.**1080
$C_{24}H_{30}N_4O_5$
  Lisuridhydrogenmaleat  **8.**749
$C_{24}H_{31}FO_6$
  Betamethason-21-acetat  **7.**468
  Dexamethason-21-acetat  **7.**1223
  Flunisolid  **8.**241
  Triamcinolon-16α,17α-acetonid  **9.**1028
$C_{24}H_{31}F_3O_4$
  Flumedroxonacetat  **8.**235
$C_{24}H_{31}NO$
  Dipipanon  **7.**1389
$C_{24}H_{31}NO \cdot HCl$
  Dipipanonhydrochlorid  **7.**1389
$C_{24}H_{31}N_3O$
  Famprofazon  **8.**165
$C_{24}H_{31}N_3OS$
  Butaperazin  **7.**575
$C_{24}H_{31}N_3OS \cdot (C_4H_4O_4)_2$
  Butaperazindiimaleat  **7.**575
$C_{24}H_{31}N_3O_2S$
  Carfenazin  **7.**708
$C_{24}H_{32}ClFO_5$
  Halcinonid  **8.**401
$C_{24}H_{32}ClNO$
  Dipipanonhydrochlorid  **7.**1389
$C_{24}H_{32}N_2O_2$
  Eprazinon  **8.**51
$C_{24}H_{32}N_2O_2 \cdot 2\ HCl$
  Eprazinondihydrochlorid  **8.**52

$C_{24}H_{32}N_2O_6$
 Dimetacrinhydrogentartrat 7.1350
$C_{24}H_{32}N_2O_9$
 Enalaprilhydrogenmaleat 8.23
$C_{24}H_{32}O_4$
 Estradioldipropionat 8.83
 Etynodioldiacetat 8.160
 Megestrolacetat 8.849
$C_{24}H_{32}O_4S$
 Spironolacton 9.650
$C_{24}H_{32}O_6$
 Desonid 7.1211
 Methylprednisolon-21-acetat 8.957
$C_{24}H_{33}ClN_2O_3$
 Doxapramhydrochlorid Monohydrat 7.1427
$C_{24}H_{33}FO_6$
 Fludroxycortid 8.230
$C_{24}H_{33}NO_3$
 Naftidrofuryl 8.1065
$C_{24}H_{33}N_3O_2S$
 Dixyrazin 7.1412
$C_{24}H_{34}Cl_2N_2O_2$
 Eprazinondihydrochlorid 8.52
$C_{24}H_{34}N_2Na_2O_{18}S_3$
 Glucosulfon, Natriumsalz 8.357
$[C_{24}H_{34}N_2O_{18}S_3]^{2-} \cdot 2\,Na^+$
 Glucosulfon, Natriumsalz 8.357
$C_{24}H_{34}N_8O_4S_2$
 Thiamindisulfid 9.868
$C_{24}H_{34}O_4$
 Medroxyprogesteronacetat 8.837
 Proligeston 9.376
$C_{24}H_{34}O_4S_2$
 Tiomesteron 9.946
$C_{24}H_{34}O_5$
 Dehydrocholsäure 7.1188
$C_{24}H_{35}NO_4$
 Biperidenlactat 7.487
$C_{24}H_{36}BrNO_2$
 Ciclotropiumbromid 7.948
$[C_{24}H_{36}NO_2]^+ \cdot Br^-$
 Ciclotropiumbromid 7.948
$C_{24}H_{36}O_3$
 Nabilon 8.1057
$C_{24}H_{36}O_5$
 Lovastatin 8.771
$C_{24}H_{37}NO_{10}$
 Butamiratdihydrogencitrat 7.573
$C_{24}H_{38}N_4O_{10}S_2$
 Hexamidindiisetionat 8.431
$C_{24}H_{38}N_{18}O_{10}$
 Dacarbazincitrat 7.1169
$C_{24}H_{38}O_4$
 Di-(2-ethylhexyl)phthalat 3.461
$C_{24}H_{39}NO_9S$
 Tiaprost, Trometamolsalz 9.917
$C_{24}H_{39}NaO_4$
 Desoxycholsäure, Natriumsalz 7.1215
$[C_{24}H_{39}O_4]^- \cdot Na^+$
 Desoxycholsäure, Natriumsalz 7.1215
$2\,[C_{24}H_{39}O_5]^- \cdot Ca^{2+}$
 Cholsäure, Calciumsalz 7.933

$C_{24}H_{40}N_2$
 Conessin 7.1093
$C_{24}H_{40}N_2 \cdot 2\,HBr$
 Conessinhydrobromid 7.1093
$C_{24}H_{40}N_2O_8S$
 Bamethansulfat 7.368
$C_{24}H_{40}N_2O_{10}S$
 Terbutalinsulfat 9.807
$C_{24}H_{40}N_8O_4$
 Dipyridamol 7.1396
$C_{24}H_{40}O_4$
 Chenodeoxycholsäure 7.827
 7-Desoxycholsäure 7.1214
 Ursodeoxycholsäure 9.1141
$C_{24}H_{40}O_5$
 Cholsäure 7.931
$C_{24}H_{42}Br_2N_2$
 Conessinhydrobromid 7.1093
$C_{24}H_{42}N_2O_3S$
 Stearylsulfamid 9.658
$C_{24}H_{45}NO_8$
 Dinoprost Trometamin 7.1372
$C_{24}H_{46}CaO_{26}$
 Calciumdilactobionat Dihydrat 7.622
$C_{24}H_{46}N_6O_{14}$
 Piperazincitrat 9.232
$C_{24}H_{51}O_4{}^{32}P$
 Trioctyl-[$^{32}$P]Phosphat 9.1083
$C_{24}H_{52}CaO_{29}$
 Calciumdilactobionat Pentahydrat 7.622
$C_{25}H_{22}ClNO_3$
 Esfenvalerat 3.538
 Fenvalerat 3.590; 8.200
$C_{25}H_{22}N_5NaO_6S$
 Apalcillin, Natriumsalz 7.275
$[C_{25}H_{22}N_5O_6S]^- \cdot Na^+$
 Apalcillin, Natriumsalz 7.275
$C_{25}H_{22}O_{10}$
 Silibinin 9.615
$C_{25}H_{23}N_5O_6S$
 Apalcillin 7.272
$C_{25}H_{24}F_6N_4$
 Hydramethylnon 3.677
$C_{25}H_{24}O_{12}$
 Cynarin 7.1149
$C_{25}H_{27}ClN_2$
 Meclozin 8.831
$C_{25}H_{27}ClN_2 \cdot 2\,HCl$
 Meclozindihydrochlorid 8.832
$C_{25}H_{27}N_9NaO_8S_2$
 Cefoperazon, Natriumsalz 7.765
$C_{25}H_{27}N_9O_8S_2$
 Cefoperazon 7.762
$[C_{25}H_{27}N_9O_8S_2]^- \cdot Na^+$
 Cefoperazon, Natriumsalz 7.765
$C_{25}H_{28}O_3$
 Estradiolbenzoat 8.82
$C_{25}H_{29}Cl_3N_2$
 Meclozindihydrochlorid 8.832
$C_{25}H_{29}I_2NO_3$
 Amiodaron 7.199

$C_{25}H_{29}I_2NO_3 \cdot HCl$
  Amiodaronhydrochlorid  7.201
$C_{25}H_{30}ClI_2NO_3$
  Amiodaronhydrochlorid  7.201
$C_{25}H_{30}ClNO_3$
  Trospiumchlorid  9.1105
$C_{25}H_{30}ClNO_5$
  Clemastinhydrogenfumarat  7.984
$[C_{25}H_{30}NO_3]^+ \cdot Cl^-$
  Trospiumchlorid  9.1105
$C_{25}H_{30}N_2O_5 \cdot HCl$
  Quinaprilhydrochlorid  9.479
$C_{25}H_{30}N_4O_9S_2$
  Sultamicillin  9.748
$C_{25}H_{31}ClN_2O_5$
  Quinaprilhydrochlorid  9.479
$C_{25}H_{31}FO_6$
  Triamcinolon-16α,21-diacetat  9.1029
$C_{25}H_{31}N_3O_6$
  Methysergidhydrogenmaleat  8.971
$C_{25}H_{32}ClFO_5$
  Clobetasol-17-propionat  7.1001
$C_{25}H_{32}N_2O_2$
  Dextromoramid  7.1240
$C_{25}H_{32}N_2O_2 \cdot C_4H_6O_6$
  Dextromoramidhydrogentartrat  7.1242
$C_{25}H_{32}N_4O_2$
  Pipebuzon  9.221
$C_{25}H_{32}O_2$
  Quinestrol  9.480
$C_{25}H_{32}O_8$
  Prednisolon-21-hydrogensuccinat  9.326
$C_{25}H_{33}NO_4$
  Etorphin  8.154
$C_{25}H_{34}O_6$
  Budesonid  7.539
$C_{25}H_{34}O_8$
  Hydrocortison-21-hydrogensuccinat  8.479
$C_{25}H_{35}NO_5$
  Mebeverin  8.820
$C_{25}H_{35}NO_5 \cdot HCl$
  Mebeverinhydrochlorid  8.821
$C_{25}H_{35}NO_8$
  Butorphanoltartrat  7.584
$C_{25}H_{36}ClNO_5$
  Mebeverinhydrochlorid  8.821
$C_{25}H_{36}O_6$
  Hydroxydionsuccinat  8.490
$C_{25}H_{37}NO_4$
  Salmeterol  9.561
$C_{25}H_{38}O_5$
  Simvastatin  9.623
$C_{25}H_{40}ClN_3O_8S_2$
  Mepacrinmethansulfonat Monohydrat  8.865
$C_{25}H_{41}NO_7$
  Lycoctonin  3.748
$C_{25}H_{42}N_2O$
  Cyclobuxin-D  3.368
$C_{25}H_{43}NO_{18}$
  Acarbose  7.1
$C_{25}H_{43}N_{13}O_{10}$
  Viomycin  9.1185

$C_{25}H_{44}ClN_3O_2$
  Dofamiumchlorid  7.1419
$[C_{25}H_{44}N_3O_2]^+ \cdot Cl^-$
  Dofamiumchlorid  7.1419
$C_{25}H_{44}N_{14}O_7 \cdot 0,5\ C_2H_5OH \cdot 0,5\ H_2O$
  Capreomycin B  7.657
$C_{25}H_{44}N_{14}O_8 \cdot 0,5\ C_2H_5OH$
  Capreomycin A  7.657
$C_{25}H_{45}N_{13}O_{14}S$
  Viomycinsulfat  9.1186
$C_{25}H_{46}ClN$
  Cetalkoniumchlorid  7.814
$[C_{25}H_{46}N]^+ \cdot Cl^-$
  Cetalkoniumchlorid  7.814
$C_{25}H_{48}N_6O_8$
  Deferoxamin  7.1185
$C_{25}H_{48}N_6O_8 \cdot CH_4O_3S$
  Deferoxaminmesilat  7.1185
$C_{26}H_{25}FO_5$
  Fluocortinbutyl  8.250
$C_{26}H_{25}N_2NaO_6S$
  Carindacillin, Natriumsalz  7.708
$[C_{26}H_{25}N_2O_6S]^- \cdot Na^+$
  Carindacillin, Natriumsalz  7.708
$C_{26}H_{26}F_2N_2$
  Flunarizin  8.240
$C_{26}H_{26}F_2N_2 \cdot 2\ HCl$
  Flunarizindihydrochlorid  8.241
$C_{26}H_{26}N_4O_4S$
  Bentiamin  7.409
$C_{26}H_{28}ClNO$
  Clomifen  7.1022
  Toremifen  9.996
$C_{26}H_{28}ClNO \cdot C_6H_8O_7$
  Clomifencitrat  7.1022
  Toremifencitrat  9.997
$C_{26}H_{28}Cl_2F_2N_2$
  Flunarizindihydrochlorid  8.241
$C_{26}H_{28}Cl_2N_4O_4$
  Ketoconazol  8.668
$C_{26}H_{28}N_2$
  Cinnarizin  7.960
$(C_{26}H_{28}N_3)_2 \cdot C_{23}H_{14}O_6$
  Pyrviniumembonat  9.465
$[C_{26}H_{28}N_3]^+ \cdot Cl^- \cdot 2\ H_2O$
  Pyrviniumchlorid Dihydrat  9.465
$C_{26}H_{29}F_2N_7$
  Almitrin  7.123
$C_{26}H_{29}F_2N_7 \cdot (CH_4O_3S)_2$
  Almitrindimesilat  7.125
$C_{26}H_{29}NO$
  Tamoxifen  9.770
$C_{26}H_{29}NO \cdot C_6H_8O_7$
  Tamoxifendihydrogencitrat  9.771
$C_{26}H_{29}NO_2$
  Droloxifen  7.1444
$C_{26}H_{29}N_3O_6$
  Nicardipin  8.1140
$C_{26}H_{30}ClN_5O_3$
  Piprinhydrinat  9.239
$C_{26}H_{30}Cl_2F_3NO$
  Halofantrin  8.402

$C_{26}H_{31}ClN_2O_8S$
  Amlodipinbenzensulfonat  7.210
$C_{26}H_{31}Cl_2N_5O_3$
  Terconazol  9.808
$C_{26}H_{32}ClFO_5$
  Clobetason-17-butyrat  7.1003
$C_{26}H_{32}ClN_3O_2$
  Pyrviniumchlorid Dihydrat  9.465
$C_{26}H_{32}F_2O_7$
  Diflorason-17,21-diacetat  7.1290
  Fluocinonid  8.249
$C_{26}H_{32}N_2O_5$
  Delapril  7.1192
$C_{26}H_{32}N_2O_5 \cdot HCl$
  Delaprilhydrochlorid  7.1193
$C_{26}H_{32}N_2O_8$
  Tritoqualin  9.1093
$C_{26}H_{32}O_9$
  Estriolsuccinat  8.89
$C_{26}H_{33}ClN_2O_5$
  Delaprilhydrochlorid  7.1193
$C_{26}H_{33}NO_4$
  Cyprenorphin  7.1152
$C_{26}H_{33}NO_9$
  Trimebutinhydrogenmaleat  9.1065
$C_{26}H_{33}N_3O_8S$
  Perazin-bis(hydrogenmalonat)  9.85
$C_{26}H_{33}NaO_8$
  Methylprednisolon-21-hydrogensuccinat, Natrium-
  salz  8.958
$[C_{26}H_{33}O_8]^- \cdot Na^+$
  Methylprednisolon-21-hydrogensuccinat, Natrium-
  salz  8.958
$C_{26}H_{34}O_7$
  Fumagillin  8.310
$C_{26}H_{34}O_8$
  Methylprednisolon-21-hydrogensuccinat  8.958
$C_{26}H_{35}NO_4$
  Diprenorphin  7.1392
$C_{26}H_{36}O_3$
  Estradiolcypionat  8.83
$C_{26}H_{36}O_6$
  Prednisolon-21-pivalat  9.327
$C_{26}H_{38}Cl_2N_{10}O_4$
  Chlorhexidindiacetat  7.867
$C_{26}H_{38}N_2O_4$
  Mazipredon  8.816
$C_{26}H_{38}O_4$
  Desoxycortonpivalat  7.1218
  Gestonoroncaproat  8.344
$C_{26}H_{38}O_5S$
  Tixocortol-21-pivalat  9.956
$C_{26}H_{38}O_6$
  Hydrocortison-17-valerat  8.480
$C_{26}H_{39}NO_{10}$
  Pentoxyverindihydrogencitrat  9.80
$C_{26}H_{40}O_3$
  Testosteronenanthat  9.823
$C_{26}H_{40}O_4$
  Methandrioldipropionat  8.914
$C_{26}H_{41}NO_{10}$
  Oxeladindihydrogencitrat  8.1257

$C_{26}H_{44}N_2O_{10}S$
  Salbutamolsulfat  9.551
$C_{26}H_{45}NO_7S$
  Taurocholsäure  9.778
$C_{26}H_{50}BrNO_2$
  Penoctoniumbromid  9.55
$[C_{26}H_{50}NO_2]^+ \cdot Br^-$
  Penoctoniumbromid  9.55
$C_{26}H_{52}N_6O_{11}S$
  Deferoxaminmesilat  7.1185
$C_{27}H_{22}Cl_2N_4$
  Clofazimin  7.1009
$C_{27}H_{29}NO_{10}$
  Daunorubicin  7.1178
  Esorubicin  8.76
$C_{27}H_{29}NO_{10} \cdot HCl$
  Daunorubicinhydrochlorid  7.1180
  Esorubicinhydrochlorid  8.77
$C_{27}H_{29}NO_{11}$
  Doxorubicin  7.1431
  Epirubicin  8.49
$C_{27}H_{29}NO_{11} \cdot HCl$
  Doxorubicinhydrochlorid  7.1434
  Epirubicinhydrochlorid  8.51
$C_{27}H_{30}ClNO_{10}$
  Daunorubicinhydrochlorid  7.1180
  Esorubicinhydrochlorid  8.77
$C_{27}H_{30}ClNO_{11}$
  Doxorubicinhydrochlorid  7.1434
  Epirubicinhydrochlorid  8.51
$C_{27}H_{30}N_2O_5$
  Chininum salicylicum  7.839
$C_{27}H_{30}N_4O$
  Oxatomid  8.1249
$C_{27}H_{30}O_8$
  Daphnetoxin  3.388
$C_{27}H_{30}O_{16} \cdot 3 H_2O$
  Rutosid Trihydrat  9.540
$C_{27}H_{31}ClN_2O$
  Chlorbenzoxamin  7.854
$C_{27}H_{31}ClN_2O \cdot 2 HCl$
  Chlorbenzoxamindihydrochlorid  7.854
$C_{27}H_{31}N_2NaO_6S_2$
  Sulfanblau  9.721
$C_{27}H_{32}ClNO_2$
  Triparanol  9.1085
$C_{27}H_{33}Cl_3N_2O$
  Chlorbenzoxamindihydrochlorid  7.854
$C_{27}H_{33}NO_{10}S$
  Thiocolchicosid  9.878
$C_{27}H_{33}N_3O_6S$
  Gliquidon  8.353
$C_{27}H_{33}N_3O_8$
  Rolitetracyclin  9.530
$C_{27}H_{34}N_4O$
  Piritramid  9.254
$C_{27}H_{34}N_4O \cdot (C_4H_6O_6)_2$
  Piritramidbishydrogentartrat  9.255
$C_{27}H_{34}N_4O \cdot C_4H_6O_6$
  Piritramidhydrogentartrat  9.255
$C_{27}H_{36}ClFO_5$
  Clocortolon-21-pivalat  7.1006

$C_{27}H_{36}F_2O_5$
Diflucortolon-21-valerat  7.1293
$C_{27}H_{36}F_2O_6$
Flumetason-21-pivalat  8.238
$C_{27}H_{36}O_8$
Prednicarbat  9.317
$C_{27}H_{36}O_{19}$
Rutosid Trihydrat  9.540
$C_{27}H_{37}FO_5$
Fluocortolon-21-pivalat  8.254
$C_{27}H_{37}FO_6$
Betamethason-17-valerat  7.471
$C_{27}H_{38}N_2O_4$
Verapamil  9.1163
$C_{27}H_{38}N_2O_4 \cdot HCl$
Verapamilhydrochlorid  9.1167
$C_{27}H_{38}N_2O_8$
Prajmaliumbitartrat  9.301
$C_{27}H_{38}O_3$
Norethisteronenanthat  8.1206
$C_{27}H_{39}ClN_2O_4$
Verapamilhydrochlorid  9.1167
$C_{27}H_{40}O_3$
Testosteroncipionat  9.822
$C_{27}H_{40}O_4$
Hydroxyprogesteroncaproat  8.503
$C_{27}H_{42}ClNO$
Octafoniumchlorid  8.1224
$C_{27}H_{42}ClNO_2$
Benzethoniumchlorid  7.421
$C_{27}H_{42}Cl_2N_2O_6$
Chloramphenicolpalmitat  7.851
$[C_{27}H_{42}NO]^+ \cdot Cl^-$
Octafoniumchlorid  8.1224
$[C_{27}H_{42}NO_2]^+ \cdot Cl^-$
Benzethoniumchlorid  7.421
$C_{27}H_{42}N_3O_3 \cdot C_4H_5O_6 \cdot H_2O$
Detajmiumhydrogentartrat  7.1220
$C_{27}H_{42}O_3$
Metenolon-17-enantat  8.909
$C_{27}H_{42}O_4$
Ruscogenin  9.538
$C_{27}H_{44}N_{10}O_{12}$
Streptoniazid  9.670
$C_{27}H_{44}O$
Colecalciferol  7.1082
$C_{27}H_{44}O_2$
Alfacalcidol  7.100
Calcifediol  7.596
$C_{27}H_{44}O_2 \cdot H_2O$
Calcifediol Monohydrat  7.597
$C_{27}H_{44}O_3$
Calcitriol  7.601
$C_{27}H_{46}O$
Cholesterol  7.925
$C_{27}H_{46}O_2$
δ-Tocopherol  9.971
$C_{27}H_{46}O_3$
Calcifediol Monohydrat  7.597
$C_{28}H_{28}I_6N_4O_8$
Iosefaminsäure  8.583

$C_{28}H_{28}N_2O_2$
Difenoxin  7.1289
$C_{28}H_{28}N_2O_2 \cdot HCl$
Difenoxinhydrochlorid  7.1290
$C_{28}H_{29}ClN_2O_2$
Difenoxinhydrochlorid  7.1290
$C_{28}H_{29}F_2N_3O$
Pimozid  9.211
$C_{28}H_{29}NO_4$
Bepheniumhydroxynaphthoat  7.455
$C_{28}H_{30}N_2O_8$
Azatadindimaleat  7.335
$C_{28}H_{30}O_{13}$
Steffimycin  9.659
$C_{28}H_{31}FN_4O$
Astemizol  7.307
$C_{28}H_{31}NO_5$
(RS)-Bitolterol  7.499
$C_{28}H_{31}NO_5 \cdot CH_4SO_3$
(RS)-Bitolterolmesilat  7.501
$C_{28}H_{32}ClN_3O_8S$
Prochlorperazinhydrogenmaleat  9.361
$C_{28}H_{32}FNO_6$
Dexamethason-21-isonicotinat  7.1225
$C_{28}H_{32}O_{15}$
Diosmin  7.1376
$C_{28}H_{33}ClN_2$
Buclizin  7.537
$C_{28}H_{33}ClN_2 \cdot 2 HCl$
Buclizindihydrochlorid  7.537
$C_{28}H_{34}O_{15}$
Hesperidin  8.425
$C_{28}H_{35}Cl_3N_2$
Buclizindihydrochlorid  7.537
$C_{28}H_{35}FO_7$
Amcinonid  7.161
$C_{28}H_{35}N_3O_7$
Virginiamycin $M_1$  9.1186
$C_{28}H_{36}O_6$
Clinofibrat  7.997
$C_{28}H_{37}ClO_7$
Alclometason-17,21-dipropionat  7.95
Beclometason-17,21-dipropionat  7.382
$C_{28}H_{37}FO_7$
Betamethason-17,21-dipropionat  7.470
$C_{28}H_{37}F_2N_7O_6S_2$
Almitrindimesilat  7.125
$C_{28}H_{38}ClFO_5$
Clocortolon-21-hexanoat  7.1005
$C_{28}H_{38}N_2O_9S$
Sufentanilcitrat  9.685
$C_{28}H_{38}O_{19}$
Saccharoseoctaacetat  9.545
$C_{28}H_{39}FO_5$
Fluocortolon-21-hexanoat  8.254
$C_{28}H_{39}NO_6 \cdot HCl$
Prednyliden-21-diethylaminoacetathydrochlorid  9.331
$C_{28}H_{40}ClNO_6$
Prednyliden-21-diethylaminoacetathydrochlorid  9.331

$C_{28}H_{40}N_2O_5$
  Gallopamil  **8.**323
$C_{28}H_{40}N_2O_5 \cdot HCl$
  Gallopamilhydrochlorid  **8.**325
$C_{28}H_{40}O_7$
  Hydrocortison-17-butyrat-21-propionat  **8.**479
$C_{28}H_{41}ClN_2O_5$
  Gallopamilhydrochlorid  **8.**325
$C_{28}H_{41}N_3O_3$
  Oxetacain  **8.**1258
  Tiropramid  **9.**952
$[C_{28}H_{42}Cl_2N_4O]^{2+} \cdot 2\ Cl^-$
  Ambenoniumchlorid  **7.**154
$C_{28}H_{42}Cl_4N_4O_2$
  Ambenoniumchlorid  **7.**154
$[C_{28}H_{44}NO_2]^+ \cdot Cl^- \cdot H_2O$
  Methylbenzethoniumchlorid Monohydrat  **8.**941
$C_{28}H_{44}O$
  Ergocalciferol  **8.**56
$C_{28}H_{46}ClNO_3$
  Methylbenzethoniumchlorid Monohydrat  **8.**941
$C_{28}H_{46}O_7$
  Dihydrotachysterol  **7.**1329
$C_{28}H_{47}NO_4S$
  Tiamulin  **9.**912
$C_{28}H_{47}NO_4S \cdot C_4H_4O_4$
  Tiamulinhydrogenfumarat  **9.**913
$C_{28}H_{48}O_2$
  β-Tocopherol  **9.**970
  γ-Tocopherol  **9.**971
$C_{29}H_{25}N_3O_5 \cdot HCl$
  Nicomorphinhydrochlorid  **8.**1145
$C_{29}H_{26}ClN_3O_5$
  Nicomorphinhydrochlorid  **8.**1145
$C_{29}H_{27}ClN_2O_{14}S$
  Meclocyclin-5-sulfosalicylat  **8.**827
$C_{29}H_{27}NO_4S_2$
  Tipepidinhibenzat  **9.**952
$C_{29}H_{31}F_2N_3O$
  Fluspirilen  **8.**277
$C_{29}H_{32}FNaO_9S$
  Dexamethason-21-(3-sulfobenzoat), Natriumsalz  **7.**1226
$[C_{29}H_{32}FO_9S]^- \cdot Na^+$
  Dexamethason-21-(3-sulfobenzoat), Natriumsalz  **7.**1226
$C_{29}H_{32}O_{13}$
  Etoposid  **8.**152
$C_{29}H_{33}ClN_2O_2$
  Loperamid  **8.**758
$C_{29}H_{33}ClN_2O_2 \cdot HCl$
  Loperamidhydrochlorid  **8.**761
$C_{29}H_{33}FO_6$
  Betamethason-17-benzoat  **7.**469
$C_{29}H_{34}Cl_2N_2O_2$
  Loperamidhydrochlorid  **8.**761
$C_{29}H_{34}O_6$
  Tribenosid  **9.**1035
$C_{29}H_{35}NO_2$
  Mifepriston  **8.**1012
$C_{29}H_{35}NO_8$
  Deptropincitrat  **7.**1199

$C_{29}H_{35}NO_8S$
  (RS)-Bitolterolmesilat  **7.**501
$C_{29}H_{35}N_3O_{10}$
  Pecocyclin  **9.**40
$C_{29}H_{36}O_{15}$
  Trimethylhesperidinchalkon  **9.**1072
$C_{29}H_{37}N_3O_{13}$
  Meglucyclin  **8.**851
$C_{29}H_{37}N_3O_{13} \cdot 2\ HCl$
  Meglucyclindihydrochlorid  **8.**851
$C_{29}H_{38}F_3N_3O_2S$
  Fluphenazinenanthat  **8.**268
$C_{29}H_{38}N_2O_4$
  Dehydroemetin  **7.**1190
$C_{29}H_{38}N_2O_4 \cdot 2\ HCl$
  Dehydroemetindihydrochlorid  **7.**1191
$C_{29}H_{38}N_2O_8$
  Dextromoramidhydrogentartrat  **7.**1242
$C_{29}H_{38}N_4O_9$
  Pipacyclin  **9.**218
$C_{29}H_{38}N_4O_9 \cdot C_{16}H_{18}N_2O_5S$
  Penimepicyclin  **9.**54
$C_{29}H_{38}N_4O_{10}$
  Lymecyclin  **8.**773
$C_{29}H_{38}N_8O_8$
  Guamecyclin  **8.**389
$C_{29}H_{38}N_8O_8 \cdot 2\ HCl$
  Guamecyclindihydrochlorid  **8.**389
$C_{29}H_{39}Cl_2N_3O_{13}$
  Meglucyclindihydrochlorid  **8.**851
$C_{29}H_{40}Cl_2N_2O_4$
  Dehydroemetindihydrochlorid  **7.**1191
$C_{29}H_{40}Cl_2N_8O_8$
  Guamecyclindihydrochlorid  **8.**389
$C_{29}H_{40}N_2O_4$
  Emetin  **8.**18
$C_{29}H_{40}N_2O_4 \cdot 2\ HCl \cdot 7\ H_2O$
  Emetindihydrochlorid Heptahydrat  **8.**20
$C_{29}H_{40}N_2O_4 \cdot 2\ HCl \cdot 5\ H_2O$
  Emetindihydrochlorid Pentahydrat  **8.**21
$C_{29}H_{41}NO$
  Buprenorphin  **7.**558
$C_{29}H_{41}NO_4 \cdot HCl$
  Buprenorphinhydrochlorid  **7.**560
$C_{29}H_{42}ClNO_4$
  Buprenorphinhydrochlorid  **7.**560
$C_{29}H_{42}O_{10}$
  Adonitoxin  **3.**22
  Convallatoxin  **3.**348;  **7.**1094
$C_{29}H_{43}N_5O_3$
  Barverin  **7.**379
$C_{29}H_{43}N_5O_3 \cdot C_6H_8O_7$
  Barverincitrat  **7.**379
$C_{29}H_{43}N_5O_3 \cdot (C_6H_8O_7)_2$
  Barverincitrat  **7.**379
$C_{29}H_{44}O_3$
  Estradiolundecylat  **8.**84
$C_{29}H_{44}O_8$
  Evomonosid  **3.**572
$C_{29}H_{44}O_{12}$
  g-Strophanthin  **3.**1104
  Ouabain  **8.**1243

$C_{29}H_{44}O_{12} \cdot 8\ H_2O$
   g-Strophanthin Octahydrat  9.672
$C_{29}H_{50}O$
   β-Sitosterin  9.626
$C_{29}H_{50}O_2$
   D-α-Tocopherol  9.968
   DL-α-Tocopherol  9.964
$C_{29}H_{52}Cl_2N_2O_9$
   Emetindihydrochlorid Pentahydrat  8.21
$C_{29}H_{52}N_3O_5$
   Nicomorphin  8.1144
$C_{29}H_{55}N_5O_{18}$
   Lividomycin  8.750
$C_{29}H_{56}Cl_2N_2O_{11}$
   Emetindihydrochlorid Heptahydrat  8.20
$C_{29}H_{60}O_{20}$
   g-Strophanthin Octahydrat  9.672
$C_{30}H_{16}O_8$
   Hypericin  8.514
$C_{30}H_{23}BrO_4$
   Bromadiolon  3.209
$C_{30}H_{26}F_6N_4O_2$
   Antrafenin  7.272
$C_{30}H_{28}N_2Na_4O_{14}S_5$
   Solasulfon  9.628
$[C_{30}H_{28}N_2O_{14}S_5]^{4-} \cdot 4\ Na^+$
   Solasulfon  9.628
$C_{30}H_{30}CaO_8$
   Fenoprofen, Calciumsalz Dihydrat  8.186
$C_{30}H_{32}N_2O_2$
   Diphenoxylat  7.1385
$C_{30}H_{32}N_2O_2 \cdot HCl$
   Diphenoxylathydrochlorid  7.1387
$C_{30}H_{33}ClN_2O_2$
   Diphenoxylathydrochlorid  7.1387
$C_{30}H_{34}BrNO_3$
   Xenytropiumbromid  9.1211
$[C_{30}H_{34}NO_3]^+ \cdot Br^-$
   Xenytropiumbromid  9.1211
$C_{30}H_{34}O_{13}$
   Picrotoxin  9.201
$C_{30}H_{35}F_2N_3O$
   Lidoflazin  8.738
$C_{30}H_{37}N_3O_8S_2$
   Thiethylperazindimaleat  9.875
$C_{30}H_{38}N_4O_{11}$
   Apicyclin  7.276
$C_{30}H_{38}O_4$
   Desoxycorton-(3-phenylpropionat)  7.1217
$C_{30}H_{38}O_{15}$
   Hesperidinmethylchalkon  8.426
$C_{30}H_{40}Cl_2N_4$
   Dequaliniumchlorid  7.1200
$[C_{30}H_{40}N_4]^{2+} \cdot 2\ [C_2H_3O_2]^-$
   Dequaliniumacetat  7.1200
$[C_{30}H_{40}N_4]^{2+} \cdot 2\ Cl^-$
   Dequaliniumchlorid  7.1200
$C_{30}H_{41}FO_7$
   Triamcinolonhexacetonid  9.1030
$C_{30}H_{41}N_3O_{10}S_2$
   Thiethylperazindimalat  9.874

$C_{30}H_{42}ClN_3O_2$
   Clemizolundecanoat  7.989
$C_{30}H_{42}O_7$
   Cucurbitacin I  3.358
$C_{30}H_{42}O_8$
   Proscillaridin  9.418
$C_{30}H_{44}N_2O_{10}$
   Hexobendin  8.440
$C_{30}H_{44}N_6O_8S$
   Physostigminsulfat  9.197
$C_{30}H_{44}O_7$
   Cucurbitacin J  3.359
$C_{30}H_{44}O_8$
   Cucurbitacin K  3.360
$C_{30}H_{44}O_9$
   Peruvosid  9.93
   k-Strophanthin-α  9.674
$C_{30}H_{46}N_4O_8S$
   Mepindololsulfat  8.871
$C_{30}H_{46}O_4$
   Enoxolon  8.34
$C_{30}H_{46}O_9$
   Stropesid  3.1106
$C_{30}H_{49}N_9O_9$
   Thymopentin  9.904
$C_{30}H_{56}N_8O_{17}$
   Streptomycin-D-panthothenat  9.669
$C_{31}H_{23}BrO_3$
   Brodifacoum  3.206
$C_{31}H_{24}O_3$
   Difenacoum  3.464
$C_{31}H_{33}N_3O_{10}S$
   Acetophenazindimaleat  7.28
$C_{31}H_{34}BrNO_4$
   Fentoniumbromid  8.199
$[C_{31}H_{34}NO_4]^+ \cdot Br^-$
   Fentoniumbromid  8.199
$C_{31}H_{35}N_2NaO_{11}$
   Novobiocin, Natriumsalz  8.1218
$2\ [C_{31}H_{35}N_2O_{11}]^- \cdot Ca^{2+}$
   Novobiocin, Calciumsalz  8.1218
$[C_{31}H_{35}N_2O_{11}]^- \cdot Na^+$
   Novobiocin, Natriumsalz  8.1218
$C_{31}H_{35}N_3O_4S$
   Benzylpenicillin, Benethaminsalz  7.449
$C_{31}H_{36}N_2O_{11}$
   Novobiocin  8.1217
$C_{31}H_{39}N_5O_5$
   Ergocornin  3.529
$C_{31}H_{40}N_4O_7$
   Piritramidhydrogentartrat  9.255
$C_{31}H_{41}BrFNO_3$
   Bromperidoldecanoat  7.533
$C_{31}H_{41}N_5O_5$
   Dihydroergocornin  7.1312
$C_{31}H_{42}N_2O_6$
   Batrachotoxin  3.148
$C_{31}H_{44}N_2O_{10}$
   Dilazep  7.1337
$C_{31}H_{44}N_2O_{10} \cdot 2\ HCl \cdot H_2O$
   Dilazepdihydrochlorid Monohydrat  7.1339

$C_{31}H_{44}O_8$
  Meproscillarin  **8**.875
$C_{31}H_{46}O_2$
  Phytomenadion  **9**.198
$C_{31}H_{48}Cl_2N_2O_{11}$
  Dilazepdihydrochlorid Monohydrat  **7**.1339
$C_{31}H_{48}O_2S_2$
  Probucol  **9**.346
$C_{31}H_{48}O_6$
  Fusidinsäure  **8**.317
$C_{31}H_{49}N_3O_{10}$
  Detajmiumhydrogentartrat  **7**.1220
$C_{31}H_{52}O_3$
  α-Tocopherolacetat  **9**.972
$C_{32}H_{19}N_6Na_5O_{15}S_5$
  Trypanrot  **9**.1108
$[C_{32}H_{19}N_6O_{15}S_5]^{5-} \cdot 5\ Na^+$
  Trypanrot  **9**.1108
$C_{32}H_{32}O_{13}S$
  Teniposid  **9**.797
$C_{32}H_{36}ClNO_8$
  Clomifencitrat  **7**.1022
  Toremifencitrat  **9**.997
$C_{32}H_{37}NO_8$
  Tamoxifendihydrogencitrat  **9**.771
$C_{32}H_{37}NO_{12}$
  Pirarubicin  **9**.242
$C_{32}H_{38}CaN_6O_{19}S_4$
  Sulfaloxinsäure, Calciumsalz Pentahydrat  **9**.709
$C_{32}H_{38}N_2O_5$
  Cortivazol  **7**.1100
$C_{32}H_{38}N_2O_8$
  Deserpidin  **7**.1202
$C_{32}H_{38}N_4O_{12}S_3 \cdot 2\ H_2O$
  Sultamicillintosilat Dihydrat  **9**.750
$C_{32}H_{39}NO_6S$
  Dextropropoxyphennapsilat Monohydrat  **7**.1245
  Levopropoxyphennapsilat Monohydrat  **8**.726
$C_{32}H_{39}N_3O_9S$
  Butaperazindiimaleat  **7**.575
$C_{32}H_{40}BrN_5O_5$
  Bromocriptin  **7**.524
$C_{32}H_{40}BrN_5O_5 \cdot CH_4O_3S$
  Bromocriptinmesilat  **7**.527
$C_{32}H_{40}N_2O_5S_2$
  Trimetaphancamsilat  **9**.1065
$C_{32}H_{41}NO_2$
  Terfenadin  **9**.809
$C_{32}H_{41}N_5O_5$
  α-Ergocryptin  **3**.530
$C_{32}H_{42}N_4O_{14}S_3$
  Sultamicillintosilat Dihydrat  **9**.750
$C_{32}H_{43}Cl_2N_2O_2S$
  Clopenthixoldecanoat  **7**.1034
  Zuclopenthixoldecanoat  **9**.1253
$C_{32}H_{43}N_5O_5$
  α-Dihydroergocryptin  **7**.1315
  β-Dihydroergocryptin  **7**.1316
$C_{32}H_{44}F_3N_3O_2S$
  Fluphenazindecanoat  **8**.266
$C_{32}H_{44}O_8$
  Cucurbitacin E  **3**.357

$C_{32}H_{48}O_9$
  Oleandrin  **3**.891
$C_{32}H_{51}NO_8S$
  Tiamulinhydrogenfumarat  **9**.913
$C_{32}H_{55}BrN_4O$
  Tonzoniumbromid  **9**.993
$[C_{32}H_{55}N_4O]^+ \cdot Br^-$
  Tonzoniumbromid  **9**.993
$C_{32}H_{64}O_2$
  Cetylpalmitat  **7**.820
$C_{33}H_{24}Hg_2O_6S_2$
  Hydrargaphen  **8**.461
$C_{33}H_{25}F_3O_4$
  Flocoumafen  **3**.598
$C_{33}H_{30}O_{16}$
  Silibinin-$C$-2′,3-dihydrogensuccinat  **9**.617
$C_{33}H_{35}N_5O_5$
  Ergotamin  **3**.532;  **8**.64
$(C_{33}H_{35}N_5O_5)_2 \cdot C_4H_6O_6$
  Ergotamintartrat  **8**.68
$C_{33}H_{37}N_5O_5$
  Dihydroergotamin  **7**.1316
$C_{33}H_{37}N_5O_5 \cdot CH_4O_3S$
  Dihydroergotaminmesilat  **7**.1320
$(C_{33}H_{37}N_5O_5)_2 \cdot C_4H_6O_6$
  Dihydroergotamintartrat  **7**.1321
$C_{33}H_{40}N_2O_9$
  Reserpin  **9**.500
$C_{33}H_{42}O_{19}$
  Troxerutin  **9**.1106
$C_{33}H_{44}BrN_5O_8S$
  Bromocriptinmesilat  **7**.527
$C_{33}H_{45}NO_9$
  Delphinin  **3**.397
$C_{33}H_{47}NO_{13}$
  Natamycin  **8**.1092
$C_{34}H_{24}CaCl_2N_4O_4$
  Lonazolac, Calciumsalz  **8**.758
$C_{34}H_{30}N_2O_6S$
  Pyrantelembonat  **9**.447
$C_{34}H_{35}N_3O_{10}$
  Zorubicin  **9**.1250
$C_{34}H_{35}N_3O_{10} \cdot HCl$
  Zorubicinhydrochlorid  **9**.1251
$C_{34}H_{36}ClN_3O_{10}$
  Zorubicinhydrochlorid  **9**.1251
$C_{34}H_{41}N_5O_8S$
  Dihydroergotaminmesilat  **7**.1320
$C_{34}H_{46}N_4O_4$
  Dequaliniumacetat  **7**.1200
$C_{34}H_{47}NO_{11}$
  Aconitin  **3**.15;  **7**.63
$C_{34}H_{48}I_6N_4O_{16}$
  Adipiodon, Megluminsalz  **7**.80
$C_{34}H_{48}Na_2O_7$
  Carbenoxolon, Dinatriumsalz  **7**.685
$[C_{34}H_{48}O_7]^{2-} \cdot 2\ Na^+$
  Carbenoxolon, Dinatriumsalz  **7**.685
$C_{34}H_{50}N_2O_{11}S$
  Atropinsulfat  **7**.320
$C_{34}H_{50}O_7$
  Carbenoxolon  **7**.683

$C_{34}H_{52}N_2O_2$
 Anipamil **7**.263
$C_{34}H_{52}N_2O_{12}S$
 Hyoscyaminsulfat **8**.513
$C_{34}H_{54}Cl_2N_{10}O_{14}$
 Chlorhexidindigluconat **7**.868
$C_{34}H_{54}O_8$
 Lasalocid **8**.695
$C_{34}H_{56}N_2O_{12}$
 Metoprololtartrat **8**.989
$C_{34}H_{57}BrN_2O_4$
 Vecuroniumbromid **9**.1160
$[C_{34}H_{57}N_2O_4]^+ \cdot Br^-$
 Vecuroniumbromid **9**.1160
$C_{34}H_{63}ClN_2O_6S \cdot HCl$
 Clindamycinpalmitathydrochlorid **7**.996
$C_{34}H_{64}Cl_2N_2O_6S$
 Clindamycinpalmitathydrochlorid **7**.996
$C_{35}H_{38}ClN_5O_4S$
 Clemizol-Penicillin **7**.987
$C_{35}H_{38}Cl_2N_8O_4$
 Itraconazol **8**.633
$C_{35}H_{38}N_4O_6$
 Manidipin **8**.811
$C_{35}H_{39}N_5O_5$
 Ergocristin **3**.529; **8**.59
$C_{35}H_{41}N_5O_5$
 Dihydroergocristin **7**.1313
$C_{35}H_{41}N_5O_5 \cdot CH_4O_3S$
 Dihydroergocristinmethansulfonat **7**.1314
$C_{35}H_{42}N_2O_9$
 Rescinnamin **9**.499
$C_{35}H_{45}Cl_2NO_6$
 Prednimustin **9**.319
$C_{35}H_{46}N_4O_{13}$
 Piritramidbishydrogentartrat **9**.255
$C_{35}H_{47}NO_{10}$
 Taxin A **3**.1122
$C_{35}H_{48}N_8O_{10}S$
 Phalloin **3**.943
$C_{35}H_{48}N_8O_{11}S$
 Phalloidin **3**.942
$C_{35}H_{48}N_8O_{12}S$
 Phallisin **3**.941
$C_{35}H_{51}N_5O_{10} \cdot C_6H_8O_7$
 Barverincitrat **7**.379
$C_{35}H_{53}NO_3$
 D-α-Tocopherolnicotinat **9**.975
 DL-α-Tocopherolnicotinat **9**.974
$C_{35}H_{54}O_{11}$
 Githagin **3**.635
$C_{35}H_{54}O_{13}$
 Evobiosid **3**.571
$C_{35}H_{60}Br_2N_2O_4$
 Pancuroniumbromid **9**.5
$[C_{35}H_{60}N_2O_4]^{2+} \cdot 2\ Br^-$
 Pancuroniumbromid **9**.5
$C_{35}H_{61}NO_{12}$
 Oleandomycin **8**.1233
$C_{35}H_{61}NO_{12} \cdot H_3PO_4$
 Oleandomycinphosphat **8**.1233

$C_{35}H_{64}NO_{16}P$
 Oleandomycinphosphat **8**.1233
$C_{36}H_{32}N_2O_7$
 Oxantelhydrogenembonat **8**.1248
$C_{36}H_{38}ClI_2N_5O_8S_2$
 Cloquinat **7**.1038
$C_{36}H_{43}NO_{17}$
 Evonin **3**.573
$C_{36}H_{45}N_5O_8S$
 Dihydroergocristinmethansulfonat **7**.1314
$C_{36}H_{48}N_2O_{10}$
 Lycaconitin **3**.747
$C_{36}H_{52}O_{14}$
 Hellebrin **3**.653
$C_{36}H_{54}O_{14}$
 *k*-Strophanthin-β **9**.674
$C_{36}H_{56}O_{14}$
 Digitalin **7**.1297
$C_{36}H_{60}N_2O_8S$
 Penbutololsulfat **9**.48
$C_{36}H_{60}O_2$
 Retinolpalmitat **9**.509
$C_{36}H_{60}O_{30}$
 α-Cyclodextrin **7**.1133
$C_{36}H_{61}NaO_{11}$
 Monensin, Natriumsalz **8**.1031
$[C_{36}H_{61}O_{11}]^- \cdot Na^+$
 Monensin, Natriumsalz **8**.1031
$C_{36}H_{62}N_4O_8S$
 Butacainsulfat **7**.567
$C_{36}H_{62}O_{11}$
 Monensin **8**.1030
$C_{36}H_{64}Cl_2N_4 \cdot 2\ HCl$
 Octenidindihydrochlorid **8**.1225
$C_{36}H_{66}Cl_4N_4$
 Octenidindihydrochlorid **8**.1225
$C_{36}H_{68}O_2$
 Decyloleat **7**.1184
$C_{36}H_{70}CaO_4$
 Calciumstearat **7**.640
$C_{36}H_{84}N_{10}O_{38}S_5$
 Tobramycinsulfat **9**.961
$C_{37}H_{40}N_2O_8S$
 Cortisuzol **7**.1100
$C_{37}H_{42}Cl_2N_2O_6 \cdot 5\ H_2O$
 Tubocurarinchlorid Pentahydrat **9**.1119
$C_{37}H_{46}NNaO_{12}$
 Rifamycin, Natriumsalz **9**.523
$[C_{37}H_{46}NO_{12}]^- \cdot Na^+$
 Rifamycin, Natriumsalz **9**.523
$C_{37}H_{47}NO_{12}$
 Rifamycin **9**.522
$C_{37}H_{48}I_6N_6O_{18}$
 Iotrolan **8**.585
$C_{37}H_{49}N_7O_9S$
 Pentagastrin **9**.58
$C_{37}H_{52}Cl_2N_2O_{11}$
 Tubocurarinchlorid Pentahydrat **9**.1119
$C_{37}H_{59}NO_{11}$
 Germerin **3**.632
$C_{37}H_{67}NO_{13}$
 Erythromycin **8**.70

$C_{37}H_{67}NO_{13} \cdot C_7H_{14}O_8$
  Erythromycingluceptat  8.74
$C_{37}H_{67}NO_{13} \cdot C_{18}H_{36}O_2$
  Erythromycinstearat  8.75
$C_{38}H_{38}O_{10}$
  Mezerein  3.829
$C_{38}H_{42}CaN_4O_6 \cdot 0{,}5\ H_2O$
  Bumadizon, Calciumsalz Hemihydrat  7.546
$[C_{38}H_{42}N_4O_6]^{2-} \cdot Ca^{2+} \cdot 0{,}5\ H_2O$
  Bumadizon, Calciumsalz Hemihydrat  7.546
$C_{38}H_{60}N_2O_{10}S_2$
  Caramiphenedisilat  7.663
$C_{38}H_{69}NO_{13}$
  Clarithromycin  7.978
$C_{38}H_{72}N_2O_{12}$
  Azithromycin  7.346
$C_{38}H_{84}N_{10}O_{34}S_5$
  Sisomicinsulfat  9.626
$C_{39}H_{43}N_5O_{12}S$
  Penimocyclin  9.55
$C_{39}H_{53}N_9O_{15}S$
  β-Amanitin  3.51
$C_{39}H_{54}N_{10}O_{13}S$
  γ-Amanitin  3.52
$C_{39}H_{54}N_{10}O_{14}S$
  α-Amanitin  3.48
$C_{40}H_{50}N_4O_6S_2$
  Alimemazintartrat  7.112
$C_{40}H_{50}N_4O_8S$
  Chininsulfat  7.837
$C_{40}H_{50}N_6O_{12}S_2$
  Methapyrilenfumarat  8.917
$C_{40}H_{52}O_2$
  Canthaxanthin  7.655
$C_{40}H_{54}N_4O_{10}S$
  Chinidinsulfat Dihydrat  7.833
  Chininsulfat Dihydrat  7.837
$C_{40}H_{56}$
  Betacaroten  7.459
  Carotin  7.715
$C_{40}H_{63}N_4O_4S_2$
  Pipotiazinpalmitat  9.236
$C_{40}H_{66}N_2O_{12}$
  Bisoprololfumarat  7.499
$C_{40}H_{67}NO_{14}$
  Kitasamycin  8.680
$C_{40}H_{71}NO_{14} \cdot C_{12}H_{26}O_4S$
  Erythromycinestolat  8.73
$C_{41}H_{59}N_5O_{17}$
  Barverincitrat  7.379
$C_{41}H_{63}NO_{14}$
  Protoveratrin A  3.1007
$C_{41}H_{63}NO_{15}$
  Protoveratrin B  3.1008
$C_{41}H_{64}O_{13}$
  Digitoxin  3.471;  7.1298
$C_{41}H_{64}O_{14}$
  Digoxin  7.1301
  Gitoxin  3.636
$C_{41}H_{64}O_{19}$
  Evonosid  3.573

$C_{41}H_{67}NO_{15}$
  Midecamycin  8.1010
  Troleandomycin  9.1095
$C_{41}H_{69}NO_{14}$
  Diproleandomycin  7.1393
$C_{41}H_{76}N_2O_{15}$
  Roxithromycin  9.537
$C_{42}H_{30}N_6O_{12}$
  Inositolnicotinat  8.546
$C_{42}H_{38}O_{20}$
  Sennosid A  9.597
  Sennosid B  9.600
$C_{42}H_{45}N_3O_7$
  Pamaquinnaphthoat  9.3
$C_{42}H_{53}NO_{15}$
  Aclarubicin  7.60
$C_{42}H_{53}NO_{15} \cdot HCl$
  Aclarubicinhydrochlorid  7.62
$C_{42}H_{54}ClNO_{15}$
  Aclarubicinhydrochlorid  7.62
$C_{42}H_{64}O_{19}$
  k-Strophanthin-γ  9.674
$C_{42}H_{65}N_{13}O_{10}$
  Saralasin  9.568
$C_{42}H_{65}N_{13}O_{10} \cdot C_2H_4O_2 \cdot H_2O$
  Saralasinacetat Monohydrat  9.570
$C_{42}H_{66}O_{14}$
  Metildigoxin  8.976
$C_{42}H_{66}O_{14} \cdot 0{,}5\ C_3H_6O$
  Metildigoxin, acetonhaltig  8.978
$C_{42}H_{66}O_{18}$
  Thevetin  9.860
$C_{42}H_{69}NO_{15}$
  Josamycin  8.639
$C_{42}H_{70}O_{11}$
  Salinomycin  9.559
$C_{42}H_{70}O_{35}$
  β-Cyclodextrin  7.1134
$C_{42}H_{88}N_{14}O_{36}S_3$
  Dihydrostreptomycinsulfat  7.1328
$C_{42}H_{92}N_{10}O_{34}S_5$
  Netilmicinsulfat  8.1136
$C_{43}H_{47}N_2NaO_6S_2$
  Indocyaningrün, Mononatriumsalz  8.537
$[C_{43}H_{47}N_2O_6S_2]^- \cdot Na^+$
  Indocyaningrün, Mononatriumsalz  8.537
$C_{43}H_{49}N_7O_{10}$
  Virginiamycin $S_1$  9.1186
$C_{43}H_{55}N_5O_7$
  Vindesin  9.1181
$C_{43}H_{55}N_5O_7 \cdot H_2SO_4$
  Vindesinsulfat  9.1182
$C_{43}H_{57}N_5O_{11}S$
  Vindesinsulfat  9.1182
$C_{43}H_{58}N_4O_{12}$
  Rifampicin  9.517
$C_{43}H_{66}N_{12}O_{12}S_2$
  Oxytocin  8.1290
$C_{43}H_{66}O_{15}$
  Acetyldigoxin  7.36
  α-Acetyldigoxin  7.37
  β-Acetyldigoxin  7.38

$C_{43}H_{74}N_2O_{14}$
  Spiramycin A  9.648
$C_{43}H_{75}NO_{16}$
  Erythromycinethylsuccinat  8.74
$C_{44}H_{43}ClN_2O_8$
  Hydroxyzinembonat  8.508
$C_{44}H_{46}CaN_4O_{18}$
  Oxytetracyclin, Calciumsalz  8.1289
$C_{44}H_{50}Cl_2N_4O_2$
  Alcuroniumchlorid  7.96
$[C_{44}H_{50}N_4O_2]^{2+} \cdot 2\ Cl^-$
  Alcuroniumchlorid  7.96
$C_{44}H_{56}O_7$
  Fluoresceindilaurat  8.256
$C_{44}H_{69}NO_{12}$
  FK-506 [Tacrolimus INN]  8.204
$C_{44}H_{71}N_{13}O_{13}$
  Saralasinacetat Monohydrat  9.570
$C_{44}H_{81}NO_{21}$
  Erythromycingluceptat  8.74
$C_{45}H_{40}Al_2O_{23}$
  Aloxiprin  7.128
$C_{45}H_{54}N_4O_8$
  Vinorelbin  9.1182
$C_{45}H_{54}N_8O_{10}$
  Mikamycin B  8.1013
$C_{45}H_{56}N_6O_{14}S$
  Penimepicyclin  9.54
$C_{45}H_{63}N_{13}O_{12}S_2$
  Ornipressin  8.1239
$C_{45}H_{72}O_{12}$
  Okadainsäure  3.889
$C_{45}H_{73}NO_{15}$
  α-Solanin  3.1091
$C_{45}H_{73}NO_{16}$
  Josamycinpropionat  8.640
$C_{45}H_{76}N_2O_{15}$
  Spiramycin B  9.648
$C_{46}H_{56}N_4O_{10}$
  Vincristin  3.1241;  9.1178
$C_{46}H_{56}N_4O_{10} \cdot H_2SO_4$
  Vincristinsulfat  9.1180
$C_{46}H_{58}ClN_5O_8$
  Proglumetacin  9.371
$C_{46}H_{58}ClN_5O_8 \cdot (C_4H_4O_4)_2$
  Proglumetacindimaleat  9.372
$C_{46}H_{58}N_4O_9$
  Vinblastin  9.1176
$C_{46}H_{58}N_4O_9 \cdot H_2SO_4$
  Vinblastinsulfat  9.1177
$C_{46}H_{58}N_4O_{14}S$
  Vincristinsulfat  9.1180
$C_{46}H_{60}N_4O_{13}S$
  Vinblastinsulfat  9.1177
$C_{46}H_{62}N_4O_{11}$
  Rifabutin  9.515
$C_{46}H_{64}N_{14}O_{12}S_2$
  Desmopressin  7.1208
$C_{46}H_{64}N_{14}O_{12}S_2 \cdot (C_2H_4O_2)_2$
  Desmopressindiacetat  7.1209
$C_{46}H_{64}O_{19}$
  Gitoformat  8.345

$C_{46}H_{65}N_{13}O_{11}S_2$
  Felypressin  8.170
$C_{46}H_{65}N_{13}O_{12}S_2$
  Lypressin  8.776
$C_{46}H_{65}N_{15}O_{12}S_2$
  Argipressin  7.295
  Vasopressin  9.1159
$C_{46}H_{78}N_2O_{15}$
  Spiramycin C  9.648
$C_{47}H_{51}NO_{14}$
  Taxol  9.781
$C_{47}H_{70}O_{14}$
  Avermectin $B_{1b}$  3.121
$C_{47}H_{73}NO_{17}$
  Amphotericin B  7.237
$C_{47}H_{74}O_{18}$
  Purpureaglykosid A  3.1012;  9.444
$C_{47}H_{74}O_{19}$
  Deslanosid  7.1207
  Purpureaglykosid B  3.1013
$C_{47}H_{75}NO_{17}$
  Nystatin  8.1219
$C_{48}H_{48}N_4O_6S_2$
  Mebhydrolinnapadisilat  8.823
$C_{48}H_{54}N_6O_8S_2$
  Phenyracillin  9.182
$C_{48}H_{56}N_6O_8S_2$
  Benzylpenicillin, Benzathinsalz  7.449
$C_{48}H_{56}N_6O_{10}S_2$
  Phenoxymethylpenicillin, Benzathinsalz  9.147
$C_{48}H_{66}O_{18}$
  Bryonin  3.221
$C_{48}H_{68}O_{14}S \cdot 3\ H_2O$
  Desmopressinacetat Trihydrat  7.1208
$C_{48}H_{72}O_{14}$
  Avermectin $B_{1a}$  3.121
$C_{48}H_{74}O_{17}S_2$
  Desmopressinacetat Trihydrat  7.1208
$C_{48}H_{78}CaO_{10}$
  Cholsäure, Calciumsalz  7.933
$C_{48}H_{78}O_{19}$
  Asiaticosid  7.303
$C_{48}H_{80}O_{40}$
  γ-Cyclodextrin  7.1134
$C_{49}H_{62}N_{10}O_{16}S_3$
  Sincalid  9.625
$C_{49}H_{66}N_{10}O_{10}S_2$
  Octreotid  8.1230
$C_{49}H_{70}N_{14}O_{11}$
  Angiotensinamid  7.261
$C_{49}H_{76}O_{19}$
  Lanatosid A  3.725
$C_{49}H_{76}O_{20}$
  Lanatosid B  3.727
  Lanatosid C  3.728;  8.692
$C_{50}H_{60}N_6O_{16}$
  Etamocyclin  8.98
$C_{50}H_{74}N_{14}O_{16}S_2$
  Desmopressindiacetat  7.1209
$C_{51}H_{34}N_6Na_6O_{23}S_6$
  Suramin, Natriumsalz  9.757

$[C_{51}H_{34}N_6O_{23}S_6]^{6-} \cdot 6\ Na^+$
  Suramin, Natriumsalz  **9.**757
$C_{51}H_{40}N_6O_{23}S_6$
  Suramin  **9.**755
$C_{51}H_{43}N_{13}O_{12}S_6$
  Nosiheptid  **8.**1216
$C_{51}H_{74}O_{19}$
  Pengitoxin  **9.**50
$C_{51}H_{79}NO_{13}$
  Rapamycin  **9.**492
$C_{52}H_{74}N_{16}O_{15}S_2$
  Terlipressin  **9.**812
$C_{52}H_{76}O_{24}$
  Plicamycin  **9.**271
$C_{52}H_{78}N_{10}O_{17}$
  Methisoprinol  **8.**923
$C_{52}H_{97}NO_{18}S$
  Erythromycinestolat  **8.**73
$C_{53}H_{72}N_2O_{12} \cdot (C_6H_5O_3S)_2$
  Atracuriumbesilat  **7.**312
$C_{53}H_{100}N_{16}O_{13}$
  Colistin A  **7.**1091
$C_{54}H_{56}Cl_2N_8O_{10}S_2$
  Cloxacillin, Benzathinsalz  **7.**1051
$C_{54}H_{66}ClN_5O_{16}$
  Proglumetacindimaleat  **9.**372
$C_{54}H_{78}N_{16}O_{18}S_2 \cdot 5\ H_2O$
  Terlipressinacetat Pentahydrat  **9.**813
$C_{54}H_{84}O_{23}$
  Aescin  **7.**82
$C_{54}H_{88}N_{16}O_{23}S_2$
  Terlipressinacetat Pentahydrat  **9.**813
$C_{54}H_{105}AlO_6$
  Aluminiumtristearat  **7.**149
$C_{55}H_{70}MgN_4O_6$
  Chlorophyll b  **7.**881
$C_{55}H_{72}MgN_4O_5$
  Chlorophyll a  **7.**881
$C_{55}H_{75}N_{17}O_{13}$
  Gonadorelin  **8.**379
$C_{55}H_{84}ClN_{17}O_{21}S_3$
  Bleomycin-A$_2$-chlorid  **7.**504
$[C_{55}H_{84}N_{17}O_{21}S_3]^+ \cdot X^-$
  Bleomycin A$_2$  **7.**501
$[C_{55}H_{84}N_{17}O_{21}S_3]^+ \cdot Cl^-$
  Bleomycin-A$_2$-chlorid  **7.**504
$[C_{55}H_{84}N_{17}O_{21}S_3]^+ \cdot [HSO_4]^-$
  Bleomycin-A$_2$-hydrogensulfat  **7.**505
$C_{55}H_{84}N_{20}O_{21}S_2$
  Bleomycin B$_2$  **7.**501
$C_{55}H_{84}N_{20}O_{21}S_2 \cdot HCl$
  Bleomycin-B$_2$-hydrochlorid  **7.**504
$C_{55}H_{84}N_{20}O_{21}S_2 \cdot H_2SO_4$
  Bleomycin-B$_2$-sulfat  **7.**505
$C_{55}H_{85}ClN_{20}O_{21}S_2$
  Bleomycin-B$_2$-hydrochlorid  **7.**504
$C_{55}H_{85}N_{17}O_{25}S_4$
  Bleomycin-A$_2$-hydrogensulfat  **7.**505
$C_{55}H_{86}N_{20}O_{25}S_3$
  Bleomycin-B$_2$-sulfat  **7.**505
$C_{55}H_{96}N_{16}O_{13}$
  Polymyxin B$_2$  **9.**286

$C_{55}H_{103}NO_{15}$
  Erythromycinstearat  **8.**75
$C_{56}H_{85}NO_{13}$
  Prorocentrolid  **3.**1006
$C_{56}H_{98}N_{16}O_{13}$
  Polymyxin B$_1$  **9.**286
$C_{57}H_{104}O_6$
  Glyceroltrioleat-[$^{131}$I]Iod  **8.**372
$C_{58}H_{73}N_{13}O_{21}S_2$
  Ceruletid  **7.**812
$C_{58}H_{82}O_{16}$
  Ciguatoxin *[Grundstruktur]*  **3.**321
$C_{58}H_{91}N_{13}O_{20}$
  Amfomycin  **7.**172
$C_{59}H_{84}N_{16}O_{12}$
  Leuprorelin  **8.**705
$C_{59}H_{84}N_{16}O_{12} \cdot C_2H_4O_2$
  Leuprorelinacetat  **8.**706
$C_{59}H_{84}N_{18}O_{14}$
  Goserelin  **8.**380
$C_{59}H_{84}N_{18}O_{14} \cdot C_2H_4O_2$
  Goserelinacetat  **8.**382
$C_{59}H_{86}N_2O_{19}$
  Mepartricin B  **8.**866
$C_{59}H_{87}O_{19}$
  Ciguatoxin 1  **3.**321
$C_{60}H_{78}OSn_2$
  Fenbutatinoxid  **3.**579
$C_{60}H_{83}AsN_6O_{13}$
  Chininum arsenicosum  **7.**839
$C_{60}H_{86}N_{16}O_{13}$
  Buserelin  **7.**562
$C_{60}H_{86}N_{16}O_{13} \cdot C_2H_4O_2$
  Buserelinacetat  **7.**563
$C_{60}H_{86}O_{16}$
  Ciguatoxin 2  **3.**321
$C_{60}H_{88}N_2O_{19}$
  Mepartricin A  **8.**866
$C_{61}H_{88}N_{16}O_{14}$
  Leuprorelinacetat  **8.**706
$C_{61}H_{88}N_{18}O_{16}$
  Goserelinacetat  **8.**382
$C_{61}H_{92}N_{12}O_{11}$
  Methocidin  **8.**926
$C_{61}H_{108}N_{16}O_{29}S_5$
  Sulfomyxin  **9.**737
$C_{62}H_{70}CaN_4O_{22}$
  Novobiocin, Calciumsalz  **8.**1218
$C_{62}H_{86}N_{12}O_{16}$
  Dactinomycin  **7.**1169
$C_{62}H_{89}CoN_{13}O_{15}P$
  Hydroxocobalamin  **8.**485
$C_{62}H_{90}N_{16}O_{15}$
  Buserelinacetat  **7.**563
$C_{62}H_{111}N_{11}O_{12}$
  Ciclosporin  **7.**945
$C_{63}H_{88}CoN_{14}O_{14}P$
  Cyanocobalamin  **7.**1117
$C_{63}H_{88}{}^{57}CoN_{14}O_{14}P$
  Cyanocobalamin[$^{57}$Co]  **7.**1120
$C_{63}H_{88}{}^{58}CoN_{14}O_{14}P$
  [$^{58}$Co]Cyanocobalamin-Lösung  **7.**1120

$C_{63}H_{91}CoN_{13}O_{14}P$
   Mecobalamin  8.832
$C_{64}H_{82}N_{18}O_{13}$
   Triptorelin  9.1091
$C_{64}H_{82}N_{18}O_{13} \cdot C_2H_4O_2$
   Triptorelinacetat  9.1092
$C_{65}H_{70}N_2O_8$
   Benproperinembonat  7.407
$C_{65}H_{82}N_2O_{18}S_2$
   Atracuriumbesilat  7.312
$C_{65}H_{82}N_2O_{32}$
   Rutosidaescinat  9.543
$C_{66}H_{75}Cl_2N_9O_{24}$
   Vancomycin  9.1155
$C_{66}H_{75}Cl_2N_9O_{24} \cdot HCl$
   Vancomycinhydrochlorid  9.1157
$C_{66}H_{76}Cl_3N_9O_{24}$
   Vancomycinhydrochlorid  9.1157
$C_{66}H_{81}N_6NaO_{36}P_4$
   Doxycyclinfosfatex  7.1440
$C_{66}H_{86}N_{18}O_{15}$
   Triptorelinacetat  9.1092
$C_{70}H_{76}N_{10}O_{16}$
   Ergotamin Tartrat  3.536
   Ergotamintartrat  8.68
$C_{70}H_{80}N_{10}O_{16}$
   Dihydroergotamintartrat  7.1321
$C_{70}H_{106}N_{16}O_{21}S_2 \cdot 3 H_2O$
   Ceruletid, Tris(diethylamin)-Salz Trihydrat  7.813
$C_{70}H_{112}N_{16}O_{24}S_2$
   Ceruletid, Tris(diethylamin)-Salz Trihydrat  7.813
$C_{72}H_{85}N_{19}O_{18}S_5$
   Thiostrepton  9.890
$C_{72}H_{100}CoN_{18}O_{17}P$
   Cobamamid  7.1058
$C_{75}H_{70}N_6O_6$
   Pyrviniumembonat  9.465
$C_{76}H_{52}O_{46}$
   Tannin  9.772
$C_{76}H_{104}N_{18}O_{19}S_2$
   Somatostatin  9.629
$C_{79}H_{131}N_{31}O_{24}S_4$
   Apamin  3.85
$C_{101}H_{158}N_{30}O_{23}S$
   Codactid  7.1065
$C_{130}H_{220}N_{44}O_{41}$
   Secretin [Schwein]  9.590
$C_{136}H_{210}N_{40}O_{31}S$
   Tetracosactid  9.834
$C_{145}H_{240}N_{44}O_{48}S_2$
   Calcitonin vom Lachs  7.601
$C_{166}H_{262}N_{50}O_{52}S_4$
   Cholecystokinin  7.923
$C_{207}H_{308}N_{56}O_{58}S$
   Corticotrophin  7.1097
$C_{284}H_{432}N_{84}O_{79}S_7$
   Aprotinin  7.287
$C_{698}H_{1129}N_{179}O_{204}S_8$
   Teceleukin  9.785
$C_{734}H_{1166}N_{204}O_{216}S_5$
   Interferon γ  8.565

$C_{860}H_{1353}N_{227}O_{255}S_9$
   Interferon α-2a  8.560
$C_{860}H_{1353}N_{229}O_{255}S_9$
   Interferon α-2b  8.560
$C_{990}H_{1528}N_{262}O_{300}S_7$
   Somatropin  9.630
$C_{2031}H_{3121}N_{585}O_{601}S_{31}$
   Saruplase  9.570
$C_{2736}H_{4174}N_{914}O_{824}S_{45}$
   Alteplase  9.999
$Ca^{2+} \cdot 2\ Br^-$
   Calciumbromid, wasserfrei  7.612
$Ca^{2+} \cdot 2\ Br^- \cdot 6\ H_2O$
   Calcium bromatum  7.605
$Ca^{2+} \cdot 2\ [CN]^-$
   Calciumcyanid  3.242
$Ca^{2+} \cdot [CO_3]^{2-}$
   Calciumcarbonat  7.613
$Ca^{2+} \cdot 2\ Cl^-$
   Calciumchlorid, wasserfrei  7.618
$Ca^{2+} \cdot 2\ Cl^- \cdot 2\ H_2O$
   Calciumchlorid Dihydrat  7.616
$Ca^{2+} \cdot 2\ Cl^- \cdot 6\ H_2O$
   Calciumchlorid Hexahydrat  7.617
$Ca^{2+} \cdot 2\ F^-$
   Calcium fluoratum  7.606
   Calciumfluorid  7.624
$Ca^{2+} \cdot [HPO_4]^{2-}$
   Calciumhydrogenphosphat  7.631
$Ca^{2+} \cdot [HPO_4]^{2-} \cdot 2\ H_2O$
   Calciumhydrogenphosphat Dihydrat  7.631
$Ca^{2+} \cdot 2\ [H_2PO_4]^- \cdot H_2O$
   Calciumdihydrogenphosphat Monohydrat  7.619
$Ca^{2+} \cdot [SO_4]^{2-} \cdot 2\ H_2O$
   Calciumsulfat Dihydrat  7.640
$Ca^{2+} \cdot [SO_4]^{2-} \cdot 0,5\ H_2O$
   Calciumsulfat Hemihydrat  7.641
$CaBr_2 \cdot 6\ H_2O$
   Calcium bromatum  7.605
$Ca(CH_3COO)_2 \cdot H_2O$
   Calcium aceticum  7.603
$CaCl_2$
   Calciumchlorid, wasserfrei  7.618
$CaCl_2H_4O_2$
   Calciumchlorid Dihydrat  7.616
$CaCl_2H_{12}O_6$
   Calciumchlorid Hexahydrat  7.617
$CaF_2$
   Calcium fluoratum  7.606
   Calciumfluorid  7.624
$CaHO_4P$
   Calciumhydrogenphosphat  7.631
$Ca(OH)_2$
   Calcium causticum Segini  7.606
$CaH_2O_2$
   Calciumhydroxid  7.633
$Ca(H_2PO_2)_2$
   Calcium hypophosphorosum  7.607
$CaH_4O_6S$
   Calciumsulfat Dihydrat  7.640
$CaH_5O_6P$
   Calciumhydrogenphosphat Dihydrat  7.631

$CaH_6O_9P_2$
 Calciumdihydrogenphosphat Monohydrat  7.619
$CaH_{10}O_{12}Si_3$
 Calciumsilicat  7.639
$CaI_2 \cdot 4\ H_2O$
 Calcium jodatum  7.607
$CaO$
 Calciumoxid  7.636
$CaS$
 Calciumsulfid  7.642
$CaSO_4 \cdot 0,5\ H_2O$
 Calciumsulfat Hemihydrat  7.641
$CaSiO_3$
 Calcium silicicum  7.609
$CaSiO_3 \cdot 2\ SiO_2 \cdot 5\ H_2O$
 Calciumsilicat  7.639
$Ca_3(AsO_3)_2$
 Calcium arsenicosum  7.604
$Cd$
 Cadmium  3.237
$3\ CdSO_4 \cdot 8\ H_2O$
 Cadmium sulfuricum  7.591
$ClCs$
 Caesiumchlorid  7.592
$ClH$
 Acidum hydrochloricum  7.51
 Chlorwasserstoff  3.311
 Salzsäure, konzentrierte  9.565
$ClH_2HgN$
 Quecksilber(II)amidchlorid  9.469
$ClH_4N$
 Ammoniumchlorid  7.219
$ClK$
 Kaliumchlorid  8.645
$ClKO_4$
 Kaliumperchlorat  8.655
$ClNa$
 Natriumchlorid  8.1098
$ClNaO$
 Natriumhypochlorit  8.1106
$ClO_2$
 Chlordioxid  3.283
$Cl_2$
 Chlor  3.270
$Cl_2{}^{57}Co$
 [$^{57}Co$]Cobalt(II)chlorid  7.1055
$Cl_2{}^{58}Co$
 [$^{58}Co$]Cobalt(II)chlorid  7.1055
$Cl_2{}^{60}Co$
 [$^{60}Co$]Cobalt(II)chlorid  7.1056
$Cl_2CoH_{12}O_6$
 Cobalt(II)chlorid Hexahydrat  7.1056
$Cl_2Cu_4H_{14}O_{10}$
 Kupferoxichlorid  3.718
$Cl_2H_6N_2Pt$
 Cisplatin  7.971
$Cl_2H_8MnO_4$
 Mangan(II)chlorid Tetrahydrat  8.808
$Cl_2H_{12}MgO_6$
 Magnesiumchlorid Hexahydrat  8.799
$Cl_2Hg$
 Quecksilber(II)chlorid  9.471

$Cl_2Hg_2$
 Quecksilber(I)chlorid  9.470
$Cl_2Zn$
 Zinkchlorid  9.1235
$Cl_3{}^{59}Fe$
 [$^{59}Fe$]Eisen(III)chloriD-Injektionslösung  8.10
$Cl_3OP$
 Phosphorylchlorid  3.965
$Cl_3Sb$
 Antimon(III)chlorid  7.268
$Co$
 Cobalt  3.330; 7.1055
$Co^{2+} \cdot [CO_3]^{2-} \cdot 6\ H_2O$
 Cobalt(II)carbonat Hexahydrat  7.1055
$Co^{2+} \cdot 2\ Cl^- \cdot 6\ H_2O$
 Cobalt(II)chlorid Hexahydrat  7.1056
$Co^{2+} \cdot 2\ [NO_3]^-$
 Cobalt(II)nitrat  7.1057
$Co^{2+} \cdot 2\ [NO_3]^- \cdot 6\ H_2O$
 Cobalt(II)nitrat Hexahydrat  7.1057
$Co^{2+} \cdot [SO_4]^{2-} \cdot 7\ H_2O$
 Cobalt(II)sulfat Heptahydrat  7.1058
$^{57}CoCl_2$
 [$^{57}Co$]Cobalt(II)chlorid  7.1055
$^{58}CoCl_2$
 [$^{58}Co$]Cobalt(II)chlorid  7.1055
$^{60}CoCl_2$
 [$^{60}Co$]Cobalt(II)chlorid  7.1056
$CoH_{12}N_2O_{12}$
 Cobalt(II)nitrat Hexahydrat  7.1057
$CoH_{14}O_{11}S$
 Cobalt(II)sulfat Heptahydrat  7.1058
$CoN_2O_6$
 Cobalt(II)nitrat  7.1057
$Cr$
 Chrom  3.313
$Cr^{3+} \cdot K^+ \cdot 2\ [SO_4]^- \cdot 12\ H_2O$
 Chrom(III)Kaliumsulfat  7.935
$^{51}CrCl_3$
 [$^{51}Cr$]Chromtrichlorid-Injektionslösung  7.936
$CrH_{24}KO_{20}S_2$
 Chrom(III)Kaliumsulfat  7.935
$CrO_3$
 Chromtrioxid  7.936
$Cu$
 Cuprum metallicum  7.1115
 Kupfer  3.715
$Cu^{2+} \cdot 2\ [C_2H_3O_2]^- \cdot H_2O$
 Cuprum aceticum  7.1114
$Cu^{2+} \cdot [SO_4]^{2-} \cdot 5\ H_2O$
 Kupfersulfat Pentahydrat  8.683
$CuH_{10}O_9S$
 Cuprum sulfuricum  7.1116
 Kupfersulfat Pentahydrat  8.683
$CuO$
 Cuprum oxydatum nigrum  7.1115
$CuO_4S \cdot 3\ Cu(OH)_2 \cdot 1/2\ H_2O$
 Kupfersulfat, dreibasisch  3.720
$CuSO_4 \cdot 5\ H_2O$
 Cuprum sulfuricum  7.1116
$FH$
 Fluorwasserstoff  3.602

FH$_4$N
 Ammoniumfluorid 7.222
FNa
 Natriumfluorid 8.1103
FNa$_2$O$_3$P
 Natriumfluorophosphat 8.1105
F$_2$
 Fluor 3.601
Fe(C$_6$H$_{11}$O$_7$)$_2 \cdot$ 2 H$_2$O
 Eisen(II)gluconat Dihydrat 8.13
H[AuCl$_4$] $\cdot$ 3 H$_2$O
 Aurum chloratum 7.329
HI
 Iodwasserstoff 3.694
HKO
 Kaliumhydroxid 8.650
HK$_2$O$_4$P
 Dikaliumhydrogenphosphat 7.1336
HNO$_3$
 Acidum nitricum 7.53
 Salpetersäure 3.1052
 Salpetersäure, konzentrierte 9.563
HNaO
 Natriumhydroxid 3.860
HNa$_2$O$_4$P
 Dinatriumhydrogenphosphat 7.1367
 Natriummonohydrogenphosphat, wasserfrei 8.1113
H$_2$HgNO$_6$
 Quecksilber(II)nitrat Monohydrat 9.475
H$_2$MgO$_2$
 Magnesiumhydroxid 8.802
H$_2$MnO$_5$S
 Mangan(II)sulfat Monohydrat 8.809
H$_2$O
 Wasser, gereinigtes 9.1195
H$_2$O$_2$
 Wasserstoffperoxid-Lösung 3 % 9.1199
 Wasserstoffperoxid-Lösung 30 % 9.1203
H$_2$O$_3$Si
 Acidum silicicum 7.56
H$_2$O$_4$S
 Acidum sulfuricum 7.57
 Schwefelsäure 3.1069
 Schwefelsäure, konzentrierte 9.579
H$_2$O$_5$SZn
 Zinksulfat Monohydrat 9.1240
H$_2$S
 Schwefelwasserstoff 3.1072
H$_3$N
 Ammoniak 3.64
 Ammoniak, gasförmig 7.211
 Ammonium causticum 7.215
H$_3$O$_4$P
 Acidum phosphoricum 7.54
 Phosphorsäure 3.963
H$_3$P
 Phosphorwasserstoff 3.964
H$_3$Sb
 Antimonwasserstoff 3.84
H$_4$Hg$_2$N$_2$O$_8$
 Quecksilber(I)nitrat Dihydrat 9.474

H$_4$IN
 Ammoniumiodid 7.223
[NH$_4$]$^+ \cdot$ [C$_{12}$H$_{25}$O$_4$S]$^-$
 Ammoniumdodecylsulfat 7.222
H$_4$N$_2$
 Hydrazin 3.678
H$_6$NO$_4$P
 Ammoniumdihydrogenphosphat 7.221
H$_7$N$_2$O$_4$P
 Ammonium phosphoricum 7.216
H$_8$MnO$_8$S
 Mangan(II)sulfat Tetrahydrat 8.810
H$_{14}$O$_{11}$SZn
 Zinksulfat Heptahydrat 9.1239
H$_{20}$Na$_2$O$_{14}$S
 Natriumsulfat Decahydrat 8.1120
H$_{25}$Na$_2$O$_{16}$P
 Dinatriumhydrogenphosphat Dodecahydrat 7.1367; 7.1367
Hg
 Quecksilber 3.1021; 9.467
Hg$^{2+} \cdot$ 2 Br$^-$
 Quecksilber(II)bromid 9.470
Hg$^{2+} \cdot$ 2 [CN]$^-$
 Quecksilber(II)cyanid 9.472
Hg$^{2+} \cdot$ 2 [C$_2$H$_3$O$_2$]$^-$
 Quecksilber(II)acetat 9.468
2 Hg$^+ \cdot$ 2 Cl$^-$
 Quecksilber(I)chlorid 9.470
Hg$^{2+} \cdot$ 2 Cl$^-$
 Quecksilber(II)chlorid 9.471
Hg$^{2+} \cdot$ 2 I$^-$
 Quecksilber(II)iodid 9.473
2 Hg$^{2+} \cdot$ 2 [NO$_3$]$^- \cdot$ 2 H$_2$O
 Quecksilber(I)nitrat Dihydrat 9.474
Hg $\cdot$ 2 [NO$_3$]$^- \cdot$ H$_2$O
 Quecksilber(II)nitrat Monohydrat 9.475
Hg$^{2+} \cdot$ O$^{2-}$
 Quecksilber(II)oxid, gelbes 9.475
 Quecksilber(II)oxid, rotes 9.476
Hg$^{2+} \cdot$ S$^{2-}$
 Quecksilber(II)sulfid, rotes 9.477
HgI$_2$
 Quecksilber(II)iodid 9.473
HgO
 Quecksilber(II)oxid, gelbes 9.475
 Quecksilber(II)oxid, rotes 9.476
HgS
 Quecksilber(II)sulfid, rotes 9.477
 Zinnober 9.1243
Hg$_2$O(CN)$_2$
 Quecksilber(II)cyanid, basisches 9.472
IK
 Kaliumiodid 8.652
INa
 Natriumiodid 8.1110
I$_2$
 Iod 3.692; 8.570
[$^{113}$In]Cl$_3$
 [$^{113}$In]Indiumchlorid-Injektionslösung 8.537
$^{192}$Ir
 [$^{192}$Ir]Iridium 8.595

$K^+ \cdot Br^-$
  Kaliumbromid **8**.643
$K^+ \cdot CN^-$
  Kaliumcyanid **8**.649
$K^+ \cdot Cl^-$
  Kaliumchlorid **8**.645
$^{42}K^+ \cdot Cl^-$
  [$^{42}$K]Kaliumchlorid **8**.648
$K^+ \cdot [ClO_4]^-$
  Kaliumperchlorat **8**.655
$K^+ \cdot I^-$
  Kaliumiodid **8**.652
$K^+ \cdot [MnO4]^-$
  Kaliumpermanganat **8**.657
$K^+ \cdot [OH]^-$
  Kaliumhydroxid **8**.650
$2\ K^+ \cdot [SO_4]^{2-}$
  Kaliumsulfat **8**.659
$^{42}KCl$
  [$^{42}$K]Kaliumchlorid **8**.648
$KMnO_4$
  Kaliumpermanganat **8**.657
$2\ K^+ \cdot H^+ \cdot [PO_4]^-$
  Dikaliumhydrogenphosphat **7**.1336
$K_2O_4S$
  Kaliumsulfat **8**.659
$Mg^{2+} \cdot 2\ Cl^- \cdot 6\ H_2O$
  Magnesiumchlorid Hexahydrat **8**.799
$Mg^{2+} \cdot 2\ [OH]^-$
  Magnesiumhydroxid **8**.802
$(MgCO_3)_3 \cdot Mg(OH)_2 \cdot 3\ H_2O$
  Magnesiumcarbonat **8**.797
$Mg_3(O_{11}Si_4) \cdot 3\ Mg(OH)_2 \cdot H_2O$
  Asbest **3**.102
$Mg_3P_2$
  Magnesiumphosphid **3**.754
Mn
  Mangan **3**.765
$Mn^{2+} \cdot 2\ Cl^- \cdot 4\ H_2O$
  Mangan(II)chlorid Tetrahydrat **8**.808
$Mn^{2+} \cdot [SO_4]^{2-} \cdot H_2O$
  Mangan(II)sulfat Monohydrat **8**.809
$Mn^{2+} \cdot [SO_4]^{2-} \cdot 4\ H_2O$
  Mangan(II)sulfat Tetrahydrat **8**.810
$[NH_4]^+ \cdot Br^-$
  Ammoniumbromid **7**.218
$[NH_4]^+ \cdot [C_6H_7O_7]^-$
  Ammoniumdihydrogencitrat **7**.221
$[NH_4]^+ \cdot F^-$
  Ammoniumfluorid **7**.222
$2\ [NH_4]^+ \cdot [HPO_4]^{2-}$
  Ammonium phosphoricum **7**.216
$[NH_4]^+ \cdot [H_2PO_4]^-$
  Ammoniumdihydrogenphosphat **7**.221
$[NH_4]^+ \cdot I^-$
  Ammoniumiodid **7**.223
$2\ [NH_4]^+ \cdot [SO_4]^{2-}$
  Ammoniumsulfat **7**.223
$NH_4H_2C_6H_5O_7$
  Ammoniumdihydrogencitrat **7**.221
$(NH_4)_2SO_4$
  Ammoniumsulfat **7**.223

$NNaO_2$
  Natriumnitrit **3**.861; **8**.1116
$N_2O$
  Distickstoffoxid **7**.1402
$Na^+ \cdot Cl^-$
  Natriumchlorid **8**.1098
$Na^+ \cdot F^-$
  Natriumfluorid **8**.1103
$Na^+ \cdot I^-$
  Natriumiodid **8**.1110
$Na^+ \cdot [NO_2]^-$
  Natriumnitrit **8**.1116
$Na^+ \cdot [OCl]^-$
  Natriumhypochlorit **8**.1106
$2\ Na^+ \cdot [HPO_4]^{2-}$
  Natriummonohydrogenphosphat, wasserfrei **8**.1113
$2\ Na^+ \cdot [HPO_4]^{2-} \cdot 12\ H_2O$
  Dinatriumhydrogenphosphat Dodecahydrat **7**.1367
$2\ Na^+ \cdot [SO_4]^- \cdot 10\ H_2O$
  Natriumsulfat Decahydrat **8**.1120
$2\ Na^+ \cdot [S_2O_3]^{2-}$
  Natriumthiosulfat **8**.1121
$Na_2O_3S_2$
  Natriumthiosulfat **8**.1121
Ni
  Nickel **3**.868
$(OH_2)_4(OH)_2Mg_5Si_8O_{20} \cdot 4\ H_2O$
  Attapulgit **7**.322
OZn
  Zinkoxid **9**.1237
$O_2S$
  Schwefeldioxid **3**.1066; **9**.577
$O_2Si$
  Siliciumdioxid, gefälltes **9**.618
  Siliciumdioxid, hochdisperses **9**.620
$O_2Ti$
  Titandioxid **9**.954
$O_3$
  Ozon **3**.907
$O_3S$
  Schwefeltrioxid **3**.1070
$O_4STl_2$
  Thalliumsulfat **3**.1166
$O_4SZn$
  Zinksulfat **9**.1240
P
  Phosphor **3**.962
$P_4$
  Tetraphosphor **3**.1162
Pb
  Blei **3**.188
  Plumbum metallicum **9**.275
$Pb^{2+} \cdot 2\ [C_2H_3O_2]^- \cdot 3\ H_2O$
  Plumbum aceticum **9**.273
Pt
  Platinum metallicum **9**.271
$PtCl_2(NH_3)_2$
  Cisplatin **7**.971
$^{226}Ra$
  [$^{226}$Ra]Radium **9**.486

$^{224}$Ra$^{2+}$ · 2 Cl$^-$
  [$^{224}$Ra]Radiumchlorid  **9.486**
$^{224}$**RaCl$_2$**
  [$^{224}$Ra]Radiumchlorid  **9.486**
**S**
  Schwefel  **9.572**
  Schwefel, gefällter  **9.573**
  Schwefel, gereinigter  **9.574**
  Schwefel, sublimierter  **9.576**
**S$_2$Se**
  Selendisulfid  **9.595**
**S$_3$Sb$_2$**
  Antimon(III)sulfid  **7.271**
**S$_5$Sb$_2$**
  Antimon(V)sulfid  **7.271**
**Sb**
  Antimon  **3.82**; **7.267**
**Sb$^{3+}$ · 3 Cl$^-$**
  Antimon(III)chlorid  **7.268**
**2 Sb$^{3+}$ · 3 S$^{2-}$**
  Antimon(III)sulfid  **7.271**
**2 Sb$^{5+}$ · 5 S$^{2-}$**
  Antimon(V)sulfid  **7.271**
**2 Sb$_2$O$_5$ + As$_4$O$_6$**
  Antimonium arsenicosum  **7.269**
**Se**
  Selen  **9.595**
**SiO$_2$**
  Siliciumdioxid, gefälltes  **9.618**
  Siliciumdioxid, hochdisperses  **9.620**
**Sn**
  Zinn  **3.1259**; **9.1242**
$^{90}$**Sr**
  [$^{90}$Sr]Strontium  **9.670**
**Sr$^{2+}$ · 2 Br$^-$**
  Strontiumbromid  **9.671**
$^{85}$**SrCl$_2$**
  [$^{85}$Sr]Strontiumchloridlösung  **9.671**
$^{89}$**SrCl$_2$**
  [$^{89}$Sr]Strontiumchloridlösung  **9.672**
**Ti$^{4+}$ · 2 O$^{2-}$**
  Titandioxid  **9.954**
**2 Tl$^+$ · [SO$_4$]$^{2-}$**
  Thalliumsulfat  **3.1166**
$^{201}$**TlCl**
  [$^{201}$Tl]Thalliumchlorid-Injektionslösung  **9.844**
$^{133}$**Xe**
  [$^{133}$Xe]Xenon  **9.1210**
**Zn**
  Zincum metallicum  **9.1231**
  Zink  **3.1257**; **9.1233**
**Zn$^{2+}$ · 2 [CH$_3$COO]$^-$ · 2 H$_2$O**
  Zinkacetat Dihydrat  **9.1233**
**Zn$^{2+}$ · 2 Cl$^-$**
  Zinkchlorid  **9.1235**
**Zn$^{2+}$ · O$^{2-}$**
  Zinkoxid  **9.1237**
**Zn$^{2+}$ · [SO$_4$]$^{2-}$**
  Zinksulfat  **9.1240**
**Zn$^{2+}$ · [SO$_4$]$^{2-}$ · 7 H$_2$O**
  Zinksulfat Heptahydrat  **9.1239**

**Zn$^{2+}$ · [SO$_4$]$^{2-}$ · H$_2$O**
  Zinksulfat Monohydrat  **9.1240**
**Zn$_3$(PO$_4$)$_2$ · 4 H$_2$O**
  Zincum phosphoricum  **9.1232**
**Zn$_4$O(CH$_3$COO)$_6$**
  Zinkacetat, basisches  **9.1234**

# Chemical Abstracts Service Registry Number Register

**Mit Referenz zu Monographie und Seitenangabe**

Bearbeitet von N. KHUDEIR und W. REUß

Das nachfolgende CAS-Nummern-Register ist nach den ersten beiden Zifferngruppen und der Prüfziffer geordnet und beinhaltet die diesbezüglichen Angaben in HAGERS HANDBUCH DER PHARMAZEUTISCHEN PRAXIS, 5. Auflage, Bände 3, 7, 8 und 9.

Es gibt neben der Bezeichnung der Substanz im Handbuch die Fundstelle der Registry-Number an. Dabei ist der Band in halbfetten arabischen Ziffern mit nachfolgendem Punkt und die Seitenzahl(en) mager gesetzt.

**36-06-6**
  g-Strophanthin  3.1105
**50-00-0**
  Formaldehyd  3.611; 8.290
**50-02-2**
  Dexamethason  7.1221
**50-03-3**
  Hydrocortison-21-acetat  8.478
**50-04-4**
  Cortisonacetat  7.1099
**50-06-6**
  Phenobarbital  9.124
**50-09-9**
  Hexobarbital, Natriumsalz  8.439
**50-10-2**
  Oxyphenoniumbromid  8.1286
**50-11-3**
  Metharbital  8.918
**50-13-5**
  Pethidinhydrochlorid  9.97
**50-14-6**
  Ergocalciferol  8.57
**50-18-0**
  Cyclophosphamid, wasserfrei  7.1141
**50-21-5**
  Milchsäure  8.1014
**50-23-7**
  Hydrocortison  8.473
**50-24-8**
  Prednisolon  9.321
**50-27-1**
  Estriol  8.87
**50-28-2**
  Estradiol  8.79
**50-32-8**
  Benzo(a)pyren  3.168
**50-33-9**
  Phenylbutazon  9.163
**50-34-0**
  Propanthelinbromid  9.392
**50-35-1**
  Thalidomid  9.843
**50-36-2**
  Cocain  3.333; 7.1060
**50-37-3**
  Lysergid  3.750; 8.778
**50-39-5**
  Protheobromin  9.425
**50-41-9**
  Clomifencitrat  7.1023
**50-42-0**
  Adipheninhydrochlorid  7.77
**50-47-5**
  Desipramin  7.1204
**50-48-6**
  Amitriptylin  7.204
**50-50-0**
  Estradiolbenzoat  8.82
**50-52-2**
  Thioridazin  9.887
**50-53-3**
  Chlorpromazin  7.902

**50-55-5**
  Reserpin  9.500
**50-56-6**
  Oxytocin  8.1290
**50-57-7**
  Lypressin  8.776
**50-58-8**
  Phendimetrazinhydrogentartrat  9.112
**50-59-9**
  Cefaloridin  7.738
**50-60-2**
  Phentolamin  9.156
**50-63-5**
  Chloroquindiphosphat  7.886
**50-65-7**
  Niclosamid  8.1141
**50-67-9**
  Serotonin  9.603
**50-70-4**
  Sorbitol  9.636
**50-76-0**
  Dactinomycin  7.1169
**50-78-2**
  Acetylsalicylsäure  7.40
**50-81-7**
  Ascorbinsäure  7.299
**50-89-5**
  Thymidin  9.902
**50-91-9**
  Floxuridin  8.217
**50-96-4**
  Isoetarinhydrochlorid  8.602
**50-98-6**
  Ephedrinhydrochlorid  3.522; 8.41
**50-99-7**
  Glucose, wasserfrei  8.355
**51-03-6**
  Piperonylbutoxid  3.975; 9.234
**51-05-8**
  Procainhydrochlorid  9.351
**51-06-9**
  Procainamid  9.353
**51-12-7**
  Nialamid  8.1136
**51-15-0**
  Pralidoximchlorid  9.303
**51-18-3**
  Tretamin  9.1017
**51-21-8**
  Fluorouracil  8.258
**51-28-5**
  2,4-Dinitrophenol  3.488
**51-30-9**
  Isoprenalinhydrochlorid  8.615
**51-31-0**
  Levisoprenalin  8.711
**51-34-3**
  Scopolamin  3.1073; 9.581
**51-41-2**
  Norepinephrin  8.1197
**51-42-3**
  Epinephrinhydrogentartrat  8.48

**51-43-4**
(*R*)-Epinephrin **8**.45
**51-45-6**
Histamin **8**.447
**51-48-9**
Levothyroxin **8**.729
**51-49-0**
Dextrothyroxin **7**.1246
**51-52-5**
Propylthiouracil **9**.412
**51-55-8**
Atropin **3**.112; **7**.315
**51-56-9**
Homatropinhydrobromid **8**.452
**51-57-0**
(*S*)-Methamfetamin **3**.787
**51-60-5**
Neostigminmethylsulfat **8**.1134
**51-61-6**
Dopamin **7**.1421
**51-63-8**
Dexamfetaminsulfat **7**.1228
**51-64-9**
Dexamfetamin **7**.1227
**51-67-2**
Tyramin **9**.1126
**51-68-3**
Meclofenoxat **8**.829
**51-71-8**
Phenelzin **9**.113
**51-74-1**
Histaminphosphat Monohydrat **8**.448
**51-75-2**
Chlormethin **3**.1100; **7**.872
**51-79-6**
Urethan **9**.1133
**51-83-2**
Carbachol **7**.667
**51-98-9**
Norethisteronacetat **8**.1204
**52-01-7**
Spironolacton **9**.650
**52-21-1**
Prednisolon-21-acetat **9**.324
**52-24-4**
Thiotepa **9**.891
**52-26-6**
Morphinhydrochlorid **3**.846
**52-28-8**
Codeinphosphat **7**.1070
**52-31-3**
Cyclobarbital **7**.1127
**52-39-1**
Aldosteron **7**.99
**52-43-7**
Allobarbital **7**.117
**52-49-3**
Trihexyphenidylhydrochlorid **9**.1062
**52-51-7**
Bronopol **7**.536
**52-53-9**
Verapamil **9**.1163

**52-62-0**
Pentoloniumtartrat **9**.74
**52-67-5**
D-Penicillamin **9**.52
**52-68-6**
Metrifonat **3**.1200; **8**.991
**52-76-6**
Lynestrenol **8**.774
**52-86-8**
Haloperidol **8**.405
**52-88-0**
Atropinmethonitrat **7**.318
**52-90-4**
L-Cystein **7**.1156
**53-03-2**
Prednison **9**.328
**53-06-5**
Cortison **7**.1098
**53-16-7**
Estron **8**.90
**53-21-4**
Cocainhydrochlorid **3**.335; **7**.1062
**53-33-8**
Paramethason **9**.28
**53-36-1**
Methylprednisolon-21-acetat **8**.957
**53-41-8**
Androsteron **7**.259
**53-43-0**
Prasteron **9**.306
**53-46-3**
Methantheliniumbromid **8**.916
**53-60-1**
Promazinhydrochlorid **9**.382
**53-73-6**
Angiotensinamid **7**.261
**53-84-9**
Nadid **8**.1058
**53-86-1**
Indometacin **8**.538
**54-03-5**
Hexobendin **8**.440
**54-04-6**
Mescalin **3**.775
**54-05-7**
Chloroquin **7**.884
**54-11-5**
Nicotin **3**.870; **8**.1146
**54-12-6**
DL-Tryptophan **9**.1112
**54-25-1**
Azauridin **7**.339
**54-30-8**
Camylofin **7**.651
**54-31-9**
Furosemid **8**.312
**54-36-4**
Metyrapon **8**.997
**54-42-2**
Idoxuridin **8**.521
**54-47-7**
Codecarboxylase **7**.1065

54-64-8
 Thiomersal, Natriumsalz **9.**880
54-71-7
 Pilocarpinhydrochlorid **3.**974; **9.**207
54-80-8
 Pronethalol **9.**386
54-85-3
 Isoniazid **8.**608
54-92-2
 Iproniazid **8.**593
55-03-8
 Levothyroxin, Natriumsalz **8.**733
55-38-9
 Fenthion **3.**586
55-56-1
 Chlorhexidin **7.**863
55-63-0
 Glyceroltrinitrat **8.**369
55-65-2
 Guanethidin **8.**393
55-73-2
 Betanidin **7.**472
55-86-7
 Chlormethinhydrochlorid **7.**872
55-94-7
 Suxamethoniumbromid **9.**759
55-98-1
 Busulfan **7.**565
56-04-2
 Methylthiouracil **8.**966
56-23-5
 Tetrachlorkohlenstoff **3.**1150; **9.**832
56-25-7
 Cantharidin **7.**655
56-38-2
 Parathion **3.**917
56-41-7
 L-Alanin **7.**91
56-45-1
 L-Serin **9.**601
56-47-3
 Desoxycortonacetat **7.**1216
56-53-1
 Diethylstilbestrol **7.**1284
56-54-2
 Chinidin **7.**829
56-59-7
 Felypressin **8.**170
56-65-5
 Adenosintriphosphat **7.**75
56-72-4
 Coumaphos **7.**1103
56-75-7
 Chloramphenicol **7.**847
56-81-5
 Glycerol **8.**366
56-85-9
 L-Glutamin **8.**359
56-86-0
 L-Glutaminsäure **8.**361
56-87-1
 L-Lysin **8.**780

56-89-3
 L-Cystin **7.**1158
56-91-7
 Aminomethylbenzoesäure **7.**189
56-92-8
 Histamindihydrochlorid **8.**447
56-95-1
 Chlorhexidindiacetat **7.**867
56-99-5
 DL-Carnitinchlorid **7.**715
57-10-3
 Palmitinsäure **9.**657
57-11-4
 Stearinsäure **9.**657
57-13-6
 Harnstoff **8.**412
57-15-8
 Chlorobutanol, wasserfrei **7.**877
57-22-7
 Vincristin **3.**1241; **9.**1178
57-24-9
 Strychnin **9.**676
57-27-2
 Morphin **3.**843; **8.**1040
57-29-4
 Nalorphinhydrochlorid **8.**1076
57-30-7
 Phenobarbital, Natriumsalz **9.**128
57-33-0
 Pentobarbital, Natriumsalz **9.**72
57-37-4
 Benactyzinhydrochlorid **7.**389
57-41-0
 Phenytoin **9.**183
57-42-1
 Pethidin **9.**94
57-43-2
 Amobarbital **7.**224
57-44-3
 Barbital **7.**372
57-47-6
 Physostigmin **9.**193
57-48-7
 D-Fructose **8.**307
57-55-6
 Propylenglykol **9.**409
57-62-5
 Chlortetracyclin **7.**915
57-63-6
 Ethinylestradiol **8.**113
57-64-7
 Physostigminsalicylat **9.**196
57-66-9
 Probenecid **9.**344
57-68-1
 Sulfadimidin **9.**699
57-83-0
 Progesteron **9.**368
57-85-2
 Testosteronpropionat **9.**824
57-88-5
 Cholesterol **7.**925

**57-92-1**
  Streptomycin  **9**.668
**57-94-3**
  Tubocurarinchlorid  **9**.1119
**57-96-5**
  Sulfinpyrazon  **9**.731
**57-97-6**
  7,12-Dimethylbenz(a)anthracen  **3**.480
**58-00-4**
  Apomorphin  **7**.277
**58-05-9**
  Folinsäure  **8**.283
**58-08-2**
  Coffein  **7**.1073
**58-14-0**
  Pyrimethamin  **9**.457
**58-15-1**
  Aminophenazon  **7**.190
**58-18-4**
  Methyltestosteron  **8**.963
**58-19-5**
  Drostanolon  **7**.1446
**58-20-8**
  Testosteroncipionat  **9**.822
**58-22-0**
  Testosteron  **9**.818
**58-25-3**
  Chlordiazepoxid  **7**.859
**58-27-5**
  Menadion  **8**.857
**58-28-6**
  Desipraminhydrochlorid  **7**.1205
**58-32-2**
  Dipyridamol  **7**.1396
**58-33-3**
  Promethazinhydrochlorid  **9**.384
**58-34-4**
  Thiazinamiummetilsulfat  **9**.872
**58-38-8**
  Prochlorperazin  **9**.360
**58-39-9**
  Perphenazin  **9**.92
**58-40-2**
  Promazin  **9**.381
**58-46-8**
  Tetrabenazin  **9**.827
**58-54-8**
  Etacrynsäure  **8**.92
**58-55-9**
  Theophyllin  **9**.853
**58-56-0**
  Pyridoxinhydrochlorid  **9**.455
**58-61-7**
  Adenosin  **7**.70
**58-63-9**
  Inosin  **8**.544
**58-64-0**
  Adenosindiphosphat  **7**.72
**58-71-9**
  Cefalotin, Natriumsalz  **7**.744
**58-73-1**
  Diphenhydramin  **7**.1382

**58-74-2**
  Papaverin  **3**.912; **9**.16
**58-85-5**
  Biotin  **7**.482
**58-89-9**
  Lindan  **3**.738
**58-93-5**
  Hydrochlorothiazid  **8**.464
**58-94-6**
  Chlorothiazid  **7**.890
**58-95-7**
  2-*ambo*-α-Tocopherol  **9**.972
**58-96-8**
  Uridin  **9**.1134
**58-97-9**
  Uridin-5'-monophosphat  **9**.1136
**59-01-8**
  Kanamycin  **8**.661
**59-02-9**
  D-α-Tocopherol  **9**.968
**59-05-2**
  Methotrexat  **8**.928
**59-30-3**
  Folsäure  **8**.284
**59-32-5**
  Chloropyramin  **7**.883
**59-33-6**
  Mepyraminhydrogenmaleat  **8**.880
**59-39-2**
  Piperoxan  **9**.235
**59-40-5**
  Sulfaquinoxalin  **3**.1111; **9**.724
**59-42-7**
  (*R*)-Phenylephrin  **3**.956; **9**.168
**59-43-8**
  Thiamin  **9**.865
**59-46-1**
  Procain  **9**.348
**59-47-2**
  Mephenesin  **8**.866
**59-50-7**
  Chlorocresol  **7**.878
**59-52-9**
  Dimercaprol  **7**.1347
**59-63-2**
  Isocarboxazid  **8**.599
**59-66-5**
  Acetazolamid  **7**.23
**59-67-6**
  Nicotinsäure  **8**.1150
**59-87-0**
  Nitrofural  **8**.1181
**59-92-7**
  Levodopa  **8**.714
**59-96-1**
  Phenoxybenzamin  **9**.140
**59-97-2**
  Tolazolinhydrochlorid  **9**.979
**59-98-3**
  Tolazolin  **9**.977
**59-99-4**
  Neostigmin  **8**.1130

**60-00-4**
 Edetinsäure **8.**5
**60-12-8**
 2-Phenylethanol **9.**171
**60-13-9**
 Amfetaminsulfat **7.**171
**60-18-4**
 L-Tyrosin **9.**1126
**60-19-5**
 Tyraminhydrochlorid **9.**1126
**60-23-1**
 Mercaptamin **8.**884
**60-31-1**
 Acetylcholinchlorid **7.**30
**60-32-2**
 Aminocapronsäure **7.**184
**60-46-8**
 Dimevamid **7.**1363
**60-51-5**
 Dimethoat **3.**476
**60-54-8**
 Tetracyclin **9.**836
**60-56-0**
 Thiamazol **9.**862
**60-79-7**
 Ergometrin **3.**531; **8.**60
**60-80-0**
 Phenazon **9.**106
**60-87-7**
 Promethazin **9.**383
**60-89-9**
 Pecazin **9.**39
**60-91-3**
 Diethazin **7.**1279
**61-00-7**
 Acepromazin **7.**17
**61-12-1**
 Cinchocainhydrochlorid **7.**958
**61-16-5**
 Methoxaminhydrochlorid **8.**933
**61-19-8**
 Adenosinmonophosphat **7.**72
**61-25-6**
 Papaverinhydrochlorid **9.**17
**61-32-5**
 Meticillin **8.**972
**61-33-6**
 Benzylpenicillin **7.**446
**61-56-3**
 Sultiam **9.**750
**61-57-4**
 Niridazol **8.**1172
**61-68-7**
 Mefenaminsäure **8.**841
**61-72-3**
 Cloxacillin **7.**1049
**61-76-7**
 (*R*)-Phenylephrinhydrochlorid **3.**956; **9.**170
**61-78-9**
 4-Aminohippursäure **7.**188
**61-80-3**
 Zoxazolamin **9.**1251

**61-82-5**
 Amitrol **3.**62
**61-90-5**
 L-Leucin **8.**701
**62-13-5**
 Adrenalonhydrochlorid **7.**81
**62-31-7**
 Dopaminhydrochlorid **7.**1423
**62-33-9**
 Natriumcalciumedetat Hexahydrat **8.**1097
**62-38-4**
 Phenylmercuriacetat **9.**172
**62-44-2**
 Phenacetin **9.**100
**62-53-3**
 Anilin **3.**75
**62-67-9**
 Nalorphin **8.**1074
**62-73-7**
 Dichlorvos **3.**449
**63-12-7**
 Benzquinamid **7.**435
**63-25-2**
 Carbaril **7.**675
**63-37-6**
 Cytidin-5′-monophosphat **7.**1164
**63-39-8**
 Uridin-5′-triphosphat **9.**1137
**63-42-3**
 Lactose **8.**688
**63-45-6**
 Primaquindiphosphat **9.**341
**63-56-9**
 Thonzylaminhydrochlorid **9.**893
**63-74-1**
 Sulfanilamid **9.**722
**63-75-2**
 Arecolin **3.**90; **7.**292
**63-91-2**
 L-Phenylalanin **9.**160
**63-92-3**
 Phenoxybenzaminhydrochlorid **9.**142
**63-98-9**
 Phenacemid **9.**100
**64-13-1**
 4-Methoxyamfetamin **3.**798
**64-17-5**
 Ethanol **3.**541
**64-18-6**
 Ameisensäure **3.**56; **7.**49, 162
**64-19-7**
 Essigsäure **3.**539; **8.**77
**64-43-7**
 Amobarbital, Natriumsalz **7.**226
**64-47-1**
 Physostigminsulfat **9.**197
**64-65-3**
 Bemegrid **7.**386
**64-72-2**
 Chlortetracyclinhydrochlorid **7.**916
**64-73-3**
 Demeclocyclinhydrochlorid **7.**1195

64-75-5
 Tetracyclinhydrochlorid 9.838
64-77-7
 Tolbutamid 9.979
64-85-7
 Desoxycorton 7.1215
64-86-8
 Colchicin 3.336; 7.1079
64-95-9
 Adiphenin 7.76
65-19-0
 Yohimbinhydrochlorid 9.1224
65-23-6
 Pyridoxin 9.454
65-28-1
 Phentolaminmesilat 9.157
65-45-2
 Salicylamid 9.552
65-46-3
 Cytidin 7.1162
65-49-6
 4-Aminosalicylsäure 7.196
65-85-0
 Benzoesäure 7.429
65-86-1
 Orotsäure 8.1240
66-02-4
 Diiodtyrosin 7.1334
66-28-4
 Strophanthidin 3.1103
66-32-0
 Strychninnitrat 9.678, 679
66-72-8
 Pyridoxal 9.453
66-75-1
 Uramustin 9.1131
66-76-2
 Dicoumarol 7.1271
66-79-5
 Oxacillin 8.1245
67-03-8
 Thiaminchloridhydrochlorid 9.867
67-16-3
 Thiamindisulfid 9.869
67-20-9
 Nitrofurantoin 8.1183
67-43-6
 Pentetsäure 9.66, 67
67-45-8
 Furazolidon 8.311
67-48-1
 Cholinchlorid 7.925
67-56-1
 Methanol 3.787; 8.914
67-64-1
 Aceton 3.11
67-66-3
 Chloroform 3.1203; 7.879
67-72-1
 Hexachlorethan 8.429
67-73-2
 Fluocinolonacetonid 8.245

67-78-7
 Triamcinolon-16α,21-diacetat 9.1029
67-92-5
 Dicycloverinhydrochlorid 7.1275
67-96-9
 Dihydrotachysterol 7.1329
67-97-0
 Colecalciferol 7.1082
68-04-2
 Natriumcitrat 9.1082
68-19-9
 Cyanocobalamin 7.1117
68-22-4
 Norethisteron 8.1201
68-26-8
 Retinol 9.506
68-35-9
 Sulfadiazin 9.695
68-41-7
 Cycloserin 7.1147
68-88-2
 Hydroxyzin 8.507
68-89-3
 Metamizol, Natriumsalz 8.902
68-91-7
 Trimetaphancamsilat 9.1065
68-96-2
 Hydroxyprogesteron 8.501
69-09-0
 Chlorpromazinhydrochlorid 7.904
69-22-7
 Coffeincitrat 7.1075
69-23-8
 Fluphenazin 8.264
69-44-3
 Amodiaquinhydrochlorid 7.230
69-46-5
 Acetylsalicylsäure, Calciumsalz Dihydrat 7.43
69-52-3
 Ampicillin, Natriumsalz 7.245
69-53-4
 Ampicillin 7.240
69-57-8
 Benzylpenicillin, Natriumsalz 7.453
69-65-8
 Mannitol 8.813
69-72-7
 Salicylsäure 9.555
69-74-9
 Cytarabinhydrochlorid 7.1161
69-81-8
 Carbazochrom 7.679
70-00-8
 Trifluridin 9.1057
70-07-5
 Mephenoxalon 8.867
70-51-9
 Deferoxamin 7.1185
71-23-8
 1-Propanol 9.391
71-27-2
 Suxamethoniumchlorid 9.761

**71-36-3**
  Butanol-1   **3.**224
**71-41-0**
  Pentanol-1   **3.**931
**71-43-2**
  Benzol   **3.**165
**71-55-6**
  1,1,1-Trichlorethan   **9.**1039
**71-58-9**
  Medroxyprogesteronacetat   **8.**837
**71-63-6**
  Digitoxin   **3.**471; **7.**1298
**71-68-1**
  Hydromorphonhydrochlorid   **8.**483
**71-73-8**
  Thiopental, Natriumsalz   **9.**884
**71-78-3**
  Pipradrolhydrochlorid   **9.**238
**71-81-8**
  Isopropamidiodid   **8.**617
**71-82-9**
  Levallorphantartrat   **8.**708
**72-18-4**
  L-Valin   **9.**1149
**72-19-5**
  L-Threonin   **9.**894
**72-33-3**
  Mestranol   **8.**893
**72-43-5**
  Methoxychlor   **3.**799
**72-80-0**
  Chlorquinaldol   **7.**911
**73-05-2**
  Phentolaminhydrochlorid   **9.**157
**73-09-6**
  Etozolin   **8.**156
**73-22-3**
  L-Tryptophan   **9.**1115
**73-24-5**
  Adenin   **7.**69
**73-32-5**
  L-Isoleucin   **8.**605
**73-48-3**
  Bendroflumethiazid   **7.**397
**73-49-4**
  Quinethazon   **9.**481
**74-55-5**
  Ethambutol   **8.**101
**74-61-3**
  2,3-Dimercapto-1-propansulfonsäure   **7.**1349
**74-83-9**
  Brommethan   **3.**212
**74-88-4**
  Iodmethan   **3.**693
**74-89-5**
  Monomethylamin   **3.**839
**74-90-8**
  Cyanwasserstoff   **3.**186; **7.**1121
**74-93-1**
  Methanthiol   **3.**789
**74-99-7**
  Methylacetylen   **3.**804

**75-00-3**
  Chlorethan   **7.**861
**75-01-4**
  Vinylchlorid   **3.**1243
**75-05-8**
  Acetonitril   **3.**13
**75-07-0**
  Acetaldehyd   **3.**9
**75-08-1**
  Ethanthiol   **3.**547
**75-09-2**
  Dichlormethan   **3.**436
**75-15-0**
  Kohlendisulfid   **3.**709
**75-19-4**
  Cyclopropan   **7.**1146
**75-25-2**
  Bromoform   **7.**529
**75-35-4**
  1,1-Dichlorethen   **3.**434
**75-44-5**
  Carbonylchlorid   **3.**254
**75-45-6**
  Chlordifluormethan   **3.**832; **7.**861
**75-52-5**
  Nitromethan   **3.**875
**75-56-9**
  Epoxypropan   **3.**524
**75-69-4**
  Trifluormethan   **3.**1199
**75-71-8**
  Dichlordifluormethan   **3.**433
**75-74-1**
  Tetramethylblei   **3.**1160
**75-80-9**
  2,2,2-Tribromethanol   **9.**1037
**75-85-4**
  2-Methylbutanol-2   **3.**807
**75-91-2**
  *tert.*-Butylhydroperoxid   **3.**236
**76-03-9**
  Trichloressigsäure   **3.**1124
**76-13-1**
  1,1,2-Trichlor-1,2,2,-trifluorethan   **3.**1210
**76-22-2**
  D-Campher   **7.**646
**76-23-3**
  Tetrabarbital   **9.**827
**76-25-5**
  Triamcinolon-16α,17α-acetonid   **9.**1028
**76-29-9**
  3-Bromcampher   **7.**519
**76-41-5**
  Oxymorphon   **8.**1280
**76-42-6**
  Oxycodon   **8.**1273
**76-49-3**
  Bornylacetat   **7.**509
**76-58-4**
  Ethylmorphin   **8.**127
**76-68-6**
  Allylcyclopentenylbarbitursäure   **7.**121

76-73-3
  Secobarbital  9.587
76-74-4
  Pentobarbital  9.69
76-75-5
  Thiopental  9.882
76-87-9
  Fentinhydroxid  3.589
76-99-3
  Methadon  8.911
77-01-0
  Fenpipramid  8.191
77-02-1
  Aprobarbital  7.285
77-04-3
  Pyrithyldion  9.462
77-07-6
  Levorphanol  8.727
77-09-8
  Phenolphthalein  9.134
77-10-1
  Phencyclidin  3.946
77-19-0
  Dicycloverin  7.1273
77-21-4
  Glutethimid  8.364
77-22-5
  Caramiphen  7.663
77-23-6
  Pentoxyverin  9.79
77-26-9
  Butalbital  7.569
77-27-0
  Thiamylal  9.871
77-28-1
  Butobarbital  7.579
77-36-1
  Chlortalidon  7.912
77-37-2
  Procyclidin  9.362
77-38-3
  Chlorphenoxamin  7.900
77-39-4
  Cycrimin  7.1148
77-41-8
  Mesuximid  8.896
77-51-0
  Isoaminil  8.596
77-65-6
  Carbromal  7.701
77-66-7
  Acecarbromal  7.7
77-67-8
  Ethosuximid  8.119
77-78-1
  Dimethylsulfat  3.481
77-81-6
  Tabun  3.1119
77-86-1
  Trometamol  9.1098
77-91-8
  Cholindihydrogencitrat  7.927

77-92-9
  Citronensäure, wasserfrei  7.976
78-00-2
  Tetraethylblei  3.1153
78-05-7
  Octafoniumchlorid  8.1224
78-11-5
  Pentaerythrityltetranitrat  9.56
78-28-4
  Emylcamat  8.21
78-40-0
  Triethylphosphat  3.1213
78-41-1
  Triparanol  9.1085
78-44-4
  Carisoprodol  7.710
78-83-1
  2-Methylpropanol-1  3.819
78-87-5
  1,2-Dichlorpropan  3.444
78-92-2
  Butanol-2  3.226
78-93-3
  Butanon-2  3.226
79-00-5
  1,1,2-Trichlorethan  3.1195
79-01-6
  Trichloroethylen  3.1196; 9.1041
79-06-1
  Acrylamid  3.18
79-09-4
  Propionsäure  9.399
79-20-9
  Methylacetat  3.803
79-21-0
  Peroxyessigsäure  3.936
79-34-5
  1,1,2,2-Tetrachlorethan  3.1146
79-44-7
  Dimethylcarbamidsäurechlorid  3.480
79-57-2
  Oxytetracyclin  8.1287
79-81-2
  Retinolpalmitat  9.509
79-83-4
  (R)-Pantothensäure  9.14
79-92-5
  Camphen  7.645
80-03-5
  Acediasulfonsäure  7.11
80-08-0
  Dapson  7.1175
80-32-0
  Sulfachlorpyridazin  9.692
80-35-3
  Sulfamethoxypyridazin  9.716
80-49-9
  Homatropinmethylbromid  8.454
80-56-8
  α-Pinen  9.215
80-62-6
  Methylmethacrylat  3.815

80-77-3
  Chlormezanon  7.873, 874, 875
80-80-8
  Sulfadiasulfon  9.694
80-96-6
  Hydroxydionsuccinat  8.490
81-13-0
  Dexpanthenol  7.1232
81-23-2
  Dehydrocholsäure  7.1188
81-24-3
  Taurocholsäure  9.779
81-25-4
  Cholsäure  7.931
81-27-6
  SennosidA  9.597
81-81-2
  Warfarin  3.1249; 9.1189
81-92-5
  Phenolphthalol  9.136
82-02-0
  Khellin  8.677
82-54-2
  Cotarnin  7.1101
82-66-6
  Diphenadion  7.1381
82-88-2
  Phenindamin  9.119
82-92-8
  Cyclizin  7.1125
82-93-9
  Chlorcyclizin  7.856
82-95-1
  Buclizin  7.537
82-98-4
  Piperidolat  9.233
82-99-5
  Tifenamil  9.931
83-43-2
  Methylprednisolon  8.955
83-44-3
  7-Desoxycholsäure  7.1214
83-46-5
  β-Sitosterin  9.626
83-67-0
  Theobromin  9.848
83-73-8
  5,7-Diiodo-8-hydroxyquinolin  7.1333
83-75-0
  Chininethylcarbonat  7.836
83-88-5
  Riboflavin  9.510
83-89-6
  Mepacrin  8.863
84-02-6
  Prochlorperazinhydrogenmaleat  9.361
84-04-8
  Pipamazin  9.218
84-06-0
  Thiopropazat  9.885
84-12-8
  Phanquinon  9.98

84-19-5
  Dienestroldiacetat  7.1277
84-22-0
  Tetryzolin  9.842
84-50-4
  Temazepam  9.792
84-52-6
  Cytidin-3′-monophosphat  7.1164
84-65-1
  Anthrachinon  3.81
84-66-2
  Diethylphthalat  7.1284
84-74-2
  Dibutylphthalat  7.1260
84-80-0
  Phytomenadion  9.198
84-96-8
  Alimemazin  7.111
84-97-9
  Perazin  9.83
85-01-8
  Phenanthren  3.944
85-18-7
  Chlortheophyllin  7.918
85-79-0
  Cinchocain  7.956
85-95-0
  Benzestrol  7.421
86-12-4
  Thenalidin  9.846
86-13-5
  Benzatropin  7.417
86-21-5
  Pheniramin  9.121
86-22-6
  Brompheniramin  7.533
86-34-0
  Phensuximid  9.153
86-35-1
  Ethotoin  8.122
86-42-0
  Amodiaquin  7.227
86-50-0
  Azinphosmethyl  3.126
86-54-4
  Hydralazin  8.458
86-57-7
  1-Nitronaphthalin  3.876
86-78-2
  Pentaquin  9.62
86-80-6
  Quinisocain  9.482
87-00-3
  Homatropin  8.450
87-08-1
  Phenoxymethylpenicillin  9.143
87-21-8
  Piridocain  9.252
87-28-5
  2-Hydroxyethylsalicylat  8.495
87-33-2
  Isosorbiddinitrat  8.620

87-67-2
  Cholinhydrogentartrat 7.928
87-68-3
  1,1,2,3,4,4-Hexachlor-1,3-butadien 3.666
87-69-4
  Weinsäure 9.1205
87-86-5
  Pentachlorphenol 3.929
87-89-8
  *myo*-Inositol 8.545
87-99-0
  Xylitol 9.1216
88-04-0
  Chlorxylenol 7.921
88-10-8
  Diethylcarbamidsäurechlorid 3.460
88-72-2
  2-Nitrotoluol 3.881
88-89-1
  2,4,6-Trinitrophenol 3.1220
89-57-6
  Mesalazin 8.888
89-68-9
  Chlorthymol 7.919
89-83-8
  Thymol 9.902
90-01-7
  Salicylalkohol 9.552
90-05-1
  Guajacol 8.388
90-22-2
  Valethamatbromid 9.1146
90-33-5
  Hymecromon 8.510
90-34-6
  Primaquin 9.339
90-39-1
  Spartein 3.1096; 9.645
90-43-7
  2-Biphenylol 7.487
90-49-3
  Pheneturid 9.117
90-54-0
  Etafenon 8.96
90-69-7
  α-Lobelin 3.744
90-81-3
  DL-Ephedrin 3.522
90-82-4
  Pseudoephedrin 3.1009; 9.439
90-84-6
  Amfepramon 3.463; 7.165
90-89-1
  Diethylcarbamazin 7.1282
91-20-3
  Naphthalin 3.855; 8.1086
91-33-8
  Benzthiazid 7.436
91-59-8
  2-Naphthylamin 3.857
91-64-5
  Cumarin 7.1113

91-66-7
  *N,N*-Diethylanilin 3.459
91-75-8
  Antazolin 7.265
91-79-2
  Thenyldiamin 9.847
91-80-5
  Methapyrilen 8.917
91-81-6
  Tripelennamin 9.1086
91-82-7
  Pyrrobutamin 9.463
91-84-9
  Mepyramin 8.880
91-85-0
  Thonzylamin 9.893
92-12-6
  Phenyltoloxamin 9.182
92-13-7
  Pilocarpin 3.972; 9.204
92-23-9
  Leucinocain 8.703
92-31-9
  Toloniumchlorid 9.987
92-52-4
  Biphenyl 3.179
92-62-6
  Proflavin 9.367
92-67-1
  4-Aminodiphenyl 3.60
92-84-2
  Phenothiazin 9.139
92-87-5
  Benzidin 3.160
92-93-3
  4-Nitrobiphenyl 3.875
93-14-1
  Guaifenesin 8.386
93-30-1
  Methoxyphenamin 8.936
93-54-9
  1-Phenylpropanol 9.179
93-60-7
  Methylnicotinat 8.952
94-09-7
  Benzocain 7.426
94-14-4
  Isobutamben 8.599
94-16-6
  Aminohippursäure, Natriumsalz 7.189
94-18-8
  Benzyl-4-hydroxybenzoat 7.441
94-20-2
  Chlorpropamid 7.905
94-24-6
  Tetracain 9.828
94-25-7
  Butamben 7.571
94-26-8
  Butylparaban 7.587
94-35-9
  Styramat 9.680

94-36-0
  Benzoylperoxid 7.432
94-44-0
  Benzylnicotinat 7.445
94-74-6
  MCPA [2-Methyl-4-chlor-Phenoxyessigsäure] 3.768
94-75-7
  2,4-Dichlorphenoxyessigsäure 3.440
94-78-0
  Phenazopyridin 9.110
95-05-6
  Sulfiram 9.734
95-14-7
  1H-Benzotriazol 7.431
95-25-0
  Chlorzoxazon 7.921
95-27-2
  Dimazol 7.1345
95-48-7
  o-Cresol 3.353; 7.1106
95-49-8
  2-Chlortoluol 3.308
95-50-1
  1,2-Dichlorbenzol 3.428
95-51-2
  2-Chloranilin 3.273
95-54-5
  1,2-Phenylendiamin 3.955
95-95-4
  2,4,5-Trichlorphenol 3.1205
96-18-4
  1,2,3-Trichlorpropan 3.1206
96-26-4
  Dihydroxyaceton 7.1331
96-27-5
  Thioglycerol 9.879
96-33-3
  Methylacrylat 3.805
96-64-0
  Soman 3.1095
96-88-8
  Mepivacain 8.873
97-00-7
  2,4-Dinitrochlorbenzol 3.485
97-23-4
  Dichlorophen 7.1262
97-24-5
  Fenticlor 8.199
97-44-9
  Acetarsol 7.22
97-53-0
  Eugenol 8.162
97-59-6
  Allantoin 7.115
97-67-6
  L-Äpfelsäure 7.86
97-77-8
  Disulfiram 7.1406
98-67-9
  4-Phenolsulfonsäure 9.137

98-79-3
  L-Pidolsäure 9.202
98-92-0
  Nicotinamid 8.1148
98-95-3
  Nitrobenzol 3.873
98-96-4
  Pyrazinamid 9.447
99-08-1
  3-Nitrotoluol 3.883
99-26-3
  Bismutgallat, basisches 7.493
99-45-6
  Adrenalon 7.81
99-49-0
  Carvon 7.723
99-66-1
  Valproinsäure 9.1153
99-99-0
  4-Nitrotoluol 3.884
100-00-5
  1-Chlor-4-nitrobenzol 3.297
100-02-7
  4-Nitrophenol 3.878
100-33-4
  Pentamidin 9.58
100-37-8
  2-Diethylaminoethanol 3.458
100-42-5
  Styrol 3.1107
100-44-7
  Benzylchlorid 3.170
100-51-6
  Benzylalkohol 7.438
100-55-0
  Nicotinylalkohol 8.498, 1152
100-61-8
  N-Methylanilin 3.806
100-88-9
  Cyclamsäure 7.1121
100-92-5
  Mephentermin 3.774; 8.868
100-97-0
  Methenamin 8.921
101-05-3
  Anilazin 3.74
101-08-6
  Diperodon 7.1380
101-21-3
  Chlorpropham 3.303
101-26-8
  Pyridostigminbromid 9.451
101-31-5
  Hyoscyamin 3.682; 8.511
101-40-6
  Propylhexedrin 9.411
101-47-3
  Benzfetamin 7.423
101-68-8
  4,4'-Diphenylmethandiisocyanat 3.499
101-84-8
  Diphenylether 3.498

**102-45-4**
Cyclopentamin  **7.**1137
**102-65-8**
Sulfaclozin  **9.**694
**102-76-1**
Triacetin  **9.**1020
**102-82-9**
Tributylamin  **3.**1192
**103-11-7**
2-Ethylhexylacrylat  **3.**563
**103-16-2**
Monobenzon  **8.**1032
**103-38-8**
Benzylisovalerat  **7.**443
**103-41-3**
Benzylcinnamat  **7.**441
**103-69-5**
*N*-Ethylanilin  **3.**560
**103-84-4**
Acetanilid  **7.**21
**103-86-6**
Hydroxyamfetamin  **8.**487
**103-90-2**
Paracetamol  **9.**18
**104-06-3**
Thioacetazon  **9.**876
**104-14-3**
Octopamin  **8.**1227
**104-28-9**
Cinoxat  **7.**963
**104-29-0**
Chlorphenesin  **7.**897
**104-32-5**
Propamidin  **9.**390
**104-46-1**
Amylopektin  **7.**255
**105-60-2**
ε-Caprolactam  **3.**245
**106-43-4**
4-Chlortoluol  **3.**309
**106-44-5**
*p*-Cresol  **3.**355; **7.**1107
**106-46-7**
1,4-Dichlorbenzol  **3.**432; **7.**1260
**106-47-8**
4-Chloranilin  **3.**276
**106-48-9**
4-Chlorphenol  **3.**301; **7.**899
**106-51-4**
1,4-Benzochinon  **3.**163
**106-75-2**
Oxydiethylenbis(chlorformiat)  **3.**906
**106-89-8**
1-Chlor-2,3-epoxypropan  **3.**284
**106-93-4**
1,2-Dibromethan  **3.**422
**107-02-8**
Propenal  **3.**994
**107-13-1**
Acrylnitril  **3.**19
**107-15-3**
1,2-Diaminoethan  **3.**418

**107-30-2**
Monochlordimethylether  **3.**833
**107-31-3**
Methylformiat  **3.**812
**107-35-7**
Taurin  **9.**776
**107-43-7**
Betain  **7.**464
**107-44-8**
Sarin  **3.**1058
**107-98-2**
1-Methoxypropanol-2  **3.**801
**108-01-0**
Deanol  **7.**1181
**108-24-7**
Essigsäureanhydrid  **3.**540
**108-31-6**
Maleinsäureanhydrid  **3.**760
**108-39-4**
*m*-Cresol  **3.**354; **7.**1106
**108-42-9**
3-Chloranilin  **3.**274
**108-46-3**
Resorcin  **9.**505
**108-62-3**
Metaldehyd  **3.**778
**108-67-8**
1,3,5-Trimethylbenzol  **3.**1218
**108-77-0**
2,4,6-Trichlor-1,3,5-triazin  **3.**1207
**108-88-3**
Toluol  **3.**1177; **9.**991
**108-90-7**
Monochlorbenzol  **3.**277, 831
**108-91-8**
Cyclohexylamin  **3.**374
**108-93-0**
Cyclohexanol  **3.**370
**108-94-1**
Cyclohexanon  **3.**371
**108-95-2**
Phenol  **3.**952; **9.**130
**109-52-4**
Valeriansäure  **9.**1146
**109-73-9**
1-Aminobutan  **3.**58
**109-86-4**
2-Methoxyethanol  **3.**800
**109-93-3**
Divinylether  **7.**1410
**110-15-6**
Bernsteinsäure  **7.**456
**110-16-7**
Maleinsäure  **8.**806
**110-17-8**
Fumarsäure  **8.**310
**110-27-0**
Isopropylmyristat  **8.**619
**110-44-1**
(*E,E*)-2,4-Hexadiensäure  **9.**634
**110-46-3**
Isopentylnitrit  **8.**597, 612

110-83-8
 Cyclohexen 3.373
110-85-0
 Piperazin 9.229
110-86-1
 Pyridin 3.1020
110-91-8
 Morpholin 3.846
111-15-9
 2-Ethoxyethylacetat 3.555
111-30-8
 Glutaraldehyd 3.640
111-62-6
 Ethyloleat 8.130
112-02-7
 Cetrimoniumchlorid 7.819
112-38-9
 Undecylensäure 9.1129
112-92-5
 Stearylalkohol 9.658
113-00-8
 Guanidin 8.398
113-15-5
 Ergotamin 3.532; 8.64
113-18-8
 Ethchlorvynol 8.109
113-42-8
 Methylergometrin 8.948
113-45-1
 Methylphenidat 3.818
113-52-0
 Imipraminhydrochlorid 8.529
113-53-1
 Dosulepin 7.1424
113-59-7
 Chlorprothixen 7.908
113-69-9
 Benzquinamidhydrochlorid 7.436
113-79-1
 Argipressin 7.295
113-92-8
 Chlorphenaminhydrogenmaleat 7.896
113-98-4
 Benzylpenicillin, Kaliumsalz 7.452
114-07-8
 Erythromycin 8.70
114-26-1
 Propoxur 3.1002
114-49-8
 Scopolaminhydrobromid 9.584
114-80-7
 Neostigminbromid 8.1132
114-85-2
 Betanidinsulfat 7.472
114-86-3
 Phenformin 9.117
114-90-9
 Obidoximchlorid 8.1221
115-10-6
 Dimethylether 7.1355
115-24-2
 Sulfonal 9.737
115-29-7
 Endosulfan 3.520
115-32-2
 Dicofol 3.453
115-38-8
 Methylphenobarbital 8.953
115-44-6
 Talbutal 9.766
115-51-5
 Ambutoniumbromid 7.159
115-67-3
 Paramethadion 9.27
115-77-5
 Pentaerythritol 9.56
115-79-7
 Ambenoniumchlorid 7.154
115-93-5
 Cythioat 7.1162
115-96-8
 Tris(2-chlorethyl)phosphat 3.1221
116-06-3
 Aldicarb 3.36
116-49-4
 Glycobiarsol 8.373
117-10-2
 Dantron 7.1174
117-39-5
 Quercetin 3.1024; 9.478
117-81-7
 Di-(2-ethylhexyl)phthalat 3.461
117-89-5
 Trifluoperazin 9.1049
117-96-4
 Amidotrizoesäure 7.173
118-00-3
 Guanosin 8.398
118-42-3
 Hydroxychloroquin 8.489
118-55-8
 Phenylsalicylat 9.180
118-58-1
 Benzylsalicylat 7.454
118-61-6
 Ethylsalicylat 8.131; 9.556
118-74-1
 Hexachlorbenzol 3.664
119-04-0
 Framycetin 8.306
119-13-1
 δ-Tocopherol 9.971
119-36-8
 Methylsalicylat 8.959; 9.556
119-61-9
 Benzophenon 7.431
119-85-7
 Vanyldisulfamid 9.1158
120-12-7
 Anthracen 3.79
120-32-1
 Clorofen 7.1042
120-36-5
 Dichlorprop 3.442

120-47-8
  Ethyl-4-hydroxybenzoat  8.127
120-51-4
  Benzylbenzoat  7.439
120-80-9
  Brenzcatechin  7.513
120-82-1
  1,2,3-Trichlorbenzol  3.1193
120-83-2
  2,4-Dichlorphenol  3.438
120-97-8
  Diclofenamid  7.1266
121-20-0
  Cinerin II  3.1017
121-21-1
  Pyrethrin I  3.1017
121-25-5
  Amproliumchlorid  7.246
121-29-9
  Pyrethrin II  3.1017
121-54-0
  Benzethoniumchlorid  7.421
121-55-1
  Subathizon  9.680
121-59-5
  Carbason  7.676
121-75-5
  Malathion  3.757
121-79-9
  Propylgallat  9.410
122-09-8
  Phentermin  3.954; 9.154
122-11-2
  Sulfadimethoxin  9.698
122-18-9
  Cetalkoniumchlorid  7.814
122-34-9
  Simazin  3.1087
122-39-4
  Diphenylamin  3.497
122-42-9
  Propham  3.998
122-89-4
  Mesulfamid  8.895
123-03-5
  Cetylpyridiniumchlorid  7.821
123-31-9
  Hydrochinon  8.463
123-47-7
  Proloniumiodid  9.380
123-51-3
  3-Methylbutanol-1  3.808
123-54-6
  Acetylaceton  7.29
123-63-7
  Paraldehyd  9.26
123-73-9
  2-(trans)-Butenal  3.229
123-82-0
  Tuaminoheptan  9.1118
123-91-1
  Dioxan  3.495; 7.1378

123-99-9
  Azelainsäure  7.340
124-04-9
  Adipinsäure  7.78
124-28-7
  Dimantin  7.1344
124-43-6
  Carbamidperoxid  7.674
124-83-4
  (+)-Camphersäure  7.650
124-87-8
  Picrotoxin  9.201
124-90-3
  Oxycodonhydrochlorid  8.1274
124-94-7
  Triamcinolon  9.1023
124-97-0
  Protoveratrin B  3.1008
125-13-3
  Oxyphenisatin  8.1285
125-28-0
  Dihydrocodein  7.1309
125-29-1
  Hydrocodon  8.470
125-30-4
  Ethylmorphinhydrochlorid Dihydrat  8.128
125-33-7
  Primidon  9.342
125-40-6
  Secbutabarbital  9.585
125-46-2
  Usninsäure  9.1144
125-51-9
  Pipenzolatbromid  9.223
125-58-6
  Levomethadon  8.719
125-64-4
  Methyprylon  8.968
125-70-2
  Levomethorphan  8.722
125-71-3
  Dextromethorphan  7.1236
125-73-5
  Dextrorphan  7.1246
125-84-8
  (RS)-Aminoglutethimid  7.186
125-85-9
  Caramiphenhydrochlorid  7.664
125-86-0
  Caramiphenedisilat  7.663
125-88-2
  Aprobarbital, Natriumsalz  7.287
126-02-3
  Cycriminhydrochlorid  7.1149
126-07-8
  Griseofulvin  8.384
126-14-7
  Saccharoseoctaacetat  9.545
126-22-7
  Butonat  7.582
126-27-2
  Oxetacain  8.1258

126-31-8
 Methiodal, Natriumsalz 8.922
126-45-4
 Silbercitrat 9.610
126-52-3
 Ethinamat 8.111
126-99-8
 2-Chlor-1,3-butadien 3.280
127-17-3
 Brenztraubensäure 7.514
127-18-4
 Tetrachlorethylen 3.1148; 9.832
127-19-5
 Dimethylacetamid 7.1353
127-20-8
 Dalapon 3.384
127-31-1
 Fludrocortison 8.228
127-33-3
 Demeclocyclin 7.1195
127-35-5
 Phenazocin 9.104
127-47-9
 Retinolacetat 9.508
127-48-0
 Trimethadion 9.1067
127-65-1
 Tosylchloramid, Natriumsalz 9.997
127-69-5
 Sulfafurazol 9.704
127-79-7
 Sulfamerazin 9.710
127-91-3
 (±)-β-Pinen 9.216
128-12-1
 Sulfadiasulfon, Natriumsalz 9.694
128-13-2
 Ursodeoxycholsäure 9.1141
128-37-0
 Butylhydroxytoluol 3.502; 7.585
128-46-1
 Dihydrostreptomycin 7.1327
128-57-4
 Sennosid B 9.600
128-62-1
 Noscapin 8.1214
129-03-3
 Cyproheptadin 7.1152
129-06-6
 Warfarin, Natriumsalz 9.1194
129-16-8
 Merbromin, Dinatriumsalz 8.883
129-17-9
 Sulfanblau 9.721
129-20-4
 Oxyphenbutazon 8.1282
129-46-4
 Suramin, Natriumsalz 9.757
129-49-7
 Methysergidhydrogenmaleat 8.971
129-51-1
 Ergometrinhydrogenmaleat 8.62

129-74-8
 Buclizindihydrochlorid 7.538
129-77-1
 Piperidolathydrochlorid 9.233
130-01-8
 Senecionin 3.1079
130-26-7
 Clioquinol 7.997
130-40-5
 Riboflavin-5'-phosphat, Mononatriumsalz Dihydrat 9.513
130-50-7
 Guanosin-2'-monophosphat 8.399
130-61-0
 Thioridazinhydrochlorid 9.889
130-79-0
 Diethylstilbestroldimethylether 7.1286
130-80-3
 Diethylstilbestroldipropionat 7.1287
130-89-2
 Chininhydrochlorid 7.836
130-95-0
 Chinin 7.833
131-01-1
 Deserpidin 7.1202
131-11-3
 Dimethylphthalat 7.1356
131-28-2
 Narcein 8.1091
131-49-7
 Amidotrizoesäure, Megluminsalz 7.176
131-54-4
 Dihydroxydimethoxybenzophenon 7.1332
131-57-7
 Oxybenzon 8.1270
131-69-1
 Phenylsulfanilacetamid 9.192
132-17-2
 Benzatropinmesilat 7.418
132-18-3
 Diphenylpyralinhydrochlorid 7.1388
132-20-7
 Pheniraminhydrogenmaleat 9.123
132-21-8
 Dexbrompheniramin 7.1229
132-22-9
 Chlorphenamin 7.894
132-49-0
 Acetylsalicylsäure, Magnesiumsalz 7.44
132-69-4
 Benzydaminhydrochlorid 7.438
132-73-0
 Chloroquinsulfat 7.889
132-89-8
 Chlorthenoxazin 7.917
132-93-4
 Pheneticillin, Kaliumsalz 9.116
132-98-9
 Phenoxymethylpenicillin, Kaliumsalz 9.148
133-06-2
 Captan 3.248

**133-07-3**
  Folpet  3.610
**133-65-3**
  Solasulfon  9.628
**133-67-5**
  Trichlormethiazid  9.1040
**134-49-6**
  Phenmetrazin  3.951
**134-62-3**
  *N,N*-Diethyl-3-benzylbenzamid  7.1281
**134-80-5**
  Amfepramonhydrochlorid  3.463; 7.166
**135-07-9**
  Methyclothiazid  8.938
**135-19-3**
  2-Naphthol  8.1087
**135-23-9**
  Methapyrilenhydrochlorid  8.917
**135-31-9**
  Pyrrobutaminphosphat  9.464
**135-58-0**
  Mesulfen  8.896
**135-87-5**
  DL-Piperoxanhydrochlorid  9.235
**136-40-3**
  Phenazopyridinhydrochlorid  9.110
**136-47-0**
  Tetracainhydrochlorid  9.830
**136-69-6**
  Protokylolhydrochlorid  9.433
**136-70-9**
  Protokylol  9.432
**137-05-3**
  Mecrilat  8.833
**137-08-6**
  Calciumpantothenat  7.637
**137-26-8**
  Thiram  3.1170
**137-30-4**
  Ziram  3.1260
**137-40-6**
  Natriumpropionat  8.1119
**137-42-8**
  Metam, Natriumsalz  3.780
**137-53-1**
  Dextrothyroxin, Natriumsalz  7.1249
**137-58-6**
  Lidocain  8.735
**137-86-0**
  Octotiamin  8.1229
**137-88-2**
  Amproliumchloridhydrochlorid  7.247
**138-14-7**
  Deferoxaminmesilat  7.1186
**138-41-0**
  Carzenid  7.724
**138-56-7**
  Trimethobenzamid  9.1068
**138-61-4**
  Corbadrinhydrochlorid  7.1096
**138-86-3**
  Limonen  3.736

**139-05-9**
  Natriumcyclamat  8.1100
**139-07-1**
  Benzododeciniumchlorid  7.429
**139-40-2**
  Propazin  3.993
**140-36-3**
  (±)-Hydroxyamfetaminhydrobromid  8.488
**140-59-0**
  Stilbamidinisethionat  9.662
**140-63-6**
  Propamidinisethionat  9.390
**140-64-7**
  Pentamidindiisethionat  9.60
**140-72-7**
  Cetylpyridiniumbromid  7.821
**140-88-5**
  Ethylacrylat  3.557
**141-01-5**
  Eisen(II)fumarat  8.12
**141-22-0**
  Ricinolsäure  9.515
**141-32-2**
  *n*-Butylacrylat  3.234
**141-78-6**
  Ethylacetat  8.124
**141-79-7**
  4-Methylpent-3-en-2-on  3.817
**141-94-6**
  Hexetidin  8.433
**142-03-0**
  Aluminiumacetat, basisches  7.140
**142-63-2**
  Piperazin Hexahydrat  9.231
**142-88-1**
  Piperazinadipat  9.231
**142-91-6**
  Isopropylpalmitat  8.619
**143-47-5**
  Monoiodmethansulfonsäure  8.922
**143-57-7**
  Protoveratrin A  3.1007
**143-67-9**
  Vinblastinsulfat  9.1177
**143-74-8**
  Phenolsulfonphthalein  9.136
**143-76-0**
  Cyclobarbital, Calciumsalz  7.1131
**144-02-5**
  Barbital, Natriumsalz  7.375
**144-11-6**
  Trihexphenidyl  9.1060
**144-12-7**
  Tiemoniumiodid  9.926
**144-14-9**
  Anileridin  7.263
**144-62-7**
  Oxalsäure  3.899
**144-82-1**
  Sulfamethizol  9.712
**144-98-9**
  (2*R*,3*R*)-Threonin (D-Allothreonin)  9.896

145-42-6
  Taurocholsäure, Natriumsalz  9.779
145-63-1
  Suramin  9.755
145-94-8
  Clorindanol  7.1041
146-17-8
  Riboflavin-5'-phosphat  9.513
146-22-5
  Nitrazepam  8.1176
146-28-1
  Thiopropazatdihydrochlorid  9.886
146-48-5
  Yohimbin  9.1221
146-54-3
  Triflupromazin  9.1054
146-56-5
  Fluphenazindihydrochlorid  8.266
147-20-6
  Diphenylpyralin  7.1388
147-24-0
  Diphenhydraminhydrochlorid  7.1384
147-52-4
  Nafcillin  8.1062
147-55-7
  Pheneticillin  9.114
147-58-0
  $o$-Iodhippursäure  8.574
147-85-3
  L-Prolin  9.377
147-90-0
  Morpholiniumsalicylat  9.556
147-94-4
  Cytarabin  7.1159
148-03-8
  β-Tocopherol  9.970
148-24-3
  8-Chinolinol  3.680; 7.841
148-61-8
  Thiomersal  9.879
148-72-1
  Pilocarpinnitrat  3.974; 9.208
148-79-8
  Tiabendazol  3.1167; 9.908
148-82-3
  Melphalan  8.854
149-13-3
  Procainborat  9.350
149-15-5
  Butacainsulfat  7.567
149-16-6
  Butacain  7.566
149-29-1
  Patulin  3.923
149-64-4
  Butylscopolaminiumbromid  7.588
150-13-0
  4-Aminobenzoesäure  7.184
150-30-1
  DL-Phenylalanin  9.157
150-59-4
  Alverin  7.150

150-68-5
  Monuron  3.841
150-76-5
  Mequinol  8.881
150-86-7
  Phytol  9.198
151-06-4
  Chlorphenterminhydrochlorid  3.302
151-50-8
  Kaliumcyanid  8.650
151-56-4
  Ethylenimin  3.561
151-67-7
  Halothan  8.409
151-83-7
  Methohexital  8.926
152-02-3
  Levallorphan  8.707
152-11-4
  Verapamilhydrochlorid  9.1167
152-43-2
  Quinestrol  9.480
152-47-6
  Sulfalen  9.706
152-62-5
  Dydrogesteron  7.1449
152-72-7
  Acenocoumarol  7.14
152-97-6
  Fluocortolon  8.251
153-00-4
  Metenolon  8.907
153-18-4
  Rutosid  9.540, 1106
153-61-7
  Cefalotin  7.741
154-21-2
  Lincomycin  8.740
154-23-4
  Cianidanol  7.942
154-41-6
  ($RS$)-Norephedrinhydrochlorid  3.957; 8.1196
154-42-7
  Tioguanin  9.945
154-68-7
  Antazolinphosphat  7.267
154-69-8
  Tripelennaminhydrochlorid  9.1086
154-87-0
  Cocarboxylase  7.1064
154-93-8
  Carmustin  7.711
155-09-9
  Tranylcypromin  9.1008
155-41-9
  $N$-Methylscopolaminiumbromid  8.961
156-08-1
  ($S$)-Benzfetamin  3.169; 7.423
156-51-4
  Phenelzinhydrogensulfat  9.113
156-62-7
  Calciumcyanamid  3.242

**218-01-9**
  Chrysen **3.**318
**275-51-4**
  Azulen **7.**357
**281-23-2**
  Adamantan **7.**67
**297-76-7**
  Etynodioldiacetat **8.**161
**297-88-1**
  (±)-Methadon **8.**911
**298-00-0**
  Parathionmethyl **3.**920
**298-12-4**
  Glyoxylsäure **8.**377
**298-46-4**
  Carbamazepin **7.**670
**298-57-7**
  Cinnarizin **7.**960
**298-59-9**
  Methylphenidathydrochlorid **3.**818
**298-81-7**
  Methoxsalen **8.**934
**299-39-8**
  Sparteinsulfat **9.**647
**299-42-3**
  Ephedrin, wasserfrei **3.**522; **8.**39
**299-75-2**
  Treosulfan **9.**1016
**299-88-7**
  Bentiamin **7.**410
**299-89-8**
  Acetiamin **7.**26
**300-30-1**
  DL-Thyroxin **9.**907
**300-37-8**
  Diodon **7.**1376
**300-54-9**
  Muscarin **3.**849
**300-62-9**
  Amfetamin **3.**65; **7.**167
**301-12-2**
  Oxydemetonmethyl **3.**904
**302-01-2**
  Hydrazin **3.**678
**302-17-0**
  Chloralhydrat **7.**843
**302-22-7**
  Chlormadinonacetat **7.**869
**302-25-0**
  Prednisolon-21-dihydrogenphosphat **9.**325
**302-27-2**
  Aconitin **3.**15; **7.**63
**302-40-9**
  Benactyzin **7.**388
**302-41-0**
  Piritramid **9.**254
**302-72-7**
  DL-Alanin **7.**90
**302-79-4**
  Tretinoin **9.**1017
**302-84-1**
  DL-Serin **9.**600

**303-25-3**
  Cyclizinhydrochlorid **7.**1126
**303-34-4**
  Lasiocarpin **3.**730
**303-40-2**
  Fluocortolon-21-hexanoat **8.**254
**303-42-4**
  Metenolon-17-enantat **8.**909
**303-49-1**
  Clomipramin **7.**1025
**303-53-7**
  Cyclobenzaprin **7.**1132
**303-69-5**
  Prothipendyl **9.**426
**303-81-1**
  Novobiocin **8.**1217
**304-20-1**
  Hydralazinhydrochlorid **8.**460
**304-55-2**
  Succimer **9.**681
**304-59-6**
  Kaliumnatrium-($RR$)-tartrat **8.**654
**305-03-3**
  Chlorambucil **7.**845
**306-03-6**
  Hyoscyaminhydrobromid **8.**513
**306-07-0**
  Pargylinhydrochlorid **9.**34
**306-12-7**
  Oxophenarsin **8.**1267
**306-21-8**
  Hydroxyamfetaminhydrobromid **8.**488
**306-41-2**
  Hexacarbacholinbromid **8.**428
**306-52-5**
  Triclofos **9.**1044
**309-29-5**
  Doxapram **7.**1426
**309-43-3**
  Secobarbital, Natriumsalz **9.**588
**311-45-5**
  Paraoxon **9.**30
**312-93-6**
  Dexamethason-21-phosphat, Dinatriumsalz **7.**1226
**313-06-4**
  Estradiolcypionat **8.**83
**314-03-4**
  Pimethixen **9.**210
**314-19-2**
  Apomorphinhydrochlorid **7.**277
**314-35-2**
  Etamiphyllin **8.**96
**314-40-9**
  Bromacil **3.**208
**315-22-0**
  Monocrotalin **3.**834
**315-30-0**
  Allopurinol **7.**118
**315-37-7**
  Testosteronenantat **9.**823

316-23-4
  Diethylstilbestroldisulfat  7.1288
316-81-4
  Thioproperazin  9.886
317-34-0
  Aminophyllin  7.192
318-23-0
  Imolamin  8.532
318-98-9
  Propranololhydrochlorid  9.406
322-35-0
  Benserazid  7.408
326-43-2
  Fenyramidolhydrochlorid  8.201
329-56-6
  Norepinephrinhydrochlorid  8.1199
329-65-7
  (RS)-Epinephrin  8.47
330-54-1
  Diuron  3.505
330-55-2
  Linuron  3.741
330-95-0
  Nicarbazin  8.1139
333-41-5
  Dimpylat  3.419; 7.1365
339-43-5
  Carbutamid  7.703
339-44-6
  Glymidin  8.376
340-57-8
  Mecloqualon  8.830
341-00-4
  Etifelmin  8.136
341-70-8
  Diethazinhydrochlorid  7.1279
345-78-8
  Pseudoephedrinhydrochlorid  3.1010; 9.441
346-18-9
  Polythiazid  9.292
356-12-7
  Fluocinonid  8.249
357-07-3
  Oxymorphonhydrochlorid  8.1281
357-08-4
  Naloxonhydrochlorid  8.1077
357-56-2
  Dextromoramid  7.1240
357-70-0
  Galanthamin  8.321
358-52-1
  Hexapropymat  8.431
359-83-1
  Pentazocin  9.63
360-63-4
  Betamethason-21-dihydrogenphosphat, Dinatriumsalz  7.469
361-37-5
  Methysergid  8.970
362-29-8
  Propiomazin  9.397

363-24-6
  Dinoproston  7.1372
364-62-5
  Metoclopramid  8.982
364-98-7
  Diazoxid  7.1255
365-26-4
  4-Hydroxyephedrin  8.491
366-70-1
  Procarbazinhydrochlorid  9.357
370-14-9
  Pholedrin  9.189
372-66-7
  Heptaminol  8.423
372-75-8
  L-(+)-Citrullin  7.976
378-44-9
  Betamethason  7.466
379-79-3
  Ergotamintartrat  3.536; 8.69
382-67-2
  Desoximethason  7.1212
389-08-2
  Nalidixinsäure  8.1071
390-28-3
  Methoxamin  8.931
390-64-7
  Prenylamin  9.333
395-28-8
  Isoxsuprin  8.630
396-01-0
  Triamteren  9.1031
404-82-0
  Fenfluraminhydrochlorid  3.580; 8.182
404-86-4
  Capsaicin  7.658
406-76-8
  DL-Carnitin  7.712
420-04-2
  Cyanamid  3.364
426-13-1
  Fluorometholon  8.257
427-51-0
  Cyproteronacetat  7.1154
432-60-0
  Allylestrenol  7.122
434-03-7
  Ethisteron  8.118
434-05-9
  Metenolon 17 acetat  8.908
434-07-1
  Oxymetholon  8.1278
434-22-0
  Nandrolon  8.1081
434-43-5
  Pentorex  9.74
435-97-2
  Phenprocoumon  9.150
437-38-7
  Fentanyl  8.195
437-74-1
  Xantinolnicotinat  9.1209

**438-41-5**
Chlordiazepoxidhydrochlorid  7.860
**439-14-5**
Diazepam  7.1252
**440-17-5**
Trifluoperazindihydrochlorid  9.1051
**442-52-4**
Clemizol  7.985
**443-48-1**
Metronidazol  8.993
**444-27-9**
Timonacic  9.940
**446-86-6**
Azathioprin  7.336
**447-41-6**
Buphenin  7.551
**452-35-7**
Ethoxzolamid  8.123
**456-59-7**
Cyclandelat  7.1121
**458-24-2**
Fenfluramin  3.580; 8.180
**458-88-8**
DL-Coniin  3.343
**459-86-9**
Mitoguazon  8.1025
**460-19-5**
Oxalsäuredinitril  3.901
**461-06-3**
Carnitin  7.712
**461-78-9**
Chlorphentermin  3.302
**463-40-1**
Linolensäure  8.742
**463-51-4**
Keten  3.708
**465-16-7**
Oleandrin  3.891
**465-65-6**
Naloxon  8.1076
**466-06-8**
Proscillaridin  9.418
**466-11-5**
Dexamethason-21-hydrogensulfat, Natriumsalz  7.1224
**466-14-8**
Ibrotamid  8.517
**466-90-0**
Thebacon  9.845
**466-99-9**
Hydromorphon  8.481
**467-36-7**
Thialbarbital  9.861
**467-38-9**
Thiotetrabarbital  9.892
**467-43-6**
Methitural  8.924
**467-60-7**
Pipradol  9.238
**467-83-4**
Dipipanon  7.1389

**467-85-6**
Normethadon  8.1212
**468-61-1**
Oxeladin  8.1257
**469-21-6**
Doxylamin  7.1440
**469-62-5**
Dextropropoxyphen  7.1242
**470-82-6**
Cineol  7.959
**470-90-6**
Chlorfenvinphos  3.286
**471-15-8**
β-Thujon  3.1174; 9.901
**471-34-1**
Calciumcarbonat  7.613, 615
**471-53-4**
Enoxolon  8.34
**472-11-7**
Ruscogenin  9.538
**473-30-3**
Thiazosulfon  9.873
**473-41-6**
Tolbutamid, Natriumsalz  9.982
**474-25-9**
Chenodeoxycholsäure  7.827
**474-58-8**
Sitoglusid  9.627
**474-86-2**
Equilin  8.53
**476-28-8**
Lycorin  3.748
**476-32-4**
Chelidonin  3.266
**476-70-0**
Boldin  7.506
**477-30-5**
Demecolcin  7.1196
**477-32-7**
Visnadin  9.1187
**477-43-0**
Dehydrocostuslacton  3.395
**477-93-0**
Dimethoxanat  7.1353
**478-73-9**
Pseudococain  9.439
**479-18-5**
Diprophyllin  7.1393
**479-92-5**
Propyphenazon  9.415
**480-17-1**
Leucocianidol  8.704
**480-22-8**
Dithranol  7.1408
**480-54-6**
Retrorsin  3.1036
**481-06-1**
Santonin  3.1056; 9.568
**481-85-6**
Menadiol  8.856
**482-15-5**
Isothipendyl  8.624

482-68-8
  Raubin  9.496
483-04-5
  Raubasin  3.31; 9.495
483-18-1
  Emetin  8.18
483-63-6
  Crotamiton  7.1111
484-20-8
  5-Methoxypsoralen  3.802
484-23-1
  Dihydralazin  7.1307
485-24-5
  Phthalsulfamethizol  9.192
485-35-8
  Cytisin  3.382
485-41-6
  Sulfachrysoidin  9.692
486-12-4
  Triprolidin  9.1089
486-16-8
  Carbinoxamin  7.688
486-47-5
  Ethaverin  8.106
486-55-5
  Daphnin  3.389
487-48-9
  Salacetamid  9.546
487-53-6
  Hydroxyprocain  8.501
487-79-6
  Kainsäure  8.641
487-93-4
  Bufotenin  3.222
490-55-1
  Amiphenazol  7.202
490-79-9
  Gentisinsäure  8.340
490-98-2
  Hydroxytetracain  8.507
491-58-7
  Chrysarobin  7.937
491-92-9
  Pamaquin  9.2
492-18-2
  Mersalyl  8.886
492-39-7
  Cathin  3.886; 7.725
492-41-1
  Phenylpropanolamin  3.957
493-76-5
  Propanocain  9.391
493-80-1
  Histapyrrodin  8.449
494-03-1
  Chlornaphazin  7.876
494-79-1
  Melarsoprol  8.853
495-54-5
  Chrysoidin  7.937
495-99-8
  Hydroxystilbamidin  8.506

496-67-3
  Bromisoval  7.523
497-75-6
  Dioxethedrin  7.1379
497-76-7
  Arbutin  7.291
498-78-2
  Stearylsulfamid  9.658
499-04-7
  Arecaidin  3.89
499-75-2
  Carvacrol  7.722
500-42-5
  Chlorazanil  7.852
500-89-0
  Thiambutosin  9.864
500-92-5
  Proguanil  9.374
501-68-8
  Beclamid  7.381
502-55-6
  Dixanthogen  7.1411
502-59-0
  Octamylamin  8.1225
503-01-5
  Isomethepten  8.607
505-60-2
  Schwefel-Lost  3.1067
505-75-9
  Cicutoxin  3.320
506-77-4
  Chlorcyan  3.281
507-70-0
  Borneol  7.508
508-75-8
  Convallatoxin  3.348; 7.1094
508-93-0
  Evomonosid  3.572
509-14-8
  Tetranitromethan  3.1161
509-15-9
  Gelsemin  8.330
509-67-1
  Pholcodin  9.187
509-86-4
  Heptabarb  8.422
511-08-0
  Ergocristin  3.529; 8.59
511-09-1
  α-Ergocryptin  3.530
511-12-6
  Dihydroergotamin  7.1316
511-13-7
  Clofedanolhydrochlorid  7.1013
511-45-5
  Pridinol  9.335
511-55-7
  Xenytropiumbromid  9.1211
512-15-2
  Cyclopentolat  7.1139
512-16-3
  Cyclobutyrol  7.1133

**512-48-1**
　Valdetamid　**9.**1145
**512-85-6**
　Ascaridol　**7.**298
**513-10-0**
　Ecothiopatiodid　**8.**3
**514-36-3**
　Fludrocortisonacetat　**8.**229
**514-65-8**
　Biperiden　**7.**484
**514-68-1**
　Estriolsuccinat　**8.**89
**514-78-3**
　Canthaxanthin　**7.**656
**515-57-1**
　Maleylsulfathiazol　**8.**806
**515-58-2**
　Salazosulfathiazol　**9.**547
**516-06-3**
　DL-Valin　**9.**1147
**517-43-1**
　Sennosid A+B　**9.**597
**518-28-5**
　Podophyllotoxin　**3.**983; **9.**277
**518-63-8**
　Dimethoxanathydrochlorid　**7.**1353
**518-75-2**
　Citrinin　**3.**324
**519-30-2**
　Dimethazan　**7.**1352
**519-37-9**
　Etofyllin　**8.**147
**519-62-0**
　Chlorophyll b　**7.**881
**519-88-0**
　Ambucetamid　**7.**158
**520-07-0**
　Phenazonsalicylat　**9.**106
**520-26-3**
　Hesperidin　**8.**425
**520-27-4**
　Diosmin　**7.**1376
**520-45-6**
　Dehydracetsäure　**7.**1187
**520-52-5**
　Psilocybin　**3.**1010; **9.**443
**521-10-8**
　Methandriol　**8.**913
**521-12-0**
　Drostanolonpropionat　**7.**1447
**521-18-6**
　Androstanolon　**7.**257
**521-78-8**
　Trimipraminhydrogenmaleat　**9.**1080
**522-00-9**
　Profenamin　**9.**365
**522-18-9**
　Chlorbenzoxamin　**7.**854
**522-25-8**
　Parathiazinhydrochlorid　**9.**30
**522-48-5**
　Tetryzolinhydrochlorid　**9.**843

**522-51-0**
　Dequaliniumchlorid　**7.**1200
**522-87-2**
　Yohimbinsäure　**9.**1225
**523-54-6**
　Etymemazin　**8.**160
**523-80-8**
　Apiol　**7.**276
**523-87-5**
　Dimenhydrinat　**7.**1346
**523-88-6**
　Dibromdihydroxybenzil　**7.**1259
**524-81-2**
　Mebhydrolin　**8.**823
**524-99-2**
　Medrylamin　**8.**839
**525-66-6**
　Propranolol　**9.**405
**526-08-9**
　Sulfaphenazol　**9.**723
**526-18-1**
　Osalmid　**8.**1243
**526-36-3**
　Xylometazolin　**9.**1217
**529-05-5**
　Chamazulen　**7.**826
**530-08-5**
　Isoetarin　**8.**602
**530-35-8**
　Etafedrinhydrochlorid　**8.**95
**530-43-8**
　Chloramphenicolpalmitat　**7.**851
**530-54-1**
　Methoxyphedrin　**8.**935
**530-78-9**
　Flufenaminsäure　**8.**231
**531-44-2**
　Scopolosid　**9.**585
**531-72-6**
　Thiacetarsamid　**9.**860
**531-75-9**
　Aesculin　**7.**83
**532-03-6**
　Methocarbamol　**8.**925
**532-27-4**
　Chloracetophenon　**3.**271
**532-28-5**
　Mandelonitril　**8.**808
**532-43-4**
　Thiaminnitrat　**9.**869
**532-59-2**
　Amylocainhydrochlorid　**7.**254
**532-76-3**
　Hexylcainhydrochlorid　**8.**443
**532-82-1**
　Chrysoidinhydrochlorid　**7.**937
**533-22-2**
　Hydroxystilbamidindiisethionat　**8.**506
**533-28-8**
　Piperocainhydrochlorid　**9.**234
**533-45-9**
　Clomethiazol　**7.**1019

533-74-4
Dazomet 3.392
534-84-9
Pimeclon 9.209
536-21-0
Norfenefrin 8.1206
536-24-3
Ethylnorepinephrin 8.129
536-33-4
Ethionamid 8.115
536-43-6
Dycloninhydrochlorid 7.1448
536-50-5
1-(p-Tolyl)ethanol 9.992
536-71-0
Diminazen 7.1364
537-12-2
Diperodonhydrochlorid 7.1381
537-21-3
Chlorproguanil 7.901
537-26-8
Tropacocain 9.1100
537-46-2
Methamfetamin 3.786
538-02-3
Cyclopentaminhydrochlorid 7.1138
538-07-8
2,2′-Dichlortriethylamin 3.447
539-21-9
Ambazon, wasserfrei 7.153
539-86-6
Allicin 3.38; 7.116
540-10-3
Cetylpalmitat 7.820
541-14-0
D-Carnitin 7.713
541-15-1
L-Carnitin 7.713
541-22-0
Decamethoniumbromid 7.1183
541-25-3
Lewisit 3.734
541-73-1
1,3-Dichlorbenzol 3.430
542-75-6
1,3-Dichlorpropen 3.445
542-88-1
Bis(chlormethyl)ether 3.181
542-92-7
1,3-Cyclopentadien 3.375
543-15-7
Heptaminolhydrochlorid 8.424
543-82-8
Octodrin 8.1226
545-80-2
Poldinmetilsulfat 9.278
545-93-7
Bromallylisopropylbarbitursäure 7.515
546-06-5
Conessin 7.1093
546-43-0
Alantolakton 3.35

546-48-5
Pempidintartrat 9.47
546-63-4
Cholincitrat 7.927
546-80-5
α-Thujon 9.901
548-00-5
Ethylbiscoumacetat 8.125
548-04-9
Hypericin 8.514
548-57-2
Lucanthonhydrochlorid 8.773
548-66-3
Drofeninhydrochlorid 7.1443
548-68-5
Tifenamilhydrochlorid 9.931
548-73-2
Droperidol 7.1444
549-18-8
Amitriptylinhydrochlorid 7.206
550-70-9
Triprolidinhydrochlorid 9.1090
550-83-4
Propoxycainhydrochlorid 9.404
550-99-2
Naphazolinhydrochlorid 8.1084
551-11-1
Dinoprost 7.1368
551-27-9
Propicillin 9.395
551-74-6
Mannomustindihydrochlorid 8.816
551-89-3
Glucosulfon 8.358
551-92-8
Dimetridazol 7.1362
552-94-3
Salsalat 9.564
553-08-2
Tonzoniumbromid 9.993
553-21-9
Costunolid 3.351
553-63-9
Dimethocainhydrochlorid 7.1352
553-69-5
Fenyramidol 8.200
554-24-5
Phenobutiodil 9.129
554-57-4
Methazolamid 8.919
554-71-2
Sozoiodolsäure 9.640
554-72-3
Tryparsamid, Natriumsalz 9.1108
554-92-7
Trimethobenzamidhydrochlorid 9.1069
555-29-3
DL-Methyldopa 8.946
555-30-6
Methyldopa 8.943
555-57-7
Pargylin 9.34

555-77-1
2,2',2''-Trichlortriethylamin  3.1209
555-90-8
Nicothiazon  8.1146
556-38-7
Zinkdivalerat  9.1236
556-52-5
Glycidol  3.641
556-61-6
Methylisothiocyanat  3.814
557-04-0
Magnesiumstearat  8.804
557-08-4
Zinkundecylenat  9.1241
557-34-6
Zinkacetat  9.1233
560-88-3
Bornylsalicylat  7.509
561-07-9
Delphinin  3.397
561-27-3
Diacetylmorphin  3.662; 7.1249
561-77-3
Dihexyverin  7.1305
561-86-4
Brallobarbital  7.512
562-09-4
Chlorphenoxaminhydrochlorid  7.901
562-10-7
Doxylaminsuccinat  7.1441
562-26-5
Phenoperidin  9.138
563-63-3
Silberacetat  9.609
564-25-0
Doxycyclin  7.1436
564-36-3
Ergocornin  3.529
565-33-3
Metahexamid  8.900
566-48-3
4-Hydroxyandrostendion  8.489
569-57-3
Chlorotrianisen  7.891
569-59-5
Phenindamin-(RR)-hydrogentartrat  9.120
569-65-3
Meclozin  8.831
569-84-6
Phenazonacetylsalicylat  9.106
573-20-6
Menadioldiacetat  8.857
573-41-1
Theophyllin Ethanolamin  9.858
574-64-1
Trypanrot  9.1108
575-74-6
Buclosamid  7.538
576-68-1
Mannomustin  8.816
577-11-7
Docusat, Natriumsalz  7.1416

577-91-3
Pheniodol  9.121
578-94-9
Adamsit  3.21
579-38-4
Diloxanid  7.1340
579-56-6
Isoxsuprinhydrochlorid  8.631
579-94-2
Menglytat  8.860
581-64-6
Thionin  9.881
581-88-4
Debrisoquinsulfat  7.1182
581-89-5
2-Nitronaphthalin  3.877
582-84-3
Oxedrin  8.1255
584-79-2
Allethrin 1  7.115
590-46-5
Betainhydrochlorid  7.465
590-63-6
Bethanecholchlorid  7.475
591-78-6
2-Hexanon  3.669
592-01-8
Calciumcyanid  3.242
592-04-1
Quecksilber(II)cyanid  9.472
595-21-1
Strospesid  3.1106
595-33-5
Megestrolacetat  8.849
596-51-0
Glycopyrroniumbromid  8.374
598-75-4
3-Methylbutanol-2  3.809
599-33-7
Prednyliden  9.329
599-79-1
Sulfasalazin  9.726
602-41-5
Thiocolchicosid  9.878
603-00-9
Proxyphyllin  9.437
603-50-9
Bisacodyl  7.488
603-64-5
Phenazonmandelat  9.106
604-75-1
Oxazepam  8.1250
606-17-7
Adipiodon  7.79
606-90-6
Piprinhydrinat  9.239
607-91-0
Myristicin  3.853
611-75-6
Bromhexinhydrochlorid  7.523
614-39-1
Procainamidhydrochlorid  9.355

**616-45-5**
  2-Pyrrolidon  **9.**465
**616-91-1**
  Acetylcystein  **7.**33
**617-48-1**
  DL-Äpfelsäure  **7.**85
**618-82-6**
  Sulfarsphenamin, Dinatriumsalz  **9.**725
**619-60-3**
  4-Dimethylaminophenol  **7.**1354
**620-61-1**
  Hyoscyaminsulfat, wasserfrei  **8.**513
**621-72-7**
  Bendazol  **7.**396
**622-78-6**
  Benzylisothiocyanat  **7.**442
**624-83-9**
  Methylisocyanat  **3.**813
**630-08-0**
  Kohlenmonoxid  **3.**712
**630-56-8**
  Hydroxyprogesteroncaproat  **8.**503
**630-60-4**
  Ouabain  **8.**1243
**630-93-3**
  Phenytoin, Natriumsalz  **9.**187
**630-97-7**
  Hexobarbital  **8.**437
**631-27-6**
  Glyclopyramid  **8.**372
**632-00-8**
  Sulfasomizol  **9.**729
**632-20-2**
  D-Threonin  **9.**896
**632-99-5**
  Rosaniliniumchlorid  **9.**532
**633-47-6**
  Cropropamid  **7.**1110
**633-59-0**
  Zuclopenthixoldihydrochlorid  **7.**1034; **9.**1253
**634-03-7**
  Phendimetrazin  **3.**948; **9.**111
**635-05-2**
  Pamaquinnaphthoat  **9.**3
**635-41-6**
  Trimetozin  **9.**1072
**636-54-4**
  Clopamid  **7.**1032
**637-07-0**
  Clofibrat  **7.**1014
**637-12-7**
  Aluminiumtristearat  **7.**149
**637-32-1**
  Proguanilhydrochlorid  **9.**375
**637-58-1**
  Pramocainhydrochlorid  **9.**305
**638-94-8**
  Desonid  **7.**1211
**639-48-5**
  Nicomorphin  **8.**1144
**642-72-8**
  Benzydamin  **7.**436

**643-22-1**
  Erythromycinstearat  **8.**75
**644-62-2**
  Meclofenaminsäure  **8.**827
**645-05-6**
  Altretamin  **7.**136
**645-43-2**
  Guanethidinsulfat  **8.**393
**650-51-1**
  TCA, Natriumsalz [*Trichloracetat*]  **3.**1124
**651-06-9**
  Sulfametoxydiazin  **9.**717
**653-03-2**
  Butaperazin  **7.**575
**655-35-6**
  Carbocromenhydrochlorid  **7.**694
**657-27-2**
  L-Lysinhydrochlorid  **8.**783
**659-40-5**
  Hexamidindiisetionat  **8.**431
**665-66-7**
  Amantadinhydrochlorid  **7.**152
**666-99-9**
  Agaricinsäure  **7.**86
**671-16-9**
  Procarbazin  **9.**356
**671-95-4**
  Clofenamid  **7.**1013
**673-31-4**
  Phenprobamat  **9.**149
**692-13-7**
  Buformin  **7.**544
**702-54-5**
  Diethadion  **7.**1279
**709-55-7**
  Etilefrin  **8.**138
**712-48-1**
  Clark I  **3.**325
**721-50-6**
  Prilocain  **9.**337
**723-42-2**
  Ditolamid  **7.**1410
**723-46-6**
  Sulfamethoxazol  **9.**713
**728-88-1**
  Tolperison  **9.**989
**729-99-7**
  Sulfamoxol  **9.**720
**731-27-1**
  Tolylfluanid  **3.**1179
**738-70-5**
  Trimethoprim  **9.**1070
**739-71-9**
  Trimipramin  **9.**1076
**742-20-1**
  Cyclopenthiazid  **7.**1138
**745-65-3**
  Alprostadil  **7.**133
**747-45-5**
  Chinidinhydrogensulfat  **7.**832
**749-13-3**
  Trifluperidol  **9.**1052

751-84-8
  Benzylpenicillin, Benethaminsalz  **7.**449
751-97-3
  Rolitetracyclin  **9.**530
752-61-4
  Digitalin  **7.**1297
759-94-4
  EPTC  **3.**526
768-94-5
  Amantadin  **7.**150
770-05-8
  Octopaminhydrochlorid  **8.**1228
773-76-2
  5,7-Dichlor-8-chinolinol  **7.**1261; **8.**411
777-11-7
  Haloprogin  **8.**408
790-69-2
  Loflucarban  **8.**752
791-35-5
  Clofedanol  **7.**1011
797-63-7
  Levonorgestrel  **8.**723
804-10-4
  Carbocromen  **7.**693
804-30-8
  Fursultiamin  **8.**316
804-63-7
  Chininsulfat  **7.**837
808-24-2
  Nicodicodin  **8.**1144
808-26-4
  Sancyclinhydrochlorid Hemihydrat  **9.**567
808-48-0
  Desoxycortonpivalat  **7.**1218
808-71-9
  Penethacillin  **9.**49
822-06-0
  Hexamethylen-1,6-diisocyanat  **3.**668
827-61-2
  Aceclidin  **7.**8
828-00-2
  Dimethoxan  **7.**1353
829-74-3
  Corbadrin  **7.**1096
831-61-8
  Ethylgallat  **8.**126
834-28-6
  Phenforminhydrochlorid  **9.**117
835-31-4
  Naphazolin  **8.**1083
841-06-5
  Methoprotryn  **3.**797
846-49-1
  Lorazepam  **8.**765
847-84-7
  Normethadonhydrochlorid  **8.**1212
848-75-9
  Lormetazepam  **8.**769
849-55-8
  Bupheninhydrochlorid  **7.**553
850-52-2
  Altrenogest  **7.**136

852-19-7
  Sulfapyrazol  **9.**724
853-34-9
  Kebuzon  **8.**663
855-19-6
  Clostebolacetat  **7.**1045
856-87-1
  Dipipanonhydrochlorid  **7.**1390
859-18-7
  Lincomycinhydrochlorid Hemihydrat  **8.**741
865-21-4
  Vinblastin  **9.**1176
866-84-2
  Kaliumcitrat, wasserfrei  **8.**649
881-17-4
  $o$-[$^{131}$I]Iodhippursäure, Natriumsalz  **8.**574
882-09-7
  Clofibrinsäure  **7.**1018
886-50-0
  Terbutryn  **3.**1133
886-74-8
  Chlorphenesincarbonat  **7.**897
890-98-2
  Benzylmandelat  **7.**443
893-01-6
  Tenylidon  **9.**800
897-15-4
  Dosulepinhydrochlorid  **7.**1425
900-95-8
  Fentinacetat  **3.**588
908-54-3
  Diminazendiaceturat  **7.**1364
910-86-1
  Tiocarlid  **9.**942
911-45-5
  Clomifen  **7.**1022
914-00-1
  Metacyclin  **8.**899
915-30-0
  Diphenoxylat  **7.**1385
919-44-8
  ($Z$)-Monocrotophos  **3.**836
926-93-2
  Metallibur  **8.**901
938-73-8
  Ethenzamid  **8.**110
942-31-4
  Amiphenazolhydrochlorid  **7.**203
942-51-8
  4-Hydroxyephedrinhydrochlorid  **8.**492
943-17-9
  Etilefrinhydrochlorid  **8.**138
947-08-0
  Thiobutabarbital, Natriumsalz  **9.**877
950-37-8
  Methidathion  **3.**791
952-54-5
  Morinamid  **8.**1038
956-90-1
  Phencyclidinhydrochlorid  **3.**948
958-93-0
  Thenyldiaminhydrochlorid  **9.**847

959-14-8
  Oxolamin  8.1265
959-24-0
  Sotalolhydrochlorid  9.639
963-14-4
  Sulfethoxypyridazin  9.731
963-39-3
  Demoxepam  7.1197
964-52-3
  Moxisylythydrochlorid  8.1051
967-80-6
  Sulfaquinoxalin, Natriumsalz  9.725
968-63-8
  Butinolin  7.577
968-81-0
  Acetohexamid  7.27
968-93-4
  Testolacton  9.816
969-33-5
  Cyproheptadinhydrochlorid  7.1153
976-71-6
  Canrenon  7.654
977-79-7
  Medrogeston  8.835
979-32-8
  Estradiolvalerat  8.84
980-71-2
  Brompheniraminhydrogenmaleat  7.535
982-24-1
  Clopenthixol  7.1033
982-43-4
  Prenoxdiazinhydrochlorid  9.333
985-13-7
  Ethaverinhydrochlorid  8.108
985-16-0
  Nafcillin, Natriumsalz  8.1064
987-02-0
  Demecyclin  7.1197
987-18-8
  Flumedroxonacetat  8.235
987-24-6
  Betamethason-21-acetat  7.468
987-65-5
  Adenosintriphosphat, Dinatriumsalz  7.75
987-78-0
  Cytidin-5'-diphosphocholin  7.1163
989-96-8
  Triamcinolon-16α,17α-acetonid-21-dihydrogen-
  phosphat  9.1025
992-21-2
  Lymecyclin  8.774
999-81-5
  Chlormequat  3.295
1007-33-6
  Propylhexedrinhydrochlorid  9.412
1008-65-7
  Fenadiazol  8.171
1014-69-3
  Desmetryn  3.405
1027-30-1
  (RS)-Benzfetaminhydrochlorid  7.424

1028-33-7
  Pentifyllin  9.68
1041-90-3
  Nalorphinhydrobromid  8.1075
1043-21-6
  Pirenoxin  9.246
1050-48-2
  Benziloniumbromid  7.425
1066-17-7
  Colistin A  7.1091
1069-55-2
  Bucrilat  7.539
1069-66-5
  Natriumvalproat  9.1153
1070-11-7
  Ethambutoldihydrochlorid  8.104
1071-83-6
  Glyphosat  3.642
1077-28-7
  (±)-α-Liponsäure  8.744
1077-93-6
  Ternidazol  9.813
1082-56-0
  Tefazolin  9.786
1082-57-1
  Tramazolin  9.1006
1082-88-8
  3,4,5-Trimethoxyamfetamin  3.1217
1083-57-4
  Bucetin  7.537
1084-65-7
  Meticran  8.976
1085-98-9
  Dichlofluanid  3.427
1088-92-2
  Nifurtoinol  8.1165
1093-58-9
  Clostebol  7.1043
1094-08-2
  Profenaminhydrochlorid  9.366
1095-90-5
  Methadonhydrochlorid  8.912
1098-60-8
  Triflupromazinhydrochlorid  9.1056
1104-22-9
  Meclozindihydrochlorid  8.832
1107-99-9
  Prednisolon-21-pivalat  9.327
1110-40-3
  Cortivazol  7.1100
1110-80-1
  Pipacyclin  9.218
1113-02-6
  Omethoat  3.892
1115-70-4
  Metforminhydrochlorid  8.909
1119-34-2
  L-Argininhydrochlorid  7.294
1121-30-8
  Pyrithion  9.460
1125-12-8
  Thujon  3.1173; 9.901

1131-64-2
  Debrisoquin 7.1182
1134-23-2
  Cycloat 3.367
1134-47-0
  Baclofen 7.364
1142-70-7
  Bromallylsecbutylbarbitursäure 7.516
1146-95-8
  Etifelminhydrochlorid 8.137
1146-99-2
  Clorindion 7.1041
1147-62-2
  Pyrovaleronhydrochlorid 9.462
1151-11-7
  Calciumiopodat 7.635
1155-49-3
  Propipocainhydrochlorid 9.401
1156-05-4
  Phenglutarimid 9.118
1156-19-0
  Tolazamid 9.976
1162-65-8
  Aflatoxin $B_1$ 3.25
1163-36-6
  Clemizolhydrochlorid 7.986
1163-37-7
  Moxaverinhydrochlorid 8.1050
1165-39-5
  Aflatoxin $G_1$ 3.27
1165-48-6
  Dimeflin 7.1345
1166-52-5
  Dodecyltrihydroxybenzoat 7.1418
1172-18-5
  Flurazepamdihydrochlorid 8.274
1172-63-0
  Jasmolin II 3.1017
1173-88-2
  Oxacillin, Natriumsalz 8.1247
1176-08-5
  Phenyltoloxamindihydrogencitrat 9.182
1177-87-3
  Dexamethason-21-acetat 7.1223
1179-69-7
  Thiethylperazindimaleat 9.875
1181-54-0
  Clomocyclin 7.1027
1182-87-2
  Peruvosid 9.93
1185-53-1
  Trometamolhydrochlorid 9.1098
1194-65-6
  Dichlobenil 3.426
1195-16-0
  Citiolon 7.974
1197-18-8
  Tranexamsäure 9.1007
1197-21-3
  Phenterminhydrochlorid 3.954; 9.155
1201-56-5
  DL-*N*-Methylephedrin 8.947

1209-98-9
  Fencamfamin 8.174
1212-48-2
  Bendazolhydrochlorid 7.397
1212-72-2
  Mephenterminsulfat 3.774; 8.870
1215-83-4
  Clobutinolhydrochlorid 7.1004
1216-40-6
  Bromallylsecpentylbarbitursäure 7.517
1218-35-5
  Xylometazolinhydrochlorid 9.1218
1221-56-3
  Natriumiopodat 8.1111
1222-57-7
  Zolimidin 9.1245
1225-55-4
  Protriptylinhydrochlorid 9.433
1227-61-8
  Mefexamid 8.844
1229-29-4
  Doxepinhydrochlorid 7.1431
1229-35-2
  Methdilazinhydrochlorid 8.920
1231-93-2
  Etynodiol 8.160
1235-82-1
  Biperidenhydrochlorid 7.486
1239-04-9
  Phenazocinhydrobromid 9.105
1240-15-9
  Propiomazinhydrochlorid 9.398
1245-44-9
  Propicillin, Kaliumsalz 9.396
1248-42-6
  Pitofenonhydrochlorid 9.262
1253-28-7
  Gestonoroncaproat 8.344
1255-35-2
  Fluprednidenacetat 8.271
1263-89-4
  Paromomycinsulfat 9.36
1264-62-6
  Erythromycinethylsuccinat 8.74
1264-72-8
  Colistinsulfat 7.1092
1302-78-9
  Bentonit 7.411
1304-85-4
  Bismutnitrat, basisches 7.495
1305-62-0
  Calciumhydroxid 7.633
1305-78-8
  Calciumoxid 7.636
1309-36-0
  Pyrit 9.459
1309-42-8
  Magnesiumhydroxid 8.802
1310-58-3
  Kaliumhydroxid 8.650
1310-73-2
  Natriumhydroxid 3.860

1314-13-2
  Zinkoxid  9.1237
1315-04-4
  Antimon(V)sulfid  7.271
1317-25-5
  Alcloxa  7.96
1317-86-8
  Antimonit  7.268
1319-77-3
  Cresol  3.352; 7.1104, 1107
1320-11-2
  Iofendylat  8.575
1320-44-1
  Methylbenzethoniumchlorid  8.941
1321-12-6
  Nitrotoluol  3.880
1321-14-8
  Sulfoguaiacol  9.735
1321-64-8
  Pentachlornaphthalin  3.928
1327-41-9
  Aluminiumchlorid, basisches  7.142
1327-53-3
  Arsentrioxid  7.295
1330-44-5
  Algeldrat  7.106
1332-04-3
  Argentit  7.292
1332-14-5
  Kupfersulfat, dreibasisch  3.720
1332-21-4
  Asbest  3.102
1332-40-7
  Kupferoxichlorid  3.718
1333-82-0
  Chromtrioxid  7.936
1335-31-5
  Quecksilber(II)cyanid, basisches  9.473
1336-00-1
  Calciumglycerinophosphat, wasserfrei  7.629
1336-20-5
  Tetracyclin-Phosphat-Komplex  9.837
1336-36-3
  Chlorierte Biphenyle  3.291
1338-02-9
  Kupfernaphthenat  3.718
1338-23-4
  2-Butanonperoxid  3.228
1340-06-3
  Natriumbituminosulfonat  8.1096
1343-98-2
  Kieselsäure  7.56
1344-48-5
  Quecksilber(II)sulfid  9.477
1344-95-2
  Calciumsilicat  7.639
1345-04-6
  Antimon(III)sulfid  7.271
1390-54-1
  Bryonidin  3.221
1392-21-8
  Kitasamycin  8.681

1392-87-6
  Phasin  3.944
1393-25-5
  Secretin, humanes  9.590
1393-48-2
  Thiostrepton  9.890
1393-62-0
  Abrin  3.5
1393-87-9
  Fusafungin  8.316
1397-89-3
  Amphotericin B  7.237
1398-29-4
  Bryonin  3.221
1400-61-9
  Nystatin  8.1219
1401-55-4
  Tannin  9.772
1402-82-0
  Amfomycin  7.172
1403-17-4
  Candicidin  7.652
1403-66-3
  Gentamicin  8.336
1404-04-2
  Neomycin  8.1128
1404-26-8
  Polymyxin B  9.287
1404-88-2
  Tyrothricin  9.1128
1404-90-6
  Vancomycin  9.1156
1404-93-9
  Vancomycinhydrochlorid  9.1157
1405-10-3
  Neomycinsulfat  8.1129
1405-20-5
  Polymyxin B-sulfat  9.287
1405-37-4
  Capreomycinsulfat  7.658
1405-41-0
  Gentamicinsulfat  8.338
1405-52-3
  Sulfomyxin  9.737
1405-87-4
  Bacitracin  7.363
1405-89-6
  Bacitracin, Zinksalz  7.364
1405-97-6
  Gramicidin  8.382
1406-65-1
  Chlorophyll  7.881
1407-05-2
  Methocidin  8.926
1415-73-2
  Aloin  7.126
1420-07-1
  Dinoterb  3.492
1420-40-2
  Decamethoniumiodid  7.1184
1420-55-9
  Thiethylperazin  9.874

**1422-07-7**
Codeinhydrochlorid Dihydrat 7.1067
**1424-00-6**
Mesterolon 8.892
**1424-27-7**
Acetazolamid, Natriumsalz 7.25
**1476-53-5**
Novobiocin, Natriumsalz 8.1218
**1477-19-6**
Benzaron 7.415
**1485-15-0**
DL-Norpseudoephedrinhydrochlorid 8.1213
**1491-41-4**
Naftalofos 8.1065
**1491-59-4**
Oxymetazolin 8.1277
**1492-18-8**
Calciumfolinat, wasserfrei 7.625
**1502-95-0**
Diacetylmorphinhydrochlorid *[Heroin]* 3.664; 7.1251
**1508-75-4**
Tropicamid 9.1101
**1508-76-5**
Procyclidinhydrochlorid 9.364
**1518-86-1**
(±)-Hydroxyamfetamin 8.487
**1524-88-5**
Fludroxycortid 8.230
**1538-09-6**
Benzylpenicillin, Benzathinsalz 7.449
**1553-34-0**
Metixenhydrochlorid 8.981
**1563-66-2**
Carbofuran 3.252
**1580-83-2**
Paraflutizid 9.23
**1582-09-8**
Trifluralin 3.1215
**1590-35-8**
Racefeminhydrogenfumarat 9.486
**1592-23-0**
Calciumstearat 7.640
**1596-84-5**
Daminozid 3.385
**1600-27-7**
Quecksilber(II)acetat 9.468
**1614-20-6**
Nifurprazin 8.1163
**1620-21-9**
Chlorcyclizinhydrochlorid 7.857
**1622-61-3**
Clonazepam 7.1027
**1622-62-4**
Flunitrazepam 8.243
**1622-79-3**
Melperonhydrochlorid 8.854
**1639-60-7**
Dextropropoxyphenhydrochlorid 7.1245
**1639-79-8**
Barverin 7.379

**1641-17-4**
Mexenon 8.999
**1642-54-2**
Diethylcarbamazindihydrogencitrat 7.1283
**1668-19-5**
Doxepin 7.1428
**1674-94-8**
Tropinbenzilathydrochlorid 9.1104
**1674-96-0**
Phenglutarimidhydrochlorid 9.119
**1679-76-1**
Drofenin 7.1442
**1689-83-4**
Ioxynil 3.695
**1689-84-5**
Bromoxynil 3.218
**1695-77-8**
Spectinomycin 9.647
**1698-60-8**
Chloridazon 3.289
**1702-17-6**
Clopyralid 3.329
**1703-48-6**
Dimabefyllin 7.1344
**1707-14-8**
Phenmetrazinhydrochlorid 3.951
**1707-15-9**
Metazid 8.907
**1722-62-9**
Mepivacainhydrochlorid 8.875
**1746-01-6**
2,3,7,8-Tetrachlordibenzo-$p$-dioxin 3.1137
**1746-81-2**
Monolinuron 3.838
**1766-91-2**
Penflutizid 9.50
**1777-82-8**
2,4-Dichlorbenzylalkohol 7.1261
**1786-81-8**
Prilocainhydrochlorid 9.338
**1808-12-4**
Bromdiphenhydraminhydrochlorid 7.520
**1812-30-2**
Bromazepam 7.518
**1824-50-6**
Benzylhydrochlorothiazid 7.441
**1824-52-8**
Bemetizid 7.387
**1830-32-6**
Azintamid 7.345
**1837-57-6**
Ethacridinlactat 8.100
**1841-19-6**
Fluspirilen 8.277
**1867-58-9**
Clomethiazoledisilat 7.1021
**1867-66-9**
Ketaminhydrochlorid 8.665
**1884-24-8**
Cynarin 7.1149
**1891-29-8**
Lactucin 3.723

1892-80-4
　Fenetyllinhydrochlorid　8.179
1893-33-0
　Pipamperon　9.219
1897-45-6
　Chlorthalonil　3.307
1910-68-5
　Metisazon　8.980
1912-24-9
　Atrazin　3.105
1915-83-9
　(RS)-Octopamin　8.1227
1918-00-9
　Dicamba　3.424
1918-02-1
　Picloram　3.971
1918-16-7
　Propachlor　3.991
1926-49-4
　Clometocillin　7.1022
1934-21-0
　Tartrazin　9.776
1944-12-3
　Fenoterolhydrobromid　8.189
1949-20-8
　Oxolamincitrat　8.1265
1949-45-7
　Metrizoesäure　8.993
1951-25-3
　Amiodaron　7.199
1953-02-2
　Tiopronin　9.946
1961-77-9
　Chlormadinon　7.869
1981-58-4
　Sulfadimidin, Natriumsalz　9.701
1982-37-2
　Methdilazin　8.920
1982-47-4
　Chloroxuron　3.299
2001-81-2
　Diponiumbromid　7.1392
2002-29-1
　Flumetason-21-pivalat　8.238
2008-41-5
　Butylat　3.235
2013-58-3
　Meclocyclin　8.826
2016-36-6
　Cholinsalicylat　7.929
2016-63-9
　Bamifyllin　7.369
2016-88-8
　Amiloridhydrochlorid　7.182
2019-25-2
　Chlorazanilhydrochlorid　7.853
2022-85-7
　Flucytosin　8.226
2030-63-9
　Clofazimin　7.1009
2032-65-7
　Methiocarb　3.793

2043-38-1
　Butizid　7.578
2058-46-0
　Oxytetracyclinhydrochlorid　8.1289
2062-77-3
　Trifluperidolhydrochlorid　9.1053
2062-78-4
　Pimozid　9.211
2062-84-2
　Benperidol　7.405
2066-89-9
　Pasiniazid　9.38
2068-78-2
　Vincristinsulfat　9.1180
2078-54-8
　Propofol　9.402
2081-65-4
　Butanilicainphosphat　7.574
2095-57-0
　Thiobutabarbital　9.877
2098-66-0
　Cyproteron　7.1154
2104-96-3
　Bromophos　3.213
2127-01-7
　Clorexolon　7.1040
2135-17-3
　Flumetason　8.237
2137-18-0
　Gestonoron　8.343
2139-47-1
　Nifenazon　8.1158
2152-34-3
　Pemolin　9.45
2152-44-5
　Betamethason-17-valerat　7.471
2153-98-2
　Cathinhydrochlorid　3.886; 7.727
2156-27-6
　Benproperin　7.406
2164-08-1
　Lenacil　3.732
2169-64-4
　Azaribin　7.334
2169-75-7
　Deptropincitrat　7.1199
2179-37-5
　Bencyclan　7.392
2179-57-9
　Diallyldisulfid　3.417
2181-04-6
　Kaliumcanrenoat　8.644
2192-20-3
　Hydroxyzindihydrochlorid　8.510
2192-21-4
　Etafenonhydrochlorid　8.96
2193-87-5
　Flupredniden　8.270
2203-97-6
　Hydrocortison-21-hydrogensuccinat　8.479
2205-73-4
　Tiomesteron　9.946

2210-63-1
  Mofebutazon **8.**1025
2219-30-9
  D-Penicillaminhydrochlorid **9.**54
2222-07-3
  Cucurbitacin I **3.**358
2227-17-0
  Dienochlor **3.**456
2228-39-9
  Dehydroemetindihydrochlorid **7.**1191
2241-90-9
  Cyclobuxin D **3.**368
2244-16-8
  (+)-Carvon **7.**724
2255-39-2
  Muscazon **3.**851
2259-96-3
  Cyclothiazid **7.**1148
2265-64-7
  Dexamethason-21-isonicotinat **7.**1225
2276-90-6
  Iotalaminsäure **8.**584
2277-92-1
  Oxyclozanid **8.**1273
2303-17-5
  Triallat **3.**1186
2310-17-0
  Phosalon **3.**958
2314-09-2
  Flurenolbutyl **3.**604
2321-07-5
  Fluorescein **8.**255
2338-37-6
  Levopropoxyphen **8.**725
2375-03-3
  Methylprednisolon-21-hydrogensuccinat, Natriumsalz **8.**958
2387-59-9
  Carbocistein **7.**691
2391-03-9
  Dexbrompheniraminmaleat **7.**1229
2393-92-2
  Thiamphenicolglycinat **9.**870
2398-95-0
  Foscolsäure **8.**301
2398-96-1
  Tolnaftat **9.**986
2425-06-1
  Captafol **3.**247
2430-49-1
  Vinylbital **9.**1184
2437-95-8
  (±)-α-Pinen **9.**215
2438-32-6
  Dexchlorpheniraminmaleat **7.**1230
2438-72-4
  Bufexamac **7.**541
2439-01-2
  Chinomethionat **3.**268
2444-46-4
  Nonivamid **8.**1193

2447-54-3
  Sanguinarin **3.**1054
2447-57-6
  Sulfadoxin **9.**702
2464-37-1
  Chlorflurenol **3.**288
2470-73-7
  Dixyrazin **7.**1412
2485-62-3
  Mecystein **8.**833
2508-72-7
  Antazolinhydrochlorid **7.**266
2508-79-4
  Methyldopaethylesterhydrochlorid **8.**946
2537-29-3
  Proxibarbal **9.**434
2545-39-3
  Clamoxyquin **7.**978
2552-55-8
  Ibotensäure **3.**686
2572-61-4
  Theodrenalinhydrochlorid **9.**853
2589-47-1
  Prajmaliumbitartrat **9.**301
2593-15-9
  Etridiazol **3.**567
2607-06-9
  Diflucortolon **7.**1292
2608-24-4
  Piposulfan **9.**236
2609-46-3
  Amilorid **7.**182
2610-86-8
  Warfarin, Kaliumsalz **9.**1190
2618-25-9
  Ioglycaminsäure **8.**577
2622-26-6
  Periciazin **9.**87
2622-30-2
  Carfenazin **7.**708
2624-43-3
  Cyclofenil **7.**1136
2624-44-4
  Etamsylat, Diethylaminsalz **8.**99
2631-37-0
  Promecarb **3.**989
2642-71-9
  Azinphosethyl **3.**124
2668-66-8
  Medryson **8.**840
2698-41-1
  2-Chlorbenzylidenmalonodinitril **3.**279
2706-50-5
  Amfetaminhydrochlorid **3.**66
2740-04-7
  Dimeflinhydrochlorid **7.**1345
2746-81-8
  Fluphenazinenantat **8.**268
2751-09-9
  Troleandomycin **9.**1095
2751-68-0
  Acetophenazin **7.**28

2753-45-9
    Mebeverinhydrochlorid   8.821
2763-96-4
    Muscimol   3.852
2764-72-9
    Deiquat   3.395
2773-92-4
    Quinisocainhydrochlorid   9.483
2784-55-6
    Thenalidintartrat   9.846
2809-21-4
    Etidronsäure   8.133
2870-71-5
    Methylatropiniumbromid   7.318; 8.939
2883-98-9
    α-Asaron   3.100
2894-67-9
    Delorazepam   7.1194
2898-12-6
    Medazepam   8.834
2920-86-7
    Prednisolon-21-hydrogensuccinat   9.326
2921-57-5
    Methylprednisolon-21-hydrogensuccinat   8.958
2921-88-2
    Chlorpyrifos   3.304
2921-92-8
    Propatylnitrat   9.394
2922-44-3
    Dextromoramidhydrogentartrat   7.1242
2955-38-6
    Prazepam   9.309
2971-90-6
    Clopidol   7.1035
2975-36-2
    Pecazinhydrochlorid   9.39
2998-57-4
    Estramustin   8.84
3006-10-8
    Mecetroniumetilsulfat   8.824
3039-97-2
    Cafedrinhydrochlorid   7.594
3040-38-8
    L-Acetylcarnitinhydrochlorid   7.30
3060-89-7
    Metobromuron   3.821
3064-61-7
    Natriumstibocaptat   9.682
3093-35-4
    Halcinonid   8.401
3099-52-3
    Nicametat   8.1138
3102-00-9
    Febuprol   8.167
3115-05-7
    Iobenzaminsäure   8.567
3116-76-5
    Dicloxacillin   7.1267
3131-03-1
    MikamycinB   8.1013
3131-32-6
    Antazolinmethansulfonat   7.266

3147-55-5
    3,5-Dibromsalicylsäure   7.1260
3160-91-6
    Moroxydinhydrochlorid   8.1039
3173-72-6
    1,5-Naphthylendiisocyanat   3.858
3176-03-2
    Drotebanol   7.1448
3198-07-0
    Ethylnorepinephrinhydrochlorid   8.129
3215-70-1
    Hexoprenalin   8.442
3239-44-9
    Dexfenfluramin   3.580; 7.1231
3254-93-1
    Doxenitoin   7.1428
3269-83-8
    Pheniraminaminosalicylat   9.123
3324-63-8
    Warfarin, 2-(Dimethylamino)ethanolsalz   9.1190
3337-71-1
    Asulam   3.104
3339-11-5
    Tolpropaminhydrochlorid   9.990
3342-61-8
    Deanolaceglumat   7.1181
3344-18-1
    Magnesiumcitrat   8.800
3347-22-6
    Dithianon   3.504
3366-95-8
    Secnidazol   9.586
3380-34-5
    Triclosan   9.1046
3385-03-3
    Flunisolid   8.242
3397-23-7
    Ornipressin   8.1239
3416-26-0
    Lidoflazin   8.738
3447-95-8
    Benfurodilhemisuccinat   7.400
3459-06-1
    (±)-Cyclopentaminhydrochlorid   7.1138
3459-20-9
    Glymidin, Natriumsalz   8.377
3485-14-1
    Ciclacillin   7.942
3485-62-9
    Clidiniumbromid   7.991
3505-38-2
    Carbinoxaminmaleat   7.689
3506-09-0
    (RS)-Propranololhydrochlorid   9.406
3511-16-8
    Hetacillin   8.427
3521-62-8
    Erythromycinestolat   8.73
3521-84-4
    Adipiodon, Megluminsalz   7.80
3543-75-7
    Bendamustinhydrochlorid   7.396

3544-35-2
 Iproclozid 8.592
3544-94-3
 Chloramphenicolhydrogensuccinat 7.850
3546-03-0
 Cyamemazin 7.1116
3546-41-6
 Pyrviniumembonat 9.465
3562-15-0
 Isobucainhydrochlorid 8.598
3562-63-8
 Megestrol 8.849
3562-84-3
 Benzbromaron 7.419
3562-99-0
 Menbuton 8.860
3563-14-2
 Sulfasuccinamid 9.730
3563-49-3
 Pyrovaleron 9.462
3569-99-1
 N-(Hydroxymethyl)nicotinamid 8.497
3571-53-7
 Estradiolundecylat 8.84
3572-43-8
 Bromhexin 7.521
3575-80-2
 Melperon 8.854
3577-01-3
 Cefaloglycin, wasserfrei 7.737
3578-72-1
 Calciumbehenat 7.611
3583-64-0
 Bumadizon 7.545
3593-85-9
 Methandrioldipropionat 8.914
3595-11-7
 (±)-Propylhexedrin 3.1004; 9.411
3598-37-6
 Acepromazinmaleat 7.19
3599-32-4
 Indocyaningrün, Mononatriumsalz 8.537
3605-01-4
 Piribedil 9.251
3614-30-0
 Emeproniumbromid 8.17
3614-69-5
 Dimetindenmaleat 7.1362
3615-24-5
 Ramifenazon 9.486
3625-06-7
 Mebeverin 8.820
3627-49-4
 Phenoperidinhydrochlorid 9.139
3632-91-5
 Magnesiumdigluconat 8.801
3635-74-3
 Deanol-4-acetamidobenzoat 7.1181
3639-19-8
 Difetarson 7.1290
3644-61-9
 Tolperisonhydrochlorid 9.989

3670-68-6
 Propipocain 9.401
3679-64-9
 5-Brom-4'-chlorsalicylanilid 7.520
3685-84-5
 Meclofenoxathydrochlorid 8.829
3686-58-6
 Tolycain 9.991
3688-66-2
 Nicocodin 8.1144
3689-24-5
 Sulfotep 3.1112
3689-76-7
 Chlormidazol 7.875
3691-35-8
 Chlorphacinon 3.300
3691-74-5
 Glyconiazid 8.374
3697-42-5
 Chlorhexidinhydrochlorid 7.868
3703-79-5
 Bamethan 7.367
3715-90-0
 Tramazolinhydrochlorid 9.1007
3717-88-2
 Flavoxathydrochlorid 8.209
3731-59-7
 Moroxydin 8.1039
3733-81-1
 Defosfamid 7.1187
3735-45-3
 Vetrabutin 9.1168
3736-08-1
 Fenetyllin 8.178, 179
3736-36-5
 Tropinbenzilat 9.1103
3736-81-0
 Diloxanidfuroat 7.1341
3737-09-5
 Disopyramid 7.1399
3759-07-7
 Dimetacrinhydrogentartrat 7.1350
3770-63-6
 (S)-(−)-Phenprocoumon 9.150
3772-76-7
 Sulfametomidin 9.717
3778-73-2
 Ifosfamid 8.523
3785-21-5
 Butanilicain 7.574
3788-16-7
 Cimemoxin 7.952
3810-74-0
 Streptomycinsulfat 9.669
3810-80-8
 Diphenoxylathydrochlorid 7.1387
3811-56-1
 Aminoquinurid 7.194, 195
3811-75-4
 Hexamidin 8.431
3818-50-6
 Bepheniumhydroxynaphthoat 7.455

3819-00-9
 Piperacetazin  9.224
3820-67-5
 Glafenin  8.346
3836-23-5
 Norethisteronenanthat  8.1206
3858-89-7
 Chloroprocainhydrochlorid  7.882
3878-19-1
 Fuberidazol  3.620
3902-71-4
 Trioxysalen  9.1083
3922-90-5
 Oleandomycin  8.1233
3930-20-9
 Sotalol  9.637
3936-02-5
 Dexamethason-21-(3-sulfobenzoat), Natriumsalz  7.1226
3958-19-8
 Triphenylstibinsulfid  9.1088
3964-81-6
 Azatadin  7.334
3978-34-5
 Mephenterminhydrochlorid  8.869
3978-86-7
 Azatadindimaleat  7.336
4015-18-3
 Sulfaclomid  9.693
4028-98-2
 Dequaliniumacetat  7.1200
4076-02-2
 2,3-Dimercapto-1-propansulfonsäure, Natriumsalz  7.1349
4080-31-3
 Chlorallylhexaminiumchlorid  7.845
4093-35-0
 Bromoprid  7.529
4127-89-3
 Calciumfolinat Pentahydrat  7.625
4135-11-9
 Polymyxin $B_1$  9.287
4138-96-9
 Canrenoinsäure  7.652
4180-23-8
 Anethol  7.259
4199-09-1
 (S)-Propranolol  9.405
4199-10-4
 (S)-Propranololhydrochlorid  9.406
4201-22-3
 Tolonidin  9.987
4205-90-7
 Clonidin  7.1029
4205-91-8
 Clonidinhydrochlorid  7.1031
4299-60-9
 Sulfafurazol, Diolaminsalz  9.705
4309-70-0
 Novobiocin, Calciumsalz  8.1218
4310-35-4
 Tridihexethylchlorid  9.1047

4317-14-0
 Amitryptilinoxid  7.207
4320-13-2
 Thiazinamiumchlorid  9.872
4330-99-8
 Alimemazintartrat  7.112
4342-03-4
 Dacarbazin  7.1167
4345-03-3
 D-α-Tocopherolhydrogensuccinat  9.974
4360-12-7
 Ajmalin  3.32; 7.87
4368-28-9
 Tetrodotoxin  3.1164
4373-34-6
 Raubasinhydrochlorid  9.496
4378-36-3
 Fenbutrazat  8.173
4388-82-3
 Barbexaclon  7.371
4394-00-7
 Niflumlnsäure  8.1159
4406-22-8
 Cyprenorphin  7.1152
4418-26-2
 Dehydracetsäure, Natriumsalz  7.1188
4419-39-0
 Beclometason  7.382
4419-92-5
 Diethylaminsalicylat  7.1280
4428-95-9
 Phosphonoameisensäure  8.299
4466-14-2
 Jasmolin I  3.1017
4480-58-4
 Streptoniazid  9.670
4499-40-5
 Cholintheophyllinat  7.930
4562-36-1
 Gitoxin  3.636
4575-53-5
 *trans*-en-in-Dicycloether  7.1273
4578-31-8
 Adenosinmonophosphat, Dinatriumsalz  7.74
4582-18-7
 Endomid  8.26
4599-60-4
 Penimepicyclin  9.54
4618-18-2
 Lactulose  8.689
4630-95-9
 Prifiniumbromid  9.336
4685-14-7
 Paraquat  3.915
4695-62-9
 (+)-Fenchon  8.175
4697-14-7
 Ticarcillin, Dinatriumsalz  9.921
4697-36-3
 Carbenicillin  7.679
4719-75-9
 Fosfestrol, Tetranatriumsalz  8.302

4720-09-6
 Andromedotoxin 3.72
4724-59-8
 Clamoxyquindihydrochlorid 7.978
4757-55-5
 Dimetacrin 7.1350
4759-48-2
 Isotretinoin 8.625
4764-17-4
 3,4-Methylendioxyamfetamin 3.809
4800-94-6
 Carbenicillin, Dinatriumsalz 7.681
4824-78-6
 Bromophosethyl 3.215
4828-27-7
 Clocortolon 7.1005
4846-91-7
 Fenoxazolin 8.190
4849-32-5
 Karbutilat 3.706
4884-68-8
 Hydrastininchlorid 8.463
4891-71-8
 Clocortolon-21-hexanoat 7.1005
4901-03-5
 Narceinhydrochlorid 8.1092
4910-46-7
 Spagluminsäure 9.640
4914-30-1
 Dehydroemetin 7.1190
4936-47-4
 Nifuratel 8.1162
4945-47-5
 Bamipin 7.370
4969-02-2
 Metixen 8.981
4985-25-5
 Pyrazinobutazon 9.449
4989-94-0
 Triamcinolonfuretonid 9.1025
4991-65-5
 Tioxolon 9.950
5002-47-1
 Fluphenazindecanoat 8.266
5003-48-5
 Benorilat 7.402
5005-72-1
 Leptaclin 8.700
5011-34-7
 Timetazidin 9.1066
5036-02-2
 Tetramisol 9.839
5051-22-9
 (R)-Propranolol 9.405
5051-62-7
 Guanabenz 8.390
5053-06-5
 Fenspirid 8.195
5086-74-8
 Tetramisolhydrochlorid 9.839
5104-49-4
 Flurbiprofen 8.275

5107-49-3
 Flualamid 8.219
5144-52-5
 Naphazolinnitrat 8.1086
5169-78-8
 Tipepidin 9.951
5175-83-7
 Tribromphenolbismut 9.1038
5189-11-7
 Pizotifenhydrogenmalat 9.270
5205-82-3
 Bevoniummetilsulfat 7.476
5220-89-3
 (RS)-Fenfluramin 3.580; 8.180
5234-68-4
 Carboxin 3.257
5250-39-5
 Flucloxacillin 8.220
5251-34-3
 Cloprednol 7.1035
5273-86-9
 β-Asaron 3.101
5334-23-6
 Tisopurin 9.953
5355-48-6
 β-Acetyldigoxin 7.39
5370-01-4
 Mexiletinhydrochlorid 8.1001
5411-22-3
 (S)-Benzfetaminhydrochlorid 7.424
5424-37-3
 Aminoquinuriddihydrochlorid 7.195
5490-27-7
 Dihydrostreptomycinsulfat 7.1328
5511-98-8
 α-Acetyldigoxin 7.37
5534-09-8
 Beclometason-17,21-dipropionat 7.383
5534-95-2
 Pentagastrin 9.58
5536-17-4
 Vidarabin 9.1170
5543-57-7
 (S)-Warfarin 9.1189
5543-58-8
 (R)-Warfarin 9.1189
5560-69-0
 Ethyldibunat 8.126
5576-62-5
 Chlorbenzoxamindihydrochlorid 7.854
5579-81-7
 Aldioxa 7.98
5579-84-0
 Betahistindihydrochlorid 7.463
5580-03-0
 Tioguanin Hemihydrat 9.945
5585-59-1
 Nitrocyclin 8.1180
5585-93-3
 Oxypendyl 8.1282
5588-10-3
 Methoxyphenaminhydrochlorid 8.937

5588-25-0
 Dihexyverinhydrochlorid 7.1305
5591-33-3
 Iosefaminsäure 8.583
5591-45-7
 Tiotixen 9.948
5593-20-4
 Betamethason-17,21-dipropionat 7.470
5611-51-8
 Triamcinolonhexacetonid 9.1030
5632-44-0
 Tolpropamin 9.989
5634-42-4
 Tocamphyl 9.964
5635-50-7
 Hexestrol 8.432
5636-83-9
 Dimetinden 7.1359
5636-92-0
 Picloxydin 9.201
5638-76-6
 Betahistin 7.462
5665-94-1
 5-Chlorcarvacrol 7.855
5667-71-0
 Streptoniazidtrisulfat 9.670
5668-06-4
 Mecloxamin 8.830
5684-90-2
 Penthrichloral 9.68
5696-06-0
 Metetoin 8.909
5697-56-3
 Carbenoxolon 7.683
5704-60-9
 Nifenalolhydrochlorid 8.1158
5712-95-8
 4-Salicylamidophenazon 9.555
5714-00-1
 Acetophenazindimaleat 7.28
5714-90-9
 Levopropoxyphennapsilat 8.726
5716-20-1
 Bamethansulfat 7.368
5743-12-4
 Coffein Monohydrat 7.1075
5743-47-5
 Calciumdilactat Pentahydrat 7.620
5749-67-7
 Carbasalat, Calciumsalz 7.678
5779-54-4
 Cyclarbamat 7.1124
5785-44-4
 Calciumcitrat Tetrahydrat 7.618
5786-21-0
 Clozapin 7.1053
5794-16-1
 Phenazon-2-hydroxy-2-methylbutyrat 9.106
5798-45-8
 Bismutcarbonat, basisches 7.491
5798-79-8
 Camit 3.244

5836-29-3
 Cumatetralyl 3.361
5868-06-4
 Fentoniumbromid 8.199
5870-29-1
 Cyclopentolathydrochlorid 7.1141
5874-95-3
 Amicyclin 7.173
5874-97-5
 Orciprenalinsulfat 8.1236
5875-06-9
 Proxymetacainhydrochlorid 9.435
5882-48-4
 4-Dimethylaminophenolhydrochlorid 7.1355
5897-19-8
 Cyclizinlactat 7.1126
5907-38-0
 Metamizol, Natriumsalz Monohydrat 8.902
5908-99-6
 Atropinsulfat 7.320, 322
5913-76-8
 Codeinphosphat Sesquihydrat 7.1072
5913-82-6
 Conessinhydrobromid 7.1093
5915-41-3
 Terbuthylazin 3.1132
5928-84-7
 Phenoxymethylpenicillin, Benzathinsalz 9.147
5934-14-5
 Succisulfon 9.683
5949-29-1
 Citronensäure Monohydrat 7.975
5957-75-5
 $\Delta^8$-Tetrahydrocannabinol 3.1155
5965-13-9
 Dihydrocodeinhydrogentartrat 7.1311
5966-41-6
 Diisopromin 7.1335
5967-62-4
 Natriummethylarsonat Hexahydrat 8.1112
5967-84-0
 Theophyllin Monohydrat 9.857
5970-45-6
 Zinkacetat Dihydrat 9.1233
5974-09-4
 Vetrabutinhydrochlorid 9.1169
5985-38-6
 Levorphanolhydrogentartrat Dihydrat 8.728
5987-82-6
 Oxybuprocainhydrochlorid 8.1271
5989-27-5
 (R)-Limonen 3.737
5989-54-8
 (S)-Limonen 3.738
5991-71-9
 Clorazepat, Kaliumsalz 7.1040
5999-41-7
 (±)-Phenprocoumon 9.150
6000-74-4
 Hydrocortisonphosphat, Dinatriumsalz 8.480
6001-64-5
 Chlorbutanol Hemihydrat 7.877

**6004-24-6**
Cetylpyridiniumchlorid Monohydrat  7.824
**6011-12-7**
Ambazon Monohydrat  7.153
**6011-39-8**
Clemizol-Penicillin  7.987
**6018-19-5**
Aminosalicylsäure, Natriumsalz Dihydrat  7.198
**6027-00-5**
Medrylaminhydrochlorid  8.840
**6028-28-0**
DL-Threonin Hemihydrat  9.893
**6032-29-7**
Pentanol-2  3.932
**6034-71-5**
Agaricinsäure Sesquihydrat  7.87
**6047-12-7**
Eisen(II)gluconat Dihydrat  8.13
**6055-06-7**
Morphinhydrochlorid Trihydrat  8.1047
**6055-19-2**
Cyclophosphamid Monohydrat  7.1141
**6056-11-7**
Pipazetathydrochlorid  9.220
**6059-47-8**
Codein Monohydrat  7.1068
**6100-05-6**
Kaliumcitrat Monohydrat  8.648
**6101-15-1**
Suxamethoniumchlorid Dihydrat  9.762
**6108-05-0**
Lidocainhydrochlorid  8.737
**6109-70-2**
Aceclidinhydrochlorid  7.10
**6112-76-1**
Mercaptopurin Monohydrat  8.885
**6113-17-3**
Histapyrrodinhydrochlorid  8.449
**6114-26-7**
Pholedrinsulfat  9.190
**6119-47-7**
Chininhydrochlorid Dihydrat  7.836
**6119-70-6**
Chininsulfat Dihydrat  7.837
**6132-04-3**
Trinatriumcitrat Dihydrat  9.1081
**6138-56-3**
Tripelennamincitrat  9.1086
**6138-79-0**
Triprolidinhydrochlorid Monohydrat  9.1090
**6150-97-6**
Metamizol, Magnesiumsalz  8.902
**6151-23-1**
Pyrviniumchlorid Dihydrat  9.465
**6151-25-3**
Quercetin Dihydrat  9.478
**6151-30-0**
Mepacrindihydrochlorid Dihydrat  8.864
**6152-93-8**
Pempidintosilat  9.47
**6153-19-1**
Phenacainhydrochlorid Monohydrat  9.99
**6153-33-9**
Mebhydrolinnapadisilat  8.823
**6153-56-6**
Oxalsäure  7.53
**6153-64-6**
Oxytetracyclin Dihydrat  8.1289
**6160-10-7**
Sozoiodolsäure Trihydrat  9.640
**6160-12-9**
Sparteinsulfat Pentahydrat  9.647
**6168-76-9**
Crotetamid  7.1112
**6168-86-1**
Isomethephenhydrochlorid  8.607
**6170-42-9**
Chloropyraminhydrochlorid  7.884
**6190-39-2**
Dihydroergotaminmesilat  7.1320
**6190-60-9**
Mephenterminsulfat Dihydrat  8.870
**6192-95-6**
(±)-Propylhexedrinhydrochlorid  9.412
**6192-96-7**
(*R*)-(+)-Propylhexedrinhydrochlorid  9.412
**6192-97-8**
(*S*)-Levopropylhexedrin  3.1005; **8.**727; **9.**411
**6192-98-9**
(*S*)-(−)-Propylhexedrinhydrochlorid  3.1005; 9.412
**6202-23-9**
Cyclobenzaprinhydrochlorid  7.1132
**6227-52-7**
Streptomycin-D-panthothenat  9.669
**6284-40-8**
Meglumin  8.851
**6363-53-7**
Maltose Monohydrat  8.807
**6381-59-5**
Kaliumnatrium-(*RR*)-tartrat Tetrahydrat  8.654
**6381-63-1**
Calcium-DL-pantothenat  7.639
**6398-98-7**
Amodiaquindihydrochlorid Dihydrat  7.229, 230
**6411-75-2**
Tuaminoheptansulfat  9.1118
**6452-71-7**
Oxprenolol  8.1268
**6452-73-9**
Oxprenololhydrochlorid  8.1269
**6489-97-0**
Metampicillin  8.906
**6493-05-6**
Pentoxifyllin  9.77
**6504-57-0**
Tiemoniummethylsulfat  9.927
**6506-37-2**
Nimorazol  8.1169
**6533-00-2**
Norgestrel  8.1211
**6533-68-2**
Scopolaminhydrobromid Trihydrat  9.584

6536-18-1
  Morazon 8.1036
6556-11-2
  Inositolnicotinat 8.546
6556-29-2
  (*R*)-(+)-Propylhexedrin 9.411
6581-06-2
  3-Chinuclidinylbenzilat 3.269
6591-63-5
  Chinidinsulfat Dihydrat 7.833
6592-85-4
  Hydrastinin 8.462
6620-60-6
  Proglumid 9.373
6621-47-2
  Perhexilin 9.85
6673-35-4
  Practolol 9.300
6700-34-1
  Dextrometorphanhydrobromid Monohydrat 7.1239
6700-39-6
  Isoprenalinsulfat Dihydrat 8.616
6707-58-0
  Dequalinium-Kation 7.1200
6754-13-8
  Helenalin 3.650
6795-23-9
  Aflatoxin $M_1$ 3.28
6805-41-0
  Aescin 7.82
6821-59-6
  Aceclidinsalicylat 7.10
6823-79-6
  Pentamidindimesilat 9.61
6835-16-1
  Hyoscyaminsulfat 8.513
6858-44-2
  Trinatriumcitrat $5^1/_2$-Wasser 9.1082
6882-01-5
  Senkirkin 3.1080
6885-57-0
  Aflatoxin $M_2$ 3.29
6893-02-3
  Liothyronin 8.742
6915-57-7
  Bibrocathol 7.479
6923-22-4
  Monocrotophos 3.836
6938-94-9
  Diisopropyladipat 7.1336
6964-20-1
  Tiadenol 9.911
6966-09-2
  Pimeclonhydrochlorid 9.210
6988-21-2
  Dioxacarb 3.493
6989-98-6
  Tubocurarinchlorid Pentahydrat 9.1119
6990-06-3
  Fusidinsäure 8.317

6998-60-3
  Rifamycin 9.522
7002-65-5
  Oxibetain 8.1262
7003-89-6
  Chlormequat 3.295
7004-98-0
  Epimestrol 8.44
7007-96-7
  Crotoniazid 7.1112
7008-02-8
  Iodetryl 8.573
7009-88-3
  Phenyracillin 9.182
7047-84-9
  Aluminiummonostearat 7.146
7048-04-6
  L-Cysteinhydrochlorid Monohydrat 7.1157
7060-74-4
  Oleandomycinphosphat 8.1233
7077-34-1
  Trolnitrart 9.1096
7081-38-1
  Oxyphenbutazon Monohydrat 8.1282
7081-44-9
  Cloxacillin, Natriumsalz Monohydrat 7.1051
7081-53-0
  Doxapramhydrochlorid Monohydrat 7.1427
7082-21-5
  Terodilinhydrochlorid 9.813
7083-71-8
  Emetindihydrochlorid Heptahydrat 8.20
7085-19-0
  Mecoprop 3.772
7085-45-2
  Biperidenlactat 7.487
7085-55-4
  Troxerutin 9.1106
7173-51-5
  Didecyldimethylammoniumchlorid 7.1276
7177-48-2
  Ampicillin Trihydrat 7.246
7177-50-6
  Nafcillin, Natriumsalz Monohydrat 8.1064
7179-49-9
  Lincomycinhydrochlorid Monohydrat 8.741
7195-27-9
  Mefrusid 8.847
7210-92-6
  Tolycainhydrochlorid 9.991
7220-81-7
  Aflatoxin $B_2$ 3.27
7230-65-1
  *o*-[$^{123}$I]Iodhippursäure, Natriumsalz 8.574
7232-21-5
  Metoclopramidhydrochlorid Monohydrat 8.984
7235-40-7
  Betacaroten 7.459
7240-38-2
  Oxacillin, Natriumsalz Monohydrat 8.1247
7241-98-7
  Aflatoxin $G_2$ 3.28

7242-04-8
  Pengitoxin  9.51
7246-07-3
  Actinoquinol, Natriumsalz  7.67
7246-14-2
  Meticillin, Natriumsalz Monohydrat  8.974
7246-20-0
  Triclofos, Natriumsalz  9.1044
7261-97-4
  Dantrolen  7.1172
7270-12-4
  Cloquinat  7.1038
7279-75-6
  Isoetarinmesilat  8.602
7286-69-3
  Sebuthylazin  3.1076
7308-90-9
  Fluoresceindilaurat  8.256
7327-87-9
  Dihydralazinsulfat  7.1306
7332-16-3
  myo-Inositolhexanitrat  8.546
7360-53-4
  Aluminiumformiat  7.143
7361-61-7
  Xylazin  9.1215
7413-36-7
  Nifenalol  8.1157
7414-83-7
  Etidronsäure, Dinatriumsalz  8.136
7421-40-1
  Carbenoxolon, Dinatriumsalz  7.685
7429-90-5
  Aluminium  3.42; 7.139
7439-92-1
  Blei  3.188; 9.275
7439-96-5
  Mangan  3.765
7439-97-6
  Quecksilber  3.1021; 9.467
7440-02-0
  Nickel  3.868
7440-22-4
  Silber  7.293; 9.607
7440-31-5
  Zinn  3.1259
7440-36-0
  Antimon  3.82; 7.267
7440-38-2
  Arsen  3.92
7440-39-3
  Barium  3.132
7440-41-7
  Beryllium  3.173
7440-43-9
  Cadmium  3.237
7440-47-3
  Chrom  3.313
7440-48-4
  Cobalt  3.330; 7.1055
7440-50-8
  Kupfer  3.715

7440-57-5
  Gold  7.331
7440-66-6
  Zink  3.1257; 9.1231, 1233
7440-69-9
  Bismut  3.182; 7.490
7446-09-5
  Schwefeldioxid  3.1066; 9.577
7446-11-9
  Schwefeltrioxid  3.1070
7446-18-6
  Thalliumsulfat  3.1166
7446-19-7
  Zinksulfat Monohydrat  9.1240
7446-20-0
  Zinksulfat Heptahydrat  9.1239
7446-70-0
  Aluminiumchlorid  3.45; 7.141
7447-40-7
  Kaliumchlorid  8.645
7460-12-0
  Pseudoephedrinsulfat  9.442
7487-94-7
  Quecksilber(II)chlorid  9.471
7488-56-4
  Selendisulfid  9.595
7491-42-1
  Hexacyclonsäure  8.430
7491-74-9
  Piracetam  9.241
7542-09-8
  Cobalt(II)carbonat Hexahydrat  7.1055
7542-37-2
  Paromomycin  9.35
7546-30-7
  Quecksilber(I)chlorid (HgCl)  9.470
7549-41-9
  Bornylvalerat  7.510
7553-56-2
  Iod  3.692; 8.570
7558-79-4
  Dinatriumhydrogenphosphat  7.1367; 8.1113
7585-39-9
  β-Cyclodextrin  7.1134
7601-55-0
  Dimethyltubocurarindiiodid  7.1356
7616-22-0
  γ-Tocopherol  9.971
7631-86-9
  Siliciumdioxid  9.618, 620
7632-00-0
  Natriumnitrit  3.861; 8.1116
7637-07-2
  Bortrifluorid  3.203
7646-85-7
  Zinkchlorid  9.1235
7647-01-0
  Salzsäure  3.311; 7.51; 9.565
7647-14-5
  Natriumchlorid  8.1098
7647-17-8
  Caesiumchlorid  7.592

**7664-38-2**
Phosphorsäure 3.963; 7.54
**7664-39-3**
Fluorwasserstoff 3.602
**7664-41-7**
Ammoniak, gasförmig 3.64; 7.211, 212, 213
**7664-93-9**
Schwefelsäure 3.1069; 7.57; 9.579
**7681-11-0**
Kaliumiodid 8.652
**7681-49-4**
Natriumfluorid 8.1103
**7681-52-9**
Natriumhypochlorit 8.1106
**7681-76-7**
Ronidazol 9.531
**7681-82-5**
Natriumiodid 8.1110
**7681-85-8**
Thiacetarsamid, Natriumsalz 9.861
**7681-93-8**
Natamycin 8.1092
**7683-59-2**
Isoprenalin 8.614
**7695-91-2**
*all-rac*-α-Tocopherolacetat 9.972
**7696-12-0**
Tetramethrin 3.1158
**7697-37-2**
Salpetersäure 3.1052; 7.53; 9.563
**7704-34-9**
Schwefel 9.572, 573, 574, 576
**7706-67-4**
Dimecrotinsäure 7.1345
**7712-50-7**
Myrtecain 8.1055
**7716-60-1**
Etisazol 8.142
**7722-64-7**
Kaliumpermanganat 8.657
**7722-76-1**
Ammoniumdihydrogenphosphat 7.221
**7722-84-1**
Wasserstoffperoxid (Dihydrogenperoxid) 9.1199, 1203
**7723-14-0**
Phosphor 3.962
**7726-95-6**
Brom 3.207
**7727-43-7**
Bariumsulfat 7.377
**7727-73-3**
Natriumsulfat Decahydrat 8.1120
**7732-18-5**
Wasser, gereinigtes 9.1195
**7733-02-0**
Zinksulfat 9.1240
**7757-93-9**
Calciumhydrogenphosphat 7.631
**7758-02-3**
Kaliumbromid 8.643

**7758-11-4**
Dikaliumhydrogenphosphat 7.1336
**7758-23-8**
Calciumdihydrogenphosphat 7.619
**7758-99-8**
Kupfersulfat 7.1116; 8.683
**7761-88-8**
Silbernitrat 9.613
**7772-98-7**
Natriumthiosulfat 8.1121
**7773-01-5**
Mangan(II)chlorid, wasserfrei 8.808
**7774-29-0**
Quecksilber(II)iodid 9.473
**7774-34-7**
Calciumchlorid Hexahydrat 7.617
**7778-54-3**
Calciumhypochlorit 7.633
**7778-74-7**
Kaliumperchlorat 8.655
**7778-80-5**
Kaliumsulfat 8.659
**7782-41-4**
Fluor 3.601
**7782-49-2**
Selen 9.595
**7782-50-5**
Chlor 3.270
**7783-06-4**
Schwefelwasserstoff 3.1072
**7783-20-2**
Ammoniumsulfat 7.223
**7783-34-8**
Quecksilber(II)nitrat Monohydrat 9.475
**7783-90-6**
Silberchlorid 9.610
**7784-13-6**
Aluminiumchlorid Hexahydrat 7.142
**7784-24-9**
Aluminiumkaliumsulfat Dodecahydrat 7.145
**7784-30-7**
Aluminiumphosphat 7.147
**7784-31-8**
Aluminiumsulfat Octadecahydrat 7.148
**7784-42-1**
Arsenwasserstoff 3.97
**7785-26-4**
(–)-α-Pinen 9.216
**7785-70-8**
(+) α Pinen 9.216
**7785-87-7**
Mangan(II)sulfat, wasserfrei 8.809, 810
**7786-30-3**
Magnesiumchlorid, wasserfrei 8.799
**7786-34-7**
Mevinphos 3.826
**7787-59-9**
Bismutchloridoxid 7.492
**7789-41-5**
Calciumbromid, wasserfrei 7.612
**7789-47-1**
Quecksilber(II)bromid 9.470

7789-75-5
    Calciumfluorid  7.606, 624
7789-77-7
    Calciumhydrogenphosphat Dihydrat  7.631
7791-13-1
    Cobalt(II)chlorid Hexahydrat  7.1056
7791-18-6
    Magnesiumchlorid Hexahydrat  8.799
7793-27-3
    Dexamethason-21-sulfonsäure  7.1224
7803-51-2
    Phosphorwasserstoff  3.964
7803-52-3
    Antimonwasserstoff  3.84
8000-10-0
    Theophyllin Natriumglycinat  9.859
8000-73-5
    Ammoniumcarbonat  7.219
8000-95-1
    Coffein-Natriumbenzoat  7.1076
8001-27-2
    Hirudin  8.445
8001-54-5
    Benzalkoniumchlorid  3.160; 7.412
8002-43-5
    Lecithin  8.700
8002-74-2
    Hartparaffin  8.414
8002-85-5
    Coffein-Natriumsalicylat  7.1077
8003-05-2
    Phenylmercurinitrat  9.178
8003-34-7
    Pyretheine  3.1017
8004-87-3
    Methylviolett  8.967
8004-92-0
    Chinolingelb  7.841
8006-25-5
    Ergotoxin  3.536
8006-28-8
    Calcaria absorbens  7.595
8007-45-2
    Steinkohlenteer  9.660
8012-95-1
    Paraffin, dickflüssiges  9.22
8014-95-7
    Schwefeltrioxid (Oleum)  3.1070
8016-07-7
    Ethiodat[$^{131}$I]-Öl  8.115
8017-79-6
    Tetracyclin-Glucosamin-Komplex  9.839
8017-88-7
    Phenylmercuriborat  9.176
8018-01-7
    Mancozeb  3.761
8021-39-4
    Kreosot  8.681
8025-81-8
    Spiramycin  9.649
8029-68-3
    Ammoniumbituminosulfonat  7.216, 218

8031-09-2
    Natriummorrhuat  8.1114
8038-28-6
    Cetylstearylalkohol, emulgierender  7.825
8044-71-1
    Cetrimid  7.818
8045-77-0
    Cetylstearylschwefelsaures Natrium  7.826
8048-31-5
    Theobromin-Natriumsalicylat  9.851
8049-47-6
    Pankreatin  9.10
8049-55-6
    Corticotrophin-Zinkhydroxid  7.1097
8049-62-5
    Insulin-Zink  8.557, 558
8050-81-5
    Simethicon  9.622
8063-24-9
    Acriflaviniumchlorid  7.64
8064-90-2
    Cotrimoxazol  7.1103
8065-29-0
    Liotrix  8.744
8065-51-8
    Theobromin-Calciumsalicylat  9.849
8067-24-1
    Dihydroergotoxinmesilat  7.1326
8067-69-4
    Halquinol  8.411
9000-02-6
    Bernstein  9.682
9000-11-7
    Carboxymethylcellulose  7.699
9000-55-9
    Podophyllin  9.276
9000-69-5
    Pektin  9.43
9000-70-8
    Gelatine  8.329
9000-90-2
    α-Amylase  7.252
9000-91-3
    β-Amylase  7.253
9001-00-7
    Bromelain  7.521
9001-01-8
    Kallidinogenase  8.660
9001-09-6
    Chymopapain  7.938
9001-12-1
    Kollagenase  7.1045
9001-54-1
    Hyaluronidase  8.455
9001-62-1
    Triacylglycerollipase  9.1021
9001-63-2
    Lysozym  8.785
9001-73-4
    Papain  9.15
9001-75-6
    Pepsin  9.81

**9002-01-1**
  Streptokinase  **9.**664
**9002-04-4**
  Thrombin  **9.**898
**9002-07-7**
  Trypsin  **9.**1109
**9002-60-2**
  Corticotrophin  **7.**1097
**9002-61-3**
  Choriongonadotropin  **7.**934
**9002-64-6**
  Parathyrin  **9.**31
**9002-68-0**
  Menotropin  **7.**934, 935; **8.**860
**9002-70-4**
  Serumgonadotropin, PMSH  **7.**935
**9002-71-5**
  Thyrotrophin  **9.**906
**9002-91-9**
  Metaldehyd  **3.**778
**9002-92-0**
  Polidocanol  **9.**279
**9003-11-6**
  Poloxamer  **9.**282, 283, 284
**9003-39-8**
  Polyvidon  **9.**294
**9003-97-8**
  Polycarbophil  **9.**284
**9004-07-3**
  Chymotrypsin  **7.**940
**9004-10-8**
  Insulin  **8.**550
**9004-12-0**
  Insulin-Dalanat  **8.**554
**9004-17-5**
  Insulin-Zink-Protamin  **8.**560
**9004-21-1**
  Insulin-Zink-Globin  **8.**557
**9004-32-4**
  Carboxymethylcellulose, Natriumsalz  **7.**700
**9004-34-6**
  Cellulose, mikrokristalline  **7.**807
**9004-35-7**
  Celluloseacetat  **7.**808
**9004-38-0**
  Celluloseacetatphthalat  **7.**809
**9004-51-7**
  Eisen(III)hydroxid-Dextrin-Komplex  **8.**16
**9004-53-9**
  Dextrin  **7.**1235
**9004-54-0**
  Dextran  **7.**1234
**9004-57-3**
  Celluloseethylether  **7.**810
**9004-61-9**
  Hyaluronsäure  **8.**458
**9004-62-0**
  Hydroxyethylcellulose  **8.**493
**9004-64-2**
  Hydroxypropylcellulose  **8.**505
**9004-65-3**
  Methylhydroxypropylcellulose  **8.**950

**9004-67-5**
  Methylcellulose  **8.**942
**9004-70-0**
  Pyroxylin  **9.**463
**9004-99-3**
  Macrogolstearat 400  **8.**794
**9005-22-5**
  Cellulose-tri(schwefelsäureester), Natriumsalz
  **7.**811
**9005-25-8**
  Maisstärke  **8.**805
**9005-27-0**
  Hydroxyethylstärke  **8.**497
**9005-32-7**
  Alginsäure  **7.**109
**9005-35-0**
  Calciumalginat  **7.**610
**9005-37-2**
  Alginsäurepropylenglykolester  **7.**111
**9005-38-3**
  Natriumalginat  **8.**1093
**9005-49-6**
  Heparin  **8.**415, 419
**9005-64-5**
  Polysorbat 20  **9.**290
**9005-65-6**
  Polysorbat 80  **9.**292
**9005-66-7**
  Polysorbat 40  **9.**291
**9005-67-8**
  Polysorbat 60  **9.**291
**9006-42-2**
  Metiram  **3.**820
**9006-52-4**
  Tannin-Eiweiß  **9.**774
**9006-65-9**
  Dimeticon  **7.**1357
**9007-12-9**
  Calcitonin  **7.**598
**9007-16-3**
  Carbomer 934  **7.**696
**9007-20-9**
  Carbomer  **7.**695
**9007-35-6**
  Silber, kolloidal  **9.**608
**9007-43-6**
  Cytochrom C  **7.**1164
**9008-11-1**
  Interferon  **8.**561
**9009-65-8**
  Protaminsulfat  **9.**422
**9009-86-3**
  Ricin  **3.**1038
**9010-06-4**
  Natriumalginatsulfat  **8.**421
**9011-04-5**
  Hexadimethrinbromid  **8.**430
**9011-05-6**
  Polynoxylin  **9.**288
**9011-97-6**
  Cholecystokinin  **7.**923

**9012-09-3**
  Cellulosetriacetat 7.808
**9012-54-8**
  Cellulase 7.806
**9014-67-9**
  Aloxiprin 7.128
**9015-68-3**
  Asparaginase 7.304
**9016-72-2**
  Propineb 3.1001
**9029-44-1**
  Ascorbatoxidase 7.299
**9032-42-2**
  Methylhydroxyethylcellulose 8.950
**9032-53-5**
  Cellulose, oxidierte 7.808
**9034-50-8**
  Vasopressin 9.1159
**9035-69-2**
  Cellulosediacetat 7.808
**9039-53-6**
  Urokinase 9.1138
**9039-61-6**
  Batroxobin 7.380
**9041-08-1**
  Heparin, Natriumsalz 8.419
**9041-93-4**
  Bleomycinsulfat 7.505
**9046-56-4**
  Ancrod 7.256
**9050-04-8**
  Carboxymethylcellulose, Calciumsalz 7.699
**9062-04-8**
  Carbomer 941 7.697
**9063-57-4**
  Tuftsin 9.1121
**9067-32-7**
  Hyaluronsäure, Natriumsalz 8.458
**9078-78-8**
  Aurothiopolypeptid 7.328
**9087-70-1**
  Aprotinin 7.287
**10004-44-1**
  Hymexazol 3.681
**10016-20-3**
  α-Cyclodextrin 7.1133
**10024-97-2**
  Distickstoffoxid 7.1402
**10025-87-3**
  Phosphorylchlorid 3.965
**10025-91-9**
  Antimon(III)chlorid 7.268
**10026-24-1**
  Cobalt(II)sulfat Heptahydrat 7.1058
**10028-15-6**
  Ozon 3.907
**10034-76-1**
  Calciumsulfat Hemihydrat 7.641
**10034-85-2**
  Iodwasserstoff 3.694
**10034-96-5**
  Mangan(II)sulfat Monohydrat 8.809

**10035-04-8**
  Calciumchlorid Dihydrat 7.616
**10035-10-6**
  Bromwasserstoff 3.219
**10039-26-6**
  Lactose Monohydrat 8.688
**10039-32-4**
  Dinatriumhydrogenphosphat Dodecahydrat 7.1367
**10040-45-6**
  Natriumpicosulfat 8.1118
**10043-01-3**
  Aluminiumsulfat, wasserfrei 7.148
**10043-35-3**
  Borsäure 3.200; 7.511
**10043-52-4**
  Calciumchlorid, wasserfrei 7.618
**10045-94-0**
  Quecksilber(II)nitrat 9.475
**10049-04-4**
  Chlordioxid 3.283
**10100-65-9**
  Rolitetracyclin-Phenoxymethylpenicillin 9.530
**10101-41-4**
  Calciumsulfat Dihydrat 7.640
**10101-68-5**
  Mangan(II)sulfat Tetrahydrat 8.810
**10102-17-7**
  Natriumthiosulfat Pentahydrat 8.1121
**10112-91-1**
  Quecksilber(I)chlorid ($Hg_2Cl_2$) 9.470
**10118-90-8**
  Minocyclin 8.1019
**10124-36-4**
  Cadmiumsulfat Octahydrat 7.591
**10124-48-8**
  Quecksilber(II)amidchlorid 9.469
**10128-36-6**
  (±)-Etilefrin 8.138
**10141-05-6**
  Cobalt(II)nitrat 7.1057
**10161-33-8**
  Trenbolon 9.1015
**10163-15-2**
  Natriumfluorophosphat 8.1105
**10176-39-3**
  Gitoformat 8.345
**10191-41-0**
  DL-α-Tocopherol 9.965
**10206-21-0**
  Cefacetril 7.728
**10238-21-8**
  Glibenclamid 8.347
**10246-75-0**
  Hydroxyzinembonat 8.509
**10265-92-6**
  Methamidophos 3.784
**10279-57-9**
  Siliciumdioxid, wasserhaltig 9.618, 620
**10294-26-5**
  Silbersulfat 9.615

10294-33-4
 Bortribromid  3.201
10294-34-5
 Bortrichlorid  3.202
10310-32-4
 Tribenosid  9.1036
10311-84-9
 Dialifos  3.415
10361-43-0
 Bismuthydroxid  7.494
10379-14-3
 Tetrazepam  9.839
10402-53-6
 Eprazinondihydrochlorid  8.52
10402-90-1
 Eprazinon  8.52
10405-02-4
 Trospiumchlorid  9.1105
10415-75-5
 Quecksilber(I)nitrat  9.474
10418-03-8
 Stanozolol  9.655
10457-90-6
 Bromperidol  7.531
10476-81-0
 Strontiumbromid  9.671
10509-76-9
 Dextrofeminhydrochlorid  7.1236
10539-19-2
 Moxaverin  8.1049
10540-29-1
 Tamoxifen  9.770
10552-74-6
 Nitrothalisopropyl  3.879
10592-13-9
 Doxycyclinhydrochlorid  7.1439
10596-23-3
 Clodronsäure  7.1007
10605-21-7
 Carbendazim  3.249
11003-38-6
 Capreomycin  7.656
11005-63-3
 $k$-Strophanthin  9.674
11005-70-2
 Thevetin B  9.860
11006-56-7
 Pangamsäure  9.7
11006-76-1
 Virginiamycin  9.1186
11018-89-6
 $g$-Strophanthin [*Ouabain Octahydrat*]  9.672
11018-93-2
 Thevetin  9.860
11032-41-0
 Dihydroergotoxin  7.1322
11033-34-4
 Steffimycin  9.659
11041-12-6
 Colestyramin  7.1088
11056-06-7
 Bleomycin  7.502

11061-68-0
 Insulin, humanes  8.554
11071-15-1
 Antimonkaliumtartrat, wasserfrei  7.270
11091-62-6
 Insulin-Defalan (vom Schwein)  8.555
11121-32-7
 Mepartricin  8.866
12001-28-4
 Krokydolith  3.102
12001-29-5
 Chrysotil  3.102
12002-30-1
 Piperazin, Calciumedetat  9.231
12027-06-4
 Ammoniumiodid  7.223
12040-41-4
 Nicomorphinhydrochlorid  8.1145
12057-74-8
 Magnesiumphosphid  3.754
12111-24-9
 Pentetsäure, Trinatriumcalciumsalz  7.642; 9.66
12124-97-9
 Ammoniumbromid  7.218
12125-01-8
 Ammoniumfluorid  7.222
12125-02-9
 Ammoniumchlorid  7.219
12129-82-7
 Zinkacetatoxid  9.1234
12172-73-5
 Amosit  3.102
12174-11-7
 Attapulgit  7.322
12185-10-3
 Tetraphosphor  3.1162
12192-57-3
 Aurothioglucose  7.326
12199-37-0
 Smectit  9.628
12211-28-8
 Sutilain  9.758
12244-57-4
 Natriumaurothiomalat  8.1094
12304-65-3
 Hydrotalcit  8.484
12389-15-0
 Eisen(II)gluconat  8.13
12427-38-2
 Maneb  3.763
12607-93-1
 Taxin A  3.1122
12629-01-5
 Somatropin  9.630
12650-69-0
 Mupirocin  8.1053
13010-47-4
 Lomustin  8.755
13013-17-7
 (*RS*)-Propranolol  9.405
13026-50-1
 (*RS*)-Norfenefrin  8.1206

**13029-44-2**
  Dienestrol  7.1276
**13040-98-7**
  Guamecyclindihydrochlorid  8.389
**13042-18-7**
  Fendilin  8.177
**13055-82-8**
  Reproterolhydrochlorid  9.497
**13071-11-9**
  (R)-Propranololhydrochlorid  9.406
**13071-79-9**
  Terbufos  3.1129
**13085-08-0**
  Mazipredon  8.816
**13093-88-4**
  Perimetazin  9.88
**13115-03-2**
  Cyanocobalamin[$^{57}$Co]  7.1120
**13171-21-6**
  Phosphamidon  3.960
**13181-17-4**
  Bromfenoxim  3.211
**13182-89-3**
  Metronidazolbenzoat  8.996
**13194-48-4**
  Ethoprophos  3.553
**13246-02-1**
  Febarbamat  8.167
**13289-18-4**
  Hellebrin  3.653
**13292-46-1**
  Rifampicin  9.518
**13311-84-7**
  Flutamid  8.279
**13355-00-5**
  Melarsonyl, Dikaliumsalz  8.852
**13356-08-6**
  Fenbutatinoxid  3.579
**13392-18-2**
  Fenoterol  8.186
**13412-64-1**
  Dicloxacillin, Natriumsalz  7.1269
**13422-16-7**
  Triflocin  9.1048
**13422-51-0**
  Hydroxocobalamin  8.485
**13422-55-4**
  Mecobalamin  8.832
**13445-12-0**
  Iobutonsäure  8.569
**13446-34-9**
  Mangan(II)chlorid Tetrahydrat  8.808
**13453-07-1**
  Tetrachlorogold(III)säure  7.329
**13457-18-6**
  Pyrazophos  3.1015
**13460-96-3**
  Dihydroxypropyltheobromin  7.1332
**13460-98-5**
  Theodrenalin  9.852
**13461-01-3**
  Aceprometazin  7.19

**13463-40-6**
  Eisenpentacarbonyl  3.517
**13463-41-7**
  Pyrithion, Zinksalz  9.461
**13463-67-7**
  Titandioxid  9.954
**13492-01-8**
  Tranylcyprominsulfat  9.1010
**13523-86-9**
  Pindolol  9.213
**13539-59-8**
  Azapropazon  7.331, 332
**13567-07-2**
  β-Amanitin  3.51
**13567-11-8**
  γ-Amanitin  3.52
**13576-96-0**
  Ramifenazonhydrochlorid  9.487
**13614-98-7**
  Minocyclinhydrochlorid  8.1020
**13636-18-5**
  Fendilinhydrochlorid  8.177
**13647-35-3**
  Trilostan  9.1063
**13655-52-2**
  Alprenolol  7.131
**13665-88-8**
  Mopidamol  8.1033
**13669-70-0**
  Nefopam  8.1125
**13682-92-3**
  Aluminiumglycinatdihydroxid, wasserfrei  7.143
**13684-56-5**
  Desmedipham  3.404
**13684-63-4**
  Phenmedipham  3.949
**13698-49-2**
  Delmadinon-17-acetat  7.1194
**13707-88-5**
  Alprenololhydrochlorid  7.133
**13741-18-9**
  Xibornol  9.1212
**13754-57-9**
  Dioxopromethazinhydrochlorid  7.1380
**13755-38-9**
  Nitroprussidnatrium  8.1186
**13838-08-9**
  Azidamphenicol  7.342
**13838-16-9**
  Enfluran  8.28
**13870-90-1**
  Cobamamid  7.1058
**13900-12-4**
  Butetamatdihydrogencitrat  7.576
**13909-09-6**
  Semustin  9.596
**13912-77-1**
  Octacain  8.1223
**13931-64-1**
  Procymat  9.365
**13952-84-6**
  2-Aminobutan  3.59

**13962-39-5**
  Chlorophyllin b  **7.**882
**13968-86-0**
  Intraformazol  **8.**567
**14007-53-5**
  Fenpipramidhydrochlorid  **8.**193
**14007-64-8**
  Butetamat  **7.**576
**14008-44-7**
  Metopimazin  **8.**988
**14028-44-5**
  Amoxapin  **7.**231
**14038-43-8**
  Eisen(III)hexacyanoferrat(II)  **8.**15
**14089-52-2**
  3,4-Methylendioxy-$N$-ethylamphetamin  **3.**810
**14103-61-8**
  Diisopropylsebacat  **7.**1336
**14119-09-6**
  [$^{67}$Ga]Gallium  **8.**322
**14146-43-1**
  $\Delta^9$-Tetrahydrocannabinol  **3.**1156
**14176-49-9**
  Tiletamin  **9.**932
**14176-50-2**
  Tiletaminhydrochlorid  **9.**933
**14222-60-7**
  Protionamid  **9.**427
**14235-86-0**
  Hydrargaphen  **8.**461
**14252-80-3**
  Bupivacainhydrochlorid Monohydrat  **7.**554
**14255-87-9**
  Parbendazol  **9.**32
**14286-84-1**
  Bencyclanhydrogenfumarat  **7.**395
**14289-25-9**
  Diproleandomycin  **7.**1393
**14293-44-8**
  Xipamid  **9.**1212
**14334-40-8**
  Pramiverin  **9.**304
**14334-41-9**
  Pramiverinhydrochlorid  **9.**305
**14357-78-9**
  Diprenorphin  **7.**1392
**14362-31-3**
  Chlorcyclizindihydrochlorid  **7.**856
**14376-16-0**
  Sulfaloxinsäure  **9.**709
**14402-89-2**
  Nitroprussidnatrium, wasserfrei  **8.**1186
**14476-16-5**
  Siderit  **9.**606
**14484-64-1**
  Ferbam  **3.**592
**14504-73-5**
  Tritoqualin  **9.**1093
**14521-96-1**
  Etorphin  **8.**154
**14542-23-5**
  Fluorit  **8.**256

**14543-09-0**
  [$^{60}$Co]Cobalt(II)chlorid  **7.**1056
**14556-46-8**
  Bupranolol  **7.**557
**14601-95-7**
  Hexetylamindihydrogencitrat  **8.**436
**14611-52-0**
  ($R$)-Selegilinhydrochlorid  **9.**593
**14617-17-5**
  Triperidenhydrochlorid  **9.**1088
**14617-19-7**
  Triperiden  **9.**1087
**14636-12-5**
  Terlipressin  **9.**812
**14694-69-0**
  [$^{192}$Ir]Iridium  **8.**595
**14698-29-4**
  Oxolinsäure  **8.**1266
**14769-73-4**
  Levamisol  **8.**709
**14777-25-4**
  Perazin-bis(hydrogenmalonat)  **9.**85
**14779-78-3**
  Padimat A *[N-Pentylester]*  **9.**1
**14807-96-6**
  Talkum  **9.**768
**14816-18-3**
  Phoxim  **3.**967; **9.**191
**14836-60-3**
  Quecksilber(I)nitrat Dihydrat  **9.**474
**14838-15-4**
  ($RS$)-Norephedrin  **8.**1195
**14860-49-2**
  Clobutinol  **7.**1004
**14882-18-9**
  Bismutsalicylat, basisches  **7.**496
**14885-29-1**
  Ipronidazol  **8.**593
**14897-39-3**
  Rifamycin, Natriumsalz  **9.**523
**14899-32-2**
  Khellincarbonsäure  **8.**680
**14919-77-8**
  Benserazidhydrochlorid  **7.**409
**14932-42-4**
  [$^{133}$Xe]Xenon  **9.**1210
**14941-39-0**
  Witherit  **9.**1206
**14976-57-9**
  Clemastinhydrogenfumarat  **7.**984
**14992-59-7**
  Natriumdibunat  **8.**1101
**15037-44-2**
  Etonam  **8.**152
**15130-91-3**
  Sultroponium  **9.**752
**15148-80-8**
  Bupranololhydrochlorid  **7.**557
**15176-29-1**
  Edoxudin  **8.**6
**15180-03-7**
  Alcuroniumchlorid  **7.**96

15251-14-6
   Bengalrosa, Natriumsalz  7.401
15251-48-6
   Oxytetracyclin, Calciumsalz  8.1289
15262-77-8
   Delmadinon  7.1193
15299-99-7
   Napropamid  3.859
15301-40-3
   Actinoquinol  7.67
15301-69-6
   Flavoxat  8.207
15301-82-3
   Percocyclin  9.40
15302-16-6
   Fenozolon  8.191
15307-79-6
   Diclofenac, Natriumsalz  7.1263
15308-34-6
   Norfenefrinhydrochlorid  8.1208
15318-45-3
   Thiamphenicol  9.870
15351-05-0
   Buzepidmetiodid  7.590
15356-70-4
   Menthol, racemisches  8.861
15421-84-8
   Trapidil  9.1011
15435-29-7
   Bromchlorophen  7.520
15468-10-7
   Oxidronsäure  8.1263
15477-33-5
   Aluminiumchlorat  7.141
15489-16-4
   Stibophen, Natriumsalz Heptahydrat  9.660
15500-66-0
   Pancuroniumbromid  9.5
15534-05-1
   Pipratecol  9.239
15537-71-0
   N-Acetylpenicillamin  7.39
15537-76-5
   Chlorproguanilhydrochlorid  7.902
15545-48-9
   Chlortoluron  3.310
15574-96-6
   Pizotifen  9.268
15588-95-1
   2,5-Dimethoxy-4-methyl-amfetamin  3.479
15590-00-8
   Etamocyclin  8.98
15592-36-6
   Glucocheirolin  3.638
15599-39-0
   Noxytiolin  8.1218
15599-51-6
   Apicyclin  7.276
15611-43-5
   Chlorophyllina  7.882
15663-27-1
   Cisplatin  7.971

15676-16-1
   Sulpirid  9.743
15686-51-8
   Clemastin  7.983
15686-61-0
   Fenproporex  8.193
15686-71-2
   Cefalexin, wasserfrei  7.734
15686-83-6
   Pyrantel  9.445
15686-91-6
   Propiram  9.402
15687-08-8
   Dextrofemin  7.1236
15687-21-5
   Flumedroxon  8.234
15687-22-6
   Folescutol  8.282
15687-27-1
   Ibuprofen  8.518
15708-41-5
   Natriumferedetat  8.1102
15793-40-5
   Terodilin  9.813
15825-70-4
   D-Mannitolhexanitrat  8.815
15826-37-6
   Cromoglicinsäure, Dinatriumsalz  7.1109
15876-67-2
   Distigminbromid  7.1404
15972-60-8
   Alachlor  3.34
16034-77-8
   Iocetaminsäure  8.569
16051-77-7
   Isosorbidmononitrat  8.622
16110-51-3
   Cromoglicinsäure  7.1108
16118-49-3
   Carbetamid  3.251
16154-78-2
   Pirlindolhydrochlorid  9.256
16188-61-7
   Talastin  9.765
16188-76-4
   Talastinhydrochlorid  9.766
16203-97-7
   Dithranoltriacetat  7.1410
16210-52-9
   Cotarninchlorid  7.1102
16232-87-4
   (R)-Theodrenalin  9.852
16259-34-0
   Penimocyclin  9.55
16413-89-1
   [$^{57}$Co]Cobalt(II)chlorid  7.1055
16506-27-7
   Bendamustin  7.395
16545-11-2
   Guamecyclin  8.389
16589-24-5
   Oxedrintartrat  8.1256

**16590-41-3**
  Naltrexon  **8.**1080
**16662-46-7**
  Gallopamilhydrochlorid  **8.**325
**16662-47-8**
  Gallopamil  **8.**323
**16672-87-0**
  Ethephon  **3.**548
**16676-29-2**
  Naltrexonhydrochlorid  **8.**1081
**16679-58-6**
  Desmopressin  **7.**1208
**16680-47-0**
  Equilin-3-hydrogensulfat, Natriumsalz  **8.**54
**16699-20-0**
  *E*-Cinnarizin  **7.**960
**16752-77-5**
  Methomyl  **3.**795
**16773-42-5**
  Ornidazol  **8.**1237
**16777-42-7**
  L-Oxyfedrinhydrochlorid  **8.**1276
**16789-98-3**
  Desmopressindiacetat  **7.**1209
**16830-15-2**
  Asiaticosid  **7.**303
**16846-24-5**
  Josamycin  **8.**639
**16960-16-0**
  Tetracosactid  **9.**834
**16974-11-1**
  Z-9-Dodecenylacetat  **3.**508
**17034-35-4**
  Secretin (vom Schwein)  **9.**590
**17040-19-6**
  Demeton-*S*-methylsulfon  **3.**401
**17086-28-1**
  Doxycyclin Monohydrat  **7.**1438
**17088-72-1**
  Penoctoniumbromid  **9.**55
**17090-79-8**
  Monensin  **8.**1030
**17127-48-9**
  Glaziovin  **8.**347
**17140-60-2**
  Calciumglucoheptonat  **7.**627
**17140-78-2**
  Dextropropoxyphennapsilat  **7.**1245
**17140-81-7**
  Nitrofurantoin Monohydrat  **8.**1183
**17230-88-5**
  Danazol  **7.**1171
**17243-38-8**
  Azidocillin  **7.**343
**17243-64-0**
  Piprozolin  **9.**240
**17243-70-8**
  Triclofyllin  **9.**1045
**17279-39-9**
  Dimetamfetamin  **7.**1351
**17307-03-8**
  Rutosidaescinat  **9.**543

**17308-02-0**
  Hydroxyprogesteronacetat  **8.**502
**17321-77-6**
  Clomipraminhydrochlorid  **7.**1026
**17365-01-4**
  Etiroxat  **8.**140
**17440-83-4**
  Amiloridhydrochlorid Dihydrat  **7.**182
**17466-45-4**
  Phalloidin  **3.**942
**17479-19-5**
  Dihydroergocristin  **7.**1313
**17560-51-9**
  Metolazon  **8.**986
**17575-20-1**
  Lanatosid A  **3.**725
**17575-21-2**
  Lanatosid B  **3.**727
**17575-22-3**
  Lanatosid C  **3.**728; **8.**693
**17590-01-1**
  Amfetaminil  **7.**170
**17598-65-1**
  Deslanosid  **7.**1207
**17617-23-1**
  Flurazepam  **8.**273
**17617-45-7**
  Picrotoxinin  **9.**201
**17650-98-5**
  Ceruletid  **7.**812, 814
**17651-61-5**
  Adonitoxin  **3.**22
**17692-31-8**
  Dropropizin  **7.**1446
**17692-39-6**
  Fomocain  **8.**288
**17692-71-6**
  Vanitiolid  **9.**1157
**17716-89-1**
  Pranosal  **9.**306
**17804-35-2**
  Benomyl  **3.**157
**17892-25-0**
  3,5-Dibromsalicylamid  **9.**553
**17902-23-7**
  Tegafur  **9.**786
**17927-65-0**
  Aluminiumsulfat, wasserhaltig (x $H_2O$)  **7.**148
**18010-40-7**
  Bupivacainhydrochlorid, wasserfrei  **7.**554
**18016-24-5**
  Calciumgluconat Monohydrat  **7.**627
**18016-80-3**
  Lisurid  **8.**747
**18053-31-1**
  Fominoben  **8.**286
**18109-80-3**
  Butamirat  **7.**572
**18109-81-4**
  Butamiratdihydrogencitrat  **7.**573
**18172-67-3**
  (−)-β-Pinen  **9.**217

18174-58-8
    Pipoxolanhydrochlorid   9.237
18195-32-9
    [$^{58}$Co]Cyanocobalamin   7.1120
18305-29-8
    Fenproporexhydrochlorid   8.194
18323-44-9
    Clindamycin   7.993
18378-89-7
    Plicamycin   9.272
18444-66-1
    Cucurbitacin E   3.357
18472-51-0
    Chlorhexidindigluconat   7.868
18493-30-6
    Metochalcon   8.982
18497-67-1
    [$^{59}$Fe]Eisen(III)chlorid   8.10
18559-94-9
    Salbutamol   9.548
18598-63-5
    Mecysteinhydrochlorid   8.834
18683-91-5
    Ambroxol   7.156
18691-97-9
    Methabenzthiazuron   3.782
18840-47-6
    Gepefrin   8.341
18866-78-9
    Colterol   7.1093
18917-91-4
    Aluminium-($RS$)-lactat   7.147
18968-99-5
    Pemolin, Magnesiumsalz   9.45
19216-56-9
    Prazosin   9.315
19237-84-4
    Prazosinhydrochlorid   9.315
19291-69-1
    Gestaclon   8.341
19326-29-5
    Etamiphyllincamsilat   8.97
19356-17-3
    Calcifediol   7.596
19368-18-4
    Ftaxilid   8.309
19379-90-9
    Benzoxoniumchlorid   7.432
19387-91-8
    Tinidazol   9.940
19388-87-5
    Taurolidin   9.779
19428-14-9
    Benproperindihydrogenphosphat   7.407
19467-62-0
    β-Dihydroergocryptin   7.1316
19504-77-9
    Pecilocin   9.39
19767-45-4
    Mesna   8.890
19774-69-7
    Phallisin   3.941

19774-82-4
    Amiodaronhydrochlorid   7.201
19794-93-5
    Trazodon   9.1012
19855-39-1
    Purpureaglykosid B   3.1013
19855-40-4
    Purpureaglykosid A   3.1012; 9.444
19875-60-6
    Lisuridhydrogenmaleat   8.749
19881-18-6
    Nitroscanat   8.1189
20123-80-2
    Calciumdobesilat Monohydrat   7.624
20145-18-0
    Hexetylamin   8.436
20153-98-4
    Dilazepdihydrochlorid Monohydrat   7.1339
20236-82-2
    Thebaconhydrochlorid   9.846
20380-58-9
    Tilidin   9.933
20432-69-3
    Clorazepat   7.1038
20448-86-6
    Bornaprin   7.507
20545-92-0
    Undecylensäuremonoethanolamid   9.1131
20559-55-1
    Oxibendazol   8.1261
20562-02-1
    α-Solanin   3.1091
20574-50-9
    Morantel   8.1035
20594-83-6
    Nalbuphin   8.1069
20830-75-5
    Digoxin   7.1302
20830-81-3
    Daunorubicin   7.1178
20859-73-8
    Aluminiumphosphid   3.46
21087-64-9
    Metribuzin   3.824
21150-22-1
    β-Amanitin   3.51
21187-98-4
    Gliclazid   8.351
21245-01-2
    Padimat   9.1
21245-02-3
    Padimat O (2-Ethylhexylester)   9.1
21368-68-3
    DL-Campher   7.646
21370-21-8
    Fenoxazolinhydrochlorid   8.190
21411-53-0
    Virginiamycin $M_1$   9.1186
21416-53-5
    Picrotin   9.201
21462-39-5
    Clindamycinhydrochlorid, wasserfrei   7.995

**21498-08-8**
Lofexidinhydrochlorid 8.752
**21548-73-2**
Silbersulfid 9.615
**21593-23-7**
Cefapirin 7.748
**21645-51-2**
Algeldrat, wasserfrei 7.106
**21725-46-2**
Cyanazin 3.365
**21738-42-1**
Oxamniquin 8.1247
**21829-25-4**
Nifedipin 8.1154
**21870-06-4**
(±)-Pindolol 9.213
**21888-96-0**
Dexetimidhydrochlorid 7.1231
**21888-98-2**
Dexetimid 7.1231
**21898-19-1**
Clenbuterolhydrochlorid 7.991
**21908-53-2**
Quecksilber(II)oxid 9.476
**22059-60-5**
Disopyramiddihydrogenphosphat 7.1402
**22071-15-4**
Ketoprofen 8.671
**22083-74-5**
(RS)-Nicotin 8.1146
**22089-22-1**
Trofosfamid 9.1094
**22131-35-7**
Butalamin 7.568
**22131-79-9**
Alclofenac 7.94
**22189-32-8**
Spectinomycinhydrochlorid Pentahydrat 9.648
**22199-08-2**
Sulfadiazin, Silbersalz 9.698
**22202-75-1**
Cefaloglycin Dihydrat 7.737
**22204-24-6**
Pyrantelembonat 9.447
**22204-53-1**
Naproxen 8.1088
**22204-88-2**
Tramadolhydrochlorid 9.1004
**22208-73-7**
Calciumbromid Dihydrat 7.612
**22232-54-8**
Carbimazol 7.688
**22232-57-1**
Racefemin 9.485
**22259-30-9**
Formetanat 3.614
**22260-51-1**
Bromocriptinmesilat 7.527
**22298-29-9**
Betamethason-17-benzoat 7.469
**22302-43-8**
Calciumarachinat 7.610

**22316-47-8**
Clobazam 7.999
**22345-47-7**
Tofisopam 9.975
**22373-78-0**
Monensin, Natriumsalz 8.1031
**22454-86-0**
Calciumdiorotat 7.624
**22457-89-2**
Benfotiamin 7.399
**22494-42-4**
Diflunisal 7.1294
**22500-92-1**
Sorbinsäure 9.634
**22560-50-5**
Clodronsäure, Dinatriumsalz Tetrahydrat 7.1009
**22571-95-5**
Symphytin 3.1118
**22572-04-9**
Codactid 7.1065
**22619-35-8**
Tioclomarol 9.943
**22632-00-4**
Chlorphenethazinhydrochlorid 7.898
**22664-55-7**
Metipranolol 8.978
**22760-18-5**
Proquazon 9.417
**22781-23-3**
Bendiocarb 3.155
**22832-87-7**
Miconazolnitrat 8.1007
**22839-47-0**
Aspartam 7.306
**22881-35-2**
Famprofazon 8.165
**22888-70-6**
Silibinin 9.616
**22916-47-8**
Miconazol 8.1006
**22972-98-1**
(RS)-Oxprenolol 8.1268
**22994-85-0**
Benznidazol 7.425
**23029-57-4**
Fenoxazolinmonohydrochlorid 8.190
**23031-25-6**
Terbutalin 9.804
**23031-32-5**
Terbutalinsulfat 9.807
**23067-13-2**
Erythromycingluceptat 8.75
**23103-98-2**
Pirimicarb 3.977
**23109-05-9**
α-Amanitin 3.49
**23110-15-8**
Fumagillin 8.310
**23135-22-0**
Oxamyl 3.902
**23142-01-0**
Pentoxyverindihydrochlorid 9.80

23152-29-6
Virginiamycin S₁ 9.1186
23214-92-8
Doxorubicin 7.1432
23239-32-9
4-Methoxyamfetamin, racemisch 3.798
23239-41-0
Cefacetril, Natriumsalz 7.728
23239-51-2
Ritodrinhydrochlorid 9.529
23256-23-7
Sulfatroxazol 9.730
23256-30-6
Nifurtimox 8.1164
23256-50-0
Guanabenzacetat 8.392
23271-74-1
Fedrilat 8.168
23277-43-2
Nalbuphinhydrochlorid 8.1071
23288-49-5
Probucol 9.346
23325-78-2
Cefalexin Monohydrat 7.734
23327-57-3
Nefopamhydrochlorid 8.1128
23413-80-1
Aluminium-bis-(acetylsalicylat)-hydroxid 7.137
23464-76-8
Cholinstearat 7.930
23509-16-2
Batrachotoxin 3.148
23541-50-6
Daunorubicinhydrochlorid 7.1180
23560-59-0
Heptenophos 3.654
23593-75-1
Clotrimazol 7.1047
23597-82-2
Hexylnicotinat 8.444
23694-81-7
Mepindolol 8.870
23736-58-5
Cloxacillin, Benzathinsalz 7.1051
23744-24-3
Pipoxolan 9.237
23779-99-9
Floctafenin 8.215
23828-92-4
Ambroxolhydrochlorid 7.157
23843-90-5
Tetracyclin-Citronensäure-Komplex 9.837
23869-24-1
Monoxerutin 8.494; 9.1106
23873-85-0
Proligeston 9.376
23930-19-0
Alfaxalon 7.102
23947-60-6
Ethirimol 3.552
23950-58-5
Propyzamid 3.1005

23964-57-0
Articainhydrochlorid 7.297
23971-84-8
Anthecotulid 3.79
24017-47-8
Triazophos 3.1189
24143-17-7
Oxazolam 8.1253
24168-96-5
Isoconazolnitrat 8.601
24292-52-2
Trimethylhesperidinchalkon 8.427; 9.1072
24305-27-9
Protirelin 9.429
24340-35-0
Piridoxilat 9.253
24345-16-2
Apamin 3.85
24356-60-3
Cefapirin, Natriumsalz 7.748
24356-66-9
Vidarabin Monohydrat 9.1170
24358-65-4
Diisoprominhydrochlorid 7.1335
24381-49-5
Cholinorotat 7.929
24390-14-5
Doxycyclinhyclat 7.1438
24526-64-5
Nomifensin 8.1193
24558-01-8
Levofacetoperan 8.719
24600-36-0
Fominobenhydrochlorid 8.287
24634-61-5
Kaliumsorbat 8.658
24691-80-3
Fenfuram 3.581
24729-96-2
Clindamycindihydrogenphosphat 7.995
24730-10-7
Dihydroergocristinmethansulfonat 7.1314
24815-24-5
Rescinnamin 9.499
24818-79-9
Aluminiumclofibrat 7.142
24868-20-0
Dantrolen, Natriumsalz 7.1174
24916-50-5
Spiramycin A 9.649
24916-51-6
Spiramycin B 9.649
24916-52-7
Spiramycin C 9.649
24967-93-9
Chondroitinsulfat A 7.933
24967-94-0
Chondroitinsulfat B 7.933
25013-16-5
Butylhydroxyanisol 7.585
25046-79-1
Glisoxepid 8.354

25053-27-4
 Natriumapolat **8.**421, 1094
**25057-89-0**
 Bentazon **3.**159
**25059-80-7**
 Benazolinethyl **3.**154
**25086-89-9**
 Copolyvidon **7.**1095
**25122-41-2**
 Clobetasol **7.**1000
**25122-46-7**
 Clobetasol-17-propionat **7.**1001
**25122-57-0**
 Clobetason-17-butyrat **7.**1003
**25126-32-3**
 Sincalid **9.**625
**25154-54-5**
 Dinitrobenzol [*Isomerengemisch*] **3.**483
**25162-00-9**
 (*R*)-Nicotin **8.**1146
**25287-60-9**
 Etofamid **8.**142
**25301-02-4**
 Tyloxapol **9.**1125
**25311-71-1**
 Isofenphos **3.**698
**25316-40-9**
 Doxorubicinhydrochlorid **7.**1435
**25321-14-6**
 Dinitrotoluol [*Isomerengemisch*] **3.**489
**25322-46-7**
 Chondroitinsulfat C **7.**934
**25322-68-3**
 Macrogol **8.**787
**25332-39-2**
 Trazodonhydrochlorid **9.**1014
**25389-94-0**
 Kanamycinmonosulfat **8.**662
**25392-50-1**
 Oxazoron **8.**1254
**25395-22-6**
 2-Carbamoylphenoxyessigsäure **7.**674
**25402-06-6**
 Cinerin I **3.**1017
**25425-12-1**
 Citreoviridin **3.**324
**25447-65-8**
 Dihydroergocornin **7.**1313
**25447-66-9**
 α Dihydroergocryptin **7.**1315
**25496-72-4**
 Glycerolmonooleat **8.**367
**25507-04-4**
 Clindamycinpalmitathydrochlorid **7.**996
**25509-07-3**
 Cloroqualon **7.**1043
**25523-97-1**
 Dexchlorpheniramin **7.**1230
**25546-65-0**
 Ribostamycin **9.**514
**25575-91-1**
 Protirelinacetat **9.**430

**25606-41-1**
 Propamocarb **3.**992
**25614-03-3**
 Bromocriptin **7.**525
**25655-41-8**
 Polyvidon Iod **9.**295
**25683-71-0**
 Terizidon **9.**811
**25717-80-0**
 Molsidomin **8.**1027
**25812-30-0**
 Gemfibrozil **8.**334
**25827-76-3**
 Iomeglaminsäure **8.**579
**25867-19-0**
 Lycaconitin **3.**747
**25905-77-5**
 Minaprin **8.**1018
**25953-19-9**
 Cefazolin **7.**752
**25999-31-9**
 Lasalocid **8.**695
**26000-17-9**
 Lycoctonin **3.**748
**26002-80-2**
 Phenothrin **9.**140
**26016-99-9**
 Fosfomycin, Dinatriumsalz **8.**304
**26027-38-3**
 Nonoxinol **8.**1194
**26070-23-5**
 Trazitilin **9.**1011
**26097-55-2**
 (*R*)-Benzfetamin **7.**423
**26097-80-3**
 Cambendazol **7.**644
**26155-31-7**
 Moranteltartrat **8.**1036
**26171-23-3**
 Tolmetin **9.**983
**26225-79-6**
 Ethofumesat **3.**553
**26259-45-0**
 Secbumeton **3.**1077
**26309-95-5**
 Pivampicillinhydrochlorid **9.**264
**26499-65-0**
 Calciumsulfat **7.**641
**26538-44-3**
 Zeranol **9.**1228
**26570-10-5**
 Dextropropoxyphennapsilat Monohydrat **7.**1245
**26605-69-6**
 Carindacillin, Natriumsalz **7.**708
**26644-46-2**
 Triforin **3.**1216
**26652-09-5**
 Ritodrin **9.**527
**26658-42-4**
 Colestipol **7.**1085
**26675-46-7**
 Isofluran **8.**603

**26717-47-5**
  Clofibrid   7.1017
**26774-90-3**
  Epicillin   8.42
**26787-78-0**
  Amoxicillin   7.232
**26807-65-8**
  Indapamid   8.534
**26839-75-8**
  (S)-Timolol   9.936
**26844-12-2**
  Indoramin   8.542
**26908-91-8**
  Bornaprinhydrochlorid   7.508
**26921-17-5**
  (S)-Timololhydrogenmaleat   9.937
**26944-48-9**
  Glibornurid   8.350
**27025-49-6**
  Carfecillin   7.707
**27031-08-9**
  Sulfaguanol   9.705
**27109-48-4**
  D-Bromisoval   7.524
**27109-49-5**
  L-Bromisoval   7.524
**27164-46-1**
  Cefazolin, Natriumsalz   7.754
**27203-92-5**
  Tramadol   9.1002
**27214-00-2**
  Calciumglycerinophosphat   7.629
**27220-47-9**
  Econazol   8.1
**27223-35-4**
  Ketazolam   8.667
**27262-45-9**
  (R)-Bupivacainhydrochlorid   7.553
**27315-91-9**
  Pipebuzon   9.221
**27325-36-6**
  Procinolol   9.362
**27367-90-4**
  Niaprazin   8.1137
**27469-53-0**
  Almitrin   7.124
**27470-51-5**
  Suxibuzon   9.763
**27478-34-8**
  Dinitronaphthalin [alle Isomeren]   3.487
**27503-81-7**
  2-Phenylbenzimidazol-5-sulfonsäure   9.163
**27523-40-6**
  Isoconazol   8.601
**27574-24-9**
  Tropatepin   9.1101
**27574-25-0**
  Tropatepinhydrochlorid   9.1101
**27589-33-9**
  Azosemid   7.353
**27912-14-7**
  Levobunololhydrochlorid   8.713

**28002-70-2**
  Framycetinsulfat   8.306
**28164-88-7**
  Daphnetoxin   3.388
**28179-44-4**
  Ioxitalaminsäure   8.589
**28227-92-1**
  Phalloin   3.943
**28272-18-6**
  Pyrethrosin   3.1019
**28300-74-5**
  Antimonkaliumtartrat   7.270
**28384-81-8**
  Theophyllin, Megluminsalz   9.859
**28395-03-1**
  Bumetanid   7.547
**28523-86-6**
  Sevofluran   9.605
**28646-36-8**
  (R)-Benzfetaminhydrochlorid   7.424
**28725-18-0**
  Polyethylensulfonsäure   8.1094
**28728-55-4**
  Hexadimethrinbromid   8.430
**28730-17-8**
  Methfuroxam   3.790
**28757-48-4**
  Polihexanid   9.281
**28772-56-7**
  Bromadiolon   3.209
**28782-42-5**
  Difenoxin   7.1289
**28797-61-7**
  Pirenzepin   9.246
**28860-95-9**
  Carbidopa   7.685
**28911-01-5**
  Triazolam   9.1034
**28954-12-3**
  (2S,3S)-Threonin [L-Allothreonin]   9.896
**28981-97-7**
  Alprazolam   7.130
**29069-24-7**
  Prednimustin   9.319
**29094-61-9**
  Glipizid   8.352
**29110-47-2**
  Guanfacin   8.396
**29110-48-3**
  Guanfacinhydrochlorid   8.397
**29122-68-7**
  Atenolol   7.309
**29125-56-2**
  Droclidiniumbromid   7.1442
**29144-42-1**
  Cetocyclin   7.817
**29205-06-9**
  Fluocortolon-21-pivalat   8.255
**29216-28-2**
  Mequitazin   8.881
**29232-93-7**
  Pirimiphosmethyl   3.979

29342-05-0
 Ciclopirox 7.944
29608-49-9
 Almitrindimesilat 7.125
29620-30-2
 Dimevamidsulfat 7.1363
29767-20-2
 Teniposid 9.797
29868-97-1
 Pirenzepindihydrochlorid 9.247
29883-15-6
 Amygdalin 3.68; 7.252
29908-03-0
 Ademetionin 7.68
29936-79-6
 Mofoxim 8.1027
29973-13-5
 Ethiofencarb 3.550
29984-33-6
 Vidarabinphosphorsäure 9.1171
30043-49-3
 Ethidimuron 3.549
30097-06-4
 Tidiacic 9.925
30286-75-0
 Oxitropiumbromid 8.1264
30299-08-2
 Clinofibrat 7.997
30392-40-6
 (RS)-Bitolterol 7.499
30392-41-7
 (RS)-Bitolterolmesilat 7.501
30484-77-6
 Flunarizindihydrochlorid 8.241
30516-87-1
 Zidovudin 9.1229
30525-89-4
 Paraformaldehyd 9.24
30544-47-9
 Etofenamat 8.143
30560-19-1
 Acephat 3.7
30578-37-1
 Ameziniummetilsulfat 7.163
30653-83-9
 Parsalmid 9.37
30685-43-9
 Metildigoxin 8.976
30748-29-9
 Feprazon 8.201
30851-76-4
 Ethoxazorutosid 9.1106
30899-19-5
 Amylalkohole 3.70
30924-31-3
 Cafaminol 7.592
30999-06-5
 Tocofersolan 9.964
31002-79-6
 Triamcinolonbenetonid 9.1025
31036-80-3
 Lofexidin 8.750

31139-87-4
 Tipepidinhibenzat 9.952
31218-83-4
 Propetamphos 3.996
31329-57-4
 Naftidrofuryl 8.1065
31377-23-8
 Amantadinsulfat 7.152
31428-61-2
 Tiamenidin 9.911
31430-15-6
 Flubendazol 8.219
31431-39-7
 Mebendazol 8.817
31530-30-0
 Propineb [Homopolymer] 3.1001
31566-31-1
 Glycerolmonostearat 8.368
31637-97-5
 Etofibrat 8.145
31721-17-2
 Quinupramin 9.484
31770-79-3
 Meglucyclin 8.851
31793-07-4
 Pirprofen 9.260
31828-50-9
 Cefradin Monohydrat 7.780
31828-71-4
 Mexiletin 8.999
31842-01-0
 Indoprofen 8.541
31848-01-8
 Morclofon 8.1037
31879-05-7
 Fenoprofen 8.185
31895-22-4
 Thiocyclamhydrogenoxalat 3.1169
32156-26-6
 4-Brom-2,5-dimethoxy-amfetamin 3.210
32222-06-3
 Calcitriol 7.601
32266-10-7
 Hexoprenalinsulfat 8.443
32385-11-8
 Sisomicin 9.625
32449-92-6
 Glucurolacton 8.358
32665-36-4
 Eprozinol 8.53
32780-64-6
 Labetalolhydrochlorid 8.686
32809-16-8
 Procymidon 3.988
32886-97-8
 Pivecillinam 9.265
32887-01-7
 Mecillinam 8.825
32887-03-9
 Pivmecillinamhydrochlorid 9.267
32909-92-5
 Sulfametrol 9.719

32946-40-0
  Protirelinhydrochlorid  9.430
32986-56-4
  Tobramycin  9.959
32988-50-4
  Viomycin  9.1186
33005-95-7
  Tiaprofensäure  9.914
33032-12-1
  Methapyrilenfumarat  8.917
33069-62-4
  Taxol  9.781
33089-61-1
  Amitraz  3.61; 7.203
33125-97-2
  Etomidat  8.150
33237-74-0
  Aprindinhydrochlorid  7.284
33286-22-5
  Diltiazemhydrochlorid  7.1343
33305-56-5
  Timerfonat  9.935
33342-05-1
  Gliquidon  8.353
33369-31-2
  Zomepirac  9.1246
33386-08-2
  Buspironhydrochlorid  7.565
33396-37-1
  Meproscillarin  8.875
33419-42-0
  Etoposid  8.152
33458-64-9
  Evonin  3.573
33515-09-2
  Gonadorelin  8.379
33564-30-6
  Cefoxitin, Natriumsalz  7.777
33564-31-7
  Diflorason-17,21-diacetat  7.1290
33605-94-6
  Pirisudanol  9.253
33665-90-6
  Acesulfam  7.20
33671-46-4
  Clotiazepam  7.1047
33693-04-8
  Terbumeton  3.1131
33754-49-3
  Zolazepamhydrochlorid  9.1245
33817-20-8
  Pivampicillin  9.263
34031-32-8
  Auranofin  7.323
34097-16-0
  Clocortolon-21-pivalat  7.1006
34123-59-6
  Isoproturon  3.700
34140-59-5
  Trimebutinhydrogenmaleat  9.1065
34154-59-1
  Meptazinolhydrochlorid  8.879

34156-56-4
  Foscarnet, Natriumsalz Hexahydrat  8.299
34161-24-5
  Fipexid  8.204
34183-22-7
  Propafenonhydrochlorid  9.387
34195-34-1
  Hydrocodonhydrogentartrat  8.472
34205-21-5
  Dimefuron  3.474
34214-51-2
  Flucloxacillin, Natriumsalz Monohydrat  8.223
34273-10-4
  Saralasin  9.568
34316-15-9
  Chelerythrin  3.264
34368-04-2
  Dobutamin  7.1413
34381-68-5
  Acebutololhydrochlorid  7.5, 6, 7
34444-01-4
  Cefamandol  7.744
34461-73-9
  Bumadizon, Calciumsalz Hemihydrat  7.546
34462-96-9
  Halacrinat  3.647
34482-56-9
  Silibinin-C-2′,3-dihydrogensuccinat  9.617
34493-98-6
  Dibekacin  7.1258
34521-09-0
  Natriumhydrogentartratoantimonat(II)  8.1106
34552-83-5
  Loperamidhydrochlorid  8.761
34552-84-6
  Isoxicam  8.629
34580-13-7
  Ketotifen  8.674
34580-14-8
  Ketotifenhydrogenfumarat  8.676
34642-77-8
  Amoxicillin, Natriumsalz  7.234
34645-84-6
  Fenclofenac  8.176
34661-75-1
  Urapidil  9.1132
34681-10-2
  Butocarboxim  3.230
34681-23-7
  Butoxycarboxim  3.232
34735-40-5
  Epicillin, Natriumsalz  8.43
34758-83-3
  Zipeprol  9.1244
34758-84-4
  Zipeproldihydrochlorid  9.1245
34783-40-9
  Heptenophos  3.654
34784-64-0
  Tertatolol  9.814
34787-01-4
  Ticarcillin  9.918

34807-41-5
 Mezerein 3.829
34839-70-8
 Metiamid 8.972
34866-46-1
 (RS)-Carbuterolhydrochlorid 7.705
34866-47-2
 (RS)-Carbuterol 7.705
34911-55-2
 Bupropion 7.561
34915-68-9
 Bunitrolol 7.549
35080-11-6
 Prajmalium 9.301
35256-85-0
 Tebutam 3.1126
35334-12-4
 Azidocillin, Natriumsalz 7.344
35367-38-5
 Diflubenzuron 3.466
35457-80-8
 Midecamycin 8.1010
35543-24-9
 Buflomedilhydrochlorid 7.544
35554-08-6
 Saxitoxin 3.1060
35554-44-0
 Enilconazol 3.687; 8.30
35575-96-3
 Azamethiphos 3.122
35604-67-2
 Viloxazinhydrochlorid 9.1175
35607-36-4
 Difenoxinhydrochlorid 7.1290
35607-66-0
 Cefoxitin 7.775
35727-72-1
 Ontianil 8.1235
35763-26-9
 (RS)-Salbutamol 9.548
35795-16-5
 Trimazosin 9.1063
35891-93-1
 Tocainidhydrochlorid 9.963
35898-87-4
 Dilazep 7.1337
35991-93-6
 Nadoxololhydrochlorid 8.1062
36104-80-0
 Camazepam 7.643
36105-20-1
 Flurazepammonohydrochlorid 8.275
36167-63-2
 Halofantrinhydrochlorid 8.402
36322-90-4
 Piroxicam 9.257
36441-41-5
 Lividomycin 8.750
36457-20-2
 Butylparaban, Natriumsalz 7.587
36499-65-7
 Cobaltedetat 7.1057

36505-83-6
 Dectaflur 7.1184
36505-84-7
 Buspiron 7.564
36508-71-1
 Zorubicinhydrochlorid 9.1251
36531-26-7
 Oxantel 8.1249
36637-19-1
 Etidocainhydrochlorid 8.132
36653-82-4
 Cetylalkohol 7.820
36688-78-5
 Clindamycinpalmitat 7.996
36703-88-5
 Methisoprinol 8.923
36734-19-7
 Iprodion 3.697
36894-69-6
 Labetalol 8.685
36913-04-9
 Dimetamfetaminhydrochlorid 7.1351
37065-29-5
 Miloxacin 8.1015
37091-65-9
 Azlocillin, Natriumsalz 7.352
37091-66-0
 Azlocillin 7.349
37106-97-1
 Bentiromid 7.410
37148-27-9
 Clenbuterol 7.989
37259-53-3
 Hyaluronidase [Bakterien-Typ] 8.455
37260-06-3
 2,3-Dimercapto-1-propansulfonsäure, Natriumsalz 7.1349
37270-89-6
 Heparin, Calciumsalz 8.417
37288-34-9
 Hyaluronidase [Blutegel-Typ] 8.455
37296-80-3
 Colestipolhydrochlorid 7.1087
37312-62-2
 Serrapeptase 9.604
37319-17-8
 Natriumpentosanpolysulfat 8.421
37321-09-8
 Apramycin 7.280
37326-33-3
 Hyaluronidase [Testiculär-Typ] 8.455
37340-82-2
 Streptodornase 9.663
37350-58-6
 Metoprolol 8.989
37388-80-0
 Orellanin 3.895
37517-26-3
 Pipotiazinpalmitat 9.236
37517-28-5
 Amikacin 7.177

37517-30-9
 Acebutolol 7.4
37526-80-0
 Melarsonyl 8.852
37577-24-5
 (R)-Fenfluramin 3.580
37612-13-8
 Encainid 8.25
37640-71-4
 Aprindin 7.282
37661-08-8
 Bacampicillinhydrochlorid 7.361
37883-00-4
 Viomycinsulfat 9.1186
37933-66-7
 Thevetin A 9.860
38029-10-6
 Pirbuteroldihydrochlorid 9.245
38194-50-2
 Sulindac 9.739
38260-54-7
 Etrimfos 3.568
38304-91-5
 Minoxidil 8.1021
38324-29-7
 Meclocyclinhydrochlorid 8.827
38363-32-5
 Penbutololsulfat 9.48
38363-40-5
 Penbutolol 9.47
38562-01-5
 Dinoprost Tromethamin 7.1372
38668-01-8
 Taurultam 9.780
38677-81-5
 Pirbuterol 9.244
38821-49-7
 Cabidopa Monohydrat 7.687
38821-52-2
 Indoraminhydrochlorid 8.544
38821-53-3
 Cefradin, wasserfrei 7.780
38869-91-9
 Pentylharnstoff 9.81
38916-34-6
 Somatostatin 9.629
39044-39-8
 Rolitetracyclinsuccinat-Erythromycin 9.530
39133-31-8
 Trimebutin 9.1064
39148-24-8
 Fosetyl, Aluminiumsalz 3.617
39202-40-9
 Guazatinacetat 3.645
39300-45-3
 Dinocap 3.491
39474-58-3
 Cotrimazin 7.1102
39492-01-8
 Gabexat 8.319
39543-79-8
 Befunololhydrochlorid 7.385

39552-01-7
 Befunolol 7.385
39562-70-4
 Nitrendipin 8.1178
39665-12-8
 L-Lysin Monohydrat 8.781
39698-78-7
 Saralasinacetat, wasserhaltig 9.570
39715-02-1
 Endralazin 8.27
39831-55-5
 Amikacin-bis(hydrogensulfat) 7.181
40034-42-2
 Rosoxacin 9.534
40180-04-9
 Tienilsäure 9.927
40256-99-3
 Flucetorex 8.220
40391-99-9
 Pamidronsäure 9.3
40487-42-1
 Pendimethalin 3.926
40507-78-6
 Indanazolin 8.533
40665-92-7
 Cloprostenol 7.1037
40828-46-4
 Suprofen 9.755
40922-77-8
 Josamycinpropionat 8.641
41078-02-8
 Enprofyllin 8.35
41083-11-8
 Azocyclotin 3.129
41152-17-4
 Morforex 8.1038
41183-64-6
 [$^{67}$Ga]Galliumcitrat 8.323
41294-56-8
 Alfacalcidol 7.100
41354-48-7
 Aluminiumglycinatdihydroxid, wasserhaltig 7.143
41372-08-1
 Methyldopa Sesquihydrat 8.943
41372-10-5
 Piperazincitrat 9.232
41372-20-7
 Apomorphinhydrochlorid Hemihydrat 7.277
41444-62-6
 Codeinphosphat Hemihydrat 7.1072
41483-43-6
 Bupirimat 3.223
41544-24-5
 Tromantadinhydrochlorid 9.1097
41570-61-0
 Tulobuterol 9.1123
41575-94-4
 Carboplatin 7.697
41621-49-2
 Ciclopiroxolamin 7.944

**41708-72-9**
  Tocainid  **9.**961
**41767-29-7**
  Fluocortinbutyl  **8.**250
**41859-67-0**
  Bezafibrat  **7.**477
**42200-33-9**
  Nadolol  **8.**1059
**42399-41-7**
  Diltiazem  **7.**1342
**42408-82-2**
  Butorphanol  **7.**583
**42461-84-7**
  Flunixin, Megluminsalz  **8.**244
**42471-28-3**
  Nimustin  **8.**1171
**42540-40-9**
  Cefamandolformiat, Natriumsalz  **7.**747
**42542-10-9**
  3,4-Methylendioxy-*N*-methylamfetamin  **3.**811
**42576-02-3**
  Bifenox  **3.**177
**42794-76-3**
  Midodrin  **8.**1010
**42835-25-6**
  Flumequin  **8.**236
**43061-15-0**
  (*R*)-4-Brom-2,5-dimethoxy-amfetamin  **3.**211
**43061-16-1**
  (*S*)-4-Brom-2,5-dimethoxy-amfetamin  **3.**211
**43119-47-7**
  D-α-Tocopherolnicotinat  **9.**975
**43121-43-3**
  Triadimefon  **3.**1184
**43200-80-2**
  Zopiclon  **9.**1248
**43210-67-9**
  Fenbendazol  **8.**172
**43222-48-6**
  Difenzoquat  **3.**465
**46719-29-3**
  (*RS*)-Terbutalin  **9.**804
**46817-91-8**
  Viloxazin  **9.**1174
**46908-09-2**
  Carabron  **3.**249
**47141-42-4**
  Levobunolol  **8.**713
**47543-65-7**
  Prenoxdiazin  **9.**332
**47931-85-1**
  Calcitonin vom Lachs  **7.**601
**48141-64-6**
  Etafedrin  **8.**95
**49562-28-9**
  Fenofibrat  **8.**183
**49746-06-7**
  Aminophyllin Dihydrat  **7.**194
**49755-67-1**
  Ioglicinsäure  **8.**576
**49763-96-4**
  Stiripentol  **9.**663

**49830-49-1**
  BleomycinA$_2$-chlorid  **7.**505
**50257-98-2**
  *cis*-en-in-Dicycloether  **7.**1272
**50306-01-9**
  (*RS*)-Clenbuterol  **7.**989
**50370-12-2**
  Cefadroxil, wasserfrei  **7.**732
**50471-44-8**
  Vinclozolin  **3.**1240
**50563-36-5**
  Dimethachlor  **3.**475
**50567-35-6**
  Metamizol  **8.**901
**50629-82-8**
  Halometason  **8.**404
**50679-08-8**
  Terfenadin  **9.**809
**50700-72-6**
  Vecuroniumbromid  **9.**1161
**50782-69-9**
  VX [*Kampfstoff*]  **3.**1247
**50801-44-0**
  Cortisuzol  **7.**1100
**50838-36-3**
  Tolciclat  **9.**982
**50887-69-9**
  Orotsäure Monohydrat  **8.**1242
**50972-17-3**
  Bacampicillin  **7.**359
**51016-68-3**
  Josamycinpropionat  **8.**641
**51022-69-6**
  Amcinonid  **7.**161
**51022-70-9**
  Salbutamolsulfat  **9.**551
**51022-71-0**
  Nabilon  **8.**1057
**51022-74-3**
  Iotroxinsäure  **8.**587
**51037-30-0**
  Acipimox  **7.**58
**51158-08-8**
  Macrogol-1000-glycerolmonostearat  **8.**792
**51192-09-7**
  Macrogol-1000-glycerolmonooleat  **8.**792
**51218-45-2**
  Metolachlor  **3.**822
**51234-28-7**
  Benoxaprofen  **7.**403
**51235-04-2**
  Hexazinon  **3.**671
**51248-32-9**
  Macrogol-1000-glycerolmonolaurat  **8.**791
**51264-14-3**
  Amsacrin  **7.**250
**51274-83-0**
  Tiamenidinhydrochlorid  **9.**912
**51287-28-6**
  (*RS*)-Benzfetamin  **7.**423
**51322-75-9**
  Tizanidin  **9.**956

**51333-22-3**
  Budesonid 7.539
**51338-27-3**
  Diclofop-methyl 3.452
**51481-61-9**
  Cimetidin 7.953
**51481-65-3**
  Mezlocillin 8.1002
**51630-58-1**
  Fenvalerat 3.591; 8.200
**51762-05-1**
  Cefroxadin 7.783
**51773-92-3**
  Mefloquinhydrochlorid 8.847
**51781-06-7**
  Carteolol 7.717
**51781-21-6**
  (RS)-Carteololhydrochlorid 7.719
**51798-72-2**
  Insulin-Defalan (vom Rind) 8.555
**51876-99-4**
  Ioserinsäure 8.584
**51898-34-1**
  DL-α-Tocopherolnicotinat 9.974
**51934-76-0**
  Iomorinsäure 8.580
**51940-44-4**
  Pipemidsäure 9.221
**51996-59-9**
  Metamizol, Calciumsalz 8.902
**51997-43-4**
  (RS)-Carazololhydrochlorid 7.666
**52128-35-5**
  Trimetrexat 9.1073
**52152-93-9**
  Cefsulodin, Natriumsalz 7.786
**52205-73-9**
  Estramustin-17β-dihydrogenphosphat, Dinatriumsalz 8.85
**52214-84-3**
  Ciprofibrat 7.964
**52239-63-1**
  Thiethylperazindimalat 9.874
**52315-07-8**
  Cypermethrin 3.379; 7.1150
**52365-63-6**
  Dipivefrin 7.1390
**52432-72-1**
  Oxeladindihydrogencitrat 8.1257
**52468-60-7**
  Flunarizin 8.240
**52485-79-7**
  Buprenorphin 7.558
**52645-53-1**
  Permethrin 3.934; 9.91
**52663-81-7**
  Dobutaminhydrochlorid 7.1415
**52671-39-3**
  4-Hydroxyephedrin 8.491
**52702-51-9**
  Dembrexinhydrochlorid Monohydrat 7.1194

**52730-36-6**
  Sennosid A, Calciumsalz 9.597
**52730-37-7**
  Sennosid B, Calciumsalz 9.600
**52730-45-7**
  (R)-Viloxazin 9.1175
**52730-46-8**
  (S)-Viloxazin 9.1175
**52740-16-6**
  Calciumarsenit 7.604
**52756-25-9**
  Flampropmethyl 3.596
**52888-80-9**
  Prosulfocarb 3.1007
**52918-63-5**
  Deltamethrin 3.399
**52921-08-1**
  Betainhydrogenaspartat 7.465
**53003-10-4**
  Salinomycin 9.559
**53027-39-7**
  Insulin-Isophan 8.556
**53123-88-9**
  Rapamycin 9.493
**53152-21-9**
  Buprenorphinhydrochlorid 7.560
**53164-05-9**
  Acemetacin 7.11
**53179-09-2**
  Sisomicinsulfat 9.626
**53179-11-6**
  Loperamid 8.758
**53230-10-7**
  Mefloquin 8.844
**53237-59-5**
  Urushiol 3.1232
**53597-23-2**
  Abrin a 3.5
**53597-24-3**
  Abrin c 3.5
**53643-48-4**
  Vindesin 9.1181
**53714-56-0**
  Leuprorelin 8.705
**53716-49-7**
  Carprofen 7.716
**53716-50-0**
  Oxfendazol 8.1259
**53746-45-5**
  Fenoprofen, Calciumsalz Dihydrat 8.186
**53746-46-6**
  Trimazosinhydrochlorid Monohydrat 9.1064
**53772-83-1**
  Zuclopenthixol 9.1252
**53783-83-8**
  Tromantadin 9.1097
**53797-35-6**
  Ribostamycinsulfat 9.514
**53808-87-0**
  Tetroxoprim 9.841
**53808-88-1**
  Lonazolac 8.756

53862-81-0
 Detajmiumhydrogentartrat  7.1220
53885-35-1
 Ticlopidinhydrochlorid  9.922
53910-25-1
 Pentostatin  9.75
53935-32-3
 Protirelintartrat  9.430
53973-98-1
 Poligeenan  9.280
53994-73-3
 Cefaclor, wasserfrei  7.729
54024-22-5
 Desogestrel  7.1209
54063-32-0
 Clobetason  7.1002
54063-35-3
 Dofamiumchlorid  7.1419
54063-41-1
 Fepromid  8.202
54063-42-2
 [$^{59}$Fe]Eisen(III)citrat  8.11
54063-51-3
 Nadoxolol  8.1061
54063-52-4
 Pitofenon  9.262
54063-53-5
 Propafenon  9.387
54083-22-6
 Zorubicin  9.1250
54118-67-1
 Chlormidazolhydrochlorid  7.876
54143-55-4
 Flecainid  8.209
54143-56-5
 Flecainidacetat  8.211
54143-57-6
 Metoclopramidhydrochlorid Monohydrat  8.984
54182-58-0
 Sucralfat  9.684
54182-63-7
 [$^{133}$I]Macrosalb  8.795
54266-35-2
 Terondit  8.1235
54277-47-3
 [$^{99}$Tc]Macrosalb  8.796
54323-85-2
 Protizinsäure  9.431
54340-58-8
 Meptazinol  8.877
54340-66-8
 Subendazol  9.681
54350-48-0
 Etretinat  8.158
54479-70-8
 Heparin, Magnesiumsalz  8.419
54504-70-0
 Etofyllinclofibrat  8.148
54527-84-3
 Nicardipinhydrochlorid  8.1140
54657-96-4
 Nifuralid  8.1161

54680-46-5
 DL-Norpseudoephedrin  8.1213
54739-18-3
 Fluvoxamin  8.281
54749-90-5
 Chlorozotocin  7.894
54856-23-4
 Betahistindimesilat  7.463
54910-89-3
 Fluoxetin  8.262
54965-21-8
 Albendazol  7.92
54965-24-1
 Tamoxifendihydrochlorid  9.771
55028-70-1
 Arbaprostil  7.291
55028-72-3
 Cloprostenol, Natriumsalz  7.1038
55142-85-3
 Ticlopidin  9.922
55179-31-2
 Bitertanol  3.184
55219-65-3
 Triadimenol  3.1185
55242-55-2
 Propentofyllin  9.395
55268-74-1
 Praziquantel  9.311
55268-75-2
 Cefuroxim  7.797
55285-14-8
 Carbosulfan  3.255
55294-15-0
 Muzolimin  8.1054
55297-95-5
 Tiamulin  9.912
55297-96-6
 Tiamulinhydrogenfumarat  9.913
55299-11-1
 Iquindamin  8.595
55300-29-3
 Antrafenin  7.272
55335-06-3
 Triclopyr  3.1212
55477-19-5
 Iprozilamin  8.595
55501-05-8
 Clopenthixoldecanoat  7.1034
55512-33-9
 Pyridat  3.1019
55557-30-7
 Levopropoxyphennapsilat Monohydrat  8.726
55589-62-3
 Acesulfam, Kaliumsalz  7.21
55658-44-1
 Bleomycin B$_2$-hydrochlorid  7.505
55661-38-6
 Nimustinhydrochlorid  8.1172
55837-13-3
 Piclopastin  9.200
55837-25-7
 Buflomedil  7.542

55837-27-9
  Piretamid  9.248
55837-29-1
  Tiropramid  9.952
55902-94-8
  Sitofibrat  9.627
55981-09-4
  Nitazoxanid  8.1175
55985-32-5
  Nicardipin  8.1140
56073-07-5
  Difenacoum  3.464
56073-10-0
  Brodifacoum  3.206
56087-11-7
  Dextranomer  7.1234
56180-94-0
  Acarbose  7.1
56187-47-4
  Cefazedon  7.749
56211-40-6
  Torasemid  9.994
56238-63-2
  Cefuroxim, Natriumsalz  7.799
56281-36-8
  Motretinid  8.1049
56377-79-8
  Nosiheptid  8.1217
56390-09-1
  Epirubicinhydrochlorid  8.51
56391-56-1
  Netilmicin  8.1135
56391-57-2
  Netilmicinsulfat  8.1136
56392-17-7
  Metoprololtartrat  8.989
56396-94-2
  Mepindololsulfat  8.871
56420-45-2
  Epirubicin  8.49
56583-43-8
  Fomocainhydrochlorid  8.290
56621-38-6
  Cinnarizinhydrochlorid  7.961
56717-11-4
  Piproctanylbromid  3.976
56767-76-1
  Flurbiprofen, Natriumsalz Dihydrat  8.277
56775-88-3
  Zimeldin  9.1231
56776-01-3
  Tulobuterolhydrochlorid  9.1125
56974-46-0
  Butalaminhydrochlorid  7.569
56974-61-9
  Gabexatmesilat  8.320
56980-93-9
  Celiprolol  7.802
56995-20-1
  Flupirtin  8.268
57018-04-9
  Tolclofosmethyl  3.1176

57041-67-5
  Desfluran  7.1203
57109-90-7
  Clorazepat, Dikaliumsalz  7.1039
57132-53-3
  Proglumetacin  9.371
57322-49-3
  (RS)-Tropicamid  9.1101
57432-61-8
  Methylergometrinhydrogenmaleat  8.949
57460-41-0
  Talinolol  9.767
57470-78-7
  (RS)-Celiprololhydrochlorid  7.804
57524-89-7
  Hydrocortison-17-valerat  8.481
57526-81-5
  Prenalterol  9.331
57576-44-0
  Aclarubicin  7.60
57646-30-7
  Furalaxyl  3.621
57773-63-4
  Triptorelin  9.1091
57775-29-8
  Carazolol  7.664
57801-81-7
  Brotizolam  7.536
57808-66-9
  Domperidon  7.1419
57837-19-1
  Metalaxyl  3.777
57916-92-4
  Carbomer 934 P  7.696
57966-95-7
  Cymoxanil  3.378
57982-77-1
  Buserelin  7.562
58001-44-8
  Clavulansäure  7.979
58066-85-6
  Miltefosin  8.1017
58166-83-9
  Cafedrin  7.594
58207-19-5
  Clindamycinhydrochlorid Monohydrat  7.995
58306-30-2
  Febantel  8.166
58456-86-3
  Cefradin Dihydrat  7.780
58493-54-2
  (±)-Glycopyrroniumbromid  8.374
58580-55-5
  Dibekacinsulfat  7.1259
58581-89-8
  Azelastin  7.340
58786-99-5
  Butorphanoltartrat  7.584
58795-03-2
  (S)-Apalcillin, Natriumsalz  7.275
58829-32-6
  Chinidin-Polygalacturonat  7.832

**58934-46-6**
　Lorcainidhydrochlorid　8.769
**58970-76-6**
　Bestatin　7.457
**58993-78-5**
　(S)-4-Methoxyamfetamin　3.798
**58993-79-6**
　(R)-4-Methoxyamfetamin　3.798
**59017-64-0**
　Ioxaglinsäure　8.588
**59122-46-2**
　Misoprostol　8.1024
**59160-29-1**
　Lidofenin　8.738
**59198-70-8**
　Diflucortolon-21-valerat　7.1293
**59209-40-4**
　Proglumetacindimaleat　9.372
**59263-76-2**
　Meptazinolhydrochlorid　8.879
**59277-89-3**
　Aciclovir　7.44
**59333-67-4**
　Fluoxetinhydrochlorid　8.262
**59338-87-3**
　Alizapridhydrochlorid　7.114
**59338-93-1**
　Alizaprid　7.113
**59467-70-8**
　Midazolam　8.1008
**59467-94-6**
　Midazolammaleat　8.1010
**59467-96-8**
　Midazolamhydrochlorid　8.1010
**59547-64-7**
　Sulfacinnamin　9.693
**59567-87-2**
　(R)-Carteololhydrochlorid　7.719
**59567-88-3**
　(S)-Carteololhydrochlorid　7.720
**59625-89-7**
　Magnesiumdigluconat Dihydrat　8.802
**59703-84-3**
　Piperacillin, Natriumsalz　9.228
**59729-31-6**
　Lorcainid　8.767
**59729-32-7**
　Citalopramhydrobromid　7.974
**59729-33-8**
　Citalopram　7.974
**59798-30-0**
　Mezlocillin, Natriumsalz Monohydrat　8.1002
**59804-37-4**
　Tenoxicam　9.799
**59811-38-0**
　(RS)-Carbinoxamin　7.688
**59828-07-8**
　Procaterolhydrochlorid　9.359
**59865-13-3**
　Ciclosporin　7.946
**59917-39-4**
　Vindesinsulfat　9.1182

**60007-95-6**
　Cyclophosphamid　7.1141
**60007-96-7**
　(S)-Cyclophosphamid　7.1145
**60030-72-0**
　(R)-Cyclophosphamid　7.1145
**60104-29-2**
　Clofezon　7.1014
**60154-08-7**
　Cer(III)sulfanilat　7.812
**60166-93-0**
　Iopamidol　8.580
**60168-88-9**
　Fenarimol　3.578
**60207-90-1**
　Propiconazol　3.1000
**60239-68-1**
　Undecylensäurediethanolamid　9.1130
**60282-87-3**
　Gestoden　8.342
**60325-46-4**
　Sulproston　9.746
**60329-04-6**
　(E)-Guanabenzacetat　8.392
**60329-05-7**
　(Z)-Guanabenz　8.392
**60443-17-6**
　Procaterol　9.358
**60561-17-3**
　Sufentanilcitrat　9.685
**60568-05-0**
　Furmecyclox　3.622
**60607-34-3**
　Oxatomid　8.1249
**60628-96-8**
　Bifonazol　7.481
**60643-86-9**
　Vigabatrin　9.1172
**60719-84-8**
　Amrinon　7.247
**60762-57-4**
　Pirlindol　9.256
**60763-49-7**
　Cinnariziniumclofibrat　7.961
**60883-72-9**
　Anisohydrocinnamol　7.264
**61036-62-2**
　Teicoplanin　9.787
**61036-64-4**
　Teicoplanin $A_2$　9.787
**61129-30-4**
　Zimeldinhydrochlorid　9.1231
**61177-45-5**
　Clavulansäure, Kaliumsalz　7.982
**61197-73-7**
　Loprazolam　8.762
**61213-25-0**
　Flurochloridon　3.606
**61318-91-0**
　Sulconazolnitrat　9.691
**61336-70-7**
　Amoxicillin Trihydrat　7.235

**61477-95-0**
  Monalazon, Dinatriumsalz  **8.**1029
**61477-96-1**
  Piperacillin  **9.**226
**61545-06-0**
  Temocillin, Dinatriumsalz  **9.**795
**61622-34-2**
  Cefotiam  **7.**772
**61718-82-9**
  Fluvoxaminhydrogenmaleat  **8.**282
**61788-85-0**
  Macrogol-300-glyceroltris(hydroxystearat)  **8.**793
**61791-12-6**
  Macrogol-1500-glyceroltriricinoleat  **8.**793
**61802-93-5**
  Metaclazepamhydrochlorid  **8.**898
**61914-43-0**
  Glucuronamid  **8.**359
**61951-99-3**
  Tixocortol  **9.**955
**62288-83-9**
  Desmopressinacetat, wasserfrei  **7.**1208
**62357-86-2**
  Desmopressinacetat Trihydrat  **7.**1208
**62571-86-2**
  Captopril  **7.**659
**62587-73-9**
  Cefsulodin  **7.**784
**62666-20-0**
  Progabid  **9.**367
**62893-19-0**
  Cefoperazon  **7.**762
**62893-20-3**
  Cefoperazon, Natriumsalz  **7.**765
**63283-36-3**
  Calcifediol Monohydrat  **7.**597
**63284-71-9**
  Nuarimol  **3.**887
**63449-39-8**
  Chlorierte Paraffine  **3.**293
**63469-19-2**
  Apalcillin  **7.**272
**63521-15-3**
  Cefazedon, Natriumsalz  **7.**751
**63521-85-7**
  Esorubicin  **8.**76
**63527-52-6**
  Cefotaxim  **7.**765
**63585-09-1**
  Foscarnet, Natriumsalz  **8.**299
**63590-64-7**
  Terazosin  **9.**801
**63638-91-5**
  Brofaromin  **7.**514
**63659-18-7**
  Betaxolol  **7.**473
**63659-19-8**
  Betaxololhydrochlorid  **7.**475
**63675-72-9**
  Nisoldipin  **8.**1174
**63782-90-1**
  Flamprop-$M$-isopropyl  **3.**596

**63950-06-1**
  Esorubicinhydrochlorid  **8.**77
**64019-93-8**
  Dipivefrinhydrochlorid  **7.**1391
**64044-51-5**
  Lactose Monohydrat  **8.**688
**64053-00-5**
  Zuclopenthixoldecanoat  **9.**1253
**64082-61-7**
  A 73025  **8.**421
**64092-49-5**
  Zomepirac, Natriumsalz Dihydrat  **9.**1247
**64211-45-6**
  Oxiconazol  **8.**1262
**64221-86-9**
  Imipenem  **8.**525
**64228-81-5**
  Atracuriumbesilat  **7.**312
**64238-92-2**
  Benproperinembonat  **7.**407
**64257-84-7**
  Fenpropathrin  **3.**583
**64318-79-2**
  Gemeprost  **8.**331
**64407-99-4**
  Magnesiumglutamat  **8.**802
**64461-82-1**
  Tizanidinhydrochlorid  **9.**959
**64476-38-6**
  Apatit  **7.**275
**64485-93-4**
  Cefotaxim, Natriumsalz  **7.**768
**64490-92-2**
  Tolmetin, Natriumsalz Dihydrat  **9.**985
**64521-35-3**
  [$^{59}$Fe]Eisen(II)citrat  **8.**11
**64544-07-6**
  Cefuroxim-Axetil  **7.**800
**64638-07-9**
  ($RS$)-4-Brom-2,5-dimethoxy-amfetamin  **3.**211
**64855-91-0**
  L-Argininpyroglutamat  **7.**294
**64872-76-0**
  Butoconazol  **7.**581
**64952-97-2**
  Latamoxef  **8.**696
**64953-12-4**
  Latamoxef, Dinatriumsalz  **8.**699
**65085-01-0**
  Cefmenoxim  **7.**757
**65195-55-3**
  Avermectin B$_{1a}$  **3.**121
**65195-56-4**
  Avermectin B$_{1b}$  **3.**121
**65277-42-1**
  Ketoconazol  **8.**668
**65322-72-7**
  Endralazinmesilat  **8.**27
**65472-88-0**
  Naftifin  **8.**1068
**65473-14-5**
  Naftifinhydrochlorid  **8.**1069

65652-44-0
 Pirbuterolacetat 9.245
65666-07-1
 Silymarin 9.621
65710-07-8
 Apramycinsulfat 7.282
65725-11-3
 Lactucopicrin 3.723
65807-02-5
 Goserelin 8.381
65899-73-2
 Tioconazol 9.944
65928-58-7
 Dienogest 7.1278
66003-55-2
 Alloxydim 3.39
66063-05-6
 Pencycuron 3.925
66085-59-4
 Nimodipin 8.1167
66108-95-0
 Iohexol 8.577
66148-78-5
 Temocillin 9.793
66215-27-8
 Cyromazin 3.381
66246-88-6
 Penconazol 3.925
66357-35-5
 Ranitidin 9.490
66357-59-3
 Ranitidinhydrochlorid 9.492
66441-23-4
 Fenoxapropethyl 3.582
66508-53-0
 Fosmidomycin 8.305
66535-86-2
 Lotrifen 8.771
66575-30-2
 Sennosid $A_1$ 9.597
66592-87-8
 Cefadroxil Monohydrat 7.732
66717-59-7
 (S)-Befunololhydrochlorid 7.386
66722-44-9
 Bisoprolol 7.497
66734-13-2
 Alclometason-17,21-dipropionat 7.95
66794-74-9
 Encainidhydrochlorid 8.25
66985-17-9
 Ipratropiumbromid Monohydrat 8.590
67037-37-0
 Eflornithin 8.8
67085-14-7
 Butoconazolnitrat 7.582
67129-08-2
 Metazachlor 3.781
67293-74-7
 Ethofumesat 3.553
67375-30-8
 Alphacypermethrin 3.40

67452-97-5
 Alclometason 7.94
67485-29-4
 Hydramethylnon 3.677
67564-91-4
 Fenpropimorph 3.585
67747-09-5
 Prochloraz 3.987
67762-27-0
 Cetylstearylalkohol 7.824
67763-87-5
 Bleomycinhydrochlorid 7.505
67915-31-5
 Terconazol 9.808
68006-14-4
 L-L-Spagluminsäure 9.640
68107-82-4
 (S)-Acebutololhydrochlorid 7.7
68238-36-8
 Isosulfanblau 9.722
68291-97-4
 Zonisamid 9.1247
68359-37-5
 Cyfluthrin 3.377
68373-14-8
 Sulbactam 9.687
68401-81-0
 Ceftizoxim 7.791
68401-82-1
 Ceftizoxim, Natriumsalz Sesquihydrat 7.793
68506-86-5
 (RS)-Vigabatrin 9.1172
68630-75-1
 Buserelinacetat 7.563
68797-31-9
 Econazolnitrat 8.2
68813-55-8
 Oxantelhydrogenembonat 8.1248
68844-77-9
 Astemizol 7.307
68942-31-4
 Pemolinhydrochlorid 9.45
69049-06-5
 Alfentanilhydrochlorid 7.105
69049-73-6
 Nedocromil 8.1123
69198-10-3
 Metronidazolhydrochlorid 8.993
69207-57-4
 (RS)-Carazolol 7.664
69304-47-8
 Brivudin 7.514
69381-94-8
 Fenprostalen 8.194
69388-79-0
 Sulbactampivoxil 9.687
69388-84-7
 Sulbactam, Natriumsalz 9.690
69552-46-1
 Carbacyclin 7.669
69558-55-0
 Thymopentin 9.904

**69657-51-8**
Aciclovir, Natriumsalz 7.46
**69712-56-7**
Cefotetan 7.769
**69739-16-8**
Cefodizim 7.760
**69756-53-2**
Halofantrin 8.402
**69806-50-4**
Fluazifopbutyl 3.600
**69815-49-2**
Norepinephrin-(RR)-hydrogentartrat Monohydrat 8.1200
**70024-40-7**
Terazosinhydrochlorid 9.801
**70059-30-2**
Cimetidinhydrochlorid 7.955
**70145-94-7**
Prothipendylhydrochlorid Monohydrat 9.426
**70161-11-4**
Ivermectin $B_{1a}$ 8.636
**70209-81-3**
Ivermectin $B_{1b}$ 8.636
**70280-88-5**
Difemerinhydrochlorid 7.1288
**70288-86-7**
Ivermectin 8.636
**70356-03-5**
Cefaclor Monohydrat 7.729
**70458-92-3**
Pefloxazin 9.40
**70458-96-7**
Norfloxacin 8.1208
**70560-51-9**
Kanamycinhydrogensulfat 8.662
**70775-75-6**
Octenidindihydrochlorid 8.1225
**70879-28-6**
Alfentanilhydrochlorid Monohydrat 7.106
**70897-81-3**
(RS)-Acenocoumarol 7.14
**71002-10-3**
Vidarabinphosphat, Dinatriumsalz 9.1171
**71031-15-7**
Cathinon 3.259
**71116-82-0**
Tiaprost 9.917
**71116-83-1**
Tiaprost, Trometamolsalz 9.917
**71195-58-9**
Alfentanil 7.103
**71486-22-1**
Vinorelbin 9.1183
**71603-11-7**
*meso*-Clinofibrat 7.997
**71603-12-8**
(+)-Clinofibrat 7.997
**71603-13-9**
(−)-Clinofibrat 7.997
**71626-11-4**
Benalaxyl 3.153

**71626-98-7**
Calciumiodid 7.607
**71827-03-7**
5-*O*-Demethyl-22,23-dihydroavermectin $A_{1a}$ 8.636
**72332-33-3**
(±)-Procaterol 9.358
**72376-78-4**
(R)-Diprophyllin 7.1395
**72496-41-4**
Pirarubicin 9.242
**72509-76-3**
Felodipin 8.169
**72558-82-8**
Ceftazidim 7.787
**72559-06-9**
Rifabutin 9.515
**73121-56-9**
Enprostil 8.36
**73138-45-1**
Montanglykolwachs 8.1033
**73334-05-1**
Metronidazolphosphat 8.993
**73334-07-3**
Iopromid 8.582
**73384-59-5**
Ceftriaxon 7.794
**73384-60-8**
Sulmazol 9.743
**73573-87-2**
Formoterol 8.297
**73590-58-6**
Omeprazol 8.1234
**73771-04-7**
Prednicarbat 9.318
**73815-11-9**
Cimoxaton 7.956
**73816-42-9**
Meclocyclin-5-sulfosalicylat 8.827
**73931-96-1**
Denzimol 7.1198
**74011-58-8**
Enoxacin 8.30
**74051-80-2**
Sethoxydim 3.1081
**74115-24-5**
Clofentezin 3.329
**74223-64-6**
Metsulfuronmethyl 3.826
**74356-00-6**
Cefotetan, Dinatriumsalz 7.771
**74381-53-6**
Leuprorelinacetat 8.706
**74427-45-5**
(RS)-Disopyramid 7.1399
**74431-23-5**
Imipenem Monohydrat 8.527
**74578-69-1**
Ceftriaxon, Dinatriumsalz 7.797
**74591-00-7**
Apalcillin, Natriumsalz 7.275

74772-77-3
  Ciglitazon  7.949
75067-66-2
  Bromperidoldecanoat  7.533
75330-75-5
  Lovastatin  8.771
75331-19-0
  (R)-Carteolol  7.719
75443-99-1
  Aclarubicinhydrochlorid  7.62
75530-68-6
  Nilvadipin  8.1166
75695-93-1
  Isradipin  8.632
75736-33-3
  Diclobutrazol  3.451
75847-73-3
  Enalapril  8.22
75867-00-4
  Fenfluthrin  8.182
76050-42-5
  Carbomer 940  7.697
76095-16-4
  Enalaprilhydrogenmaleat  8.23
76149-23-0
  (RS)-Clinofibrat  7.997
76253-60-6
  Tetrachlorbenzyltoluol  3.1136
76497-13-7
  Sultamicillin  9.748
76543-88-9
  Interferon α-2a  8.561
76547-98-3
  Lisinopril  8.745
76578-12-6
  Quizalofop  3.1025
76584-70-8
  Heminatriumvalproat  9.1153
76674-21-0
  Flutriafol  3.608
76738-62-0
  Paclobutrazol  3.909
76824-35-6
  Famotidin  8.163
76963-41-2
  Nizatidin  8.1190
77121-89-2
  Meglucyclindihydrochlorid  8.851
77182-82-2
  Glufosinat, Ammoniumsalz  3.639
77287-05-9
  Rioprostil  9.523
77536-66-4
  Aktinolith  3.102
77536-67-5
  Antophyllit  3.102
77536-68-6
  Tremolit  3.102
77671-31-9
  Enoximon  8.33
77732-09-3
  Oxadixyl  3.898

78110-38-0
  Aztreonam  7.354
78415-72-2
  Milrinon  8.1015
78439-06-2
  Ceftazidim Pentahydrat  7.790
78613-35-1
  Amorolfin  7.230
78628-28-1
  Roxatidin  9.535, 536
78628-80-5
  Terbinafinhydrochlorid  9.802
78755-81-4
  Flumazenil  8.233
78859-33-3
  (S)-Carazolol  7.666
78859-34-4
  (R)-Carazolol  7.666
79241-46-6
  Fluazifop-p-butyl  3.600
79300-07-5
  Emetindihydrochlorid Pentahydrat  8.21
79307-93-0
  Azelastinhydrochlorid  7.340
79350-37-1
  Cefixim, wasserfrei  7.755
79645-27-5
  Tobramycinsulfat  9.961
79660-72-3
  Fleroxacin  8.212
79763-32-9
  erythro-Hydroxynonyladenin  8.500
79770-24-4
  Iotrolan  8.586
79794-75-5
  Loratidin  8.764
79902-63-9
  Simvastatin  9.624
80206-83-3
  Hartfett  8.413
80210-62-4
  Cefpodoxim  7.778
80214-83-1
  Roxithromycin  9.537
80387-96-8
  Difemerin  7.1288
80529-93-7
  Gadopentetinsäure  8.320
80880-90-6
  Telenzepin  9.789
81093-37-0
  Pravastatin  9.308
81098-60-4
  Cisaprid  7.969
81102-77-4
  (S)-Carteolol  7.720
81103-11-9
  Clarithromycin  7.978
81129-83-1
  Cilastatin, Natriumsalz  7.950
81406-37-3
  Fluroxypyr-1-methylheptylester  3.606

81412-43-3
  Tridemorph  **3.**1212
81801-12-9
  Xamoterol  **9.**1207
82009-34-5
  Cilastatin  **7.**949
82279-57-0
  Zinkacetat, basisches  **9.**1234
82410-32-0
  Ganciclovir  **8.**325
82413-20-5
  Droloxifen  **7.**1444
82419-36-1
  Ofloxacin  **8.**1230
82657-92-9
  Prourokinase  **9.**570
82834-16-0
  Perindopril  **9.**89
82852-42-4
  Epiactin A  **3.**523
82852-43-5
  Epiactin B  **3.**523
82852-44-6
  Epiactin C  **3.**524
82952-64-5
  Trimetrexatglucuronat  **9.**1073
83031-43-0
  Sulbactambenzathin  **9.**687
83038-87-3
  Doxycyclinfosfatex  **7.**1440
83056-59-1
  2-Methoxymethyl-5-methylpyrazin-1-oxid  **7.**59
83121-18-0
  Teflubenzuron  **3.**1127
83150-76-9
  Octreotid  **8.**1230
83164-33-4
  Diflufenican  **3.**467
83200-09-3
  Dembrexin  **7.**1194
83200-10-6
  Anipamil  **7.**263
83435-66-9
  Delapril  **7.**1192
83435-67-0
  Delaprilhydrochlorid  **7.**1193
83688-50-0
  (*RS*)-Celiprolol  **7.**802
83869-56-1
  GM-CSF  **8.**377
83881-51-0
  Cetirizin  **7.**815
83881-52-1
  Cetirizindihydrochlorid  **7.**817
83905-01-5
  Azithromycin  **7.**346
83920-54-1
  Theophyllin, Lysinsalz  **9.**858
84057-84-1
  Lamotrigin  **8.**692
84371-65-3
  Mifepriston  **8.**1012

84625-61-6
  Itraconazol  **8.**634
84845-58-9
  Ritipenem, Natriumsalz  **9.**524
85166-20-7
  Ciclotropiumbromid  **7.**948
85441-61-8
  Quinapril  **9.**479
85468-01-5
  Desoxyspergualintrihydrochlorid  **7.**1219
85509-19-9
  Flusilazol  **3.**607
85721-05-7
  Zuclopenthixolacetat  **9.**1253
85721-33-1
  Ciprofloxazin  **7.**965
86333-61-1
  Cyclaradin  **7.**1124
86386-73-4
  Fluconazol  **8.**224
86393-32-0
  Ciprofloxacinhydrochlorid Monohydrat  **7.**968
86480-51-5
  (*RS*)-Proxyphyllin  **9.**437
86540-95-6
  (*S*)-(+)-Proxyphyllin  **9.**437
86540-96-7
  (*R*)-(–)-Proxyphyllin  **9.**437
86541-74-4
  Benazeprilhydrochlorid  **7.**391
86541-75-5
  Benazepril  **7.**390
86832-68-0
  Carumonam, Dinatriumsalz  **7.**721
87237-48-7
  Haloxyfopethoxyethylester  **3.**648
87239-81-4
  Cefpodoxim Proxetil  **7.**778
87333-19-5
  Ramipril  **9.**488
87638-04-8
  Carumonam  **7.**721
87726-17-8
  Panipenem  **9.**8
88492-15-3
  Sultamicillintosilat Dihydrat  **9.**750
88579-39-9
  Tasuldin  **9.**776
88669-04-9
  Trospectomycin  **9.**1104
88768-40-5
  Cilazapril  **7.**951
89365-50-4
  Salmeterol  **9.**561
89778-26-7
  Toremifen  **9.**996
89778-27-8
  Toremifencitrat  **9.**997
89785-84-2
  Tazobactam, Natriumsalz  **9.**782
89786-04-9
  Tazobactam  **9.**782

**90035-08-8**
 Flocoumafen  3.598
**90849-08-4**
 Oximonam, Natriumsalz  8.1264
**90850-05-8**
 Gloximonam  8.355
**90898-90-1**
 Oximonam  8.1264
**91032-26-7**
 Teicoplanin $A_2$-2  9.787
**91032-34-7**
 Teicoplanin $A_2$-1  9.787
**91032-36-9**
 Teicoplanin $A_2$-3  9.787
**91032-37-0**
 Teicoplanin $A_2$-4  9.787
**91032-38-1**
 Teicoplanin $A_2$-5  9.787
**91315-32-1**
 Carbomer 910  7.696
**91465-08-6**
 Lambdacyhalothrin  3.724
**91878-52-3**
 (R)-Celiprolol  7.802
**93106-60-6**
 Enrofloxacin  8.38
**93616-27-4**
 Teicoplanin $A_3$-1  9.787
**93793-83-0**
 Roxatidinacetathydrochlorid  9.536
**93851-03-7**
 Triapenthenol  3.1188
**93957-54-1**
 Fluvastatin  8.280
**94218-75-4**
 Teceleukin  9.786
**96020-91-6**
 Eflornithinhydrochlorid Monohydrat  8.10
**96450-13-4**
 (R)-Acebutololhydrochlorid  7.6
**97048-13-0**
 Urofollitropin  7.934, 935; 9.1138
**97221-00-6**
 (RS)-Carteolol  7.717
**97867-33-9**
 Ciprofloxacinlactat  7.968
**98059-61-1**
 Interferon γ  8.565
**98079-51-7**
 Lomefloxacin  8.752
**98319-26-7**
 Finasterid  8.203
**98629-43-7**
 Desoxyspergualin  7.1218
**99149-95-8**
 Prourokinase  9.570
**99210-65-8**
 Interferon α-2b  8.561
**99665-00-6**
 Flomoxef  8.216
**101026-93-1**
 Carotin  7.715

**102507-71-1**
 Tigemonam  9.932
**103129-81-3**
 (R)-Amlodipin  7.208
**103129-82-4**
 (S)-Amlodipin  7.209
**103198-69-2**
 Amlodipinmaleat  7.211
**103628-46-2**
 Sumatriptan  9.752
**103628-47-3**
 Sumatriptanhemisuccinat  9.752
**103628-48-4**
 Sumatriptansuccinat  9.752
**103930-06-9**
 Denzimolhydrochlorid  7.1198
**104344-23-2**
 Bisoprololfumarat  7.499
**104987-11-3**
 FK-506  8.205
**105581-02-0**
 Triptorelinacetat  9.1093
**105857-23-6**
 Alteplas  9.999
**105879-42-3**
 Cefalexinhydrochlorid Monohydrat  7.737
**107534-96-3**
 Tebuconazol  3.1125
**107852-47-1**
 Equinatoxin II  3.528
**107910-75-8**
 Ganciclovir, Natriumsalz  8.326
**108319-06-8**
 Temafloxacin  9.791
**109552-15-0**
 Pamidronsäure, Dinatriumsalz Pentahydrat  9.4
**110638-68-1**
 Calciumdilactobionat Dihydrat  7.622
**110871-86-8**
 Sparfloxacin  9.641
**112725-59-4**
 Butylmethoxydibenzoylmethan  7.586
**113883-52-6**
 Ademetionintosilat-bis(sulfat)  7.68
**115966-05-7**
 Equinatoxin I  3.527
**115966-06-8**
 Equinatoxin III  3.528
**120092-68-4**
 Manidipin  8.811
**125317-39-7**
 Vinorelbinditartrat  9.1183
**136653-69-5**
 Saruplase  9.570

# Errata

Bei Durchsicht der Monographien in den Bänden 3–9 von HAGERS HANDBUCH DER PHARMAZEUTISCHEN PRAXIS, 5. Auflage, konnten die nachfolgend aufgeführten Fehler festgestellt werden.

# Errata

| Band-, Seiten- und Monographie-Angabe | falsch | richtig |
|---|---|---|
| **Bd. 3, S. 51, linke Spalte, Monographie β-Amanitin, Feld CAS** | 3567-07-2 | 13567-07-2 |
| **Bd. 3, S. 121, rechte Spalte, Monographie Avermectin $B_1$, Feld CAS** | 65195-55-3 | 65195-55-3 ($B_{1a}$)<br>65195-56-4 ($B_{1b}$) |
| **Bd. 3, S. 553, linke Spalte, Monographie Ethofumesat, Feld CAS** | 26225-79-6 | 67293-74-7 |
| **Bd. 3, S. 580, rechte Spalte, Monographie Fenfluramin, Feld Analytik** | *l*-Fenfluramin<br>*d*-Fenfluramin | L-Fenfluramin<br>D-Fenfluramin |
| **Bd. 3, S. 1217, rechte Spalte, Monographie 3,4,5-Trimethoxy-amphetamin, Feld CAS** | 1092-88-8 | 1082-88-8 |
| **Bd. 4, S. 1188, rechte Spalte, obere Formellegende** | (Bezofurane) | (Benzofurane) |
| **Bd. 5, Bd. 6, Seite XII, Synopse der Arzneipflanzengattungen** | Glycine   Staesche/Menssen | Glycine   Staesche/Schleinitz |
| **Bd. 5, S. 652, rechte Spalte, Formellegende „Galiridosid" bezeichnet die rechte Strukturformel** | | Galiridosid (Struktur) |
| **Bd. 6, Seite XIII; Synopse der Arzneipflanzengattungen** | Petroselinum   Frank | Petroselinum   Frank/Warncke |
| **Bd. 6, Seite XIII; Synopse der Arzneipflanzengattungen** | Pimpinella   Staesche/Schleinitz | Pimpinella   Staesche/Schleinitz/Uehleke |
| **Bd. 6, S. 828, Abbildungslegende** | *Strychnos nox-vomica* | *Strychnos nux-vomica* |
| **Bd. 7, S. 87, linke Spalte, Monographie Agaricinsäure Sesquihydrat, Feld CAS** | 666-99-9 | 6034-71-5 |
| **Bd. 7, S. 154, linke Spalte, Monographie Ambenoniumchlorid, Feld Summenformel** | $(C_{28}H_{42}Cl_2N_4O)^{2+} \cdot 2CL^-$ | $(C_{28}H_{42}Cl_2N_4O)^{2} \cdot 2\ Cl^-$ |
| **Bd. 7, S. 195, linke Spalte, Monographie Aminoquinuriddi-hydrochlorid, Feld CAS** | 3822-56-1 | 3811-56-1 |

# Errata

| Band-, Seiten- und Monographie-Angabe | falsch | richtig |
|---|---|---|
| Bd. 7, S. 223, linke Spalte, Monographie Ammoniumiodid, Feld CAS | 12027-06-04 | 12027-06-4 |
| Bd. 7, S. 245, linke Spalte, Monographie Ampicillin, Natriumsalz, Feld Summenformel | $C_{16}H_{19}N_3NaO_4S$ | $C_{16}H_{18}N_3NaO_4S$ |
| Bd. 7, S. 332, linke Spalte, Monographie Azapropazon, Feld Derivate/Salze, CAS-Nr. von Azapropazon Dihydrat | [13539-59-8] | CAS: 13539-59-8 |
| Bd. 7, S. 410, rechte Spalte, Monographie Bentiromid, Feld Summenformel | $C_{23}H_2ON_2O_5$ | $C_{23}H_{20}N_2O_5$ |
| Bd. 7, S. 481, linke Spalte, Monographie Bifonazol, Feld Summenformel einfügen | | $C_{22}H_{18}N_2$ |
| Bd. 7, S. 508, linke Spalte, Monographie Bornaprinhydrochlorid, Feld Summenformel | $C_{21}H_{31}ClNO_2 \cdot HCl$ | $X_{21}H_{31}NO_2 \cdot HCl$ |
| Bd. 7, S. 527, rechte Spalte, Monographie Bromocriptinmesilat, Feld Summenformel | $HC_{32}H_{40}BrN_5O_5 \cdot CH_4O_3S$ | $C_{32}H_{40}BrN_5O_5 \cdot CH_4O_3S$ |
| Bd. 7, S. 546, rechte Spalte, Monographie Bumadizon, Calciumsalz Hemihydrat, Feld Summenformel | $C_{38}H_{42}CaN_4O_6 \cdot 1;2\ H_2O$ | $C_{38}H_{42}CaN_4O_6 \cdot 1/2\ H_2O$ |
| Bd. 7, S. 550, linke Spalte, Monographie Bunitrololhydrochlorid, Feld Summenformel | $C_{14}H_{21}N_2O_2 \cdot HCl$<br>$X_{14}H_{22}N_2O_2Cl$ | $X_{14}H_{20}N_2O_2 \cdot HCl$<br>$C_{14}H_{21}N_2O_2Cl$ |
| Bd. 7, S. 609, linke Spalte, Monographie Calcium picrinicum, Feld HN einfügen | | HN: 3651500 |
| Bd. 7, S. 639, linke Spalte, Monographie Calcium-DL-pantothenat, Feld Summenformel | $C_7H_{16}NO_5 \cdot 1/2\ Ca$ | $X_9H_{16}NO_5 \cdot 1/2\ Ca$ |
| Bd. 7, S. 650, linke Spalte, Monographie D-Campher, Feld Unerwünschte Wirkungen | Ein Todesfall nach Einnahme von nur 50 mg wurde beschrieben. | Ein Todesfall nach Einnahme von nur 50 mg/kg KG wurde beschrieben.[3] |
| Bd. 7, S. 676, rechte Spalte, Monographie Carbason, Feld Summenformel einfügen | | $C_7H_9AsN_2O_4$ |

# Errata

| Band-, Seiten- und Monographie-Angabe | falsch | richtig |
|---|---|---|
| **Bd. 7, S. 786, rechte Spalte, Monographie Cefsulodin, Natriumsalz, Feld Summenformel** | $C_{22}H_{20}N_4NaO_8S_2$ | $C_{22}H_{19}N_4NaO_8S_2$ |
| **Bd. 7, S. 793, rechte Spalte, Monographie Ceftizoxim, Natriumsalz Sesquihydrat, Feld Summenformel** | $C_{13}H_{12}N_5NaO_5S_2$ | $C_{13}H_{12}N_5NaO_5S_2 \cdot 1,5\ H_2O$ |
| **Bd. 7, S. 840, rechte Spalte, Monographie Chininum valerianicum, Feld HN einfügen** | | HN: 3652700 |
| **Bd. 7, S. 847, rechte Spalte, Monographie Chloramphenicol, Synthese, Formelschema, zweite Formelzeile berichtigen** | | $\xrightarrow[\text{2. HCl}]{\text{1. }(CH_2)_6N_4}$ [O$_2$N–C$_6$H$_4$–CO–CH$_2$–NH$_3$]$^+$ Cl$^-$ |
| **Bd. 7, S. 934, rechte Spalte, Monographie Choriongonadotropin, Feld Gewinnung, CAS-Nr. von Menotropin** | 9002-69-0 | 9002-68-0 |
| **Bd. 7, S. 935, rechte Spalte, Monographie Choriongonadotropin, Feld Hinweis, CAS-Nr. von Menotropin** | 9002-69-0 | 9002-68-0 |
| **Bd. 7, S. 1120, rechte Spalte, Monographie [$^{58}$Co]Cyanocobalamin-Lösung, Feld Summenformel** | $C_{36}H_{88}{}^{58}CoN_{14}O_{14}P$ | $C_{63}H_{88}{}^{58}CoN_{14}O_{14}P$ |
| **Bd. 7, S. 1205, rechte Spalte, Monographie Desipramin-hydrochlorid, Feld Summenformel einfügen** | $C_{18}H_{23}ClN_2$ | $C_{18}H_{22}N_2 \cdot HCl$ |
| **Bd. 7, S. 1218, rechte Spalte, Monographie Desoxyspergualin, Monographietitel** | Desoxyspergualin | Deoxyspergualin |
| **Bd. 7, S. 1224, rechte Spalte, Monographie Dexamethason-21-hydrogensulfat, Natriumsalz, Feld Summenformel** | $C_{22}H_{29}FO_8S$ | $C_{22}H_{29}FO_8P$ |
| **Bd. 7, S. 1231, linke Spalte, Monographie Dexetimid-hydrochlorid, Feld CAS** | 21888-96-2 | 21888-96-0 |
| **Bd. 7, S. 1336, rechte Spalte, Monographie Dikalium-hydrogenphosphat, Feld Summenformel** | $K_2PO_4$ | $K_2HPO_4$ |
| **Bd. 7, S. 1344, rechte Spalte, Monographie Dimabefyllin, Feld CAS** | 1703-48-8 | 1703-48-6 |

# Errata

| Band-, Seiten- und Monographie-Angabe | falsch | richtig |
|---|---|---|
| Bd. 7, S. 1349, linke Spalte, Monographie 2,3-Dimercapto-1-propansulfonsäure, Natriumsalz, Feld Summenformel | $C_3H_8O_3S_3 \cdot Na$ | $X_3H_7O_3S_3 \cdot Na$ |
| Bd. 8, S. 21, rechte Spalte, Monographie Emetindihydrochlorid Pentahydrat, Feld CAS | 79300-07-05 | 79300-07-5 |
| Bd. 8, S. 30, linke Spalte, Monographie Enilconazol, Feld CAS | 3554-44-0 | 35554-44-0 |
| Bd. 8, S. 30, linke Spalte, Monographie Enilconazol, Feld Strukturformel | *(Strukturformel falsch)* | *(Strukturformel richtig)* |
| Bd. 8, S. 175, rechte Spalte, Monographie (+)-Fenchon, folgende Felder einfügen |  | $C_{10}H_{16}O$<br>$M_r = 152,2$<br>HN: 3057900<br>CAS: 4695-62-9<br>SL: 049550<br>ASK: 3249 |
| Bd. 8, S. 176, linke Spalte, Monographie Fenclofenac, folgende Felder einfügen |  | $C_{14}H_{10}Cl_2O_3$<br>$M_r = 297,1$<br>HN: 3349700<br>CAS: 34645-84-6<br>SL: 049553<br>ASK: 18681 |
| Bd. 8, S. 182, linke Spalte, Monographie Fenfluraminhydrochlorid, Feld Summenformel | $C_{12}H_{16}F_3 \cdot HCl$ | $X_{12}H_{16}F_3N \cdot HCl$ |
| Bd. 8, S. 207, linke Spalte, Monographie Flavoxat, Feld CAS | 15031-69-6 | 15301-69-6 |
| Bd. 8, S. 274, rechte Spalte, Monographie Flurazepamdihydrochlorid, Feld Summenformel | $C_{21}H_{25}Cl_3FN_3O \cdot 2\,HCl$ | $X_{21}H_{25}Cl_3FN_3O$<br>$C_{21}H_{23}ClFN_3O \cdot 2\,HCl$ |
| Bd. 8, S. 325, linke Spalte, Monographie Gallopamilhydrochlorid, Feld CAS | 16662-48-7 | 16662-46-7 |

# Errata

| Band-, Seiten- und Monographie-Angabe | falsch | richtig |
|---|---|---|
| Bd. 8, S. 338, rechte Spalte, Monographie Gentamicinsulfat, Feld Synonyme | → Gentamycin | → Gentamicin |
| Bd. 8, S. 405, rechte Spalte, Monographie Halomethason Monohydrat, Monographietitel | Halomethason Monohydrat | Halometason Monohydrat |
| Bd. 8, S. 405, rechte Spalte, Monographie Halomethason Monohydrat, Feld HN und ASK einfügen | | HN: 3169500<br>ASK: 23150 |
| Bd. 8, S. 479, linke Spalte, Monographie Hydrocortison-17-butyrat-21-propionat, folgende Felder einfügen | | $C_{28}H_{40}O_7$<br>Rp.<br>HN: 3489900<br>ASK: 23621 |
| Bd. 8, S. 493, linke Spalte, Monographie Hydroxyethylcellulose, Feld CAS | 904-62-0 | 9004-62-0 |
| Bd. 8, S. 595, rechte Spalte, Monographie Iquindamin, Feld CAS | 55229-11-1 | 55299-11-1 |
| Bd. 8, S. 654, linke Spalte, Monographie Kaliumnatrium-(*RR*)-tartrat Tetrahydrat, Feld CAS | 6281-59-5 | 6381-59-5 |
| Bd. 8, S. 662, linke Spalte, Monographie Kanamycin-hydrogensulfat, Feld CAS | 70560-53-9 | 70560-51-9 |
| Bd. 8, S. 688, rechte Spalte, Monographie Lactose Monohydrat, Feld CAS | 10036-26-6 | 10039-26-6 |
| Bd. 8, S. 726, rechte Spalte, Monographie Levopropoxyphennapsilat Monohydrat, Feld CAS | 5567-69-6 | 55557-30-7<br>5714-90-9 (wasserfrei) |
| Bd. 8, S. 763, rechte Spalte, Monographie Loprazolammesilat Monohydrat, Monographietitel | Loprazolammesilat | Loprazolammesilat Monohydrat |
| Bd. 8, S. 763, rechte Spalte, Monographie Loprazolammesilat Monohydrat, Feld Summenformel | $C_{24}H_{25}ClN_6O_5S$ | $C_{24}H_{25}ClN_6O_6S$ |
| Bd. 8, S. 791, linke Spalte, Monographie Macrogol 35000, Feld HN einfügen | | HN: 3510300 |

# Errata

| Band-, Seiten- und Monographie-Angabe | falsch | richtig |
|---|---|---|
| Bd. 8, S. 840, rechte Spalte, Monographie Medryson, folgende Felder hinzufügen | | $C_{22}H_{32}O_3$<br>$M_r = 344,5$<br>Rp.<br>HN: 3085100<br>SL: 072225<br>ASK: 10721<br>CAS: 2668-66-8 |
| Bd. 8, S. 922, rechte Spalte, Monographie Methiodal, Natriumsalz, Feld Summenformel | $CH_2INaO_3$ | $CH_2INaO_3S$ |
| Bd. 8, S. 961, rechte Spalte, Monographie $N$-Methyl-scopolaminiumbromid, Feld Summenformel | $C_{18}H_{21}NO_4 \cdot CH_3Br$ | $C_{17}H_{21}NO_4 \cdot CH_3Br$ |
| Bd. 8, S. 989, rechte Spalte, Monographie Metoprololtartrat, Feld $M_r$ | $M_r = 648,8$ | $M_r = 684,8$ |
| Bd. 8, S. 1039, rechte Spalte, Monographie Moroxydinhydrochlorid, Feld HN einfügen | | HN: 3679200 |
| Bd. 8, S. 1171, linke Spalte, Monographie Nimustin, Feld Summenformel einfügen | | $C_9H_{13}ClN_6O_2$ |
| Bd. 8, S. 1189, rechte Spalte, Monographie Nitroscanat, Feld CAS | 19881-89-6 | 19881-18-6 |
| Bd. 8, S. 1236, linke Spalte, Monographie Orciprenalinsulfat, Feld Summenformel | $2\ (C_{11}H_{17}NO_3) \cdot H_2O$ | $2\ (C_{11}H_{17}NO_3) \cdot H_2SO_4$ |
| Bd. 9, S. 4, rechte Spalte, Monographie Pamidronsäure, Dinatriumsalz Pentahydrat, Feld Summenformel | $C_3H_{11}NNa_2O_7P_2 \cdot 5\ H_2O$ | $C_3H_9NNa_2O_7P_2 \cdot 5\ H_2O$ |
| Bd. 9, S. 49, linke Spalte, Monographie Penethacillin, Monographietitel | Penethacillin | Penethacillinhydroiodid |
| Bd. 9, S. 80, rechte Spalte, Monographie Pentoxyverindi-hydrogencitrat, Feld Summenformel | $C_{26}H_{30}NO_{10}$ | $C_{26}H_{39}NO_{10}$ |
| Bd. 9, S. 110, rechte Spalte, Monographie Phenazopyridinhydrochlorid, Feld CAS | 136403 | 136-40-3 |
| Bd. 9, S. 137, rechte Spalte, Monographie 4-Phenolsulfonsäure, Feld Summenformel einfügen | | $C_6H_6O_4S$ |

# Errata

| Band-, Seiten- und Monographie-Angabe | falsch | richtig |
|---|---|---|
| Bd. 9, S. 143, rechte Spalte, Monographie Phenoxymethylpenicillin, Feld Summenformel einfügen | | $C_{16}H_{18}N_2O_5S$ |
| Bd. 9, S. 171, rechte Spalte, Monographie 2-Phenylethanol, Feld Summenformel einfügen | | $C_8H_{10}O$ |
| Bd. 9, S. 201, rechte Spalte, Monographie Picrotoxin, Feld CAS, CAS-Nr. von (1) | 21416-53-6 | 21416-53-5 |
| Bd. 9, S. 235, rechte Spalte, Monographie Piperoxan, Feld Derivate/Salze, CAS-Nr. des DL-Hydrochlorids | 138-87-5 | 135-87-5 |
| Bd. 9, S. 315, linke Spalte, Monographie Prazosin, Feld Summenformel | $C_{19}H_{21}H_5O_4$ | $C_{19}H_{21}N_5O_4$ |
| Bd. 9, S. 383, rechte Spalte, Monographie Promethazin, Feld CAS | 60-87-8 | 60-87-7 |
| Bd. 9, S. 390, rechte Spalte, Monographie Propamidinisethionat, Feld CAS | 104-63-6 | 140-63-6 |
| Bd. 9, S. 401, linke Spalte, Monographie Propipocain-hydrochlorid, Feld Summenformel | $C_{17}H_{26}ClNO_2Cl$ | $C_{17}H_{26}ClNO_2$ |
| Bd. 9, S. 432, linke Spalte, Monographie Protokylol, Feld Summenformel | $C_{18}H_{22}NO_5$ | $C_{18}H_{21}NO_5$ |
| Bd. 9, S. 442, linke Spalte, Monographie Pseudoephedrinsulfat, Feld Summenformel | $(C_{10}H_{15}NO_2) \cdot SO_4$ | $2\ (C_{10}H_{16}NO_2) \cdot SO_4$ |
| Bd. 9, S. 445, rechte Spalte, Monographie Pyrantel, Feld Synonyme | 1,4,5,6-Tetrahydro-1-methyl-1-(trans-2-(thienyl)-vinyl)pyrimidin | 1,4,5,6-Tetrahydro-2-methyl-1-(trans-2-(thienyl)-vinyl)pyrimidin |
| Bd. 9, S. 447, linke Spalte, Monographie Pyrantelembonat, Feld CAS | 2204-24-6 | 22204-24-6 |
| Bd. 9, S. 535, linke Spalte, Monographie Roxatidin, Feld CAS | 78628-28-0 | 78628-28-1 |
| Bd. 9, S. 648, linke Spalte, Monographie Spectinomycin-hydrochlorid Pentahydrat, Feld Summenformel | $C_{14}H_2Cl_2N_2O_7 \cdot 5\ H_2O$ | $C_{14}H_{26}Cl_2N_2O_7 \cdot 5\ H_2O$ |

# Errata

| Band-, Seiten- und Monographie-Angabe | falsch | richtig |
|---|---|---|
| **Bd. 9, S. 649, linke Spalte, Monographie Spiramycin, Feld CAS,** CAS-Nr. von Spiramycin C | 24916-57-7 | 24916-52-7 |
| **Bd. 9, S. 655, linke Spalte, Monographie Stanozolol, Feld CAS** | 100418-03-8 | 10418-03-8 |
| **Bd. 9, S. 657, linke Spalte, Monographie Stearinsäure, Feld CAS,** CAS-Nr. von Palmitinsäure | 57-10-4 | 57-10-3 |
| **Bd. 9, S. 672, linke Spalte, Monographie g-Strophantin Octahydrat, Feld CAS** | 630-60-4 | 11018-89-6 |
| **Bd. 9, S. 693, linke Spalte, Monographie Sulfacinnamin, Feld CAS** | 034225 | 59547-64-7 |
| **Bd. 9, S. 780, rechte Spalte, Monographie Taurultam, Feld Synonyme** | Tetrahydro-2$H$-1,2,4-thiadiazin-1,1-dioxide | Tetrahydro-2$H$-1,2,4-thiadiazin-1,1-dioxid |
| **Bd. 9, S. 845, linke Spalte, Monographie Thebacon, Feld Summenformel** | $C_{20}H_{24}NO_4$ | $C_{20}H_{23}NO_4$ |
| **Bd. 9, S. 901, linke Spalte, Monographie Thujon, Feld CAS** | 546-80-5 | 1125-12-8 |
| **Bd. 9, S. 901, linke Spalte, Monographie α-Thujon, Feld CAS** | 1125-12-8 | 546-80-5 |
| **Bd. 9, S. 901, rechte Spalte, Monographie β-Thujon, Feld CAS** | 546-80-5 | 471-15-8 |
| **Bd. 9, S. 902, rechte Spalte, Monographie Thymol, Feld Synonyme** | 2-Isopopyl-5-methylphenol | 2-Isopropyl-5-methylphenol |
| **Bd. 9, S. 907, linke Spalte, Monographie DL-Thyroxin, Feld CAS** | 51-48-9 | 300-30-1 |
| **Bd. 9, S. 921, linke Spalte, Monographie Ticarcillin, Dinatriumsalz, Feld CAS** | 4691-14-7 | 4697-14-7 |
| **Bd. 9, S. 991, linke Spalte, Monograhie Toluol, Feld CAS** | 108-88-13 | 108-88-3 |

# Errata

| Band-, Seiten- und Monographie-Angabe | falsch | richtig |
|---|---|---|
| Bd. 9, S. 1101, linke Spalte, Monographie Tropatepin, Feld Derivate/Salze, CAS-Nr. von Tropatepinhydrochlorid | 7574-25-0 | 27574-25-0 |
| Bd. 9, S. 1161, linke Spalte, Monographie Vecuroniumbromid, Feld Summenformel | $C_{34}H_{57}BrN_2O$ | $C_{34}H_{57}BrN_2O_4$ |
| Bd. 9, S. 1163, linke Spalte, Monographie Verapamil, Feld Summenformel einfügen | | $C_{27}H_{38}N_2O_4$ |
| Bd. 9, S. 1183, linke Spalte, Monographie Vinorelbin, Feld CAS | 71486-22-1 | 125317-39-7 |
| Bd. 9, S. 1223, linke Spalte, Monographie Yohimbin, Feld Erkennung, ergänzen | | 5. → Yohimbinhydrochlorid, Erkennung 5. |
| Bd. 9, S. 1223, rechte Spalte, Monographie Yohimbin, Literatur | 4. Kuehne ME, Muth RS (1991) 56:2701-2712 | 4. Kuehne ME, Muth RS (1991) J Org Chem 56:2701-2712 |
| Bd. 9, S. 1231, rechte Spalte, Monographie Zincum metallicum, Feld CAS | 744-66-6 | 7440-66-6 |
| Bd. 9, S. 1233, linke Spalte, Monographie Zink, Feld CAS | 744-66-6 | 7440-66-6 |
| Bd. 9, S. 1240, rechte Spalte, Monographie Zinksulfat, wasserfrei, Feld CAS | 7733-02-2 | 7733-02-0 |
| Bd. 9, S. 1245, rechte Spalte, Monographie Zolimidin, Feld CAS | 122-57-7 | 1222-57-7 |

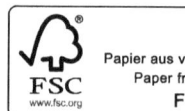

MIX
Papier aus verantwortungsvollen Quellen
Paper from responsible sources
FSC® C105338

If you have any concerns about our products,
you can contact us on
**ProductSafety@springernature.com**

In case Publisher is established outside the EU,
the EU authorized representative is:
**Springer Nature Customer Service Center GmbH
Europaplatz 3, 69115 Heidelberg, Germany**

Printed by Libri Plureos GmbH
in Hamburg, Germany